國醫典藏影印系列

本草綱目

上册

明·李時珍 編著

人民衛生出版社
·北京·

圖書在版編目（CIP）數據

本草綱目：全2册 /（明）李時珍編著 . —北京：人民衛生出版社，2022.10
（國醫典藏影印系列）
ISBN 978-7-117-33727-4

Ⅰ. ①本… Ⅱ. ①李… Ⅲ. ①《本草綱目》 Ⅳ. ①R281.3

中國版本圖書館 CIP 數據核字（2022）第 187268 號

國醫典藏影印系列

本草綱目

Guoyi Diancang Yingyin Xilie

Bencao Gangmu

（全 2 册）

編　　著： 李時珍
出版發行： 人民衛生出版社（中繼綫 010-59780011）
地　　址： 北京市朝陽區潘家園南里 19 號
郵　　編： 100021
E - mail： pmph @ pmph.com
購書熱綫： 010-59787592　010-59787584　010-65264830
印　　刷： 北京華聯印刷有限公司
經　　銷： 新華書店
開　　本： 787 × 1092　1/16　**總印張：** 116　**總插頁：** 2
總 字 數： 2816 千字
版　　次： 2022 年 10 月第 1 版
印　　次： 2022 年 12 月第 1 次印刷
標準書號： ISBN 978-7-117-33727-4
定價（全 2 册）： 399.00 元
打擊盜版舉報電話：010-59787491　E-mail：WQ @ pmph.com
質量問題聯系電話：010-59787234　E-mail：zhiliang @ pmph.com
數字融合服務電話：4001118166　E-mail：zengzhi @ pmph.com

中國的傳世古籍浩如烟海，汗牛充棟，其中中醫藥古典醫籍占有重要的地位。據不完全統計，存世的中醫藥古籍超過一萬種，若包括不同版本在內，數量更多。中醫藥古籍是傳承中華優秀文化的重要載體，是中醫文化寶庫中之瑰寶。這些珍貴的中醫文化遺産是當代中醫藥學繼承和創新的源泉，藴藏着精深的無可替代的學術價值和實用價值。保護和利用好中醫藥古籍，是弘揚中華優秀傳統文化、傳承中醫學術的必由之路。大凡古今醫家，無不是諳熟中醫藥古籍，并在繼承前人經驗的基礎上而成爲一代宗師。步入新時代，中醫的發展創新仍然離不開繼承，而繼承的第一步必須是學習古籍，奠定基礎，在此基礎上創立新説，真正做到傳承精華，守正創新。

人民衛生出版社自一九五三年成立以來即開始承擔中醫古籍出版工作。先後出版了影印本、點校本、校注本、校釋本等數百種古籍著作。通過近七十年的積澱，人衛社形成了中醫古籍整理規範，爲中醫藥教材、專著建設做了大量基礎性工作；并通過古籍整理，培養了一大批中醫古籍整理人才；同時，造就了一批治學嚴謹，并具有中醫古籍編輯職業素養的專業編輯隊伍，形成了編輯、排版、校對、印製各環節成熟的質量保證體系。多個項目獲得國家古籍整理出版資助，榮獲中國出版政府獎、國家科技進步獎等殊榮，并且形成了「品牌權威、名家雲集」「版本精良、校勘精準」「讀者認可、歷久彌新」的特點，贏得了讀者和行業内的一致認可與高度評價。

讀經典、跟名師、做臨床、成大醫是中醫人才成長的重要路徑。中醫古籍的影印最忠實於原著，也是中醫古籍整理的重要方法之一，具有較高的學術價值和文獻價值。爲了更好地貫徹落實中共中央辦公廳、國務院辦公廳於二〇二二年四月印發的《關於推進新時代古籍工作的意見》精神，滿足讀者學習和研究中醫古籍需要，我們精選了十種曾在我社二十世紀六十年代先後影印出版，頗受廣大讀者歡迎的中醫經典古籍影印本，作爲《國醫典藏影印系列》出版。其内容涉及中醫理論、中醫臨床、中藥等；所選版本，均爲傳世之本，部分品種現已成爲市場稀有的收藏之作。爲便於讀者研習和收藏，本次影印在版式上進行了擴印，對於影印本中不清楚的字進行描修等，并以精裝版面世。本次影印出版不僅具有實用價值，更具有珍貴的版本價值與文獻價值，期待本系列的出版，能真正起到讀古籍、築根基、做臨床、提療效的作用，爲推動我國中醫藥事業的發展與創新做出貢獻。

《國醫典藏影印系列》（十種）

《黄帝内經素問》
《黄帝内經靈樞》
《黄帝内經太素》
《注解傷寒論》
《金匱玉函經》
《神農本草經》
《本草綱目》（全二册）
《備急千金要方》
《千金翼方》
《外臺秘要》（全三册）

人民衛生出版社
二〇二二年八月

内容簡介

本草學是中醫學中一個重要的組成部分，對人類醫藥衛生事業有着很大的貢獻。本書是我國本草學中一部在世界上享有聲譽的著作，因爲它不僅總結了十六世紀以前我國人民用藥的經驗，并以當代的成就大大豐富了本草學的内容。

本書作者李時珍（一五一八—一五九三），是我國明代一位偉大的醫藥學家。他以嚴謹的治學態度，用了二十七年的時間，編成此書。書中除參考八百多種有關書籍之外，對於許多重要藥物，李時珍還親至各地進行實物采集及走訪，并結合他自己的臨床經驗，才作出慎重的記載。

本書共五十二卷，分十六綱，六十二目。收載藥物將近一千九百種，其中三百七十多種是新收録的。正文以前，先附實物圖譜，次叙「百病主治藥」，然後依綱就目分述各種藥物的釋名、集解、氣味、主治、修治、發明、正訛、附方等項。由於本書的論述範圍極爲廣泛，除了詳述藥物的臨床應用外，還包括中藥炮制法、藥物鑑定法、藥物培植法等各方面的知識。因此，本書的用途不僅與臨床治療密切結合，且可供多學科專門學術研究者參考。

總之，本書對我國本草學的發展起着重大的作用，一方面使明以前的歷代本草學經過作者的「剪繁去復，繩謬補遺」後，得到了比較全面的整理；另一方面因本書對藥物的「析族、分類、振綱、分目」要求頗爲嚴格，給明以後的本草學研究者提供了有利的條件，直到今天，仍爲醫藥學界和其他學術研究者所重視。所以，本書自明代刊行以來，不僅國內翻刻甚多，并已譯成多種外國文字而流傳于國際間。

茲據刻本較精的清光緒十一年（一八八五）張氏味古齊刻本影印。爲了使該刻本在質量上提高一步，特據本書第一個刻本「金陵第一版」（李時珍生前開刻）加以校勘，附校勘記於後。更爲符合實用起見，除加編「藥名、釋名索引」外，并根據清代蔡烈先編《本草萬方針線》一書的內容，改編爲「附方索引表」，一并附于卷後。因此，本書在效用上較一般刊本尤爲實用。

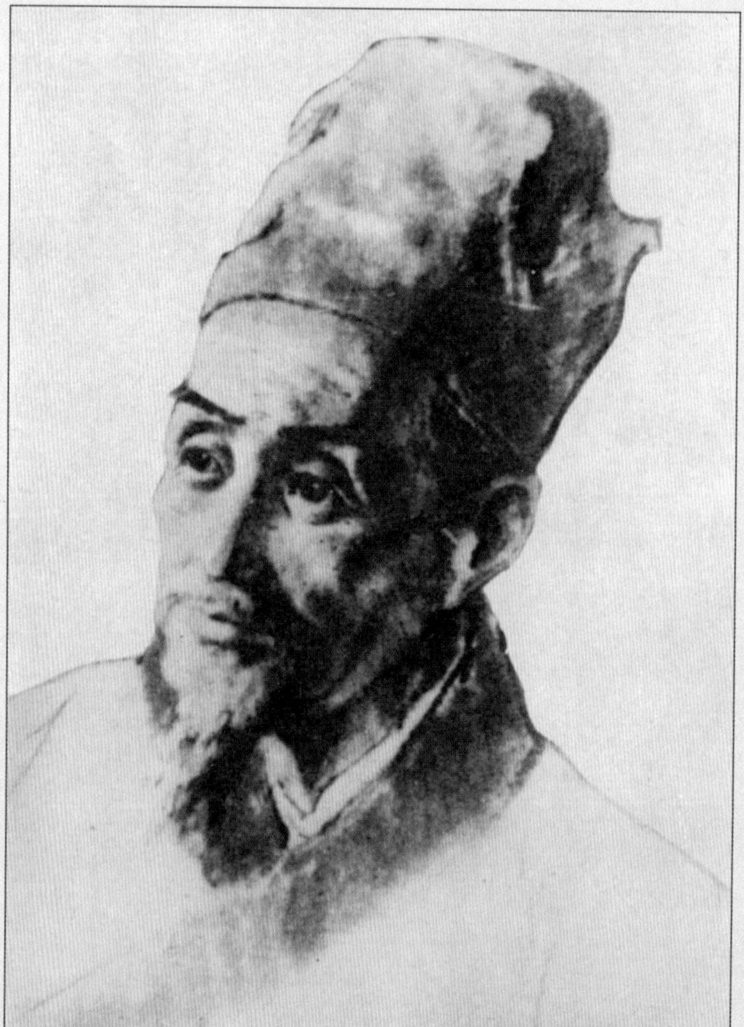

李時珍像（1518—1593）

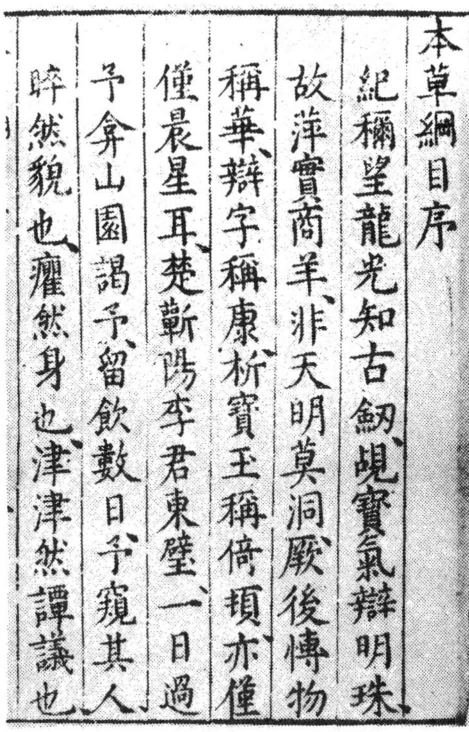

本草綱目序

紀稱望龍光知古劍、覘寶氣辯明珠、故萍實商羊、非天明莫洞、厥後博物稱華、辯字稱康、析寶玉稱倚頓、亦僅僅晨星耳、楚蘄陽李君東璧、一日過予弇山園謁予、留飲數日、予窺其人、晬然貌也、癯然身也、津津然譚議也

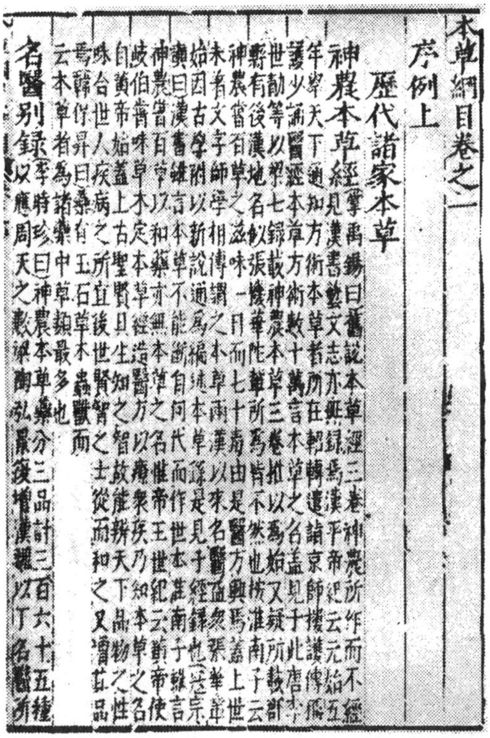

本草綱目卷之一

序例上

歷代諸家本草

神農本草經［掌禹錫曰］舊說本草經三卷神農所作而不經見漢書藝文志亦無錄焉漢平帝紀云元始五年舉天下通知方術本草者所在軺傳遣詣京師樓護傳稱護少誦醫經本草方術數十萬言本草之名蓋見於此唐李世勣等以梁七錄載神農本草三卷推以為始斯為失矣或疑其間所載生出郡縣有後漢地名者以為似張仲景華佗輩所為是又不然也淮南子云神農嘗百草之滋味一日而七十毒由是醫方興焉蓋上世未著文字師學相傳謂之本草兩漢以來名醫益眾張機華佗輩始因古學附以新說通為編述本草由是見於經錄也［寇宗奭曰］漢書雖言本草不能斷自何代而作世本淮南子雖言神農嘗百草以和藥亦無本草之名惟帝王世紀云黃帝使岐伯嘗味草木定本草經造醫方以療眾疾乃知本草之名自黃帝始蓋上古聖賢具生知之智故能辨天下品物之性味合世人疾病之所宜後世賢智之士從而和之又增其品焉［韓保昇曰］藥有玉石草木蟲獸而云本草者為諸藥中草類最多也

名醫別錄［李時珍曰］神農本草藥分三品計三百六十五種以應周天之數梁陶弘景復增漢魏以下名醫所

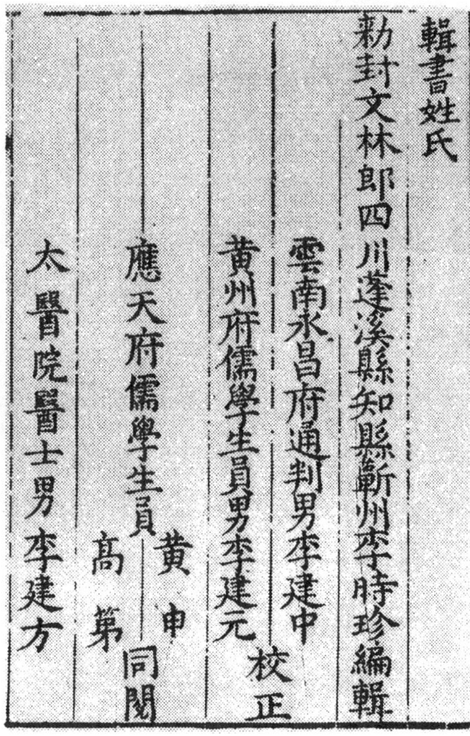

輯書姓氏

勑封文林郎四川蓬溪縣知縣蘄州李時珍編輯

雲南永昌府通判男李建中

黃州府儒學生員男李建元　校正

應天府儒學生員　黃申

高第　同閱

太醫院醫士男李建方

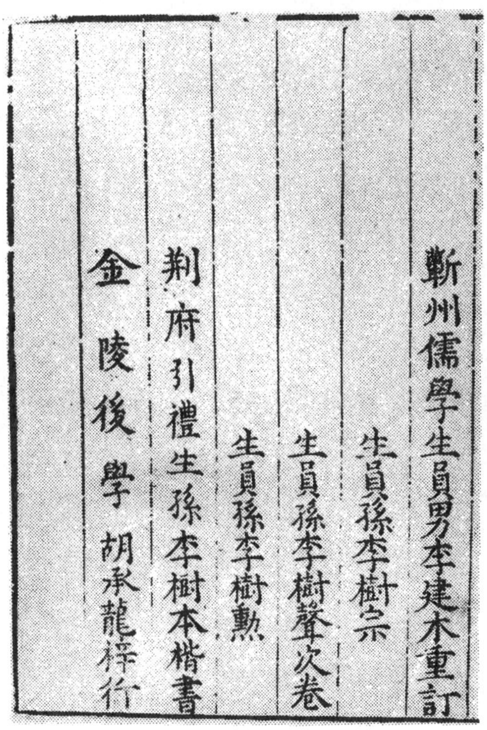

蘄州儒學生員男李建木重訂

生員孫李樹宗

生員孫李樹聲次卷

生員孫李樹勳

荆府引禮生孫李樹本楷書

金陵後學胡承龍梓行

“本草綱目”的第一刻本，開刻於明萬曆十八年（1590），是李時珍親自主持而由金陵胡承龍承刻的。目前該刻原書在國內雖爲稀有，但有全帙。玆特選影四幀於上，以資介紹眞蹟。

右上：王世貞原序首頁，左上：卷一首頁，右下和左下：輯書人姓氏

重訂本草綱目序

古之學者始格物物有形有質有氣味紛然雜然不格無以致吾知也形有特有叢有蔓有歧有苞有莢質有草木金石鳥獸鱗介氣有升降補瀉寒熱味有甘苦辛酸神農品嘗之明哲旣以爲本草後賢乃分南北道地原本山川辨其厚薄清濁之異以推致所知蘇恭蘇頌諸賢以逮繆氏汪氏各盡其精神心思益擴所見吾以爲大觀本草之外必推瀕湖爲集大成庽居金陵嘗脩合藥裹贈貧乏及鄉僻乏醫之區又持方書俵散以盡吾心近以侍養老親益留心方術病坊刻瀕湖本草之因仍訛誤爰重爲鋟板經文集解之舛午者據依古書檢覈善本植物圖大半本之吳君申甫所段植物圖考藥之產於茅蔣者亦採擇仿寫餘悉宗原本而精槧焉經始於癸未八月迄乙酉五月閱二歲縻工數萬乃克蕆事其校理訛誤監督剞劂命兒子席珍士瑜士珩分任之商摧方劑區別品彙醫士王君鏡堂之力爲多參以鍾君受白而經紀其事始終不懈者則范君靜存也此外如田君撰異曹君晴峯熊君仲山翁君鐵梅党君幼雲張君貫之程君逵三陳君振遠許君功甫朱君藻臣或參校讐或司綜核或職圖繪謹備書之傳曰人之欲善誰不如我此之謂歟雖然因方以檢藥可也謂所載方果足治病不可也夫病有外感六淫內因七情疑似之差毫釐千里旣失古人處劑之意又以害民而議古書是在善讀者變化神明庶不失吾重訂之本意也已

光緒十一年六月合肥張紹棠自記於冶山竹居

本草綱目原序

紀稱望龍光知古劍。覘寶氣辯明珠。故萍實商羊。非天明莫洞。厥後博物稱華。辯字稱康。析寶玉稱倚頓。亦僅僅晨星耳。楚蘄陽李君東璧。一日過予弇山園。謁予。留飲數日。予窺其人。睟然貌也。癯然身也。津津然譚議也。真北斗以南一人。解其裝。無長物。有本草綱目數十卷。謂予曰。時珍。荆楚鄙人也。幼多羸疾。質成鈍椎。長耽典籍。若啖蔗飴。遂漁獵羣書。搜羅百氏。凡子史經傳。聲韻農圃。醫卜星相。樂府諸家。稍有得處。輒著數言。古有本草一書。自炎皇及漢梁唐宋。下迨國朝。註解羣氏舊矣。第其中舛謬差譌。遺漏不可枚數。迺敢奮編摩之志。僭纂述之權。歲歷三十稔。書攷八百餘家。稿凡三易。複者芟之。闕者緝之。譌者繩之。舊本一千五百一十八種。今增藥三百七十四種。分爲一十六部。著成五十二卷。雖非集成。亦粗大備。僭名曰本草綱目。願乞一言。以託不朽。予開卷細玩。每藥標正名爲綱。附釋名爲目。正始也。次以集解辯疑正誤。詳其土產形狀也。次以氣味主治附方。著其體用也。上自墳典。下及傳奇。凡有相關。靡不備采。如入金谷之園。種色奪目。如登龍君之宮。寶藏悉陳。如對氷壺玉鑑。毛髮可指數也。博而不繁。詳而有要。綜核究竟。直窺淵海。茲豈僅以醫書覯哉。實性理之精微。格物之通典。帝王之祕籙。臣民之重寶也。李君用心嘉惠何勤哉。噫。碔玉莫剖。朱紫相傾。弊也久矣。故辯專車之骨。必竢魯儒。博支機之石。必訪賣卜。予方著弇州卮言。恚博古如丹鉛卮言後乏人也。何幸覩茲集哉。茲集也。藏之深山石室無當。盍鍥之。以共天下後世味太玄如子雲者。時萬曆歲庚寅春上元日。

弇州山人鳳洲王世貞拜撰。

進本草綱目疏

湖廣黃州府儒學增廣生員李建元。謹□□□

奏爲遵奉□□□□□□□□□□□□□□□□

明例訪書進獻本草以備采擇事。臣伏覩禮部儀制

司勘合一款。恭請□□□□□□□□□□□□□

聖明勅儒臣開書局纂脩正史。移文中外。凡名家著

述。有關□□□□□□□□□□□□□□□□□

國家典章。及紀君臣事跡。他如天文樂律醫術方技

諸書。但成一家名言。可以垂于方來者。即訪求

解送。以備采入藝文志。如已刻行者。即刷印一

部送部。或其家自欲進獻者。聽。奉此。臣故父李

時珍。原任楚府奉祠。奉□□□□□□□□□□□

勅進封文林郎。四川蓬溪知縣。生平篤學。刻意纂脩。

曾著本草一部。甫及刻成。忽值數盡。撰有遺表。

令臣代獻。臣切思之。父有遺命而子不遵。何以

承先志。父有遺書而子不獻。何以應□□□□□□

朝命。矧今脩史之時。又值取書之會。臣不揣譾陋。不

避斧鉞。謹述故父遺表。臣父時珍。幼多羸疾。長

成鈍椎。耽嗜典籍。若啖蔗飴。考古證今。奮發編

摩。苦志辨疑。訂誤。留心纂述諸書。伏念本草一

書。關係頗重。註解羣氏。謬誤亦多。行年三十。力

肆校讎。歷歲七旬。功始成就。野人炙背食芹。尚

欲獻之□□□□□□□□□□□□□□□□□

天子。微臣採珠聚玉。敢不上之□□□□□□□□

明君。昔炎皇辯百穀。嘗百草。而分別氣味之良毒。軒

轅師岐伯。遵伯高。而剖析經絡之本標。遂有神

農本草三卷。藝文錄爲醫家一經。及漢末而李

當之始加校脩。至梁末而陶弘景。益以註釋。古

藥三百六十五種。以應重卦。唐高宗命司空李

勣重脩。長史蘇恭表請伏定。增藥一百一十四

種。宋太祖命醫官劉翰詳校。宋仁宗再詔補註。

增藥一百種。召醫唐愼微合爲證類。脩補衆本

草五百種。自是人皆指爲全書。醫則目爲奧典。

夷考其間。瑕疵不少。有當析而混者。如葳蕤女

萎。二物而併入一條。有當併而析者。如南星虎

掌。一物而分爲二種。生薑薯蕷。菜也。而列草品。

檳榔龍眼果也而列木部八穀生民之天也不
能明辨其種類三菽日用之蔬也罔克的別其
名稱黑豆赤菽大小同條消石芒消水火混注
以蘭花爲蘭草卷丹爲百合此寇氏衍義之舛
謬謂黃精卽鉤吻旋花卽山薑乃陶氏別錄之
差譌酸漿苦膽草菜重出掌氏之不審天花栝
樓兩處圖形蘇氏之欠明五倍子構蟲窠也而
認爲木實大蘋草田字草也而指爲浮萍似茲
之類不可枚陳畧摘一二以見錯誤若不類分
品列何以印定羣疑臣不揣猥愚僭肆删述重
伏者芟之遺缺者補之如磨刀水潦水桑柴火
艾火鎖陽山柰土茯苓番木鼈金柑樟腦蠍虎
狗蠅白蠟水蛇狗寶秋蟲之類竝今方所用而
古本則無三七地羅九仙子蜘蛛香豬腰子勾
金皮之類皆方物土苴而稗官不載今增新藥
凡三百七十四種類析舊本分爲一十六部雖
非集成實亦粗備有數名或散見各部總標正
名爲綱餘各附釋爲目正始也次以集解辨疑

正誤詳其出產形狀也次以氣味主治附方著
其體用也上自墳典下至傳奇凡有相關靡不
收采雖命醫書實該物理我□□□□□□
太祖高皇帝首設醫院重設醫學沛仁心仁術于九
有之中□□□□□□□□□□
世宗肅皇帝既刻醫方選要又刻衛生易簡爲仁政
仁聲于率土之遠伏願□□□□□□□□
皇帝陛下體道守成遵祖繼志當離明之正位司考
文之大權留情民瘼再修司命之書□□□□
特詔良臣著成□□□□□□□□□□□
昭代之典治身以治天下書當與日月爭光壽國以
壽萬民臣不與草木同朽臣不勝冀望屏營之
至臣建元爲此一得之愚上干□□□□□□
九重之覽或准行禮部轉發史館采擇或行醫院重
脩父子啣□□□□□□□□□□□
恩存歿均戴臣無任瞻□□□□□□□□
天仰□□□□□□□□□□□□□
聖之至

萬曆二十四年十一月　日，進呈十八日奉□

聖旨。書留覽。禮部知道。欽此。

本草綱目凡例

一神農本草三卷三百六十種分上中下三品梁陶弘景增藥一倍隨品附入唐宋重脩各有增附或併或退品目雖存舊額淆混義意俱失今通列一十六部爲綱六十類爲目各以類從三品書名俱註各藥之下一覽可知免尋索也

一舊本玉石水土混同諸蟲鱗介不別或蟲入木部或木入草部今各列爲部首以水火次之以土水火爲萬物之先土爲萬物母也次之以金石從土也次之以草穀菜果木從微至巨也次之以服器從草木也次之以蟲鱗介禽獸終之以人從賤至貴也

一藥有數名今古不同但標正名爲綱餘皆附於釋名之下正始也仍註各本草名目紀原也

一唐宋增入藥品或一物再出三出或二物三物混註今俱攷正分別歸併但標其綱而附列其目如標龍爲綱而齒角骨腦胎涎皆列爲目標粱爲綱而赤黃粱米皆列爲目之類

一諸品首以釋名正名也次以集解解其出產形狀采取也次以辨疑正誤辨其可疑正其謬誤也次以脩治謹炮炙也次以氣味明性也次以主治錄功也次以發明疏義也次以附方著用也或欲去方是有體無用矣舊本附方二千九百三十五今增八千一百六十一

一唐宋以朱墨圈蓋分別古今經久訛謬今既板刻但直書諸家本草名目于藥名主治之下便覽也

一諸家本草重複者刪去疑誤者辨正采其精粹各以人名書于諸款之下不沒其實且是非有歸也

一諸物有相類而無功用宜參攷者或有功用而人卒未識者俱附錄之無可附者附于各部之末蓋有隱于古而顯于今者如莎根卽香附子陶氏不識而今則盛行辟虺雷昔人罕言而今充方物之類雖冷僻不可遺也

一唐宋本所無金元我明諸醫所用者增入三十

九種。時珍續補三百七十四種。雖曰醫家藥品。其攷釋性理。實吾儒格物之學。可裨爾雅詩疏之缺。

一舊本序例重繁。今止取神農爲正。而旁采别錄諸家附于下。益以張李諸家用藥之例。

一古本百病主治藥畧而不切。王氏集要。祝氏證治。亦約而不純。今分病原列之。以便施用。雖繁不紊也。

一神農舊目及宋本總目。附于例後。存古也。

本草綱目總目

計一十六部六十二類一千八百八十種
原書五十二卷坿藥品總目一卷圖三卷奇經八脈考瀕湖脈學各一卷蔡氏萬方鍼線八卷又新坿趙氏本草綱目拾遺十卷併前都七十六卷

本草綱目總目卷首終

本草綱目藥品總目

山陰蔡烈先繭齋氏輯

卷五

卷六

卷七

卷八

金二十八種

玉十四種

卷九

石上三十二種

卷十

石下四十種

卷十一

石鹵石二十種附二十七種

卷十二

卷十七

草之六 毒草四十七種

卷三十四

木之一香木三十五種

卷三十五

木之二喬木五十二種

卷四十三

鱗之一 龍九種

鱗之二 蛇一十七種

卷四十四

鱗之三 魚三十一種

鱗之四 無鱗魚二十八種附九種

人傀。四二

本草綱目藥品總目終

本草綱目圖卷上

合肥張士瑜珩審定

從來圖繪絢飾爲工未暇析其形似是以博物君子每多樝梨橘柚之疑茲集詳考互訂擬肖逼眞雖遐方異物按圖可索奚苐多識其名已也

金石部金類

水金

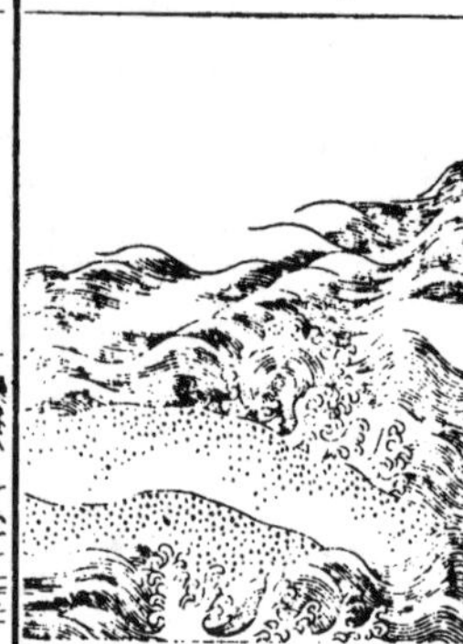

山金

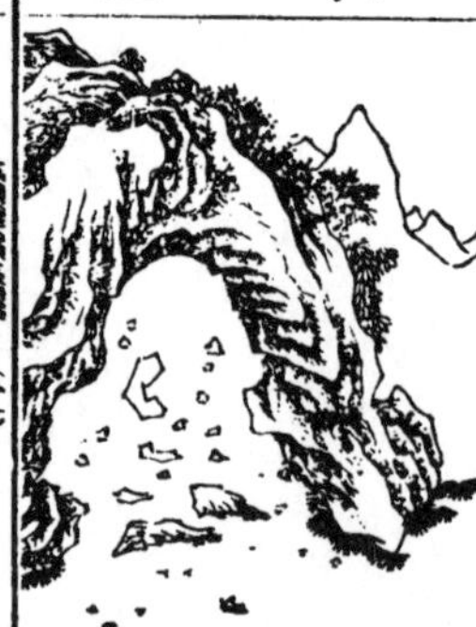

銀

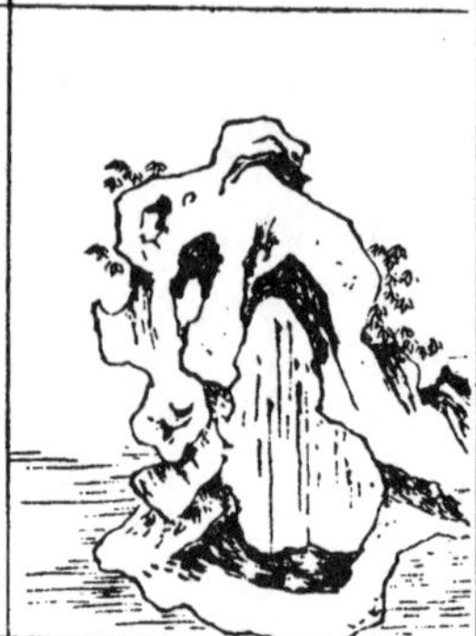

錫恡脂銀礦

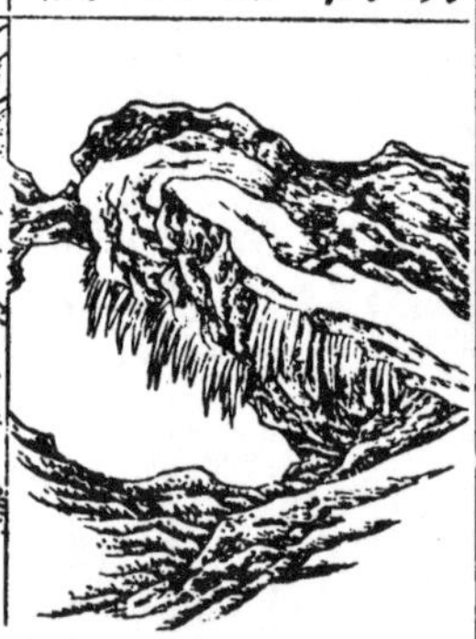

自然銅

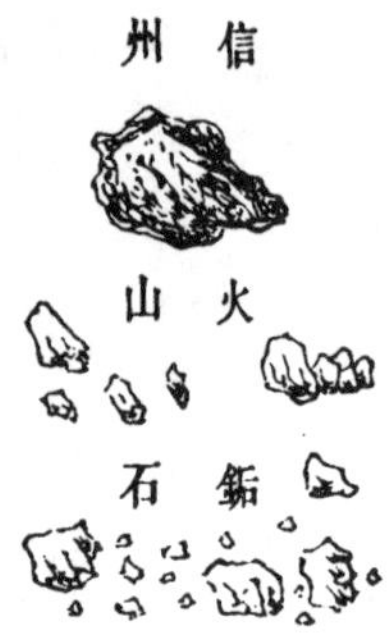

銅礦

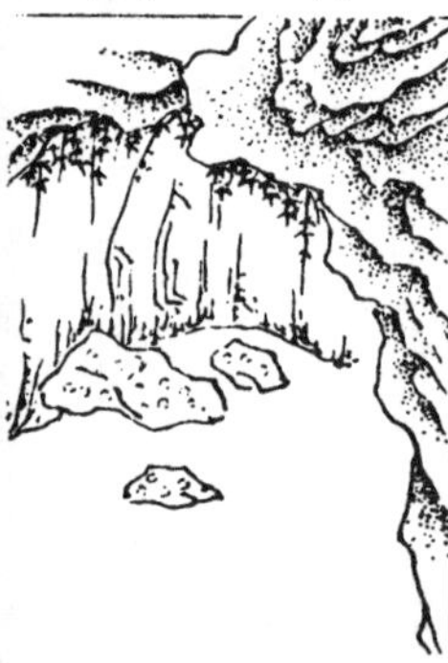

鉛

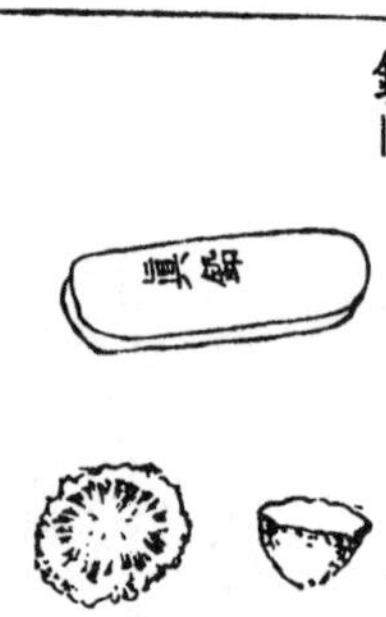

密陀僧

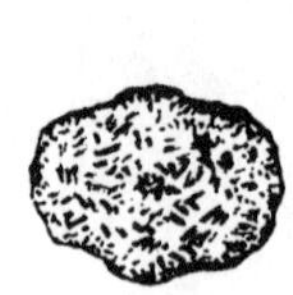

鐵

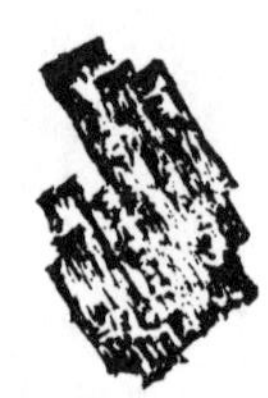

鋼鐵

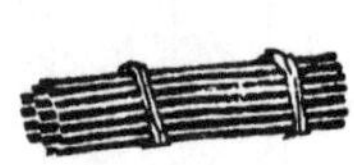

金石部玉類

玉

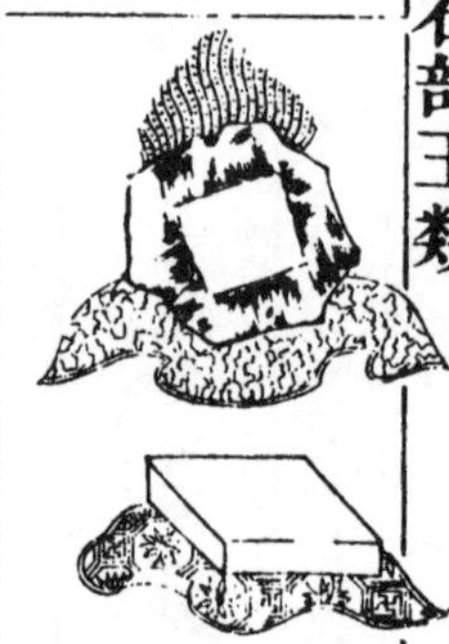

青琅玕

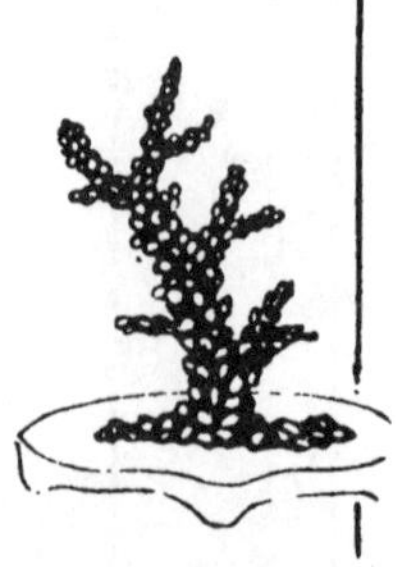

珊瑚

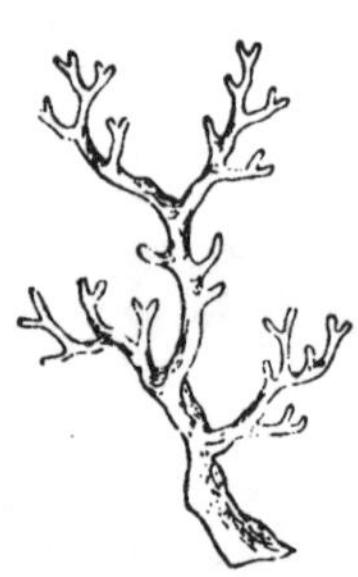

馬腦

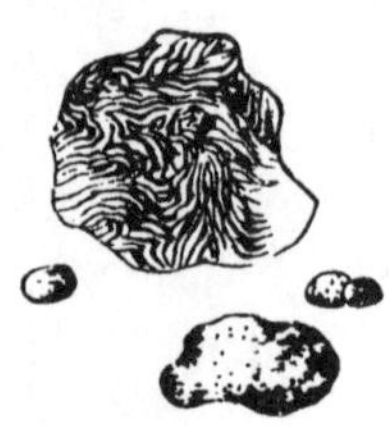

寶石

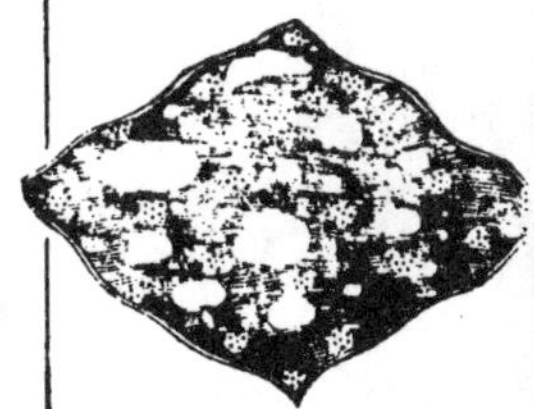

水精

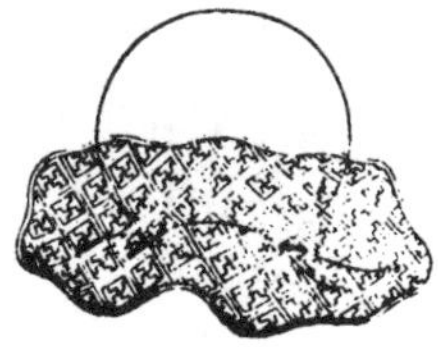

雲母

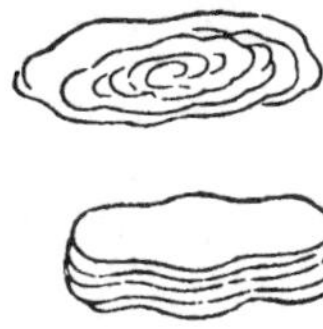

紫石英

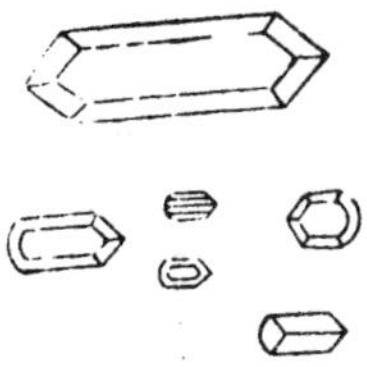

玻瓈

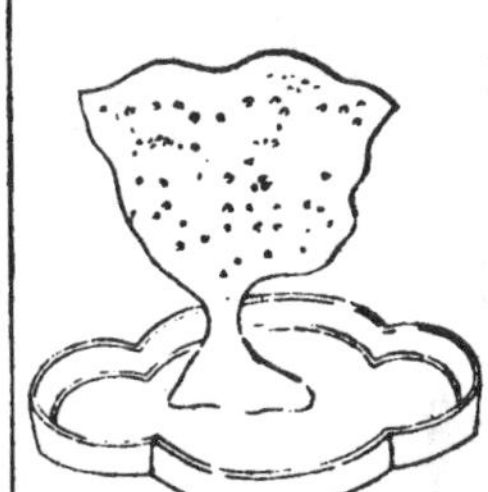

琉璃

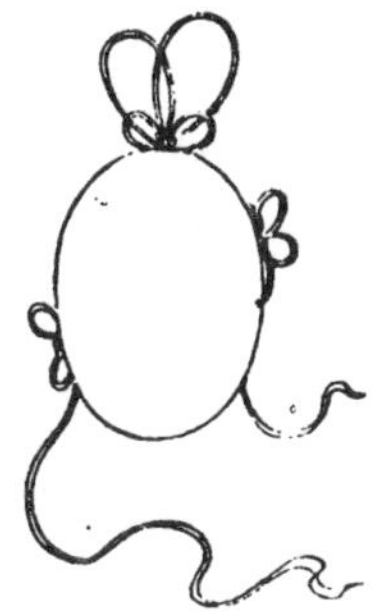

白石英

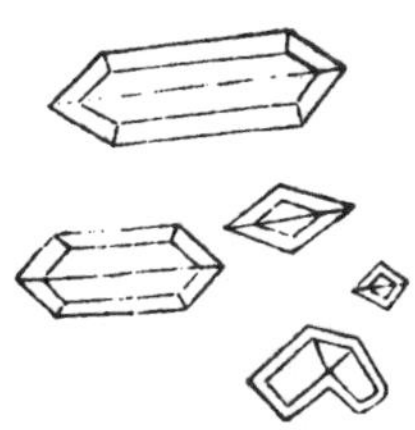

菩薩石

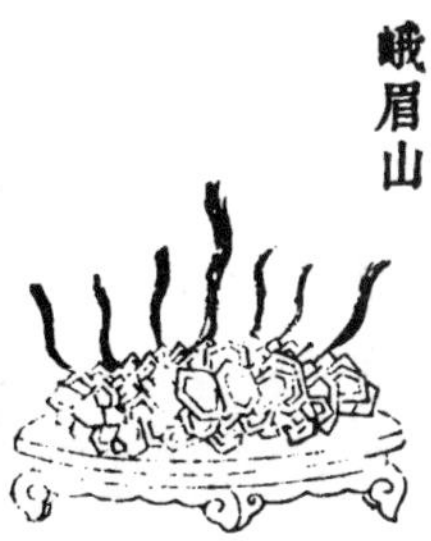

金石部石類上

丹砂

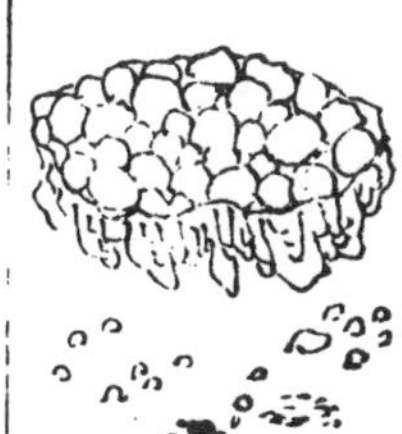

雄黄

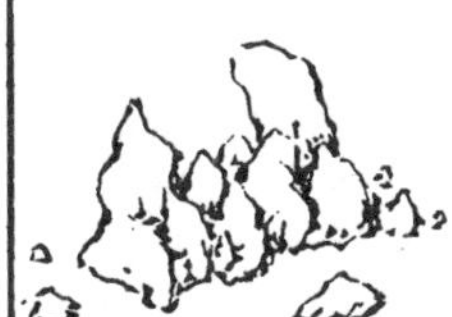

石膏

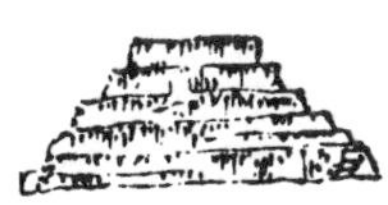

長石

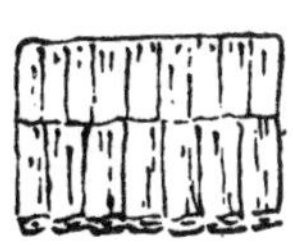

水銀

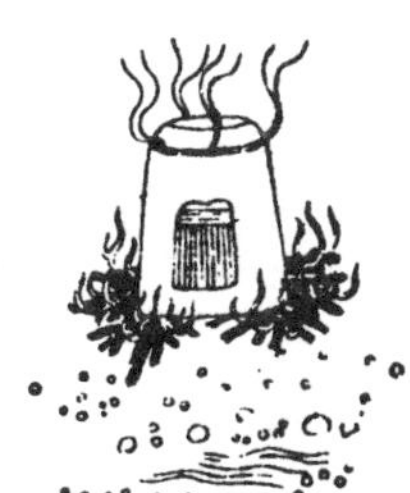

雌黄

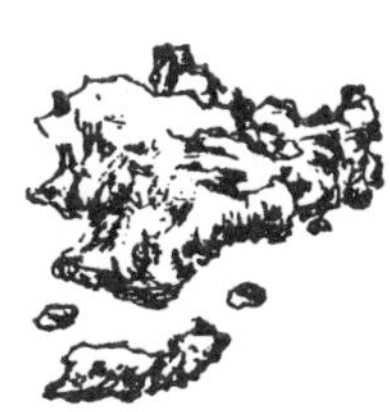

理石

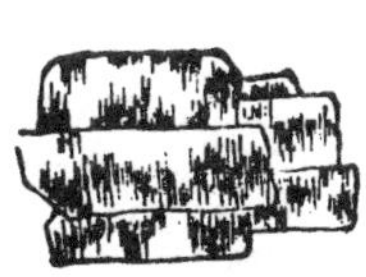

方解石

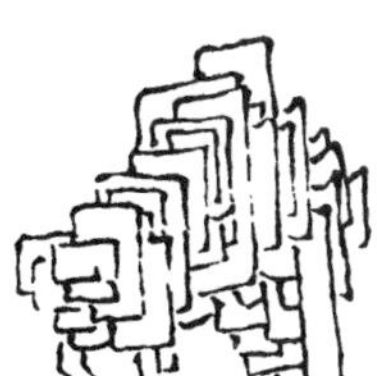

滑石

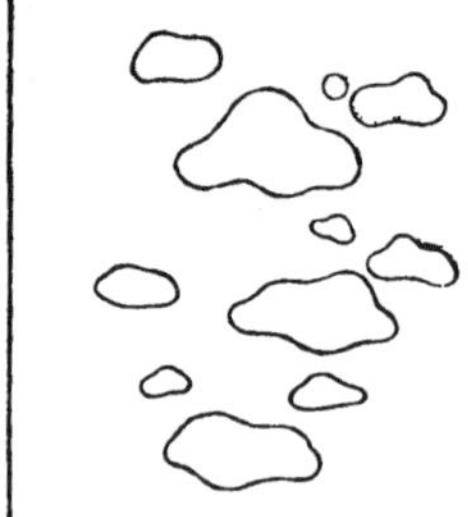

五色石脂

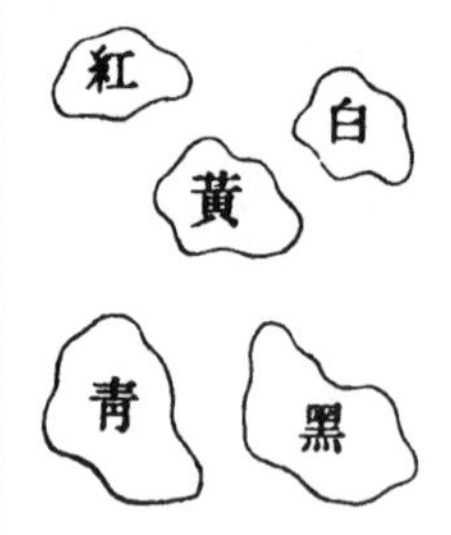

井泉石

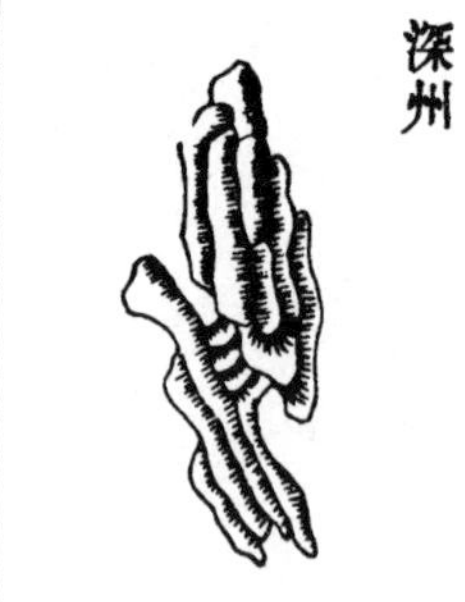

石鍾乳

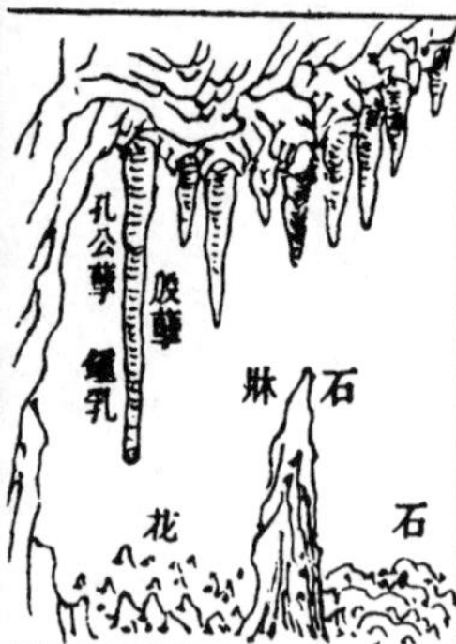

不灰木

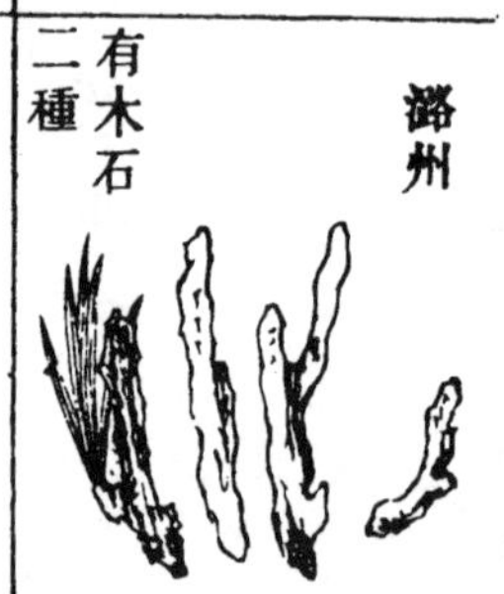

無名異

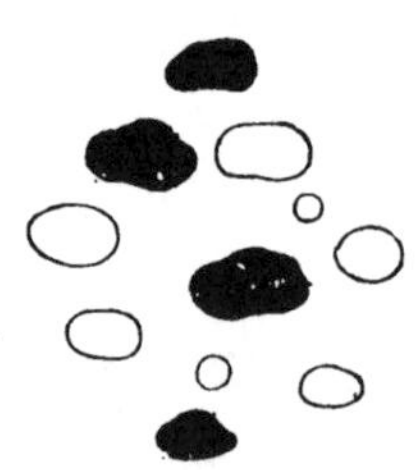

蜜栗子

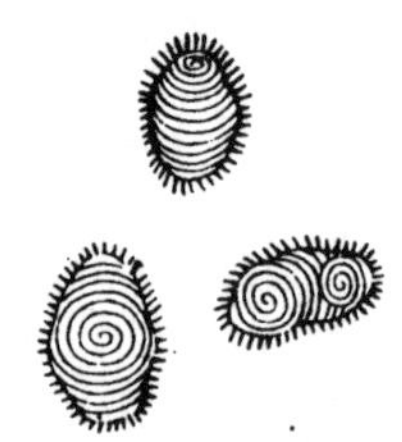

土殷孽

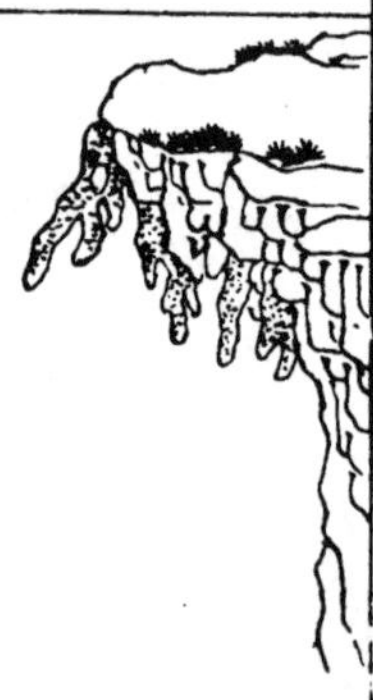

石腦

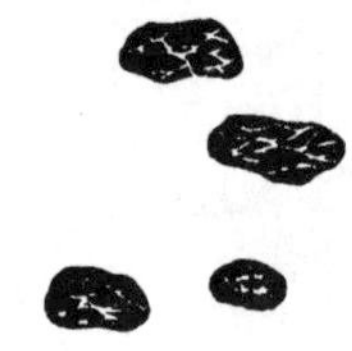

石炭

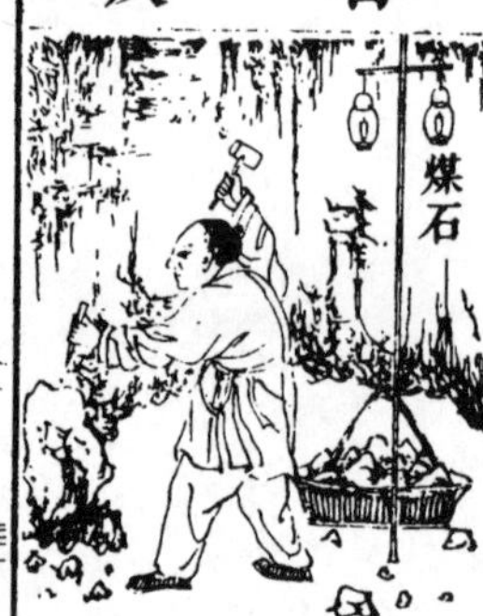

海浮石

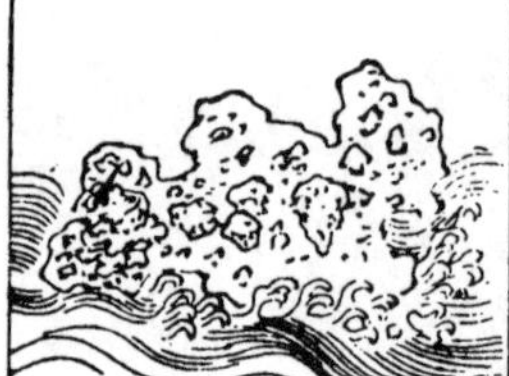

石腦油

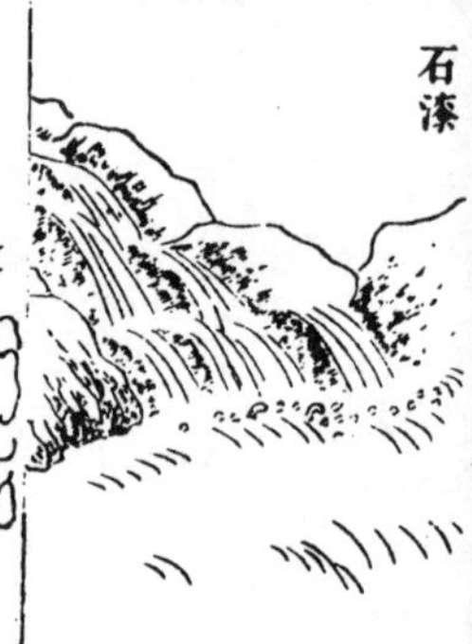

石灰礦

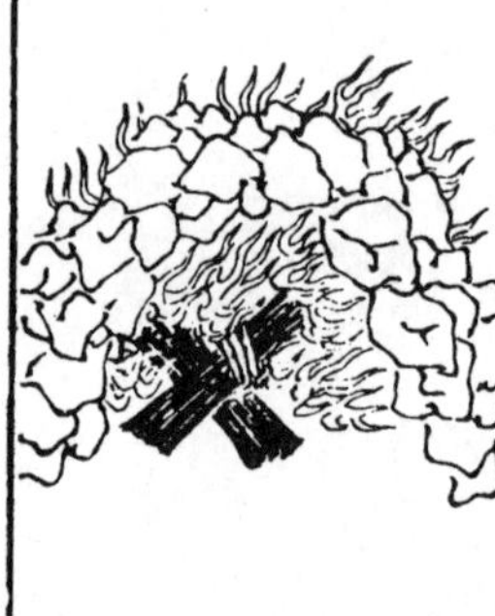

金石部石類下

陽起石

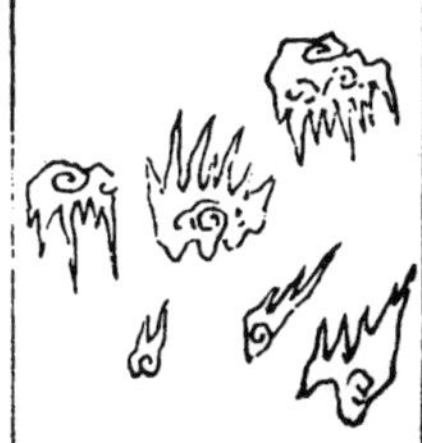

代赭石

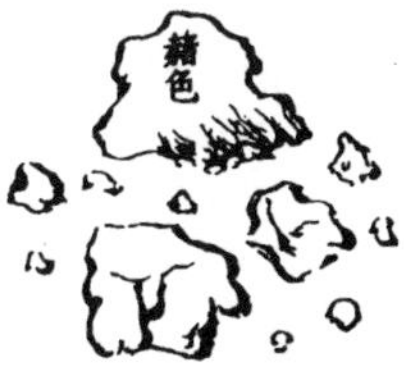

空青

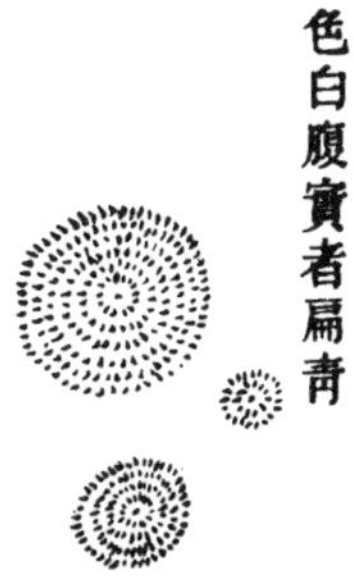

綠青

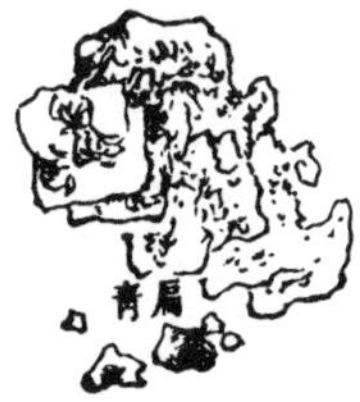

慈石

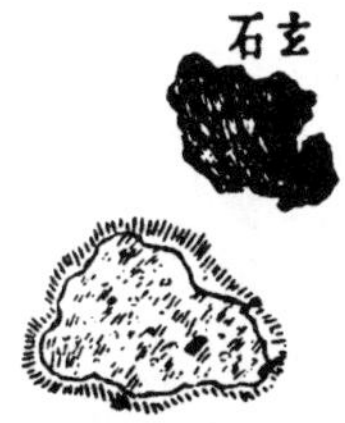

禹餘糧

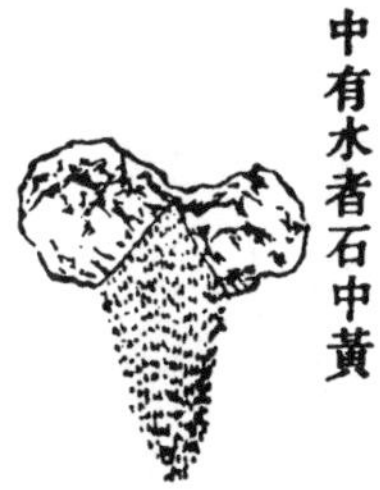

曾青

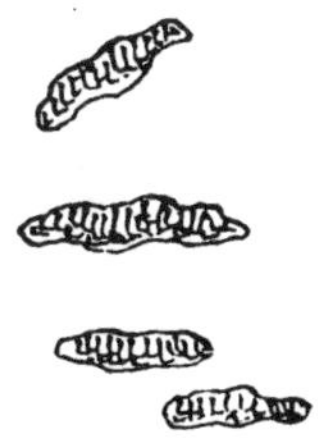

石膽

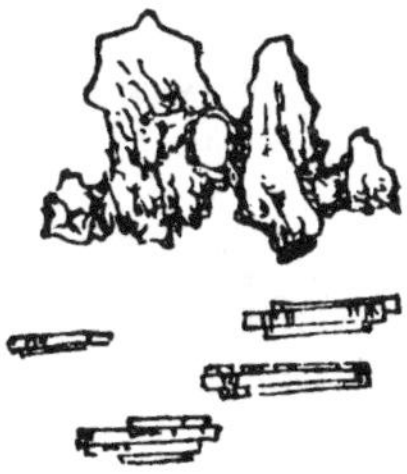

礜石

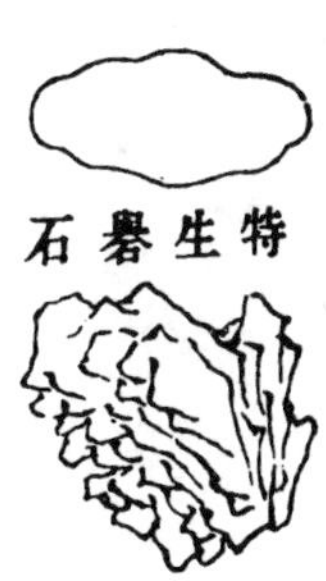

金星石

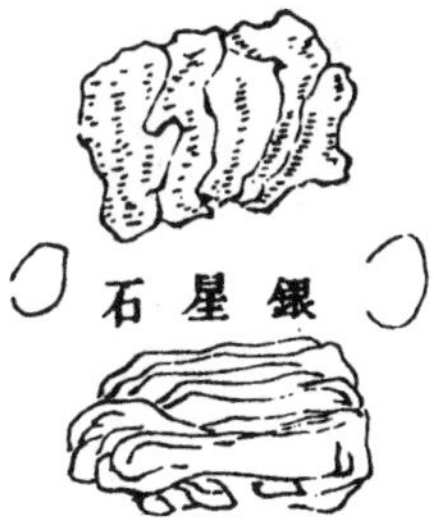

青礞石

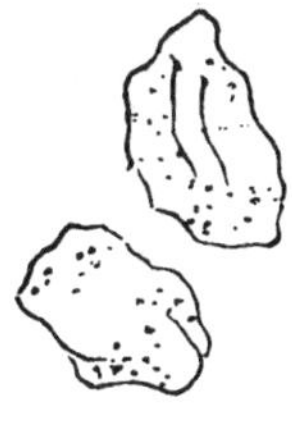

白羊石

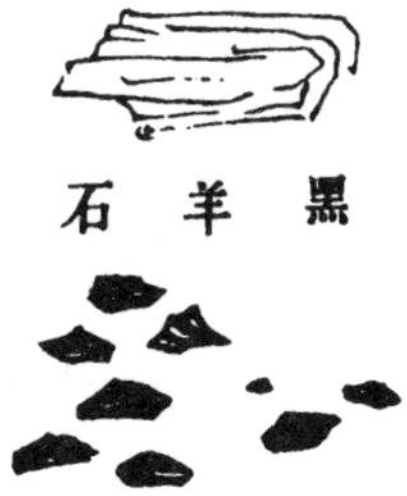

砒石

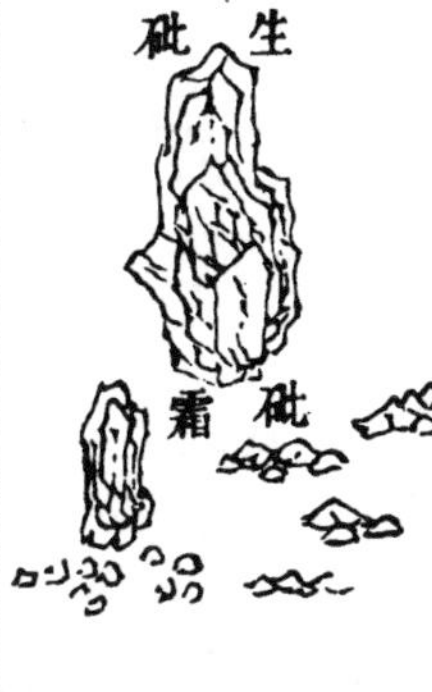

婆娑石

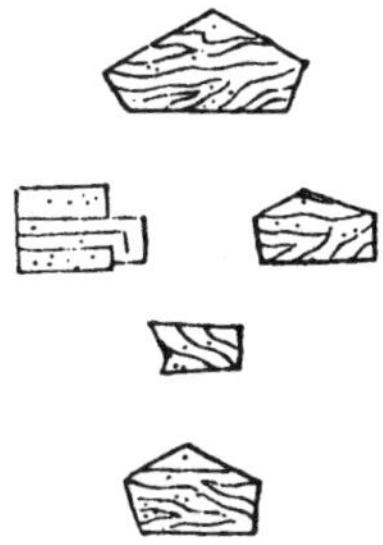

花乳石

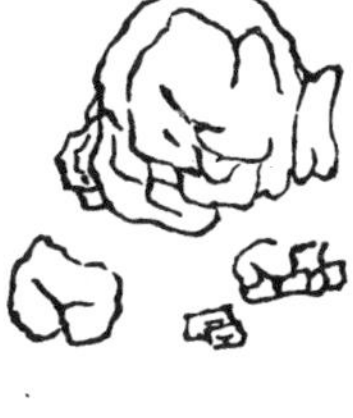

金牙石

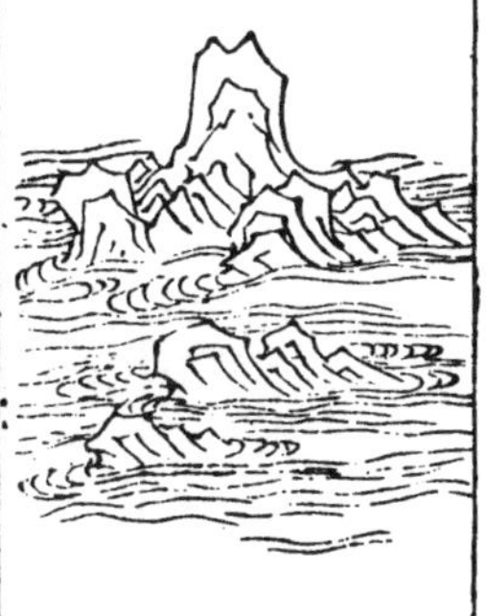

金剛石

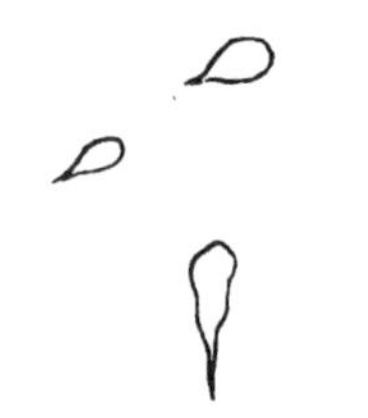

薑石

水中白石

石蟹

越砥

麥飯石

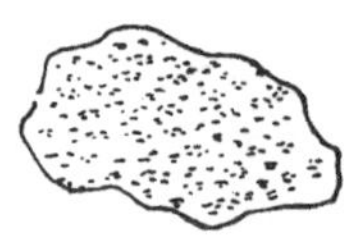

石燕

石蛇

石部鹵石類

石蠶

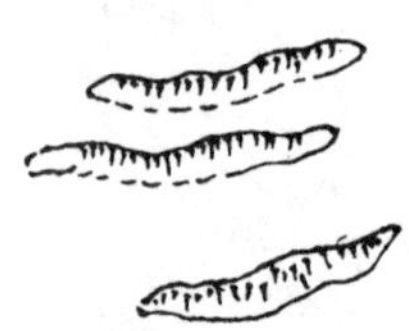

蛇黃

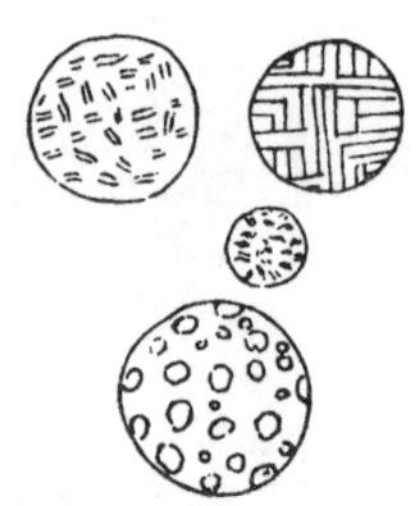

海鹽

井鹽

石鼈

霹靂石

池鹽

石鹽

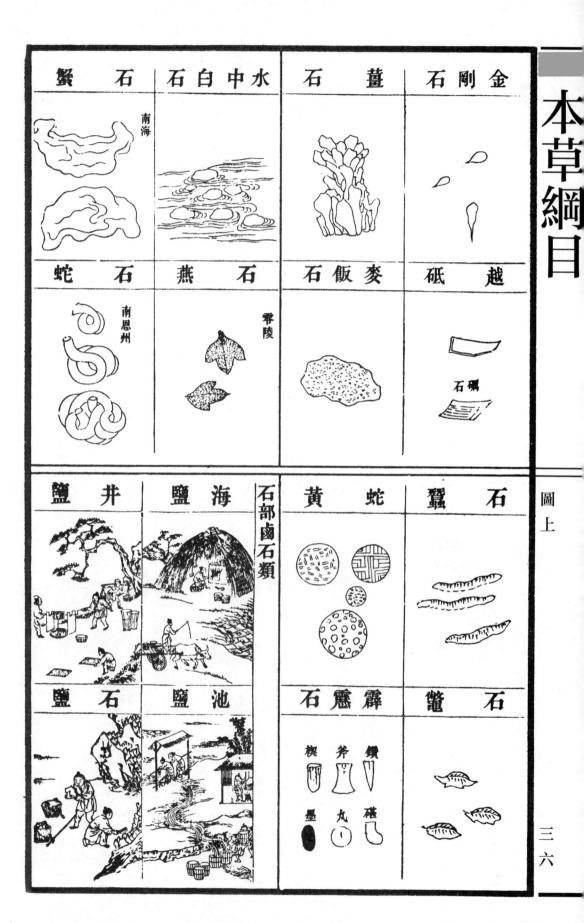

戎鹽

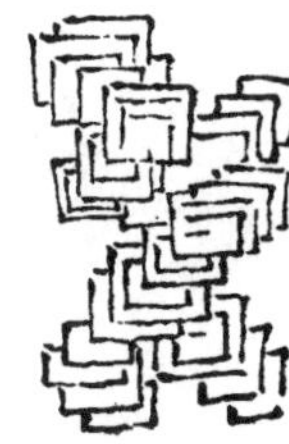

鹵鹹

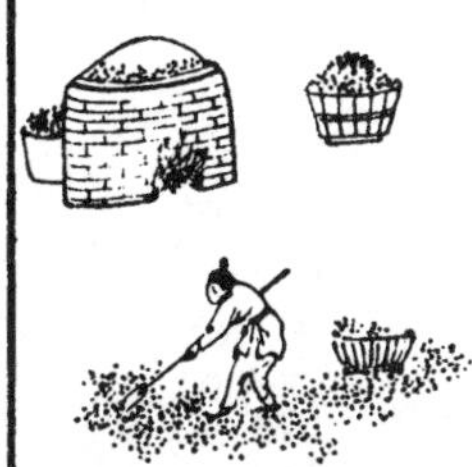

光明鹽

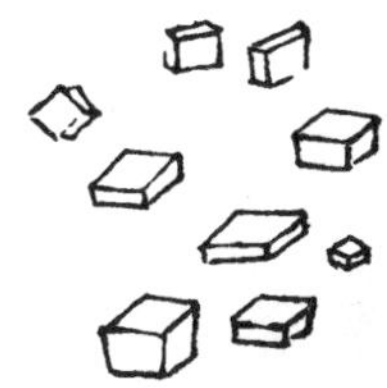

凝水石

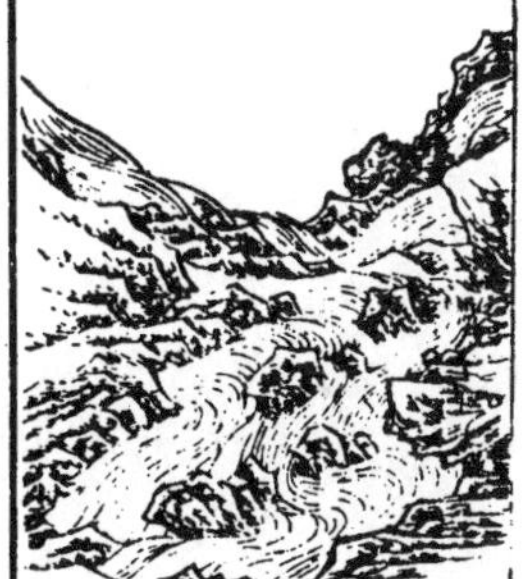

玄精石

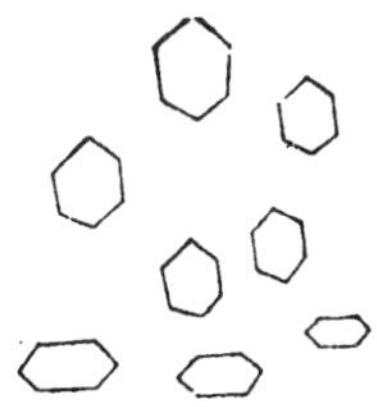

消石

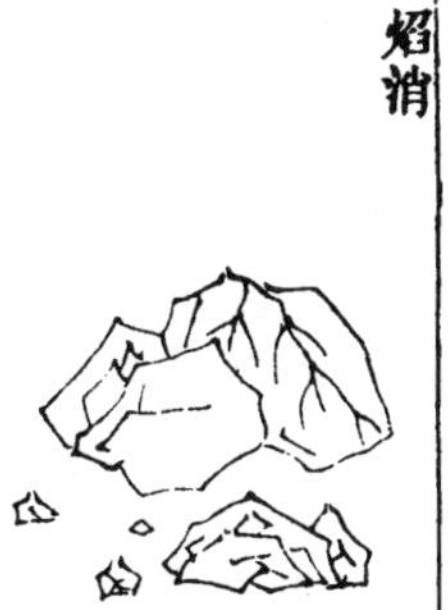

朴消芒消

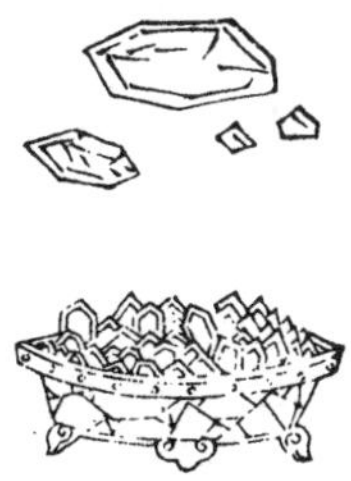

硇砂

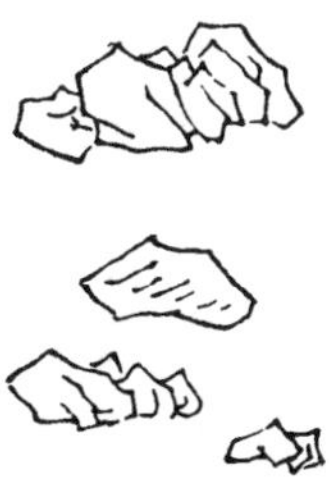

蓬砂

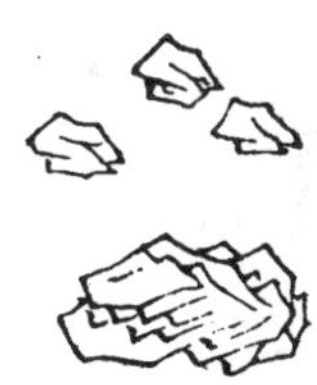

礬石

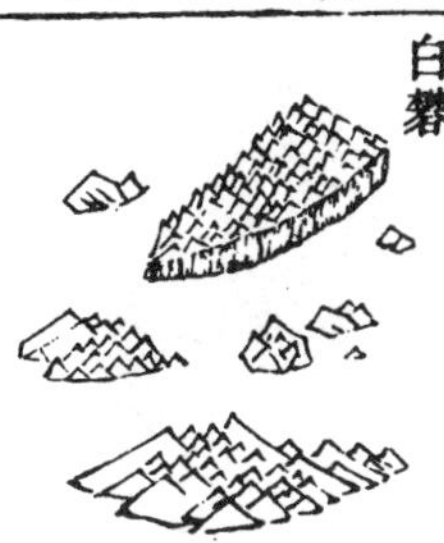

石硫黃

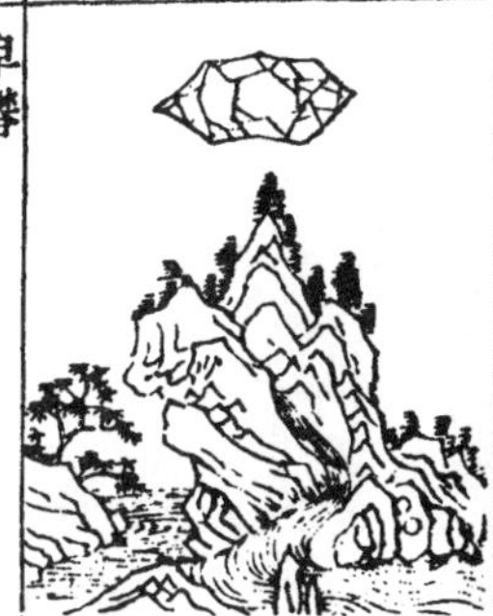

綠礬

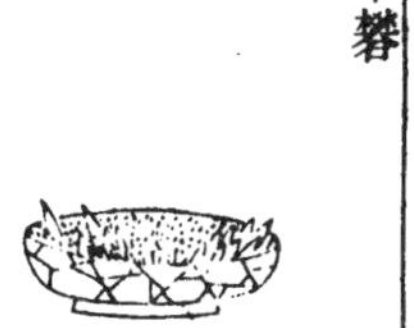

草部山草類上

甘草

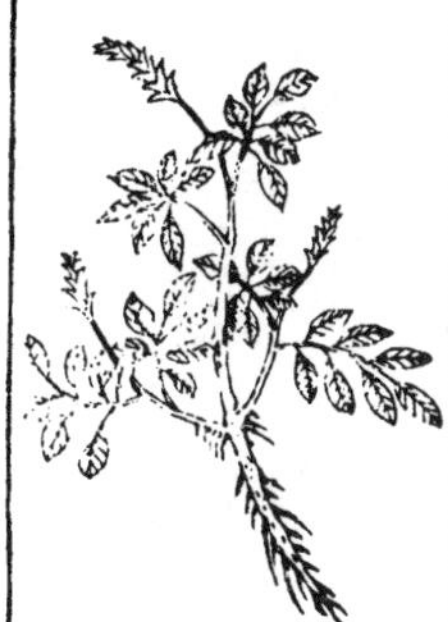

人參

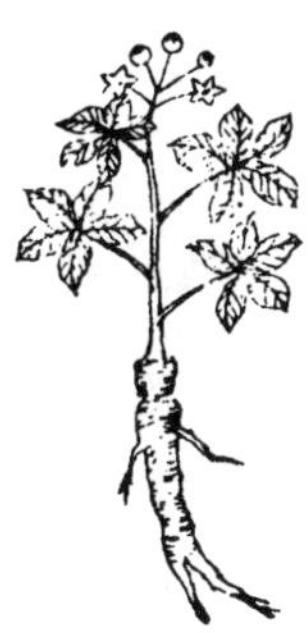

黃耆

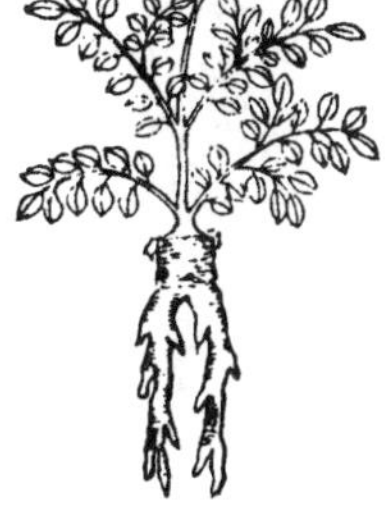

沙參

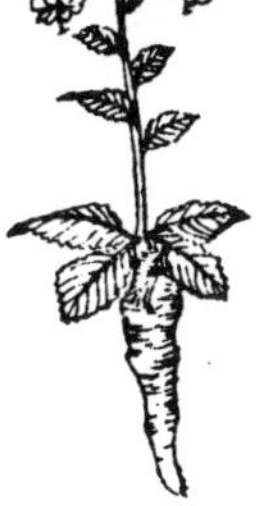

薺苨

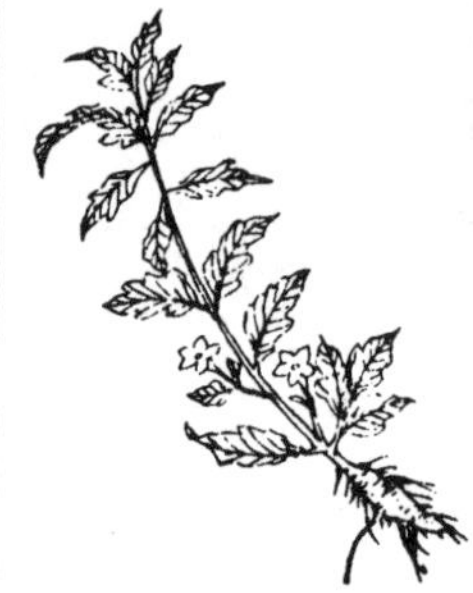

長松

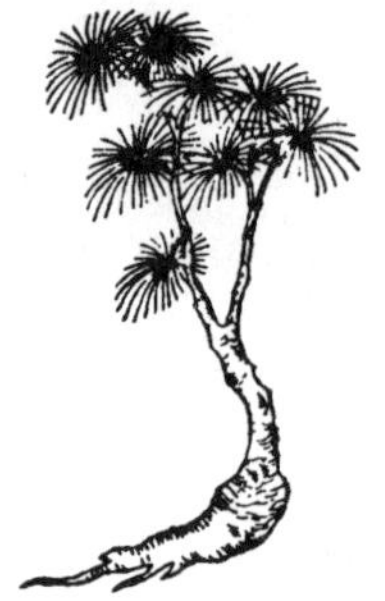

萎蕤

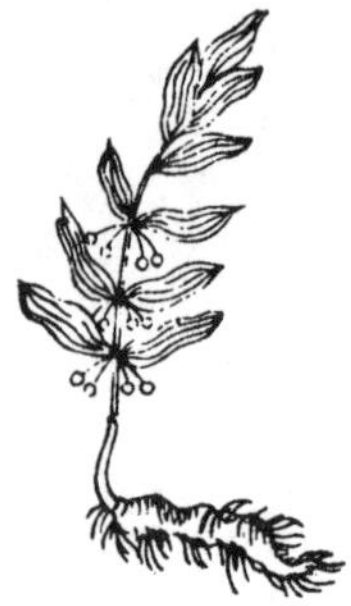

肉蓯蓉

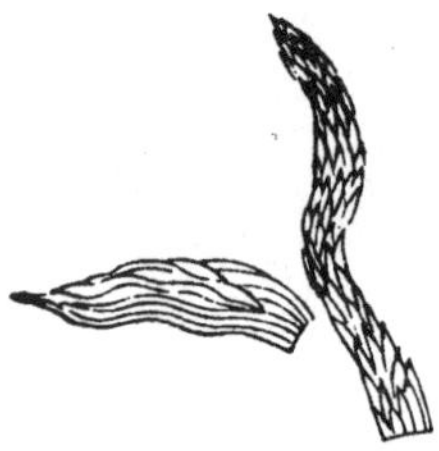

桔梗

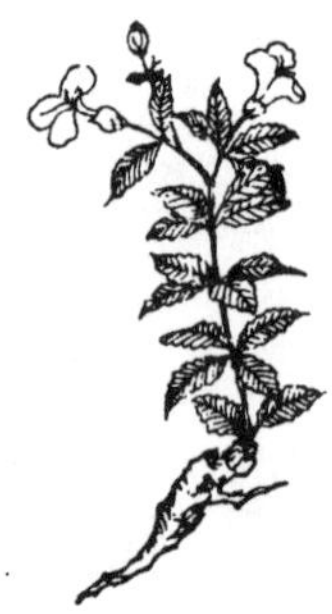

黄精

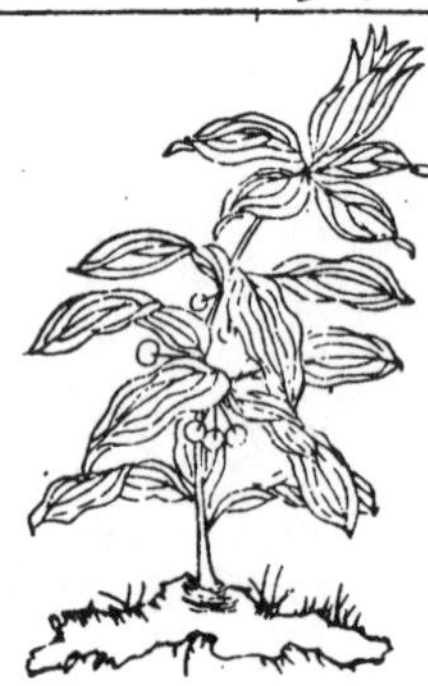

知母

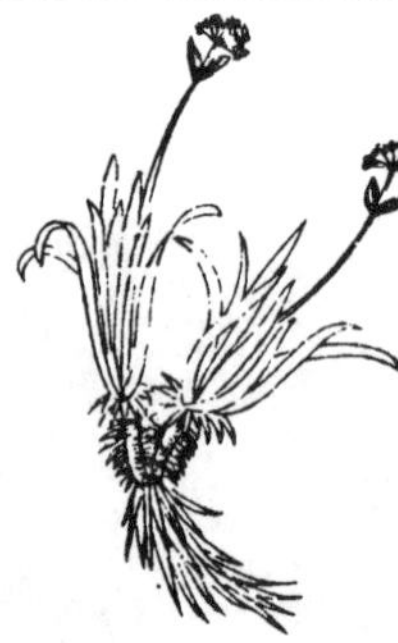

列當

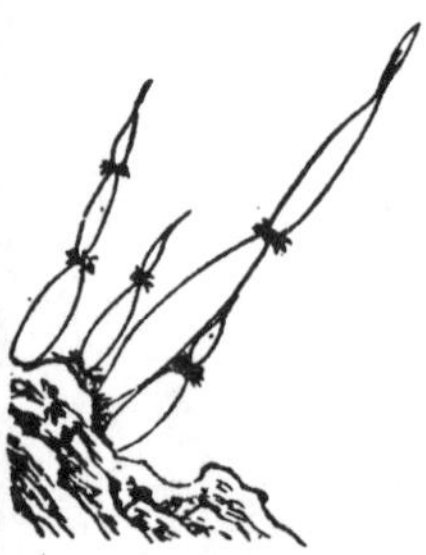

瑣陽

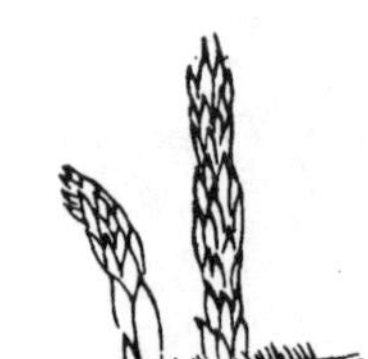

蒼朮

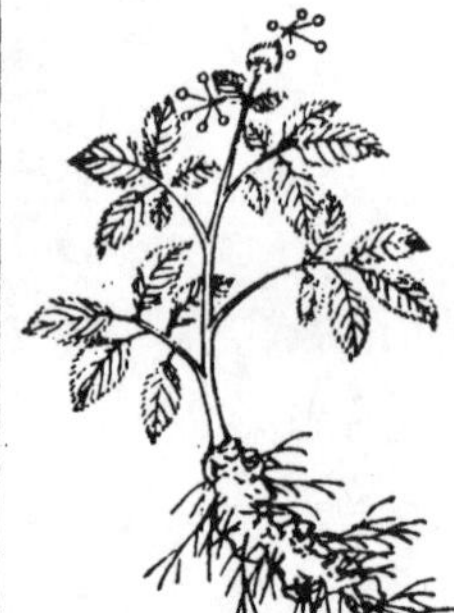

狗脊

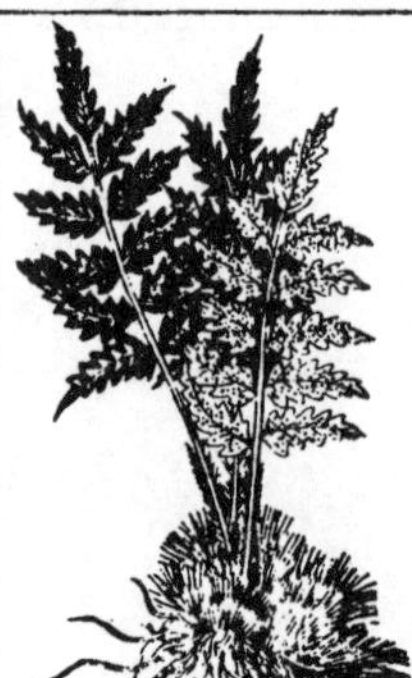

巴戟天

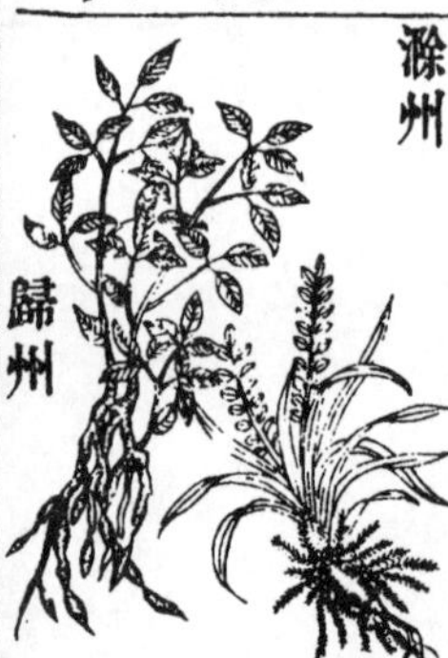

赤箭天麻

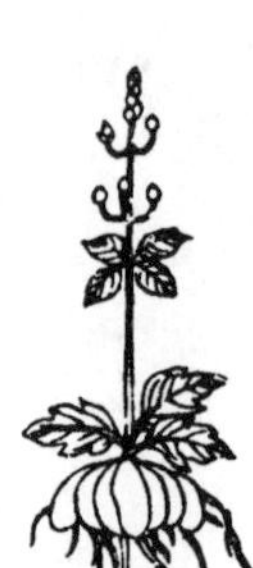

白朮

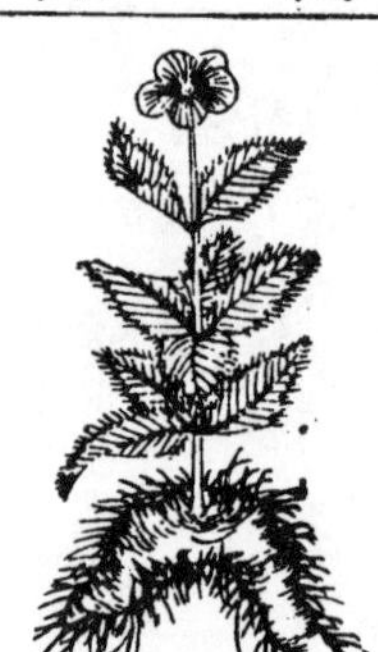

貫衆

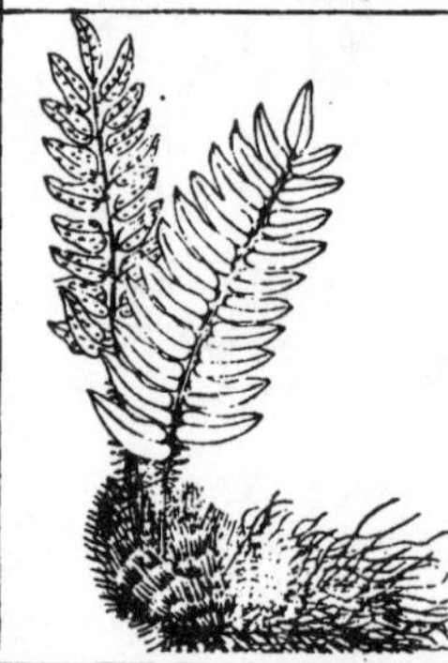

遠志

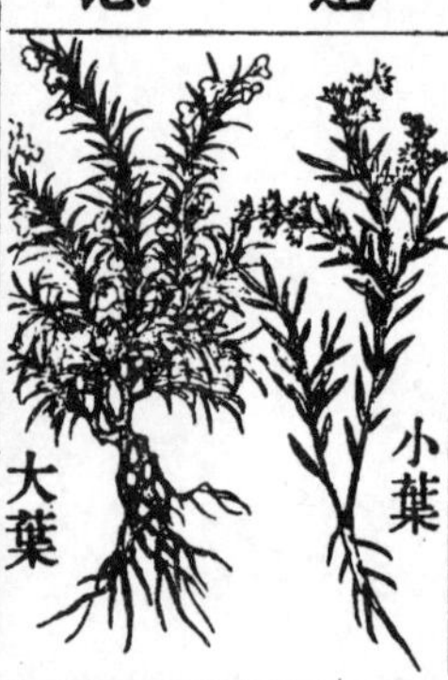

草部山草類下

淫羊藿

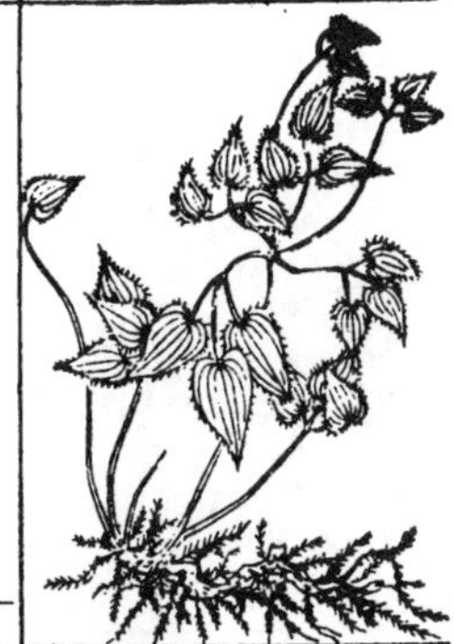

玄參

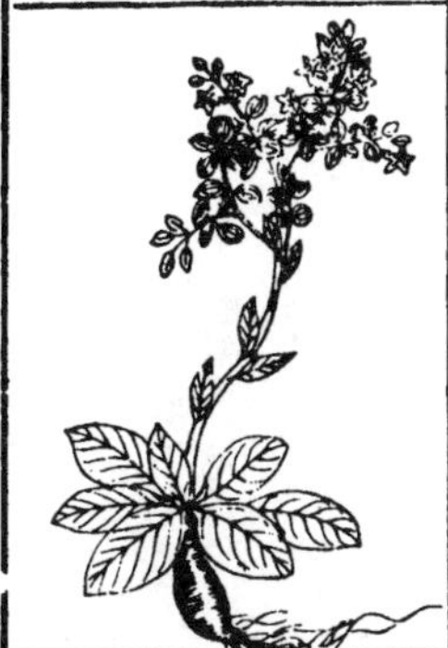

丹參

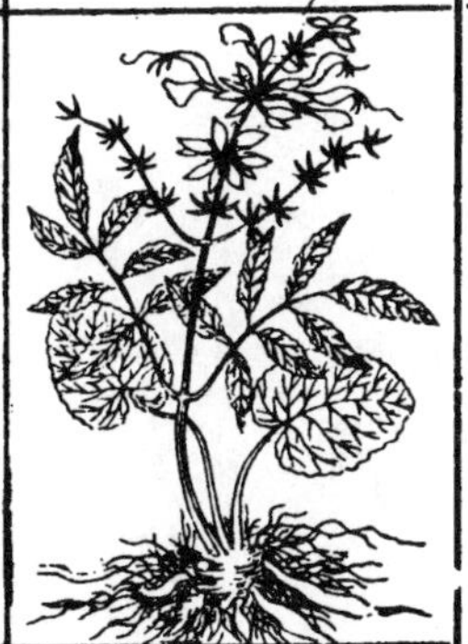

王孫

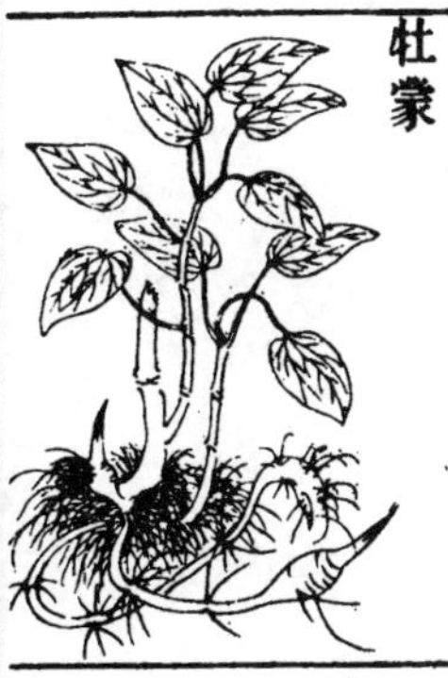

仙茅

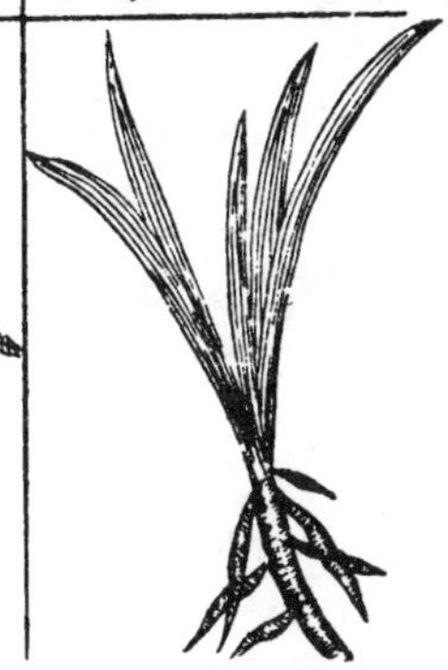

地榆

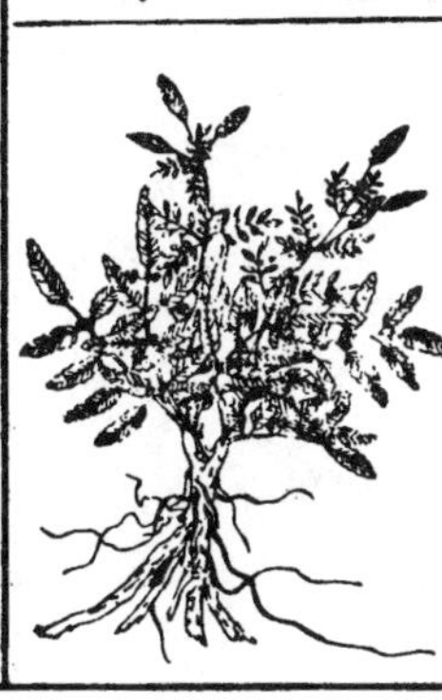

紫參

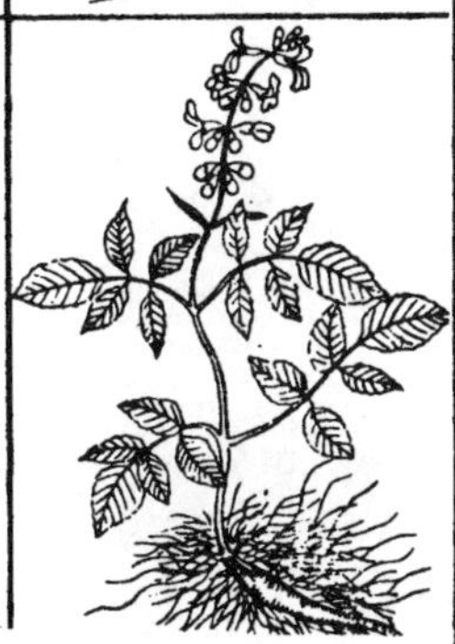

紫草

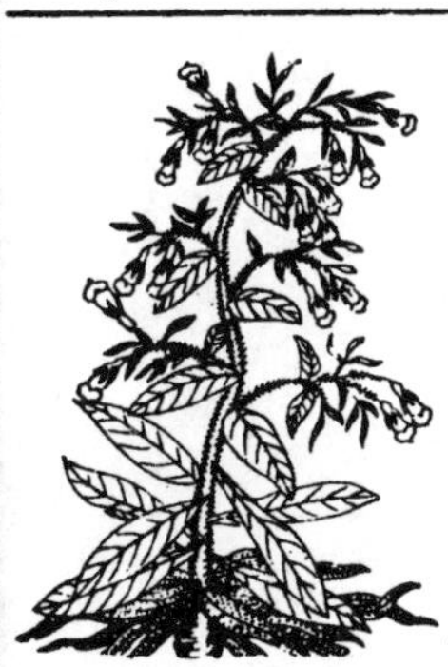

白頭翁

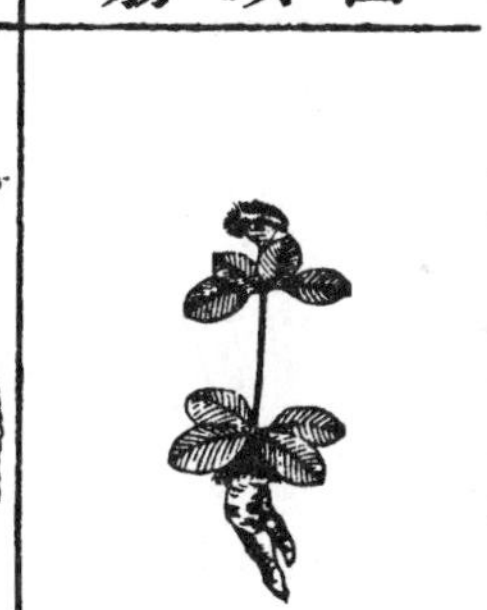

三七

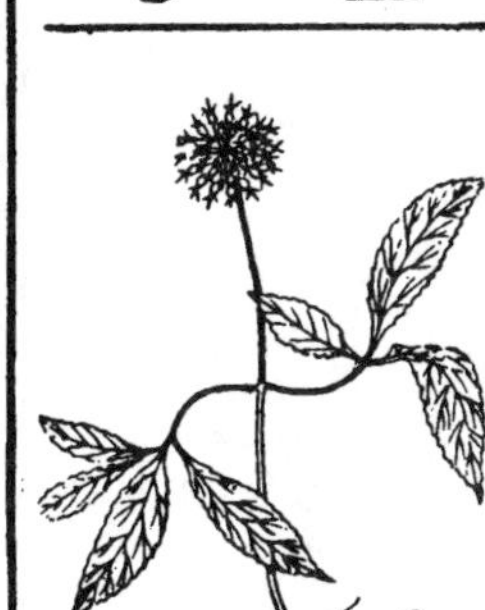

黃連

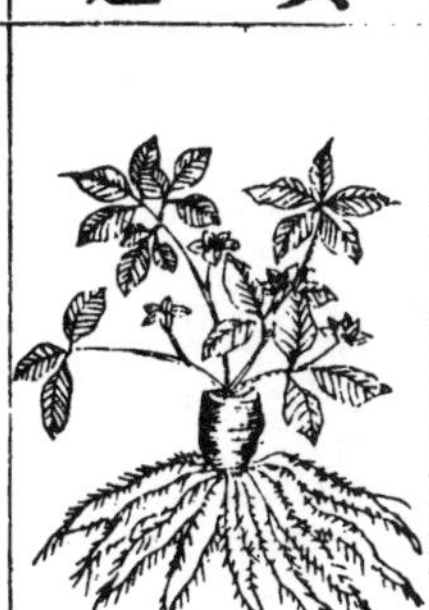

黃芩

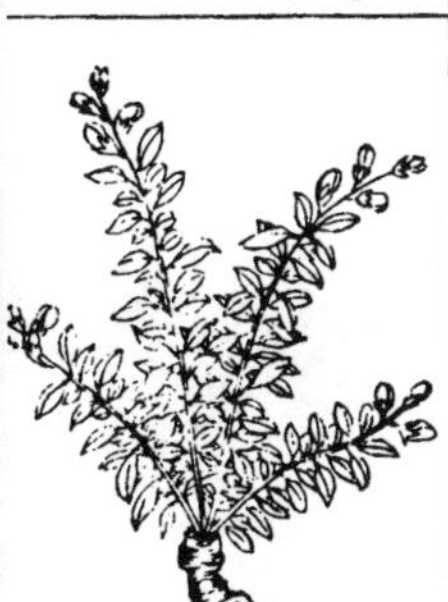

白及

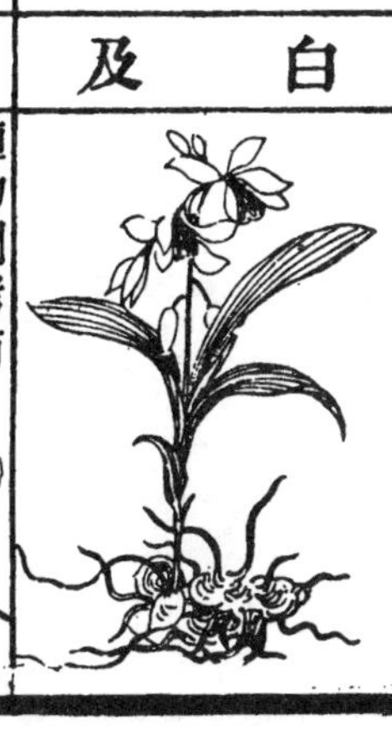

土三七

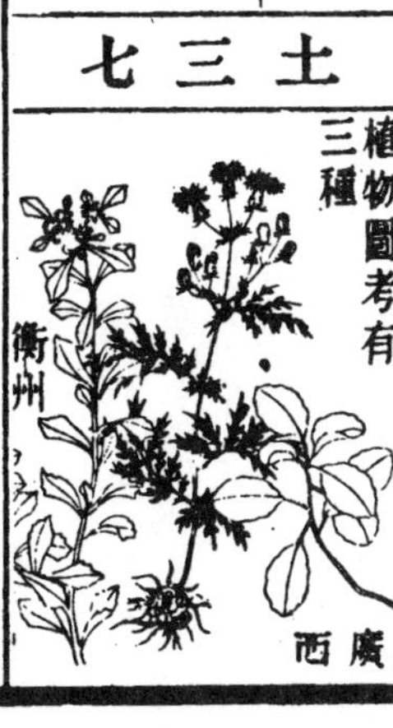

胡黃連

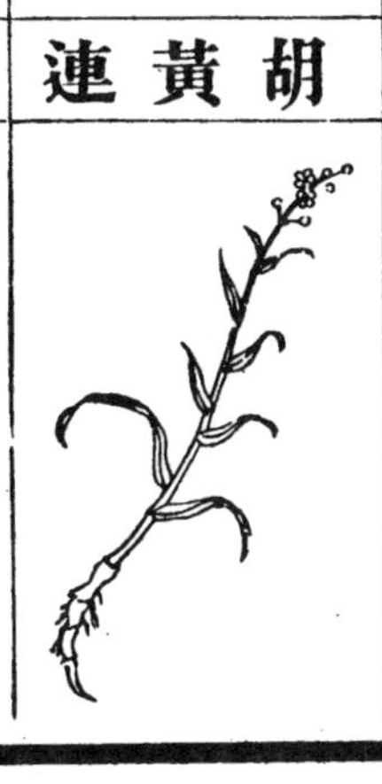

秦艽

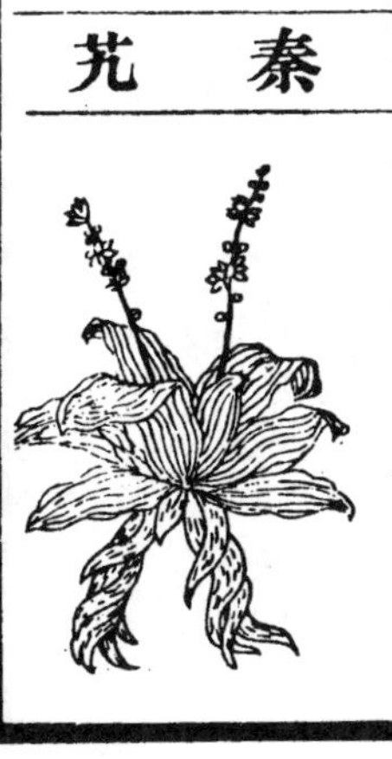

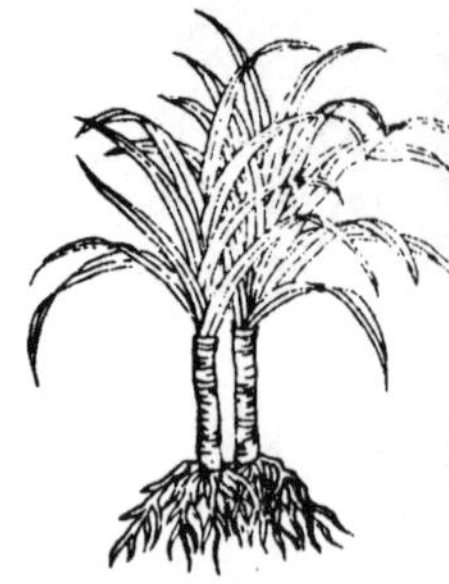
韭葉柴胡

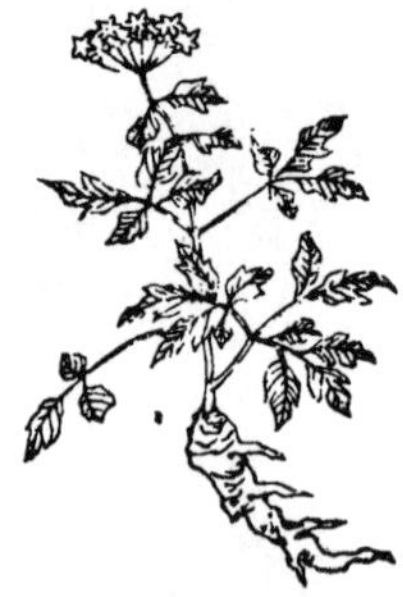
前胡

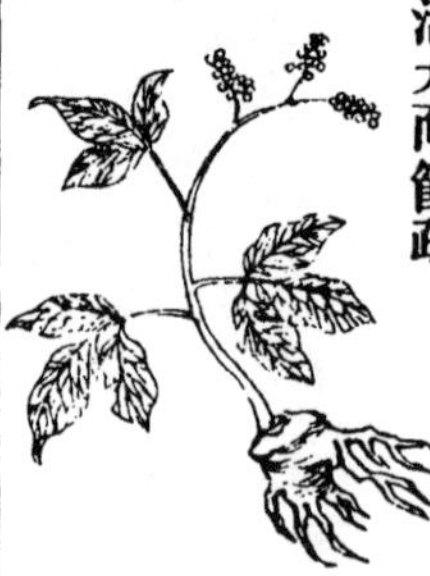
羌獨活

獨活大而節疎

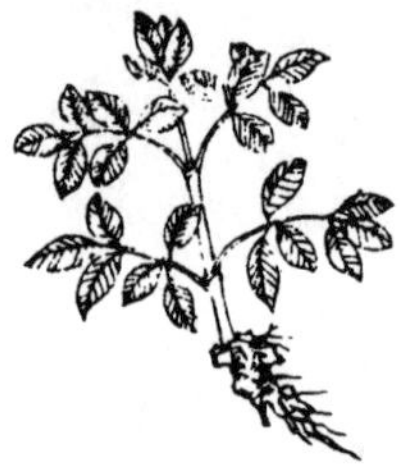
都管草

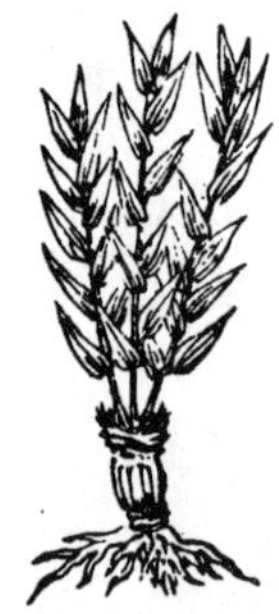
竹葉柴胡

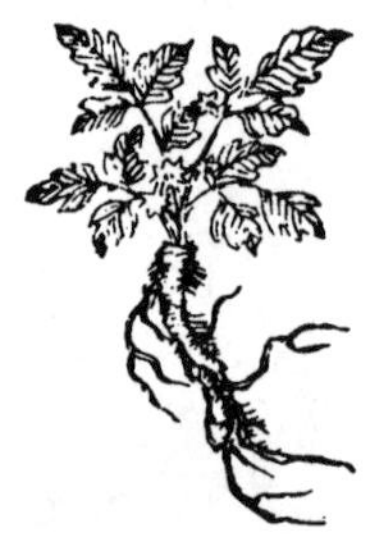
防風

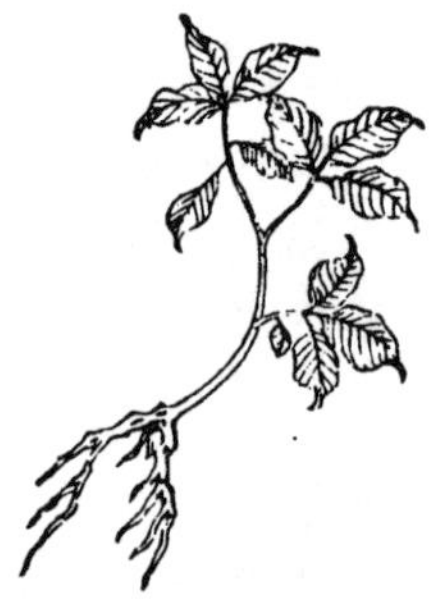
土當歸

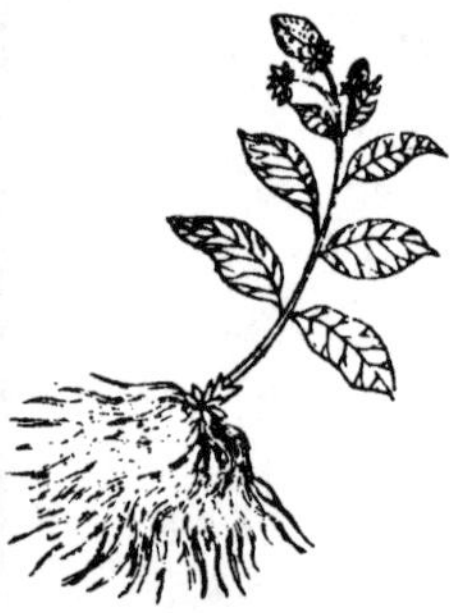
升麻

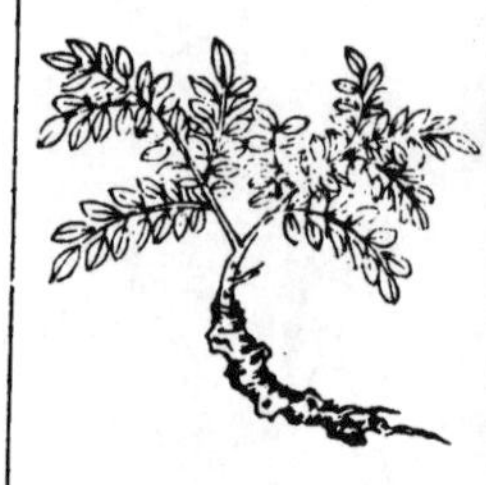
苦參

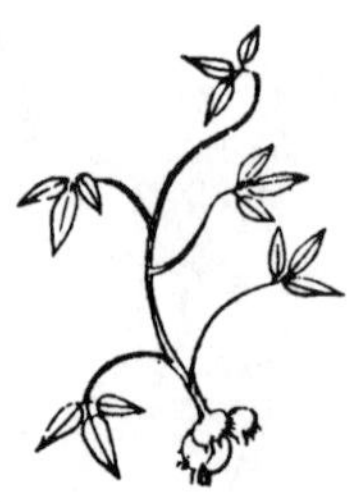
延胡索

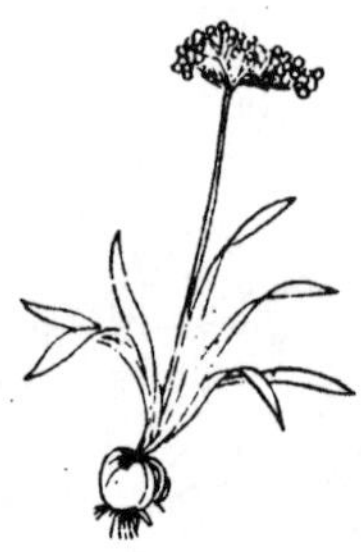
山慈姑

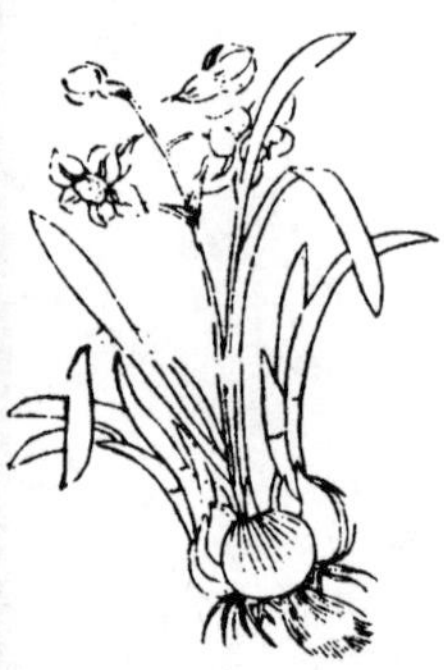
水仙

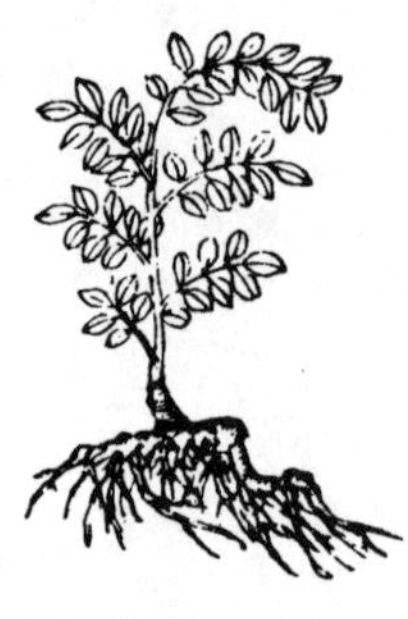
白鮮皮

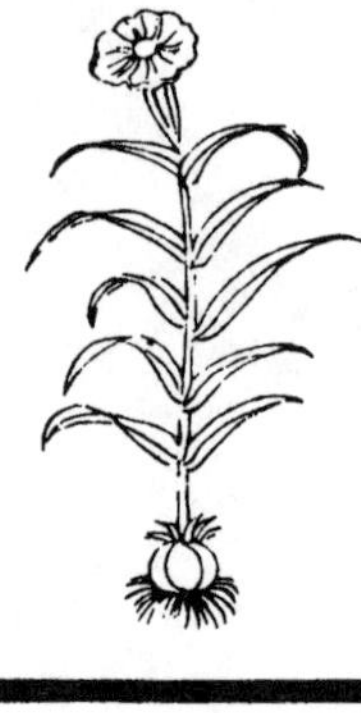
貝母

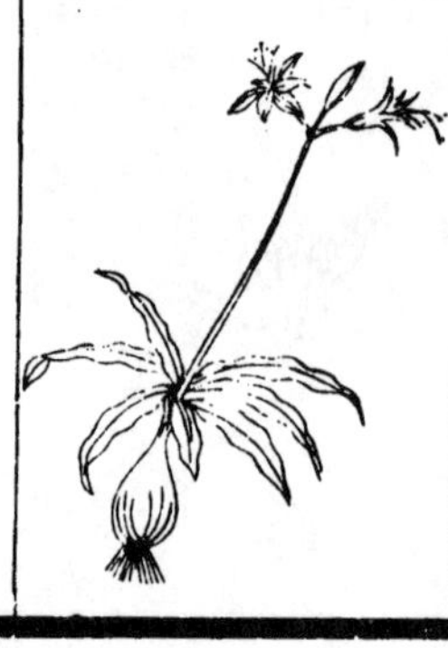
石蒜

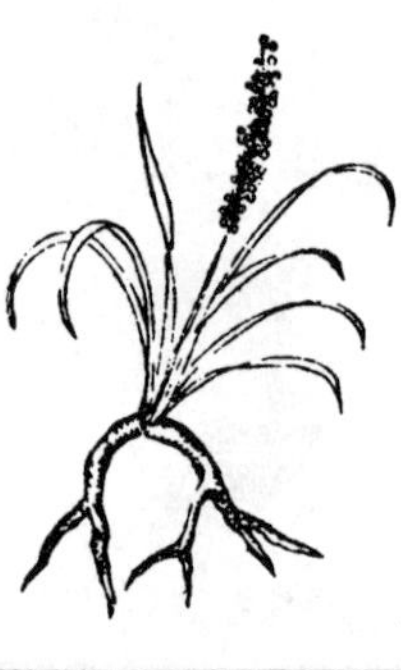
白茅

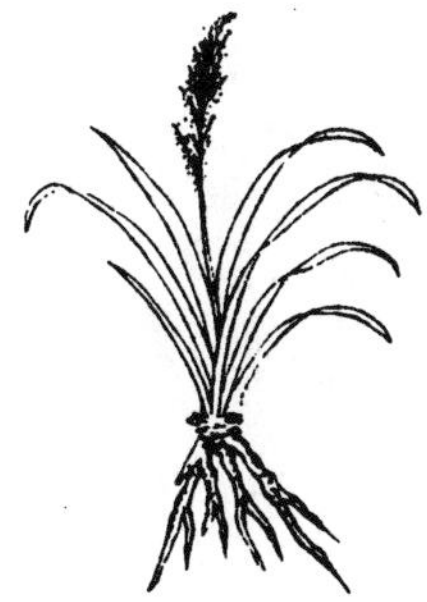
地筋菅茅

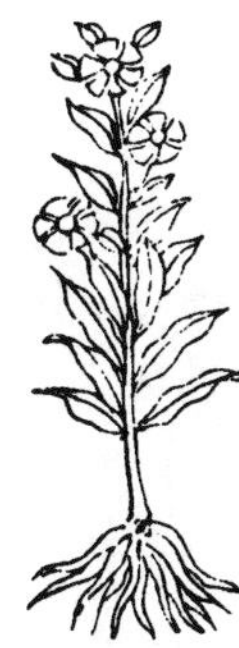
龍膽

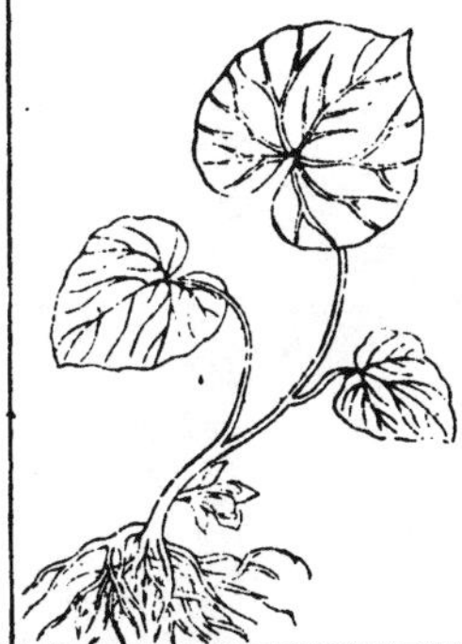
杜衡

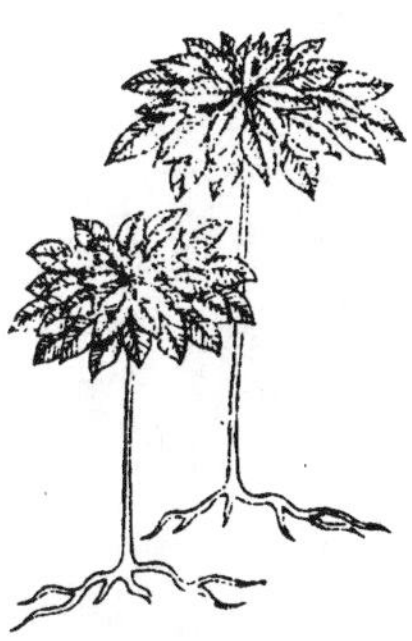
鬼督郵

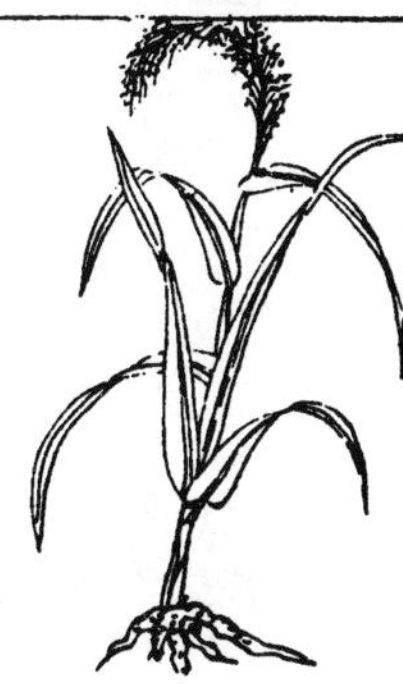
芒

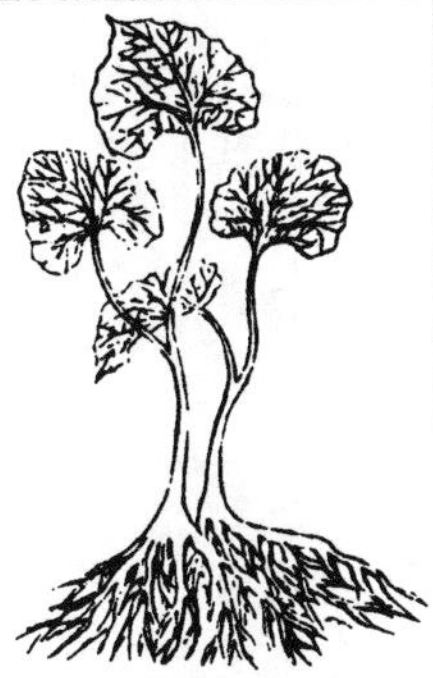
細辛

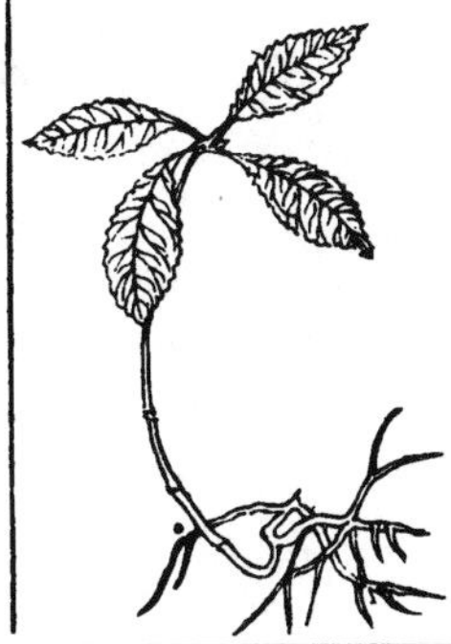
及己

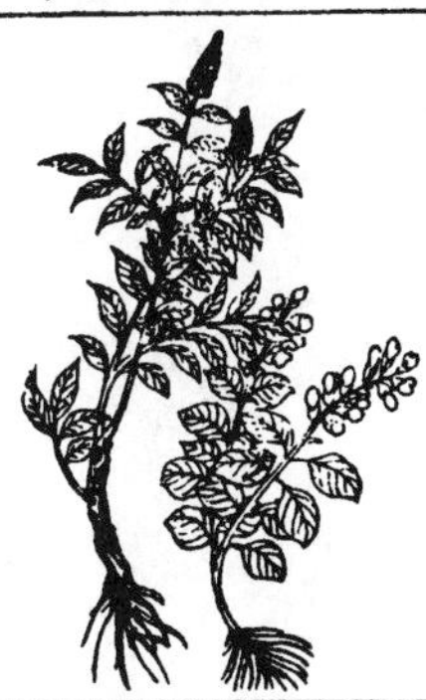
徐長卿

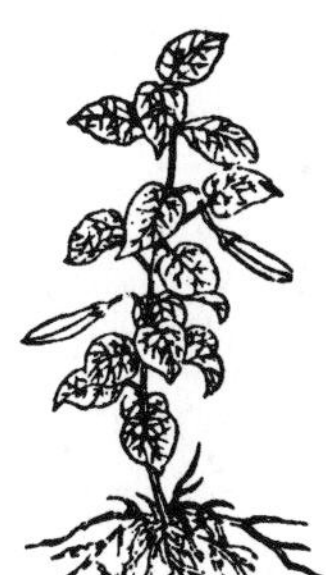
白薇

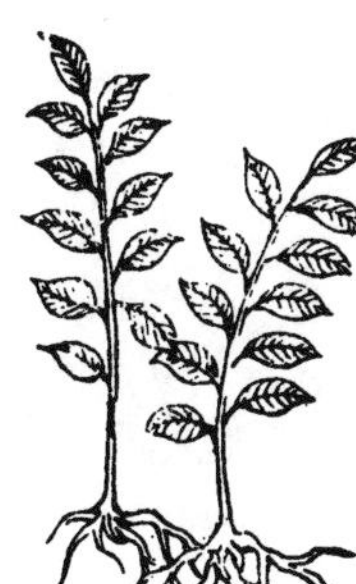
硃砂根

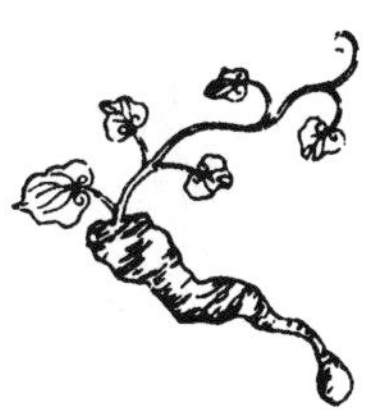
錦地羅

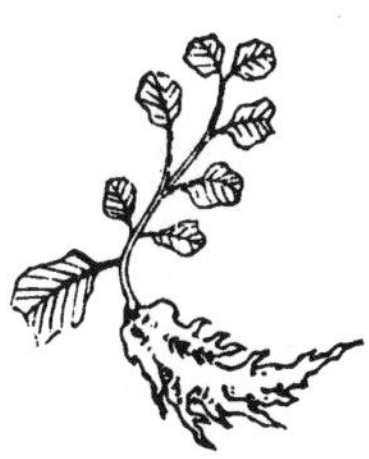
拳參

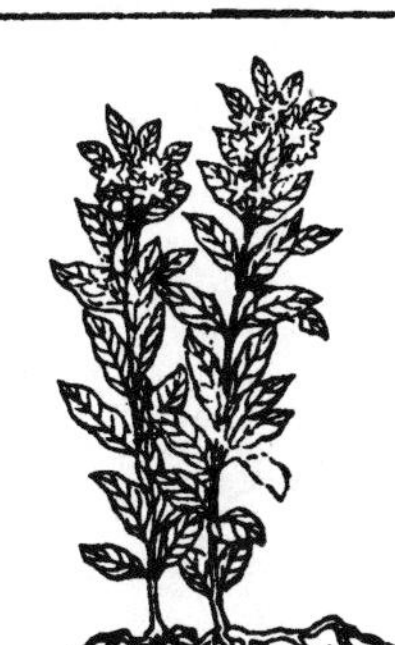
白前

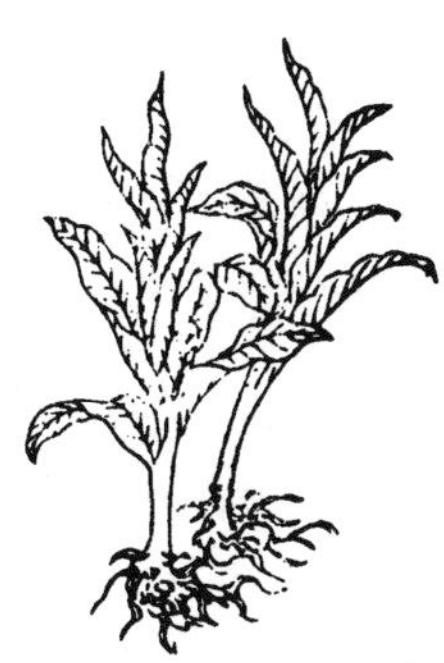
辟虺雷

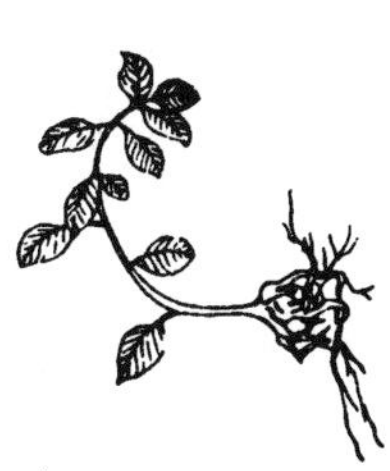
紫金牛

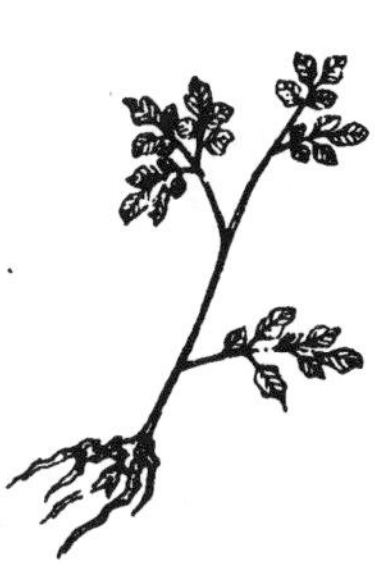
鐵線草

草部芳草類

當歸

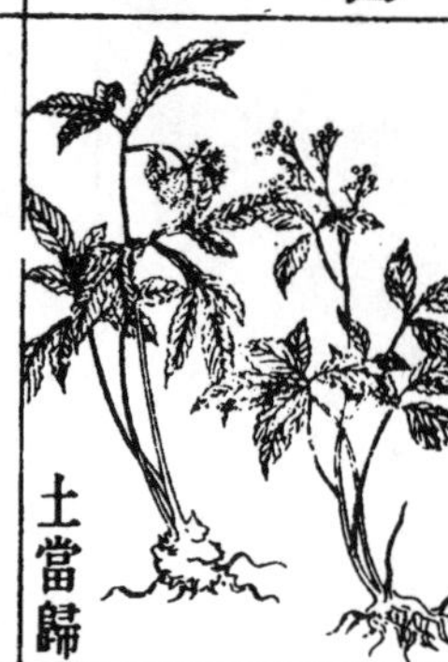

蛇牀

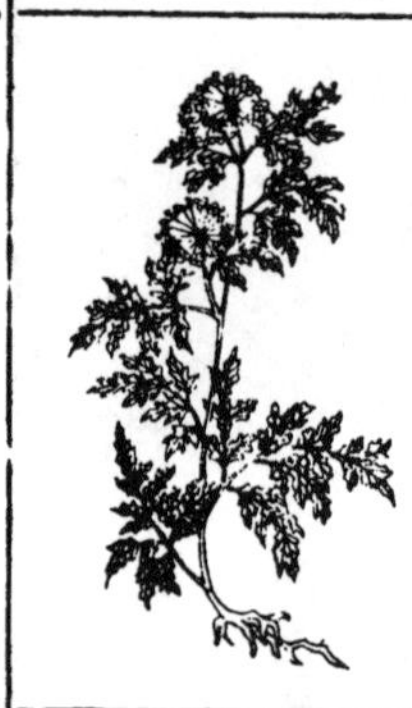

蜘蛛香

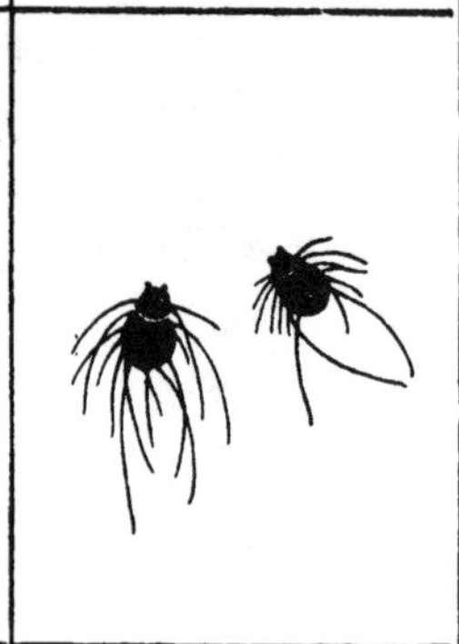

芍藥

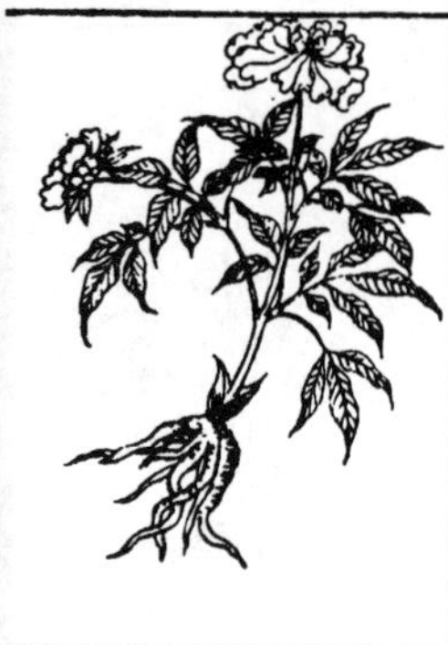

芎藭蘼蕪

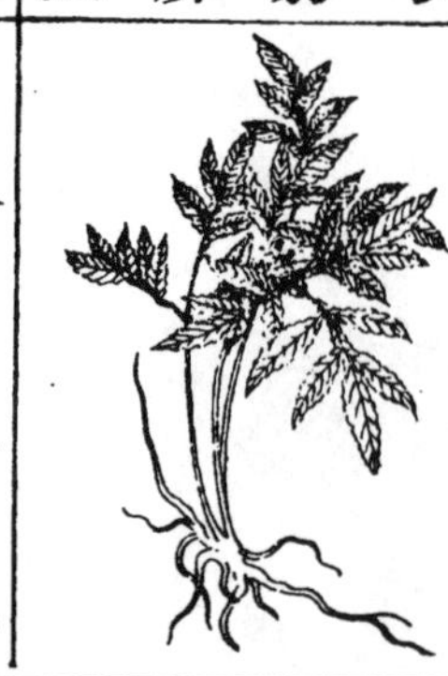

藁本

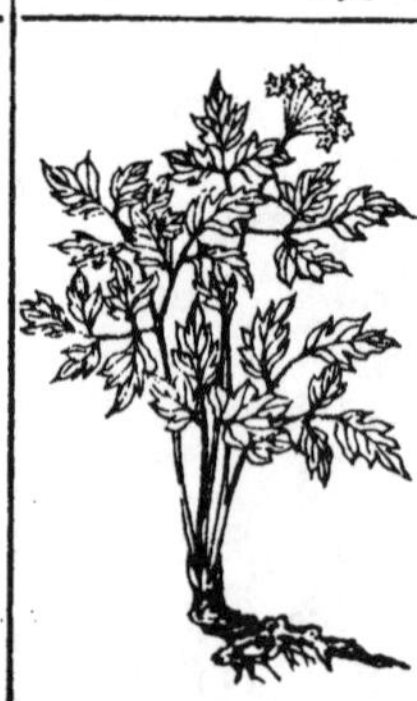

白芷香

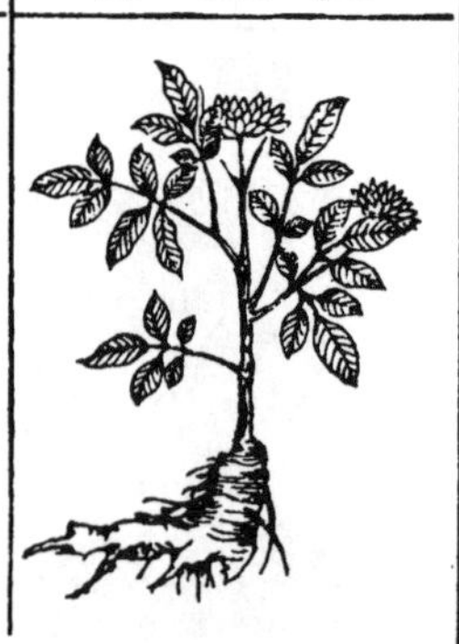

牡丹

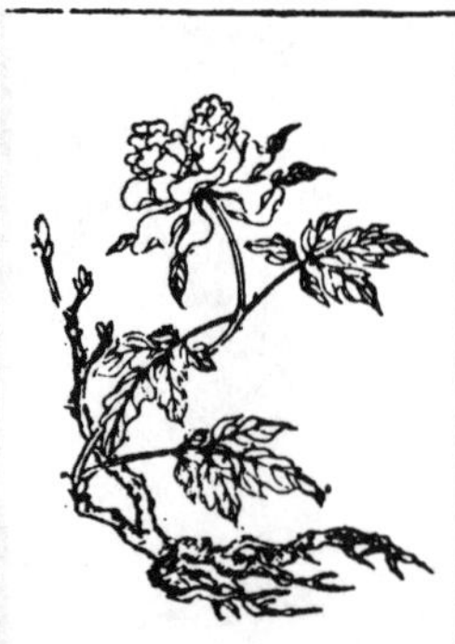

廣州木香

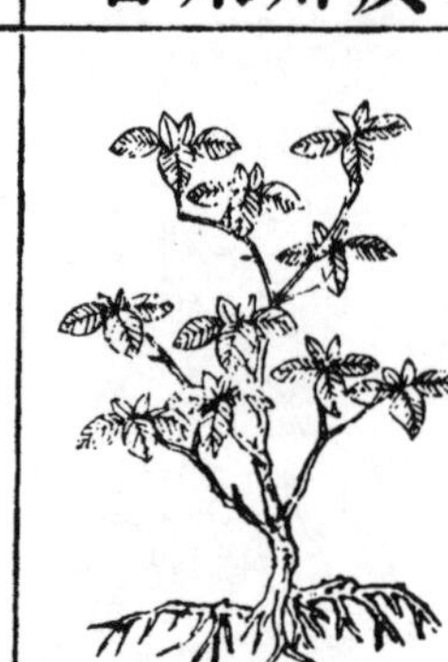

山柰

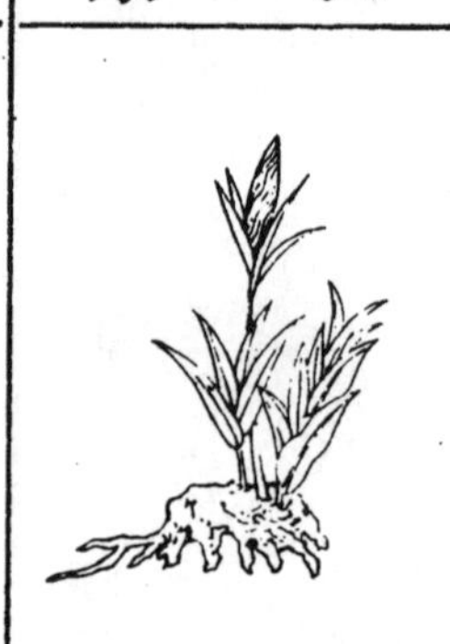

杜若

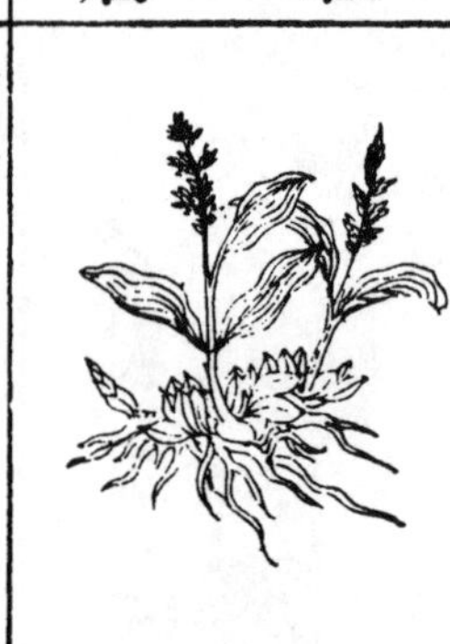

高良薑

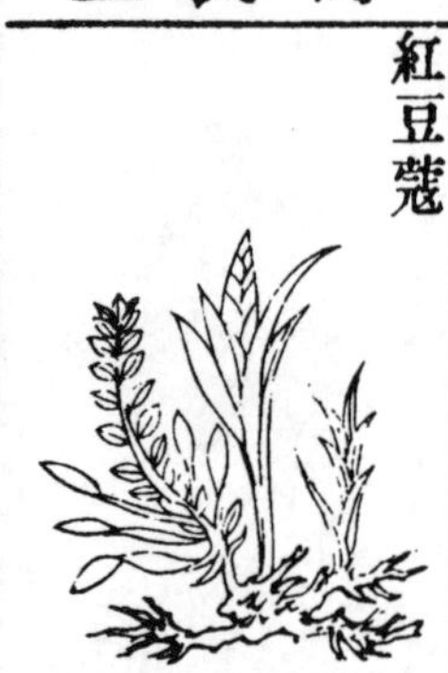

甘松香

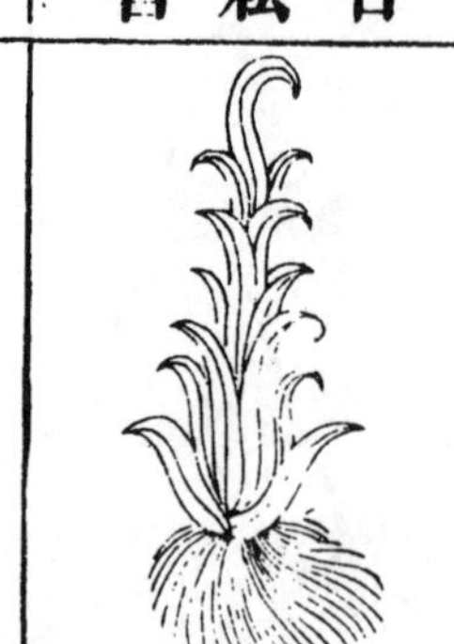

廉薑

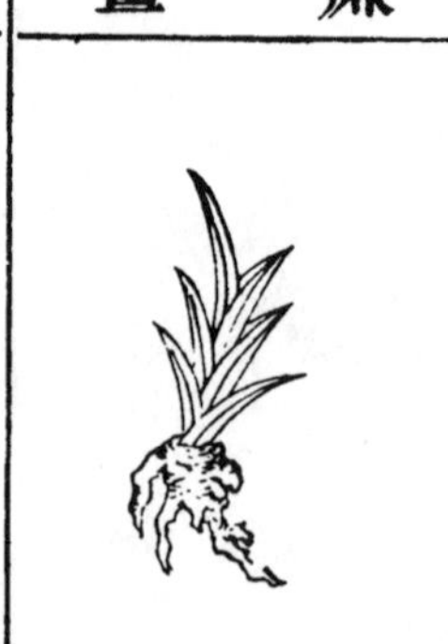

山薑

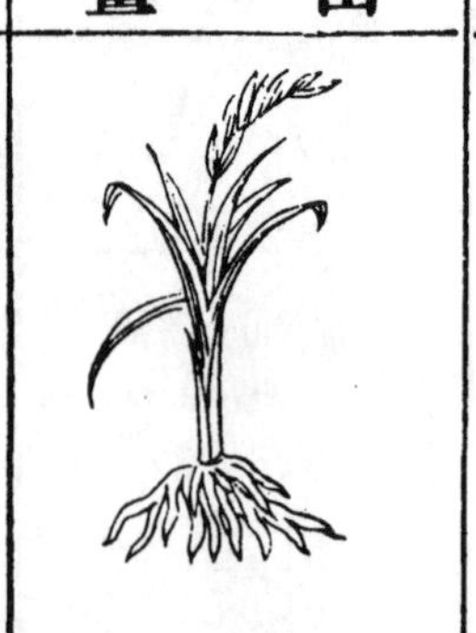

草豆蔻

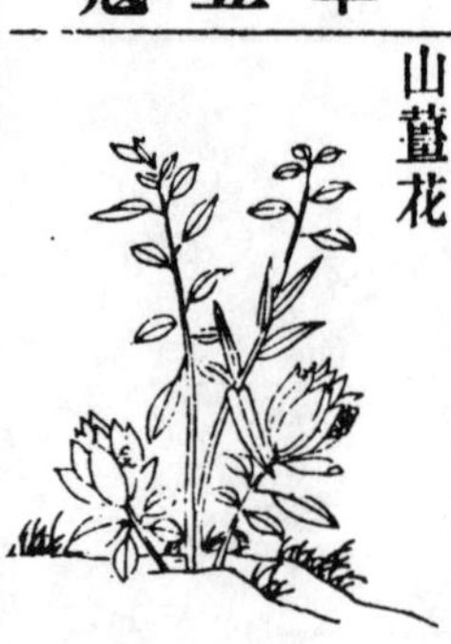

白豆蔻

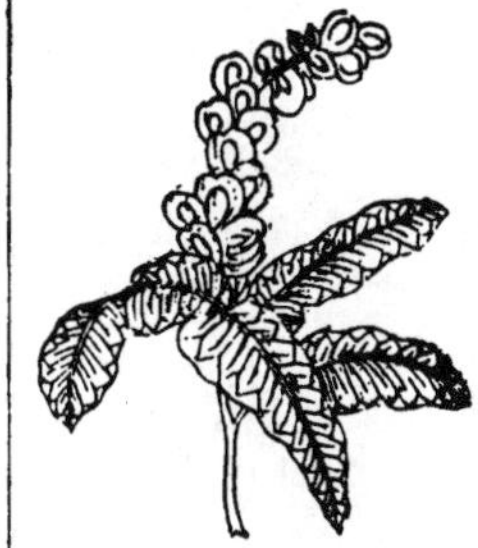

益智子

蒟醬

蔞葉

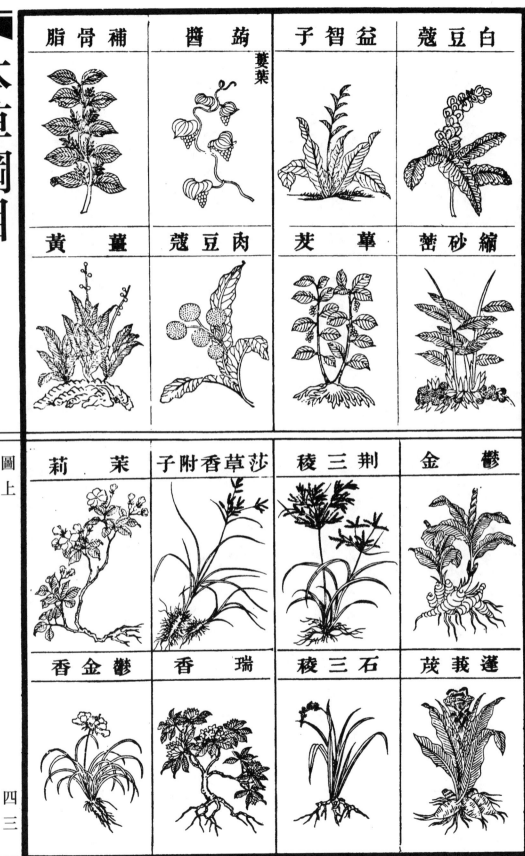

補骨脂

縮砂蔤

蓽茇

肉豆蔻

薑黃

鬱金

荊三稜

莎草香附子

茉莉

蓬莪茂

石三稜

瑞香

鬱金香

茅香

排草香

藿香

蘭草

白茅香

迷迭香

薰草零陵香

澤蘭

蘭花

香薷

爵牀

假蘇荊芥

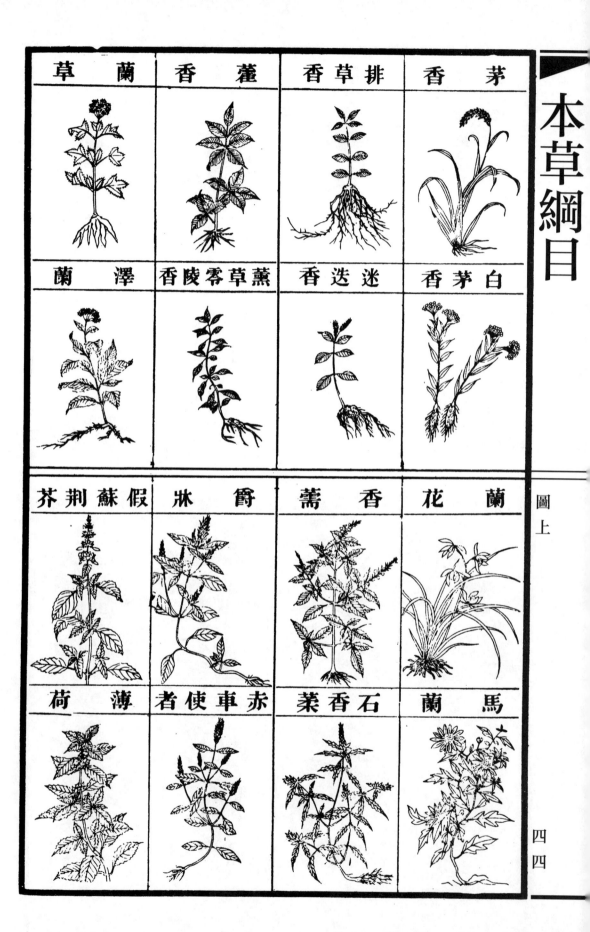

馬蘭

石香菜

赤車使者

薄荷

積雪草

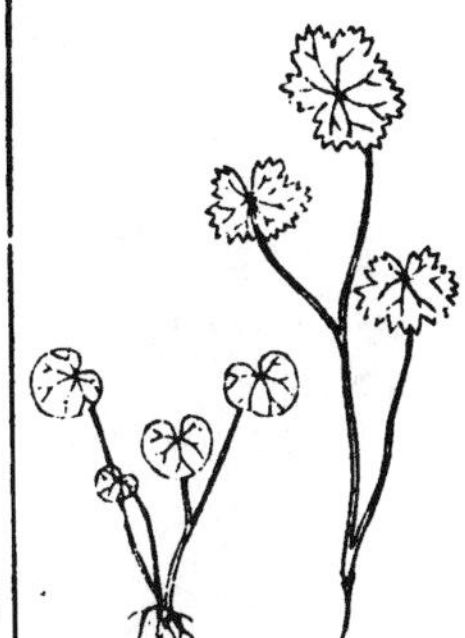

紫蘇

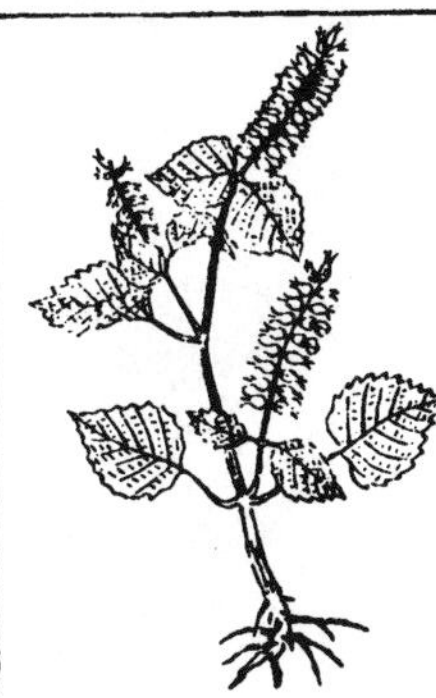

荏

白蘇

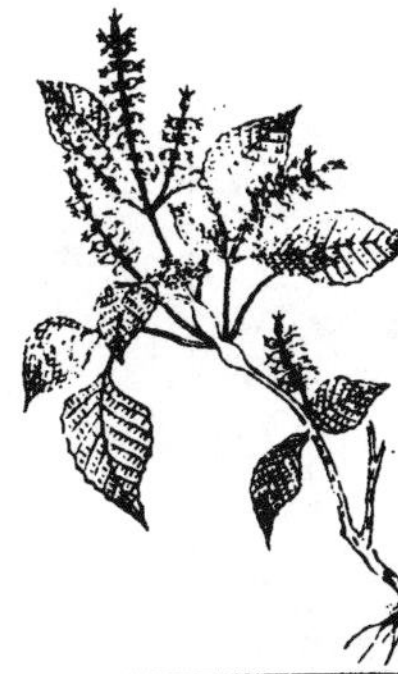

回回蘇

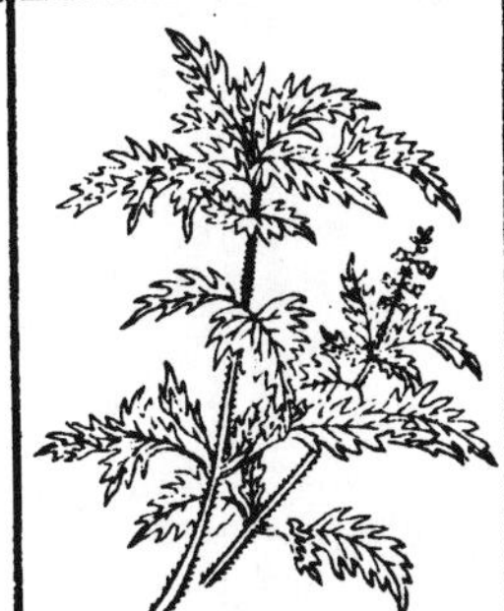

水蘇

雞蘇

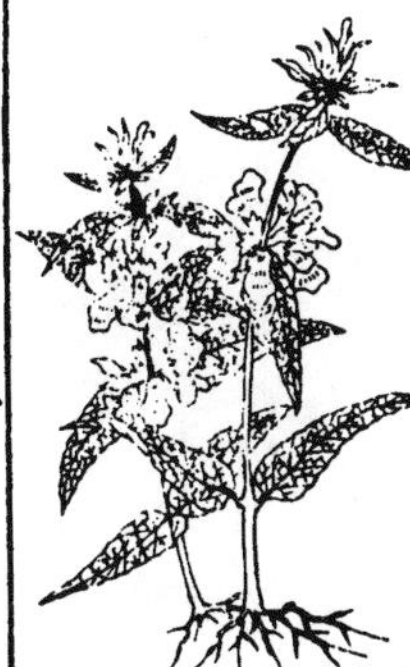

薺薴

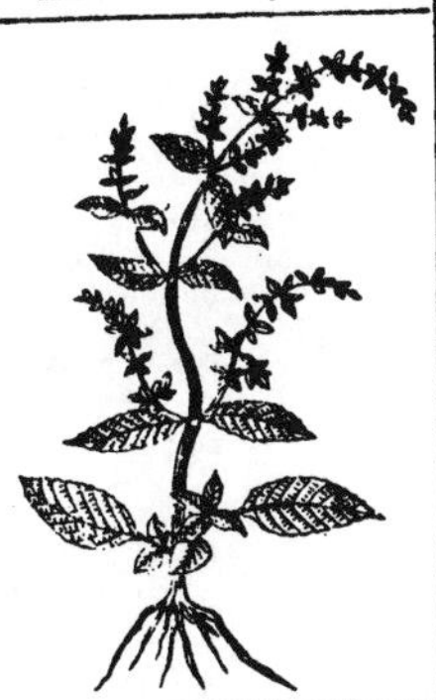

石薺薴

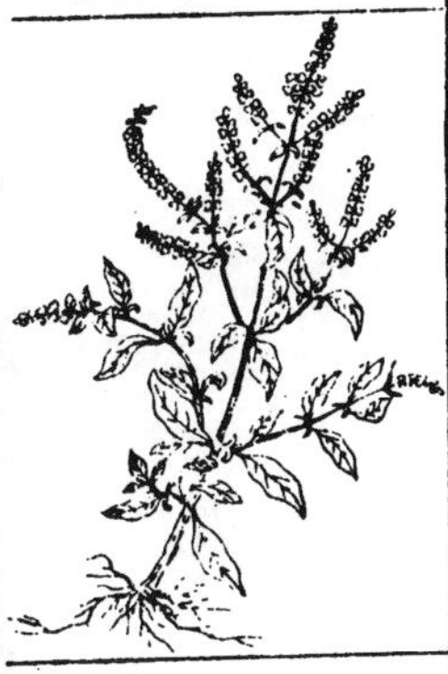

草部隰草類上

菊

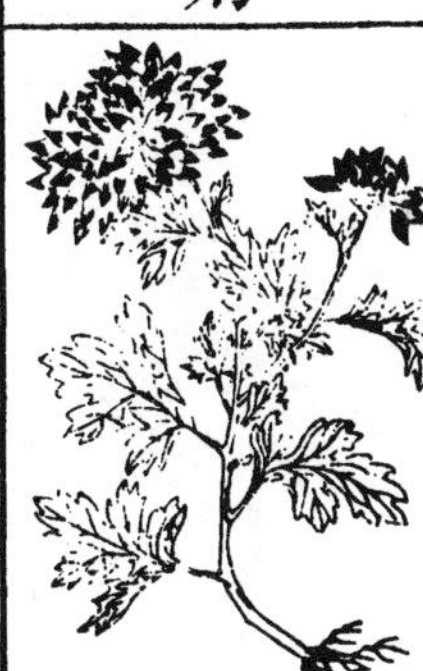

野菊

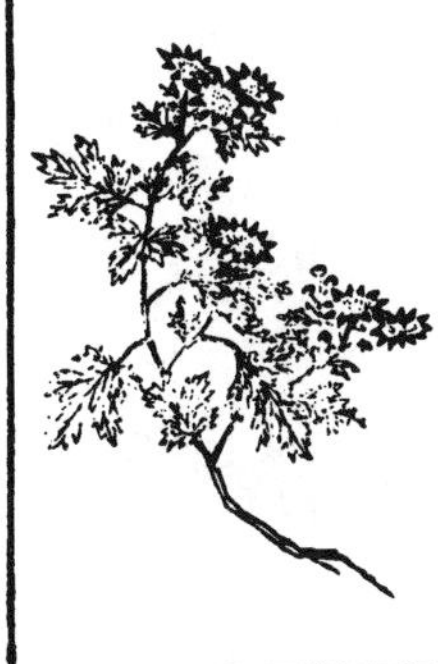

菴䕡

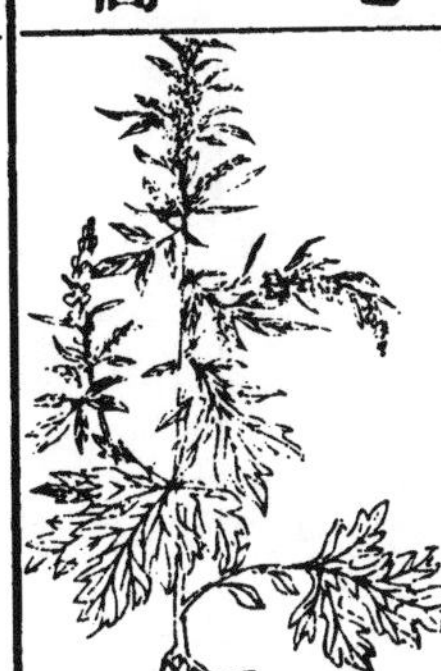

蓍草

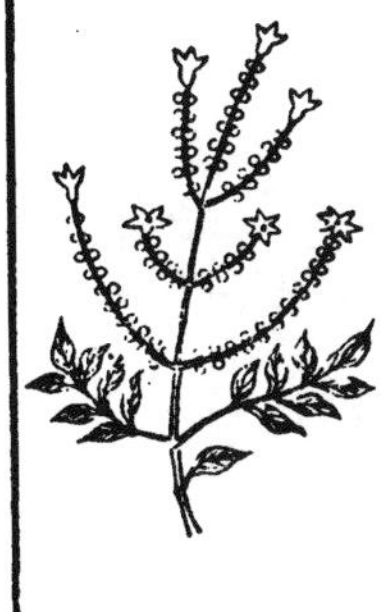

白艾

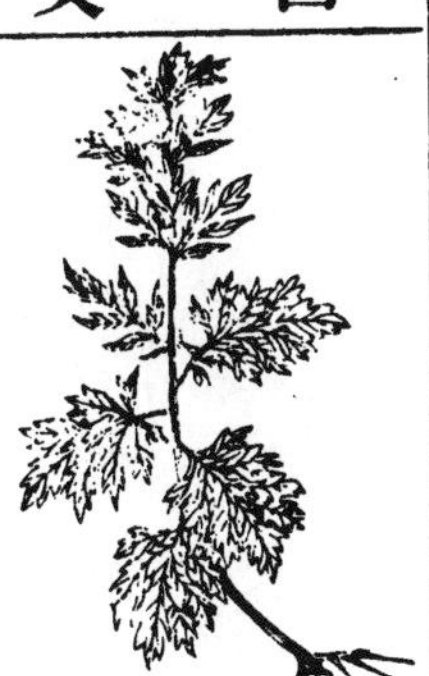

千年艾

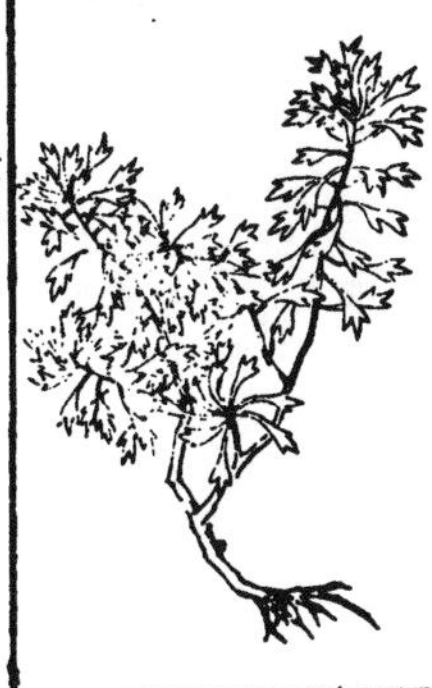

茵陳蒿

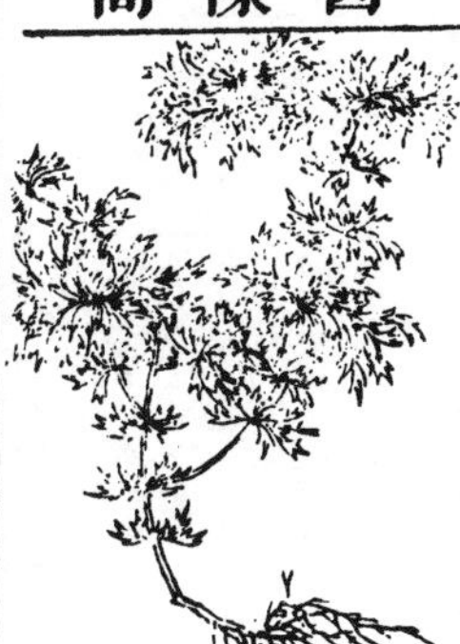

青蒿

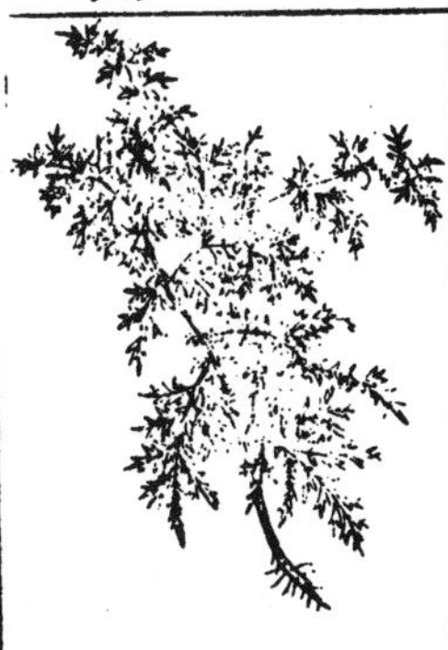

黃花蒿

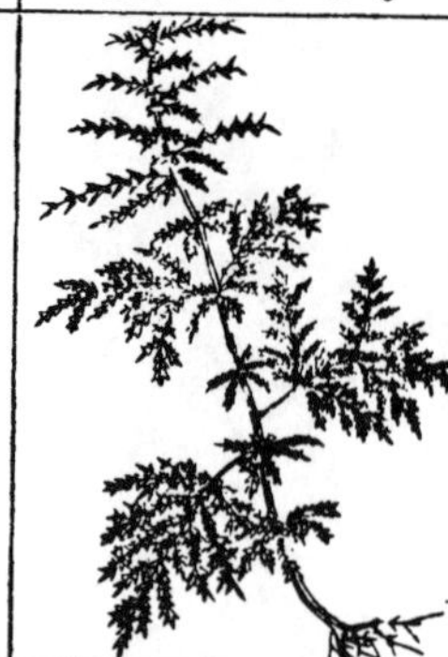

角蒿

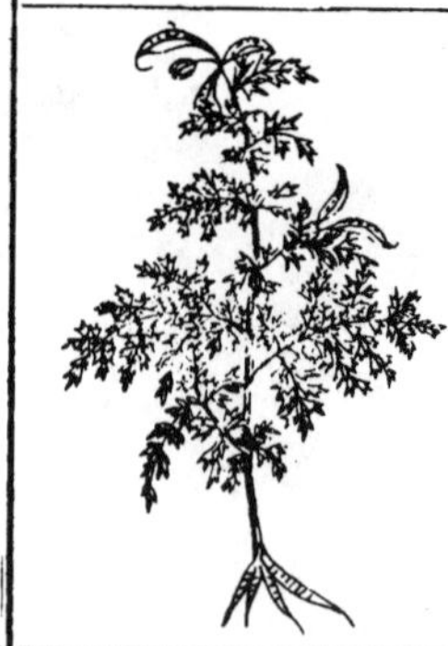

馬先蒿

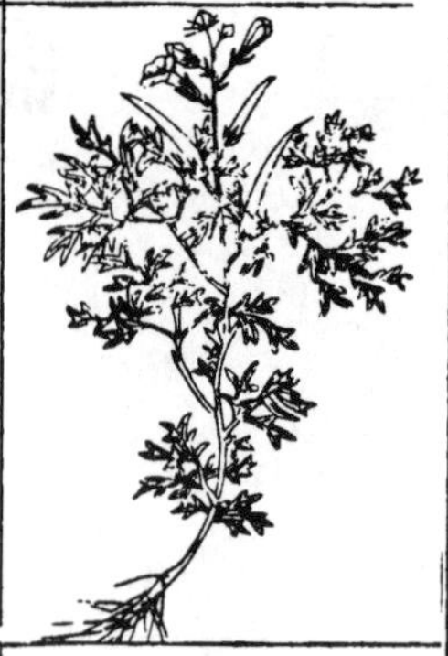

牡蒿

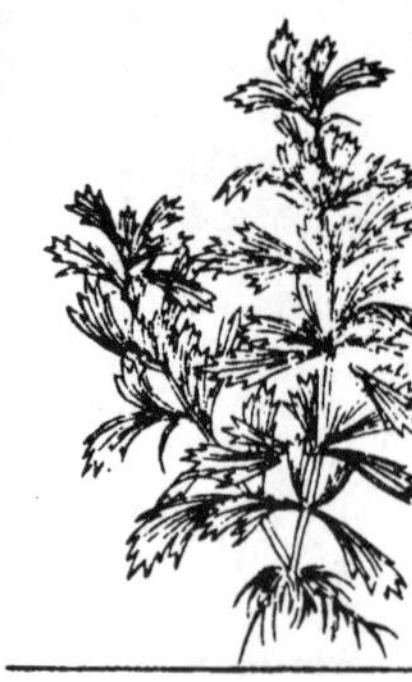

齊頭蒿

白蒿

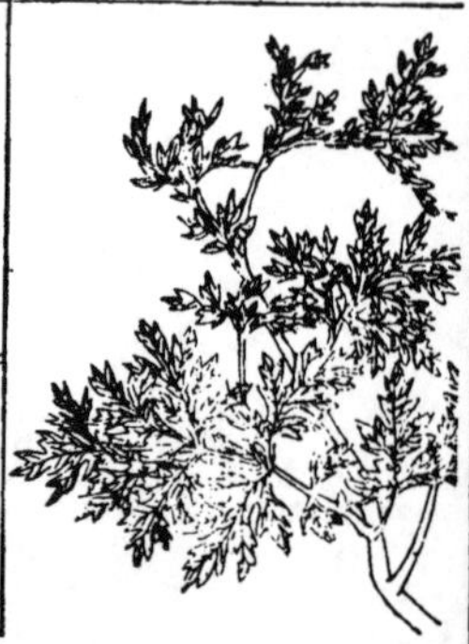

䕡蒿

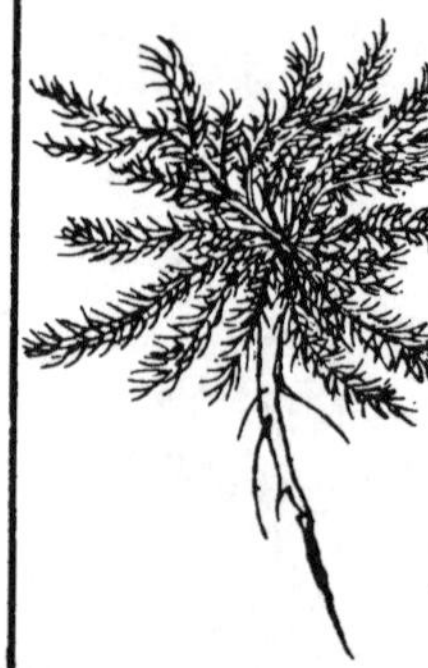

抱孃蒿

陰地厥

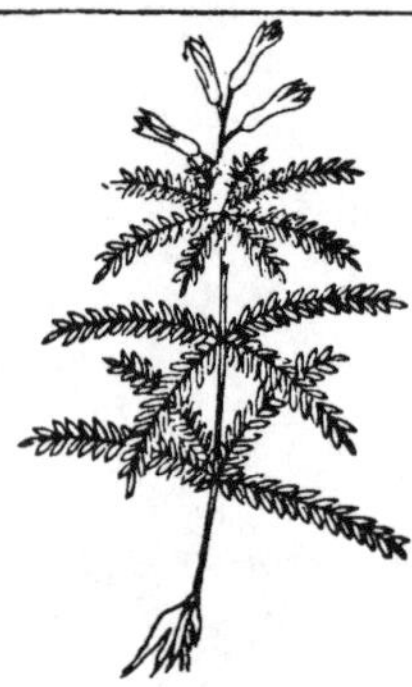

九牛草

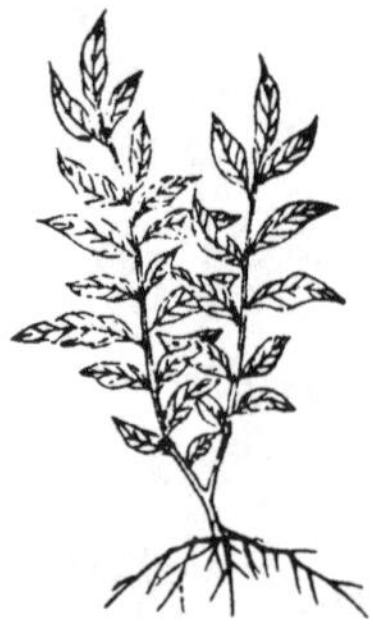

茺蔚益母

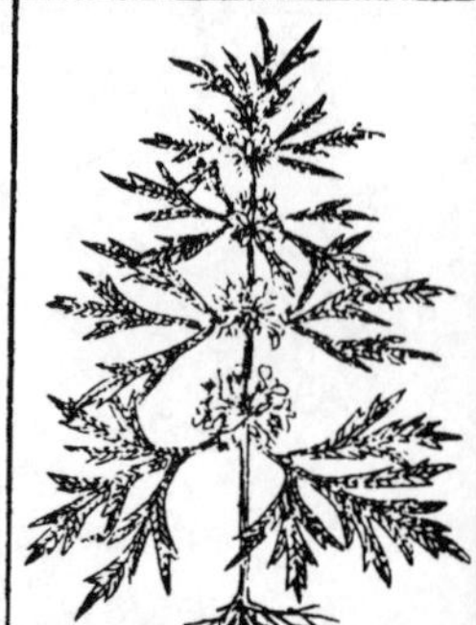

薇銜

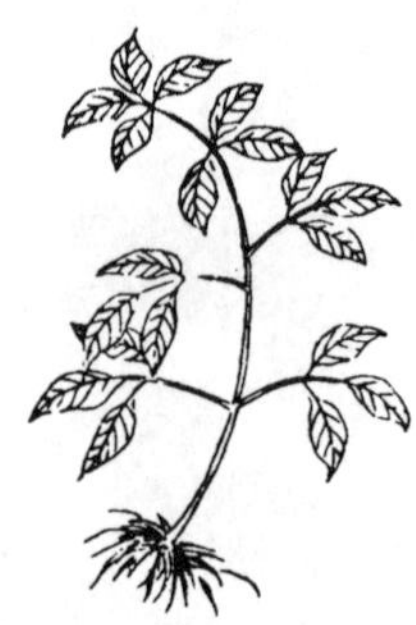

劉寄奴

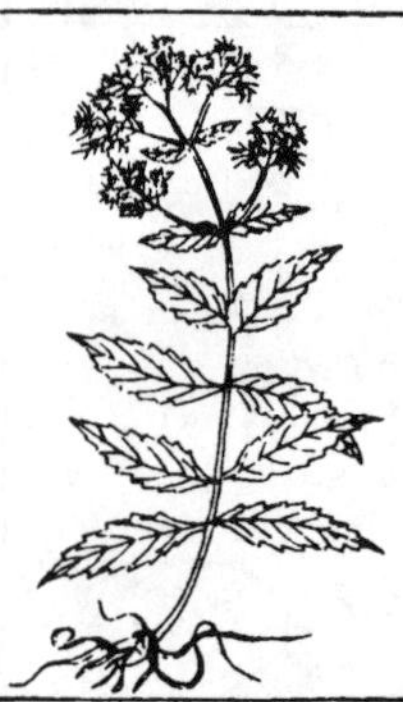

麗春草

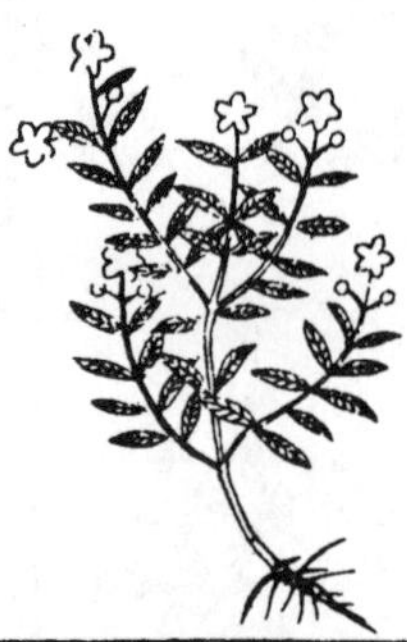

鏨菜

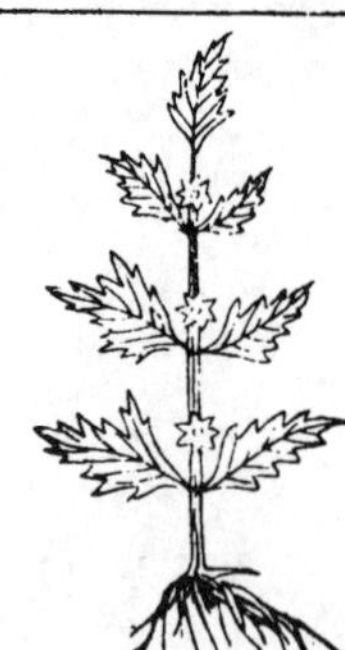

白花茺蔚

夏枯草

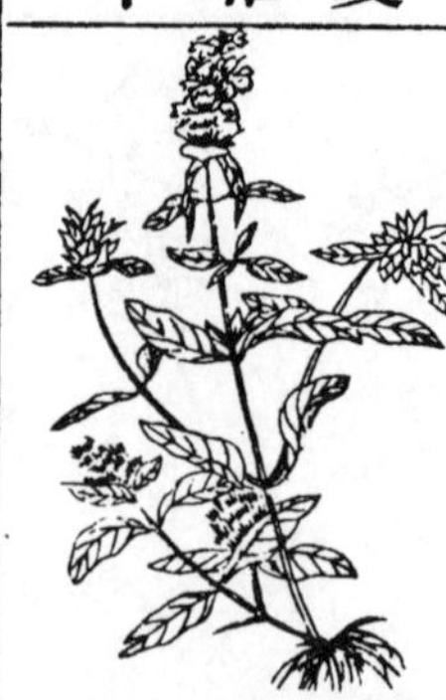

曲節草

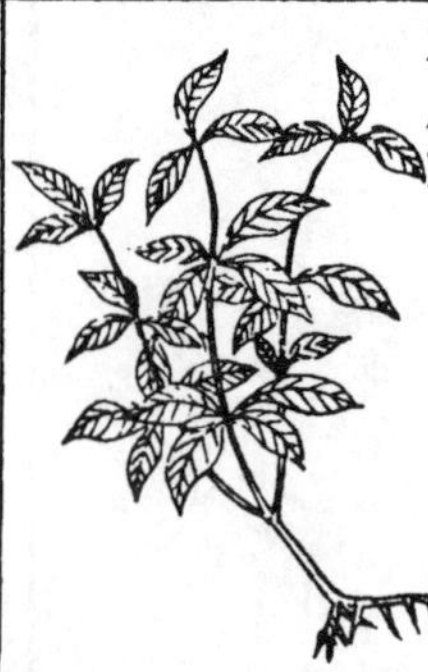

六月霜

旋覆花

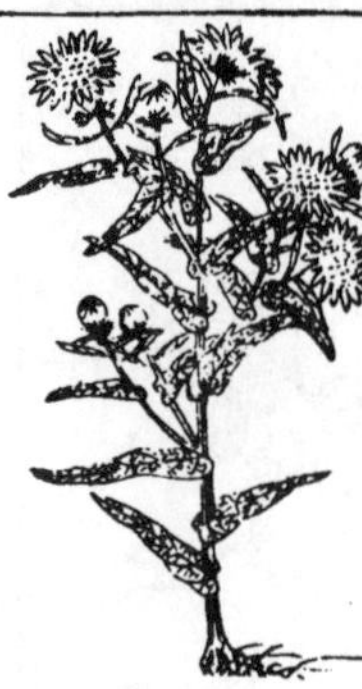

金沸草

青葙子

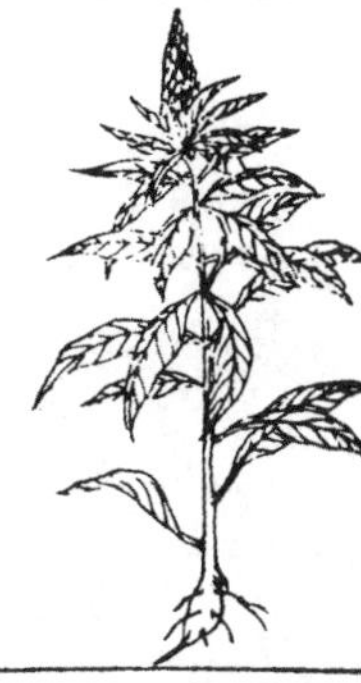

紅藍花

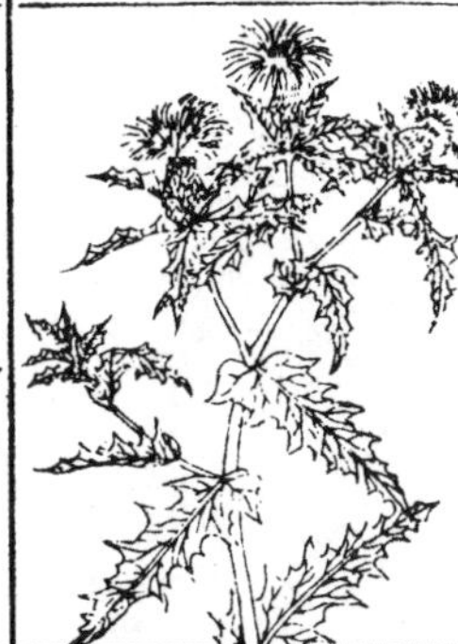

大薊

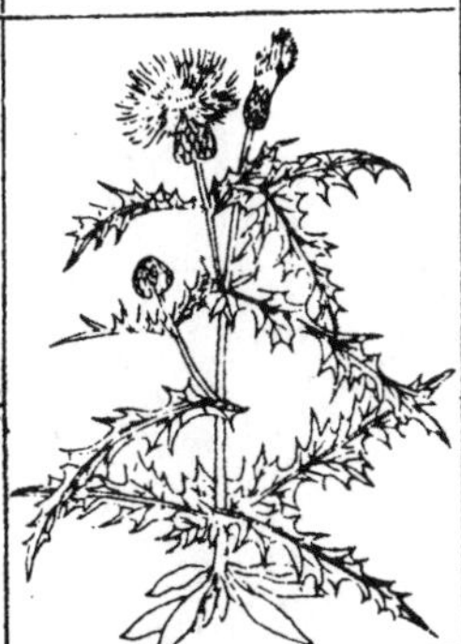

續斷

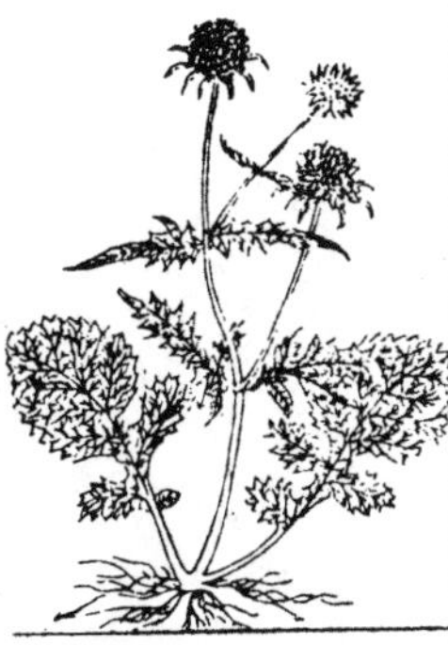

雞冠花

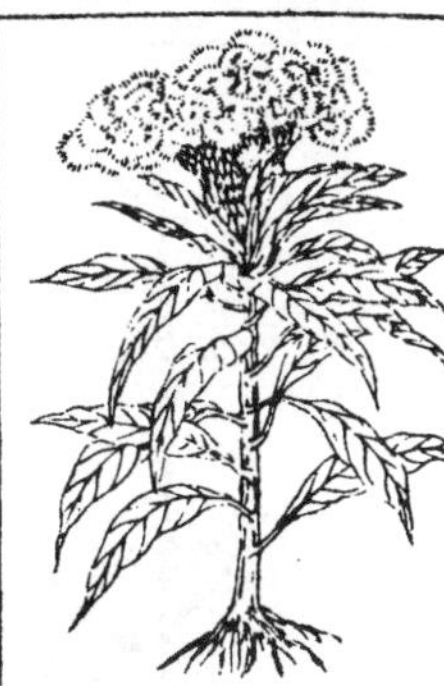

番紅花

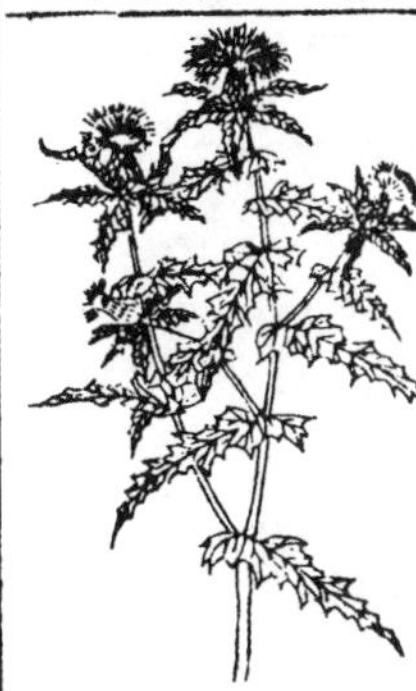

小薊

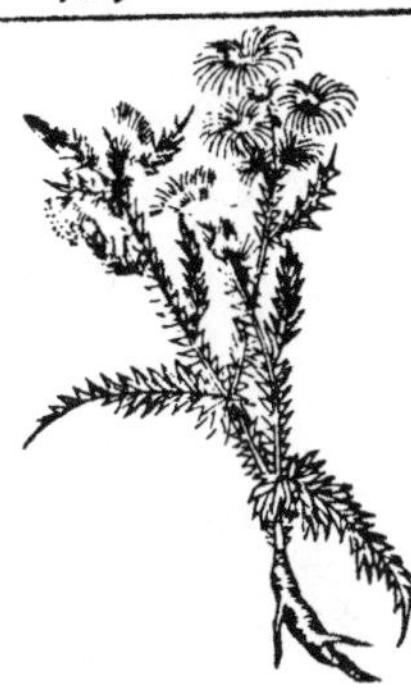

苦芺

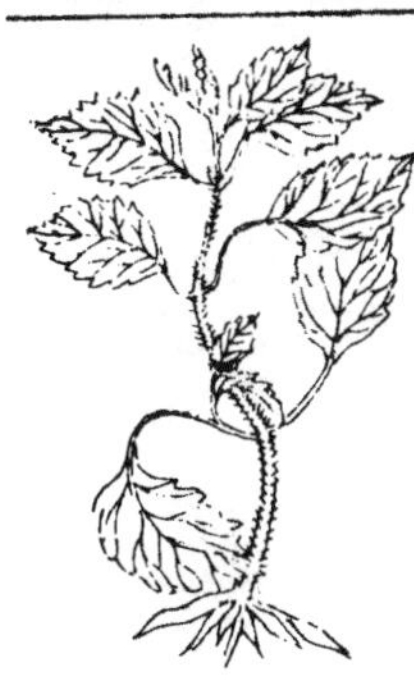

單州漏盧

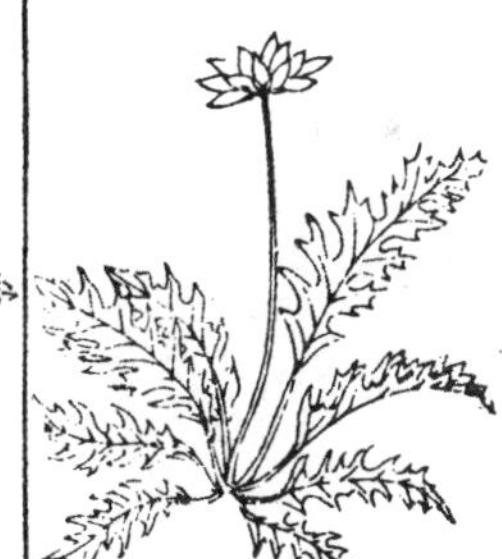

秦州漏盧

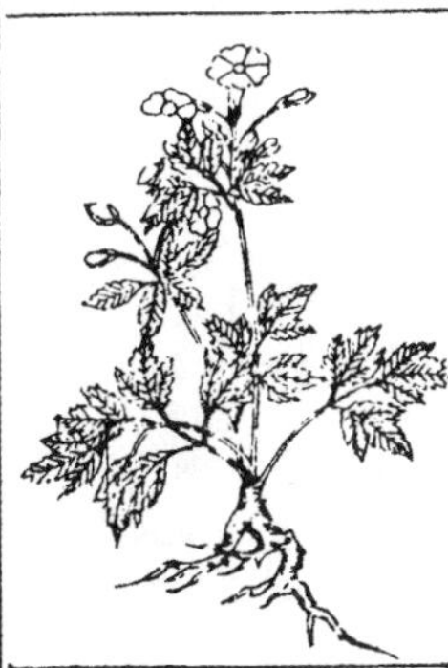

飛廉

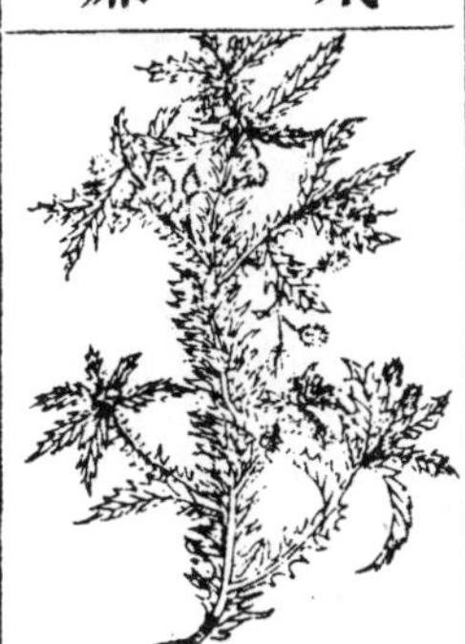

苘麻

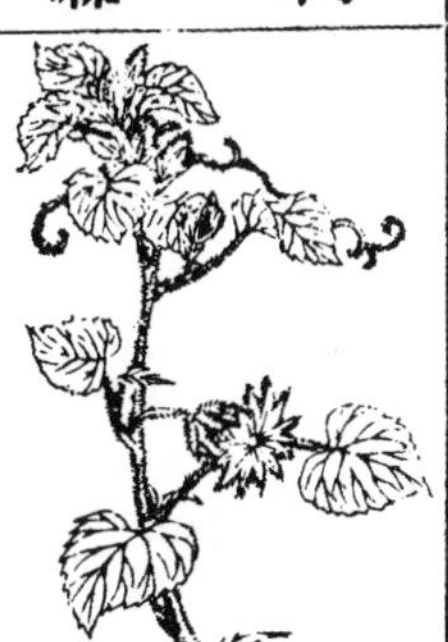

沂州漏盧

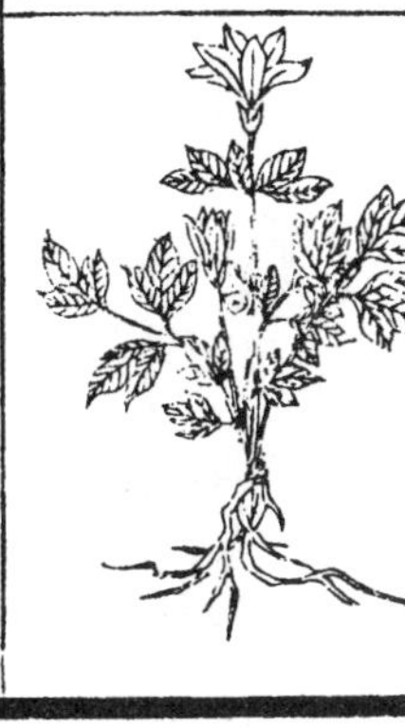

海州漏盧

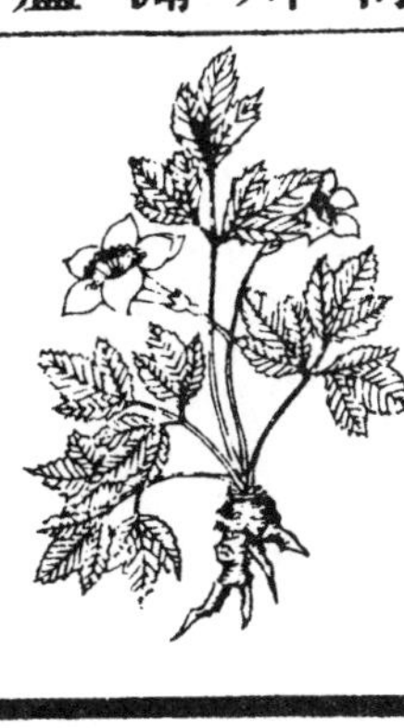

苎麻

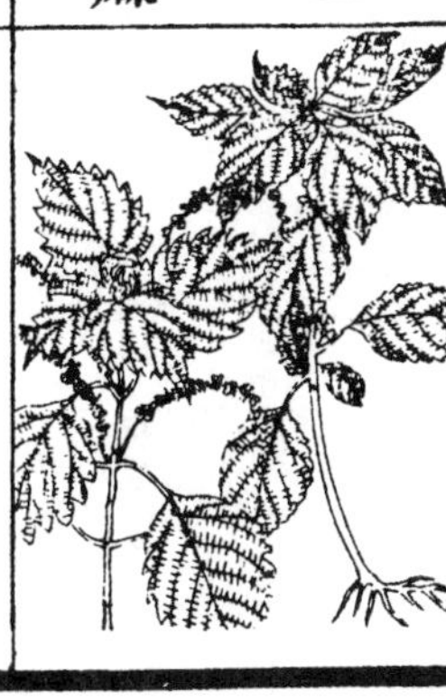

大青

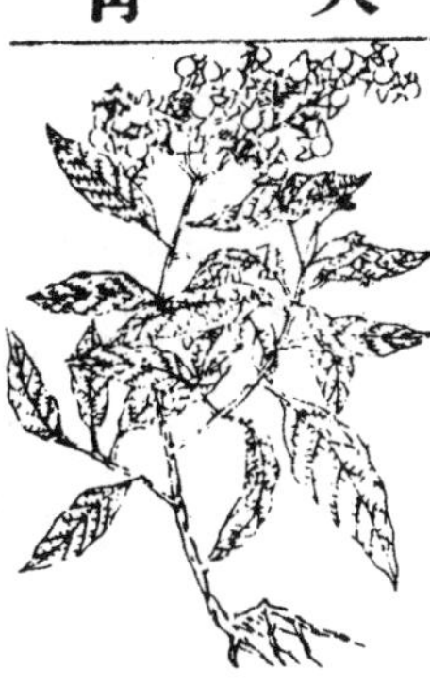

小青

蠡實

枲耳

豨薟

胡盧巴

惡實

地菘天名精

箬葉

蘆荻

蘘荷

木賊

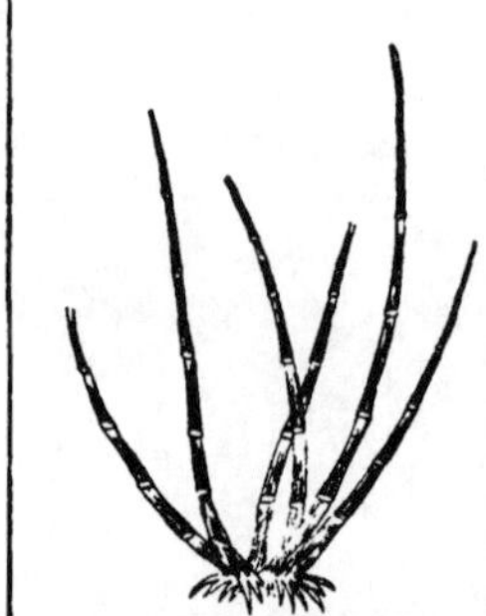

龍常草

甘蕉

麻黄

龍鬚草

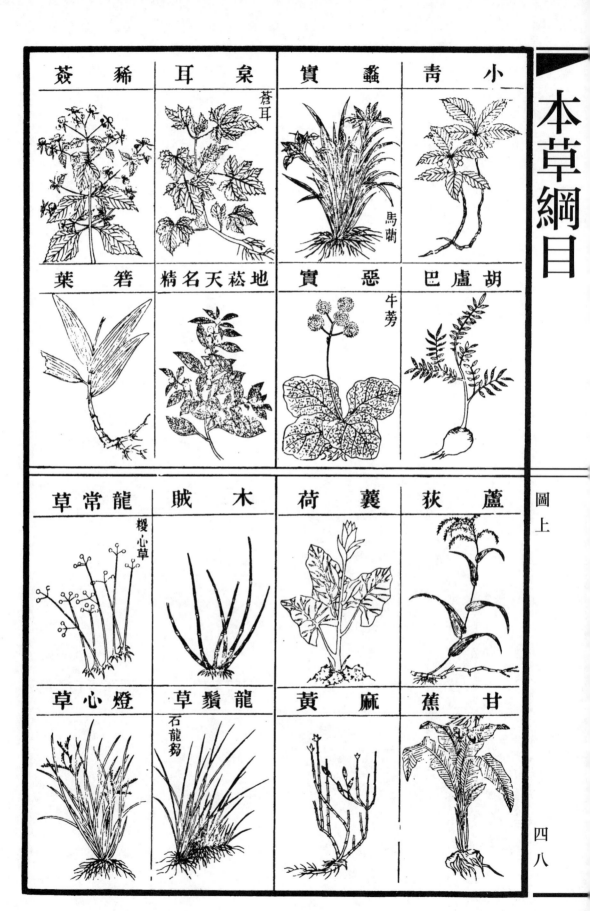

燈心草

地黄

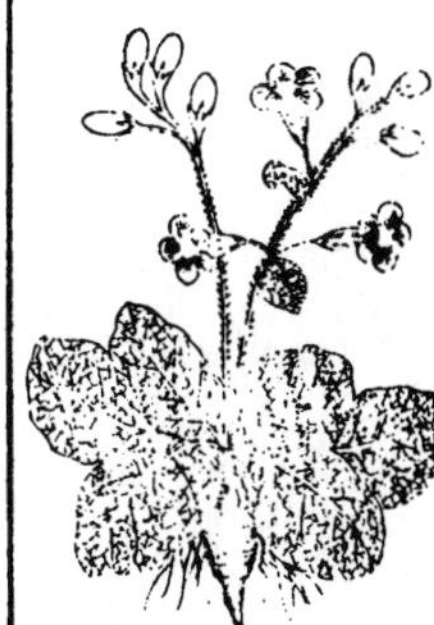

紫菀

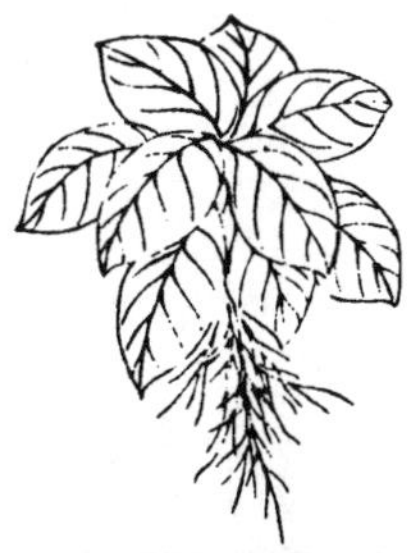

麥虋冬

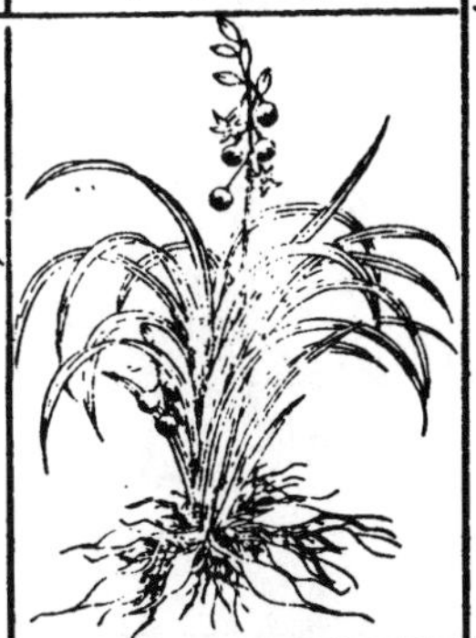

搥胡根

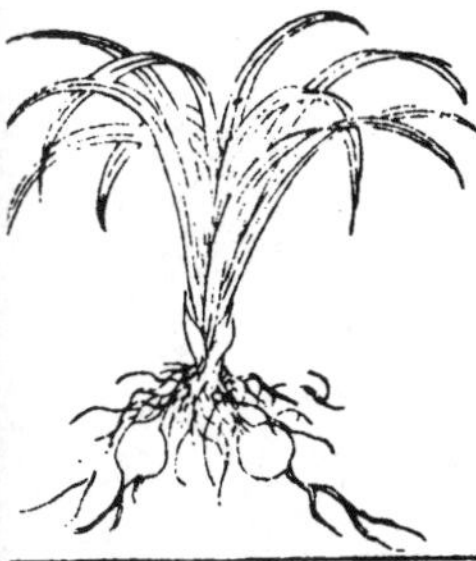

牛膝

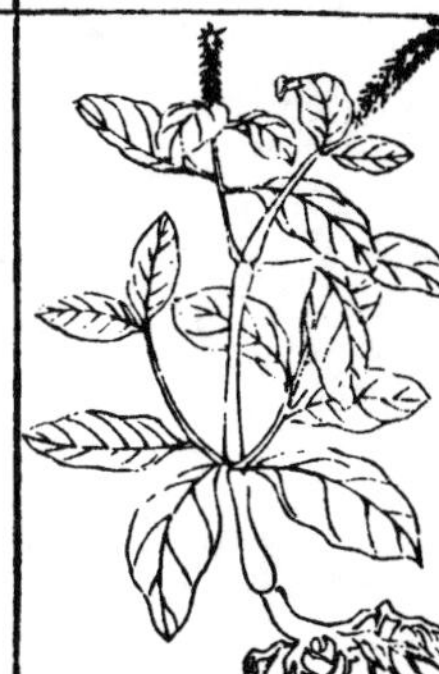

女菀即白菀

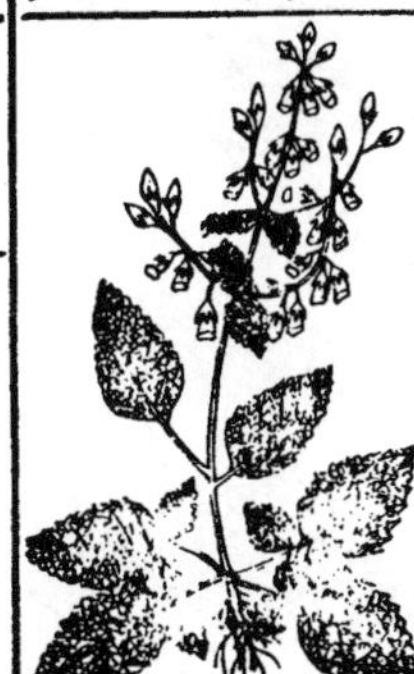

萱草

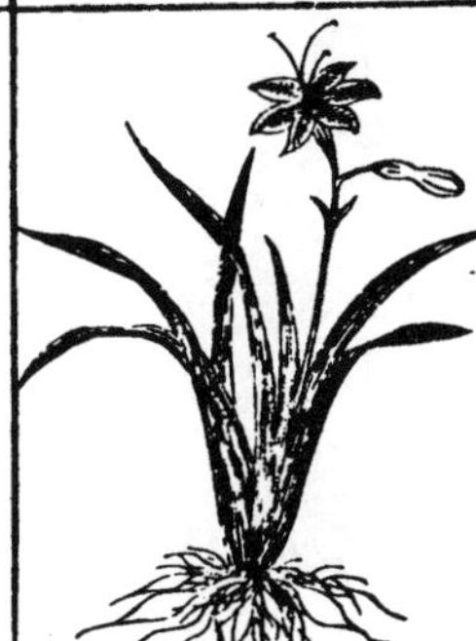

淡竹葉

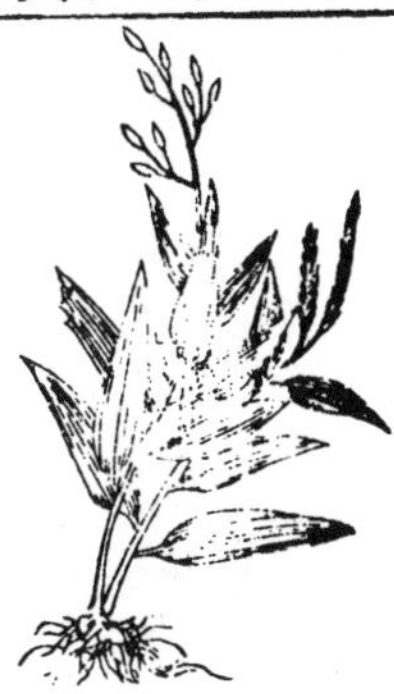

鴨跖草

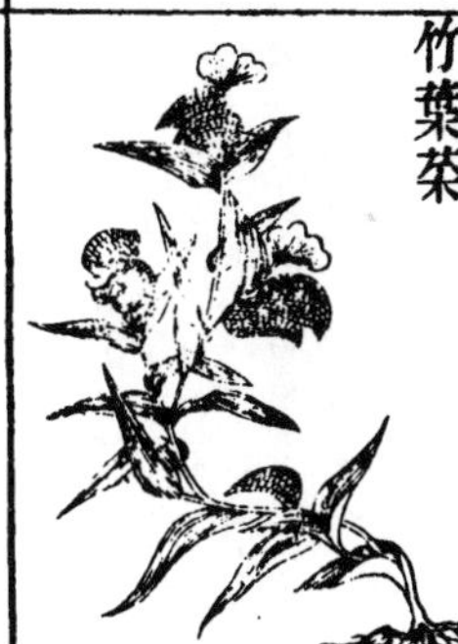

蜀葵

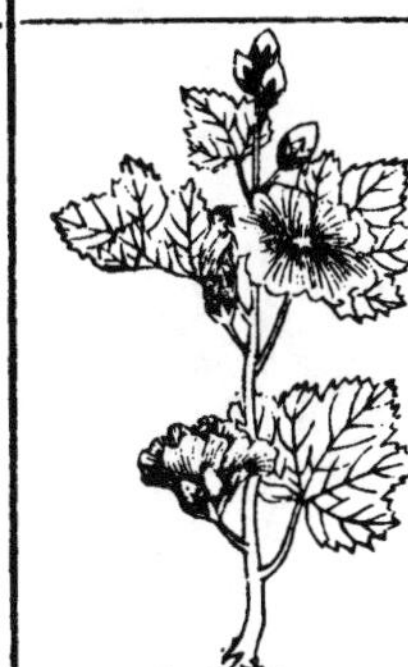

菟葵

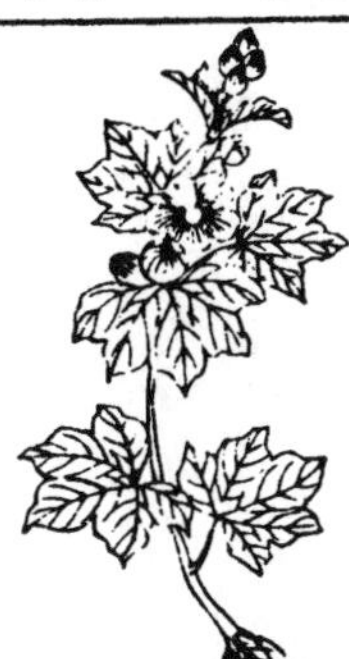

酸漿

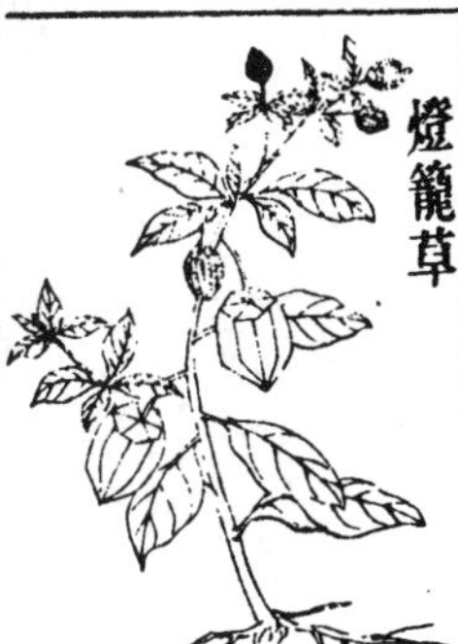

冬葵子

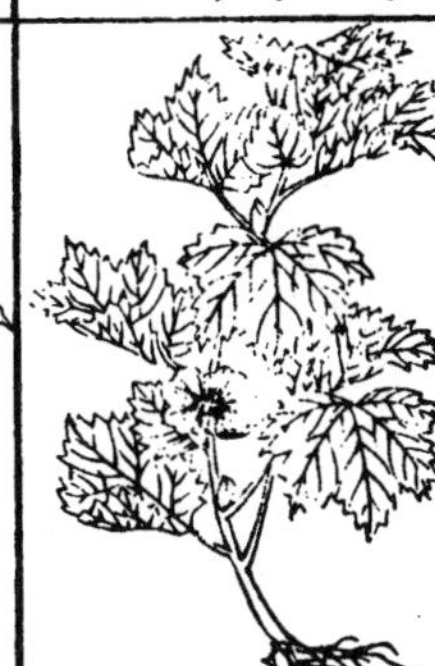

黄蜀葵

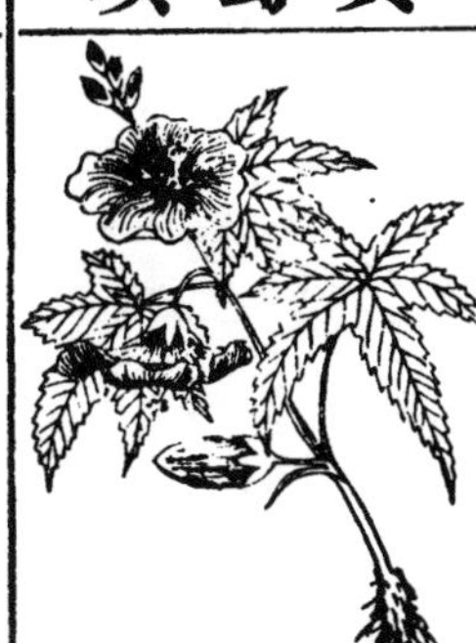

龍葵

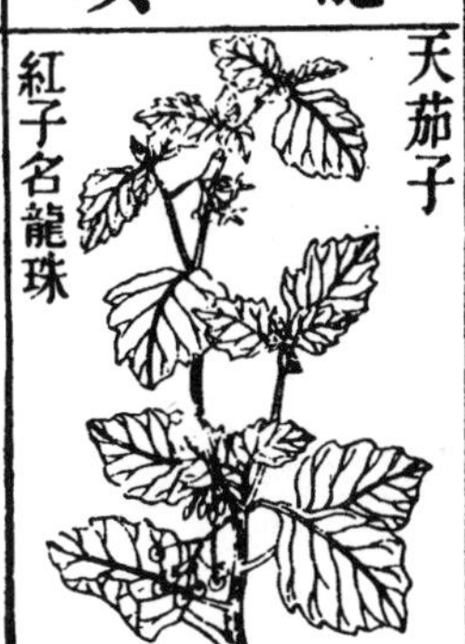

鹿蹄草

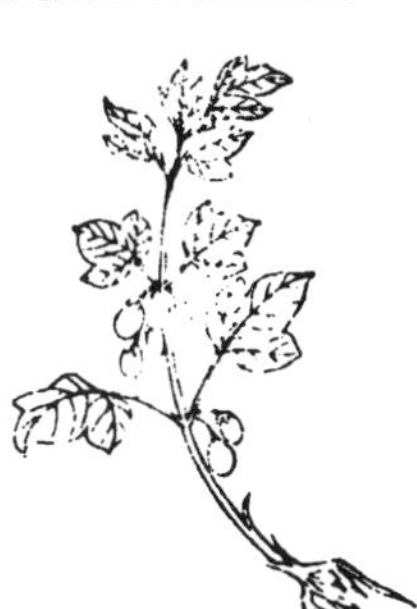

蜀羊泉（漆姑草）

路州款冬花

鼠麴（佛耳草）

馬蹄決明

敗醬（苦菜）

泰州款冬花

迎春花

茳芒決明

地膚（落帚）

王不留行

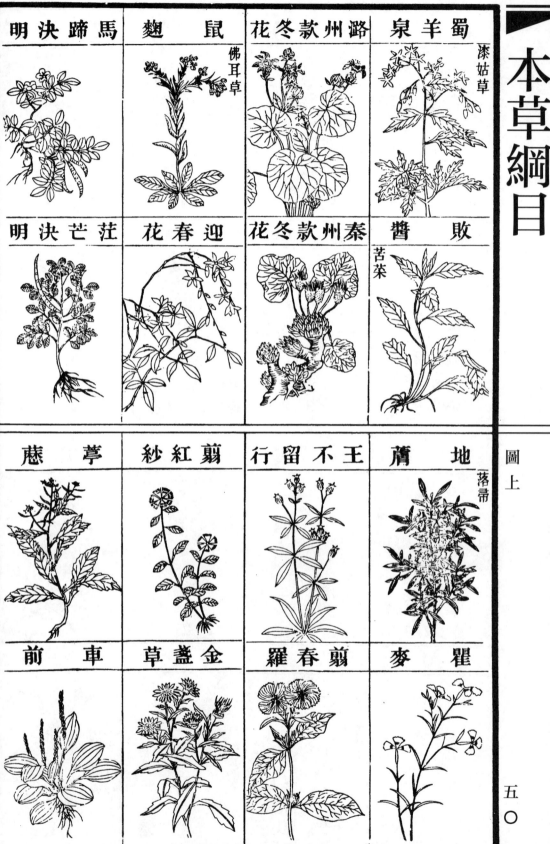

剪紅紗

葶藶

瞿麥

剪春羅

金盞草

車前

狗舌草

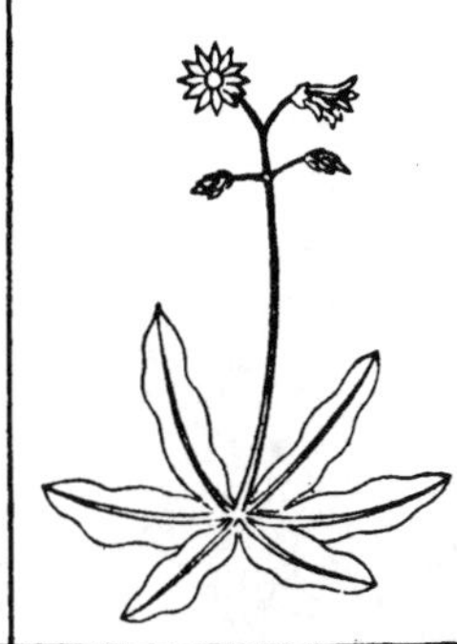

蛇含

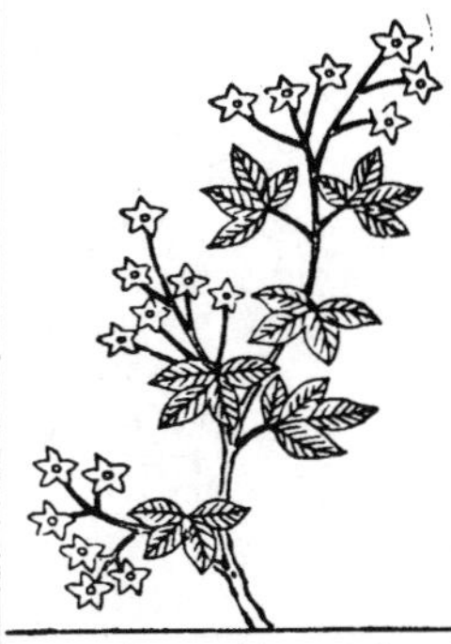

狼把草

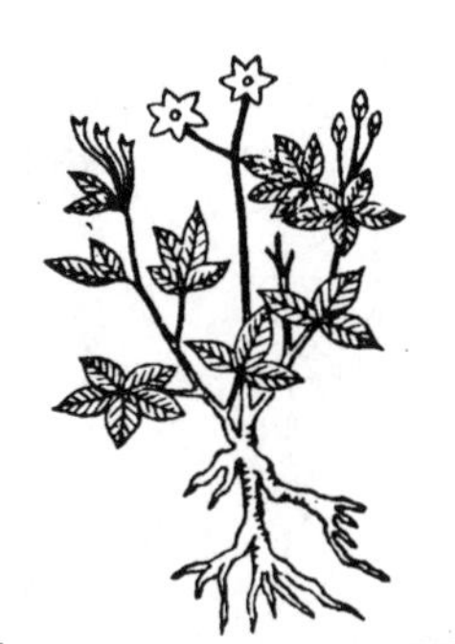

鱧腸

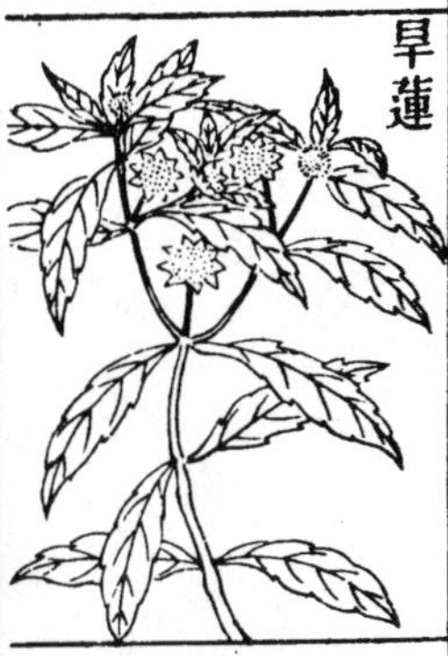

馬鞭草

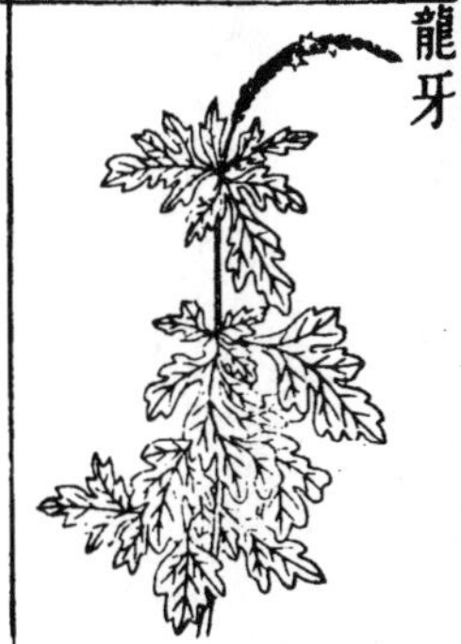

鼠尾草

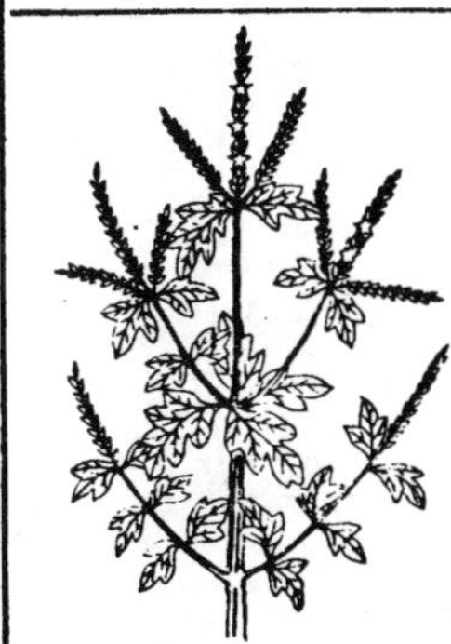

狗尾草

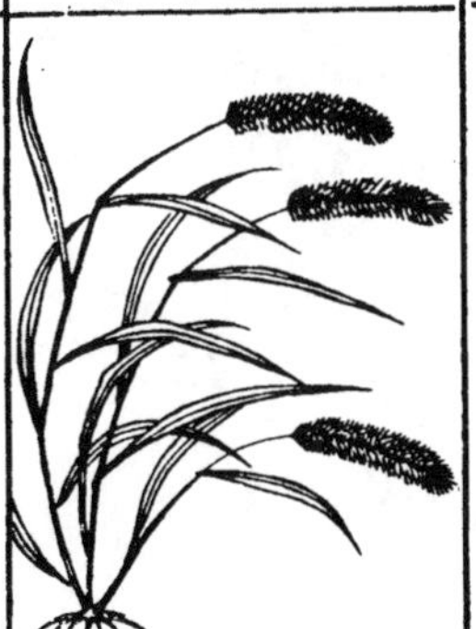

小連翹旱蓮

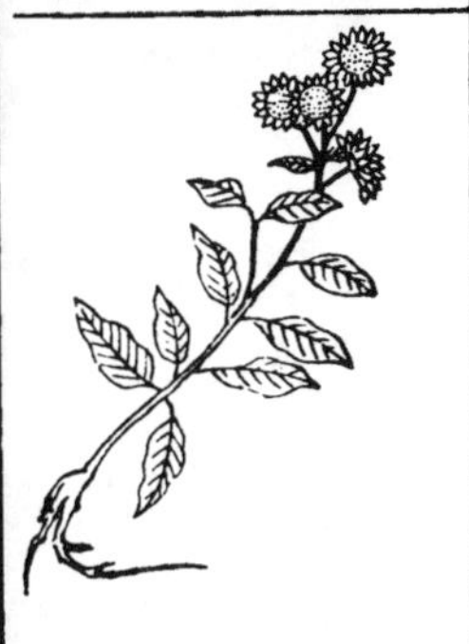

連翹

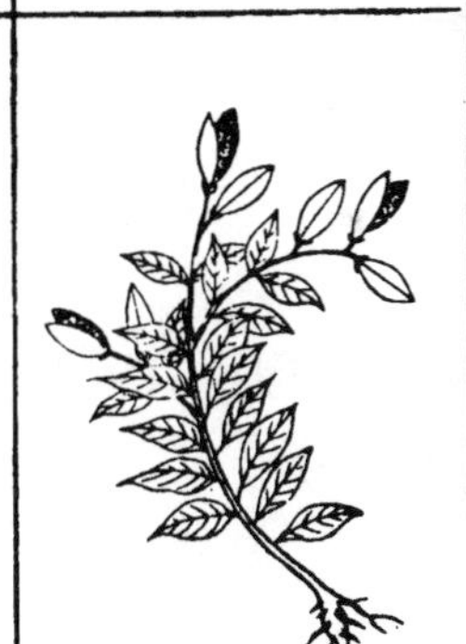

水英

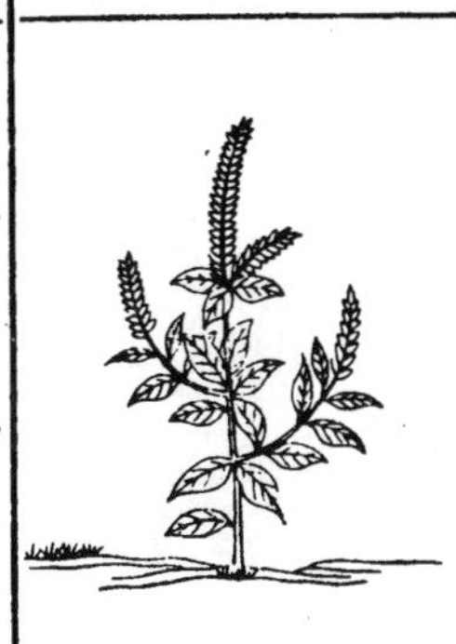

大葉馬藍

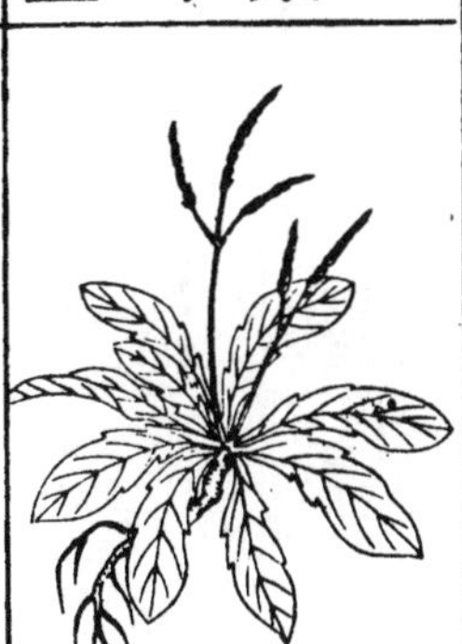

槐葉木藍

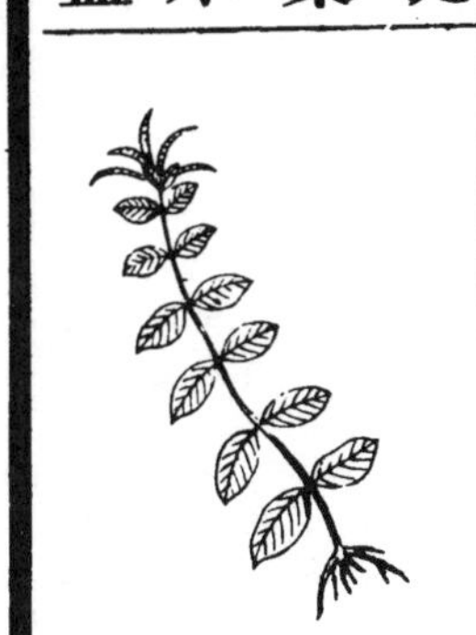

陸英蒴藋

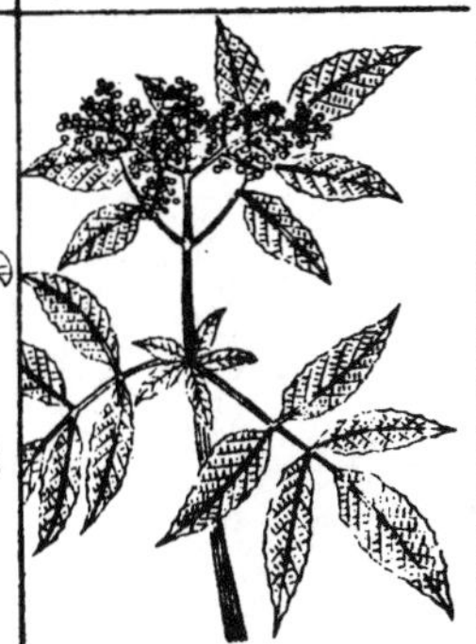

蓼藍

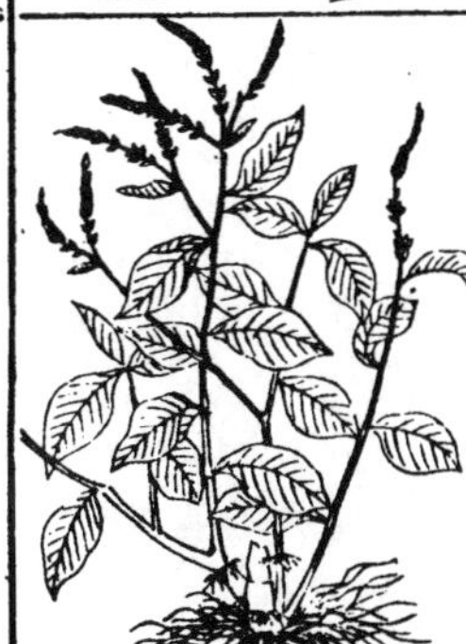

蒿葉吳藍

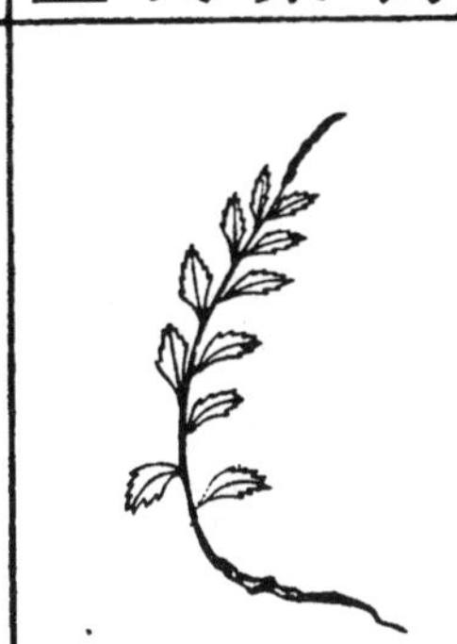

甘藍

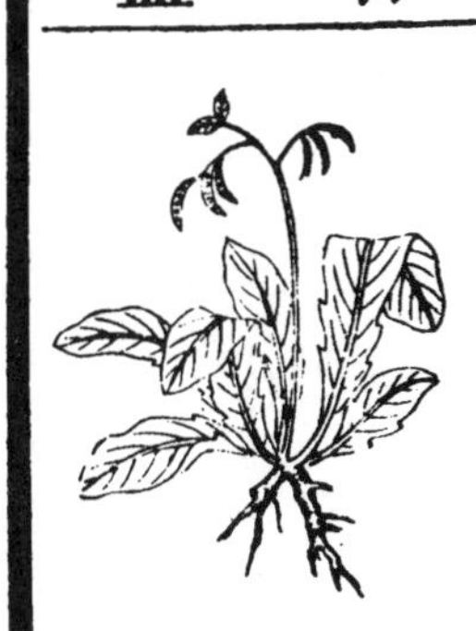

青蓼赤蓼

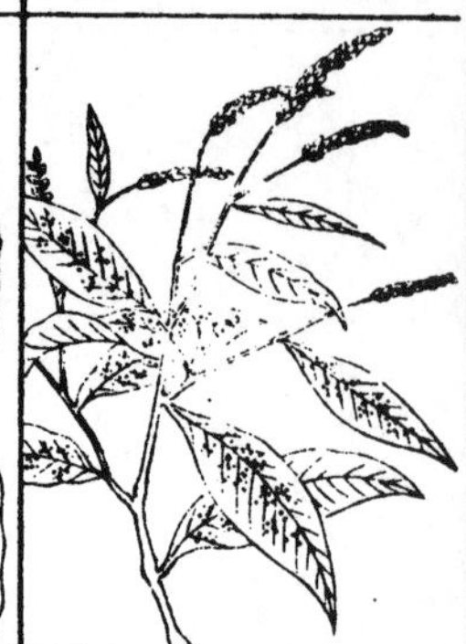

葒草

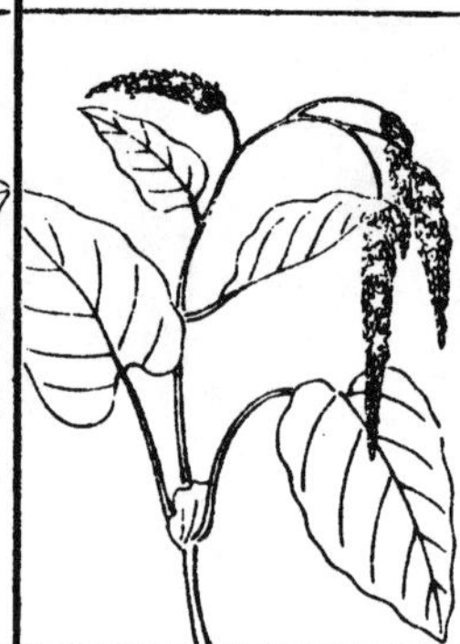

火炭母草

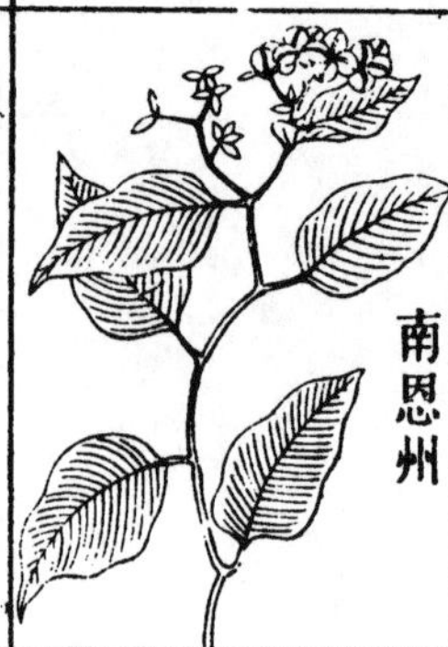

虎杖

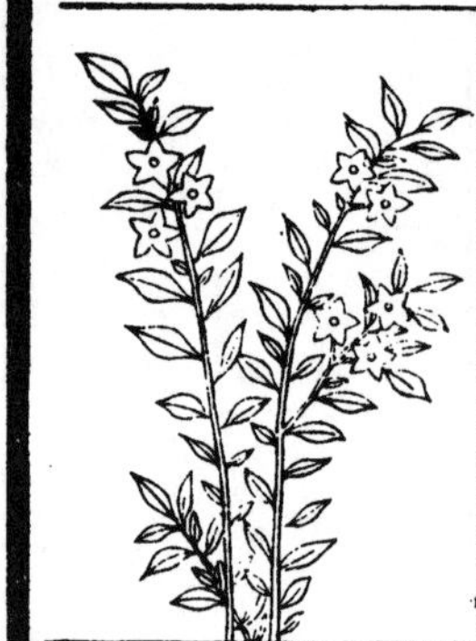

水蓼馬蓼

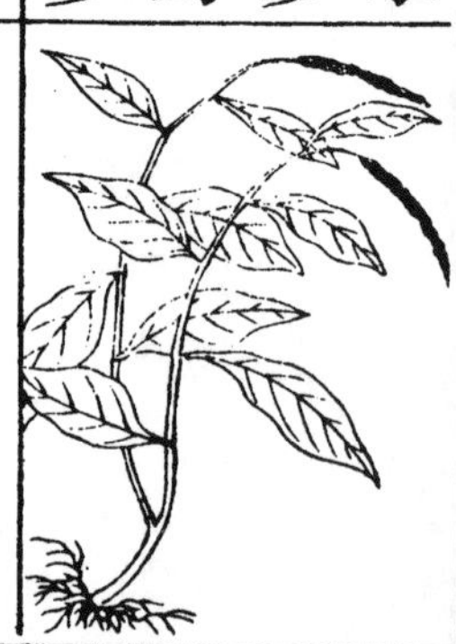

毛蓼

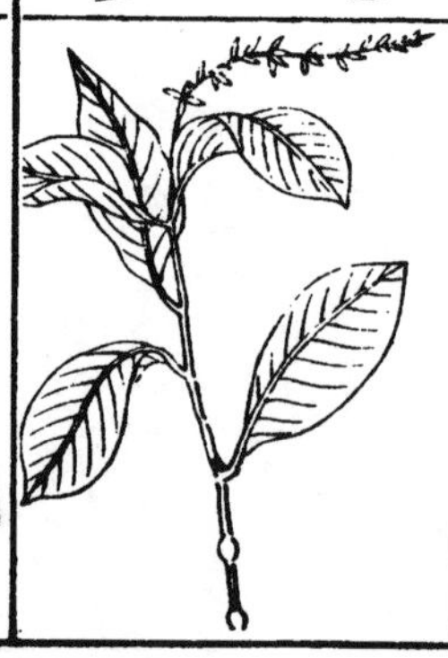

三白草

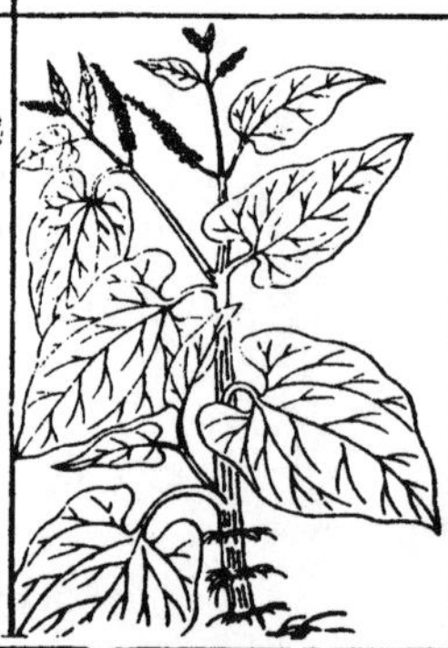

蕕草

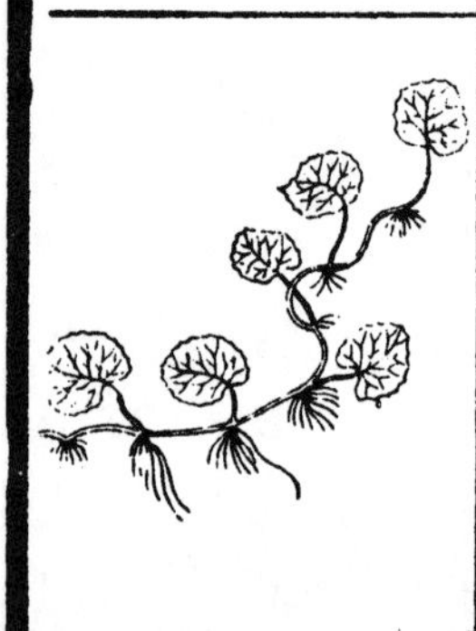

萹蓄

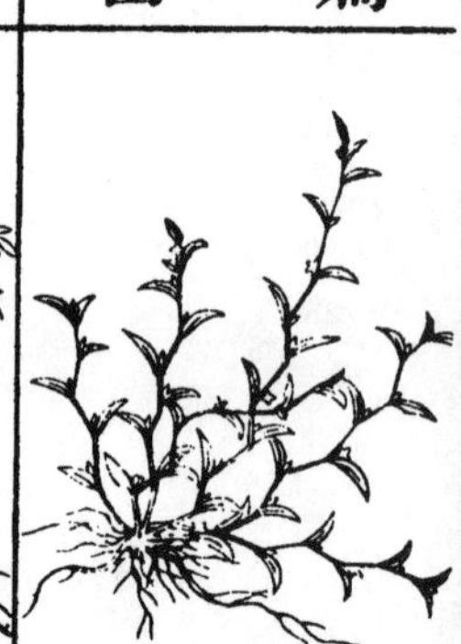

蒺藜

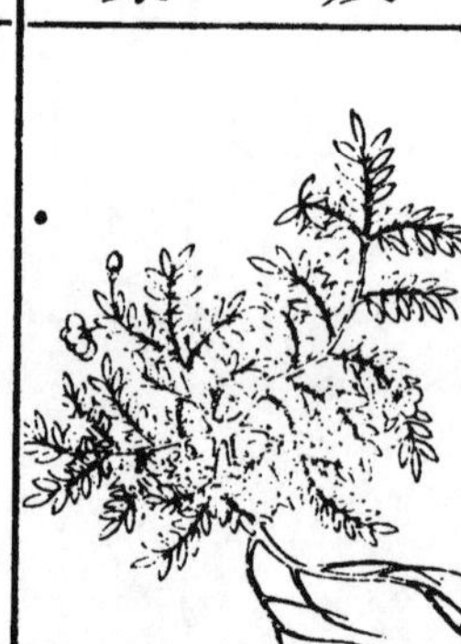

穀精草

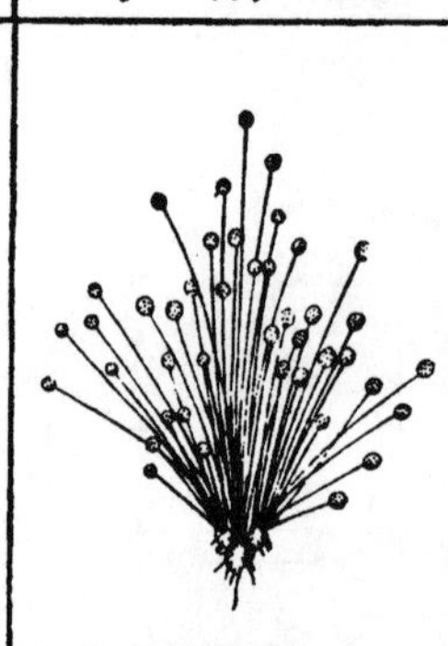

地楊梅

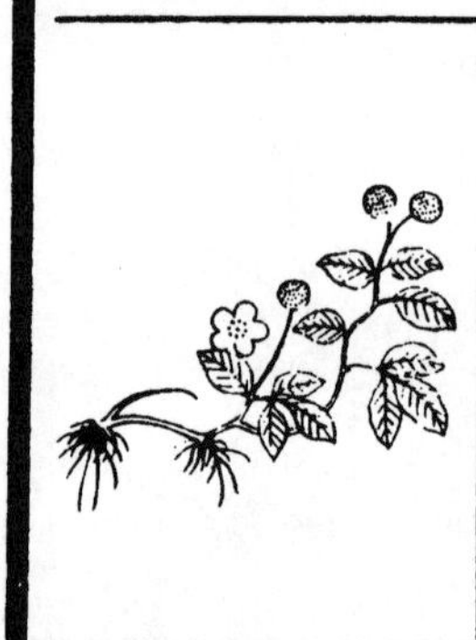

藎草

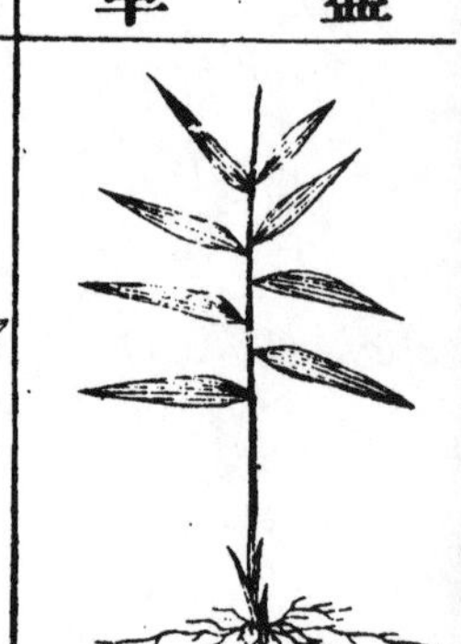

沙苑蒺藜

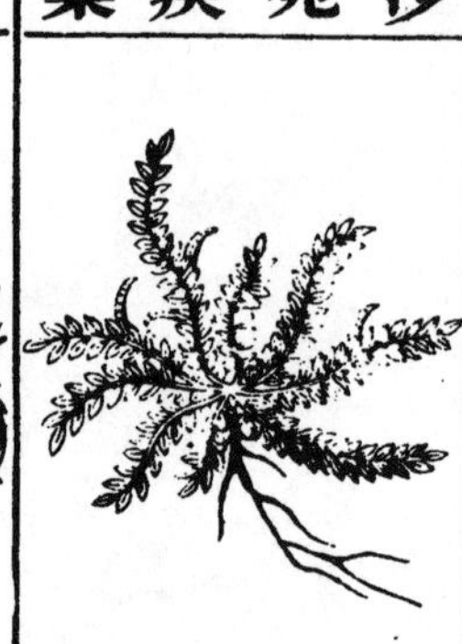

海金沙

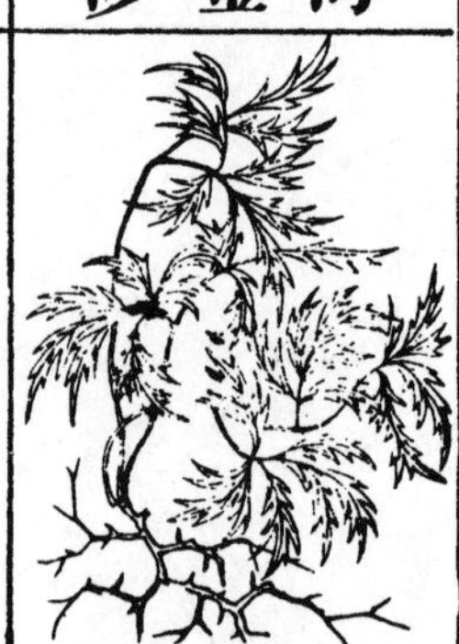

水楊梅

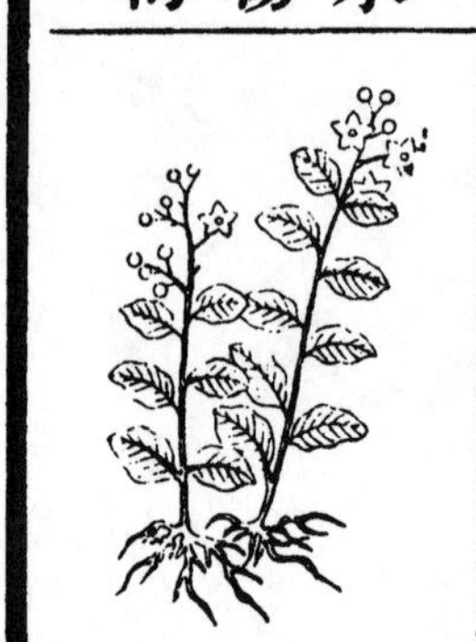

地蜈蚣

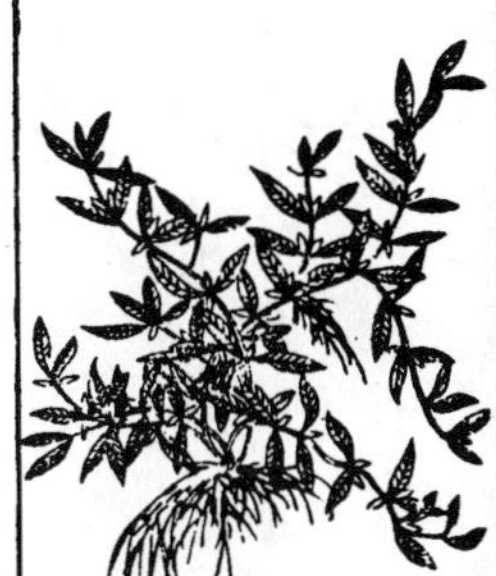

半邊蓮

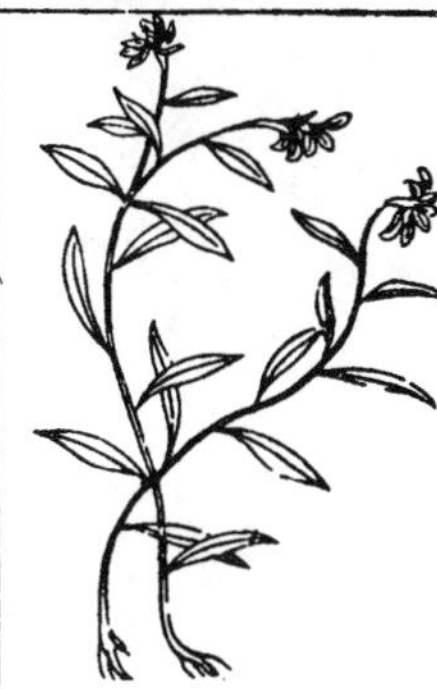

紫花地丁

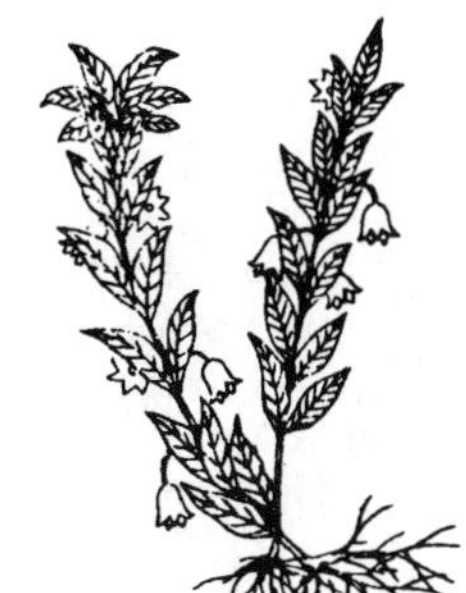

見腫消

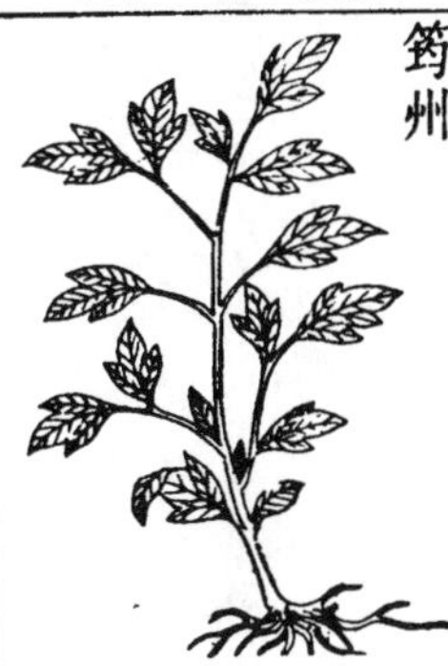

攀倒甑

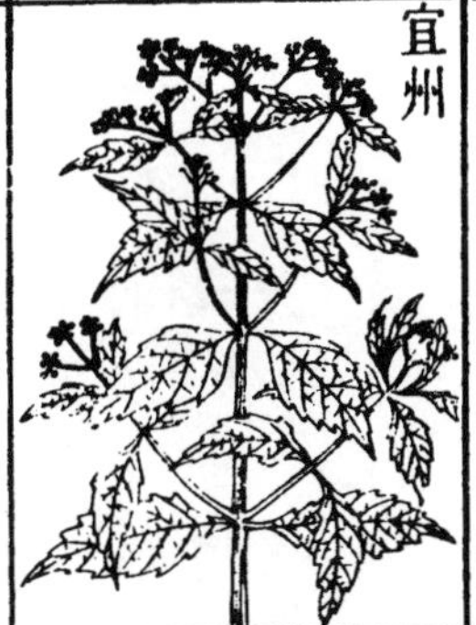

水甘草

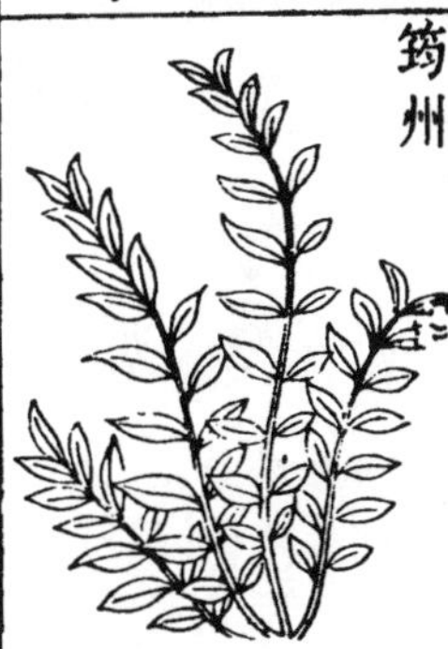

草部毒草類

大黄

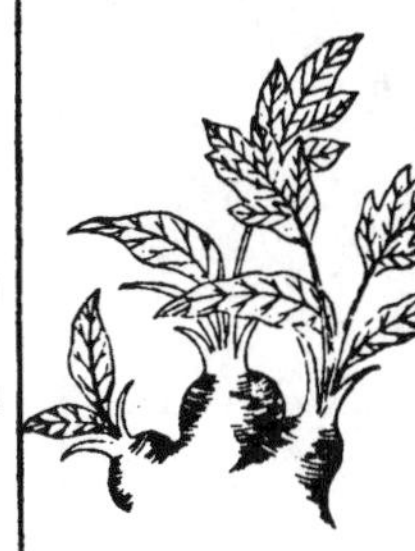

商陸

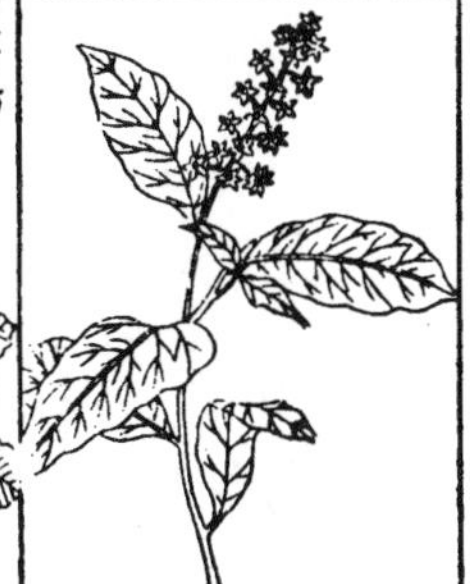

狼毒

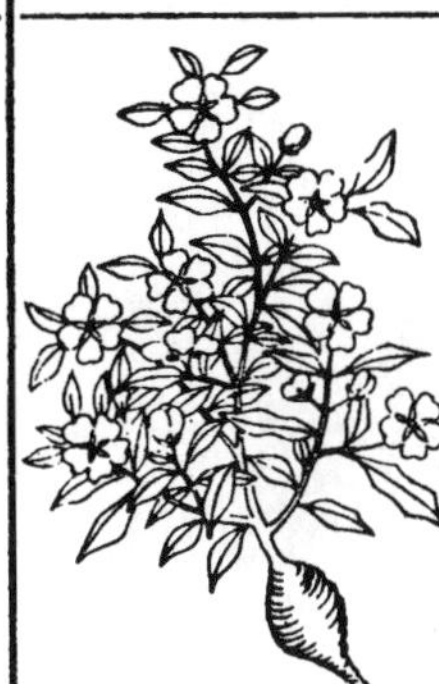

防葵

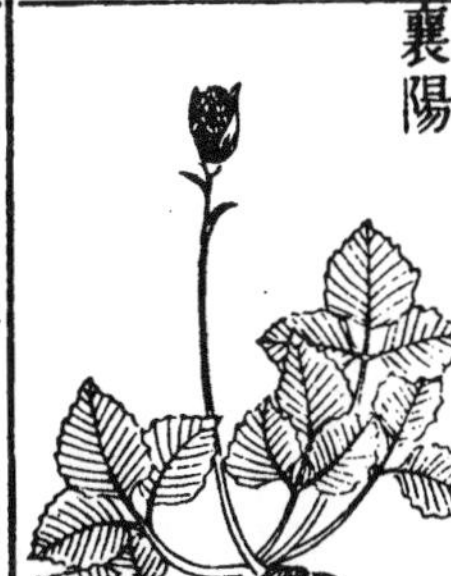

狼牙

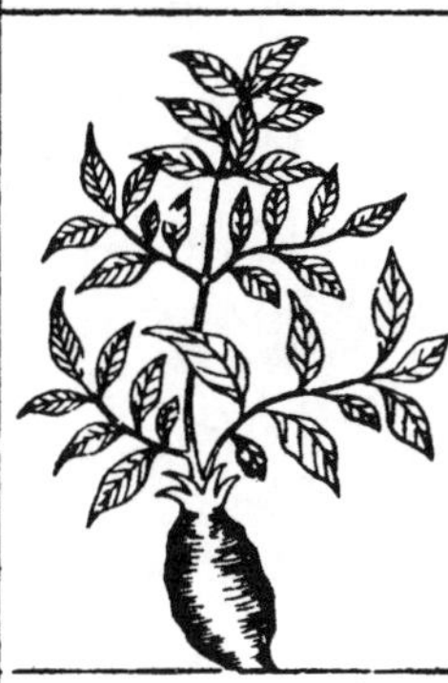

藺茹

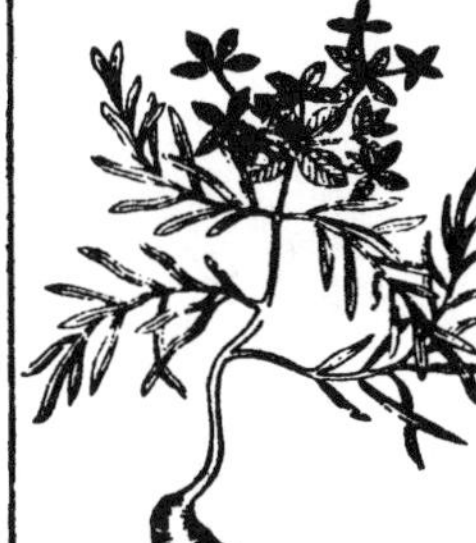

北大戟

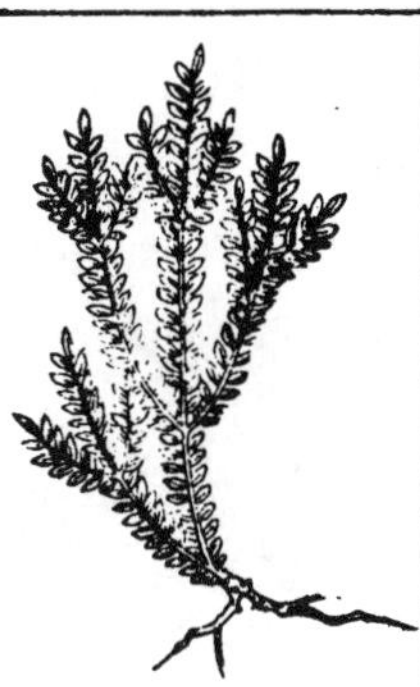

南大戟

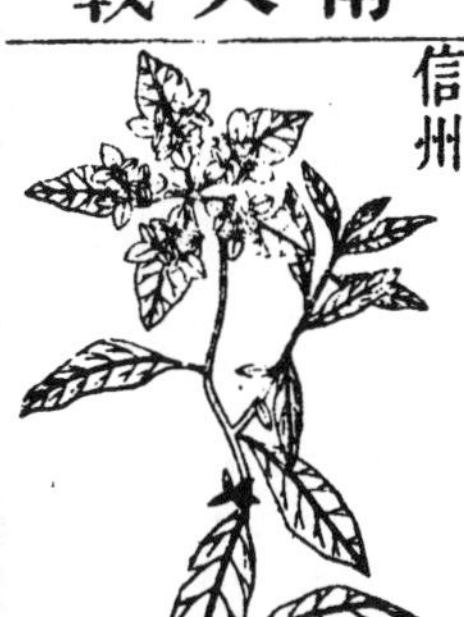

澤漆

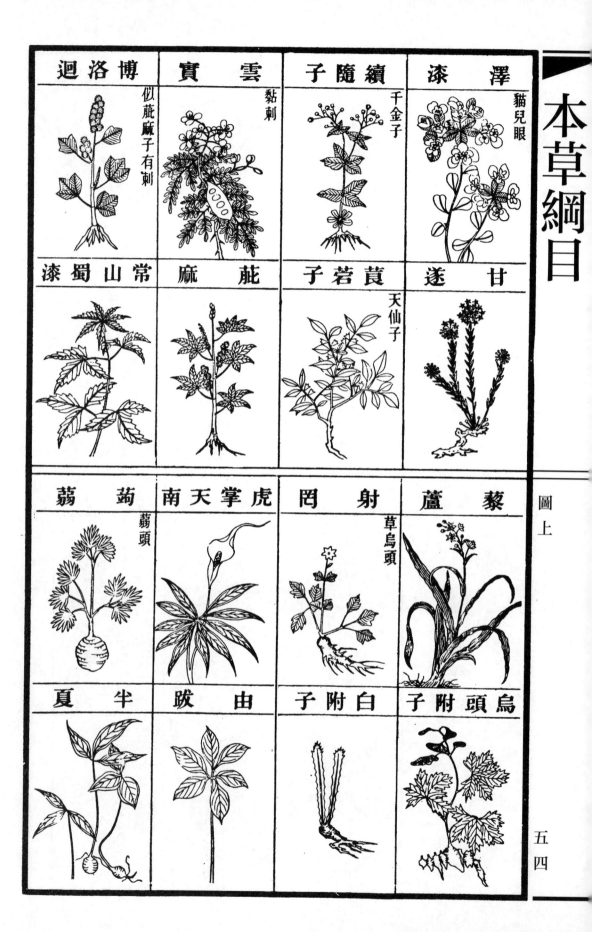

續隨子

雲實

博洛迴

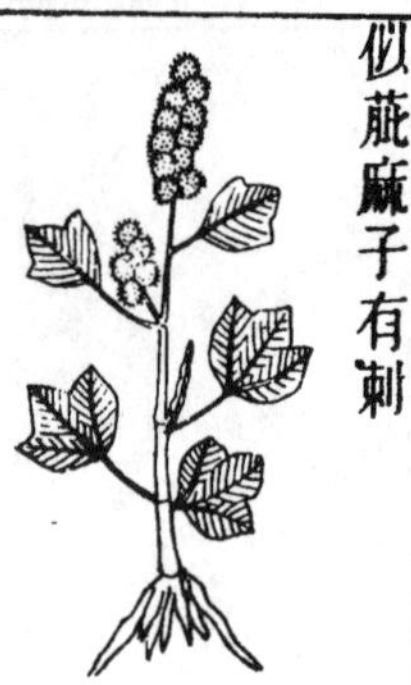

甘遂

莨菪子

萞麻

常山蜀漆

藜蘆

射罔

虎掌天南

蒟蒻

烏頭附子

白附子

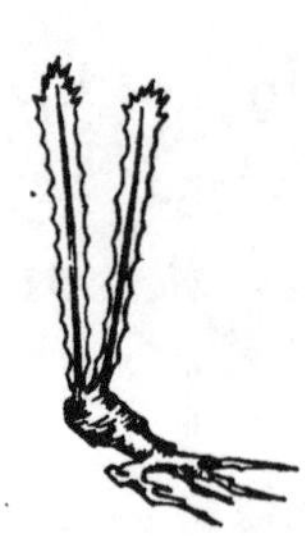

由跋

半夏

蚤休

紫河車

重葉鬼臼

玉簪花

坐拏草

七葉鬼臼

羞天花

射干鳶尾

鳳仙花

曼陀羅花

羊躑躅

鬧羊花

蕘花

黃芫花

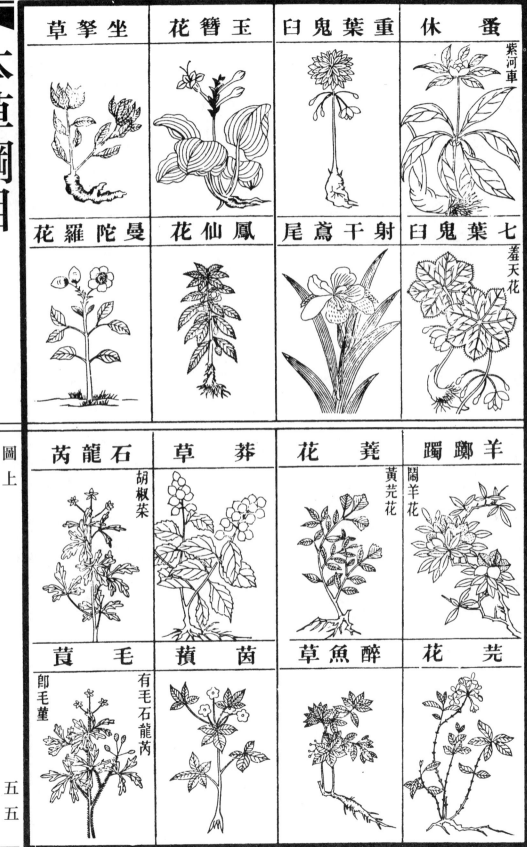

莽草

石龍芮

胡椒菜

芫花

醉魚草

茵蕷

毛莨

有毛石龍芮

郎毛堇

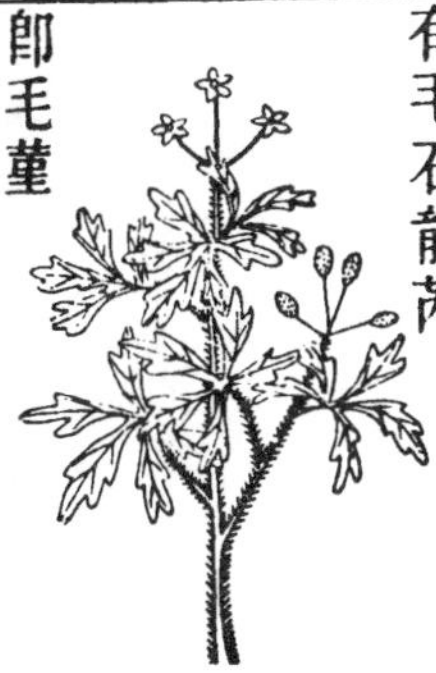

牛扁

潞州

格注草

濟南

鉤吻

斷腸草

滇鉤吻

蕁麻

海芋

觀音蓮

鉤吻

增入圖考二種

本草綱目圖卷中

草部蔓草類

合肥張士瑜珩審定

菟絲子

蓬虆

懸鉤子

使君子

五味子

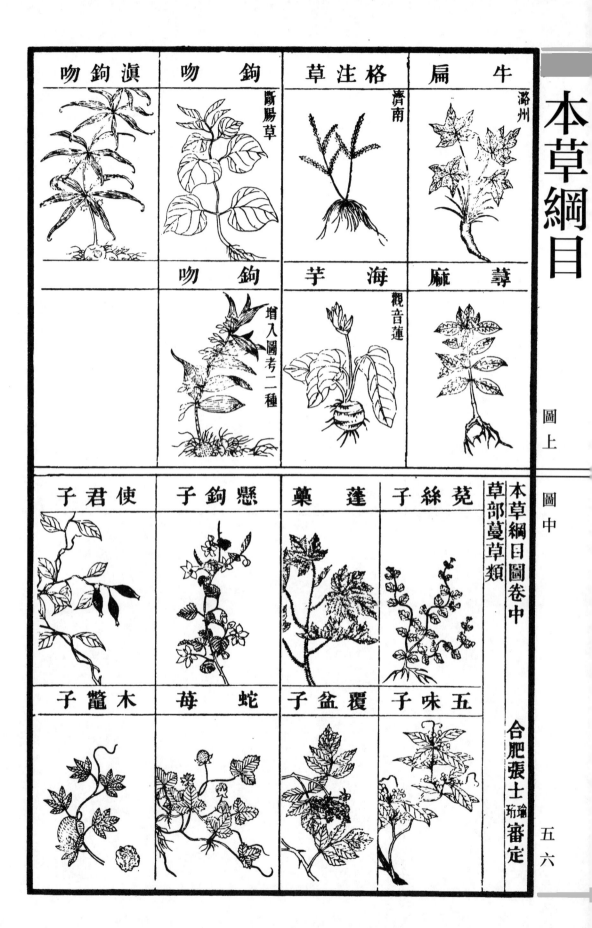

覆盆子

蛇莓

木鼈子

旋花

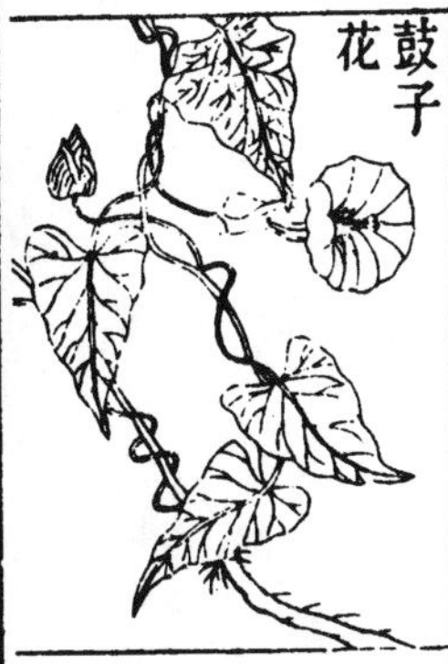

牽牛子

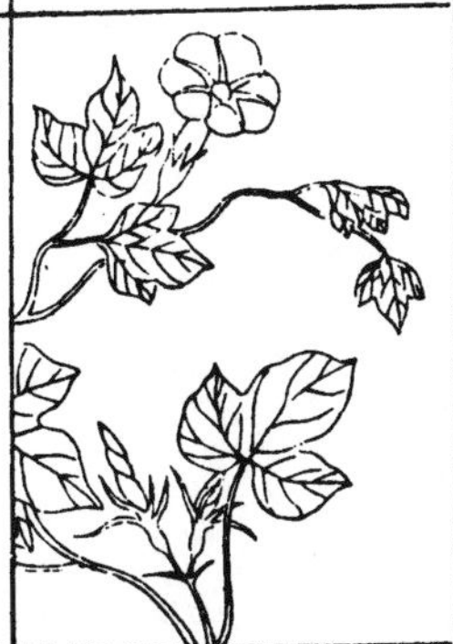

榼藤子

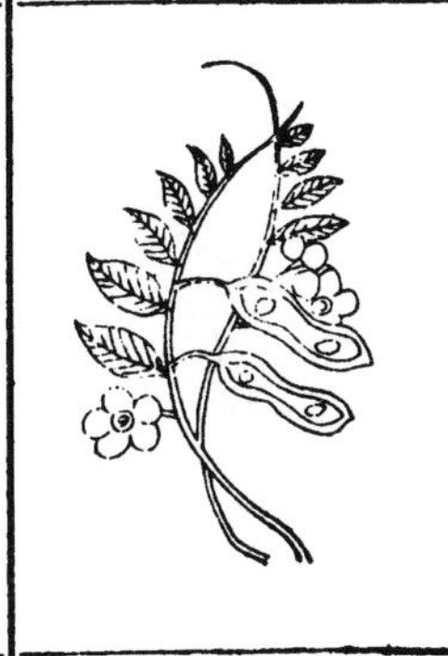

番木鼈

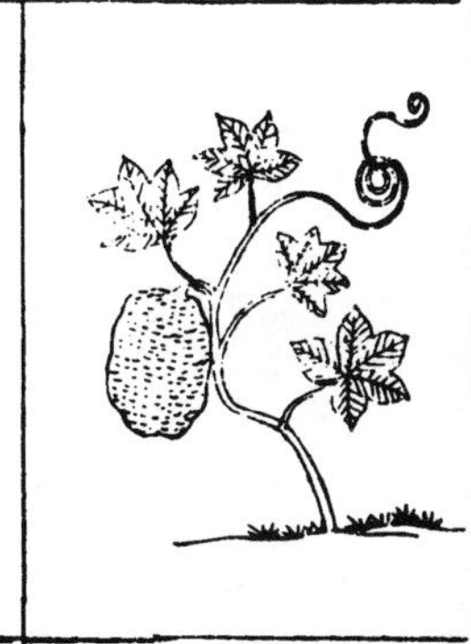

紫葳

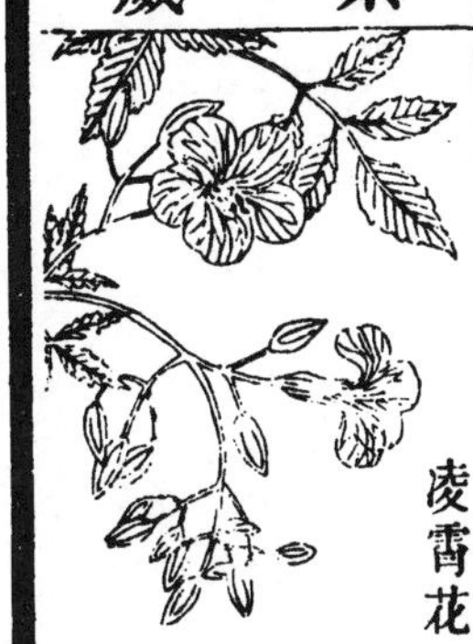

白牽牛

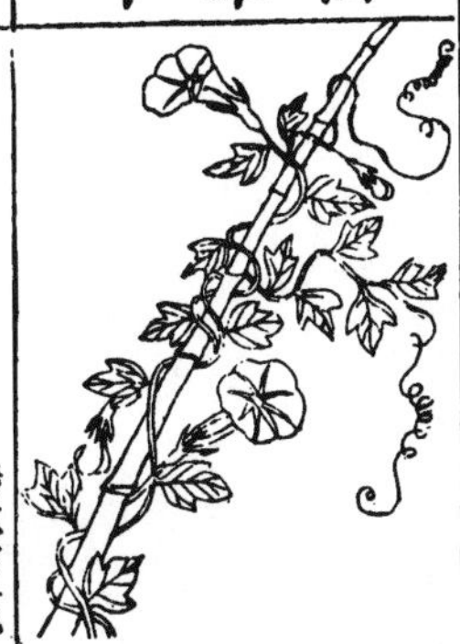

預知子

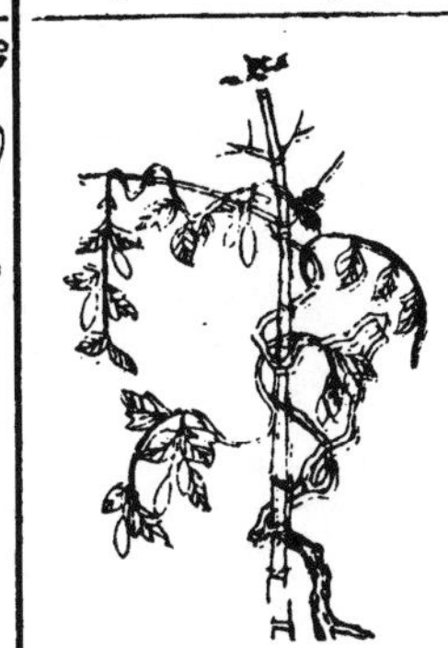

馬兜鈴

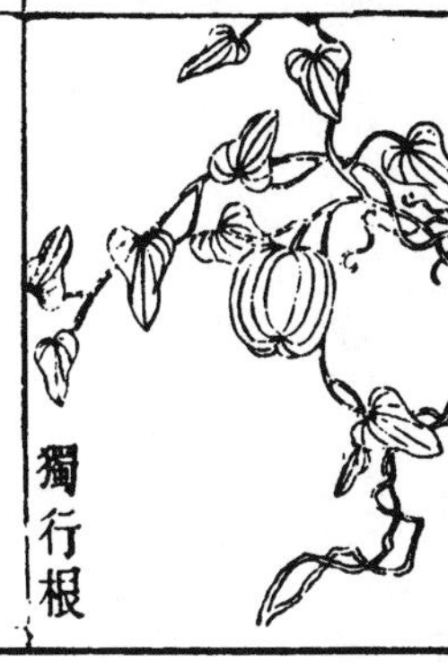

天虋冬

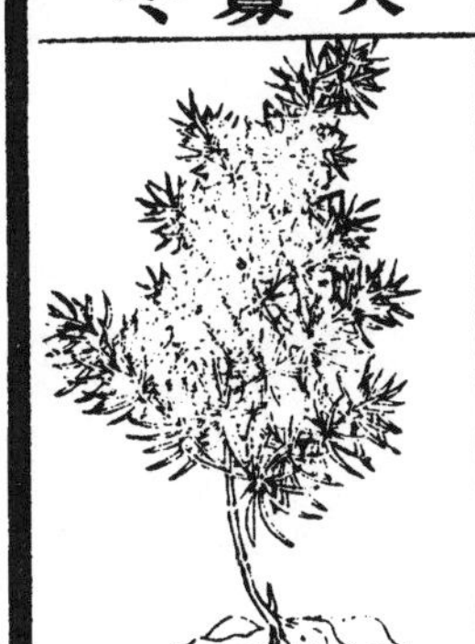

葛根

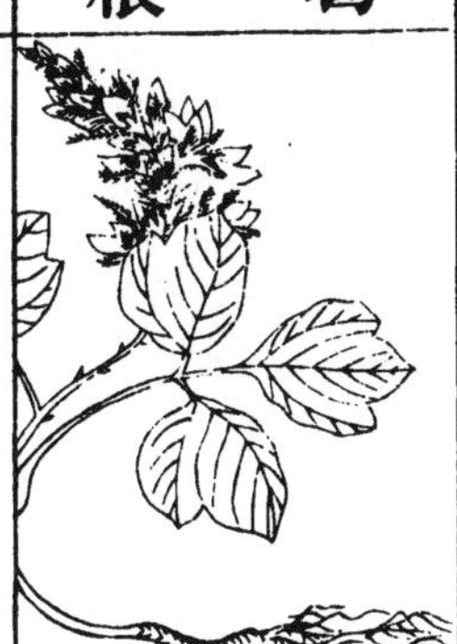

栝樓天花粉

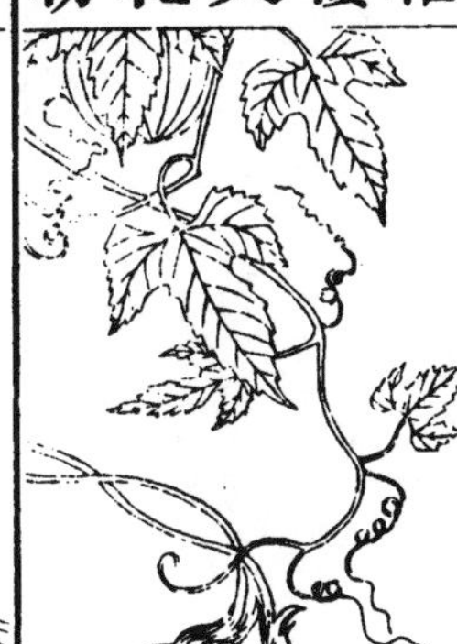

營實

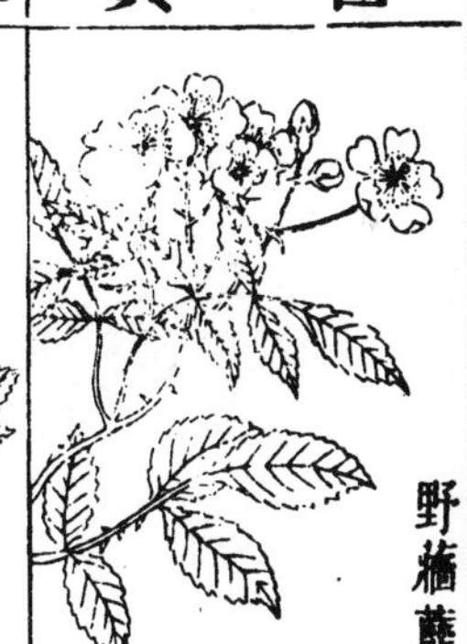

百部

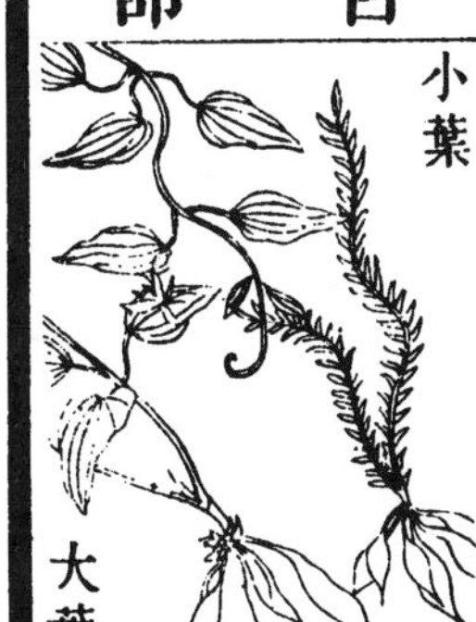

黄環

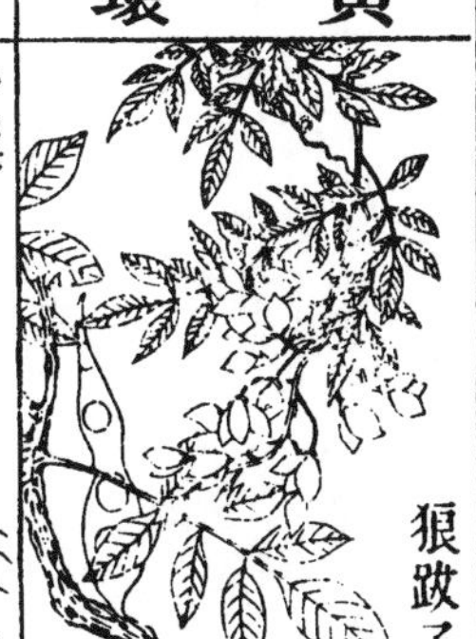

王瓜

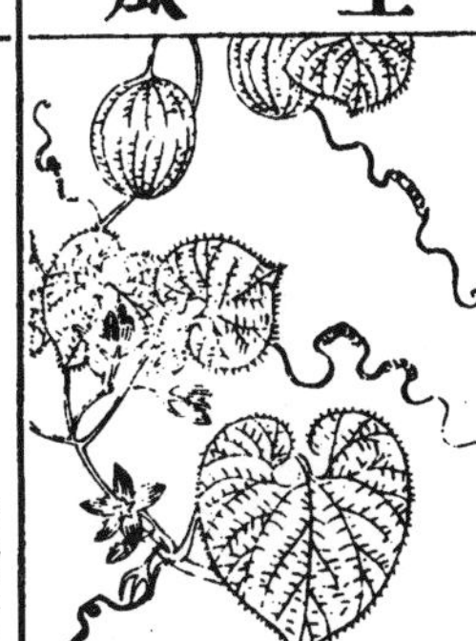

月季花

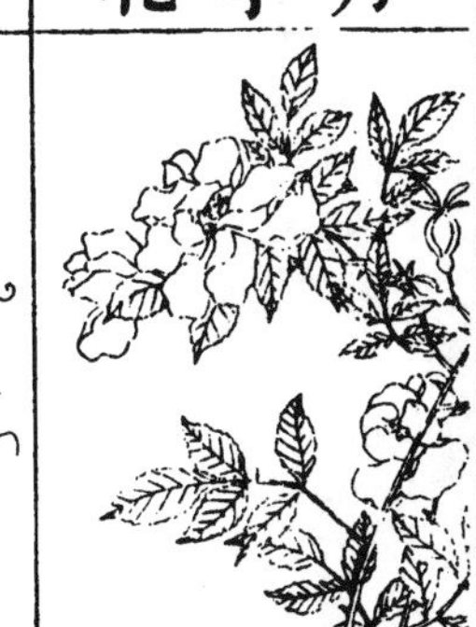

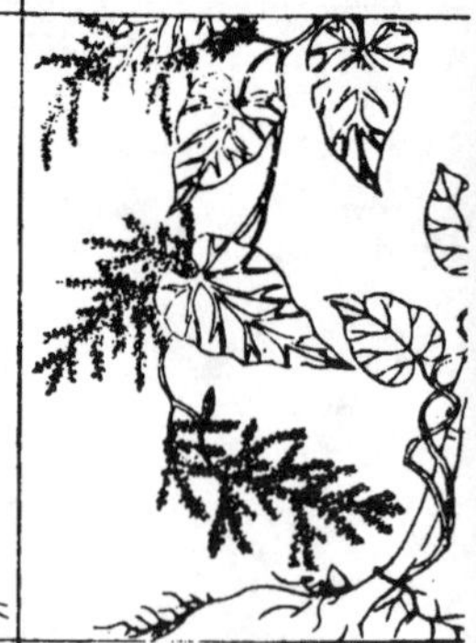
何首烏

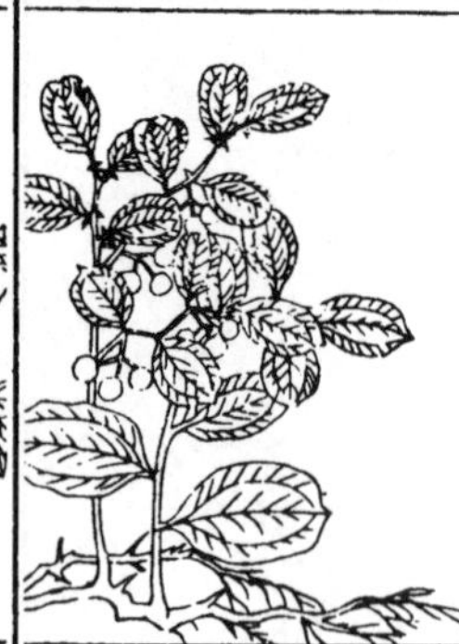
菝葜

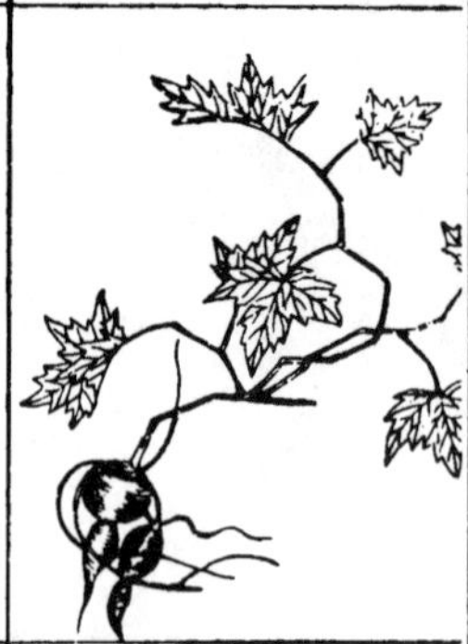
白蘞

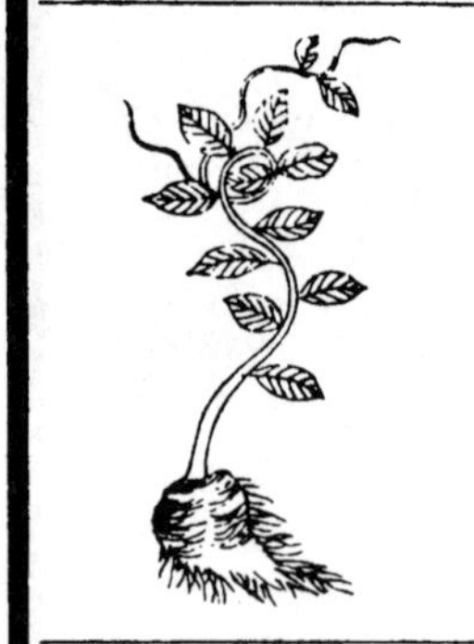
赭魁

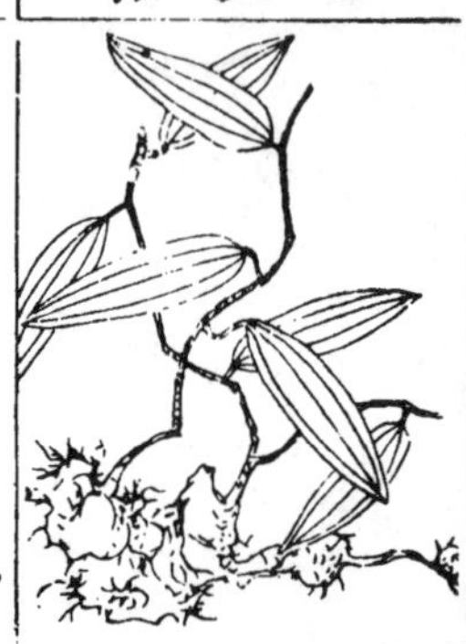
土茯苓

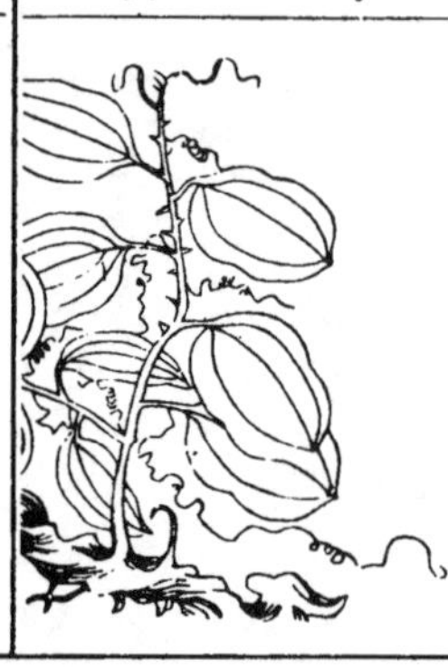
草薢

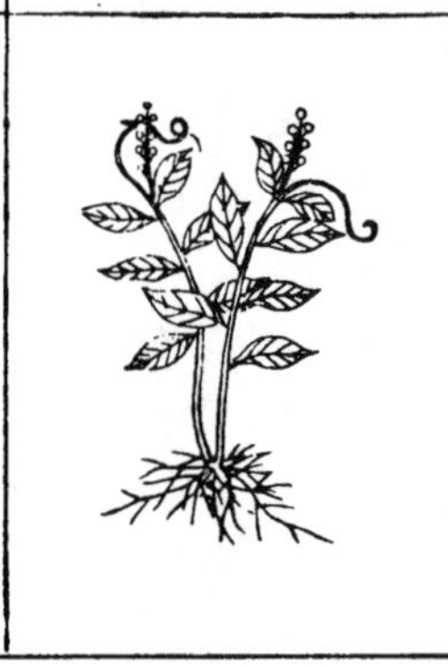
女萎

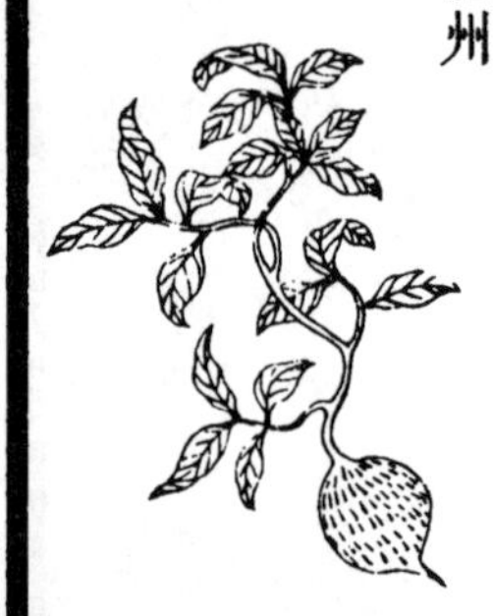
鵝抱

宜州

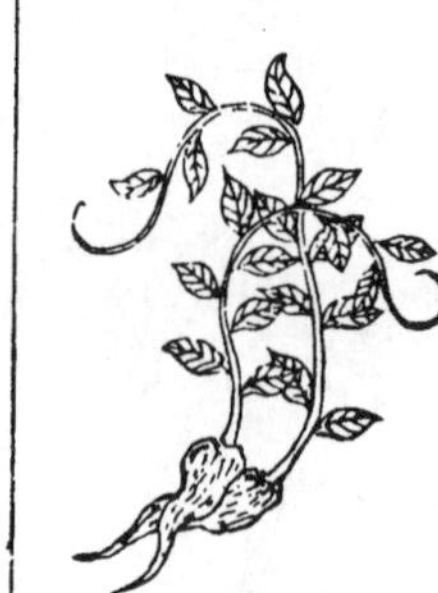
伏雞子

天台

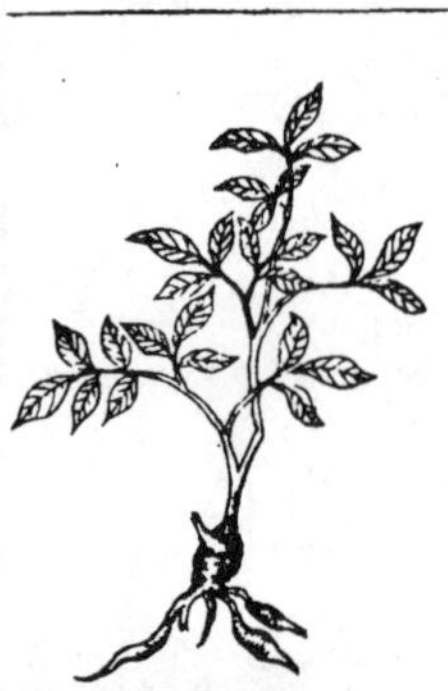
山豆根

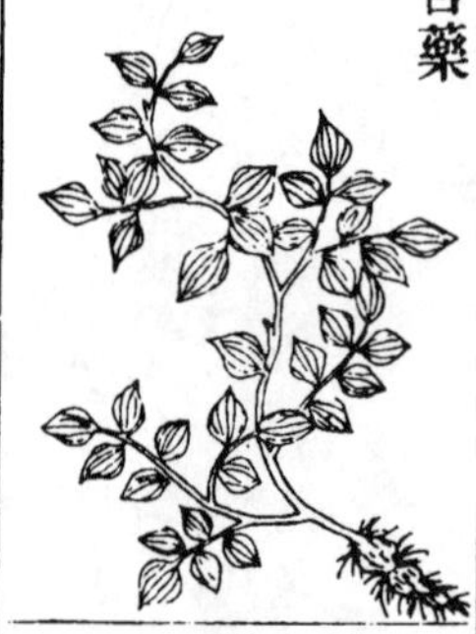
解毒子

苦藥

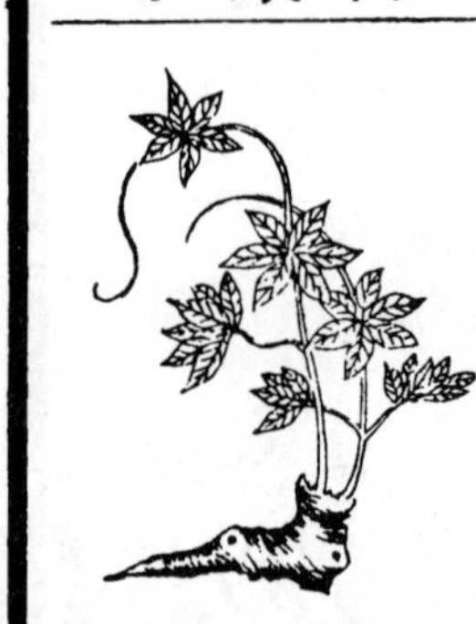
白藥子

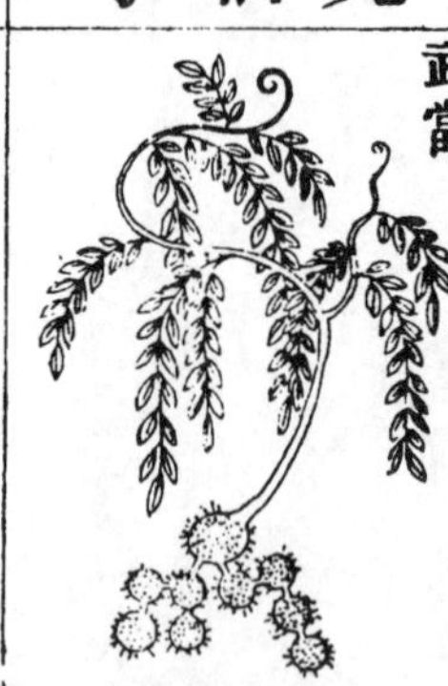
九仙子

武當

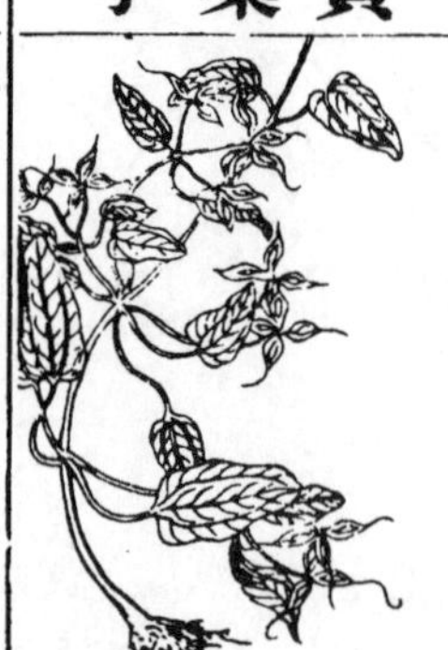
黃藥子

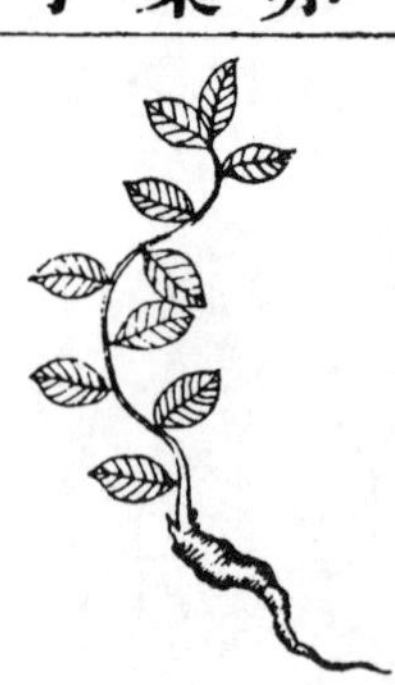
赤藥子

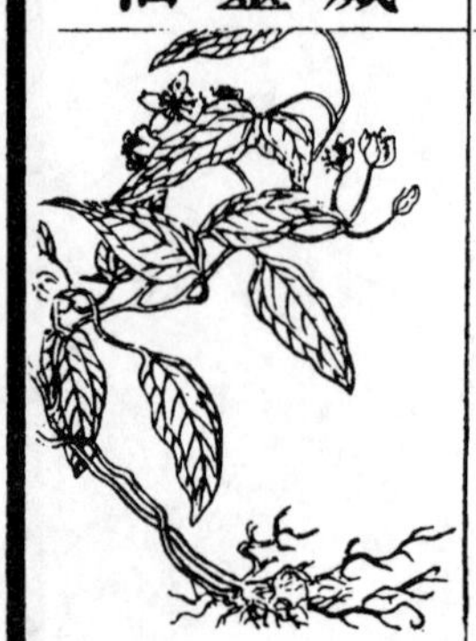
威靈仙

茜草

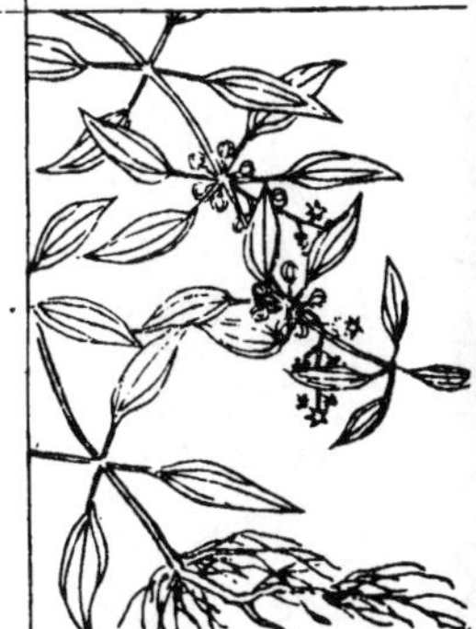

通草即木通

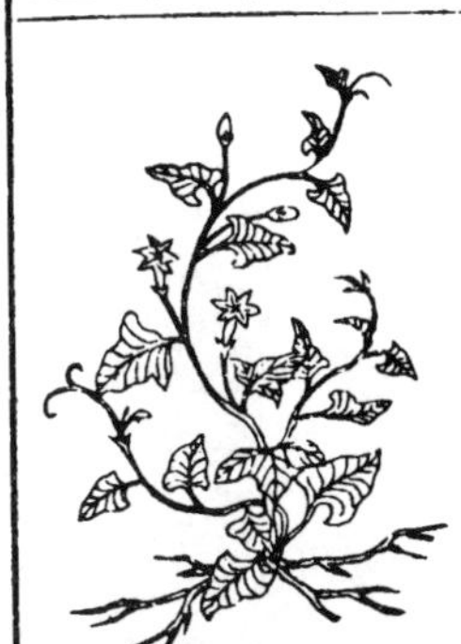

天壽根

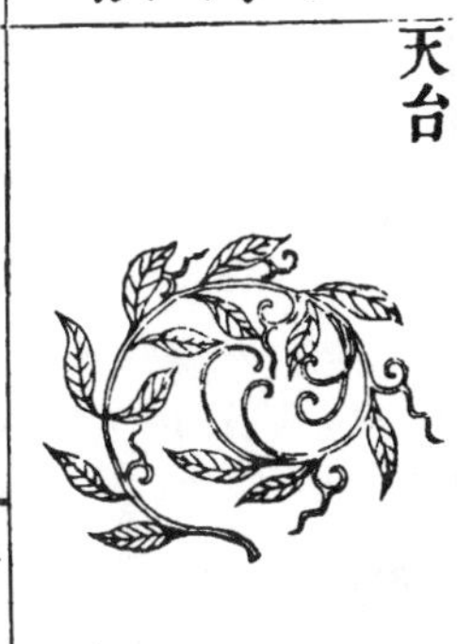

白菟藿

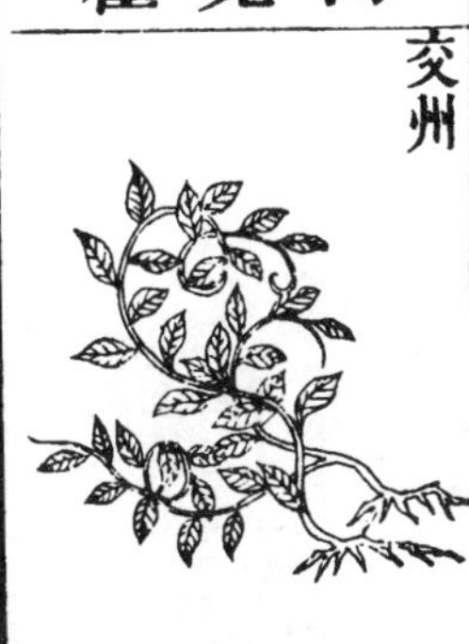

防己

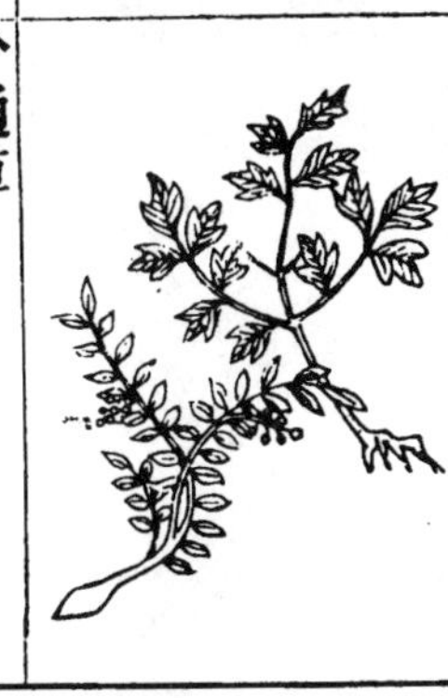

通脫木

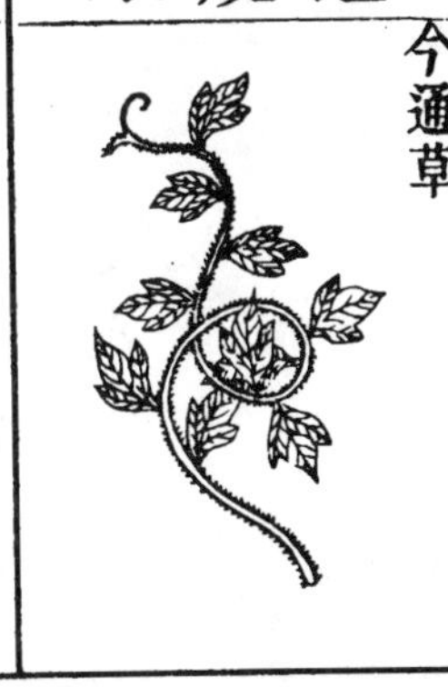

釣藤

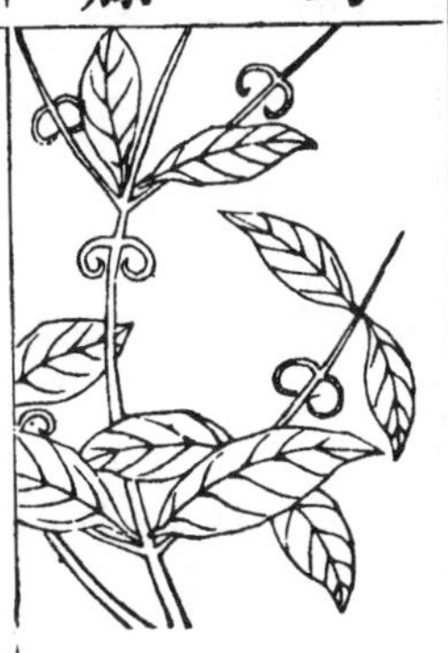

白花藤

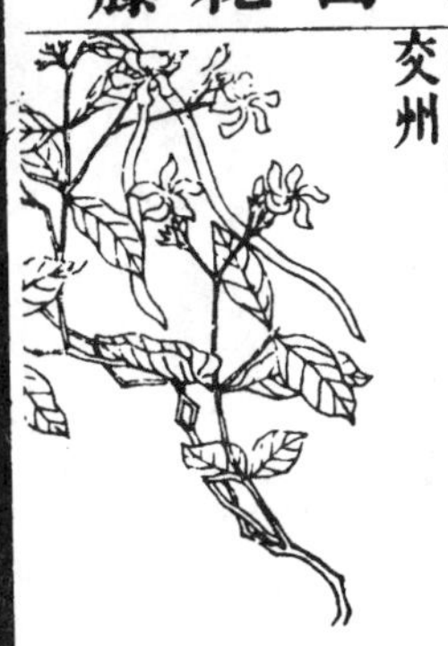

白英

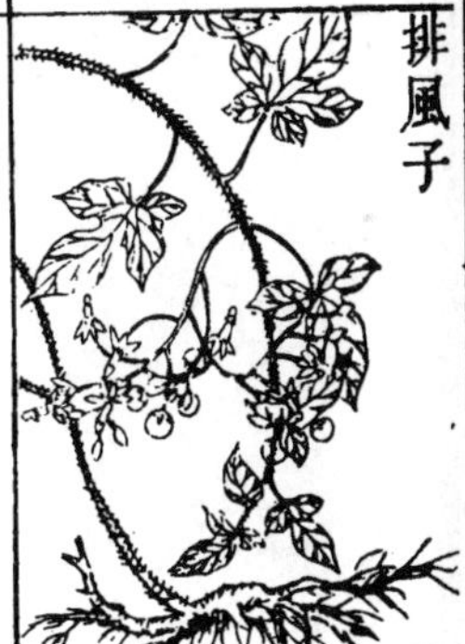

赤地利

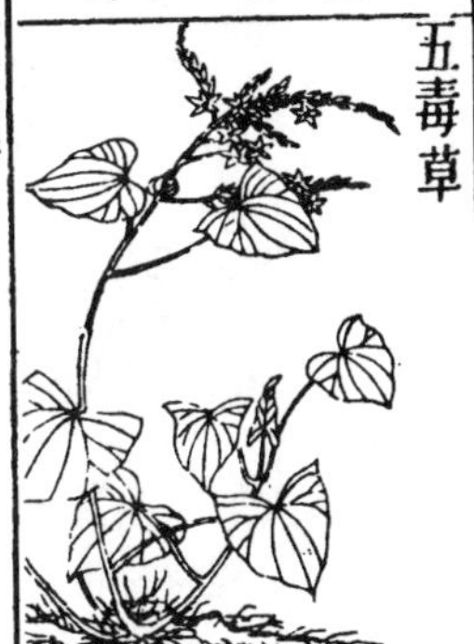

烏蘞苺

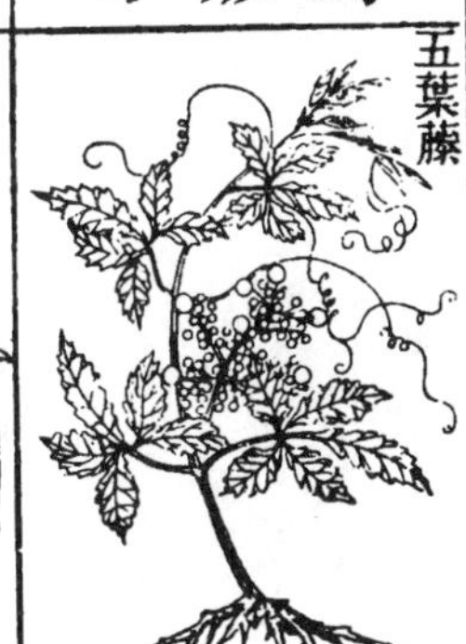

羊桃

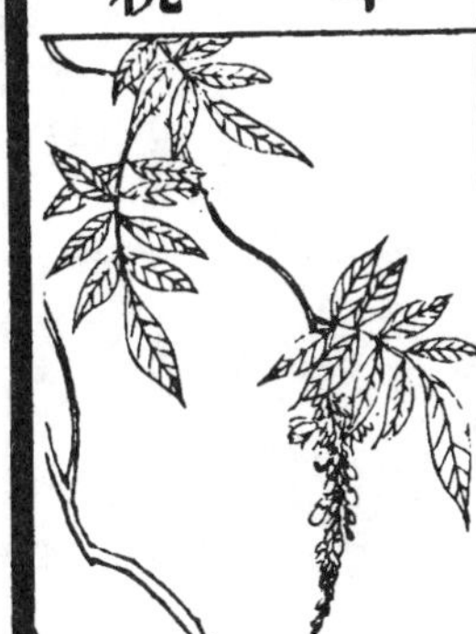

蘿摩斫合子

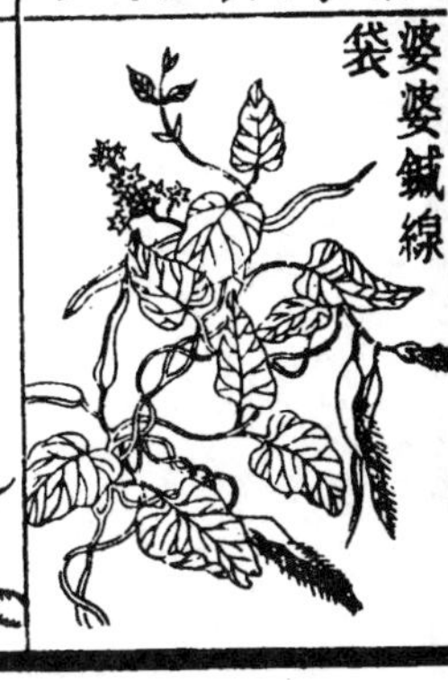

紫葛

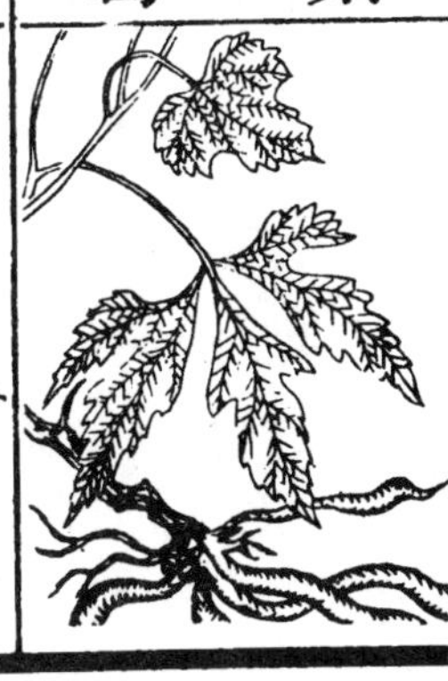

葎草

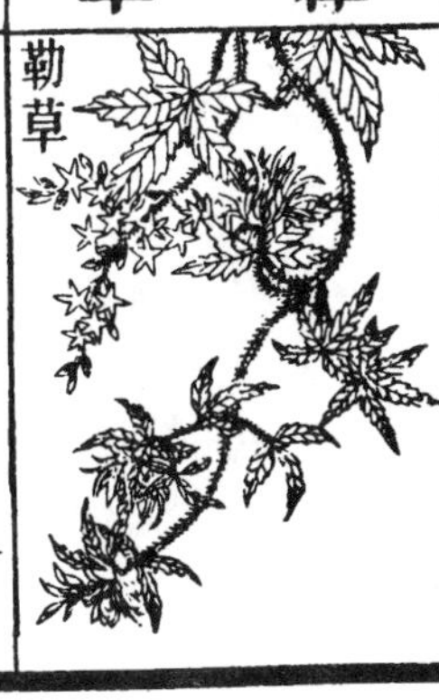

絡石

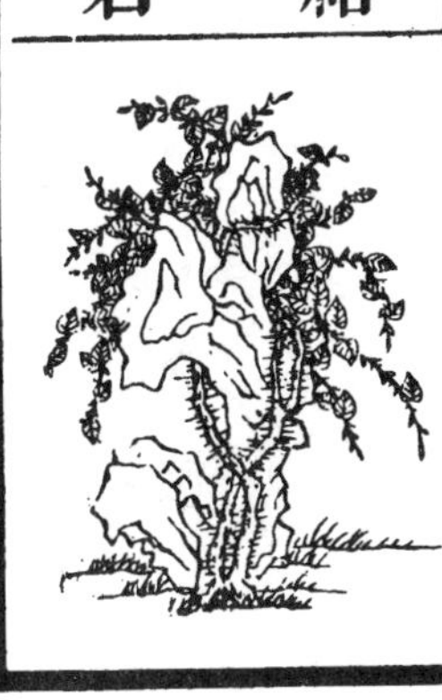

木蓮

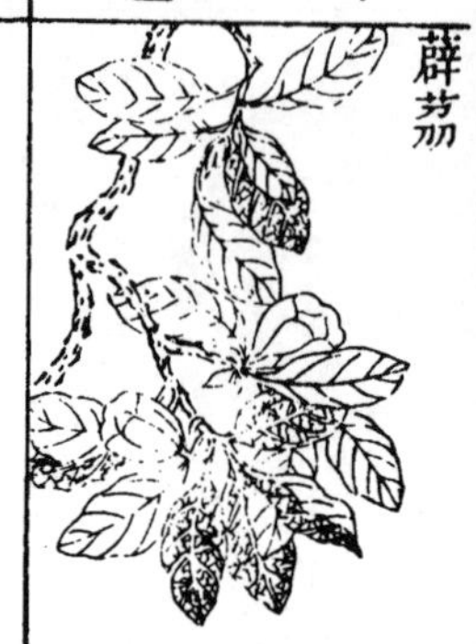

忍冬金銀花

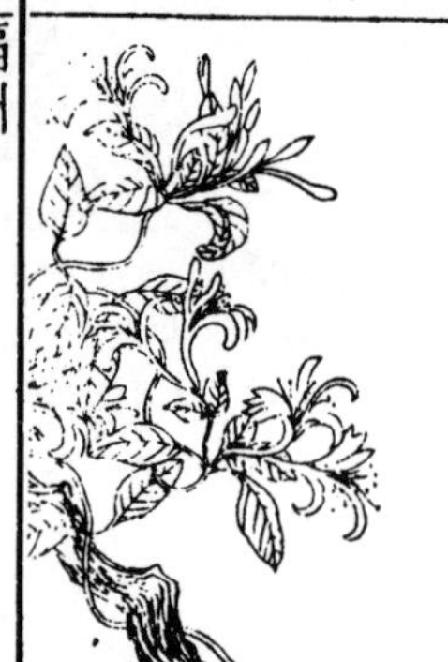

紫金藤

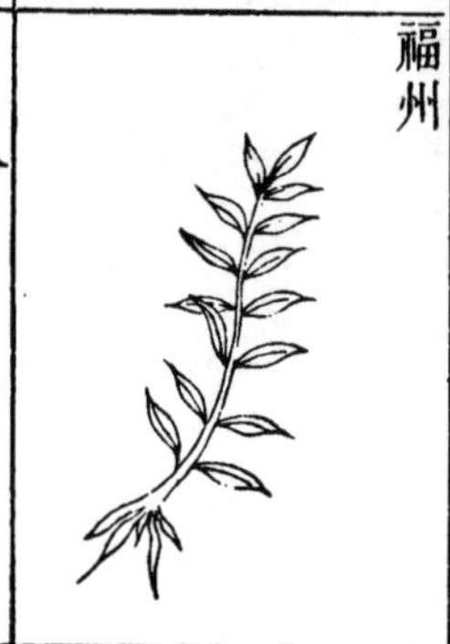

清風藤

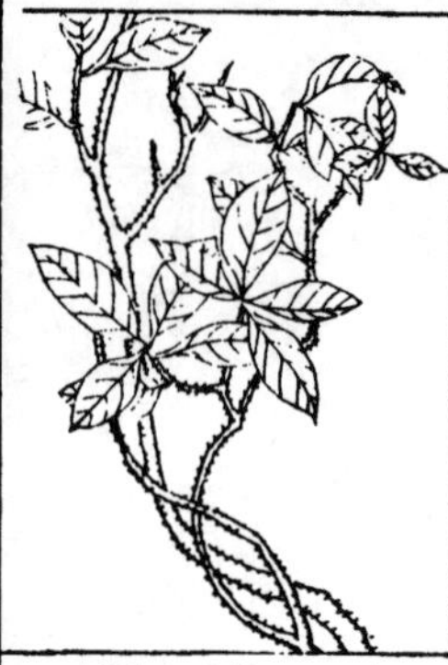

千歲藟

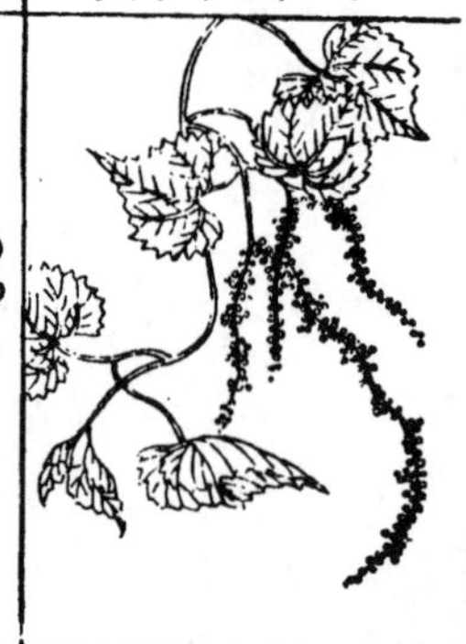

天仙藤

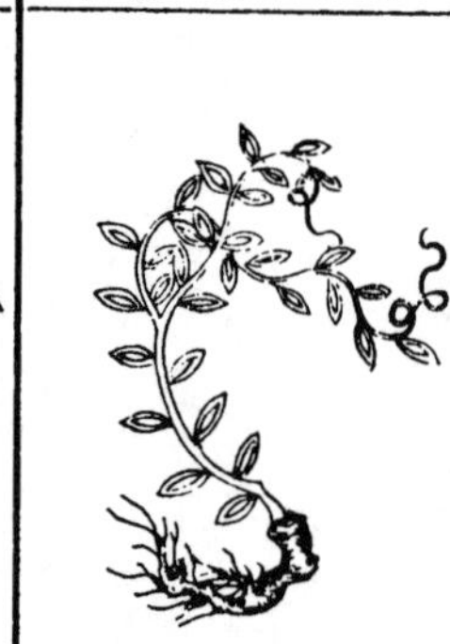

南藤

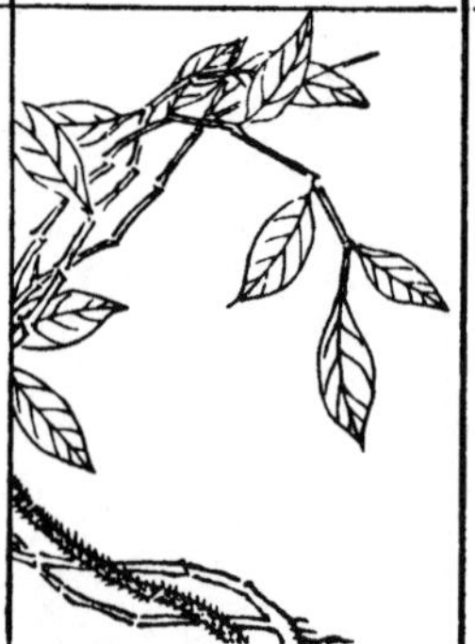

百棱藤

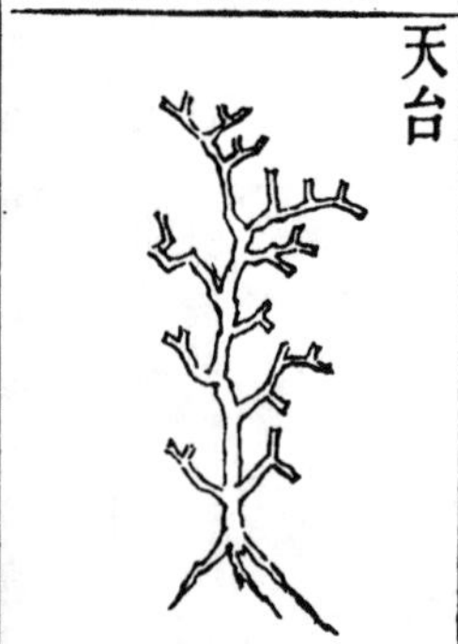

落鴈木

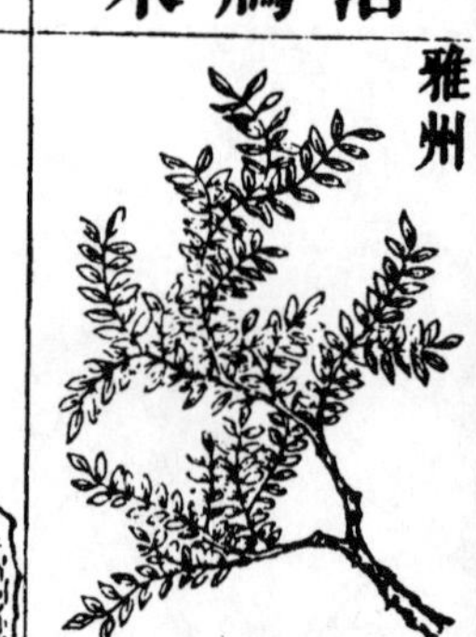

藤黃

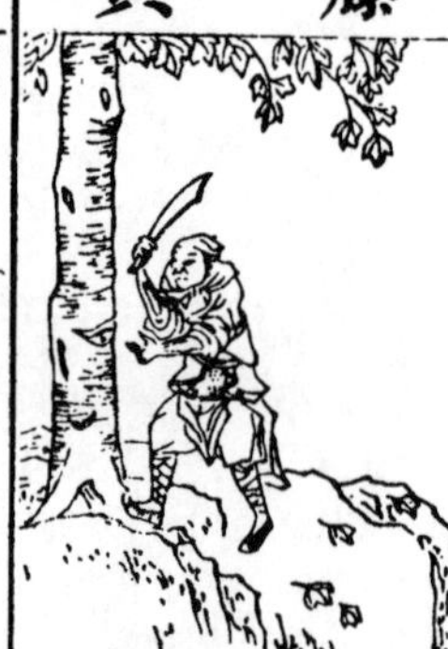

金棱藤

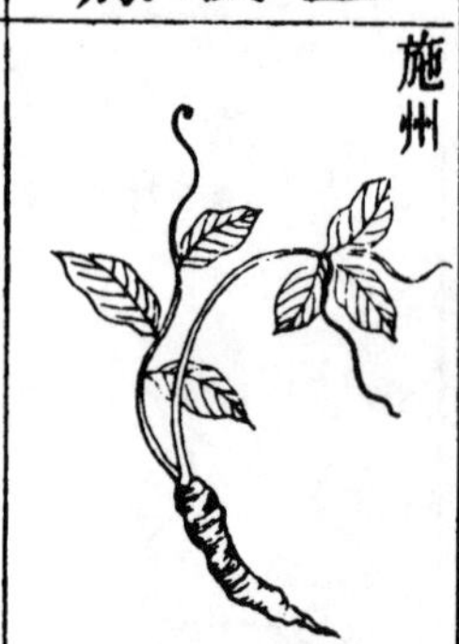

含春藤

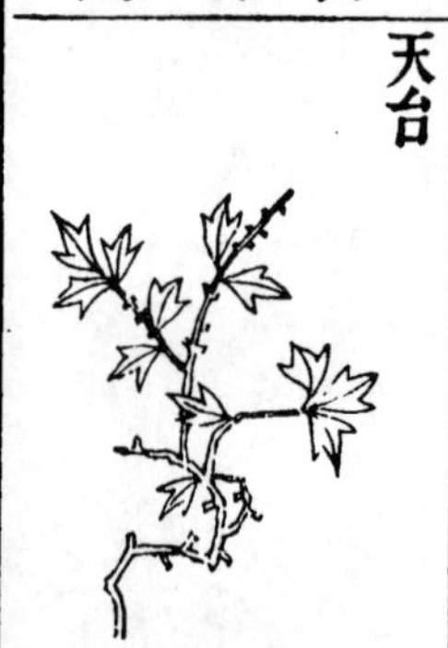

千里及

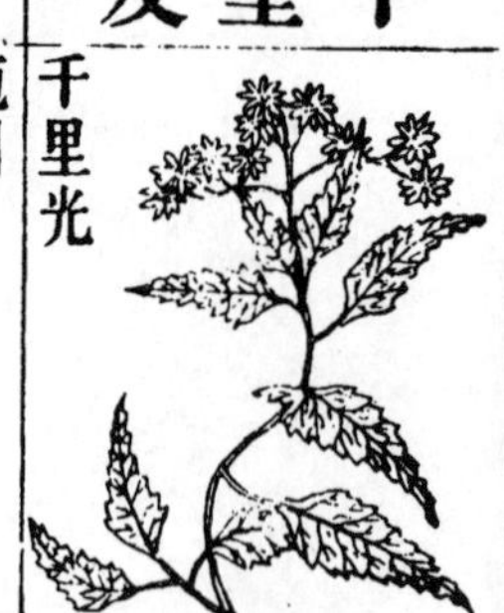

瓜藤

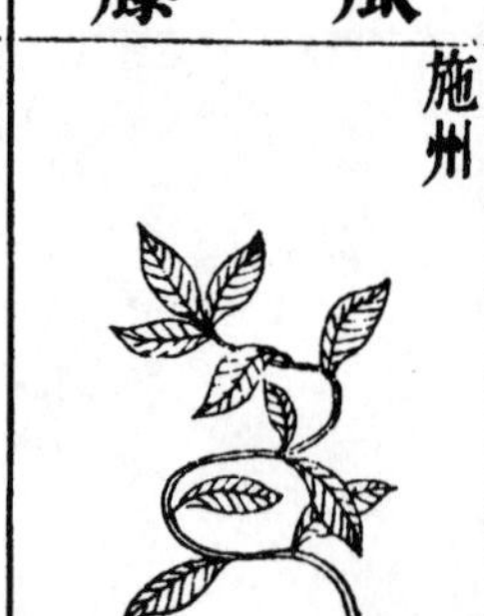

獨用藤

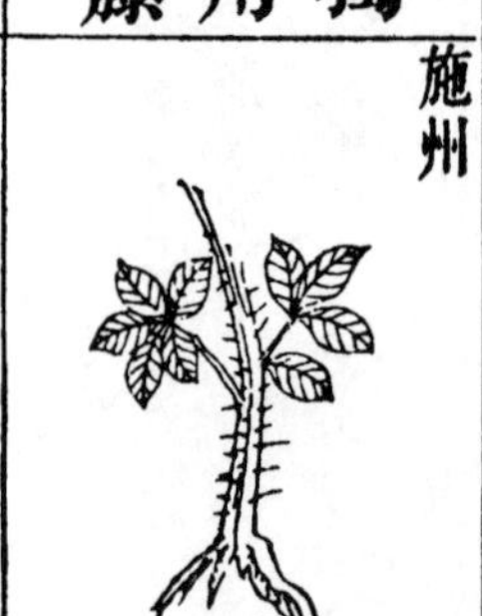

耆婆藤

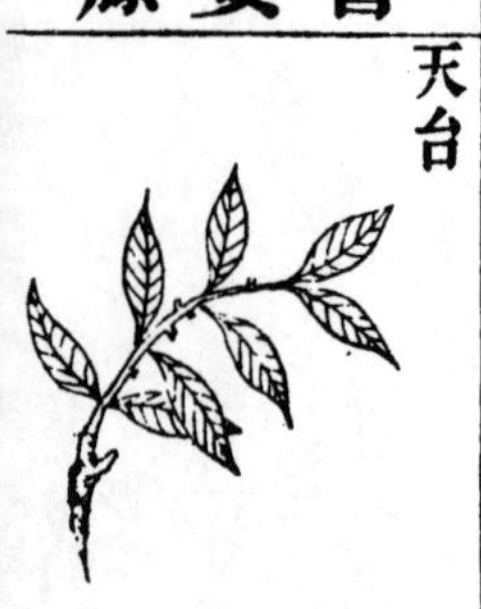

石合草

施州

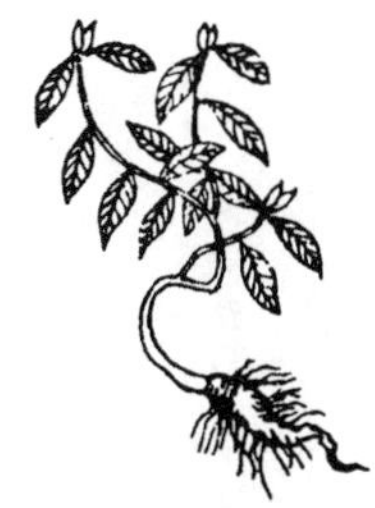

野猪尾

施州

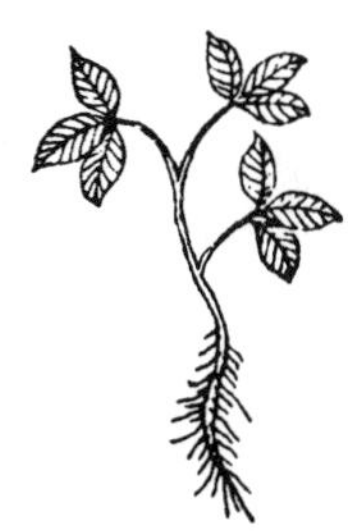

草部水草類

澤瀉

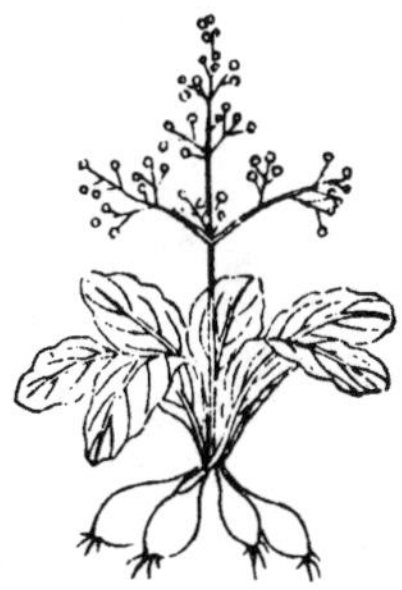

羊蹄

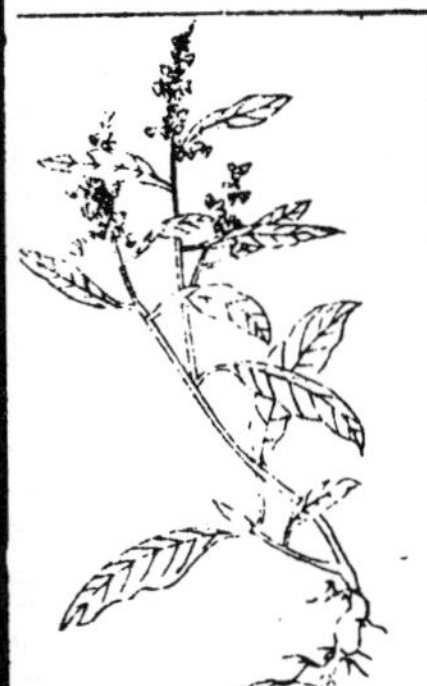

蔛草

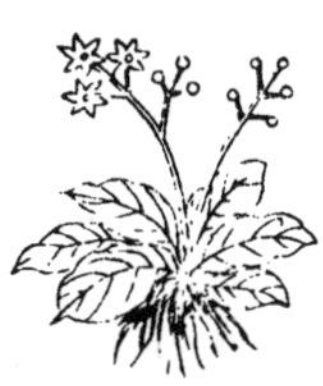

酸模

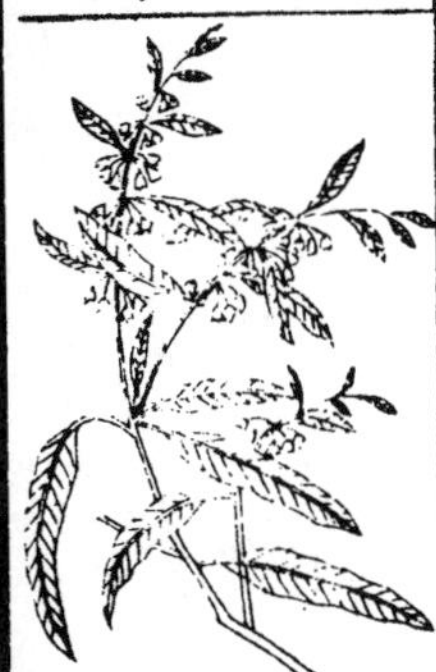

龍舌草

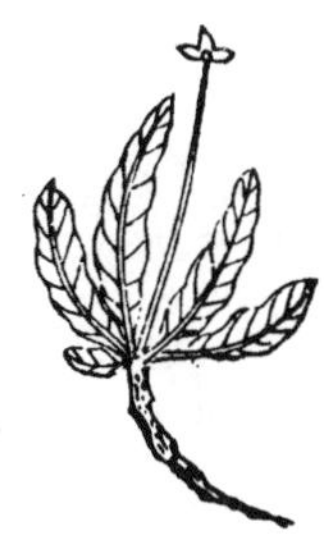

白菖

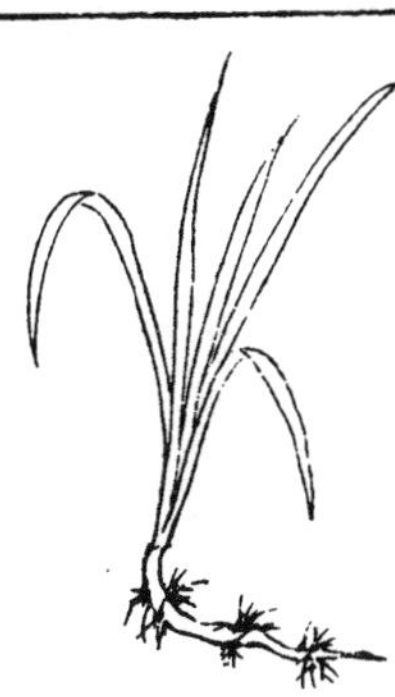

茭菰

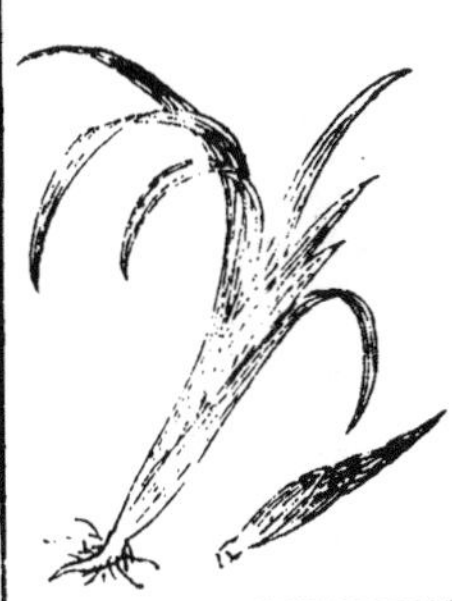

蘋

四葉菜

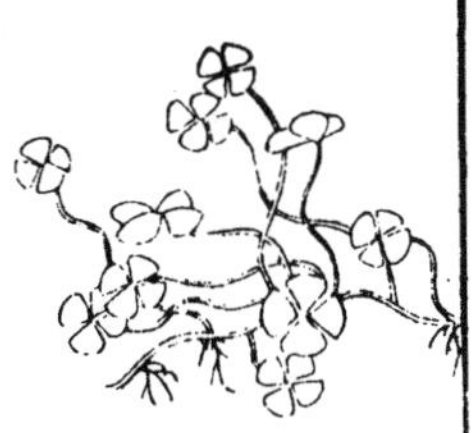

石菖蒲

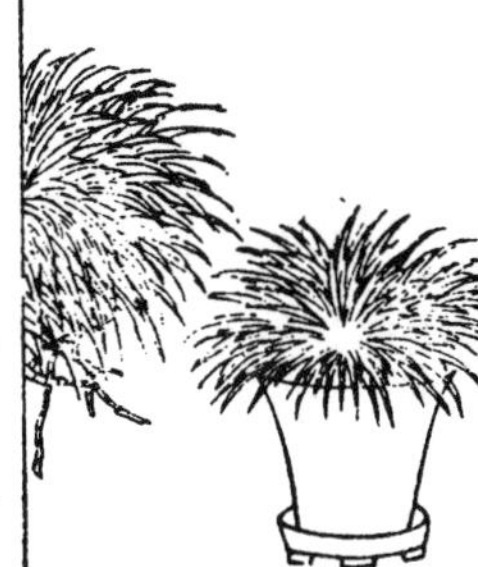

香蒲蒲黃

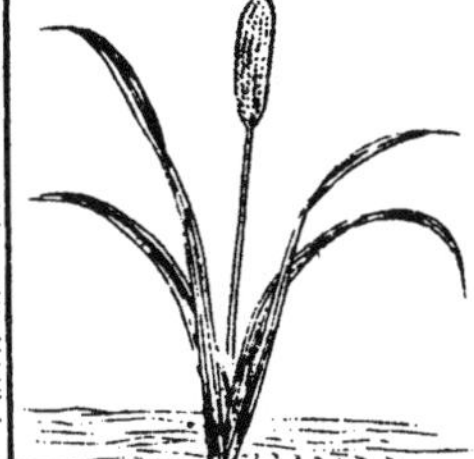

水萍

小萍

大薸

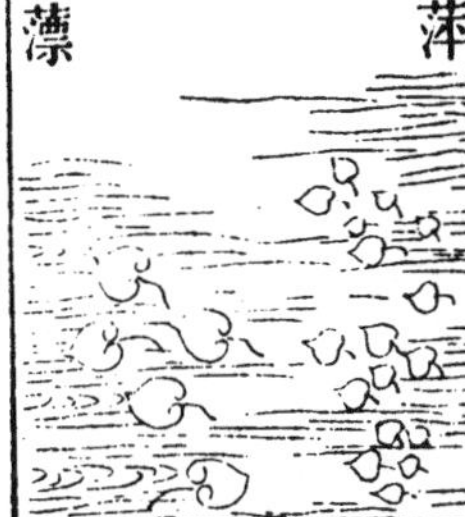

萍蓬草

水栗

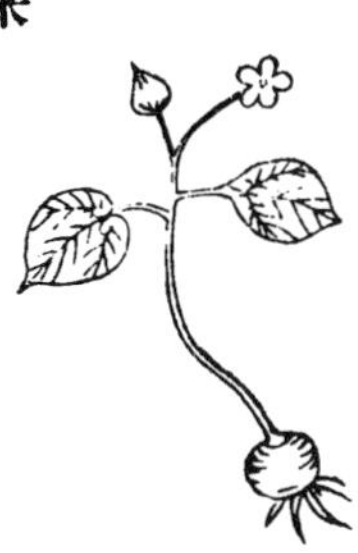

莕

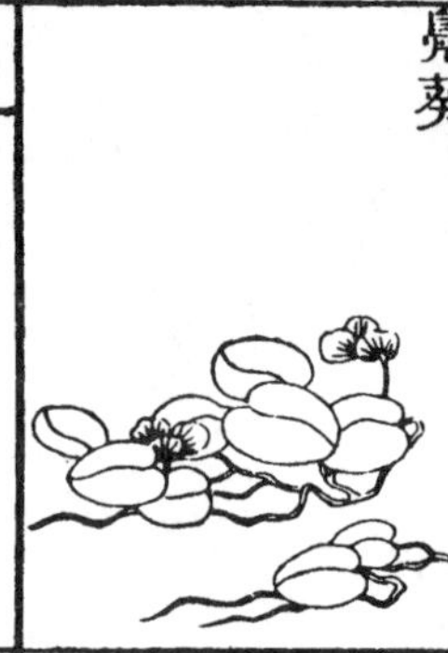

水藻 海藻

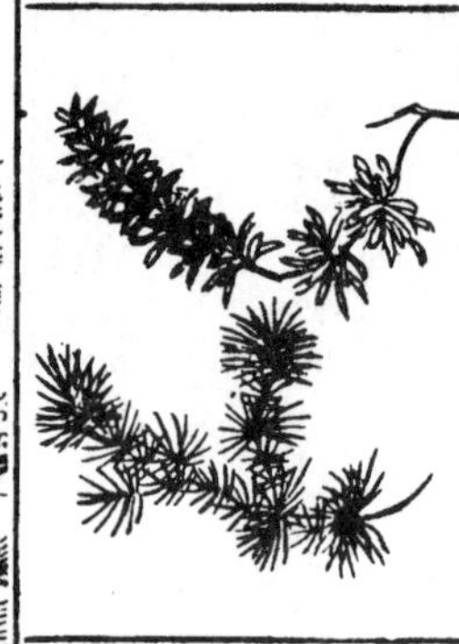

海帶

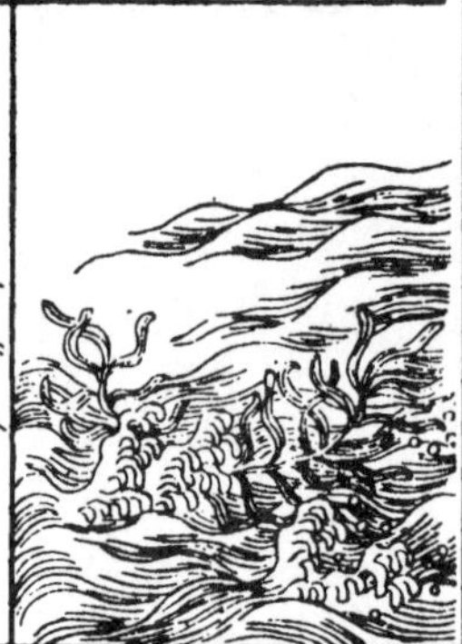

越王餘算

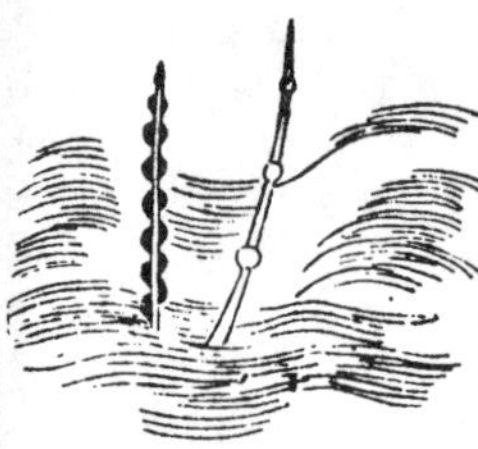

蓴

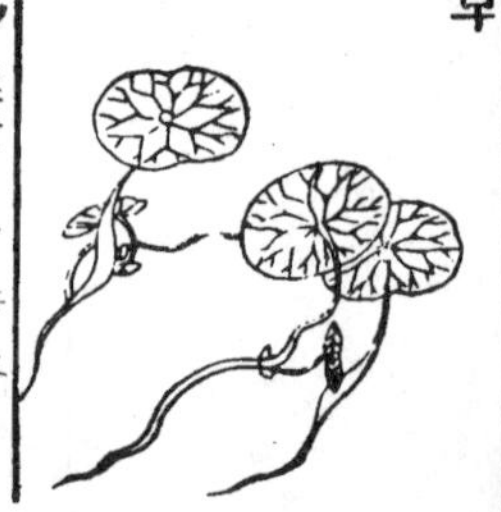

水蘊 海蘊

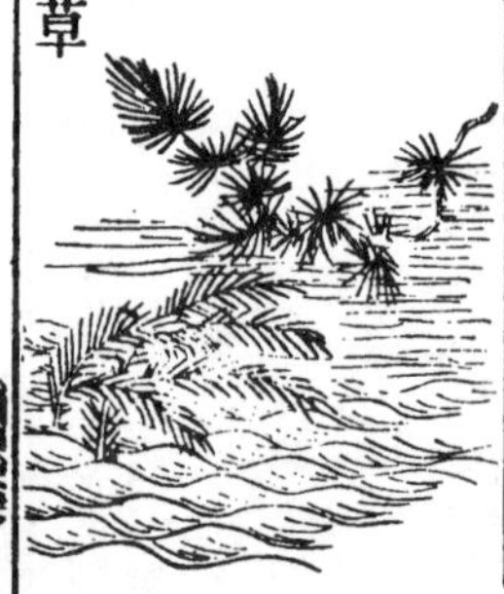

昆布

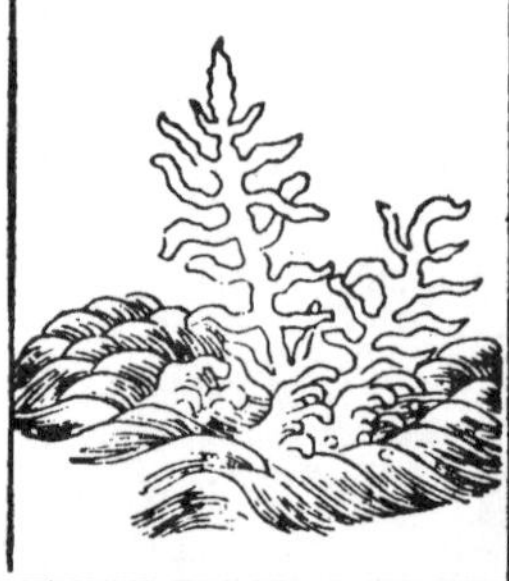

草部石草類

石斛

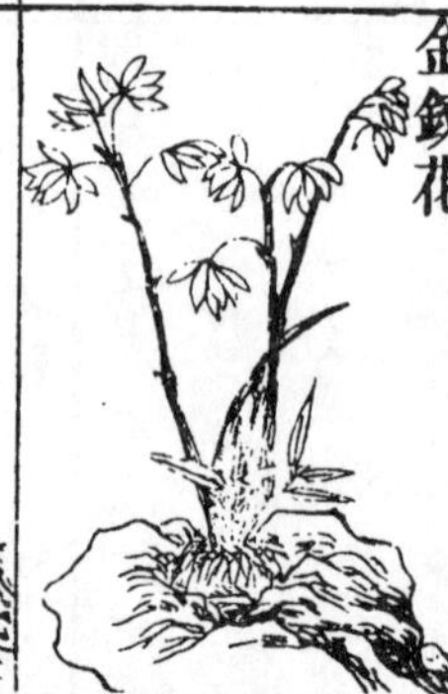

石韋

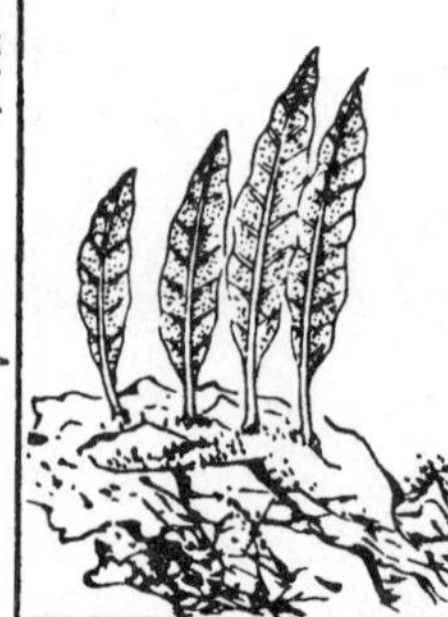

石長生

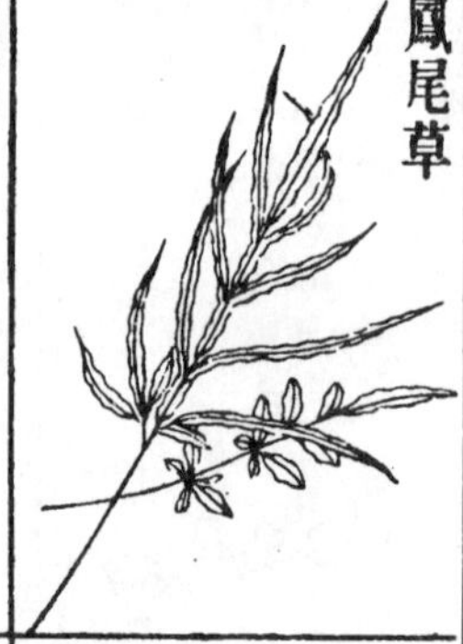

石垂

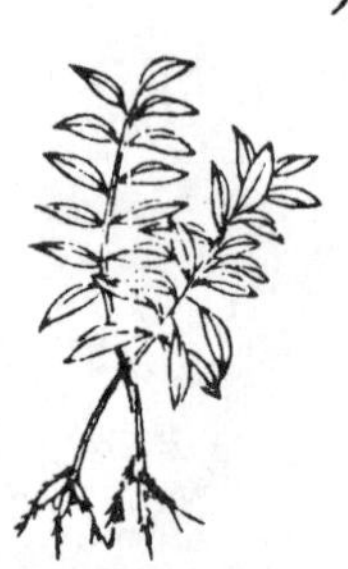

骨碎補

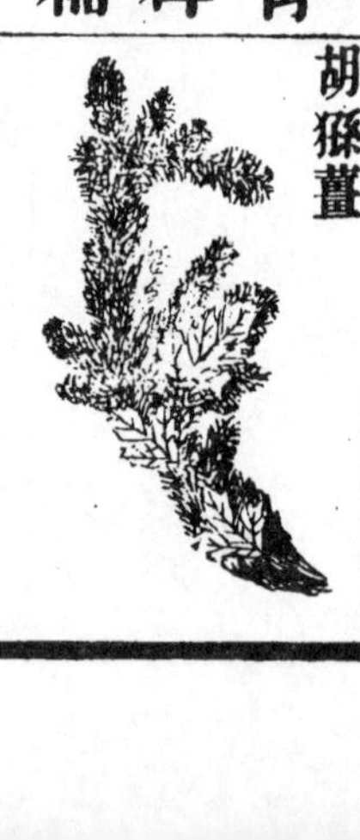

金星草

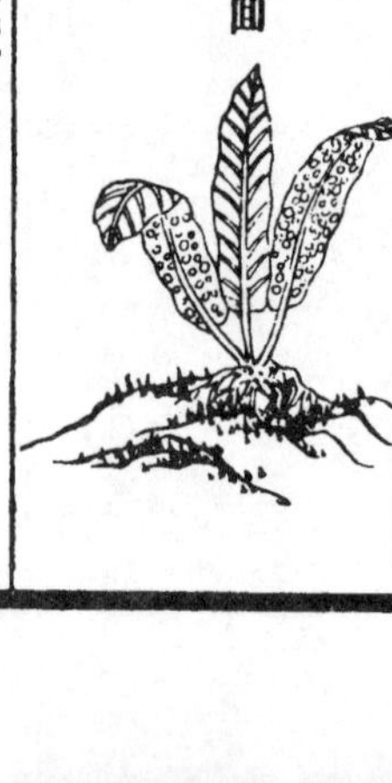

石莧

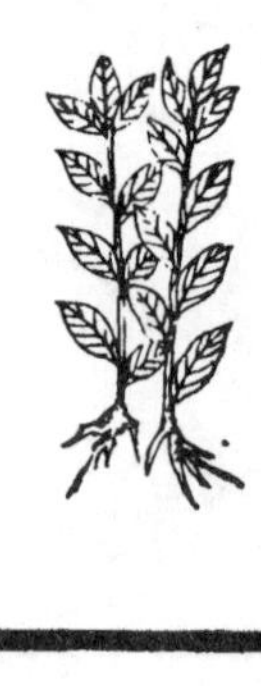

景天

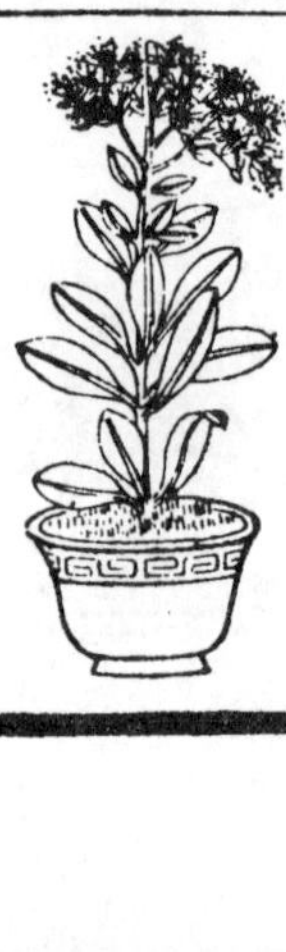

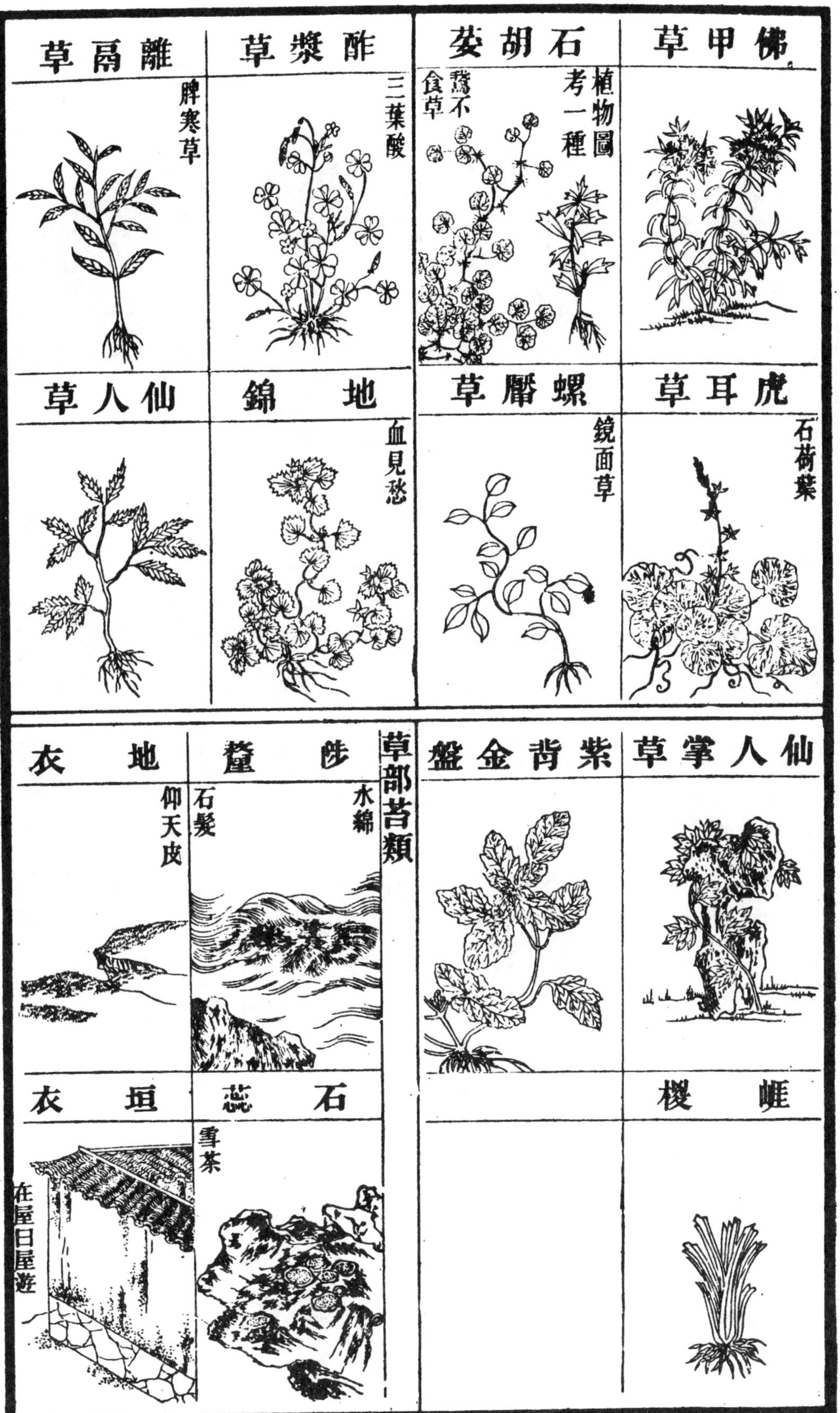
離鬲草
脾寒草
酢漿草
三葉酸
石胡荽
植物圖考一種
鵝不食草
佛甲草
仙人草
地錦
血見愁
螺厴草
鏡面草
虎耳草
石荷葉
草部苔類
陟釐
水綿
石髮
地衣
仰天皮
仙人掌草
紫背金盤
石蕊
雲茶
垣衣
在屋曰屋遊
崖椶

昨葉何草

百蕊草

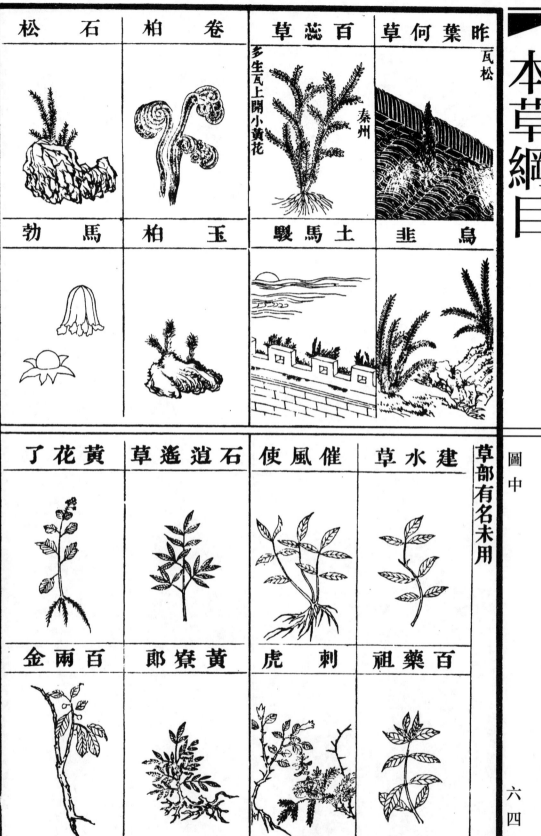

卷柏

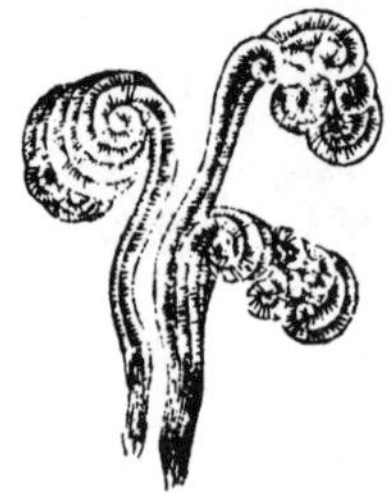

石松

烏韭

土馬騣

玉柏

馬勃

草部有名未用

建水草

催風使

石逍遙草

黃花了

百藥祖

刺虎

黃寮郎

百兩金

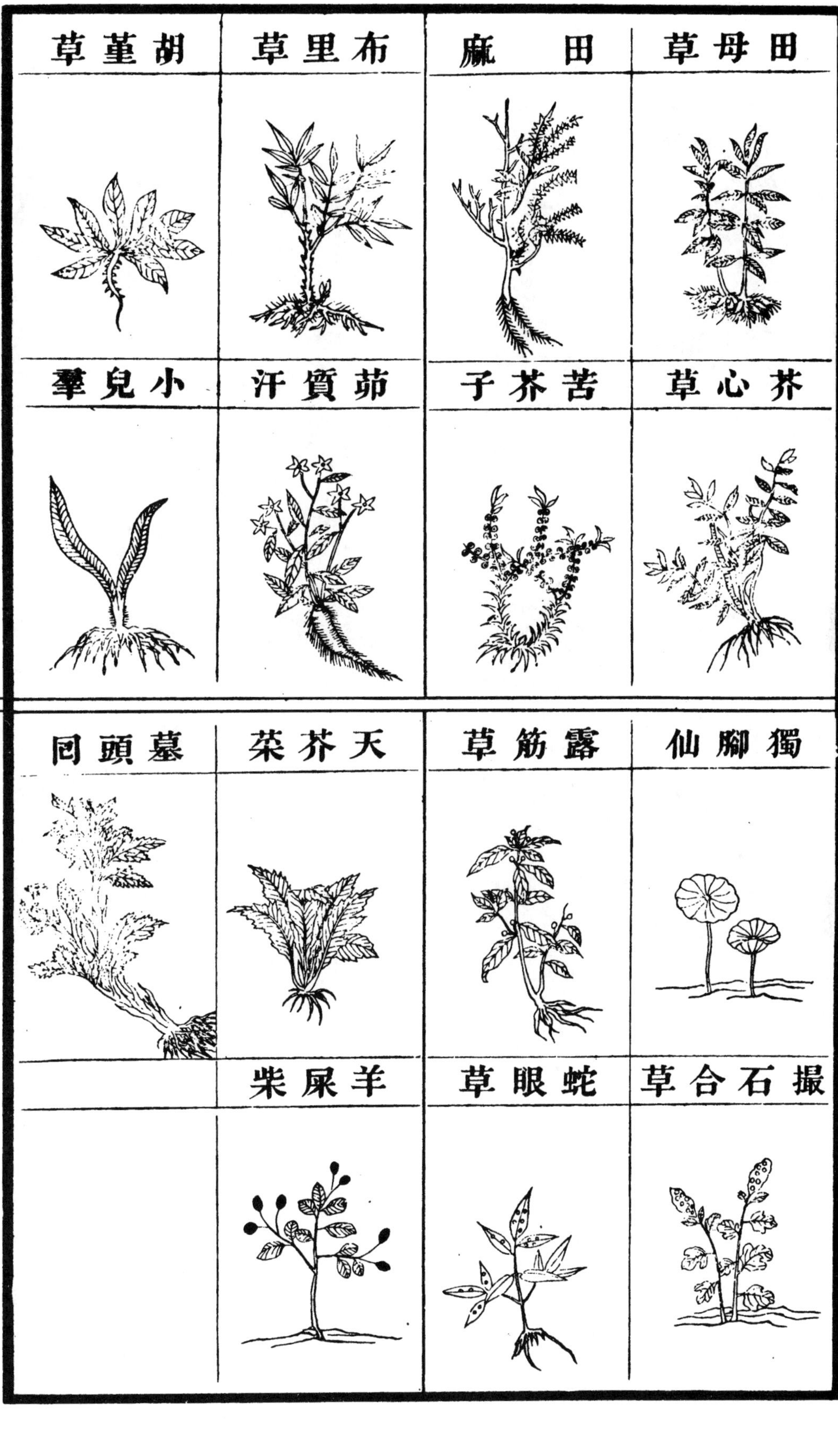

田母草
田麻
布里草
胡堇草
芥心草
苦芥子
茆質汗
小兒羣
獨腳仙
露筋草
天芥菜
墓頭回
撮石合草
蛇眼草
羊屎柴

穀部麻麥稻類

胡麻

脂麻

亞麻子

小麥

雀麥

燕麥

巨勝

大麻

黃麻

大麥

蕎麥

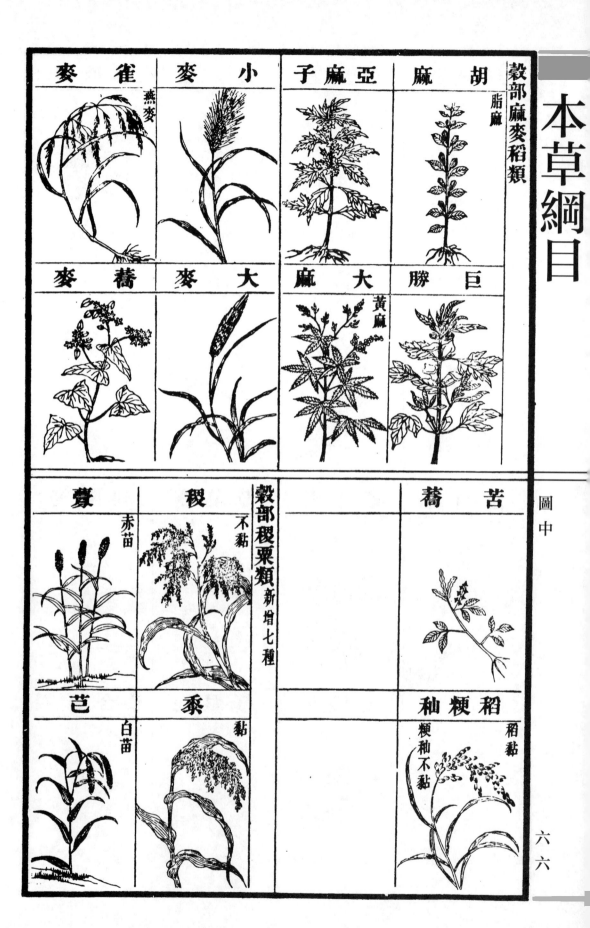

苦蕎

稻粳秈

稻黏

粳秈不黏

穀部稷粟類新增七種

稷

不黏

虋

赤苗

黍

黏

芑

白苗

秬

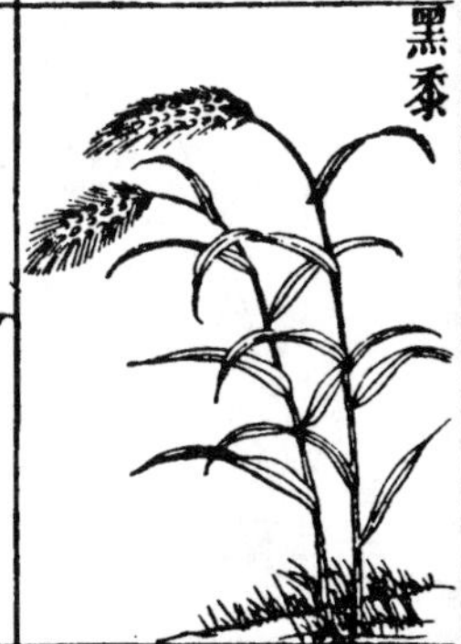
黑黍

蜀黍

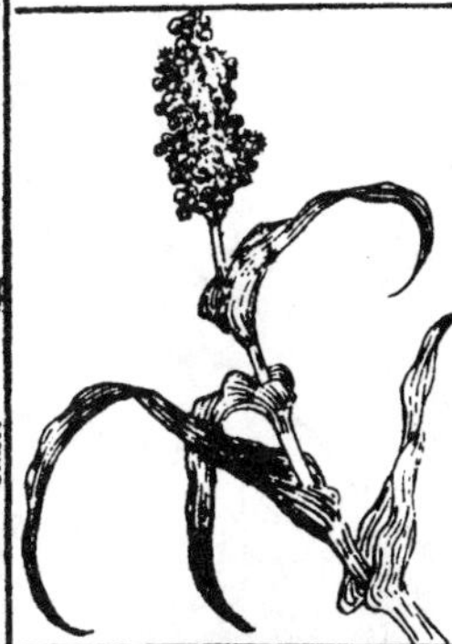

粱

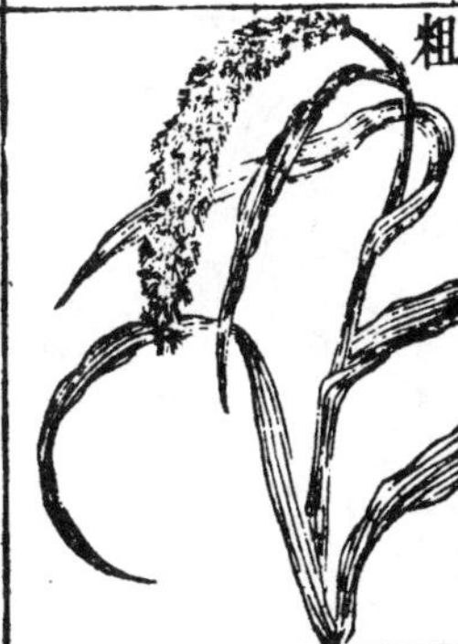
粗

秫

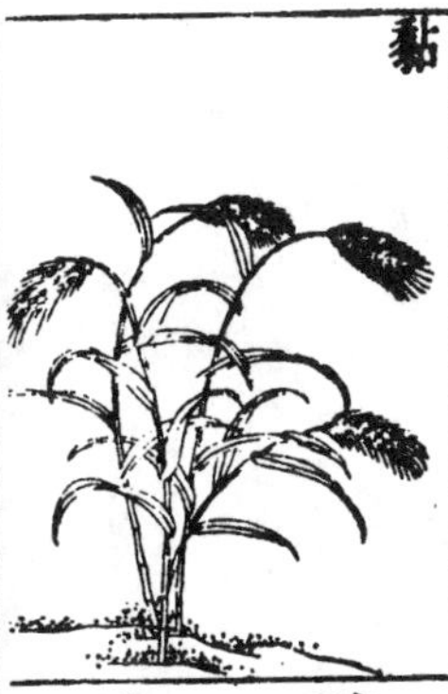
黏

秠

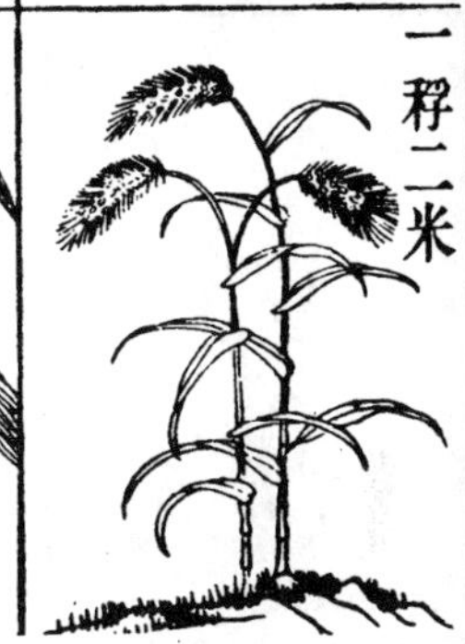
一稃二米

玉蜀黍

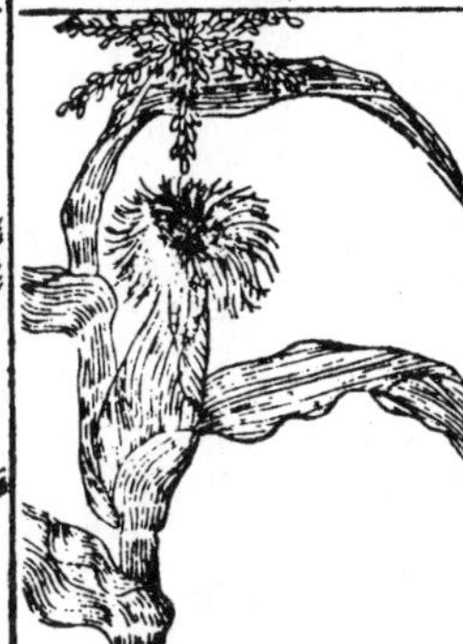

粟

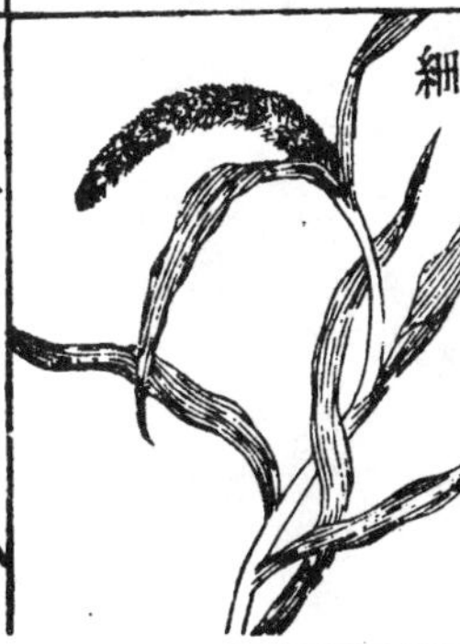
細

穇子

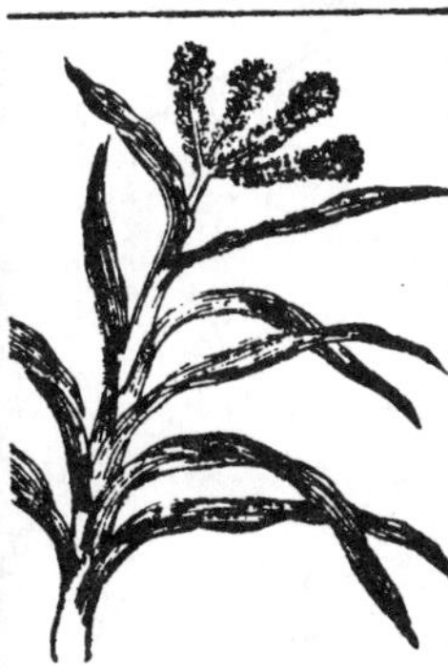

稗

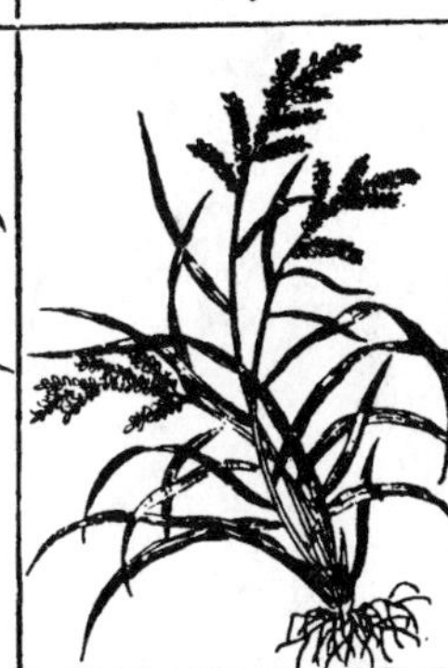

薏苡

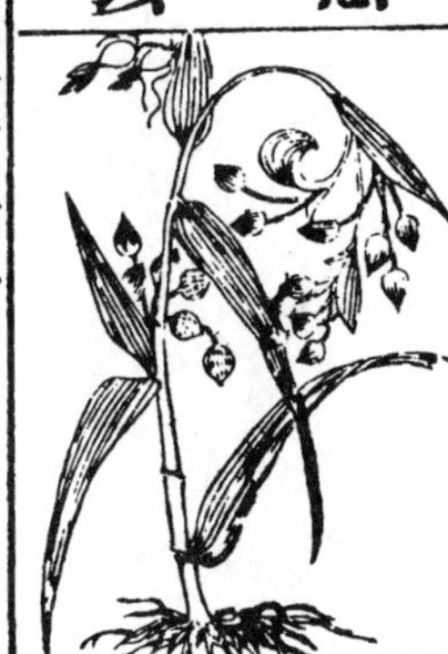

狼尾草

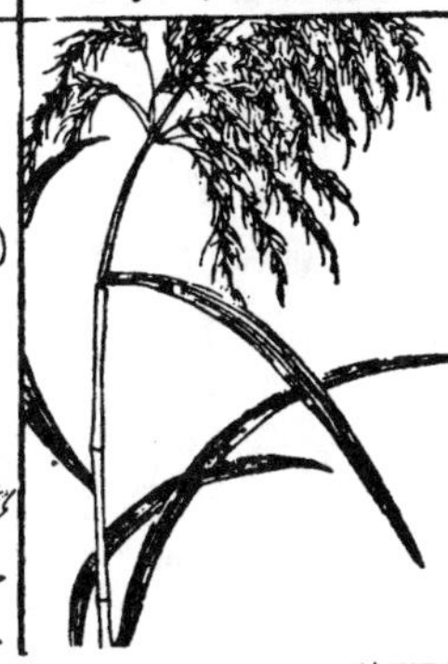

罌子粟

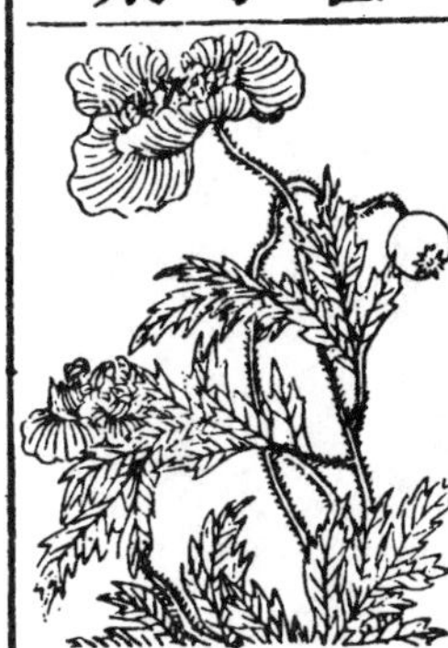

穀部菽豆類

大豆

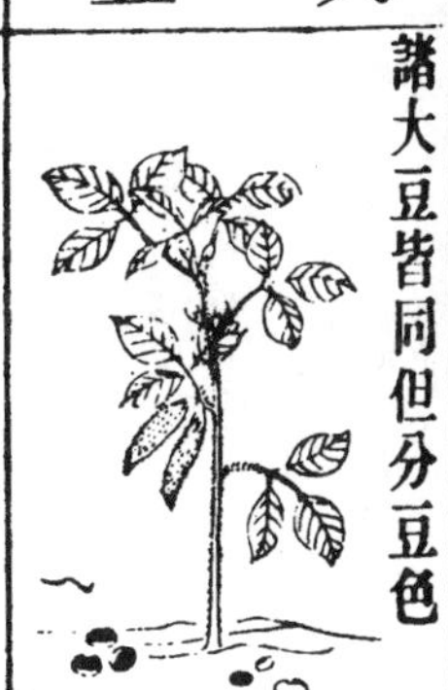
諸大豆皆同但分豆色

豌豆

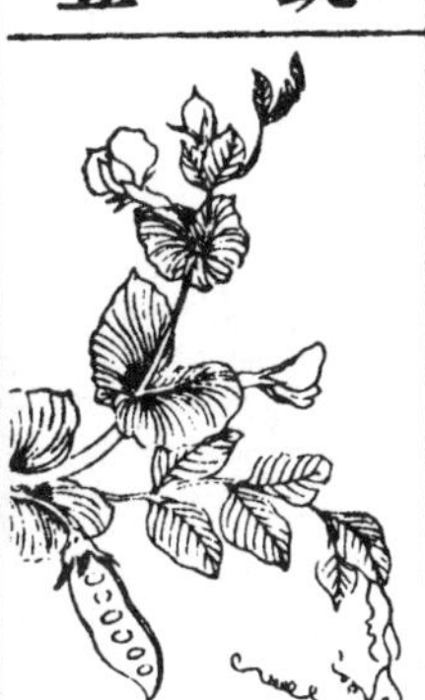

小豆

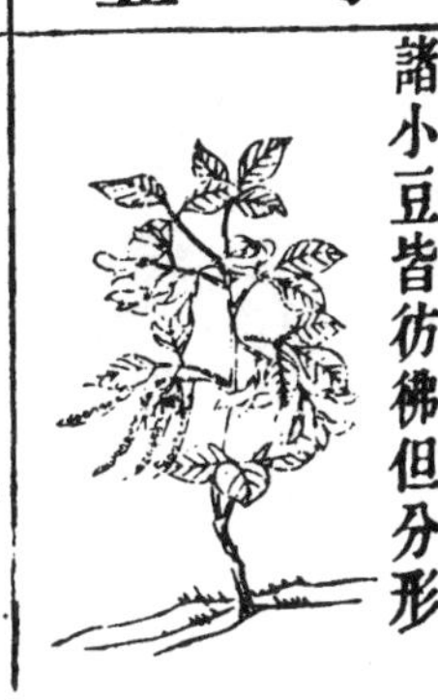
諸小豆皆彷彿但分形

蠶豆

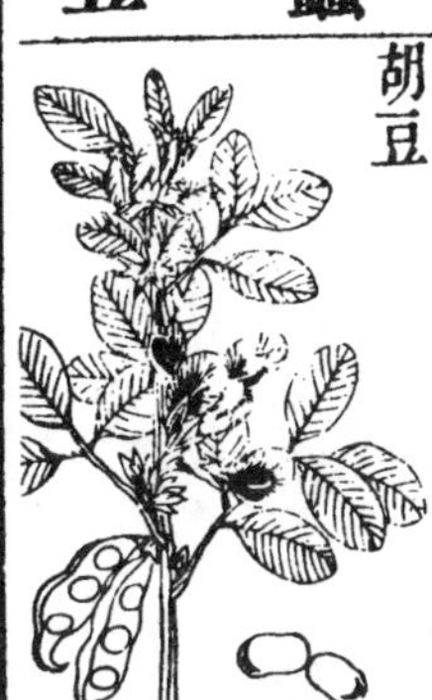
胡豆

豇豆

藊豆

莢多不同

刀豆

黎豆

熊爪豆

菜部葷辛類

韭

葱

樓葱

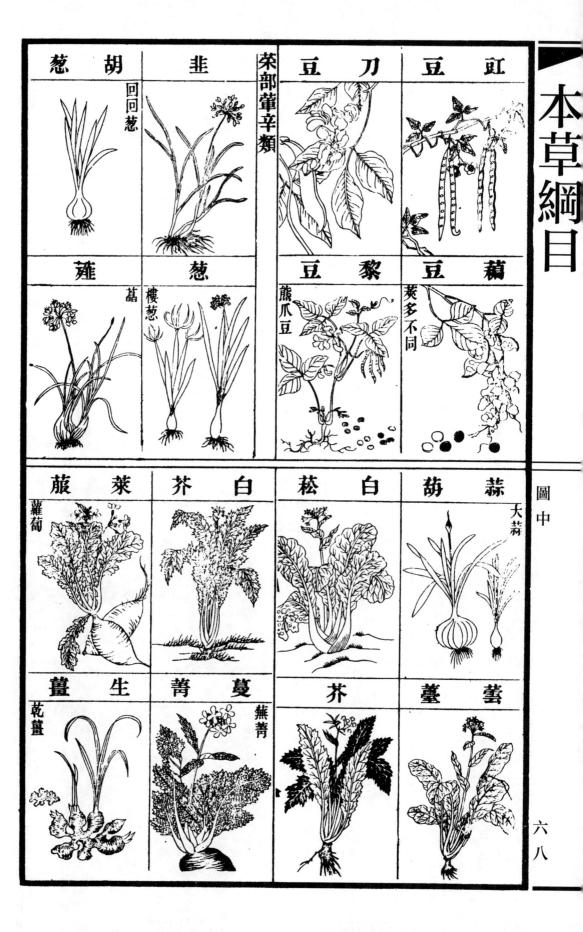

胡葱

回回葱

薤

藠

葫蒜

大蒜

蕓薹

白菘

芥

白芥

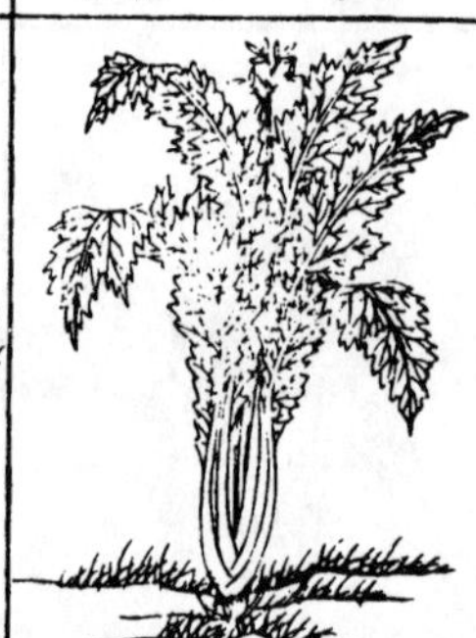

蔓菁

蕪菁

萊菔

蘿蔔

生薑

乾薑

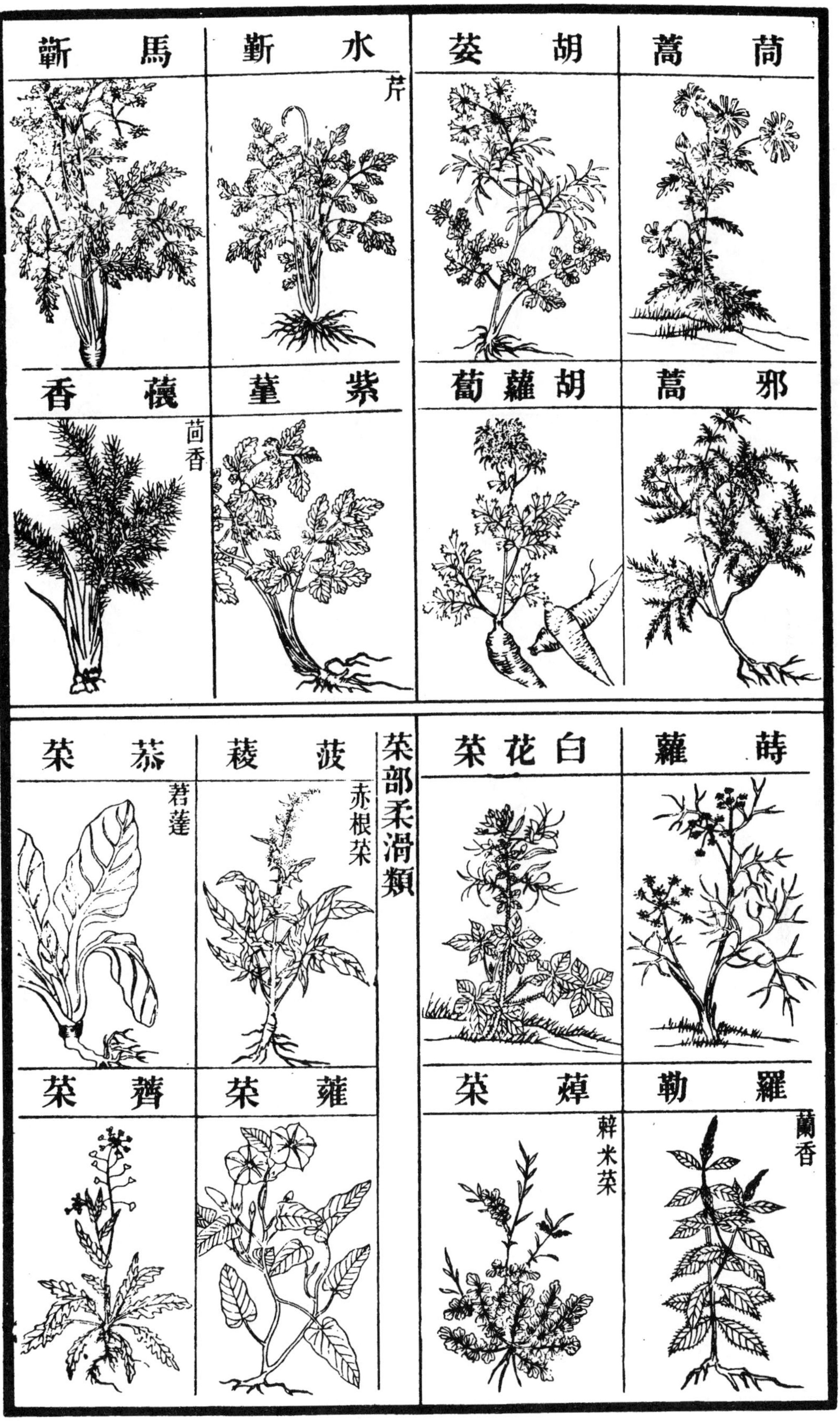
茼蒿
胡荽
水蘄
芹
馬蘄
邪蒿
胡蘿蔔
紫堇
蘹香
茴香
菜部柔滑類
蒔蘿
白花菜
菠薐
赤根菜
菾菜
莙薘
羅勒
蘭香
蔊菜
辣米菜
蕹菜
薺菜

繁縷

鵝腸菜

苜蓿

雞腸

莧

野莧

苦蕒

白苣同

馬齒莧

萵苣

水苦蕒

蒲公英

地丁

翻白草

雞腿根

黃瓜菜

生瓜菜

資州

蕺菜

魚腥草

落葵

藤菜

蕨

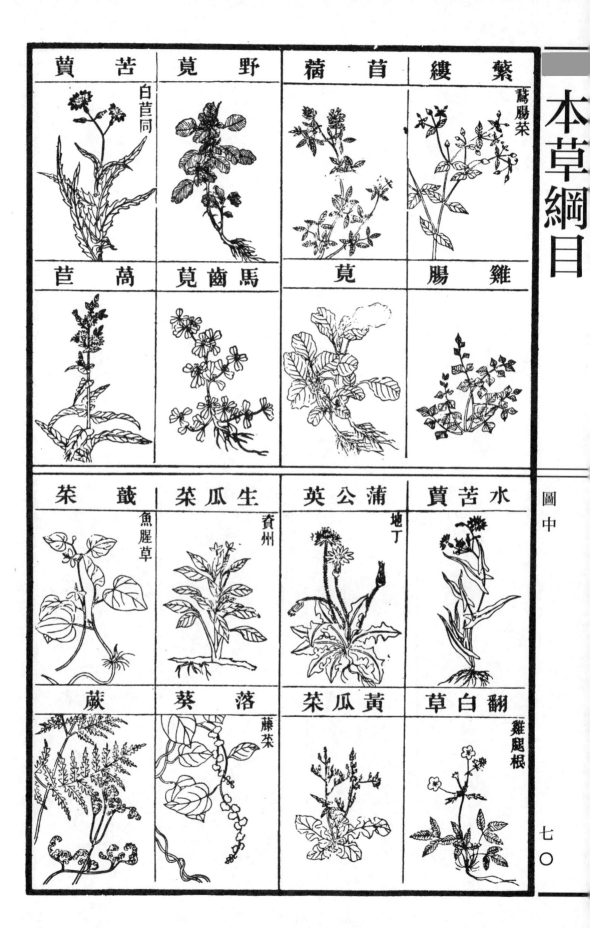

薇

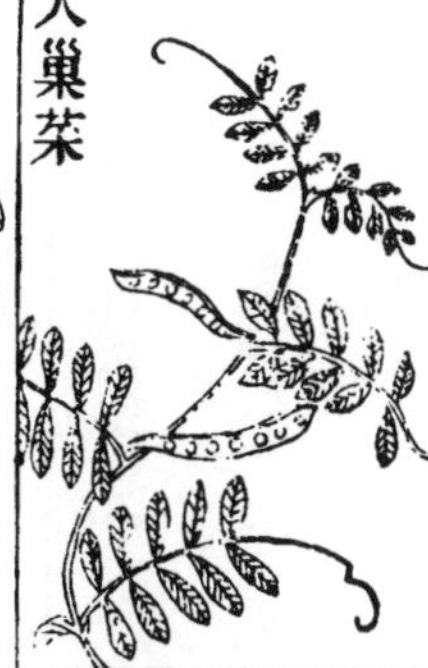

翹搖

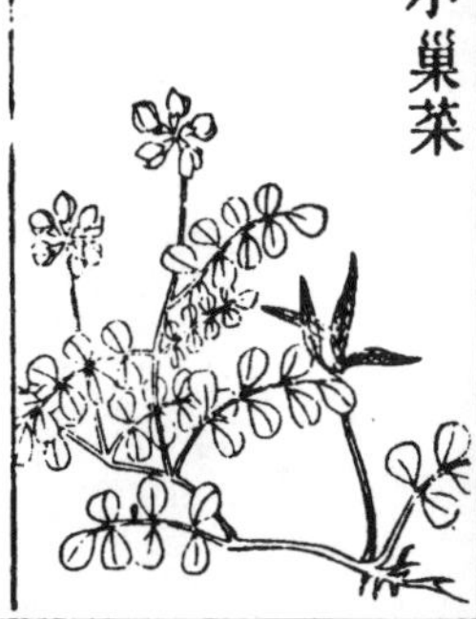

鹿藿

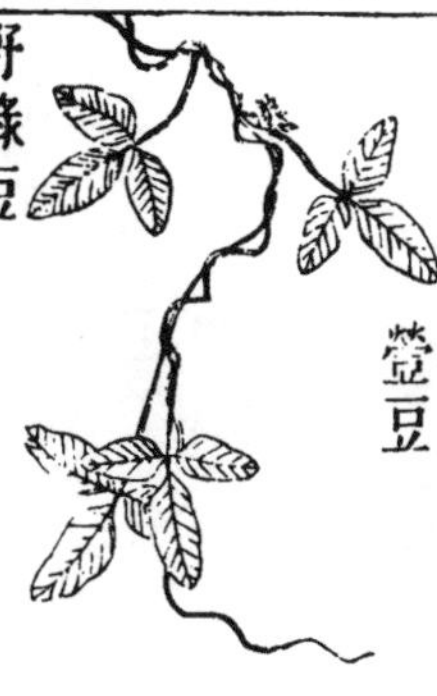

灰藿

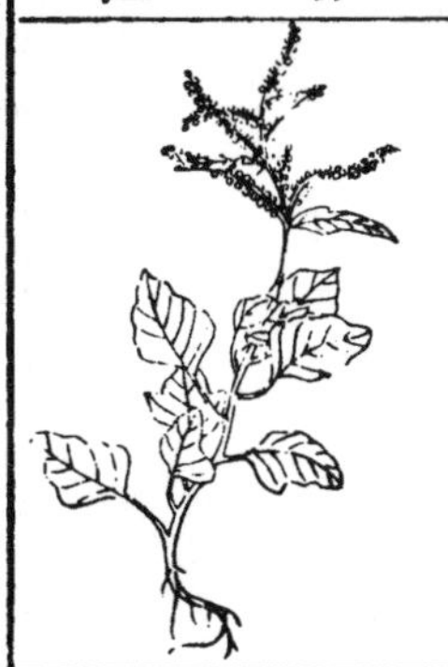

芋

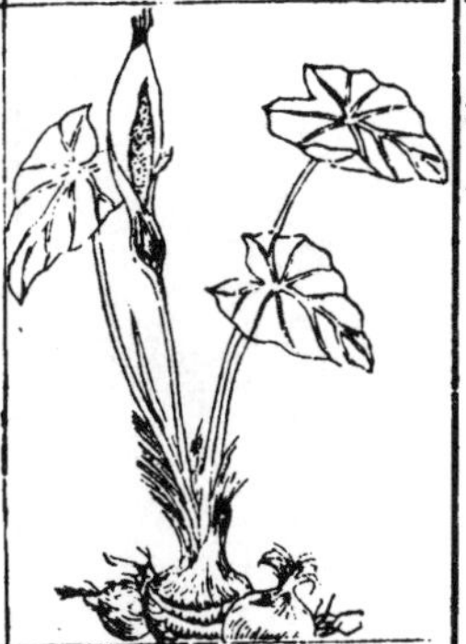

土芋

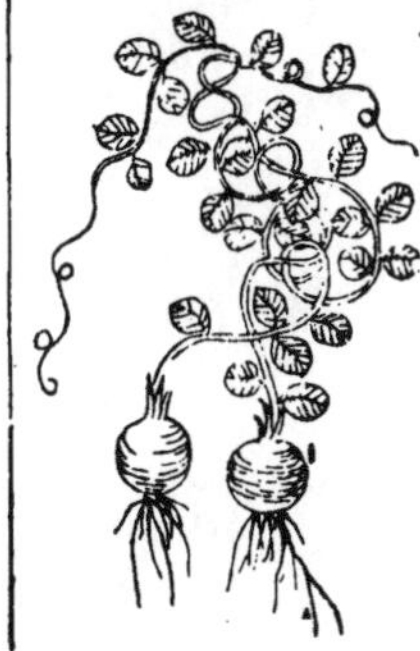

薯蕷

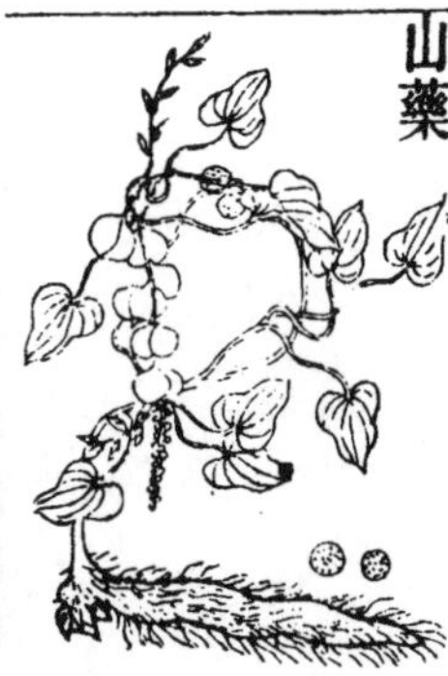

百合

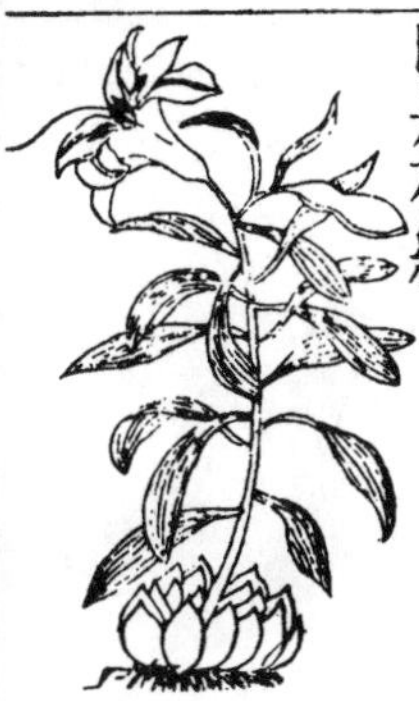

卷丹

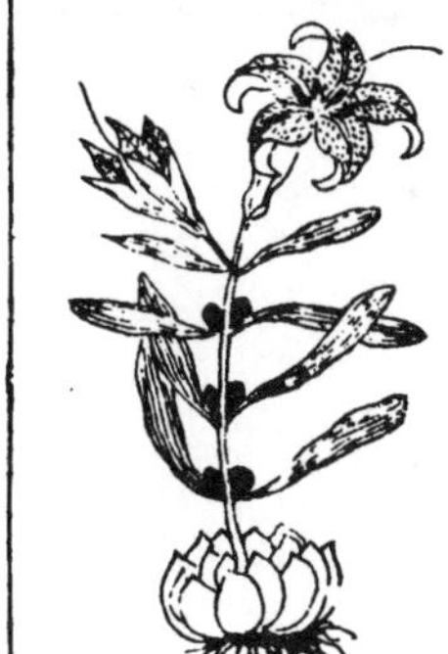

草石蠶

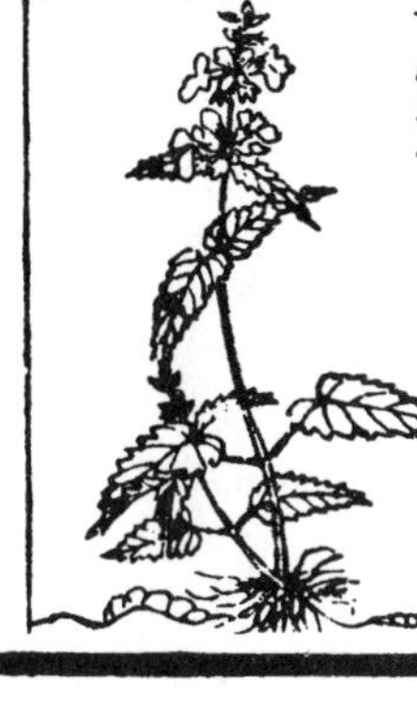

菜部蓏菜類

茄

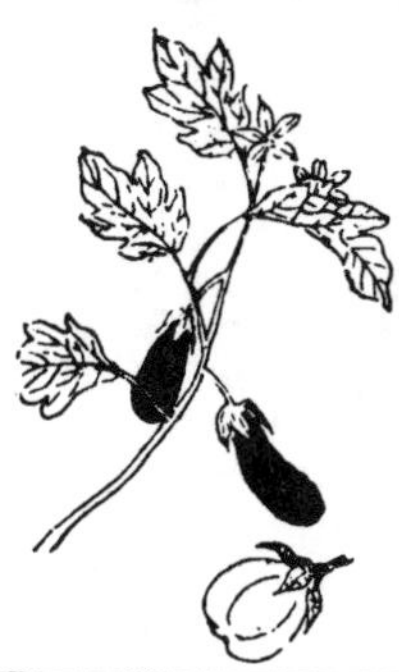

壺盧

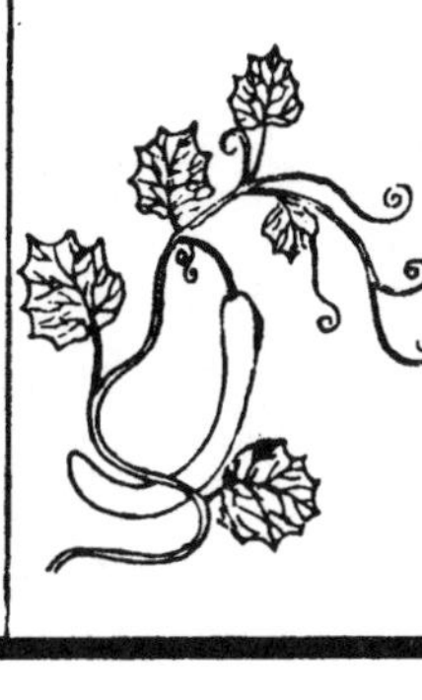

諸壺

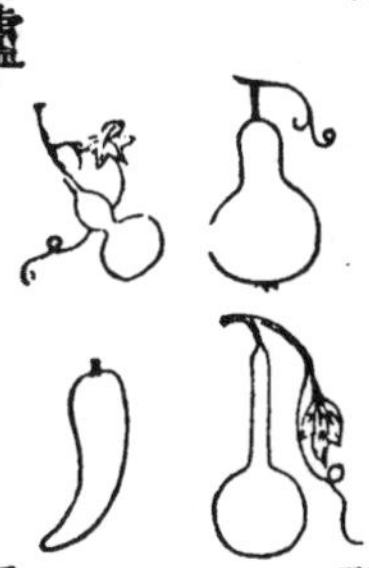

冬瓜

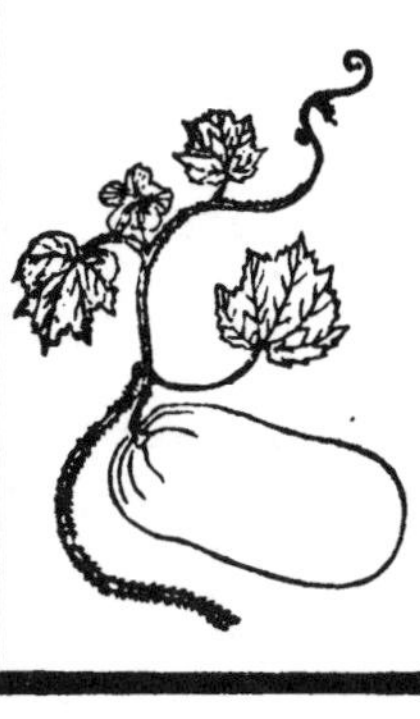

南瓜

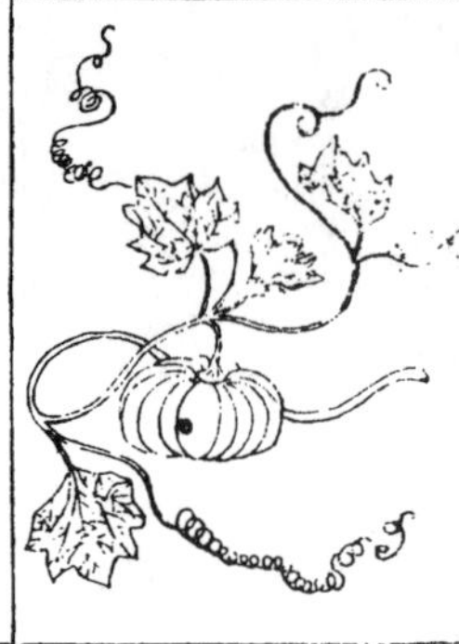

胡瓜

黃瓜

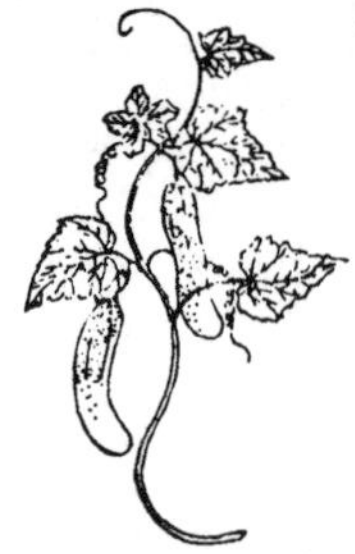

苦瓜

癩蒲萄

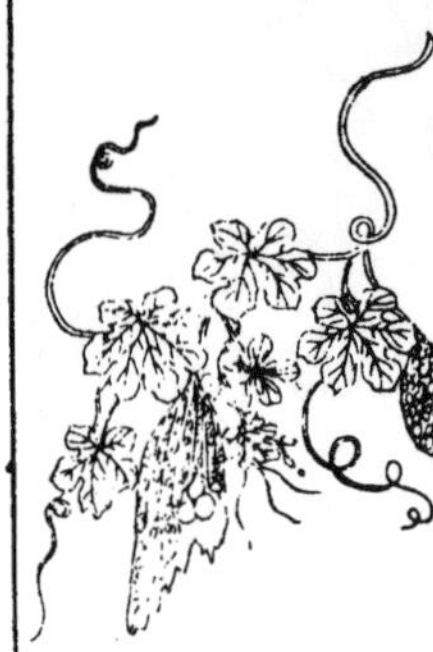

越瓜

菜瓜

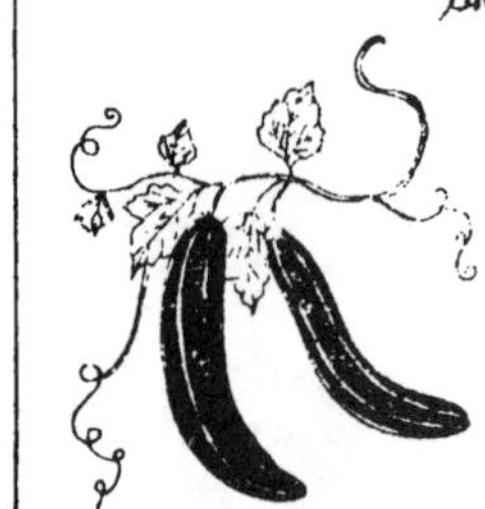

絲瓜

天蘿

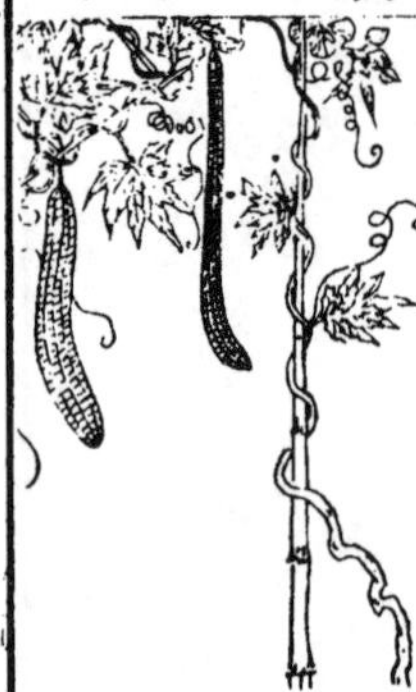

菜部水菜類

紫菜

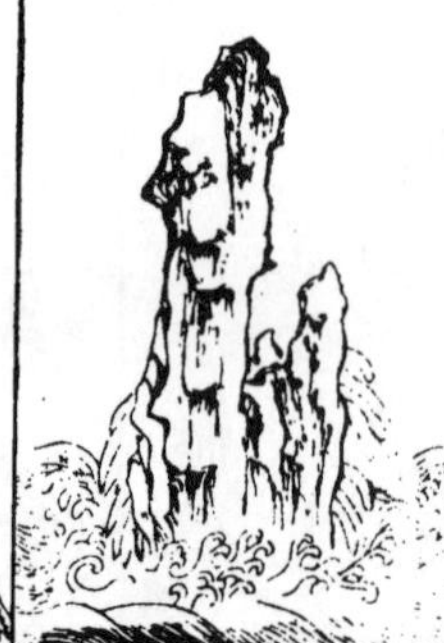

石花菜

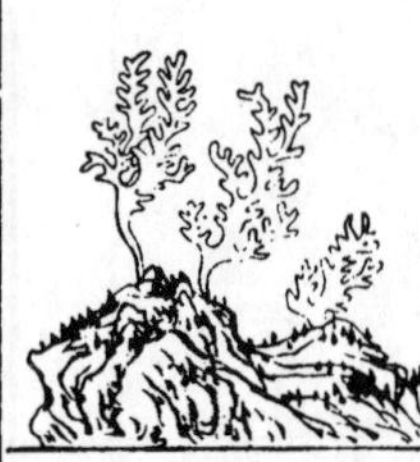

龍鬚菜

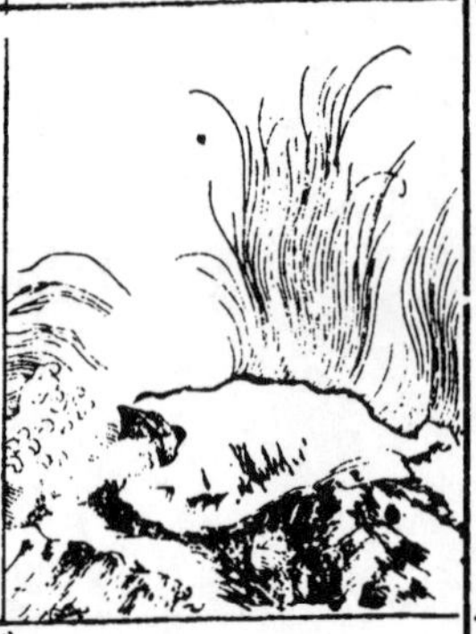

石蓴

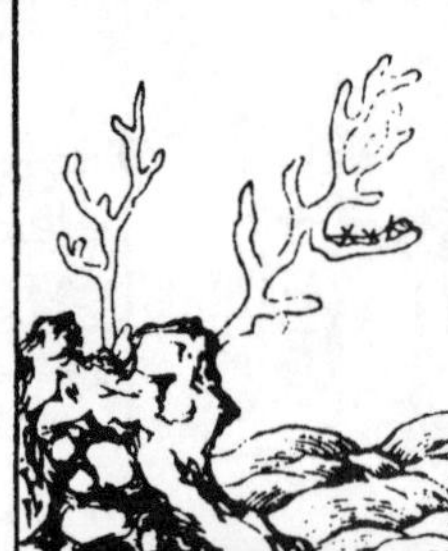

鹿角菜

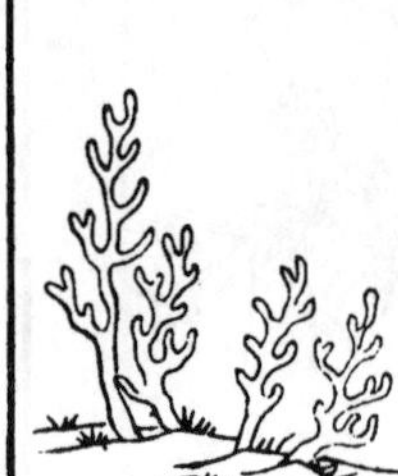

菜部芝栭類

諸芝

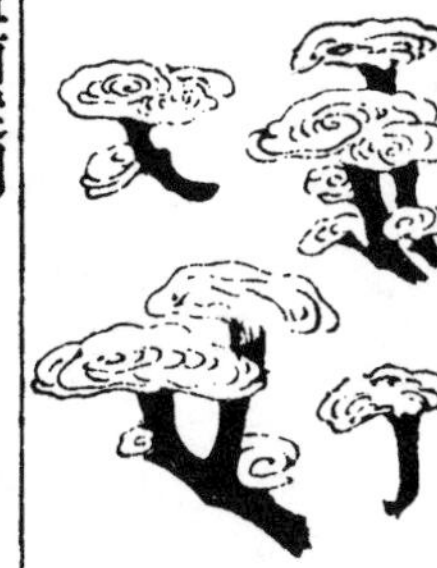

香蕈

諸蕈菌蓯同

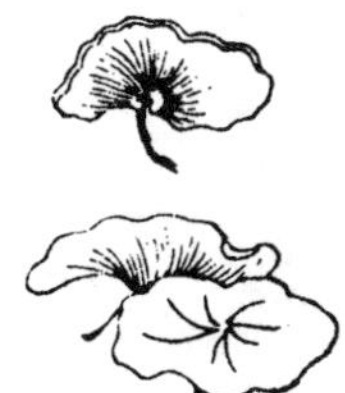

竹蓐

竹菰

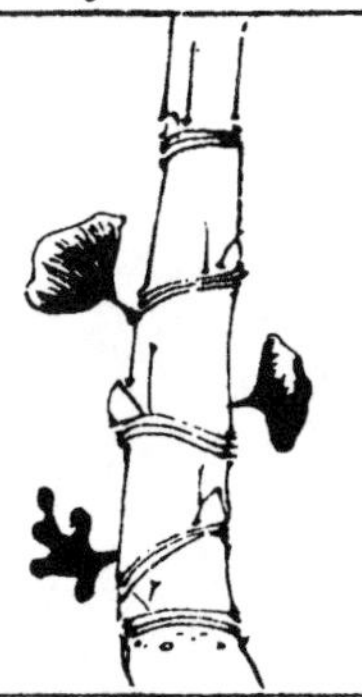

木耳

諸耳同

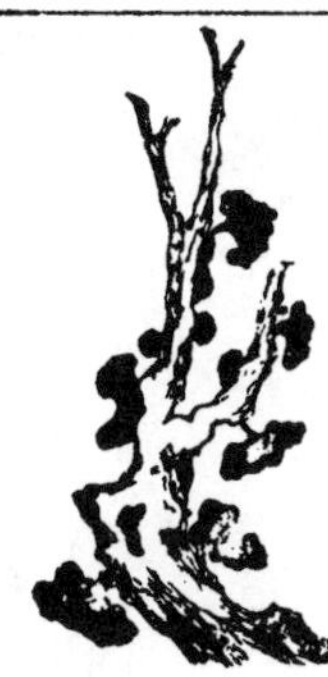

蘑菰蕈

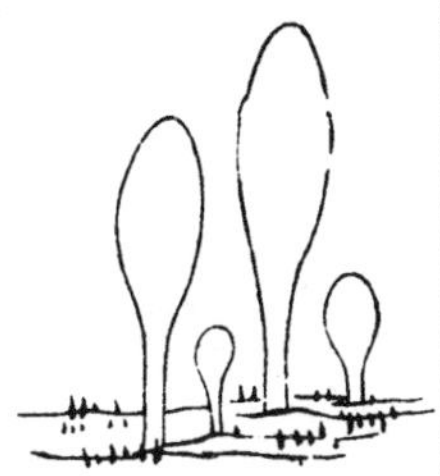

石耳

地耳同

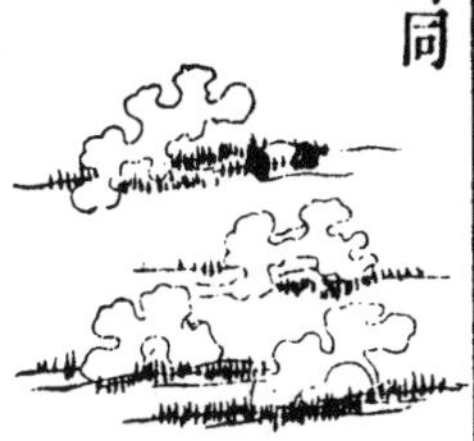

果部五果類

李

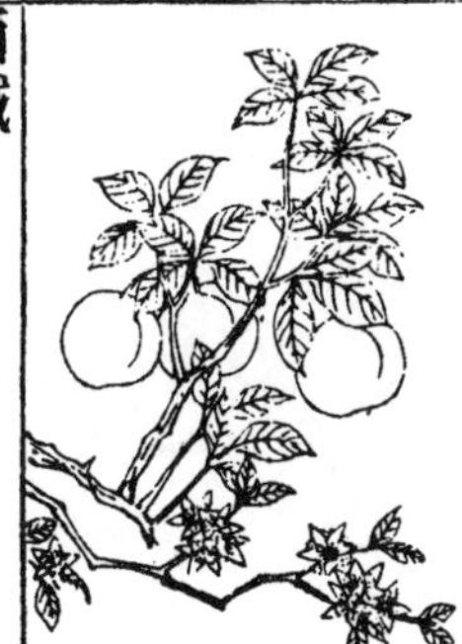

巴旦杏

西域

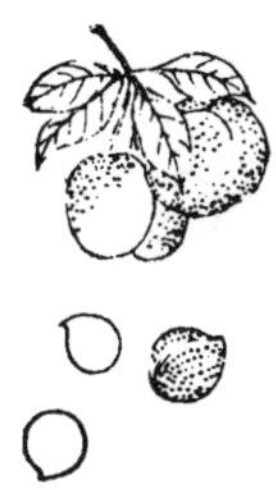

榔梅

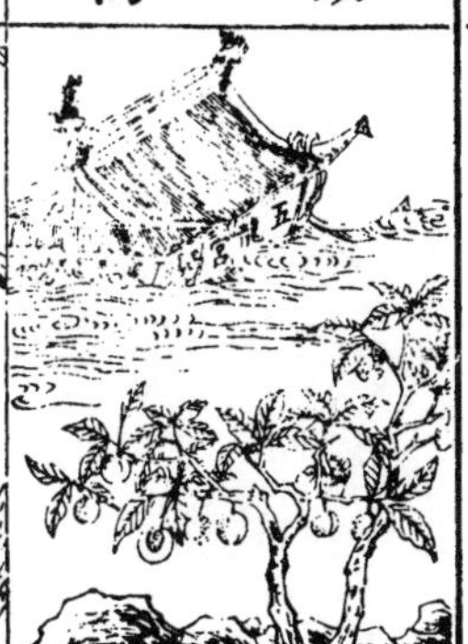

栗

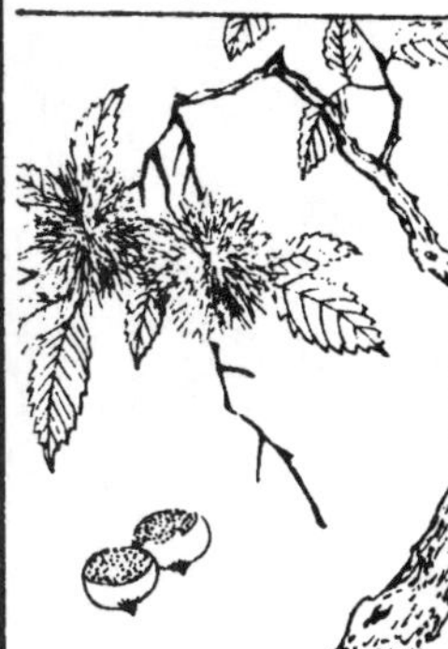

杏

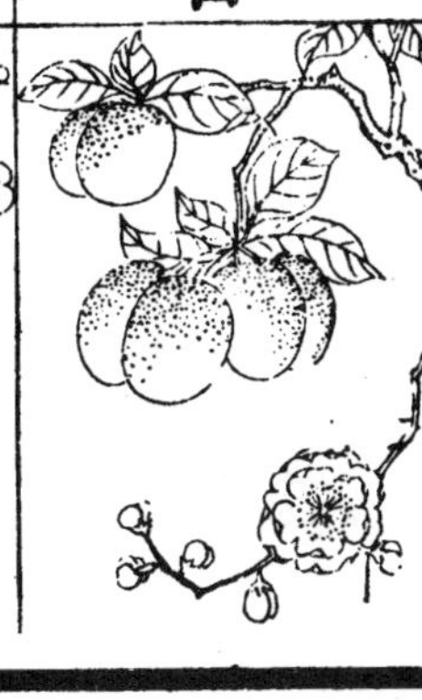

梅

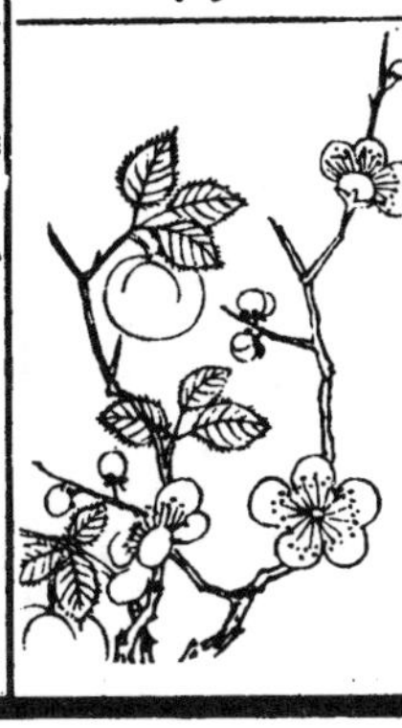

桃

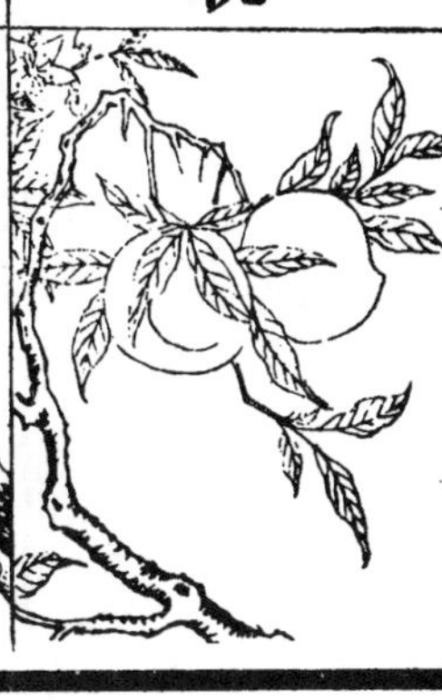

天師栗

娑羅子

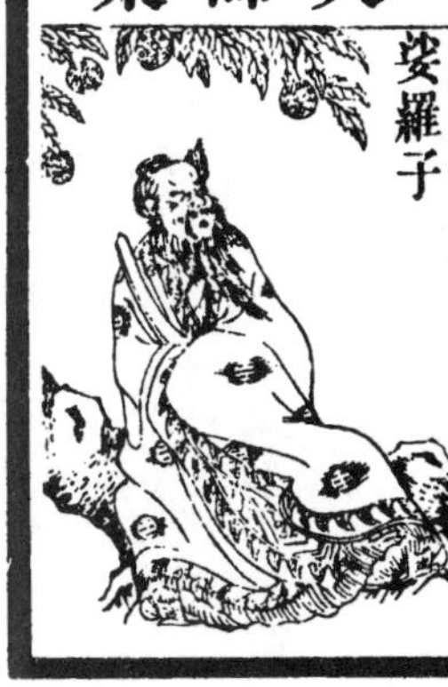

棗

果部山果類

梨

海紅

棠梨

木瓜

榠樝

樝子同

山樝

棠梂

柰 林檎

林檎圖小

椑柿

漆柿

榲桲

菴羅果

柿

君遷子

牛嬭柿 丁香柿圖

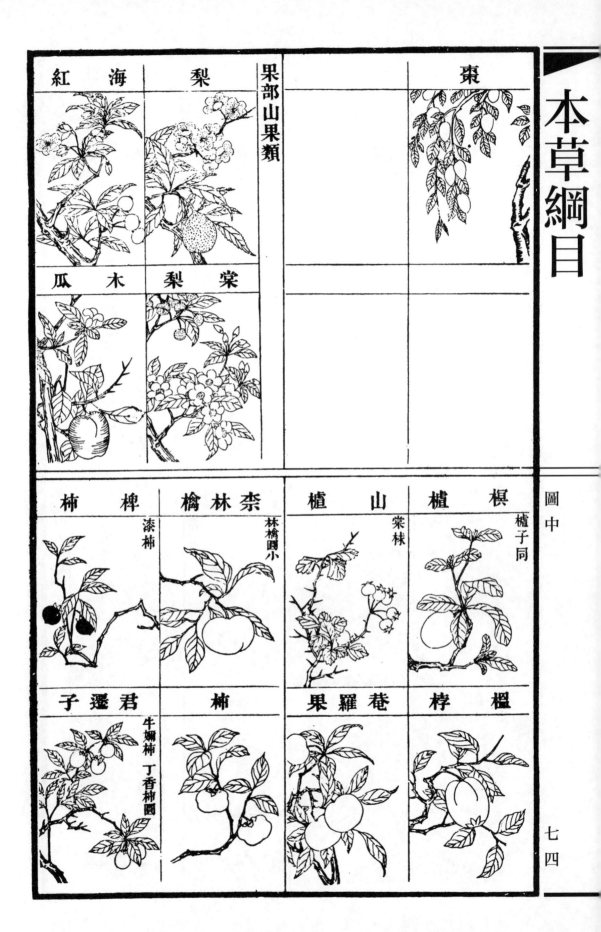

安石榴

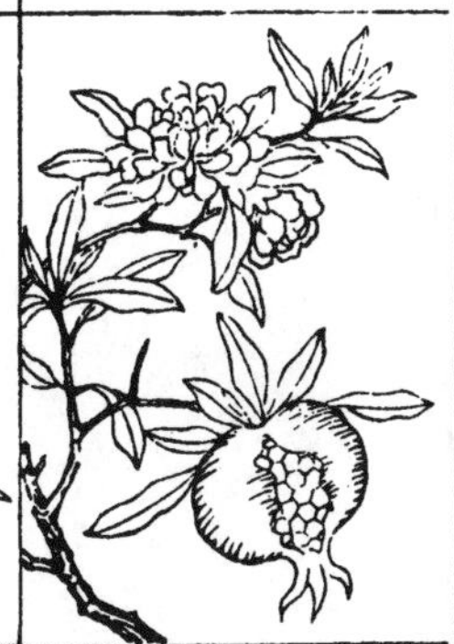

柑

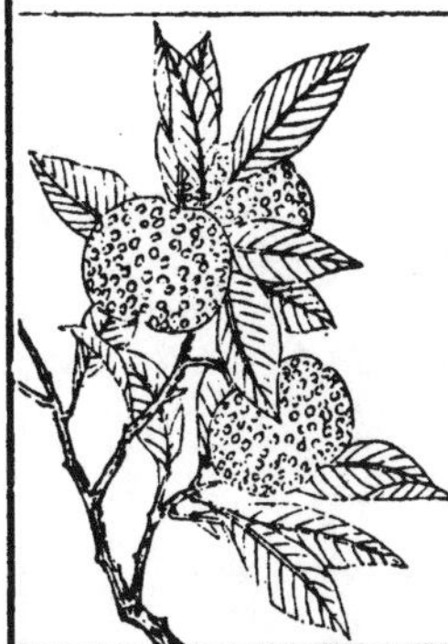

橘

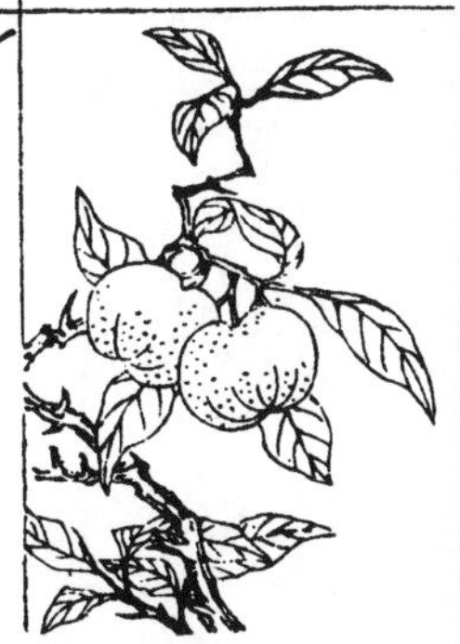

橙

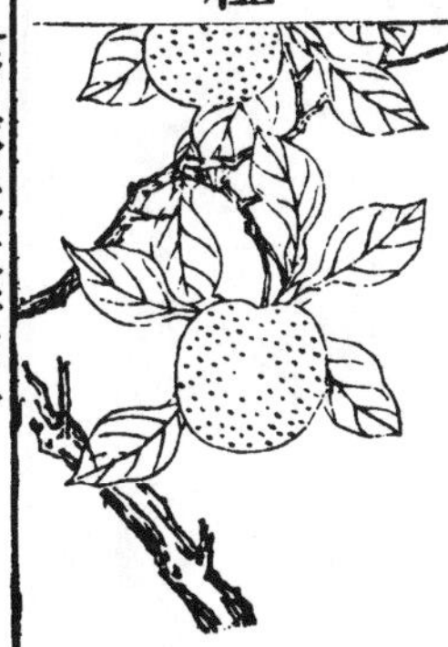

柚

欒

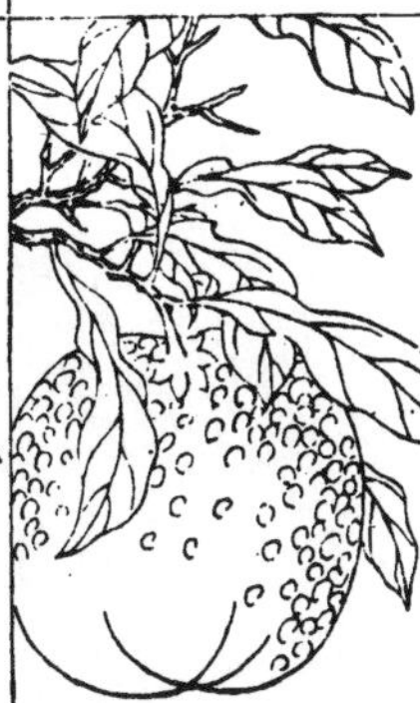

枸櫞

香櫞長大近尺

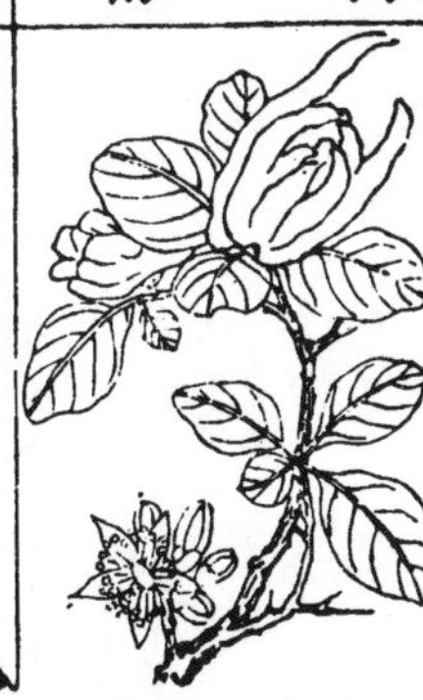

金橘

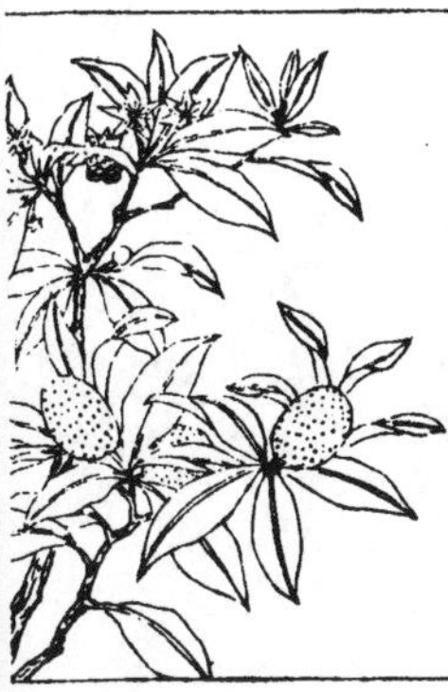

枇杷

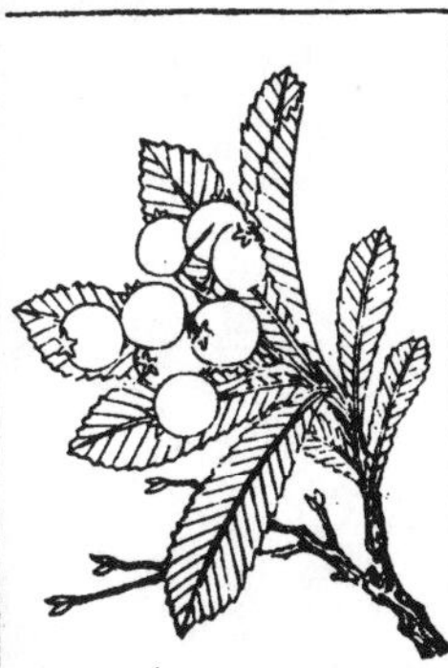

楊梅

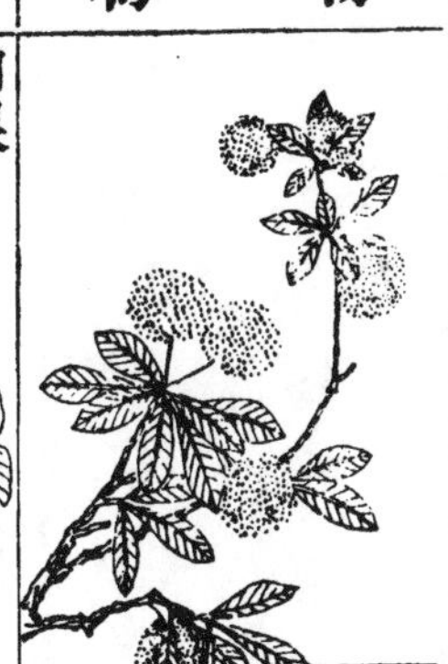

櫻桃

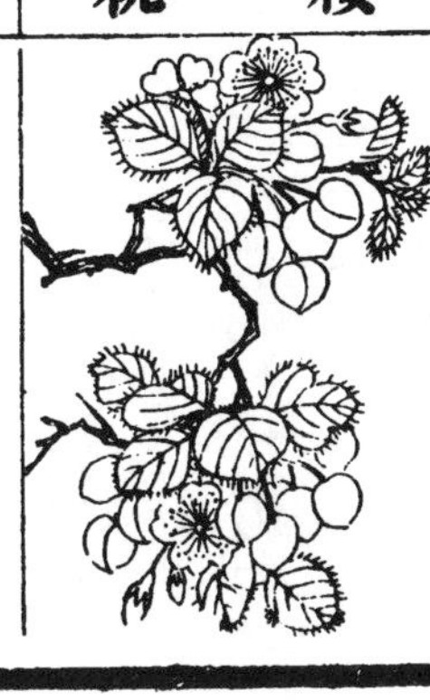

銀杏

白果

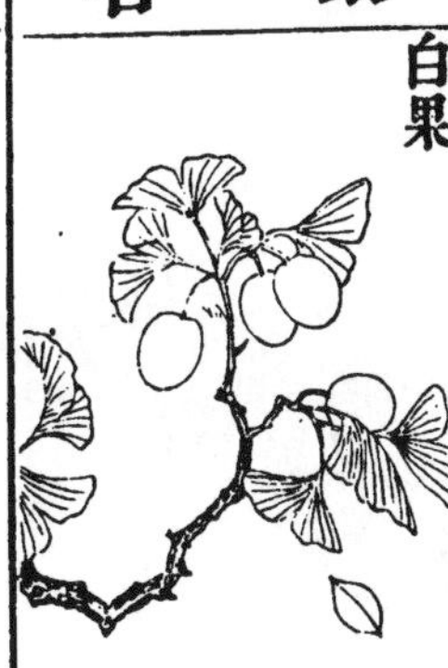

胡桃

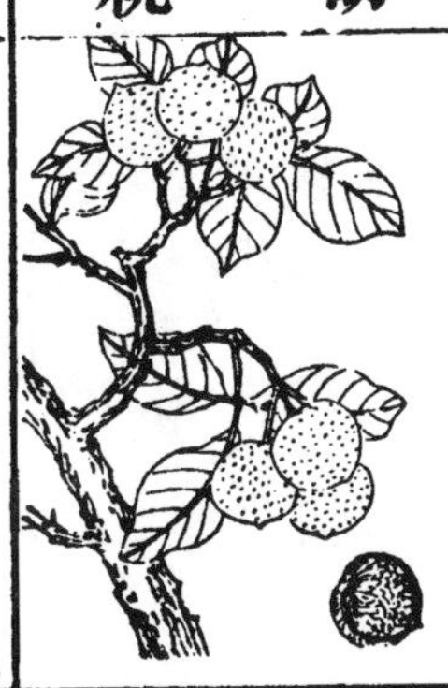

榛子

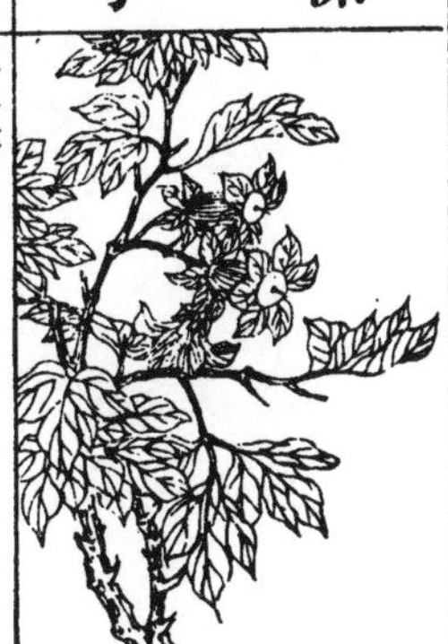

櫧子

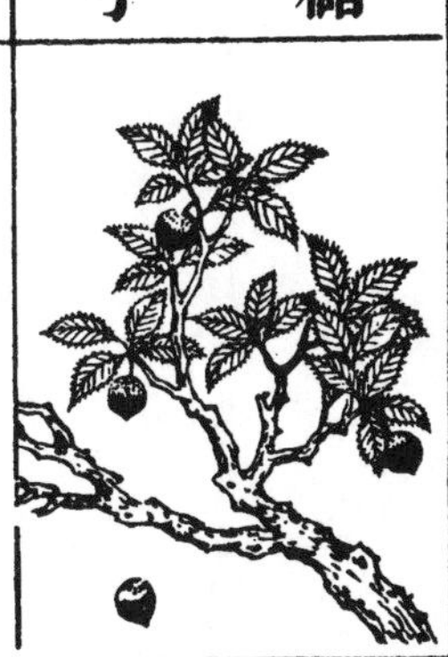

鉤栗

芽栗

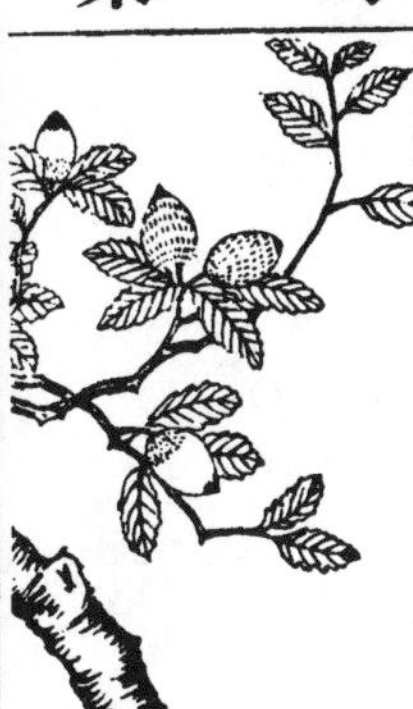

橡實

橡斗子

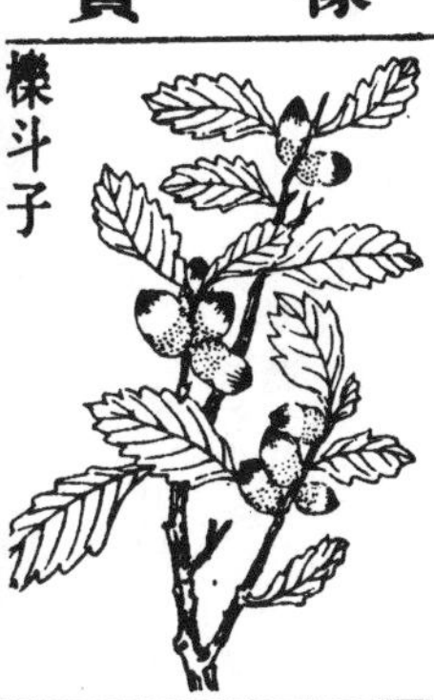

槲實

小櫟子

果部夷果類

荔枝

龍眼

龍荔

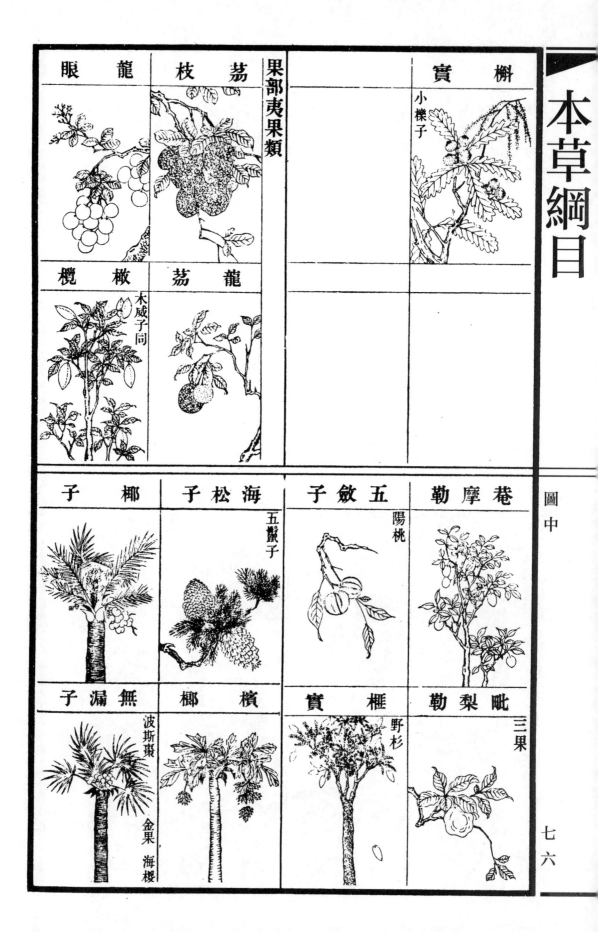

橄欖

木威子同

菴摩勒

五斂子

陽桃

海松子

五鬣子

椰子

毗梨勒

三果

榧實

野杉

檳榔

無漏子

波斯棗 金果 海椶

果部味類

桄榔子

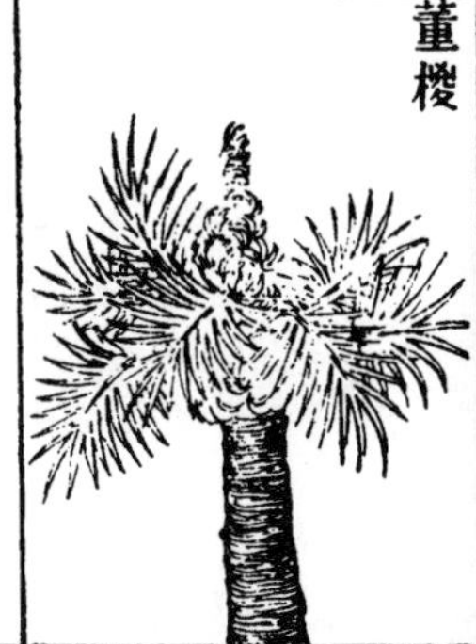

波羅蜜

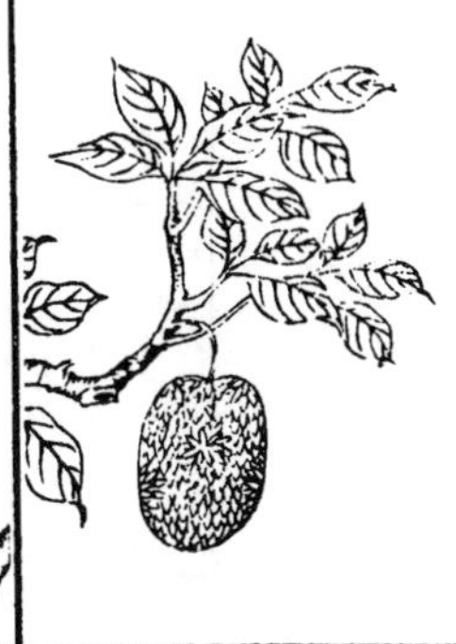

沙棠果

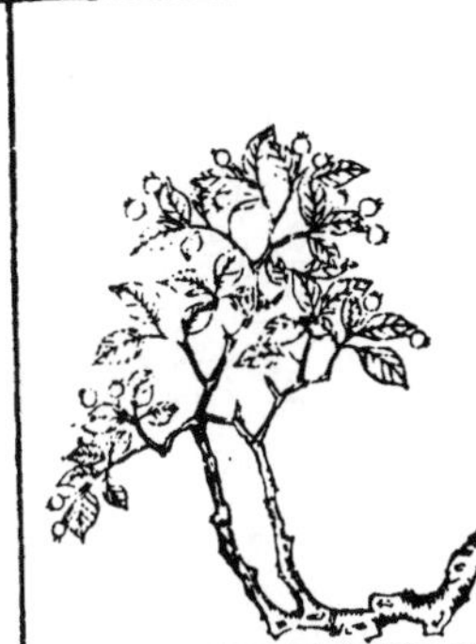

馬檳榔

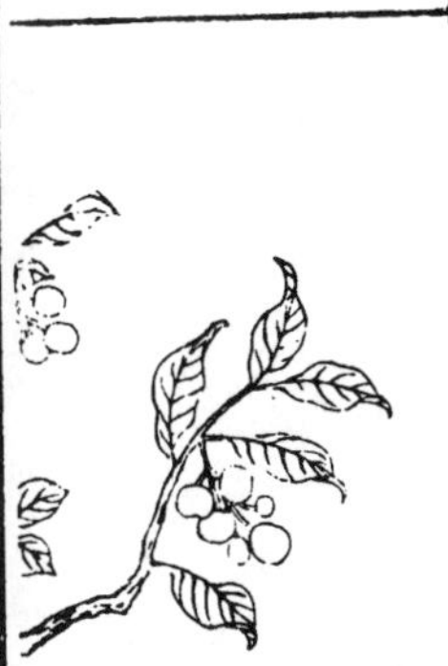

莎木麪

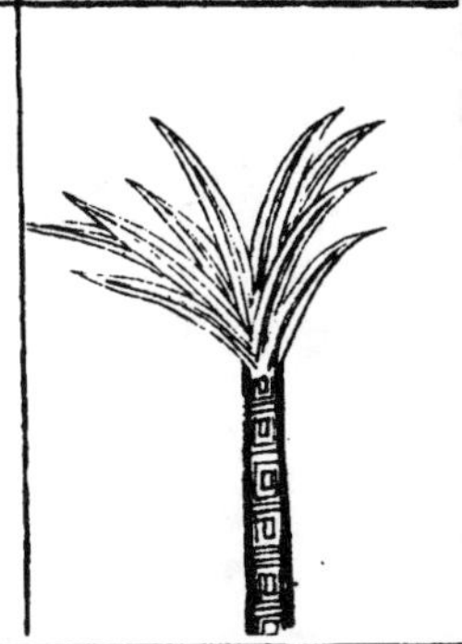

無花果

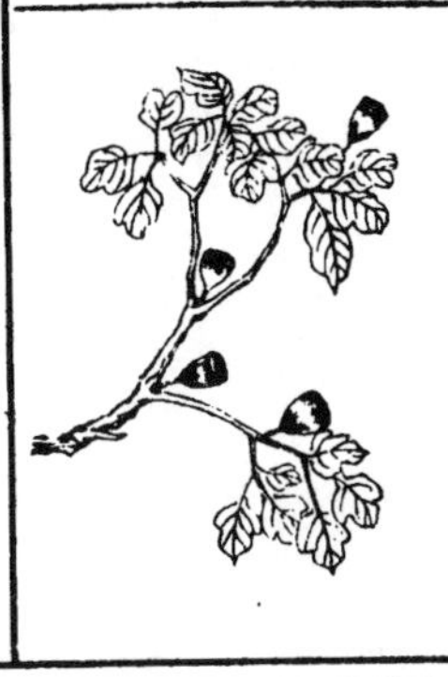

都念子

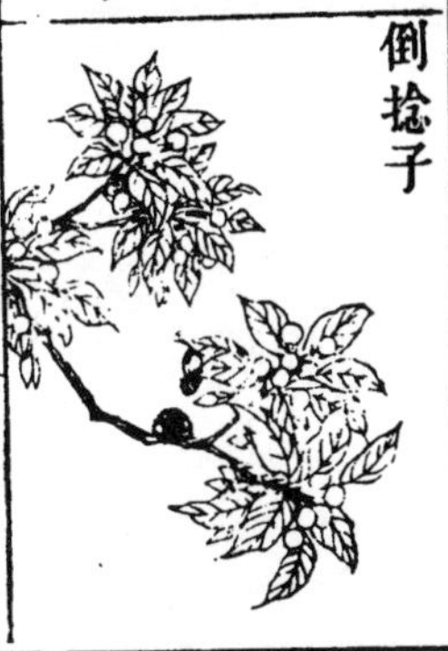

枳椇

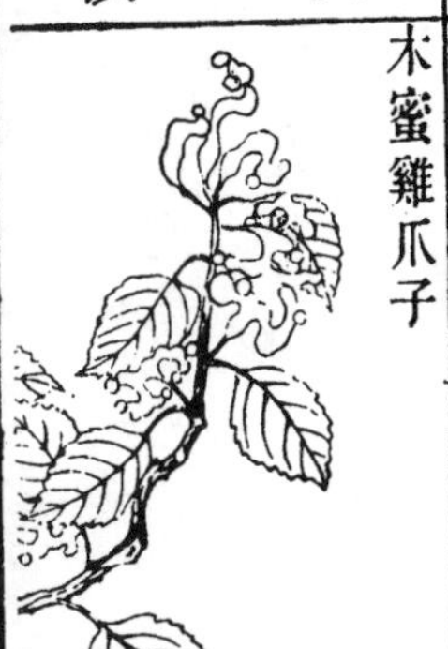

秦椒

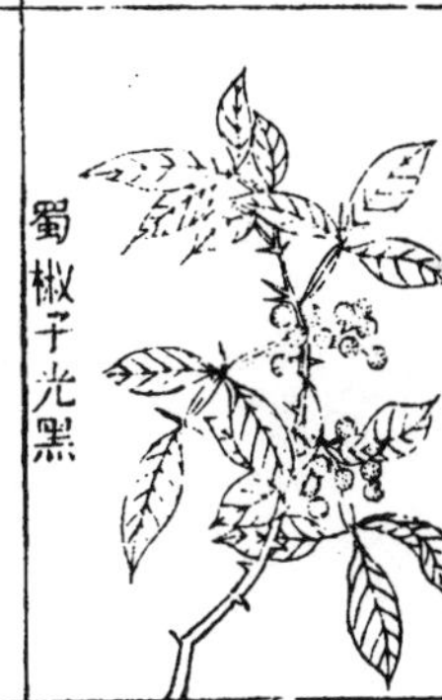

蔓椒

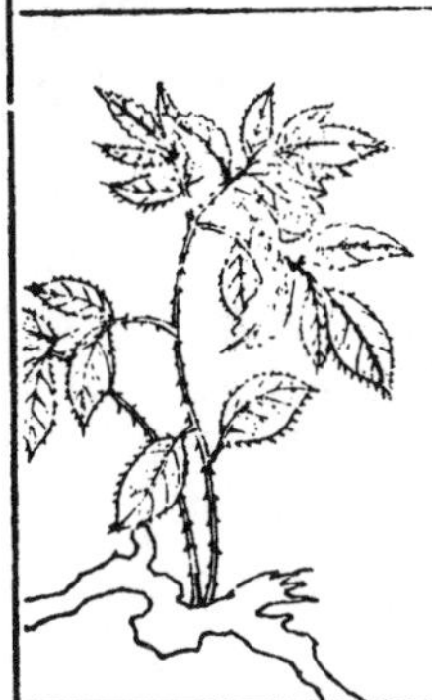

胡椒

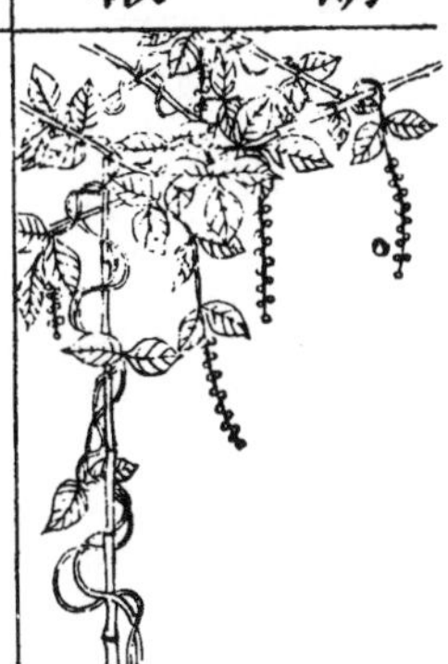

吳茱萸

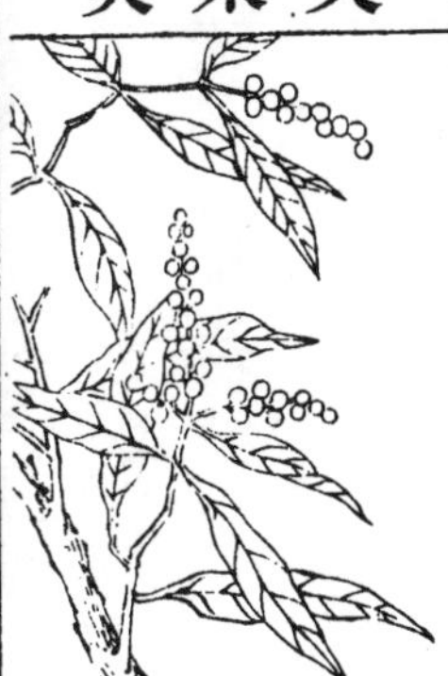

崖椒

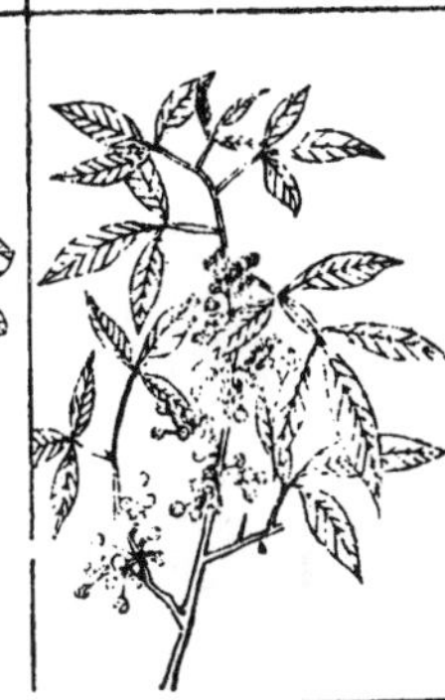

地椒

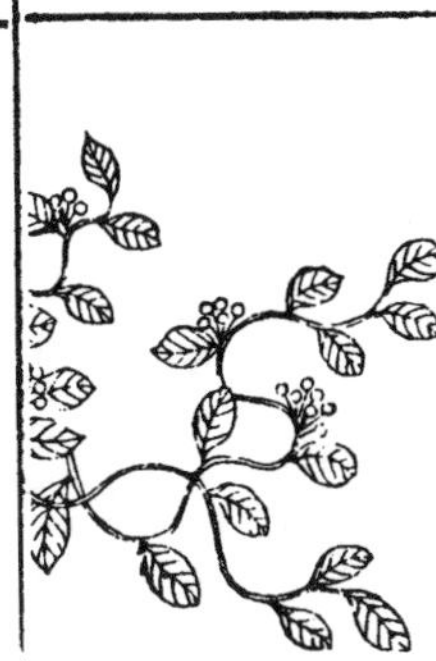

畢澄茄

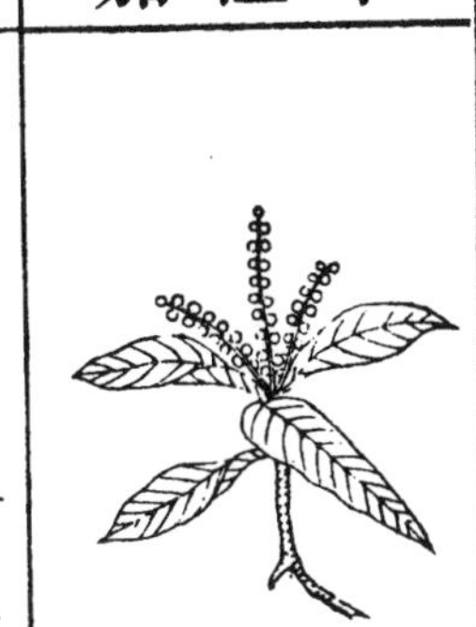

食茱萸

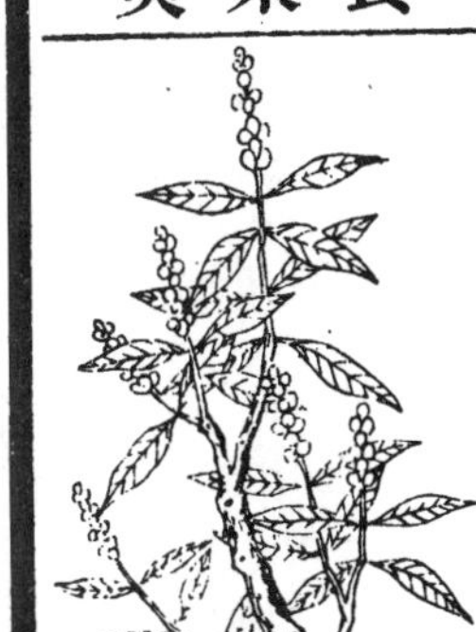

鹽麩子

五構木

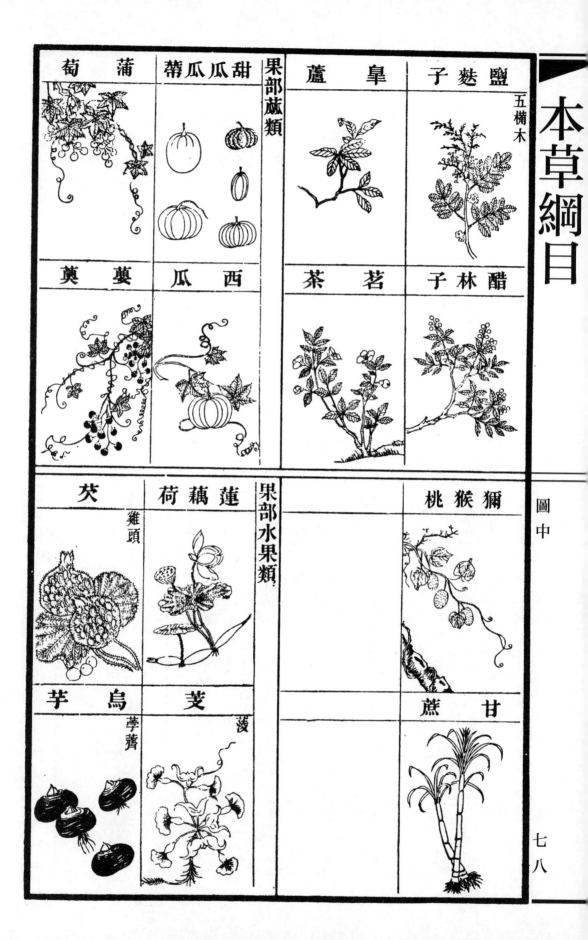

醋林子

皋盧

茗茶

果部蓏類

甜瓜瓜蒂

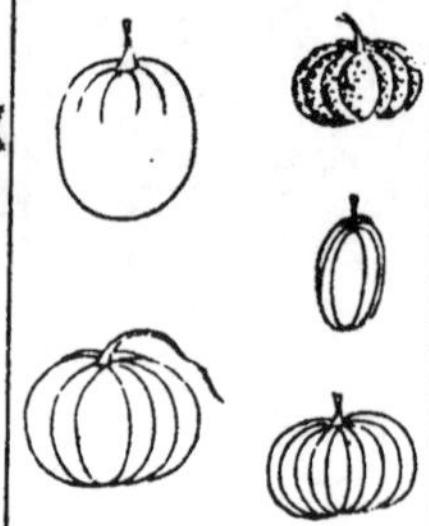

西瓜

蒲萄

蘡薁

獼猴桃

甘蔗

果部水果類

蓮藕荷

芰

蔆

芡

雞頭

烏芋

葧薺

慈姑

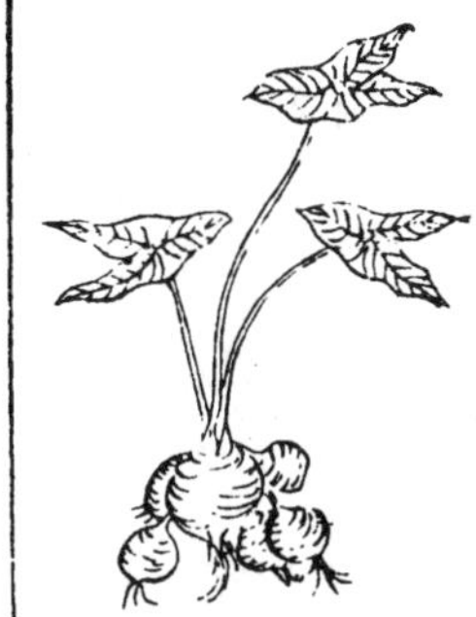

木部香木類

柏

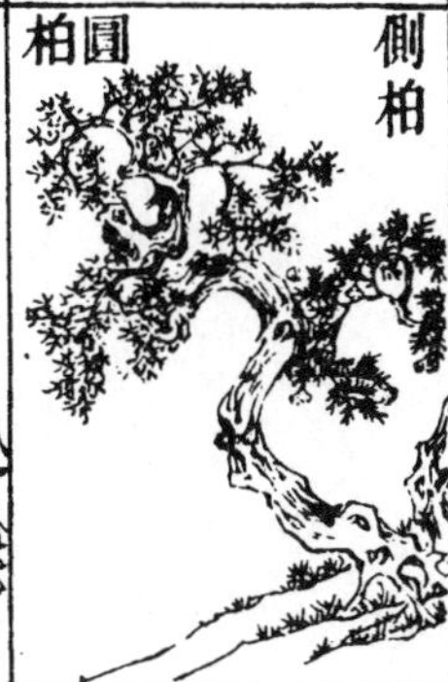

杉

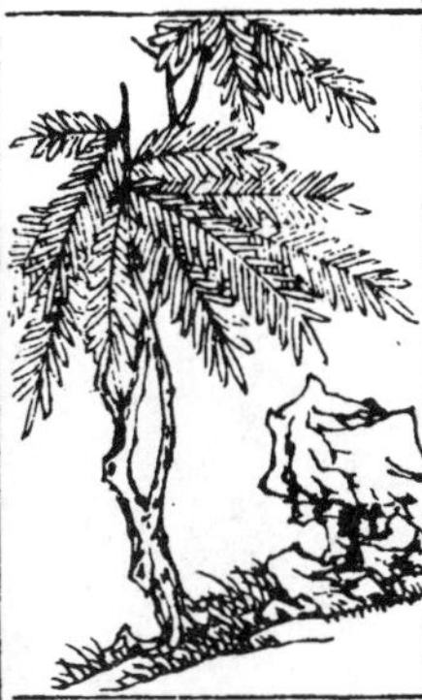

松

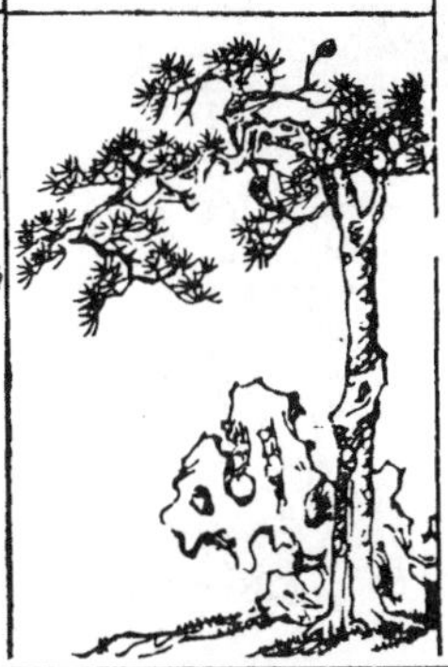

桂

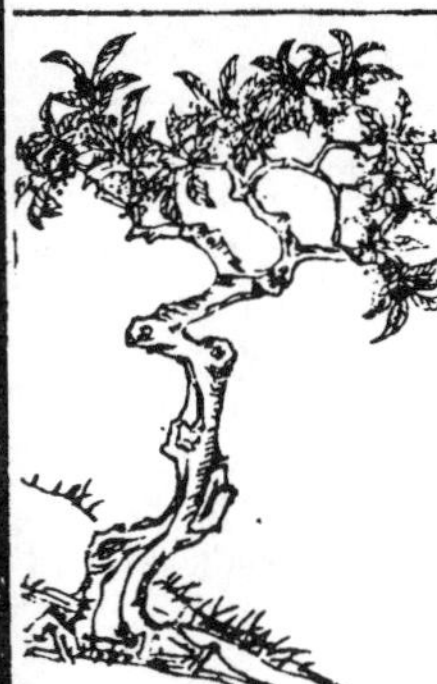

牡桂

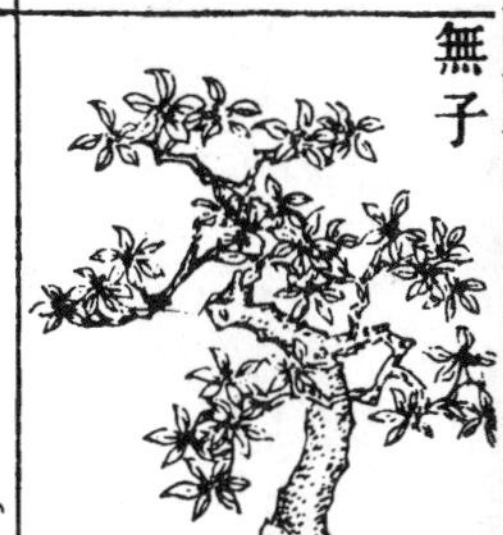

木蘭

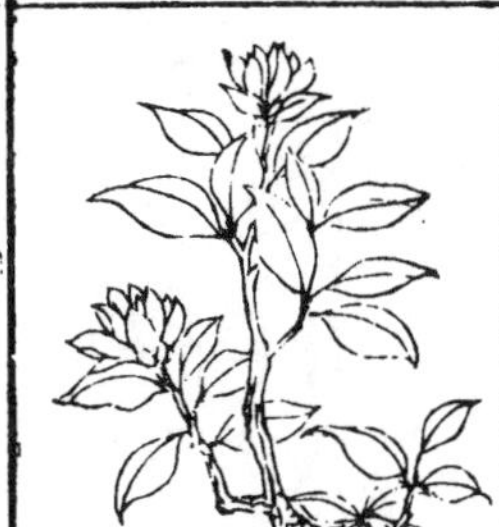

沈香

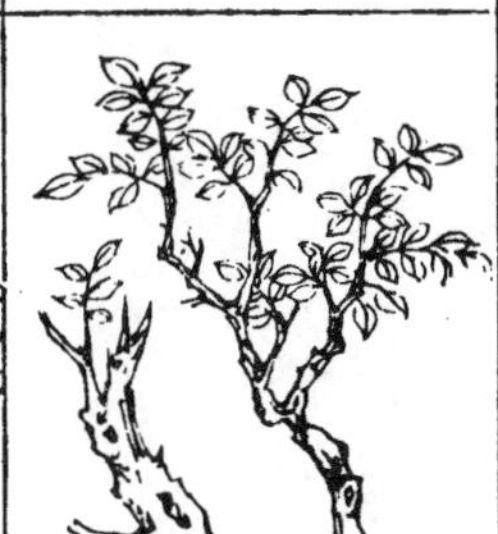

檀香

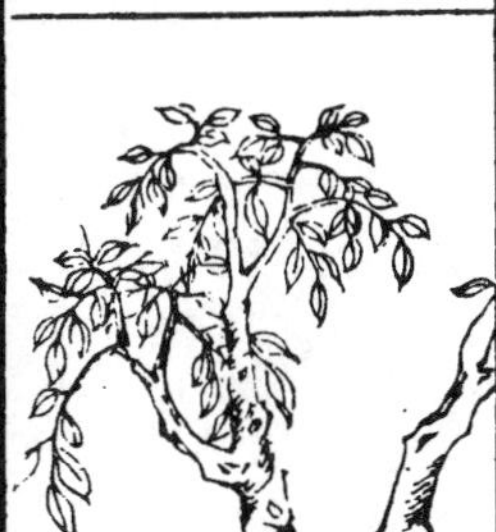

箘桂

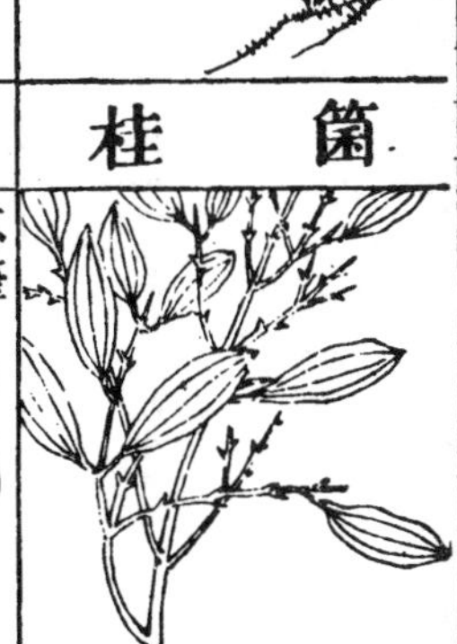

辛夷

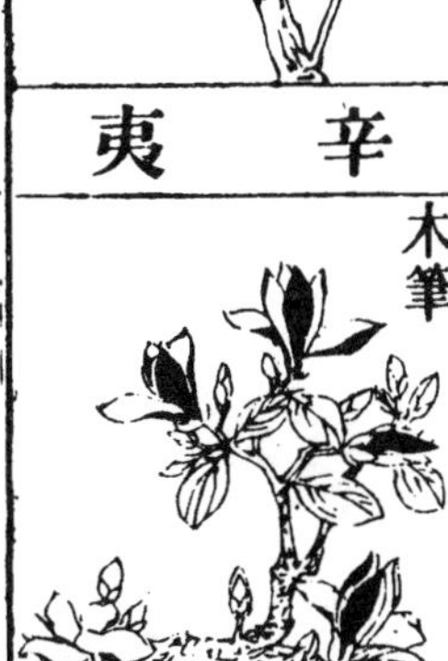

丁香

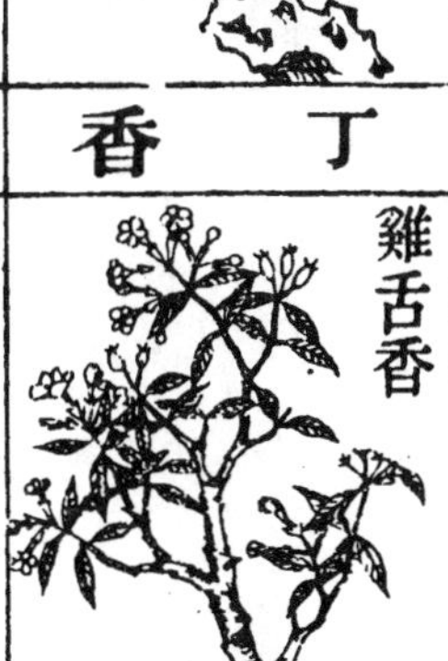

降眞香

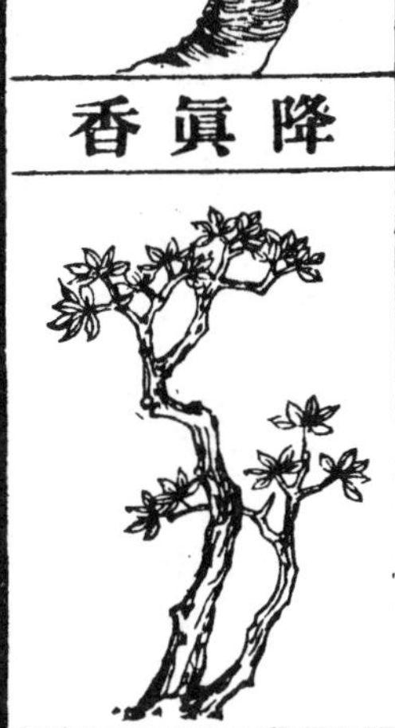

楠

烏藥

楓香

没藥

樟

櫰香

兜婁香

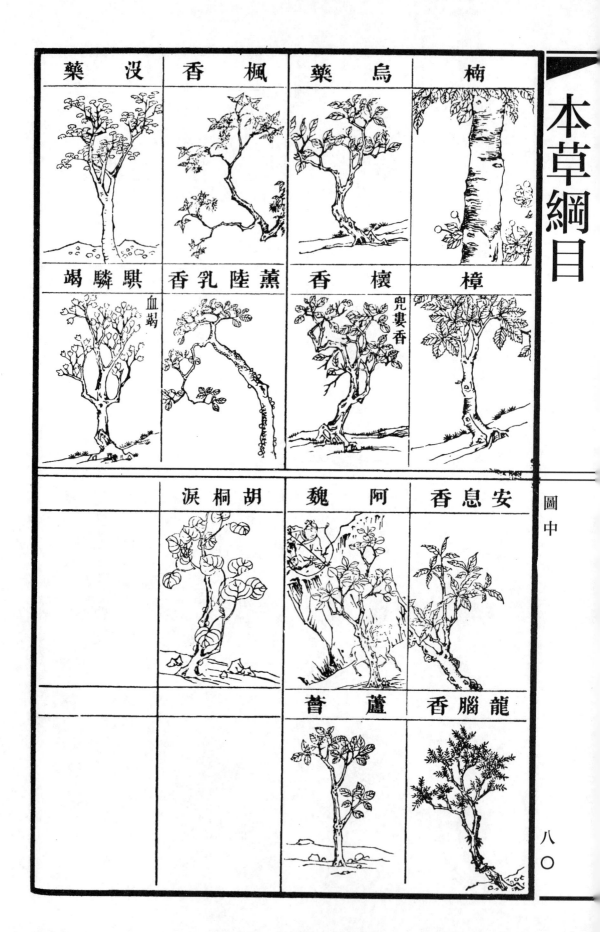

薰陸乳香

騏麟竭

血竭

安息香

阿魏

胡桐淚

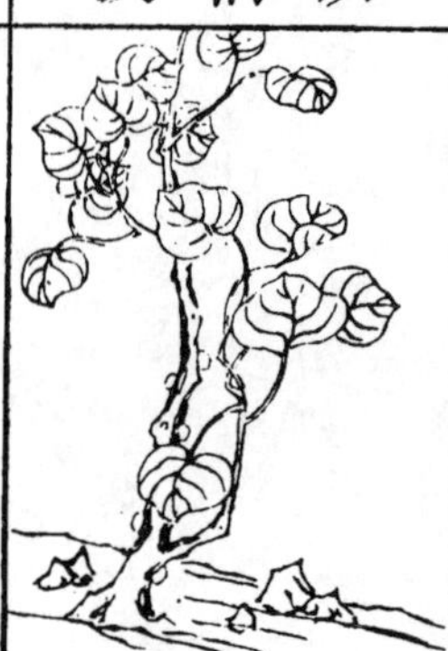

龍腦香

蘆薈

本草綱目圖卷下

木部喬木類

合肥張士瑜昕審定

蘗木黃蘗

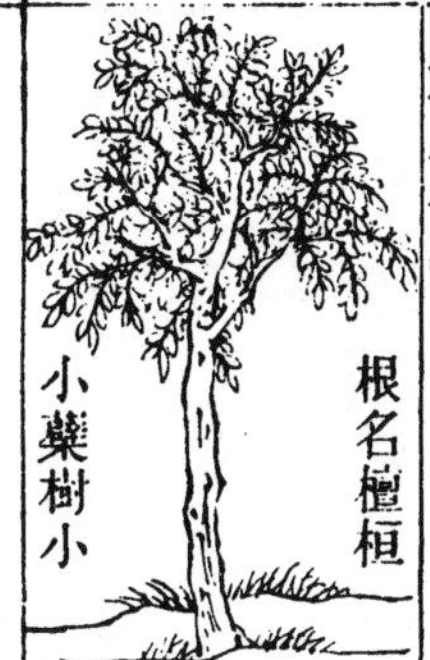

厚朴

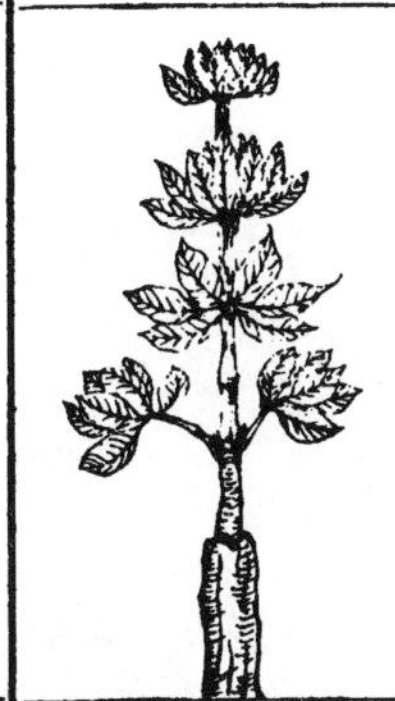

椿樗

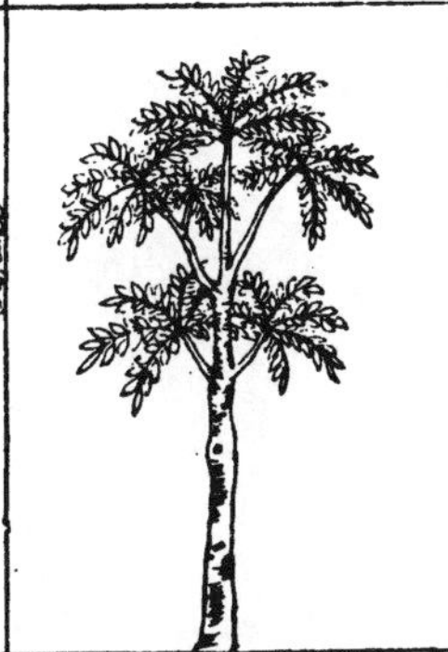

梓

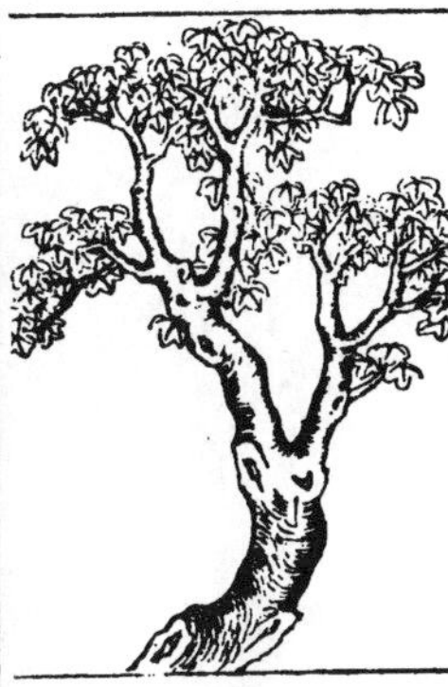

黃櫨

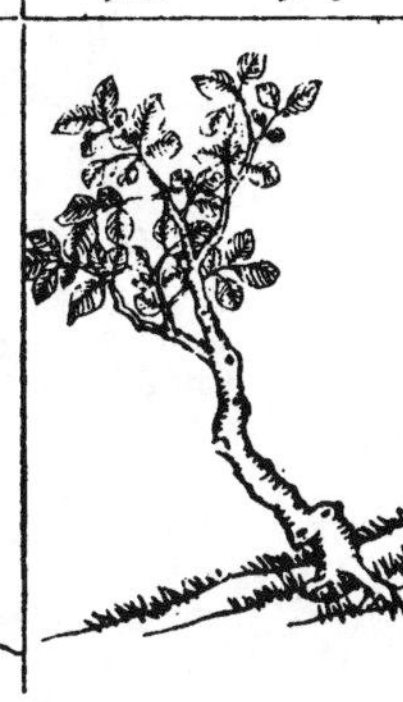

杜仲

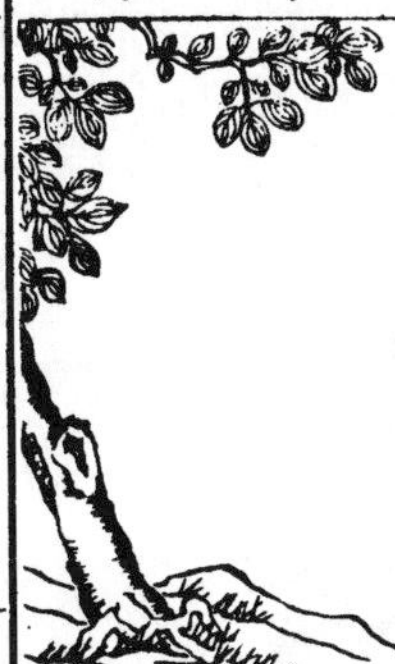

漆

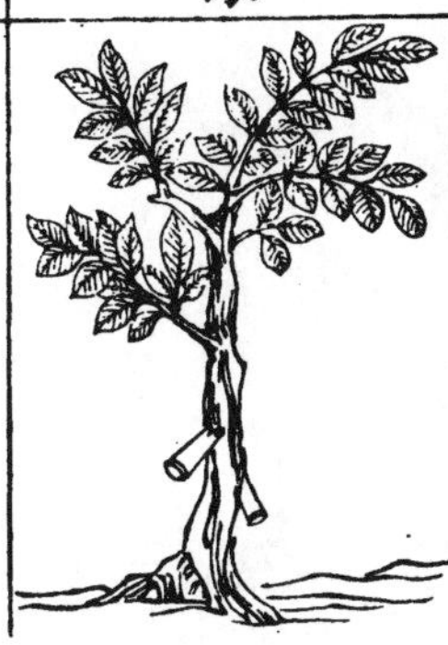

楸

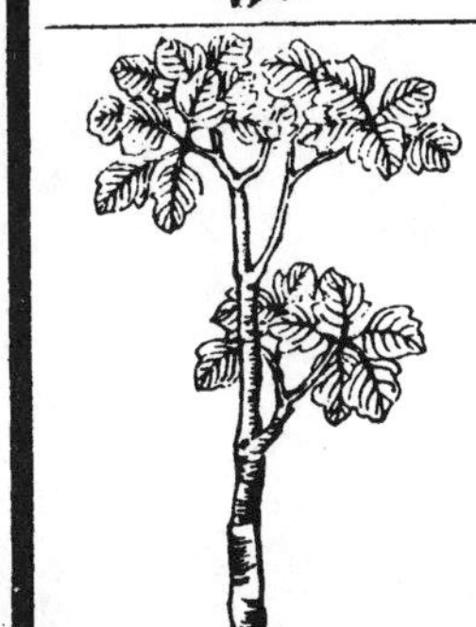

桐

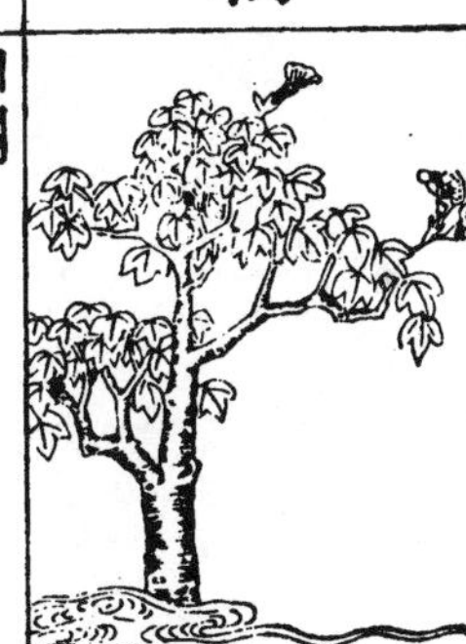

罌子桐

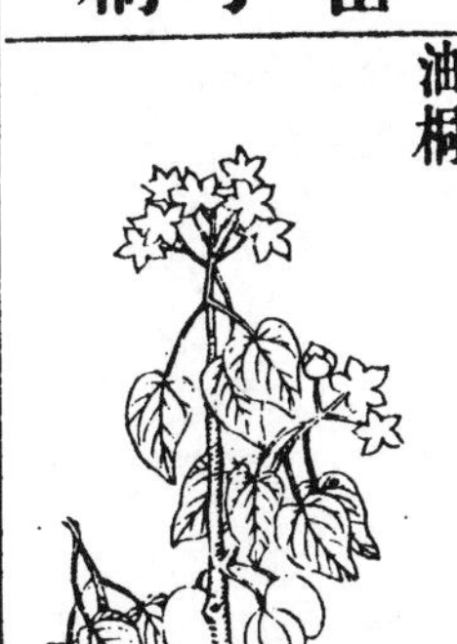

楝

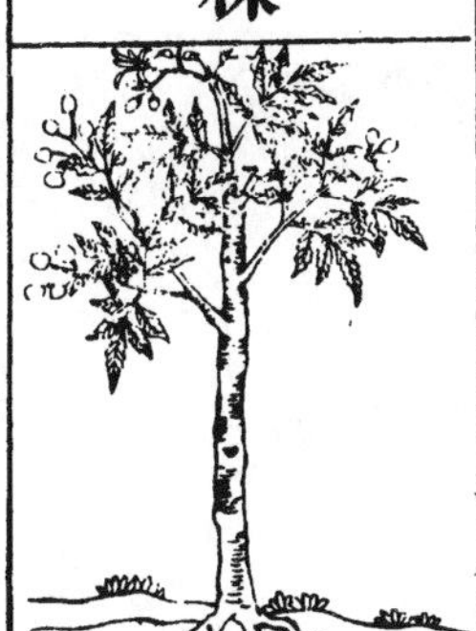

檀

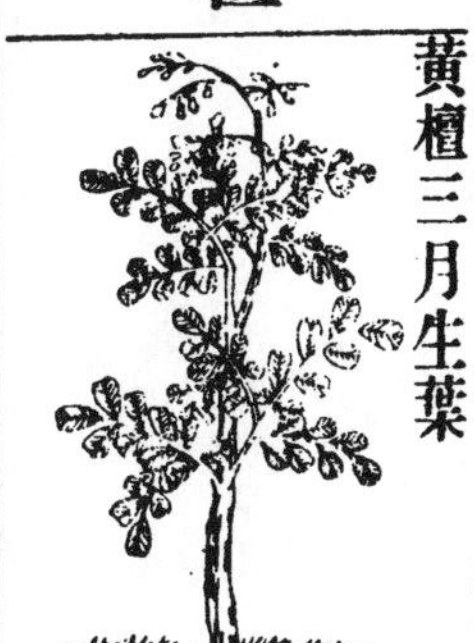

梧桐

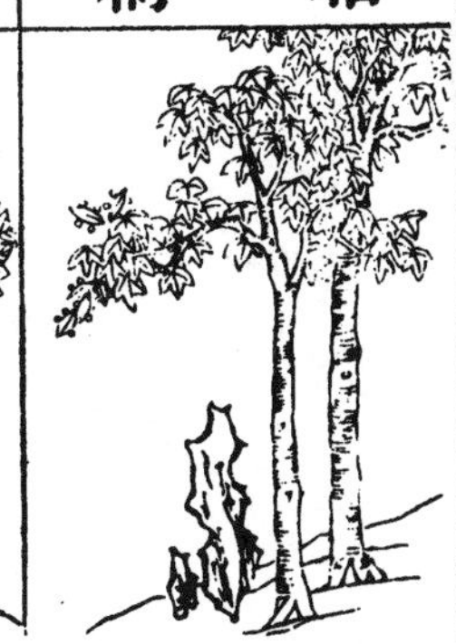

海桐

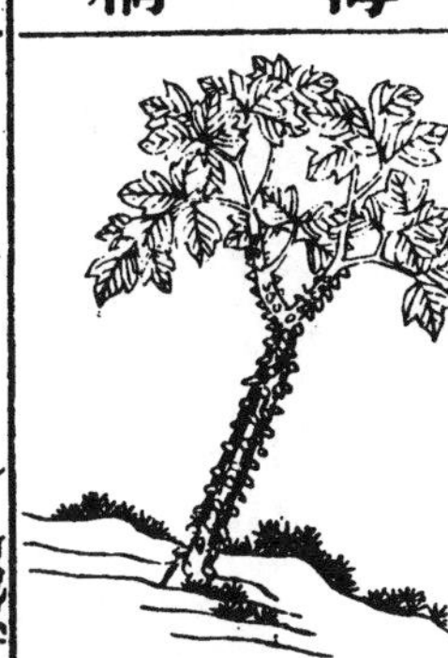

槐

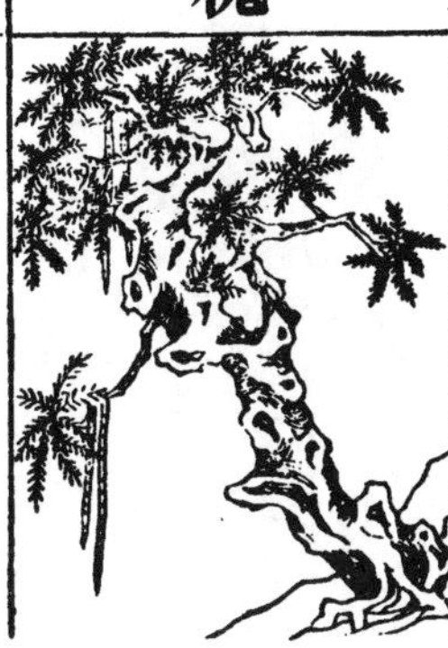

莢蒾

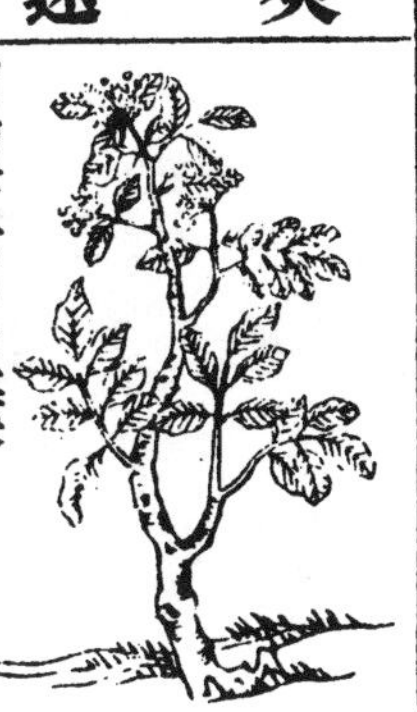

秦皮

皂莢

肥皂莢

欒華

合歡

豬牙皂莢

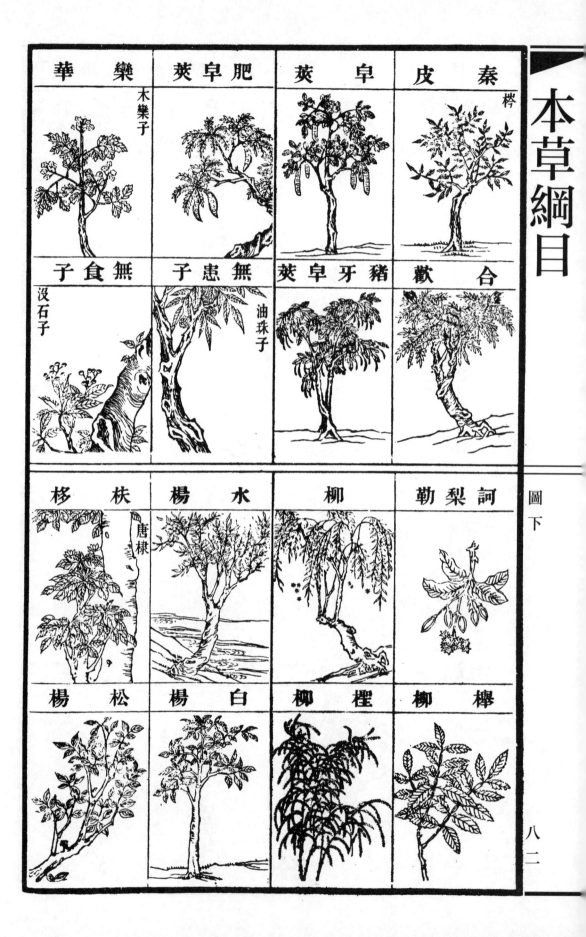

無患子

無食子

訶梨勒

柳

水楊

扶移

欅柳

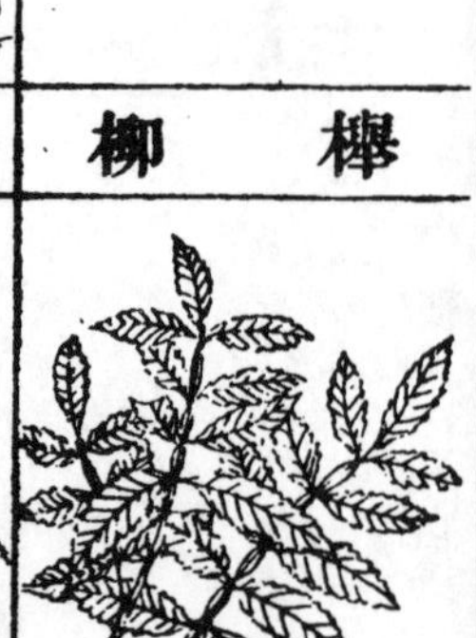

檉柳

白楊

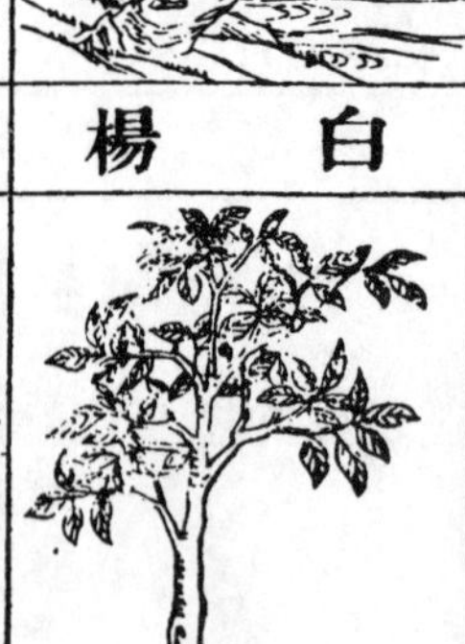

松楊

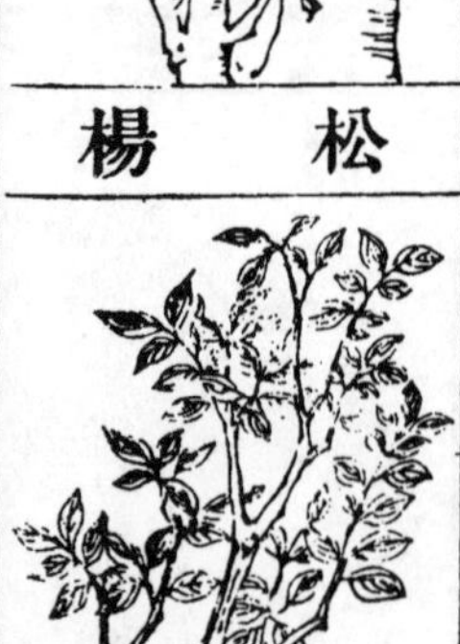

榆蕪荑

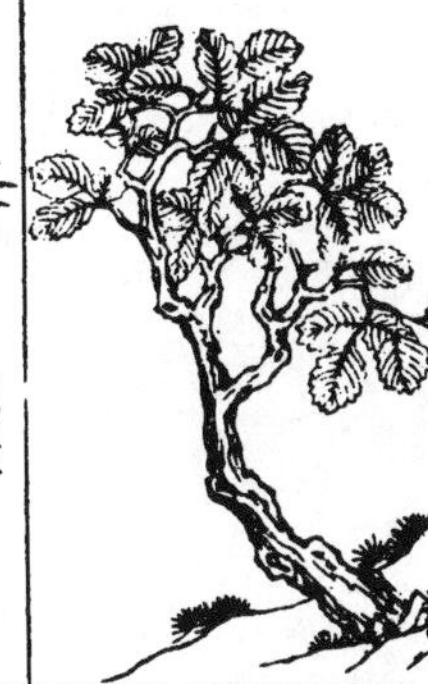

烏樠木

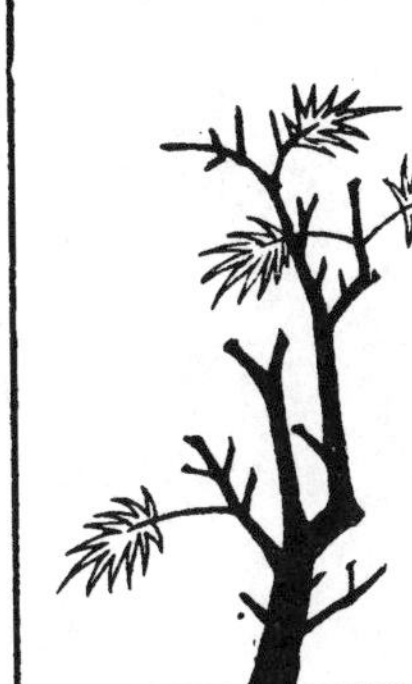

花櫚木

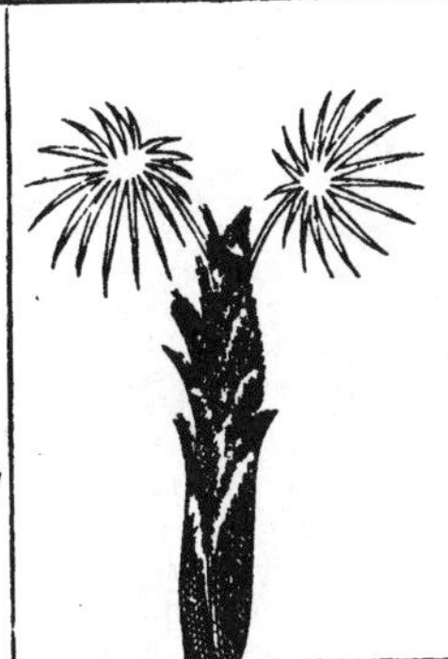

烏臼木

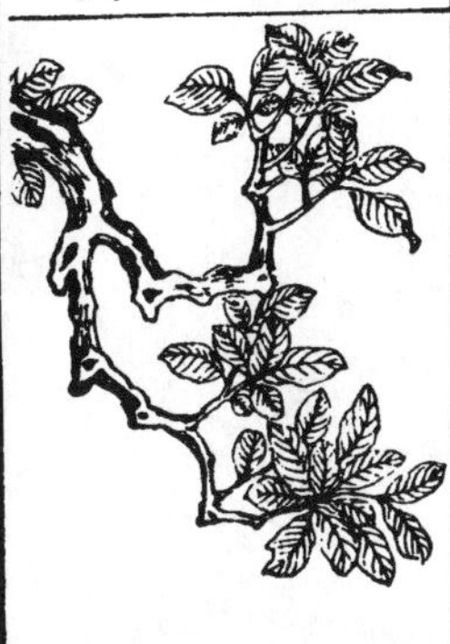

蘇枋木

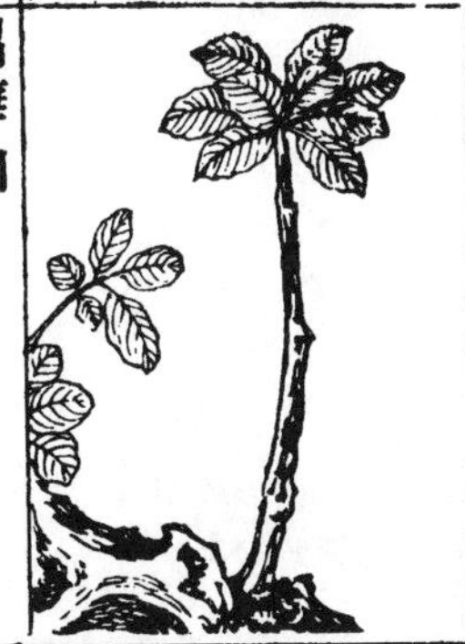

樺木

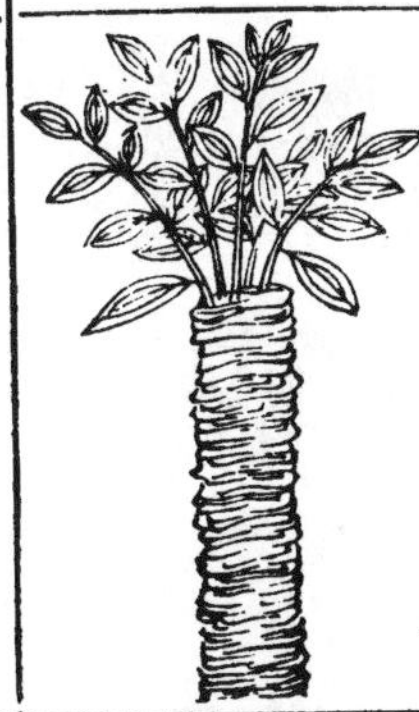

椶櫚

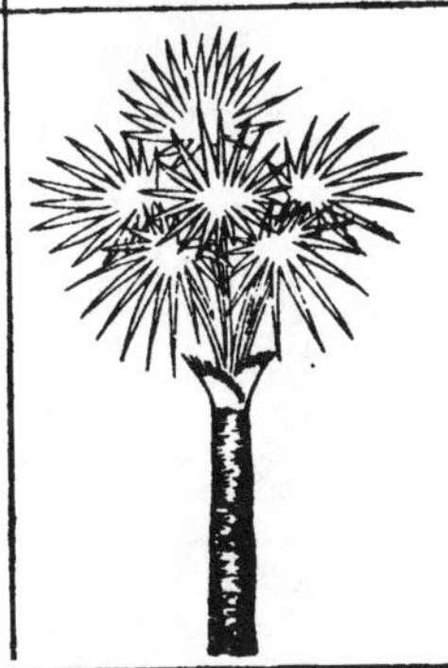

巴豆

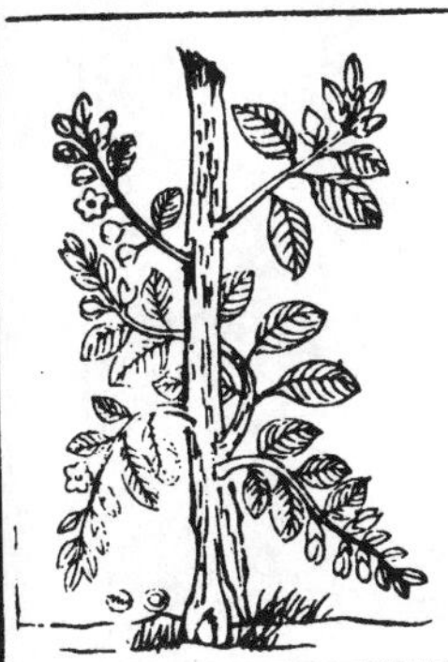

大風子

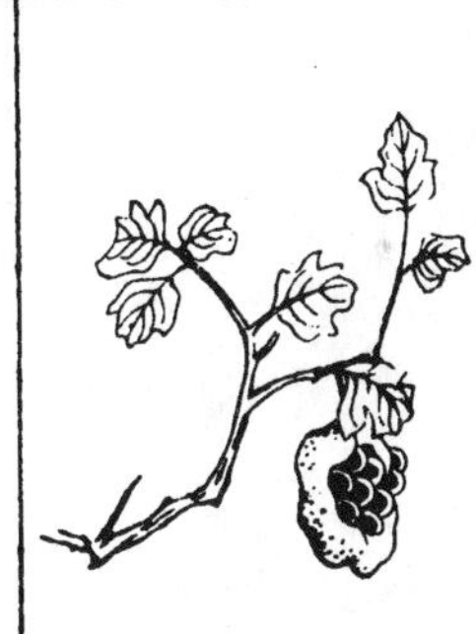

相思子

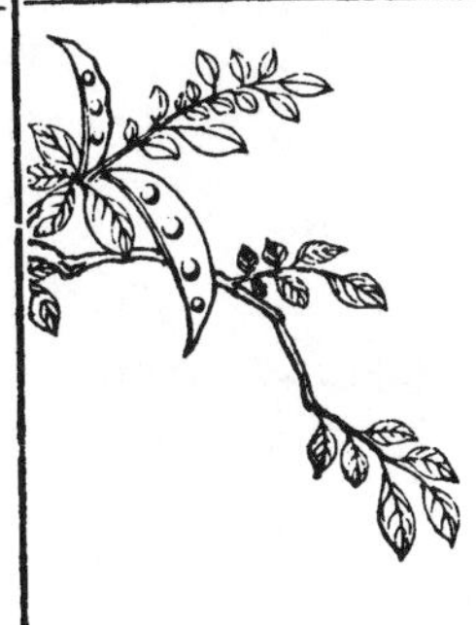

石瓜

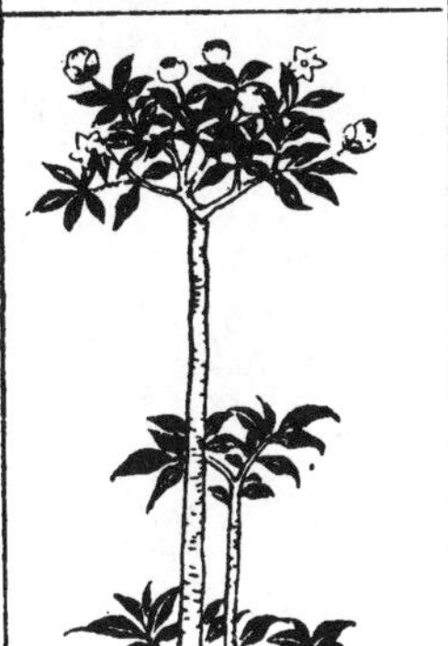

海紅豆

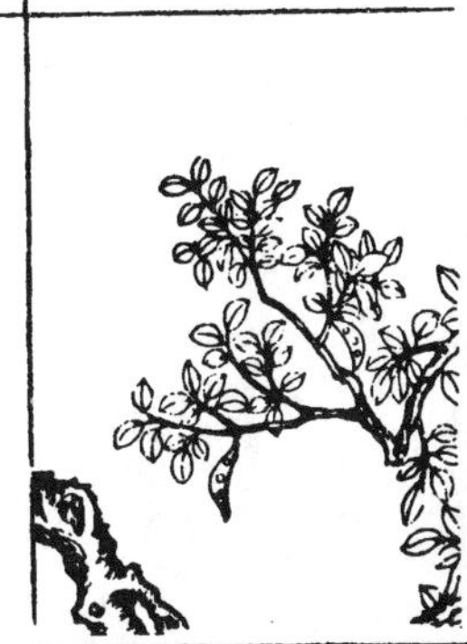

豬腰子

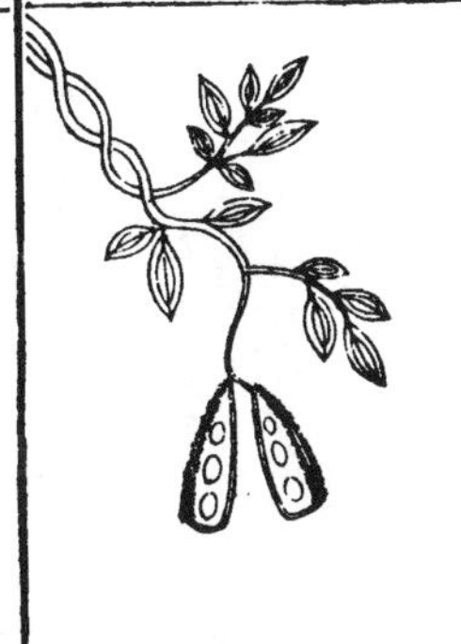

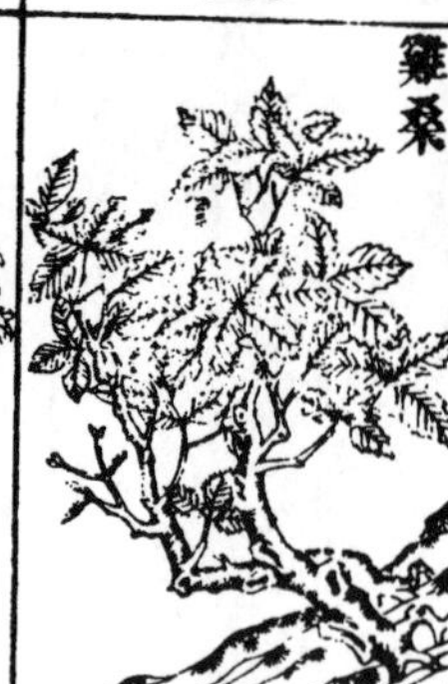

桑

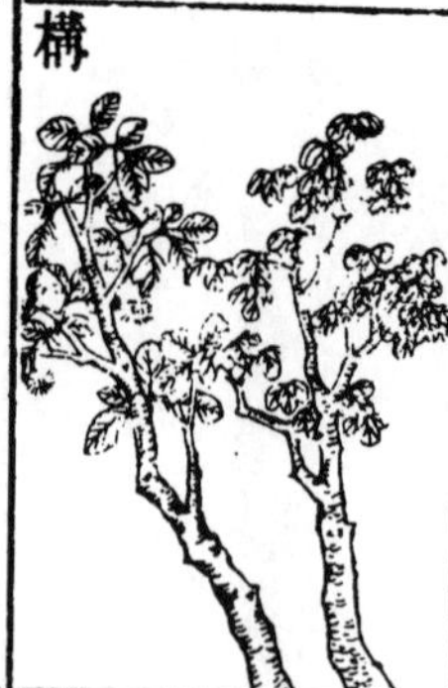

楮

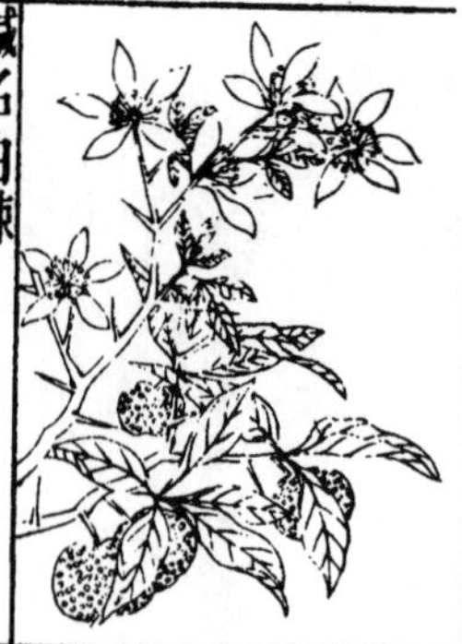
枸橘

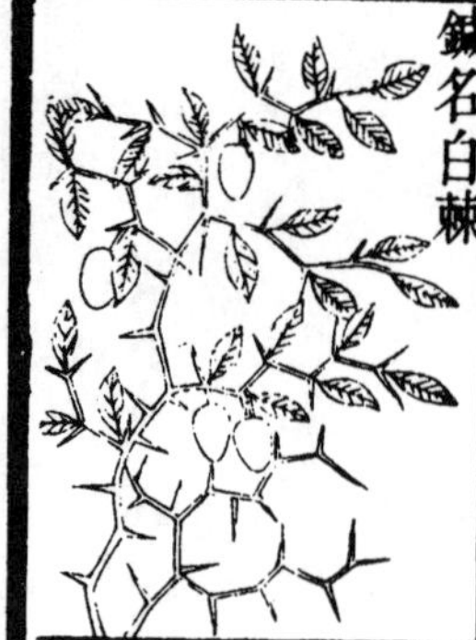

酸棗

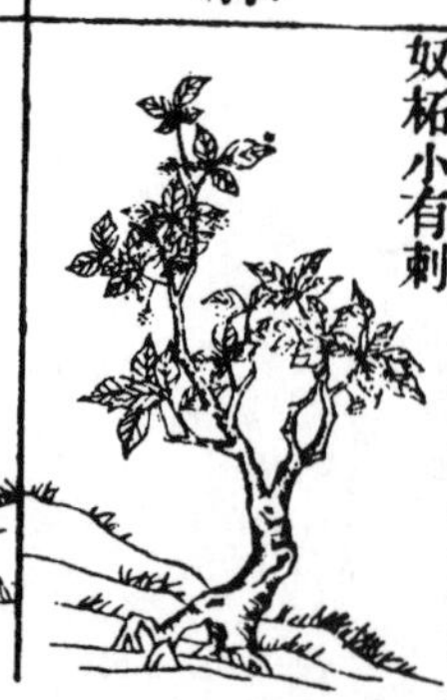

柘

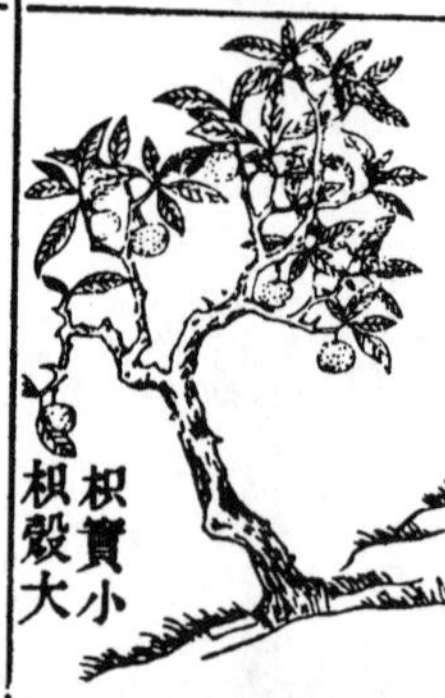

枳

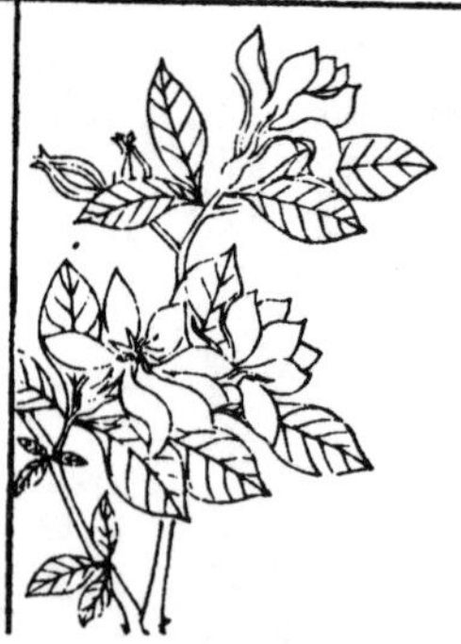
梔子

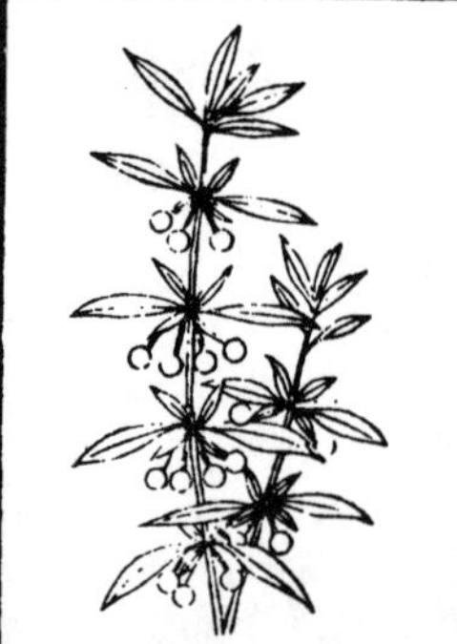
甤核

山茱萸

木半夏

郁李

女貞

胡頹子

金櫻子

鼠李

冬青

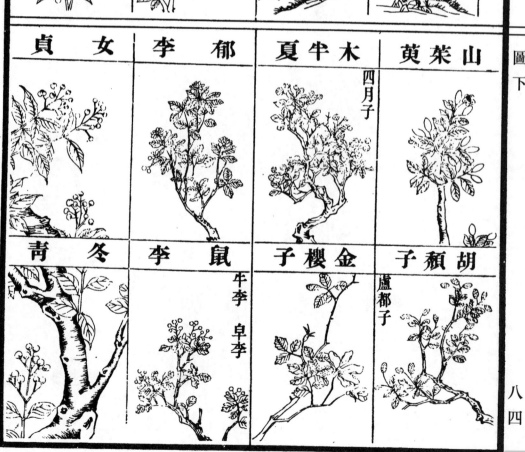

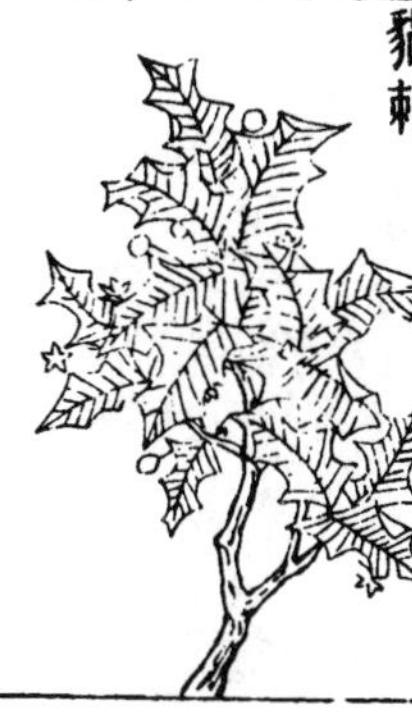

枸骨

貓刺

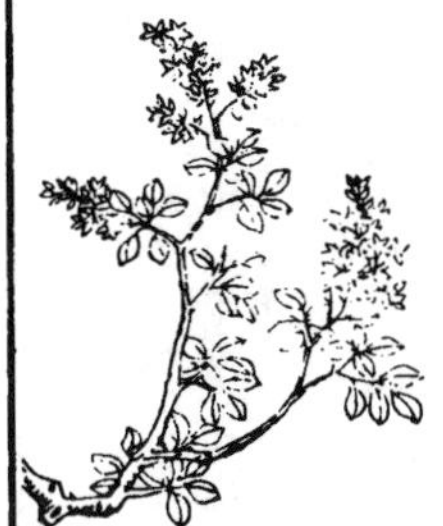

山礬

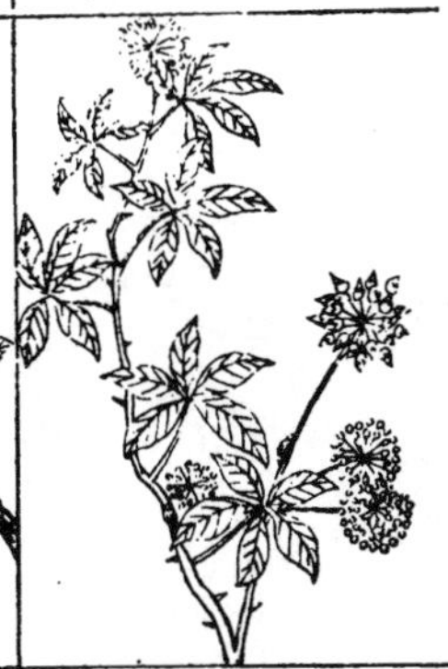

五加皮

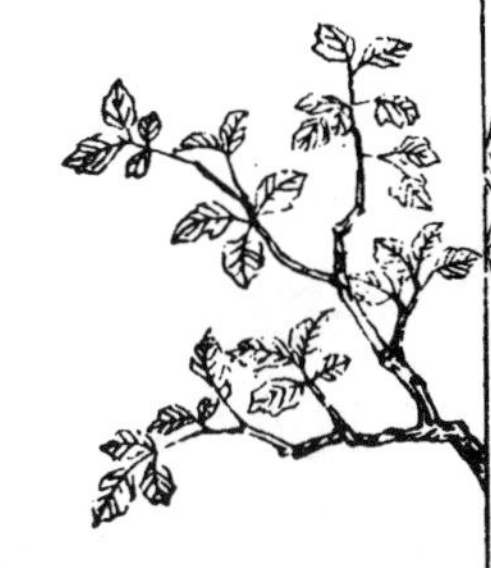

楊櫨

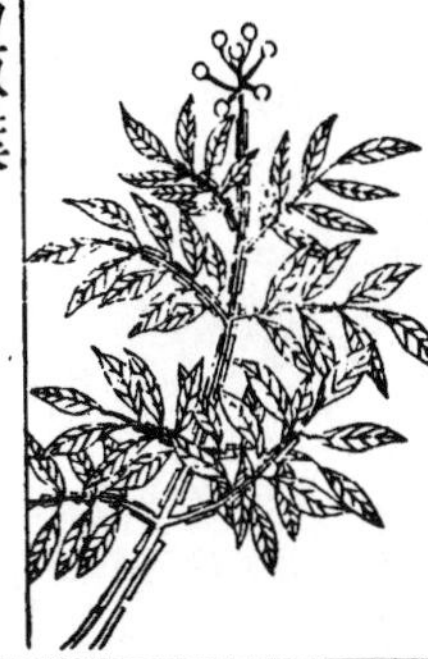

衞矛

鬼箭

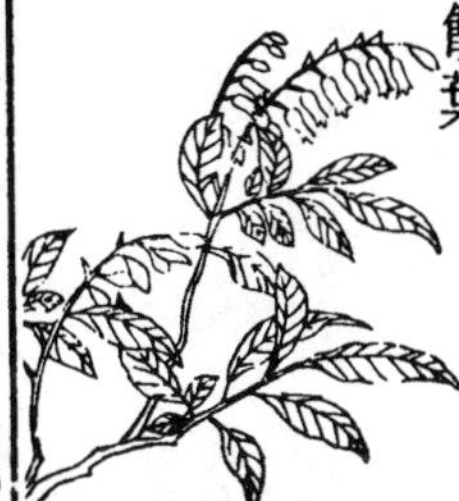

南燭

烏飯葉

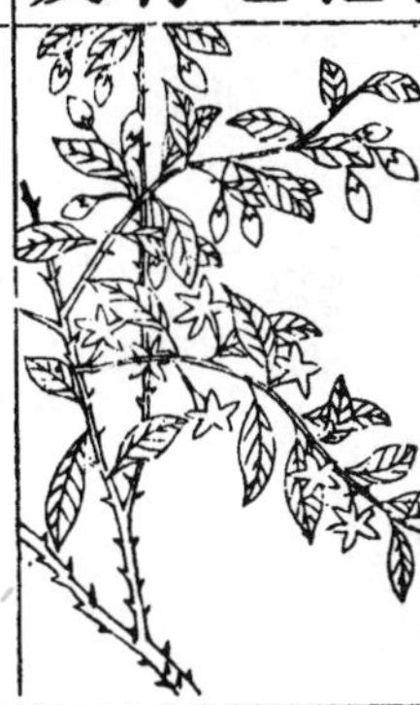

枸杞地骨皮

溲疏有刺

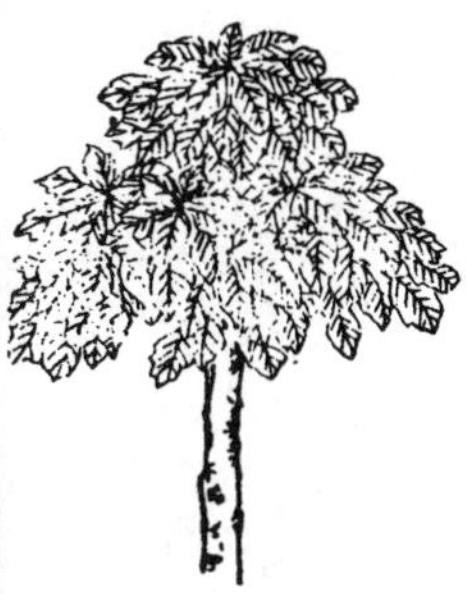

石南

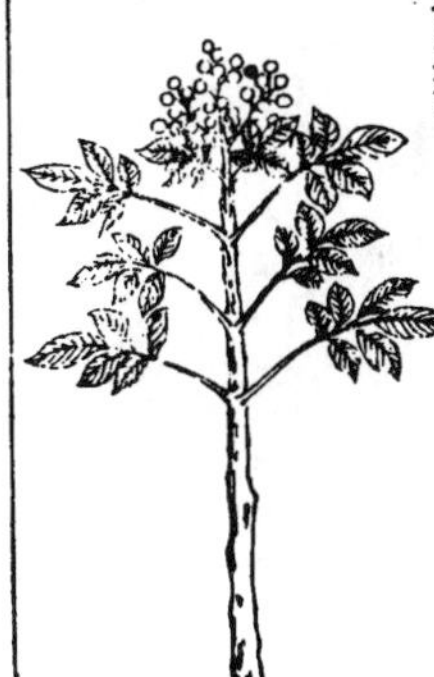

牡荊

黃荊

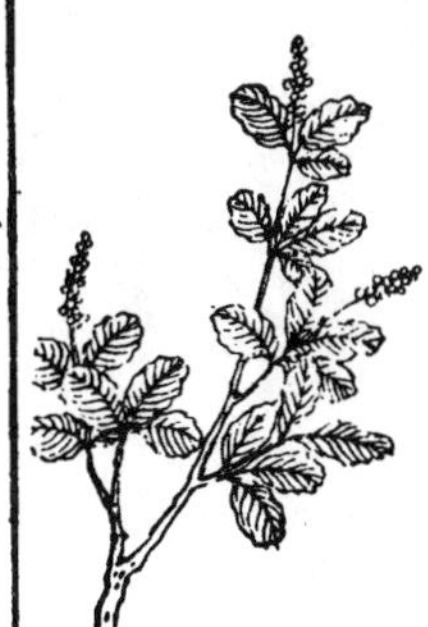

欒荊

石荊小

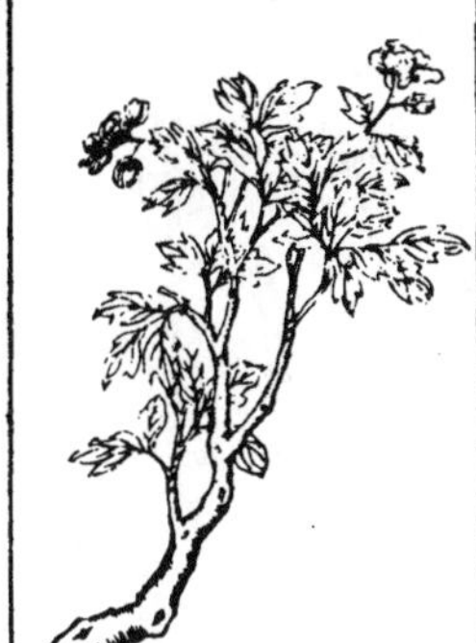

木槿

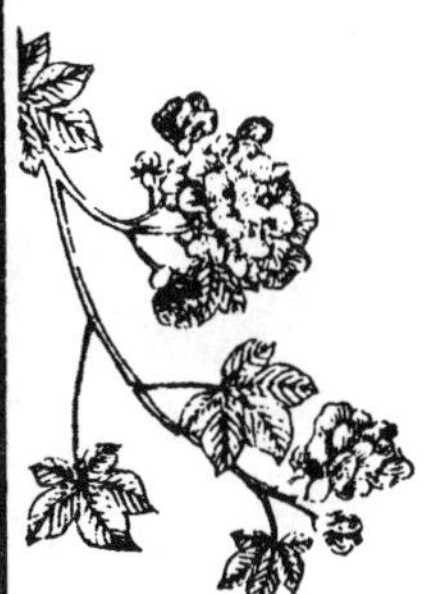

木芙蓉

拒霜

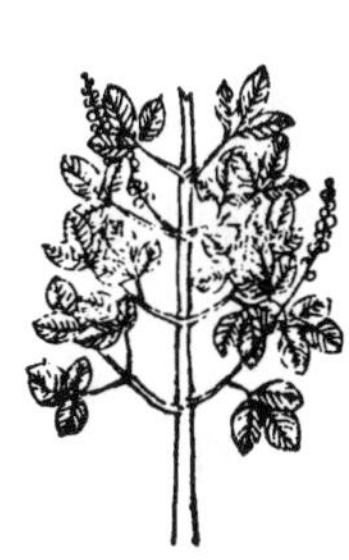

蔓荊

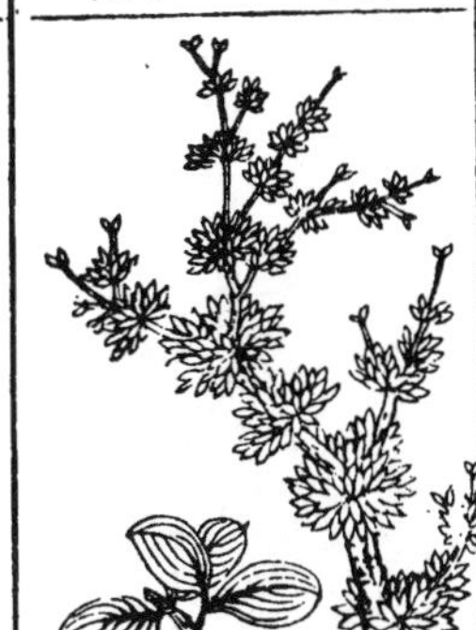

紫荊

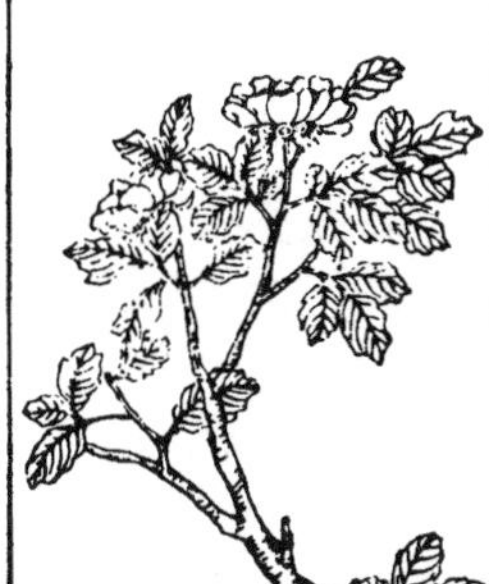

扶桑

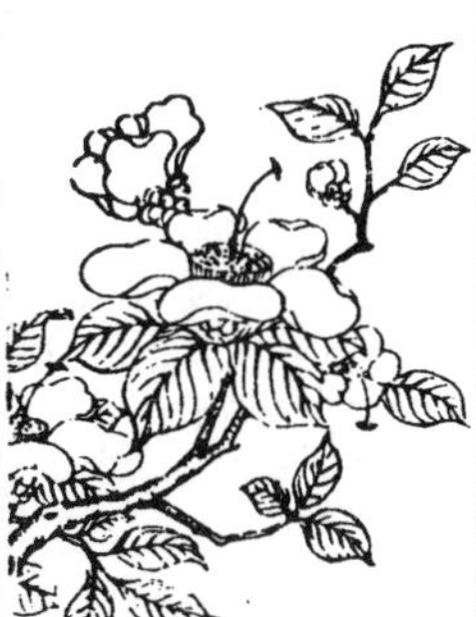

山茶

蠟梅

密蒙花

柞木

貢子木

貢子木渠州

伏牛花

虎刺

木綿

黃楊木

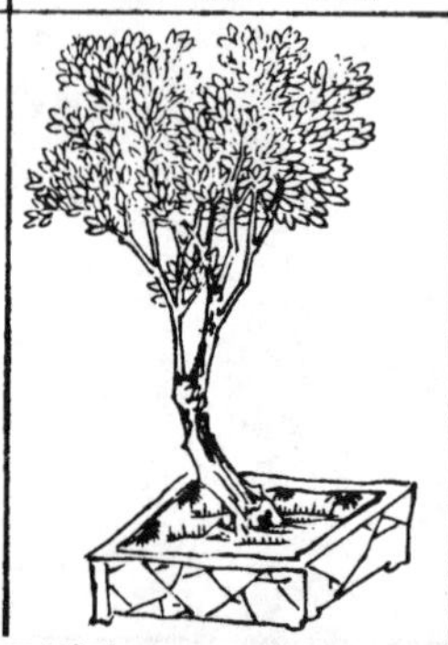

木天蓼

中州

放杖木

楤木

接骨木

大空

俗名苦[illegible]

木部寓木類

茯苓

豬苓

琥珀瑿

雷丸

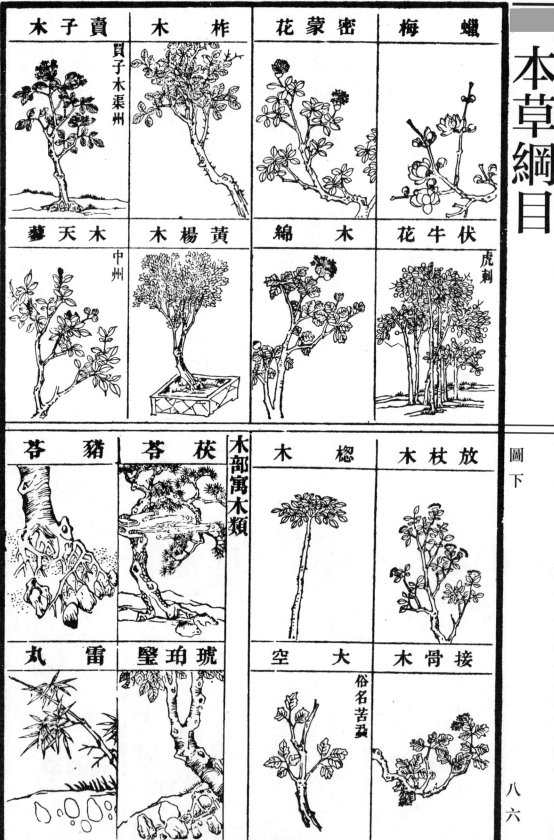

木部苞木類

桑寄生

竹

仙人杖

天竹黃

蟲部卵生類上

蜜蜂

黃蜂蜂房

赤翅蜂

蠮螉

土蜂

竹蜂

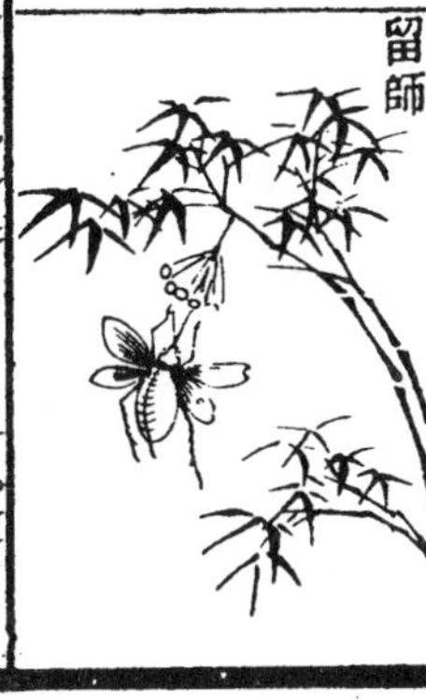

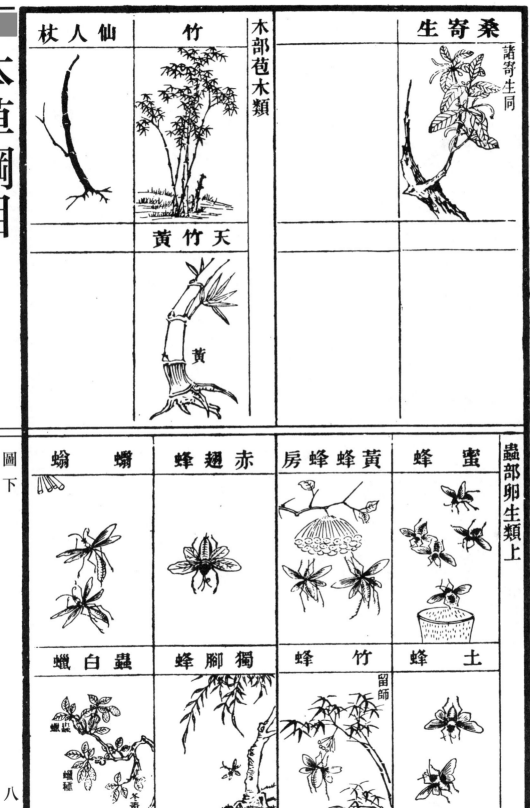

獨腳蜂

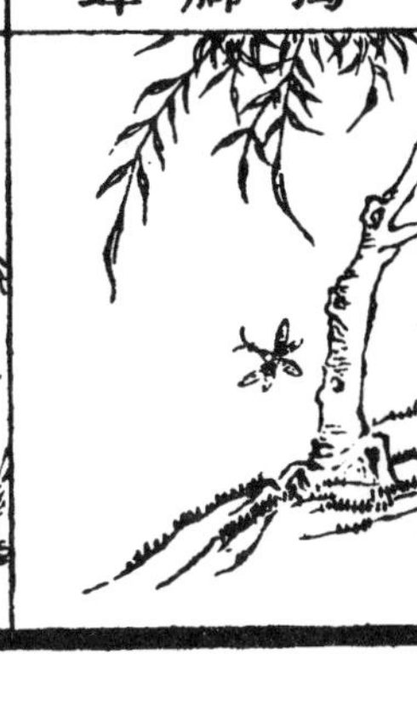

蟲白蠟

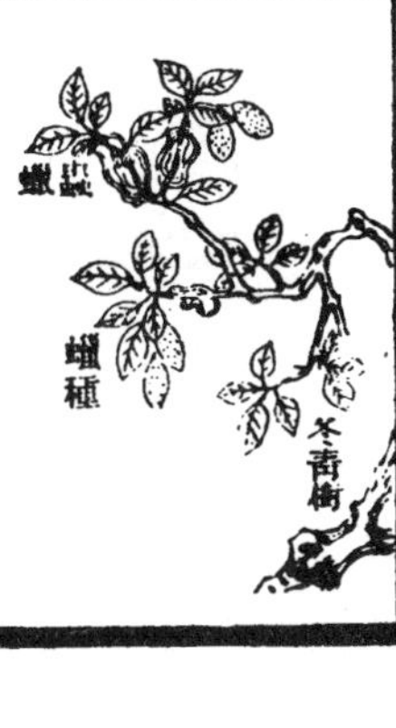

紫鉚

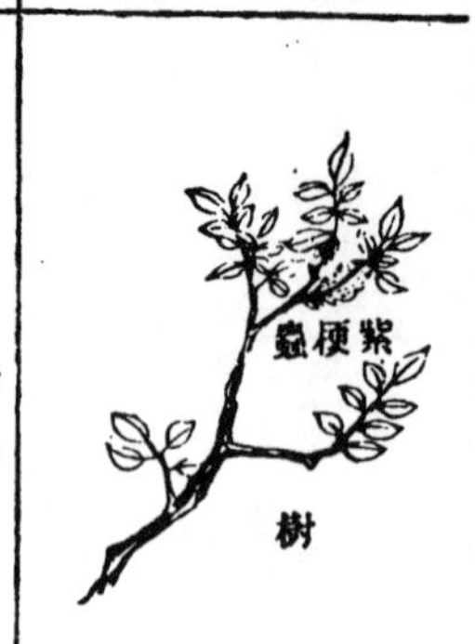

螳螂桑螵蛸

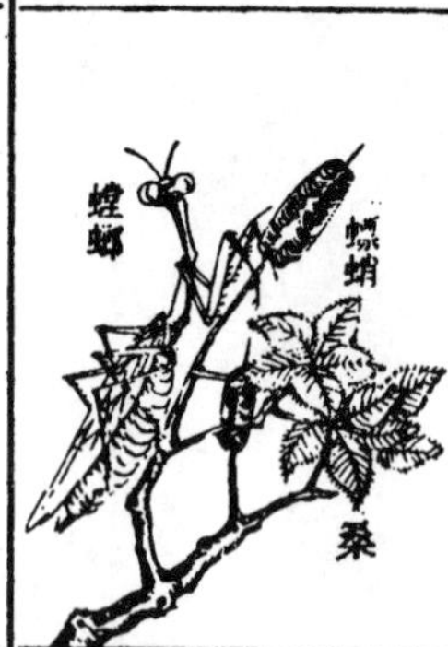

蠶

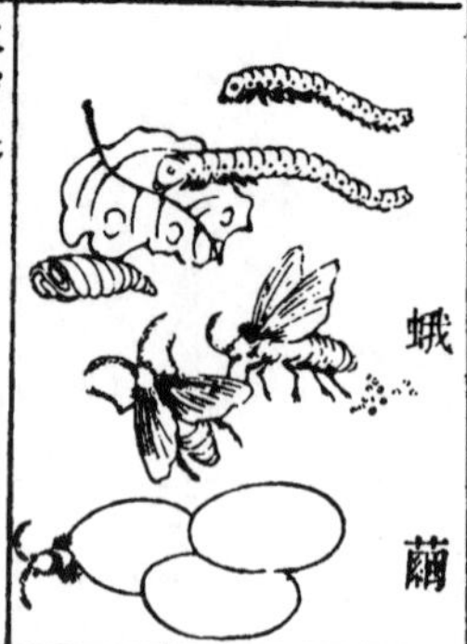

九香蟲

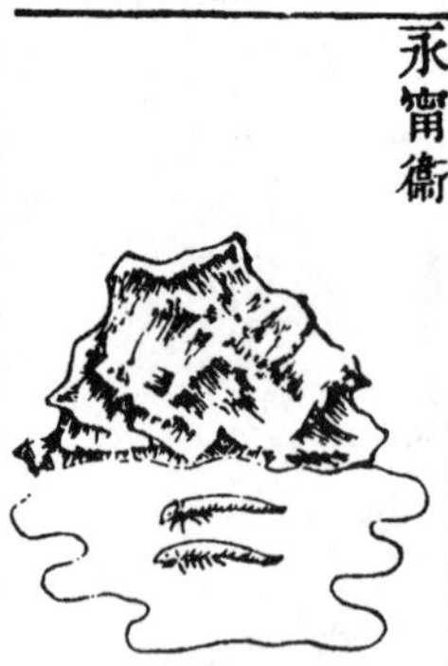

五倍子

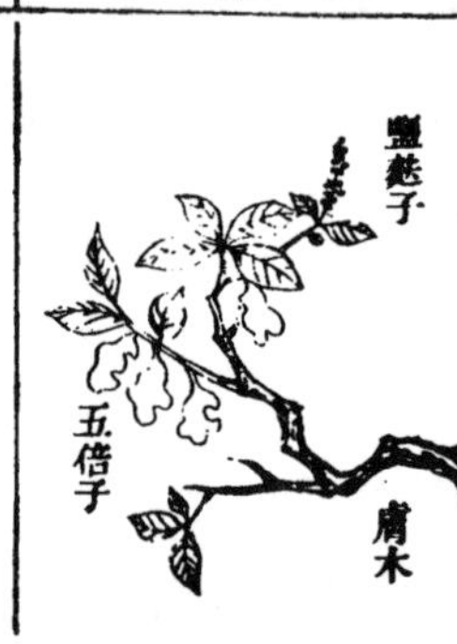

雀甕

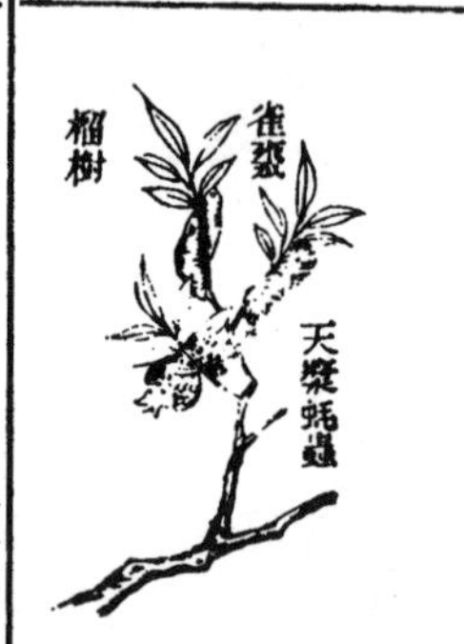

石蠶

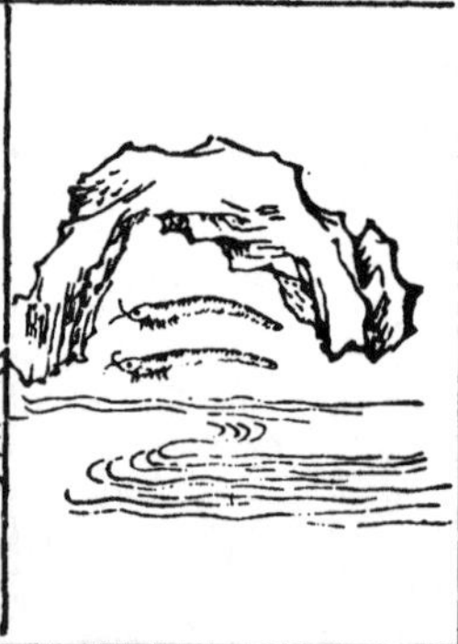

枸杞蟲

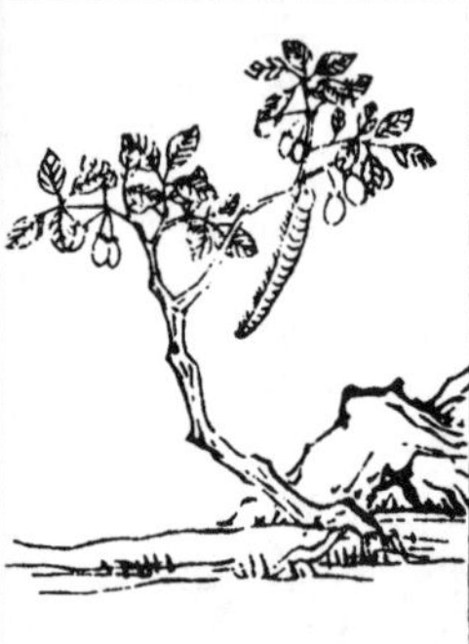

蟲部卵生類下

青蚨

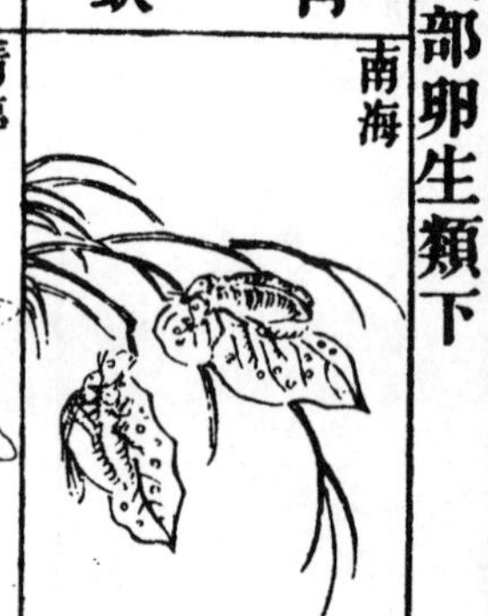

蜻蛉

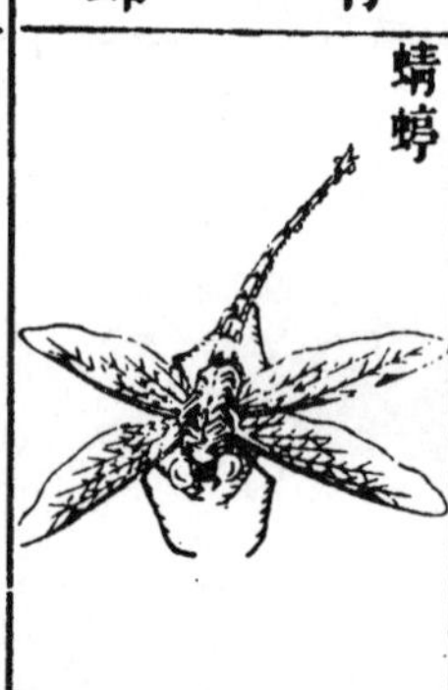

斑蝥

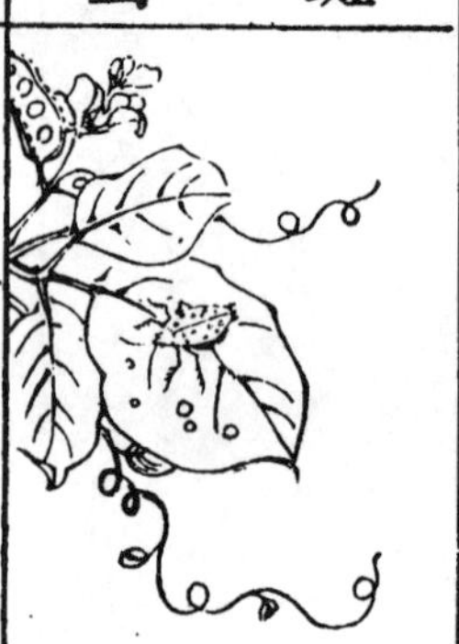

葛上亭長

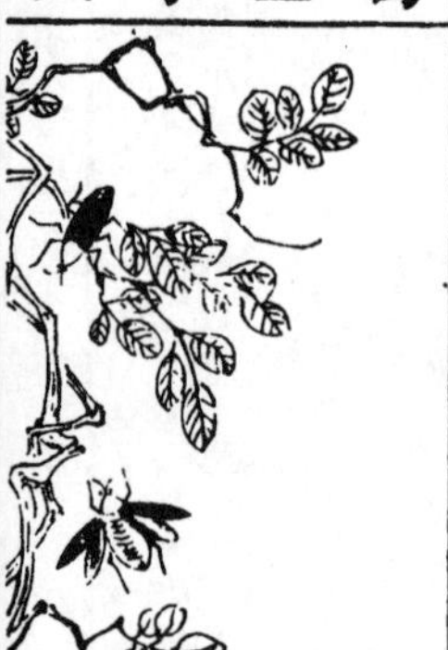

蛺蝶

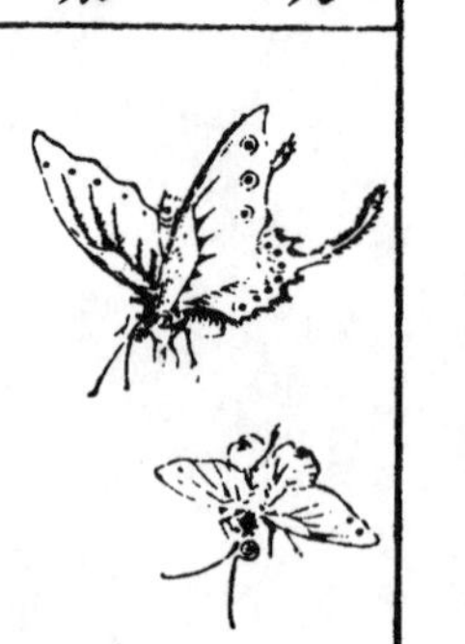

樗雞

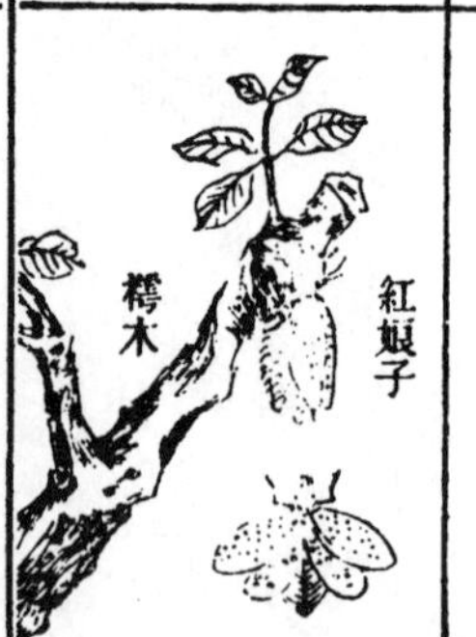

芫青

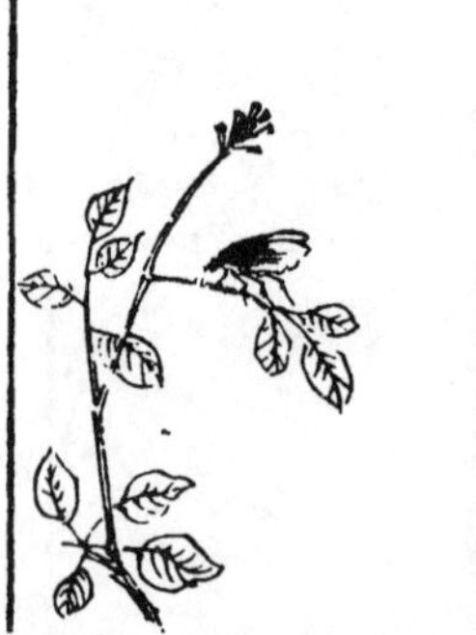

地膽

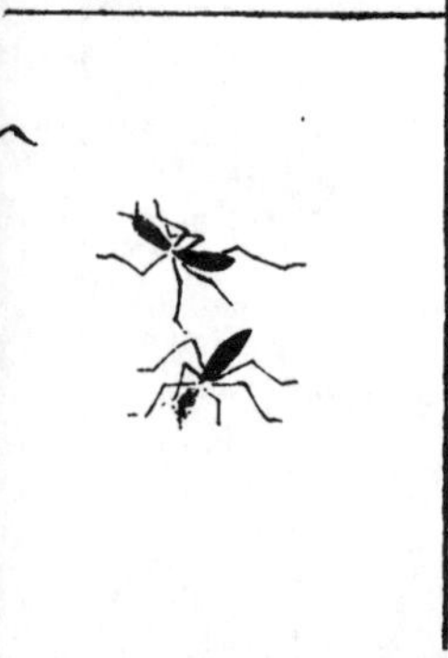

蜘蛛

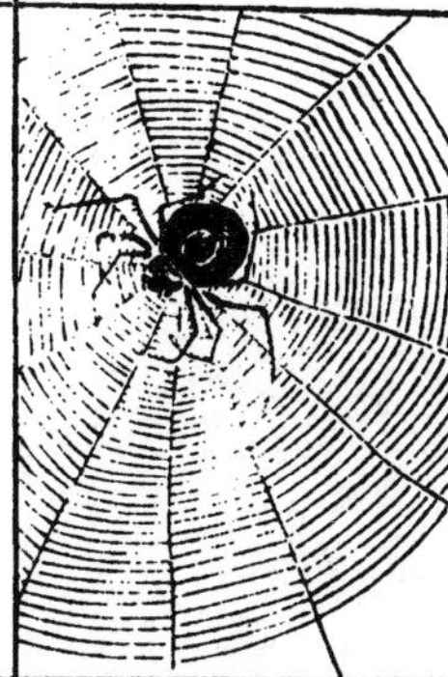

壁錢

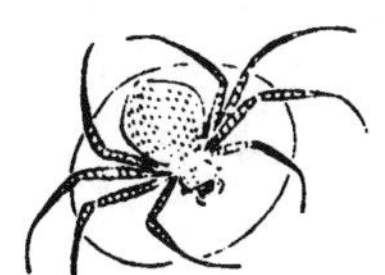

蠍

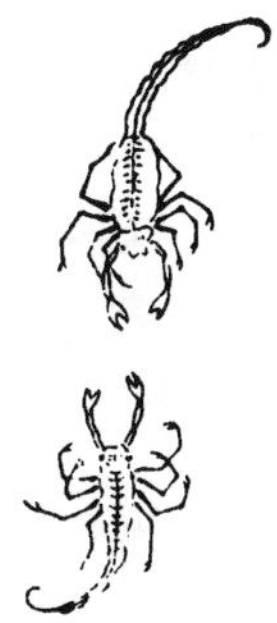

草蜘蛛

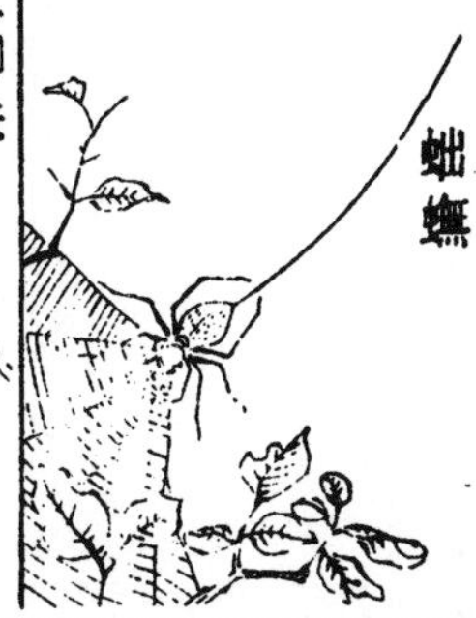

蚰蝛

螲蟷

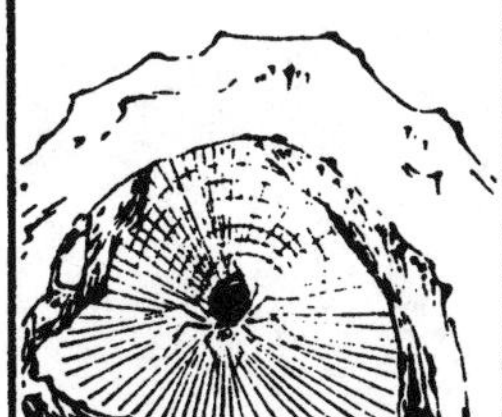

土蜘蛛

水蛭

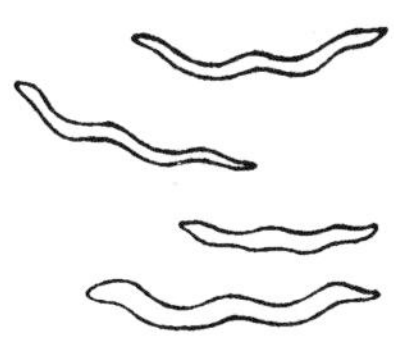

蟲部化生類

蠐螬

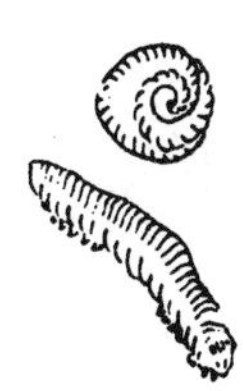

諸蠹同

蜣蜋

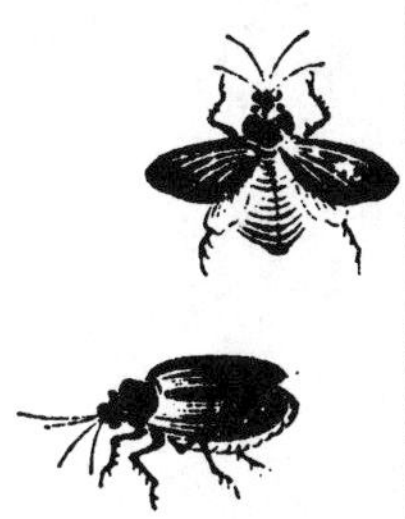

螻蛄

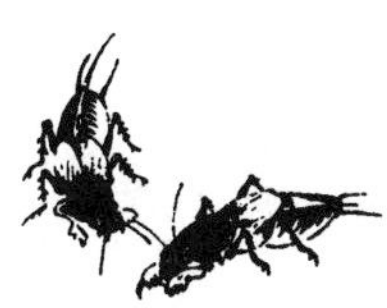

土狗

衣魚

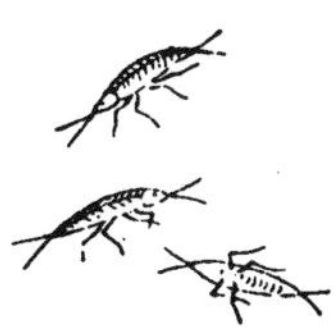

蚱蟬

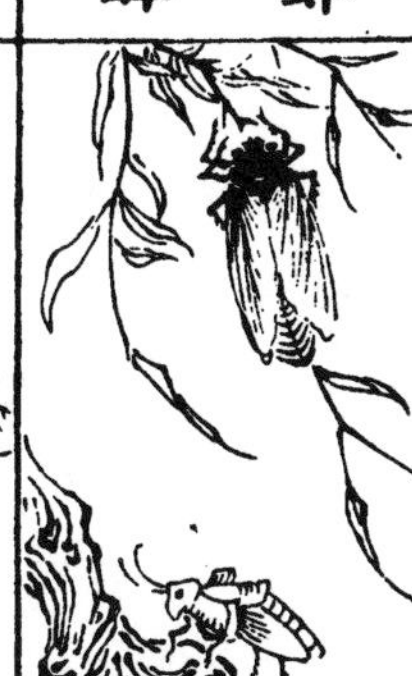

天牛

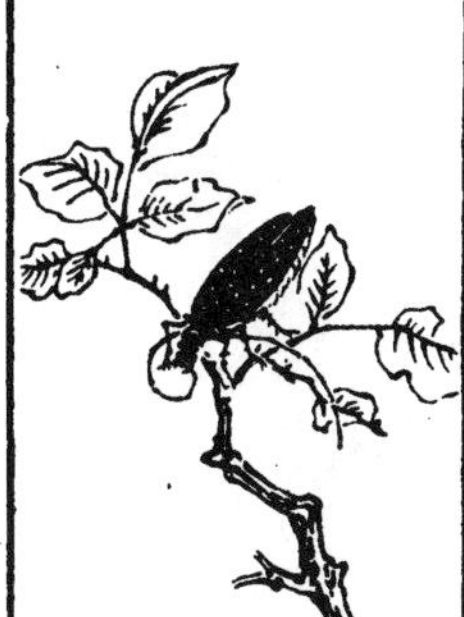

螢火

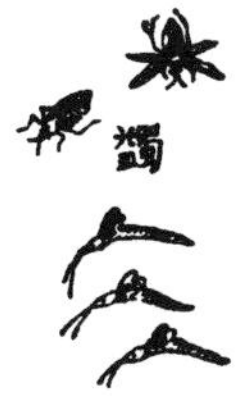

鼠婦

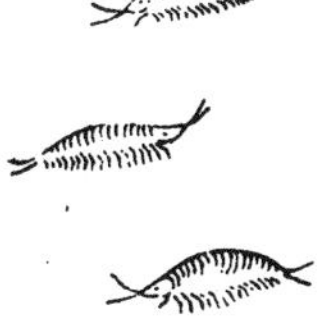

䗪蟲

土鼈

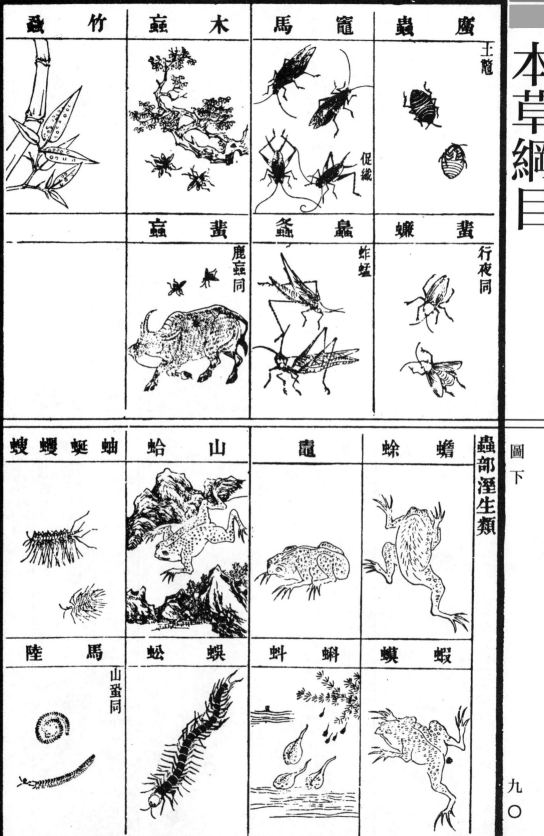

竈馬

促織

木䖟

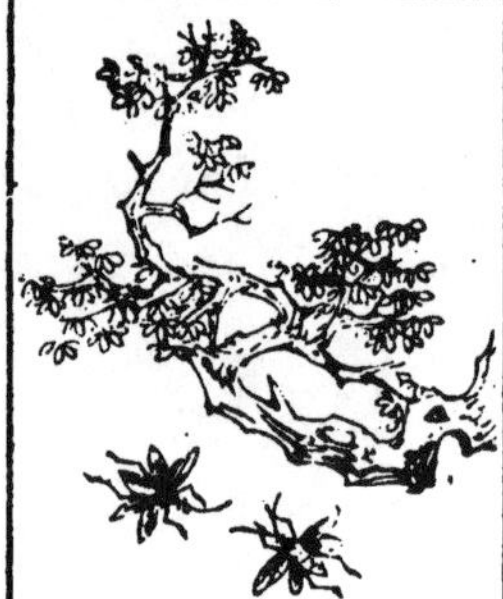

竹蝨

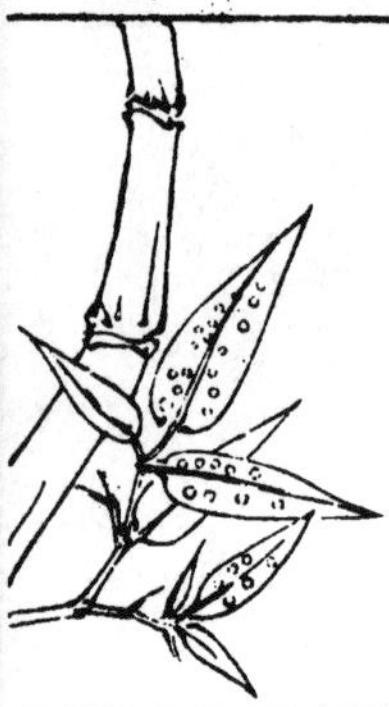

蜚蠊

行夜同

蟲螽

蚱蜢

蜚䖟

鹿䖟同

蟲部溼生類

蟾蜍

鼃

山蛤

蚰蜒蠼螋

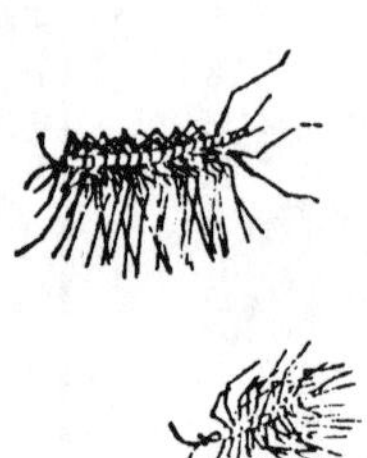

蝦蟆

蝌蚪

蜈蚣

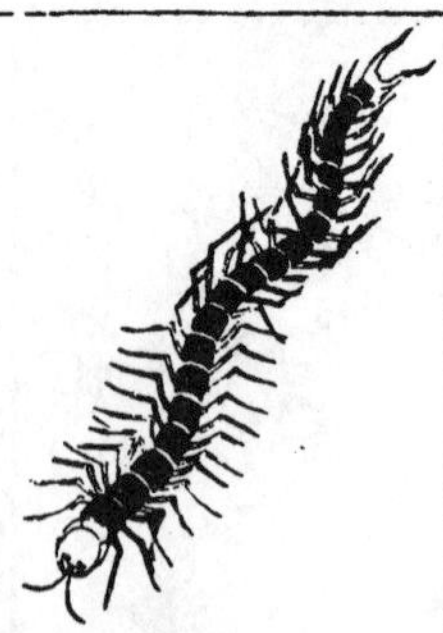

馬陸

山蛩同

蚯蚓

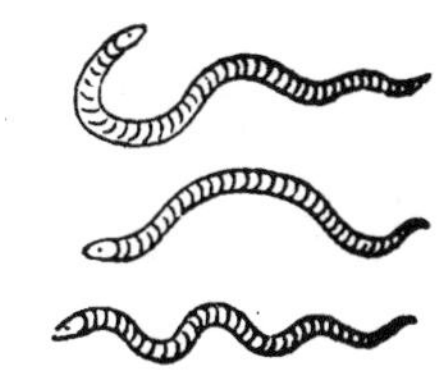

射工

溪毒

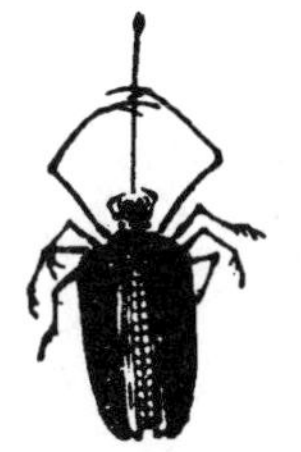

蝸牛蛞蝓

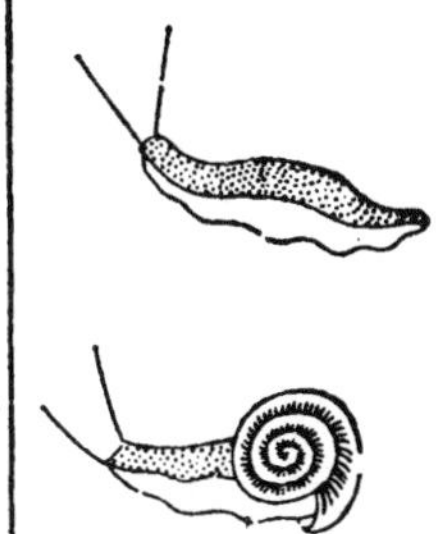

水黽

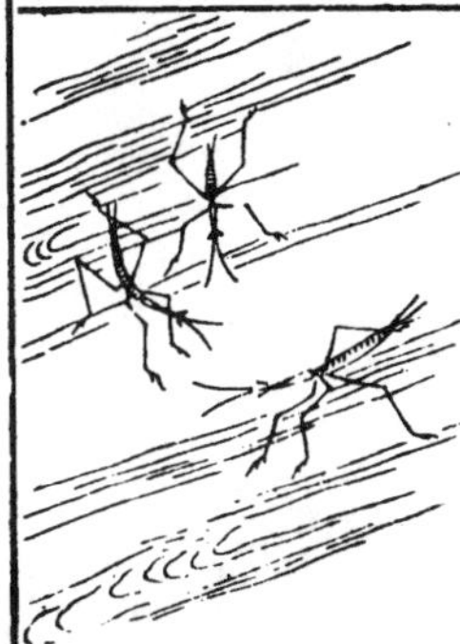

鱗部龍類

龍

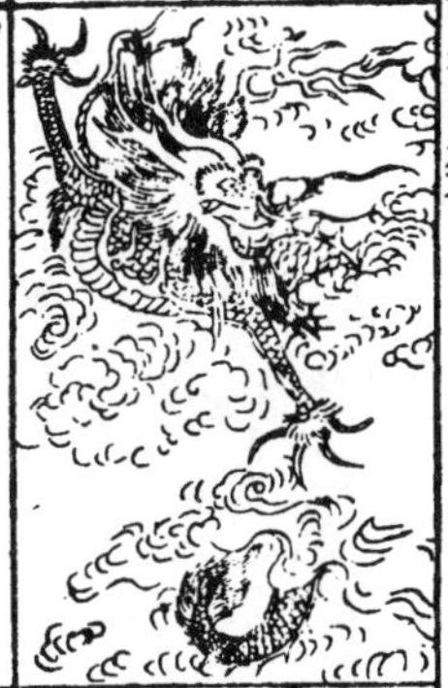

鼉龍

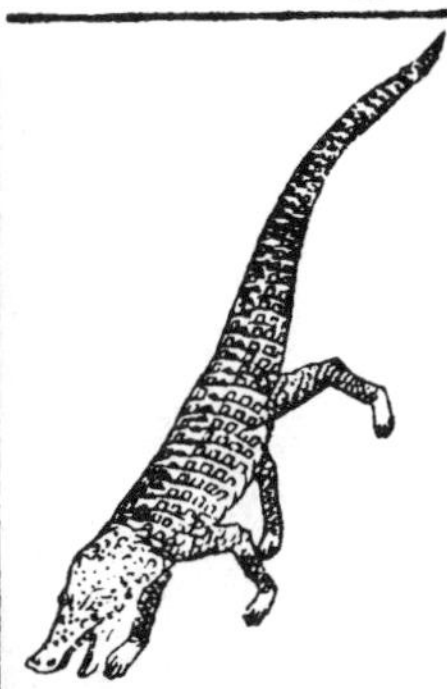

龍骨

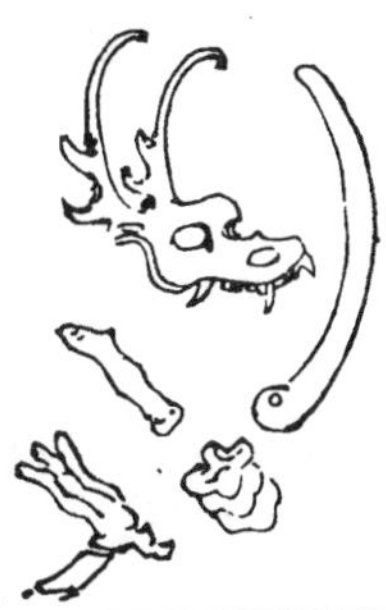

鯪鯉

穿山甲

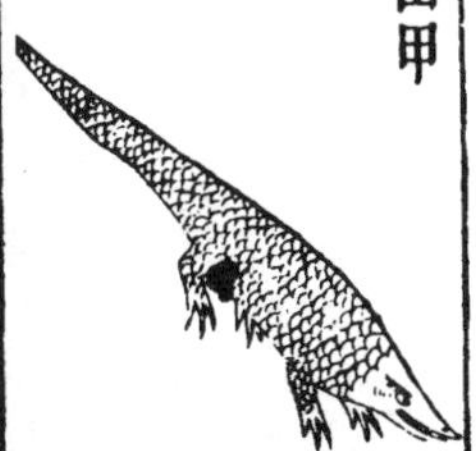

石龍子

蜥蜴

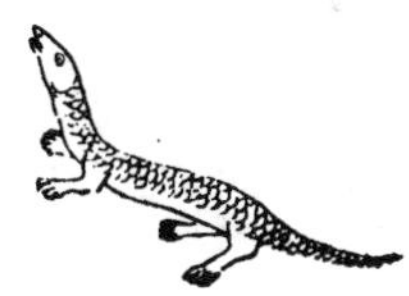

蛤蚧

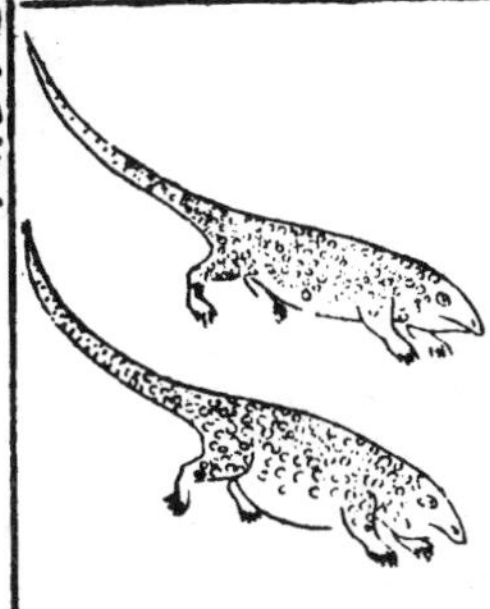

守宮

壁虎

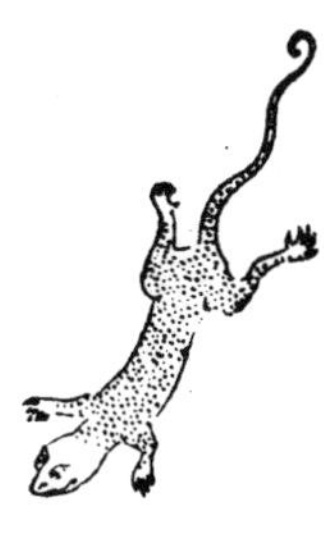

鱗部蛇類

蚺蛇

南蛇

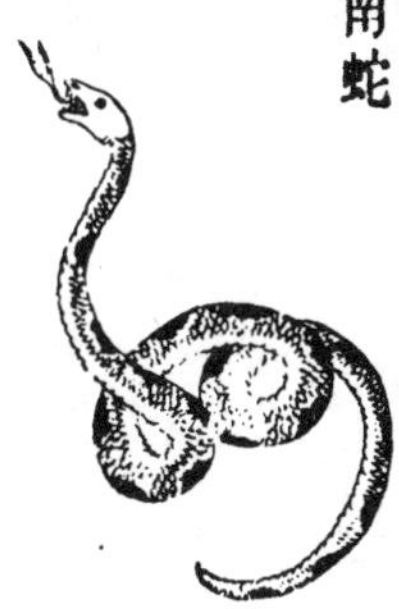

白花蛇

蘄州二十四方勝

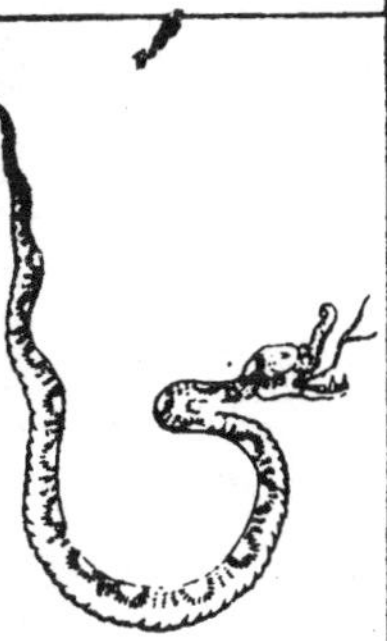

鱗蛇

雲南巨蟒

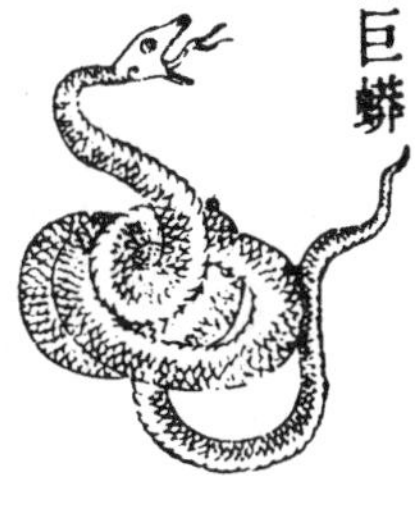

烏蛇

蘄州劍脊細梢

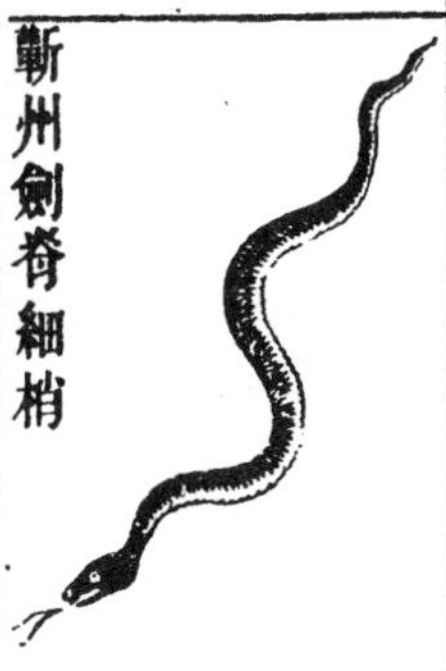

金蛇

黃頷蛇

兩頭蛇

水蛇

蝮蛇

鱗部魚類

鯉魚

鱅魚

鯇魚

竹魚

鱮魚

鱒魚

青魚

鯔魚

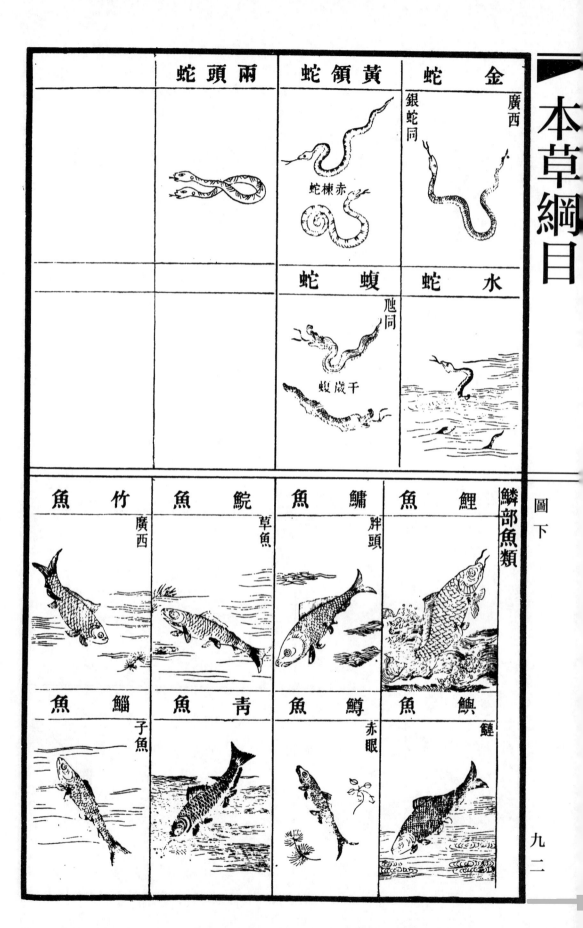

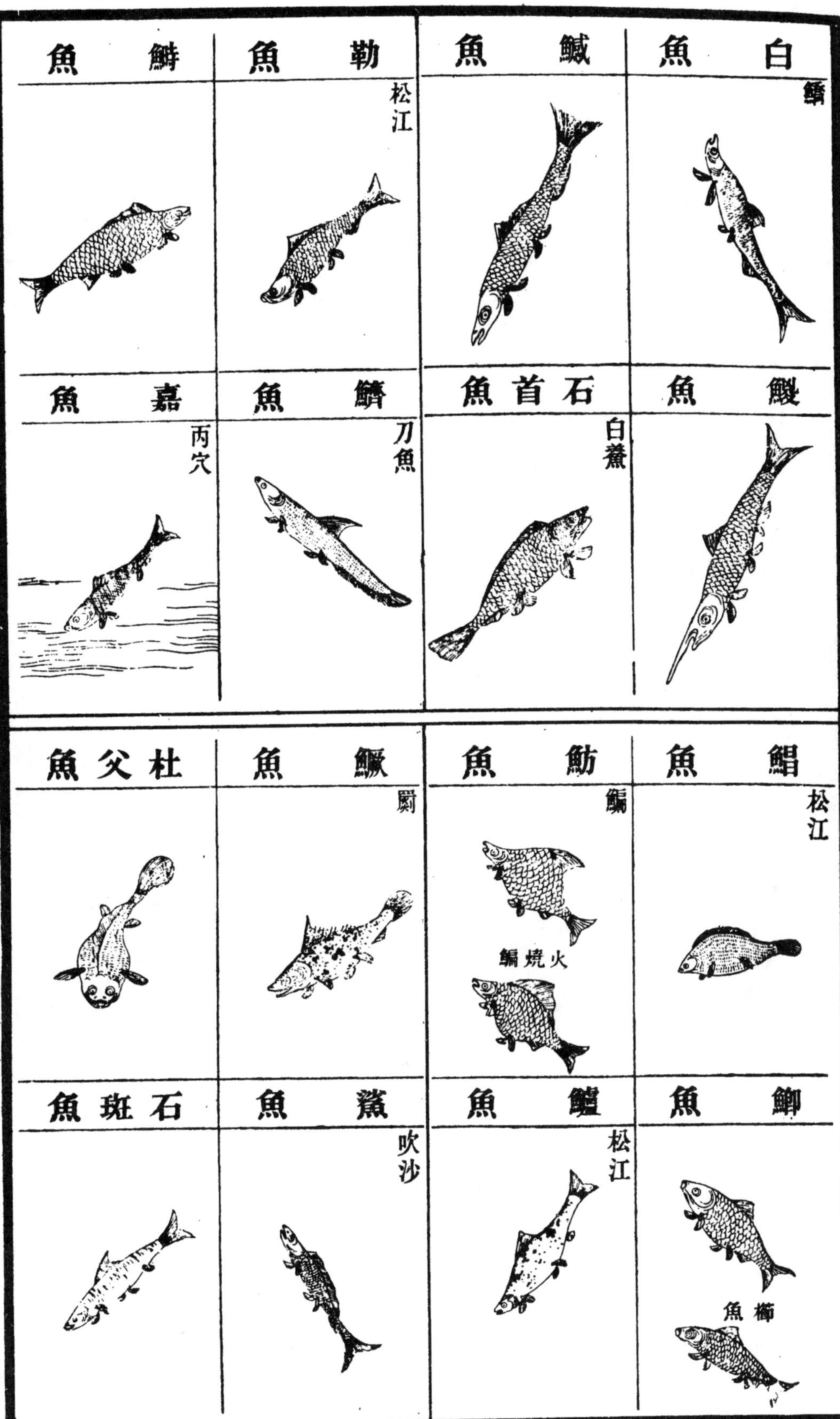
白魚
鱎
鱤魚
勒魚
松江
鰣魚
鯼魚
石首魚
白鯗
鱭魚
刀魚
嘉魚
丙穴
鯧魚
松江
魴魚
鯿
火燒鯿
鱖魚
罽
杜父魚
鯽魚
櫛魚
鱸魚
松江
鯊魚
吹沙
石斑魚

石鮅魚

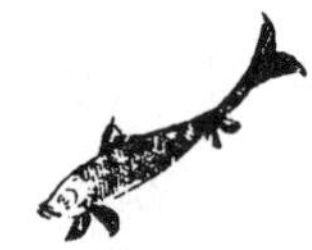

鰷魚

鱀

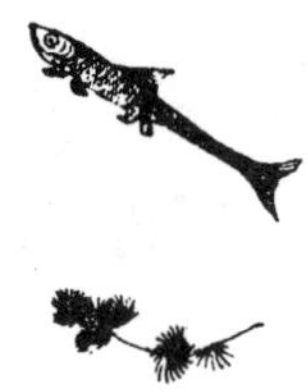

鱵魚

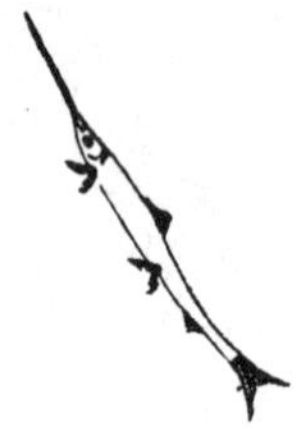

黄鯝魚

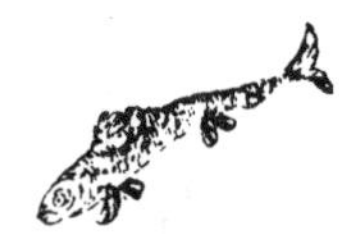

鱠残魚

銀魚

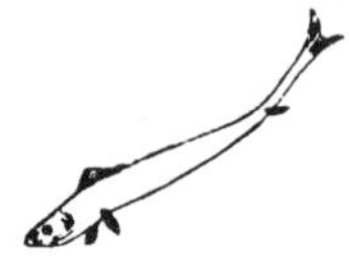

鱊魚

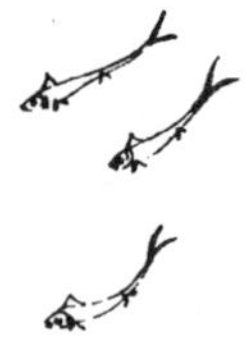

鱗部無鱗魚類

鱧魚

烏喙

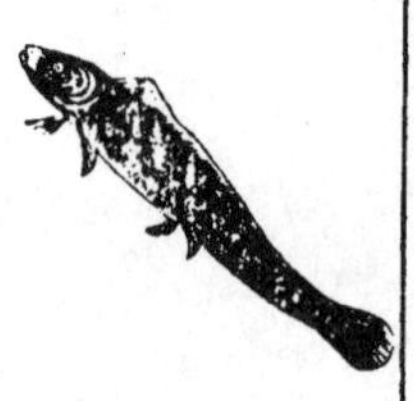

鱓魚

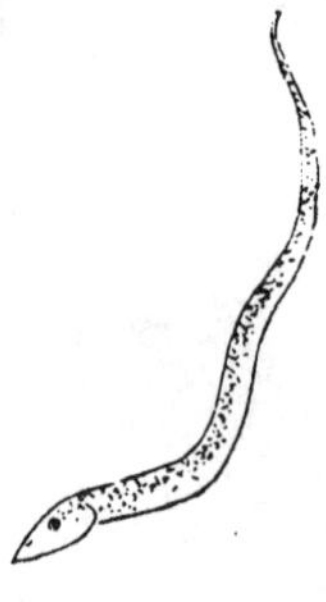

鱣魚

黄魚

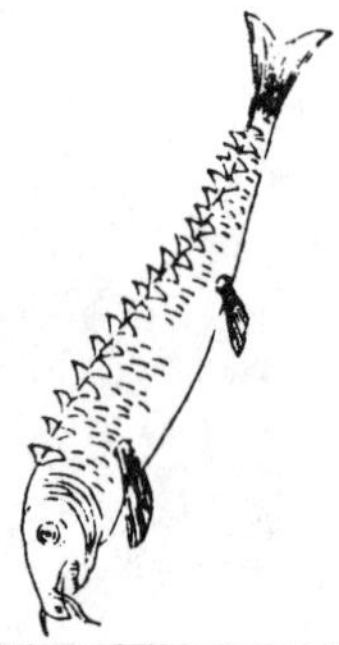

鮠魚

鮰魚

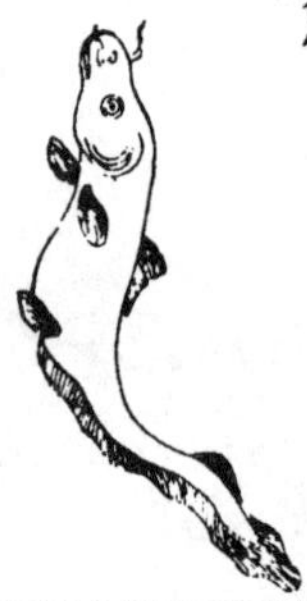

鰻鱺魚

白鱓

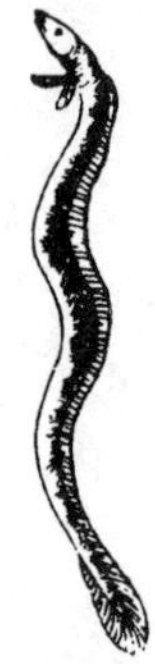

鰌魚

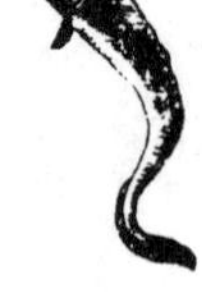

鱘魚

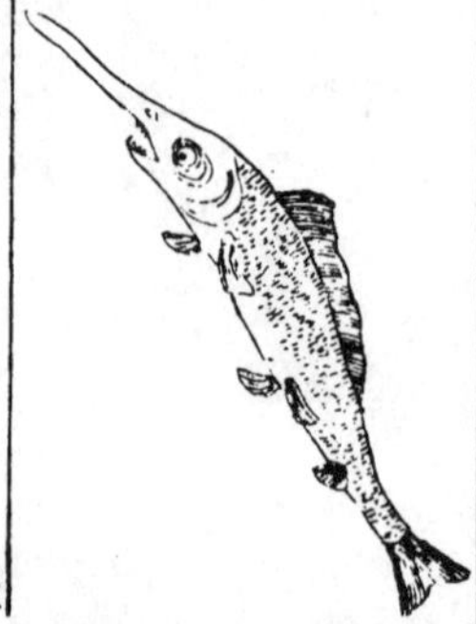

鮧魚

鮎魚

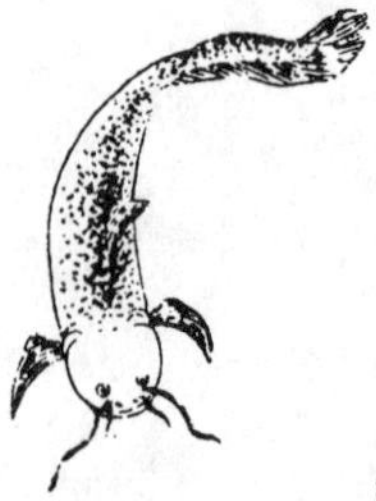

鰋

鯢魚

孩兒魚 人魚

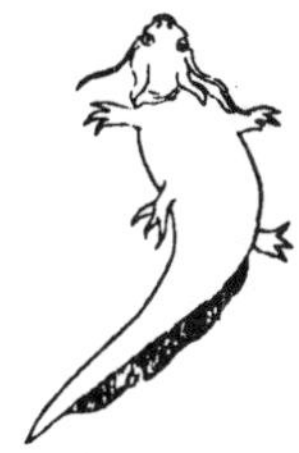

河豚

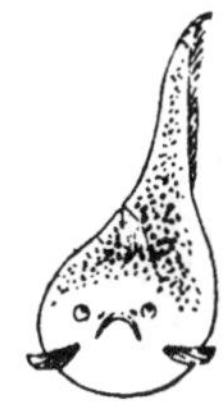

比目魚

鞋底魚

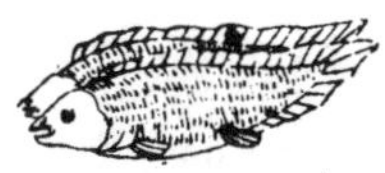

沙魚

胡沙

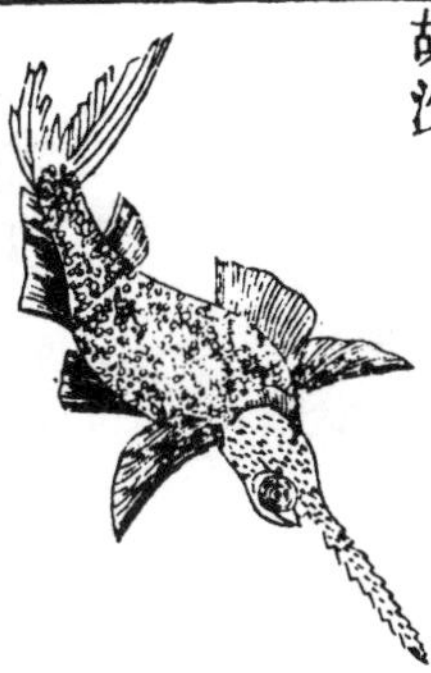

黃顙魚

黃鮎

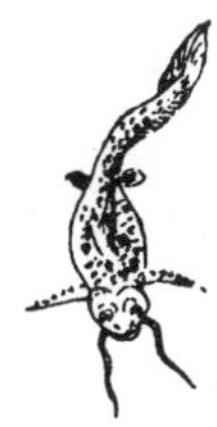

海豚

江豚同

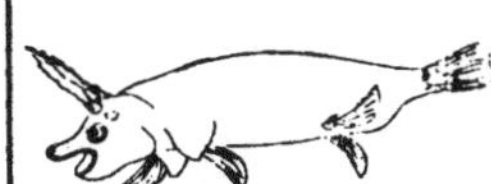

鮫魚

白沙

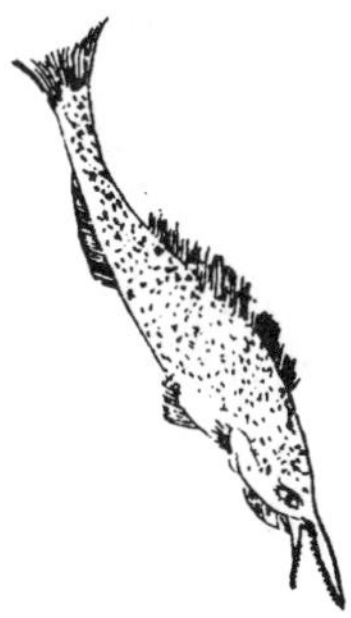

烏賊魚

海螵蛸 章魚相類

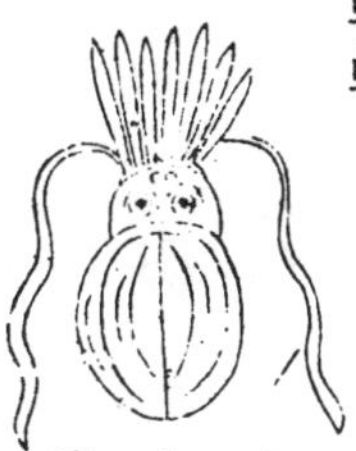

口在腹

海鷂魚

少陽魚

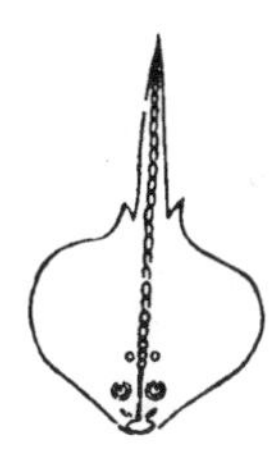

口在腹

海蛇

水母

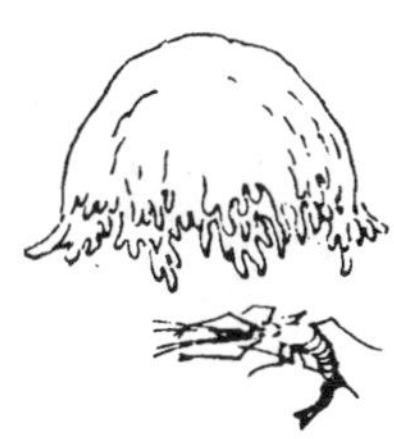

海馬

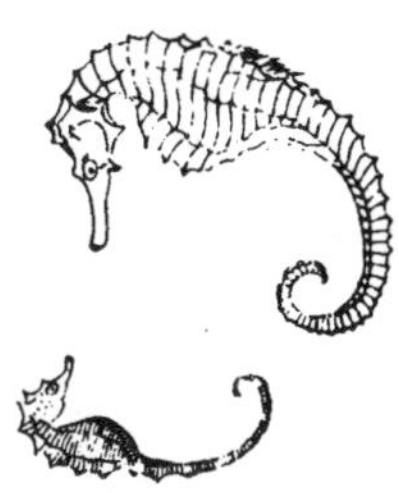

海蛆

魚虎

虎沙

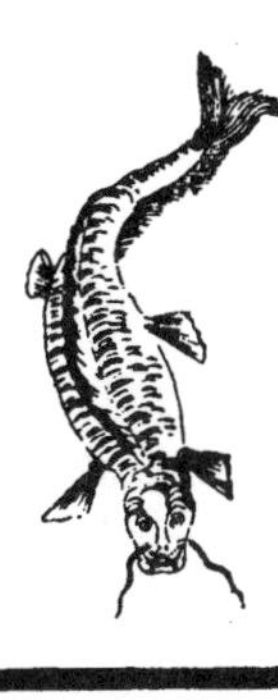

鰕

海鰕大

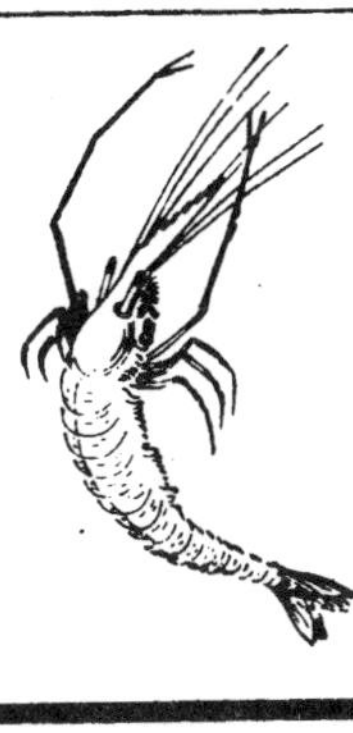

介部龜鼈類

龜

山水二種

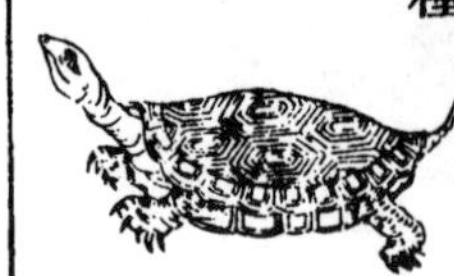

瑇瑁

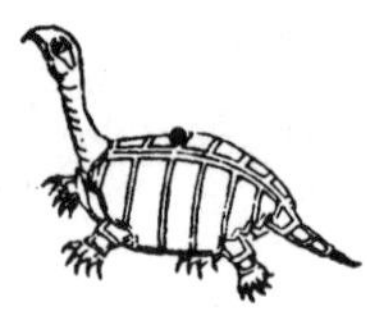

攝龜

呷蛇龜

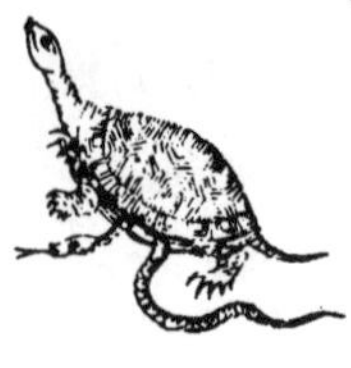

蟹

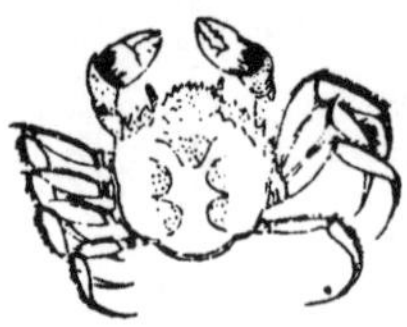

蠵龜

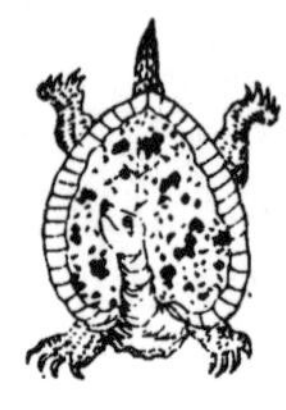

綠毛龜

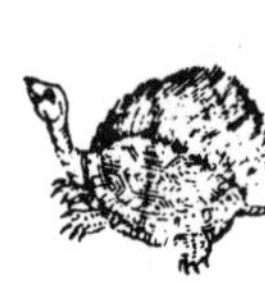

鼈

大者黿
無帶納
三足能

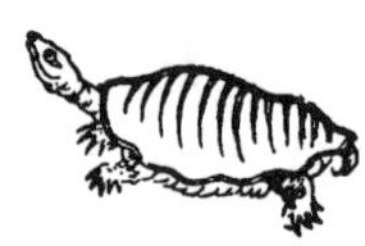

蟛蜞

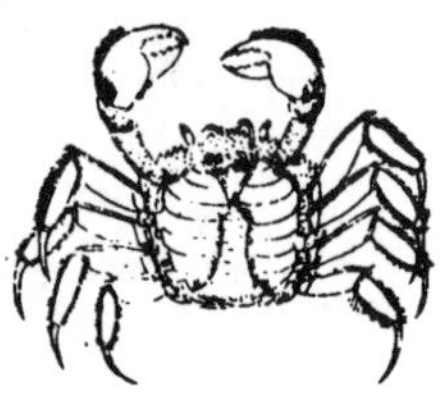

鱟

十二足雌
負雄行

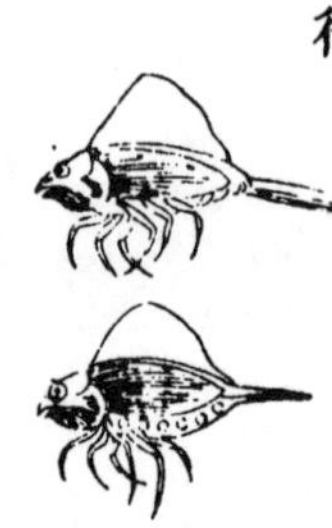

介部蚌蛤類

牡蠣

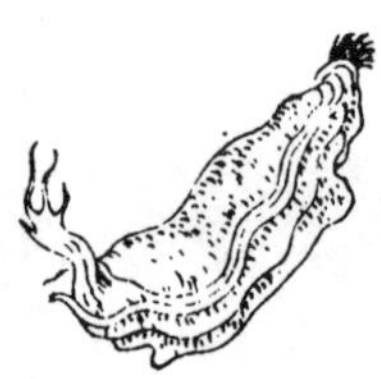

馬刀

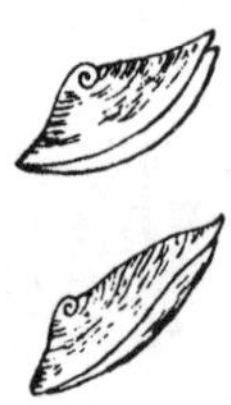

蚌

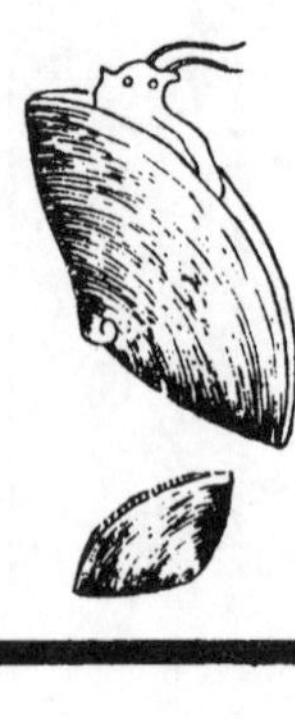

蝛蜼

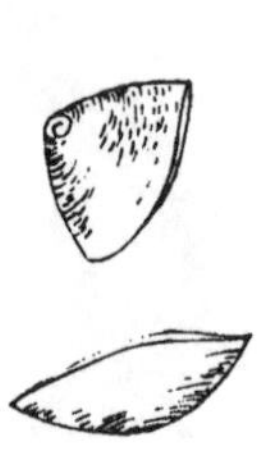

蜆

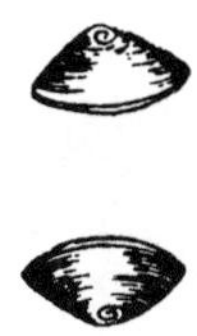

石決明

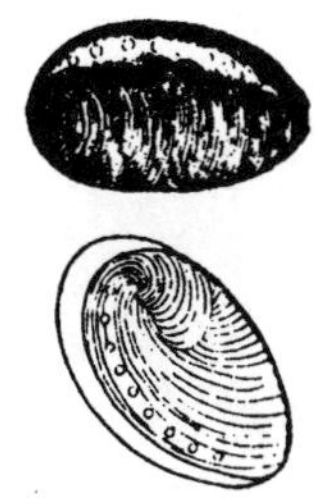

文蛤

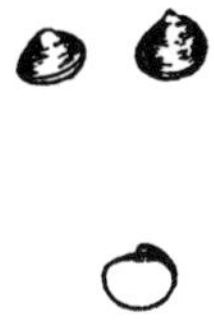

蟶

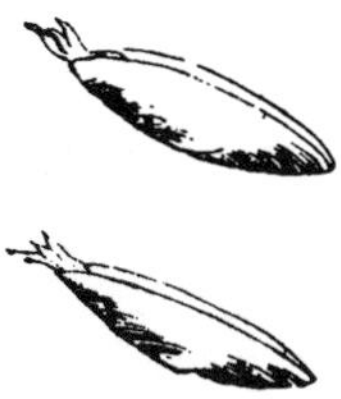

真珠牡

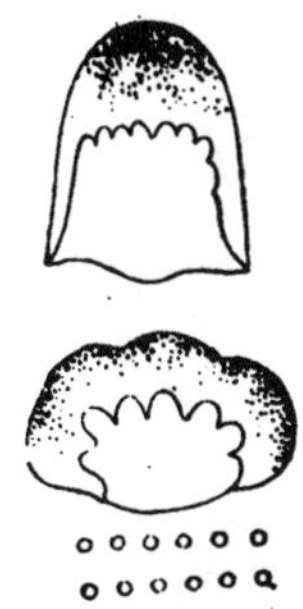

海蛤

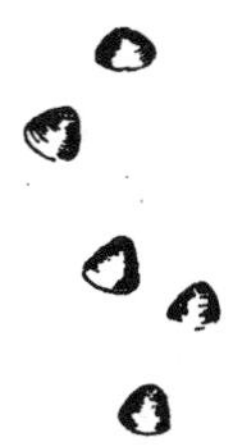

蛤蜊

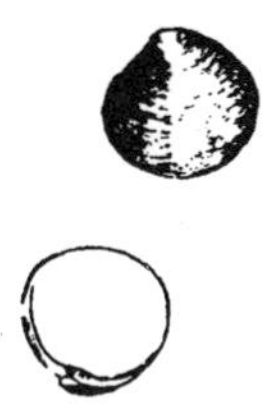

車螯

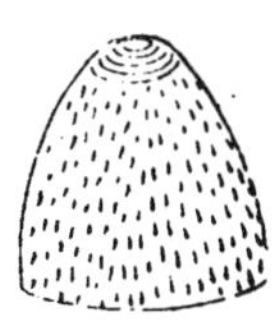

魁蛤

蚶

瓦壟子

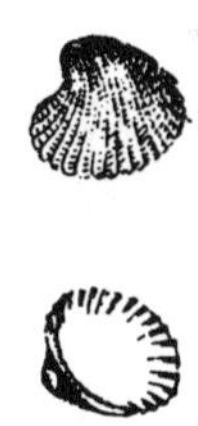

貝子

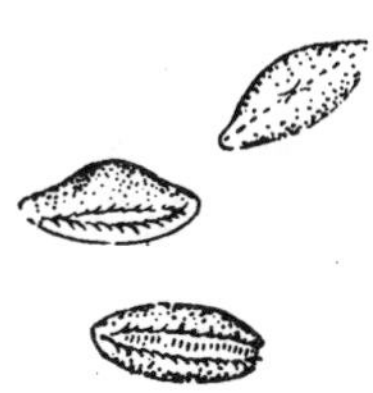

珂

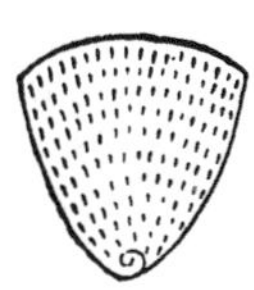

淡菜

東海夫人

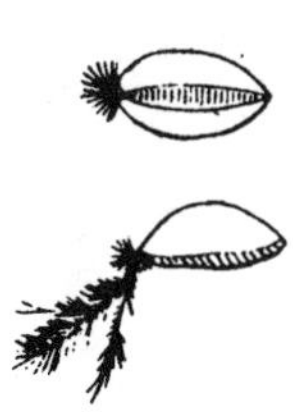

車渠

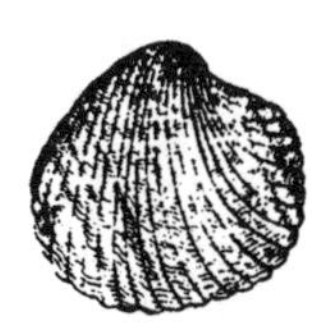

紫貝

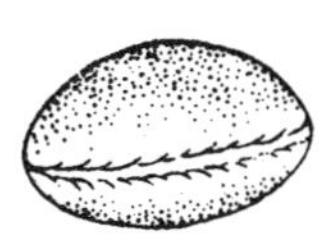

石蜐

龜脚

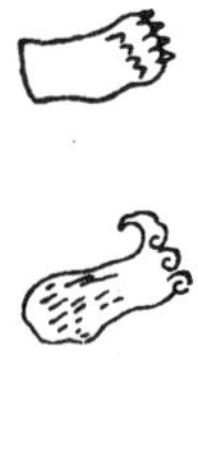

海蠃

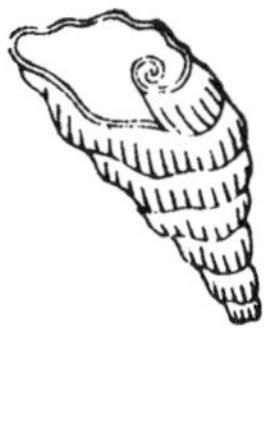

甲香

田贏

贏螄小

寄居蟲

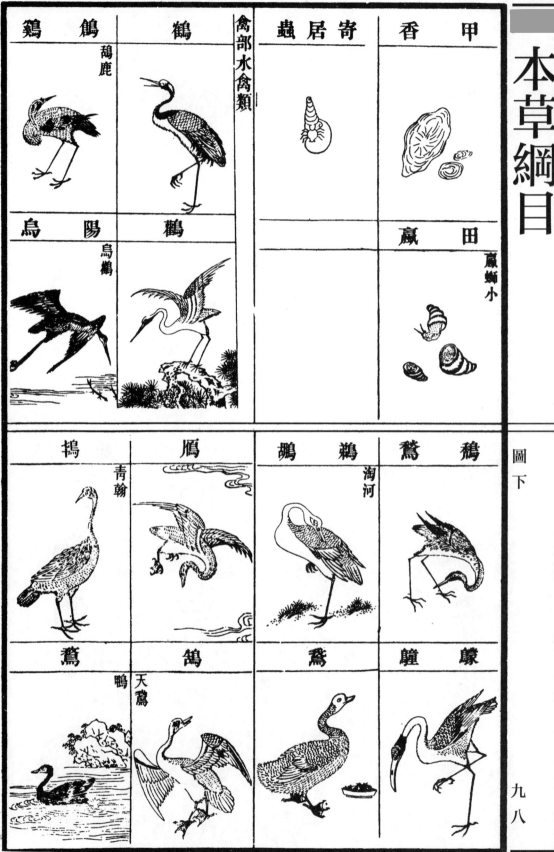

禽部水禽類

鶴

鸛

鶬鷄

鴰鹿

陽烏

烏鸛

鵚鶖

鶨[illegible]

鵜鶘

淘河

鵞

鴈

鵠

天鵞

鴇

青翰

鶩

鴨

鳧

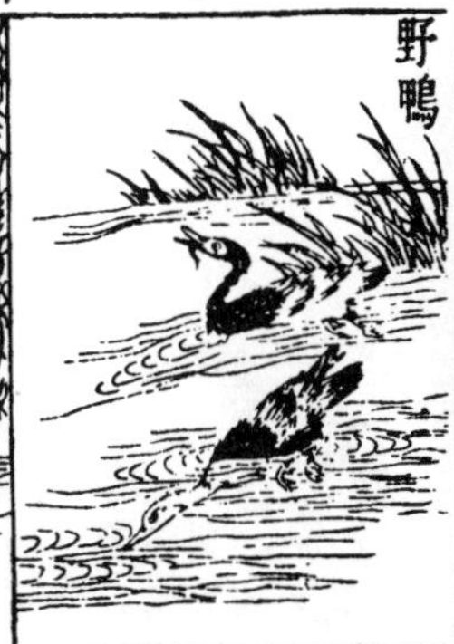

鴛鴦

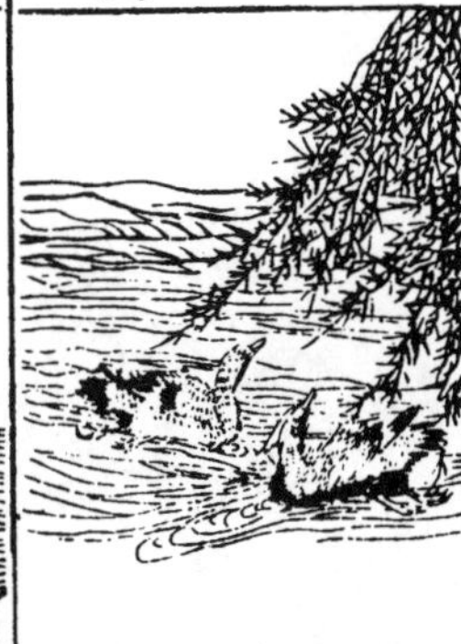

鵁鶄

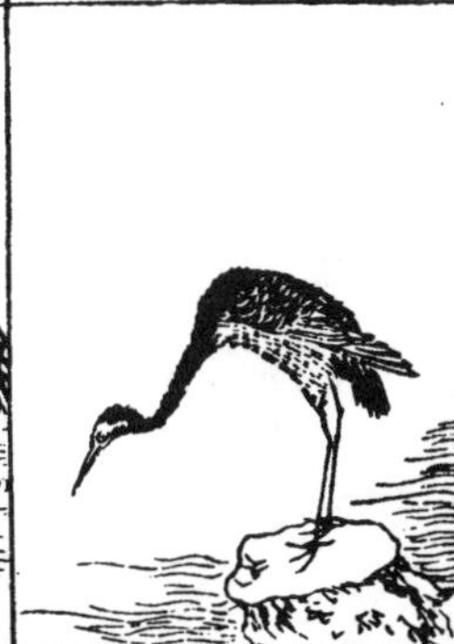

鷗

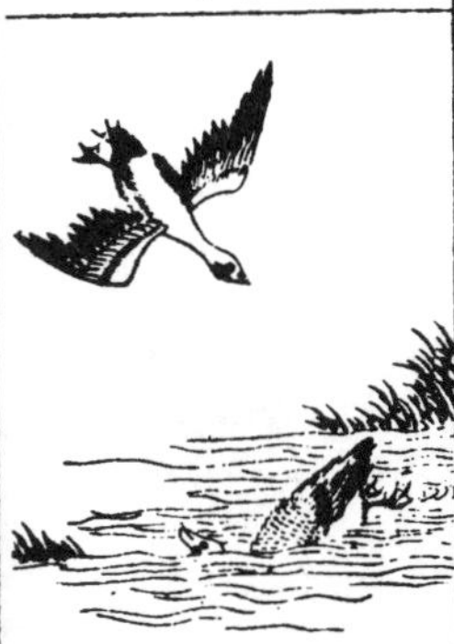

鸊鷉

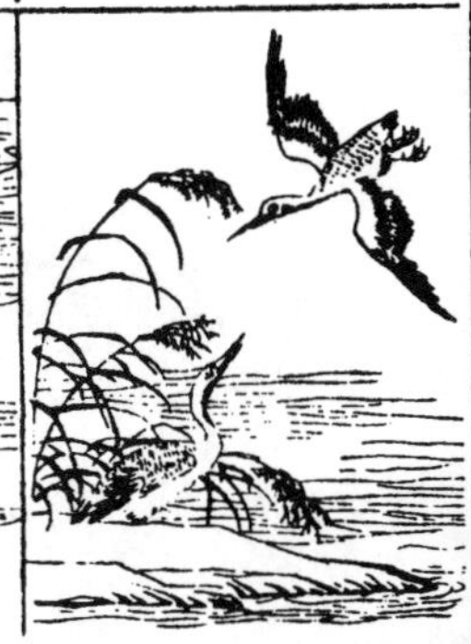

鸂鶒

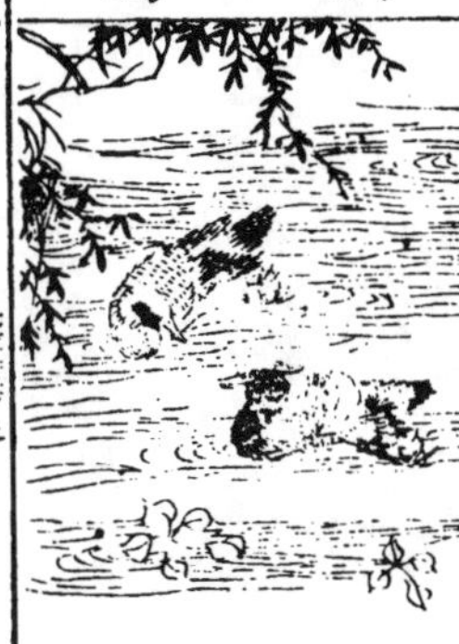

鷺鷥

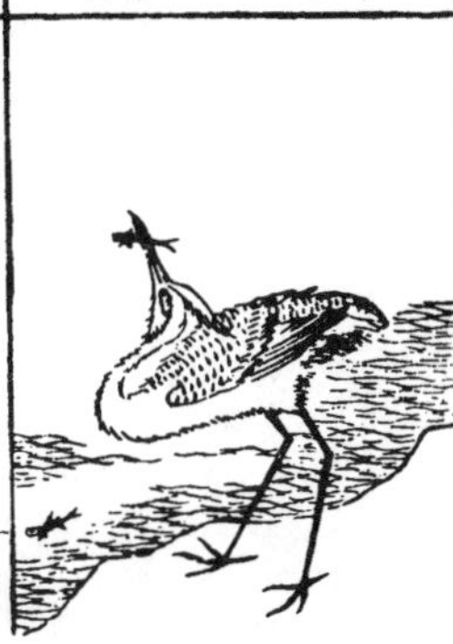

鸀鳿

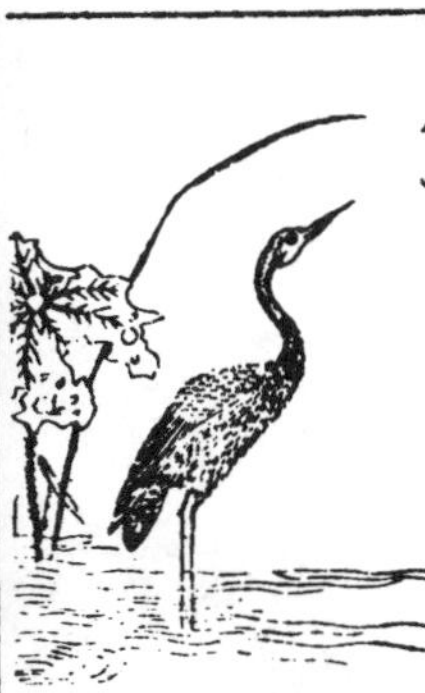

鸕鷀

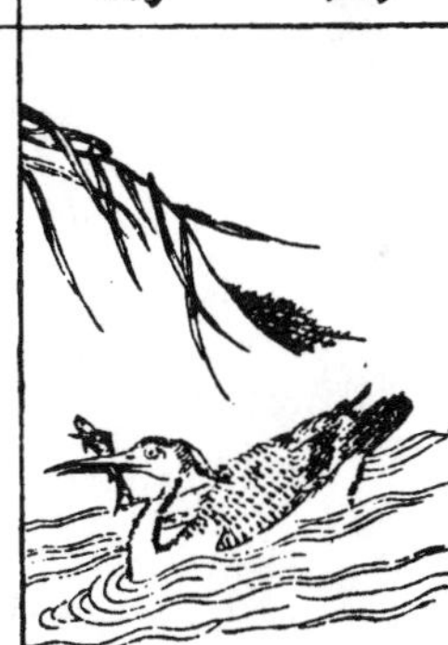

魚狗

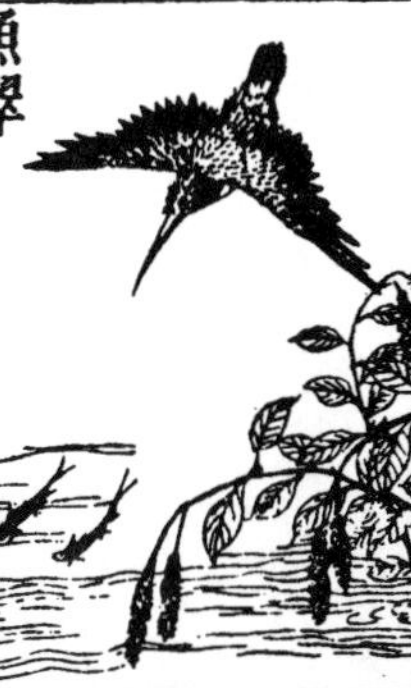

禽部原禽類

雞

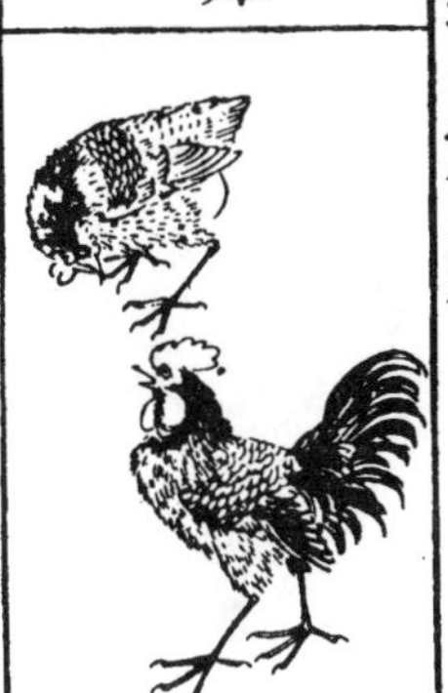

雉

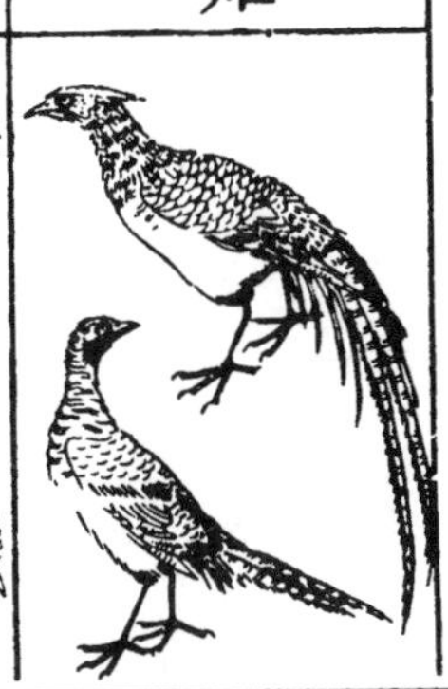

鸐雉

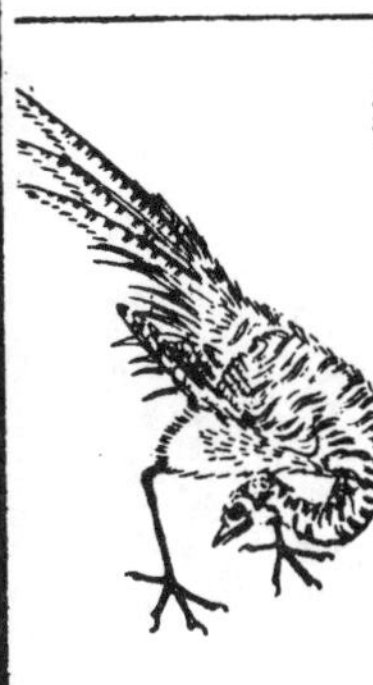

鷩雉

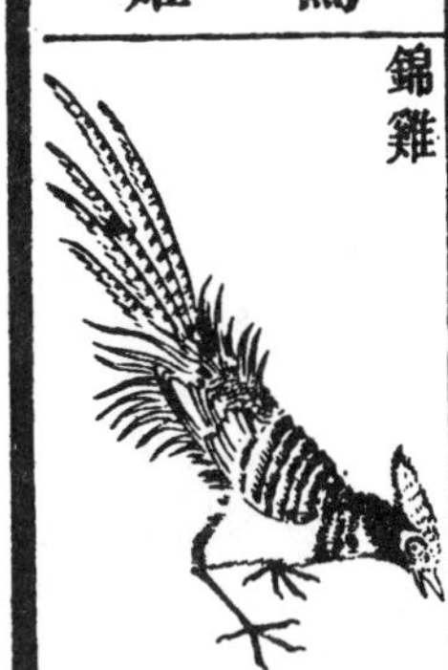

鶡雞

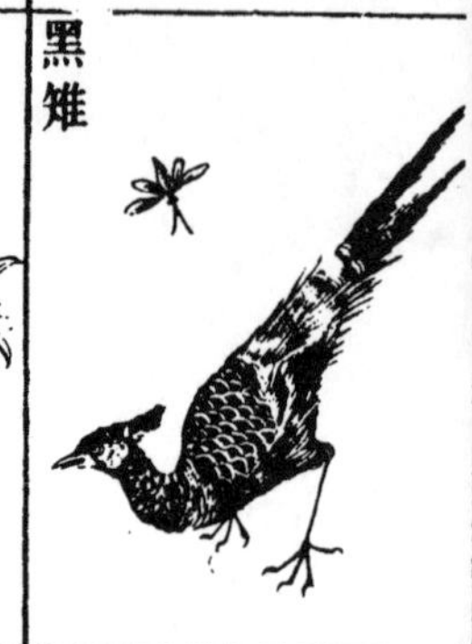

鷓鴣

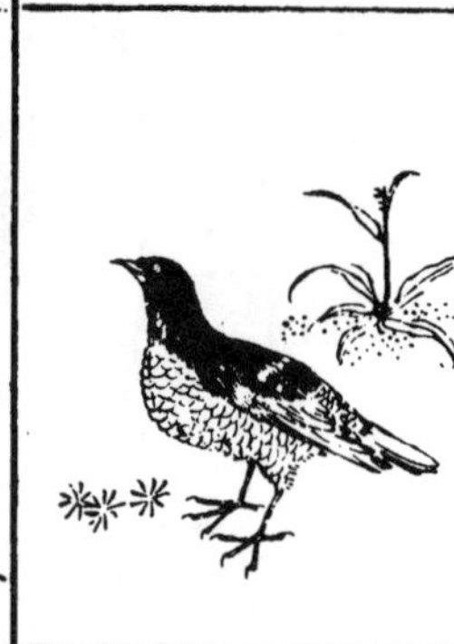

秧雞

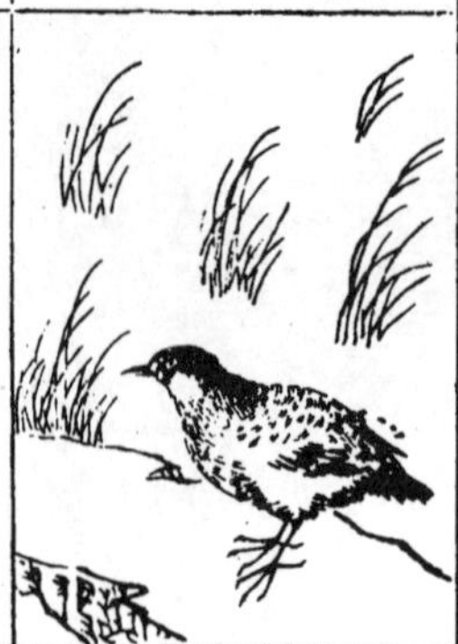

鶉

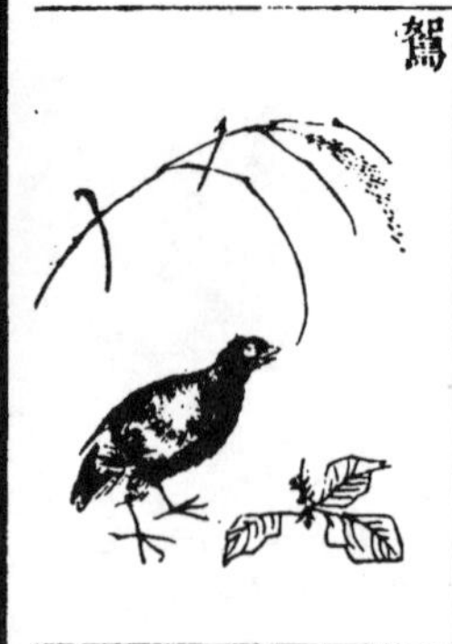

白鷴

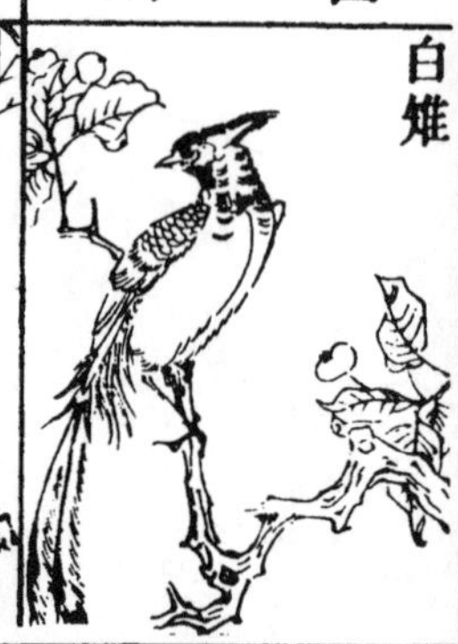

竹雞

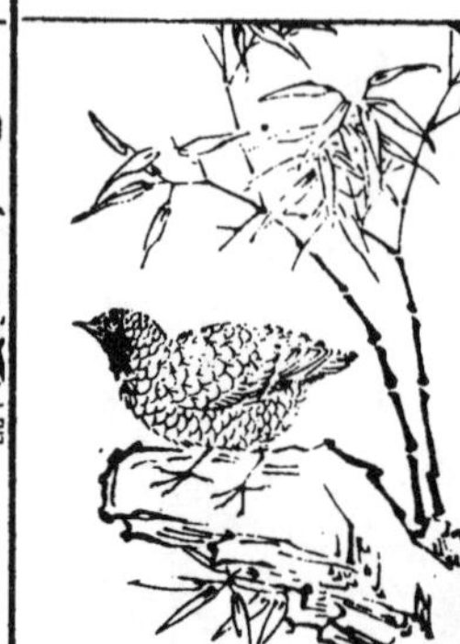

鷃

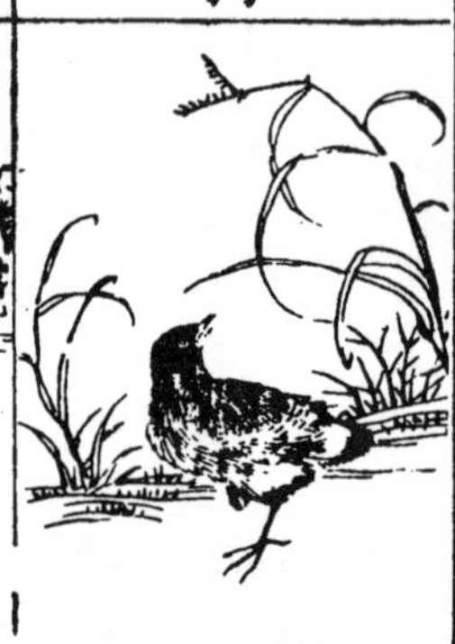

鷸

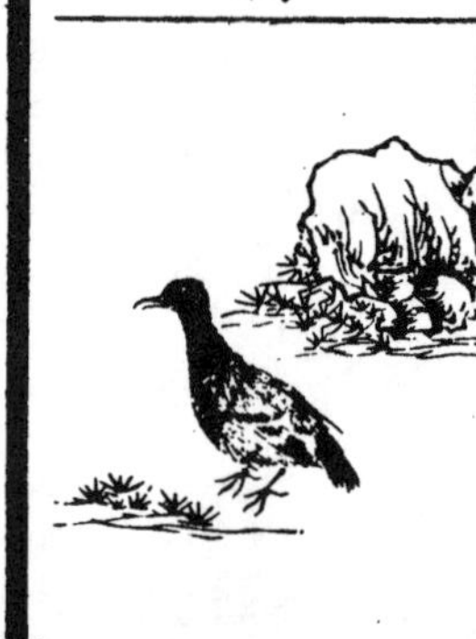

鴿

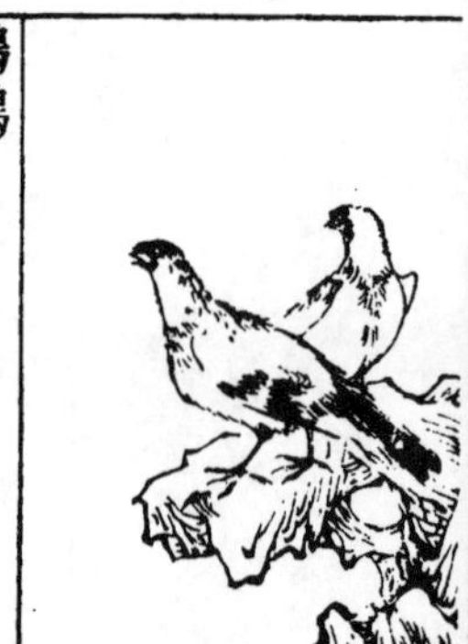

巧婦鳥

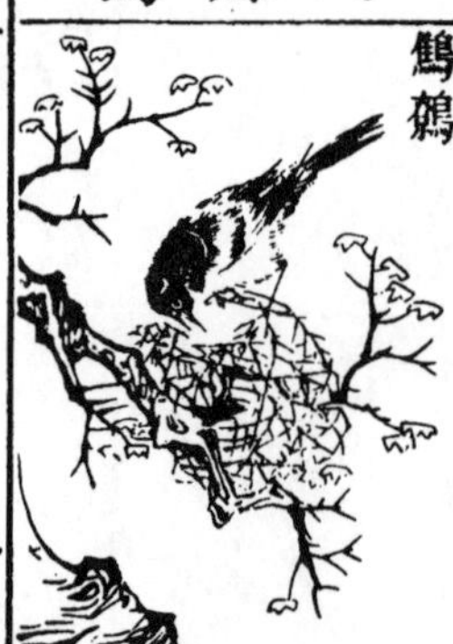

伏翼

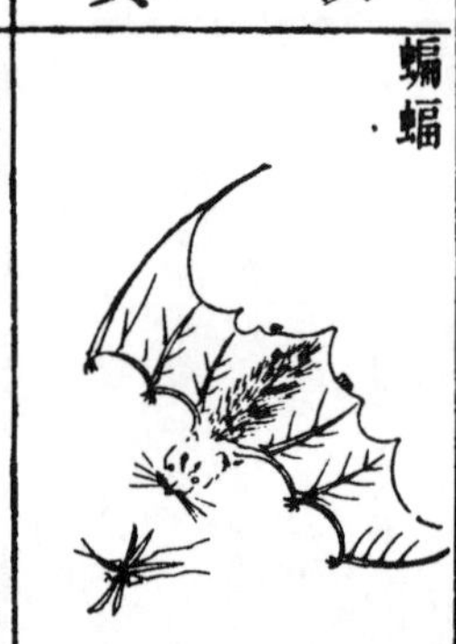

寒號蟲

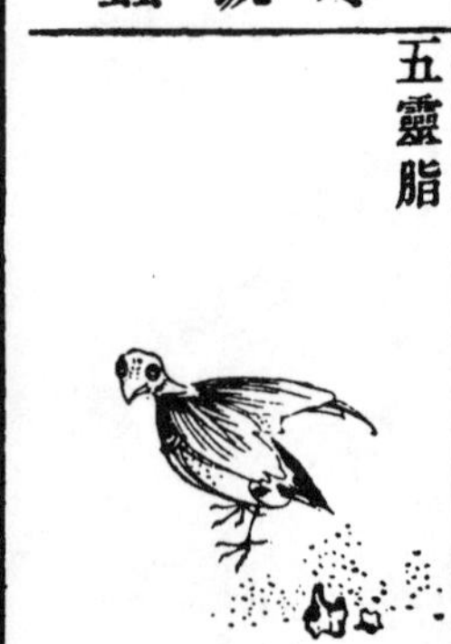

雀

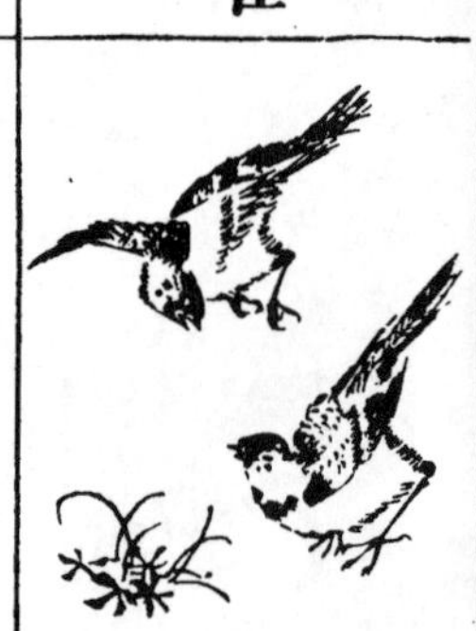

燕

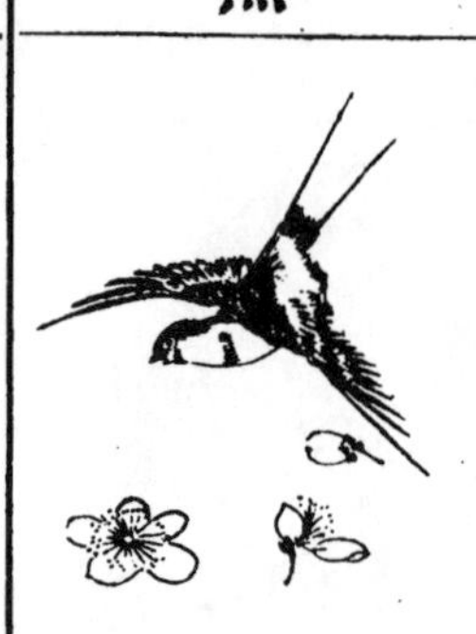

鸓鼠

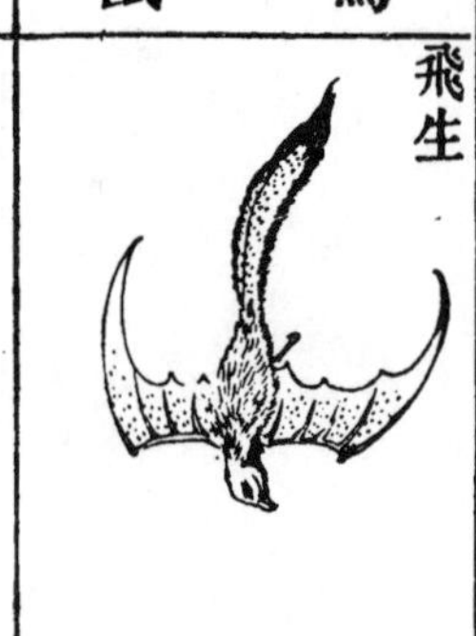

禽部林禽類

斑鳩

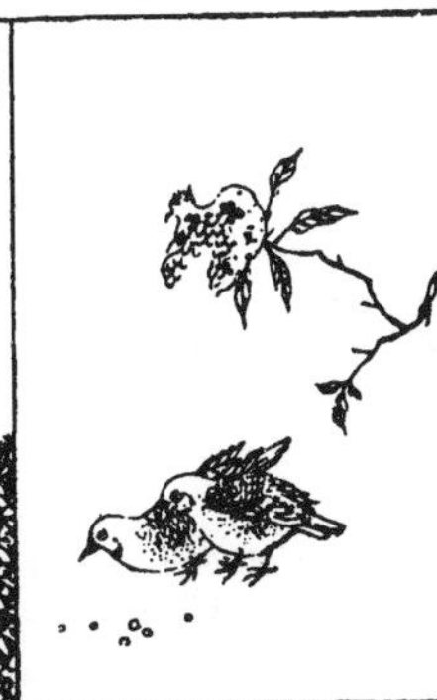

桑鳸

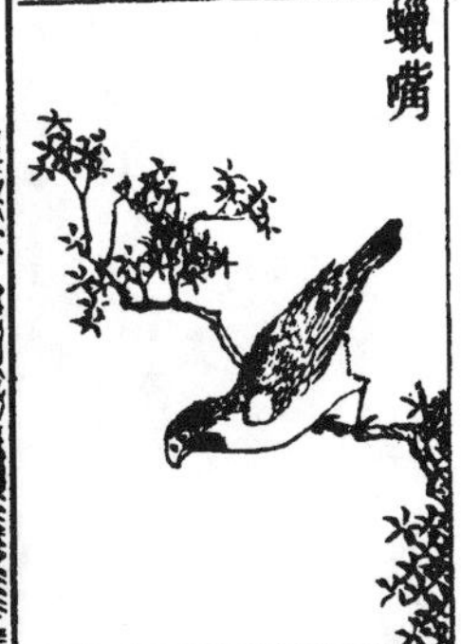

鸜鵒

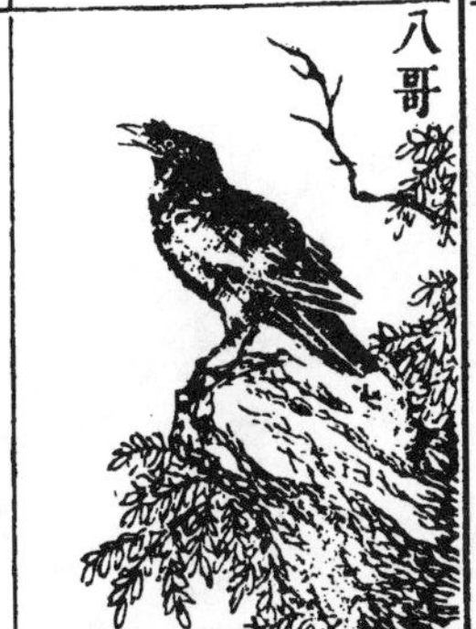

練鵲

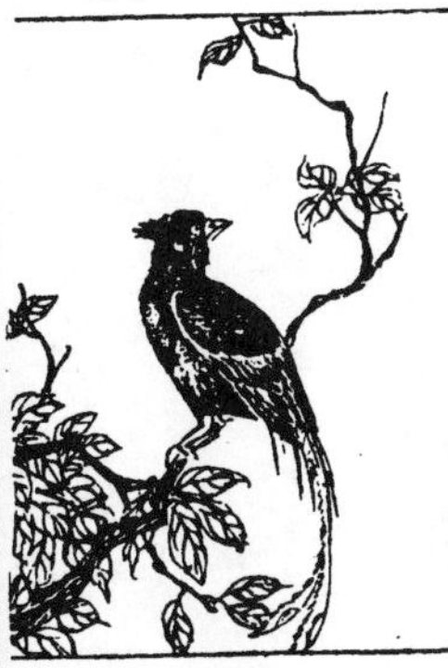

鳲鳩

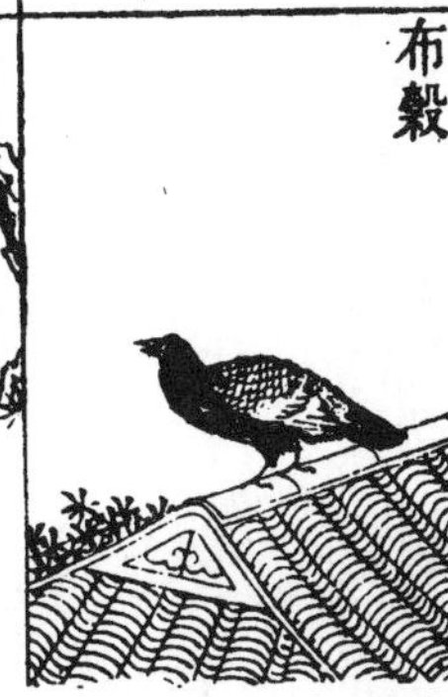

伯勞

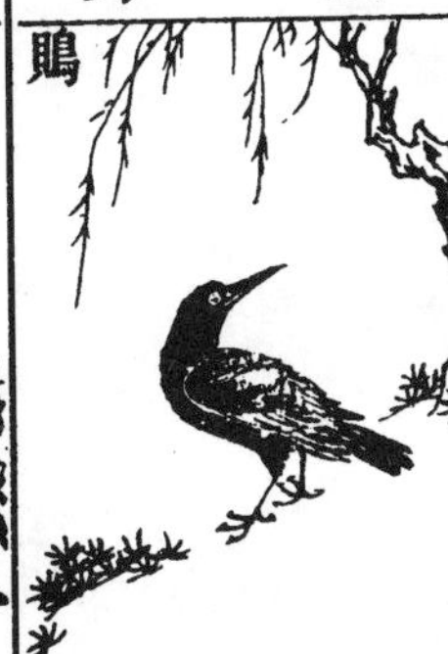

百舌

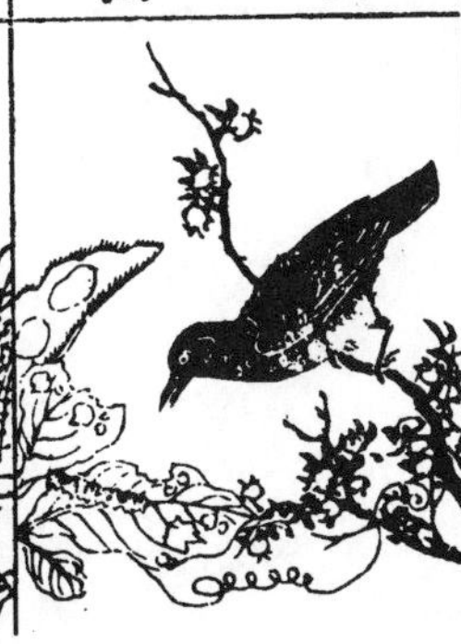

鸎

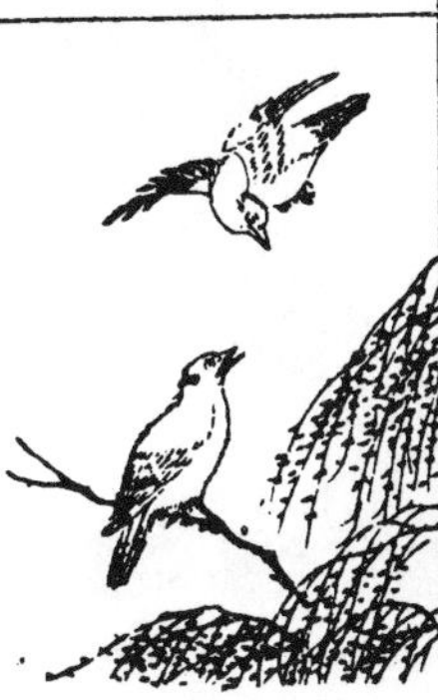

啄木鳥

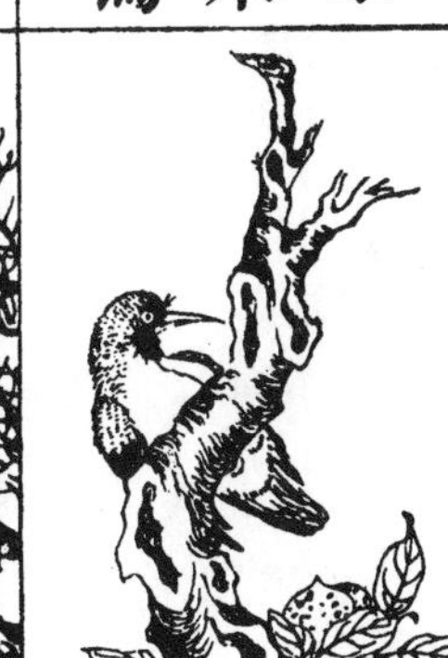

烏鴉

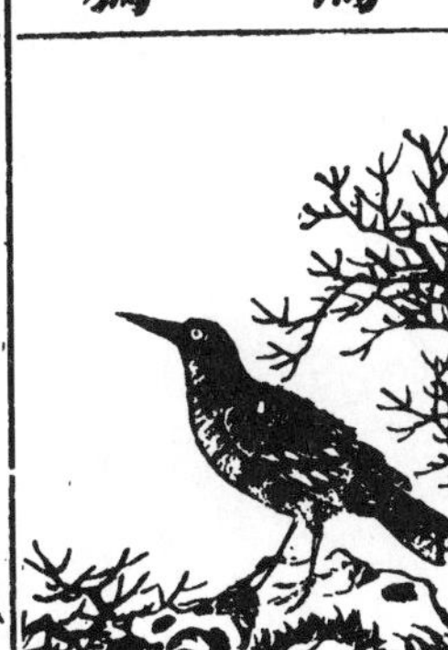

山鵲

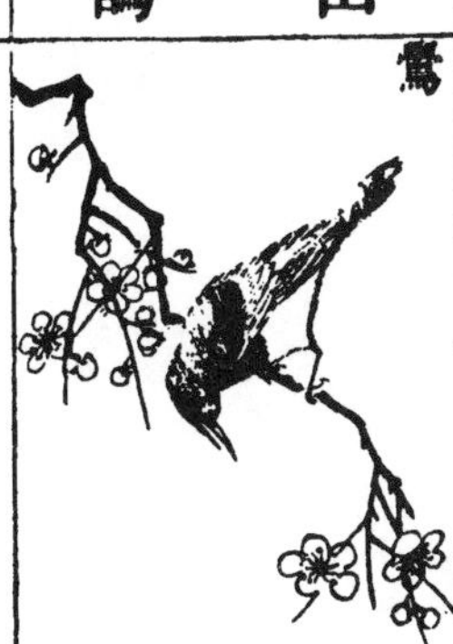

杜鵑

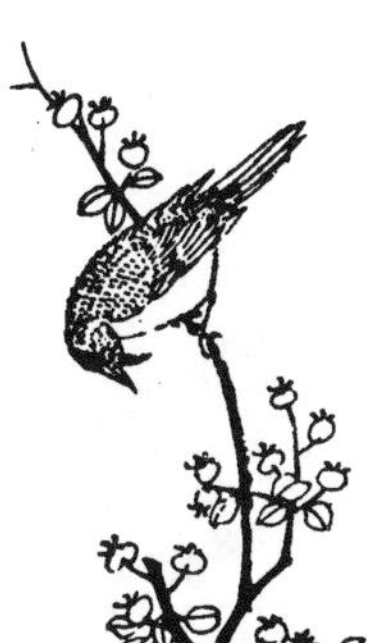

慈烏

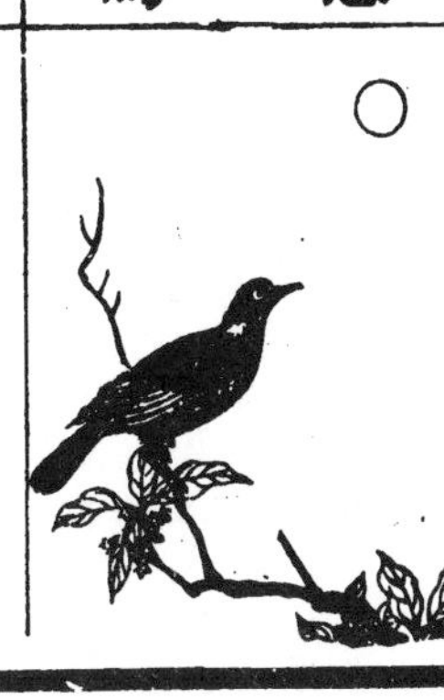

鵲

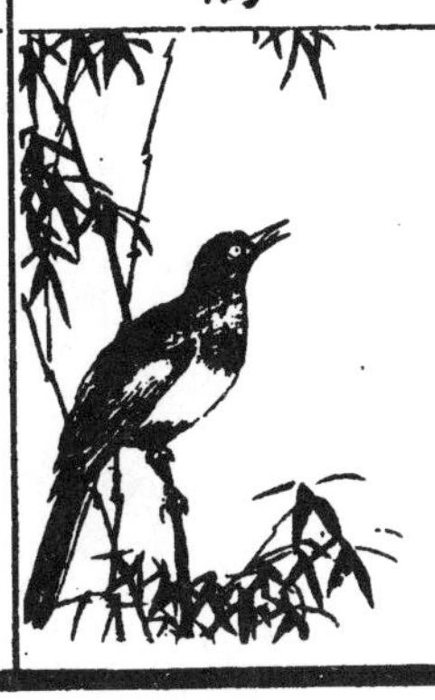

鶻嘲

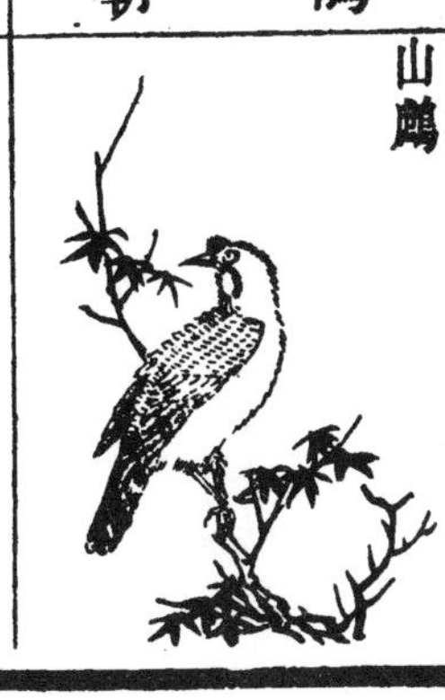

鸚鵡

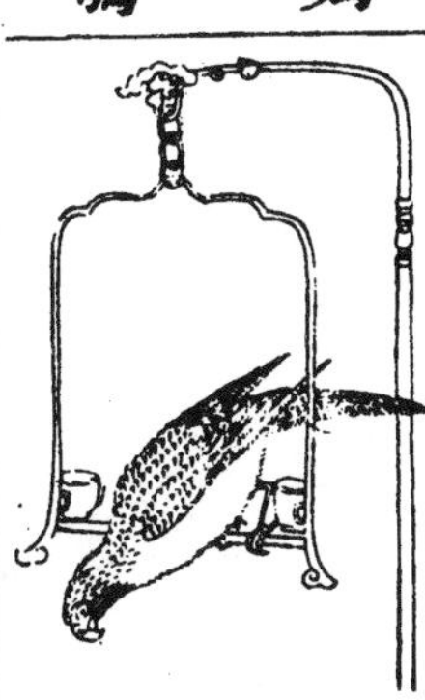

禽部山禽類

鳳凰

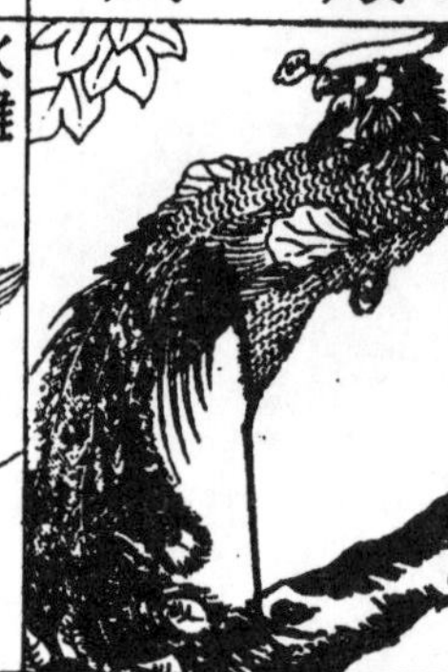

孔雀

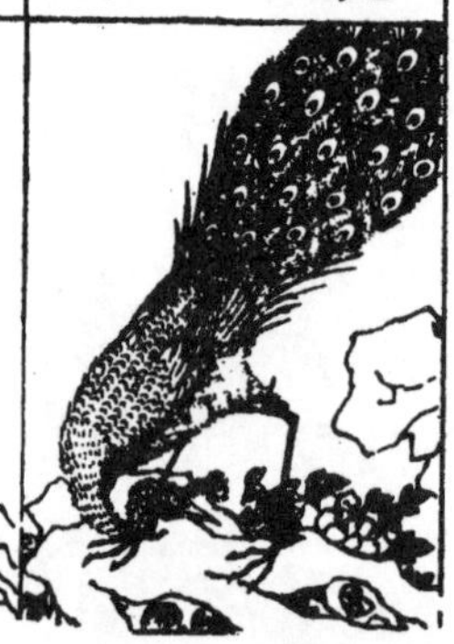

駝鳥

火雞

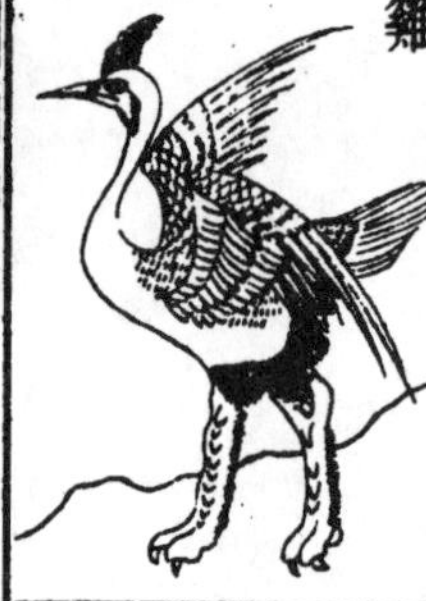

鷹

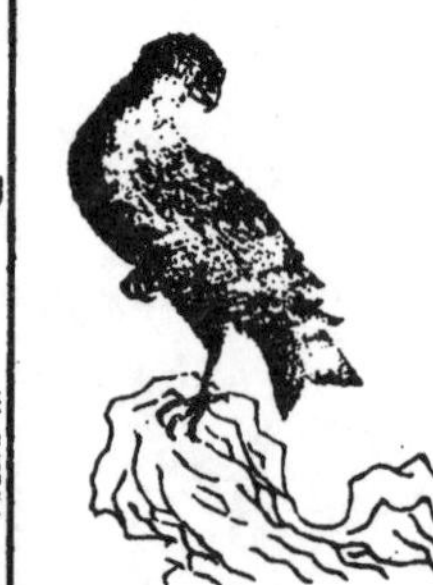

雕

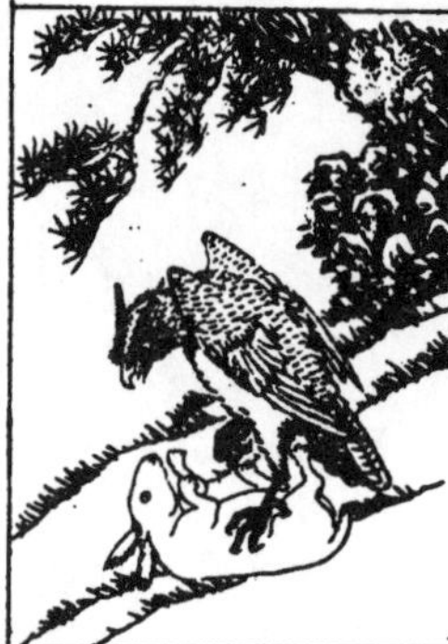

鶚

魚鷹

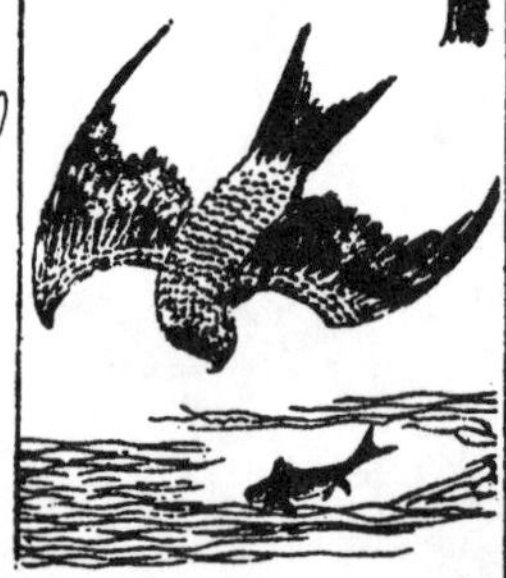

鴟

雀鷹

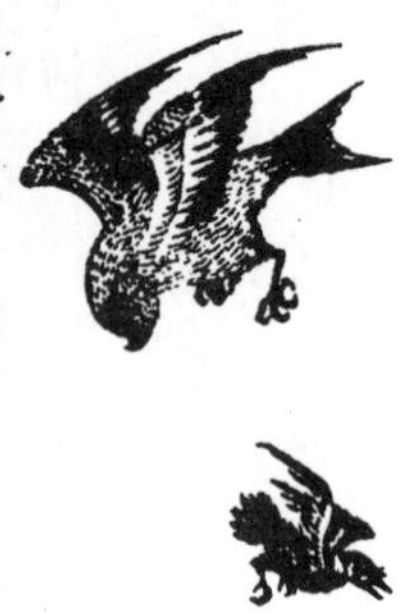

鴟鵂

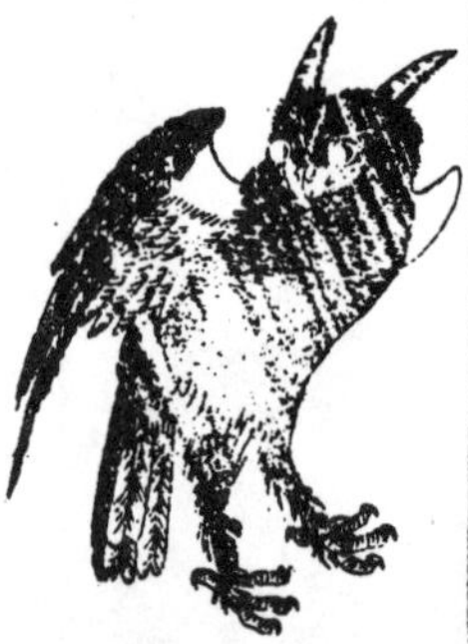

鴞

鵩

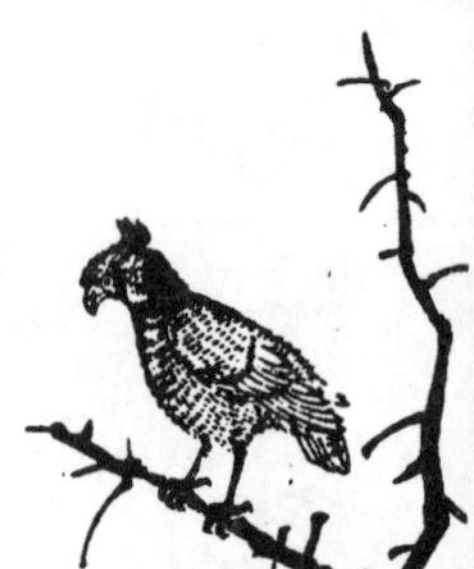

鴆

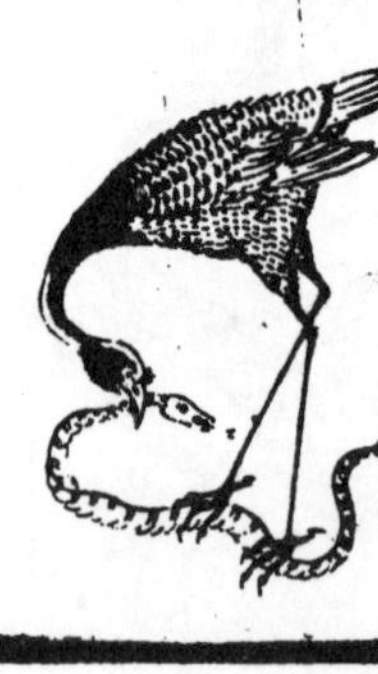

獸部畜類

豕

小豚

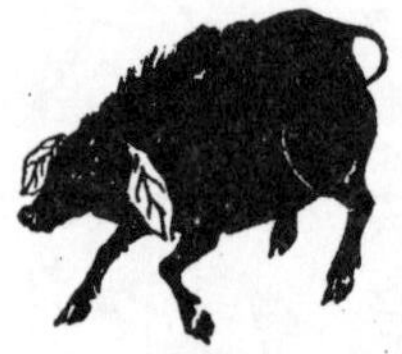

狗

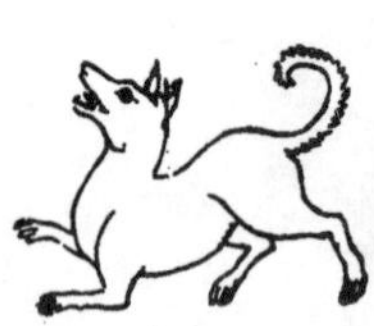

羊

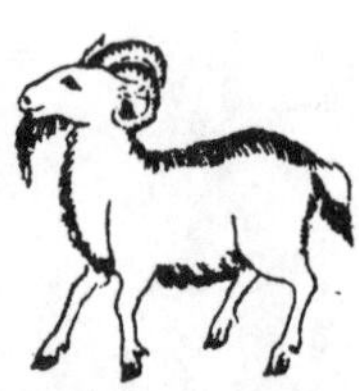

黃羊

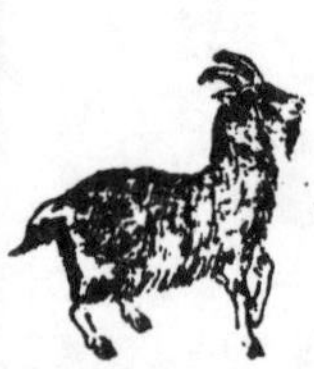

牛

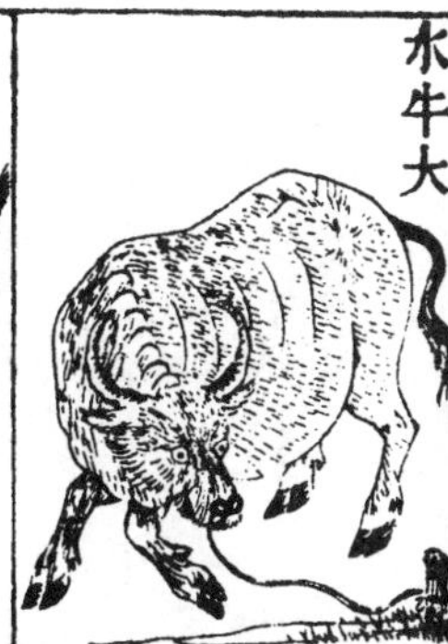

驢

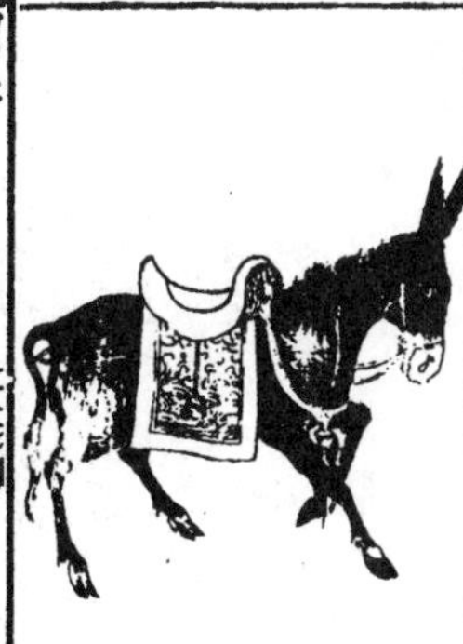

阿膠

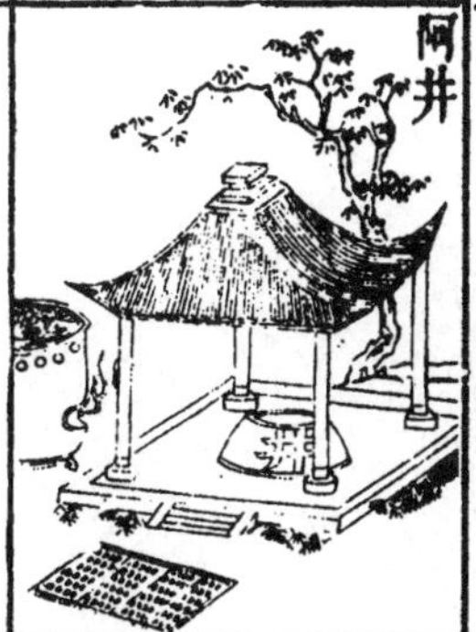

鮓荅

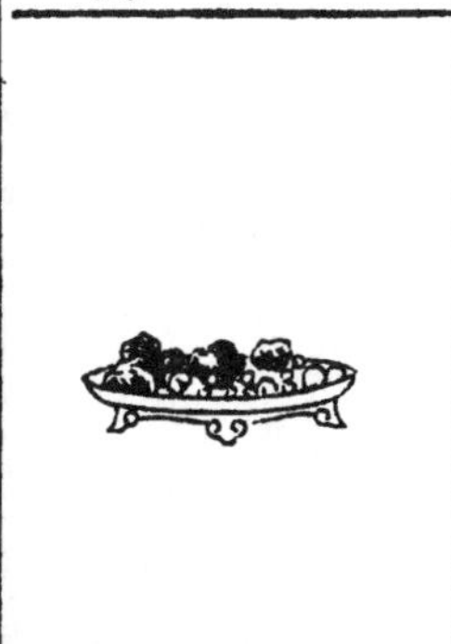

馬

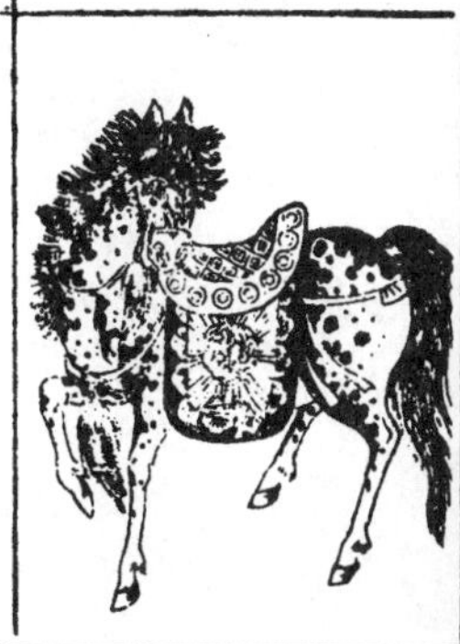

駝

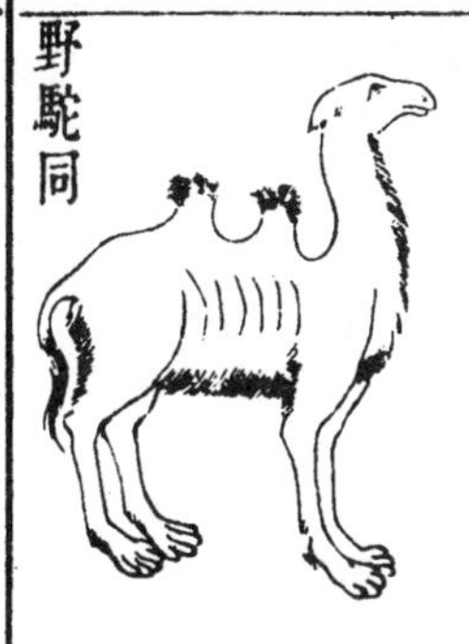

牛黄

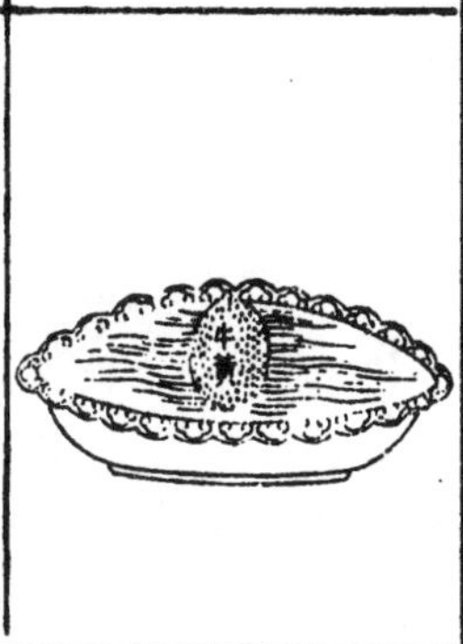

狗寶

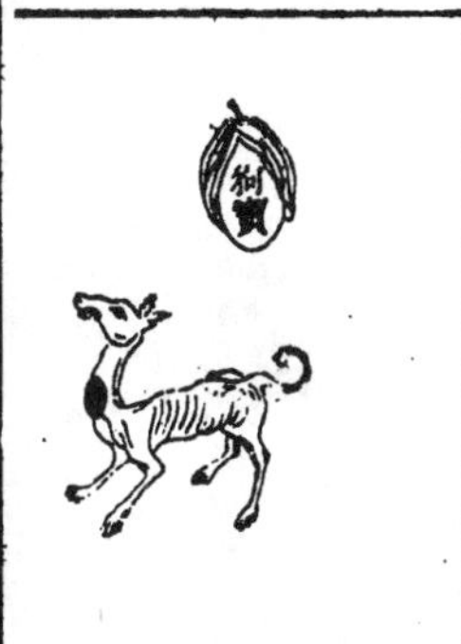

獸部獸類

獅

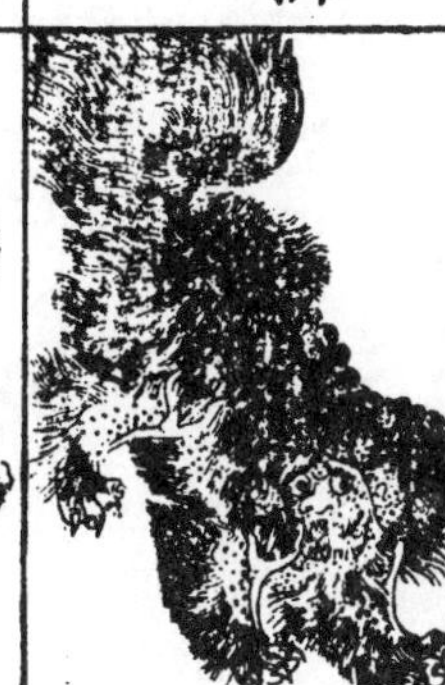

豹

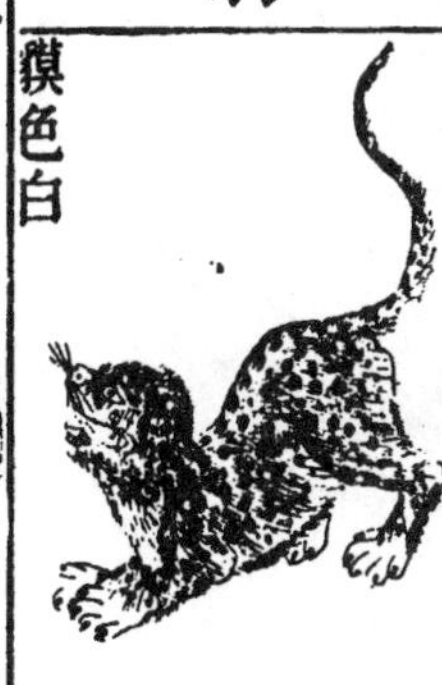

犀

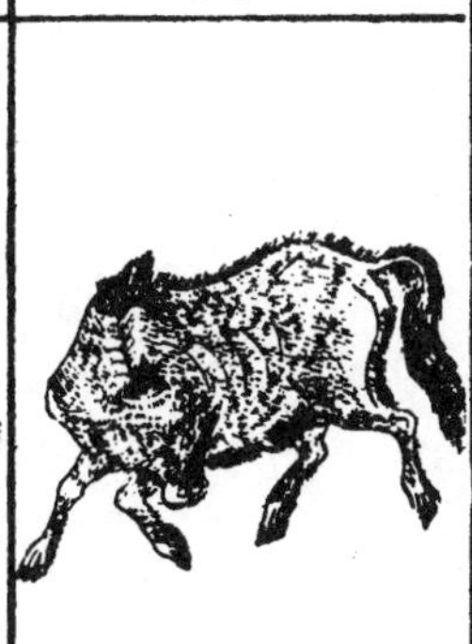

野馬

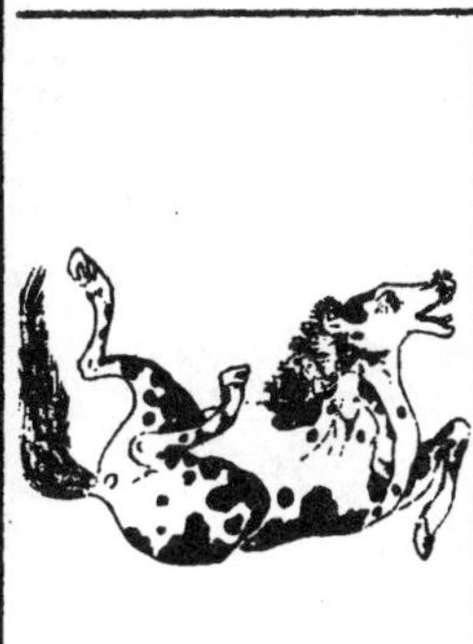

虎

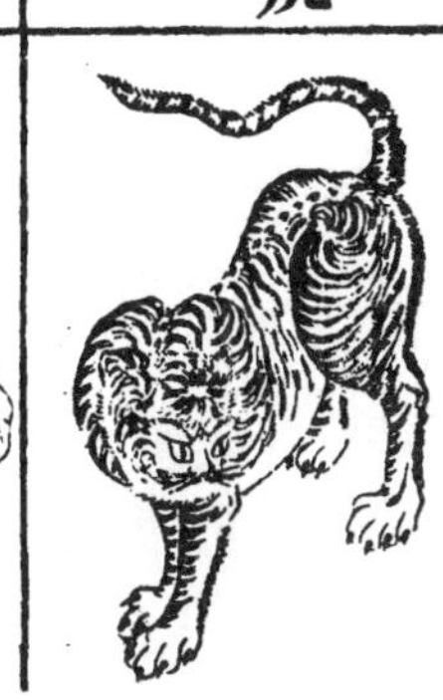

象

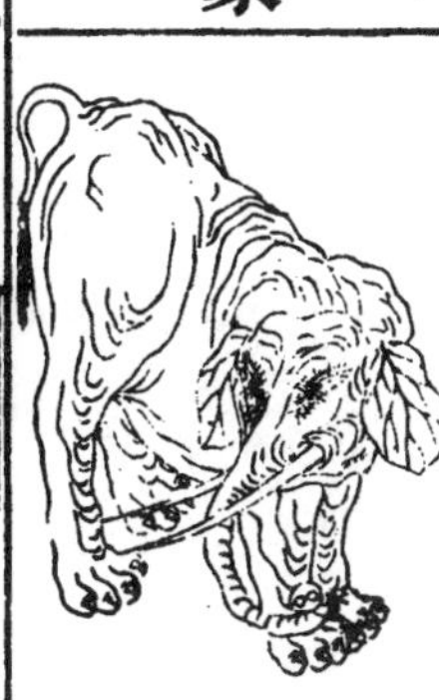

犛牛

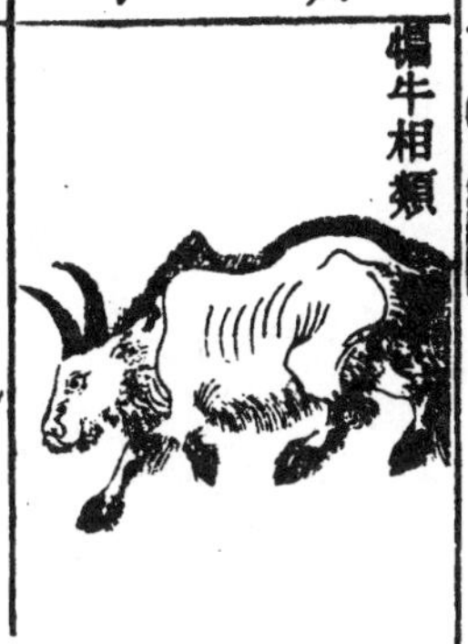

野豬

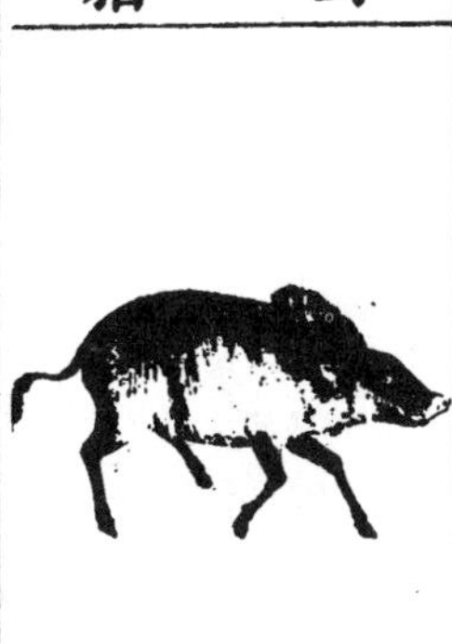

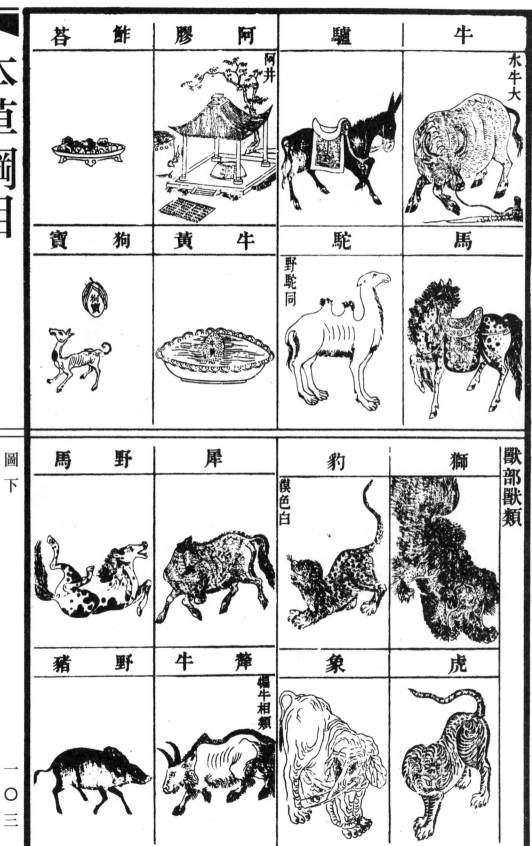

豪猪

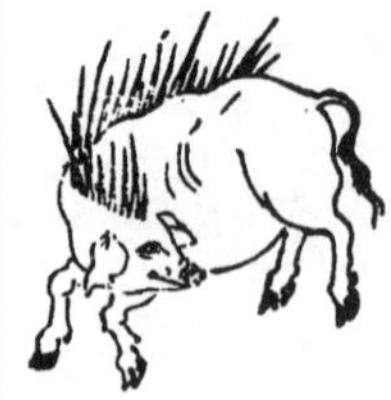

麢羊

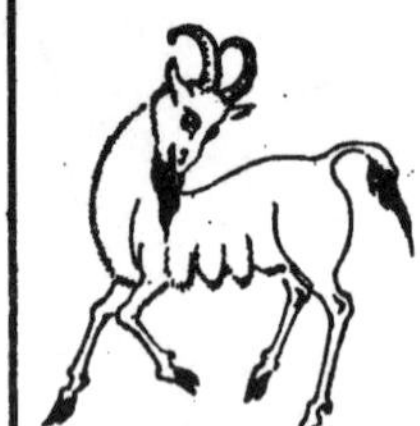

鹿

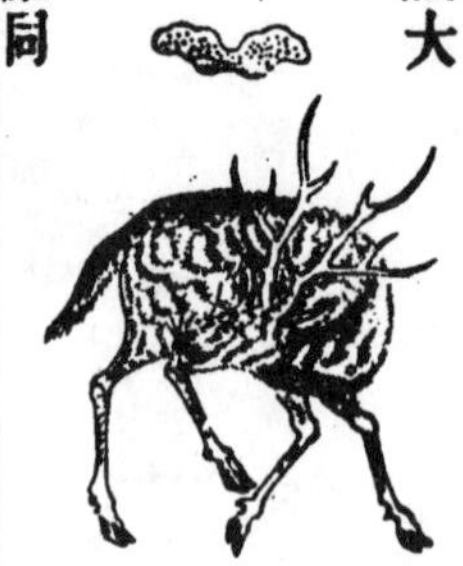

麞

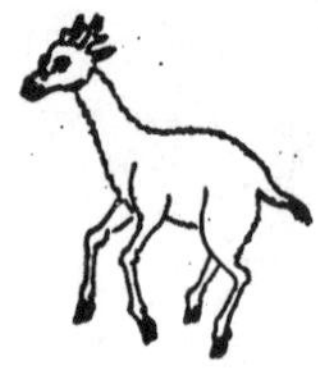

熊

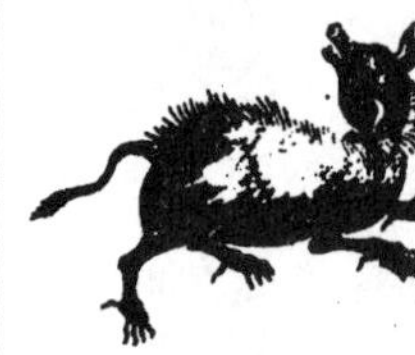

山羊

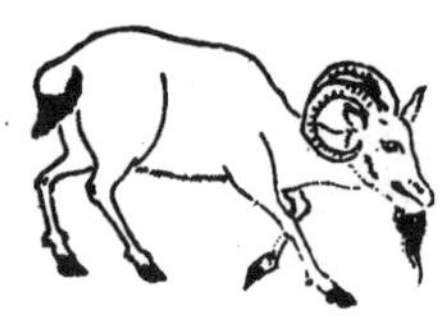

麂

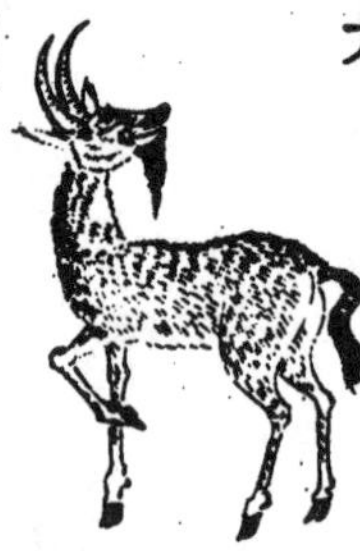

麝

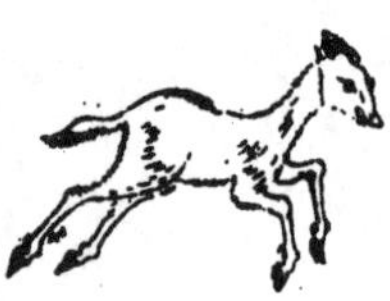

靈猫

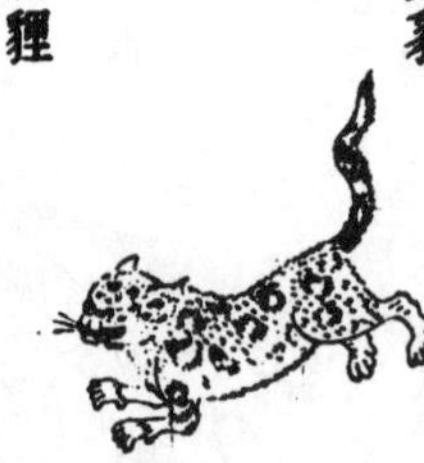

貍

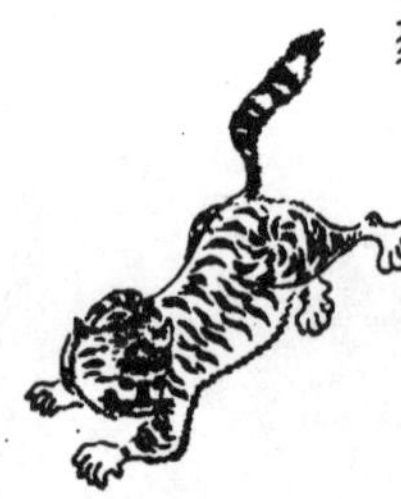

狐

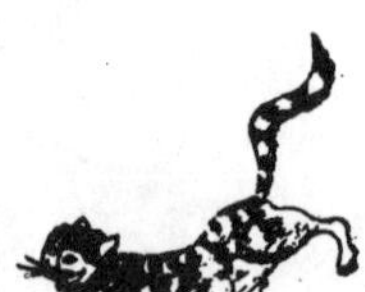

貛

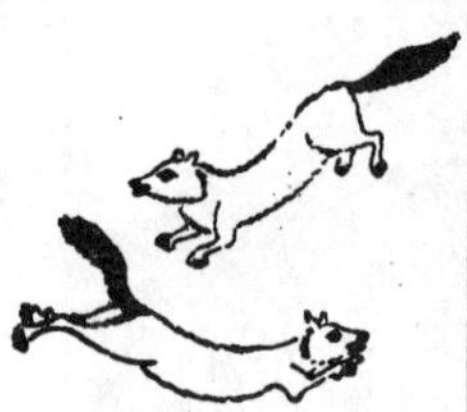

猫

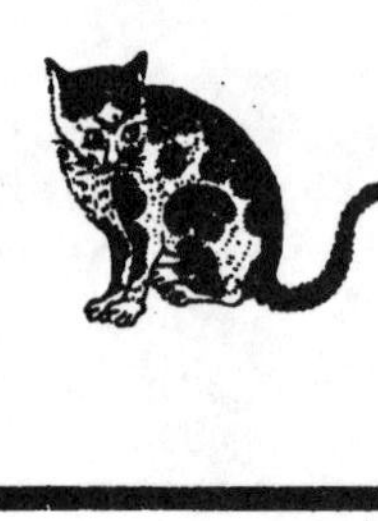

風貍

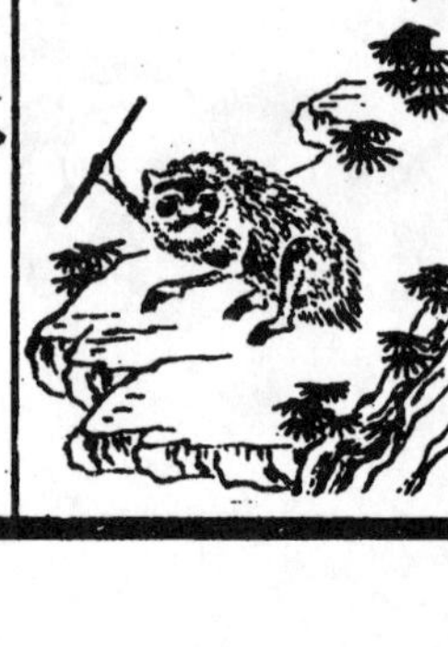

貉

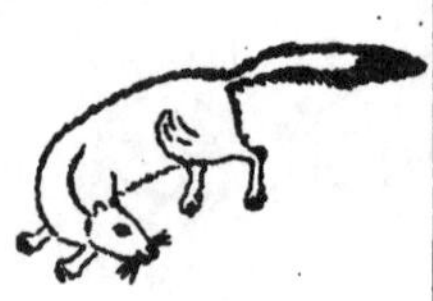

貒

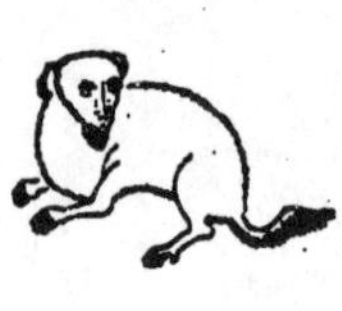

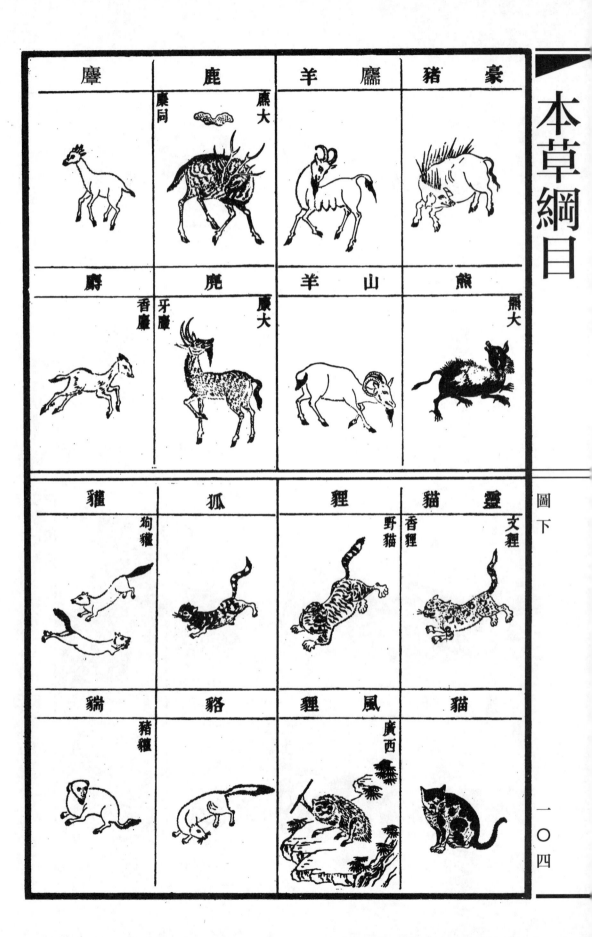

木狗

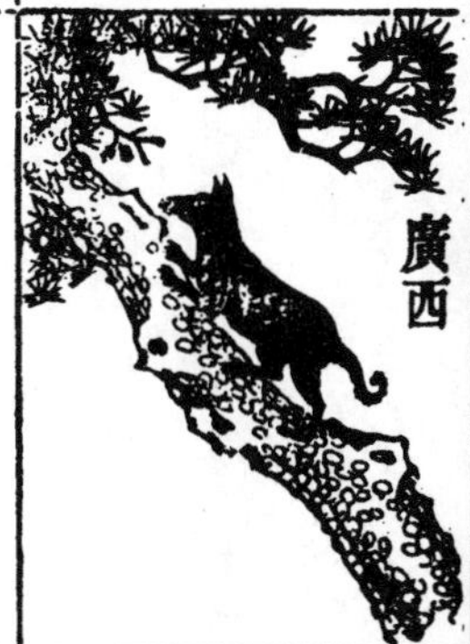

狼

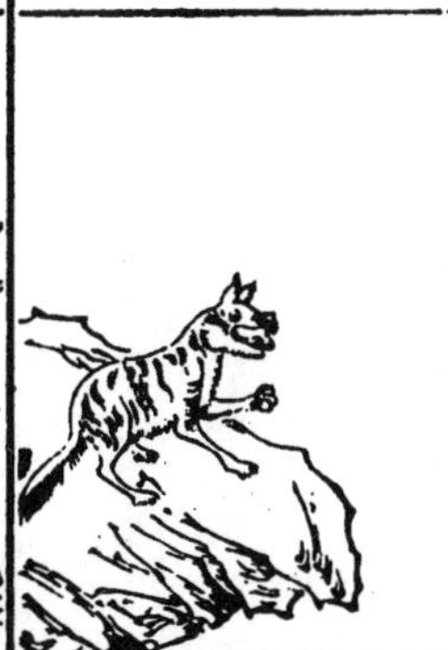

水獺

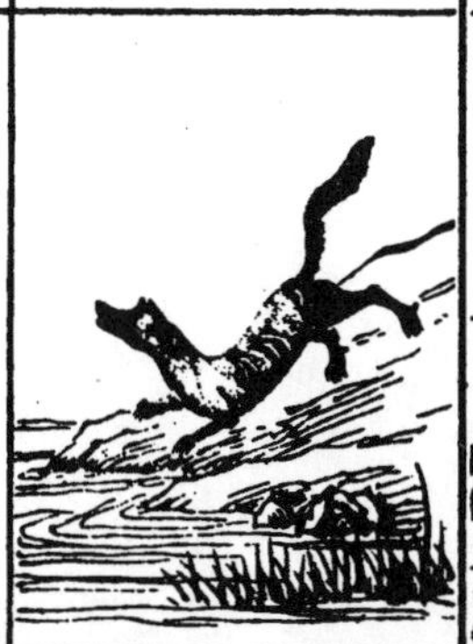

豺

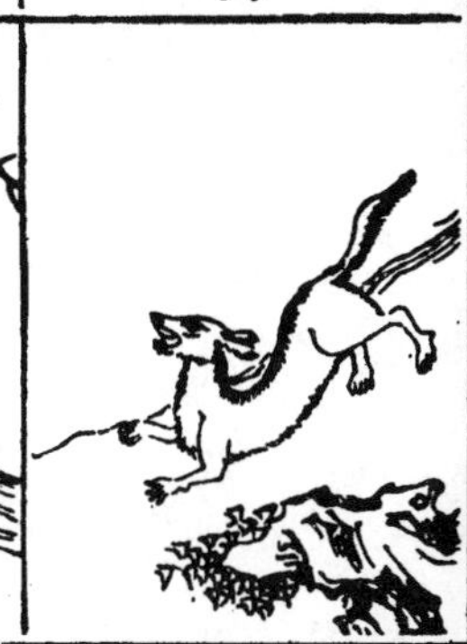

兔

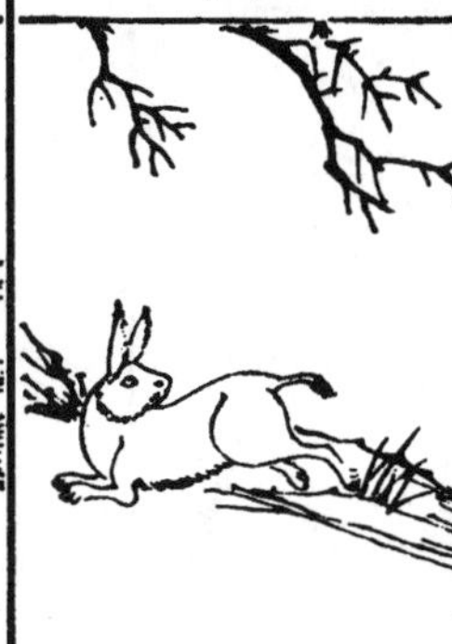

膃肭獸

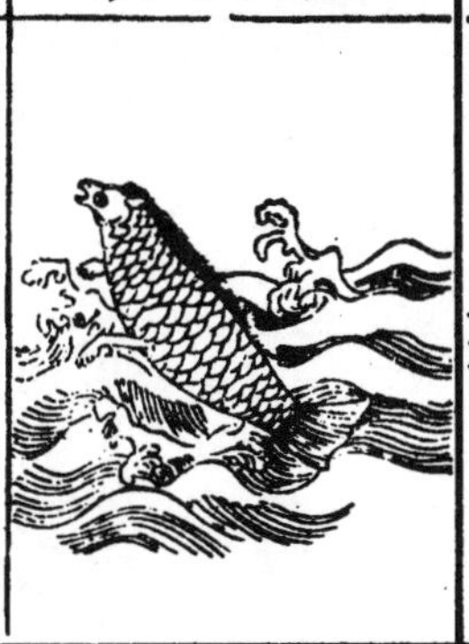

獸部鼠類

鼠

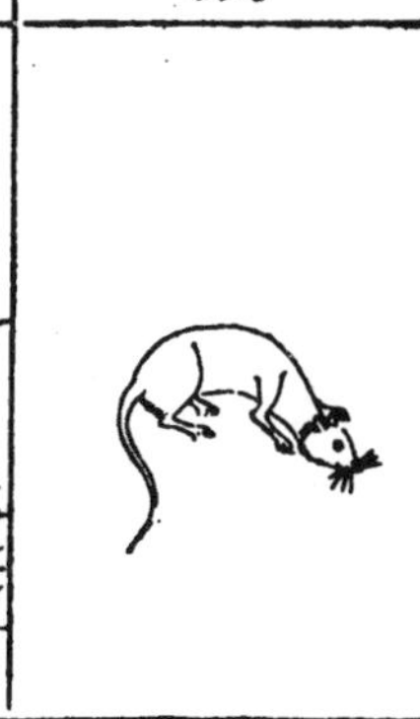

鼴鼠

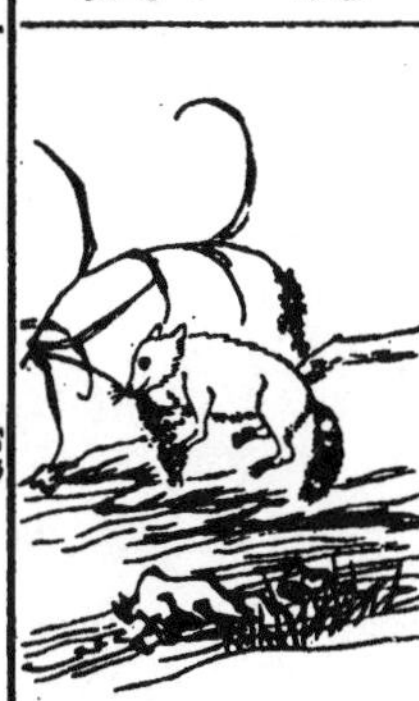

土撥鼠

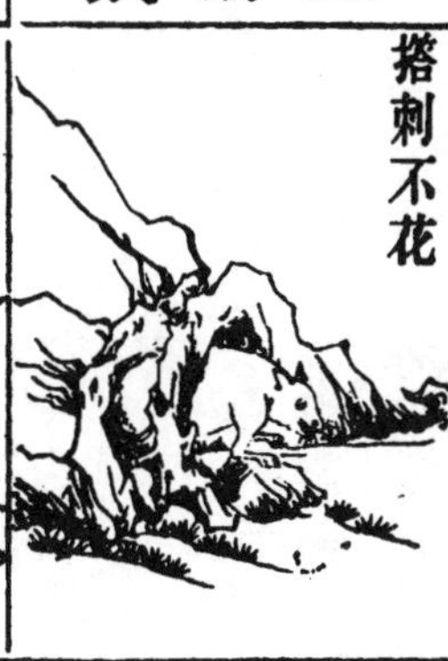

黃鼠

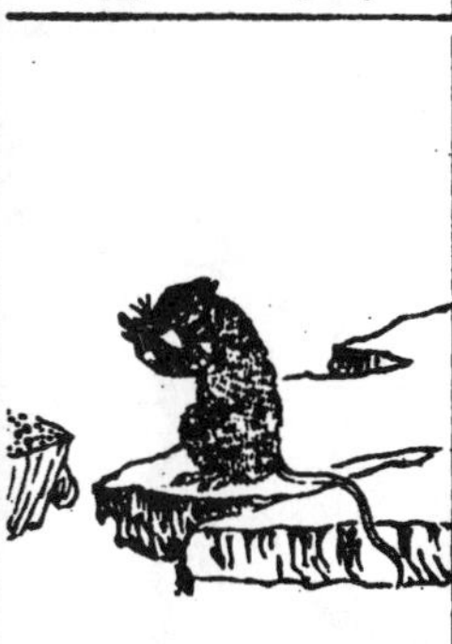

隱鼠

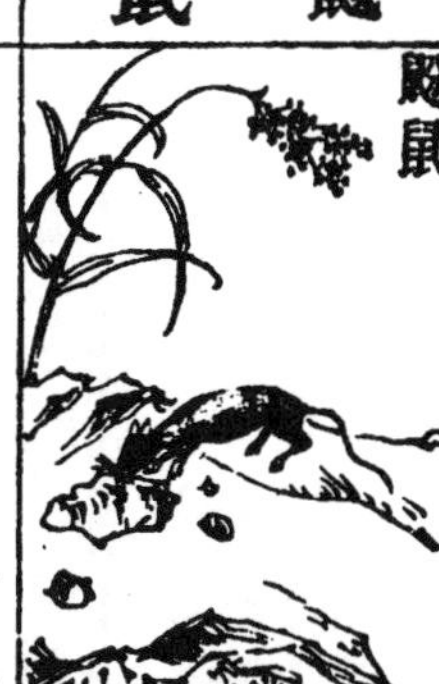

竹騮

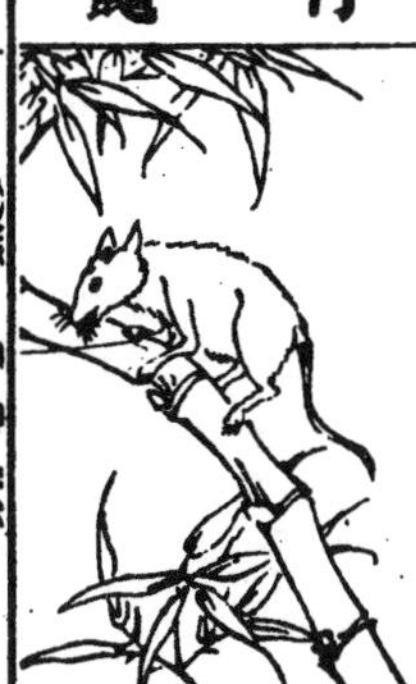

鼫鼠

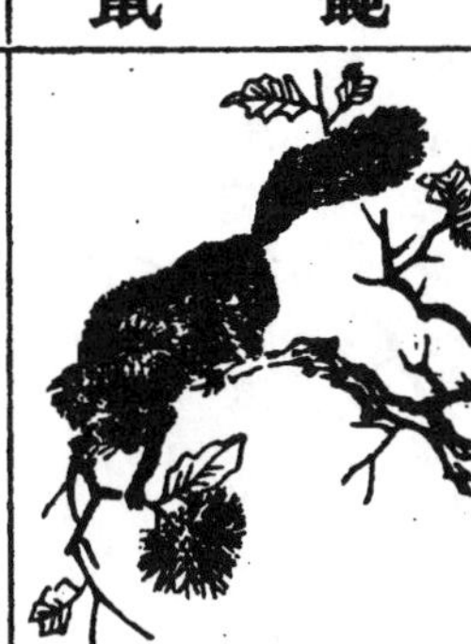

鼬鼠

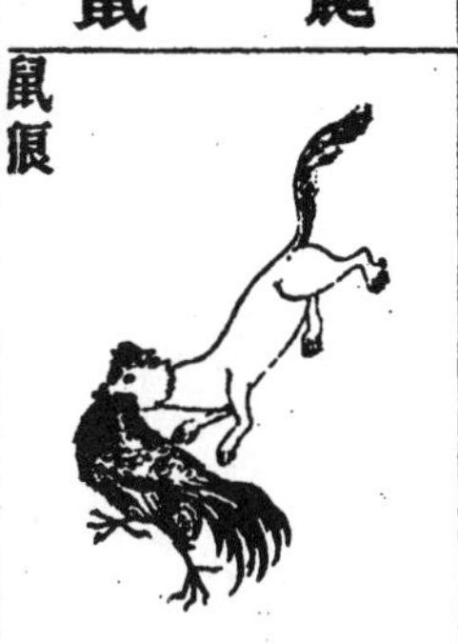

鼫鼠

甘口鼠

猬

獸部寓類

獮猴

猨

狨

果然

猩猩

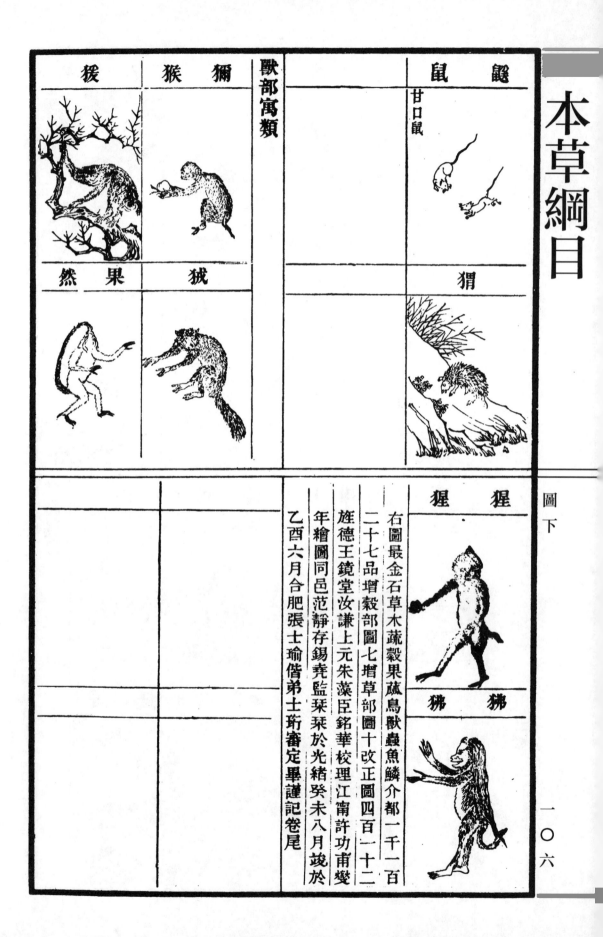

狒狒

右圖最金石草木蔬穀果蓏鳥獸蟲魚鱗介都一千一百二十七品增穀部圖七增草部圖十改正圖四百一十二旌德王鏡堂汝謙上元朱藻臣銘華校理江甯許功甫燮年繪圖同邑范靜存錫堯監栞栞於光緒癸未八月竣於乙酉六月合肥張士瑜偕弟士珩審定畢謹記卷尾

本草綱目序例目錄第一卷上

本草綱目序例第一卷上

蘄陽李時珍東璧編輯
合肥張紹棠又堂較刊

序例上

歷代諸家本草

神農本草經（掌禹錫曰）舊說本草經三卷神農所作而不經見漢書藝文志亦無錄焉漢平帝紀云元始五年舉天下通知方術本草者所在軺傳遣詣京師樓護傳稱護少誦醫經本草方術數十萬言本草之名蓋見于此唐李世勣等以梁七錄載神農本草三卷推以爲始又疑所載郡縣有後漢地名似張機華陀輩所爲皆不然也淮南子云神農嘗百草滋味一日而七十毒由是醫方興焉蓋上世未著文字師學相傳謂之本草兩漢以來名醫益衆張華輩始因古學附以新說通爲編述本草繇是見于經錄（寇宗奭曰）漢書雖言本草不能斷自何代而作淮南子雖言神農嘗百草以和藥亦無本草之名惟帝王世紀云黃帝使岐伯嘗味草木定本草經造醫方以療衆疾乃知本草之名自黃帝始蓋上古聖賢具生知之智故能辨天下品物性味合世人疾病所宜後世賢智之士從而和之又增其品焉（韓保昇曰）藥有玉石草木蟲獸而云本草者爲諸藥中草類最多也

名醫別錄（李時珍曰）神農本草藥分三品計三百六十五種以應周天之數梁陶宏景復增漢魏以下名醫所用藥三百六十五種謂之名醫別錄凡七卷首敘藥性之源論病名之診次分

玉石一品草一品木一品果菜一品米食一品有名未用三品以朱書神農墨書別錄進上梁武帝宏景字通明宋末爲諸王侍讀歸隱句曲山號華陽隱居武帝每咨訪之年八十五卒謚貞白先生其書頗有裨補亦多謬誤宏景自序曰隱居先生在乎茅山之上以吐納餘暇游意方技覽本草藥性以爲盡聖人之心故撰而論之舊稱神農本經予以爲信然昔神農氏之王天下也畫八卦以通鬼神之情造耕種以省殺生之弊宣藥療疾以拯夭傷之命此三道者歷衆聖而滋彰文王孔子彖象繇辭幽贊人天后稷伊尹播厥百穀惠被羣生岐黃彭扁振揚輔導恩流含氣歲踰三千民到于今賴之但軒轅已前文字未傳藥性所主當以識識相因不爾何繇得聞至于桐雷乃著在編簡此書應與素問同類但後人多更脩飭之爾秦皇所焚醫方卜術不預故猶得全錄而遭漢獻遷徙晉懷奔迸文籍焚靡十不遺一今之所存有此三卷其所出郡縣乃後漢時制疑仲景元化等所記又有桐君采藥錄說其花葉形色藥對四卷論其佐使相須魏晉以來吳普李當之等更復損益或五百九十五或四百四十一或三百一十九或三品混糅冷熱舛錯草石不分蟲獸無辨且所主治互有得失醫家不能備見則智識有淺深今輒苞綜諸經研括煩省以神農本經三品合三百六十五爲主又進名醫別品亦三百六十五合七百三十種精粗皆取無復遺落分別科條區畛物類兼注詺時用土地所出及仙經道術所須并此序合爲七卷雖未足追踵前良蓋亦一家撰製吾去世之後可貽諸知音爾

桐君采藥錄 時珍曰桐君黃帝時臣也書凡二卷紀其花葉形色今已不傳後人又有四時采藥太常采藥時月等書

雷公藥對 禹錫曰北齊徐之才撰以衆藥名品君臣性毒相反及所主疾病分類記之凡二卷時珍曰陶氏前已有此書吳氏本草所引雷公是也蓋黃帝時雷公所著之才增飾之爾之才丹陽人博識善醫歷仕北齊諸帝得寵仕終尚書左僕射年八十卒贈司徒封西陽郡王謚文明北史有傳

李氏藥錄 保昇曰魏李當之華佗弟子脩神農本草三卷而世少行時珍曰其書散見吳氏陶氏本草中頗有發明

吳氏本草 保昇曰魏吳普廣陵人華佗弟子凡一卷時珍曰其書分記神農黃帝岐伯桐君雷公扁鵲華佗李氏所說性味甚詳今亦失傳

雷公炮炙論 時珍曰劉宋時雷斅所著非黃帝時雷公也自稱內究守國安正公或是官名也胡洽居士重加定述藥凡三百種爲上中下三卷其性味炮炙熬煑脩事之法多古奧文亦古質別是一家多本于乾甯晏先生其首序論述物理亦甚幽玄錄載于後乾甯先生名晏封著制伏草石論六卷蓋丹石家書也

唐本草 時珍曰唐高宗命司空英國公李勣等脩陶隱居所註神農本草經增爲七卷世謂之英公唐本草頗有增益顯慶中右監門長史蘇恭重加訂註表請脩定帝復命太尉趙國公長孫無忌等二十二人與恭詳定增藥一百一十四種分爲玉石草木人獸禽蟲魚果米穀菜有名未用十一部凡二十卷目錄一卷別爲藥圖二十五卷圖經七卷共五十三卷世謂之唐新本草蘇恭所釋雖明亦多駁誤禮部郎中孔志約序曰天地之大德曰生運陰陽以播物含靈之所保曰命資亭育以盡年蟄穴棲巢感物之情蓋寡範金揉木逐欲之道方滋而五味或爽時昧甘辛之節六氣斯診易愆寒燠之宜中外交侵形神分戰飲食伺舋成腸胃之眚風溼候隙搆手足之災機纏膚腠莫

知救止漸固膏肓期於天折暨炎暉紀物識藥石之功雲瑞名官窮診候之術草木咸得其性鬼神無所遁情刳麝剸犀驅洩邪惡飛丹煉石引納清和大庇蒼生普濟黔首功侔造化恩邁裁成日用不知于今是賴岐和彭緩騰絕軌於前李華張吳振英聲於後昔秦政煨燔茲經不預永嘉喪亂斯道尚存梁陶宏景雅好攝生研精藥術以為本草經者神農之所作不刊之書也惜其年代寖遠簡編殘蠹與桐雷衆記頗或踳駁興言撰緝勒成一家亦以琱琢經方潤色醫業然而時鍾鼎峙聞見闕於殊方事非僉議詮釋拘於獨學至如重建平之防己棄槐里之半夏秋採榆仁冬收雲實謬粱米之黃白混荊子之牡蔓異蘩蔞於雞腸合由跋於鳶尾防葵狼毒妄曰同根鉤吻黃精引為連類鉛錫莫辨橙柚不分凡此比例蓋亦多矣自時厥後以迄于今雖方技分鑣名醫繼軌更相祖述罕能釐正乃復採杜衡于及已求忍冬于絡石捨陟釐而取莿藤退飛廉而用馬薊承疑行妄曾无有覺疾瘵多殆良深慨歎既而朝議郎行右監門府長史騎都尉臣蘇恭摭陶氏之乖違辨俗用之紕紊遂表請修定深副聖懷乃詔太尉揚州都督監修國史上柱國趙國公臣無忌大中大夫行尚藥奉御臣許孝崇等二十二人與蘇恭詳撰竊以動植形生因方舛性春秋節變感氣殊功離其本土則質同而效異乖于採摘乃物是而時非名實既爽寒溫多謬用之凡庶其欺已甚施之君父逆莫大焉於是上稟神規下詢衆議普頒天下營求藥物羽毛鱗介无遠不臻根莖花實有名咸萃遂乃詳採祕要博綜方術本經雖缺有驗必書別錄雖存无稽必正考其同異擇其去取鉛翰昭章定羣言之得失丹青綺煥備庶物之形容撰本草并圖經目錄等凡成五十四卷庶以網羅今古開滌耳目盡醫方之妙極拯生靈之性命傳萬祀而无昧懸百工而不朽

藥總訣（禹錫曰梁陶隱居撰凡二卷論藥品五味寒熱之性主療疾病及采蓄時月之法一本題曰藥象口訣不著撰人名）

藥性本草（禹錫曰藥性論凡四卷不著撰人名氏分藥品之性味君臣佐使主病之效一本云陶隱居撰然其藥性之功與本草相戾者疑非隱居書也）（時珍曰藥性論即藥性本草乃唐甄權所著也權扶溝人仕隋為祕書正字唐太宗時年百二十歲帝幸其第訪以藥性因上此書授朝散大夫其書論主治亦詳又著脈經明堂人形圖各一卷詳見唐史）

千金食治（時珍曰唐孫思邈撰千金備急方三十卷采摭素問扁鵲華陀徐之才等所論補養諸說及本草關于食用者分米穀果菜鳥獸蟲魚為食治附之亦頗明悉思邈隱于太白山隋唐徵拜皆不就年百餘歲卒所著有千金翼方枕中素書攝生真錄福祿論三教論老子莊子注）

食療本草（禹錫曰唐同州刺史孟詵撰張鼎又補其不足者八十九種并舊為二百二十七條凡三卷）（時珍曰詵梁人也武后時舉進士累遷鳳閣舍人出為台州司馬轉同州刺史睿宗召用固辭卒年九十因周禮食醫之義著此書多有增益又撰必效方十卷補養方三卷唐史有傳）

本草拾遺（禹錫曰唐開元中三原縣尉陳藏器撰以神農本經雖有陶蘇補集之說然遺沈尚多故別為序例一卷拾遺六卷解紛三卷總曰本草拾遺）（時珍曰藏器四明人其所著述博極羣書精覈物類訂繩謬誤搜羅幽隱自本草以來一人而已膚謭之士不察其該詳惟誚其僻怪宋人亦多刪削豈知天地品物無窮古今隱顯亦異用舍有時名稱或變豈可以一隅之見而遽譏多聞哉如辟虺雷海馬胡豆之類皆隱于昔而用于今仰天皮燈花敗扇之類皆萬家所用者若非此書收載何從稽考此本草之書所以不厭詳悉也）

海藥本草（禹錫曰南海藥譜二卷不著撰人名氏雜記南方藥物所產郡縣及療疾之功

顏無倫次。〔時珍曰〕此即海藥本草也。凡六卷，唐人李珣所撰。珣，肅代時人。收采海藥亦頗詳明。○又鄭虔有胡本草七卷，皆胡中藥物，今不傳。

四聲本草〔禹錫曰〕唐蘭陵處士蕭炳撰。取本草藥名上一字，以平上去入四聲相從，以便討閱，無所發明。凡五卷，進士王收序之。

删繁本草〔禹錫曰〕唐潤州醫博士兼節度隨軍楊損之撰。删去本草不急及有名未用之類，爲五卷。開元以後人也。無所發明。

本草音義〔時珍曰〕凡二卷，唐李含光撰。又甄立言、殷子嚴皆有音義。

本草性事類〔禹錫曰〕京兆醫工杜善方撰，不詳何代人。凡一卷。以本草藥名隨類解釋，附以諸藥制使、畏惡、相反、相宜、解毒者。

食性本草〔禹錫曰〕南唐陪戎副尉、劍州醫學助教陳士良撰。取神農、陶隱居、蘇恭、孟詵、陳藏器諸家藥關于飲食者類之，附以食醫諸方及四時調養臟腑之法。〔時珍曰〕書凡十卷，總集舊說，無甚新義。古有淮南王食經一百二十卷，崔浩食經九卷，竺暄食經十卷，膳饈養療二十卷，昝殷食醫心鑑三卷，婁居中食治通說一卷，陳直奉親養老書二卷，並有食治諸方，皆祖食醫之意也。

蜀本草〔時珍曰〕蜀主孟昶命翰林學士韓保昇等與諸醫士，取唐本草參校，增補註釋，別爲圖經凡二十卷，昶自爲序，世謂之蜀本草。其圖說藥物形狀，頗詳于陶、蘇也。

開寶本草〔時珍曰〕宋太祖開寶六年，命尚藥奉御劉翰、道士馬志等九人，取唐、蜀本草詳校，仍取陳藏器拾遺諸書相參，刊正別名，增藥一百三十三種，馬志爲之註解，翰林學士盧多遜等刊正。七年復詔志等重定，學士李昉等看詳。凡神農者白字，名醫所傳者墨字別之，并目錄共二十一卷。序曰：三墳之書，神農預其一。百藥既辨，本草存其錄。舊經三卷，世所流傳，名醫別錄，互爲編纂。至梁貞白先生陶弘景，乃以別錄參其本經，朱墨雜書，時謂明白；而又攷彼功用，爲之註釋，列爲七卷，南國行焉。逮乎有唐，別加參校，增藥八百餘味，添註爲二十一卷，本經漏缺則補之，陶氏誤說則證之。然而載歷年祀，又踰四百，朱字墨字，無本得同；舊註新註，其文互缺，非聖主撫大同之運，永無疆之休，其何以改而正之哉？乃命盡攷傳誤，刊爲定本。類例非允，從而革焉。至于筆頭灰兔毫也，而在草部，今移附兔頭骨之下；半天河、地漿皆水也，亦在草部，今移附玉石類之間；敗鼓皮移附于獸，皮胡桐淚改從木類；紫鑛亦木也，自玉石品而取焉；伏翼實禽也，由蟲魚部而移焉；橘柚附于果，實食鹽附于光鹽；生薑、乾薑同歸一說；至于雞腸、蘩縷、陸英、蒴藋，以類相似，從而附之，仍采陳藏器拾遺、李含光音義，或討源于別本，或傳效于醫家，參而較之，辨其臧否；至于突厥白，舊說灰類也，今是木根，天麻根解以赤箭，今又全異。去非取是，特立新條；其餘刊正，不可悉數。下采衆議，定爲印板。乃以白字爲神農所說，墨字爲名醫所傳，唐附、今附，各加顯註，詳其解釋，審其形性，證謬誤而辨之者，署爲今註；攷文記而述之者，又爲今按。義既刊定，理亦詳明。今以新舊藥合九百八十三種，并目錄二十一卷，廣頒天下，傳而行焉。

嘉祐補註本草〔時珍曰〕宋仁宗嘉祐二年，詔光祿卿直祕閣掌禹錫、尚書祠部郎中祕閣校理林億等同諸醫官重修本草，新補八十二種，新定一十七種，通計一千八十二條，謂之嘉祐補註本草，共二十卷。其書雖有校修，無大發明。其序略云：神農本草經三卷，藥止三百六十五種。至陶隱居又進名醫別錄，亦三百六十五種，因而註釋，分爲七卷。唐蘇恭等又增一百一十四種，廣爲二十卷，謂之唐本草。國朝開寶中，兩詔醫工劉翰、道士馬志等，脩增一百三十三種，爲開寶本草。

僞蜀孟昶亦常命其學士韓保昇等稍有增廣謂之蜀本草嘉祐二年八月詔臣禹錫臣億等再加校正臣等亟被命遂更研覈竊謂前世醫工原診用藥隨效輒記遂至增多槩見諸書浩博難究雖屢加刪定而去取非一或本經已載而所述粗畧或俚俗常用而太醫未聞嚮非因事詳著則遺散多矣乃請因其疏捂更爲補註因諸家醫書藥譜所載物品功用並從採掇惟名近迂僻類乎怪誕則所不取其餘經史百家雖非方餌之急其間或有參說藥驗較然可據者亦兼收以載務從該洽以副詔意凡名本草者非一家今以開寶重定本爲正其分布卷類經註雜糅間以朱墨並從舊例不復釐改凡補註並據諸書所說其意義與舊文相參者則從刪削以避重複其舊已著見而意有未完後書復言亦具存之欲詳而易曉仍每條並以朱書其端云臣等謹按某書云某事其別立條者則解于其末云見某書凡所引書唐蜀二本草爲先他書則以所著先後爲次第凡書舊名本草者今所引用但著其所作人名曰某惟唐蜀本則曰唐本云蜀本云凡字朱墨之別所謂神農本經者以朱字名醫因神農舊條而有增補者以墨字間于朱字餘所增者皆別立條並以墨字凡陶隱居所進者謂之名醫別錄並以其註附于末凡顯慶所增者亦註其末曰唐本先附凡開寶所增者亦注其末曰今附凡今所增補舊經未有于逐條後開列云新補凡藥舊分上中下三品今之新條難于詳辨但以類附見如綠礬次于礬石山薑花次于豆蔻扶移次于水楊之類是也凡藥有功用本經未見而舊註已曾引註今之所增但涉相類更不立條並附本註之末曰續註如地衣附于垣衣燕覆附于通草馬藻附于海藻之類是也凡舊註出于陶氏者曰陶隱居云出于顯慶者曰唐本註出于開寶者曰今註其開寶攷據傳記者別曰今按今詳又按皆以朱字別書于其端凡藥名本經已見而功用未備今有所益者亦附于本註之末凡藥有今世已嘗用而諸書未見無所辨證者如胡蘆巴海帶之類則請從太醫衆論參議別立爲條曰新定舊藥九百八十三種新補八十二種附于註者不預焉新定一十七種總新舊一千八十二條皆隨類附著之英公陶氏開寶三序皆有義例所不可去仍載于首卷云

圖經本草〔時珍曰〕宋仁宗既命掌禹錫等編繹本草累年成書又詔天下郡縣圖上所產藥物用唐永徽故事專命太常博士蘇頌撰述成此書凡二十一卷攷證詳明頗有發揮但圖與說異兩不相應或有圖無說或有物失圖或說是圖非如江州菝葜乃仙遺糧滁州青木香乃兜鈴根俱混列圖棠毬子即赤爪木天花粉即栝樓根乃重出條之類亦其小小疎漏耳頌字子容同安人舉進士哲宗朝位至丞相封魏國公

證類本草〔時珍曰〕宋徽宗大觀二年蜀醫唐慎微取嘉祐補註本草及圖經本草合爲一書復拾唐本草陳藏器本草孟詵食療本草舊本所遺者五百餘種附入各部并增五種仍采雷公炮炙及唐本食療陳藏器諸說收未盡者附于各條之後又采古今單方并經史百家之書有關藥物者亦附之共三十一卷名證類本草上之朝廷改名大觀本草慎微貌寢陋而學該博使諸家本草及各藥單方垂之千古不致淪沒者皆其功也政和中復命醫官曹孝忠校正刊行故又謂之政和本草

本草別說〔時珍曰〕宋哲宗元祐中閬中醫士陳承合本草及圖經二書爲一閒綴數語謂之別說高宗紹興末命醫官王繼先等校正本草亦有所附皆淺俚無高論

日華諸家本草〔禹錫曰〕國初開寶中明人撰不著姓氏但云日華子大明序集諸家本草近世所用藥各以寒溫性味華實蟲獸爲類其言功用甚悉凡二十卷時珍曰按十家姓大姓

出東萊日華子蓋姓大名明也或云其姓田未審然否

本草衍義 時珍曰宋政和中醫官通直郎寇宗奭撰以補註及圖經二書參攷事實覈其情理援引辨證發明良多東垣丹溪諸公亦尊信之但以蘭花為蘭草卷丹為百合是其誤也書及序例凡三卷平陽張魏卿以其說分附各藥之下合為一書

潔古珍珠囊 時珍曰書凡一卷金易州明醫張元素所著元素字潔古舉進士不第去學醫深闡軒岐秘奧參悟天人幽微言古方新病不相能自成家法辨藥性之氣味陰陽厚薄升降浮沈補瀉六氣十二經及隨證用藥之法立為主治秘訣心法要旨謂之珍珠囊大揚醫理靈素之下一人而已後人翻為韻語以便記誦謂之東垣珍珠囊謬矣惜乎止論百品未及徧評又著病機氣宜保命集四卷一名活法機要後人誤作河閒劉完素所著偽撰序文詞調于卷首以附會之其他潔古諸書多是後人依託故駁雜不倫

用藥法象 時珍曰書凡一卷元真定明醫李杲所著杲字明之號東垣通春秋書易忠信有守富而好施援例為濟源監稅官受業于潔古老人盡得其學益加闡發人稱神醫祖潔古珍珠囊增以用藥凡例諸經嚮導綱要活法著為此書謂世人惑于內傷外感混同施治乃辨其脈證元氣陰火飲食勞倦有餘不足著辨惑論三卷脾胃論三卷推明素問難經本草脈訣及雜病方論著醫學發明九卷蘭室秘藏五卷辨析經絡脈法分比傷寒六經之則著此事難知二卷別有癰疽眼目諸書及試效方皆其門人所集述者也

湯液本草 時珍曰書凡二卷元醫學教授古趙王好古撰好古字進之號海藏東垣高弟醫之儒者也取本草及張仲景成無己張潔古李東垣之書閒附己意集而為此別著湯液大法四卷醫壘元戎十卷陰證畧例癍論萃英錢氏補遺各一卷

日用本草 時珍曰書凡八卷元海甯醫士吳瑞取本草之切于飲食者分為八門閒增數品而已瑞字瑞卿元文宗時人

本草謌括 時珍曰元瑞州路醫學教授胡仕可取本草藥性圖形作謌以便童蒙者我明劉純熊宗立傅滋輩皆有謌括及藥性賦以授初學記誦

本草衍義補遺 時珍曰元末朱震亨所著震亨義烏人字彥脩從許白雲講道世稱丹溪先生嘗從羅太無學醫遂得劉張李三家之旨而推廣之為醫家宗主此書蓋因寇氏衍義之義而推衍之近二百種多所發明但蘭草之為蘭花胡粉之為錫粉未免泥于舊說而以諸藥分配五行失之牽強耳所著有格致餘論局方發揮傷寒辨疑外科精要新論風木問答諸書

本草發揮 時珍曰書凡三卷洪武時丹溪弟子山陰徐彥純用誠所集取張潔古李東垣王海藏朱丹溪成無己數家之說合成一書爾別無增益

救荒本草 時珍曰洪武初周憲王因念旱澇民饑咨訪野老田夫得草木之根苗花實可備荒者四百四十種圖其形狀著其出產苗葉花子性味食法凡四卷亦頗詳明可據近人翻刻削其大半雖其見淺亦書之一厄也王號誠齋性質聰敏集普濟方一百六十八卷袖珍方四卷詩文樂府等書嘉靖中高郵王磐著野菜譜一卷繪形綴語以告救荒畧而不詳

庚辛玉冊 時珍曰宣德中甯獻王取崔昉外丹本草土宿真君造化指南獨孤滔丹房鑑源軒轅述寶藏論青霞子丹臺錄諸書所載金石草木可備丹爐者以成此書分為金石部靈苗部靈植部羽毛部鱗甲部飲饌部鼎器部通計二卷凡五百四十一品所說出產形狀分別陰陽亦可

考據焉。王號耀仙，該通百家，所著醫卜農圃琴棋仙學詩家諸書，凡數百卷。造化指南三十三篇，載靈草五十三種，云是土宿昆元眞君所說，抱朴子注解。蓋亦宋元時方士假託者爾。古有太清草木方、太清服食經、太清丹藥錄、黃白祕法、三十六水法、伏制草石論諸書，皆此類也。

本草集要〔時珍曰〕宏治中，禮部郎中慈谿王綸取本草常用藥品，及潔古、東垣、丹溪所論序例，畧節爲八卷。別無增益，斤斤泥古者也。綸字汝言，號節齋，舉進士，仕至都御史。

食物本草〔時珍曰〕正德時，九江知府江陵汪穎撰。東陽盧和，字廉夫，嘗取本草之繫于食品者編次此書。穎得其稿，釐爲二卷，分爲水、穀、菜、果、禽、獸、魚、味八類云。

食鑑本草〔時珍曰〕嘉靖時，京口甯原所編。取可食之物，畧載數語，無所發明。

本草會編〔時珍曰〕嘉靖中，祁門醫士汪機所編。機字省之，懲王氏本草集要不收草木形狀，乃削去本草上中下三品，以類相從，菜穀通爲草部，果品通爲木部，并諸家序例共二十卷。其書撮約似乎簡便，而混同反難檢閱。冠之以薺，識陋可知。掩去諸家，更覺零碎。臆度疑似，殊無實見，僅有數條自得可取爾。

本草蒙筌〔時珍曰〕書凡十二卷，祁門醫士陳嘉謨撰。謨字廷采。嘉靖末，依王氏集要部次集成，每品具氣味、產采、治療、方法，創成對語，以便記誦。間附己意于後，頗有發明。便于初學，名曰蒙筌，誠稱其實。

本草綱目 明楚府奉祠敕封文林郎蓬溪知縣蘄州李時珍東璧撰。蒐羅百氏，訪采四方。始于嘉靖壬子，終于萬歷戊寅，稿凡三易。分爲五十二卷，列爲一十六部，部各分類，類凡六十。標名爲綱，列事爲目，增藥三百七十四種，方八千一百六十。

引據古今醫家書目

〔時珍曰〕自陶宏景以下，唐宋諸本草引用醫書，凡八十四家，而唐愼微居多。時珍今所引，除舊本外，凡二百七十七家。

黃帝素問王冰註
唐玄宗開元廣濟方
天寶單方圖
唐德宗貞元廣利方
太倉公方
宋太宗太平聖惠方
扁鵲方三卷
張仲景金匱玉函方
華佗方十卷
張仲景傷寒論成無己註
支太醫方
張文仲隨身備急方
徐文伯方
初虞世古今錄驗方
秦承祖方
王燾外臺祕要方
華佗中藏經
姚和衆延齡至寶方
范汪東陽方
孫眞人千金備急方
孫眞人食忌
孫眞人千金翼方
孫眞人枕中記
席延賞方
孫眞人千金髓方
葉天師枕中記
篋中祕寶方
許孝宗篋中方
錢氏篋中方
劉禹錫傳信方

王紹顏續傳信方
延年祕錄
柳州救三死方
李絳兵部手集方
御藥院方
崔行功纂要方
劉涓子鬼遺方
乘閒集效方
陳延之小品方
葛洪肘後百一方
服氣精義方
謝士泰删繁方
胡洽居士百病方
孫兆口訣
梅師集驗方
崔元亮海上集驗方
深師腳氣論即梅師
姚僧坦集驗方
孫氏集驗方
孟詵必效方
平堯卿傷寒類要
斗門方
葦宙獨行方
王珉傷寒身驗方
勝金方
文潞公藥準
周應簡要濟衆方
塞上方
王袞博濟方
沈存中靈苑方
救急方
張路大效方
崔知悌勞瘵方
近效方
陳抃經驗方
陳氏經驗後方

蘇沈良方東坡存中
十全博救方
昝殷食醫心鏡
必用方
張傑子母祕錄
楊氏產乳集驗方
昝殷產寶
譚氏小兒方
小兒宮氣方
萬全方
太清草木方
李翺何首烏傳
普救方
神仙服食方
嵩陽子威靈仙傳
寒食散方
賈相公牛經
賈誠馬經已上八十四家係舊本所引
靈樞經
王冰玄密
張杲醫說
黃帝書
褚氏遺書
李濂醫史
秦越人難經
聖濟總錄
劉氏病機賦
皇甫謐甲乙經
宋徽宗聖濟經
劉克用藥性賦
王叔和脈經
張仲景金匱要略
彭祖服食經
巢元方病原論
神農食忌
神仙服食經

宋俠經心錄　魏武帝食制
李氏食經　王執中資生經
婁居中食治通説　飲膳正要
劉河間原病式　太清靈寶方
玄明粉方　劉河間宣明方
戴起宗脈訣刊誤　吳猛服椒訣
許洪本草指南　黄氏本草權度
陸氏證治本草　土宿眞君造化指南
醫餘録　月池人參傳李言聞
胡演升鍊丹藥祕訣　名醫録
月池艾葉傳　張子和儒門事親
張潔古醫學啟源　菖蒲傳
醫鑑龔信　活法機要
楊天惠附子傳　潔古家珍
李東垣醫學發明　東垣辨惑論
東垣脾胃論　東垣蘭室祕藏
東垣試效方　王海藏醫家大法
海藏醫壘元戎　海藏此事難知

海藏陰證發明　羅天益衛生寶鑑
丹溪格致餘論　丹溪局方發揮
盧和丹溪纂要　丹溪醫案
楊珣丹溪心法　方廣丹溪心法附餘
丹溪活套　程充丹溪心法
滑伯仁櫻甯心要　惠民和劑局方
陳言三因方　孫眞人千金月令方
嚴用和濟生方　王氏易簡方王碩
楊子建萬全護命方　繼洪澹寮方
是齋指迷方王貺　楊士瀛仁齋直指方
余居士選奇方　黎居士易簡方
楊氏家藏方楊倓　濟生拔萃方杜思敬
胡濙衛生易簡方　朱端章衛生家寶方
許學士本事方許叔微　雞峰備急方張鋭
孫用和傳家祕寶方　王隱君養生主論
眞西山衛生歌　趙士衍九籥衛生方
王方慶嶺南方　嶺南衛生方
初虞世養生必用方　周憲王普濟方一百七十卷

虞摶醫學正傳　李仲南永類鈐方
周憲王袖珍方　傅滋醫學集成
薩謙齋瑞竹堂經驗方　王履溯洄集
葉氏醫學統旨　萬表積善堂經驗方
戴原禮證治要訣　醫學綱目
孫氏仁存堂經驗方　戴原禮金匱鉤玄
醫學指南　楊氏頤眞堂經驗方
劉純玉機微義　醫學切問
陸氏積德堂經驗方　劉純醫經小學
王璽醫林集要　德生堂經驗方
臞仙乾坤祕韞　饒氏醫林正宗
法生堂經驗方　臞仙乾坤生意
周良采醫方選要　劉松石保壽堂經驗方
窺玄子法天生意　楊拱醫方摘要
陳日華經驗方　梁氏總要
醫方大成　王仲勉經驗方
吳球活人心統　方賢奇效良方
劉長春經驗方　吳球諸證辨疑

閻孝忠集效方　禹講師經驗方
趙氏儒醫集要　孫天仁集效方
戴古渝經驗方　瀕湖醫案
試效錄驗方　龔氏經驗方
瀕湖集簡方　經驗濟世方
藺氏經驗方　楊起簡便方
孫一松試效方　阮氏經驗方
坦仙皆效方　董炳集驗方
趙氏經驗方　危氏得效方危亦林
朱端章集驗方　楊氏經驗方
居家必用方　經驗良方
唐瑤經驗方　鄧筆峯衛生雜興
救急易方　張氏經驗方
王英杏林摘要　急救良方
龔氏經驗方　白飛霞韓氏醫通
白飛霞方外奇方　徐氏家傳方
張三丰仙傳方　溫隱居海上方
鄭氏家傳方　王氏奇方

海上仙方　談野翁試驗方
丘瓊山羣書日抄　海上名方
包會應驗方　何子元羣書續抄
十便良方　孟氏詵詵方
張氏灊江切要　李樓怪證奇方
生生編　邵眞人青囊雜纂
夏子益奇疾方　摘玄方
趙宜眞濟急仙方　纂要奇方
端效方　王永輔惠濟方
奚囊備急方　史堪指南方
王璆百一選方　臞仙壽域神方
陳直奉親養老書　世醫通變要法
吳旻扶壽精方　李廷飛三元延壽書
何大英發明證治　王良醫方捷徑
保慶集　保生餘錄
神醫普救方　楊炎南行方
彭用光體仁彙編　傳信適用方
王氏究源方　王節齋明醫雜著
攝生妙用方　艾元英如宜方
濟生祕覽　王氏手集
蕭靜觀方　錦囊祕覽
唐仲舉方　楊堯輔方
金匱名方　嚴月軒方
鄭師甫方　芝隱方
通妙眞人方　三十六黃方
葛可久十藥神書　蘇道玄感傳尸論
上清紫庭追勞方　朱肱南陽活人書
韓祇和傷寒書　龐安時傷寒總病論
吳綬傷寒蘊要　趙嗣眞傷寒論
成無己傷寒明理論　劉河間傷寒直格
陶華傷寒六書　李知先活人書括
陳自明婦人良方　郭稽中婦人方
熊氏婦人良方補遺　胡氏濟陰方
婦人明理論　婦人千金家藏方
便產須知　二難寶鑑
婦人經驗方　錢乙小兒直訣

劉昉幼幼新書　幼科類萃
陳文中小兒方　曾世榮活幼心書
徐用宣袖珍小兒方　張煥小兒方
寇衡全幼心鑑　演山活幼口議
阮氏小兒方　魯伯嗣嬰童百問
活幼全書　鄭氏小兒方
湯衡嬰孩寶鑑　衛生總微論即保幼大全
鮑氏小兒方　湯衡嬰孩妙訣
姚和衆童子祕訣　全嬰方
王日新小兒方　小兒宮氣集
魏直博愛心鑑　高武痘疹管見又名正宗
李言聞痘疹證治　痘疹要訣
李實痘疹淵源　聞人規痘疹八十一論
張清川痘疹便覽　陳自明外科精要
辥己外科心法　外科通玄論
齊德之外科精義　辥己外科發揮
辥己外科經驗方　楊清叟外科祕傳
李迅癰疽方論　周良采外科集驗方

眼科龍木論　飛鴻集
倪惟德原機啟微集　明目經驗方
宣明眼科　眼科鍼鉤方
咽喉口齒方已上二百七十七家。時珍所引者。

引據古今經史百家書目

〔時珍曰〕自陶宏景、唐、宋以下所引用者。凡一百五十一家。時珍所引用者。除舊本外。凡四百四十家。

易經注疏王弼　詩經注疏毛萇　孔穎達
爾雅注疏李巡　邢昺　郭璞　尚書注疏孔安國
春秋左傳注疏杜預　孔子家語
禮記注疏鄭玄　周禮注疏
張湛注列子　郭象注莊子
楊倞注荀子　淮南子鴻烈解
呂氏春秋　葛洪抱朴子
戰國策　司馬遷史記
班固漢書　范曄後漢書
陳壽三國志　王隱晉書
沈約宋書　蕭顯明梁史
李延壽北史　魏徵隋書

歐陽修唐書　王瓘軒轅本紀
穆天子傳　秦穆公傳
蜀王本紀　魯定公傳
漢武故事　漢武內傳
壺居士傳　崔魏公傳
李寶臣傳　何君謨傳
李孝伯傳　李司封傳
柳宗元傳　梁四公子記
唐武后別傳　南岳魏夫人傳
三茅眞君傳　葛洪神仙傳
干寶搜神記　紫靈元君傳
劉向列仙傳　徐鉉稽神錄
玄中記　洞微志
郭憲洞冥記　樂史廣異記
劉敬叔異苑　王子年拾遺記
太平廣記　吳均續齊諧記
段成式酉陽雜俎　異術
王建平典術　杜祐通典

異類　何承天纂文
張華博物志　魏略
東方朔神異經　盛宏之荆州記
郭璞注山海經　何晏九州記
宗懔荆楚歲時記　華山記
顧微廣州記　徐表南州記
嵩山記　裴淵廣州記
萬震南州異物志　南蠻記
楊孚異物志　房千里南方異物志
太原地志　劉恂嶺表錄
孟琯嶺南異物志　永嘉記
朱應扶南記　張氏燕吳行紀
南城志　五溪記
王氏番禺記　白澤圖
軒轅述寶藏論　青霞子丹臺錄
斗門經　獨孤滔丹房鑑源
東華眞人煑石法　房室圖
太清草木記　神仙芝草經

異魚圖　太淸石壁記
靈芝瑞草經　狐剛子鍊粉圖
魏王花木志　夏禹神仙經
四時纂要　賈思勰（音叶）齊民要術
三洞要錄　郭義恭廣志
氾勝之種植書　八帝聖化經
崔豹古今注　丁謂天香傳
八帝玄變經　陸機詩義疏
陸羽茶經　神仙感應篇
李畋該聞錄　張鷟朝野僉載
神仙祕旨　楊億談苑
開元天寶遺事　修眞祕旨
宣政錄　鄭氏明皇雜錄
潁陽子修眞祕訣　五行書
孫光憲北夢瑣言　左慈祕訣
廣五行記　歐陽公歸田錄
陶隱居登眞隱訣　遁甲書
沈括夢溪筆談　耳珠先生訣

龍魚河圖　景煥野人閑話
韓終采藥詩　王充論衡
黃休復茆亭客話　金光明經
顏氏家訓　范子計然
宋齊丘化書　楚辭
李善注文選　張協賦
本事詩　江淹集
宋王微讚　庾肩吾集
陳子昂集　陸龜蒙詩
梁簡文帝勸醫文（已上一百五十一家。舊本所引者。）
許愼說文解字　呂忱字林
周伯琦六書正譌　周伯琦說文字原
王安石字說　趙古則六書本義
顧野王玉篇　孫愐唐韻
魏子才六書精蘊　倉頡解詁
丁度集韻　黃公武古今韻會
洪武正韻　陰氏韻府羣玉
包氏續韻府羣玉　急就章

張揖廣雅　孫炎爾雅正義
孔鮒小爾雅　曹憲博雅
羅願爾雅翼　揚雄方言
陸佃埤雅　埤雅廣義
劉熙釋名　司馬光名苑
陸機鳥獸草木蟲魚疏　師曠禽經
袁達禽蟲述　淮南八公相鶴經
黄省曾獸經　王元之蜂記
朱仲相貝經　龜經
張世南質龜論　鍾毓果然賦
馬經　傅肱蟹譜
李石續博物志　韓彥直橘譜
毛文錫茶譜　唐蒙博物志
蔡襄荔枝譜　蔡宗顔茶對
張華感應類從志　歐陽修牡丹譜
劉貢父芍藥譜　贊甯物類相感志
范成大梅譜　范成大菊譜
楊泉物理論　劉蒙泉菊譜

史正志菊譜　王佐格古論
陳翥桐譜　沈立海棠譜
天玄主物簿　陳仁玉菌譜
王西樓野菜譜　穆脩靖靈芝記
戴凱之竹譜　葉廷珪香譜
李德裕平泉草木記　僧贊甯竹譜
洪駒父香譜　周敘洛陽花木記
蘇易簡紙譜　蘇氏筆譜
洛陽名園記　蘇氏硯譜
蘇氏墨譜　張杲丹砂祕訣
杜季陽雲林石譜　九鼎神丹祕訣
張杲玉洞要訣　李德裕黄冶論
昇玄子伏汞圖　桓寬鹽鐵論
大明一統志　韋述兩京記
寶貨辨疑　太平寰宇記
祝穆方輿要覽　稽含南方草木狀
逸周書　酈道元注水經
忱瑩臨海水土記　汲冢竹書

陸禋續水經　臨海異物志
左氏國語　三輔黄圖
陳祈暢異物志　謝承續漢書
三輔故事　曹叔雅異物志
法盛晉中興書　張勃吳録
辥氏荆揚異物志　後魏書
環氏吳紀　萬震涼州異物志
南齊書　東觀祕記
劉欣期交州記　唐會要
劉義慶世説　范成大桂海虞衡志
五代史　世本
東方朔林邑記　南唐書
類編　東方朔十洲記
宋史　逸史
任豫益州記　遼史
野史　宋祁劍南方物賛
元史　費信星槎勝覽
周達觀眞臘記　吾學編
顧玠海槎録　劉郁出使西域記
大明會典　朱輔山溪蠻叢話
袁滋雲南記　太平御覽
陳彭年江南別録　永昌志
册府元龜　江南異聞録
蜀地志　集事淵海
李肇國史補　華陽國志
馬端臨文獻通攷　楚國先賢傳
茅山記　白孔六帖
葛洪西京雜記　太和山志
古今事類合璧　周密齊東野語
西涼記　祝穆事文類聚
周密癸辛雜志　荆南記
歐陽詢藝文類聚　周密浩然齋日鈔
永州記　鄭樵通志
周密志雅堂雜鈔　南裔記
陶九成説郛　羅大經鶴林玉露
竺法眞羅浮山疏　虞世南北堂書鈔

陶九成輟耕錄　田汝成西湖志
賈似道悦生隨鈔　葉盛水東日記
南郡記　徐堅初學記
徐氏總龜對類　伏深齊地記
文苑英華　邵桂子甕天語
郡國志　錦繡萬花谷
毛直方詩學大成　鄴中記
洪邁夷堅志　蘇子仇池筆記
廉州記　淮南萬畢術
鮮于樞鉤玄　辛氏三秦記
高氏事物紀原　松窗雜記
金門記　伏侯中華古今注
杜寶大業拾遺錄　周處風土記
應劭風俗通　蘇鶚杜陽編
嵩高記　班固白虎通
方勺泊宅編　襄沔記
服虔通俗文　方鎮編年錄
鄧顯明南康記　顏師古刊謬正俗

楊慎丹鉛錄　方國志
杜臺卿玉燭寶典　劉績霏雪錄
荀伯子臨川記　河圖玉版
葉夢得水雲錄　洪邁松漠紀聞
河圖括地象　孫柔之瑞應圖記
河湖紀聞　春秋題辭
許善心符瑞記　王安貧武陵記
春秋運斗樞　夏小正
趙蔡行營雜記　春秋元命包
崔寔四時月令　張匡業行程記
春秋考異郵　月令通纂
金幼孜北征錄　禮斗威儀
王楨農書　張師正倦游錄
孝經援神契　王旻山居錄
段公路北戶錄　周易通卦驗
山居四要　胡嶠陷虜記
京房易占　居家必用
隋煬帝開河記　劉向洪範五行傳

便民圖纂　玉策記
遁甲開山圖　劉伯温多能鄙事
述征記　南宮從岣嶁神書
臞仙神隱書　任昉述異記
皇極經世書　務本新書
祖沖之述異記　性理大全
俞宗本種樹書　辥用弱集異記
五經大全　起居雜記
陳翺卓異記　通鑑綱目
洞天保生錄　神異記
程氏遺書　林洪山家清供
李元獨異志　朱子大全
閨閣事宜　錄異記
老子　陳元靚事林廣記
戴祚甄異傳　鶡冠子
事海文山　異聞記
管子　萬寶事山
祖台之志怪　墨子

奚囊雜纂　陶氏續搜神記
晏子春秋　三洞珠囊
楊氏洛陽伽藍記　董子
陶隱居雜錄　太上玄科
賈誼新書　西樵野記
太清外術　韓詩外傳
瑯琊漫鈔　魯至剛俊靈機要
劉向說苑　姚福庚巳編
地鏡圖　杜恕篤論
王清明揮麈餘話　五雷經
盧諶祭法　景煥牧豎閑談
雷書　王叡炙轂子
陳霆兩山墨談　乾象占
葉世傑草木子　韋航細談
列星圖　梁元帝金樓子
孫升談圃　演禽書
蔡邕獨斷　龐元英談藪
吐納經　王浚川雅述

愛竹談藪　謝道人天空經
章俊卿山堂考索　彭乘墨客揮犀
魏伯陽參同契　洪邁容齋隨筆
蔡絛鐵圍山叢話　蕭了眞金丹大成
百川學海　俟延賞退齋閑覽
許眞君書　翰墨全書
遯齋閑覽　陶宏景眞誥
文系　顧文薦負暄錄
朱眞人靈驗篇　朱子離騷辨證
陸文量菽園雜記　太上玄變經
何孟春餘冬錄　王性之揮麈錄
李筌太白經注　黃震慈溪日鈔
趙與時賓退錄　八草靈變篇
類說　葉石林避暑錄
鶴頂新書　吳淑事類賦
劉禹錫嘉話錄　造化指南
左思三都賦　姚亮西溪叢話
倚眞指南　葛洪遐觀賦

俞琰席上腐談　周顛仙碑
魯褒錢神論　胡仔漁隱叢話
劉根別傳　綦毋錢神論
熊太古冀越集　法華經
稽康養生論　王濟日詢手記
涅槃經　王之綱通微集
李氏仕學類鈔　圓覺經
儲詠祛疑說　周必大陰德錄
楞嚴經　文字指歸
翰苑叢記　變化論
造化權輿　解頤新語
自然論　潘塤楮記室
趙溍養痾漫筆　劉義慶幽明錄
仇遠稗史　江隣幾雜志
百感錄　魏武帝集
張耒明道雜志　海錄碎事
魏文帝集　唐小說
瑣碎錄　曹子建集

林氏小說　治聞說
韓文公集　晁以道客話
龍江錄　柳子厚文集
劉跂暇日記　靈仙錄
歐陽公文集　康譽之昨夢錄
白獺髓　三蘇文集
邢坦齋筆衡　異說
宛委錄　蘇黄手簡
張世南游宦紀聞　高氏蓼花洲閑錄
山谷刀筆　何遠春渚紀聞
畢氏幕府燕閑錄　李太白集
東坡詩集　吳澄草廬集
杜子美集　黄山谷集
吳萊淵穎集　王維詩集
宋徽宗詩　楊維禎鐵厓集
岑參詩集　王元之集
宋景濂潛溪集　錢起詩集
梅堯臣詩集　方孝孺遜志齋集

白樂天長慶集　王荆公臨川集
吳玉崑山小稿　元稹長慶集
邵堯夫集　陳白沙集
劉禹錫集　周必大集
何仲默集　張籍詩集
楊萬里誠齋集　張東海集
李紳文集　范成大石湖集
楊升庵集　李義山集
陸放翁集　唐荆川集
左貴嬪集　陳止齋集
焦希程集　王梅溪集
張宛丘集　方虚谷集
葛氏韻語陽秋　蔡氏詩話
古今詩話
錦囊詩對已上四百四十家。時珍所引者。

采集諸家本草藥品總數

神農本草經三百四十七種除併入一十八種外　草部一百六十四種
穀部七種　菜部一十三種　果部一十一種
木部四十四種　土部二種　金石部四十一種

蟲部二十九種。介部八種　鱗部七種　禽部五種　獸部一十五種　人部一種

陶宏景名醫別錄三百七種　除併入五十九種外。草部一百三十種。穀部一十九種　菜部一十七種　果部一十七種　木部二十三種　服器部四種　水部二種　土部三種　金石部三十二種　蟲部一十七種　介部五種　鱗部十種　禽部一十一種　獸部一十二種　人部五種

李當之藥錄一種　草部

吳普本草一種　草部

雷斅炮炙論一種　獸部

蘇恭唐本草一百一十一種　草部三十四種　穀部二種　菜部七種　果部一十一種　木部二十二種　服器部三種　土部三種　金石部一十四種　蟲部一種　介部二種　鱗部一種　禽部二種　獸部八種　人部一種

甄權藥性本草四種　草部一種　穀部一種　服器部一種　金石部一種

孫思邈千金食治二種　菜部

孟詵食療本草一十七種　草部二種　穀部三種　菜部三種　果部一種　鱗部六種　禽部二種

陳藏器本草拾遺三百六十八種　草部六十八種　穀部一十一種　菜部一十三種　果部二十種　木部三十九種　服器部三十四種　火部一種　水部二十六種　土部二十八種　金石部一十七種　蟲部二十四種　介部一十種　鱗部二十八種　禽部二十六種　獸部一十五種　人部八種

李珣海藥本草一十四種　草部四種　穀部一種　果部一種　木部五種　蟲部一種　介部二種

蕭炳四聲本草三種　草部一種　土部一種　服器部一種

陳士良食性本草二種　菜部一種　果部一種

韓保昇蜀本草五種　菜部二種　木部一種　介部一種　獸部一種

馬志開寶本草一百一十一種　草部三十七種　穀部二種　菜部六種　果部一十九種　木部一十五種　服器部一種　土部一種　金石部九種　蟲部二種　介部二種　鱗部一十一種　禽部一種　獸部四種　人部一種

掌禹錫嘉祐本草七十八種　草部一十七種　穀部三種　菜部十種　果部二種　木部六種　服器部一種　水部四種　金石部八種　介部八種　禽部一十三種　獸部一種　鱗部一種　人部四種

蘇頌圖經本草七十四種　草部五十四種　穀部二種　菜部四種　果部五種　木部一種　金石部三種　蟲部二種　介部一種　禽部一種　獸部一種

大明日華本草二十四種　草部七種　菜部二種　果部二種　木部一種　金石部八種　蟲部一種　鱗部一種　禽部一種　人部一種

唐慎微證類本草八種　菜部一種　木部一種　土部一種　金石部一種　蟲部二種　獸部一種　人部一種

寇宗奭本草衍義一種 獸部

李杲用藥法象一種 草部

朱震亨本草補遺四種 草部一種穀部一種土部一種木部一種

吳瑞日用本草七種 穀部一種菜部三種果部二種獸部一種

周憲王救荒本草二種 穀部一種菜部一種

汪穎食物本草一十六種 穀部三種菜部二種果部一種禽部十種獸部一種

寗原食鑑本草四種 穀部一種菜部一種鱗部一種獸部一種

汪機本草會編三種 草部一種果部一種蟲部一種

陳嘉謨本草蒙筌二種 介部一種人部一種

李時珍本草綱目三百七十六種 草部八十六種穀部一十五種菜部一十七種果部三十三種木部二十一種服器部三十五種火部十種水部十一種土部二十一種金石部二十六種蟲部二十六種介部六種鱗部二十八種禽部五種獸部二十三種人部一十三種

神農本經名例

上藥一百二十種爲君。主養命以應天。無毒。多服久服不傷人。欲輕身益氣不老延年者本上經。

中藥一百二十種爲臣。主養性以應人。無毒有毒。斟酌其宜。欲遏病補虛羸者本中經。

下藥一百二十五種爲佐使。主治病以應地。多毒不可久服。欲除寒熱邪氣破積聚愈疾者本下經。

三品合三百六十五種。法三百六十五度。一度應一日。以成一歲。倍其數合七百三十名也。〔陶宏景曰〕今按上品藥性亦能遣疾，但勢力和厚，不爲速效，歲月常服，必獲大益，病既愈矣，命亦兼申，天道仁育，故曰應天。一百二十種者，當謂寅卯辰巳之月，法萬物生榮時也。中品藥性療病之辭漸深，輕身之說稍薄，祛患爲速，延齡爲緩，人懷性情，故曰應人。一百二十種，當謂午未申酉之月，法萬物成熟時也。下品藥性專主攻擊，毒烈之氣，傾損中和，不可常服，疾愈即止，地體收殺，故曰應地。一百二十五種者，當謂戌亥子丑之月，法萬物枯藏時也，兼以閏之盈數加之。若單服或配隸，自隨人患參而行之，不必偏執也。〔掌禹錫曰〕陶氏本草例，神農以朱書，別錄以墨書，本經藥止三百六十五種，今此言倍其數合七百三十名，是併別錄副品而言，此一節乃別錄之文，傳寫既久，錯亂所致，遂令後世捃摭此類，以爲非神農之書，率以此故也。〔時珍曰〕神農本草藥分三品，陶氏別錄倍增藥品，始分部類。唐宋諸家大加增補，或兼或退，雖有朱墨之別，三品之名，而實已紊矣。或一藥而分數條，或二物而同一處，或木居草部，或蟲入木部，水土共居，蟲魚雜處，淄澠罔辨，玉珷不分，名已難尋，實何由覓。今則通合古今諸家之藥，析爲十六部，當分者分，當併者併，當移者移，當增者增。不分三品，惟逐各部；物以類從，目隨綱舉。每藥標一總名，正大綱也；大書氣味主治，正小綱也；分註釋名、集解、發明，詳其目也；而辨疑、正誤、附錄附之，備其體也；單方又附于其末，詳其用也。大綱之下，明註本草及三品，所以原始也小綱之下明註各家之名所以註實也分註則各書人名一則古今之出處不沒一則各家之是非有歸雖舊章似乎剖析而支脈更覺分明非敢僭越實便討尋爾

藥有君臣佐使以相宣攝合和宜一君二臣三佐五使又可一君三臣九佐使也

〔宏景曰〕用藥猶如立人之制若多君少臣多臣少佐則氣力不周也然檢仙經世俗諸方亦不必皆爾大抵養命之藥多君養性之藥多臣療病之藥多佐猶依本性所主而復斟酌之上品君中復有貴賤臣佐之中亦復如之所以虋冬遠志別有君臣甘草國老大黃將軍明其優劣皆不同秩也〔岐伯曰〕方制君臣者主病之謂君佐君之謂臣應臣之謂使非上中下三品之謂也所以明善惡之殊貫也〔張元素曰〕為君者最多為臣者次之佐者又次之藥之于證所主同者則各等分或云力大者為君〔李杲曰〕凡藥之所用皆以氣味為主補瀉在味隨時換氣主病為君假令治風防風為君治寒附子為君治溼防己為君治上焦熱黃芩為君中焦熱黃連為君兼見何證以佐使藥分治之此制方之要也本草上品為君之說各從其宜爾

藥有陰陽配合子母兄弟

〔韓保昇曰〕凡天地萬物皆有陰陽大小各有色類並有法象故羽毛之類皆生于陽而屬于陰鱗介之類皆生于陰而屬于陽所以空青法木故色青而主肝丹砂法火故色赤而主心雲母法金故色白而主肺雌黃法土故色黃而主脾慈石法水故色黑而主腎餘皆以此例推之子母兄弟若榆皮為母厚朴為子之類是也

根莖花實苗皮骨肉

〔元素曰〕凡藥根之在土中者中半已上氣脈之上行也以生苗者為根中半已下氣脈之下行也以入土者為梢病在中焦與上焦者用根在下焦者用梢根升梢降人之身半已上天之陽也用頭中焦用身身半已下地之陰也用梢乃述類象形者也〔時珍曰〕草木有單使一件者如羌活之根木通之莖款冬之花葶藶之實敗醬之苗大青之葉大腹之皮郁李之核蘗木之皮沈香之節蘇木之肌胡桐之淚龍腦之膏是也有兼用者遠志小草蜀漆常山之類是也有全用者枸杞甘菊之類是也有一物兩用者當歸頭尾麻黃節根赤白茯苓牛膝春夏用苗秋冬用根之類是也羽毛鱗介玉石水火之屬往往皆然不可一律論也

有單行者有相須者有相使者有相畏者有相惡者有相反者有相殺者凡此七情合和視之當用相須相使者良勿用相惡相反者若有毒宜制可用相畏相殺者不爾勿合用也

〔保昇曰〕本經三百六十五種中單行者七十一種相須者十二種相使者九十種相畏者七十八種相惡者六十種相反者十八種相殺者三十六種凡此七情合和視之〔宏景曰〕凡檢舊方用藥亦有相惡相反者如仙方甘草丸有防己細辛俗方玉石散用栝樓乾薑之類服之乃不為害或有制持之者譬如寇賈輔漢程周佐吳大體既正不得以私情為害雖爾不如不用尤良半夏有毒須用生薑取其相畏相制也〔宗奭曰〕相反為害深于相惡者謂彼雖惡我我無忿心猶如牛黃惡龍骨而龍骨得牛黃更良此有以制伏故也相反者則彼我交讐必不和合今畫家用雌黃胡粉相近便自黯妬可證矣〔時珍曰〕藥有七情獨行者單方不用輔也相須者同類不可離也如人參甘草黃蘗知母之類相使者我之佐使也相惡者奪我之能也相畏者受彼之制也相反者兩不相合也相殺者制彼之毒也古方多有用相惡相反者蓋相須相使同用者帝道也相畏相殺同用者王道也相惡相反同用者霸道也有經有權在用者

識悟爾。

藥有酸鹹甘苦辛五味，又有寒熱温涼四氣。宗奭曰：凡稱氣者，是香臭之氣。其寒熱温涼，是藥之性。且如鵞白脂，性冷，不可言氣冷也。四氣則是香臭腥臊。如蒜、阿魏、鮑魚、汗襪，則其氣臭；雞、魚、鴨、蛇，則其氣腥；狐狸、白馬莖、人中白，則其氣臊；沉、檀、龍、麝，則其氣香是也。則氣字當改爲性字，于義方允。時珍曰：寇氏言寒熱温涼是性，香臭腥臊是氣，其説與禮記文合。但自素問以來，只以氣味言，卒難改易，姑從舊爾。好古曰：味有五，氣有四。五味之中，各有四氣。如辛則有石膏之寒，桂、附之熱，半夏之温，薄荷之涼是也。氣者天也，味者地也。温熱者天之陽，寒涼者天之陰；辛甘者地之陽，鹹苦者地之陰。本草五味不言淡，四氣不言涼，只言温、大温、熱、大熱、寒、大寒、微寒、平、小毒、大毒、有毒、無毒，何也？淡附于甘，微寒即涼也。

及有毒無毒。岐伯曰：病有久新，方有大小，有毒無毒，固宜常制。大毒治病，十去其六；常毒治病，十去其七；小毒治病，十去其八；無毒治病，十去其九。穀肉果菜，食養盡之，無使過之，傷其正也。又曰：耐毒者以厚藥，不勝毒者以薄藥。王冰云：藥氣有偏勝，則臟氣有偏絶，故十分去其六七八九而止也。

陰乾暴乾，採造時月生熟。宏景曰：凡採藥時月，皆是建寅歲首，則從漢太初後所記也。其根物多以二月、八月採者，謂春初津潤始萌，未充枝葉，勢力淳濃也；至秋枝葉乾枯，津潤歸流于下也。大抵春寧宜早，秋寧宜晚，花、實、莖、葉，各隨其成熟爾。歲月亦有早晏，不必都依本文也。所謂陰乾者，就六甲陰中乾之也。又依遁甲法，甲子旬陰中在癸酉，以藥著酉地也。實不必然，但露暴于陰影處乾之，爾若可兩用，益當爲善。孫思邈曰：古之醫者，自解採取，陰乾、暴乾，皆如法用藥，必依土地，所以治病十愈八九。今之醫者，不知採取時節，至于出産土地，新陳虛實，所以治病十不得五也。馬志曰：今按法，陰乾者多惡，如鹿茸陰乾悉爛，火乾且良。草木根苗，九月以前採者，悉宜日乾；十月以後採者，陰乾乃好。時珍曰：生産有南北，節氣有早遲，根苗異收採，制造異法度。故市之地黄以鍋煮熟，大黄用火焙乾，松黄和蒲黄，樟腦雜龍腦，皆失制作僞者也。孔志約云：動植形生，因地舛性；春秋節變，感氣殊功。離其本土，則質同而效異；乖于採取，則物是而時非。名實既虛，寒温多謬。施于君父，逆莫大焉。嘉謨曰：醫藥貿易，多在市家。諺云：賣藥者兩眼，用藥者一眼，服藥者無眼，非虛語也。古壙灰云死龍骨，苜蓿根爲土黄芪，麝香擣荔核攙，藿香采茄葉雜，煮半夏爲玄胡索，鹽松梢爲肉蓯蓉，草仁充草豆蔻，西呆代南木香，熬廣膠入蕎麪作阿膠，煮雞子及魚鮀爲琥珀，枇杷蕊代款冬，驢脚脛作虎骨，松脂混騏驎竭，番消和龍腦香。巧詐百般，甘受其侮，甚至殺人，歸咎用藥，乃大關係，非比尋常，不可不慎也。

土地所出，眞僞陳新，並各有法。宏景曰：諸藥所生，皆的有境界。秦漢已前，當言列國。今郡縣之名，後人所增爾。江東以來，小小雜藥，多出近道，氣力性理，不及本邦。假令荆益不通，則全用歷陽當歸，錢塘三建，豈得相似。所以療病不及往人，亦當緣此。又且醫不識藥，惟聽市人；市人又不辨究，皆委採送之家。傳習造作，眞僞好惡，並皆莫測。所以鍾乳醋煮令白，細辛水漬使直，黄芪蜜蒸爲甜，當歸酒灑取潤，蜈蚣朱足令赤，螵蛸膠于桑枝，以蛇牀當蘼蕪，以薺苨亂人參。此等既非事實，合藥不量剝除。只如遠志、牡丹，纔不收半，地黄、虋冬，三分耗一。凡去皮除心之屬，分兩不應，不知取足。王公貴勝，合藥之日，羣下竊換好藥，終不能覺。以此療病，固難責效。宗奭曰：凡用藥必須擇土地所出者，則眞用之有據。如上黨人參，川西當歸，齊州半夏，華州細辛，東壁土，冬月灰半天河水熱湯漿水之類其物至微其用至廣蓋亦有理若不推究厥理治病徒費其功（杲曰）陶隱居本草言狼毒枳實橘皮半夏麻黃吳茱萸皆須陳久者良其餘須精新也然大黃木賊荆芥芫花槐花之類亦宜陳久不獨六陳也凡藥味須要專精至元庚辰六月許伯威年五十四中氣本弱病傷寒八九日熱甚醫以涼藥下之又食梨冷傷脾胃四肢逆冷時發昏憒心下悸動吃噫不止面色青黃目不欲開其脈動中有止時自還乃結脈也用仲景復脈湯加人參肉桂急扶正氣生地黃減半恐傷陽氣服二劑病不退再爲診之脈證相對因念莫非藥欠專精陳腐耶再市新藥與服其證減半又服而安凡諸草木昆蟲產之有地根葉花實採之有時失其地則性味少異失其時則氣味不全又況新陳之不同精粗之不等倘不擇而用之其不效者醫之過也唐耿湋詩云老醫迷舊疾朽藥誤新方是矣

○歲物專精見後

藥性有宜丸者宜散者宜水煮者宜酒漬者宜膏煎者亦有一物兼宜者亦有不可入湯酒者並隨藥性不得違越（宏景曰）又按病有宜服丸服散服湯服酒服膏煎者亦兼參用以爲其制（華陀曰）病有宜湯宜丸者宜散者宜下者宜吐者宜汗者湯可以蕩滌臟腑開通經絡調和陰陽丸可以逐風冷破堅積進飲食散可以去風寒暑溼之邪散五臟之結伏開腸利胃可下而不下使人心腹脹滿煩亂可汗而不汗使人毛孔閉塞悶絕而終可吐而不吐使人結胸上喘水食不入而死（杲曰）湯者蕩也去大病用之散者散也去急病用之丸者緩也舒緩而治之也㕮咀者古制也古無鐵刃以口咬細煎汁飲之則易升易散而行經絡也凡治至高之病加酒煎去溼以生薑補元氣以大棗發散風寒以葱白去膈上痰以蜜細末者不循經絡止去胸中及臟腑之積氣味厚者白湯調氣味薄者煎之和滓服去下部之病其丸極大而光且圓治中焦者次之治上焦者極小稠麪糊取其遲化直至中下或酒或醋取其散之意也凡半夏南星欲去溼者丸以薑汁稀糊取其易化也水浸宿炊餅又易化滴水丸又易化煉蜜丸者取其遲化而氣循經絡也蠟丸取其難化而旋旋取效或毒藥不傷脾胃也（元素曰）病在頭面及皮膚者藥須酒炒在咽下臍上者酒洗之在下者生用寒藥須酒浸曝乾恐傷胃也當歸酒浸助發散之用也（嘉謨曰）製藥貴在適中不及則功效難求太過則氣味反失火製四煆炮炙炒也水製三漬泡洗也水火共製蒸煮二者焉法造雖多不離于此酒製升提薑製發散入鹽走腎而軟堅用醋注肝而住痛童便製除劣性而降下米泔製去燥性而和中乳製潤枯生血蜜製甘緩益元陳壁土製竊真氣驟補中焦麥麩皮製抑酷性勿傷上膈烏豆湯甘草湯漬曝並解毒致令平和羊酥油豬脂油塗燒咸滲骨容易脆斷去瓤者免脹抽心者除煩大槩具陳初學熟玩

欲療病先察其源先候病機五臟未虛六腑未竭血脈未亂精神未散服藥必活若病已成可得半愈病勢已過命將難全（宏景曰）自非明醫聽聲察色診脈孰能知未病之病乎且未病之人亦無肯自療故齊侯怠于皮膚之微以致骨髓之痼非但識悟之爲難亦乃信受之弗易倉公有言信巫不信醫死不治也（時珍曰）素問云上古作湯液故爲而弗服中古道德稍衰邪氣時至服之萬全當今之世必齊毒藥攻其中鑱石鍼艾治其外又曰中古治病至而治之湯液十日不已治以草蘇荄枝本末爲助標本已得邪氣乃復暮世之病不本四時不知日月不審逆從病形已成以爲可救故病未已新病復起（淳于意曰）病有六不治驕恣不論于理一不治輕身重財二

不治。衣食不適。三不治。陰陽臟氣不定。四不治。形羸不能服藥。五不治。信巫不信醫。六不治。六者有一則難治也。〔宗奭曰〕病有五失。失于不審。失于不信。失于過時。失于不擇醫。失于不識病。五失有一。即爲難治。又有八要。一曰虛。二曰實。三曰冷。四曰熱。五曰邪。六曰正。七曰內。八曰外也。素問言。凡治病。察其形氣色澤。觀人勇怯骨肉皮膚。能知其情。以爲診法。若患人脈病不相應。既不得見其形。醫止據脈供藥。其可得乎。今豪富之家。婦人居帷幔之內。復以帛幪手臂。既無望色之神。聽聲之聖。又不能盡切脈之巧。未免詳問。病家厭繁。以爲術疎。往往得藥不服。是四診之術。不得其一矣。可謂難也。嗚呼。

若用毒藥療病。先起如黍粟。病去即止。不去倍之。不去十之。取去爲度。〔宏景曰〕今藥中單行一兩種有毒。只如巴豆甘遂將軍。不可便令盡劑。如經所云。一物一毒。服一丸如細麻。二物一毒。服二丸如大麻。三物一毒。服三丸如胡豆。四物一毒。服四丸如小豆。五物一毒。服五丸如大豆。六物一毒。服六丸如梧子。從此至十。皆以梧子爲數。其中又有輕重。且如狼毒鉤吻。豈如附子芫花輩耶。此類皆須量宜。〔宗奭曰〕須有此例。更合論人老少虛實。病之漸久。藥之多毒少毒。斟量之。不可執爲定法。

療寒以熱藥。療熱以寒藥。飲食不消以吐下藥。鬼疰蠱毒以毒藥。癰腫瘡瘤以瘡藥。風溼以風溼藥。各隨其所宜。〔宏景曰〕藥性一物兼主十餘病者。取其偏長爲本。復觀人之虛實補瀉。男女老少。苦樂榮悴。鄉壤風俗。並各不同。褚澄療寡婦尼僧。異乎妻妾。此是達其性懷之所致也。〔時珍曰〕氣味有厚薄。性用有躁靜。治體有多少。力化有淺深。正者正治。反者反治。用熱遠熱。用寒遠寒。用涼遠涼。用溫遠溫。發表不遠熱。攻裏不遠寒。不遠熱則熱病至。不遠寒則寒病至。治熱以寒。溫而行之。治寒以熱。涼而行之。治溫以清。冷而行之。治清以溫。熱而行之。木鬱達之。火鬱發之。土鬱奪之。金鬱泄之。水鬱折之。氣之勝也。微者隨之。甚者制之。氣之復也。和者平之。暴者奪之。高者抑之。下者舉之。有餘折之。不足補之。堅者削之。客者除之。勞者溫之。結者散之。留者行之。燥者濡之。急者緩之。散者收之。損者益之。逸者行之。驚者平之。吐之汗之下之補之瀉之。久新同法。又曰。逆者正治。從者反治。反治者。熱因寒用。寒因熱用。塞因塞用。通因通用。必伏其所主。而先其所因。其始則同。其終則異。可使破積。可使潰堅。可使氣和。可使必已。又曰。諸寒之而熱者取之陰。熱之而寒者取之陽。所謂求其屬以衰之也。此皆約取素問之粹言。

病在胸膈已上者。先食後服藥。病在心腹已下者。先服藥而後食。病在四肢血脈者。宜空腹而在旦。病在骨髓者。宜飽滿而在夜。〔宏景曰〕今方家先食後食。蓋此義也。又有須酒服者。飲服者。冷服者。熱服者。服湯則有疎有數。煮湯則有生有熟。各有法用。並宜詳審。〔杲曰〕古人服藥活法。病在上者。不厭頻而少。病在下者。不厭頓而多。少服則滋榮于上。多服則峻補于下。凡云分再服三服者。要令勢力相及。并視人之強弱。病之輕重。以爲進退增減。不必泥法。

夫大病之主。有中風傷寒。寒熱溫瘧。中惡霍亂。大腹水腫。腸澼下痢。大小便不通。奔豚上氣。欬逆嘔吐。黃疸消渴。留飲癖食。堅積癥瘕。癲邪驚癇。鬼疰。喉痹。齒痛。耳聾。目盲。金瘡。踒折。癰腫惡瘡。痔瘻癭

瘤。男子五勞七傷。虛乏羸瘦。女子帶下。崩中。血閉。陰蝕。蟲蛇蠱毒所傷。此大略宗兆。其間變動枝葉。各宜依端緒以收之。

〔宏景曰〕藥之所主。止說病之一名。假令中風乃有數十種。傷寒證候亦有二十餘條。更復就中求其類例。大體歸其始終。以本性爲根宗。然後配證以合藥爾。病之變狀。不可一槩言之。所以醫方千卷。猶未盡其理。春秋已前及和緩之書蔑聞。而道經略載扁鵲數法。其用藥猶是本草家意。至漢淳于意及華陀等方。今時有存者。亦皆條理藥性。惟張仲景一部。最爲衆方之祖。又悉依本草。但其善診脈明氣候。以意消息之爾。至于刳腸剖臆刮骨續筋之法。乃別術所得。非神農家事。自晉代以來。有張苗宮泰劉德史脫靳邵趙泉李子豫等。一代良醫。其貴勝阮德如張茂先輩。逸民皇甫士安及江左葛洪蔡謨殷仲堪諸名人等。並研精藥術。宋有羊欣元徽胡洽秦承祖。齊有尚書褚澄徐文伯嗣伯羣從兄弟。療病亦十愈八九。凡此諸人。各有所撰用方。觀其指趣。莫非本草者。或時用別藥。亦循其性度。非相踰越。范汪方百餘卷。及葛洪肘後。其中有細碎單行經用者。或田舍試驗之法。或殊域異識之術。如藕皮散血。起自庖人。牽牛逐水。近出野老。餅店蒜虀。乃是下蛇之藥。路邊地菘。而爲金瘡所秘。此蓋天地間物。莫不爲天地間用。觸遇則會。非其主對矣。顏光祿亦云。道經仙方服食斷穀延年卻老。乃至飛丹鍊石之奇。雲騰羽化之妙。莫不以藥道爲先。用藥之理。一同本草。但制御之途小異世法。所用不多。遠至二十餘物。或單行數種。歲月深積。便致大益。即本草所云久服之效。不如俗人微覺便止。今庸醫處療。皆恥看本草。或倚約舊方。或聞人傳說。便攬筆疏之。以此表奇。其畏惡相反。故自寡昧。而藥類違僻。分兩參差。不以爲疑。偶爾值瘥。則自信方驗。旬月未瘳。則言病源深結。了不反求諸己。虛搆聲稱。自應貽譴矣。其五經四部。軍國禮服。少有乖越。止於事迹。非宜爾。至于湯藥。一物有謬。便性命及之。千乘之君。百金之長。可不深思戒慎耶。

〔宗奭曰〕人有貴賤少長。病當別論。病有新久虛實。理當別藥。蓋人心如面。各各不同。惟其心不同。藏腑亦異。欲以一藥通治衆人之病。其可得乎。〔張仲景曰〕有土地高下不同。物性剛柔食居亦異。是故黃帝興四方之問。岐伯舉四治之能。且如貴豪之家。形樂志苦者也。衣食足則形樂而外實。思慮多則志苦而內虛。故病生于脈。與貧下異。當因人而治。後世醫者。委此不行。所失甚矣。又凡人少長老。其氣血有盛壯衰三等。故岐伯曰。少火之氣壯。壯火之氣衰。蓋少火生氣。壯火散氣。況衰火乎。故治法亦當分三等。其少日服餌之藥。于壯老之時。皆須別處。決不可忽。○又云。人以氣血爲本。世有童男室女。積想在心。思慮過當。多致勞損。男則神色先散。女則月水先閉。蓋憂愁思慮則傷心。心傷則血逆竭。故神色先散。而月水先閉也。火既受病。不能營養其子。故不嗜食。脾既虛則金氣虧。故發嗽。嗽既作。水氣絕。故四肢乾。木氣不充。故多怒。鬢髮焦。筋痿。俟五藏傳遍。故卒不能死。然終死矣。此于諸勞最爲難治。或能改易心志。用藥扶接。間得九死一生耳。○有人病久嗽。肺虛生寒熱。以款冬花芽焚三兩。俟煙出。以筆管吸其煙。滿口則嚥之。至倦乃已。日作五七次。遂瘥。○有人病瘧月餘。又以藥吐下之。氣遂弱。觀其脈病。乃夏傷暑。秋又傷風。因與柴胡湯一劑。安。後又飲食不節。寒熱復作。吐逆不食。脇下急痛。此名痰瘧。以十棗湯一服。下痰水數升。服理中散二錢。遂愈。○有婦人病吐逆。大小便不通。煩亂。四肢冷。漸無脈。凡一日半。與大承氣湯二劑。至夜半大便漸通。脈漸生。翌日乃安。此關格之病。極難治。經曰。關則吐逆。格則不得小便。亦有不得大便者。○有人苦風痰頭痛。顫掉吐逆。飲食減。醫以爲傷冷物。溫之不愈。又以丸下之。遂厥。復與金液丹。後譫言吐逆。顫掉不省人。狂若見鬼。循衣摸牀。手足冷。脈伏。此胃中有結熱。故昏瞀不省人。以陽氣不能布于外。陰氣不持于內。卽顛掉而厥。遂與大承氣湯至一劑。乃愈。○有婦人病溫。已十二日。診其脈。六七至而濇。寸稍大。尺稍小。發寒熱。頰赤口乾。不了了。耳聾。問之。病後數日經水乃行。此屬少陽熱入血室。治不對症。必死。乃與小柴胡湯。二日。又加桂枝乾薑湯。一日寒熱止。但云我臍下急痛。與抵當丸。微利。痛止身涼。尚不了了。復與小柴胡湯。次日云。我胸中熱燥。口鼻乾。又少與調胃承氣湯。不利。與大陷胸丸半服。利三行。次日虛煩不寧。妄有所見。狂言。知有燥屎。以其極虛。不敢攻之。與竹葉湯。去其煩熱。其大便自通。中有燥屎數枚。狂煩盡解。惟欬嗽唾沫。此肺虛也。不治。恐乘虛作肺痿。以小柴胡去人參薑棗。加乾薑五味子湯。一日欬減。二日悉痊。○有人年六十。脚腫生瘡。忽食猪肉不安。醫以藥下之。稍愈。時出外中風。汗出。頭面暴腫。起紫黑色。多睡。耳輪上有浮泡小瘡。黃汁出。乃與小續命湯。倍加羌活服之。遂愈。○有人年五十四。素羸。多中寒。少年常服土硫黃數斤。近服菟絲有效。脈左上二部右下二部弦緊有力。五七年來。病右手足筋急拘攣。言語稍遲。遂與仲景小續命湯。加薏苡仁一兩。以治筋急。減黃芩人參芍藥各半。以避中寒。杏仁只用一百五枚。後云尚覺大冷。因盡去人參芩芍。加當歸一兩半。遂安。小續命湯今人多用。不能逐證加減。遂至危殆。故舉以爲例。

陶隱居名醫別錄合藥分劑法則

古秤惟有銖兩而無分名。今則以十黍爲一銖。六銖爲一分。四分成一兩。十六兩爲一斤。雖有子穀秬黍之制。從來均之已久。依此用之。〔蘇恭曰〕古秤皆複。今南秤是也。後漢以來。分一斤爲二斤。一兩爲二兩。古方惟張仲景。而已涉今秤。若用古秤。則水爲殊少矣。〔杲曰〕六銖爲一分。卽二錢半也。二十四銖爲一兩。古云三兩。卽今之一兩。云二兩。卽今之六錢半也。〔時珍曰〕蠶初吐絲曰忽。十忽曰絲。十絲曰氂。四氂曰絫。音壘。十氂曰分。四絫曰字。二分半也。十絫曰銖。四分也。四字曰錢。十分也。六銖曰一分。去聲。二錢半也。四分曰兩。二十四銖也。八兩曰錙。二錙曰斤。二十四兩曰鎰。一斤半也。準官秤十二兩。三十斤曰鈞。四鈞曰石。一百二十斤也。方中有曰少許者。些子也。今古異制。古之一兩。今用一錢可也。

今方家云等分者。非分兩之分。謂諸藥斤兩多少皆同爾。多是丸散用之。

丸散云刀圭者。十分方寸匕之一。準如梧桐子大也。方寸匕者。作匕正方一寸。抄散取不落爲度。五匕者。卽今五銖錢邊五字者。抄之不落爲度。一撮者。四刀圭也。匕卽匙也

藥以升合分者。謂藥有虛實輕重。不得用斤兩。則以升平之。十撮爲一勺。十勺爲一合。十合爲一升。升方作上徑一寸。下徑六分。深八分。內散藥物。按抑之正爾。微動令平爾。〔時珍曰〕古之一升。卽今之二合半也。量之所起爲圭。四圭爲撮。十撮爲勺。十勺爲合。十合爲升。十升爲斗。五斗曰斛。二斛曰石。

凡湯酒膏藥云㕮咀者。謂秤畢擣之如大豆。又吹去細末。藥有易碎難碎。多末少末。今皆細切如㕮咀也。〔恭曰〕㕮咀。商量斟酌之也。〔宗奭曰〕㕮咀有含味之意。如人以口齒咀嚙。雖破而不塵。古方

多言㕮咀此義也〔杲曰〕㕮咀古制也古無鐵刃以口咬細令如麻豆煎之今人以刀剉細爾

凡丸藥云如細麻者即胡麻也不必扁扁略相稱爾黍粟亦然云如大麻子者準三細麻也如胡豆者即今青斑豆也以二大麻準之如小豆者今赤小豆也以三大麻準之如大豆者以二小豆準之如梧子者以二大豆準之如彈丸及雞子黄者以四十梧子準之〔宗奭曰〕今人用古方多不效者何也不知古人之意爾如仲景治胸痺心中痞堅逆氣搶心用治中湯人參朮乾薑甘草四物共一十二兩水八升煑取三升每服一升日三服以知爲度或作丸須雞子黄大皆奇效今人以一丸如楊梅許服之病既不去乃曰藥不神非藥之罪用藥者之罪也

凡方云巴豆若干枚者粒有大小當去心皮秤之以一分準十六枚附子烏頭若干枚者去皮畢以半兩準一枚枳實若干枚者去瓤畢以一分準二枚橘皮一分準三枚棗大小三枚準一兩乾薑一累者以一兩爲正

凡方云半夏一升者洗畢秤五兩爲正蜀椒一升三兩爲正吳茱萸一升五兩爲正菟絲子一升九兩爲正菴藺子一升四兩爲正蛇牀子一升三兩半爲正地膚子一升四兩爲正其子各有虛實輕重不可秤準者取平升爲正

凡方云用桂一尺者削去皮重半兩爲正甘草一尺者二兩爲正云某草一束者三兩爲正云一把者二兩爲正

凡方云蜜一斤者有七合豬膏一斤者有一升二合也

凡丸散藥亦先切細暴燥乃擣之有各擣者有合擣者並隨方其潤溼藥如天門冬地黄輩皆先增分兩切暴獨擣碎更暴若逢陰雨微火烘之既燥停冷擣之〔時珍曰〕凡諸草木藥及滋補藥並忌鐵器金性尅木之生發之氣肝腎受傷也惟宜銅刀竹刀脩治乃佳亦有忌銅器者並宜如法丸散須用青石碾石磨石臼其砂石者不良

凡篩丸散用重密絹各篩畢更合於臼中擣數百遍色理和同乃佳也巴豆杏仁胡麻諸膏膩藥皆先熬黄擣令如膏指攦莫結切視泯泯乃稍稍入散中合研擣散以輕疎絹篩度之再合擣勻

凡煑湯欲微火令小沸其水依方大略二十兩藥用水一斗煑取四升以此爲準然利湯欲生少水

而多取汁。補湯欲熟，多水而少取汁。不得令水多少。用新布兩人以尺木絞之，澄去垽濁，紙覆令密。溫湯勿用鐵器。服湯寧小沸，熱則易下，冷則嘔涌。〔之才曰〕湯中用酒，須臨熟乃下之。〔時珍曰〕陶氏所說，乃古法也。今之小小湯劑，每一兩用水二甌為準。多則加，少則減之。如劑多水少，則藥味不出；劑少水多，又煎耗藥力也。凡煎藥並忌銅鐵器，宜用銀器瓦罐，洗淨封固，令小心者看守，須識火候，不可太過不及。火用木炭、蘆葦為佳。其水須新汲味甘者，流水、井水、沸湯等，各依方，詳見水部。若發汗藥，必用緊火熱服。攻下藥，亦用緊火煎熟，下消黃再煎，溫服。補中藥，宜慢火溫服。陰寒急病，亦宜緊火急煎服之。又有陰寒煩躁及暑月伏陰在內者，宜水中沈冷服。

凡漬藥酒，皆須細切，生絹袋盛，入酒密封，隨寒暑日數，漉出。滓可暴燥，微擣更漬，亦可為散服。〔時珍曰〕別有釀酒者，或以藥煑汁和飯，或以藥袋安置酒中，或煑物和飯同釀，皆隨方法。又有煑酒者，以生絹袋藥入壜密封，置大鍋中，水煑一日，埋土中七日，出火毒乃飲。凡建中腎瀝諸補湯，滓合兩劑，加水煑竭飲之，亦敵一劑，皆先暴燥。〔陳藏器曰〕凡湯中用麝香、牛黃、犀角、羚羊角、蒲黃、丹砂、芒消、阿膠輩，須細末如粉，臨時納湯中，攪和服之。

凡合膏，初以苦酒漬，令淹浹，不用多汁，密覆勿洩。云晬時者，周時也，從今旦至明旦。亦有止一宿者。煑膏當三上三下，以洩其熱勢，令藥味得出。上之使匝匝沸，乃下之，使沸靜良久乃止。中有薤白者，以兩頭微焦黃為候。有白芷、附子者，以小黃色為度。以新布絞去滓。滓亦可酒煑飲之。摩膏滓可傅病上。膏中有雄黃、朱砂、麝香輩，皆別擣如麪，絞膏畢乃投中，疾攪，勿使沈聚在下。有水銀、胡粉者，於凝膏中研令消散。〔時珍曰〕凡熬貼癰疽風溼諸病膏者，先以藥浸油中三日乃煎之。煎至藥枯，以絹濾淨，煎熱下黃丹，或胡粉，或密陀僧，三上三下，煎至滴水成珠不散，傾入器中，以水浸三日，去火毒用。若用松脂者，煎至成絲，傾入水中，拔扯數百遍乃止。俱宜謹守火候，勿令太過不及也。其有朱砂、雄黃、龍腦、麝香、血竭、乳香、沒藥等料者，並待膏成時投之。黃丹、胡粉、密陀僧並須水飛瓦炒過。松脂須煉數遍乃良。

凡丸中用蠟，皆烊投少蜜中，攪調以和藥。〔杲曰〕丸藥用蠟，取其固護藥之氣味，勢力以過關膈而作效也。若投以蜜，下咽亦易散化，如何得到臟中？若有毒藥，反又害之，非用蠟之本意也。

凡用蜜，皆先火煎，掠去其沫，令色微黃，則丸藥經久不壞。〔雷斅曰〕凡鍊蜜，每一斤止得十二兩半是數。火少火過，並不得用也。脩合丸藥，用蜜只用蜜，用餳只用餳，用糖只用糖，勿交雜用，必瀉人也。

采藥分六氣歲物

岐伯曰。厥陰司天爲風化。在泉爲酸化。清毒不生。少陰司天爲熱化。在泉爲苦化。寒毒不生。太陰司天爲溼化。在泉爲甘化。燥毒不生。少陽司天爲火化。在泉爲苦化。寒毒不生。陽明司天爲燥化。在泉爲辛化。溼毒不生。太陽司天爲寒化。在泉爲鹹化。熱毒不生。治病者必明六化分治。五味五色所生。五臟所宜。乃可言盈虛病生之緒。本乎天者天之氣。本乎地者地之氣。謹候氣宜。無失病機。司歲備物。則無遺主矣。歲物者。天地之專精也。非司歲物則氣散。質同而異等也。氣味有厚薄。性用有躁靜。治保有多少。力化有淺深。上淫于下。所勝平之。外淫于內。所勝治之。〔王冰曰〕化于天者爲天氣。化于地者爲地氣。五毒皆五行之氣所爲。故所勝者不生。惟司天在泉之所生者其味正。故藥工專司歲氣。所收藥物。則所主無遺畧矣。五運有餘。則專精之氣。藥物肥濃。使用當其正氣味也。不足則用藥不專精。而氣散。物不純。形質雖同。力用則異矣。故天氣淫于下。地氣淫于內者。皆以所勝平治之。如風勝溼。酸勝甘之類是也。

七方

岐伯曰。氣有多少。病有盛衰。治有緩急。方有大小。又曰。病有遠近。證有中外。治有輕重。近者奇之。遠者偶之。汗不以奇。下不以偶。補上治上制以緩。補下治下制以急。近而奇偶。制小其服。遠而奇偶。制大其服。大則數少。小則數多。多則九之。少則二之。奇之不去則偶之。偶之不去則反佐以取之。所謂寒熱溫涼。反從其病也。〔王冰曰〕臟位有高下。腑氣有遠近。病證有表裏。藥用有輕重。單方爲奇。複方爲偶。心肺爲近。肝腎爲遠。脾胃居中。腸髓胞膽。亦有遠近。識見高遠。權以合宜。方奇而分兩偶。方偶而分兩奇。近而偶制。多數服之。遠而奇制。少數服之。則肺服九。心服七。脾服五。肝服三。腎服一。爲常制也。方與其重也甯輕。與其毒也甯善。與其大也甯小。是以奇方不去。偶方主之。偶方不去。則反佐以同病之氣而取之。夫微小之熱。折之以寒。微小之冷。消之以熱。甚大寒熱。則必能與異氣相格。聲不同不相應。氣不同不相合。是以反其佐以同其氣。復令寒熱參合。使其始同終異也。〔時珍曰〕逆者正治。從者反治。反佐。卽從治也。謂熱在下而上有寒邪拒格。則寒藥中入熱藥爲佐。下膈之後。熱氣旣散。寒性隨發也。寒在下而上有浮火拒格。則熱藥中入寒藥爲佐。下膈之後。寒氣旣消。熱性隨發也。此寒因熱用。熱因寒用之妙也。溫涼倣此。〔完素曰〕流變在乎病。主病在乎方。制方在乎人。方有七。大小緩急奇偶複也。制方之體。本于氣味。寒熱溫涼四氣生于天。酸苦辛鹹甘淡六味成于地。是以有形爲味。無形爲氣。氣爲陽。味爲陰。辛甘發散爲陽。酸苦涌泄爲陰。鹹味涌泄爲陰。淡味滲泄爲陽。或收或散。或緩或急。或燥或潤。或耎或堅。各隨臟腑之證。而施藥之品味。乃分七方之制也。故奇偶複者。三方也。大小緩急者。四制之法也。故曰治有緩急。方有大小。

大方〔岐伯曰〕君一臣二佐九。制之大也。君一臣三佐五。制之中也。君一臣二。制之小也。又曰。遠而奇偶制大，其服近而奇偶制小；其服大則數少，小則數多；多則九之，少則二之。〔完素曰〕身表爲遠，裏爲近。大小者，制奇偶之法也。假如小承氣湯、調胃承氣湯，奇之小方也；大承氣湯、抵當湯，奇之大方也，所謂因其攻裏而用之也。桂枝、麻黄，偶之小方也；葛根、青龍，偶之大方也，所謂因其發表而用之也。故曰：汗不以奇，下不以偶。〔張從正曰〕大方有二：有君一臣三佐九之大方，病有兼證而邪不一，不可以一二味治者宜之；有分兩大而頓服之大方，肝腎及下部之病道遠者宜之。王太僕以心肺爲近，腎肝爲遠，脾胃爲中；劉河間以身表爲遠，身裏爲近。以予觀之，身半以上，其氣主天之分也；身半以下，其氣主地之分也；中脘，人之分也。

小方〔從正曰〕小方有二：有君一臣二之小方，病無兼證，邪氣專一，可一二味治者宜之；有分兩少而頻服之小方，心肺及在上之病者宜之，徐徐細呷是也。〔完素曰〕肝腎位遠，數多則其氣緩，不能速達于下，必大劑而數少，取其迅急下走也；心肺位近，數多則其氣急下走，不能升發于上，必小劑而數多，取其易散而上行也。王氏所謂肺服九，心服七，脾服五，肝服三，腎服一，乃五臟生成之數也。

緩方〔岐伯曰〕補上治上制以緩，補下治下制以急。急則氣味厚，緩則氣味薄。適其病所，遠而中道氣味之者，食而過之，無越其制度也。〔王冰曰〕假如病在腎而心氣不足，服藥宜急過之，不以氣味飼心，腎藥淩心，心復益衰矣。餘上下遠近例同。〔完素曰〕聖人治上不犯下，治下不犯上，治中上下俱無犯。故曰誅伐無過，命曰大惑。〔好古曰〕治上必妨下，治表必違裏。用黄芩以治肺必妨脾，用蓯蓉以治腎必妨心，服乾薑以治中必僭上，服附子以補火必涸水。〔從正曰〕緩方有五：有甘以緩之之方，甘草、蜜糖之屬是也，病在胸膈，取其留戀也；有丸以緩之之方，比之湯散，其行遲慢也；有品件衆多之緩方，藥衆則遞相拘制，不得各騁其性也；有無毒治病之緩方，無毒則性純功緩也；有氣味俱薄之緩方，氣味薄則長于補上治上，比至其下，藥力已衰矣。

急方〔完素曰〕味厚者爲陰，味薄者爲陰中之陽，故味厚則下泄，味薄則通氣。氣厚者爲陽，氣薄者爲陽中之陰，故氣厚則發熱，氣薄則發汗是也。〔好古曰〕治主宜緩，緩則治其本也；治客宜急，急則治其標也。表裏汗下，皆有所當緩、所當急。〔從正曰〕急方有四：有急病急攻之急方，中風關格之病是也；有湯散蕩滌之急方，下咽易散而行速也；有毒藥之急方，毒性能上涌下泄以奪病勢也；有氣味俱厚之急方，氣味俱厚，直趨于下而力不衰也。

奇方〔王冰曰〕單方也。〔從正曰〕奇方有二：有獨用一物之奇方，病在上而近者宜之；有藥合陽數一三五七九之奇方，宜下不宜汗。〔完素曰〕假如小承氣、調胃承氣，奇之小方也；大承氣、抵當湯，奇之大方也，所謂因其攻下而爲之也。桂枝、麻黄，偶之小方也；葛根、青龍，偶之大方也，所謂因其發散而用之也。

偶方〔從正曰〕偶方有三：有兩味相配之偶方；有古之二方相合之偶方，古謂之複方，皆病在下而遠者宜之；有藥合陰數二四六八十之偶方，宜汗不宜下。王太僕言：汗藥不以偶，則氣不足以外發；下藥不以奇，則藥毒攻而致過。意者下本易行，故單行則力孤而微；汗或難出，故併行則力齊大乎？而仲景制方，桂枝汗藥反以五味爲奇，大承氣下藥反以四味爲偶，何也？豈臨事制宜，復有增損乎？

複方〔岐伯曰〕奇之不去則偶之，是謂重方。〔好古曰〕奇之不去複以偶，偶之不去複以奇，故曰複。複者，再也，重也。所謂十補一泄，數泄一補也。又傷寒見風脈，傷風得寒脈，爲脈證不相應，宜以複方主之。〔從正曰〕複方有三：有二方三方及數方相合之複方，如桂枝二越婢一湯、五積散之屬是也；有本方之外別加餘藥，如調胃承氣加連翹、薄荷、黄芩、巵子爲涼膈散之屬是也；有分兩均齊之複方如胃風湯各等分之屬是也。王太僕以偶爲複方。今七方有偶，又有複，豈非偶乃二方相合，複乃數方相合之謂乎。

本草綱目序例第一卷上終

本草綱目序例第一卷下

序例上

十劑

徐之才曰。藥有宣通補洩輕重澀滑燥溼十種。是藥之大體。而本經不言。後人未述。凡用藥者。審而詳之。則靡所遺失矣。

宣劑〔之才曰〕宣可去壅。生薑橘皮之屬是也。〔杲曰〕外感六淫之邪。欲傳入裏。三陰尚實而不受。逆于胸中。天分氣分窒塞不通。而或噦或嘔。所謂壅也。三陰者。脾也。故必破氣藥。如薑橘藿香半夏之類。瀉其壅塞。〔從正曰〕俚人以宣爲瀉。又以宣爲通。不知十劑之中已有瀉與通矣。仲景曰。春病在頭。大法宜吐。是宣劑即涌劑也。經曰。高者因而越之。木鬱則達之。宣者。升而上也。以君召臣曰宣是矣。凡風癇中風。胸中諸實。痰飲寒結。胸中熱鬱。上而不下。久則嗽喘滿脹。水腫之病生焉。非宣劑莫能愈也。吐中有汗。如引涎追淚嚏鼻。凡上行者。皆吐法也。〔完素曰〕鬱而不散爲壅。必宣以散之。如痞滿不通之類是矣。攻其裏。則宣者上也。泄者下也。涌劑則瓜蒂卮子之屬是矣。發汗解表亦同。〔好古曰〕經有五鬱。木鬱達之。火鬱發之。土鬱奪之。金鬱泄之。水鬱折之。皆宣也。〔敩曰〕宣揚制曰宣朗。君召臣曰宣喚。臣奉君命宣布上意。皆宣之意也。〔時珍曰〕壅者。塞也。宣者。布也。散也。鬱塞之病。不升不降。傳化失常。或鬱久生病。或病久生鬱。必藥以宣布敷散之。如承流宣化之意。不獨涌越爲宣也。是以氣鬱有餘。則香附撫芎之屬以開之。不足則補中益氣以運之。火鬱微則山卮青黛以散之。甚則升陽解肌以發之。溼鬱微則蒼朮白芷之屬以燥之。甚則風藥以勝之。痰鬱微則南星橘皮之屬以化之。甚則瓜蒂藜蘆之屬以涌之。血鬱微則桃仁紅花以行之。甚則或吐或利以逐之。食鬱微則山查神麯以消之。甚則上涌下利以去之。皆宣劑也。

通劑〔之才曰〕通可去滯。通草防己之屬是也。〔完素曰〕留而不行。必通以行之。如水病爲痰澼之類。以木通防己之屬攻其內。則留者行也。滑石茯苓芫花甘遂大戟牽牛之類是也。〔從正曰〕通者。流通也。前後不得溲便。宜木通海金沙琥珀大黃之屬通之。痹痛鬱滯。經隧不利。亦宜通之。〔時珍曰〕滯。留滯也。溼熱之邪留于氣分。而爲痛痹癃閉者。宜淡味之藥上助肺氣下降。通其小便。而洩氣中之滯。木通猪苓之類是也。溼熱之邪留于血分。而爲痹痛腫注。二便不通者。宜苦寒之藥下引。通其前後。而洩血中之滯。防己之類是也。經曰。味薄者通。故淡味之藥謂之通劑。

補劑〔之才曰〕補可去弱。人參羊肉之屬是也。〔杲曰〕人參甘溫。能補氣虛。羊肉甘熱。能補血虛。羊肉補形。人參補氣。凡氣味與二藥同者皆是也。〔從正曰〕五臟各有補瀉。五味各補其臟。有表虛裏虛。上虛下虛。陰虛陽虛。氣虛血虛。經曰。精不足者補之以味。形不足者補之以氣。五穀五菜五果五肉。皆補養之物也。〔時珍曰〕經云。不足者補之。又云。虛則補其母。生薑之辛補肝。炒鹽之鹹補心。甘草之甘補脾。五味子之酸補肺。黃蘗之苦補腎。又如茯神之補心氣。生地黃之補心血。人參之補脾氣。白芍藥之補脾血。黃芪之補肺氣。阿膠之補肺血。杜仲之補腎氣。熟地黃之補腎血。芎藭之補肝氣。當歸之補肝血之類。皆補劑。不特人參羊肉爲補也。

洩劑〔之才曰〕洩可去閉。葶藶大黃之屬是也。〔杲曰〕葶藶苦寒。氣味俱厚。不減大黃。能洩肺中之閉。又泄大腸。大黃走而不守。能洩血閉腸胃渣穢之物。一洩氣閉利小便。一洩血閉利大便。凡與二藥同者皆然。〔從正曰〕實則瀉之。諸痛爲實。痛隨利減。芒消大黃牽牛甘遂巴豆之屬。皆瀉劑也。其催生下乳。磨積逐水。破經洩氣。凡下行者。皆下法也。〔時珍曰〕去閉當作去實。經云。實者瀉之。實則瀉其子。是矣。五臟五味皆有瀉，不獨葶藶、大黃也。肝實瀉以芍藥之酸，心實瀉以甘草之甘，脾實瀉以黃連之苦，肺實瀉以石膏之辛，腎實瀉以澤瀉之鹹，是矣。○校按：李東垣以桑白皮辛而瀉肺實。

輕劑〔之才〕曰：輕可去實，麻黃、葛根之屬是也。〔從正〕曰：風寒之邪，始客皮膚，頭痛身熱，宜解其表，內經所謂輕而揚之也。癰瘡疥痤，俱宜解表，汗以泄之，毒以薰之，皆輕劑也。凡薰洗蒸灸，熨烙刺砭，導引按摩，皆汗法也。〔時珍〕曰：當作輕可去閉。有表閉裏閉，上閉下閉。表閉者，風寒傷營，腠理閉密，陽氣怫鬱，不能外出，而爲發熱惡寒，頭痛脊強諸病，宜輕揚之劑發其汗，而表自解也。裏閉者，火熱鬱抑，津液不行，皮膚乾閉，而爲肌熱煩熱，頭痛目腫，昏瞀瘡瘍諸病，宜輕揚之劑以解其肌，而火自散也。上閉有二：一則外寒內熱，上焦氣閉，發爲咽喉閉痛之證，宜辛涼之劑以揚散之，則閉自開。一則飲食寒冷，抑遏陽氣在下，發爲胸膈痞滿閉塞之證，宜揚其清而抑其濁，則痞自泰也。下閉亦有二：有陽氣陷下，發爲裏急後重，數至圊而不行之證，但升其陽而大便自順，所謂下者舉之也。有燥熱傷肺，金氣膹鬱，竅閉于上，而膀胱閉于下，爲小便不利之證，以升麻之類探而吐之，上竅通而小便自利矣，所謂病在下取之上也。

重劑〔之才〕曰：重可去怯，慈石、鐵粉之屬是也。〔從正〕曰：重者，鎮縋之謂也。怯則氣浮，如喪神守，而驚悸氣上，硃砂、水銀、沉香、黃丹、寒水石之倫，皆體重也。久病欬嗽，涎潮于上，形羸不可攻者，以此縋之。經云：重者因而減之，貴其漸也。〔時珍〕曰：重劑凡四：有驚則氣亂，而魂氣飛揚，如喪神守者；有怒則氣逆，而肝火激烈，病狂善怒者，並鐵粉、雄黃之類以平其肝；有神不守舍，而多驚健忘，迷惑不寧者，宜硃砂、紫石英之類以鎮其心；有恐則氣下，精志失守而畏，如人將捕者，宜慈石、沉香之類以安其腎。大抵重劑壓浮火而墜痰涎，不獨治怯也，故諸風掉眩及驚癇痰喘之病，吐逆不止及反胃之病，皆浮火痰涎爲害，俱宜重劑以墜之。

滑劑〔之才〕曰：滑可去著，冬葵子、榆白皮之屬是也。〔完素〕曰：澁則氣著，必滑劑以利之。滑能養竅，故潤利也。〔從正〕曰：大便燥結，宜麻仁、郁李之類；小便淋瀝，宜葵子、滑石之類。前後不通，兩陰俱閉也，名曰三焦約。約者，束也。宜先以滑劑潤養其燥，然後攻之。〔時珍〕曰：著者，有形之邪，留著于經絡臟腑之間也，便尿濁帶、痰涎、胞胎、癰腫之類是矣。皆宜滑藥以引去其留著之物。此與木通、豬苓通以去滯相類而不同。木通、豬苓，淡洩之物，去溼熱無形之邪；葵子、榆皮，甘滑之類，去溼熱有形之邪。故彼曰滯，此曰著也。大便澁者，菠薐、牽牛之屬；小便澁者，車前、榆皮之屬；精竅澁者，黃蘗、葵花之屬；胞胎澁者，黃葵子、王不留行之屬；引痰涎自小便去者，則半夏、茯苓之屬；引瘡毒自小便去者，則五葉藤、萱草根之屬，皆滑劑也。半夏、南星皆辛而涎滑，能洩溼氣通大便，蓋辛能潤，能走氣，能化液也。或以爲燥物，謬矣。溼去則土燥，非二物性燥也。

澁劑〔之才〕曰：澁可去脫，牡蠣、龍骨之屬是也。〔完素〕曰：滑則氣脫，如開腸洞泄，便溺遺失之類，必澁劑以收斂之。〔從正〕曰：寢汗不禁，澁以麻黃根、防風；滑泄不已，澁以豆蔻、枯礬、木賊、罌粟殼；喘嗽上奔，以烏梅、訶子。凡酸味同乎澁者，收斂之義也。然此種皆宜先攻其本，而後收之可也。〔時珍〕曰：脫者，氣脫也，血脫也，精脫也，神脫也。脫則散而不收，故用酸澁溫平之藥，以斂其耗散。汗出亡陽，精滑不禁，泄痢不止，大便不固，小便自遺，久嗽亡津，皆氣脫也。下血不已，崩中暴下，諸大亡血，皆血脫也。牡蠣、龍骨、海螵蛸、五倍子、五味子、烏梅、榴皮、訶黎勒、罌粟殼、蓮房、椶灰、赤石脂、麻黃根之類，皆澁藥也。氣脫兼以氣藥，血脫兼以血藥及兼氣藥，氣者血之帥也。脫陽者見鬼，脫陰者目盲，此神脫也，非澁藥所能收也。

校補 如氣脫者加參芪，血脫兼歸地，精脫兼龜鹿膠，神脫去死不遠，無藥可治。

燥劑（之才曰：燥可去溼，桑白皮、赤小豆之屬是也。完素曰：溼氣淫勝，腫滿脾溼，必燥劑以除之，桑皮之屬。溼勝于上，以苦吐之，以淡滲之是也。從正曰：積寒久冷，吐利腥穢，上下所出水液澄澈淸冷，此大寒之病，宜薑、附、胡椒輩以燥之。若病溼氣，則白朮、陳皮、木香、蒼朮之屬除之，亦燥劑也。而黃連、黃蘗、梔子、大黃，其味皆苦，苦屬火，皆能燥溼，此內經之本旨也，豈獨薑、附之儔爲燥劑乎。好古曰：溼有在上、在中、在下、在經、在皮、在裏。時珍曰：溼有外感，有內傷。外感之溼，雨露嵐霧地氣水溼，襲于皮肉筋骨經絡之間；內傷之溼，生于水飲酒食及脾弱腎強，固不可一例言也。故風藥可以勝溼，燥藥可以除溼，淡藥可以滲溼，泄小便可以引溼，利大便可以逐溼，吐痰涎可以祛溼。溼而有熱，苦寒之劑燥之；溼而有寒，辛熱之劑燥之，不獨桑皮、小豆爲燥劑也。溼去則燥，故謂之燥。）

溼劑（之才曰：溼可去枯，白石英、紫石英之屬是也。從正曰：溼者，潤溼也。雖與滑類，少有不同。經云：辛以潤之。辛能走氣、能化液故也。鹽消味雖鹹，屬眞陰之水，誠濡枯之上藥也。人有枯涸皴揭之病，非獨金化，蓋有火以乘之，故非溼劑不能愈。完素曰：津耗爲枯。五臟痿弱，榮衛涸流，必溼劑以潤之。好古曰：有減氣而枯，有減血而枯。時珍曰：溼劑當作潤劑。枯者燥也，陽明燥金之化，秋令也，風熱怫甚，則血液枯涸而爲燥病。上燥則渴，下燥則結，筋燥則強，皮燥則揭，肉燥則裂，骨燥則枯，肺燥則痿，腎燥則消。凡麻仁、阿膠膏潤之屬，皆潤劑也。養血則當歸、地黃之屬，生津則麥虋冬、栝樓根之屬，益精則蓯蓉、枸杞之屬。若但以石英爲潤藥則偏矣，古人以服石爲滋補故爾。栝樓一本作五味子）

劉完素曰：制方之體，欲成七方十劑之用者，必本于氣味也。寒、熱、溫、涼四氣生于天，酸、苦、辛、鹹、甘、淡六味成乎地。是以有形爲味，無形爲氣。氣爲陽，味爲陰。陽氣出上竅，陰味出下竅。氣化則精生，味化則形長。故地產養形，形不足者溫之以氣；天產養精，精不足者補之以味。辛甘發散爲陽，酸苦涌泄爲陰；鹹味涌泄爲陰，淡味滲泄爲陽。辛散、酸收、甘緩、苦堅、鹹耎，各隨五臟之病，而制藥性之品味。故方有七，劑有十。方不七，不足以盡方之變；劑不十，不足以盡劑之用。方不對證，非方也；劑不蠲疾，非劑也。此乃太古先師，設繩墨而取曲直；叔世方士，乃出規矩以爲方圓。夫物各有性，制而用之，變而通之，施于品劑，其功用豈有窮哉。如是有因其性爲用者，有因其所勝而爲制者，有氣同則相求者，有氣相尅則相制者，有氣有餘而補不足者，有氣相感則以意使者，有質同而性異者，有名異而實同者。故蛇之性上竄而引藥，蟬之性外脫而退翳，䖟飲血而用以治血，鼠善穿而用以治漏，所謂因其性而爲用者如此。弩牙速產，以機發而不括也；杵糠下噎，以杵築下也，所謂因其用而爲使者如此。浮萍不沈水，可以勝酒；獨活不搖風，可以治風，所謂因其所勝而爲制也如此。麻，木穀而治風；豆，水穀而治水。所謂氣相同則相求者如此。牛，土畜，乳可以止渴疾；豕，水畜，心可以鎮恍惚。所謂因其氣相尅則相制也如此。熊肉振羸，兔肝明眎，所謂其氣有餘補不足也如此。鯉之治水，鶩之利水，所謂因其氣相感則以意使者如此。蜜成於蜂，蜜溫而蜂寒；油生於麻，麻溫而油寒。茲同質而異性也。蘼蕪生於芎藭，蓬虆生於覆盆，茲名異而實同者也。所以如此之類，不可勝舉。故天地賦形，不離陰陽，形色自然，皆有法象。毛羽之類，生於陽而屬於陰；鱗甲之類，生於陰而屬於陽。空青法木，色青而主肝；丹砂法火，色赤而主心；雲母法金，色白而主肺；慈石法水，色黑而主腎；黃石脂法土，色黃而主脾。故觸類而長之，莫不有自然之理也。欲爲醫者，上知天文，下知地理，中知人事，三者俱明，然後可以語人之疾病。不然，則如無目夜遊，無足登涉，動致顛殞，而欲愈疾者，未之有也。

雷斆炮炙論序曰：若夫世人使藥，豈知自有君臣。既辨君臣，寧分相制。祇如枝毛今鹽草也霑溺，立銷斑腫之毒。象膽揮黏，乃知藥有情異。鮭魚插樹，立便乾枯；用狗膽塗，以犬膽灌之，插魚處，立如故也。卻當榮盛。無名無名異，形似玉仰面，又如石灰，味別。止楚，截指而似去甲毛。聖石開盲，明目而如雲離日。當歸止血破血，頭尾效各不同。頭止血，尾破血。䝱子熟生，足睡不眠立據。弊箄淡鹵，常使者甑中箄，能淡鹽味。如酒霑交。今蜜枳繳枝，又云交加枝。鐵遇神砂，如泥似粉。石經鶴糞，化作塵飛。枝見橘花，似髓。斷紘折劍，遇鸞血而如初。以鸞血煉作膠，黏折處，鐵物永不斷。海竭江枯，投游波燕子是也而立泛。令鉛拒火，須仗修天。今呼爲補天石。如要形堅，豈忘紫背。有紫背天葵，如常食葵菜，祇是背紫面青，能堅鉛形。留砒住鼎，全賴宗心。別有宗心草，今呼石竹，不是食者欆心，恐誤。其草出歛州，生處多蟲獸。雌得芹花，其草名爲立起，其形如芍藥，花色青，可長三尺已來，葉上黃斑色，味苦澀，堪用。煑雌黃立住火。立便成庾。硇遇赤鬚，其草名赤鬚，今呼爲虎鬚草是，用煑硇砂郎生火。木留金鼎。水中生火，非猾髓而莫能。海中有獸名曰猾，以髓入在油中，黏水，水中火生，不可收之，用酒噴之卽止，勿於屋下收。長齒生牙，賴雄鼠之骨末。其齒若年多不生者，取雄鼠脊骨作末，揩折處，齒立生如故。髮眉墮落，塗半夏而立生。眉髮墮落者，以生半夏莖搗之，取涎塗髮落處，立生。目辟眼曨有五花而自正。五加皮其葉有雄雌，三葉爲雄，五葉爲雌，須使五葉者，作末酒浸飲之，其目曨者正。腳生肉杴裩繫菪根。腳有肉杴者，取莨菪根於裩帶上繫之，感應永不痛。囊皺漩多夜煎竹木。多小便者，夜煎萆薢一兩服之，永不夜起也。體寒腹大全賴鸕鷀。若患腹大如鼓，米飲調鸕鷀末服，立愈如故也。血泛經過飲調瓜子。甜瓜子內仁擣爲末，去油，飲調服之，立絕。欬逆數數酒服熟雄。天雄泡過，以酒調一錢服，立定也。遍體癧風冷調生側。附子旁生者爲側子，作末冷酒服，立瘥也。陽虛瀉痢須假草零。擣五倍子作末，以熟水下之，立止也。久渴心煩宜投竹瀝。除癥去塊全仗消硇。消硇即硇砂、消石二味，於乳鉢中研作粉，同煆了，酒服，神效也。益食加觴。須煎蘆朴。不食者并飲酒少者，煎逆水蘆根并厚朴二味湯服。強筋健骨須是蓯鱓。蓯蓉并鱓魚二味，作末，以黃精汁丸服之，可力倍常也。出乾盃記中。駐色延年精蒸神錦。黃精自然汁拌細研神錦，於柳木甑中蒸七日了，以木蜜丸服，顏貌可如幼女之容色也。知瘡所在口點陰膠。陰膠即是甑中氣垢，少許於口中，可知臟腑所起，直至住處知痛，乃可醫也。產後肌浮甘皮酒服。產後肌浮，酒服甘皮立愈。口瘡舌拆立愈黃蘇。口瘡舌拆，以根黃塗蘇炙作末，含之立瘥。腦痛欲亡鼻投消末。頭痛者，以消石作末內鼻中，立止。心痛欲死速覓延胡。以延胡索作散，酒服之，立愈。如斯百種是藥之功。某忝遇明時，謬看醫理；雖尋聖法，難可窮微。略陳藥餌之功能，豈溺仙人之要術。其制藥炮熬煮炙，不能記年月哉。欲審元由，須看海集。某不量短見，直錄炮熬煮炙，列藥制方，分爲上中下三卷，有三百件名，具陳于後。

氣味陰陽

陰陽應象論曰：積陽爲天，積陰爲地。陰靜陽躁，陽生陰長，陽殺陰藏。陽化氣，陰成形。陽爲氣，陰爲味。味歸形，形歸氣，氣歸精，精歸化。精食氣，形食味。化生精，氣生形。味傷形，氣傷精。精化爲氣，氣傷於味。陰味出下竅，陽氣出上竅。清陽發腠理，濁陰走五臟。清陽實四肢，濁陰歸六腑。味厚者爲陰，薄者爲陰中之陽。氣厚者爲陽，薄者爲陽中之陰。味厚則泄，薄則通。氣薄則發泄，厚則發熱。辛甘發散爲陽，酸苦涌泄爲陰。鹹味涌泄爲陰，淡味滲洩爲陽。六者或收或散，或緩或急，或潤或燥，或耎或堅，以所利而行之，調其氣使之平也。〔元素曰〕清之清者發腠理，清之濁者實四肢。濁之濁者歸六腑，濁之清者走五臟。附子氣厚，爲陽中之陽。大黃味厚，爲陰中之陰。茯苓氣薄，爲陽中之陰，所以利小便，入手太陽，不離陽之體也。麻黃味薄，爲陰中之陽，所以發汗，入手太陰，不離陰之體也。凡同氣之物必有諸味，同味之物必有諸氣。氣味各有厚薄，故性用不同。〔杲曰〕味之薄者則通，酸苦鹹平是也；味之厚者則泄，鹹苦酸寒是也。氣之厚者發熱，辛甘温熱是也；氣之薄者滲泄，甘淡平涼是也。滲謂小汗，泄謂利小便也。〔宗奭曰〕天地既判，生萬物者五氣耳。五氣定位，則五味生，故曰生物者氣也，成之者味也。以奇生則成而偶，以偶生則成而奇。寒氣堅，故其味可用以耎；熱氣耎，故其味可用以堅；風氣散，故其味可用以收；燥氣收，故其味可用以散；上者沖氣之所生，沖氣則無所不和，故其味可用以緩。氣堅則壯，故苦可以養氣；脈耎則和，故鹹可以養脈；骨收則强，故酸可以養骨；筋散則不攣，故辛可以養筋；肉緩則不壅，故甘可以養肉。堅之而後可以耎，收之而後可以散。欲緩則用甘，不欲則弗用，用之不可太過，太過亦病矣。古之養生治疾者，必先通乎此，否則能已人之疾者，蓋寡矣。

李杲曰：夫藥有温涼寒熱之氣，辛甘淡酸苦鹹之味也。升降浮沈之相互，厚薄陰陽之不同。一物之內，氣味兼有；一藥之中，理性具焉。或氣一而味殊，或味同而氣異。氣象天，温熱者天之陽，涼寒者天之陰。天有陰陽，風寒暑溼燥火，三陰三陽上奉之也。味象地，辛甘淡者地之陽，酸苦鹹者地之陰。地有陰陽，金木水火土，生長化收藏下應之也。氣味薄者輕清成象，本乎天者親上也。氣味厚者重濁成形，本乎地者親下也。〔好古曰〕本草之味有五，氣有四。然一味之中有四氣，如辛味則石膏寒，桂附熱，半夏温，薄荷涼之類是也。夫氣者天也，温熱天之陽，寒涼天之陰，陽則升，陰則降；味者地也，辛甘淡地之陽，酸苦鹹地之陰，陽則浮，陰則沈。有使氣者，使味者，氣味俱使者，先使氣而後使味者，先使味而後使氣者。有一物一味者，一物三味者；一物一氣者，一物二氣者；或生熟異氣味，或根苗異氣味。或温多而成熱，或涼多而成寒，或寒熱各半而成温；或熱者多，寒者少，寒不爲之寒；或寒者多，熱者少，熱不爲之熱，不可一途而取也。或寒熱各半，晝服則從熱之屬而升，夜服則從寒之屬而降；或晴則從熱，陰則從寒，變化不一如此。况四時六位不同，五運六氣各異，可以輕用爲哉。

六節藏象論云：天食人以五氣，地食人以五味。五氣入鼻，藏於心肺，上使五色修明，音聲能彰；五味入口，藏于腸胃，味有所藏，以養五氣，氣和而生津液，相成，神乃自生。又曰：形不足者温之以氣，精不足者補之以味。〔王冰曰〕五氣者，燥氣湊肝，焦氣湊心，香氣湊脾，腥氣湊肺，腐氣湊腎也。心榮色，肺主音，故氣藏于肺，而明色彰聲也。氣爲水之母，故味藏于腸胃，而養五氣。〔孫思邈曰〕精以食氣，氣養精以榮色；形以食味，味養形以生力。精順五氣以靈，形受五味以成。若食氣相反則傷精，食味不調則損形。是以聖人先用食禁以存生，後制藥物以防命。氣味温補以存精形。

五味宜忌

岐伯曰：木生酸，火生苦，土生甘，金生辛，水生鹹。辛散，酸收，甘緩，苦堅，鹹耎。毒藥攻邪，五穀爲養，五果爲助，五畜爲益，五菜爲充。氣合而服之，以補精益氣。此五味各有所利，四時五臟，病隨所宜也。又曰：陰之所生，本在五味；陰之五宮，傷在五味。骨正筋柔，氣血以流，腠理以密，骨氣以清，長有天命。又曰：聖人春夏養陽，秋冬養陰，以從其根，二氣常存。春食涼，夏食寒，以養陽；秋食溫，冬食熱，以養陰。

五欲 肝欲酸，心欲苦，脾欲甘，肺欲辛，腎欲鹹。此五味合五臟之氣也。

五宜 青色宜酸，肝病宜食麻犬李韭。赤色宜苦，心病宜食麥羊杏薤。黃色宜甘，脾病宜食粳牛棗葵。白色宜辛，肺病宜食黃黍雞桃葱。黑色宜鹹，腎病宜食大豆黃卷豬栗藿。

五禁 肝病禁辛，宜食甘粳牛棗葵。心病禁鹹，宜食酸麻犬李韭。脾病禁酸，宜食鹹大豆豕栗藿。肺病禁苦，宜食麥羊杏薤。腎病禁甘，宜食辛黃黍雞桃葱。〔思邈曰〕春宜省酸增甘以養脾，夏宜省苦增辛以養肺，秋宜省辛增酸以養肝，冬宜省鹹增苦以養心，四季宜省甘增鹹以養腎。〔時珍曰〕五欲者，五味入胃，喜歸本臟，有餘之病，宜本味通之。五禁者，五臟不足之病，畏其所勝，而宜其所不勝也。

五走 酸走筋，筋病毋多食酸，多食令人癃。酸氣澀收，胞得酸而縮卷，故水道不通也。苦走骨，骨病毋多食苦，多食令人變嘔。苦入下脘，三焦皆閉，故變嘔也。甘走肉，肉病毋多食甘，多食令人悗心。甘氣柔潤，胃柔則緩，緩則蟲動，故悗心也。辛走氣，氣病毋多食辛，多食令人洞心。辛走上焦，與氣俱行，久留心下，故洞心也。鹹走血，血病毋多食鹹，多食令人渴。血與鹹相得則凝，凝則胃汁注之，故咽路焦而舌本乾。○九鍼論作鹹走骨，骨病毋多食鹹；苦走血，血病毋多食苦。

五傷 酸傷筋，辛勝酸。苦傷氣，鹹勝苦。甘傷肉，酸勝甘。辛傷皮毛，苦勝辛。鹹傷血，甘勝鹹。

五過 味過于酸，肝氣以津，脾氣乃絕，肉胝䐢而唇揭。味過于苦，脾氣不濡，胃氣乃厚，皮槁而毛拔。味過于甘，心氣喘滿，色黑，腎氣不平，骨痛而髮落。味過于辛，筋脈沮弛，精神乃央，筋急而爪枯。味過于鹹，大骨氣勞，短肌，心氣抑，脈凝澀而變色。〔時珍曰〕五走五傷者，本臟之味自傷也，即陰之五宮傷在五味也。五過者，本臟之味伐其所勝也，即臟氣偏勝也。

五味偏勝

岐伯曰：五味入胃，各歸所喜。酸先入肝，苦先入心，甘先入脾，辛先入肺，鹹先入腎。久而增氣，物化之常；氣增而久，夭之由也。〔王冰曰〕入肝爲溫，入心爲熱，入肺爲清，入腎爲寒，入脾爲至陰而四氣兼之，皆爲增其味而益其氣，故各從本臟之氣。久則從化，故久服黃連、苦參反熱，從苦化也。餘味倣此。氣增不已，則臟氣偏勝，必有偏絕；臟有偏絕，必有暴夭。是以藥不具五味，不備四氣，而久服之，雖暫獲勝，久必致夭。故絕粒服餌者不暴亡，無五味資助也。〔杲曰〕一陰一陽之謂道，偏陰偏陽之謂疾。陽劑剛勝，積若燎原，爲消狂癰疽之屬，則天癸竭而榮涸；陰劑柔勝，積若凝水，爲洞泄寒中之病，則真火微而衛散。故大寒大熱之藥，當從權用之，氣平而止。有所偏助，令人臟氣不平，夭之由也。

標本陰陽

李杲曰：夫治病者，當知標本。以身論之，外爲標，內爲本；陽爲標，陰爲本。故六腑屬陽爲標，五臟屬陰爲本。臟腑在內爲本。十二經絡在外爲標。而臟腑陰陽氣血經絡又各有標本焉。以病論之。先受爲本。後傳爲標。故百病必先治其本。後治其標。否則邪氣滋甚。其病益蓄。縱先生輕病。後生重病。亦先治其輕。後治其重。則邪氣乃伏。有中滿及病大小便不利。則無問先後標本。必先治滿及大小便。爲其急也。故曰緩則治其本。急則治其標。又從前來者爲實邪。後來者爲虛邪。實則瀉其子。虛則補其母。假如肝受心火爲前來實邪。當於肝經刺榮穴以瀉心火。爲先治其本。於心經刺榮穴以瀉心火。爲後治其標。用藥則入肝之藥爲引。用瀉心之藥爲君。經云。本而標之。先治其本。後治其標是也。又如肝受腎水爲虛邪。當於腎經刺井穴以補肝木。爲先治其標。後于肝經刺合穴以瀉腎水。爲後治其本。用藥則入腎之藥爲引。補肝之藥爲君。經云。標而本之。先治其標。後治其本是也。

升降浮沈

李杲曰。藥有升降浮沈化生長收藏成。以配四時。春升夏浮。秋收冬藏。土居中化。是以味薄者升而生。氣薄者降而收。氣厚者浮而長。味厚者沈而藏。氣味平者化而成。但言補之以辛甘溫熱及氣味之薄者。卽助春夏之升浮。便是瀉秋冬收藏之藥也。在人之身。肝心是矣。但言補之以酸苦鹹寒及氣味之厚者。卽助秋冬之降沈。便是瀉春夏生長之藥也。在人之身。肺腎是矣。淡味之藥。滲卽爲升。泄卽爲降。佐使諸藥者也。用藥者循此則生。逆此則死。縱令不死。亦危困矣。○王好古曰。升而使之降。須知抑也。沈而使之浮。須知載也。辛散也。而行之也橫。甘發也。而行之也上。苦泄也。而行之也下。酸收也。其性縮。鹹耎也。其性舒。其不同如此。鼓掌成聲。沃火成沸。二物相合。象在其閒矣。五味相制。四氣相和。其變可輕用哉。本草不言淡味涼氣。亦缺文也。

味薄者升。　甘平。辛平。辛微溫。微苦平之藥是也。

氣薄者降。　甘寒。甘涼。甘淡寒涼。酸溫。酸平。鹹平之藥是也。

氣厚者浮。甘熱辛熱之藥是也。
味厚者沈。苦寒鹹寒之藥是也。
氣味平者。兼四氣四味。甘平。甘温。甘凉。甘辛平。甘微苦平之藥是也。

李時珍曰。酸鹹無升。甘辛無降。寒無浮。熱無沈。其性然也。而升者引之以鹹寒。則沈而直達下焦。沈者引之以酒。則浮而上至顛頂。此非窺天地之奥而達造化之權者。不能至此。一物之中。有根升梢降。生升熟降。是升降在物亦在人也。

四時用藥例

李時珍曰。經云。必先歲氣。毋伐天和。又曰。升降浮沈則順之。寒熱温凉則逆之。故春月宜加辛温之藥。薄荷荆芥之類。以順春升之氣。夏月宜加辛熱之藥。香薷生薑之類。以順夏浮之氣。長夏宜加甘苦辛温之藥。人參白朮蒼朮黄蘗之類。以順化成之氣。秋月宜加酸温之藥。芍藥烏梅之類。以順秋降之氣。冬月宜加苦寒之藥。黄芩知母之類。以順冬沈之氣。所謂順時氣而養天和也。經又云。春省酸增甘以養脾氣。夏省苦增辛以養肺氣。長夏省甘增鹹以養腎氣。秋省辛增酸以養肝氣。冬省鹹增苦以養心氣。此則既不伐天和。而又防其太過。所以體天地之大德也。昧者捨本從標。春用辛凉以伐木。夏用鹹寒以抑火。秋用苦温以泄金。冬用辛熱以涸水。謂之時藥。殊背素問逆順之理。以夏月伏陰。冬月伏陽。推之可知矣。雖然。歲有四時。病有四時。或春得秋病。夏得冬病。神而明之。機而行之。變通權宜。又不可泥一也。○王好古曰。四時總以芍藥爲脾劑。蒼朮爲胃劑。柴胡爲時劑。十一臟皆取決于少陽。爲發生之始故也。凡用純寒純熱之藥。及寒熱相雜。並宜用甘草以調和之。惟中滿者禁用甘爾。

五運六淫用藥式

厥陰司天巳亥年。風淫所勝。平以辛凉。佐以苦甘。以甘緩之。以酸瀉之。王注云。厥陰氣未爲盛熱。故以凉藥平之。○清反勝之。治以酸温。佐以甘苦。

少陰司天子午年。熱淫所勝。平以鹹寒。佐以苦甘。以酸收之。○寒反勝之。治以甘溫。佐以苦酸辛。

太陰司天丑未年溼淫所勝。平以苦熱。佐以酸辛。以苦燥之。以淡泄之。○溼上甚而熱。治以苦溫。佐以甘辛。以汗爲故。身半以上。溼氣有餘。火氣復鬱。則宜解表流汗而祛之也。○熱反勝之。治以苦寒。佐以苦酸。

少陽司天寅申年火淫所勝。平以酸冷。佐以苦甘。以酸收之。以苦發之。以酸復之。熱氣已退時發動者。是爲心虛氣散不斂。以酸收之。仍兼寒助。乃能除根。熱見太甚。則以苦發之。汗已便涼。是邪氣盡。汗已猶熱。是邪未盡。則以酸收之。已汗又熱。又汗復熱。是臟虛也。則補其心可也。○寒反勝之。治以甘熱。佐以苦辛。

陽明司天卯酉年燥淫所勝。平以苦溫。佐以酸辛。以苦下之。制燥之法。以苦溫。宜下必以苦。宜補必以酸。宜瀉必以辛。○熱反勝之。治以辛寒。佐以苦甘。

太陽司天辰戌年寒淫所勝。平以辛熱。佐以苦甘。以鹹瀉之。○熱反勝之。治以鹹冷。佐以苦辛。

厥陰在泉寅申年風淫于內。治以辛涼。佐以苦甘。以甘緩之。以辛散之。風喜溫而惡清。故以辛涼勝之。以苦隨所利也。木苦急。以甘緩之。木苦抑。以辛散之。○淸反勝之。治以酸溫。佐以苦甘。以辛平之。

少陰在泉卯酉年熱淫于內。治以鹹寒。佐以甘苦。以酸收之。以苦發之。熱性惡寒。故以鹹寒。熱甚于表。以苦發之。不盡。復寒制之。寒制不盡。復苦發之。以酸收之。甚者再方。微者一方。可使必已。時發時止。亦以酸收之。○寒反勝之。治以甘熱。佐以苦辛。以鹹平之。

太陰在泉辰戌年溼淫于內。治以苦熱。佐以酸淡。以苦燥之。以淡泄之。溼與燥反。故以苦熱佐以酸淡利竅也。○熱反勝之。治以苦冷。佐以鹹甘。以苦平之。

少陽在泉巳亥年火淫于內。治以鹹冷。佐以苦辛。以酸收之。以苦發之。火氣大行于心腹。鹹性柔耎以制之。以酸收其散氣。大法須汗者。以辛佐之。○寒反勝之。治以甘熱。佐以苦辛。以鹹平之。

陽明在泉子午年燥淫于內。治以苦溫。佐以甘辛。以苦下之。溫利涼性。故以苦下之。○熱反勝之。治以辛寒。佐以苦甘。以酸平之。以和爲利。

太陽在泉丑未年寒淫于內。治以甘熱。佐以苦辛。以鹹瀉之。以辛潤之。以苦堅之。以熱治寒。是爲摧勝。折其氣也。○熱反勝之。治以鹹冷。佐以甘辛。以苦平之。

李時珍曰：司天主上半年，天氣司之，故六淫謂之所勝，上淫于下也，故曰平之。在泉主下半年，地氣司之，故六淫謂之于內，外淫于內也，故曰治之。當其時而反得勝己之氣者，謂之反勝。六氣之勝，何以徵之？燥甚則地乾，暑勝則地熱，風勝則地動，溼勝則地泥，寒勝則地裂，火勝則地涸是也。其六氣勝復主客、證治病機甚詳，見素問至眞要大論，文多不載。

六腑五臟用藥氣味補瀉

肝膽　温補涼瀉　辛補酸瀉　　心小腸　熱補寒瀉　鹹補甘瀉

肺大腸　涼補温瀉　酸補辛瀉　　腎膀胱　寒補熱瀉　苦補鹹瀉

脾胃　溼熱補，寒涼瀉，各從其宜。甘補苦瀉　　三焦命門　同心

張元素曰：五臟更相平也。一臟不平，所勝平之。故云：安穀則昌，絶穀則亡。水去則營散，穀消則衞亡，神無所居。故血不可不養，衞不可不温，血温氣和，營衞乃行，常有天命。

五臟五味補瀉

肝○苦急，急食甘以緩之甘草，以酸瀉之赤芍藥，實則瀉子甘草。○欲散，急食辛以散之川芎，以辛補之細辛，虛則補母地黃、黃蘗。

心○苦緩，急食酸以收之五味子，以甘瀉之甘草、參、芪，實則瀉子甘草。○欲耎，急食鹹以耎之芒消，以鹹補之澤瀉，虛則補母生薑。

脾○苦溼，急食苦以燥之白朮，以苦瀉之黃連，實則瀉子桑白皮。○欲緩，急食甘以緩之炙甘草，以甘補之人參，虛則補母炒鹽。

肺○苦氣上逆，急食苦以泄之訶子，以辛瀉之桑白皮，實則瀉子澤瀉。○欲收，急食酸以收之白芍藥，以酸補之五味子，虛則補母五味子。

腎○苦燥，急食辛以潤之黃蘗、知母，以鹹瀉之澤瀉，實則瀉子芍藥。○欲堅，急食苦以堅之知母，以苦補之黃蘗，虛則補母五味子。

張元素曰：凡藥之五味，隨五臟所入而爲補瀉，亦不過因其性而調之。酸入肝，苦入心，甘入脾，辛入肺，鹹入腎。辛主散，酸主收，甘主緩，苦主堅，鹹主耎。辛能散結潤燥，致津液，通氣；酸能收緩斂散；甘能

緩急調中。苦能燥濕堅耎，鹹能耎堅，淡能利竅。○李時珍曰：甘緩、酸收、苦燥、辛散、鹹耎、淡滲，五味之本性，一定而不變者也。其或補或瀉，則因五臟四時而迭相施用者也。温涼寒熱，四氣之本性也。其于五臟補瀉，亦迭相施用也。此特潔古張氏因素問飲食補瀉之義，舉數藥以爲例耳，學者宜因意而充之。

臟腑虚實標本用藥式

肝藏血，屬木，膽火寄于中。主血，主目，主筋，主呼，主怒。

本病：諸風眩運，僵仆强直驚癇，兩脇腫痛，胸肋滿痛，嘔血，小腹疝痛痃瘕，女人經病。

標病：寒熱瘧，頭痛吐涎，目赤面青，多怒，耳閉頰腫，筋攣卵縮，丈夫㿗疝，女人少腹腫痛陰病。

有餘瀉之

瀉子　甘草

行氣　香附　芎藭　瞿麥　牽牛　青橘皮

行血　紅花　鼈甲　桃仁　莪蒁　京三棱　穿山甲　大黄　水蛭　虻蟲　蘇木　牡丹皮

鎮驚　雄黄　金箔　鐵落　真珠　代赭石　夜明砂　胡粉　銀箔　鉛丹　龍骨　石決明

搜風　羌活　荆芥　薄荷　槐子　蔓荆子　白花蛇　獨活　防風　皂莢　烏頭　白附子　殭蠶　蟬蜕

不足補之

補母　枸杞　杜仲　狗脊　熟地黄　苦參　萆薢　阿膠　菟絲子

補血　當歸　牛膝　續斷　白芍藥　血竭　没藥　芎藭

補氣　天麻　柏子仁　白朮　菊花　細辛　密蒙花　決明　穀精草　生薑

本熱寒之

瀉木　芍藥　烏梅　澤瀉

瀉火　黄連　龍膽草　黄芩　苦茶　豬膽

攻裏　大黄

標熱發之

和解　柴胡　半夏

解肌　桂枝　麻黄

心藏神，爲君火，包絡爲相火，代君行令。主血，主言，主汗，主笑。

本病：諸熱瞀瘛，驚惑譫妄煩亂，啼笑駡詈，怔忡健忘，自汗，諸痛癢瘡瘍。

標病：肌熱畏寒戰慄，舌不能言，面赤目黄，手心煩熱，

胸脇滿痛引腰背肩胛肘臂

火實瀉之

瀉子　黄連　大黄

氣　甘草　人參　赤茯苓　木通　黄檗

血　丹參　牡丹　生地黄　玄參

鎮驚　硃砂　牛黄　紫石英

神虚補之

補母　細辛　烏梅　酸棗仁　生薑　陳皮

氣　桂心　石菖蒲　澤瀉　白茯苓　茯神　遠志

血　當歸　乳香　熟地黄　没藥

本熱寒之

瀉火　黄芩　竹葉　麥虋冬　芒消　炒鹽

涼血　地黄　卮子　天竺黄

標熱發之

散火　甘草　獨活　麻黄　柴胡　龍腦

脾藏智屬土。爲萬物之母。主營衞。主味。主肌肉。主四肢。

本病。諸溼腫脹。痞滿噫氣。大小便閉。黄疸。痰飲。吐瀉霍亂。心腹痛。飲食不化

標病。身體胕腫。重困嗜卧。四肢不舉。舌本强痛。足大趾不用。九竅不通。諸痙項强。

土實瀉之

瀉子　訶子　防風　桑白皮　葶藶

吐　豆豉　卮子　蘿蔔子　常山　瓜蒂　鬱金　虀汁　藜蘆　苦參　赤小豆　鹽湯　苦茶

下　大黄　芒消　青礞石　大戟　甘遂　續隨子　芫花

土虚補之

補母　桂心　茯苓

氣　人參　黄芪　升麻　葛根　甘草　陳皮　藿香　葳蕤　縮砂　木香　扁豆

血　白术　蒼术　白芍　膠飴　大棗　乾薑　木瓜　烏梅　蜂蜜

本溼除之

燥中宮　白术　蒼术　橘皮　半夏　吴茱萸　南星　草豆蔻　白芥子

潔淨府　木通　赤茯苓　豬苓　藿香

標溼滲之

開鬼門　葛根　蒼术　麻黄　獨活

肺藏魄屬金。總攝一身元氣。主聞。主哭。主皮毛。

本病。諸氣膹鬱。諸痿喘嘔。氣短。欬嗽上逆。欬唾膿血。

不得卧。小便數而欠。遺失不禁。

標病。洒淅寒熱。傷風自汗。肩背痛冷。臑臂前廉痛。

氣實瀉之

瀉子 澤瀉 葶藶 桑白皮 地骨皮

除溼 半夏 橘皮 白礬 白茯苓 薏苡仁 木瓜

瀉火 粳米 石膏 寒水石 知母 訶子

通滯 枳殼 杏仁 薄荷 皁莢 乾生薑 桔梗 木香 紫蘇梗 厚朴

氣虛補之

補母 甘草 人參 升麻 黃芪 山藥

潤燥 蛤蚧 阿膠 麥虋冬 貝母 百合 天花粉 天虋冬

斂肺 烏梅 粟殼 五味子 芍藥 五倍子

本熱清之

清金 黃芩 紫菀 知母 天虋冬 麥虋冬 梔子 沙參

本寒温之

温肺 丁香 益智 藿香 縮砂 款冬花 糯米 檀香 百部 白豆蔻

標寒散之

解表 麻黄 葱白 紫蘇

腎藏志。屬水。爲天一之源。主聽。主骨。主二陰。

本病。諸寒厥逆。骨痿腰痛。腰冷如冰。足胻腫寒。少腹滿急。疝瘕。大便閉泄。吐利腥穢。水液澄澈清冷不禁。消渴引飲。

標病。發熱不惡熱。頭眩頭痛。咽痛舌燥。脊股後廉痛。

水強瀉之

瀉子 大戟 牽牛

瀉腑 澤瀉 豬苓 車前子 防己 茯苓

水弱補之

補母 人參 山藥

氣 知母 玄參 補骨脂 砂仁 苦參

血 黃蘗 山茱萸 枸杞 熟地黃 阿膠 鎖陽 五味子 肉蓯蓉

本熱攻之

下 傷寒少陰證口燥咽乾大承氣湯

本寒温之

温裏 附子 乾薑 官桂 蜀椒 白朮

標寒解之

解表 麻黄 細辛 獨活 桂枝

標熱涼之

淸熱 玄參 連翹 甘草 豬膚

命門爲相火之原。天地之始。藏精生血。降則爲漏。升則爲鉛。主三焦元氣。

本病 前後癃閉。氣逆裏急。疝痛奔豚。消渴。膏淋。精漏。精寒。赤白濁。溺血。崩中帶漏。

火强瀉之

瀉相火 黄蘗 知母 牡丹皮 地骨皮 生地黄 茯苓 玄參 寒水石

火弱補之

益陽 附子 肉桂 益智子 破故紙 沈香 川烏頭 硫黄 天雄 烏藥 陽起石 舶茴香 胡桃 巴戟天 丹砂 當歸 蛤蚧 覆盆子

精脱固之

濇滑 牡蠣 芡實 金櫻子 五味子 遠志 山茱萸 蛤粉

三焦爲相火之用。分布命門元氣。主升降出入。游行天地之間。總領五臟六腑營衛經絡內外上下左右之氣。號中淸之府。上主納。中主化。下主出。

本病 諸熱瞀瘛。暴病暴死暴瘖。躁擾狂越。譫妄驚駭。諸血溢血泄。諸氣逆衝上。諸瘡瘍痘疹瘤核。

上熱則喘滿。諸嘔吐酸。胸痞脇痛。食飲不消。頭上出汗。

中熱則善饑而瘦。解㑊中滿。諸脹腹大。諸病有聲。鼓之如鼓。上下關格不通。霍亂吐利。

下熱則暴注下迫。水液渾濁。下部腫滿。小便淋瀝或不通。大便閉結。下痢。

上寒則吐。飲食痰水。胸痹。前後引痛。食已還出。

中寒則飲食不化。寒脹。反胃吐水。溼瀉不渴。

下寒則二便不禁。臍腹冷。疝痛。

標病 惡寒戰慄。如喪神守。耳鳴耳聾。嗌腫喉痹。諸病胕腫。疼酸驚駭。手小指次指不用。

實火瀉之

汗 麻黄 柴胡 葛根 荆芥 升麻 薄荷 羌活 石膏

吐 瓜蒂 滄鹽 虀汁

下 大黄 芒消

虛火補之

上 人參 天雄 桂心

中 人參 黄芪 丁香 木香 草果

下 附子 桂心 硫黄 人參 沈香 烏藥 破故紙

本熱寒之

上　黄芩　連翹　巵子　知母　玄參　石膏　生地黄

中　黄連　連翹　生芐　石膏

下　黄蘗　知母　生芐　石膏　牡丹　地骨皮

標熱散之

解表　柴胡　細辛　荊芥　羌活　葛根　石膏

膽屬木。爲少陽相火。發生萬物。爲決斷之官。十一臟之主。肝同

本病。口苦。嘔苦汁。善太息。澹澹如人將捕狀。目昏不眠。

標病。寒熱往來。痁瘧。胸脇痛。頭額痛。耳痛鳴聾。瘰癧結核。馬刀。足小指次指不用。

實火瀉之

瀉膽　龍膽　牛膝　豬膽　生蕤仁　生酸棗仁　黄連　苦茶

虚火補之

温膽　人參　細辛　半夏　炒蕤仁　炒酸棗仁　當歸　地黄

本熱平之

降火　黄芩　黄連　芍藥　連翹　甘草

鎮驚　黑鉛　水銀

標熱和之

和解　柴胡　芍藥　黄芩　半夏　甘草

胃屬土。主容受。爲水穀之海。脾同

本病。噎膈反胃。中滿腫脹。嘔吐。瀉痢。霍亂腹痛。消中善饑。不消食。傷飲食。胃管當心痛。支兩脇。

標病。發熱蒸蒸。身前熱。身前寒。發狂譫語。咽痹。上齒痛。口眼喎斜。鼻痛鼽衄。赤齇。

胃實瀉之

濕熱　大黄　芒消

飲食　巴豆　神麴　山查　阿魏　硇砂　鬱金　三稜　輕粉

胃虚補之

濕熱　蒼朮　白朮　半夏　茯苓　橘皮　生薑

寒濕　乾薑　附子　草果　官桂　丁香　肉豆蔻　人參　黄芪

本熱寒之

降火　石膏　地黄　犀角　黄連

標熱解之

解肌　升麻　葛根　豆豉

大腸屬金，主變化，爲傳送之官。

本病：大便閉結，泄痢下血，裏急後重，疽痔脫肛，腸鳴而痛。

標病：齒痛喉痹，頸腫口乾，咽中如核，鼽衄目黄，手大指次指痛，宿食發熱寒慄。

腸實瀉之

熱 大黄 芒消 桃花 牽牛 巴豆 郁李仁 石膏

氣 枳殼 木香 橘皮 檳榔

腸虛補之

氣 皂莢

燥 桃仁 麻仁 杏仁 地黄 乳香 松子 當歸 肉蓯蓉

溼 白朮 蒼朮 半夏 硫黄

陷 升麻 葛根

脫 龍骨 白堊 訶子 粟殼 烏梅 白礬 赤石脂 禹餘糧 石榴皮

本熱寒之

清熱 秦艽 槐角 地黄 黄芩

本寒温之

温裏 乾薑 附子 肉豆蔻

標熱散之

解肌 石膏 白芷 升麻 葛根

小腸主分泌水穀，爲受盛之官。

本病：大便水穀利，小便短，小便閉，小便血，小便自利，大便後血，小腸氣痛，宿食夜熱旦止。

標病：身熱惡寒，嗌痛頷腫，口糜耳聾。

實熱瀉之

氣 木通 豬苓 滑石 瞿麥 澤瀉 燈草

血 地黄 蒲黄 赤茯苓 牡丹皮 梔子

虛寒補之

氣 白朮 楝實 茴香 砂仁 神麯 扁豆

血 桂心 延胡索

本熱寒之

降火 黄蘗 黄芩 黄連 連翹 梔子

標熱散之

解肌 藁本 羌活 防風 蔓荊

膀胱主津液，爲胞之府，氣化乃能出，號州都之官，諸病皆干之。

本病小便淋瀝。或短數。或黃赤。或白。或遺失。或氣痛。

標病發熱惡寒。頭痛。腰脊强。鼻窒。足小指不用。

實熱瀉之

泄火 滑石 豬苓 澤瀉 茯苓

下虛補之

熱 黃蘗 知母

寒 桔梗 升麻 益智 烏藥 山茱萸

本熱利之

降火 地黃 地骨皮 梔子 茵蔯 黃蘗 牡丹皮

標寒發之

發表 麻黃 木賊 桂枝 羌活 蒼朮 防己 黃芪

引經報使 潔古珍珠囊

手少陰心 黃連 細辛　手太陽小腸 藁本 黃蘗

足少陰腎 獨活 知母 桂 細辛　足太陽膀胱 羌活

手太陰肺 桔梗 葱白 升麻 白芷　手陽明大腸 白芷 石膏 升麻

足太陰脾 升麻 葛根 蒼朮 白芍　足陽明胃 白芷 石膏 升麻 葛根

手厥陰心包絡 柴胡 牡丹皮　足少陽膽 柴胡 青皮

足厥陰肝 青皮 川芎 吴茱萸 柴胡

手少陽三焦 連翹 中青皮 柴胡 上地骨皮 下附子

本草綱目第一卷下終

本草綱目序例目録第二卷

序例下

本草綱目序例第二卷

序例下　藥名同異

五物同名　**獨摇草**　羌活　天麻　鬼臼　薇銜　鬼督郵

四物同名　**堇**　堇菜　烏頭　葝藋　石龍芮　**苦菜**　貝母　苦苣　龍葵　敗醬

鬼目　白英　紫葳　羊蹄　鹿目　**紅豆**　赤小豆　相思子　紅豆蔻　海紅豆

白藥　桔梗　栝樓　白藥子　會州白藥　**豚耳**　豬耳　馬齒莧　菘菜　車前

三物同名　**美草**　甘草　山薑　旋花　**山薑**　美草　杜若　蒼朮

蜜香　木香　沈香　多木香　**女萎**　萎蕤　紫葳　蔓楚

鬼督郵　徐長卿　獨摇草　赤箭　**王孫**　黄芪　牡蒙　猢猻

百枝　萆薢　狗脊　防風　**接骨草**　山葝藋　攀倒甑　續斷

虎鬚　款冬花　燈心草　沙參　**鹿腸**　敗醬　斑龍腸　玄參

解毒子　苦藥子　山豆根　鬼臼　**羊乳**　羖羊乳　枸杞　沙參

豕首　豬頭　天虋冬　蠡實　**山石榴**　金罌子　杜鵑花　小蘗

狗骨　犬骨　貓兒刺　鬼箭　**苦蘵**　敗醬　酸漿草　苦參

仙人杖　枸杞　立死竹　仙人草　**木蓮**　木饅頭　木芙蓉　木蘭

白幕　天雄　白薇　白英　**立制石**　理石　石膽　礜石

守田　半夏　狼尾草　菵草　**水玉**　半夏　水精石　玻瓈

芑　地黄　白黍　薏苡　**黄牙**　金　金牙石　硫黄

石花　璚枝菜　鍾乳石汁　烏韭　**淡竹葉**　水竹葉　鴨跖草　碎骨子

牛舌　牛之舌　羊蹄　車前　**虎膏**　虎脂　天南星　豨薟

酸漿　米漿水　三葉酸草　燈籠草　**石龍**　蜥蜴　絡石　葒草

木蜜　大棗　枳椇　蜜香　**石蜜**　乳糖　蜂蜜　櫻桃

二物同名　**淫羊藿**　仙靈脾　天虋冬　**黄芝**　芝草　黄精

黑三稜　京三稜　烏芋　**知母**　蝭母　沙參　**地精**　人參　何首烏

龍銜　蛇含　黄精　**金釵股**　釵子股　忍冬藤　**薺苨**　桔梗　杏葉沙參

神草　人參　赤箭　**芰草**　黄芪　菱　**長生草**　羌活　紅茂草

仙茅　長松　婆羅門參　**水香**　蘭草　澤蘭　**兒草**　知母　芫花

千兩金　淫羊藿　續隨子　**蘠蘼**　蛇牀　營實　**香草**　蘭草　零陵草

逐馬　玄參　丹參　**百兩金**　牡丹　百兩金草　**牡蒙**　紫參　王孫

香菜　香薷　羅勒　**地筋**　白茅根　菅茅根　**都梁香**　蘭草　澤蘭

杜衡　杜若　馬蹄香　**香蘇**　爵牀　水蘇　**鼠姑**　牡丹　鼠負蟲

孩兒菊　蘭草　澤蘭　**漏蘆**　飛廉　鬼油麻　**蘭根**　蘭草　白茅

地血　紫草　茜草　**木芍藥**　牡丹　赤芍藥　**白芨**　連及　黄精

蕑根　蘭草　防風　**藥實**　貝母　黄藥子　**夏枯草**　乃東　茺蔚

黄昏　合歡　王孫　**夜合**　合歡　何首烏　**戴椹**　黄芪　旋覆花

甘露子　地蠶　甘蕉子　**雷丸**　竹苓　菟葵　**馬薊**　朮　大薊

龍珠 赤珠石龍芻 不死草 卷柏麥虋冬 苦薏 野菊蓮子心
烏韭 石髮麥虋冬 地葵 蒼耳地膚子 紫河車 蚤休人胞衣
伏兔 飛廉茯苓 草蒿 青蒿青葙子 黃蒿 鼠麴黃花蒿
馬肝石 何首烏烏鬚石 火杴 茺蔚豨薟 露葵 葵菜蓴
益明 茺蔚地膚 千金藤 解毒之草陳思岌 忍冬 金銀藤·麥虋冬
香茅 鼠麴草蒨茅 麗春 罌粟仙女蒿 仙人掌 草名射干
旱蓮 鱧腸連翹 石髮 烏韭陟釐 蘭華 蘭草連翹
羊婆嬭 沙參蘿藦子 大蓼 葒草馬蓼 石衣 烏韭陟釐
鬼鍼 鬼釵草馬齒爛竹 血見愁 茜草地錦 山葱 茖葱藜蘆
地椒 野小椒水楊梅 斑杖 虎杖攀倒甑 雞腸草 繁縷之類鵞不食草
鹿葱 萱草藜蘆 地節 葳蕤枸杞 芒草 芭茅莽草
鳳尾草 金星草貫眾 扁竹 扁蓄射干 莞草 白芷茵芋
妓女 萱草地膚苗 紫金牛 草根似巴戟射干 通草 木通通脫木
天豆 雲實石龍芮 重臺 蚤休玄參 臙脂菜 藜落葵
羊腸 羊之腸羊桃 白草 白蘞白英 更生 菊雀瓢
燕尾草 蘭草慈姑 白昌 商陸水菖蒲 臭草 雲實茺蔚
地菵 草赤地利 紅內消 紫荆皮何首烏 龍鬚 席草海菜
水苹 浮萍慈姑 林蘭 石斛木蘭 承露仙 人肝藤伏雞子根

象膽 象之膽蘆薈 水葵 水耆蓴 杜蘭 石斛木蘭
冬葵子 葵菜姑活 馬尾 馬之尾商陸 水芝 芡實冬瓜
屏風 防風水萿 三白草 侯農之草牽牛 鵶臼 烏柏木鵶鳩鳥
天葵 菟葵落葵 赤葛 何首烏烏蘞苺 猢猻頭 鱧腸地錦
鹿藿 野綠豆葛苗 水花 浮萍浮石 酸母 酸模酢漿草
菩提子 薏苡無患子 景天 慎火草螢火蟲 山芋 山藥旱芋
鬼蓋 人參地菌 相思子 水紅豆郎君子蟲 王瓜 土瓜菝葜
石南 風藥南藤 蘿藦 雀瓢百合 雞骨香 沈香降眞香
黃瓜 胡瓜栝樓 胡荽 胡荽蕓薹 甜藤 甘藤忍冬
白馬骨 獸之骨又木名 金罌 金櫻子安石榴 胡豆 蠶豆豌豆
杬子 山查楊梅 金盞銀臺 水仙花王不留行 木棉 古貝杜仲
水栗 芰實萍蓬草根 陽桃 獮猴桃五斂子 胡王使者 羌活白頭翁
獐頭 獐首土菌 獨搖 白楊扶移 菥蓂 大薺白棘
桑上寄生 桑耳 鼠矢 鼠糞山茱萸 苦心 知母沙參
日及 木槿扶桑 芨 堇草烏頭 烏犀 犀角皂莢
梫木 桂木又木名 大青 大青草扁青石 茆 蓴女菀
文蛤 海蛤五倍子 樺木 樺皮木芙蓉 絡石 草石
榛 榛子厚朴 果蠃 蠮螉栝樓 風藥 石南澤蘭

將軍 大黄 硫黄　椑 鼠李 漆柿　石鮻 絡石藤 穿山甲
冬青 凍青 女貞　石芝 芝草 石腦　櫬 梧桐 木槿
鉛華 胡粉 黄丹　處石 慈石 玄石　石腦 石芝 太一餘糧
寒水石 石膏 凝水石　石綠 綠青 綠鹽　石英 紫石英 水晶
石鹽 碧石 光明鹽　蜃 車螫 蜃蛟　石蠶 沙蝨 甘露子
占斯 樟寄生 雀甕蟲　鷸 田開小鳥 魚狗鳥　地蠶 蠐螬 甘露子
地雞 土菌 鼠負　沙蝨 水蝨 石蠶　鳩 伯勞 杜鵑
青蚨 蚨蟬 銅錢　螻蛄 蟬 螻蛄　鼯鼠 螻蛄 鼺鼠
飛生 飛生蟲 鼯鼠　蝸蠃 蝸牛 螺螄　負蠜 鼠負 阜螽

負盤 蜚蠊 行夜　黄頰魚 鱤魚 黄顙魚　土龍 蚯蚓 鼉龍
白魚 鱎魚 衣魚　魚師 有毒之魚 魚狗鳥　魚虎 土奴魚 魚狗鳥
人魚 鯑魚 鯢魚　鯊魚 吹沙魚 鮫魚　天狗 獾 魚狗鳥
水狗 獺 魚狗鳥　山雞 翟雉 鷩雉　扶老 禿鶖 靈壽木
鬼鳥 姑獲鳥 鬼車鳥　醴泉 瑞水名 人口中津　無心 薇銜 鼠麴草
朝開暮落花 木槿 狗溺臺

〔比類隱名〕

土青木香 馬兜鈴　野天麻 茺蔚
鬼油麻 漏蘆　甜桔梗 薺苨　山牛蒡 大薊
草續斷 石龍芻　杜牛膝 天名精　野脂麻 玄參

甜葶藶 菥蓂　木羊乳 丹參　天蔓菁 天名精
草甘遂 蚤休　黄芫花 蕘花　杏葉沙參 薺苨
野雞冠 青葙子　山莧菜 牛膝　黄大戟 芫花
胡薄荷 積雪草　龍腦薄荷 水蘇　青蛤粉 青黛
野紅花 大薊　竹園荽 海金沙　野園荽 鵝不食草
野胡蘿蔔　草鵶頭 貫衆　野茴香 馬芹
野甜瓜 土瓜　野萱花 射干　野天虋冬 百部
黑狗脊 貫衆　草血竭 地錦　水巴戟 香附
土細辛 杜衡　獐耳細辛 及己　草鳶頭 鳶尾

草天雄 草如蘭狀　草附子 香附　土附子 草烏頭
木藜蘆 鹿驪　山蕎麥 赤地利　金蕎麥 羊蹄
鬼蒟蒻 天南星　山大黄 酸模　牛舌大黄 羊蹄
土萆薢 土茯苓　刺豬苓 土茯苓　白菝葜 萆薢
赤薜荔 赤地利　龍鱗薜荔 長春藤　夜牽牛 紫菀
便牽牛 牛蒡　山甘草 紫金藤　水甘草
木甘草　草雲母 雲實　草硫黄 芡實
草鍾乳 韭菜　草鼈甲 乾茄　山地栗 土茯苓
羞天草 海芋　羞天花 鬼臼　土質汗 茺蔚

茅質汗　野蘭　漏蘆　木天蓼
木芙蓉 拒霜　木蓮蓬 木饅頭　胡韭子 補骨脂
野槐 苦參　草麝香 鬱金香　石菴蕳 骨碎補
硬石膏 長石　白靈砂 粉霜　野茄 蒼耳
木半夏　野生薑 黃精

相須相使相畏相惡諸藥 出徐之才藥對。今益以諸家本草續增者

甘草 朮。苦參。乾漆。爲之使。惡遠志。忌豬肉。　黃芪 茯苓爲之使。惡白鮮。龜甲
人參 茯苓。馬藺爲之使。惡鹵鹹。溲疏。畏五靈脂
沙參 惡防己　桔梗 節皮爲之使。畏白芨。龍膽。龍眼。忌豬肉。伏砒
蒺藜 畏鹵鹹　黃精 忌梅實
朮 防風。地榆爲之使。忌桃。李。雀肉。菘菜。青魚　知母 得黃蘗及酒良。伏蓬砂。鹽
貫衆 雚菌。赤小豆爲之使。伏石鍾乳　狗脊 萆薢爲之使。惡莎草。敗醬
遠志 得茯苓。龍骨。冬葵子良。畏真珠。蜚蠊。藜蘆。齊蛤　巴戟天 覆盆子爲之使。惡雷丸。丹參。朝生
淫羊藿 薯蕷。紫芝爲之使。得酒良　玄參 惡黃芪。乾薑。大棗。山茱萸
地榆 得髮良。惡麥虋冬。伏丹砂。雄黃。硫黃　丹參 畏鹹水
紫參 畏辛夷　白頭翁 蠡實爲之使。得酒良
白芨 紫石英爲之使。惡理石。畏杏仁。李核仁

〔右草之一〕

黃連 黃芩。龍骨。理石爲之使。忌豬肉。畏牛膝。款冬。惡冷水。菊花。玄參。白殭蠶。白鮮。芫花
胡黃連 忌豬肉。惡菊花。玄參。白鮮　黃芩 龍骨。山茱萸爲之使。惡葱實。畏丹砂。牡丹。藜蘆
秦艽 菖蒲爲之使。畏牛乳
柴胡 半夏爲之使。惡皂莢。畏女菀。藜蘆　前胡 半夏爲之使。惡皂莢。畏藜蘆
防風 畏萆薢。惡乾薑。藜蘆。白斂。芫花　羌獨活 蠡實爲之使
苦參 玄參爲之使。惡貝母。漏蘆。菟絲子。伏汞。雌黃。焰消
白鮮 惡桔梗。茯苓。萆薢。螵蛸　貝母 厚朴。白薇爲之使。惡桃花。畏秦艽。莽草。礜石
龍膽 貫衆。赤小豆爲之使。惡地黃。防葵
細辛 曾青。棗根爲之使。忌生菜。狸肉。惡黃芪。狼毒。山茱萸。畏滑石。消石
白薇 惡黃芪。乾薑。大棗。山茱萸。大黃。大戟。乾漆

〔右草之二〕

當歸 惡藺茹。溼麪。制雄黃。畏菖蒲。生薑。海藻。牡蒙
芎藭 白芷爲之使。畏黃連。伏雌黃　蛇床 惡牡丹。貝母。巴豆
藁本 惡藺茹。畏青葙子　白芷 當歸爲之使。惡旋覆花。制雄黃。硫黃
牡丹 忌蒜。胡荽。伏砒。畏菟絲子。貝母。大黃　芍藥 須丸。烏藥。沒藥爲之使。惡石斛。芒消。畏消石。鱉甲。小薊
杜若 得辛夷。細辛良。惡柴胡。前胡
補骨脂 得胡桃。胡麻良。惡甘草。忌諸血。蕓薹

縮砂蔤 白檀香、豆蔻、人參、益智、黄蘗、茯苓、赤白石脂爲之使，得訶子、鼈甲、白蕪荑良。

蓬莪蒁 得酒醋良。

香附子 得芎藭、蒼朮、醋、童子小便良。

零陵香 伏三黄、硃砂。

澤蘭 防己爲之使。

積雪草 伏硫黄。

香薷 忌白山桃。

右草之三

菊花 朮、枸杞根、桑根白皮、青葙葉爲之使。

菴蕳 荆子、薏苡爲之使。

艾葉 苦酒、香附爲之使。

茺蔚 制硫黄、雌黄、砒石。

薇銜 得秦皮良。

夏枯草 土瓜爲之使，伏汞砂。

紅藍花 得酒良。

續斷 地黄爲之使，惡雷丸。

漏蘆 連翹爲之使。

飛廉 得烏頭良，忌麻黄。

枲耳 忌猪肉、馬肉、米泔。

·天名精 垣衣、地黄爲之使。

蘆筍 忌巴豆。

麻黄 厚朴、白薇爲之使，惡辛夷、石韋。

右草之四

地黄 得酒、麥虋冬、薑汁、縮砂良，惡貝母，畏蕪荑，忌葱、蒜、蘿蔔、諸血。

牛膝 惡螢火、龜甲、陸英，畏白前，忌牛肉。

紫菀 款冬爲之使，惡天雄、藁本、雷丸、遠志、瞿麥，畏茵蔯。

女菀 畏鹵鹹。

冬葵子 黄芩爲之使。

葵菜 忌鯉魚、黍米、酢，伏硫黄。

麥虋冬 地黄、車前爲之使，惡款冬、苦芙、苦瓠，畏苦參、青葙、木耳，伏石鍾乳。

款冬花 杏仁爲之使，得紫菀良，惡玄參、皂莢、消石，畏貝母、麻黄、辛夷、黄芩、黄芪、連翹、青葙。

佛耳草 款冬爲之使。

決明子 蓍實爲之使，惡大麻子。

瞿麥 牡丹、蘘草爲之使，惡螵蛸，伏丹砂。

葶藶 榆皮爲之使，得酒、大棗良，惡白殭蠶、石龍芮。

女青 蛇銜爲之使。

藎草 畏鼠負。

蒺藜 烏頭爲之使。

右草之五

大黄 黄芩爲之使，惡乾漆，忌冷水。

商陸 得大蒜良，忌犬肉，伏硇砂、砒石、雌黄。

狼毒 大豆爲之使，惡麥句薑，畏醋、占斯、密陀僧。

狼牙 蕪荑爲之使，惡地榆、棗肌。

藺茹 甘草爲之使，惡麥虋冬。

大戟 小豆爲之使，得棗良，惡薯蕷，畏菖蒲、蘆葦、鼠屎。

澤漆 小豆爲之使，惡薯蕷。

甘遂 瓜蒂爲之使，惡遠志。

莨菪 畏蟹、犀角、甘草、升麻、綠豆。

蓖麻 忌炒豆，伏丹砂、粉霜。

常山 畏玉札，忌葱、菘菜，伏砒石，栝樓爲之使。

藜蘆 黄連爲之使，惡大黄，畏葱白。

附子 地膽爲之使，得蜀椒、食鹽，下達命門，惡蜈蚣、豉汁，畏防風、甘草、人參、黄芪、綠豆、烏韭、童溲、黑豆、犀角。

天雄 遠志爲之使，惡腐婢、豉汁。

白附子 得火良。

蜀漆 桔梗爲之使，惡貫仲。

烏頭 遠志、莽草爲之使，惡藜蘆、豉汁，畏飴糖、黑豆、冷水，伏丹砂、砒石。

天南星　蜀漆爲之使。得火牛膽良。惡莽草。畏附子、乾薑、防風、生薑。伏雄黃、丹砂、焰消。
半夏　射干、柴胡爲之使。惡皂莢。忌海藻、飴糖、羊血。畏生薑、乾薑、秦皮、龜甲、雄黃。
鬼臼　畏垣衣。
羊躑躅　畏巵子。惡諸石及麪。伏丹砂、硇砂、雌黃。
芫花　決明爲之使。得醋良。
莽草　畏黑豆、紫河車。
石龍芮　巴戟爲之使。畏蛇蛻皮、吳茱萸。
蕁麻　畏人溺。
鉤吻　半夏爲之使。惡黃芩。

右草之六

菟絲子　薯蕷、松脂爲之使。得酒良。惡雚菌。
五味子　蓯蓉爲之使。惡萎蕤。勝烏頭。
牽牛子　得乾薑、青木香良。
紫葳　畏鹵鹹。
栝樓根　枸杞爲之使。惡乾薑。畏牛膝、乾漆。
黃環　鳶尾爲之使。惡茯苓、防己、乾薑。
天虋冬　地黃、貝母、垣衣爲之使。忌鯉魚。畏曾青、浮萍。制雄黃、硇砂。
何首烏　茯苓爲之使。忌葱、蒜、蘿蔔、諸血、無鱗魚。
萆薢　薏苡爲之使。畏前胡、柴胡、牡蠣、大黃、葵根。
土茯苓　忌茶茗。
白斂　代赭爲之使。
威靈仙　忌茶、麪湯。
茜根　畏鼠姑。制雄黃。
防己　殷孽爲之使。惡細辛。畏萆薢、女菀、鹵鹹。殺雄黃、伏消石毒。
絡石　杜仲、牡丹爲之使。惡鐵落。畏貝母、菖蒲。殺殷孽毒。

右草之七

澤瀉　畏海蛤、文蛤。
石菖蒲　秦皮、秦艽爲之使。惡麻黃、地膽。忌飴糖、羊肉、鐵器。
石斛　陸英爲之使。惡凝水石、巴豆。畏雷丸、殭蠶。
石韋　滑石、杏仁、射干爲之使。得菖蒲良。制丹砂、礬石。
烏韭　垣衣爲之使。

右草之八

柏葉柏實　瓜子、桂心、牡蠣爲之使。畏菊花、羊蹄、諸石及麪麴。
桂　得人參、甘草、麥虋冬、大黃、黃芩，調中益氣。得柴胡、紫石英、乾地黃，療吐逆。畏生葱、石脂。
辛夷　芎藭爲之使。惡五石脂。畏菖蒲、黃連、蒲黃、石膏、黃環。
沈香檀香　忌見火。
騏驎竭　得密陀僧良。
丁香　畏鬱金。忌火。

右木之一

黃蘗木　惡乾漆。伏硫黃。
厚朴　乾薑爲之使。惡澤瀉、消石、寒水石。忌豆。
杜仲　惡玄參、蛇蛻皮。
乾漆　半夏爲之使。畏雞子、紫蘇、杉木、漆姑草、蟹。忌油脂。
桐油　畏酒。忌烟。
楝實　茴香爲之使。
槐實　景天爲之使。
秦皮　大戟爲之使。惡苦瓠、防葵、吳茱萸。
皁莢　柏實爲之使。惡麥虋冬。畏人參、苦參、空青。伏丹砂、粉霜、硫黃、硇砂。

巴豆 芫花爲之使得火良惡蘘草牽牛畏大黃藜蘆黃連蘆筍醬豉豆汁冷水菰筍

欒華 決明爲之使

右木之二

桑根白皮 桂心續斷麻子爲之使

酸棗 惡防己

山茱萸 蓼實爲之使惡桔梗防風防己

五加皮 遠志爲之使畏玄參蛇皮

溲疏 漏蘆爲之使

牡荊實 防己爲之使畏石膏

蔓荊子 惡烏頭石膏

欒荊子 決明爲之使惡石膏

石南 五加皮爲之使惡小薊

右木之三

茯苓茯神 馬藺爲之使得甘草防風芍藥麥虋冬紫石英療五臟惡白蘞米醋酸物畏地榆秦艽牡蒙龜甲雄黃

雷丸 厚朴芫花荔實爲之使惡萹蓄葛根

桑寄生 忌火

竹瀝 薑汁爲之使

占斯 茱萸爲之使 ○士瑜謹按馬藺之藺舊本或作蘭或作問今校依茯神本條下註改作藺

右木之四

杏仁 得火良惡黃芩黃芪葛根畏蘘草

桃仁 香附爲之使

榧實殼 反綠豆殺人

秦椒 惡栝樓防葵畏雌黃

蜀椒 杏仁爲之使得鹽良畏款冬花防風附子雄黃中毒冷水麻仁漿解之

吳茱萸 蓼實爲之使惡丹參消石白堊畏紫石英

食茱萸 畏紫石英

石蓮子 得茯苓山藥白朮枸杞子良

蓮蕊鬚 忌地黃蔥蒜

荷葉 畏桐油

右果部

麻花 畏牡蠣䗪蟲爲之使

麻仁 畏茯苓牡蠣白薇

小麥麵 畏漢椒蘿蔔

大麥 石蜜爲之使

罌子粟殼 得醋烏梅橘皮良

大豆 得前胡杏仁牡蠣烏喙諸膽汁良惡五參龍膽豬肉

大豆黃卷 得前胡杏子牡蠣天雄烏喙鼠屎石蜜良惡海藻龍膽

諸豆粉 畏杏仁

右穀部

生薑 秦椒爲之使惡黃芩黃連天鼠糞殺半夏南星莨菪毒

乾薑 同

蘹香 得酒良

菥蓂子 得荊實細辛良惡乾薑苦參

薯蕷 紫芝爲之使惡甘遂

雚菌 得酒良畏雞子

六芝 並薯蕷爲之使得髮良得麻子仁牡桂白瓜子益人畏扁青茵蔯蒿惡常山

右菜部

金 惡錫畏水銀翡翠石餘甘子驢馬脂

朱砂銀 畏石亭脂慈石鐵忌諸血

生銀 惡錫畏石亭脂慈石荷葉蕈灰羚羊角烏賊骨黃連甘草飛廉鼠尾龜甲生薑地黃羊脂蘇

子油。惡羊血、馬目毒公。

赤銅 畏蒼朮、巴豆、乳香、胡桃、慈姑、牛脂。

黑鉛 畏紫背天葵。

胡粉 惡雌黃。

密陀僧 制狼毒。

錫 畏五靈脂、伏龍肝、羖羊角、馬鞭草、地黃、巴豆、蓖麻、薑汁、砒石、硇砂。

諸鐵 制石亭脂。畏慈石、皂莢、乳香、灰炭、朴消、硇砂。鹽滷、豬犬脂、荔枝。

右金石之一

玉屑 惡鹿角。畏蟾肪。

玉泉 畏款冬花、青竹。

青琅玕 得水銀良。殺錫毒。畏雞骨。

白石英 惡馬目毒公。

紫石英 長石為之使。得茯苓、人參、芍藥，主心中結氣。得天雄、菖蒲，主霍亂。惡鮀甲、黃連、麥句薑。畏扁青、附子。及酒。

雲母 澤瀉為之使。惡徐長卿、羊血。畏鮀甲、礬石、東流水、百草上露、茅屋漏水。制汞，伏丹砂。

丹砂 惡慈石。畏鹹水、車前、石韋、皂莢、決明、瞿麥、南星、烏頭、地榆、桑椹、紫河車、地丁、三角酸、藕、荷、馬鞭草、地骨皮、陰地厥、白附子。忌諸血。

水銀 畏慈石、砒石、黑鉛、硫黃、大棗、蜀椒、紫河車、松脂、松葉、荷葉、穀精草、金星草、萱草、夏枯草、莨菪子、鴈來紅、馬蹄香、獨腳蓮、水慈姑、瓦松、忍冬。

汞粉 畏慈石、石黃、黑鉛、鐵漿、陳醬、黃連、土茯苓。忌一切血。

粉霜 畏硫黃、蕎麥稈灰。

右石之二

雄黃 畏南星、地黃、萵苣、地榆、黃芩、白芷、當歸、地錦、苦參、五加皮、紫河車、五葉藤、鵝腸草、雞腸草、鵞不食草、圓桑葉、蝟脂、苦參。

雌黃 畏黑鉛、胡粉、芎藭、地黃、獨帚、益母、羊不食草、地榆、瓦松、五加皮、冬瓜汁。

石膏 雞子為之使。畏鐵。惡莽草、巴豆、馬目毒公。

理石 滑石為之使。惡麻黃。

方解石 惡巴豆。

滑石 石韋為之使。惡曾青。制雄黃。

不灰木 制三黃、水銀。

五色石脂 畏黃芩、大黃、官桂。

赤石脂 惡大黃、松脂。畏芫花、豉汁。

白石脂 燕屎為之使。惡松脂。畏黃芩、黃連、甘草、飛廉、毒公。

黃石脂 曾青為之使。惡細辛。畏蜚蠊、黃連、甘草。忌卵味。

孔公孼 木蘭為之使。惡朮、細辛。忌羊血。

石鍾乳 蛇牀為之使。惡牡丹、玄石、牡蒙、人參、朮。忌羊血。畏紫石英、蘘草、韭實、獨蒜、胡葱、胡荽、麥虋冬、貓兒眼草。

殷孼 惡防己。畏朮。

右石之三

陽起石 桑螵蛸為之使。惡澤瀉、雷丸、菌桂、石葵、蛇蛻皮。畏菟絲子。忌羊血。

慈石 柴胡為之使。惡牡丹、莽草。畏黃石脂。殺鐵毒。消金。伏丹砂。養水銀。

玄石 畏松脂、柏實、菌桂。

代赭石 乾薑為之使。畏天雄、附子。

禹餘糧 牡丹為之使。制五金、三黃。

太一餘糧 杜仲為之使。畏貝母、菖蒲、鐵落。

空青 **曾青** 畏菟絲子。

石膽 水英為之使。畏牡桂、菌桂、辛夷、白薇、芫花。

礜石 得火良。鉛丹、棘鍼為之使。畏水。惡馬目毒公、虎掌、細辛、鵞屎。忌羊血。

砒石 畏冷水、綠豆、醋、青鹽、蒜、消石、水蓼、常山、益母、獨帚、菖蒲、水律、菠薐、萵苣、鶴頂草、三角酸、鵞不食草。

礞石 得焰消良。

右石之四

大鹽 漏蘆爲之使。

朴消 石韋爲之使。畏麥句薑、京三棱。

凝水石 畏地榆。

消石 火爲之使。惡曾青、苦參、苦菜。畏女菀、杏仁、竹葉粥。

硇砂 制五金八石。忌羊血。畏一切酸漿水、醋、烏梅、牡蠣、卷柏、蘿蔔、獨帚、羊蹄、商陸、冬瓜、蒼耳、蠶沙、海螵蛸、羊䯏骨、羊躑躅、魚腥草、河豚魚膠。

蓬砂 畏知母、芸薹、紫蘇、甑帶、何首烏、鵞不食草。

石硫黃 曾青、石亭脂爲之使。畏細辛、朴消、鐵、醋、黑錫、豬肉、鴨汁、餘甘子、桑灰、益母、戎鹽、車前、黃蘗、石韋、蕎麥、獨帚、地骨皮、地榆、蛇牀、蓖麻、菟絲、蠶沙、紫荷、菠薐、何首烏、桑白皮、馬鞭草。

礬石 甘草爲之使。惡牡蠣。畏麻黃、紅心灰藋。

綠礬 畏醋。

右石之五

蜜蠟 惡芫花、齊蛤。

蜂子 畏黃芩、芍藥、白前、牡蠣、紫蘇、生薑、冬瓜、苦蕒。

露蜂房 惡乾薑、丹參、黃芩、芍藥、牡蠣。

桑螵蛸 得龍骨止洩精。畏旋覆花、戴椹。

白殭蠶 惡桔梗、茯苓、茯神、萆薢、桑螵蛸。

晚蠶沙 制硇砂、焰消、粉霜。

斑蝥 馬刀爲之使。得糯米、小麻子良。惡曾青、豆花、甘草。畏巴豆、丹參、空青、黃連、黑豆、靛汁、葱、茶、醋。

蝨 畏水銀、銀珠、百部、菖蒲、蝨建草、水中竹葉。

芫青地膽葛上亭長 並同斑蝥。

蜘蛛 畏蔓菁、雄黃。

水蛭 畏石灰、食鹽。

蠐螬 蜚蠊爲之使。惡附子。

蜣蜋 畏石膏、羊角、羊肉。

衣魚 畏芸草、莽草、萵苣。

䗪蟲 畏皂莢、菖蒲、屋遊。

蜚虻 惡麻黃。

蜈蚣 畏蛞蝓、蜘蛛、白鹽、雞屎、桑白皮。

蚯蚓 畏葱、鹽。

蝸牛蛞蝓 畏鹽。

右蟲部

龍骨龍齒 得人參、牛黃、黑豆良。畏石膏、鐵器。忌魚。

龍角 畏蜀椒、理石、乾漆。

鼉甲 蜀漆爲之使。畏芫花、甘遂、狗膽。

蜥蜴 惡硫黃、斑蝥、蕪荑。

蛇蛻 得火良。畏慈石及酒。

白花蛇烏蛇 得酒良。

鯉魚膽 蜀漆爲之使。

烏賊魚骨 惡白芨、白蘞、附子。伏硇、縮銀。

河豚魚 畏橄欖、甘蔗、蘆根、糞汁、魚茗木、烏蓲草根。宜荻筍、蔞蒿、禿菜。

右鱗部

龜甲 惡沙參、蜚蠊。畏狗膽。

鼈甲 惡礬石、理石。

牡蠣 貝母爲之使。得甘草、牛膝、遠志、蛇牀子良。惡麻黃、吳茱萸、辛夷。伏硇砂。

蚌粉 制石亭脂、硫黃。

馬刀 得火良。

海蛤 蜀漆爲之使。畏狗膽、甘遂、芫花。

右介部

伏翼 莧實、雲實爲之使。

夜明沙 惡白蘞、白薇。

五靈脂 惡人參。

羖羊角 菟絲子爲之使　羊脛骨 伏硇砂　犬肉 畏杏仁

羖羊屎 制粉霜　牛乳 制秦艽不灰木

馬脂駝脂 柔五金　阿膠 得火良。薯蕷爲之使。畏大黃

牛黃 人參爲之使。得牡丹。菖蒲利耳目。惡龍骨。龍膽。地黃。常山。蜚蠊。畏牛膝。乾漆。

犀角 松脂。升麻爲之使。惡雷丸。雚菌。烏頭。烏喙。　羊肉 反半夏。菖蒲。

熊膽 惡防己。地黃　鹿茸 麻勃爲之使

鹿角 杜仲爲之使　鹿角膠 得火良畏大黃

麋脂 忌桃李畏大黃　麝香 忌大蒜

右禽部

猬皮 得酒良。畏桔梗。麥門冬。　猬脂 制五金八石。伏雄黃。柔鐵。

右獸部

相反諸藥 凡三十六種

甘草 反大戟。芫花。甘遂。海藻。　大戟 反芫花。海藻。

烏頭 反貝母。栝樓。半夏。白蘞。白芨。　藜蘆 反人參。沙參。丹參。玄參。苦參。細辛。芍藥。狸肉。

河豚 反煤炲。荊芥。防風。菊花。桔梗。甘草。烏頭。附子。

蜜 反生葱

柿 反蟹　犬肉 反商陸

服藥食忌

甘草 忌豬肉菘菜海菜。　黃連胡黃連 忌豬肉冷水

蒼耳 忌豬肉。馬肉。米泔。　桔梗烏梅 忌豬肉

仙茅 忌牛肉。牛乳。　半夏菖蒲 忌羊肉。羊血。飴糖。

牛膝 忌牛肉　陽起石雲母鍾乳硇砂礜石 並忌羊血

商陸 忌犬肉

丹砂空青輕粉 並忌一切血　吳茱萸 忌豬心。豬肉。

地黃何首烏 忌一切血。葱。蒜。蘿蔔。　補骨脂 忌豬血。芸薹。

細辛藜蘆 忌狸肉。生菜。　荊芥 忌驢肉。反河豚。一切無鱗魚。蟹。

紫蘇天門冬丹砂龍骨 忌鯉魚

巴豆 忌野豬肉。菰筍。蘆筍。醬豉。冷水。　蒼朮白朮 忌雀肉。青魚。菘菜。桃李。

薄荷 忌鱉肉　麥門冬 忌鯽魚

常山 忌生葱。生菜。　附子烏頭天雄 忌豉汁。稷米。

牡丹 忌蒜。胡荽。　厚朴蓖麻 忌炒豆

鱉甲 忌莧菜　威靈仙土茯苓 忌麪湯。茶。

當歸 忌溼麪　丹參茯苓茯神 忌醋。及一切酸。

凡服藥。不可雜食肥豬犬肉油膩羹鱠腥臊陳臭諸物。

凡服藥。不可多食生蒜胡荽生葱諸果諸滑滯之物。

凡服藥不可見死尸產婦淹穢等事。

妊娠禁忌

烏頭 附子 天雄 烏喙 側子 野葛
羊躑躅 桂 南星 半夏 巴豆 大戟 芫花
藜蘆 薏苡仁 薇銜 牛膝 皁莢 牽牛
厚朴 槐子 桃仁 牡丹皮 欓根 茜根
茅根 乾漆 瞿麥 䕡茹 赤箭 草三稜
茵草 鬼箭 通草 紅花 蘇木 麥蘗 葵子
代赭石 常山 水銀 錫粉 硇砂 砒石
芒消 硫黃 石蠶 雄黃 水蛭 䖟蟲 芫青
斑蝥 地膽 蜘蛛 螻蛄 葛上亭長 蜈蚣
衣魚 蛇蛻 蜥蜴 飛生 䗪蟲 樗雞 蚱蟬
蠐螬 蝟皮 牛黃 麝香 雌黃 兔肉 鮑魚
蟹爪甲 犬肉 馬肉 驢肉 羊肝 鯉魚
蝦蟆 鰍鱔 龜鱉 蟹 生薑 小蒜 雀肉
馬刀

飲食禁忌

豬肉忌 生薑 蕎麥 葵菜 胡荽 梅子 炒豆 牛肉 馬肉 羊肝 麋鹿 龜鱉 鵪鶉 驢肉
豬肝忌 魚鱠 鵪鶉 鯉魚腸子
豬心肺忌 飴 白花菜 吳茱萸
羊肉忌 梅子 小豆 豆醬 蕎麥 魚鱠 豬肉 酪 鮓 醋
羊心肝忌 梅 小豆 生椒 苦筍
白狗血忌 羊 蒲子羹 雞
犬肉忌 菱角 蒜 牛腸 鯉魚 鱓魚
驢肉忌 鳧茈 荊芥 茶 豬肉
牛肉忌 黍米 韭薤 生薑 豬肉 犬肉 栗子
牛肝忌 鮎魚
牛乳忌 生魚 酸物
馬肉忌 倉米 生薑 蒼耳 粳米 豬肉 鹿肉
兔肉忌 生薑 橘皮 芥末 雞肉 鹿肉 獺肉
麞肉忌 梅 李 生菜 鴿 蝦
麋鹿忌 生菜 菰蒲 雞 鮠魚 雉 梅 李 鰕
雞肉忌 胡蒜 芥末 生葱 糯米 李子 魚汁 犬肉 鯉魚 兔肉 獺肉 鼈肉 野雞
雞子忌 同雞
雉肉忌 蕎麥 木耳 蕈 蘑菰 胡桃 菌 鯽魚 豬肝 鮎魚 鹿肉
野鴨忌 胡桃 豆豉 木耳
鴨子忌 李子 鼈肉
鵪鶉忌 菌子 木耳
雀肉忌 李子 醬 諸肝
鯉魚忌 豬肝 葵菜 犬肉 雞肉
鯽魚忌 芥菜 蒜 沙餹 豬肝 雞 雉 鹿肉 猴 麥門冬
青魚忌 豆藿。生胡荽。麥醬。生葵菜。
魚鮓忌 豆藿 麥醬 蒜 綠豆
黃魚忌 蕎麥
鱸魚忌 乳酪

鱘魚忌乾筍

鮰魚忌野豬　野雞

鮎魚忌牛肝　鹿肉　野豬

鰍鱔忌犬肉血　桑柴煑

鼈肉忌莧菜　薄荷　芥菜　桃子　雞子　鴨肉　豬肉　兔肉

螃蠏忌荆芥　柹子　橘子　軟棗

蝦子忌豬肉　雞肉

李子忌蜜　漿水　鴨　雀肉　雞　獐

橙橘忌檳榔　獺肉

桃子忌鼈肉

棗子忌葱　魚

枇杷忌熱麪　炙肉

楊梅忌生葱

銀杏忌鰻鱺

慈姑忌茱萸

諸瓜忌油餅

沙餹忌鯽魚　笋　葵菜

蕎麥忌豬肉　羊肉　雉肉　黃魚

黍米忌葵菜　蜜　牛肉

綠豆忌榧子殺人　鯉魚鮓

炒豆忌豬肉

生葱忌蜜　雞　棗　犬肉　楊梅

韭薤忌蜜　牛肉

胡荽忌豬肉　魚鮓

胡蒜忌魚鱠　魚鮓　鯽魚　犬肉　雞

莧菜忌蕨　鼈

白花菜忌豬心肺

梅子忌豬肉　羊肉　獐肉

鳧茈忌驢肉

生薑忌豬肉　牛肉　馬肉　兔肉

芥末忌鯽魚　兔肉　雞肉　鼈

乾筍忌砂餹　鱘魚　羊心肝

木耳忌雉肉　野鴨　鵪鶉

胡桃忌野鴨　酒　雉

栗子忌牛肉

李東垣隨證用藥凡例

風中六腑 手足不遂。先發其表。羌活、防風爲君。隨證加藥。然後行經養血。當歸、秦艽、獨活之類。隨經用之。

風中五臟 耳聾目瞀。先疏其裏。三化湯。然後行經。獨活、防風、柴胡、白芷、川芎。隨經用之。

破傷中風 脈浮在表。汗之。脈沈在裏。下之。背搐。羌活、防風。前搐。升麻、白芷。兩傍搐。柴胡、防風。右搐。加白芷。

傷風惡風 防風爲君。麻黃、甘草佐之。

傷寒惡寒 麻黃爲君。防風、甘草佐之。

六經頭痛 須用川芎。加引經藥。太陽蔓荆。陽明白芷。太陰半夏。少陰細辛。厥陰吳茱萸。巔項藁本。

眉棱骨痛 羌活、白芷、黃芩。

風溼身痛 羌活

嗌痛頷腫 黃芩、鼠黏子、甘草、桔梗。

肢節腫痛 羌活

眼暴赤腫 防風、芩、連瀉火。當歸佐。酒煎服。

眼久昏暗 熟苄、當歸爲君。羌、防爲臣。甘草、甘菊之類佐之。

風熱牙疼 喜冷惡熱。生苄、當歸、升麻、黃連、牡丹皮、防風。

腎虛牙疼 桔梗、升麻、細辛、吳茱萸。

風溼諸病 須用羌活、白朮。

風冷諸病 須用川烏

一切痰飲 須用半夏。風加南星。熱加黃芩。溼加白朮、陳皮。寒加乾薑。

風熱諸病 須用荆芥、薄荷。

諸欬嗽病 五味爲君。痰用半夏。喘加阿膠佐之。不拘有熱無熱。少加黃芩。春加川芎、芍藥。夏加巵子、知母。秋加防風。冬加麻黃、桂枝之類。

諸嗽有痰 半夏、白朮、五味、防風、枳殼、甘草。

欬嗽無痰 五味、杏仁、貝母、生薑、防風。

有聲有痰 半夏、白朮、五味、防風。

寒喘痰急 麻黃杏仁
熱喘欬嗽 桑白皮黃芩訶子
水飲溼喘 白礬皂莢葶藶
熱喘燥喘 阿膠五味麥虋冬
氣短虛喘 人參黃芪五味
諸瘧寒熱 柴胡爲君
脾胃困倦 參芪蒼朮
不思飲食 木香藿香
脾胃有溼 嗜臥有痰白朮蒼朮茯苓猪苓半夏防風
上焦溼熱 黃芩瀉肺火
中焦溼熱 黃連瀉心火
下焦溼熱 酒洗黃蘗知母防己
下焦溼腫 酒洗漢防己龍膽草爲君甘草
黃蘗爲佐
腹中脹滿 須用薑製厚朴木香
腹中窄狹 須用蒼朮
腹中實熱 大黃芒消

過傷飲食熱物 大黃爲君冷物巴豆爲丸散
宿食不消 須用黃連枳實
胸中煩熱 須用巵子仁茯苓
胸中痞塞 實用厚朴枳實虛用芍藥陳皮痰熱用黃連半夏寒用附子乾薑
六鬱痞滿 香附撫芎溼加蒼朮痰加陳皮熱加巵子食加神麴血加桃仁
諸氣刺痛 枳殼香附加引經藥
諸血刺痛 須加當歸詳上下用根梢
脇痛寒熱 須用柴胡
胃脘寒痛 須加草豆蔻吳茱萸
少腹疝痛 須加青皮川楝子
臍腹疼痛 加熟芐烏藥
諸痢腹痛 下後白芍甘草爲君當歸白朮佐之○先痢後便黃蘗爲君地楡佐之○先便後痢
黃芩爲君當歸佐之○裏急消黃下之後重加木香
藿香檳榔和之○腹痛用芍藥惡寒加桂惡熱加黃

芩不痛芍藥減半
水瀉不止 須用白朮茯苓爲君芍藥甘草
佐之穀不化加防風
小便黃澀 黃蘗澤瀉
小便不利 黃蘗知母爲君茯苓澤瀉爲使
心煩口渴 乾薑茯苓天花粉烏梅禁半夏
葛根
小便餘瀝 黃蘗杜仲
莖中刺痛 生甘草梢
肌熱有痰 須用黃芩
虛熱有汗 須用黃芪地骨皮知母
虛熱無汗 用牡丹皮地骨皮
潮熱有時 黃芩午加黃連未加石膏申加柴胡酉加升麻辰戌加羌活夜加當歸
自汗盜汗 須用黃芪麻黃根
驚悸恍惚 須用茯神
一切氣痛 調胃香附木香破滯氣青皮枳殼泄氣牽牛蘿蔔子助氣木香藿香補氣人參黃芪

冷氣草蔻丁香
一切血痛 活血補血當歸阿膠川芎甘草
涼血生地黃破血桃仁紅花蘇木茜根延胡索郁李仁止血髮灰棕灰
上部見血 須用防風牡丹皮剪草天麥虋冬爲使
中部見血 須用黃連芍藥爲使
下部見血 須用地楡爲之使
新血紅色 生地黃炒巵子
陳血瘀色 熟地黃
諸瘡痛甚 苦寒爲君黃芩黃連佐以甘草詳上下用根梢及引經藥○十二經皆用連翹○知
母生地黃酒洗爲用○參芪甘草當歸瀉心火助元氣止痛○解結用連翹當歸藁本○活血去血用蘇
木紅花牡丹皮○脈沈病在裏宜加大黃利之○脈浮爲表宜行經芩連當歸人參木香檳榔黃蘗澤瀉
○自腰已上至頭者加枳殼引至瘡所○加鼠黏子出毒消腫○加肉桂入心引血化膿○堅不潰者加

王瓜根。黃藥子。三稜。莪蒁。昆布。

上身有瘡 須用黃芩。防風。羌活。桔梗。上截黃連。下身黃檗。知母。防風。用酒水各半煎。○引藥入瘡。用皂角鍼。

下部痔漏 蒼朮。防風爲君。甘草。芍藥佐之。詳證加減。

婦人胎前 有病。以黃芩。白朮安胎。然後用治病藥。發熱及肌熱者。芩。連。參。芪。腹痛者。白芍。甘草。

產後諸病 忌柴胡。黃連。芍藥。渴去半夏。加白茯苓。喘嗽去人參。腹脹去甘草。血痛加當歸。桃仁。

小兒驚搐 與破傷風同。

心熱 搖頭咬牙。額黃。黃連。甘草。導赤散。

肝熱 目眩。柴胡。防風。甘草。瀉青丸。

脾熱 鼻上紅。瀉黃散。

肺熱 右腮紅。瀉白散。

腎熱 額上紅。知母。黃檗。甘草。

陳藏器諸虛用藥凡例

夫衆病積聚。皆起於虛也。虛生百病。積者五臟之所積。聚者六腑之所聚。如斯等疾。多從舊方。不假增損。虛而勞者。其弊萬端。宜應隨病增減。古之善爲醫者。皆自採藥。審其體性所主。取其時節早晚。早則藥勢未成。晚則盛勢已敗。今之爲醫。不自採藥。且不審節氣早晚。又不知冷熱消息。分兩多少。徒有療病之名。永無必愈之效。此實浮惑。聊復審其冷熱。記增損之主爾。

虛勞頭痛復熱加 枸杞。葳蕤

虛而欲吐加 人參

虛而不安亦加 人參

虛而多夢紛紜加 龍骨

虛而多熱加 地黃。牡蠣。地膚子。甘草。

虛而冷加 當歸。芎藭。乾薑。

虛而損加 鍾乳。棘刺。蓯蓉。巴戟天。

虛而大熱加 黃芩。天虋冬。

虛而多忘加 茯神。遠志。

虛而口乾加 麥虋冬。知母。

虛而吸吸加 胡麻。覆盆子。柏子仁。

虛而多氣兼微欬加 五味子。大棗。

虛而驚悸不安加 龍齒。沙參。紫石英。小草。若冷。則用紫石英。小草。若客熱。卽用沙參。龍齒。不冷不熱。皆用之。

虛而身強腰中不利加 磁石。杜仲。

虛而多冷加 桂心。吳茱萸。附子。烏頭。

虛而勞小便赤加 黃芩

虛而客熱加 地骨皮。白水黃芪。白水地名。

虛而冷加 隴西黃芪

虛而痰復有氣加 生薑。半夏。枳實。

虛而小腸利加 桑螵蛸。龍骨。雞膍胵。

虛而小腸不利加 茯苓。澤瀉。

虛而損溺白加 厚朴

髓竭不足加 生地黃。當歸。

肺氣不足加 天虋冬。麥虋冬。五味子。

心氣不足加 上黨參。茯神。菖蒲。

肝氣不足加 天麻。川芎藭。

脾氣不足加 白朮。白芍藥。益智。

腎氣不足加 熟地黃。遠志。牡丹皮。

膽氣不足加 細辛。酸棗仁。地榆。

神昏不足加 硃砂。預知子。茯神。

張子和汗吐下三法

人身不過表裏，氣血不過虛實。良工先治其實，後治其虛；麤工或治實，或治虛；謬工則實實虛虛；惟庸工能補其虛，不能治其實。舉世不省其誤，此余所以著三法也。夫病非人身素有之物，或自外入，或自內生，皆邪氣也。邪氣中人，去之可也，攬而留之可乎？留之輕則久而自盡，甚則久而不已，更甚則暴死矣。若不去邪而先以補劑，是盜未出門而先脩室宇，眞氣未勝而邪已橫騖矣。惟脈脫下虛、無邪無積之人始可議補。爾他病惟先用三法攻去邪氣，而元氣自復也。

素問一書言辛甘發散、淡滲泄爲陽，酸苦鹹涌泄爲陰。發散歸于汗，涌歸于吐，泄歸于下。滲爲解表，同于汗；泄爲利小便，同于下。殊不言補。所謂補者，辛補肝，鹹補心，甘補腎，酸補脾，苦補肺。更相君臣佐使，皆以發腠理，致津液，通氣血而已。非今人所用溫燥邪僻之補也。蓋草木皆以治病，病去則五穀果菜肉皆補物也。猶當辨其五臟所宜，毋使偏傾可也。若以藥爲補，雖甘草、苦參，久服必有偏勝，增氣而夭之慮，況大毒有毒乎？是故三法猶刑罰也，粱肉猶德教也。治亂用刑，治治用德，理也。余用三法，常兼衆法，有按有蹻，有揃有導，有減增，有續止。醫者不得余法而反誣之，哀哉！如引涎、漉涎、取嚏、追淚，凡上行者，皆吐法也。蒸、渫、洗、熨、烙、鍼、刺、砭、射、導引、按摩，凡解表者，皆汗法也。催生、下乳、磨積、逐水、破經、泄氣，凡下行者，皆下法也。天之六氣，風寒暑濕燥火，發病多在上；地之六氣，霧露雨雪水泥，發病多在乎下；人之六味，酸苦甘辛鹹淡，發病多在乎中。發病者三，出病者亦三。風寒之邪，結搏于皮膚之間，滯于經絡之內，留而不去，或發痛注麻痹、腫癢拘攣，皆可汗而出之。痰飲宿食在胷膈，爲諸病，皆可涌而出之。寒濕固冷，火熱客下焦，發爲諸病，皆可泄而出之。吐中有汗，下中有補。經云：知其要者，一言而終，是之謂也。

吐法 凡病在胷膈中脘已上者，皆宜吐之。考之本草，吐藥之苦寒者，瓜蒂、巵子、茶末、豆豉、黃連、苦參、大黃、黃芩；辛苦而寒者，常山、藜蘆、鬱金；甘而寒者，桐油；甘而溫者，牛肉；甘苦而寒者，地黃、人參蘆；苦而溫者，青木香、桔梗蘆、遠志、厚朴；辛苦而溫者，薄荷、芫花、菘蘿；辛而溫者，蘿蔔子、穀精草、葱根鬚、杜衡、皁莢；辛而寒者，膽礬、石綠、石青；辛而溫者，蠍梢、烏梅、烏頭附子尖、輕粉；酸而寒者，晉礬、綠礬、虀汁；酸而平者，銅綠；甘酸而平者，赤小豆；酸而溫者，飯漿；鹹而寒者，青鹽、滄鹽、白米飲；甘而寒者，牙消；辛而熱者，砒石。諸藥惟常山膽礬瓜蒂有小毒藜蘆芫花烏附砒石有大毒他皆吐藥之無毒者凡用法先宜少服不涌漸加之仍以雞羽撩之不出以虀投之不吐再投且投且探無不吐者吐至瞑眩愼勿驚疑但飲冰水新水立解強者可一吐而安弱者作三次吐之吐之次日有頓快者有轉甚者引之未盡也俟數日再吐之吐後不禁物惟忌飽食酸鹹硬物乾物油肥之物吐後心火既降陰道必強大禁房室悲憂病人既不自責必歸罪于吐法也不可吐者有八性剛暴好怒喜淫者病勢已危老弱氣衰者自吐不止者陽敗血虛者吐血咯血衄血嗽血崩血溺血者病人粗知醫書不辨邪正者病人無正性反復不定者左右多嘈雜之言者皆不可吐吐則轉生他病反起謗端雖懇切求之不可強從也

汗法風寒暑溼之邪入于皮膚之間而未深欲速去之莫如發汗所以開玄府而逐邪氣也然有數法有溫熱發汗寒涼發汗熏漬發汗導引發汗皆所以開玄府而逐邪氣也以本草校之荊芥薄荷白芷陳皮半夏細辛蒼朮天麻生薑葱白皆辛而溫者也蜀椒胡椒茱萸大蒜皆辛而熱者也青皮防已秦艽其辛而平者乎麻黃人參大棗其甘而溫者乎葛根赤茯苓其甘而平者乎桑白皮其甘而寒者乎防風當歸其甘辛而溫者乎官桂桂枝其甘辛而大熱者乎厚朴桔梗其苦而溫者乎黃芩知母枳實苦參地骨皮柴胡前胡其苦而寒者乎羌活獨活其苦辛而微溫者乎升麻其苦甘且平者乎芍藥其酸而微寒者乎浮萍其辛酸而寒者乎凡此皆發散之屬也善擇者當熱而熱當寒而寒不善擇者反此則病有變也發汗中病則止不必盡劑凡破傷風小兒驚風飧泄不止酒病火病皆宜汗之所謂火鬱則發之也

下法積聚陳莝于中留結寒熱于內必用下之陳莝去而腸胃潔癥瘕盡而營衛通下之者所以補之也庸工妄投當寒反熱當熱反寒故謂下爲害也攻以本草下之寒者戎鹽之鹹犀角之酸鹹滄鹽澤瀉之甘鹹枳實之苦酸膩粉之辛澤漆之苦辛杏仁之苦甘下之微寒者豬膽之苦下之大寒者牙消之甘大黃牽牛瓜蒂苦瓠牛膽藍汁羊蹄根苗之苦大戟甘遂之苦甘朴消芒消之苦鹹下之溫者檳榔之辛芫花之苦辛石蜜之甘皁角之辛鹹下之熱者巴豆之辛下之涼者豬羊血之鹹下之平者郁李仁之酸桃花之苦皆下藥也惟巴豆性熱非寒積不可輕用妄下則使人津液涸竭留毒不去胷熱口燥轉生他病也其不可下者凡四洞泄寒中者表裏俱虛者厥而唇青手足冷者小兒病後慢驚者誤下必致殺人其餘大積大聚大痞大秘大燥大堅非下不可但須寒熱積氣用之中病則止不必盡劑也

病有八要六失六不治註見神農名例

藥對歲物藥品

立冬之日菊卷柏先生爲陽起石桑螵蛸使凡十物使主二百草爲之長○立春之日木蘭射干**先生爲柴胡半夏使主頭痛四十五節○立夏之日蜚蠊先生爲人參茯苓使主腹中七節保神守中○夏至之日豕首茱萸先生爲牡蠣烏喙使主四肢三十二節○立秋之日白芷防風先生爲細辛蜀漆使主胸背二十四節**禹錫曰五條出藥對中義旨淵深非俗所究而是主統之本故載之時珍曰此亦素問歲物之意出上古雷公藥對中而義不傳爾按楊愼卮言云白字本草相傳出自神農今觀其中如腸鳴幽幽勞極洒洒髮髲仍自還神化及此五條文近素問決非後世醫所能爲也此文以立冬日爲始則上古以建子爲正也

神農本草經目錄

時珍曰：神農古本草凡三卷，三品共三百六十五種。首有名例數條。至陶氏作別錄，乃拆分各部，而三品亦移改，又拆出青葙、赤小豆二條，故有三百六十七種。逮乎唐、宋，屢經變易，舊制莫考。今又併入已多，故存此目，以備考古云耳。

上品藥一百二十種

丹砂 雲母 玉泉 石鍾乳
礬石 消石 朴消 滑石
空青 曾青 禹餘糧 太一餘糧
白石英 紫石英 五色石脂 菖蒲
菊花 人參 天蘴冬 甘草
乾地黃 朮 菟絲子 牛膝
茺蔚子 女萎 防葵 麥蘴冬
獨活 車前子 木香 薯蕷
薏苡仁 澤瀉 遠志 龍膽
細辛 石斛 巴戟天 白英
白蒿 赤箭 菴閭子 菥蓂子
蓍實 赤芝 黑芝 青芝
白芝 黃芝 紫芝 卷柏
藍實 蘼蕪 黃連 絡石
蒺藜子 黃芪 肉蓯蓉 防風
蒲黃 香蒲 續斷 漏蘆
天名精 決明子 丹參 飛廉
五味子 旋花 蘭草 蛇牀子
地膚子 景天 茵蔯蒿 杜若
沙參 徐長卿 石龍芻 雲實
王不留行 牡桂 菌桂 松脂
槐實 枸杞 橘柚 柏實
茯苓 榆皮 酸棗 乾漆
蔓荊實 辛夷 杜仲 桑上寄生
女貞實 蕤核 藕實莖 大棗
蓶萄 蓬蘽 雞頭實 胡麻
麻蕡 冬葵子 莧實 白冬瓜子
苦菜 龍骨 麝香 熊脂
白膠 阿膠 石蜜 蜂子
蜜蠟 牡蠣 龜甲 桑螵蛸

中品藥一百二十種

雄黃 雌黃 石硫黃 水銀
石膏 慈石 凝水石 陽起石
理石 長石 石膽 白青
扁青 膚青 乾薑 枲耳實
葛根 栝樓 苦參 茈胡
芎藭 當歸 麻黃 通草
芍藥 蠡實 瞿麥 玄參
秦芁 百合 知母 貝母
白芷 淫羊藿 黃芩 石龍芮
茅根 紫菀 紫草 茜根
敗醬 白鮮皮 酸漿 紫參
藁本 狗脊 萆薢 白兔藿
營實 白薇 薇銜 翹根
水萍 王瓜 地榆 海藻
澤蘭 防己 牡丹 款冬花
石韋 馬先蒿 積雪草 女菀
王孫 蜀羊泉 爵牀 巵子
竹葉 櫱木 吳茱萸 桑根白皮
蕪荑 枳實 厚朴 秦皮
秦椒 山茱萸 紫葳 豬苓
白棘 龍眼 木蘭 五加皮
衞矛 合歡 披子 梅實
桃核仁 杏核仁 蓼實 葱實
薤 假蘇 水蘇 水靳
髮髲 白馬莖 鹿茸 牛角鰓
羖羊角 牡狗陰莖 羚羊角 犀角
牛黃 豚卵 麋脂 丹雄雞
鴈肪 鼈甲 鮀魚甲 蠡魚
鯉魚膽 烏賊魚骨 海蛤 文蛤
石龍子 露蜂房 蚱蟬 白殭蠶

下品藥一百二十五種

孔公孽　殷孽　鐵粉　鐵落
鐵　鉛丹　粉錫　錫鏡鼻
代赭　戎鹽　大鹽　鹵鹹
青琅玕　礜石　石灰　白堊
冬灰　附子　烏頭　天雄
半夏　虎掌　鳶尾　大黃
葶藶　桔梗　莨菪子　草蒿
旋覆花　藜蘆　鉤吻　射干
蛇含　常山　蜀漆　甘遂
白斂　青葙子　雚菌　白及
大戟　澤漆　茵芋　貫眾
蕘花　牙子　羊躑躅　芫花
姑活　別羇　商陸　羊蹄
萹蓄　狼毒　鬼臼　白頭翁
羊桃　女青　連翹　石下長卿
䕡茹　烏韭　鹿藿　蚤休
石長生　陸英　藎草　牛扁
夏枯草　屈草　巴豆　蜀椒
皁莢　柳華　楝實　郁李仁
莽草　雷丸　梓白皮　桐葉
石南　黃環　溲疏　鼠李
松蘿　藥實根　蔓椒　欒華
淮木　大豆黃卷　腐婢　瓜蒂
苦瓠　六畜毛蹄甲　燕屎　天鼠屎
鼴鼠　伏翼　蝦蟇　馬刀
蟹　蛇蛻　猬皮　蠮螉
蜣蜋　蛞蝓　白頸蚯蚓　蠐螬
石蠶　雀甕　樗雞　斑蝥
螻蛄　蜈蚣　馬陸　地膽
螢火　衣魚　鼠婦　水蛭
木虻　蜚虻　蜚蠊　䗪蟲
貝子

宋本草舊目錄

李時珍曰：舊目不錄可也。錄之所以存古蹟也，又以見三品之混亂，不必泥古也。

新舊藥合一千八十二種

三百六十種神農本經（白字）

一百八十二種名醫別錄（墨字）

一百一十四種唐本先附

一百三十三種今附（開寶所附）

一百九十四種有名未用　八十二種新補

一十七種新定（已上皆宋嘉祐本草所定者）

四百八十八種陳藏器餘　二種唐本餘

一十三種海藥餘　八種食療餘

一百種圖經外類（已上皆唐慎微續收補入者）

玉石部　上品七十三種　中品八十七種　下品九十三種

草部　上品之上八十七種　上品之下五十三種　中品之上六十二種　中品之下七十八種　下品之上六十二種　下品之下一百五種

木部　上品七十二種　中品九十二種　下品九十九種

人部　三品二十五種

獸部　上品二十種　中品一十七種　下品二十一種

禽部　三品五十六種

蟲魚部　上品五十種　中品五十六種　下品八十一種

果部　三品五十三種
米穀部　上品七種　中品二十三種　下品一十八種
菜部　上品三十種　中品一十三種　下品二十二種
有名未用　一百九十四種
圖經外類　一百種

本草綱目第二卷終

本草綱目主治第三卷上

百病主治藥上

本草綱目第三卷上

百病主治藥上

諸風有中臟中腑中經中氣痰厥痛風破傷風痲痺

吹鼻 皂莢末 細辛末 半夏末 梁上塵 葱莖

插鼻耳

熏鼻 巴豆烟 蓖麻烟 黃芪湯

擦牙 白梅肉 南星末 蜈蚣末 蘇合丸 白礬

鹽 龍腦南星

吐痰 藜蘆或煎或散 皂莢末酒服 食鹽煎湯 人參蘆或煎或散 瓜蒂

赤小豆齏汁調服 萊菔子擂汁 桐油掃入 桔梗蘆為末湯服二錢 牙皂

萊菔子為末煎服 附子尖研末茶服 牛蒡子末羌活酒服 常山末水煎

醋蜜和服 膽礬末醋調灌 牙皂生礬末水服 大鰕煮熟食鰕飲汁探吐

苦茗茶探吐 石綠醋糊為丸每化一丸 砒霜研末湯服少許 地松搗汁 豨薟搗汁

離鬲草汁 芭蕉油汁 石胡荽汁 三白草汁 蘇枋木煎酒調乳香末二錢服治男女中風口噤立吐惡物出 橘紅一斤熬逆流水一盌服乃吐痰聖藥也

貼喎 南星末薑汁調貼 蓖麻仁搗貼 炒石灰醋調貼 烏頭末龜血調貼 雞冠血 蝸牛搗貼 生鹿肉切貼 鮎魚尾切貼 皂角末醋調貼 伏龍肝鼈血調貼 鱓魚血 蚯蚓搗貼 寒食麪醋貼 桂末水調貼 馬膏桂酒 大麥麪栝樓汁調 蟹膏貼 衣魚摩之 蜘蛛向火摩之 牛角䚡炙熨 水牛鼻火炙熨之 大蒜膏貼合谷穴 巴豆貼手掌心

各經主治 藁本手太陽 羌活足太陽 白芷手陽明 葛根足陽明

黃芪手少陽 柴胡足少陽 防風手太陰 升麻足太陰 細辛手少陰

獨活足少陰 芎藭手足厥陰

發散 麻黃發散賊風風寒風熱風溼身熱麻痺不仁熬膏服之治風病取汗 荊芥散風熱祛表邪清頭目行瘀血主賊風頑痺喎斜同薄荷熬膏服治偏風研末童尿酒服治產後中風神效

薄荷治賊風散風熱風寒利關節發毒汗為小兒風涎要藥 葛根發散肌表風寒風熱止渴

白芷解利陽明及肺經風寒風熱皮膚風痺瘙癢利九竅表汗不可缺之 升麻發散陽明風邪

葱白散風寒風熱風溼身痛 生薑散風寒風溼 桂枝治一切風冷風溼骨節攣痛解肌開腠理抑肝氣扶脾土熨陰痺 黃荊根治肢體諸風心風頭風解肌發汗 鐵線草治男女諸風產後風發出黏汗 水萍治熱毒風溼麻痺左癱右瘓三十六風蜜丸酒服取汗治風熱瘙癢煎水浴取汗

風寒風溼草部 羌活一切風寒風溼不問久新透關利節為太陽厥陰少陰要藥 防風三十六般風去上焦風邪頭目滯氣經絡留溼周身骨節痛除風去溼仙藥 藁本一百六十惡風頭面身體風溼手足嚲曳 石菖蒲浸酒服治三十六風一十二痺主骨痿丸服治中風溼痺不能屈申 豨薟治肝腎風氣麻痺癱緩諸病九蒸九曬丸服 枲耳大風溼痺毒在骨髓為末

木服或丸服百日病出如癘如疥如駁起皮亦可釀酒**牛蒡根**風毒緩弱浸酒服○老人中風口目瞤動風溼久痹筋攣骨痛一二十年風疾病**茵蔯蒿**風溼攣縮釀酒服○浴風痹**白朮**逐風溼舌本強消痰益胃**蒼朮**大風㿗痹筋骨軟弱散風除溼解鬱○汁釀酒治一切風溼筋骨痛**車前子**　**水蓼**　**陸英**　**飛廉**　**忍冬**　**坐拏草**　**蒴藋**　**伏牛花**　**石南藤**　**百靈藤**酒　**青藤**酒　**鉤吻**並主風邪溼痹骨痛拘攣**防己**中風溼不語拘攣口目喎斜瀉血中溼熱**茵芋**年久風溼痹痛拘急軟弱**艾葉**炙諸風口噤○浴風溼痲痹**白附子**諸風冷氣失音頭面遊風足弱無力○風喎同殭蠶全蠍研末酒服**附子**　**烏頭**　**天雄**並主風溼痰氣痲痹拘攣不遂通經絡開氣道燥溼痰**草烏頭**惡風冷痰癱緩年久痲痹**芫花**毒風冷痰四肢拘攣**羊躑躅**賊風走皮中淫淫痛○風溼痹痛不遂言蹇酒蒸爲末牛乳酒服亦效**蓖麻子油**酒煮日服治偏風不遂○作膏通關拔風邪出外〔穀菜〕**大豆**炒焦投酒中飲主風痹癱緩口噤口喎破傷中風產後風痙頭風○煮食治溼痹膝痛○醋蒸臥治四肢攣縮**豆豉**浸酒治膝攣不遂骨痛**大豆黃卷**　**巨勝**釀酒治風痹痛**痲仁**骨髓風毒痛不能動炒香浸酒飲**痲勃**一百二十種惡風黑色遍身苦痹攣**麥麩**醋蒸熨風溼痹痛**薏苡**久風溼痹筋急拘攣亦煮酒服**茄子**腰腳風血積冷筋攣痛煎汁熬膏入粟粉麝香硃砂丸服〔果木〕**秦椒**治風溼痹**蜀椒**大風肉枯生蟲遊走痹痛死肌寒熱腰腳不遂散寒除溼爲丸**吳茱萸**煎酒治頑風痹癢○同薑豉煎酒冷服取汗治賊風口喎不語**柏葉**釀酒**松節**酒**秦皮**風寒溼痹**五加皮**名追風使治一切風溼痿痹攣急宜釀酒**皂莢**通關節搜肝風瀉肝氣**蔓荊實**除賊風搜肝氣筋骨間寒溼痹頭旋腦鳴**欒荊子**大風諸風不遂〔蟲部〕**蠶砂**風緩頑痹不隨炒浸酒服亦蒸熨**蠍**半身不遂抽掣口目喎斜研入麝香酒服**竹蝨**半身不遂同麝香浸酒服出汗〔鱗介〕**守宮**中風癱緩同諸藥煎服**鯪鯉甲**中風癱緩寒熱風痹及風溼強直痛不可忍**烏蛇**酒**白花蛇**酒**蚺蛇**酒○並主賊風頑痹痛癢大風瘡癬有蟲**鱓魚**逐十二風邪溼氣作臛取汗**水龜**釀酒主大風緩急拘攣煮食除風痹痛〔禽部〕**雞屎白**炒研豆淋酒服主風寒溼痹口噤不省人事**五靈脂**散血活血引經有功○癱緩熱酒服二錢○風冷痹痛同乳沒川烏丸服**鴈肪**　**鵜鶘油**主風痹透經絡引藥氣入內〔獸部〕**羊脂**賊風痿痛腫痛徹毒氣引藥入內**熊脂**風痹**青羖羊角**炒研酒服治風痰恍惚悶絕復甦**驢毛**骨中一切風炒黃浸酒服取汗**貍骨**一切遊風**羊脛骨**酒**虎脛骨**酒○並主諸風注痛〔金石〕**雄黃**除百節中大風搜肝氣**金牙石**一切腰腳不遂火煅酒淬飲**河砂**風溼頑痹冷風癱緩曬熱坐之冷即易取汗**鼠壤土**蒸熨中風冷痹偏枯死肌

風熱溼熱

〔草部〕**甘草**瀉火利九竅百脈**黃芩**　**黃連**　**菊花**　**秦艽**並治風熱溼熱**玄參**　**大青**　**苦參**　**白鮮皮**　**白頭翁**　**白英**　**青葙子**　**敗醬**　**桔梗**並治風熱**大黃**蕩滌溼熱下一切風熱**柴胡**治溼痹拘攣平肝膽三焦包絡相火少陽寒熱必用之藥**升麻**去皮膚肌肉風熱**白薇**暴中風身熱腹滿忽忽不知人**龍葵**治風消熱令人少睡**麥虋冬**清肺火止煩熱**天虋冬**風溼偏痹及熱中風**牡丹皮**寒熱中風瘛瘲驚癇煩熱手足少陰厥陰

四經伏火
鈎藤 肝風心熱大人頭眩小兒十二驚癇
紫葳及莖葉 熱風遊風風刺
蒺藜 諸風瘙癢大便結
【穀果】
胡麻 久食不生風熱風病人宜食之
綠豆 浮風風疹
白扁豆 行風氣除溼熱
茶茗 中風昏憒多睡
梨汁 除風熱不語○葉亦作煎
【木部】
槐實 氣熱煩悶
枝 釀酒治大風痿痺
白皮 治中風皮膚不仁身直不得屈申煎酒及水服
膠 一切風熱口噤筋攣四肢不收頑痺周身如蟲行
側柏葉 凡中風不省口噤手足嚲曳便取一握同葱白擣酒煎服能退風和氣不成廢人
花桑枝 炒香煎飲治風氣拘攣身體風疹久服終身不患偏風
葉 煎酒治一切風蒸罨風痛出汗○
白楊皮 毒風緩弱氣在皮膚中浸酒服
皂莢子 疎導五臟風熱丸服治腰腳風痛不能行
巵子 去熱毒風除煩悶
黃蘗皮 腎經風熱
地骨皮 腎家風溼痺
檉葉 遠近一切風煎汁和竹瀝服
荆瀝 除風熱開經絡導痰涎日飲之
竹瀝 暴中風痺大熱煩悶失音不語子冒風痓破傷風噤養血清痰並宜同薑汁飲之
竹葉 痰熱中風不語煩熱
天竹黃 諸風熱痰涎失音不語
【蟲獸】
蟬花 一切風熱瘙癢
犀角 大熱風毒毷氉煩悶中風失音
羚羊角 一切熱毒風溼注伏在骨間及毒風卒死子癇痓疾
【金石】
石膏 風熱煩躁
鐵華粉 平肝除風熱
鐵落 **勞鐵**
赤銅 並除賊風反折燒赤浸酒飲

痰氣

【草部】
天南星 中風中氣痰厥不省人事同木香煎服○諸風口噤同蘇葉生薑煎服
半夏 消痰除溼○痰厥中風同甘草防風煎服
前胡 化痰熱下氣散風
旋覆花 風氣溼痺胸上痰結留飲○中風壅滯蜜丸服
香附子 心肺虛氣客熱行肝氣升降諸氣○煎湯浴風疹
木香 中氣不省人事研末服之行肝氣調諸氣
藿香 升降諸氣
蘇葉 散風寒行氣利肺
蘇子 治腰腳中溼氣風結治風順氣化痰利膈寬腸煮粥食○治風寒溼痺四肢攣急不能踐地
玄胡索 除風治氣活血通經絡
蘭葉 浴風痛俗名風藥
大戟 **甘遂** 並治經絡痰飲留滯麻痺隱痛牽引走注
威靈仙 治諸風宣通五臟去冷滯痰水利腰膝
牽牛子 除風毒下一切壅滯
【果木】
杏仁 頭面風氣往來煩熱散風降氣化痰○逐日生吞治偏風不遂失音不語肺中風熱
陳橘皮 理氣除溼痰
枳實 **枳殼** 大風在皮膚中如麻豆苦癢麻木破氣勝溼化痰
枳茹 漬酒服治中風身直及口僻目斜
檳榔 除一切風一切氣宣利臟腑
烏藥 治中風中氣氣順則風散氣降則痰下
龍腦香 入骨治骨痛散經絡壅滯
蘇合香 **安息香** 通諸竅臟腑一切不正之氣
【蟲獸】
麝香 入骨治風在骨髓○中風不省香油灌二錢
白殭蠶 散風痰酒服七枚治口噤發汗並一切風疰風疹
【金石】
鉛霜 墜中風痰痓
礬石 除風消痰

血滯

【草部】
當歸 **芎藭** 並主一切風一切氣一切虛破惡血養新血○蜜丸服治風痰行氣解鬱
丹參 除風邪留熱骨節痛四肢不遂破宿血生新血○漬酒飲治風毒足軟名奔馬草
芍藥 治風除血痺瀉肝安脾肺○風毒在骨髓痛同虎骨浸酒飲
地黃 逐血痺塡骨髓
茺蔚子 治風解熱○莖葉治血風痛
地榆 汁釀酒治風痺補腦
虎杖 煮酒治風在骨節間
薑黃 止暴風痛除風熱理血中之氣
紅藍花 治六十二種風及血氣痛○子煎服治女子中風煩渴
【穀菜】
麻仁 中風出汗下氣逐一切風和血脈
韭汁 肥白人中風失音
【果木】
桃仁 血滯風痺大便結○酒浸作丸治偏風
蘇枋木 男女中風口噤同乳香服
乳香 中風口噤燒烟熏口目喎斜活血止痛
【蟲獸】
蜜蠟 暴風身冷如癱化貼并裹手足
阿膠 男女一切

風病骨節痛不隨。醍醐酒服，治中風煩熱。野駝脂一切風疾，皮膚急痺。酒服并摩之。

風虛（草部）天麻主肝氣不足，風虛內作，頭運目眩，麻痺不仁，語言不遂，為定風神藥。黃芪風虛自汗，逐五臟惡血，瀉陰火，去虛熱。無汗則發，有汗則止。人參補元氣，定魂魄，止煩躁，生津液，消痰。沙參去皮肌浮風，宣五臟風氣，養肝氣。長松煮酒，治一切風虛。黃精補中，除風溼。葳蕤治中風暴熱，不能動搖，虛風溼毒，風溫自汗灼熱，一切虛乏。牛膝寒溼痿痺，拘攣膝痛，強筋，補肝臟風虛。石龍芮 骨碎補 巴戟天 狗脊 萆薢 菝葜 土茯苓 何首烏並主風虛風溼痺痛，軟弱，補肝腎，利關節。列當煮酒，去風血，補腰腎。白芨胃中邪氣，風痱不收，補肺氣。仙茅一切風氣，腰腳風冷，攣痺不能行，九蒸九曬，浸酒服。淫羊藿一切冷風攣急不遂，老人昏耄。○浸酒服，治偏風。

蛇牀子男女風虛，溼痺毒風，腰胯酸痛。○浴大風身癢。補骨脂風虛冷痺，骨髓傷敗。一切風氣痛，作丸服。菟絲子補肝風虛，利腰腳。覆盆子勞損風虛，補肝明目。石斛腳膝軟弱，久冷風痺。○酥浸蒸服，至一鎰，永不骨痛。絡石 木蓮葉 扶芳藤並主風血，暖腰腳。一切冷氣，浸酒飲。（菜果）薯蕷去冷風，頭面遊風，強筋骨，壯脾胃。栗腎虛腰腳無力，日食十顆。○栗楔，治筋骨風痛。松子諸風骨節風。（木部）松葉風痛腳痺，浸酒服，出汗。松節風虛久痺，骨節痛，能燥血中之溼。杜仲 海桐皮 山茱萸 枸杞子並主風虛腰腳痛。冬青子浸酒，去風虛。神木治周痺偏風，毒風不語。石南逐諸風腳弱。南燭熬膏，治一切風，強筋益氣。不彫木浸酒，去風氣，補虛。放杖木為風痺腎弱要藥。木天蓼釀酒，治風勞虛冷，有奇效。（石部）磁石周痺風溼，肢節中痛。

男女風虛，同白石英浸水煮粥食。白石英風虛冷痺，諸陽不足，燒淬酒飲。孔公孽風冷膝痺，同石斛浸酒飲。石腦 石鍾乳 陽起石 代赭石 禹餘糧 石硫黃並主風冷溼痺。雲母粉中風寒熱，如在舟車。海蠶諸風冷氣，虛勞。（禽獸）烏雞中風舌強，煩熱麻痺，酒煮食。練鵲浸酒飲，治風。麋角風虛冷痺，腰膝，壯陽。

痓風卽痙病，屬太陽、督脈二經。其證發熱口噤如癇，身體強直，角弓反張，甚則搐搦。傷風有汗者為柔痓。○傷寒溼無汗者為剛痓。○金瘡折傷，癰疽產後，俱有破傷風溼發痓之症。

風寒風溼（草部）麻黃 桂枝 朮並主風寒風溼痓。羌活風寒風溼，傷金瘡，癇痓。○產後中風，口噤不省人事，酒水煎服。葛根金瘡中風，寒發痓欲死，煮汁服，乾者為末。

荊芥散風溼風熱。○產後中風口噤，四肢強直，角弓反張，或搐搦欲死，為末，豆淋酒服，入童尿尤妙。防風主金瘡中風溼內痓。天南星打撲傷損，金瘡破傷風及傷溼，牙關緊急，角弓反張。同防風末，熱酒、小便調服，名玉真散，三服卽甦。○南星、半夏等分為末，薑汁、竹瀝灌服一錢，仍灸印堂。○口噤，生研，同薑汁或龍腦揩牙，名開關散。薇銜小兒破傷風口噤，同白附子末、薄荷酒服一字。細辛督脈為病，脊強而厥。防己除風溼，手足攣急。芍藥 芎藭一切風氣。當歸咯血內寒，中風痓，汗不出。○產後中風，不省，吐涎瘛瘲，同荊芥末，童尿酒服，下咽卽有生意。附子陰痓自汗。草烏破傷風病，同白芷、蔥白煎酒，取汗。威靈仙破傷風病，同獨蒜、香油擣服，取汗。（菜穀）大蒜產後中風，角弓反張不語，煎酒服，取汗，或煎水服。黑大豆破傷風溼，炒半熟，研，蒸，以酒淋汁服，取汗，仍傅瘡上下，亦同硃砂末酒服。（石部）雄黃破傷中風，同白芷煎酒服，取汗。（鱗介）

白花蛇破傷中風項強身直。同烏蛇蜈蚣末服。**土虺蛇**破傷中風口噤目斜。同地龍南星丸服。取汗。**守宮**破傷風病。同南星膩粉丸服。取汗。**龍齒**主諸痙。**鰾膠**破傷風搐強直。炒研同麝香蘇木酒服。仍封瘡口。○有表症。同蜈蚣末。煎羌活防風川芎湯服。○產後搐搦。乃風入子臟。與破傷風同。炒研。蟬蛻湯服三錢。**牡蠣**破傷溼病。口噤強直。酒服二錢。并傳之。〔蟲部〕**蜜蠟**破傷風溼如瘧。以熱酒化一塊服。與玉眞散對用。立效。**蠍**破傷中風。同天麻蟾酥爲丸。豆淋酒服。取汗。仍同麝香貼之。**蟾蜍**破傷風病。剝爛入花椒同酒炒熟。再入酒熱服。取汗。**蜈蚣**破傷中風。同蠍梢附子烏頭末。熱酒服一字。仍貼瘡上取汗。○研末摻牙。立甦。**殭蠶**口噤發汗。〔禽獸〕**雞子**癇痓。**雞屎白**破傷中風。產後中風。小兒臍風。口噤反張強直。瘛瘲。以黑豆同炒黃。用酒沃之。少頃溫服取汗。或入竹瀝。**野鴿屎**破傷風病傳入裏。炒研。同江鰾白殭蠶雄黃末。蒸餅丸服。**雀屎**破傷風瘡作白痂無血者。殺人最急。研末酒服五分。**鴨涎**小兒痙風反張。滴之。**黃明膠**破傷風。燒研。酒服取汗。**狐目**同上。神效無比。**狐肝** **狼屎中骨**破傷風。同蟬蛻桑花末。米飲服。**六畜毛蹄甲**癇痓。〔人部〕**手足爪甲**破傷中風。油炒熱酒服取汗便愈。○手足顫掉。加南星。

風熱溼熱〔金部〕**鐵落**炒熱淬酒飲。主賊風痙。〔草部〕**黃連**破傷風。煎酒入黃蠟化服。**地黃**產後風痙。取汁同薑汁絞浸。焙研酒服。〔果木〕**杏仁**金瘡及破傷中風。角弓反張。杵蒸絞汁服。并塗瘡上。仍以燭火炙之。取效。**槐膠** **桑瀝**破傷中風。和酒飲至醉。**篁葉**痙風。**竹瀝**去痰熱。子冒風痙。○金瘡中風。破傷中風。產後中風。小兒中風。發痙口噤。反張欲死。飲一二升。或入薑汁。**欒荊**狂痓。**蘇枋木**破傷中風。產後中風。爲末酒服三錢。立效。〔蟲獸〕**蟬蛻**破傷風病發熱。炒研酒服一錢。仍以葱涎調塗。去惡汗。○小兒臍風口噤。入全蠍輕粉。**羚羊角**子癇痙疾。**牛黃**熱痓。**烏牛屎**刺傷中風。熱飲一升。〔人部〕**人尿**痓風及產後風痓。入酒飲。**髮灰**大人痓。小兒驚。

〔外傳〕**貝母** **茅花**並金瘡傷風。**劉寄奴** **麥麪**同燒鹽。**白芋** **炒鹽** **鷺頭灰** **鼠灰** **亂髮灰**並傳。風入瘡中腫痛。**胡粉**主瘡入水溼腫痛。同炭灰傳。**煨葱**傳金瘡傷水。同乾薑黃藥煎水。洗諸瘡傷風水。**薤白** **韭葉**並主諸瘡中風寒及水溼腫痛。搗烘用之。冷即易。或加灸至水出。**箭笴漆**刮塗。**鯉魚目**灰。**鮎魚目**灰。並主刺瘡傷風及水。傳取汗出。**豬肉**乘熱貼之。連易三次。立消。**人耳塞**破傷中風或水。痛不可忍。封之。一夕水盡即安。〔洗浸〕**雞腸草**手足瘡傷水。**桑灰汁**瘡傷風水。入腹殺人。**自己尿**金瘡中風。日洗數次。〔熨灸〕**商陸**瘡傷水溼。擣汁熨之。冷即易。**蜀椒**諸瘡中風腫痛。和麪煨熨。**槐白皮**安瘡上。灸百壯。**桑枝**刺傷瘡犯露水。腫痛多殺人。炮熱烙之。冷即易。**黍穰** **青布** **牛屎** **白馬通** **羸屎**並主諸瘡傷風及水。腫痛欲死者。單燒熏。令水出盡愈。

項強

〔風溼〕**防風**凡腰痛項強。不可回頭。乃手足太陽症。必須用此。**荊芥**秋後作枕及鋪牀下。立春去之。**羌活** **白芷** **藁本** **薄荷** **菊花** **貝母**

癲癇

有風熱。有驚邪。皆兼虛與痰。

〔吐痰〕**瓜蒂** **藜蘆** **烏頭尖** **附子尖** **石膽** **石**

綠並吐癲癇暗風痰涎。芭蕉油暗風癇疾。眩運仆倒。飲之取吐。白梅擦牙追涎。或加白礬。
皂莢水浸。挼汁熬膏。入麝攤曬。每以一片化漿水。灌鼻取涎。
〔風熱驚痰〕〔草木〕羌活　防風　荊芥　薄荷　細辛
龍膽　防己　藁本　升麻　青黛　白鮮皮並主風熱驚癇。
百合　鴨跖草並主癲邪。狂叫身熱。釣藤卒癇。同甘草煎服。防葵癲癇狂走者。研末酒服。
莨菪子癲狂風癇。浸酒煎丸服。蛇含　紫菀　半夏並主風熱驚癇瘛瘲。
天南星風癇痰迷。九蒸九曬。薑汁丸服。鬱金失心風癲痰血絡聚心竅。同明礬丸。
甘遂心風癲癇。痰迷心竅。豬心煮食。黃連泄心肝火。去心竅惡血。苦參童尿浸汁釀酒飲。主三十年癇。
天虋冬風癲發則作吐。耳鳴引脇痛。爲末酒服。紫河車驚癇癲疾。搖頭弄舌。熱在腹中。
薇銜驚癇吐舌。附子暗風癇疾。同五靈脂末。豬心血丸服。蒼耳大風癇疾。
艾葉癲癇諸風。灸穀道正門當中。隨年壯。茯神　琥珀　雷丸
莽草　蔓荊子　木蘭皮並主風癲。驚邪狂走。苦竹筍　竹葉
竹瀝　天竹黃並主風熱痰涎。發癲狂癇疾。蘆薈小兒癲癇。蘇合香癇痓邪氣。
皂莢搜肝通肺。風癇五種。燒研。同蒼耳密陀僧丸服。蓖麻仁五種風痛。用黃連石膏煮食。
桑白皮驚癇客忤。瀉肺氣。桂心伐肝扶脾。蕪荑小兒蟲癇。發則惡痓昏搐。同漆灰水服。
紫葳花根葉久近風癇。酒服三錢。後梳髮漱水四十九口。愈。震燒木大驚失心。煮汁服。
〔金石〕丹砂豬心煮過。同茯神丸服。黃丹同白礬末服。黑鉛同水銀南星丸服。
密陀僧　金屑　銀屑　生銀　生鐵　鐵粉　鐵落　鐵精　鐵華粉　鐵漿、古鏡　珊瑚
紫石英　菩薩石　雄黃同丹砂研末丸服。雌黃同黃丹麝香丸服。
礬石同細茶丸服。慈石　玄石　石青　消石　青礞石
代赭石已上二十五味。並主風熱痰涎癲癇。水銀失心風。同藕節炒丸服。蛇黃暗風癇疾。火煅醋淬。末服。
伏龍肝狂癲風邪不識人。爲末水服。天子耤田三推犁下土驚悸癲邪。安神定魄。
〔蟲部〕蜂房　雀甕　蚯蚓　全蠍
蜈蚣　蜣螂　白殭蠶並主癲癇發搐。蠶退紙癲狂亂走。悲泣妄言。及風癇病。燒灰酒服。
蚱蟬癲病寒熱。小兒癇絕。不能言。衣魚小兒癇。同竹瀝煎酒服。
〔鱗介〕龍角　龍骨　龍齒癲疾狂走。五驚十二癇。白花蛇　烏蛇定癇搐。
蛇蛻蛇癇癲疾瘛瘲。搖頭弄舌。玳瑁熱癇。
〔禽部〕鴨涎癲癇發搐。鷹毛小兒佩之辟癇。
啄木鳥久年風癇。同荊芥煅服。烏鴉暗風癇疾。煅研入硃砂服。不過十日愈。○又煅研同蒼耳子胡桃服。
鴟頭癲癇眩冒。瘛瘲。同黃丹爲丸服。○肉亦可食。鴞肉食之主風癇。
鳳凰臺雞癇。癲癇發狂。水磨服。
〔獸部〕狗齒及糞中骨　白狗血並狗癇。
豚卵　豬屎並豬癇。羊齒　羊頭骨羊癇。羖羊角風癇燒灰酒服。
牛齒　牛屎中豆　牛拳木並牛癇。馬齒　馬目　馬懸蹄　馬繩索　野馬肉並馬癇。
驢乳心熱氣癇。驢脂酒服主狂癲不能語。不識人。
六畜毛蹄甲驚癇癲痓。牡鼠煎油主驚癇。羚羊角
犀角　犛牛角　象牙　牛黃　鮓荅　野豬黃及

膽　熊膽並主風熱癲癇　麝香　虎睛鼻　狐肝　狐肉並主癲癇恍惚歌笑。猴頭骨癲癇口噤。〔人部〕人髮癇痓。人胞煮食，治久癲失志。亦和藥作丸服。人魄磨水服，定癲狂。

風虛〔草部〕人參消胸中痰，治驚癇。○小兒風癇，同辰砂、蛤粉末，猪心血丸服。石菖蒲開心孔，通九竅，出音聲。爲末，猪心湯日服，治癲癇風疾。遠志安心志。天麻小兒風癇，善驚失志，補肝定風。蛇牀子　芍藥　牡丹　女萎並主驚癇，寒熱瘛瘲。當歸　芎藭　地黃並養血。縮砂　桔梗　香附並驚癇邪氣。萆薢緩關節老血，頭旋風癇。〔果木〕酸石榴小兒癇，釀蠍五枚，泥煅研，乳服五分。柏實定癇養血。〔蟲禽〕蜂蜜　雞子並癇痓。白雄雞及腦癲邪狂安。

卒厥

有尸厥　氣厥　火厥　痰厥　血厥　中惡　魘死　驚死

外治半夏　菖蒲　皂角　雄黃　梁上塵並主卒死、尸厥、魘死、客忤、中惡，爲末吹鼻。葱黃插入鼻中七八寸，及納下部。薤汁　韭汁並灌鼻。醋鬼擊卒死，灌少許入鼻。酒驚怖卒死，灌之，并吹兩鼻。乳香　安息香　樟木並燒煙熏之。雞冠血寢死中惡卒死，塗面及心，并納口鼻。東門上雞頭爲末，酒服。犬肉搨心上。青牛蹄魘死，安頭上，即甦。牛黃　麝香水服。熱湯忤惡卒死，隔衣熨腹，冷即易。井底泥臥忽不寤，勿以火照，但痛嚙足拇趾甲際，多唾其面，以泥塗目，令人垂頭于井中，呼之即甦。瓦甑魘死不寤，覆面打破之。鞋履臥時一仰一覆，則不魘。人尿中惡不醒，尿其面上即甦。燒人灰置枕中，辟魘寐。

內治女青諸卒死，擣末，酒灌，立活。菖蒲汁　蠡實根汁并灌之。南星　木香　附子同木香煎服。陳粟米卒得鬼打，擂水服。白薇婦人無故汗多，卒厥不省人事，名血厥。同當歸、人參、甘草煎服。巴豆鬼擊，同杏仁汁服取利。常山小兒驚忤，中惡卒死，同牡蠣煎服，吐痰。鹽膽水吐痰厥。燒尸場上土尸厥，泡湯灌。食鹽卒鬼擊，水灌并噀之。鍋底土魘寐死，末灌二錢，并吹鼻。白鴨血　白犬血　猪心血　尾血并灌之。犀角中惡鬼氣，卒死厥逆，口鼻出清血，須臾不救，似乎尸厥，但腹不鳴，心下暖，同麝香、朱砂末服二錢，即甦。羚羊角熱毒風攻注，中惡毒氣，卒不識人。狐膽人卒暴亡，即取溫水化灌，入喉即活，移時者無及。馬屎卒中惡死，絞汁灌之。白馬夜眼卒死尸厥，同尾燒丸服。褌襠　汗衫並中鬼昏厥，口鼻出血，燒灰湯服。鐵錐柄鬼打鬼排，中惡，和桃奴、鬼箭丸服。刀鞘鬼打，燒灰水服。

傷寒熱病

寒乃標，熱乃本。春爲溫，夏爲熱，秋爲癉，冬爲寒，四時天行爲疫癘。

發表〔草部〕麻黃　羌活太陽少陰。葛根　升麻　白芷陽明太陰。細辛少陰。蒼朮太陰。荊芥　薄荷　紫蘇並發四時傷寒不正之汗。香薷四時傷寒不正之氣，爲末，熱酒服，取汗。香附散時氣寒疫。艾葉時氣溫疫，煎服取汗。蒼耳葉發風寒頭痛汗。浮萍夾驚傷寒，同犀角、鈎藤末服，取汗。天仙藤治傷寒，同麻黃發汗。牛蒡根擣汁服，發天行時疾汗。〔穀菜〕豆豉治數種傷寒，同葱白發汗，通關節。○汗後不解，同鹽吐之。胡麻煎酒發汗。生薑　小蒜　葱白〔果木〕茗茶並發汗。杏仁同酢煎，發時行溫病汗。桃葉蒸臥，發傷寒汗。胡桃同葱、薑擂茶服，發汗。桂

枝太陽解肌　皁莢傷寒初起燒赤水服取汗○研汁和薑蜜服取汗　水石　百沸湯多飲
取汗　丹砂傷寒時氣始得一二日煮服取汗○塗身向火亦出汗　石膏陽明發熱解肌出汗
代赭石傷寒無汗同乾薑末熱醋調塗掌心合定暖臥取汗
攻裏　草部　大黃陽明太陰少陰厥陰燥熱滿痢諸症　栝樓實利熱實結胸　甘遂
寒實結胸　葶藶結胸狂躁　大戟　芫花脇下水飲　蕘花行水　蜀漆行水　千
里及主天行疫氣煮汁吐利　果木　桃仁下瘀血　巴豆寒熱結胸　蟲石　水蛭
蝱蟲下瘀血　芒消下痞滿燥結
和解　草部　柴胡少陽寒熱諸症○傷寒餘熱同甘草煎服　半夏　黃芩　芍
藥　牡丹　貝母　甘草並主寒熱　白朮　葳蕤　白薇
白鮮皮　防風　防己並主風溫風溼　澤瀉　秦艽　海
金沙　木通　海藻並主溼熱　黃連　大青　黃藥　白
藥　薺苨　船底苔　陟釐並主天行熱毒狂煩　知母　玄參
連翹　天虋冬　麥虋冬　栝樓根並主熱病煩渴　前胡
惡實　射干　桔梗並主痰熱咽痛　蕙草　白頭翁熱痢　五
味子　苦參熱病狂邪不避水火蜜丸服　龍膽草傷寒發狂末服二錢　青黛
陽毒發斑及天行頭痛寒熱水研服　地黃溫毒發斑熬黑膏服○同薄荷汁服主熱瘴昏迷　青
葙苗擣汁服大治溫癘○　蘘荷溫病初得頭痛壯熱擣汁服　蘆根傷寒內熱時疾煩悶
煮汁服　葎草汗後虛熱杵汁服　蛇莓傷寒大熱杵汁服　番木鼈熱病磨汁服

虎杖時疫流毒攻手足腫痛欲斷煮汁漬之　含水藤天行時氣煩渴　穀部　黑大豆
疫癘發腫炒熱同甘草煎服　豆豉傷寒頭痛寒熱瘴氣及汗後不解身熱懊憹同巵子煎服○餘
毒攻手足煎酒服○暴痢同薤白煎服　赤小豆除溼熱　薏苡仁風溼痛　粳米
煩熱　餳建中　麻子脾約祕結　菜部　百合百合病　葱白少陰下利　乾薑痞溼及下
利　茄子溫疾　菾菜汁解時行壯熱　生瓜菜汁解陽毒壯熱頭痛　果部　大
棗和營衛　杏仁利肺氣　桃仁行血　烏梅煩渴及蚘厥　橘皮嘔噦痰氣　檳
榔傷寒痞滿結胸末服　馬檳榔傷寒熱病每嚼數枚水吞　梨汁熱毒煩渴○木皮傷寒溫
疫○同甘草秫米鍋煤服　芰實傷寒積熱　吳茱萸厥陰頭痛多涎　蜀椒陰毒時氣及蚘
厥　鹽麩子天行寒熱　木部　巵子煩熱懊憹　黃蘗熱毒下利及吐血　厚朴滿痞
頭痛　枳殼痞滿　枳實滿實　竹葉煩熱　竹茹溫氣寒熱　秦皮熱痢　梓白皮
時行溫病壯熱發黃煎服　桐木皮傷寒發狂煎服取吐下　櫸木皮時行頭痛熱結在腸
胃　柳葉天行熱病　楝實溫疾傷寒大熱煩狂　李根白皮奔豚　茯苓行溼利小
便　豬苓熱渴水逆小便不利　水土　臘雪解傷寒時氣溫疾大熱　冬霜解傷寒內熱
夏冰陽毒熱盛置于膻中　涼水陽毒浸青布貼胸中　蚯蚓糞譫語狂亂涼水服　蜣
螂轉丸時氣煩熱絞汁服　梁上塵　釜底墨並主陽毒發狂斑　金石　黑
鉛傷寒毒氣　鉛丹火劫驚邪　古文錢時氣欲死煮汁入麝香服取吐或下　鐵粉陽毒
發狂同龍膽草磨刀水服　鐵鏵小兒百日傷寒壯熱燒赤淬水服　石膏傷寒頭痛如裂壯熱
如火解肌發汗陽明潮熱大渴○同黃連煎服治傷寒發狂　滑石解利四時一切傷寒同甘草末

服。凝水石時氣熱盛。雄黃傷寒欬逆，煎酒服。燒烟熏狐惑。食鹽傷寒寒熱。赤石脂　禹餘糧少陰下利。石蟹天時熱疾。（鱗介）龍骨火劫驚邪。下利不止。鼈甲陰毒。玳瑁熱結狂言。磨水服。牡蠣傷寒寒熱，自汗水結。及海蛤傷寒血結。同芒消、滑石、甘草服。文蛤傷寒大汗煩熱口渴，末服。貝子傷寒狂熱。（禽部）雞子傷寒發斑下痢。生吞一枚，治傷寒發狂煩躁。打破煮渾入漿啜之，治天行不解。井中浸冷，吞七枚，治妊娠時疾，安胎。雞屎白傷寒寒熱。（獸部）豬膽少陽症熱渴，導大便不通。又豬膏傷寒時氣。溫水服一彈丸，日三。豬膚少陰咽痛。犀角傷寒熱毒發狂，發斑吐血下血。牛黃天行熱病。羚羊角傷寒熱在肌膚。牛角時氣寒熱頭痛。馬屎　羊屎　羊尿傷寒手足疼欲脫，並洗之。阿膠熱毒下痢。（人部）人尿少陰下痢，入白通湯。人屎大熱狂走，水漬。

服。人中黃研水。胞衣水並主熱病發狂，飲之。

【溫經】（草部）人參傷寒厥逆發躁，脈沈，以半兩煎湯調牛膽南星末服。壞症不省人事，一兩煎服，脈復即甦。夾陰傷寒，小腹痛，嘔吐厥逆，脈伏，同薑附煎服，即回陽。附子治三陰經症及陰毒。傷寒陰陽易病。蓼子女勞復，卵縮入腹絞痛，煮汁服。草烏頭陰毒，插入穀道中。（穀菜）黑大豆陰毒，炒焦投酒熱服，取汗。乾薑陰毒，同附子用，補中有發。韭根陰陽易病。蔥白陰毒，炒熱熨臍。芥子陰毒，貼臍發汗。（果部）蜀椒陰毒入湯浴用。胡椒陰毒，同蔥白、麝香和蠟作挺，插入莖內，出汗愈。吳茱萸陰毒，酒拌蒸熨足心。（木部）松節炒焦投酒服，治陰毒。烏藥子陰毒，炒黑，水煎服，取汗。青竹皮女勞復，外腎腫，腹中絞痛，水煎服。皂莢仁陰毒。（石禽）雄黃陰毒，入湯藥。消石　石硫黃陰毒。二味爲末，服三錢，取汗。硫黃

同巴豆丸服，治陰陽二毒。太陰玄精石陰毒，正陽丹用之。雞屎白陰毒，同黑豆、亂髮、地膚子炒焦，入酒服，取汗。鴿屎陰毒炒焦，酒服取汗。（獸人）鼠屎陰易腹痛，同韭根煮汁服，取汗。豚卵陰陽易病，小腹急痛，熱酒吞二枚。麝香陰毒。男女爪甲陰陽易病，同中衣襠，燒灰酒服。婦人陰毛陰陽易病，卵縮欲死，燒灰，以洗陰水服。（服器）褌襠女勞復及陰陽易，燒灰水服。下裳帶燒服，病免勞復。月經衣燒末，水服。

食復勞復（草部）麥虋冬傷寒後小勞復作發熱，同甘草、竹葉、粳米煎服。胡黃連勞復，同巵子丸服。蘆根勞復食復，煮汁服。（穀果）飯傷寒多食，復作發熱，燒末飲服。麴食復，煮服。橘皮食復，水煎服。（木石）枳殼勞復發熱，同巵子、豉、漿水煎服。巵子食復發熱，上方加大黃。勞復發熱，同枳殼、豭鼠屎、蔥白煎服。胡粉食復勞復，水服少許。凝水石解傷寒勞

復。（介禽）鼈甲食復勞復，燒研水服。抱出雞子殼勞復，炒研湯服一合，取汗。（獸人）馬屎勞復，燒末，冷酒服。豭鼠屎　人屎勞復，燒灰酒服。頭垢勞復，含棗許，水下。洗手足水食復勞復，飲一合。（服器）頭巾勞復口渴，浸汁服。繳腳布勞復，洗汁服。砧上垢食復勞復，同病人足下土、鼠屎煎服。飯籮食復，燒灰水服。

瘟疫

【辟禳】（草部）蒼朮山嵐瘴氣，溫疾惡氣，弭災沴。燒烟熏，去鬼邪。升麻吐溫疫時氣毒癘。蒼耳爲末水服，辟惡邪，不染疫疾。虎耳擂酒服，治瘟疫。木香　辟虺雷　徐長卿　鬼督郵　藁本　女青　山柰　菝葜　葎草並辟毒疫，溫鬼邪氣。白茅香　茅香　蘭草並煎湯浴，辟疫氣。艾

納香 兜納香 蜘蛛香〔木部〕沉香 蜜香 檀香 降眞香 蘇合香 安息香 詹糖香 樟腦 返魂香 兜木香 皁莢 古廁木並燒之辟疫。釣樟葉置門上。烏藥 預知子 阿魏 乳香臘月二十四日五更取初汲水浸至元旦五更人嚼一塊，飲水三呷，一年無疫。松葉細切酒服，日三，能辟五年瘟。柏葉時氣瘴疫，社中東南枝爲末，日服。桃枝 桃橛 桃符並辟疫。桃仁茱萸青鹽炒過，每嚼一二十枚，預辟瘴癘。三歲陳棗核中仁常服百邪不干。〔穀菜〕椒柏酒元旦飲之。屠蘇酒辟瘟癘。黑豆布袋一斗，納井中一夜，取出，每服七粒，辟禳時氣。赤小豆除夕正月朔望投井中，辟瘟病。○正月七日囊盛置井中，三日取出，男吞七粒，女吞二七。○一年無病。○元旦向東吞三七粒，一年無疫。○立秋日向西吞七粒，不病痢。豉和白朮浸酒，常飲除瘟疫病。麻子仁除夜同小豆投井中，辟疫。穄米爲末水服，不染瘟疫。蒜時氣溫病，擣汁服。立春元旦作五辛盤食，辟溫疫。蔓菁立春後庚子日飲汁，一年免時疾。馬齒莧元旦食之，解疫氣。生薑辟邪。淡竹葉解疫。〔服器〕初病人衣蒸過，則一家不染。草繩度所住戶中壁，屈結之，則不染。〔水土〕半天河水飲之辟疫。東壁土 冢上土 石五月五日取埋戶外，一家不患時氣。〔石部〕丹砂蜜丸，太歲日平旦各吞三七丸，永無疫疾。陽起石解溫疫冷氣。婆娑石瘴疫熱悶頭痛。〔鱗介〕蚺蛇肉 鱊魚 鯢魚 牛魚 鮑魚頭灰 賁龜 珠鼈 蜆肉並食辟疫。〔禽獸〕雄雞冬至作腊，立春食之，辟疫。東門上雞頭辟疫禳惡。雄鵲冬至埋圊前，辟時疾溫氣。石燕肉炒，浸酒飲，辟溫疫嵐瘴。五靈脂辟疫。獺肉煮服，主疫氣溫病及牛馬疫。貍肉溫鬼毒氣，皮中如鍼刺。麝香 靈貓陰 雄狐屎燒之辟疫。馬骨及蹄佩之辟疫。貘皮寢之辟癘。

瘴癘〔草部〕升麻吐 釵子股吐 葛根 草犀 大黃溫瘴 附子冷瘴 恆山吐 芫花下 金絲草 錦地羅 千金藤 伏雞子根 解毒子 含水藤 千里及 肉豆蔻 蒼朮〔菜穀〕葱 茖葱 蒜 白菘 苦茄 豉 紅麴 燒酒〔果木〕茶 鹽麩子 檳榔 烏梅 大腹皮 安息香 蘇合香 阿魏 相思子吐〔石部〕丹砂 雄黃 砒石 婆娑石〔鱗部〕蚺蛇肉 鯪鯉甲 海豚魚作脯 海鷂魚燒服〔獸部〕豬血 豬屎 羖羊角 山羊肉 羚羊角 犀角 麝香 果然肉 猴頭骨及肉〔人部〕天靈蓋

暑有受暑中暍，受涼中暑。

中暍〔草部〕水蓼煮汁灌。胡麻炒黑，井水擂灌。寒食麪井水灌。〔菜果〕大蒜同道中熱土擣，水澄服。瓜蒂吐之卽省。〔水土〕熱湯布蘸熨心，卽甦，仍徐灌之。地漿灌。道中熱土壅臍上，令人溺于中，卽甦。車輦土澄水服。仰天皮新水調灌。熱瓦互熨心上。

清暑

〔草部〕**香薷**（解暑，利小便，有徹上徹下之功。夏月解表之藥，能發越陽氣，消散畜水。）**黃連**（酒煮丸服，主伏暑在心脾，發熱吐瀉痢渴諸病。）**石香薷**　**紫蘇葉**　**蒼朮**　**白朮**　**木通**　**車前**　**澤瀉**　**半夏**　**藿香**　**縮砂**

〔穀菜〕**白扁豆**　**薏苡仁**　**稷米**　**大蒜**

〔果木〕**木瓜**　**枇杷葉**　**赤茯苓**　**厚朴**　**豬苓**（並主傷暑有溼熱諸病。）**桂心**（解大暑毒。同茯苓丸服。○同蜜作渴水飲。）**黃蘗**（去溼熱，瀉陰火，滋腎水，去痿弱。）

〔水石〕**雪水**　**夏冰**　**滑石**　**石膏**　**硃砂**（解渴。）**雄黃**（暑毒在脾，溼氣連腳，或吐或痛或痢，或瘧。鍊過丸服。）**消石**　**硫黃**（二味結砂，主外傷暑熱，內傷生冷，發為頭痛寒熱，吐瀉霍亂心腹痛諸病。○三伏吞硫黃百粒，去積滯甚妙。）**玄精石**（解暑消積。）

瀉火益元

〔草部〕**黃芪**（傷暑自汗，喘促肌熱。）**人參**（暑傷元氣，大汗痿躄。同麥門冬、五味子煎服，大瀉陰火，補元氣，助金水。）**甘草**（生瀉火，熟補火。與參芪同為瀉火益氣之藥。）**麥門冬**（清肺金，降心火，止煩渴咳嗽。）**黃芩**　**知母**（瀉肺火，滋腎水。）**虎杖**（同甘草煎飲，壓一切暑毒煩渴，利小便。）

〔果木〕**苦茗**（同薑煎飲，或醋同飲，主傷暑瀉痢。）**石南葉**（煎服解暑。）**烏梅**（生津止渴。）**西瓜**　**甜瓜**　**椰子漿**（解暑毒。）

溼（有風溼、寒溼、溼熱。）

風溼

〔草部〕**羌獨活**　**防風**　**細辛**　**麻黃**　**木賊**　**浮萍**　**藁本**　**芎藭**　**蛇牀子**　**黃芪**　**黃精**　**葳蕤**　**秦艽**　**菖蒲**　**漏蘆**　**菊花**　**馬先蒿**　**白蒿**　**菴蕳**　**旋覆**　**豨薟**　**蒼耳**　**薇蘅**　**蒴藋**　**石龍芮**　**茵蕷**　**防己**　**茜根**　**忍冬**　**蘇子**　**南星**　**萆薢**　**土茯苓**　**龍常**　**葱白**　**薏苡**　**胡麻**　**大豆**　**秦椒**　**蔓椒**　**蜀椒紅**　**柏實**　**松葉**　**沈香**　**龍腦**　**蔓荊**　**皁莢**　**枸杞**　**五加皮**　**桂枝**　**伏牛花**　**厚朴**（與蒼朮、橘皮同除溼病。）

〔石部〕**慈石**　**白石英**

〔蟲鱗〕**蠍**（風淫溼痹，炒研入麝香酒服。）**鱓魚**（溼風惡氣，作臛食。）

寒溼

〔草部〕**蒼朮**（除上中下三焦溼，發汗利小便，逐水功最大。溼氣身重作痛，熬膏服。○諸方詳見本條。）**草烏頭**（除風溼，燥脾胃。同蒼朮製煮作丸服。）**附子**　**烏頭**　**芫花**　**王孫**　**狗脊**　**牛膝**　**山柰**　**紅豆蔻**　**草果**　**蠡實**　**艾葉**　**木香**　**杜若**　**山薑**　**廉薑**

〔穀菜〕**蒲萄**　**酒**　**燒酒**　**豆黃**　**生薑**　**乾薑**　**芥子**　**蒜葫**　**蘹香**

〔果木〕**吳茱萸**　**胡椒**　**櫟子**　**蓮實**　**桂心**　**丁香**　**樟腦**　**烏藥**　**山茱萸**

〔獸部〕**貘皮**　**木狗皮**　**諸獸毛皮氊**　**火鍼**

溼熱

〔草部〕**山茵蔯**　**黃芩**　**黃連**　**防己**　**連翹**　**白朮**　**柴胡**　**苦參**　**龍膽草**　**車前**　**木通**　**澤瀉**　**通草**　**白鮮**　**豬草**　**半夏**　**海金沙**　**地黃**

甘遂　大戟　萱草　牽牛氣分。大黃血分。營實根　夏枯草〔穀菜〕赤小豆　大豆黃卷　薏苡仁　旱芹丸服。乾薑　生薑〔木部〕椿白皮　茯苓　豬苓　酸棗　柳葉　木槿　榆皮〔介石〕蜆子下溼熱氣。滑石　石膏　礬石　綠礬

火熱有鬱火、實火、虛火、氣分熱、血分熱、五臟熱、十二經熱。

〔升散〕〔草部〕柴胡平肝膽三焦包絡相火，除肌熱、潮熱、寒熱往來，小兒骨熱、疳熱，婦人產前產後熱。○虛勞發熱，同人參煎服。升麻解肌肉熱，散鬱火。葛根解陽明煩熱，止渴散鬱火。羌活散火鬱，發熱。白芷散風寒身熱，浴小兒熱。薄荷汁骨蒸勞熱。水萍暴熱身癢，能發汗。香附散心腹客熱氣鬱。

〔瀉火〕〔草部〕黃連瀉肝膽心脾火，退客熱。黃芩瀉肺及大腸火，肌肉骨蒸諸熱。○肺熱如火燎，煩躁欬嗽，引飲，一味煎服。胡黃連骨蒸勞熱，小兒疳熱，婦人胎蒸。秦艽陽明溼熱，勞熱潮熱骨蒸。沙參清肺熱。桔梗肺熱。龍膽肝膽火，胃中伏熱。青黛五臟鬱火。蛇莓　白鮮皮　大青並主時行腹中大熱。連翹少陽陽明三焦氣分之火。青蒿熱在骨間。惡實食前挼吞三枚，散諸結節筋骨煩熱毒。燈籠草骨熱肺熱。積雪草暴熱，小兒熱。虎杖壓一切熱毒。茵蔯去溼熱。景天身熱，小兒驚熱。釣藤平心肝火，利小便。○同甘草、滑石服，治小兒驚熱。酸漿　防己　木通　通草　燈心　澤瀉　車前　地膚　石韋　瞿麥並利小便，洩火熱。烏韭熱在腸胃。屋遊熱在皮膚。土馬騣骨熱煩敗。大黃瀉諸實熱不通，足太陰、手足陽明、厥陰五經血分藥。〔菜果〕莙薘子　李葉　桃葉　棗葉〔木部〕楮葉　楝實　羊桃　秦皮　梓白皮並浴小兒身熱。巵子心肺胃小腸火，解鬱利小便。鼠李根皮身皮熱毒。木蘭皮身熱面皰。桑白皮虛勞肺火。地骨皮瀉肺火、腎火、胞中火，補正氣，去骨間有汗之蒸，同防風、甘草煎服。溲疏皮膚熱，胃中熱。竹葉　竹茹　竹瀝並主煩熱，有痰。荊瀝熱痰。〔水石〕雪水　冰水　井水並除大熱。石膏除三焦肺胃大腸火，解肌發汗退熱，潮熱骨蒸發熱，為丸散服。○食積痰火，為丸服。○小兒壯熱，同青黛丸服。長石胃中熱，四肢寒。理石營衛中大熱煩毒。方解石胸中留熱。玄精石風熱。凝水石身熱，皮中如火燒，煩滿，水飲之，涼血降火。食鹽　鹵鹼除大熱。消石五臟積熱。朴消胃中結熱。○紫雪、碧雪、紅雪、金石淩，皆解熱結藥也。玄明粉胃中實熱，腸中宿垢。〔蟲介〕白頸蚯蚓解熱毒狂煩。雪蛆　玳瑁涼心解毒。〔獸部〕犀角瀉肝涼心清胃，解大熱諸毒氣。牛黃涼心肝。羚羊角風熱寒熱。象牙骨蒸熱。牛膽　豬膽　熊膽並除肝火。白馬脛骨煅過降火，可代芩、連。〔人部〕人中白降三焦、膀胱、肝經相火。人溺滋降火甚速。人屎大解五臟實熱，骨蒸勞熱。

〔緩火〕〔草部〕甘草生用瀉三焦五臟六腑火。黃芪瀉陰火，補元氣，去虛熱。無汗則發，有汗則止。人參與黃芪、甘草三味，為益氣瀉火、除肌熱躁熱之聖藥，甘溫除大熱也。麥虋冬降心火，清肺熱，虛勞客熱，止渴。五味子與人參、麥冬三味，為清金滋水、瀉火止渴、止汗生脈之劑。

天虋冬肺勞風熱丸服○陰虛火動有痰熱同五味子丸服○婦人骨蒸同生地黃丸服
葳蕤五勞七傷虛熱○煎服治發熱口乾小便少
白朮除胃中熱肌熱止汗○婦人血虛發熱小兒脾虛骨蒸同茯苓甘草芍藥煎服
茅根　地筋客熱在腸胃　甘蕉根　菰根　蘆根　天花粉並主大熱煩渴
栝樓根潤肺降火化痰○飲酒發熱同青黛薑汁丸服○婦人月經不調夜熱痰嗽同青黛香附末服
〔穀菜〕山藥除煩熱涼而補　小麥客熱煩渴涼心
粱米脾胃客熱　麻仁虛勞客熱水煎服
〔果部〕梨消痰降火涼心肺　柹涼肺壓胃熱
李曝食去骨閒勞熱　烏梅下氣除熱　馬檳榔熱病嚼食　蕉子涼心
甘蔗解熱
〔介禽〕鼈肉同柴胡諸藥丸服治骨蒸　鴨肉　鴿肉並解熱
〔獸人〕兔肉涼補　豪豬肉　豬肉肥熱人宜食之　豬乳　酥酪　醍醐
人乳並主潤燥清熱

〔滋陰〕

〔草部〕生地黃諸經血熱滋陰退陽○蜜丸服治女人發熱成勞○蜜煎服治小兒壯熱煩渴昏沈
熟地黃血虛勞熱產後虛熱老人虛燥同生地黃為末薑汁糊丸治婦人勞熱
玄參煩躁骨蒸滋陰降火與地黃同功治胸中氤氳之氣無根之火為聖劑同大黃黃連丸服治三焦積熱
當歸血虛熱困渴引飲目赤面紅日夜不退脈洪如白虎證者同黃芪煎服
丹參冷熱勞風邪留熱同鼠屎末服主小兒中風身熱拘急
牡丹治少陰厥陰血分伏火退無汗之骨蒸
知母心煩骨勞熱往來產後蓐勞熱勞瀉肺命火滋腎水
〔木部〕黃蘗下焦溼熱滋陰降火

〔各經火藥〕

肝氣柴胡血黃芩　心氣麥虋冬血黃連　脾氣白芍藥血生地黃　肺氣石膏血梔子　腎氣知母血黃蘗　膽氣連翹血柴胡　小腸氣赤茯苓血木通　大腸氣黃芩血大黃　膀胱氣滑石血黃蘗　胃氣葛根血大黃　三焦氣連翹血地骨　包絡氣麥虋冬血牡丹皮

〔各經發熱藥〕

肝氣柴胡血當歸　心氣黃連血生地黃　脾氣芍藥血木瓜　肺氣石膏血桑白皮　腎氣知母血地黃　膽氣柴胡血栝樓　小腸氣赤茯苓血木通　大腸氣芒消血大黃　膀胱氣滑石血澤瀉　胃氣石膏血芒消　三焦氣石膏血竹葉　包絡氣麥虋冬血牡丹皮

諸氣怒則氣逆喜則氣散悲則氣消恐則氣下驚則氣亂勞則氣耗思則氣結暑則氣泄寒則氣收

〔鬱氣〕

〔草部〕香附心腹膀胱連脇下氣妨常日憂愁總解一切氣鬱行十二經氣分有補有瀉有升有降
蒼朮消氣塊解氣鬱　撫芎與香附蒼朮總解諸鬱
木香心腹一切滯氣和胃氣泄肺氣行肝氣凡氣鬱而不舒者宜用之衝脈為病逆氣裏急同補藥則補同瀉藥則瀉○中氣竹瀝薑汁調灌○氣脹同訶子丸服○一切走注酒磨服
藿香快氣　雞蘇　紫蘇順氣　薄荷去憒氣
〔穀菜〕赤小豆縮氣散氣　萊菔子鍊五臟惡氣化積滯　葱白除肝中邪氣通上下陽氣
胡荽熱氣結滯經年數發煎飲　萵苣　白苣開胸膈擁氣　馬齒莧諸氣不調煮粥食　黃瓜菜通結氣
〔果木〕杏仁下結氣同桂枝橘皮訶黎勒丸服
青橘皮疏肝散滯同茴香甘草末服　檳榔宜利五臟六腑壅滯破胸中一切氣性如鐵石
大腹皮下一切氣　梔子五臟結氣炒黑煎服　梨木灰氣積鬱冒　橄欖
毗黎勒開胃下氣　榆莢仁消心腹惡氣令人能食
〔石獸〕鐵落胸膈熱氣食不下　長

石腦肬肭閭邪氣。麝香　靈貓陰〔人部〕人尿一切氣塊，煎苦參釀酒飲。

〔痰氣〕〔草部〕半夏消心腹胸脇痰熱結氣。貝母散心胸鬱結之氣，消痰。桔梗　前胡　白前　蘇子並主消痰，一切逆氣。射干散胸中痰結熱氣。芫花諸般氣痛，醋炒，同玄胡索服。威靈仙宣通五臟，去心腹冷滯，推陳致新。○男婦氣痛，同韭根、烏藥、雞子煮酒服。牽牛利一切氣壅滯。○三焦壅滯，涕唾痰涎，昏眩不爽，皁角汁丸服。○氣築奔衝，同檳榔末服。〔穀菜〕蕎麥消氣寬腸。黑大豆調中下氣。生薑心胸冷熱氣，暴逆氣上，嚼數片，即止。萊菔子消痰下氣。白芥子〔果部〕山楂行結氣。橘皮痰膈氣脹，水煎服。○下焦冷氣，蜜丸服。橙皮消痰下氣，同生薑、檀香、甘草作餅服。柚皮消痰下氣，及憒懣之痰，酒煮蜜拌服。枸櫞皮除痰，止心下氣痛。金橘下氣快腸。枇杷葉下氣止嘔。楊梅除憒憒惡氣。〔木部〕枳實　枳殼　茯苓破結氣，逐痰水。桑白皮下氣消痰。皁莢一切痰氣，燒研，同蘿蔔子、薑汁，蜜丸服。〔介部〕鼈甲抑結氣不散，酒炙，同柏葉、香附丸服。牡蠣驚恚怒氣，結氣老血。擔羅同昆布作羹，消結氣。

〔血氣〕〔草部〕當歸氣中之血。芎藭血中之氣。蓬莪茂氣中之血。薑黃血中之氣。三稜血中之氣。鬱金血氣。玄胡索〔木部〕乳香　沒藥　騏驎竭　安息香並活血散氣。

〔冷氣〕〔草部〕艾葉心腹一切冷氣惡氣，搗汁服。附子升降諸氣，煎汁入沈香服。烏頭一切冷氣，童尿浸作丸服。肉豆蔻　草豆蔻　紅豆蔻　高涼薑　益智子　蓽茇　畢勃沒　縮砂　補骨脂　胡盧巴　蒟醬並破冷氣。五味子奔豚冷氣，心腹氣脹。〔菜部〕蒜　葫　蕓薹　蔓菁芥　乾薑　蔊菜　秦狄梨　馬蘄並破冷氣。茴香腎邪冷氣，同附子制爲末服。白芥子腹中冷氣，微炒爲丸服。〔果木〕蜀椒解鬱結，其性下行，通三焦。凡人食飽氣上，生吞一二十枚，即散。秦椒　胡椒　畢澄茄　吳茱萸　食茱萸　桂　沈香　丁香　丁皮　檀香　烏藥　樟腦　蘇合香　阿魏　龍腦樹子並破冷氣，下惡氣。厚朴男女氣脹，飲食不下，冷熱相攻，薑汁炙研末，飲服。訶黎勒一切氣疾，宿食不消，每夜嚼咽。〔金石〕金屑破冷氣。黑鉛腎臟氣發，同石亭脂、木香、麝香丸服。銅器炙熨冷氣痛。車轄冷氣走痛，燒淬水服。白石英心胃中冷氣。紫石英寒熱邪氣，補心氣，養肺氣。靈砂治冷氣，升降陰陽，既濟水火。玄精石　礜石　硇砂元臟虛冷氣痛，同桃仁丸服。○叉同川烏頭丸服。硫黃一切冷氣積痛，同青鹽丸服。○同消石、青皮、陳皮丸服。〔鱗禽〕鱧魚下一切氣，同胡桃、大蒜、小豆、葱，水煮食。黃雌雞　烏雌雞並治冷氣著牀。

痰飲　痰有六：溼、熱、風、寒、食、氣也。飲有五：支、留、伏、溢、懸也。皆生于溼。

〔風寒溼鬱〕〔草部〕半夏行溼下氣，溼去則涎燥，氣下則痰降，乃痰飲主藥。法制半夏，可咀嚼。○胸膈痰壅，薑汁作餅煎服。○停痰冷飲，同橘皮煎服。○中焦痰涎，同枯礬丸服。○結痰不出，同桂心、草烏頭丸服。○支飲作嘔，同生薑、茯苓煎服。○風痰溼痰，清壺丸。○風痰，辰砂化痰丸。○氣痰，三仙丸。○驚痰，辰砂半夏丸。○老人風痰，半夏消石丸。○小兒痰熱，同南星入牛膽陰乾丸服。天南星除痰燥溼○壯人風痰同木香生薑煎服○痰迷心竅壽星丸○小兒風痰抱龍丸○ 蒼朮消痰水解溼鬱○治痰夾淤血成囊○ 白朮消痰水○燥脾胃○心下有水同澤瀉煎服○五飲酒癖同薑桂丸服○ 旋覆花胸上痰結唾如膠漆及膀胱留飲○焙研蜜丸服○ 威靈仙心膈痰水宿膿久積○停痰宿飲○喘欬嘔逆同半夏皂角水丸○ 麻黃散肺經火鬱止好唾痰喘○ 細辛破痰利水開胸中滯結○ 薄荷小兒風涎要藥○ 蘇子治風順氣消痰○ 佛耳草除痰壓時氣○ 附子胃冷溼痰○嘔吐同半夏生薑丸服○ 烏頭 天雄 白附子並主風痰溼痰○ 草烏頭胸上冷痰食不下○心腹冷痰作痛○ 紫金牛風痰○ 百兩金風涎○ 艾葉口吐清水○煎服○ 防己膈間支飲喘滿○木防己湯○ 葶藶胸中痰飲結氣○ 人參胸中痰變酸水逆黃○ 肉荳蔻冷氣嘔沫同半夏木香丸○ 益智子上膈客寒吐沫○ 草荳蔻 高良薑

廉薑 華茇 紅荳蔻 蒟醬 狼毒 〔菜穀〕 乾薑並主冷痰○燥溼溫中○ 生薑除溼去痰下氣○痰厥卒風同附子煎服○ 芥及子 白芥子痰在脇下及皮裏膜外非此莫除○同白朮丸服○同蘇子萊菔子丸下痰○ 米醋 燒酒 〔果木〕 木瓜 楂子 榅桲 橙皮 柚皮並去溼痰水唾○ 橘皮除溼痰留飲○嘔噦反胃○二陳湯○潤下丸○寬中丸○痰膈胸中熱脹水煎服○嘈雜吐清水為末舐之○下焦冷痰丸服○ 檳榔消穀下氣逐水除痰溼為末湯服○嘔吐痰水同橘皮煎或末服○ 大腹皮 都念子 都咸子 蜀椒溫中除溼心腹留飲○椒目同巴豆丸服治留飲腹痛○ 吳茱萸厥陰痰涎○ 胡椒 畢澄茄 厚朴消痰溫中○痰壅嘔逆薑汁制末服○ 沈香冷痰虛熱同附子煎服○ 杉材肺壅痰滯○ 皁莢胸中痰結揍汁

熬膏丸服○一切痰氣燒研同萊菔子丸服○痰丸同半夏白礬丸含○子及木皮並治風痰○ 釣 白楊皮浸酒化痰澼○ 槐膠一切風涎○ 〔石蟲〕 礬石痰涎飲澼○ 赤石脂飲水成澼吐水不止○末服一斤良○ 白殭蠶散風痰結核○一切風痰研末薑汁服○ 桂蠹寒澼○

溼熱火鬱

〔草部〕 栝樓降火清金滌痰結○清痰利膈同半夏熬膏服○胸痹痰嗽取子同薤白煎服○飲酒痰澼脇脹嘔吐腹鳴○同神麴末服○ 貝母化痰降氣解鬱潤肺○痰脹同厚朴丸服○ 前胡 柴胡 黃芩 桔梗 知母 白前 紫菀 麥虋冬 燈籠草 鴨跖草 懸鉤子 解毒子 辟虺雷 草犀 澤瀉 舵菜 山藥 竹筍 〔果木〕 烏梅 林檎 白柿 鹽麩子 甘蔗汁 梨汁

藕汁 茗 皋蘆葉 黊核 枳實 枳殼胸脇痰澼停水○痞脹為末服○ 桑白皮上焦痰氣○ 荊瀝煩熱痰唾瀁瀁欲吐○ 竹瀝去煩熱清痰養血○痰在經絡四肢○及皮裏膜外非此不達不行○ 竹茹 竹葉痰熱嘔逆○ 木槿花風痰壅逆○研末湯服○ 茯苓膈中痰水淡滲溼熱○ 訶黎勒降火消痰○葉亦下氣消痰○ 天竹黃 〔金石〕 鉛 鉛霜 鉛丹 胡粉 鐵華粉並降風熱驚痰○ 密陀僧痰結胸中不散○醋水煮過為末服○酒水煎二錢飲○ 靈砂上盛下虛痰涎壅逆○ 水銀小兒驚熱風涎○ 蓬砂 浮石 〔蟲鱗〕 五倍子並化頑痰解熱毒○ 百藥煎清金化痰○同細茶海螵蛸丸服 海螵蛸 〔介獸〕 海蛤 文蛤 蛤粉 牡蠣並化溼痰熱痰老痰○ 爛蜆殼心胸痰水吞酸燒服○ 牛黃化熱痰○ 阿膠潤肺化痰利小便○

氣滯食積〔草部〕香附子散氣鬱，消飲食痰飲，利胸膈。○停痰宿食，同半夏、白礬、皂角水丸服。雞蘇消穀，除酸水。蘇葉〔穀菜〕麴 神麴 麥蘗並消食積，痰飲下氣。醋 萊菔及子消食下痰，有推牆倒壁之功。仙人杖菜去冷痰澼。蓴菜消食豁冷痰。桑耳癖飲積聚。○留飲宿食，同巴豆蒸過丸服。蘑菰 茼蒿〔果石〕山樝並消食積痰。鹽楊梅消食去痰，作屑服。銀杏生食降痰。杏仁 雄黃 粉霜 輕粉 金星石 青礞石 硇砂 綠礬並消痰涎積癖。銀硃痰氣結胸，同礬石丸服，有聲自散。石膏食積痰火，煅研醋糊丸服。〔介禽〕馬刀 牡蠣 魁蛤痰積。蚌粉痰涎結于胸膈，心腹痛，日夜不止，或乾嘔，以巴豆炒赤，去豆，醋糊丸服。鬼眼睛痰飲積及溼痰心腹痛，燒研酒服。五靈脂痰血凝結，同半夏、薑汁丸服。

〔宣吐〕人參蘆 桔梗蘆 藜蘆 三白草汁 恆山 蜀漆 鬱金同藜蘆末。杜衡 石莧 石胡荽汁 離鬲草汁 附子尖 土瓜根 及己 苦參 地松 豨薟 羊躑躅 紫河車 虎耳草 芭蕉油 蘿蔔子 苦瓠 瓜蒂 苦茗 烏梅 酸榴皮 梨汁 桐油 皁莢 巵子 相思子 松蘿 熱湯 虀水 鹽鹵水 石綠 石青 石膽 白青 砒石 密陀僧 礬石 大鹽 鰕汁

〔蕩滌〕甘遂直達水氣所結之處。芫花胸中痰水，脇下飲澼。蕘花腸胃留澼。大戟溼熱水澼。續隨子痰飲宿滯。牽牛痰飲宿膿。大黃 射干 桃花宿水痰飲積滯，爲末水服，或作餅食取利。接骨木下水飲。巴豆寒澼宿食，大便閉，酒煮三日夜，煎丸水下。○風痰溼病，安掌心取汗。芒消 朴消

脾胃有勞倦內傷。○有飲食內傷。○有溼熱。○有虛寒。

〔勞倦〕〔草部〕甘草補脾胃，除邪熱，益三焦元氣，養陰血。人參勞倦內傷，補中氣，瀉邪火。○煎膏合薑蜜服。黃芪益脾胃，實皮毛，去肌熱，止自汗。黃精 葳蕤補中益氣。白朮熬膏服良。蒼朮安脾除溼，熬膏作丸散，有四制、八制、坎離、交感諸丸。柴胡平肝，引清氣自左而上。升麻入胃，引清氣自右而上。芍藥瀉肝安脾肺，收胃氣。石斛厚脾胃，長肌肉。使君子健脾胃，除虛熱。連翹脾胃溼熱。木香 甘松香 藿香 縮砂蔤 白豆蔻 紫蘇〔菜穀〕羅勒 蒔蘿 馬芹並理元氣。蘹香同生薑炒黃丸服。開胃進食。茼蒿 薺菜 苜蓿 菾菜 仙人杖草 草豉 胡蘿蔔 芋 山藥 石耳 蘑菰 雞㙚 五芝 胡麻 小麥 大麥 雀麥 糯 粳 秈 稷 黍 蜀秫 粱 粟 秫 穇子 稗子 稂 東廧 彫胡 蓬子 水粟 茵草米 䔄草米 薏苡 罌子粟 黑大豆 赤小豆 綠豆 白豆 豌豆 蠶豆 豇豆 藊豆

刀豆 豆豉 豆腐 豆黄壯氣潤肌。以豬脂和丸，每服百丸，即易肥健。甚驗。○脾弱不食，同麻子熬香研，日服。陳廩米 青精飯 諸米粥 飴糖 酒 糟〔果木〕大棗同薑末點服。仲思棗 木瓜 柰 白柹 橘皮 鉤栗 橡子 榛子 龍眼 橄欖 榧子 檳榔 大腹皮 桄榔麪 莎木麪 波羅蜜 無花果 摩廚子 芡實 蓮實 藕 甘蔗 沙糖 鳧茈 清明柳枝脾弱食不化，似翻胃。煎湯煮小米，滚麪麋收。每用烹食。沈香 檀香 訶黎勒 厚朴 茯苓〔水石〕潦水 甘瀾水 立春清明水 太一餘糧 白石脂 石麪 代赭石〔蟲部〕蜂蜜 蠶蛹 乳蟲〔鱗介〕龍齒 鱘 鯔 鯮 鱵 鮊 鯽 魴 鯉 鱸 鱖 鯧 鯊 白鯗 鱠殘魚 比目魚 鰕 鼈 淡菜 海鮀〔禽獸〕雞 雉 鸐雉 英雞 鳧 鷓鴣 鷺 鷸 雀 突厥雀 鳩 青鵻 桑鳸 鷽 鶻嘲 豬脾舌 狗肉 羊肉 牛肉 牛脃 虎肉 兔肉

虛寒〔草部〕附子 草豆蔻 高良薑 山薑 廉薑 益智子 蓽茇 蒟醬 肉豆蔻〔菜穀〕乾薑 生薑 蒜 韭 薤 芥 蕪菁 糯米 秫 燒酒〔果木〕胡椒 蓽澄茄 秦椒 蜀椒 吳茱萸 食茱萸 丁香 桂

食滯〔草部〕大黃蕩滌宿食，推陳致新。地黃去胃中宿食。香附 三稜 莪茂 木香 柴胡消穀。荊芥 薄荷 蘇荏 水蘇並消魚鱠。青黛 越王餘算 海藻 肉豆蔻 草果 縮砂 蒟醬 紅豆蔻 仙茅〔穀菜〕大麥 蕎麥 豆黃 蒸餅 女麴 黃蒸 麴 神麴同蒼朮丸服。紅麴 蘖米 麥蘖 飴餹 醬 醋 酒 糟 蒜 葱 胡葱 胡荽 白菘 萊菔 蕪菁 薑〔果木〕杏仁停食，用巴豆炒，去豆末服。橘皮爲末，煎飲代茶。青皮鹽醋酒湯四制，爲末，煎服。柑皮 橙皮 柚皮 木瓜 榅桲 山楂消肉。柰子 楊梅 銀杏生食。檳榔 大腹子 榧子 無漏子 茶 鳧茈 蜀椒 胡椒 蓽澄茄 茱萸 巴豆一切生冷硬物。阿魏消肉。皂莢 楸白皮 厚朴 烏藥 樟材 檀香 桂食果腹脹，飯丸吞七枚。訶黎勒 枳實 郁李仁〔水土〕齏水吐。漿水消。生熟湯消。百草霜 梁上塵〔金石〕朴消食飲熱結。青礞石食積宿滯，同巴豆等丸服。水中白石食鱠成瘕，燒淬水服七次。

利下。食鹽酒肉過多脹悶，擦牙漱下，如湯沃雪。硇砂消肉。蓬砂　孔公孽〔介禽〕
鼈甲　淡菜　海月　白鯗並消宿食。鱓頭燒服去痞，癥食不消。鳧
雞屎白　鷹屎白　雀屎白　鴿屎　五靈脂

〔酒毒〕

〔草部〕葛花　葛根汁　白茅根汁　水萍　菰筍
秦艽　苦參　地榆　菊花酒醉不語，為末酒服。懸鉤子
木鼈子醋磨。天南星同硃砂丸服。解酒毒積毒。五味子　山薑花
高良薑　紅豆蔻　縮砂　白豆蔻　蒟醬　肉豆蔻　蠡實　蕉子〔穀菜〕麥苗汁　丹黍米飲酒不醉。黑大豆
赤小豆　腐婢　綠豆　蠶豆苗煮食。扁豆　豆腐
燒酒醉死，切片貼身。豉同葱白煎。麴　蘿蔔　蔓菁大醉不堪，煮粥飲汁。○根蒸三次，研末，酒後水服二錢。不作酒氣。白菘解酒醉不醒，研子一合，井水服。水芹　苦苣
白苣　苦竹筍　酸筍　越瓜　甜瓜〔果木〕橘皮
柑皮　橙皮　柚皮　金橘　楊梅乾屑服之，止嘔吐酒。烏梅
榔梅　梨　樝子　榅桲　柹　椑柹　銀杏
橄欖　檳榔　波羅蜜　都桷子　枳椇子　鹽麩子　醋林子　甘蔗　沙糖　石蜜　藕　芰　西瓜　丁香　長壽仙人柳酒病，為末酒服。河邊木端午投酒中，飲之，令人不醉。桑椹汁　苦竹葉〔水石〕新汲水燒酒醉死，浸髮及手足，仍少灌之。

食鹽擦牙漱噦，解酒毒。先食一匙，飲酒不醉。蓬砂服之，飲酒不醉。雄黃飲酒成癖，遇酒即吐。同巴豆、蠍梢、白麪丸服。石灰酒毒下痢，泥煆，醋糊丸服。鉛霜〔蟲鱗〕五倍子
鰣魚　黃顙魚〔介部〕蚌　蠣肉　蛤蜊　車螯　田蠃
蝸蠃　海月〔禽獸〕雞內金消酒積，同豆粉丸服。五靈脂酒積黃腫，入麝丸服。豭猪項肉酒積黃脹，同甘遂服，取下酒布袋。猪腎酒積，摻葛粉炙食。牛膍
狐膽　麝香並解酒毒。鹿茸飲酒成泄，衝任虛寒。同狗脊、白蘞丸服。驢蹄底飲酒過度，欲至穿腸，水煮濃汁冷飲。

呑酸嘈雜有痰食熱證○有陽氣下陷虛證

〔痰食〕

〔草部〕蒼朮　香附　黃連　蓬莪茂　縮砂仁
半夏　雞蘇生食。薺薴生食，去腸間酸水。旋覆花〔菜穀〕蘿蔔食物作酸，生食即止。米醋破結氣，心中酸水痰飲。神麴　麥蘖〔果木〕橘皮　木瓜
樝子　榠樝　榅桲　山樝並除心悶酸水，止惡心。胡桃食物醋心，以乾薑同嚼下，立止。檳榔醋心吐水，同橘皮末服。大腹皮痰隔醋心，同疎氣藥、鹽、薑煎服。厚朴吐酸水，溫胃氣。樟材宿食不消，常吐酸臭水，煎湯服。皂莢子心嚼食，治膈痰吞酸。卮子〔蟲獸〕蜆殼吞酸心痛，燒服。羊屎煎酒服。頭垢噎吐酸漿，以漿水煎服一盃。

〔陽陷〕

〔草部〕人參消胸中痰，變酸水。○妊娠吐水，心酸痛，不能飲食，同乾薑丸服。柴胡除痰熱。升麻　葛根凡胃弱傷冷，鬱遏陽氣者，宜三味升發之。蓽茇胃冷口酸，流清水，心

連臍痛，同厚朴末，鯽魚肉丸服。廉薑胃口冷，吐清水。草豆蔻　益智子　紅豆蔻　高良薑木鱗吳茱萸醋心甚者，煎服。有人服之二十年不發也。魚鱠心下酸水。

噎膈

噎病在咽嗌，主于氣，有痰有積。膈病在膈膜，主于血，有挾積、挾飲澼、挾瘀血及蟲者。

利氣化痰草部半夏噎膈反胃，大便結者，同白麪、輕粉作丸，煮食取利。山豆根研末，橘皮湯下。昆布氣噎，咽中如有物，吞吐不出，以小麥煮過含嚥。栝樓胸痺咽塞，同薤白、白酒煮服。蘆根五噎吐逆，煎服。天南星　前胡　桔梗　貝母　香附子　紫蘇子　木香　藿香　澤瀉　縮砂　茴香　高良薑　紅豆蔻　草菓　白豆蔻菜果生薑咽中有物，吞吐不出，含之一月愈。○噎氣薑入廁內浸過，漂曬研末，入甘草末服。橘皮卒氣噎，去白焙研，水煎服。○胸痺咽塞，習習如癢，唾沫，同枳實、生薑煎服。檳榔五膈五噎，同杏仁以童尿煎服。青橘皮木部厚朴　茯苓　沈香膈氣，同木香、烏藥、枳殼為末，鹽湯下。檀香　蘇合香　丁香　枳殼　枳實

開結消積草部三稜治氣脹，破積氣。反胃，同丁香末服。○蓬莪茂破積氣，治吐酸水。鬱金破惡血，止痛。阿魏五噎膈氣，同五靈脂丸服。威靈仙噎膈氣，同蜜煎服，吐痰。鳳仙子噎食不下，酒浸曬研，酒丸服。馬蹄香噎食膈氣，為末，酒熬膏服。紫金牛治噎膈。板藍汁治噎膈，殺蟲，頻飲。紅藍花噎膈拒食，同血竭浸酒服。蕘花　甘遂哽噎氣，同木香末服。大黃食已即吐，大便結，同甘草煎服。穀菜杵頭糠膈氣

噎塞，蜜丸噙嚥。○卒噎，噙之嚥汁，或煎飲。蕎麥稭灰淋取鹼，入蓬砂服，治噎食。韭汁去胃脘血，入鹽，治噎膈；入薑汁、牛乳，治反胃。果木烏芋主五噎膈氣。烏梅　杏仁　山楂　桃仁　桑霜消噎食積塊。巴豆霜水石糧罌中水飲之。主噎疾，殺蟲。浸藍水主噎疾，溫飲一盃，殺蟲。梁上塵主噎食積。硇砂噎膈吐食，有積癥，用之神效。○蕎麪包煅，同檳榔、丁香末，燒酒服。○同人言、黃丹各升打過，同桑霜末，燒酒服。○同平胃散末，點服三錢，當吐黑物如石。黑鉛膈氣，同水銀、人言結砂，入阿魏丸服。○灰同醋熬膏。蒸餅和丸服。綠礬麪包泥固，煅研，棗肉丸服。鯽魚留膽去腸，釀礬煅末服。白礬治噎膈，化痰澼，蒸餅丸服。○或同硫黃炒過，入硃砂丸服。雄黃　輕粉　石鹼　蓬砂　砒石並化積垢，通噎膈。服器寡婦木梳燒灰，鑰匙湯下。蟲鱗蛇含蝦蟆煅研，酒服。蜣螂同地牛兒用，治噎膈。壁虎噎膈反胃，炒焦，入藥用。鯽魚膈氣，釀大蒜，泥包煨焦，和平胃散丸服。禽獸鳩食之不噎。巧婦窠噎膈，燒研，酒服，神效。鵬鶚煅研，酒服。五靈脂噎膈痰涎夾血。鸕鷀頭燒研，酒服。鷹糞食哽，燒灰，水服。白鷺尾毛噎食，燒灰，飲服。雞嗉噎氣不通，燒研，入木香、沈香、丁香、紅棗丸服。狼喉結噎疾，曬研，以五分入飯食。白水牛喉噎膈，結腸不通，醋炙五次，為末，每服一錢，飲下，立效。狗寶噎食病，每用一分，以威靈仙、食鹽浸水服，日三服，三日愈。黃狗膽和五靈脂末丸服。狗屎中粟噎膈吐食，淘淨煮粥，入薤白、沈香末食。貍骨噎病不通，飲食炒研，白湯服。羚羊角噎塞不通，研末，飲服二錢，日三。野人糞治噎膈，同阿魏末，以薑片蘸食。人部人溺　秋石噎病，每服一錢。人淋石治噎食，俗名澀飯病，磨汁服。人癖石消堅，治噎膈。天靈

蓋噎膈，用七個，同黑豆煆研，酒服一錢。人膽噎膈病盛，糯米陰乾，取黑色者，每服十五粒，通草湯下。胞衣水膈氣反胃，飲一鍾，當有蟲出。頭垢主噎疾，以酸漿煎膏服之，立愈。人屎燒灰服。

反胃主于虛，有兼氣、兼血、兼火、兼寒、兼痰、兼積者。病在中下二焦。食不能入，是有火；食入反出，是無火。

溫中開結〔草部〕附子溫中破積。○反胃不下食，以石灰泡熱，薑汁淬三次，同丁香、粟米煎服。或為末，舐。或為丸，噙。○或包丁香，以薑汁煮，焙，丸服。白豆蔻脾虛反胃，同丁香、縮砂、陳廩米薑汁丸服。白芷血風反胃，豬血蘸食。木香同丁香煎服，治反胃關格。王瓜反胃，燒研酒服。或入平胃散末。木鼈子三十個，去皮油，牛涎、蜂蜜各半斤，石器慢熬，乾研，日取一匙，入粥食。火杴草焙末，蜜丸。蓽茇　草豆蔻　紅豆蔻　高良薑　肉豆蔻　藿香　撫芎　蘇子　前胡　香附　半夏並溫中消食止吐。三稜同丁香末服。益智子客寒犯胃，多唾沫。〔穀菜〕乾餳糟同薑搗餅，焙研，入甘草、食鹽服。韭菜煠熟，鹽、醋喫十頓，治噎膈反胃。生薑汁煮粥食。○麻油煎，研，軟柿醮食。白芥子酒服二錢。紫芥子　大蒜　乾薑　蘭香作餅。蒔蘿　茴香　杵頭糠　蘿蔔蜜煎，細嚼。薤白〔果木〕檳榔　青皮　橘皮西壁土炒，薑棗煎服。胡椒醋煮七次，酒糊丸服。或加半夏，或同煨薑煎服。畢澄茄吐出黑汁者，米糊丸服。枇杷葉同人參、丁香煎服。栗子殼煮汁。松節煎酒。千槌花煮汁。丁香鹽梅丸噙。○薑蔗汁丸服。○木香同煎服。桂心

沈香　檀香　茯苓　厚朴　枳實〔金石〕雄黃　雌黃同甘草丸服。鉛灰醋熬蒸餅丸服。鉛丹墜痰消積，同白礬、石亭脂煆研，丸服。水銀同鉛結砂，入硫黃、官桂為末，薑汁服，清鎮反胃。靈砂鎮墜反胃，神丹也。赤石脂蜜丸服。砒石同巴豆、附子、黃蠟丸服。白礬　丹砂　釜煤　朴消　蓬砂　輕粉　硇砂〔鱗介〕爛蛤燒服。蚌粉薑汁服。○同田螺殼灰、烏梅燒研，人參湯服。鯽魚釀綠礬，煆研服。鯉魚童尿浸煨，研末，入粥食。〔禽獸〕抱出雞子殼酒服。雞膍胵皮燒研酒服。鵜鶘皮毛燒研酒服。五靈脂狗膽汁丸，熱薑酒磨服。○或加沈香、木香、阿魏。貓衣煆末，入硃砂，噙。虎肚煆研，入平胃散末服。虎脂切塊，麻油浸收。每以酒一鍾，和油一盃服。不問久近皆效。猬皮煮汁服。或炙食。或燒灰酒服。白馬尿熱飲。驢尿已上並能殺蟲。驢屎　羊屎五錢，童尿煎服。牛齡草同杵頭糠、糯米粉，牛乳和丸煮食。羊肶子煆研，入棗肉、平胃散末，沸湯點服。

和胃潤燥〔草部〕人參止反胃吐食，煎飲或煮粥食。或同半夏、生薑、蜜煎服。白朮　芍藥　蘆根止反胃五噎吐逆，去膈間客熱，煮汁服。茅根反胃上氣，除客熱在胃。同蘆根煎汁飲。〔穀菜〕山藥　粟米作丸，醋煮呑。罌粟同人參、山藥煮食。陳倉米水煎服，或炊焙為末，入沈香末服。馬齒莧飲汁。柳蕈煎服。蓴心　麻仁　胡麻油〔果木〕杏仁　桃仁　梨插丁香十五粒，煨食，止反胃。棠梨葉炒研，酒服，止反胃。甘蔗汁同薑汁飲，治反胃。乾柿連蒂搗，酒服，止反胃，開胃化痰。乾棗葉同丁香、藿香煎服，止反胃。石蓮入炒肉豆蔻末，蜜湯服，止反胃。烏芋主五噎膈

氣。**梓白皮**主反胃。**淡竹茹**　**竹瀝**〔水部〕**醴泉**　**井華水**並主反胃。〔土蟲〕**螺螄泥**每火酒服一錢。止反胃。**地龍屎**同木香大黃末水服。止反胃。**白堊土**醋煅。**西壁土**　**竈中土**米飲服三錢。**蠶繭**反胃吐食。煎汁煮雞子食。**繰絲湯**煮粟米粥食。止反胃。〔獸禽〕**牛羊乳**反胃燥結。時時嚥之。或入湯劑。**牛涎**噎膈反胃。以水服二匙。或入蜜。或入麝香。或和糯米粉作丸煮食。**羊肉**蒜薤作生食。**羊胃**作羹食。**烏雄雞**虛冷反胃。入胡荽子煮食。二隻愈。**烏雌雞**炒香。投酒中一夜飲。**反毛雞**同人參當歸煮食。

嘔吐

有痰熱　有虛寒　有積滯

〔痰熱〕〔草穀〕**葛根**大熱嘔吐。小兒嘔吐。盪粉食。**澤瀉**行水止吐。**香附**妊娠惡阻。同藿香甘草煎服。**黃連**　**苦耽**勞乏嘔逆。**麥虋冬**止嘔吐燥渴。**前胡**化痰止吐。**蘆根**主嘔逆不食。除膈間客熱。水煮服。或入童尿。**乾苔**煮汁。**赤小豆**　**豌豆**止嘔逆。**綠豆粉**　**蒒草子**〔木果〕**茯苓**　**豬苓**　**巵子**　**楸白皮**　**梓白皮**止嘔逆下氣。**蘇方木**人常嘔吐。用水煎服。**楊梅**止嘔吐除煩憒。**枇杷**止吐下氣。**木白皮**止嘔逆。煮服大佳。**葉**止嘔吐不止。〔石水〕**黃丹**止吐逆。**胡粉**　**水銀**　**鉛**　**滑石**暴得吐逆。湯服二錢。**石膏**胃火吐逆。**陰陽水**飲數口即定。〔蟲獸〕**蟬蛻**胃熱吐食。同滑石末水服。**蘆蠹蟲**小兒乳後吐逆。二枚煮汁服。**羊屎**嘔吐酸水。以十枚煎酒服。**牛乳**小兒吐乳。入葱薑煎服。**兎頭骨**天行吐不止。燒研飲服。〔人部〕**人乳**小兒初生吐乳。同籧篨鹽少許煎汁。入牛黃服。

〔虛寒〕〔草部〕**細辛**虛寒嘔吐。同丁香末服。**蒼朮**暖胃消穀。止嘔吐。**白朮**胃虛嘔逆。及產後嘔吐。**人參**止嘔吐。胃虛有痰。煎汁入薑汁竹瀝服。○胃寒。同丁香藿香橘皮煎服。○妊娠吐水。同乾薑丸服。**艾葉**口吐清水。煎服。**半夏**嘔逆厥冷。內有寒痰。同麪作彈丸。煮吞之。○妊娠嘔吐。同人參乾薑丸服。○小兒痰吐。同麪包丁香煨熟丸服。**南星**除痰下氣止嘔。**旋覆花**止嘔逆不下食。消痰下氣。**蘇子**止吐。**香薷**傷暑嘔吐。**藿香**脾胃吐逆。為要藥。**木香**　**當歸**溫中。止嘔逆。**茅香**溫胃止吐。**白豆蔻**止吐逆。散冷氣。胃冷忽惡心。嚼數枚酒下。○小兒胃寒吐乳。同縮砂甘草末飲服。**生附子**胃寒有痰。同半夏生薑煎服。**縮砂仁**　**廉薑**　**白芷**　**紅豆蔻**　**高良薑**溫中。下氣消食。○忽嘔清水。含嚥即平。**肉豆蔻**溫中散寒止吐。及小兒乳霍。**益智子**胃冷。〔穀菜〕**糯米**虛寒吐逆。**燒酒**　**白扁豆**　**豇豆**　**乾薑**　**生薑**煎醋食。○又同半夏煎服。去痰下氣。殺蟲止嘔吐。**芥子**胃寒吐食。**白芥子**〔果木〕**橘皮**止吐。消痰溫中。○嘈雜吐清水。去白研末。時舐之。**蜀椒**止吐殺蟲。**胡椒**去胃中寒痰。食已即吐水。甚驗。**畢澄茄**　**吳茱萸**　**食茱萸**並止冷吐。**檳榔**止吐水。同橘皮煎服。**沈香**　**檀香**　**丁香**治吐。同陳皮煎服。小兒丸服。或同半夏丸服。**厚朴**痰壅嘔逆不食。薑汁炙研。米飲服。○主胃冷吐不止。**訶黎勒**止嘔吐不食。消痰下氣。炒研糊丸服。〔石獸〕**赤石脂**飲食冷過多。成澼吐水。每酒服方寸匕。盡一斤。終身不吐痰水。**硫黃**諸般吐逆。同水銀研。薑汁糊丸服。**鹿髓**主嘔吐。**熊脂**飲食嘔吐。

〔積滯〕〔草穀〕**香附子**止嘔吐。下氣消食。**縮砂蔤**溫中消食。止吐。**大黃**口中常嘔淡汁煎服。**續隨子**痰飲不下食，嘔吐。**牽牛** **神麴** **麥蘖**【木禽】 **巴豆** **五靈脂**治嘔吐，湯藥不能下者，狗膽丸服。

噦啘有痰熱，有虛寒。

痰熱【草穀菜部】 **蘆根**客熱嘔噦，煮汁服。**茅根**溫病熱噦，同葛根煎服。○溫病冷噦，同枇杷葉煎服。**蘇葉**卒啘不止，濃煎呷。**葛根汁**止乾嘔不止，呷之。**前胡** **胡麻**嘔啘不止，合清油煎服。**大麻仁**止嘔逆，炒研，水絞汁服。**小麥** **小麥麪**嘔噦不止，醋作彈丸，煮熟，熱茶吞之。未定再作。**赤小豆**止嘔逆。**生薑**乾嘔厥逆，時嚼之。亦同半夏煎服。乃嘔家聖藥。**蘿蔔** **蔓菁子**【果木】 **枇杷**止吐逆。○葉：下氣消痰，啘噦不止，煮汁或嚼汁嚥。**楊梅**止嘔噦，去痰。**枳椇**止嘔噦，解酒毒。**甘蔗**止嘔噦不息，入薑汁服。**茯苓** **豬苓** **淡竹茹** **仙人杖**噦氣嘔逆，煮汁服。【水石】 **陰陽水** **古磚**煮汁。**滑石** **蠮螉** **黃蜂子**乾嘔。【蟲鱗】 **蟬蛻**胃熱嘔逆。**蘆蠹蟲** **海蛤** **蛤粉** **白蜆殼**並止嘔啘。**蛇蛻**止嘔。【禽獸】 **雞子**天行嘔逆，水煮投冷吞之。**雞卵黃**鍊汁服。**鴈肪**治結熱嘔逆。**水牛肉**主啘。

虛寒【草部】 **細辛**虛寒嘔噦，同丁香柹蒂湯服。**半夏**傷寒乾啘，爲末，薑湯服。○胃寒噦逆，停痰留飲，同藿香丁皮煎服。○支飲作嘔，噦逆欲死，同生薑煎服。**燕蓐草**燒服，止嘔噦。**白朮**產後嘔噦，同生薑煎服。**草豆蔻**胃弱嘔逆，同高良薑煎汁和麪煮食。**高良薑**止胃寒嘔噦。**蓽茇**冷痰惡心，末服。○胃冷流清水，心腹痛，同厚朴鯽魚和丸服。**白豆蔻**胃冷忽惡心，嚼之，酒下。**益智子** **麻黃**並止客寒犯胃多唾。**桔梗**止寒嘔。**木香** **藿香** **旋覆花** **紅豆蔻** **肉豆蔻** **附子** **烏頭** **蒟醬** **蒼朮**【穀菜】 **糯米** **糟筍中酒**止噦氣嘔逆，或加人參及牛乳。**燒酒** **白扁豆** **乾薑**止乾嘔。**薤**止乾嘔，煮服。**芥** **蘭香**啘嘔，取汁服。【果部】 **橘皮**除溼消痰止嘔。凡嘔清水者，去白研末，時舐之。**橙皮**止惡心，下氣消痰。**木瓜**止嘔逆，心膈痰嘔。**榠樝**止惡心，去胸中酸水。**樝子**同。**山樝** **蒲萄藤葉** **蘡薁藤**並主嘔啘厥逆，煮汁飲。**五子實** **柿蒂**煮汁飲，止欬逆噦氣。○同丁香生薑煎服。寒加良薑甘草，痰加半夏，虛加人參，氣加陳皮青皮。**檳榔** **蓽澄茄**止寒嘔。**吳茱萸**【木石】 **梓白皮**溫病感寒變爲胃啘，煮汁服。**丁香**胃寒欬逆噦氣，煮汁服。**訶黎勒**嘔逆不食，炒研糊丸服。**厚朴**痰壅嘔噦。**黃丹** **代赭石** **硫黃**【介鱗】 **鱖魚**食之已嘔。**鯽魚** **石首魚** **鼈肉**【獸部】 **羊乳**大人乾嘔，小兒噦啘，時時呷之。**青羊肝**病後嘔逆，作生淡食，不過三次。**牛膍** **鹿角**食後喜嘔，燒研，同人參末，薑湯服。○小兒噦痰，同大豆末，塗乳飲之。**獺骨**嘔噦不止，煮汁飲。

呃逆呃音噫。不平也。有寒有熱，有虛有實，其氣自臍下衝上，作呃呃聲，乃衝脈之病。世亦呼爲欬逆，與古之欬嗽氣急之欬逆不同。朱肱以噦爲欬逆，王履以欬嗽爲欬逆，皆非也。

虛寒【草穀菜部】 **半夏**傷寒呃逆，危證也。以一兩，同生薑煎服。**紫蘇**欬逆短氣，同人參煎服。**烏頭**陰毒欬逆，同乾薑等分研，炒色變，煎服。**縮砂**同薑皮衝酒服。**麻黃**燒烟嗅之立止。**細辛**卒客忤逆，口不能言，同桂安口中。**旋覆花**心痞噫不息，同代赭石服。**高良**

薑　茄醬　蘇子　荏子　紫菀　女菀　肉豆蔻

刀豆病後呃逆，連殼燒服。薑汁久患欬噫連至四五十聲，以汁和蜜煎服，三次立效。○亦擦背。蘭香葉欬噫，以二兩同生薑四兩擣，入麵四兩，椒鹽作燒餅，煨熟食。〔果木〕橘皮呃逆，二兩去白煎服，或加丁香。荔枝呃噫，七個燒末，湯下立止。胡椒傷寒欬逆日夜不止，寒氣攻胃也。入麝煎酒服。畢澄茄治上證，同高良末煎，入少醋服。薑　吳茱萸止欬逆。○腎氣上築于咽喉，逆氣連屬不能出，或至數十聲，上下不得喘息，乃寒傷胃脘，腎虛氣逆，上乘于胃，與氣相併也。同橘皮、附子丸服。蜀椒呃噫，炒研糊丸，醋湯下。梨木灰三十年結氣欬逆，氣從臍旁起上衝，胸滿氣促，鬱冒，同麻黃諸藥丸服。石蓮子胃虛呃逆，炒末水服。○一加丁香、茯苓。欓子　丁香傷寒呃逆及噦逆，同柿蒂末，入參湯下。沉香胃冷久呃，同紫蘇、白豆蔻末，湯服。

乳香陰證呃逆，同硫黃燒烟熏之，或煎酒嗅。桂心〔土石〕伏龍肝產後欬逆，同丁香、白豆蔻末，桃仁、茱萸煎湯下。代赭石心痞噫逆。硫黃〔蟲部〕黃蠟陰病打呃，燒烟熏之。

〔溼熱〕〔草果〕大黃傷寒陽證呃逆，便閉者，下之，或蜜煎導之。人參蘆因氣昏瞀呃噫者，吐之。人參吐利後胃虛膈熱而欬逆者，同甘草、陳皮、竹茹煎服。乾柿產後欬逆心煩，水煮呷。柿蒂煮服，止欬逆噦氣。青橘皮傷寒呃逆，末服。〔木石〕枳殼傷寒呃噫，同木香末，白湯服。淡竹葉　竹茹　牡荊子　滑石病後呃噫，參朮煎服益元散。

霍亂

有溼熱、寒溼，並七情內傷、六氣外感。

〔溼熱〕〔草部〕香薷霍亂轉筋腹痛，水煮汁服。石香葇　朮健胃安脾，除溼熱，止霍亂吐下。蓼子霍亂煩渴，同香薷煎服。前胡　桔梗並下氣，止霍亂轉筋。蘇子

紫蘇水煮服，止霍亂脹滿。薄荷　雞蘇　扁竹霍亂吐利，入豉煮羹服。蘆根莖葉霍亂煩悶，水煮汁服；脹痛加薑、橘。蓬蕽煮汁服。蘡薁藤汁　通草　防己同白芷末服。木通　澤瀉　芍藥霍亂轉筋。乾苔霍亂不止，煮汁服。鷹舌　女菀　水堇　海根〔穀菜〕黃倉米　粟米　丹黍米　蜀黍　黃白粱米並主霍亂大渴，人煮汁或水研絞汁飲。粟米泔　粳米霍亂煩渴，水研汁，入竹瀝、薑汁飲。白扁豆霍亂吐利不止，研末醋服。○花葉皆可絞汁入醋服。○同香薷、厚朴煎服。豌豆同香薷煎服。豇豆　大豆霍亂腹脹痛，生研水服。綠豆葉絞汁入醋服。綠豆粉新水調服。水芹止小兒吐瀉。〔果木〕木瓜霍亂大吐下，轉筋不止，水煎或酒煎服。○核及枝葉皮根皆可用。榠樝

樝子並同梨葉煮汁服。棠梨枝葉同木瓜煎服。梅葉煮汁服。烏梅止吐逆霍亂，下氣消痰止渴。鹽梅煎汁呷。藕汁入薑汁同飲。蓮薏止霍亂。巵子霍亂轉筋，燒研湯服。桑葉煎飲。桑白皮止霍亂吐瀉。荊葉煎飲。柏木洗轉筋。槐葉同桑葉、甘草煎飲。蘇枋木煎飲。楓皮〔服器〕廁籌中惡霍亂轉筋，燒烟牀下熏之。廁戶簾燒灰酒服，主小兒霍亂。尿桶板煎服。敗木梳霍亂轉筋，一枚燒灰酒服。寡婦薦三七莖煮汁，止小兒霍亂疾。頭繒霍亂吐利，本人者泡汁呷之。故麻鞋底霍亂轉筋，燒投酒中飲。路旁草鞋洗淨煎飲。綿絮霍亂轉筋，酒煮裹之。青皮浸汁和薑汁服，止霍亂。〔水土〕東流水　井泉水飲之，仍浸兩足。山岩泉水多飲令飽，名洗腸。醴水　熱湯轉筋，器盛熨之。生熟湯飲之即定。

酸漿水煎乾薑屑呷。地漿乾霍亂欲死，飲之卽愈。東壁土煮汁飲。釜臍墨泡湯飲一二口卽止。倒掛塵泡湯飲。土蜂窠小兒吐瀉，炙研服。蜣螂轉丸燒研酒服。〔金石〕鉛丹主霍亂。黑鉛同水銀結砂，作丸服。水銀不拘冷熱吐瀉霍亂。同硫黃研末服，亦丸服。古文錢霍亂轉筋，以七枚同木瓜、烏梅煎服。硃砂霍亂轉筋已死，心下微溫者，以二兩和蠟三兩，燒烟熏，令汗出而甦。石膏小兒傷熱吐瀉黃色，同寒水石、甘草末服。滑石伏暑吐瀉，同霍香、丁香末服。玄精石冷熱霍亂，同硫黃、半夏丸服。消石同硫黃、滑石、礬石、白麪丸服，治暑月吐瀉諸病。白礬沸湯服二錢。〔蟲獸〕蜜蠟霍亂吐利，酒化一彈丸服。牛涎小兒霍亂，入鹽少許服。牛齝草霍亂，同人參、生薑、漿水煎服。烏牛屎 黃牛屎絞汁服。白牛屎絞汁服。〔人部〕人屎小兒霍亂，抹乳上乳之。

寒溼〔草部〕藿香霍亂腹痛垂死，同橘皮煎服。○暑月同丁香、滑石末服。木香霍亂轉筋，爲末酒服。香附子 附子霍亂吐下，爲末四錢，鹽半錢，水煎服。○小兒吐瀉，小便白，熱附子、白石脂、龍骨丸服。南星吐瀉厥逆，不省人事，爲末，薑棗同煎服，仍以醋調貼足心。半夏霍亂腹滿，同桂末服。人參止霍亂吐利，煎汁入雞子白服，或加丁香，或加桂心。縮砂蔤 蓽茇 蒟醬 山薑 杜若 山柰 劉寄奴 藒車香並溫中下氣，消食止霍亂。肉豆蔻溫中消食，霍亂脹痛，爲末薑湯服。白豆蔻散冷滯，理脾胃。草豆蔻溫中消食下氣，霍亂煩渴，同黃連、烏頭煎飲。高良薑溫中消食下氣。霍亂腹痛，炙香煮酒或水煎冷服。蓬莪茂霍亂冷氣。艾葉霍亂轉筋，煎服。水蓼霍亂轉筋，煎飲并捋腳。〔穀菜〕糯米止霍亂後吐逆不止，水研汁服。糯米泔止霍亂煩渴。燒酒和新汲水飲。醋霍亂吐利，或不得吐利，煎服。○轉筋，綿蘸搨之。葱白霍亂轉筋，同棗煎服。薤霍亂乾嘔，煮食數次。小蒜煮汁飲，并貼臍灸七壯。胡蒜轉筋，擣貼足心。芥子擣末傅臍。白芥子 蔓菁子煮汁服。乾薑霍亂轉筋，茶服一錢。生薑煎酒服。蒔蘿 茴香〔果木〕橘皮除溼痰。霍亂但有一點胃氣者，服之回生。同藿香煎服，不省者灌之。檳榔 大腹皮 椰子皮煮汁飲。桃葉止霍亂腹痛，煮汁服。胡椒二七粒吞之，或同綠豆研服。畢澄茄 吳茱萸煮服，或入乾薑。○葉亦可。食茱萸 丁香末服。丁皮 桂心 沈香 白檀香磨汁。乳香 安息香 蘇合香 樟腦 樟材 楠材 釣樟磨汁。烏藥並主中惡霍亂心腹痛。烏木屑酒服。訶黎勒風痰霍亂，爲末酒服。

小兒湯服。皂莢霍亂轉筋，吹鼻。厚朴霍亂脹滿腹痛，爲末服。○或加桂心、枳實、生薑煎服。海桐皮中惡霍亂，煎服。〔金石〕硫黃伏暑傷冷吐瀉，同消石炒成砂，糯糊丸服。○或同水銀研黑，薑汁服。○暑月吐瀉，同滑石末米飲服。陽起石 不灰木霍亂厥逆，同陽起石、阿魏、巴豆丸服。炒鹽霍亂腹痛，熨之。○轉筋欲死者，塡臍灸之。銅器霍亂轉筋腹痛，炙熱熨之。

積滯〔草穀〕大黃同巴豆、鬱金丸服，治乾霍亂。陳倉米吐泄，同麥芽、黃連煎服。礦麥蘗 神麴〔木部〕巴豆伏暑傷冷，同黃丹、蠟丸服。樟木乾霍亂不吐不利，煎服取吐。〔石部〕食鹽吐乾霍亂。〔器部〕屠砧上垢乾霍亂，酒服一團取吐。〔禽部〕雄雀糞乾霍亂脹悶欲死，取三七枚研酒服。〔人部〕百齒霜小兒霍亂，水服少許。

泄瀉有溼熱　寒溼　風暑　積滯　驚痰　虛陷

〔溼熱〕（草部）**白朮** 除溼熱，健脾胃。○溼泄，同車前子末服。○虛泄，同肉豆蔻、白芍藥丸服。○久泄，同茯苓、糯米丸服。○小兒久泄，同半夏、丁香丸服。○老人脾泄，同蒼朮、茯苓丸服。○老小滑泄，同山藥丸服。
蒼朮 溼泄如注，同芍藥、黃芩、桂心煎服。○暑月暴泄，同神麴丸服。
車前子 暑月暴泄，炒研服。
苎葉 驟然水泄，陰乾研服。
秦艽 暴泄引飲，同甘草煎服。
黃連 溼熱脾泄，同生薑末服。○食積脾泄，同大蒜丸服。
胡黃連 疳瀉。
澤瀉 **木通** **地膚子** **燈心**（穀菜）**粟米** 並除溼熱，利小便。止煩渴，燥脾胃。
青粱米 **丹黍米** **山藥** 溼泄，同蒼朮丸服。
薏苡仁（木石）**梔子** 食物直出，十個微炒，煎服。
黃蘗 小兒熱瀉，焙研，米湯服，去下焦溼熱。
茯苓 **豬苓** **石膏** 水泄腹鳴如雷，煅研，飯丸服三十丸，二服愈。
雄黃 暑毒泄痢，丸服。
滑石（獸部）**豬膽** 入白通湯，止少陰下利。

〔虛寒〕（草部）**甘草** **人參** **黃芪** **白芍藥** 平肝補脾，同白朮丸服。
防風 **藁本** 治風泄。風勝溼。
火杴草 風氣行于腸胃，泄瀉，醋糊丸服。
蘼蕪 溼泄，作飲服。
升麻 **葛根** **柴胡** 並主虛泄風泄，陽氣下陷作泄。
半夏 溼痰泄，同棗煎服。
五味子 五更腎泄，同茱萸丸服。
補骨脂 水泄日久，同粟殼丸服。○脾胃虛泄，同豆蔻丸服。
肉豆蔻 溫中消食，固腸止泄。○熱泄，同滑石丸服。○冷泄，同附子丸服。○滑泄，同粟殼丸服。○久泄，同木香丸服。○老人虛泄，同乳香丸服。
木香 煨熱，實大腸，和胃氣。
縮砂 虛勞冷泄，病食。
草豆蔻 暑月傷冷泄。
益智子 腹脹忽泄，日夜不止，諸藥不效，元氣脫也，濃煎二兩服。
蓽茇 暴泄身冷，自汗脈微，同乾薑、肉桂、高良薑丸服，名已寒丸。
附子 少陰下痢厥逆，同乾薑、甘草煎服。○臟寒脾泄，同肉豆蔻丸服。○大棗煮丸服。○暴泄脫陽，久泄亡陽，同人參、木香、茯苓、大棗煎服。○老人虛泄，同赤石脂丸服。
草烏頭 水泄寒利，半生半炒，丸服。
艾葉 泄瀉，同吳茱萸煎服。○同薑煎服。
蕒若子 久泄，同大棗煎服。
菝葜（穀菜）**陳廩米** 澀腸胃，暖脾。
糯米粉 同山藥、沙糖食，止久痢泄。
燒酒 寒溼泄。
黃米粉 **乾麪** **乾餻** 並止老人久泄。
罌粟殼 水泄不止，宜澀之，同烏梅、大棗煎服。
神麴 **白扁豆** **薏苡仁** **乾薑** 中寒水泄，炮研飲服。
胡蒜 **薤白** **韭白**（果木）**栗子** 煨食止冷泄如注。
烏梅 澀腸止渴。
酸榴皮 一二十年久泄，焙研，米飲服，便止。
石蓮 除寒溼，脾泄腸滑，炒研，米飲服。
胡椒 夏月冷泄，丸服。
蜀椒 老人溼泄，小兒水泄，醋煮丸服。○久泄餐泄不化穀，同蒼朮丸服。
吳茱萸 老人脾冷泄，水煎入鹽服。
橡斗子 **大棗** **木瓜** **榅桲** **都桷** **櫧子** **訶黎勒** 止泄實腸。○久泄，煨研入粥食。○同肉豆蔻末服。○長服方，同厚朴、橘皮丸服。
厚朴 止泄厚腸，溫胃，治腹中鳴吼。
丁香 冷泄虛滑，水穀不消。
乳香 泄澼腹痛。
桂心 **沒石子** **毘黎勒**（石蟲鱗介）**白堊土** 水泄，同乾薑、楮葉丸服。
石灰 水泄，同茯苓丸服。
赤石脂 滑泄疳泄，煅研米飲服。○大腸寒泄遺精，同乾薑、胡椒丸服。
白石脂 滑泄，同乾薑丸服。○同龍骨丸服。
白礬 止滑泄水泄，醋糊丸服。老人加訶子。
消石 伏暑泄瀉，同硫黃炒丸服。○同硫黃、白礬、滑石，飛麪水丸服。
硫黃 元臟冷泄，黃蠟丸服。久泄，加青鹽。○脾虛下白涕，同炒麪丸服。○氣虛暴泄，同枯礬丸服。○伏暑傷冷，同滑石末服，或同胡椒丸服。
禹餘糧 冷勞腸泄不止，同烏頭丸服。
陽起石 虛寒滑泄，厥逆精滑，同鍾乳、附子丸服。
鍾乳粉 大腸冷滑，同肉豆蔻丸服。
霹靂碪 止驚泄。
五倍子 久泄，丸服。○水泄，加枯礬。
龍骨 滑泄，同赤石脂丸服。
龜

甲久泄。〔禽獸〕烏雞骨脾虛久泄，同肉豆蔻、草果煮食。黃雌雞　羖羊角灰久泄，同礬丸服。鹿茸飲酒即泄，同蓯蓉丸服。豬腎冷痢久泄，摻骨碎補末煨食。豬腸臟寒久泄，同吳茱萸蒸丸服。豬肝冷勞虛泄。牛髓洩痢。

積滯〔穀木石土〕神麴　麥蘖　蕎麥粉脾積泄，沙糖水服三錢。蕪荑氣瀉久不止，小兒疳泄，同豆蔻、訶子丸服。楮葉止一切泄痢，同巴豆皮炒研，蠟丸服。巴豆積滯泄瀉，可以通腸，可以止泄。○夏月水泄，及小兒吐瀉下痢，燈上燒，蠟丸水服。黃丹　百草霜並治積泄。

外治田螺傅臍。木鼈子同丁香、麝香貼臍上。虛泄。蛇牀子同熟艾各一兩，木鼈子四個，研勻，綿包安臍上，熨斗熨之。蓖麻仁七個，同熟艾半兩，硫黃二錢，如上法用。豬苓同地龍、鍼砂末，蔥汁和，貼臍。椒紅小兒泄，酥和貼顖。蓖麻九個，貼顖亦可。巴豆紙小兒泄，剪作花貼眉心。大蒜貼兩足心，亦可貼臍。赤小豆酒調，貼足心。

痢有積滯、溼熱、暑毒、虛滑、冷積、蠱毒。

積滯〔草木菜穀〕大黃諸痢初起，浸酒服。或同當歸煎服。巴豆治積痢，同杏仁丸服。小兒用百草霜同化蠟丸服。巴豆皮同楮葉燒丸服，治一切瀉痢。藜蘆主洩痢。紫莧　馬莧和蜜食，主產後痢。萊菔汁和蜜服。乾者嚼之。止噤口痢。萊菔子下痢後重。青木香下痢腹痛，氣滯裏急，實大腸。山楂煮服，止痢。麴消穀止痢。一日百起，同馬藺子為散服。蒸餅　捻頭湯調地榆末服，止血痢。檳榔消食下氣，治下痢後重如神。枳實　枳殼止痢順氣。蕎麥粉消積垢，雞子白丸服。主噤口痢。〔土石〕百草霜消食積，同黃連末服，止熱痢。膩粉消積滯，同定粉丸服。止血痢。定粉止久積痢，雞子白和炙研服。黃丹消積痢，同蒜丸服。又同黃連丸服。密陀僧煅研，醋湯服。硇砂一切積痢。同巴豆、硃砂，蠟丸服。砒霜積痢休息，同黃丹末，蠟丸服。紅礬止痢。〔禽部〕雞內金焙服。主小兒痢。

溼熱〔草部〕黃連熱毒赤痢，水煎露一夜，熱服。小兒入蜜。或炒焦，同當歸末、麝香，米湯服。○下痢腹痛，酒煎服。○傷寒痢，同艾水煎服。○暴痢，同黃芩煎服。○氣痢後重，同乾薑末服。○赤白日久，同鹽梅燒末服。○雞子白丸服。○諸痢脾泄，入豬腸煮丸。○溼痢，同吳茱萸炒丸服。○香連丸加減，通治諸痢。○四治黃連丸，治五疳八痢。胡黃連熱痢，飯丸服。○血痢，同烏梅、竈下土末，茶服。白頭翁一切毒痢，水煎服。○赤痢咽腫，同黃連、木香煎服。○赤痢下重，同黃連、黃蘗、秦皮煎服。柴胡積熱痢，同黃芩，半水半酒煎服。大青熱病下痢困篤者，同甘草、膠、豉、赤石脂煎服。龍牙草熱痢，同陳茶煎服。○根為末，米飲服。青蒿冷熱久痢，同艾葉、豆豉作餅煎服。白蒿夏月暴水痢，爲末服。地榆冷熱痢，煮汁熬服。止久痢、疳痢。青黛疳痢，末服。益母草同米煮粥，止疳痢。同鹽梅燒服，止雜痢。枲耳熬膏。荊芥燒末。蛇含水煎。並主產後痢。山蘇末服。止休息痢。黃芩下痢腹痛日久，同芍藥、甘草用。地黃止下痢腹痛。○汁主蠱痢。蘘荷汁蠱痢。葛穀十年赤白痢。馬藺子水痢，同麪服。雞腸草汁和蜜服。車前汁和蜜服。蒲根同粟米煎服。鴨跖草煎。牛膝　龍膽　赤地利煎。女萎　王瓜子炒服。風延莓　甘藤　陟釐　水藻十三味，並主熱痢。菰手小兒水痢。冬葵子同末，茶服。劉寄奴同烏梅、白薑煎。地蕈子同地榆黃芩末服○苗葉用汁千里及同小青煎山漆米泔服旱蓮末服苦參炒焦水服櫨藤子燒灰狼牙水煎貫衆酒煎地錦末服山豆根忍冬煎藍汁紫參同甘草煎服桔梗白芨蒲黃昨葉何草[穀菜]綠豆火麻汁煮○皮蒸食二三年赤痢赤小豆合蠟煎服黑豆二十一味並主血痢胡麻和蜜食麻子仁炒研豆豉炒焦酒服入口即定小豆花熱痢入豉汁作羹食○痢後氣滿不能食煮食一頓即愈豇豆豌豆薺根莖燒灰水服白扁豆並主赤白痢豆腐休息痢醋煎服蔥白下痢腹痛煮粥食又煮鯽魚鮓食蒜菜夏月毒痢煮粥食黃瓜小兒熱痢同蜜食冬瓜葉積熱痢拖麪食絲瓜酒痢便血燒灰酒服茄根莖葉同榴皮末沙糖水服胡荽炒末服

木耳血痢薑醋煮食或燒灰水服○久痢炒研酒服○久者加鹿角膠芸薹汁和蜜服苦蕒菜[果木]烏芋火酒浸收用胡桃同枳殼皂莢燒服○並治血痢柿止小兒秋痢血痢柿根荷蔕楊梅燒服刺蜜無花果甜瓜烏藥燒灰丸服槐花炒研服櫸皮同犀角煎服鹽麩子及樹皮煮服○並止血痢樗白皮除溼熱殺蟲○血痢醋糊丸服○臟毒下痢爲末服○水穀痢小兒○疳痢並水和作餺飩煮食○休息痢同木香爲丸或加訶子丁香柏葉血痢同芍藥炒水煎服○血痢蠱痢痔痢同黃連煎○小兒洞痢煎代茶巵子主熱痢下重○血痢連年同鼠尾草薔薇汁熬丸服黃蘗除下焦溼熱及血痢○同黃連醋煎服○孕痢同大蒜丸服神驗天蓼末服止氣痢桑寄生治毒痢同川芎防風甘草煎服木槿花噤口痢煎麪食○皮煮汁止血痢渴

茯苓滲溼熱櫻灰敗船茹並止血痢[水土石部]新汲水滑石俱治熱痢黃土熱毒痢水煮澄清服雄黃暑毒泄痢浸過丸服古文錢煮酒止痢白鹽血痢燒服或入粥食石綠[鱗介蟲禽]蝸蠃熱痢水蛇毒痢貝子五靈脂俱血痢白鴨血小兒白痢如魚凍酒泡服白鴨通[獸人]犀角俱熱毒痢豬膽盛黑豆吞之○犬膽牛膽俱同熊膽疳痢野豬黃血痢水服童子尿休息痢煮杏仁豬肝食

虛寒[草部]甘草瀉火止痛○久痢煎服○又漿水炙同生薑煎服○同肉豆蔻煎服芍藥補脾散血止腹痛後重人參冷痢厥逆同訶子生薑煎服○噤口痢同蓮肉煎呷○老人虛痢同鹿角末服當歸止腹痛裏急後重生血養血○久痢吳茱萸炒過蜜丸服白朮胃虛及冷痢多年蒼朮久痢同川椒丸服熟艾葉止腹痛及痢後寒熱醋煎服或入生薑○久痢同橘皮酒糊丸服烏頭久痢燒研蠟丸服附子休息痢雞子白丸服草烏頭寒痢半生半燒醋糊丸服肉豆蔻冷痢醋麪包煨研服○氣痢煨熟同檳子蒼朮末服蕙草傷寒下痢同當歸黃連煮酒服○五色諸痢同木香末服漏蘆冷勞泄痢同艾葉丸服獨用將軍酒服治噤口痢玄胡索下痢腹痛酒服二錢縮砂仁赤白痢休息痢腹中虛痛○同乾薑丸服治冷痢草豆蔻洩痢寒痛蓽茇虛痢嘔逆氣用牛羊乳汁煎服愈破故紙久痢胃虛黃芪洩痢腹痛漏籃子休息惡痢雲實肉蓯蓉艾納香[穀菜]秫米丹黍米粳米並主洩痢腸澼火麻葉冷痢白凍爲末冷水服小豆花痢後氣滿不能食煮食一頓即愈白扁豆花同胡椒作餛飩煮食

糯穀爆米花，以薑汁服。治噤口痢、虛寒痢。**山藥**半生半炒末服。治噤口痢。**大蒜**噤口痢及小兒痢。同冷水服。或丸黃丹服。**薤白**疳痢、久痢。煮粥、作餅、炒黃皆宜。**韭白**醋炒食。**生薑**久痢。同乾薑作餛飩食。**浮麥**和麪作餅食。**麥麪**炒焦服。**小麥粉**〔果木〕**蜀椒****欓子**並止冷痢。**胡椒**赤白痢。同綠豆丸服。**吳茱萸**燥溼熱，止瀉痢。同黃連丸服。○同黑豆搓熱吞之。**石蓮**噤口痢。末服。**沙糖**噤口痢。同烏梅煎呷。**桃膠**產痢疠痛後重。同沈香、蒲黃末服。**桂心**久痢。薑汁炙紫。同黃連等分。爲末服。**肥皂莢**風溼下痢。同鹽燒入粥食。**皂莢刺**風入大腸久痢膿血。同枳實、槐花丸服。○子治久痢。焙研。米糊丸服。○裏急後重。同枳殼丸服。**厚朴**止洩痢。厚腸胃。○水穀痢。同黃連煎服。**乳香**虛冷腹痛。**沈香**氣痢。**丁香**噤口痢。同蓮肉末。米飲服。〔土石〕**白堊****赤壁土****代赭**並止洩痢。**蚯蚓泥**久痢。一升炒烟盡。沃水半升飲。**墨**赤白痢。同乾薑醋糊丸服。**鍾乳粉**冷滑不止。同肉豆蔻、棗肉丸服。**石硫黃**虛冷久痢。蛤粉丸服。〔蟲鱗介部〕**蜂蜜**赤白痢。和薑汁服。**黃蠟**厚腸胃。同阿膠、當歸、黃連、黃蘗、廩米煮服。**蝮蛇骨**燒服。**鱓頭**燒。**鰻鱺頭**燒服。並止疳痢。**鯉魚**暴痢。燒灰飲服。**鯽魚**久痢。釀五倍子燒服。○血痢。釀白礬燒服。○頭灰止痢。**白鯗****金魚****鼈臛****黿臛****龜甲**〔禽獸〕**烏骨雞**並止虛痢。**黃雌雞**煮汁止噤口痢。**雞卵**久痢、產痢。醋煮食。○小兒痢。和蠟煎食。○疳痢。同定粉炒食。**雞卵黃**白痢。同胡粉煅酒服。○胎痢。同黃丹燒服。**雉**虛痢、產痢。作餛飩食。**阿膠**赤白虛痢。○同黃連、茯苓丸服。**乳腐**赤白痢。水煮食。**牛乳**冷氣痢。同蓽茇煎服。**牛肝****牛膍**虛冷痢。並醋煮食。**羊脂**痢痛。同阿膠煮粥食。○孕痢。煮酒服。**羊腎**勞痢。作羹食。**羊肝**冷滑久痢。縮砂末逐片摻上。焙研入乾薑末等分。飯丸服。○下痢垂死。摻白礬炙食。**羊脊骨**通督脈。止痢。**羊骨灰**洞泄下痢。水服。**牛骨灰**水穀痢。**狗骨灰**休息痢。飲服。**狗頭骨灰**久痢、勞痢。同乾薑、莨菪灰丸服。**羚羊角**熱毒痢。末服。小兒痢。燒服。**鹿角**小兒痢。燒同髮灰服。**鹿茸****狗肝**煮粥。**豬腎**作餛飩食。**山羊肉**作脯。並主虛冷久痢。**猯肉**丹石毒痢。**豬肉**噤口痢。作脯炙食。**豬腸**熱毒酒痢。同黃連蒸丸服。**豬肝**休息痢。同杏仁、童尿煮食。**猬皮灰**五色痢。酒服。**虎骨**休息痢。炙研服。○小兒洞注下痢。燒服。**諸朽骨**水痢。同麪服。

止澀〔草部〕**赤白花鼠尾草**赤白諸痢。濃煮作丸。或末。或煎服。**狼把草**久痢、血痢、疳痢。或煎或末服。**赤白雞冠花**酒煎。**木賊**煎水。**菝葜**同蠟茶、白梅丸服。**營實根**疳痢。煎服。**五味子**〔穀果〕**罌粟**同殼炙。蜜丸服。**粟殼**醋炙。蜜丸服。○同陳皮末服。○同檳榔末服。○同厚朴末服。**阿芙蓉****苦茶**熱毒痢。末服。或同醋。或同薑煎服。○同白梅丸服。**烏梅**止渴除冷熱痢。水煎服。○血痢。同茶醋服。○同黃連丸服。○休息痢。同建茶、乾薑丸服。**梅葉**煮汁。止休息痢。**林檎**止痢。煮食。○小兒痢。同楮實杵汁服。**荔枝殼**同橡斗、榴皮、甘草煎服。**酸榴**擣汁。或燒服。**酸榴皮及根**或煎。或散。或丸。或燒服。**大棗**疳痢。和米粉燒食。**蛀棗**止小兒痢。**橡實**同楮葉末服。**槲白皮**煮汁熬膏服。**橡斗****阿月渾子****木瓜****海紅****棠梨**煨食。**鹿梨**煨食。**榠樝**煨食。**胡頹子****毘黎勒****韶子****榛子**生食。**醋林子****李根白皮**煮。**荷葉灰**〔木部〕**楮葉**炒研。和麪作餅食。斷痢。○小兒痢浸水煮瓜服。木**沒石子**虛滑久痢，血痢，飯丸服。○產後痢，燒研酒服。**枸橘葉**同萆薢炒研服。**白楊皮**孕痢，煎服。**赤松皮**三十年痢，研麪一斗和粥食。**松楊木皮**冷熱水穀痢，煮服。**水楊枝葉**久痢，煮服。**金櫻子**久痢，同粟殼丸服。花葉子根並可用。**海桐皮**疳痢，久痢。**訶子**止久痢，實大腸。**楓皮**煎飲。**山礬葉**　**城東腐木**

〔石部〕**桃花石**　**禹餘糧**〔石服蟲部〕**五石脂**並止洩痢。**赤石脂**末服。○冷痢加乾薑作丸。○傷寒下痢，同乾薑粳米煎服。**白石脂**小腸澼便血，米飲服。○久痢加乾薑丸服。**礬石**醋糊丸服。○冷勞痢加羊肝。**石灰**十年血痢，熬黃澄水日三服。○酒積下痢，水和泥裹煅研，醋糊丸服。**雲母粉**米飲服。**故衣帛**主胎前痢，小兒痢。**五倍子**久痢半生半燒丸服。或加枯礬。赤痢加烏梅。**百藥煎**酒痢，同五倍子、槐花丸服。**露蜂房**　**蝦蟆灰**並止小兒痢。**柳蠹糞**　**桑蠹糞**並主產後痢。**蟬蛻**燒服。**蜣螂**燒

蠶連〔介鱗〕**龍骨**澀虛痢。○傷寒休息痢，煮汁服，或丸服。**鯪鯉甲**久痢裏急，同蛤粉炒研服。**蚺蛇膽**止疳痢血痢。䗪蟲爲使。**鼈殼**產後痢。**蚌粉**　**海蛤**　**魁蛤**　**爛蜆殼**　**牡蠣**　**甲香**〔禽獸〕**豬蹄甲**　**馬糞灰**水服一丸。**獺糞灰**並止久痢。**鵜鶘嘴**　**牛屎汁**　**羊屎汁**　**兎頭灰**　**貍頭灰**　**犲皮灰**並主疳痢。**牛角䚡**冷痢小兒痢，飲服。

〔外治〕**木鼈子**六個研，以熱麪餅挖孔，安一半，熱貼臍上，少頃再換，即止。**芥子**同生薑擣膏封臍。**黃丹**同蒜擣封臍。仍貼足心。**水蠹**入麝擣貼臍。**田螺**入麝擣貼臍。**蓖麻**同硫黃擣貼臍。**鍼砂**同官桂枯礬。水調貼臍。

瘧有風寒暑熱溼食瘴邪八種。○五臟瘧。○六腑瘧。○勞瘧。○瘧母。

〔暑熱〕〔草部〕**柴胡**少陽本經藥，通治諸瘧爲君。隨寒熱虛實，入引經佐使。**黃芩**去寒熱往來，入手少陰陽明。手足太陰少陽六經。**甘草**五臟六腑寒熱。**黃芪**太陰瘧寒熱，自汗虛勞。**牛膝**久瘧勞瘧，水煎日服。○莖葉浸酒服。**蒼耳子**久瘧不止，酒糊丸服。○葉擣汁。**馬鞭草**久瘧擣汁酒服。**馬蘭**諸瘧寒熱，擣汁，發日早服。**香薷**同青蒿末酒服。○暑瘧加桂枝麥芽。**青蒿**虛瘧寒熱，擣汁服，或同桂心煎酒服。○溫瘧但熱不寒，同黃丹末服。○截瘧，同常山、人參末酒服。**人參**虛瘧食少，必同白朮用。○孕瘧產後瘧瘴瘧，未分陰陽，一兩煎冷服。**白朮**同蒼朮柴胡爲瘧家必用之藥。**升麻**邪入陰分者，同紅花入柴胡四物提之。**葛根**無汗者加之。○久瘧同柴胡二朮用。一補一發。**芎藭**　**知母**　**葳蕤**　**牛蒡子**並主勞瘧。**當歸**水煎日服。**地黃**　**菖蒲**　**玄參**　**紫參**　**白芨**　**胡黃連**　**女青**　**防己**　**青木香**〔菜穀〕**麥苗**汁　**胡麻**並主溫瘧。**粳米**熱瘧肺瘧。白虎湯用。**秫米**肺瘧有痰，同恆山甘草煎服。**豆豉**心瘧腎瘧。**寒食麪**熱瘧，青蒿汁丸服二錢。**翻白草**煎酒。**冬瓜葉**斷瘧，同青蒿、馬鞭草、官桂，糊丸服。**麴**

搖〔木果〕**蜀椒**並溫瘧。**甘蔗**勞瘧。**竹葉**溫瘧，心瘧。**地骨皮**虛瘧，熱瘧。**豬苓**　**茯苓**〔水石蟲部〕**冬霜**熱瘧，酒服一錢。**石膏**熱甚口渴頭痛者加之。**鼠負**七枚，飴糖包吞，即斷。○同豆豉丸服。**蚯蚓**熱瘧狂亂，同薄荷、薑、蜜服。○泥同白麪丸服。**蟬花**〔介鱗〕**烏賊骨**並溫瘧。**龜殼**斷瘧，燒研酒服。**鼈甲**久瘧病在血分。○勞瘧老瘧，醋炙末服。**牡蠣**虛瘧寒熱自汗。○牡瘧同麻黃、蜀漆、甘草煎服。

寒溼〔草部〕**附子**五臟氣虛，痰飲結聚發瘧，同紅棗、葱、薑水煎冷服。○眩仆厥逆，加陳皮、甘草、訶子。○瘴瘧，同生薑煎服。○斷瘧，同人參、丹砂丸服，取吐。**草烏頭**秋深久瘧，病氣入腹，腹高食少，同蒼朮、杏仁煎服。**草豆蔻**虛瘧自汗，煨入平胃散。○瘴瘧，同熟附子煎服。○山嵐發瘧，同常山浸酒飲。○一切瘧，同恆山炒焦，糊丸，冷酒服，名瞻仰丸。**蒼朮**　**麻黃**　**羌活**　**高良薑**〔穀菜〕**火麻葉**炒研服。**生薑汁**露一夜服。○孕瘧尤效。**乾薑**炒黑，發時酒服。○脾虛，同乾薑炮研，豬膽丸服。**獨蒜**燒研酒服。**薤白**　**韭白**〔果木石部〕**烏梅**勞瘧，同薑、豉、甘草、柳枝、童便服。**橘皮**痰瘧，以薑汁浸煮，焙研，同棗煎服。**青橘皮**治瘧疎肝。當汗而不透者，須再汗之，以此佐紫蘇。○止瘧，燒研，發日早酒服一錢，臨發再服。**桂心**寒多者加之。○同青蒿，看寒熱多少，三七分爲末，薑酒服。**丁香**久瘧，同常山、檳榔、烏梅浸酒服。**硫黃**硃砂等分，糊丸服。○同茶末冷水服。**雲母石**牝瘧，但寒不熱，同龍骨、蜀漆爲散服。**代赭石**

〔鱗禽獸部〕**龍骨**老瘧，煮服取汗。**雞子白**久瘧。**鴟鴞**煮酒飲。**豬脾**虛寒瘧，同胡椒、高良薑、吳茱萸末，作餛飩食。**牛肝**醋煮食。**羊肉**　**黃狗肉**並作臛食，取汗。**山羊肉**久瘧，作脯食。**果然肉**食去瘴瘧。○皮亦辟瘧。**驢脂**多年瘧，和烏梅丸服。**鹿角**小兒瘧，生研服。

痰食〔草部〕**常山**瘧多痰水飲食，非此不能破癖利水。○醋煮乾，水煎服，不吐不瀉。○雞子清丸，煮熟服。○同茯苓、甘草浸酒服。○同草果、貝母、知母煎酒服。○同大黃、甘草煎水服。○同小麥、竹葉煎水服。○同黃丹丸服。○瘴瘧，同知母、青蒿、桃仁煎服。○孕瘧，同烏梅、甘草、石膏酒水浸服。**芫花**久瘧結癖在脇，同硃砂丸服。**醉魚花**鯽魚釀煨服，治久瘧成癖，並擣花貼之。**大黃**瘧多敗血

痰水，當下不盡者，須再下之，必此佐常山。**阿魏**痰癖寒熱，同雄黃、硃砂丸服。**半夏**痰藥必用。痰多者倍加。○同白豆蔻、生薑、大棗、甘草各二十五塊，如皁子大，同葱根煎一盌，露一夜，分三服。熱瘧重者極效。**三稜**　**莪茂**〔穀果〕**神麴**　**麥蘖**並止食瘧，消瘧母。**檳榔**消食辟瘴。○同酒蒸常山丸服，名勝金丸，或加穿山甲。**桃仁**同黃丹丸服，或加蒜。**桃花**末服取利。**杏仁**〔木石〕**巴豆**　**砒霜**爲劫痰截瘧神劑。○同硫黃、綠豆丸。○同雄黃、硃砂、白麪丸。○同綠豆、黑豆、硃砂丸。○同恆山、丹砂作餅，麻油煠熱研末，并冷水服。**黃丹**墜痰消積。○諸瘧蜜水調服一錢。○同青蒿丸。○同百草霜丸。○同獨蒜丸。○同桃仁丸。○同建茶丸。○同恆山丸。並止瘧。**礬紅**食瘧，同蒜丸服。**綠礬**陰瘧，同乾薑、半夏，醋湯服。**礬石**醋糊丸服。**古石灰**同五靈脂、頭垢丸服。**密陀僧**〔蟲禽〕**白殭蠶**痰瘧丸服。**鯪鯉甲**痎瘧、牡瘧、寒熱瘧，同乾棗燒研服。○同酒蒸當歸、柴胡、知母丸服。**夜明砂**五瘧不止，及胎前瘧，冷茶服二錢，或加硃砂、麝香丸服。**雞膍胵黃皮**小兒瘧，燒服。**雄雞屎**

〔邪氣〕〔穀果服器〕**端午糭尖**丸瘧藥。**桃梟**水丸服。○五種瘧，同巴豆、黑豆、硃砂丸服。**鍾馗**燒服。**歷日**燒灰丸服。**故鞋底**灰。**甑帶**〔蟲介禽獸〕**蜈蚣**　**勒魚骨**入斷瘧藥。**瘧龜**痞瘧，燒服，或浴或佩。**鴟鴞**煠食。**犬毛**燒服。**白狗屎**燒服。**白驢蹄**同砒霜丸服，治鬼瘧。**猴頭骨**燒水服。**黑牛尾**燒酒服。**烏貓屎**小兒瘧，桃仁湯下。**貍屎灰**鬼瘧發無期度。**靈貓陰**〔人部〕**頭垢**　**天靈蓋**　**小兒臍帶**燒灰飲服。**人膽**裝糯米，入麝香熏乾，青者，治久瘧連年，陳米湯下十五粒。

〔吐痰〕**常山**　**蜀漆**　**藜蘆**煎　**地菘**汁　**豨薟**汁　**葎草**汁

石胡荽汁　離鬲草汁　三白草汁　澤漆　蕘花　豉湯
瓜蒂　相思子擂水。　逆流水　人尿和蜜取吐。
外治　旱蓮　毛茛草　石龍芮　馬齒莧　小蒜同胡椒百草霜桂。○同阿魏臟脂。○同桃仁罨。　蜘蛛　蝦蟆　燒人場上黑土並繫臂。　吳葵華挼手。　魚腥草擦身取汗。　烏頭末發時酒調塗背上。　鬼箭羽同鯪鯉甲末。發時嗃鼻。　燕屎泡酒熏鼻。　野狐糞同夜明砂醋糊丸。把嗅。　野狐肝糊丸。緋帛裹繫中指。　虎睛　虎骨　虎爪皮　麝香　貍肝
野豬頭骨　驢皮骨　牛骨　天牛　馬陸　兩頭蛇佩　蛇蛻塞耳。　人牙　人膽

心下痞滿　痛者爲結胸胸痹。○不痛者爲痞滿。○有因下而結者，從虛及陽氣下陷。○有不因下而痞結者，從上虛及痰飲食鬱溼熱治之。

溼熱氣鬱
〔草部〕桔梗胸脇痛刺。同枳殼煎。　黃連溼熱痞滿。　黃芩利胸中氣。脾經溼熱。　柴胡傷寒心下諸痰熱結實，胸中邪氣，心下痞，胸脇痛。　前胡痰滿胸脇中痞，心腹結氣。　貝母主胸脇逆氣，散心胸鬱結之氣。薑汁炒丸。　芎藭治一切氣一切血，燥溼開鬱，搜肝氣。　木香能升降諸氣，專泄胸腹滯塞。○陽衰氣脹懶食，同訶子糖和丸服。　甘松理元氣，去鬱病。　香附子利三焦，解六鬱，消飲食痰飲。○一切氣疾，同砂仁甘草末服。○同烏藥末點服。○同茯神丸服。○一味浸酒服之。　澤瀉主痞滿，滲溼熱。同白朮生薑煎服。　芍藥脾虛中滿，心下痞。　白豆蔻散脾中滯氣。　射干胸膈熱滿腹脹。　大黃泄溼熱，心下痞滿。○傷寒下早，心下痞滿而不痛，同黃連煎服。　草豆蔻
〔果木〕吳茱萸溼熱痞滿，同黃連煎服。　枳實除胸膈痰澼，逐停水，破結實，消脹滿，心下急，痞痛，逆氣，解傷寒結胸，胃中溼熱。○卒胸痹痛，爲末，日服。○胸痹結胸，同厚朴栝樓薤白煎服。○同白朮丸服。　枳殼　厚朴並泄脾消痰，除胸痞脇脹。　皂莢破痰囊腹脹滿，欲令瘦者，煨丸取利。　巵子解火鬱，行結氣。　蕤核破心下結痰痞氣。　茯苓胸脇氣逆脹滿。同人參煎服。

痰食
〔草部〕半夏消痰熱滿結。○小結胸痛止在心下，同黃連栝樓煎服。　旋覆花汗下後，心下痞滿，噫氣不止。　縮砂痰氣膈脹，以蘿蔔汁浸焙研，湯服。　澤漆心下伏瘕如盃，同大黃葶藶丸服。　栝樓胸痹痰結，痛徹心背，痞滿喘欬。取子丸服。或同薤白煎酒服。　三稜胸滿破積。　牽牛胸膈食積，以末一兩同巴豆霜水丸服。
〔穀菜〕神麴同蒼朮丸服。除痞滿食氣。　麥蘗同神麴白朮橘皮丸服。利膈消食。　生薑心下堅痞。同半夏煮服。　薑皮消痞。　白芥子冷痰痞滿。同白朮丸服。
〔果木〕橘皮痰熱痞滿，同白朮丸服。或煎服。　青橘皮胸膈氣滯。同茴香甘草白鹽制末，點服。○四制爲末，煎服，名快膈湯。　瓜蒂吐痰痞。　檳榔消水穀，下痰氣。○傷寒痞滿不痛者，同枳實研末，黃連湯下。○結胸痛者，酒煎二兩服。　大腹皮痞滿醋心。　訶黎勒胸膈結氣。　巴豆陰證寒實結胸，大便不通，貼臍灸之。
〔金石〕密陀僧胸中痰結，醋水煎乾爲末，酒水煎服，取吐。　銀硃痰氣結胸，同明礬丸服。　芒消

脾虛
〔草部〕人參主胸脇逆滿，消胸中痰，消食變酸水，瀉心肺脾胃火邪。○心下結硬，按之無常，覺痞滿，多食則吐，氣引前後，噫呃不除，由思慮鬱結，同橘皮去白丸服。　朮除熱消食，消痰水。○胸膈煩悶，白朮末湯服。○消痞強胃，同枳實爲丸服。○心下堅大如盤，水飲所作，腹滿脇鳴，實則失氣，虛則遺

尿。名氣分。同枳實水煎服。蒼朮除心下急滿。解鬱燥溼。遠志去心下膈氣。升麻
柴胡升清氣。降濁氣。附子【獸部】羊肉老人膈痞不下食。同橘皮薑麪作臛食。

脹滿　有溼熱　寒溼　氣積　食積　血積

【溼熱】朮除溼熱益氣和中。○脾胃不和。冷氣客之為脹滿。同陳皮丸服。黃連去心火及中焦
溼熱。黃芩脾經諸溼。利胸中熱。柴胡宣暢氣血。引清氣上行。桔梗腹滿腸鳴。傷寒腹脹。
同半夏橘皮煎服。射干主胸脇滿。腹脹氣喘。薄荷　防風　車前　澤
瀉　木通　白芍藥去臟腑壅氣。利小便。於土中瀉木而補脾。大黃主腸結熱。
心腹脹滿。半夏消心腹痰熱滿結。除腹脹。○小兒腹脹。以酒和丸薑湯下。仍薑汁調貼臍中。牽
牛除氣分溼熱。三焦壅結。○溼氣中滿。足脛微腫。小便不利。氣急欬嗽。同厚朴末服。○水蠱脹滿。白黑
牽牛末各二錢。大麥麪四兩。作餅食。○小兒腹脹。水氣流腫。小便赤少。生研一錢。青皮湯下。忍冬
治腹脹滿。澤瀉滲溼熱。赤小豆治熱利小便。下腹脹滿。散氣。豌豆利小便。腹脹滿。
薺菜子治腹脹。○根主腹滿腹大。四肢枯瘦尿澀。以根同甜葶藶丸服。木瓜治腹脹善噫。
厚朴消痰下氣。除脹滿。破宿血。化水穀。治積年冷氣雷鳴。○腹脹脈數。同枳實大黃煎服。○腹痛脹
滿。加甘草桂薑棗。○男女氣脹冷熱相攻。久不愈。薑汁炙研。米飲日服。皂莢主腹脹滿。○胸腹脹
滿。煨研丸服。取利甚妙。枳實消食破積。去胃中溼熱。枳殼逐水消脹滿。下氣破結。○老幼
氣脹氣血凝滯。四制丸服。茯苓主心腹脹滿。滲溼熱。豬苓　鸕鷀大腹鼓脹。體寒燒研
米飲服。雞屎白下氣利大小便。治心腹鼓脹。消積。○雞屎醴治鼓脹。旦食不能暮食。以袋盛半
升漬酒。日飲三次。或為末酒服。○欲下則煮酒頓服。野雞心腹脹滿。同茴香馬芹諸料入蒸餅作餛
飩食。豪豬肚及屎主熱風鼓脹。燒研酒服。豬血中滿腹脹。旦食不能暮食。曬研酒服。
取利。牛溺主腹脹。利小便。氣脹。空心溫服一升。○癥癖鼓脹。煎如飴。服棗許。取利。蝦蟆鼓氣。
煅研酒服。○青蛙入豬肚內煮食。

【寒溼】草豆蔻除寒燥溼。開鬱破氣。縮砂蔤治脾胃結滯不散。補肺醒脾。益智
子主客寒犯胃。○腹脹忽瀉。日夜不止。二兩煎湯服即止。胡盧巴治腎冷腹脇脹滿。面色青
黑。胡椒虛脹腹大。同全蠍丸服。附子胃寒氣滿。不能傳化。饑不能食。同人參生薑末煎服。
丁香小兒腹脹。同雞屎白丸服。訶梨勒主冷氣心腹脹滿下氣。禹餘糧

【氣虛】甘草除腹脹滿下氣。人參治心腹鼓痛。瀉心肺脾中火邪。萎蕤主心腹結氣。
青木香主心腹一切氣。散滯氣。調諸氣。香附子治諸氣脹滿。同縮砂甘草為末服。紫
蘇治一切冷氣。心腹脹滿。萊菔子氣脹氣蠱。取汁浸縮砂炒七次為末服。生薑下氣。
消痰喘脹滿。亦納下部導之。薑皮消脹痞。性涼。馬蘄子主心腹脹滿。開胃下氣。山
藥心腹虛脹。手足厥逆。或過服苦寒者。半生半炒為末米飲服。百合除浮腫臚脹痞滿。敗
瓢酒炙三五次。燒研服。治中滿鼓脹。檳榔治腹脹。生擣末服。沈香升降諸氣。全蠍
病轉下後。腹脹如鼓。燒灰。入麝。米飲服。

【積滯】蓬莪茂治積聚諸氣脹。京三稜治氣脹破積。劉寄奴穗血氣脹滿。
為末酒服三錢。乃破血下脹仙藥也。馬鞭草行血活血。○鼓脹煩渴。身乾黑瘦。剉曝水煮服。神
麴補虛消食。○三焦滯氣。同萊菔子煎服。○少腹堅大如盤。胸滿食不消化。湯服方寸匕。糵米
消食下氣。去心腹脹滿。○產後腹脹不得轉氣。坐臥不得。酒服一合。氣轉即愈。葫蒜下氣消穀化肉。

山楂化積消食，行結氣。**橘皮**下氣破癖，除痰水滯氣。**胡椒**腹中虛脹，同蠍尾、萊菔子丸服。**車脂**主小腹脹，和輪下土服。**胡粉**化積消脹。○小兒腹脹，鹽炒摩服。**古文錢**心腹煩滿及胸脇痛欲死，水煑汁服。**鋼鐵**主胸膈氣塞不化食。**水銀**治積滯鼓脹。**黑鹽**腹脹氣滿，酒服六銖。○酒肉過多，脹滿不快，用鹽擦牙，溫水漱下，二三次即消。**芒消**治腹脹，大小便不通。**綠礬**消積滯，燥脾溼，除脹滿，平肝。同蒼朮丸服，名伐木丸。**豬項肉**酒積，面黃腹脹，同甘遂擣丸服，取下酒布袋也。

諸腫

有風腫○熱腫○水腫○溼腫○氣腫○虛腫○積腫○血腫

〔開鬼門〕〔草部〕**麻黃**主風腫水腫。一身面目浮腫，脈浮，小便不利，同甘草煑湯服，取汗。○水腫脈沉浮者爲風，虛腫者爲氣，皆非水也。麻黃、甘草、附子煑湯服。**羌活**療風用獨活，療水用羌活。○風水浮腫及妊娠浮腫，以蘿蔔子炒過研末，酒服二錢，日二。**防風**治風行周身，及經絡中留溼，治風去溼之仙藥也。**柴胡**主大腸停積水脹。**浮萍**去風溼，下水氣，治腫，利小便。爲末，酒服方寸匕。**鼠黏子**除膚風，利小便。○風水身腫欲裂，炒末，每服二錢，日三。○風熱浮腫，半炒研末，酒服。○水蠱腹大，麪糊丸服。○根莖亦主風腫，逐水效。**天仙藤**妊娠浮腫，謂之子氣，乃素有風氣，勿作水治。同香附、陳皮、甘草、烏藥、紫蘇煎服。**忍冬**去寒熱身腫，風溼氣。**蒺藜**洗浮腫。**陸英**洗水氣虛腫。**狗脊**〔穀菜〕**黍穰**　**葱白根**〔果木〕**杏葉**並洗足腫。**楠材**腫自足起，同桐木煎洗，并少飲之。**桐葉**手足浮腫，同小豆煑汁漬洗，并少飲之。**柳枝及根皮**洗風腫。

〔潔淨府〕**澤瀉**逐三焦停水，去舊水，養新水，消腫脹，滲溼熱。○水溼腫脹，同白朮末服。**鴨跖草**和小豆煑食，下水。**蒼耳子**大腹水腫，燒灰，同葶藶末服。**蘇子**消渴變水，同萊菔子服，水從小便出。**木通**利大小便、水腫，除諸經溼熱。**通脫木**利小便，除水腫。**香薷**散水腫，利小便，大葉者濃煎汁熬丸服，治水甚捷，肺金清而熱自降也。○暴水、風水、氣水，加白朮末丸，至小便利爲效。**燈心草**除水腫癃閉。**冬葵子**利小便，消水氣。○妊娠水腫，同茯苓末服，小便利則愈。**蜀葵子**利小便，消水腫。**葶藶**利水道，下膀胱水、皮閒邪水上出面目，浮腫大降氣，與辛酸同用，以導腫氣。○通身腫滿，爲末，棗肉丸服，神驗。○或用雄雞頭擣丸。○陽水暴腫，喘渴尿澀，同防已末，以綠頭鴨血和丸服之，效。**馬鞭草**大腹水腫，同鼠尾草煑汁熬稠，丸服神效。**馬蘭**水腫尿澀，同黑豆、小麥，酒水煎服。**益母草**服汁，主浮腫，下水。**旋覆花**除水腫大腹，下氣。**萱草根葉**通身水腫，曬研二錢，入席下塵，米飲服。**蓼子**下水氣面浮腫。**海金沙**脾胃腫滿，腹脹如鼓，喘不得臥。同白朮、甘草、牽牛爲末服。**漢防已**利大小便，主水腫，通行十二經，去下焦溼腫，泄膀胱火，必用之藥。○皮水胕腫在皮膚中，不惡風，按之不沒指，同黃芪、桂枝、茯苓、甘草煎服。**水蘋**主暴熱，下氣，利小便。**海藻**下十二水腫，利小便。**海帶**　**昆布**利水道，去面腫。**越王餘算**去水腫浮氣。**天蓼**主水氣。**茅根**虛病後飲水多，小便不利作腫，同赤小豆煑食，水隨小便下。**蒲公英**煑服，消水腫。**薇**利大小便，下浮腫。〔穀部〕**薏苡仁**水腫喘急，以郁李仁絞汁煑粥食。**黑大豆**逐水去腫。○桑柴灰煑食，下水鼓。○范汪方：煑汁入酒，再煑服，水從小便出。○肘後方：煑乾爲末服。**赤小豆**下水腫，利小便。○桑灰汁煑食代飯，冬灰亦可。○同薑蒜煑食。○水蠱腹大有聲，皮黑者，同白茅根煑食。○足腫，煑汁漬洗。**腐婢**下水氣。**綠豆**煑食，消腫下氣。○十種水氣，同附子逐日煑食。〔菜部〕**葫蒜**同蛤粉丸服，消水腫。○同田螺、車前，貼臍，通小便。
胡葱　浮腫，同小豆、消石煮食。
羅勒　消水氣。
百合　除浮腫臚脹。
冬瓜　小腹水脹，利小便。○釀赤小豆煨熟丸服。○瓜瓤淡煮汁飲，止水腫煩渴。
胡瓜　水病肚脹，肢浮，以醋煮食，須臾水下。

果部

李核仁　下水氣，除浮腫。
杏核仁　浮腫喘急，小便少，炒研入粥食。○頭面風腫，同雞子黃塗帛上貼之，七八次愈。
烏梅　水氣滿急，同大棗煮汁，入蜜嚥之。
桃白皮　水腫，同秫米釀酒服。
椒目　治十二種水氣脹滿，行水滲溼。○炒研，酒服方寸匕。
敗荷葉　陽水浮腫，燒研水服。足腫，同藁本煎洗。

木部

木蘭皮　主水腫。
柳葉　下水氣。
櫸皮　通身水腫，煮汁日服。
榆皮葉　消水腫，利小便。○皮末，同米煮粥食之。
柯樹皮　大腹水病，煮汁熬丸服，病從小便出也。
桑白皮　去肺中水氣、水腫，腹滿臚脹，利水道也。
桑椹　利水氣，消腫。○水腫脹滿，以桑白皮煎水煮椹，同糯米釀酒飲。
桑葉　煎飲代茶，除水腫，利大小腸。
桑枝　同上。
桑柴灰　淋汁煮小豆食，下水脹。
楮實　水氣蠱脹，用潔淨府，熬膏，和茯苓、白丁香丸服，效。
楮葉　通身水腫，煎汁如飴，日服。○積年水氣，面腫如水，煎汁煮粥食。
楮白皮　逐水腫，氣滿，利小便。○煮汁釀酒，治水腫入腹，短氣欬嗽，及婦人新產風入臟內，腫脹短氣。○風水腫浮，同木通、豬苓、桑白皮、陳皮煎服。○膀胱石水，肢削，小腹脹，取根皮同桑白皮、白朮同黑豆煎汁入酒服之，效。
楮汁　天行病後，臍下如水腫，日服一盃，小便利即消。
梔子　熱水腫疾，炒研飲服。○婦人胎腫屬溼，丸服有驗。
茯苓及皮　主水腫，利水道。○皮同椒目煎水日飲。
豬苓　利水發汗，主腫脹滿急，消胎腫。
皂莢　身面卒腫，炙漬酒飲。○或加黑錫。
五加皮　風溼腫。
枳茹　水脹暴風。

石部

滑石　利水燥溼，除熱。
白石英　石水，腹堅脹滿，煮酒服。
凝水石　除胃中熱，水腫，小腹痹，瀉腎。
礬石　卻水。○水腫，同青礬、白麪丸服。
青礬　水腫黃病，作丸服。

蟲部

螻蛄　利大小便，治腫甚效。○十種水病，腹滿喘促，五枚焙研湯服。○肘後方：每日炙食十枚。○普濟方：左右用同大戟、芫花、甘遂服。○同輕粉嗋鼻，消水病。
青蛙　消水腫，同胡黃連末，入豬肚內煮食。○水蠱腹大有聲，皮黑，酥炙，同螻蛄、苦瓠末服。

介鱗

海蛤　治十二種水氣浮腫，利大小腸。○水癃腫病，同杏仁、防己、葶藶、棗肉丸服。○水腫發熱，同木通、豬苓、澤瀉、滑石、葵子、桑皮煎服。○石水肢瘦，腹獨大者，同防己、葶藶、茯苓、桑皮、橘皮、郁李丸服。○氣腫，同昆布、鳧茈、海螵蛸、荔枝殼煎飲服。
蛤粉　清熱利溼，消浮腫，利小便。○氣虛浮腫，同大蒜丸服。
貝子　下水氣浮腫。
田蠃　利大小便，消手足浮腫，下水氣。○同大蒜、車前貼臍，水從小便出。
鯉魚　煮食，下水氣，利小便。○用醋煮食。○赤小豆煮食。○釀白礬，泥包煨研，食粥，隨上下用。
白魚　開胃下氣，去水氣。
鯽魚　合小豆、商陸煮食，消水腫。
鱸魚　治水氣。
鱧魚　合小豆煮食，下大水面目浮腫，及妊娠水氣。入冬瓜、葱白，主十種水垂死。
鯇魚　療水腫，利小便。
黃顙魚　合大蒜、商陸煮食，消水，利小便。○綠豆同煮亦可。

禽獸

青頭鴨　大腹水腫垂死，煮汁服，取汗，亦作粥食。
雄鴨頭　治水腫，利小便。○搗和漢防己末丸服。
鳧肉　治熱毒水腫。
鸕鷀　利水道。
雞子　身面腫滿，塗之頻易。
豬脂　主水腫。
豬腎　包甘遂煨食，下水。
羊肺　水腫尿短，喘嗽，同葶藶子，醋蜜丸服。
豪豬肚及屎　水病熱風鼓脹，燒研酒服。
牛溺　水腫腹脹，利小便，空腹飲之。○喘促者，入訶子皮末，熬丸服，當下水。
水牛角䚡

人部

人中白　水氣腫滿，煎令可丸，每服一豆。
秋石　拌食代鹽。

「逐陳莝」

草部

三白草　水腫，服汁取吐。
蒴藋根　渾身水腫，酒和汁服，取吐利。
蓖麻子仁　水臟腫滿，研水服，取吐利。
商陸　主水腫脹滿，疏五臟水氣，瀉十種水病，利大小腸。○

切根同赤小豆粳米煑飯日食甚效○或同粟米煑粥食○或取汁和酒飲利水爲妙○或同羊肉煑食

大戟 主十二水腹滿痛發汗利大小便○水腫喘急及水蠱同乾薑末服○或同當歸橘皮煎服○或同木香末酒服○或同木香牽牛末豬腎煨食○或煑棗食並取利水爲神效

澤漆 去大腹水氣四肢面目浮腫○十腫水氣取汁熬膏酒服

甘遂 主面目浮腫下五水泄十二水疾瀉腎經及隧道水溼痰飲直達水氣所結之處乃泄水之聖藥○水腫腹滿同牽牛煎呷○膜外水氣同蕎麥麪作餅食取利○身面浮腫以末二錢入豬腎煨食取利○正水脹急大小便不利欲死半生半炒爲末和麪作碁子煑食取利○小兒痟水同青橘皮末服○水蠱喘脹同大戟煎呷不過十服○妊娠腫滿白蜜丸服

續隨子 治肺中水氣日服十粒下水最逕不可多服○一兩去油分作七服治七人用酒下○陽水腫脹同大黃丸服

芫花 主五水在五臟皮膚及飲癖○水蠱脹滿同枳殼醋煑丸服

蕘花 主十二水腸中留癖

莨菪子

狼毒 破水癖

防葵 腫滿洪大爲末酒服

牽牛 利大小便除虛腫水病氣分溼熱○陰水陽水俱同大黃末鍋焦飯丸服○諸水飲病同茴香末服○水腫氣促坐臥不得用二兩炒取末烏牛尿浸一夜入葱白一握平旦煎分二服水從小便出○小兒腫病二便不利白黑牽牛等分水丸服○水蠱脹滿同大麥麪作餅燒食降氣

馬兜鈴 去肺中溼氣水腫腹大喘急煎湯服

羊桃根 去五臟五水大腹利小便可作浴湯○水氣皷大小便濇同桑白皮木通大戟煎汁熬稠服取利

紫蘇 煎汁熬服下水癃病

大豆黃卷 除胃中熱消水病脹滿○同大黃醋炒爲末服

蕎麥 水腫喘急同大戟末作餅食取利

米醋 散水氣

葱白 水癃病煑汁服當下水○病已困者爛搗坐之取氣水自下

老絲瓜 巴豆炒過入陳倉米同炒取米去豆丸服

巴豆 十種水病○水蠱大腹有聲同杏仁丸服○煑汁拭身腫

郁李仁 大腹水腫面目皆浮酒服七七粒能瀉結氣利小便○腫滿氣急和麪作餅食大便通即愈

烏桕木 暴水癥結利大小便○水氣虛腫小便少同木通檳榔末服

鼠李 下水腫腹脹

接骨木根 下水腫

楤木 煑服下水

鍼砂 消積平肝○水腫尿短同豬苓地龍葱涎貼臍

輕粉

粉霜 消積下水

銀硃 主水病大便利者同硫黃丸服

調脾胃〔草部〕

白朮 逐皮間風水結腫脾胃溼熱○四肢腫滿每用半兩同棗煎服

蒼朮 除溼發汗消痰飲治水腫脹滿

黃連 溼熱水病蜜丸每服四五丸日三服

黃芪 風腫自汗

香附子 利三焦解六鬱消附腫○酒腫虛腫醋煑丸服○氣虛浮腫童尿浸焙丸服

藿香 風水毒腫

砂仁 遍身腫滿陰腫同土狗一箇等分研和老酒服

葳蕤 小兒癇後氣血尚虛熱在皮膚身面俱腫同葵子龍膽茯苓前胡煎服

使君子 小兒虛腫上下皆浮蜜炙末服

附子 脾虛溼腫同小豆煑焙丸服○男女腫因積得積去腫再作喘滿小便不利醫者到此多束手蓋中下二焦氣不升降用生附子一箇入生薑十片用水入沉香汁冷服須數十枚乃效

烏頭 陰水腫滿同桑白皮煑汁熬膏服

〔菜果〕

薑皮 消浮腫腹脹

蘿蔔 酒腫及脾虛足腫同皂莢煑熟去皂莢入蒸餅搗丸服

柑皮 產後虛浮四肢腫爲末酒服

檳榔 逐水消脹

椰子漿 消水

沙棠果 食之卻水病

吳茱萸 燥脾行水

蘇合香 下水腫同水銀白粉服

〔禽獸〕

白雄雞 **黃雌雞** 並同小豆煑食消腫

豬肝 肝虛浮腫同葱豉蒜醋炙食○脊肉亦可

狗肉 氣水皷脹尿少蒸食

羊肉 身面浮腫同商陸煑臛食

水牛肉 消水除溼頭尾皆宜

牛膍 熱氣水氣

猯肉 水脹垂死作羹下水大效

獺肉 水脹熱毒煑汁服

鼠肉 水皷石皷身腫腹脹煑粥食

血腫〔草部〕**紅藍花**搗汁服。不過三服。**劉寄奴**下氣。治水脹。**澤蘭**產後血虛浮腫。同防己末。醋湯服。**紫草**脹滿。通水道。

黃疸
有五。皆屬熱溼。有瘀熱 脾虛 食積 瘀血 癊黃

溼熱
〔草部〕**茵蔯**治通身黃疸。小便不利。○陽黃同大黃用。陰黃同附子用。○溼熱黃疸。五苓散加之。酒疸同梔子田螺擂爛酒服。○痌黃如金。同白鮮皮煎服。○同生薑擦諸黃病。**白鮮皮**主黃疸。熱黃。急黃。穀黃。勞黃。酒黃。**秦艽**牛乳煎服。利大小便。療酒黃黃疸。解酒毒。治胃熱。○以一兩酒浸飲汁。治五疸。**大黃**治溼熱黃疸。○傷寒瘀熱發黃者。浸水煎服。取利。**栝樓根**除腸胃痼熱。入疸身面黃。○黑疸危疾。搗汁服。小兒加蜜。○酒疸黃疸。青栝樓焙研煎服。取利。○時疾發黃。黃栝樓絞汁。入芒消服。**胡黃連**小兒黃疸。同黃連末入黃瓜內。麪裹煨熟。搗丸服。**黃連**諸熱黃疸。**柴胡**溼熱黃疸。同甘草茅根水煎服。**苦參**主黃疸。除溼熱。**貝母**主時行黃疸。**山慈姑**同蒼耳擂酒服。治黃疸。**茅根**利小便。解酒毒。治黃疸。○五種疸疾。用汁合豬肉作羹食。**葛根**酒疸。煎湯服。**紫草**火黃身有赤點。午前即熱。同吳藍黃連木香煎服。**惡實**治急黃身熱發狂。同黃芩煎服。**蒼耳葉**挼安舌下。出涎。去目黃。**麥虋冬**身重目黃。**龍膽**除胃中伏熱。時疾熱黃。去目中黃。退肝經邪熱。○穀疸因食得。勞疸因勞得。用一兩。同苦參末二兩。牛膽汁丸服。亦效。**馬藺**解酒疸。**荊芥**除溼疸。**麗春草**療時患變成癊黃疸。采花末服。根杵汁服。取利。**大青**主熱病發黃。**麻黃**傷寒發黃表熱。煎酒服。取汗。**燈心根**四兩。酒水各半。煎服。**萱草根**治酒疸。擣汁服。**苦耽**治熱結發黃。目黃。大小便濇。搗汁服。多效。除溼熱。**漆草**主黃疸。杵汁和酒服。**鬼臼**黑疸不妨食者。擣汁服。**翹根**治傷寒瘀熱發黃。**萹蓄**治黃疸。利小便。搗汁頓服一斤。多年者日再服。**紫花地丁**黃疸內熱。酒服末三錢。**大戟**泄天行黃病。**藜蘆**黃疸腫疾。爲末水服。取吐。**芫花**酒疸尿黃。同椒目燒末。水服。**木鼈子**酒疸脾黃。磨醋服一二盞。取利。**土瓜根**利大小便。治酒黃病。○黃疸變黑。及小兒發黃。取汁服。病從小便出。**百條根**同糯米飯搗罨臍上。黃腫自小便出。**雞子根**主諸熱急黃。天行黃疸。**山豆根**治五般急黃。水服末二錢。**茜根**主黃疸。**木通**主脾疸。常欲眠。心煩。利小便。**白英**主寒熱人疸。煑汁飲。**澤瀉**利小便。**菰筍**除目黃。利大小便。解酒毒。**蓴**治熱疸。**地錦**主脾勞黃疸。同皁礬諸藥丸服。**烏韭** **垣衣**主疸。〔穀部〕**胡麻**殺五黃。下三焦熱毒氣。○傷寒發黃。烏麻油和水。攪雞子白服之。**麥苗**消酒毒酒疸目黃。搗汁日飲。**穀穎**主黃病。爲末酒服。**薏苡根**主黃疸如金。擣汁和酒服。**麗春花**治黃病。麻油服三錢。**蔓菁子**利小便。煑汁服。○黃疸如金。生研水服。○急黃便結。生搗。水絞汁服。當鼻中出水及下諸物。則愈。**萵苣子**腎黃如金。水煎服。**翹搖**杵汁服。主五種黃疾。**芹菜**煑飲。**苦瓠**嗃鼻去黃水。〔果部〕**桃根**黃疸如金。煎水日服。**瓜蒂**嗃鼻取黃水。或搐牙追涎。**烏芋**消疸。**鹽麩子**解酒毒黃疸。○根白皮搗。米泔浸一夜。溫服一二升。治酒疸。〔木部〕**巵子**解五種黃病。**黃蘗**胃中結熱黃疸。**黃櫨**解酒疸目黃。水煑服。**柳華**黃疸面黑。**柳根皮**黃疸初起。水煎服。**樺皮**諸疸。煑服。**柞木皮**黃疸。燒末水服。**木蘭皮**酒疸。利小便。同黃芪末服。〔石部〕**滑石**化食毒。除熱黃疸。**方解石**熱結黃疸。**朴消**積熱黃疸。〔介部〕**蟹**溼熱黃疸。燒研丸服。**田贏**利大小便。去目黃。○生擂酒服。治酒疸。〔獸部〕**豬脂**五疸。日服取利。**牛脂**走精黃面。目俱黃。舌紫面裂。同豉煎熱。綿褁貼舌上。**牛乳**老人黃疸。煑粥食。**牛膽**

穀疸食黃。和苦參、龍膽丸服。牛屎 黃疸絞汁服。或爲末丸服。○豪豬屎 燒服治疸。〔人部〕髮髲 傷寒發黃。燒研水服。○女勞黃疸。發熱惡寒。小腹滿。用一團。豬膏煎化服。病從小便出。女人月經衣 女勞黃疸。燒灰酒服。

脾胃〔草部〕黃芪 酒疸。心下懊痛。脛腫發斑。由大醉當風入水所致。同木蘭皮末酒服。白朮 主疸。除溼熱。消食。利小便。○瀉血萎黃。積年者。土炒。和熟地黃丸服。蒼朮亦可。遠志 面目黃。當歸 面黃色枯舌縮。同白朮煎服。〔菜果〕老茄 婦人血黃。竹刀切。陰乾爲末。每服二錢。酒下。椒紅 治疸。〔服石〕婦人內衣 房勞黃病。塊起若瘕。十死一生。燒灰酒服。白石英 五色石脂〔禽部〕黃雌雞 時行黃病。煮食飲汁。雞子 三十六黃。用一個。連殼燒研。醋一合溫服。鼻中蟲出爲效。甚者不過三枚。神效。○時行發黃。以酒醋浸雞子一夜。吞白數枚。

食積〔穀部〕神麴 麥蘖 黃蒸 食黃。黃汗。每夜水浸。平旦絞汁溫服。米醋 黃疸。黃汗。〔菜木〕絲瓜 食黃。連子燒研。隨所傷物煎湯服二錢。皁莢 食氣黃腫。醋炙。同巴豆丸服。〔金石〕鹹砂 消積平肝。治黃。○脾勞黃病。醋炒七次。同乾漆、香附、平胃散丸服。○溼熱黃疸。同百草霜、粳米丸服。礬石 黃疸水腫。同青礬、白麪丸服。○女勞黃疸。變成黑疸。腹脹如水。同消石丸服。○婦人黃疸。因經水時房勞所致。同橘皮化蠟丸服。綠礬 消積燥溼。化痰除脹。○脾病黃腫。同百草霜、當歸丸服。○同百草霜、五倍子、木香丸服。○同平胃散丸服。○酒黃。同平胃散、順氣散丸服。○食勞黃。棗肉丸服。○血證黃腫。同百草霜、炒麪丸服。或同小麥、棗肉丸服。百草霜 消積滯。治黃疸。〔禽部〕白丁香 急黃欲死。湯服立甦。五靈脂 酒積黃腫。入麝香丸服。

腳氣

有風溼○寒溼溼熱○食積

風寒溼氣〔草部〕牛蒡 腳氣風毒。浸酒飲。忍冬 腳氣筋骨引痛。熱酒服末。木鼈子 麩炒去油。同桂末。熱酒服。取汗。高良薑 腳氣人晚食不消。欲作吐者。煎服即消。蘇子 風溼腳氣。同高良薑、橘皮丸服。丹參 風痹足軟。漬酒飲。胡盧巴 寒溼腳氣。酒浸。同破故紙末。入木瓜蒸熟。丸服。麻黃 羌活 細辛 蒼朮 白朮 天麻 牡蒙 夏枯草 附子 側子 艾葉 秦艽 白蒿 菴蕳 薇銜 馬先蒿 水蘇 紫蘇 漏蘆 飛廉 青葙 蒼耳 茵蕷 馬藺子 茜根 菊花 旋覆 菖蒲 水萍 萆薢 青藤 酒 石南藤 酒 菝葜 酒浸服 土茯苓〔穀菜〕蕓薹 並主風寒溼痹腳氣。豉 患腳人常漬酒飲。以淬傳之。薏苡仁 乾溼腳氣。煮粥食。大驗。蘹香 乾溼腳氣。爲末酒服。葱白〔果木〕杏仁 秦椒 蜀椒 蔓椒 大腹皮 並主風寒溼腳氣。檳榔 風溼腳氣衝心。不識人。爲末。童尿服。○牂牛尿亦可。○老人弱人腳氣脹滿。以豉汁服。吳茱萸 寒溼腳氣。利大腸壅氣。○衝心。同生薑擂汁服。烏藥 腳氣掣痛。浸酒服。五加皮 風溼腳痛五緩。煮酒飲。或酒制作丸服。枎栘 白楊皮 毒風腳氣緩弱。浸酒飲。松節 風虛腳痹痛。釀酒飲。松葉 十二風痹腳氣。釀酒。盡一劑。便能行遠。櫸芽 作蔬。去風毒腳氣。乳香 同血竭、木瓜丸服。主久新腳氣。蘇合香 厚朴 皁莢子 官桂 欒荊 乾漆 石南葉 海桐皮〔金石〕石亭脂 同川烏、無名異。葱汁丸服。礜石 浸酒 硫黃 牛乳煎 慈石 玄精石白石英〔蟲鱗〕晚蠶沙浸酒 青魚 鱧魚 鰻鱺 秦龜甲〔禽獸〕烏雄雞 牛酥 羊脂 麋脂 熊肉並主風溼腳氣 豬肚燒研酒服 羊乳 牛乳調硫黃末服。取汗尤良。 牛皮膠炒研酒服。寒溼腳氣痛立止。

〔溼熱流注〕〔草部〕木通 防己 澤瀉 香薷 荊芥 豨薟 龍常草 車前子 海金沙 海藻 大黃 商陸合小豆、綠豆煮飯食 甘遂瀉腎臟風溼下注腳氣腫痛生瘡。同木鱉子入豬腎煨食取利。 牽牛風毒腳氣腸祕，蜜丸日服。亦生吞之。 威靈仙腳氣入腹脹悶喘急。為末，酒服二錢。或為丸服。痛減藥亦減。 蕕草溼痺腳氣尿少。同小豆煮食。 三白草腳氣風毒。搗酒服。

巴戟天飲酒人腳氣，炒過，同大黃炒研，蜜丸服。 香附子〔穀菜〕胡麻腰腳痛痺，炒末日服至一年。永瘥。 大麻仁腳氣腹痺，浸酒服。腫渴，研汁煮小豆食。○ 赤小豆同鯉魚煮食。除溼熱腳氣。 黑大豆煮汁飲，主風毒腳氣衝心，煩悶不識人。 馬齒莧腳氣浮腫尿澀。煮食。 百合 竹筍風熱腳氣。 紫菜〔果木〕木瓜溼痺腳氣衝心。煎服。枝、葉皆良。 橘皮腳氣衝心。同杏仁丸服。 桃仁腳氣腰痛。為末，酒服，一夜即消。 枇杷葉腳氣惡心 楊梅核仁溼熱腳氣。 枳殼同甘草末服。疏導腳氣。 桑葉及枝腳氣水氣。濃煎汁服。 郁李仁腳氣腫喘，大小便不利。同薏苡煮粥食。利大小腸。 紫荊皮煎酒服 茯神木腳氣痺痛。為末，酒服。 赤茯苓 豬苓〔石部〕滑石〔介部〕淡菜 蜆肉〔獸部〕豬肝、腎、肚作生食，治老人腳氣。 烏特牛尿熱飲，利小便，主風毒腳氣腫滿甚妙。

〔洗渫〕水蓼 水葒 毛蓼 甘松 水英 陸英 蔓陀羅花 螺厴草 大戟 貓兒眼睛草 苦參 落鴈木 黍穰同椒目 生葱 萊菔根 荷心同葉本 蘇木同忍冬 杉材 楠材 樟材 釣樟 枎栘並煎水熏洗 白礬湯 鼈肉同蒼朮、蒼耳、尋風藤煮汁洗

〔敷貼〕附子薑汁調 天雄 草烏頭薑汁調。或加大黃、木鼈子末。 白芥子同白芷末 皂莢同小豆末 蓖麻仁同蘇合香丸貼足心，痛即止。 烏桕皮腳氣生瘡有蟲。末傅追涎。 人中白腳氣成漏孔。煅，水滴之。 羊角燒研酒調傅之。取汗，永不發。 田螺腳氣攻注，同鹽杵傅股上，即定。 木瓜袋盛踏之 蜀椒袋盛踏之 樟腦 柳華 治鳥巢 蘿蔔花並藉鞋靴 木狗皮 豺皮 麂皮並裹足

〔熨熏〕麥麩醋蒸熱熨 蠶沙蒸熱熨 蒴藋根酒醋蒸熱熨 蓖麻葉蒸裹頻易 荊葉蒸熱臥之，取汗。燒烟熏涌泉穴。○ 鍼砂同川烏末炒包熨 食鹽蒸熱踏之。或擦腿膝，後洗之並良。 火鍼

痿

有溼熱○溼痰○瘀血○血虛屬肝腎○氣虛屬脾肺

〔溼熱〕〔草部〕黃芩去脾肺溼熱。養陰退陽。 秦艽陽明溼熱。養血榮筋。 知母瀉陰火，滋腎水。 生地黃 黃連 連翹 澤瀉 威靈仙 防己 木通並除溼熱 薇銜治痿躄，去風溼 卷柏治痿躄。強陰。 陸英足膝寒痛，陰痿

短氣。升麻 柴胡引經 〔木部〕黃蘗除濕熱，滋腎水，益氣，藥中加之，使膝中氣力涌出，痿軟卽去，爲痿病要藥。茯苓 豬苓並泄濕熱 五加皮主痿躄，賊風傷人，軟脚。

痰濕〔草部〕蒼朮除濕消痰，健脾，治筋骨軟弱，爲治痿要藥。白朮 神麴 香附子 半夏並除濕消痰 天南星筋痿拘緩 白附子諸風冷氣，足弱無力 附子 天雄風痰冷痺，軟脚毒風，爲引經藥。豨薟 類鼻並風濕痿痺 〔果木〕橘皮利氣除濕痰。松節釀酒，主脚弱，能燥血中之濕。桂引經。○酒調，塗足躄筋急。

虛燥〔草部〕黃芪益元氣，瀉陰火，逐惡血，止自汗，壯筋骨，利陰氣，補脾肺。人參益元氣，瀉陰火，益肺胃，生津液，除痿痺，消痰，生血。麥虋冬降心火，定肺氣，主痿躄，强陰益精。知母瀉陰火，滋腎水，潤心肺。甘草瀉火調元 山藥補虛羸，强筋骨，助肺胃。石斛脚膝冷疼痺弱，逐皮肌風，壯筋骨，益氣力。牛膝痿痺，腰膝軟怯冷弱，不可屈申，或釀酒服。菟絲子益精髓，堅筋骨，腰疼膝冷，同牛膝丸服。何首烏骨軟行步不得，腰膝痛，遍身瘙癢，同牛膝丸服。萆薢腰脚痺軟，同杜仲丸服。菝葜風毒脚弱，煑汁釀酒服。土茯苓除風濕，利關節，治拘攣，令人健行。狗脊男女脚弱，腰痛，補腎。骨碎補治痢後遠行，或房勞，或外感，致足痿軟，或痛或痺，汁和酒服。菖蒲釀酒飲，主骨痿。芎藭 芍藥 當歸 地黃 天虋冬 紫菀 紫葳並主痿躄，養血潤燥。肉蓯蓉 瑣陽 列當 五味子 覆盆子 巴戟天 淫羊藿 〔木部〕山茱萸 枸杞子 杜仲 〔獸部〕白膠 鹿茸 鹿角 麋角 膃肭臍並强陰氣，益精血，補肝腎，潤燥養筋，治痿弱。

轉筋有風寒外束○血熱○濕熱吐瀉

〔內治〕〔草部〕木香木瓜汁入酒調服 桔梗 前胡 艾葉 紫蘇 香薷 半夏 附子 五味子 菖蒲 縮砂 高良薑 〔菜部〕葱白 薤白 生薑 乾薑 〔果木〕木瓜利筋脈，主轉筋筋攣諸病。○枝葉皮根並同。棠梨枝葉 櫨子 榠櫨 吳茱萸炒煎酒服，得利安。○葉同艾醋罨之。松節轉筋攣急，同乳香炒焦研末，木瓜酒服。桂霍亂轉筋。○足躄筋急，同酒塗之。沈香止轉筋 厚朴 卮子 〔器土水禽〕厠籌並霍亂轉筋 故麻鞋底燒赤投酒中飲 梳篦燒灰酒服 敗蒲席燒服 屠砧垢酒服取吐 山岩泉水多服令飽，名洗腸。釜底墨酒服 古文錢同木瓜、烏梅煎服。雞矢白轉筋入腹，爲末水服。羊毛醋煑裹脚

〔外治〕蓼洗 蒜鹽擣敷臍，灸七壯。○擦足心，并食一瓣。柏葉擣裹，并煎汁淋。○枝葉亦可。楠木洗 竹葉熨 皂莢末搐鼻 熱湯熨之 車轂中脂塗足心 青布 綿絮並酢煑搨之 銅器炙熨腎堂 硃砂霍亂轉筋，身冷心下温者，蠟丸燒籠中熏之，取汗。蜜蠟脚上轉筋，銷化貼之。

喘逆古名欬逆上氣。○有風寒○火鬱○痰氣○水濕○氣虛○陰虛○脚氣○齁䶎

〔風寒〕〔草部〕麻黃風寒欬逆上氣 羌活諸風濕冷，奔喘逆氣。蘇葉散風寒，行氣消痰，利肺。○感寒上氣，同橘皮煎服。款冬花欬逆上氣，喘息呼吸，除煩消痰。南藤上氣欬嗽，煑汁服。細辛 藎草 破故紙 〔果木〕蜀椒並主虛寒喘欬 松子仁小兒

寒嗽壅喘，同麻黃、百部、杏仁丸服。**桂** 欬逆上氣，同乾薑、皂莢丸服。**皂莢** 欬逆上氣，不得臥，炙研，蜜丸服一丸。○風痰，同半夏煎服。○痰喘欬嗽，以三挺分夾巴豆、杏仁、半夏，以薑汁、香油、蜜分炙，爲末，舐之。**巴豆** 寒痰氣喘，青皮一片夾一粒，燒研，薑汁酒服，到口便止。

〔鱗部〕**鯉魚** 燒末。發汗定喘。欬嗽，入粥中食。

痰氣

〔草部〕**半夏** 痰喘，同皂莢煎服。○失血喘急，薑汁和麪煨，研丸服。**桔梗** 痰喘，爲末，童尿煎服。**白前** 下胸脇逆氣，呼吸欲絕。○久欬上氣不得臥，同紫菀、半夏、大戟漬水飲。○喉呷作聲不得眠，焙末，酒服。**蓬莪茂** 上氣喘急，五錢煎酒服。○氣短不接，同金鈴子末，入蓬砂，酒服。**蘇子** 消痰利氣定喘，與橘皮相宜。○上氣欬逆，研汁煑粥食。**縮砂仁** 上氣欬逆，同生薑擂酒服。**莨菪子** 積年上氣欬嗽，羊肺蘸末服。**葶藶** 肺壅上氣喘促。○肺溼痰喘，棗肉丸服，亦可浸酒。**甘遂** 水氣喘促，同大戟末，水服。十棗丸。○控涎丹。**澤漆** 肺欬上氣，煑汁煎半夏諸藥服。**大戟** 水喘，同蕎麪作餅食，取利。**栝樓** 痰喘氣急，同白礬末、蘿蔔蘸食。○小兒痰喘膈熱，去子，以寒食麪和餅，炙研，水服。**貝母** **荏子** **射干** **芫花** **蕘花** **黃環** **前胡** **蒟醬** **蕎麥粉** 欬逆上氣，同茶末、生蜜水服。下氣不止即愈。**芥子** 並消痰下氣定喘欬。**白芥子** 欬嗽支滿，上氣多唾，每酒吞七粒。○老人痰喘，同萊菔子、蘇子煎服。**萊菔子** 老人氣喘，蜜丸服。○痰氣喘，同皁莢炭蜜丸服。○久嗽痰喘，同杏仁丸服。**生薑** 暴逆上氣，嚼之屢效。**櫰香** 腎氣上衝，脇痛喘息，不得臥，擂汁和酒服。

〔果木〕**橘皮** **杏仁** 欬逆上氣喘促，炒研，蜜和含之。○上氣喘息，同桃仁丸服，取利。○久患喘急，童尿浸換半月，焙研，每以棗許，同薄荷、蜜煎服，甚效。○浮腫喘急，煑粥食。**桃仁** 上氣欬嗽喘滿，研汁煑粥食。**檳榔** 痰喘，爲末服。四磨湯。○**椒目** 諸喘不止，炒研湯服二錢，劫之，乃用他藥。**崖椒** 肺氣喘欬，同乾薑末，酒服一錢。**茗茶** 風痰喘嗽，不能臥，同白殭蠶末湯服。○子，同百合丸服。**銀杏** 降痰定喘，溫肺，煨食。**瓜蒂** 吐痰。**柿蒂** **都咸子** **馬兜鈴** 肺氣喘急，酥炒，同甘草末煎服。**楸葉** 上氣欬嗽，腹滿瘦弱，煎水熬膏，納入下部。**訶黎勒** **桑白皮** **厚朴** **枳實** **茯苓** **牡荊**

〔金石〕**青礞石** 並瀉肺氣，消痰定喘。**雌黃** 停痰在胃，喘息欲絕，同雄黃作大丸，半夜投糯粥中食。**硫黃** 冷癖在脇，欬逆上氣。**輕粉** 小兒涎喘，雞子蒸食，取吐利。**金屑** **玉屑** **白石英** **紫石英** **石鹼**

〔介蟲〕**海蛤** **文蛤** **蛤粉** **白殭蠶**

〔禽獸〕**蝙蝠** 久欬上氣，燒末飲服。**豬蹄甲** 久嗽痰喘，入半夏、白礬煅研，入麝香服。或同南星煅丸服。**阿膠** 肺風喘促，涎潮目竄，同紫蘇、烏梅煎服。**驢尿** 卒喘，和酒服。

火鬱

〔草部〕**知母** 久嗽氣急，同杏仁煎服。次以杏仁、蘿蔔子丸服。**茅根** 肺熱喘急，煎水服，名如神湯。**藍葉** 上氣欬嗽，呀呷有聲，擣汁服，後食杏仁粥。**大黃** 人忽喘急悶絕，涎出吐逆，齒動，名傷寒并熱，同人參煎服。**天虋冬** **麥虋冬** **黃芩** **沙參** **前胡** **藎草** **蘚草**

〔穀菜〕**丹黍根** 煑服，並主肺熱喘息。**生山藥** 痰喘氣急，擣爛，入蔗汁熱服。**沙糖** 上氣喘嗽，同薑汁煎嚥。**桃皮** 肺熱喘急欲死，客熱往來，同芫花煎湯，薄胸口，數刻即止。**故錦** 上氣喘急，燒灰，茶服，神效。

〔石鱗〕**石膏** 痰熱喘急，同寒水石末，人參湯下。或同甘草末服。**龍骨** 恚怒氣伏在心下，不得喘息，欬逆上氣。

〔人部〕**人溺** 久嗽上氣失聲。

虛促〔草部〕人參陽虛喘息。自汗頭運。欲絕。爲末湯服。甚者加熟附子同煎。○產後發喘。血入肺竅危證也。蘇木湯調服五錢。五味子欬逆上氣。以阿膠爲佐。收耗散之氣。○痰嗽氣喘。同白礬末。豬肺蘸食。馬兜鈴肺熱喘促。連連不止。清肺補肺。○酥炒。同甘草末煎服。黃芪

紫菀　女菀　款冬花〔菜果木部〕韭汁喘息欲絕。飲一升。大棗上氣欬嗽。酥煎含嚥。胡桃虛寒喘嗽。潤燥化痰。同生薑嚼嚥。○老人喘嗽。同杏仁生薑蜜丸服。○產後氣喘。同人參煎服。沈香上熱下寒喘急。四磨湯。蒲頹葉肺虛喘欬甚者。焙研。米飲服。三十年者亦愈。烏藥〔金石〕石鍾乳肺虛喘急。蠟丸服。太乙餘糧〔鱗禽〕蛤蚧虛喘面浮。同人參蠟丸。入糯粥呷之。魚鱠風人。脚氣人。上氣喘欬。鸐雉五臟氣喘不得息。作臛食。雞卵白〔獸部〕阿膠虛勞喘急。久嗽經年。同人參末。日服。豬肉上氣欬嗽煩滿。切作鏈子。豬脂煎食。豬肪煑熟切食。豬胰肺乾脹喘急。浸酒服。羊肺　青羊角吐血喘急。同桂末服。貒骨炙研酒服。日三。獺肝虛勞上氣。

〔蝦齁〕〔草部〕石胡荽寒齁擂酒服。醉魚草花寒齁。同米粉作果。炙食。半邊蓮寒齁。同雄黃煆丸服。石莧同甘草煎服。取吐。苧根痰齁。煆研。豆腐蘸食。蓖麻仁炒。取甘者食。○葉同白礬豬肉裹煨食。○年久者。同桑葉御米殼丸服。馬蹄香末　藜蘆並吐。木鼈子小兒鹹齁。磨水飲。即吐出痰。重者三服即效。〔穀菜〕脂麻稭灰小兒鹽齁。淡豆腐蘸食。淡豉齁喘痰積。同砒霜枯礬丸。水服即止。萊菔子遇厚味即發者。蒸研。蒸餅丸服。〔果木〕銀杏同麻黃甘草煎服。○定喘湯加半夏蘇子杏仁黃芩桑白皮款冬花。茶子磨米泔汁滴鼻。取涎。○喘急欬嗽。同百合蜜丸服。苦丁香　皁莢酥炙蜜丸服。取利。榆

白皮陰乾爲末。煎。日二服。柏樹皮汁小兒鹽齁。和麪作餅。烙食。取吐下。白瓷器爲末。蘸食。〔鱗介禽獸〕鯽魚人尿浸死。煨食。主小兒齁。海螵蛸小兒痰齁。飲服一錢。爛螺殼小兒齁。爲末。日落時服。雞子尿內浸三日。煑食。主年深齁。蝙蝠一二十年上氣。燒研服。貓屎灰痰齁。沙糖水服。

欬嗽有風寒痰溼火熱燥鬱

風寒〔草菜〕麻黃發散風寒。解肺經火鬱。細辛去風溼。泄肺破痰。白前風寒上氣。能保定肺氣。多以溫藥佐使。○久咳唾血。同桔梗桑白皮甘草煎服。百部止暴嗽。浸酒服。○三十年嗽。煎膏服。○小兒寒嗽。同麻黃杏仁丸服。款冬花爲溫肺治嗽要藥。牛蒡根風寒傷肺壅欬。飛廉風邪欬嗽。佛耳草除寒嗽。○同款冬花地黃燒烟吸。久近咳嗽。縮砂

紫蘇　芥子並主寒嗽。生薑寒溼嗽。燒含之。○久嗽。以白餳或蜜煑食。○小兒寒嗽。煎湯浴之。乾薑〔果木〕蜀椒　桂心並主寒嗽。〔土石〕釜月下土卒欬嗽。同豉丸服。車釭妊娠欬嗽。燒投酒中。冷飲。石灰老小暴嗽。同蛤粉丸服。鍾乳石肺虛寒嗽。〔蟲魚〕蜂房小兒欬嗽。燒灰服。鯽魚燒服。止欬嗽。〔禽獸〕白雞卒嗽。煑苦酒服。雞子白皮久欬。同麻黃末服。羊胰遠年欬嗽。同大棗浸酒服。

痰溼〔草部〕半夏溼痰欬嗽。同南星白朮丸服。○氣痰欬嗽。同南星官桂丸服。○熱痰欬嗽。同南星黃芩丸服。○肺熱痰嗽。同栝樓仁丸服。天南星氣痰欬嗽。同半夏橘皮丸服。○風痰欬嗽。炮研煎服。莨菪子久嗽不止。煑炒研末。同酥煑棗食。○三十年呷嗽。同木香熏黃燒烟吸。葶藶肺壅痰嗽。同知母貝母棗肉丸服。芫花卒得欬嗽。煎水煑棗食。○有痰入白糖。少少服。玄胡

索老小痰嗽。同枯礬和餳食。旋覆花　白藥子　千金藤　黃環

蕘花　大戟　甘遂　草犀　蘇子　荏子（菜穀）白芥子　蔓菁子並主痰氣欬嗽。萊菔子痰氣欬嗽。炒研和糖食。○上氣痰嗽。唾膿血。煎湯服。萊菔癆瘦欬嗽。煑食之。絲瓜化痰止嗽。燒研。棗肉丸服。燒酒寒痰欬嗽。同豬脂茶末香油蜜浸服。（木果）白果　榧子　海棗　櫟子　都念子

鹽麩子並主痰喘。香橼煑酒。止痰嗽。橘皮痰嗽。同甘草丸服。○經年氣嗽。同神麴生薑蒸餅丸服。枳殼欬嗽痰滯。皂莢欬嗽囊結。○卒寒嗽。燒研豉湯服。○欬嗽上氣。蜜炙丸服。○又同桂心乾薑丸服。淮木久嗽上氣。楮白皮水氣欬嗽。桑白皮去肺中水氣。○欬血。同糯米末服。厚朴（金石）礬石化痰止嗽。醋糊丸服。或加人參。或加建茶。○或同炒卮子丸服。浮石清金化老痰。欬嗽不止。末服或丸。雌黃久嗽。煅過丸服。雄黃冷痰勞嗽。

密陀僧　礞石　硇砂（蟲介）馬刀　蛤蜊粉並主痰嗽。鱟魚殼積年欬嗽。同貝母桔梗牙皂丸服。蚌粉痰嗽面浮。炒紅。虀水入油服。鬼眼睛

白蜆殼卒嗽不止。爲末酒服。海蛤　白殭蠶酒後痰嗽。焙研茶服。

（痰火）（草部）黃芩　桔梗　薺苨　前胡　百合　天虋冬　山豆根　白鮮皮　馬兜鈴並清肺熱。除痰欬。甘草除火傷肺欬。○小兒熱嗽。豬膽汁浸炙。蜜丸服。沙參益肺氣。清肺火。水煎服。麥虋冬心肺虛熱。火嗽。嚼食甚妙。寒多人禁服。百部熱欬上氣。火炙酒浸服。○暴欬嗽。同薑汁煎服。○三十年嗽。汁和蜜煉服。○小兒寒嗽。同麻黃杏仁丸服。天花粉虛熱欬嗽。同人參末服。栝樓潤肺降火。滌痰。爲欬嗽要藥。○乾欬。汁和蜜煉食。○痰嗽。和明礬丸服。○痰欬不止。同五倍子丸噙。○熱欬不止。同薑蜜蒸食。○肺熱痰嗽。同半夏丸服。○酒痰欬嗽。同青黛丸服。○婦人夜欬。同香附青黛末服。燈籠草肺熱欬嗽喉痛。爲末湯服。仍傅喉外。貝母清肺消痰止欬。沙糖丸食。又治孕嗽。○小兒卒嗽。同甘草丸服。知母消痰潤肺。滋陰降火。久近痰嗽。同貝母末。薑片蘸食。石韋氣熱嗽。同檳榔薑湯服。射干老血在心脾間。欬唾氣臭。散胸中熱氣。馬勃肺熱久嗽。蜜丸服。桑花（菜穀）

丹黍米並止熱欬。百合肺熱欬嗽。蜜蒸食之。土芋（木果）枇杷葉並止熱欬。杏仁除肺中風熱欬嗽。童尿浸。研汁熬酒丸服。巴旦杏　梨汁消痰降火。食之良。○卒欬。以一盌入椒四十粒。煎沸入黑餳一塊。細服。○又以一枚刺孔納椒煨食。又切片酥煎冷食。○又汁和酥蜜地黃汁熬稠食。乾柹潤心肺。止熱欬。○嗽血。蒸熟摻青黛食。柹霜　餘甘子

丹石傷肺欬嗽。甘蔗汁虛熱欬嗽涕唾。入青粱米煑粥食。大棗　石蜜　刺蜜　桑葉並主熱欬。（金石）金屑風熱欬嗽。石膏熱盛喘欬。同甘草末服。○熱嗽痰涌如泉。煅過。醋糊丸服。浮石熱欬丸服。不灰木肺熱。同玄精石諸藥末服。玄精石

蓬沙消痰止欬。五倍子斂肺降火止嗽。百藥煎清肺化痰。斂肺劫嗽。同訶子荊芥丸噙。○化痰。同黃芩橘皮甘草丸噙。

（虛勞）（草部）黃芪補肺瀉火。止痰嗽。自汗及欬膿血。人參補肺氣。○肺虛久嗽。同鹿角膠末煎服。○化痰止嗽。同明礬丸服。○喘嗽有血。雞子清五更調服。○小兒喘嗽。發熱自汗。有血。同天花粉服。五味子收肺氣。止欬嗽。乃火熱必用之藥。○久欬肺脹。同粟殼丸服。○久嗽不止。同甘草五倍子風化消末噙。又同甘草細茶末噙。紫菀止欬膿血。消痰益肺。○肺傷欬嗽。水煎服。○吐血欬

嗽同五味子丸服。○久嗽同款冬花百部末服。○小兒欬嗽同杏仁丸服。

款冬花 肺熱勞欬連連不絕涕唾稠黏為溫肺治嗽之最。○痰嗽帶血同百合丸服。○以三兩燒烟筒吸之。

仙靈脾 勞氣三焦欬嗽腹滿不食。同五味子覆盆子丸服。

地黃 欬嗽吐血為末酒服。

柴胡 除勞熱胸脇痛消痰止嗽。

牛蒡子 欬嗽傷肺。

鬼臼 欬勞。

〔果穀〕**罌粟殼** 久欬多汗。醋炒同烏梅末服。

阿芙蓉 久勞欬。同牛黃烏梅諸藥丸服。○同粟殼末服。

寒具 消痰潤脾止欬。

桃仁 急勞欬嗽。同豬肝童尿煑丸服。

胡桃 潤燥化痰。久欬不止。同人參杏仁丸服。

金果 補虛除痰嗽。

仲思棗　**烏梅**

〔石木〕**乾漆** 並主勞嗽。

訶梨勒 斂肺降火下氣消痰。○久欬含之嚥汁。

鍾乳粉 虛勞欬嗽。

赤石脂 欬則遺屎。同禹餘糧煎服。

〔諸蟲鱗介〕**蜜蠟** 虛欬發熱聲嘶。漿水煑丸服。

蛇含蛙 久勞欬嗽吐臭痰。連蛇煅末酒服。

鯽魚頭 燒研服。

鼈 骨蒸欬嗽。同柴胡諸藥煑食。

生龜 一二十年欬嗽。煑汁釀酒服。

龜甲　**蛤蚧**

〔禽獸〕**鸜鵒**　**鸊鷉** 並主勞欬。

慈烏 骨蒸勞欬。酒煑食。

烏鴉 骨蒸勞欬嗽。煅末酒服。○心炙食。

五靈脂 欬嗽肺脹。同胡桃仁丸服。名斂肺丸。

豬腎 同椒煑食。○卒嗽同乾薑煑食取汗。

豬胰 二十年嗽。浸酒飲。○同膩粉煅研服。

豬肺 肺虛欬嗽。麻油炒食。

豬膽 瘦病欬嗽。同人尿薑汁橘皮訶子煑汁服。

羊胰 久嗽。溫肺潤燥。同大棗浸酒服。

羊肺　**羊肉**

貒骨　**獺肝**　**阿膠** 並主勞欬。

黃明膠 久嗽。同人參末豉湯日服。

人尿 虛勞欬嗽。

〔外治〕**木鼈子** 肺虛久嗽。同款冬花燒烟筒吸之。

榆皮 久嗽欲死。以尺許出入喉中。吐膿血愈。

熏黃 三十年呷嗽。同木通莨菪子燒烟筒熏之。

鍾乳粉 一切勞嗽。同雄黃款冬花佛耳草燒烟吸之。

故茅屋上塵 老嗽不止。同石黃諸藥燒烟吸。

肺痿肺癰

有火鬱。分氣虛。血虛。

〔排逐〕〔草穀〕**雞蘇** 肺痿吐血欬嗽。研末米飲服。

防己 肺痿咯血。同葶藶末糯米湯服。○肺痿喘欬。漿水煎呷。

桔梗 肺癰排膿養血補內漏。○仲景治胸滿振寒咽乾吐濁唾久久吐膿血。同甘草煎服。吐盡膿血愈。

葦莖 肺癰欬嗽煩滿心胸甲錯。同桃仁瓜瓣薏苡煎服。吐膿血愈。

蘆根 骨蒸肺痿不能食。同麥虋冬地骨皮茯苓橘皮生薑煎服。

甘草 ○去肺痿之膿血。久欬肺痿寒熱煩悶多唾。每以童尿調服一錢。○肺痿吐涎沫。頭眩小便數而不欬。肺中冷也。同乾薑煎服。

王瓜子 肺痿吐血。炒研服。

升麻　**紫菀**　**貝母**　**敗醬** 並主肺癰。排膿破血。

知母　**黃芩** 並主肺痿。欬嗽喉腥。

薏苡仁 肺癰咳膿血。水煎入酒服。○煑醋服。當吐血出。

〔果木〕**橘葉** 肺癰。搗汁一盞服。吐出膿血愈。

柘黃 肺癰不問已成未成。以一兩同百草霜二錢。糊丸米飲服三十丸。甚捷。

夜合皮 肺癰唾濁。水煎服。

竹瀝 老小肺痿欬臭膿。日服三五次。

淡竹茹　**茯苓**

〔人部〕**人尿** 肺痿寒熱氣急。面赤。調甘草服。

人中白

天靈蓋 熱勞肺痿。

〔補益〕〔草部〕**人參** 消痰治肺痿。雞子清調服。

天虋冬 肺痿欬涎不渴。擣汁入飴酒紫菀末丸含。

栝樓 肺痿欬血。同烏梅杏仁末豬肺蘸食。

款冬花 勞欬肺痿。同百合末服。

麥虋冬 肺痿肺癰。欬唾膿血。

蒺藜子 肺痿唾膿。

五味子　**女菀**　**沙參**

〔果石〕**白柹** 並潤肺止欬。

白石英 肺痿唾膿。

〔鱗獸〕**鯽魚** 肺痿欬血。同羊肉萊菔煑服。

蛤蚧 久欬肺痿。肺癰咯血。

羊肺 久欬肺痿。同杏仁柹霜豆粉真酥白蜜炙食。

羊脂髓 肺痿。

骨蒸同生苄汁、薑汁、白蜜煉服。**豬肺**肺痿嗽血，蘸薏苡食。**豬胰**和棗浸酒服。**鹿血**酒服。

阿膠　**醍醐**　**鹿角膠**　**黃明膠**肺痿唾血，同花桑葉末服。

虛損有氣虛、五臟虛、血虛、虛熱、精虛、虛寒。

〔氣虛〕〔草部〕**甘草**五勞七傷，一切虛損，補益五臟。○大人羸瘦，童尿煮服。○小兒羸瘦，炙焦，蜜丸服。**人參**五勞七傷，虛而多夢者加之，補中養營。○虛勞發熱，同柴胡煎服。○房勞吐血，獨參湯煎服。**黃芪**五勞羸瘦，寒熱自汗，補氣實表。**黃精**五勞七傷，益脾胃，潤心肺。九蒸九曬食。**青蒿**勞熱在骨節間作寒熱，童尿熬膏，或爲末服，或入人參、麥虋冬丸服。**石斛**五臟虛勞羸瘦，長肌肉，壯筋骨，鎖涎，濇丈夫元氣。酒浸酥蒸，服滿鎰，永不骨痛。**骨碎補**五勞六極，手足不收，上熱下寒，腎虛。**五味子**壯水鎖陽，收耗散之氣。**忍冬藤**久服輕身，長年益壽。煮汁釀酒飲。**補骨脂**五勞七傷，通命門，暖丹田。脂麻炒過，丸服。同茯苓、没藥丸服，補腎養心養血。**附子**補下焦陽虛。**天雄**補上焦陽虛。**蛇牀子**暖男子陽氣、女子陰氣。**仙茅**丸服。**淫羊藿**並主冷風虛勞。**狗脊**　**柴胡**　**秦艽**　**薄荷**並主五勞七傷虛熱。**羌活**五勞七傷酸痛。**蘇子**補虛勞，肥健人。**青木香**氣劣不足，同補藥則補，同瀉藥則瀉。**天虋冬**　**沙參**　**葳蕤**　**白茅根**　**白英**　**地膚子**

黃連　**朮**　**薰草**　**石蕊**　**玉柏**　**千歲虆**〔菜穀〕**五芝**　**石耳**　**韭白**　**薤白**　**山藥**　**甘藷**並補中益氣。**大麻子**虛勞內熱，大小便不利，水煎服。**胡麻**〔果木〕**柿霜**　**藕**並補中益元氣。厚腸**蓮實**補虛損，交心腎，固精氣，利耳目，厚腸胃。酒浸，入豬肚煮丸服，或蒸熟蜜丸服，仙方也。**柏子仁**恍忽

虛損吸吸**枸杞葉**五勞七傷，煮粥食。**地骨皮**去下焦肝腎虛熱。○虛勞客熱，末服。○熱勞如燎，同柴胡煎服。○虛勞寒熱苦渴，同麥虋冬煎服。**五加皮**五勞七傷，採莖葉末服。**冬青**風熱，浸酒服。**女貞實**虛損百病，同旱蓮、桑椹丸服。**柘白皮**釀酒，補虛損。**厚朴**虛而尿白者加之。**沈香**補脾胃命門。**桂**補命門營衛。**松根白皮**　**茯苓**　**白棘**　**桑白皮**〔石蟲〕**雲母粉**並主五勞七傷虛損。**五色石脂**補五臟。**白石英**　**紫石英**補心氣下焦。**枸杞蟲**起陽益精，同地黃丸服。**蠶蛹**炒食，治勞瘦，殺蟲。**海蠶**虛勞冷氣，久服延年。〔鱗介禽獸〕**鯽魚**　**鰣魚**　**嘉魚**　**石首魚**　**鱖魚**　**鼈肉**　**淡菜**　**海蛇**　**雞肉**　**白鴿**炙食。**桑鳸**　**鳩**　**雀**並補虛羸。**犬肉**　**牛肉**　**牛肚**　**狐肉**作生。**狢肉**　**貒肉**並主虛勞。**狗腎**產後腎勞，如瘧體冷。**豬肚**同人參、粳米、薑、椒煮食，補虛。**猴肉**風勞，釀酒。**山獺**　**紫河車**一切男女虛勞。

〔血虛〕〔草木〕**地黃**男子五勞七傷，女子傷中失血。○同人參、茯苓熬瓊玉膏。○釀酒煮粥皆良。○麪炒研末酒服，治男女諸虛積冷。○同菟絲子丸服。**麥虋冬**五勞七傷客熱。○男女血虛，同地黃熬膏服。**澤蘭**婦人頻產勞瘦，丈夫面黃，丸服。**黃蘗**下焦陰虛，同知母丸服。或同糯米丸服。**當歸**　**芎藭**　**白芍藥**　**丹參**　**玄參**　**續斷**　**牛膝**　**杜仲**　**牡丹皮**〔介獸〕**龜版**　**綠毛龜**　**鼈甲**　**阿膠**　**醍醐**　**酥酪**　**駝脂**　**牛骨髓**　**牛乳**　**羊乳**並補一切虛。一切血。**羊肉**益產婦。**羊脂**產後虛羸，地黃汁、薑汁、白蜜煎服。**羊肝**同枸

杞根汁作羹食。羊胃久病虛羸。同白朮煮飲。

〔精虛〕〔草木〕肉蓯蓉五勞七傷。莖中寒熱痛。強陰益精髓。○同羊肉煮食。列當 瑣陽同上 菟絲子五勞七傷。益精補陽。同杜仲丸服。覆盆子益精強陰補肝明目。○每旦水服三錢。益男子精。女人有子。何首烏益精血氣。久服有子。服食有方。蘿摩子益精氣。同枸杞五味地黃諸藥末服。極益房室。巴戟天 車前子 遠志 蓬虆 百脈根 決明子 蒺藜子 五味子 旋花根 萆薢 菝葜 土茯苓 杜仲皮

〔石蟲〕石鍾乳 陽起石 石腦 石髓並補益精氣。五勞七傷。慈石養胃益精。補五臟。同白石英浸水煮粥日食。石硫黃 桑螵蛸 青蚨 九香蟲

牡蠣 羊脊髓 豬脊髓並補虛勞。益精氣。羊腎虛勞精竭作羹食。○五勞七傷。同肉蓯蓉煮羹食。○虛損勞傷。同白朮煮粥食。鹿茸虛勞洒洒如瘧。四肢酸痛。腰脊痛。小便數。同當歸丸服。○同牛膝丸服。白膠同茯苓丸服 麋茸研末。同酒熬膏服。麋角 鹿髓 鹿血腎 麞肉骨釀酒 膃肭臍並補精血

瘵疰有蟲積尸氣

〔除邪〕〔草部〕青蒿骨蒸鬼氣。熬膏。入豬膽甘草末丸服。○子功同。王瓜子傳尸勞瘵。焙研。酒服一錢。玄參傳尸邪氣。作香燒。甘松同玄參。熏勞瘵。茅香冷勞久病。同艾葉燒丸服。苦耽傳尸伏連鬼氣 鬼臼尸疰殗殜。傳尸勞瘵。天麻 鳶尾 海根並主飛鬼氣殗殜。傳尸勞瘵。知母 秦艽 胡黃連 蘆根 酸漿子 百部 紫菀 甘草 桔梗 人參 黃芪

〔穀菜〕浮麥並主傳尸。骨蒸勞熱。自汗。阿芙蓉 鹿角菜小兒骨蒸勞熱。茄子傳尸勞氣。

〔果木〕李去骨節間勞熱。杏核仁男女五勞七傷。童尿煮七次。蜜蒸食。烏梅虛勞骨蒸 冬桃解勞熱。桃核仁主骨蒸作熱。一百二十顆杵爲丸。平旦井水下。飲酒令醉。任意喫水。隔日一作。○急勞欬嗽。同豬肝童尿煮丸服。○冷勞減食。茱萸炒收。日食二十粒。酒下。重者服五百粒愈。○傳尸鬼氣。欬嗽痃癖。煮汁作粥食。○五尸鬼疰。九十九種。傳及傍人。急以桃仁五十枚。研泥。水四升煮服。取吐。不盡再吐。蜀椒丸服 檳榔 安息香 蘇合香並殺傳尸勞瘵蟲 樟木節風勞有蟲。同天靈蓋諸藥服。乾漆傳尸勞瘵。五勞七傷。同柏子仁酸棗山茱萸丸服。皂莢卒熱勞疾。酥炙丸服。○急勞煩熱。同刺及木瓜燒灰淋煎。嗽入麝香。以童尿浸蒸餅丸服。桑柴灰尸疰鬼疰。三十六種。變動九十九種。死復傳人。淋汁煮赤小豆。同羊肉作羹食。樗白皮鬼疰傳尸。童尿豆豉煎服。地骨皮骨蒸煩熱。同防風甘草煎服。酸棗仁骨蒸勞熱。擂汁煮粥食。阿魏傳尸冷氣。無患子皮飛尸 柳葉 阿勒勃 黃蘗

〔金石〕金薄並主骨蒸勞熱 石膏骨蒸勞熱。研粉服。雄黃五尸勞病。同大蒜丸服。○骨蒸發熱。小便研燒石熏之。鵞管石熏勞嗽 白礬冷勞洩痢。同羊肝丸服。禹餘糧冷勞腸洩。同烏頭丸服。陽起石 慈石並主五勞七傷虛乏。霹靂碪

〔諸蟲鱗介〕蟲白蠟並殺餘蟲 石決明骨蒸勞極 納鱉傳尸勞 鱉甲冷痛勞瘦。除骨節間勞熱。結實。補陰補氣。鱉肉益氣補不足。去血熱。○骨蒸潮熱欬嗽。同前胡貝母等藥煮食丸服。蛤蚧治肺勞傳尸。欬嗽咯血。蛇吞鼃勞嗽吐臭痰。煅研酒服。鰻鱺魚傳尸

疰氣勞損骨蒸勞瘦。酒煑服。〔禽獸〕啄木鳥取蟲煅研酒服慈烏補勞治瘦止欬嗽骨蒸。五
味淹食。烏鴉瘦病欬嗽骨蒸勞瘵煅研酒服。○五勞七傷吐血欬嗽釀栝樓根日煑食。鷹矢
白殺勞蟲豬脊髓骨蒸勞傷。同豬膽童尿柴胡等煎服。豬肝急勞瘦悴寒熱。同甘草丸
服。豬腎傳尸勞瘵。童尿酒煑服。豬肚骨蒸熱勞。四時宜食。豬膽骨蒸勞極羊肉
骨蒸久冷。同山藥作粥食。○骨蒸傳尸。同皁莢酒煑食。當吐蟲出。白羊頭蹄五勞七傷。同胡
椒蓽茇乾薑煑食。諸朽骨骨蒸勞熱。煑汁淋之。取汗。貓肝殺勞瘵蟲。生曬研。每朔望五更
酒服。獺肝傳尸伏連殗殜勞瘵虛汗欬嗽發熱。殺蟲。陰乾爲末。水服。日三。鹿茸膃肭
臍虛勞熊脂酒服。殺勞蟲。補虛損。象牙骨蒸獺肉狸骨虎牙
鼠肉並殺勞蟲〔人部〕人屎骨蒸勞極。名伏連傳尸。同小便各一升。入新粟米飯五升。麴半餅。密
封二七日。每旦服一合。午再服。並去惡氣。○人尿浸水早服之。晚服童尿。人尿滋陰降火。○男女勞
證。日服二次。○骨蒸發熱。以五升煎一升。入蜜三匙。每服一盌。日二服。人中白傳尸熱勞。肺痿
消瘦。降火。消瘀血。秋石虛勞冷疾。有服法。人乳補五臟。治瘦悴。○虛損勞瘵。同麝香木香
服。或同胞衣末服。人牙燒用治勞天靈蓋傳尸。尸疰。鬼疰。伏。○肺痿。骨蒸。盜汗。退邪氣。追
勞蟲。炙黃。水煎服。○同麝香丸服。○小兒骨蒸。加黃連末服。○追蟲有天靈蓋散。人胞男女一切
虛損勞極。洗煑。入茯神丸服。○河車大造丸。人膽尸疰伏人肉瘵疾

邪祟邪氣乘虛。有痰。血。火。鬱。

〔除辟〕草部升麻殺百精老物殃鬼邪氣。中惡腹痛鬼附啼泣。徐長卿鬼疰精物邪惡
氣。百精老魅注易。亡走啼哭恍惚。鬼督郵馬目毒公鬼臼殺鬼疰精

物。辟惡氣不祥。尸疰傳尸。忍冬飛尸。遁尸。風尸。沈尸。尸疰。鬼疰。並煑汁服。或煎膏化酒服。丹參
中惡百邪鬼魅。腹痛氣作。聲音鳴吼。定精。防葵狂邪鬼魅精怪。白鮮皮大熱飲水。狂走大呼。
白蒺藜卒中五尸。丸服。女青赤箭天麻野葛海根
雷丸藍實敗芒箔卷柏桔梗知母
小草遠志甘松藁本迷迭香白薇人
參苦參沙參紫菀狼毒草犀白茅香
茅香白芨商陸木香縮砂藿香瓶
香藒車香蘭草山柰山薑蒟醬蕙草
薑黃莪茂鬱金香雞蘇菖蒲艾葉
苦耽雲實蓖麻蜀漆艾納香射罔射
干鳶尾芫花蕘花水堇鉤吻羊躑躅
海藻蘼蕪青蒿石長生獨行根白兔
藿續隨子蜘蛛香屋四角茅赤車使者〔穀菜〕
豌豆煑汁白豆大豆並主鬼毒邪氣疰忤酒醋陳粟米並主
鬼擊粳米五種尸病。日煑汁服。芥子邪惡鬼疰氣。浸酒服。白芥子熨惡氣。飛尸。遁尸。邪
魅。大蒜殺鬼去痛。同香墨醬汁服。○鬼毒風氣。同杏仁雄黃服。百合百邪鬼魅。啼泣不止。
胡荽羅勒旱芹〔果木器服〕桃梟桃花桃白皮
桃膠桃毛並主邪惡鬼疰精氣。桃仁鬼疰寒熱疼痛。研服。陳棗核中仁

疰忤惡氣。常服百邪不干。榧子　蜀椒　畢澄茄　吳茱萸　柏
實　鬼箭　沈香　蜜香　丁香　檀香　烏藥
必栗香　竹葉　鬼齒並主中惡邪鬼疰氣　降眞香帶之辟邪惡氣。宅舍
怪異。安息香心腹惡氣。鬼疰。魍魎。鬼胎。中惡魘寐。常燒之。去鬼來神。〇婦人夜夢鬼交。燒熏永斷
蘇合香辟惡。殺鬼精物。詹糖香　樟腦　乳香　阿魏　樺
皮脂　樗白皮　乾漆　皁莢　桑柴灰　無患子
巴豆　琥珀並殺鬼精尸疰　卮子五尸注病。燒研水服。烏柏根皮尸疰
中惡。煎入硃砂服。古廁木鬼魅傳尸。魍魎神祟。燒之。古櫬板鬼氣疰忤。中惡。心腹痛。夢
悸。常爲鬼神祟撓。和桃枝煎酒服。取吐下。死人枕　桃橛　甑帶煑汁　銃楔
敗芒箔〔水土金石〕糧罌水並主尸疰鬼氣　半天河水鬼疰。狂邪氣。恍惚妄
言。鑄鐘黃土　鼢鼠壤土　伏龍肝　釜臍墨　京
墨　黑鉛　鉛丹並主疰忤邪氣　古鏡　銅鏡鼻　鐵落
硃砂　水銀　硫黃　石膏　生銀　雄黃　代赭
金牙石　金剛石　礪石　蛇黃　食鹽　霹靂
碪〔諸蟲鱗介〕露蜂房　芫青　龍骨　龍齒　鼉甲並主疰病
鬼邪　鯪鯉五邪。驚啼悲傷。婦人鬼魅哭泣。蛤蚧　鰻鱺　鮫魚皮　海
鰕　蟹爪　貝子　牡蠣〔禽獸〕丹雄雞　黑雌雞　烏
骨雞　雞冠血　東門雞頭並主邪氣鬼物疰忤　雞卵白五遁尸氣
衝心。或牽腰脊。頓吞七枚。胡燕卵黃　烏鴉　鵲巢燒服　白鴨血並主
鬼魅邪氣　鷹肉食之。去野狐邪魅。〇觜爪燒灰水服。〇屎白燒灰酒服。牛黃　野豬
黃　羊脂　豬脂　白犬血　豬心血　尾血　豬
乳　豚卵　羖羊角燒　羚羊角及鼻　犀角　鹿角
及茸　鹿頭　麂頭骨　猴頭骨　狐頭尾及屎燒灰。辟邪
惡。〇五臟。主狐魅及人見鬼。作羹食。兔頭及皮　貓頭骨　貓肉　貍
肉及骨　豹骨及鼻　虎肉及骨取二十六種魅〇爪牙皮屎同　象
牙　狼牙　熊膽　麝香　靈貓陰　獺肝鬼疰邪魅。燒末
服。膃肭臍鬼氣尸疰狐魅　六畜毛　蹄甲　馬懸蹄　馬屎
獅屎　底野迦　鼠屎　彭侯〔人部〕亂髮尸疰。燒灰服。頭
垢　人屎鬼氣疰病。日日服之。天靈蓋尸疰鬼氣　人膽

寒熱有外感內傷火鬱虛勞瘧瘡瘰癧

〔和解〕〔草部〕甘草五臟六腑寒熱邪氣。凡虛而多熱者加之。知母骨勞。惛寒煩熱。丹參
虛勞寒熱　白頭翁狂陽寒熱　胡黃連小兒寒熱　黃芩寒熱往來。及骨蒸熱毒。柴
胡寒熱邪氣。推陳致新。去早辰潮熱。寒熱往來。婦人熱入血室。前胡傷寒寒熱。推陳致新。白
鮮皮主壯熱惡寒　茅根　大黃並主血閉寒熱　旋覆花五臟間寒熱　茵
蔯寒熱如瘧　屋遊浮熱在皮膚。往來寒熱。烏韭　龍膽骨間寒熱　白薇寒熱
酸痛　秦艽　當歸　芎藭　芍藥並主虛勞寒熱　荊芥　積雪

草　紫草　夏枯草　蠡實　蘆根　雲實　木通
蒲黃　吳藍　連翹　蛇含　鴨跖草　凌霄花
土瓜根〔菜果〕冬瓜泡汁飲　茄子　馬齒莧　莧實　薤
白　杏花女子傷中寒熱痺　桃毛血瘕寒熱〔木石〕厚朴解利風寒熱　牡荊
蔓荊並除骨間寒熱　冷水服丹石。病發惡寒。冬月淋至百斛。取汗乃愈。　松蘿
枳實　竹茹　雄黃肝病寒熱　石膏中風寒熱　滑石胃熱寒熱　曾青
養肝膽。除寒熱。　石青　石膽　食鹽　朴消　礬石〔蟲介獸人〕雀
甕　鼈甲骨中寒熱。或肌體寒熱欲死。作湯良。　海蛤胸痛寒熱　蛤蜊老癖爲寒熱
貝子溫疰寒熱。解肌。散結熱。　龍齒大人骨間寒熱　鼉甲伏堅寒熱　豬懸蹄甲
小兒寒熱。燒末乳服。　牛黃　人尿
【補中清肺】〔草穀〕黃芪虛疾寒熱　沙參　黃精　葳蕤　朮並除
寒熱。益氣和中。　桔梗除寒熱。利肺。　燈籠草　麥虋冬　紫菀　旋
花根　黃環　天虋冬　白英　忍冬　豌豆　綠
豆　赤小豆　秫　百合　山藥〔果木〕吳茱萸　椒紅
桂利肝肺氣。心腹寒熱。　辛夷五臟身體寒熱　沈香諸虛寒熱冷痰。同附子煎服。　烏
藥解冷熱　桑葉除寒熱。出汗。　茯苓　酸棗　山茱萸〔石部〕殷孽
瘀血寒熱　陽起石　禹餘糧〔禽獸〕鶩肪風虛寒熱　猳豬頭肉寒熱　熊
脂　鹿角　麋脂

吐血衄血有陽乘陰者。血熱妄行。陰乘陽者。血不歸經。○血行清道出于鼻。血行濁
道出于口。○嘔血出于肝。○吐血出于胃。○衄血出于肺。○耳血曰衈。○眼血曰衊。○膚血曰
血汗。○口鼻併出曰腦○張寶[illegible]衄。○九竅俱出曰大衄。○似當[illegible]
逐瘀散滯〔草部〕大黃下瘀血。血閉。心氣不足。吐血衄血。胸脇刺脹。同芩連煎服。亦單爲散。
水煎服。　甘遂　芫花　大戟吐血痰涎[illegible]者。服此下[illegible]　杜衡
有瘀用此吐之。　紅藍花　鬱金破血爲末。井水服。止吐血。　茜根活血行血。爲末水煎
服。止吐衄諸血。或加黑豆甘草丸服。○同艾葉烏梅丸服。　翦草一切失血[illegible]
三七吐衄諸血。米泔服三錢。　蓖麻葉塗油炙熨顖上。止衄。　三稜末醋調塗五椎上止
衄。〔穀菜〕麻油衄血注鼻。能散血。　醋衄血。和胡粉服。仍和土敷陰囊上。　韭汁止吐血。和
童尿服。消胃脘瘀血。　葱汁散血。塞鼻止衄。　蔓菁汁止吐血。　萊菔汁止吐血。大衄。仍
注鼻中。　桑耳塞鼻止衄。〔果木〕栗楔破血。燒服止吐衄。殼亦可。　荷葉破惡血。留好血。口鼻
諸血。生者擂汁服。乾者末服。或燒服。或加蒲黃。　藕汁散瘀血[illegible]血。亦注[illegible]　桃仁
破瘀血。血閉。　桃梟破血。止吐血。諸藥不效。燒服。　榴花散血。爲末服。止吐衄。○同黃葵花煎
服。或爲末服。亦塞鼻止衄。　乾柿脾之果。消宿血。治吐血咯血。　椶灰[illegible]
血竭吹鼻止衄。　山茶吐衄。爲末。酒入童尿服。　胡頹子根吐血。水煎服。　[illegible]核
衄血。　楓香吐衄。爲末。水服。或加蛤粉。或加綿灰。　椰子皮止衄　蘇木〔服器〕紅綿灰
水服。　黃絲絹灰水服。　白紙灰水服止吐衄。效不可言。　麻紙灰　藤紙
灰入麝香酒服。止衄血。　屏風故紙灰酒服止衄　敗船茹止吐血〔土石〕白堊

上衄血水服二錢除根 伏龍肝水淘汁入蜜服止吐血 金墨吐衄磨汁服 鐺墨炒過水服二錢止吐衄諸血 百草霜水服并吹鼻止衄 白瓷器末吐血皁角仁湯服二錢○衄血吹鼻 地龍糞吐血水服二錢 花乳石能化血爲水主諸血凡噴血出升斗者煆研童尿入酒服三五錢 金星石主肺損吐血嗽血 石灰散瘀血凡卒吐血者刀頭上燒研水服三錢 白礬吹鼻止衄 硇砂衄血不止水服二錢 食鹽散血 戎鹽主吐血 芒消下瘀血 珊瑚吹鼻止衄 (蟲鱗)蠶退紙灰吐血不止蜜丸含嚥 蠐螬主吐血在胸腹不出 蜘蛛網卒吐血者米飲呑一團 露蜂房主吐衄血 蝸牛焙研 同烏賊骨吹鼻止衄 䗪蟲 水蛭 五倍子末水服并吹鼻止衄 壁錢塞鼻止衄 龍骨服止吐血吹鼻止衄吹耳止衄 鯉魚鱗灰散血衄不止水服二錢

烏賊骨末服治卒吐血吹鼻止衄 鰾膠散瘀血止嘔血 鱓血滴鼻止衄 膽滴耳止衄 (禽獸)五靈脂吐血同蘆薈丸服○同黃芪末水服 雞屎白 老鴟骨 駝屎灰 騾屎灰 馬懸蹄灰 牛骨灰 猬皮灰並吹鼻止衄 白馬通服汁塞鼻並止吐衄 牛耳垢塞鼻止衄 黃明膠貼山根止衄○炙研同新綿灰飲服止吐血 (人部)髮灰散瘀血止上下諸血並水飲方寸匕日三○吹鼻止衄 人尿止吐衄薑汁和服降火散瘀血服此者十無一死 吐出血炒黑研末麥虋冬湯服三分以導血歸源 衄血接取點目角并燒灰水服一錢 人爪甲刮末吹鼻止衄妙 (草部)滋陰抑陽 生地黃涼血生血治心肺損吐血衄血取汁入童尿煎入白膠服○心熱吐衄取汁和大黃末丸服同地黃薄荷末服之 紫參唾血衄衄○同人參阿膠末服止吐血

丹參破宿血生新血 地榆止吐衄米醋煎服 牡丹皮和血生血涼血 當歸頭止血身和血尾破血○衄血不止末服一錢 芎藭破宿血養新血治吐衄諸血 芍藥散惡血逐賊血平肝助脾○太陽鼽衄不止赤芍藥爲末服二錢咯血入犀角汁 黃芩諸失血積熱吐衄爲末水煎服 黃連吐衄不止水煎服 胡黃連吐衄同生地黃豬膽汁丸服 黃藥子涼血降火○吐血水煎服○衄血磨汁服或末服 白藥子燒服 蒲黃 青黛水服 藍汁 車前子 大小薊汁 馬蘭 澤蘭 水蘇煎或末 紫蘇熬膏 薄荷 青蒿汁 青葙汁 馬蘭子 陰地厥 鱧腸汁 蘘荷根汁 生葛汁 浮萍末 桑花末 船底苔 煎 土馬騣並止吐血衄血 荊芥吐血末服○口鼻出血燒服○九竅出血酒服 茅根汁或末

茅鍼 茅花 金絲草 白雞冠花並主吐血衄血 屋上敗茅浸酒 地菘末 龍葵同人參末 螺厴草擂酒並止吐血 蒼耳汁 貫衆末 黃葵子末 王不留行煎 萱根汁 決明末 龍鱗薜荔末 垣衣汁 屋遊末服並止衄血 地膚九竅出血同卮子甘草生薑大棗燈草水煎服 麥虋冬吐衄不止杵汁和蜜服或同地黃煎服即止 馬勃積熱吐血沙餹丸服 妊娠吐血米飲和服 (穀菜)小麥止唾血 浙泔飲止吐血 麥麪水服止吐衄 粟米粉絞汁止衄 翻白草吐血煎服 (果木)蓮花酒服末止損血 柏葉煎丸散汁止吐衄諸血 卮子清胃脘血止衄 桑葉末 地骨皮煎服並主吐血 柳絮末服止吐咯血 槐花末服主吐唾咯血同烏賊骨吹衄血 楮葉汁 黃蘗末 槲若末 竹葉

竹茹並主吐血衄血。荆葉九竅出血，杵汁入酒服。〔金石〕硃砂同蛤粉酒服。主諸般吐血。滑石水服。鉛霜水服。胡粉炒，醋服。黄丹水服。玄明粉水服。水銀並主熱衄。〔介獸〕螺螄服汁。主黃疸吐血。蛤粉同槐花末。水服。犬膽並止衄血。犀角汁止積熱吐衄。〔人部〕人中白入麝酒服。止衄。人中黄末服。主嘔血。燒灰吹鼻衄。

理氣導血〔草木〕香附童尿調末服。或同烏藥甘草煎服。桔梗末。箬葉灰。烏藥　沈香並止吐血衄血。防風上部見血須用。白芷破宿血。補新血。塗山根。止衄。半夏散瘀血。天南星散血末服。貝母末。蘆荻皮灰。栝樓灰。榧子末服。並主吐血。石菖蒲肺損吐血。同麪水服。芎藭同香附末服。主頭風即衄。燈心草末。香薷末。穀精草末。枇杷葉末。玄胡索塞耳。並止衄。

折弓弦口鼻大衄，燒灰，同白礬吹之。

〔調中補虛〕〔草穀〕人參補氣生血。吐血後煎服一兩。○內傷血出如涌泉。同荆芥灰、蒸柏葉、白麪水服。黄芪逐五臟惡血。同紫萍末服。止吐血。甘草養血補血。主唾膿血。白芨羊肺蘸食。主肺損吐血。水服止衄。百合汁和蜜蒸食。主肺病吐血。稻米末服。止吐衄。萆薢葉香油炒食。飴餹　白扁豆　白朮〔石蟲〕鍾乳粉　五色石脂　代赭石並主虛勞吐血。靈沙暴驚九竅出血。人參湯服三十粒。鼈甲　蛤蚧　淡菜　阿膠　白狗血熱飲。鹿角膠並主虛損吐血。水牛腦勞傷吐血。同杏仁、胡桃、白蜜、麻油熬乾末服。羊血熱飲。主衄血經月。酥酪　醍醐灌鼻。止涕血。○張寶之曰：凡衂字皆當作衄。从血从丑。女鞠切。後倣此。

〔從治〕附子陽虛吐血。同地黃、山藥丸服。益智子熱傷心系吐血。同丹砂、青皮、麝香末服。桂心水服。乾薑童尿服。並主陰乘陽吐血衄血。艾葉服汁。止吐衄。薑汁服汁，仍滴鼻。芥子塗顖。葫蒜貼足心。並主衄血。又服蒜汁。止吐血。

〔外迎〕冷水耳目鼻血不止，以水浸足，貼顖貼項，噀面薄胸，皆宜。

齒衄有陽明風熱、溼熱、腎虛。

〔除熱〕防風　羌活　生芐　黄連

〔清補〕人參齒縫出血成條。同茯苓、麥虋冬煎服。奇效。○上盛下虛。服涼藥益甚者。六味地黃丸。黑錫丹。

〔外治〕香附薑汁炒研。或同青鹽、百草霜。蒲黃炒焦。苦參同枯礬。骨碎補炒焦。絲瓜藤灰。寒水石同硃砂、甘草、片腦。五倍子燒。地龍同礬、麝。紫鉚　枯礬　百草霜並掐摻。麥虋冬　屋遊　地骨皮　苦竹葉　鹽並煎水漱。童尿熱漱。蜀椒　苦竹茹並煎醋漱。蟾酥按。鐵釘燒烙。

本草綱目第三卷上終

本草綱目第三卷下

血汗即肌衄又名脈溢血自毛孔出心主血又主汗極虛有火也

〔內治〕人參氣散血虛紅汗污衣同歸芪諸藥煎服又建中湯辰砂妙香散皆宜○抓傷血絡血出不止以一兩煎服 葎草產婦大喜汗出赤色污衣喜則氣出也擣汁一升入醋一合時服一盃

黃芩灸瘡血出不止酒炒末下 生薑汁毛竅節次血出不出則皮脹如鼓須臾口目皆脹合名脈溢以水和汁各半服 郁李仁鵞梨汁調末服止血汗 硃砂血汗入麝水服 人中白血從膚腠出入麝酒服二錢 水銀毛孔出血同硃砂麝香服 黃犢臍中屎九竅四肢指歧間血出乃暴怒所致燒末水服方寸匕日五次

〔外治〕旱蓮傅灸瘡血出不止 蜣螂灰同上 糞桶箍燒傅搔癢血出不止 五靈脂摻抓痣血出不止 男子胎髮醫毛孔血出 煮酒瓶上紙同上

欬嗽血欬血出于肺 咯血出于心 嗽血出于脾 唾血出于腎 有火鬱 有虛勞

〔火鬱〕麥虋冬 片黃芩 桔梗 生地黃 金絲草

茅根 貝母 薑黃 牡丹皮 芎藭 白芍藥

大青 香附子 茜根 丹參 知母 荷葉末

藕汁 桃仁 柿霜 乾柿入脾肺消宿血咯血痰涎血 杏仁肺熱

欬血同青黛黃蠟作餅乾柿夾煨日食 水蘇研末飲服 紫菀同五味子蜜丸服并治吐血後欬

白前久欬唾血同桔梗甘草桑白皮煎服 荊芥穗喉脘痰血同甘桔煎服 蒲黃

桑白皮 茯神 柳絮末 韭汁和童尿 生薑蘸百草霜 黃蘗

槐花末服 槲若水煎 髮灰 童尿並主欬咯唾血 巵子炒焦清胃脘血

訶子火鬱嗽血 烏鴉勞嗽吐血

〔虛勞〕人參 地黃 百合 紫菀 白芨 黃芪

五味子 阿膠 白膠 酥酪 黃明膠肺損嗽血炙研湯服

豬胰一切肺病欬唾膿血 豬肺肺虛欬血蘸薏苡仁末食 豬心心虛咯血包沈香半夏末煨食 烏賊骨女子血枯傷肝唾血

諸汗有氣虛血虛風熱溼熱

〔氣虛〕黃芪泄邪火益元氣實皮毛 人參一切虛汗○同當歸豬腎煮食止怔忡自汗

白朮末服或同小麥煎服止自汗同黃芪石斛牡蠣末服主脾虛自汗 麻黃根止諸汗必用或末或煎或外撲

葳蕤 知母 地榆並止自汗 附子亡陽自汗 艾葉盜汗同茯神烏梅煎服 何首烏貼臍 鬱金塗乳 粳米粉外撲 麻勃中風汗出

糯米同麥麩炒末服 韭根四十九根煎服止盜汗 〔果木〕酸棗仁睡中汗出同參苓末

茯神虛汗盜汗烏梅湯服○血虛心頭出汗艾湯調服 柏實養心止汗 桂主表虛自汗

杜仲產後虛汗同牡蠣服 吳茱萸產後盜汗惡寒 雷丸同胡粉撲 〔蟲獸〕五倍子同蕎麥粉作餅煨食仍以唾和塡臍中 牡蠣粉氣虛盜汗同杜仲酒服○虛勞盜汗同黃芪麻黃根煎服○產後盜汗麩炒研豬肉汁服○陰汗同蛇牀子乾薑麻黃根撲之 龍骨止夜臥驚汗

黃雌雞傷寒後虛汗同麻黃根煮汁入肉蓯蓉牡蠣粉煎服 豬肝脾虛食即汗出為丸服 羊胃作羹食 牛羊脂酒服止卒汗

血虛〔獸草〕當歸　地黄　白芍藥　豬膏產後虛汗，同薑汁、蜜、酒煎服。豬心心虛自汗，同參、歸煮食。豬腎產後汗蓐勞，煮粥臛食。

風虛〔草部〕防風止盜汗，同人參、芎藭末服。○自汗，為末，麥湯服。白芷盜汗，同硃砂服。荊芥冷風出汗，煮汁服。龍膽男女小兒及傷寒一切盜汗，為末酒服，或加防風。黄連降心火。止汗。胡黄連小兒自汗。麥虋冬〔穀菜〕小麥　浮麥　麥麪盜汗。作丸煮食。豉盜汗，熬末酒服。蒸餅每夜食一枚，止自汗盜汗。黄蒸　米醋並止黄汗。胡瓜小兒出汗，同黄連、胡黄連、黄蘗、大黄諸藥丸服。〔果木〕桃梟止盜汗，同霜梅、蔥白、燈心等煎服。椒目盜汗，炒研，豬脣湯服。鹽麩子收汗。經霜桑葉除寒熱盜汗，末服。竹瀝產後虛汗，熱服。〔服器〕敗蒲扇灰水服并撲。甑蔽灰水服。死人席灰煮浴。五色帛拭盜汗，乃棄之。

怔忡血虛，有火，有痰。

養血清神〔草木〕人參同當歸末，豬腎煮食。當歸　地黄　黄芪　遠志　黄芩　黄連瀉心火，去心竅惡血。巴戟天益氣，去心痰。香附憂愁心忪，少氣疲瘦。牡丹皮主神不足，瀉包絡火。麥虋冬　茯神　茯苓　酸棗　柏實安魂定魄，益智寧神。

健忘心虛，兼痰，兼火。

補虛〔草木〕甘草安魂魄，瀉火，養血，主健忘。人參開心益智，令人不忘，同豬肪煉過，酒服。遠志定心腎氣，益智慧，不忘，為末，酒服。石菖蒲開心孔，通九竅，久服不忘不惑，為末，酒下。仙茅久服通神，強記聰明。淫羊藿益氣強志，老人昏耄，中年健忘。丹參　當歸　地黄並養血安神定志。預知子心氣不足，恍惚錯忘，忪悸煩鬱，同人參、菖蒲、山藥、黄精等，為丸服。〔穀菜果木〕麻勃主健忘，七夕日收一升，同人參二兩為末，蒸熟，每臥服一刀圭，能盡知四方事。山藥鎮心神，安魂魄，主健忘，開達心孔，多記事。龍眼安志強魂，主思慮傷脾，健忘怔忡，自汗驚悸，歸脾湯用之。蓮實清心寧神，末服。乳香心神不足，水火不濟，健忘驚悸，同沈香、茯神丸服。茯神　茯苓　柏實　酸棗〔鱗獸〕白龍骨健忘，同遠志末，湯服。虎骨同龍骨、遠志，末服。六畜心心昏多忘，研末酒服。

痰熱〔草果〕黄連降心火，令人不忘。玄參補腎止忘。麥虋冬　牡丹皮　柴胡　木通通利諸經脈壅寒熱之氣，令人不忘。商陸花人心昏塞，多忘喜誤，為末，夜服，夢中亦醒悟也。桃枝作枕及刻人佩之，主健忘。〔金石獸部〕舊鐵鏵心虛恍惚健忘，火燒淬酒浸水，日服。鐵華粉　金薄　銀薄　銀膏　硃砂　空青　白石英心臟風熱，驚悸善忘，化痰安神，同硃砂為末服。牛黄除痰熱健忘。

驚悸有火，有痰，兼虛。

清鎮〔草穀〕黄連瀉心肝火，去心竅惡血，止驚悸。麥虋冬　遠志　丹參　牡丹皮　玄參　知母並定心，安魂魄，止驚悸。甘草驚悸煩悶，安魂魄。○傷寒心悸脈代，煎服。半夏心下悸忪，同麻黄丸服。天南星心膽被驚，神不守舍，恍惚健忘，妄言妄見，同硃砂、琥珀丸服。柴胡除煩止驚，平肝膽包絡相火。龍膽退肝膽邪熱，止驚悸。芍藥瀉肝，除煩熱驚狂。人參　黄芪　白茯　胡麻　山

蘗　淡竹瀝　黃蘗　柏實　茯神　茯苓　乳香　没藥　血竭　酸棗仁　厚朴　震燒木大驚失志，煮汁服。［金石］霹靂碪大驚失心，恍惚。安神定志。天子耤田犁下土驚悸顛邪，水服。金屑　銀屑　生銀　硃砂銀　硃砂銀膏　自然銅　鉛霜　黃丹　鐵精　鐵粉　紫石英煮汁　雄黃　玻瓈　白石英　五色石脂［鱗介禽獸］龍骨　龍齒　夜明沙　鼉甲　牛黃　羚羊角　虎睛骨膽　羖羊角　象牙　麝臍香　犀角　醍醐並鎮心平肝，除驚悸。豬心除驚補血。產後驚悸，煮食。豬心血同青黛、硃砂丸服，治心病邪熱。豬腎心腎虛損，同參歸煮食。六畜心心虛作痛，驚悸恐惑。震肉因驚失心，作脯食。人魄磨水服，定驚悸狂走。

狂惑有火，有痰，及畜血。

［清鎮］［草部］黃連　藍汁　麥虋冬　薺苨　茵蔯　海金沙並主傷寒發狂。葳蕤　紫參　白頭翁並主狂瘧。白薇暴中風熱，忽忽不知人事，狂惑邪氣。白鮮皮腹中大熱，飲水，欲走發狂。龍膽傷寒發狂，為末，入雞子清、生蜜，涼水服。撒法郎即番紅花，水浸服。主傷寒發狂。葛根　栝樓根　大黃熱病譫狂，為散服。攀倒甑汁主風熱狂躁，服。苦參熱病發狂，不避水火，蜜丸服。麥虋冬　芍藥　景天　鴨跖草並主熱狂。葶藶卒發狂，白犬血丸服。鬱金失心顛狂，同明礬丸服。莨菪子　防葵並主顛狂。多服令人狂走。［穀菜］麥苗汁，主時疾狂熱。麥奴陽毒熱狂，大渴。葱白天行熱狂。百合顛邪狂叫涕泣。淡竹筎熱狂有痰。［木果］瓜蒂熱水服，取吐。甘蔗天行熱狂。臘月瓶封糞坑中，絞汁服。苦棗　桃花　楝實　淡竹葉並主熱狂。竹瀝痰在胸膈，使人顛狂。○小兒狂語，夜後便發，每服二合。巵子畜熱狂躁，同豉煎服，取吐。桐木皮吐下。雷丸顛癇狂走。欒花諸風狂痓。經死繩灰卒發狂，水服。［水土金石］半天河鬼狂。臘雪熱狂。伏龍肝狂顛風邪，水服。釜墨　百草霜並陽毒發狂。車脂中風發狂，醋服一團。硃砂顛癇狂亂，豬心煮過，同茯神丸服。○產後敗血入心，狂顛見祟，為末，地龍滾過，酒服。寒水石傷寒發狂，踰垣上屋，同黃連末服。玄明粉傷寒發狂，同硃砂服。粉霜傷寒積熱及風熱生驚如狂，同鉛霜、輕粉、白麪作丸服。玄精石　菩薩石　雄黃並熱狂。鐵落平肝去怯，善怒發狂，為飲服，下痰氣。鐵甲憂結善怒，狂易。鐵漿發熱狂走。銀屑　銀膏　金屑［鱗介］龍齒並鎮神，定狂熱。文鰩食之已狂。貝子　玳瑁並主傷寒熱狂。［蟲禽］蠶退紙灰顛狂，邪祟狂走，悲泣自高，酒服一匕。白雄雞顛邪狂妄，自賢自聖，作羹粥食。○驚憤邪僻，志氣錯越，入真珠、薤白煮食。雞子天行熱疾狂走，生吞一枚。鷗燥渴狂邪，五味醃食。鵲巢灰服，主顛狂。鳳凰臺磨水服，主熱狂。［獸人］羚羊角驚夢狂越僻謬，平肝安魂。犀角時疾熱毒入心，狂言妄語，鎮肝退熱，消痰解毒。牛黃　犛牛黃並驚顛狂。驢脂狂顛，和烏梅丸服。驢肉風狂憂愁不樂，安心止煩，煮食，或作粥食。六畜毛蹄甲顛狂妄走。豭豬肉狂病久不愈。白犬血熱病發狂見鬼。

垂死。熱貼胸上。狗肝心風發狂。擦消石黃丹。煮嚼。靈貓陰狂邪鬼神。鎮心安神。人中黃熱病發狂。如見鬼。久不得汗。及不知人。煅研水服。人屎時行大熱。狂走。水服。人尿血悶熱狂。人魄磨水服。定驚悸顛狂。胞衣水諸熱毒狂言。紫河車煮食。主失心風。耳塞顛狂鬼神。

煩躁 肺主煩。腎主躁。有痰。有火。有蟲厥。

〔清鎮〕〔草部〕黃連 黃芩 麥虋冬 知母 貝母 車前子 丹參 玄參 甘草 柴胡 甘蕉根 白前 葳蕤 龍膽草 防風 蠡實 芍藥 地黃 五味子 酸漿 青黛 栝樓子 葛根 菖蒲 菰筍 萱根 土瓜根 王不留行並主熱煩。海苔研飲。止煩悶。胡黃連主心煩熱。米飲末服。牛蒡根服汁。止熱攻心煩。款冬花潤心肺。除煩。白朮煩悶。煎服。苧麻 蒲黃並主產後心煩。〔穀菜〕小麥 糯米 泔 淅二泔 赤小豆 豉 麨 蘗米 醬汁 米醋 芋 薑 水芹菜 白菘菜 淡竹筍 壺盧 冬瓜 越瓜〔果木〕西瓜 甜瓜 烏梅及核仁 李根白皮 杏仁 大棗 榲桲 椑柹 荔枝 巴旦杏 橄欖 波羅蜜 梨汁 枳椇 蒲萄 甘蔗 刺蜜 都咸子 都桷子 藕 荷葉 芡 芰 猴桃 竹瀝 竹葉 淡竹葉 楝實 厚朴 黃櫨 盧會 巵子 荊瀝 豬苓 酸棗仁 胡桐淚 茯神 茯苓 槐子大熱心煩。燒研酒服。黃蘗〔金石〕鉛霜 不灰木 眞玉 禹餘糧 滑石煎汁。煮粥。五色石脂 硃砂 理石 凝水石 石膏 玄明粉 石鹼 甜消〔鱗介〕龍骨 文蛤 眞珠合知母服。蟶肉〔禽獸〕抱出雞子殼小兒煩滿欲死。燒末酒服。雞子白 諸畜血 驢肉 羚羊角並主熱煩。犀角磨汁服。鎮心。解大熱。風毒攻心。毷氉熱悶。水羊角灰氣逆煩滿。水服。白犬骨灰產後煩懣。水服。

不眠 有心虛。膽虛。兼火。

〔清熱〕〔草部〕燈心草夜不合眼。煎湯代茶。半夏陽盛陰虛。目不得瞑。同秫米。煎以千里流水。炊以葦火。飲之。即得臥。地黃助心膽氣。麥虋冬降心肺熱。安魂魄。〔穀菜〕秫米 大豆日夜不眠。以新布火炙熨目。并蒸豆枕之。乾薑虛勞不眠。研末二錢。湯服取汗。苦竹筍 睡菜 蕨菜 馬蘄子〔果木〕烏梅 棚榆並令人得睡。榆莢仁作糜羹食。令人多睡。蕤核熟用。酸棗膽虛煩心不得眠。炒熟為末。竹葉湯下。或加人參茯苓白朮甘草煎服。○或加人參辰砂乳香丸服。大棗煩悶不眠。同葱白煎服。木槿葉炒煎飲服。令人得眠。郁李仁因悸不得眠。為末酒服。松蘿去痰熱。令人得睡。乳香治不眠。入心活血。茯神 知母 牡丹皮〔金石〕生銀 紫

石英　砞砂〔蟲獸〕蜂蜜　白鴨煮汁　馬頭骨灰膽虛不眠，同乳香酸棗末服。

多眠脾虛。兼濕熱。風熱。

【脾濕】〔草木〕木通脾病。常欲眠。　朮　葳蕤　黃芪　人參　沙參　土茯苓　茯苓　荊瀝　南燭並主好睡　蕤核生用治多睡　花構葉入耽睡。曬研，湯服，日二。〔鱗禽〕龍骨主多寐泄精。　鴟鴞安神定志。令人少睡。

【風熱】〔草部〕苦參　營實並除有熱好睡。　甘藍及子久食益心力，治人多睡。　龍葵　酸漿並令人少睡。　當歸　地黃並主脾氣痿躄。嗜臥。　蒼耳

白薇風溫灼熱。多眠。　白苣　苦苣〔果木〕茶治風熱昏憒。多睡不醒。　皋盧除煩消痰。令人不睡。　酸棗膽熱好眠。生研湯服。　棗葉生煎飲〔獸部〕馬頭骨灰膽熱多眠。燒灰水服。日三夜一。亦作枕。○又同砞砂鐵粉龍膽丸服。

消渴上消少食。中消多食。下消小便如膏油。

【生津潤燥】〔草部〕栝樓根為消渴要藥。煎湯作粉。熬膏皆良。　黃栝樓酒洗熬膏。白礬丸服。　王瓜子食後嚼二三兩。　王瓜根　生葛根煮服　白芍藥同甘草煎服。日三。十年者亦愈。　蘭葉生津止渴。除陳氣。　芭蕉根汁日飲　牛蒡子　葵根消渴。小便不利。煎服。消中尿多。亦煎服。　甘藤汁　大瓠藤汁〔穀菜〕菰米煮汁　青粱米　粟米　麻子仁煮汁　漚麻汁　菠薐根同雞內金末。米飲日服。治日飲水一石者。　出了子　蘿蔔杵汁飲。或為末日服。止渴潤燥。

蔓菁根　竹筍　生薑鯽魚膽和丸服〔果木〕烏梅止渴生津。微研水煎。入豉再煎服。　椑柿止煩渴　君遷子　李根白皮　山礬〔石蟲〕礬石　五倍子生津止渴。為末水服。日三。　百藥煎　海蛤　魁蛤　蛤蜊　真珠　牡蠣煅研。鯽魚湯服二三服即止。〔禽獸〕燖雞湯澄清飲。不過三隻。　燖豬湯澄清。日飲。　酥酪　牛羊乳　驢馬乳

【降火清金】〔草部〕麥虋冬心肺有熱。同黃連丸服。　天虋冬　黃連三消。或酒煮。或豬肚蒸。或冬瓜汁浸。為丸服。小便如油者。同栝樓根丸服。　浮萍搗汁服。○同栝樓根丸服。　葎草虛熱渴。杵汁服。　紫葛產後煩渴。煎水服。　凌霄花水煎　澤瀉　白藥

貝母　白英　沙參　薺苨　茅根煎水　茅鍼　蘆根　菰根　鳧葵　水蘋　水蓴　水藻　陟釐　蕕草　燈心草　苧根　苦杖　紫菀　紅草　白芷風邪久渴。　款冬花消渴喘息。　蘇子消渴變水。同蘿蔔子末。桑白皮湯日三服。水從小便出。　燕蓐草燒灰。同牡蠣羊肝為末服。〔穀菜〕小麥作粥飯食。　麥麩止煩渴　薏苡仁煮汁　烏豆置牛膽日日吞之。　大豆苗酥炙末服。　赤小豆煮汁　腐婢　綠豆煮汁　豌豆淡煮　冬瓜利小便。止消渴。杵汁飲。○乾瓤煎汁。○黃葉子俱良。〔果木〕梨汁　菴羅果煎飲　林檎　芰實　西瓜　甘蔗　烏芋

黃檗止消渴。尿多能食。煮汁服。　桑白皮煮汁　地骨皮　荊瀝　竹

癒。日飲。竹葉　茯苓上盛下虛。火炎水涸。消渴。同黃連等分。天花粉糊丸服。豬苓

〔服器〕故麻鞋底煮汁服　井索頭灰水服　黃絹煮汁　〔水石〕新汲水

臘雪水　夏冰　甘露　醴泉　烏古瓦煮汁　黑鉛同水銀結如泥。含豆許嚥汁。　鉛白霜同枯礬丸噙。　黃丹新水服一錢。　密陀僧同黃連丸服。　錫悋脂主三焦消渴。　滑石　石膏　長石　無名異同黃連丸服。　硃砂主煩渴　凝水石　鹵鹼　湯瓶鹼粟米和丸。人參湯每服二十丸。○同葛根水萍煎服。○同菝葜烏梅末煎服。　浮石煮汁服。○同青黛麝香服。○同蛤粉蟬蛻末。鯽魚膽調服。

〔蟲獸〕石燕煮汁服。治久患消渴。　蠶繭煮汁飲　蠶蛹煎酒服　晚蠶沙焙研。冷水服二錢。不過數服。　繅絲湯　雪蠶　蝸牛浸水飲。亦生研汁。　田螺浸水飲　蝸蠃　蜆浸水飲　海月　豬脬燒研酒服　雄豬膽同定粉丸服。　牛膽除心腹熱渴。

補虛滋陰〔草部〕地黃　知母　葳蕤止煩渴。煎汁飲。　人參生津液。止消渴。爲末。雞子清調服。○同栝樓根丸服。○同粉草豬膽汁丸服。○同葛粉蜜熬膏服。　黃芪諸虛發渴。生癰或癰後作渴。同粉草半生半炙末服。　香附消渴累年。同茯苓末。日服。　牛膝下虛消渴。地黃汁浸曝爲丸服。　五味子生津補腎。　菟絲子煎飲　薔薇根水煎　菝葜同烏梅煎服。　覆盆子　懸鉤子　〔穀菜果木〕糯米粉作糜一斗食。或絞汁和蜜服。　糯穀炒取花。同桑白皮煎飲。治三消。　稻穰心灰浸汁服　白藊豆栝樓根汁和丸服。　韭菜淡煮喫。至十斤效。　藕汁　椰子漿　栗殼煮汁服　枸杞

桑椹單食　松脂　〔石鱗禽獸〕礜石　石鍾乳　蛤蜊　鯉魚

嘉魚　鯽魚釀茶煨食。不過數枚。　鵞煮汁　白雄雞　黃雌雞煮汁

野雞煮汁　白鴿切片。同土蘇煎汁。嚥之。　雄鵲肉　白鷗肉主躁渴狂邪。

雄豬肚煮汁飲。○仲景方。黃連知母麥虋冬栝樓根粱米同蒸。丸服。　豬脊骨同甘草木香石蓮大棗煎服。　豬腎　羊腎下虛消渴　羊肚胃虛消渴。　羊肺　羊肉同瓠子薑汁白麪煮食。　牛胃　牛髓　牛脂同栝樓汁。熬膏服。　牛腦

水牛肉　牛鼻同石燕。煮汁服。　兔及頭骨煮汁服　鹿頭煮汁服

殺蟲〔木石〕苦楝根皮消渴有蟲。煎水入麝香服。人所不知。○研末。同茴香末服。　烟膠同生薑浸水。日飲。　水銀主消渴煩熱。同鉛結砂。入酥炙皁角麝香。末服。　雌黃腎消尿數。同鹽炒乾薑丸服。　〔鱗禽〕鱓頭　鰌魚燒研。同薄荷葉。新水服二錢。　鯽魚膽　雞腸　雞內金膈消飲水。同栝樓根炒爲末。糊丸服。　五靈脂同黑豆末。每服三錢。冬瓜皮湯下。　〔獸人〕犬膽止渴殺蟲。　牛糞絞汁服　麝香飲酒食果物成渴者。研末。酒丸。以枳椇子湯下。　牛鼻牶煮汁飲。或燒灰酒服。　眾人溺坑水服之

遺精夢洩有心虛。腎虛。淫熱。脫精。

心虛〔草木果石〕遠志　小草　益智　石菖蒲　柏子仁

人參　菟絲子思慮傷心。遺瀝夢遺。同茯苓石蓮丸服。又主莖寒精自出。溺有餘瀝。

茯苓陽虛有餘瀝。夢遺。黃蠟丸服。心腎不交。同赤茯苓熬膏丸服。　蓮鬚清心通腎。固精。　蓮子心止遺精。入辰砂末服。　石蓮肉同龍骨益智等分末服。酒浸豬肚。丸名水芝丹。　厚朴

心脾不調遺瀝，同茯苓酒水煎服。硃砂 心虛遺精，入豬心煮食。紫石英

【腎虛】草菜 巴戟天 夜夢鬼交精洩。肉蓯蓉 莖中寒熱痛，洩精遺瀝。山藥 益腎氣，止洩精，爲末酒服。補骨脂 主骨髓傷敗，腎冷精流，同青鹽末服。五味子 腎虛遺精，熬膏日服。石龍芮 補陰氣不足，失精莖冷。葳蕤 蒺藜 狗脊 固精強骨，益男子，同遠志、茯神、當歸丸服。益智仁 夢洩，同烏藥、山藥丸服。木蓮 驚悸遺精，同白牽牛末服。覆盆子 韭子 宜腎壯陽，止洩精，爲末酒服。止虛勞夢洩，亦醋煮丸服。茖葱子 葱實

果木 胡桃 房勞傷腎，口渴精溢自出，大便燥，小便或赤或利，同附子、茯苓丸服。芡實 益腎固精，同茯苓、石蓮、秋石丸服。櫻桃 金櫻子 固精，熬膏服，或加芡實丸，或加縮砂丸服。柘白皮 勞損夢交洩精，同桑白皮煮酒服。乳香 臥時含棗許，嚼嚥，止夢遺。棘刺 陰痿精自出，補腎益精。沈香 男子精冷遺失，補命門。安息香 男子夜夢鬼交遺失。杜仲 枸杞子 山茱萸

金石 石硫黃 五石脂 赤石脂 小便精出，大便寒滑，乾薑、胡椒丸服。石鍾乳 止精壯陽，浸酒日飲。陽起石 精滑不禁，大便溏泄，同鍾乳、附子丸服。

蟲鱗 桑螵蛸 男子虛損，晝寐洩精，同龍骨末服。晚蠶蛾 止遺精白濁，焙研丸服。九肋鼈甲 陰虛夢泄，燒末酒服。龍骨 多寐洩精，小便洩精，同遠志丸服，亦同韭子末服。紫稍花

禽獸 雞膍胵 黃雌雞 烏骨雞 遺精白濁，同白果、蓮肉、胡椒煮食。鹿茸 男子腰腎虛冷，夜夢鬼交，精溢自出，空心酒服方寸匕，亦煮酒服。鹿角 水磨服，止脫精夢遺。酒服，主婦人夢與鬼交，鬼精自出。白膠 虛遺，酒服。阿膠 腎虛失精，酒服。豬腎 腎虛遺精，入附子末煨食。狗頭骨皮 夢遺，酒服。獐肉

秋石

【溼熱】草木 半夏 腎氣閉，精無管攝，妄遺，與下虛不同。用豬苓炒過，同牡蠣丸服。薰草 夢遺，同參茱等藥煮服。車前草 服汁。續斷 漏蘆 澤瀉 蘇子 夢中失精，炒研服。黃蘗 積熱，心忪夢遺，入片腦丸服。龍腦 五加皮

金介 鐵鏽 內熱遺精，冷水服一錢。牡蠣粉 夢遺便溏，醋糊丸服。蛤蜊粉 爛蜆殼 田螺殼 眞珠 並止遺精。

赤白濁 赤屬血，白屬氣；有溼熱，有虛損。

【溼熱】草穀菜部 豬苓 行溼熱，同半夏末，酒煮羊卵丸服。半夏 豬苓炒過，同牡蠣丸服。黃連 思想無窮，發爲白淫，同茯苓丸服。知母 赤白濁及夢遺，同黃蘗、蛤粉、山藥、牡蠣丸服。茶茗葉 尿白如注，小腹氣痛，燒入麝香服。生地黃 心虛熱赤濁，同木通、甘草煎服。大黃 赤白濁，以末入雞子內蒸食。蒼朮 脾溼下流，濁瀝。蕎麥粉 炒焦，雞子白丸服。稻草 煎濃汁，露一夜服。神麴 蘿蔔 釀茱萸蒸過，丸服。冬瓜仁 末，米飲服。松蕈

果木 銀杏 十枚擂水，日服，止白濁。榧子 椿白皮 同滑石等分，飯丸服。一加黃蘗、乾薑、白芍、蛤粉。榆白皮 水煎。楮葉 蒸餅丸服。柳葉 清明日采，煎飲代茶。牡荊子 酒飲二錢。厚朴 心脾不調，腎氣渾濁，薑汁炒，同茯苓服。

【虛損】草果木獸 黃芪 氣虛白濁，鹽炒，同茯苓丸服。五味子 腎虛白濁，脊痛，醋糊丸服。肉蓯蓉 同鹿茸、山藥、茯苓丸服。菟絲子 思慮傷心腎，白濁遺精，同茯苓、石蓮丸服；又同麥虋冬丸服。絡石 養胃氣，土邪干水，小便白濁，同人參、茯苓、龍骨末服。木香 小便渾如精狀。

同當歸沒藥丸服 萆薢下焦虛寒白濁莖痛同菖蒲益志烏藥煎服 附子白濁便數下寒
炮末水煎服 益智白濁同厚朴煎服赤濁同茯神遠志甘草丸服 遠志心虛赤濁同益智茯
神丸服 石蓮心虛赤濁研末六錢甘草一錢煎服白濁同茯苓煎服 芡實白濁同茯苓黃
蠟丸服 土瓜根腎虛小便如淋 石菖蒲心虛白濁 茱萸 巴戟天
山藥 茯苓心腎氣虛夢遺白濁赤白各半地黃汁及酒熬膏丸服腸虛甚黃蠟丸服 羊
骨虛勞白濁爲末酒服小便膏淋橘皮湯服 羊脛骨脾虛白濁同厚朴茯苓丸服 鹿茸

癃淋有熱在上焦者口渴熱在下焦者不渴溼在中焦不能生肺者前後關格者
下焦氣閉也轉胞者系屈戾也五淋者熱淋氣淋虛淋膏淋沙石淋也

通滯利竅〔草部〕 瞿麥五淋小便不通下沙石 龍葵根同木通胡荽煎服利小便
蜀葵花大小便關格脹悶欲死不治則殺人以一兩擣入麝香五分煎服根亦可 子末服通小
便 赤藤五淋同茯苓芒根末每服一錢 車前汁和蜜服 子煎服或末服 杜衡吐痰
利水道 澤瀉 燈心草 木通 扁竹煎服 石韋末服 通草
防己 羊桃汁 蒲黃 敗蒲席煮汁 蘆根 石龍芻
葵根煎 葵子 地膚 旋花 黃藤煮汁 黃環根汁
酸漿 烏斂莓 黃葵子末服 王不留行 含水藤〔菜穀〕
苦瓠小便不通脹急者同螻蛄末冷水服亦煮汁漬陰 蘩蔞 水芹 莧
馬齒莧 蒿苣 菠薐 蕨萁 麥苗 蜀黍根煮汁
黍莖汁 粟奴 粟米 粱米 倉米 米泔 米粥

〔果木〕蒲萄根 豬苓 茯苓 榆葉煮汁 榆皮煮汁 木槿
桑枝 桑葉 桑白皮 楮皮〔水石〕井水 漿水 東
流水 長石 滑石燥溼分水道降心火下石淋爲要藥湯服之
清上泄火〔草部〕桔梗小便不通焙研熱酒頻服 葎草膏淋取汁和醋服尿下如豆汁
黃芩煮汁 卷柏 船底苔煎服 麥虋冬 天虋冬 苦杖
並清肺利小便 雞腸草氣淋脹痛同石韋煎服 土馬騣 水荇菜 水
蘋 海藻 石蓴〔菜穀〕菰筍 越瓜 壺盧 冬瓜
小麥五淋同通草煎服 大麥卒淋煎汁和薑汁飲 烏麻熱淋同蔓菁子浸水服 赤
小豆 黑豆 綠豆 麻仁 捻頭〔果木〕甘蔗 沙糖
乾柹熱淋同燈心煎服 苦茗 皁盧 枳椇 淡竹葉煎服
琥珀清肺利小腸主五淋同麝香服轉脬用葱白湯下 卮子利五淋通小便降火從小便出
枸杞葉 溲疏 柳葉〔石土〕戎鹽通小便同茯苓白朮煎服 白鹽和醋
服仍燒吹入孔中 蚯蚓泥小便不通同朴消服〔蟲介禽獸〕蚯蚓擂水服通小便老人加茴
香小兒入蜜傅莖卵上 田螺煮食利大小便同鹽傅臍 甲香下淋 鴨肉 豚卵
猳豬頭寒熱五癃 豬脂水煎服通小便 豬膽酒服 豬乳小兒五淋
解結〔草木〕大黃 大戟 郁李仁 烏桕根 桃花並利
大小腸宿垢 古文錢氣淋煮汁服 黑鉛通小便同生薑燈心煎服 寒水石男女
轉脬同葵子滑石煮服 芒消小便不通茴香酒服二錢亦破石淋 消石小便不通及熱氣勞

血石五淋，生研服。隨證換引。石燕傷寒尿澀，葱湯服之。白石英煮汁。雲母粉水服。白瓷器淋痛，煅研，同地黃服。石槽灰下土井水服，通小便。【鱗蟲禽獸】白魚小便淋閟，同滑石、髮灰服。仍納莖中，小兒以摩臍腹。蜣螂利大小便及轉脬，燒二枚，水服。鼠負氣癃不便，爲末酒服。亦治產婦尿閉。蠶蛻燒灰，主熱淋如血。蛇蛻通小便，燒末酒服。伏翼利水通五淋。雞屎白利大小便。孔雀屎 胡燕屎 敗筆頭 牛屎 象牙煎服通小便，燒服止小便。【人部】人爪甲灰水服，利小便及轉脬。頭垢通淋閉。

溼熱

【草穀】葳蕤卒淋，以一兩同芭蕉四兩煎，調滑石末服。苧根煮汁服，利小便。又同蛤粉水服。外傅臍。蕕草合小豆煮食。海金沙小便不通，同臘茶末，日服。○熱淋急痛，甘草湯調服。○膏淋如油，甘草、滑石同服。三白草 葶藶 馬先蒿 章柳 茵蔯蒿 白朮 秦艽 水萍 葛根 薏苡子 根葉並主熱淋。黃麻皮熱淋，同甘草煎服。燒酒 【果木】椒目 樗根白皮並除溼熱，利小便。【土部】梁上塵水服。松墨水服。

沙石 【草部】人參沙淋、石淋，同黃芪等分爲末，以蜜炙蘿蔔片蘸食，鹽湯下。馬藺花同敗筆灰、粟米末，酒服。下沙石。菝葜飲服二錢。後以地楡湯浴腰腹，即通。地錢同酸棗汁、地龍同飲。瞿麥末服。車前子煮服。黃葵花末服。菟葵汁。葵根煎。萱根煎。牛膝煎。虎杖煎。石帆煎。瓦松煎水熏洗。【穀菜】薏苡根煎。黑豆同粉草、滑石服。玉蜀黍 苜蓿根煎。黃麻根汁。壺盧 蘿蔔蜜炙嚼食。【果部】胡桃煮粥。桃膠 桃花 烏芋煮食。胡椒同朴消服。日二。獼猴桃 【器石】故甑蔽燒服。越砥燒淬酒服。滑石下石淋要藥。河沙炒熱沃酒服。霹靂碪磨汁。石膽 浮石煮酢服。消石 硇砂 【蟲鱗介部】螻蛄焙末酒服。葛上亭長腹中子水吞。地膽 斑蝥 鯉魚齒古方多用燒服。石首魚頭中石研水服。鱉甲末酒服。蜥蜴 蛤蚧 馬刀 【禽獸】雞屎白炒末服。雄雞膽同屎白酒服。伏翼 雄鵲肉 胡燕屎冷水服。牛角燒服。牛耳毛 陰毛燒服。淋石磨水服。○張實之曰：書中硇砂多作磠字，今寫作硇。

【調氣】

【草部】甘草梢莖中痛，加酒煮延胡索、苦楝子尤妙。延胡索小兒小便不通，同苦楝子末服。木香 黃芪小便不通，二錢煎服。芍藥利膀胱、大小腸，同檳榔末煎服，治五淋。馬藺花同茴香、葶藶末，酒服，通小便。白芷氣淋，醋浸焙末服。附子轉脬虛閉，兩脈沈伏，鹽水浸炮，同澤瀉煎服。箬葉燒，同滑石服。亦治轉脬。徐長卿小便關格，同冬葵根諸藥煎服。酸草汁合酒服，或同車前汁服。桔梗 半夏 【菜器】胡荽通心氣小便不通，同葵根煎水，入滑石服。葱白初生小兒尿閉，用煎乳汁服。大人炒熱熨臍，或加艾灸，或加蜜擣合陰囊。大蒜煨熟露一夜，嚼，以新水下，治淋瀝。○小兒氣淋，同豆豉蒸餅丸服。蘿蔔末服，治五淋。多年木梳燒灰水服。甑帶燒汁，煮葵根服。連枷關轉脬，燒灰水服。好綿燒，入麝、酒服，治氣結淋病。【果木】陳橘皮利小便五淋。○產後尿閉，去白二錢，酒服即通。杏仁卒不小便，二七箇燒研服。檳榔利大小便氣閉，蜜湯服；或童尿煎服。亦治淋病。茱萸寒溼患淋。**槲若**子冷淋莖痛，同葱白煎服。孩子淋疾，三片煮飲即下。**苦楝子**利水道。通小腸。主膏淋。同茴香末服。**椶毛**燒末。水酒服二錢。即通。**沈香**強忍房事，小便不通。同木香末服。**紫檀** **皂莢刺**燒研。同破故紙末酒服。通淋。**大腹皮** **枳殼** 〔禽部〕**雞子殼**小便不通。同海蛤滑石末服。

〔滋陰〕〔草部〕**知母**熱在下焦血分。小便不通而不渴。乃無陰則陽無以化。同黃蘗酒洗各一兩。肉桂一錢。丸服。**牛膝**破惡血。小便不利。莖中痛欲死。以根及葉煮酒服。或云熱淋沙石淋。以一兩水煎日飲。**牛蒡葉**汁同地黃汁蜜煎調滑石末服。治小便不通急痛。**薊根**熱淋服汁。**續斷**服汁**菟絲子**煎服。**惡實**炒研煎服。**紫菀**婦人小便卒不得出。井水服末三撮即通。有血服五撮。**益母草** **生地黃** 〔果木〕**生藕汁**同地黃蒲桃汁。主熱淋。**紫荊皮**破痾血。下五淋。水煮服。○產後諸淋。水酒煎服。〔石蟲〕**白石英**煮汁**雲母粉**水服

桑螵蛸小便不通及婦人轉脬。同黃芩煎服。〔鱗介〕**牡蠣**小便淋閉。服血藥不效。同黃蘗等分末服。**貝子**五癃。利小便不通。燒研酒服。**石決明**水服。通五淋。**蜆** **石蜐** **鯉魚** **鮧魚** **黃顙魚** 〔禽獸〕**白雄雞**並利小便。**雞子黃**小便不通。生吞數枚。**阿膠**小便及轉脬。水煮服。**牛耳毛** **尾毛** **陰毛**並主諸淋。燒服。〔人部〕**髮灰**五癃關格不通。利水道。下石淋。

〔外治〕**萞麻仁**研入紙撚。插孔中。**瓦松**熏洗沙石淋。**苦瓠汁**漬陰。**萵苣**貼臍。**茴香**同白蚯蚓貼臍。**大蒜**同鹽貼臍。○蒜鹽巵子貼臍。○同甘遂貼臍。以艾灸二七壯。百藥無效。用此極效。**葱管**插入三寸。吹之即通。**葱白**同鹽炒貼臍。○葱鹽薑豉貼臍。○葱鹽巴豆黃連貼臍上。灸七壯。取利。**高良薑**同蘇葉葱白煎湯。洗後服藥。**苎根**貼臍。**炒鹽**吹入孔內。**滑石**車前汁和塗臍。闊四寸。熱即易。**白礬**同麝香貼臍。**螻蛄**焙末吹入孔中。**白魚**納數枚入孔中。**田螺**同麝貼臍。**豬膽**連汁籠陰頭。少頃汁入即消。極效。**豬脬**吹氣法

溲數遺尿有虛熱。○虛寒。○肺盛則小便數而欠。虛則欠欬小便遺。○心虛則少氣遺尿。○肝實則癃閉。虛則遺尿。○脬遺熱于膀胱則遺尿。○膀胱不約則遺。不藏則水泉不禁。○脬損則小便滴瀝不禁。

〔虛熱〕〔草菜〕**香附**小便數。爲末酒服。**白薇**婦人遺尿。同白芍末酒服。**敗船茹**婦人遺尿。爲末酒服。**菰根汁** **麥門冬** **土瓜根**並止小便不禁。**牡丹皮**除厥陰熱。止小便。**生地黃**除溼熱。**續斷** **漏蘆**並縮小便。**桑耳**遺尿水煮或爲末酒服。**松蕈**食之。治溲濁不禁。〔木石〕**茯苓**小便數。同礬煮山藥爲散服。○不禁。同茯苓熬膏丸服。○小兒尿牀。同茯神益智末服。**黃蘗**小便頻數。遺精白濁。諸虛不足。同糯米童尿。九浸九曬。酒糊丸服。**溲疏**止遺尿。**椿白皮** **石膏**小便卒數。非淋。人瘦。煮汁服。**雌黃**腎消尿數不禁。同鹽炒乾薑丸服。**烏古瓦**煮汁服。止小便。**胡粉** **黃丹** 〔獸部〕**象牙** **象肉**水煮服。通小便。燒服。止小便多。

〔虛寒〕〔草部〕**仙茅**丈夫虛勞。老人失尿。丸服。**補骨脂**腎氣虛寒。小便無度。同茴香丸服。○小兒遺尿。爲末。夜服。**益智子**夜多小便。取二十四枚入鹽煎服。○心虛者。同茯苓白朮末服。或同烏梅丸服。**覆盆子**益腎臟。縮小便。酒焙末服。**草烏頭**老人遺尿。童尿浸七日。炒鹽。酒糊丸

服二三丸。萆薢尿數遺尿，爲末，鹽湯服，或爲丸服。菝葜小便滑數，爲末酒服。狗脊主失尿不節，利老人，益男子。葳蕤莖中寒，小便數。人參　黃芪氣虛遺精。牛膝陰消，老人失尿。薔薇根止小便失禁及尿牀，擣汁、爲散、煎服並良。甘草頭夜煎服，止小兒遺尿。雞腸草止小便數遺，煑羹食。菟絲子　五味子　肉蓯蓉　蒺藜　菖蒲並暖水臟，止小便多。附子暖丹田，縮小便。〔穀菜〕山藥礬水煑過，同茯苓末服。茴香止便數，同鹽蘸糯糕食。韭子入命門，治小便頻數、遺尿，同糯米煑粥食。山韭宜腎，主大小便數。乾薑止夜多小便。小豆葉煑食，止小便數。○杵汁，止遺尿。豇豆止小便。糯米暖脾，縮小便。粢糕　〔木果〕芡實小便不禁，同茯苓、蓮肉、秋石丸服。蓮實小便數，入豬肚煑過，醋糊丸服。銀杏小便數，七生七煨食之，溫肺益氣。胡桃小便夜多，臥時煨食，酒下。蜀椒通腎，縮小便。桂小兒遺尿，同龍骨、雄雞肝丸服。烏藥縮小便，葉煎代茶飲。山茱萸　〔石蟲〕硇砂冷病夜多小便。桑螵蛸益精，止遺尿，炮食，爲末酒服。紫稍花　青蚨　露蜂房　海月　〔禽獸〕雀肉卵並縮小便。雞子作酒，暖水臟，縮小便。黃雌雞　雄雞肝　腸　嗉　膍胵　翎羽並止小便遺失不禁。雞屎白產後遺尿，燒灰酒服。鹿茸小便數，爲末服。鹿角炙末酒服。鹿角霜上熱下寒，小便不禁，爲丸服。頻數加茯苓。麝香止小便利，水服一錢。羊肺　羊肚作羹食，止小便。羊脬下虛遺尿，炙熟食。豬脬夢中遺尿，炙食。同豬肚盛糯米煑食。豬腸　秋石並主夢中遺尿數。

止塞

〔木果〕酸石榴小便不禁，燒研，以榴白皮煎湯服二錢。枝亦可。日二。荷葉　金櫻子　訶黎勒　〔服器〕麻鞋帶鼻水煑服，治尿牀。又尖頭燒，水服。本人薦草燒水服。白紙安牀下，待遺上，曬乾燒末，酒服。〔禽介〕鵲巢中草小便不禁，燒研，薔薇根湯服。燕蓐草遺尿，燒研，水服。雞窠草燒研酒服。牡蠣不渴而小便大利欲死，童尿煎二兩服。〔鱗石〕龍骨同桑螵蛸爲末服。白礬男女遺尿，同牡蠣服。赤石脂同牡蠣、鹽末丸服。

小便血不痛者爲尿血，主虛；痛者爲血淋，主熱。

尿血

〔草部〕生地黃汁，和薑汁、蜜服。蒲黃地黃汁調服，或加髮灰。益母草汁　車前草汁　旱蓮同車前取汁服。芭蕉根旱蓮等分煎服。白芷同當歸末服。鏡面草汁　五葉藤汁　茅根煎飲，加乾薑。延胡索同朴消煎服。升麻小兒尿血，煎服。劉寄奴末服。龍膽草煎服。荊芥同縮砂末服。甘草小兒尿血，煎服。人參陰虛者，同黃芩，蜜炙蘿蔔蘸食。鬱金破惡血，血淋尿血，葱白煎。當歸煎酒。香附煎酒服，後服地榆湯。狼牙草同蚌粉、槐花、百藥煎末服。葵莖燒灰酒服。敗醬化膿血。苧根煎服。牛膝煎服。地榆　菟絲子　肉蓯蓉　蒺藜　續斷　漏蘆　澤瀉　〔菜部〕苦蕒酒水各半，煎服。水芹汁日服。韭汁和童尿服。韭子　蔥汁　蔥白水煎。萵苣貼臍。淡豉小便血條，煎飲。黍根灰酒服。胡麻水浸絞汁。火麻水煎。麥麩炒香，豬脂蘸食。胡燕窠中草灰婦人尿血，酒服。〔木果〕荷葉水煎。烏梅燒末，醋糊丸服。棕櫚半燒半炒，水服。地骨皮新者濃煎，入酒服。柏葉同黃連末，酒服。竹茹煎水。琥珀燈心湯調服。

槐花同鬱金末，淡豉湯服。巵子水煎。棘刺水煎。荆葉汁和酒服。乳香末，飲服。

〔器用〕墨大小便血，阿膠湯化服二錢。敗船茹婦人尿血，水煎。〔蟲鱗禽獸〕衣魚婦人尿血，納入二十枚。五倍子鹽梅丸服。蠶繭大小便血，同蠶連、蠶沙、殭蠶爲末，入麝香服。龍骨酒服。雞膍胵　鹿角末服。白膠水煮服。鹿茸　丈夫爪甲燒灰，酒服。髮灰酒服。

〔血淋〕草部牛膝煎。車前子末服。海金沙沙糖水服一錢。生地黃同車前汁溫服，又同生薑汁服。地錦汁服。小薊　葵根同車前子煎服。茅根同乾薑煎服。黑牽牛半生半炒，薑湯服。香附同陳皮、赤茯苓煎服。酢漿草汁入五苓散服。山箬葉燒入麝香服。山慈姑花同地蘗花煎服。白薇同芍藥酒服。地榆

雞蘇　葵子〔菜穀〕水芹根汁。茄葉末，鹽酒服二錢。赤小豆炒末，葱湯服。大豆葉煎服。青粱米同車前子煮粥，治老人血淋。大麻根水煎。〔果木〕桃膠同木通、石膏，水煎服。蓮房燒入麝香，水服。檳榔磨，麥虋冬湯服。乾柿三枚，燒服。槲白皮同桑黃煎服。琥珀末服。山巵子同滑石末，葱湯服。藕節汁。竹茹水煎。〔石蟲〕浮石甘草湯服。石燕同赤小豆、商陸、紅花、木服。百藥煎同黃連、車前、滑石、木香末服。晚蠶蛾末，熱酒服二錢。蛻蜋研水服。海螵蛸生地黃汁調服；又同地黃、赤茯苓末服。鱘魚煮汁。鯉魚齒〔禽獸〕雞屎白小兒血淋，糊丸服。阿膠

黃明膠　髮灰米湯入醋服。大小便血、血淋，入麝香。

陰痿有溼熱者，屬肝脾；有虛者，屬肺腎。

〔溼熱〕草菜天虋冬　麥虋冬　知母　石斛並強陰益精。車前子男子傷中，養肺強陰，益精生子。葛根起陰。牡丹皮　地膚子　升麻　柴胡　澤瀉　龍膽　菴藺並益精補氣，治陰痿。絲瓜汁陰莖挺長，肝經溼熱也。調五倍子末傅之。內服小柴胡加黃連。〔果木〕枳實陰痿有氣者加之。茯苓　五加皮　黃蘗〔水石〕菊花上水益色壯陽。丹砂同茯苓丸服。

〔虛弱〕草部人參益肺腎元氣，熬膏。黃芪益氣利陰。甘草益腎氣內傷，令人陰不痿。熟地黃滋腎水，益眞陰。肉蓯蓉莖中寒熱疼癢，強陰益精氣，多子。○男子絕陽不生，女子絕陰不產，壯陽，日御過倍。同羊肉煮粥食之。鎖陽益精血，大補陰氣，潤燥治痿，功同蓯蓉。列當興陽，浸酒服。何首烏長筋骨，益精髓，堅陽道，令人有子。牛膝治陰痿，補腎，強筋塡髓。

遠志益精強志，堅陽道，利丈夫。巴戟天同上。百脈根除勞補不足，浸酒服。狗脊堅腰脊，利俛仰，宜老人。仙茅丈夫虛勞，老人無子，益陽道，房事不倦。附子　天麻益氣長陰，助陽強筋。牡蒙　淫羊藿陰痿莖中痛，丈夫絕陽無子，女人絕陰無子，老人昏耄，煮酒飲。蓬虆益精長陰，令人堅強有子。覆盆子強陰健陽，男子精虛陰痿，酒浸爲末，日服三錢，能令堅長。菟絲子強陰堅筋骨，莖寒精出。蛇牀子主陰痿，久服令人有子，益女人陰氣。同五味、菟絲丸服。五味子強陰，益男子精，壯水鎮陽，爲末，酒服，盡一斤可御十女。補骨脂主骨髓傷敗，腎冷，通命門，暖丹田，興陽事。同胡桃諸藥丸服。艾子壯陽，助水臟，暖子宮。蘿藦子益精氣，強陰道，葉同。木蓮壯陽。木香〔菜果〕山藥益氣強陰。韭　薤歸腎壯陽。葫溫補。胡桃陽痿，同補骨脂蜜丸服。阿月渾子腎虛痿弱，得山茱萸

良。吳茱萸女子陰冷，嚼細納入良，久如火。〔石木〕山茱萸補腎氣，添精髓，興陽道，堅陰莖。
枸杞補腎強陰。石南腎氣內傷，陰衰腳弱，利筋骨皮毛。白棘丈夫虛損，陰痿精出。女
貞實強陰。沒石子燒灰治陰毒痿。石鍾乳下焦傷竭，強陰益陽，煮牛乳或酒服。陽
起石男子陰痿，莖頭寒，腰酸膝冷，命門不足，為末酒服，又同地膚子服。慈石浸酒服。硇
砂除冷病，暖水臟，大益陽事，止小便。白石英陰痿肺痿。石硫黃陽虛寒，壯陰道。〔魚蟲〕
雄蠶蛾益精氣，強陰道，交接不倦，炒蜜丸服。枸杞蟲和地黃丸服，大起陰益精。蜂窠
陰痿，燒研酒服，并傳之。紫稍花益陽秘精，治陰痿，同龍骨、麝香丸服。鯉魚膽同雄雞肝
丸服。蝦米補腎興陰，以蛤蚧、茴香、鹽治之，良。九香蟲補脾胃，壯元陽。蜻蛉青
蚨　樗雞　桑螵蛸　海馬　泥鰌食之。海蛤　魁蛤
〔禽獸〕雀卵陰痿不起，強之令熱，多精有子，和天雄、菟絲丸服。雀肉冬月食之，起陽道，秘精髓。
雀肝　英雞　蒿雀　石燕　雄雞肝起陰，同菟絲子、雀卵丸服。
鹿茸　鹿角　鹿髓及精　鹿腎　白膠　麋角
麝香　豭豬腎同枸杞葉、豆豉汁煮羹食。牡狗陰莖傷中陰痿，令強熱生子。
狗肉　羊肉　羊腎　靈貓陰　膃肭臍　白馬陰
莖和蓯蓉丸服，百日見效。山獺陰莖陰虛陰痿，精寒而清，酒磨服。敗筆頭男子
交婚之夕，莖痿，燒灰酒服二錢。〔人部〕秋石　紫河車
強中有肝火盛強，有金石性發，其證莖盛不衰，精出不止，多發消渴癰疽。
〔伏火解毒〕知母　地黃　麥虋冬　黃芩　玄參

薺苨　黃連　栝樓根　大豆　黃蘗　地骨皮
冷石　石膏　豬腎　白鴨通
〔補虛〕補骨脂玉莖長硬不痿，精出，捏之則脆，癢如刺鍼，名腎漏，韭子各一兩，為末，每服三錢，
水煎服，日三。山藥　肉蓯蓉　人參　茯神　慈石　鹿
茸
囊癢陰汗，陰臊，陰疼，皆屬溼熱。○亦有肝腎風虛。○厥陰實則挺長，○虛則暴癢。
〔內服〕白芷　羌活　防風　柴胡　白朮　麻黃根
車前子　白蒺藜　白附子　黃芩　木通　遠
志　藁本香　黑牽牛　石菖蒲　生地黃　當歸
細辛　山藥　荊芥穗　補骨脂男子陰囊溼癢。黃芪陰汗。
酒炒為末，豬心蘸食。畢勃沒止陰汗。蒼朮　龍膽草　川大黃
天雄　大蒜陰汗作癢，同淡豉丸服。巵子仁　茯苓　黃蘗
五加皮男女陰癢。杜仲　滑石　白殭蠶男子陰癢痛。豬脬腎氣
陰癢，多食，鹽酒下。
〔熏洗〕蛇牀子　甘草　水蘇　車前子　狼牙草
莨菪子　牆頭爛草婦人陰癢，同荊芥、牙皂煎洗。荷葉陰腫痛，及陰痿囊癢。
同浮萍、蛇牀煎洗。阿月渾子　木皮　茱萸　槐花　松毛
牡荊葉　木蘭皮　白礬　紫稍花

傳撲。五味子陰冷。蒲黄　蛇牀子　生大黄嚼傅。麻黄根同牡蠣、乾薑撲。又同硫黄末撲之。○没石子　菖蒲同蛇牀子傅。乾薑陰冷。胡麻嚼塗。大豆黄嚼塗。吳茱萸　蜀椒同杏仁傅。又主女人陰冷。杏仁炒，塞。婦人陰瘡。銀杏陰上生䘌作瘡。嚼塗。桃仁粉塗。茶末　松香同花椒浸香油，燒灰滴摋。皂角糯禾燒烟日熏。肥皂燒摋。麩炭同紫蘇葉香油調塗。鑄鏵鋤孔中黄土　爐甘石同蚌粉撲。密陀僧　滑石同石膏少礬傅。入陽起石塗溼瘡臭汗。雄黄陰瘡有䘌。同枯礬、羊蹄汁摋。五倍子同茶末塗。龍骨　牡蠣　烏賊骨　雞肝　羊肝　豬肝並塞婦人陰瘡。牛屎燒傅。

大便燥結有熱，有風，有氣，有血，有溼，有虚，有陰，有脾約，三焦約，前後關格。

〔通利〕〔草部〕大黄　牽牛利大小便，除三焦壅結，氣築氣滯。半生半炒服，或同大黄末服。或同皁莢丸服。芫花　澤瀉　蕘花並利大小便。射干汁服，利大小便。獨行根利大腸。甘遂下水飲，治二便關格。蜜水服之，亦傅臍。續隨子利大小腸，下惡滯物。〔果木〕桃花水服，通大便。桃葉汁服，通大小便。郁李仁利大小腸，破結氣血燥，或末或丸，作麪食。烏桕皮煎服，利大小便。末服，通三焦約，前後大小便關格不通。巴豆　樗根白皮　雄楝根皮〔石蟲〕膩粉通大腸壅結。同黄丹服。白礬利大小腸二便關格。圍臍中，滴冷水。蜣螂二便不通，焙末水服。螻蛄二便不通欲死，同蜣螂末服。

〔養血潤燥〕〔草部〕當歸同白芷末服。地黄　冬葵子　吳葵華　羊蹄根　紫草利大腸。○癰疽痘疹閉結，煎服。土瓜根汁灌腸。〔穀菜〕胡麻　胡麻油　麻子仁老人，虚人，產後閉結，煮粥食之。粟米　秫　蕎麥　大小麥　麥醬汁　馬齒莧　莧菜　芋　百合　葫　苦耽　菠薐菜　苦蕒菜　白苣　菘　苜蓿　薇　落葵　筍〔果木〕甘蔗　桃仁血燥，同陳皮服。○產後閉，同藕節煎服。杏仁氣閉，同陳皮服。苦棗　梨　菱　柹子　柏子仁老人虚閉，同松子仁、麻仁丸服。〔石蟲〕食鹽潤燥，通大小便，傅臍及灌肛內，并飲之。鍊鹽黑丸通治諸病。蜂蜜　蜂子　螺螄　海蛤並利大小便。田螺傅臍。〔禽獸〕雞屎白　牛乳　驢乳　乳腐　酥酪　豬脂

諸血　羊膽導下。豬膽導下。豬肉冷利。兔　水獺　阿膠利大小腸，調大腸聖藥也。老人虚閉，葱白湯服。○產後虚閉，同枳殼、滑石丸服。黄明膠〔人部〕髮灰二便不通，水服。人溺利大腸。

〔導氣〕〔草部〕白芷風閉，末服。蒺藜風閉，同皁莢末服。爛茅節大便不通，服藥不利者，同滄鹽吹入肛內一寸。生葛　威靈仙　旋覆花　地蜈蚣汁並冷利。草烏頭二便不通，葱蘸插入肛內，名霹靂箭。羌活利大腸。〔穀菜〕石蓴風閉，煑飲。蘿蔔子利大小腸風閉氣閉，炒，擂水服。○和皁莢末服。蔓菁子油二便閉，服一合。葱白大腸虚閉，同鹽搗貼臍。○二便閉，和酢傅小腹，仍灸七壯。○小兒虚閉，煎湯調阿膠末服。仍蘸蜜插肛內。生薑蘸鹽插肛內。茴香大小便閉，同麻仁、葱白煎湯，調五苓散服。大麥蘖

產後閉塞爲末服 【果木】枳殼 利大小腸同甘草煎服治小兒閉塞 枳實 下氣破結同皁莢丸服治風氣閉 陳橘皮 大便氣閉連白酒煮焙研酒服二錢老人加杏仁丸服 檳榔 大小便氣閉爲末童尿葱白煎服 烏梅 大便不通氣奔欲死十枚納入肛內 瓜蒂 末塞肛內 厚朴 大腸乾結豬臟煮汁丸服 茶末 產後閉結葱涎和丸茶服百丸 皁莢 風人虛人腳氣人大腸或閉或利酥炒蜜丸服○便閉同蒜搗傅臍內 白膠香 同鼠屎納下部 【器獸】甑帶 大小便閉煮汁和蒲黃服 雄鼠屎 二便不通水調傅臍

虛寒

【草部】黃芪 老人虛閉同陳皮末以麻仁漿蜜煎勻和服 人參 產後閉同枳殼麻仁丸服 甘草 小兒初生大便不通同枳殼一錢煎服 肉蓯蓉 老人虛閉同沈香麻仁丸服 鎖陽 虛閉煮食 半夏 辛能潤燥主冷閉同硫黃丸服 附子 冷閉爲末蜜水服 【果石】胡椒 大小便關格脹悶殺人二十一粒煎調芒消半兩服 吳茱萸枝 二便卒關格含一寸自通 硫黃 性熱而利老人冷閉

脫肛 有瀉痢痔漏大腸氣虛也 附肛門腫痛

內服

【草部】防風 同雞冠花丸服 茜根 榴皮煎酒服 蛇牀子 同甘草末服 黃栝樓 服汁或入礬煅爲丸 防己實 焙煎代茶 榼藤子 燒服 卷柏 末服 雞冠花 同櫻灰羌活末服 益母草 浸酒服 紫堇花 同慈石毛服并傅 阿芙蓉 【果木】荷錢 酒服并傅 蜀椒 每旦嚼一錢涼水飲下自效 槐角 同槐花炒末豬腎蘸食 花構葉 末服并塗 訶黎勒 桑黃 並治下痢肛門急疼 甑帶 煮汁 【石蟲】慈石 火煅醋淬末服仍塗顖上 百藥煎 同烏梅木瓜煎服 【介獸】鼈頭 燒服并塗 虎脛骨 蜜炙丸服 猬皮灰 同慈石桂心服

外治

【草部】木賊 紫萍 萯若子 蒲黃 蕙草根中涕 並塗 苧根 煎洗 苦參 同五倍子陳壁土煎洗木賊末傅之 香附子 同荊芥煎洗 女萎 燒熏 曼陀羅子 同橡斗朴消煎洗 酢漿草 煎洗 【菜穀】生蘿蔔 搗貼臍中束之 胡荽 燒熏 胡荽子 痔漏脫肛同粟糠乳香燒烟熏 蕺菜 搗塗 粟糠 燒熏 榴皮 洗 枳實 炙熨 橡斗 可洗可傅 巴豆殼 同芭蕉汁洗後以麻油龍骨白礬傅 皁莢 燒熏亦炙熨 黃皮 桑樹葉 洗 龍腦 傅 槿皮 洗 故麻鞋底 同鼈頭燒灰傅之 【土金石部】東壁土 傅 孩兒茶 同熊膽片腦傅 梁上塵 同鼠屎燒熏 石灰 炒熱坐 食鹽 炒坐 赤石脂 鐵精 鐵華粉 並傅 生鐵汁 熱洗 朴消 同地龍塗 白礬 【蟲介鱗獸】蛞蝓 緣桑螺 燒灰 蝸牛 燒灰 蜣蜋 燒灰 蜘蛛 燒灰並塗 蛺蝶 研末塗手心 蝦蟆皮 燒熏 五倍子 可傅可洗 田螺 搗坐化水洗 爛螺殼 龜血 鼈血 鯽魚頭灰 白龍骨 狗涎 羊脂 敗筆頭灰 並塗 熊膽 貼肛邊腫痛極效

痔漏 初起爲痔久則成漏痔屬酒色鬱氣血熱或有蟲○漏屬虛與溼熱

內治

【草部】黃連 煮酒丸服大便結者加枳殼 黃芩 秦艽 白芷 牡丹 當歸 木香 苦參 益母草 飲汁 茜根 海苔 木賊 下血同枳殼乾薑大黃炒焦服之 蘘荷根 下血搗汁服 蒼耳莖

棄下血爲末服。萹蓄汁服。苦杖焙研蜜丸服。酢漿草煮服。連翹　旱蓮擣酒服。蒲黃酒服。羊蹄煮炙。忍冬酒煮丸服。萆薢同貫眾末酒服。何首烏　榼藤子燒研飲服。牽牛痔漏有蟲爲末。豬肉蘸食。

〔穀菜〕

神麴主食痔。赤小豆腸痔有血。苦酒煮曬爲末服。腐婢積熱痔漏下血。粟糠　粟漿五痔飲之。糯米以駱駝作餅食。胡麻同茯苓入蜜作炒。日食。胡荽子炒研酒服。芸薹子主血痔。莙薘子治漏同諸藥鯽魚燒研服。萵苣子痔瘻下血。桑耳作羹食。雞樅　槐耳燒服。

〔木果〕

胡桃主五痔。橡子痔血同糯米粉炒黃和蒸頻食。杏仁汁煮粥。治五痔下血。蓮花蕊同牽牛當歸末。治遠年痔漏。黃蘗腸痔臟毒下血不止。四制作丸服。櫧芽腸痔下血作蔬及煎汁服。梧桐白皮主腸痔。苦楝子主蟲痔。槐實五痔瘡瘻。同苦參丸服。或煎膏納竅中。槐花外痔長寸許日服。並洗之。槐葉腸風痔疾。蒸曬。代茗飲。枳實蜜丸服。治五痔。冬青子主痔。九蒸九曬吞之。紫荊皮煎服。主痔瘻。伏牛花五痔下血。赤白茯苓同沒藥破故紙酒浸蒸餅研丸服。治痔漏效。槲若血痔同槐花末服。椒目痔漏腫痛。水服。都桷子　枳椇木皮　醋林子痔漏下血。蔓椒根主痔。燒末服。并煮汁浸之。檳榔蟲痔。研末服。

〔服石〕

鍼線袋燒灰水服。新綿灰酒服二錢。石灰蟲痔。同川烏頭丸服。赤石脂　白石脂　白礬痔漏同生鹽末白湯服五錢。石燕治腸風痔瘻年久者。禹餘糧主痔漏。

〔蟲鱗〕

蠶紙灰酒服止血。蟾蜍燒研。煮豬臟蘸食。蝛蜼食之。蚌食之。主痔。鱟魚殺蟲痔。鮹魚主五痔下血瘀血在腹。鮧魚五痔下血肛痛。同葱煮食。鯽魚釀白礬燒研服。主血痔。鼉皮骨燒服。殺痔蟲。鯪鯉甲燒服。殺痔蟲。

〔禽獸〕

鷹嘴爪燒服。主五痔蟲。鷹頭痔瘻。燒灰入麝香。酒服。鸜鵒五痔止血炙或爲末服。竹雞炙食殺蟲痔。鴛鴦炙食主血痔。猬皮痔漏多年。炙研飲服。并燒灰塗之。鼴鼠食之。主痔瘻。獺肝燒研水服。殺蟲痔。土撥鼠痔瘻煮食。狐四足痔瘻下血同諸藥服。野貍腸風痔瘻作羹臛食。野豬肉久痔下血。炙食。豭豬頭煮食。主五痔。犬肉煮食引痔蟲。牛脾痔瘻臘月淡煮。日食一度。牛角䚡燒灰酒服。虎脛骨痔瘻脫肛。蜜炙丸服。

〔洗漬〕

苦參　飛廉　苦芙　白雞冠　白芷　連翹　酢漿草　木鱉子洗并塗　稻藁灰汁　胡麻　丁香　槐枝　柳枝洗痔如瓜。後以艾灸。蕪荑　棘根　木槿根煎洗。花末傳之。仙人杖　桃根　獼猴桃　無花果　冬瓜　苦瓠　苦蕒菜　魚腥草煎洗。并入枯礬片腦傅。馬齒莧洗。并食之。葱白　韭菜　五倍子　童尿

〔塗點〕

胡黃連鵞膽調。草烏頭反內痔。白頭翁擣爛。白茇　白蘞　黃連汁　旱蓮汁　山豆根汁　土瓜根　通草花粉　蘩縷傳積年痔。蕎麥稭灰點痔。蘆薈　耳環草　龍腦葱汁化搽。木瓜鱓涎調貼反花痔。桃葉杵坐。血竭血痔。沒藥　櫧葉杵。孩兒茶同麝香唾調貼。無名異火煅醋淬研塞漏孔。密陀僧同銅青塗。黃丹同滑

石塗。石灰點硇砂點石膽煆點孔公孽殷孽硫黄
黄礬綠礬水銀棗研搽漏孔鐵華粉〔蟲魚〕白蜜同葱搗塗。○肛
門生瘡。同豬膽熬膏導之。烏爛死蠶露蜂房蛞蝓研入龍腦傅之。蜈
蚣痔漏作痛。焙研。入片腦傅之。○或香油煎過。入五倍子末收搽之。蛻蜋焙末搽之。○爲末入
冰片紙撚蘸入孔內。漸漸生肉退出。蠐螬研末傅田螺入片腦取水搽。白礬亦可。甲香
五痔魚鮓魚鱠海豚魚鱓魚鱧魚炙貼引蟲。鯉魚
腸鯉魚鱗綿裹坐。引蟲。蝮蛇屎殺痔瘻蟲。蚺蛇膽蛇蛻
啄木痔瘻。燒研納之。胡燕屎殺痔蟲雞膽搽鴨膽鵞膽牛
膽鼠膏猬膽熊膽入片腦搽麝香同鹽塗猯肉及皮

〔人部〕男子爪甲灰塗之
〔熏灸〕馬兜鈴粟糠烟酒痔䘌。掘土坑燒赤沃之。撒茱萸入內坐之。艾
葉灸腫核上。枳殼灸熨痔痛。煎水熏洗。乾橙烟茱萸蒸腸痔。殺蟲。燈火
焠痔腫。甚妙。氈韈烘熨之鰻鱺燒熏痔瘻。殺蟲。羊糞燒熏痔瘻。豬懸蹄燒烟
下血血清者。爲腸風。虛熱生風。或兼溼氣。○血濁者。爲臟毒。積熱食毒。兼有溼熱。○血大
下者。爲結陰。屬虛寒。便前爲近血。便後爲遠血。○又有蠱毒蟲痔。
〔風溼〕〔草菜〕羌活白芷腸風下血。爲末。米飲服。秦艽腸風瀉血赤箭止血
升麻天名精止血破瘀。木賊腸風下血。水煎服。○腸痔下血。同枳殼乾薑大黄炒
研末服胡荽子腸風下血。和生菜食。或爲末服。皂角蕈瀉血。酒服一錢。葱鬚治便

血腸澼。〔木部〕皂角羊肉和丸服。○同槐實爲散服。○裏急後重。同枳殼丸服。皂角刺皮
同槐花胡桃破故紙爲末服。肥皂莢燒研丸服。槐實去大腸風熱。槐花炒研酒服。
或加柏葉。或加卮子。或加荆芥。或加枳殼。或煮豬臟爲丸服。〔蟲獸〕乾蠍腸風下血。同白礬末飲服
半錢。野豬肉炙食。不過十頓。○外腎燒研飲服。
〔溼熱〕〔草部〕白朮瀉血萎黄。同地黄丸服。蒼朮脾溼下血。同地榆煎服。○腸風下血。以皂
莢汁煮。焙。丸服。貫衆腸風酒痢。痔漏諸下血。研米飲服。或醋糊丸服。地榆下部見血必用
之。○結陰下血。同甘草煎服。下血二十年者。同鼠尾草煎服。虛寒人勿用。黄連中部見血須用之。○
積熱下血。四制丸服。○臟毒下血。同蒜丸服。○酒痔下血。酒煮丸服。○腸風下血。茱萸炒過丸服。黄
芩水煎服苦參腸風瀉血。木香同黄連入豬腸煮。搗丸服。鬱金腸毒入胃下血頻痛。

同牛黄漿水服。香附子諸般下血。童尿浸。米醋炒。服二錢。或醋糊丸服。○或入百草霜。麝香。尤效。
水蘇煎服。青蒿酒痔下血。爲末服。益母草痔疾下血。搗汁飲。劉寄奴大小
便下血。爲末茶服。雞冠止腸風瀉血。白花并子炒煎服。○結陰下血。同椿根白皮丸服。大小
薊卒瀉鮮血屬火熱。搗汁服之。馬藺子同何首烏雌雄黄丸服。蒼耳葉五痔下血。
爲末服。箬葉燒灰湯服。蘆花諸失血病。同紅花槐花。雞冠花煎服。桔梗中蠱下血。蘘
荷根痔血。搗汁服。萱根大小便血。和生薑香油炒熱。沃酒服。地黄涼血破惡血。取汁化
牛皮膠服。○腸風下血。生熟地黄。五味子丸服。○小兒初生便血。以汁和酒蜜與服數匙。紫菀產後
下血。水服。地薦葉瀉血作湯煮粥食。王不留行糞後血末服。金盞草腸痔
下血。虎杖腸痔下血。焙研蜜丸服。車前子搗汁服馬鞭草酒漬下血同白芷燒

灰，蒸餅丸服。旱蓮焙末飲服。淩霄花糞後血，浸酒服。薔薇根止下血。栝樓實燒灰，同赤小豆末服。王瓜子燒研，同地黄、黄連丸服。生葛汁熱毒下血，和藕汁服。白蘞止下血。威靈仙腸風下血，同雞冠花、米醋煑研服。茜根活血行血止血。木蓮風入臟，或食毒積熱，下鮮血，或酒痢，燒研，同椶灰、烏梅、甘草等分，末服。大便濇者，同枳殼末服。羊蹄根腸風下血，同老薑炒赤，沃酒飲。蒲黄止瀉血，水服。金星草熱毒下血，同乾薑末，水服之。石韋便前下血，爲末，茄枝湯下。金瘡小草腸痔下血，同甘草浸酒飲。〔菜部〕絲瓜燒灰酒服，或酒煎服。經霜老茄燒灰酒服。○蔕及根、莖葉俱治腸風下血。蕨花腸風熱毒，焙末飲服。敗瓢燒灰，同黄連末服。翻白草止下血。蘿蔔下血，蜜炙，任意食之。酒毒，水煑入少醋食，或以皮同薄荷葉燒灰，入生蒲黄末服。芸薹同甘草末服，治腸風臟毒。獨蒜腸毒下血，和黄連丸服。○暴下血，同豆豉丸服。〔果木〕銀杏生和百藥煎丸服，亦煨食。烏芋汁和酒服。藕節汁止下血，亦末服。茗葉熱毒下血，同百藥煎末服。黄蘗主腸風下血，裏急後重，熱腫痛。○小兒下血，同赤芍藥丸服。椿根白皮腸風瀉血，醋糊丸服，或酒糊丸，或加蒼朮，或加寒食麪。經年者加人參，酒煎服。椿莢半生半燒，米飲服。木槿腸風瀉血，作飲服。山茶爲末，童尿酒服。巵子下鮮血，燒灰水服。枳殼燒黑，同羊脛炭末服。○根皮亦末服。枳實同黄芪末服。橘核腸風下血，同樗根皮末服。樗白皮爲散服。柏葉燒服，或九蒸九曬，同槐花丸服。柏子酒煎服。松木皮焙末服。〔土石〕黄土水煑汁服。車轄小兒下血，燒赤淬水服。血師腸風下血，火煅醋淬七次，爲末，每服一錢，白湯下。〔蟲獸〕白殭蠶腸風瀉血，同烏梅丸服。蠶繭大小便血，同蠶蛻紙、晚蠶沙、白殭蠶炒研服。桑蠹屎燒研酒服。柳蠹屎止腸風下血。海螵蛸一切下血，炙研，木賊湯下。田蠃酒毒下血。燒焦末服。殼亦止下血。鱟魚尾止瀉血。烏龜肉炙食，止瀉血。豬血卒下血不止。酒炒食。豬臟煑黄連丸服。○煑槐花丸服。○煑胡荽食之。白馬通　犀角磨汁服。○同地榆、生地黄丸服。

〔虚寒〕

〔草菜〕人參因酒色甚下血，同柏葉、荆芥、飛麪末，水服。黄芪瀉血，同黄連丸服。艾葉止下血及產後瀉血，同老薑煎服。附子下血日久虛寒，同枯礬丸服，或同生黑豆煎服。草烏頭結陰下血，同茴香、鹽煎露服。天南星下血不止，用石灰炒黄，糊丸服。莨菪子腸風下血，薑汁酒同熬，丸服。雲實主腸澼。骨碎補燒末酒服。乾薑主腸澼下血。〔木石〕桂心結陰下血，水服方寸匕。天竺桂　烏藥焙研，飯丸服。雄黄結陰便血，入棗肉同汁煑一日，以棗肉丸服。〔鱗獸〕鯽魚釀五倍子，煅研，酒服。鱖魚止瀉血。鹿角膠

〔積滯〕

〔果木〕山楂下血，用寒熱脾胃藥俱不效者，爲末，艾湯服即止。巴豆煨雞子食。蕪荑豬膽汁丸服，治結陰下血。苦楝實蜜丸服。〔蟲獸〕水蛭漏血不止，炒末酒服。雞膍胵黄皮止瀉血。猬皮炙末，飲服。猬脂止瀉血。獺肝腸痔下血，煑食之。

〔止澀〕

〔草部〕金絲草　三七白酒服二錢，或入四物湯。卷柏大腸下血，同側柏、椶櫚燒灰酒服。生用破血，炙用止血。○遠年下血，同地榆煎服。昨葉何草燒灰，水服一錢。血見愁薑汁和搗，米飲服。〔果木〕荷葉　蓮房灰　橡斗殼同白梅煎服。酸榴皮末服，亦煎服。烏梅燒研，醋糊丸服。橄欖燒研，米飲服。乾柿入脾消宿

血。久下血者。燒服。亦丸服。黃柹小兒下血。和米粉蒸食。柹木皮末服。椶櫚皮同栝樓燒灰。米飲服。訶黎勒止瀉血。鼠李止下血。金櫻東行根炒用。止瀉血。

〔服器〕黃絲絹灰水服。敗皮巾灰　皮鞋底灰　甑帶灰塗乳上。止小兒下血。百草霜米湯調露一夜服。〔石蟲〕綠礬釀鯽魚燒灰服。止腸風瀉血。○煅過入青鹽、硫黃再煅。入熟附子末。粟糊丸服。治積年下血。一服見效。石燕年久腸風。磨水日服。蛇黃醋煅七次。末服。五倍子半生半燒。丸服。腸風加白礬。百藥煎半生半炒。飯丸服。腸風加荆芥灰。臟毒加白芷、烏梅燒過。酒毒加槐花。〔獸人〕牛骨灰水服。牛角鰓煅末。豉汁服。人爪甲積年瀉血。百藥不效。同麝香、乾薑、白礬、敗皮巾灰等分。飲服。極效。髮灰飲服方寸匕。

瘀血有鬱怒。○有勞力。有損傷。

破血散血〔草部〕生甘草行厥陰、陽明二經污濁之血。黃芪逐五臟間惡血。白朮利腰臍間血。黃芩熱入血室。黃連赤目瘀血。上部見血。敗醬破多年凝血。射干消瘀血、老血在心脾間。萆薢關節老血。桔梗打擊瘀血久在腸內。時發動者。為末米飲服。大黃煎酒服。去婦人血癖。男女傷損瘀血。○醋丸。治乾血氣。產後血塊。蓬莪茂消撲損內傷瘀血。通肝經聚血。女人月經血氣。三稜通肝經積血。女人月水。產後惡血。牡丹皮瘀血留舍腸胃。女人一切血氣。芍藥逐賊血。女人血閉。胎前產後一切血病。紅藍花多用破血。少用養血。酒煑。下產後血。常春藤腹內諸冷血風血。煑酒服。當歸　丹參　芎藭　白芷　澤蘭　馬蘭　大小薊　芒硝　芒莖並破宿血。養新血。玄參治血瘕。下寒血。貫眾　紫參　延胡索　茅根　杜衡　紫金牛　土當歸　芭蕉根　天名精　牛蒡根　苎麻葉　飛廉　續斷　鼇菜　茺蔚　蘼蒿　紫蘇　荆芥　爵牀　野菊　番紅花　劉寄奴　菴藺　薰草　苦杖　馬鞭草　車前　牛膝　蒺藜　獨用將軍　地黃　紫金藤　葎草　茜草　翦草　通草　赤雹兒並破瘀血。血閉。半夏　天南星　天雄　續隨子　山漆〔穀菜〕赤小豆　米醋　黃麻根　麻子仁並消散瘀血。黑大豆　大豆黃卷　紅麴　飴餳　芸薹子並破瘀血。韭汁清胃脘惡血。葱汁　萊菔　生薑　乾薑　蓳菜　蘩蔞　木耳　楊櫨耳　苦竹肉〔果木〕桃仁　桃膠　桃毛　李仁　杏枝並破瘀血、老血。紅柹　桄榔子　櫧子　山樝　荷葉　藕　蜀椒　秦椒　柳葉　桑葉　琥珀並消瘀血。巵子清胃脘血。茯苓利腰臍血。乳香　沒藥　騏驎竭　質汗並活血散血止血。松楊破惡血。養新血。枎栘踠跌瘀血。白楊皮去折傷宿血在骨肉間疼。乾漆削年深積滯老血。蘇枋木　櫚木　紫荆皮　衛矛　奴柘〔石蟲〕朴消並破瘀惡血。雄黃　花乳石　金星石　硇砂　替

薩石並化腹內瘀血　自然銅　生鐵　石灰　殷孽　越砥　礪石　水蛭　蝱蟲〔鱗介〕鱉魚　鮹魚　鰾膠　鼉甲　鼈甲〔禽獸〕白雄雞翮並破腹內瘀血　黑雌雞破心中宿血，補心血。五靈脂生行血，熟止血。鴉翅　牛角䚡　白馬蹄　犛牛酥　獅屎　犀角　羚羊角　鹿角〔人部〕人屎　人中白並破瘀血

積聚癥瘕左爲血○右爲食○中爲痰氣○積係于臟○聚係于腑○癥係于氣與食○瘕係于血與蟲○痃係于氣鬱○癖係于痰飲○心爲伏梁○肺爲息賁○脾爲痞氣○肝爲肥氣○腎爲奔豚

〔血氣〕〔草部〕三稜老癖癥瘕積聚結塊，破血中之氣○小兒氣癖，煮汁作羹與乳母食。蓬莪茂破痃癖冷氣，血氣積塊。破氣中之血，酒磨服。鬱金破血積，專入血分。薑黃癥瘕血塊　香附子入脾，兼治血中之氣。醋炒，消積聚癥瘕。蒴藋根鼈瘕堅硬腫起，搗汁服○卒暴癥塊如石，欲死，煎酒服。大黃破癥瘕積聚留飲，老血留結○醋丸或熬膏服。產後血塊尤宜○同石灰、桂心熬醋貼積塊○男子敗積，女子敗血，以蕎麪同酒服，不動真氣。牡丹　芍藥　當歸　芎藭　丹參　玄參　紫參　白頭翁　延胡索　澤蘭　赤車使者　劉寄奴　續斷　鳳仙子　蕳茹　大戟　蒺藜　虎杖　水葒　馬鞭草　土瓜根　麻黃、薇銜〔穀菜〕米醋並除積癥瘕惡血，癖塊○醋煎生大黃，治痃癖。胡麻油吐髮瘕　白米吐米瘕　秫米吐鴨癥　丹黍米泔治鼈瘕　寒食餳吐蛟龍癥　芸薹子破癥瘕結血　山蒜積塊，婦人血瘕，磨醋貼。陳醬茄燒研，同麝貼鼈瘕。生芋浸酒服，破癖氣。桑耳〔果木〕桃仁並破血閉癥瘕　桃梟破伏梁結氣，爲末酒服。甜瓜子仁腹內結聚，爲腸胃內壅要藥。橄欖　觀音柳腹中痞積，煎湯露一夜，服數次即消。蕪荑嗜酒成酒鼈，多怒成氣鼈，炒煎日服。橉木灰淋汁釀酒服，消癥瘕痃癖。琥珀　瑿　木麻　沒藥〔土石〕土墼鼈瘕　白堊　自然銅　銅鏡鼻並主婦女癥瘕積聚　石灰同大黃、桂心熬膏貼腹脇積塊。石炭積聚，同自然銅、大黃、當歸丸服。陽起石破子臟中血結，氣冷癥寒瘕。凝水石腹中積聚邪氣，支中卯火燒。食鹽五臟癥結積聚　禹餘糧　太一餘糧　空青　曾青　石膽〔蟲部〕水蛭　葛上亭長〔鱗介〕龍骨　鼉甲並主血積癥瘕。守宮血塊，麪煨食數枚即下。鼈肉婦人血瘕，男子痃癖。積塊，桑灰、蠶沙淋汁煮爛搗丸服。鼈甲癥塊痃瘕堅積，寒熱冷瘕勞瘦，醋炙，牛乳服○血瘕，同琥珀、大黃末，酒服即下。魁蛤冷癥血塊，燒過醋淬丸服。黿甲　秦黿甲　玳瑁　牡蠣　蛤蜊　車螯殼　鯽魚並主積瘕　海馬遠年積聚癥塊，同大黃諸藥丸服。鰕鼈瘕作痛，久食自消。夜明沙〔獸部〕熊脂並主積聚寒熱　貓頭灰鼈瘕酒服。鼠灰婦人狐瘕，同桂末服。麝香〔人部〕人尿癥積滿腹，服一升，下血片二十日即出。癖石消堅積

〔食氣〕〔草部〕青木香積年冷氣，痃癖癥塊脹疼。白蒿去伏瘕，女人癥瘕。蒟葉同蜀

蒜穿山甲鹽醋調貼痞塊化爲膿血。 海苔 消茶積 木鼈子 癖積痞塊 番木鼈 預知子 蘇子 （穀菜） 米粃 並破癥結下氣消食 麥麪 米食成積同酒麴丸服 蕎麥麪 鍊五臟滓穢磨積滯 神麴 麥糵 糵米 蔓菁 並消食下氣化癥瘕積聚 蘿蔔 化麪積痰癖消食下氣 水蕨 腹中痞積淡食二月卽下惡物 薑葉 食鱠成癥擣汁服 皁角蕈 積垢作疼泡湯飲作泄 馬齒莧 （果木） 山樝 化飲食消肉積癥瘕子亦磨積 ○ 檳榔 桑灰霜 破積塊 阿魏 破癥積肉積 枳殼 五積六聚巴豆煮過丸服 枳實 （土石） 百草霜 梁上塵 並消食積 砂鍋 消食塊丸服 鍛竈灰 胡粉 黃丹 密陀僧 鐵華粉 蓬砂 玄精石 並主癥瘕食積 鍼砂 食積黃腫 硃砂 心腹癥癖以飼雞取屎炒末服 雄黃 脇下痃癖及傷食酒水同巴豆白麪丸服○竹筒蒸七次丸服治癥瘕積聚○同白礬貼痞塊 青礞石 積年食癥攻刺同巴豆大黃三稜作丸服○一切積病消石煅過同赤石脂丸服 綠礬 消食積化痰燥澀 硇砂 冷氣痃癖癥瘕桑柴灰淋過火煅爲丸服○積年氣塊醋煮木瓜釀過入附子丸服 石鹼 消痰磨積去食滯宿垢同山樝阿魏半夏丸服 石髓 （鱗禽） 魚鱠 去冷氣痃癖橫關伏梁 魚脂 熨癥塊 五靈脂 化食消氣和巴豆木香丸服○酒積黃腫同麝丸服 雞屎白 食米成癥合米炒研水服取吐○蠶瘕及宿癥炒研酒服 鷹屎白 小兒嬭癖脇下硬同密陀僧硫黃丁香末服 雀糞 消癥瘕久痼蜜丸服○和薑桂艾葉丸服爛痃癖伏梁諸塊 鴿糞 痞塊 豬項肉 合甘遂丸服下酒布袋積 豬脾 朴消煮過用水葒花子末服消痞塊 豬腎 同葛粉炙食治酒積面黃 豬肪 食髮成瘕嗜食與油以酒煮沸日三服 豬肚 消積聚癥瘕 牛肉 同恒山煮食治癖疾○同石灰蒸食治痞積 牛腦 脾積痞氣同朴消蒸餅丸服○又同木香雞肫等末服 鼠肉 煮汁作粥治小兒癥瘕 狗膽 痞塊同五靈脂阿魏丸服 狗屎 浸酒服治魚肉成癥 驢屎 癥癖諸疼 驢尿 殺積蟲 白馬尿 肉癥思肉飲之當有蟲出○男子伏梁女子瘕疾旦旦服之○食髮成瘕飲之○痞塊心疼和爐蠶末傅之 膃肭臍 男子宿癥氣塊積冷勞瘦

痰飲

（草部） 威靈仙 去冷滯痰水久積癥瘕痃癖氣塊宿膿惡水○停痰宿飲大腸冷積爲末皁角熬膏丸服或加半夏 牽牛 去痃癖氣塊○男婦五積爲末蜜丸服○食積加巴豆霜 芎藭 酒癖脇脹嘔吐腹有水聲同三稜爲末每蔥湯服二錢 續隨子 一切痃癖○同膩粉青黛丸服下涎積 狼毒 積聚飲食痰飲癥瘕胸中積癖 紫菀 肺積息賁 商陸 腹中暴癥如石刺痛 黃連 天南星 並主伏梁 柴胡 桔梗 苦參 並寒熱積聚 白朮 蒼朮 黃芪 人參 高良薑 防葵 旋覆花 葶藶 鳶尾 獨行根 三白草 常山 蜀漆 甘遂 赭魁 昆布 海藻 並主痃癖痰水 莨菪子 積冷痃癖煮棗食之 附子 天雄 草烏頭 （穀菜） 燒酒 並主冷毒氣塊痃癖 蒜 爛痃癖日吞三顆○又吐蛇瘕 韭菜 煮食除心腹痼冷痃癖 生芋 浸酒飲破痃癖 白芥子 貼小兒乳癖 仙人杖 （果木） 大棗 並去痰癖 栗子 日食七枚破冷癖氣 橘皮 胸中瘕熱澀痰痃癖 青皮 破積結堅癖 林檎 研末傅小兒悶癖 桃花 末服下痰飲積滯 榧子 食茶成癖日食之 苦茗 嗜茶成癖 蜀椒 破癥癖○食茶面黃作丸服 胡

椒虛寒積癖在兩脇。喘急。久則爲疽。同蠍尾木香丸服。吳茱萸酒煮熨癥塊。巴豆破癥瘕結聚。留飲痰澼。○一切積滯。同黃蘗蛤粉丸服。桂心　沈香　丁香　草豆蔻　蒟醬並破冷癥痃癖。郁李仁破癖氣。利冷膿。烏桕根皮水癥結聚　奴柘痃癖。煎飲。白楊皮痰癖。浸酒飲。枳實　枳殼　婆羅得　木天蓼〔金石〕浮石並化痰癖。赤白玉痃癖氣塊。往來痛。糊丸服。理石破積聚。酒漬服。治癖。石硫黃冷癖在脇。積聚。消石破積散堅。砒石　礜石　特生礜石並痼冷堅癖積氣。玄明粉宿滯癥結。朴消留癖癥結。○同大蒜大黃貼痞塊。黑錫灰　水銀粉　粉霜　銀硃〔介部〕海蛤　蛤蜊粉並主積聚痰涎。蚌粉痰涎積聚。心腹痛。或噦食。巴豆炒過丸服。蝤蛑小兒痞氣。煮飲食。淡菜冷氣痃癖。燒食。鸛脛骨及觜　雀脛骨及觜並主小兒乳癖。煮汁燒灰服。〔獸部〕牛乳冷氣痃癖。駝脂勞風冷積。燒酒服之。

諸蟲有蚘○白蟯○伏○肉○肺○胃○弱○赤。九種。又有尸蟲。勞蟲。○疳蟲。瘕蟲。

殺蟲〔草部〕朮嗜生米有蟲。蒸餅丸服。藍葉殺蟲蚑。○應聲蟲。及鼈瘕。并服汁。馬蓼去腸中蛭蟲。鶴蝨殺蚘蟯及五臟蟲。肉汁服末。○心痛。醋服。狼毒　狼牙　藜蘆並殺腹臟一切蟲。葎草殺九蟲。龍膽去腸中小蟲及蚘痛。煎服。白芷浴身。黃精並去三尸。杜衡　貫衆　蘼蕪　紫河車　雲實　白昌　百部　天虋冬　赭魁　石長生並殺蚘蟯寸白諸蟲。連翹　山豆根下白蟲。黃連　苦參　蒼耳　飛廉　天名精　蜀羊泉　蒺藜　乾苔　酸草　骨碎補　羊蹄根　赤藤　牽牛　蛇含　營實根並殺小蟲疳蟲。艾葉蚘痛。搗汁服。或煎水服。當吐下蟲。○蟲食肛。燒熏之。萹蓄小兒蚘痛。煮汁煎醋熬膏。皆有效。使君子殺小兒蚘。生食煎飲。或爲丸散。皆效。石龍芻　漏蘆　肉豆蔻　蒟醬　馬鞭草熬膏　瞿麥　燈籠草　地黃　白茇〔穀菜〕小麥炒末服。○並殺蚘蟲。薏苡根下三蟲。止蚘痛。一升煎服。蟲盡死。大麻子同茱萸根浸酒服。蟲盡下。○亦搗汁服。白米米癥嗜米。同雞屎白炒服。取吐。秫米食鴨成癥瘕。研水服。吐出鴨雛。丹黍米泔服治鼈瘕。寒食餳吐蛟龍癥。生薑殺長蟲。槐耳燒末水服。蚘立出。萑菌去三蟲。爲末。入臛食。天花蕈　藜　灰藋　馬齒莧　苦瓠　敗瓢〔果部〕柿並殺蟲。橘皮去寸白。榧華去赤蟲。桃仁　桃葉殺尸蟲。檳榔殺三蟲伏尸。爲末。大腹皮湯下。榧子去三蟲。食七日。蟲化爲水。阿勃勒　酸榴東行根　櫻桃東行根　林檎東行根並殺三蟲。煎水服。吳茱萸東行根殺三蟲。酒水煎服。○肝勞生蟲。同粳米雞子白丸服。○肝勞發熱有蟲。令人好嘔。同橘皮大黃子浸酒服。醋林子寸白蚘痛。小兒疳蚘。皆爲末。酒服。藕同蜜食。令人腹臟肥。不生諸蟲。杏仁殺小蟲。蜀椒蚘痛。炒。淋酒服。烏梅煎服安蚘。鹽麩樹皮〔木部〕烏藥並殺蚘。柏葉殺五臟蟲。益人。不生諸蟲。相思子殺腹臟皮膚一切蟲。桑白皮　金櫻根　郁李根　蔓荊並殺寸白蟲。阿魏　蘆薈　黃蘗　樗白皮　合歡皮

皁角及刺木皮　大楓子　苦竹葉　石南並殺小蟲、疳蟲。乾漆殺三蟲。○小兒蟲痛，燒，同蕪荑末服。葉亦末服。楝白皮殺蚘蟲，煎水服。或爲末。或入麝香。或煑雞子食。○實殺三蟲。醋浸塞穀道中，殺長蟲。○花殺蠶蝨。蕪荑去三蟲、惡蟲。爲末飲服。○或同檳榔丸服。○炒煎日服，治氣鼈、酒鼈。大空去三蟲。○塗髮，殺蟣蝨。莢蒾煑粥食，殺三蟲。雷丸　厚朴　梓白皮　楸白皮　桐木皮　山茱萸　丁香　檀香　蘇合香　安息香　龍腦香

樟腦香並殺三蟲。（水石）神水和獺肝丸，殺蟲積。浸藍水殺蟲，下水蛭。黑錫灰沙餹服，下寸白。黃丹　密陀僧　曾青並下寸白。胡粉葱汁丸服。治女人蟲心疼，下寸白。硫黃殺腹臟蟲、諸瘡蟲。○氣鼈、酒鼈，以酒常服。雌黃　雄黃蟲疼吐水，煎醋服。又殺諸瘡蟲。食鹽殺一切蟲。霹靂碪殺勞蟲。石灰殺蟯蟲。砒石　理石　長石　白青並殺三蟲。梳篦去蝨癥。死人枕席殺尸疰、石蚘。（鱗蟲）蜂子小兒五蟲，從口吐出。蜂窠灰酒服，寸白、蚘蟲皆死出。蠶繭及蛹除蚘。白蠟　白殭蠶　蚺蛇膽及肉　蝮蛇並殺三蟲。

鼉甲　鱖魚　鱘魚並殺小蟲。鰻鱺魚淡煑食，殺諸蟲、勞蟲。鰕鼈瘕宜食。海鰕鮓殺蟲。河豚　海豚　海螵蛸　（禽獸）鴿頭　竹雞　百舌　烏鴉並殺蟲。鳧殺三蟲及腹臟一切蟲。五靈脂心脾蟲痛，同檳榔末服。○小兒蟲痛，同靈礬丸服，取吐。雞子白蚘痛，打破，合醋服。○入好漆在內，吞之，蟲即出。雞屎白鼈癥米瘕。鴿屎殺蚘，燒服。蜀水花殺蚘。啄木鳥　鷹屎白

熊脂　獺肝　貓肝　虎牙並殺勞蟲。豬肚殺勞蟲。○釀黃米蒸丸服，治疳蚘瘦病。豬血嘈雜有蟲，油炒食之。豬肪髮瘕，煑食。貓頭灰酒服，治鼈瘕。獾肉　鼠肉　兔屎並殺疳勞蚘蟲。羊脂　牛膽　熊膽　麝香　猬皮及脂並殺小蟲。鼬鼠心肝蟲痛，同乳沒丸服。六畜心包硃砂、雄黃，煑食，殺蟲。白馬溺　驢溺　（人部）人尿並殺癥瘕有蟲。胞衣水　天靈蓋殺勞蟲。

腸鳴有虛氣、水飲、蟲積。

（草部）丹參　桔梗　海藻並主心腹邪氣上下，雷鳴幽幽如走水。昆布　女菀　女萎並主腸鳴遊氣，上下無常處。半夏　石香葇　蓽茇　紅豆蔻　越王餘算並主虛冷腸鳴。大戟痰飲腹內雷鳴。黃芩主水火擊搏有聲。穬麥蘖　飴餹　（果木）橘皮　杏仁並主腸鳴。厚朴積年冷氣，腹內雷鳴。巵子熱鳴。（石部）硇砂血氣不調，腸鳴宿食。石髓　（介蟲）原蠶沙腸鳴熱中。鯽魚冷氣腸鳴。淡菜　（獸部）羚羊屎久痢腸鳴。

心腹痛有寒氣○熱氣○火鬱○食積○死血○痰澼○蟲物○虛勞○中惡○陰毒。

溫中散鬱

（草部）木香心腹一切冷痛、氣痛，九種心痛，婦人血氣刺痛，並磨酒服。○心氣刺痛，同皁角末丸服。○內釣腹痛，同乳沒丸服。香附子一切氣，心腹痛，利三焦，解六鬱。同縮砂仁、甘草末點服。○心脾氣痛，同高良薑末服。○血氣痛，同荔枝燒研酒服。艾葉心腹一切冷氣、鬼氣，搗汁飲，或末服。○同香附、醋煑丸服，治心腹、小腹諸痛。芎藭開鬱行氣。諸冷痛中惡，爲末，燒酒服。

藁本 大寶心痛，已用利藥，同蒼朮煎服，徹其毒。蒼朮 心腹脹痛，解鬱寬中。甘草 去腹中冷痛。高良薑 腹內暴冷久冷痛，煮飲。○心脾痛，同乾薑丸服。○又四制丸服。蘇子 一切冷氣痛，同高良薑、橘皮等分，丸服。薑黃 冷氣痛，同桂末醋服。○小兒胎寒腹痛吐乳，同乳香、没藥、木香丸服。附子 心腹冷痛，胃寒蚘動。○同炒梔子酒糊丸服。○寒厥心痛，同鬱金、橘紅醋糊丸服。香薷 暑月腹痛。石菖蒲 紫蘇 藿香 甘松香 山柰 廉薑 山薑 白豆蔻 草豆蔻 縮砂 蒟醬 白茅香 蕙草 益智子 蓽茇 〔穀部〕胡椒粥 茱萸粥 葱豉酒 薑酒 茴香 並主一切冷氣心痛，腹痛，少腹痛。燒酒 冷痛入鹽服。○陰毒腹痛尤宜。黑大豆 腸痛如打，炒焦投酒飲。神麴 食積心腹痛，燒紅淬酒服。〔菜部〕葱白 主心腹冷氣痛，蟲痛，疝痛，大人陰毒，小兒盤腸內釣痛。○卒心痛，牙關緊急欲死，搗膏，麻油送下，蟲物皆化黃水出。○陰毒痛，炒熨臍下，并擣酒灌之。○盤腸痛，炒貼臍上，并熨腹，良久尿出愈。葱花 心脾如刀刺，同茱萸一升煎服。小蒜 十年五年心痛，醋煮飽食，即愈。葫 冷痛，同乳香丸服。○醋浸煮食之。○鬼注心腹痛，同墨及醬汁服。○吐血心痛，服汁。韭 腹中冷痛，煮食。○胸痹痛如錐刺，服汁，吐去惡血。薤白 胸痹刺痛徹心背，喘息欬唾，同栝樓實白酒煮服。生薑 心下急痛，同半夏煎服，或同杏仁煎。乾薑 卒心痛，研末服。○心脾冷痛，同高良薑丸服。芥子 酒服，止心腹冷痛。○陰毒貼臍。馬芹子 卒心痛，炒末酒服。蘹香 蔊菜 菥蓂子 秦荻藜 蔓菁芥 〔果部〕杏仁 並主心腹冷痛。烏梅 脹痛欲死，煮服。大棗 急心疼，同杏仁、烏梅丸服。○陳棗核仁，止腹痛。胡桃 急心痛，同棗煨，嚼，薑湯下。荔枝核 心痛脾痛，燒研酒服。椰子皮 卒心痛，燒研水服。橘皮 途路心痛，煎服甚良。木瓜 枸櫞 並心氣痛。胡椒 心腹冷痛，酒吞三七粒。茱萸 心腹冷痛，及中惡心腹痛，擂酒服。○葉亦可。欓子 同上。〔木部〕桂 秋冬冷氣腹痛，非此不除。○九種心疼，及寒疝痛，心痛，為末酒服。○心腹脹痛，水煎服。○產後心痛，狗膽丸服。烏藥 冷痛，磨水入橘皮、蘇葉煎服。松節 陰毒腹痛，炒焦入酒服。乳香 冷心痛，同胡椒、薑酒服。○同茶末、鹿血丸服。丁香 暴心痛，酒服。安息香 心痛頻發，沸湯泡服。天竺桂 沈香 檀香 蘇合香 必栗香 龍腦香 樟腦香 樟材 杉材 楠材 阿魏 皁莢 白棘 枸杞子 厚朴 〔金石部〕鐵華粉 並主冷氣心腹痛。銅器 炙熨冷痛。靈砂 心腹冷痛，同五靈脂醋糊丸服。硫黃 一切冷氣痛，黃蠟丸服。○同消石、青皮、陳皮丸服。消石 同雄黃末點目眥，止諸心腹痛。砒石 積氣冷痛，黃蠟丸服。硇砂 冷氣，血氣，積氣，心腹痛諸症。神鍼火 〔鱗獸〕鮑魚灰 妊娠感寒腹痛，酒服。猪心 急心痛經年，入胡椒十粒煮食。○心血，蜀椒丸服。

〔活血流氣〕

〔草部〕當歸 和血行氣止疼。○心下刺疼，酒服方寸匕。○女人血氣，同乾漆丸服。○產後痛，同白蜜煎服。芍藥 止痛散血分，上中腹痛。○腹中虛痛，以二錢同甘草一錢煎服。惡寒加桂，惡熱加黃芩。延胡索 活血利氣。○心腹少腹諸痛，酒服二錢有神。○熱厥心痛，同川楝末二錢服。○血氣諸痛，同當歸、橘紅丸服。蓬莪蒁 破氣，心腹痛。○婦人血氣，丈夫奔豚。○一切冷氣及小腸氣發即欲死，酒醋和水煎服，一加木香末醋湯服。○女人血氣，同乾漆末服。○小兒盤腸，同阿魏研末服。鬱金 血氣冷氣痛欲死，燒研醋服即甦。薑黃 產後血痛，同桂末酒服，血下即愈。

劉寄奴血氣，爲末酒服。紅藍花血氣，擂酒服。大黃乾血氣，醋熬膏服。○冷熱不調，高良薑丸服。蒲黃血氣心腹諸疼，同五靈脂煎醋或酒服。紫背天盤女人血氣，酒服。
丹參　牡丹　三稜　敗醬　[穀菜]米醋並主血氣冷氣心腹諸痛。青粱米心氣冷痛，桃仁汁煮粥食。紅麴女人血氣，同香附、乳香末酒服。絲瓜女人乾血氣，炒研酒服。桑耳女人心腹痛，燒研酒服。杉菌　[果木]桃仁卒心痛、疰心痛，研末水服。○桃枝煎酒。桃梟血氣中惡痛，酒磨服。沒藥血氣心痛，酒水煎服。乳香　騏驎竭
降眞香　紫荆皮　[金石]銅青　赤銅屑並主血氣心痛。自然銅血氣痛，火煅醋淬末服。諸鐵器女人心痛，火燒淬酒飲。石炭同上。白石英
紫石英並主女人心腹痛。[鱗部]烏賊魚血血刺心痛，磨醋服。青魚鮀血氣心腹痛，磨水服。[禽獸]五靈脂心腹脇肋少腹諸痛，疝痛，血氣，同蒲黃煎醋服，或丸，或一味炒焦酒服。○蟲痛，加檳榔。狗膽血氣撮痛，丸服。
[痰飲]半夏溼痰心痛，油炒丸服。狼毒九種心痛，同吳茱萸、巴豆、人參、附子、乾薑丸服。○心腹冷痰脹痛，同附子、旋覆花丸服。草烏頭冷痰成包，心腹㾏痛。百合　椒目留飲腹痛，同巴豆丸服。牡荆子炒研服。枳實胸痺痰水痛，末服。枳殼心腹結氣痰水。
礬石諸心痛，以醋煎一皁子服。○同半夏丸服。○同硃砂、金箔丸服。五倍子心腹痛，炒焦酒服，立止。牡蠣粉煩滿心脾痛，煅研酒服。蛤粉心氣痛，炒研，同香附末服。白螺殼溼痰心痛及膈氣痛，燒研酒服。
[草部]火鬱　黃連卒熱心腹煩痛，水煎服。苦參大熱腹中痛及小腹熱痛，面色靑赤，煎醋服。

黃芩小腹絞痛，小兒腹痛，得厚朴、黃連止腹痛。山豆根卒腹痛，水研服，入口卽定。青黛心口熱痛，薑汁服一錢。馬兜鈴燒研酒服。馬蘭汁絞腸沙痛。沙參　玄參
[果穀]生麻油卒熱心痛，飲一合。麻子仁妊娠心痛，研水煎服。蕎麥粉絞腸沙痛，炒熱水烹服。黍米十年心痛，淘汁溫服。粳米　高粱米並煮汁服，止心痛。
綠豆心痛，以三十粒同胡椒二十粒研服。茶十年五年心痛，和醋服。[木部]川楝子入心及小腸，主上下腹痛、熱厥心痛，非此不除。○同延胡索末酒服。槐枝九種心痛，煎水服。槐花
烏桕根　石瓜並主熱心痛。巵子熱厥心痛，炒焦煎服。○冷熱腹痛，同附子丸服。郁李仁卒心痛，嚼七粒，溫水下卽止。茯苓　琥珀　[石獸]戎鹽　食鹽吐心腹脹痛。玄明粉熱厥心腹痛，童尿服三錢。丹砂男女心腹痛，同白礬末服。蜂蜜卒心痛。黃蠟急心痛，燒化丸，涼水下。晚蠶沙男女心痛，泡湯服。驢乳卒心痛連腰臍，熱飲二升。羚羊角腹痛熱滿，燒末水服。犀角熱毒痛。阿膠丈夫少腹痛。
兔血卒心痛，和茶末、乳香丸服。敗筆頭心痛不止，燒灰無根水下。狗屎心痛欲死，研末酒服。山羊屎心痛，同油髮燒灰酒服，斷根。狐屎肝氣心痛，蒼蒼如死灰，喘息，燒和薑黃服。
驢屎汁　馬屎汁　[人部]人屎和蜜水。人溺並主絞腸沙痛欲死，服之。
蟲痛見諸蟲下。
中惡[草部]艾葉鬼擊中惡，卒然著人，如刀刺狀，心腹切痛，或卽吐血下血，水煎服。○實亦可用。
桔梗　升麻　木香磨汁。藿香　鬱金香　茅香　蘭草　蕙草　山柰　山薑　縮砂　蘼蕪　蜘蛛香

蒟醬　丹參　苦參煎酒　薑黃　鬱金　莪茂　肉豆蔻　菖蒲　雞蘇　甘松　忍冬水煎　卷柏　女青末服　芒箾煮服　鬼督郵　草犀　狼毒　海根　藁本　射干　鳶尾　鬼臼　續隨子〔穀菜〕醋酒　豌豆　白豆　大豆　胡荽　羅勒　芥子浸酒　白芥子　大蒜〔果木〕榧子　桃梟末服　桃膠　桃符　桃花末服　桃仁研服　桃白皮　三歲棗中仁常服　蜀椒　茱萸　蜜香　沈香　檀香　安息香化酒　乳香　丁香　阿魏　樟材　鬼箭　鬼齒水煎　琥珀　蘇合香化酒　城東腐木煎酒　古櫬板煎酒〔服器〕桃橛煮汁　車脂化酒　刀鞘灰水服　砧垢吐　鐵椎柄灰丸服　履屧鼻繩灰酒服　氈襪跟灰酒服　網巾灰酒服〔水土〕糧罌中水　黃土畫地作五字，取中土，水服。陳壁土同礬丸服。鑄鐘土酒服　柱下土水服　伏龍肝水服　仰天皮人垢和丸服　釜墨湯服〔石介〕古錢和薏苡根煎服。鉛丹蜜服　食鹽燒服取吐　雄黃　靈砂　硫黃　金牙　蛇黃　田螺殼燒服　鼈頭灰〔禽獸〕烏骨雞血搨心上。白雄雞膽煮汁。入醋、麝、真珠服。○肝同。雞子白生吞七枚。鸛骨　犀角　鹿茸及角　麋角　麝香　靈貓陰　貓肉及頭骨　貍肉及骨　膃肭臍　熊膽並主中惡心腹絞痛。

脇痛有肝膽火○肺氣○鬱○死血○痰澼○食積○氣虛

〔木實〕〔草部〕黃連豬膽炒。大泄肝膽之火。○肝火脇痛。薑汁炒丸。○左金丸。同茱萸炒。丸服。柴胡主脇痛藥。黃芩　龍膽　青黛　蘆薈並瀉肝膽之火。芍藥　撫芎並搜肝氣。生甘草緩火。木香散肝經滯氣。升降諸氣。香附子總解諸鬱。治膀胱連脇下氣妨。地膚子脇下痛。爲末酒服。〔果木〕青橘皮瀉肝膽積氣。必用之藥。巵子　蘆薈　桂枝

〔痰氣〕〔草部〕芫花心下痞滿。痛引兩脇。乾嘔汗出。同甘遂、大戟爲散。棗湯服。大戟　甘遂痰飲脇痛。○控涎丸。狼毒兩脇氣結痞滿。心下停痰鳴轉。同附子、旋覆花丸服。香薷心煩脇痛連胸。欲死。搗汁飲。防風瀉肺實煩滿脇痛。半夏　天南星　桔梗　蘇梗　細辛　杜若　白前　貝母〔穀菜〕生薑並主胸脇逆氣。白芥子痰在胸脇支滿。每酒吞七粒。○又同白朮丸服。薏苡根胸脇卒痛。煮服。卽定。〔果木〕橘皮　檳榔　枳殼心腹結氣。痰水。兩脇脹痛。○因驚傷肝。脇骨痛。同桂末服。枳實胸脇痰澼氣痛。茯苓〔蟲介〕白殭蠶　牡蠣粉　文蛤並主胸脇逆氣滿痛。〔獸石〕羚羊角胸脇痛滿。燒末水服。麝香　古錢心腹煩滿。胸脇痛欲死。煮汁服。

〔血積〕〔草部〕大黃腹脇老血痛。鳳仙花腰脇引痛不可忍。曬研。酒服三錢。活血消積。當歸　芎藭　薑黃　延胡索　牡丹皮　紅藍花〔穀菜〕神麴　紅麴並主死血食積作痛。韭菜瘀血。兩脇刺痛。〔果木〕吳茱萸食積

桃仁 蘇木 白棘刺腹脇刺痛，同檳榔煎酒服。巴豆積滯 五靈脂脇痛，同蒲黃煎醋服。

〔虛陷〕草穀菜部 黃芪 人參 蒼朮 柴胡 升麻並主氣虛下陷。兩脇支痛。黑大豆腰脇卒痛，炒焦煎酒服。茴香脇下刺痛，同枳殼末鹽酒服。馬芹子腹冷脇痛。

〔外治〕食鹽 生薑 葱白 韭菜 艾葉並炒熨 冬灰醋炒熨 芥子 茱萸並醋研傅。大黃同石灰、桂心熬醋貼。○同大蒜、朴消搗貼。

腰痛有腎虛○溼熱○痰氣○瘀血○閃肭○風寒

〔虛損〕草部 補骨脂骨髓傷敗，腰膝冷。○腎虛腰痛，爲末酒服。或同杜仲、胡桃丸服。○妊娠腰痛，爲末，胡桃酒下。菊花腰痛去來陶陶。艾葉帶脈爲病，腰溶溶如坐水中。附子補下焦之陽虛。蒺藜補腎，治腰痛及奔豚腎氣。蜜丸服。萆薢腰脊痛強，男子臀腰痛，久冷痹軟，同杜仲末酒服。狗脊 菝葜 牛膝 肉蓯蓉 天麻 蛇牀子 石斛穀菜 山藥並主男子腰膝強痛，補腎益精。韭子同安息香丸服。茴香腎虛腰痛，豬腎煨食。○腰痛如刺，角茴末鹽酒服。或加杜仲、木香，外以糯米炒熨。乾薑 菥蓂子 胡麻果木 胡桃補腎虛腰痛，同補骨脂丸服。栗子腎虛腰腳不遂，風乾日食。山樝老人腰痛，同鹿茸丸服。阿月渾子 蓮實 芡實 沈香 乳香並補腰膝命門。杜仲腎虛冷，腎痛，煎汁煮羊腎作羹食。○浸酒服。○爲末酒服。○青娥丸。枸杞根同杜仲、萆薢浸酒服。五加皮賊風傷人，軟腳腎腰。去多年瘀血。柏實腰中重痛，腎中寒。膀胱冷膿宿水。山茱萸 桂介獸 龜甲並主腰腎冷痛。鼈甲卒腰痛不可俛仰。炙研酒服。豬腎腰虛痛，包杜仲末煨食。羊腎爲末酒服。○老人腎硬，同杜仲炙食。羊頭蹄脊骨和蒜虀煮食。○同肉蓯蓉、草果煮食。鹿茸同菟絲子、茴香丸服。○同山藥煮酒服。鹿角炒研酒服。或浸酒。麋角及茸酒服。虎脛骨酥炙，浸酒飲。

〔溼熱〕草部 知母腰痛，瀉腎火。葳蕤溼毒腰痛。威靈仙宿膿惡水，腰膝冷疼，酒服一錢，取利，或丸服。青木香氣滯腰痛，同乳香酒服。地膚子積年腰痛時發。爲末酒服，日五六次。蝦蟆草溼氣腰痛，同葱棗煮酒常服。牽牛子除溼熱氣滯腰痛，下冷膿，半生半炒，同硫黃末白麪作丸，煮食。木鼈子 蕙草果木 桃花溼氣腰痛，酒服一錢，一宿即消，或釀酒服。檳榔腰重作痛，爲末酒服。甜瓜子腰腿痛，酒浸末服。皂莢子腰腳風痛，酥炒丸服。郁李仁宣腰胯冷膿。茯苓利腰臍間血。海桐皮風毒腰膝痛。桑寄生介獸 淡菜腰痛脇急。海蛤 牛黃妊娠腰痛，燒末酒服。

〔風寒〕羌活 麻黃太陽病腰脊痛。藁本十種惡風鬼注，流入腰痛。

〔血滯〕草穀 延胡索止暴腰痛，活血利氣。同當歸、桂心末酒服。蘘荷根婦人腰痛，搗汁服。甘草 細辛 當歸 白芷 芍藥 牡丹 澤蘭 鹿藿並主女人血瀝腰痛。朮利腰臍間血。補腰膝。菴䕡子閃挫痛，擂酒服。甘遂閃挫痛，入豬腎煨食。續斷折跌惡血腰痛。神麴閃挫，煅紅淬酒服。蒔蘿閃挫，酒服二錢。萵苣子閃氣，同粟米、烏梅、乳、沒丸服。絲瓜根閃挫，燒研酒服。○子亦良，渣傅之。

冬瓜皮折傷，燒研酒服。〔果木〕西瓜皮閃挫，乾研酒服。橙核閃挫，炒末酒服。橘核腎疰。青橘皮氣滯。桃梟　乾漆〔蟲介〕紅娘子並行血。鼈肉婦人血瘕。鼉甲腰痛。腰中重痛。

〔外治〕桂反腰血痛，醋調塗。白檀香腎氣腰痛，磨水塗。芥子痰注及撲損痛，同酒塗。貓屎燒末，和唾塗。天麻半夏細辛同煑熨之。大豆　糯米並炒熨寒溼痛。蒴藋寒溼痛，炒熱熨之。黃狗皮裹腰痛。爵牀　蒲萄根並浴腰脊痛。

疝㿉腹病曰疝，丸病曰㿉。○有寒氣○溼熱○痰積○血滯○虛冷○男子奔豚○女子育腸○小兒木腎。

〔寒氣〕〔草部〕附子　烏頭寒疝厥逆，脈弦緊，煎水入蜜服，或蜜煑爲丸。○寒疝滑泄，同延胡索、木香煎服。草烏頭寒氣心疝二十年者，同茱萸丸服。胡盧巴同附子、硫黃丸服，治腎虛冷痛，得茴香、桃仁，治膀胱氣。○炒末，茴香酒下，治小腸氣。○同茴香麪丸服，治冷氣疝瘕。○同沈香、木香、茴香丸服，治陰㿉腫痛。馬蘭子小腹疝痛冷積，爲末酒服，或拌麪煑食。木香小腸疝氣，煑酒日飲。○小兒陰腫，同枳殼、甘草煎服。延胡索散氣和血，通經絡，止小腹痛。○同全蠍等分，鹽酒服。艾葉一切冷氣少腹痛，同香附醋煑丸服，有奇效。牡蒿陰腫，擣酒服。紫金藤丈夫腎氣。〔菜果〕蘹香疝氣、膀胱、育腸氣，煎酒、煑粥皆良。○同杏仁、葱白爲末，酒服。○又同蠶沙丸服。○同荔枝末服。○同川椒末服。○炒熨臍下。薤白汁　木瓜並主奔豚。橘核膀胱、小腸氣，陰㿉腎冷，炒研酒服，或丸服。荔枝核小腸疝氣，燒酒服，或加茴香、青皮。○陰㿉，同硫黃丸服。胡桃心腹疝痛，燒研酒服。檳榔奔豚膀胱諸氣，半生半熟酒服。吳茱萸寒疝往來，煎酒服。○四制丸服，治遠近疝氣偏墜諸氣。胡椒疝痛，散氣開鬱，同延胡索末等分，茴香酒下。蜀椒　橄欖核陰㿉，同荔核、山樝核燒服。栗根偏氣，煎酒服。芡根偏墜氣塊，切煑食。桃仁男子陰腫，小兒卵㿉，炒研酒服，仍傅之。山樝核〔木石〕楝實㿉疝腫痛，五制丸服。○葉主疝入囊痛，煎酒服。蘇枋木偏墜腫痛，煑酒服。楮葉疝氣入囊，爲末酒服。○木腎，同雄黃丸服。阿魏㿉疝痛，敗精惡血結在陰囊，同硇砂諸藥丸服。牡荊子小腸疝氣，炒擂酒服。杉子疝痛，一歲一粒，燒研酒服。鼠李子疝瘕積冷，九蒸酒漬服。鐵秤錘疝腫，燒淬酒服。古鏡小兒疝硬，煑汁服。硇砂疝氣卵腫，同乳香、黃蠟丸服。〔蟲鱗〕蠰香蟲疝氣。蜘蛛大人小兒㿉○狐疝偏有大小，炒焦同桂末服。蜥蜴小兒陰㿉，燒灰酒服。杜父魚小兒差頽，核有大小，以魚咬之七下卽消。淡菜腰痛疝瘕。〔禽獸〕烏雞寒疝絞痛，同生地黃蒸取汁，服當下出寒癖。雞子黃小腸疝氣，溫水攪服。雄雞翅陰腫如斗，隨左右燒灰飲服。雀腎冷偏墜疝氣，同茴香、縮砂、椒、桂煨食，酒下。○小腸疝，同金絲礬研，酒服。雀卵　雀屎並疝瘕。烏鴉偏墜疝氣，煅研，同胡桃、蒼耳子末，酒服。狐陰莖　貍陰莖男子卵㿉，燒灰水服。

〔溼熱〕〔草部〕黃芩小腹絞痛，小便如淋，同木通、甘草煎服。柴胡平肝膽三焦火，疝氣寒熱。龍膽厥陰病，臍下至足腫痛。丹參通心包絡。沙參　玄參並主卒得疝氣，小腹陰中相引痛欲死，各酒服二錢。地膚子膀胱疝瘕。○疝危急者，炒研酒服。○狐疝陰卵㿉疾，同白朮、桂心末服。馬鞭草婦人疝氣，酒煎熱服，仍浴身取汗。羌活男子奔豚，女人疝瘕。海藻疝氣下墜，卵腫。藁本　蛇牀子　白鮮皮並主婦人疝瘕。澤瀉屋遊〔菜穀〕赤小豆主小腸膀胱奔豚氣。萵苣子陰癀腫痛，爲末煎服。絲瓜小腸氣痛連心。燒研酒服。〔木果〕梨葉小兒疝痛。煎服。巵子溼熱因寒氣鬱抑封，藥以巵子降溼熱，烏頭去寒鬱，引入下焦，不留胃中，有效。杏仁 甘李根皮 桐木皮 訶梨勒〔石水〕甘爛水並主奔豚氣。代赭石小腸疝氣，火煅醋淬末服。禹餘糧有腸氣痛。爲末飲服。甘鍋偏墜疝。熱酒服。

〔痰積〕〔草木〕牽牛腎氣作痛。同川椒、茴香入豬腎煨食。取下惡物。射干利積痰瘀血，疝毒。○陰疝痛刺。搗汁服。取利。亦丸服。大黃小腹痛。老血留結。甘遂疝瘕。○偏氣。同茴香末酒服。狼毒陰疝欲死。同防風、附子丸服。荊芥破結聚氣，下瘀血。○陰癀腫痛。焙末酒服。蒲黃同五靈脂，治諸疝痛。三稜破積。蓬莪茂破痃癖，婦人血氣，丈夫奔豚。○一切氣痛，疝痛，煨研，蔥酒服。香附子治食積痰氣疝痛。同海石末、薑汁服。商陸 天南星 貝母 芫花 防葵 巴豆 乾漆 五加皮 鼠李 山樝核同枳實末服。青橘皮並主疝瘕積氣。胡盧巴小腸疝。同茴香、蕎麥丸服。取下白膿去根。〔蟲獸〕斑蝥小腸氣。棗包煨食。芫青 地膽 桑螵蛸 雀糞 五靈脂並主疝瘕。猬皮疝積。燒灰酒服。

〔挾虛〕甘草緩火止痛。蒼朮疝多溼熱。有挾虛者。先疎滌而後用參朮。佐以疎導。○虛損偏墜。四制蒼朮丸。赤箭 當歸 芎藭 芍藥並主疝瘕。搜肝止痛。山茱萸 巴戟 遠志 牡丹皮並主奔豚冷氣。熟地黃臍下急痛。豬脬疝氣墜痛。入諸藥煮食。

〔陰癀〕〔外治〕地膚子 野蘇 槐白皮並煎湯洗。馬鞭草 大黃和醋。白堊土並塗傅。蒺藜粉摩。莧根塗陰上冷痛。入腹殺人。熱灰上症。醋調塗。釜月下土同上。白頭翁搗塗。一夜成瘡。二十日愈。木芙蓉同黃蘗末，以木鼈子磨醋和塗。雄雞翅灰同蛇牀子末傅。石灰同巵子、五倍子末。醋和傅。牡蠣粉水癀。同乾薑末傅。鐵精粉 蓬砂水研。地龍糞 馬齒莧並塗小兒陰腫。茱萸冷氣。內外腎釣痛。同鹽研罨之。蜀椒陰冷漸入囊。欲死。作袋包。

本草綱目第三卷下終

本草綱目主治第四卷

百病主治藥下

本草綱目第四卷上

百病主治藥下

痛風

屬風寒溼熱挾痰及血虛污血

風寒風溼（草木）

麻黄 風寒風溼風熱痹痛，發汗。**羌活** 風溼相搏，一身盡痛，非此不除。○同松節煮酒，日飲。**防風** 主周身骨節盡痛，乃治風去溼仙藥。**蒼朮** 散風除溼，燥痰解鬱，發汗。通治上中下溼氣。○溼氣身痛，熬汁作膏，點服。**桔梗** 寒熱風痹，滯氣作痛，在上者宜加之。**茜根** 治骨節痛，燥溼行血。**紫葳** 除風熱血滯作痛。**蒼耳子** 風溼周痹，四肢拘痛，爲末煎服。**牽牛子** 除氣分溼熱，氣壅腰腳痛。**羊躑躅** 風溼痹痛走注，同糯米、黑豆，酒、水煎服，取吐利。○風痰注痛，同生南星搗餅，蒸四五次，收之，臨時焙丸，溫酒下三丸，靜臥避風。**芫花** 風溼痰注作痛。**草烏頭** 風溼痰涎，歷節走痛不止，入豆腐中煮過，曬研，每服五分，仍外傳痛處。**烏頭** **附子** 並燥溼痰，爲引經藥。**百靈藤** 酒。**石南藤** 酒。**青藤** 酒。並主風溼，骨痛頑痹。**薏苡仁** 久風溼痹，筋急不可屈伸。○風溼身痛，日晡甚者，同麻黄、杏仁、甘草煎服。**豆豉** **松節** 去筋骨痛，能燥血中之溼。○歷節風痛，四肢如脫，浸酒日服。**桂枝** 引諸藥橫行手臂。同椒、薑浸酒，絮熨陰痹。**海桐皮** 腰膝注痛，血脹頑痹，同諸藥浸酒服。**五加皮** 風溼骨節攣痛。浸酒服。**枸杞根及苗** 去皮膚骨節間風。○子補腎。

（蟲獸）**蠶沙** 浸酒。**蠍梢** 肝風。**蚯蚓** 腳風宜用。**穿山甲** 風痹疼痛，引經通竅。**守宮** 通經絡，入血分。○歷節風痛，同地龍、草烏頭諸藥丸服。**白花蛇** 骨節風痛。**烏蛇** 同上。**水龜** 風溼拘攣，筋骨疼痛，同天花粉、枸杞子、雄黄、麝香、槐花煎服。○版亦入陰虛骨痛方。**五靈脂** 散血活血，止諸痛，引經有效。**虎骨** 筋骨毒風，走注疼痛，脛骨尤良。○白虎風痛，膝腫，同通草煮服，取汗。○同沒藥末服。○風溼痛，同附子末服。○頭骨浸酒飲。

風痰溼熱（草部）

半夏 **天南星** 並治風痰、溼痰、熱痰凝滯，歷節走注。右臂溼痰作痛，南星、蒼朮煎服。**大戟** **甘遂** 並治溼氣化爲痰飲，流注胸膈經絡，發爲上下走注疼痛麻痹，能泄臟腑經隧之溼。**大黄** 泄脾胃血分之溼熱。○酥炒煎服，治腰腳風痛，取下冷膿惡物即止。**威靈仙** 治風溼痰飲，爲痛風要藥，上下皆宜。○腰膝積年冷病諸痛，爲末酒下，或丸服，以微利爲效。**黄芩** 三焦溼熱，風熱歷節腫痛。**秦艽** 除陽明風溼溼熱，養血榮筋。**龍膽草** **木通** 煎服。**防己** **木鼈子** 並主溼熱腫痛，在下加之。**薑黄** 治風痹臂痛，能入手臂，破血中之滯氣。**紅藍花** 活血滯，止痛，瘦人宜之。

（菜果）**白芥子** 暴風毒腫，痰飲流入四肢經絡作痛。**桃仁** 血滯風痹攣痛。**橘皮** 下滯氣，化溼痰。○風痰麻木，或手木，或十指麻木，皆是溼痰死血。以一斤去白，逆流水五盌煮爛，去滓至一盌，頓服，取吐，乃吐痰之聖藥也。**檳榔** 一切風氣，能下行。

（木石）**枳殼** 風痹淋痹，散痰疏滯。**黄蘗** 除下焦溼熱痛腫，下身甚者加之。**茯苓** 滲溼熱。**竹瀝** 化熱痰。**蘇枋木** 活血止痛。**滑石** 滲溼熱。

（禽獸）**羚羊角** 入肝平風，舒筋，止熱毒，風歷節掣痛效。**羊脛骨** 除溼熱，止腰腳筋骨痛，浸酒服。

補虛（草部）

當歸 **芎藭** **芍藥** **地黄** **丹參** 並養新血，破宿血，止痛。**牛膝** 補肝腎，逐惡血，治風寒溼痹，膝痛不可屈伸，能引諸藥下行，痛在下者加之。**石斛** 腳膝冷痛痹弱，酒浸酥蒸服，滿一鎰，永不骨痛。**天麻** 諸風溼痹不仁，補肝虛，利腰膝。○腰腳痛，同半夏、細辛袋盛，蒸熱互熨，汗出則愈。**萆薢** **狗脊** 寒溼膝痛，腰背強，補肝腎。**土茯**

苓 治瘡毒筋骨痛。去風溼。利關節。 鎖陽 潤燥養筋。 〈穀木〉罌粟殼 收斂固氣。能入腎。治骨痛尤宜。

松脂 歷節風酸痛。鍊淨。和酥煎服。 乳香 補腎活血定諸經之痛。 沒藥 逐經絡滯血定痛。○歷節諸風痛不止。同虎脛骨末。酒服。

〈外治〉白花菜 傅風溼痛。 芥子 走注風毒痛。同醋塗。 蓖麻油 入膏。拔風邪出外。

鵜鶘油 入膏。引藥氣入內。 羊脂 入膏。引藥氣入內。拔邪出外。 野駝脂 摩風痛。

牛皮膠 同薑汁化。貼骨節痛。 驢骨 浴歷節風。 蠶沙 蒸熨。

頭痛 有外感○氣虛○血虛○風熱○溼熱○寒溼○痰厥○腎厥真痛○偏痛○右屬風虛○左屬痰熱。

〈引經〉太陽 麻黃。藁本。羌活。蔓荊。 陽明 白芷。葛根。升麻。石膏。 少陽 柴胡。芎藭。 太陰 蒼朮。半夏。 少陰 細辛。 厥陰 吳茱萸。芎藭。

〈溼熱痰溼〉〈草部〉黃芩 一味酒浸炒研。茶服。治風溼溼熱相火偏正諸般頭痛。 荊芥 散風熱。淸頭目。○作枕。去頭項風。○同石膏末服。去風熱頭痛。 薄荷 除風熱。淸頭目。蜜丸服。 菊花 頭目風熱腫痛。同石膏芎藭末服。 蔓荊實 頭痛。腦鳴。目淚。○太陽頭痛。爲末浸酒服。 水蘇 風熱痛。同皁莢芫花丸服。 半夏 痰厥頭痛。非此不除。同蒼朮用。 栝樓 熱病頭痛。洗瓤溫服。 香附子 氣鬱頭痛。同川芎末常服。○偏頭風。同烏頭甘草丸服。 大黃 熱厥頭痛。酒炒三次。爲末茶服。 鉤藤 平肝風心熱。 茺蔚子 血逆。大熱頭痛。 木通 青黛 大青 白鮮皮 茵蔯 白蒿 澤蘭 沙參 丹參 知母 吳藍 景天 並主天行頭痛。 前胡 旋覆花 〈菜果〉竹筍 並主痰熱頭痛。 東風菜 鹿藿 苦茗 並治風熱頭痛。○淸上止痛。同葱白煎服。○巴豆煙熏過服。止氣虛頭痛。 楊梅 頭痛。爲末茶服。 橘皮 〈木石〉枳殼 並主痰氣頭痛。

欅皮 時行頭痛。熱結在腸。 枸杞 寒熱頭痛。 竹茹 飲酒人頭痛。煎服。 竹葉 竹瀝 荊瀝 並痰熱頭痛。 黃蘗 梔子 茯苓 白堊土 並溼熱頭痛。○合王瓜爲末服。止疼。 石膏 陽明頭痛如裂。壯熱如火。○並風熱。同竹葉煎。○風寒。同葱茶煎。○風痰。同川芎甘草煎。 鐵粉 頭痛鼻塞。同龍腦末服。 光明鹽 〈獸人〉犀角 傷寒頭痛。寒熱諸毒氣痛。 童尿 寒熱頭痛至極者。一盞入葱豉煎服。陶隱居盛稱之。

〈風寒溼厥〉〈草穀菜果〉芎藭 風入腦戶頭痛。行氣開鬱。必用之藥。○風熱及氣虛。爲末茶服。○偏頭風。浸酒服。○卒厥。同烏藥末服。 防風 頭面風去來。○偏正頭風。同白芷蜜丸服。 天南星 風痰頭痛。同荊芥丸服。○痰氣。同茴香丸服。○婦人頭風。爲末酒服。 烏頭 附子 浸酒服。煮豆食。治頭風。○同白芷末服。治風毒痛。○同川芎或同高良薑服。治風寒痛。○同葱汁丸。或同鍾乳全蠍丸。治氣虛痛。○同全蠍韭根丸。腎厥痛。○同釜墨。止痰厥痛。 天雄 頭面風去來痛。 草烏頭 偏正頭風。同蒼朮葱汁丸服。 白附子 偏正頭風。同牙皁末服。○痰厥痛。同半夏南星丸服。 地膚子 雷頭風腫。同生薑擂酒服。取汗。 杜衡 風寒頭痛。初起末服。發汗。 蒴藋 煎酒取汁。 蓖麻子 同川芎燒服。取汗。 萆薢 同虎骨旋覆花末服。取汗。 南藤 釀酒服。並治頭風。 通草 燒研酒服。治洗頭風。 菖蒲 頭風淚下。 杜若 風入腦戶。痛腫涕淚。 胡盧巴 氣攻痛。同三稜乾薑末。酒服。 牛膝 腦中痛。 當歸 煑酒。 地黃 芍藥 並血虛痛。 葳蕤 天麻 人參 黃芪 並氣虛痛。 蒼耳 大豆黃卷並頭風痹。胡麻頭面遊風。百合頭風目眩。胡荽 葱白 生薑並風寒頭痛。杏仁時行頭痛解肌。○風虛痛欲破。研汁入粥食，得大汗即解。茱萸厥陰頭痛嘔涎。同薑、棗、人參煎服。蜀椒 枳椇〔木石蟲獸〕柏實並主頭風。桂枝傷風頭痛自汗。烏藥氣厥頭痛，及產後頭痛。同川芎末，茶服。皁莢時氣頭痛。燒研，同薑蜜水服，取汗。山茱萸腦骨痛。辛夷 伏牛花 空青 曾青並風眩頭痛。石硫黃腎厥頭痛頭風。同消石丸服。○同胡粉丸服。○同食鹽丸服。○同烏藥丸服。蜂子 全蠍 白殭蠶葱湯服，或入高良薑，或以蒜制為末服。治痰厥腎厥痛。白花蛇腦風頭痛，及偏頭風。同南星、荊芥諸藥末服。魚鰾八般頭風。燒存性末，葱酒熱飲，醉醒則愈。羊肉頭腦大風，汗出虛勞。羊屎雷頭風病。研酒服。

〔吐痰〕見風及痰飲。

〔外治〕穀精草為末嗃鼻。調糊貼腦。燒煙熏鼻。玄胡索同牙皁、青黛為丸。瓜蒂 藜蘆 細辛 蒼耳子 大黃 遠志 蓽茇 高良薑 牽牛同砂仁、楊梅末。蕓薹子 皁莢 白棘鍼同丁香、麝香。雄黃同細辛。玄精石 消石 人中白同地龍末，羊膽為丸。旱蓮汁 蘿蔔汁 大蒜汁 苦瓠汁並嗃鼻。艾葉揉丸嗅之，取出黃水。蓖麻仁同棗肉紙卷，插入鼻內。半夏煙 木槿子煙 龍腦煙並熏鼻。燈火焠之。蕎麥麪作大餅，更互合頭，出汗。○或作小餅，貼四眼角，灸之。黃蠟和鹽作兜鍪，合之即止。麝香同皁莢末，安頂上，炒鹽熨之。茱萸葉蒸熱枕之。治大寒犯腦痛，亦浴頭。桐木皮 冬青葉 石南葉 牡荊根 櫸子皮 莽草 葶藶 豉汁 驢頭汁並治頭風。全蠍同地龍、土狗、五倍子末。柚葉同葱白。山豆根 南星同川烏。烏頭 草烏頭同梔子、葱汁。乳香同蓖麻仁。決明子並貼太陽穴。露水八月朔旦取磨墨，點太陽，止頭疼。桂木陰雨即發痛。酒調塗頂額。井底泥同消黃傅。朴消熱痛塗項上。訶子同芒消醋摩之。牛蒡根同酒煎膏摩之。綠豆作枕去頭風。○決明、菊花皆良。麥麪頭皮虛腫，薄如裹水，口嚼傅之良。巵子蜜和傅舌上，追涎去風，甚妙。

眩運眩是目黑，運是頭旋，皆是氣虛挾痰，挾火，挾風，或挾血虛，或兼外感四氣。

〔風虛〕〔草菜〕天麻頭旋風虛內作，非此不能除，為治風神藥。名定風草。○頭風旋運，消痰定風。同川芎、蜜丸服。朮頭忽眩運，瘦食土，同麪丸服。荊芥頭旋目眩。○產後血運欲死，童尿調服。白芷頭風血風眩運，蜜丸服。蒼耳子諸風頭運，蜜丸服。○女人血風頭旋，悶絕不省，為末酒服。能通頂門。菊苗男女頭風眩運，髮落有痰，發則昏倒。四月收陰乾為末，每酒服二錢。秋月收花浸酒，或釀酒服。蒴藋根頭風旋運，同獨活、石膏煎酒服。○產後血運，煎服。貝母洗惡風寒，目眩項直。杜若風入腦戶，眩倒目晾晾。釣藤平肝風心火。頭旋目眩。排風子目赤頭旋。同甘草、菊花末。當歸失血眩運。芎藭煎服。芎藭首風旋運。紅藥子產後血運。附子 烏頭 薄荷 細辛 木香 紫蘇 水蘇 白蒿 飛廉 卷柏 蘼蕪 羌活 藁本 地黃 人參 黃芪 升麻 柴胡 山藥並治風虛眩運。生薑〔木蟲鱗獸〕松花頭旋腦腫，浸酒飲。槐實風眩欲倒，吐涎如醉，漾漾如舟車上。辛夷眩冒，身兀兀如在車船上。蔓荊實腦鳴昏悶。伏牛花　丁香　茯神　茯苓　山茱萸　地骨皮　全蠍　白花蛇　烏蛇並頭風眩運。鹿茸眩運，或見一爲二。半兩煎酒入麝服。驢頭中風頭眩，身顫，心肺浮熱，同豉煮食。兎頭骨及肝　羚羊角　羊頭蹄及頭骨　羊肉　牛胃　豬腦　豬血　熊腦並主風眩瘦弱。

痰熱

草菜　天南星風痰眩運，吐逆。同半夏、天麻、白麪煮丸。半夏痰厥昏運，同甘草、防風煎服。○風痰眩運，研末，水沉粉，入硃砂丸服。○金花丸：同南星、寒水石、天麻、雄黃、白麪煮丸服。白附子風痰，同石膏、硃砂、龍腦丸服。大黃溼熱眩運，炒末，茶服。旋覆花　天花粉　前胡　桔梗　黃芩　黃連　澤瀉　白芥子熱痰煩運，同黑芥子、大戟、甘遂、芒消、硃砂丸服。

果木　橘皮　荊瀝　竹瀝頭風旋運。目眩，心頭漾漾欲吐。枳殼　黃蘗　巵子

金石　石膽女人頭運，天地轉動，名曰心眩，非血風也。以胡餅劑和，切小塊，焙乾，每服一塊，竹茹湯下。雲母中風寒熱，如在舟船上。○同恒山服，吐痰飲。石膏風熱。鉛汞結砂。硫黃　消石並除上盛下虛，痰涎眩運。硃砂　雄黃

蟲禽　白殭蠶並風痰。鶻嘲頭風目眩，炙食一枚。鷹頭頭目虛運，同川芎末服。鴟頭頭風旋運。○同藺茹、白朮丸服。

外治　甘蕉油吐痰。瓜蒂吐痰。○痰門吐法可用。茶子頭中鳴響，爲末嗃鼻。

眼目有赤目傳變。○內障昏盲，外障翳膜。○物傷睞目

赤腫

草部　黃連消末赤腫，瀉肝膽心火，不可久服。○赤目痛癢，出淚羞明，浸雞子白點。○蒸人乳點。○同冬青煎點。○同乾薑、杏仁煎點。○水調貼足心。○爛弦風赤，同人乳、槐花、輕粉蒸熨。○風熱盲翳，羊肝丸服。胡黃連浸人乳點赤目。○小兒塗足心。黃芩消腫赤瘀血。芍藥目赤濇痛，補肝明目。桔梗赤目腫痛。○肝風盛黑睛痛，同牽牛丸服。白牽牛風熱赤目，同葱白煮丸。龍膽赤腫瘀肉高起，痛不可忍。○除肝膽邪熱，去目中黃，佐柴胡，爲眼疾必用之藥。○暑月目濇，同黃連汁點。○漏膿，同當歸末服。葳蕤目痛眥爛淚出。○赤目濇痛，同芍藥、當歸、黃連煎洗之。白芷赤目弩肉，頭風侵目癢淚。○一切目疾，同雄黃丸服。薄荷去風熱。○爛弦，以薑汁浸研，泡湯洗。荊芥頭目一切風熱疾，爲末酒服。藍葉赤目熱痛，同車前、淡竹葉煎服。山茵蔯赤腫，同車前子末服。王瓜子赤目痛濇，同槐花、芍藥丸服。香附子肝虛睛痛羞明，同夏枯草末，沙糖水服。○頭風睛痛，同川芎末，茶服。防己目睛暴痛，酒洗三次，末服之。夏枯草補養厥陰血脈，故治目痛如神。菖蒲諸般赤目，搗汁熬膏點之。○同鹽傳挑鍼。地黃血熱睡起目赤，煮粥食。○暴赤痛，小兒蓐內目赤，並貼之。地膚子風熱赤目，同地黃作餅，曬研服。苦參　細辛並明目，益肝膽，止風眼下淚。黃芪　連翹又洗爛弦。大黃並主熱毒赤目。赤芍藥　白芨　防風　羌活　白鮮皮　柴胡　澤蘭　麻黃並主風熱赤目腫痛。野狐漿草汁　積雪草汁　瞿麥汁　車前草汁並點赤目。○葉亦貼之。千里及汁點爛弦風眼。五味子同蔓荊子煎。覆盆草汁滴風爛眼，去蟲。五味子同蔓荊子煎洗爛弦。艾葉同黃連煎水洗赤目。附子暴赤腫痛，納粟許入目。高良薑吹鼻退赤。狗尾

草夏赤目。去惡血。石斛同川芎嗜鼻，起倒睫。木鼈子塞鼻起倒睫。〔穀菜〕粟泔澱同地黃貼熨赤目。豆腐熱貼。黑豆袋盛泡熱，互熨數十次。燒酒洗火眼。生薑目暴赤腫。取汁點之。乾薑目睛久赤及冷淚作癢，泡湯洗之。取粉點之，尤妙。○作末貼足心。東風菜肝熱目赤。作羹食。薺菜　枸杞菜〔果部〕西瓜日乾末服。石蓮子眼赤。梨汁痛。同粳米作粥食。梨汁點弩肉。○赤目，入膩粉、黃連末。甘蔗汁合黃連煎，點暴赤腫。杏仁同古錢埋之，化水點目中赤脈。○同膩粉點小兒血眼。○油燒煙點胎赤眼。酸榴皮點目淚。鹽麩子〔木部〕海桐皮　山礬葉同薑浸熱水。黃櫨並洗風赤眼。桐油烙風眼。秦皮洗赤目腫暴腫。同黃連、苦竹葉煎服。黃蘗目熱赤痛，瀉陰火。時行赤目，浸水蒸洗。嬰兒赤目，浸人乳點。梔子目赤熱痛，明目。枸杞根皮洗天行赤目。楮枝灰泡湯洗赤目。欅皮洗飛血赤目。欒華目痛眥爛腫赤，合黃連作煎點。槐花退目赤。○胎赤，以枝磨銅器汁塗之。冬青葉同黃連熬膏點諸赤眼。子汁亦可，同朴消點之。木芙蓉葉水和貼太陽上，赤目痛。丁香百病在目，同黃連煎乳點之。蕤核仁和胡粉、龍腦點爛赤眼。郁李仁和龍腦點赤目。淡竹瀝點赤目。荊瀝點赤目。訶黎勒磨蜜點風眼。桑葉赤目濇疼，爲末，紙卷燒煙熏鼻中。白棘鉤點倒睫。青布目痛磣濇及病後目赤有翳，炙熱時時熨之。〔水土〕熱湯沃赤目。白堊赤爛眼倒睫，同銅青泡湯洗。古磚浸廁中取出，生霜點赤目。〔金石〕金環　銅匙並烙風赤熱眼。瑪瑙熨赤爛。水精　玻瓈熨熱腫。琉璃水浸熨目赤。鹽藥點風赤爛眼。爐甘石火煅，童尿淬研，點風濕爛眼。○同朴消泡洗風眼。芒消洗風赤眼。白礬同銅青洗風赤眼。○甘草水調貼目胞，去赤腫。青礬洗赤爛眼及倒睫及暴赤眼。石膽洗風赤眼，止疼。綠鹽同蜜點胎赤眼。光明鹽　牙消　消石點赤目疼。鹵鹼同青梅、古錢浸湯，點風熱赤目。○紙包風處日取，點一切目疾。○同石灰醋傅倒睫。古錢磨薑汁點赤目腫痛，磨蜜艾煙熏過，點赤目生瘡。銅青和水塗盌中，艾煙熏乾，貼爛眼淚出。無名異點燈熏倒睫毛。石燕磨水點倒睫。鉛丹同烏賊骨末，蜜調點赤目。○貼太陽，止腫痛。土朱同石灰貼赤目腫閉。玄精石目生赤脈，同甘草末服。○目赤濇痛，同黃蘗點之。井泉石風腫赤目，同穀精草、井中苔、豆豉末服。○眼瞼赤腫，同大黃、梔子服。〔蟲部〕五倍子主風赤爛眼，研傅之，或燒過入黃丹。○同白堊土、銅青泡洗。○蔓荊子同煎洗。○其中蟲同爐甘石點之。泥中蛆洗曬研，貼赤目。蠅倒睫嗃鼻。人蝨倒睫拔毛。○取血點之。〔鱗介〕穿山甲倒睫，羊腎脂炙嗃鼻。火眼，燒煙熏之。守宮糞塗赤爛眼。田贏入鹽化汁，點肝熱目赤。○入黃連、眞珠，止目痛。○入銅綠，點爛眼。海贏同。蚌赤目目暗，入黃連取汁點。海螵蛸同銅綠泡湯洗婦人血風眼。鯉魚膽　青魚膽〔禽獸〕烏雞膽　鴨膽　雞子白並點赤目。雞卵白皮風眼腫痛，同枸杞白皮嗃鼻。雞冠血點目淚不止。驢乳浸黃連點風熱赤目。驢尿同鹽點弩肉。豬膽　犬膽　羊膽蜜蒸九次。熊膽並點赤目。猬膽〔人部〕小兒臍帶血並點豆風眼。人乳汁點赤目多淚。○和雀糞點弩肉。人尿洗赤目。耳塞點一切目疾。頭垢點赤目。

昏盲

〔草部〕人參益氣明目。○酒毒目盲，蘇木湯調末服。○小兒驚後瞳人不正，同阿膠煎服。黃精補肝明目，同蔓荊子九蒸九曬，爲末，日服之。蒼朮補肝明目，同熟地黃丸服。○同茯苓丸服。○青盲雀目，同豬肝或羊肝，粟米湯煮食。○目昏濇，同木賊末服。○小兒目濇不開，同豬膽煮丸服。**玄參**補腎明目。○赤脈貫瞳，豬肝蘸末服。**當歸**內虛目暗，同附子丸服。**青蒿子**目濇。爲末，日服。久則明目。**枲耳子**爲末入粥食。明目。**地黃**補陰，主目䀮䀮無所見。○補腎明目。同椒紅丸服。**麥虋冬**明目輕身，同地黃、車前丸服。**決明子**除肝膽風熱，淫膚赤白膜，青盲。○益腎明目，每旦吞一匙，百日後夜見物光。○補肝明目，同蔓菁酒煮爲末，日服。○積年失明，青盲雀目，爲末，米飲服。或加地膚子丸服之。**地膚子**補虛明目，同地黃末服。○葉洗雀目，去熱暗濇。疼。○汁點物傷睛陷。**車前子**明目，去肝中風熱，毒衝眼，赤痛障翳，腦痛淚出。○風熱目暗，同黃連末服。○目昏障翳，補肝腎，同地黃、菟絲子丸服，名駐景丸。**蒺藜**三十年失明，爲末，日服。**菟絲子**補肝明目，浸酒丸服。**營實**目熱暗，同枸杞子、地膚子丸服。**千里及**退熱明目，同甘草煮服。**地衣草**治雀目，末服。**葳蕤**眼見黑花，昏暗痛赤，每日煎服。**淫羊藿**病後青盲，同淡豉煎服。○小兒雀目，同蠶蛾、甘草、射干末，入羊肝內煮食。**天麻**　**芎藭**　**萆薢**並補肝明目。**白朮**目淚出。**菊花**風熱，目疼欲脫，淚出，養目去盲，作枕明目。○葉同。**五味子**補腎明目，收瞳子散。**覆盆子**補肝明目。**茺蔚子**益精明目，瞳子散大者勿用。**木鼈子**疳後目盲，同胡黃連丸服。**龍腦薄荷**暑月目昏，取汁點之。**箬葉灰**淋汁。洗一切目疾。**柴胡**目暗，同決明子末，人乳和傅目上，久久目視五色。**薺苨**　**地榆**

蓍實　**艾實**　**牛蒡子**　**蓼子**　**款冬花**　**瞿麥**

通草　**柴胡**　**細辛**　**鱧腸**　**酸漿子**　**萱草**

槌胡根　**葒草根**（穀菜）**赤小豆**　**腐婢**　**白扁豆**並明目

大豆肝虛目暗，牛膽盛之，夜吞三七粒。**苦蕎皮**同黑豆、綠豆皮、決明子、菊花作枕，至老目明。**葱白**歸目益睛，除肝中邪氣。**葱實**煮粥食，明目。**蔓菁子**明目益氣，使人洞視。水煮三遍，去苦味，日乾爲末，水服。○一用醋煮，或醋蒸三遍，末服，治青盲，十得九愈。○或加決明子酒煮，或加黃精九蒸九曬。○花爲末服，治虛勞目暗。**芥子**雀目，炒末，羊肝煮食。○挼入目中，去翳。**白芥子**塗足心，引熱歸下。痘疹不入目。**薺菜**　**菥蓂**　**莧實**　**苦苣**

萵苣　**翹搖**　**冬瓜仁**　**木耳**（果部）**梅核仁**　**胡桃**並明目。**石蜜**明目，去目中熱膜，同巨勝子丸服。**棗皮灰**同桑皮灰，煎湯洗，明目。**椒目**眼生黑花，年久者，同蒼朮丸服。**蜀椒**　**秦椒**（木部）**桂**　**辛夷**　**枳實**

山茱萸並明目。**沈香**腎虛目黑，同蜀椒丸服。**桐花**眼見禽蟲飛走，同酸棗、羌活、玄明粉煎服。**槐子**久服除熱明目，除淚，煮飲，或入牛膽中風乾，吞之。或同黃連末丸服。**五加皮**明目。○浸酒治目僻眼瞤。**牡荊莖**青盲，同烏雞丸服。**黃蘗**目暗，每旦含洗，終身無目疾。**松脂**肝虛目淚，釀酒飲。**椿莢灰**逐月洗頭，明目。**槵子皮**洗頭明目。**桑葉及柴灰**　**柘木灰**並逐月按日煎水洗眼，明目，治青盲。**蔓荊子**明目，除昏，止睛痛。**蕤核**同龍腦點一切風熱昏暗黑花。**梓白皮**主目中疾。**石南**小兒受驚，瞳人不正，視東則見西，名通睛。同瓜丁、藜蘆吹鼻。**秦皮**　**逐折**　**欒荊**　**木槿皮**

桑寄生洗　**苦竹葉及瀝**　**天竹黃**　**蘆薈**　**蜜蒙花**

（金石）**銀屑**　**銀膏**　**赤銅屑**　**玉屑**　**鐵精**　**鉛灰**揩牙

洗目。**爐甘石**目昏暗花，同黃丹鍊蜜丸。**鍾乳石**　**赤石脂**　**青石脂**

長石 理石並明目 石膏去風熱。○雀目夜昏。同豬肝煮食。○風寒入腦系。敗血凝滯作眼寒。同川芎甘草末服。 丹砂目昏內障神水散大。同慈石神麴丸服。 芒消逐月按日洗眼明目。 黃土目卒無所見。浸水洗之。 食鹽洗眼明目止淚。 戎鹽 慈石

石青 白青 石硫青 〔水部〕臘雪 明水 甘露

菖蒲及柏葉上露 〔蟲鱗介部〕螢火並明目 蜂蜜目膚赤脹。○肝虛雀目。同蛤粉豬肝煮食。 蚌粉雀目夜盲。同豬肝米泔煮食。與夜明砂同功。 蛤粉雀目。炒研。油蠟和丸。同豬肝煮食。 玳瑁迎風目淚。肝腎虛熱也。同羚羊角石燕子末服。 眞珠合鯉魚膽白蜜。點肝虛雀目。 鯽魚熱病目淚。作臛食。○弩肉貼之。 鯉魚腦和膽。點青盲。 青魚睛汁

〔禽獸〕烏目汁並注目。能夜見物。 鸛鵒睛汁 鷹睛汁並主目。能見碧霄之物。 鶴腦和天雄蔥實服。能夜書字。 雀頭血點雀目 伏翼主目癢疼。夜視有精光。○血及膽滴目中。夜見物。 雄雞膽目爲物傷。同羊膽鯉魚膽點。 烏雞肝風熱目暗。作羮食。 鳩補腎益氣明目。 豬肝補腎明目。○雀目。同海螵蛸黃蠟煮食。○同石決明蒼朮末煮食。

青羊肝補肝風虛熱目暗赤痛及熱病後失明。作生食并水浸貼之。○青盲。同黃連地黃丸服。○小兒雀目。同白牽牛末煮食。又同穀精草煮食。○赤目失明。同決明子蓼子末服。○風熱昏暗生翳。生搗末黃連丸服。○不能遠視。同蔥子末煮粥食。○目病睆睆。煮熱熏之。 牛肝補肝明目。 兔肝風熱上攻。目暗不見物。煮粥食。 犬膽肝虛目暗。同螢火末點。○目中膿水。上伏日酒服。 牛膽明目。釀槐子吞。○釀黑豆吞。○和柏葉夜明砂丸服。 鼠膽點青盲雀目。○目和魚膏點明目。○屎明目。 白犬乳點十年青盲。 醍醐傳腦明目。 牛涎點損目破目。 鹿茸補虛明目。

羖羊角並明目 羚羊角並明目 〔人部〕天靈蓋治青盲

〔翳膜〕〔草部〕白菊花病後生翳。同蟬花末服。○癍豆生翳。同綠豆皮穀精草末煮乾柿食。 淫羊藿目昏生翳。同王瓜末服。 苘實目翳瘀肉倒睫拳毛。同豬肝丸服。 穀精草去翳。同防風末服。○痘後翳。同豬肝丸服之。 天花粉痘後目障。同蛇蛻羊肝煮食。 羊肝 覆盆子根粉點痘後翳。 白藥子疳眼生翳。同甘草豬肝煮食。 黃芩肝熱生翳。同淡豉末豬肝煮食。 水萍癍瘡入目。以羊肝煮汁調末服。十服見效。 番木鼈癍瘡入目。同腦麝吹耳。 馬勃癍瘡入目。同蛇皮皁角魚子煆研服。 貝母研末點翳。○同胡椒末止淚。○同眞丹點弩肉。或同丁香。 麻黃根內外障翳。同當歸麝香㗜鼻。 鱧腸同藍葉浸油。摩頂生髮去翳。 牛膝葉汁。點目生珠管。 青葙子肝熱。赤障翳腫青盲。 敗醬赤目翳障弩肉。

白豆蔻白睛翳膜。利肺氣。 木賊退翳。 蓍根同諸藥點翳。 鵞不食草㗜鼻塞耳貼目。爲去翳神藥。 景天花汁 仙人草汁 〔菜穀〕苦瓠汁並點瞖。○小壺盧吸翳。 薺根明目去翳。臥時納入眥內。久久自落。○薺實主目痛青盲去翳。久服視物鮮明。 菥蓂子目痛淚出。益精光。去弩肉。爲末。臥時點之。 莧實青盲目翳。黑花肝家客熱。 馬齒莧目中息肉淫膚。青盲白翳。取子爲末。蒸熨。 蘭香子安目中磨瞖。亦煎服。 黑豆皮痘後瞖 綠豆皮痘後瞖。同穀精白菊花末。柿餅粟米泔煮食。極效。

〔果木〕杏仁去油。入銅綠點瞖。○入膩粉點弩肉。 李膠治瞖消腫定痛。 蘡薁藤汁點熱瞖。去白障。 龍腦香明目。去膚瞖內外障。日點數次。或加蓬砂。倂㗜鼻。 蜜蒙花青盲膚瞖。赤腫眵多。眼中赤脈及疳氣攻眼。潤肝燥。○同黃蘗丸服。去障瞖。 楮實肝熱生瞖。研末日服。○同荊芥丸服。治目昏。○葉末及白皮灰。入麝。

點一切翳。**楸葉** 爆取汁熬，點小兒翳。**枸杞汁** 點風障赤膜昏疼。榨油點燈明目。**蕤核** 心腹邪熱，目赤腫疼，淚出眥爛。○同黃連點風眼翳膜。○同蓬砂，或同青鹽、豬胰，點膜翳。**沒藥** 目翳暈疼膚赤，肝血不足。**乳香** **琥珀** 磨翳。**瑿** 〔水土〕**井華水** 洗膚翳。○浸目睛突出。**白瓷器** 煆研。**東壁土** 〔金石〕**錫悋脂** **珊瑚** **瑪瑙** **寶石** **玻瓈** **菩薩石** 並點翳。**古文錢** 磨汁，點盲去翳，及目卒不見。**丹砂** 擦翳。點息肉。○同貝母點珠管。**輕粉** 點翳。○同黃丹吹鼻，去痘後翳。**粉霜** 痘瘮入目生翳，同硃砂水調傾耳中。**爐甘石** 明目去翳，退赤收溼。煆赤，童尿淬七次，入龍腦點一切目疾。或黃連水煮過亦良。○同蓬砂、海螵蛸、硃砂，點目翳昏暗爛赤。**空青** 漿點青盲內障翳膜，瞳人破者得再見物。○一切目疾，同黃連、槐芽、片腦吹鼻。○膚翳，同蕤仁點。○黑翳，同礬石、貝子點。**曾青** 一切風熱目病，同白薑、蔓荊子、防風末嗃鼻。○癍瘡入目，同丹砂、蠐螬點。**密陀僧** 浮翳多淚。**花乳石** 多年翳障，同川芎、防風諸藥點之。**井泉石** 小兒熱痱，雀目青盲生翳，同石決明服。**玄精石** 赤目失明障翳，同石決明、蕤仁、黃連、羊肝丸服。**越砥** 磨汁點翳，去盲止痛。**鉛丹** 一切目疾，同蜜熬點。○同烏賊骨點赤目生翳。○同白礬點翳。○同鯉魚膽點目生珠管。○同輕粉吹耳，去痘瘮生翳。**石燕** 磨點障翳，拳毛倒睫。**石蟹** 磨點青盲，淫膚丁翳。**礬石** 點翳膜弩肉。**硇砂** 去膜翳弩肉。或入杏仁。**蓬砂** 點目翳弩肉瘀突，同片腦用。**綠鹽** 點翳，去赤止痛。**芒消** 點障翳赤腫澀痛。○或入黃丹、腦麝用。**消石** 同黃丹、片腦點翳。**浮石** 〔蟲鱗介部〕**蠶蛻** 並去障翳。**蟬蛻** 目昏障翳，煎水服。○產後翳，為末羊肝湯服。**芫青** 去頭翳，同樗雞、斑螢、蓬砂、蕤仁點。**樗雞** **蠐螬汁** 滴青翳白膜。**蛇蛻** 卒生翳膜，和麪炙研湯服。○痘後翳，同天花粉、羊肝煮食。**蚺蛇膽** 點翳。**烏蛇膽** 風毒氣眼生翳。**鯉魚膽** **青魚膽** 並點翳障。○或加黃連、海螵蛸。○或加鯉魚、牛、羊、熊膽、麝香，合決明丸服。**海螵蛸** 點一切浮翳及熱淚。傷寒熱毒攻目生翳，入片腦。○赤翳攀睛貫瞳人，加辰砂、黃蠟丸納之。○小兒疳眼流膿，加牡蠣、豬肝煮食。**鰻鱺血** **鱓血** 並點痘瘮入目生翳。**鮫魚皮** 去翳，功同木賊。**魚子** 入翳障弩肉藥。**石決明** 明目磨翳。○同甘草、菊花煎服，治羞明。○海蚌、木賊，水煎服，治肝虛生翳。○同穀精草末、豬肝蘸食，治痘後翳。**真珠** 點目去翳。○合左纏根，治麩豆入目。○地榆煮過，醋浸研末，點頑翳。**紫貝** 生研，同豬肝煮食，治痘瘮生翳。**白貝** 燒研，點目花翳痛。**珂** 點翳，或入片腦、枯礬。**螺螄** 常食，去痘後翳。**牡蠣** 〔禽獸〕**抱出雞卵殼** 點翳障及瘢瘮入目。**雀** 入內外障翳丸藥。**雀屎** 點弩肉赤脈貫瞳子者，即消。又去目痛赤白膜。**五靈脂** 治血貫瞳人。○同海螵蛸末、豬肝蘸食，治浮翳。**夜明砂** 目盲障翳，入豬肝煮食。**胡燕屎** **豬脂** 並點翳。**豬膽皮灰** 點翳不過三五度。**豬血** 點痘入目。**豬胰** 同蕤仁點翳。**豬鼻灰** 目中風翳，水服。**豬懸蹄** 炒，同蟬蛻、羚羊角末服，治斑豆生目。○燒灰浸湯洗。**羊膽** 點青盲赤障白翳風疾，病後失明。**羊睛** 點翳膜目赤。○白珠磨汁點。**白羊髓** 點赤翳。**熊膽** 明目除翳，清心平肝。○水化點。**象膽** 功同熊膽。○睛和人乳滴之。**獺膽** 目翳黑花，飛蠅上下，視物不明。入點藥。**兔屎** 去浮翳、痘後翳，日乾，茶服一錢。或加檳榔末。**羚羊角** **犀角** 清肝明目。**麝香** **虎骨** 〔人部〕**人唾津** 並退翳。**爪甲** 刮末點翳及痘後生翳，或加硃砂。○目生珠管，燒灰，同貝子灰、龍齒末調之。**胞衣** 燒，點赤目生翳。

〔諸物眯目〕

地膚子 **豬脂** **牛酥** **鮑魚頭** 煮汁。**雞**

肝血並點諸物入目。蠶沙諸物入目。水吞十枚。飯帶沙石入目。水服一錢。眞珠

珊瑚　寶石　貂皮並拭塵沙入目。烏雞膽點塵沙眯目。食鹽塵物入目。洗之。羊筋　鹿筋　新桑白皮塵物入目。嚼納黏之。蘭香子塵物入目。納入黏之。墨汁點飛絲塵物芒屑入目。蘘荷根汁　粟米嚼汁　豉浸水　大麥煮汁。並洗麥稻芒屑入目。白菘汁　蔓菁汁　馬齒莧灰

藕汁　柘漿　雞巢草灰淋汁　人爪甲並點飛絲入目。菖蒲塞鼻。去飛絲入目。瞿麥眯目生瞖。其物不出。同乾薑末日服。

耳耳鳴。耳聾。有腎虛。有氣虛。有鬱火。有風熱。○耳痛是風熱。○聤耳是溼熱。

〔補虛〕〔草穀〕熟地黃　當歸　肉蓯蓉　菟絲子　枸杞子腎虛耳聾。諸補陽藥。皆可通用。黃芪　白朮　人參氣虛耳鳴。諸補中藥。皆可通用。骨碎補耳鳴。爲末。豬腎煨食。百合爲末。日服。社日酒〔果木〕乾柿同粳米豆豉煮粥。日食。治聾。柘白皮釀酒。主風虛耳聾。牡荊子浸酒。治聾。茯苓卒聾。黃蠟和嚼。山茱萸　黃蘗〔石禽獸部〕慈石養腎氣。治聾。○老人取汁作豬腎羹食。雞子作酒。止耳鳴。○和蠟炒食。治聾。豬腎煮粥。治聾。羊腎補腎治聾。○脊骨。同慈石白朮諸藥煎服。鹿腎　鹿茸角並補虛治聾。

〔解鬱〕〔草部〕柴胡去少陽鬱火。耳鳴。耳聾。連翹耳鳴煇煇焞焞。除少陽三焦火。香附卒聾。炒研。萊菔子湯下。牽牛疳氣耳聾。入豬腎煨食。栝樓根煮汁釀酒服。治聾。黃芩　黃連　龍膽　蘆薈　撫芎　芍藥　木通　半夏　石菖蒲　薄荷　防風風熱鬱火耳鳴。諸流氣解鬱消風降火藥。皆可用也。〔金石〕生鐵熱甚耳聾。燒赤淬酒飲。仍以慈石塞耳。空青　白青〔蟲禽〕蠮螉並治聾。全蠍耳聾。酒服一錢。以聞水聲爲效。烏雞屎卒聾。同烏豆炒。投酒取汁爲愈。

〔外治〕〔草木〕木香浸麻油煎。滴聾。日四五次。預知子卒聾。入石榴。釀酒滴。凌霄葉汁滴。地黃　骨碎補並煨塞聾。菖蒲同巴豆塞。附子卒聾。醋浸插耳。○燒灰同石菖蒲塞耳。止鳴。草烏頭塞鳴癢聾。甘遂插耳。口含甘草。蓖麻子同大棗作梃插。土瓜根塞耳。灸聾。經霜青箬葉入椒燒吹。栝樓根豬脂煎。塞耳鳴。雞蘇生挼。巴豆蠟和。細辛　狼毒　龍腦　槐膠　松脂同巴豆。○並塞耳聾。椒目腎虛耳鳴如風水鐘磬者。同巴豆菖蒲松脂塞之。一日一易。神效。胡桃煨研熱塞。食頃即通。芥子人乳和。塞聾鳴。葱莖插耳鳴。○同蜜水。滴聾鳴。杏仁蒸油滴。石榴入醋煨熟。入黑李子仙棗子。滴卒聾。生麻油日滴。取耵聹。燒酒耳中有核。痛不可動。滴入半時。即可箝。〔石蟲〕慈石入少麝香。淘鵞油和塞。○同穿山甲塞耳。口含生鐵。消石　芫青同巴豆蓖麻。斑蝥同巴豆。眞珠並塞。地龍水〔鱗介〕龜尿　蟹膏　弔脂　荷印膏並滴聾。蚺蛇膏　花蛇膏　蝮蛇膏並塞聾。海螵蛸同麝香吹。穿山甲同蠍尾麝香和蠟塞鳴聾。鯉魚膽腦　鯽魚膽腦　烏賊魚血〔禽獸〕白鵞膏臎　雁肪　烏雞肪　鵜鶘油　鸊鷉膏　鼠膽　猬脂　驢脂

貓屎　人屎並滴聾　雀腦　兔腦　熊腦　鼠腦並塞聾　蚯蚓同青鹽鼠脂塞　蠶蛻紙卷麝香熏聾

耳痛〔草木〕連翹　柴胡　黃芩　龍膽　鼠黏子　商陸塞　楝實　牛蒡根熬汁　蓖麻子並塗　木鼈子耳卒熱腫，同小豆、大黃油調塗　木香以葱黃染鵞脂，蘸末內入　菖蒲作末炒罨，甚效　鬱金浸水滴　茱萸同大黃、烏頭末貼足心，引熱下行，止耳鳴耳痛〔水石〕礬石化水　芒消水　磨刀水並滴　蚯蚓屎塗　炒鹽枕〔蟲獸〕蛇蛻耳忽大痛，如蟲在內走，或流血水，或乾痛，燒灰吹入，痛立止　桑螵蛸灰摻　鱓血滴　穿山甲同土狗吹　鵲屎末吹　麝香通竅

聤耳〔草木〕白附子同羌活、豬羊腎煨食　附子　紅藍花同礬末　青黛同香附、黃蘗末　敗醬　狠牙　蒲黃　桃仁炒　杏仁炒　橘皮灰入麝　青皮灰　楠材灰　檳榔　故綿灰　麻稭灰　苦瓠灰　車脂並吹耳　胡桃同狗膽研塞　柳根搗封　薄荷汁　青蒿汁　茺蔚汁　燕脂汁　虎耳草汁　麻子汁　韭汁　柑葉汁並滴耳〔土石〕伏龍肝　蚯蚓泥　黃礬　白礬同黃丹　雄黃同雌黃、硫黃　爐甘石同礬、麝香　浮石同沒藥、麝香　密陀僧　輕粉並吹耳　硫黃和蠟作挺塞〔蟲獸〕五倍子　桑螵蛸　蟬蛻灰　蜘蛛　全蠍　龍骨　穿山甲　海螵蛸　鳩屎並同麝香吹耳　羊屎同燕脂末吹　鯉魚腸腦　鰻鱺魚骨　魚鮓　鼠肝並塞聤耳引蟲　石首魚魫　夜明砂並摻入耳　犬膽同礬塞　髮灰同杏仁塞　人牙灰吹五般聤耳

蟲物入耳　半夏同麻油　百部浸油　蒼耳汁　葱汁　韭汁　桃葉汁　薑汁　醬汁　蜀椒　石膽　水銀　古錢煎豬脂　人乳汁　人尿　貓尿　雞冠血並滴耳　鱓頭灰塞　石斛插耳燒熏　鐵刀聲並主百蟲入耳○胡麻油煎餅枕之　車脂塗　綠礬　硇砂同石膽　龍腦並吹耳　羊乳　牛乳　牛酪　驢乳　貓尿並滴蚰蜒入耳○雞肝枕　豬肪枕之，並主蜈蚣、蟲螘入耳○穿山甲灰吹　杏仁油滴，並主螘入耳　燈心浸油，釣小蟲螘入耳○鱓血同皂角子，蟲滴蠅入耳○菖蒲塞蚤蝨入耳○稻稈灰煎汁，滴蝨入耳○皂礬蛆入耳，吹之○田泥馬蟥入耳，枕之○生金水銀入耳，枕之引出○薄荷汁水入耳中，滴之

面　面腫是風熱，紫赤是血熱，皰是風熱，卽穀觜。皶是血熱，卽酒皶。䵟䵴是風邪客于皮膚，痰飲漬于腑臟，卽雀卵斑，女人名粉滓斑。

風熱　白芷香　白附子　薄荷葉　荆芥穗　零陵香　黃芩　藁本香　升麻　羌活　葛根　麻黃　海藻　防風　遠志　白朮　蒼朮並主陽明風熱　菟絲子浸酒服　葱根主發散　牛蒡根汗出中風，面腫，或連頭項，或連手足。研爛，酒煎成膏，貼之

并服三匙。黑豆風溼面腫，麻黃湯中加入，取小汗。大黃頭面腫大疼痛，以二兩同殭蠶一兩為末，薑汁和丸，彈子大，服。辛夷　黃蘗　楮葉煮粥食。石膏並去風熱。蟹膏塗面腫。炊帛甑氣熏面浮腫，燒灰傅之，即消。

皷皰䵟䵳〔内治草部〕葳蕤久服，去面上黑䵟，好顏色。升麻　白芷　防風

葛根　黃芪　人參　蒼朮　藁本並達陽明陽氣，去面黑。

女菀治面黑，同鉛丹末酒服。男女二十日，黑從大便出。冬葵子同柏仁、茯苓末服。桑耳末服。蒼耳葉末服。並去面上黑斑。天虋冬同蜜搗丸，日用洗面去黑。甘松香同香附、牽牛末，日服。益母草煆研，日洗。夏枯草燒灰入紅豆洗。續隨子莖汁洗䵟䵳，剝人皮。蒺藜　苦參　白芨　零陵香　茅香並洗面黑。

去䵟䵳。蓖麻仁同硫黃、密陀僧、羊髓和塗，去雀斑。○同白棗、大棗、瓦松、肥皂丸洗。山柰同鷹屎、蜜陀僧、蓖麻仁，夜塗旦洗，去雀斑。白附子去面上諸風百病。○瘢䵟，酒和貼之，自落。○白牽牛酒浸為末，塗面，去風刺粉滓。栝樓實去手面皺，悅澤人面。○同杏仁、豬胰研塗，令人面白。羊蹄根面上紫泡，同薑汁、椒末、穿山甲灰泡擦之。土瓜根面黑面瘡，為末，夜塗，百日光采射人。白蘞同杏仁研塗。去粉滓酒皶。半夏面上黑氣，焙研，醋調塗。朮漬酒，拭䵟皰。

艾灰淋鹼，點䵟黶。山藥　山慈姑　白芨　蜀葵花及子

馬藺花杵塗皶皰。菟絲子汁塗。旋花　水萍　卷柏

紫參　紫草　凌霄花　細辛　藿香　烏頭　白頭翁　白薇　商陸〔穀菜〕胡麻油並塗面䵟䵳皶皰，粉刺遊風入面。胡

豆　畢豆　綠豆　大豆並作澡豆，去䵟䵳。馬齒莧洗面皰及瘢痕。莙蓬子醋浸揩面，去粉滓，光澤。菰筍灰酒皶面赤。藋灰點面䵟。胡荽洗黑子。冬瓜仁　葉　瓤並去䵟䵳，悅澤白皙。○仁為丸服，面白如玉。服汁，去面熱。蔓菁子

落葵子〔果木〕李花　梨花　木瓜花　杏花　櫻桃花並入面脂，去黑䵟皺皮，好顏色。桃花去雀斑。同冬瓜仁研蜜塗。○粉刺如米，同丹砂末服，令面紅潤。○同雞血塗身面，光華鮮潔。白柿多食，去面䵟。杏仁頭面諸風皶皰，同雞子白塗。○兩頰赤癢，頻揩之。李仁同雞子白，夜塗，去䵟好色。銀杏同酒糟嚼塗，去䵟䵳皶皰。烏梅為末，唾調塗。櫻桃枝同紫萍、牙皂、白梅洗雀斑。栗荴塗面去皺。橙核夜塗，去粉刺、面䵟。柑核　蜀椒　海紅豆　無患子並入面藥，去䵟。白楊皮同桃花白、冬瓜子服，去面黑，令白。木蘭皮面熱赤皰䵟䵳，酒浸百日，為末服。亦入澡藥。箘桂養精神，久服面生光華，常如童子。枸杞子酒服，去䵟皰。山茱萸面皰。梔子面赤皶皰。亦入塗藥。柳華面熱黑。桂枝和鹽蜜塗。龍腦香酥和塗酒皶赤鼻。白檀香磨汁塗。篤耨香同附子、冬瓜子、白芨、石榴皮，浸酒塗。沒石子磨汁。槲若洗皶皰。桐油和黃丹、雄黃，塗酒皶赤鼻。白茯苓和蜜塗。皁莢子同杏仁塗。皁莢　肥皁莢　蔓荊子　楸木皮　辛夷　樟腦並入面脂。榆葉〔水石〕漿水洗。冬霜服，解酒後面赤。密陀僧去瘢䵟，乳煎塗面，即生光。○同白附子、白雞屎末，人乳塗。鉛粉抓傷面皮，油調塗。輕粉入面脂。○抓傷面皮，薑汁調塗。雲母粉同杏仁、牛乳蒸塗。硃砂水服二匕，色白如瑩。○入雞子抱雛出，取塗面，去䵟

䵟，面白如玉。白石脂 同白蘞、雞子白塗。石硫黃 酒皶。同杏仁、輕粉搽。○同檳榔、片腦擦。○同黃丹、枯礬擦。禹餘糧 同半夏、雞子塗。水銀 同胡粉、諸脂塗少年面皰。杓上砂 面上風粟，隱暗澀痛，挑去即愈。白鹽 擦赤鼻。珊瑚 同馬珂、鷹屎白、附子，漿水塗。石膏

〔蟲介〕白殭蠶 蜜和擦面，滅黑䵟，好顏色。或加白牽牛。石蜜 常服，面如花紅。蜂子 炒食。并浸酒塗面，去雀斑面皰，悅白。蜂房 酒服，治皶瘤出膿血。牡蠣 丸服，令面白。眞珠 和乳傅面，去䵟潤澤。蛟髓

〔禽獸〕白鶩膏 並塗面，悅白。雞子白 酒或醋浸，傅疵䵟面皰。啄木血 服之，面色如朱。鸕鷀骨 燒，同白芷末，塗雀斑。蜀水花 和豬脂塗鼻面酒皶。皯䵟，入面脂。鷹屎白 同胡粉塗之。白丁香 蜜塗。蝙蝠腦 夜明砂 麝香 並去皯䵟。豬胰 面粗醜皯䵟，同杏仁、土瓜根、蔓菁子，浸酒，夜塗旦洗。豬蹄 煎膠塗老人面。羊膽 同牛膽、酒塗皯皰。羊脛骨 皯䵟粗陋，身皮粗厚，同雞子白塗。羚羊膽 煮沸，塗雀斑。鹿角尖 磨汁塗皯皰，神效。鹿骨 磨汁，塗面光澤如玉。○骨釀酒飲，肥白。麋脂 塗少年面皰。羊胰及乳 同甘草末塗。豬鬐膏 馬鬐膏 驢鬐膏 犬胰并脂 羊脂腦 牛脂腦及髓 熊脂 鹿脂腦 麋髓腦 並入面脂，去皯䵟，滅痕，悅色。鼠頭灰 鼻面皶。

〔人部〕人精 和鷹屎塗面，去黑子及瘢。人胞 婦人勞損，面皯皮黑。漸和五味食之。人口津 不語時，塗渣皰。

〔瘢痕〕蒺藜 洗。葵子 塗。馬齒莧 洗。大麥麨 和酥傅。秋冬用小麥麨。寒食飯 塗。冬青子及木皮灰 入面脂。眞玉 摩面。馬藺根 洗。禹餘糧 身面瘢痕，同半夏、雞子黃塗，一月愈。白瓷器 水摩。凍凌 瘢摩。熱瓦 瘢摩。白殭蠶 同白魚、鷹屎塗。鷹屎白 滅痕。和人精摩。○同殭蠶、蜜摩。○同白附子摩。○同白魚、蜜摩。蜀水花 入面脂摩。雞子黃 炒黑拭之。雞屎白 炒。羊髓 獺髓 牛髓 牛酥 並滅瘢痕。鼠 煎豬脂摩。豬脂 三斤，飼烏雞，取屎白，入白芷、當歸煎，去滓，入鷹屎白，傅之。輕粉 抓傷面，薑汁調塗。鉛粉 抓傷面，油調塗。

面瘡

〔草部〕薺苨 酒服。紫草 紫葳 艾葉 煎醋搽之。○婦人面瘡，燒煙熏，定粉搽。蓖麻子 肺風面瘡，同大棗、瓦松、白果、肥皂為丸，日洗。土瓜根 面上痦癗，夜塗日洗。凌霄花 兩頰浸淫，連及兩耳，煎湯日洗。何首烏 洗。牽牛 塗。甘松 面上風瘡，同香附、牽牛末，日洗。蛇牀子 同輕粉。曼陀羅花

〔穀菜果木〕胡麻 嚼。白米 並塗小兒面上甜瘡。黃粱米 小兒面瘡如火，燒研，和蜜塗。絲瓜 同牙皂燒，擦面瘡。枇杷葉 茶服，治面上風瘡。桃花 面上黃水瘡，末服。杏仁 雞子白和塗。銀杏 和糟嚼塗。柳絮 面上膿瘡，同膩粉塗。柳葉 洗面上惡瘡。木槿子 燒。

〔土石〕胡燕窠土 入麝。○並搽黃水肥瘡。密陀僧 塗面瘡。黃礬 婦人頰瘡，頻發，同胡粉、水銀，和泥塗。綠礬 小兒甜瘡，棗包燒塗。鹽湯 搨面上惡瘡。

〔蟲鱗〕斑蝥 塗面上痦瘰。蚯蚓 燒。烏蛇 燒，並塗面瘡。鯽魚頭 燒，和醬汁塗面上黃水瘡。

〔禽獸〕雞內金 金腮瘡，初生如米豆，久則穿蝕。同鬱金傅。羖羊鬚 香瓣瘡，生面頰耳下，浸淫出水，同荊芥、乾薑燒，入輕粉搽。熊脂 鹿角

鼻

鼻淵，流濁涕，是腦受風熱。○鼻鼽，流清涕，是腦受風寒，包熱在內。○腦崩臭穢，是下虛。○

鼻窒是陽明溼熱生瘜肉。○鼻皶是陽明熱及血熱。○或臟中有蟲。○鼻痛是陽明風熱。

淵鼽

內治

[草菜] 蒼耳子末，日服二錢，能通頂門。○同白芷、辛夷、薄荷爲末，葱茶服。 防風同黃芩、川芎、麥虋冬、人參、甘草末服。 川芎同石膏、香附、龍腦末服。 草烏頭腦泄臭穢，同蒼朮、川芎丸服。 羌活 藁本 白芷 雞蘇 荆芥 甘草 甘松 黃芩 半夏 南星 菊花 菖蒲 苦參 蒺藜 細辛 升麻 芍藥並去風熱痰溼。 絲瓜根腦崩腥臭，有蟲也。燒研服。 [果木] 藕節鼻淵，同芎藭末服。 蜀椒 辛夷辛走氣，能助清陽上行，通于天，治鼻病而利九竅。○頭風清涕，同枇杷花末酒服。 梔子 龍腦香 百草霜鼻出臭涕，水服三錢。 [石蟲] 石膏 全蠍 貝子鼻淵膿血，燒研酒服。

爛螺殼

外治

蓽茇吹。 白芷流涕臭水，同硫黃、黃丹吹。 烏壘泥吹。 石綠吹鼻鼽。 皁莢汁熬膏，嗃之。 大蒜同蓽茇搗，安顖上，以熨斗熨之。 艾葉同細辛、蒼朮、川芎末，隔帕安頂門熨之。 破瓢灰同白螺殼灰、白雞冠灰、血竭、麝香末，酒醋艾上作餅，安頂門熨之。 車軸脂水調，安頂門熨之。 附子葱涎和貼足心。○大蒜亦可。

窒瘜

內治

[草菜] 白薇肺實鼻塞，不知香臭。同貝母、款冬、百部爲末服。 天南星風邪入腦，鼻塞結硬，流濁涕。每以二錢，同甘草、薑棗煎服之。 小薊煎服。 麻黃 白芷 羌活 防風 升麻 葛根 辛夷 川芎 菊花 地黃 白朮 薄荷 荆芥 前胡 黃芩 甘草 桔梗 木通 水芹 乾薑 [果木] 乾柿同粳米煮粥食。 蓽澄茄同薄荷、荆芥丸服。 槐葉同葱豉煎服。 山茱萸 釜墨水服。 石膏 [鱗獸] 蛇肉肺風鼻塞。 羊肺鼻瘜，同白朮、肉蓯蓉、乾薑、芎藭爲末，日服。 人中白

外治

細辛鼻齆，不聞香臭，時時吹之。 瓜蒂吹之。或加白礬，或同細辛、麝香，或同狗頭灰。 皁莢 麻鞋灰 礬石 麝香並吹。 蒺藜同黃連煎汁，灌入鼻中，嚏出瘜肉如蛹。 苦瓠汁 馬屎汁 地膽汁 狗膽並滴。 狗頭骨灰入硇，日嗃之，肉化爲水。 青蒿灰 龍腦香 硇砂並滴。 桂心 丁香 蕤核 藜蘆 石胡荽 薰草並塞。 菖蒲同皁莢末塞。 蓖麻子同棗塞，一月聞香臭。 白礬豬脂同塞。○同硇砂點之，尤妙。○同蓖麻、鹽梅、麝香塞。 雄黃一塊塞，不過十日自落。 鐵鏽和豬脂塞，經日肉出。 蛞蝓 狗腦 雄雞腎並塞鼻引蟲。 猬皮炙研塞。 醍醐小兒鼻塞，同木香、零陵香煎膏，塗頂門，并塞之。

鼻乾

黃米粉小兒鼻乾無涕，腦熱也。同礬末貼顖門。

鼻痛

石硫黃搽。 石硫赤冷水調搽，一月愈。 酥 羊脂並塗之。

鼻傷

貓頭上毛搽破鼻，剪碎和唾傅。 髮灰搽落耳鼻，乘熱急蘸灰綴定，縛住勿動。

鼻毛

硇砂鼻中生毛，晝夜長一二尺，漸圓如繩，痛不可忍。同乳香丸服十粒自落。

赤皶

內治

淩霄花鼻上酒皶，同梔子末，日服。○同硫黃、胡桃、膩粉搽。 使君子酒皶面瘡，以香油浸潤，臥時嚼三五個，久久自落。 蒼耳葉酒蒸焙研服。 梔子鼻皶面皰，炒研，黃蠟丸服。○同枇杷葉爲末，酒服。 橘核鼻赤酒皶，炒研三錢，同胡桃一箇，擂酒服。 木蘭皮酒皶赤皰，醋浸曬研，日服。 百草霜日服二錢。 蜂房炙末酒服。 大黃 紫參

桔梗 生地黃 薄荷 防風 苦參 地骨皮 樺皮 石膏 蟬蛻 烏蛇

【外治】黃連鼻齇。同天仙藤灰油調搽。馬藺子杵傅。蜀葵花夜塗旦洗。蓖麻仁同瓦松大棗白果肥皁丸洗。白牽牛雞子白調。夜塗旦洗。銀杏同酒糟嚼傅。槲若瘡瘤膿血。燒灰納瘡中。先以泔煮榆葉汁洗。硫黃同枯礬末茄汁調塗。或加黃丹。或加輕粉。輕粉同硫黃杏仁塗。檳榔同硫黃龍腦塗。仍研蓖麻酥油搽。大楓子同硫黃輕粉木鼈子塗。雄黃同硫黃水粉乳汁調傅。不過三五次。或同黃丹。鸕鷀屎鼻赤。同豬脂塗。雄雀屎同蜜塗。沒石子水調。密陀僧乳調。鹿角磨汁。石膽並塗擦。

【鼻瘡】黃連同大黃麝香搽鼻中。○末傅鼻下赤䘌。玄參 大黃同杏仁 杏仁和乳汁 桃葉研 盆邊零飯燒 辛夷同麝 黃蘗同檳榔 蘆薈 紫荊花貼 密陀僧同白芷 犬骨灰 牛骨灰並主鼻中瘡。海螵蛸同輕粉 馬絆繩灰 牛拳灰並傅小兒鼻下赤瘡。

唇脾熱則唇赤或腫。寒則唇青或噤。燥則唇乾或裂。風則唇動或喎。虛則唇白無色。溼熱則唇瀋溼爛。風熱則唇生核。狐則唇上有瘡。惑則下唇有瘡。

【唇瀋】【草菜】葵根緊唇溼爛。乍瘥乍發。經年累月。又名唇瀋。燒灰和脂塗。赤莧 馬齒莧 藍汁並洗 馬芥子傅 縮砂燒塗

【果木】甜瓜噙 西瓜皮燒噙 桃仁 青橘皮燒 橄欖燒 黃蘗薔薇根汁調。松脂化

【土石】東壁土並塗 杓上砂挑去則瘡愈。胡粉

【蟲鱗】蠐螬燒 鼈甲燒 烏蛇皮燒 鱓魚燒 五倍子同訶子

【禽人】雞屎白 白鵞脂 人屎灰 頭垢 膝垢並和脂塗。

【唇裂】【草穀】昨葉何草唇裂生瘡。同薑鹽搗擦。黃連瀉火 生地黃涼血 麥虋冬清熱 人參生津 當歸生血 芍藥潤燥 麻油服

【果】桃仁 橄欖仁 青布灰 屠几垢

【蟲禽】蜂蜜 豬脂 豬脏 酥

【唇腫】【草木】大黃 黃連 連翹 防風 薄荷 荊芥 蓖麻仁 桑汁

【水石】石膏 芒消並塗 井華水下唇腫痛。或生瘡。名驢觜風。以水常潤之。乃可擦藥。上唇腫痛生瘡。名魚口風。

【獸部】豬脂唇腫黑痛癢不可忍。以瓷刀去血。以古錢磨脂塗之。

【唇核】豬屎汁溫服

【唇動】薏苡仁風溼入脾。口唇瞤動。唇揭。同防己赤小豆甘草煎服。

【唇青】青葙子 決明並主唇口青。

【唇噤】【草穀】天南星擦牙。煎服。葛蔓灰。點小兒口噤。艾葉傅舌 荊芥 防風 秦艽 羌活 芥子醋煎。傅舌。大豆炒黑。酒擦牙。

【木土】蘇枋木 青布灰。酒服。仍燒刀上取汁搽。白棘鉤水服 竹瀝 荊瀝 皁莢 乳香 伏龍肝澄水服

【蟲獸】白殭蠶發汗 雀屎水丸服 雞屎白酒服 白牛屎 牛涎 牛黃 豬乳 驢乳並治小兒口噤。

唇瘡〔草菜〕藍汁洗。葵根燒。瓦松燒。縮砂殼燒。越瓜燒。〔果木〕檳榔燒。青皮　竹瀝和黃連、黃丹、黃蘗塗。白楊枝燒。雞舌香

梓白皮〔服器〕青布燒塗。木履尾煨拄兩吻二七次。筯頭燒。几屑燒塗。

東壁土和胡粉。胡燕窠土　新瓦末　胡粉同黃連搽。蜂蜜

鼈甲燒。甲煎　甲香並塗。髮灰小兒燕口瘡，飲服，並塗。

口舌舌苦是膽熱○甘是脾熱○酸是溼熱○濇是風熱○辛是燥熱○鹹是脾溼○淡是胃虛○麻是血虛○生胎是脾熱閉○出血是心火鬱○腫脹是心脾火毒○瘡裂是上焦熱○木強是風痰溼熱○短縮是風熱○舌出數寸有傷寒產後中毒大驚數種○口糜是膀胱移熱于小腸○口臭是胃火食鬱○喉腥是肺火痰滯

舌脹〔草穀〕甘草木強腫脹塞口，不治殺人，濃煎噙漱。芍藥同甘草煎。半夏　羊蹄　絡石並漱。蓖麻油燃燻。附子尖同巴豆。黃葵花同黃丹。蒲黃同乾薑。青黛同朴消、片腦。赤小豆同醋。醋和釜墨。粟米〔木器〕桑根汁並塗。龍腦香傷寒舌出數寸，摻之隨消。冬青葉舌脹出口，濃煎浸之。巴豆傷寒後舌出不收，紙卷一枚，納鼻中自收。黃蘗竹瀝浸。木蘭皮汁。皁莢刺灰煎汁，並漱重舌。桂　甑帶灰　箕舌灰〔土石〕伏龍肝和醋，或加牛蒡汁。

釜墨　黃丹並塗重舌。鐵鎖鏽　鐵落並爲末，噙服。鐵秤錘舌脹。咽生瘜肉，燒赤淬醋服。蓬砂薑片蘸擦木舌。玄精石同牛黃、硃砂等摻。白礬同朴消摻。同桂心安舌下。消石同竹瀝點之。芒消同蒲黃摻。○中仙茅毒，舌脹出口，以消黃下之。

○小兒舌脹塞口，紫雪竹瀝多服之。硃砂婦人產子，舌出不收，傅之，仍驚之，則入。石膽　皁礬〔蟲鱗禽獸〕五倍子並摻之。白殭蠶或加黃連。蜂房炙。鼠婦杵

海螵蛸同雞黃。鯽魚頭燒。蛇蛻灰重舌重齶，並醋和摻。雞冠血中蜈蚣毒，舌脹出口，浸之嚥下。五靈脂重舌，煎醋漱。三家屠肉小兒重舌，切片磨之，即啼。

鹿角炙熨，亦磨塗。羊乳　牛乳飲。髮灰傅。〔草木〕玄參　連翹

黃連　薄荷　升麻　防風　桔梗　赤芍藥

大青　生地黃　黃芩　牛蒡子　牡丹皮　黃蘗

木通　半夏　茯苓〔石部〕芒消　石膏

舌胎薄荷舌胎語澀，取汁，同薑蜜擦。生薑諸病舌上生胎，以青布蘸井水抹後，時時以薑擦之。白礬小兒初生，白膜裹舌，刮出血，以少許傅之，否則發驚。

舌衄〔草穀〕生地黃同阿膠末，米飲服。○汁和童尿酒服。黃藥子同青黛水服。蒲黃同青黛水服，並傅之。○同烏賊骨傅。香薷煎汁，日服三升。大小薊汁和酒服。蓖麻油點燈燻鼻自止。茜根　黃芩　大黃　升麻　玄參　麥虋冬　艾葉　飛羅麵水服。豆豉水煎服。赤小豆絞汁服。〔木石〕黃蘗蜜炙，米飲服。槐花炒服，并摻。龍腦引經。梔子　百草霜同蚌粉服。○醋調塗。石膏〔蟲人〕五倍子同牡蠣、白膠香摻。紫金沙蜂房頂也，同貝母、盧薈、蜜丸，水服。髮灰水服一錢，或加巴豆同燒灰。

強痹雄黃中風舌強，同荊芥末，豆淋酒服之。醋小兒舌強腫，和飴含之。烏藥固氣

舌䑛熱舌短

皁莢　礬石並擦痰壅舌痲　人參主氣虛舌短。　黃連　石膏主心

舌苦　柴胡　黃芩　苦參　黃連　龍膽瀉膽　麥虋冬清心　枳椇解酒毒

舌甘　生地黃　芍藥　黃連

舌酸　黃連　龍膽瀉肝　神麴　蘿蔔消食鬱

舌辛　黃芩　梔子瀉肺　芍藥瀉脾　麥虋冬清心

舌淡　白朮燥脾　半夏　生薑行水　茯苓滲溼

舌鹹　知母瀉腎　烏賊骨淡胃

舌澀　黃芩瀉火　葛根生津　防風　薄荷去風熱　半夏　茯苓去痰熱

口糜　内治　草部　桔梗同甘草煎服。　麥虋冬　玄參　赤芍藥　連翹　秦艽　薄荷　升麻　黃連　黃芩　生地黃　知母　牡丹　木通　甘草　石斛　射干　附子口瘡。久服涼藥不愈，理中加附子反治之。含以官桂。　果木　栗子小兒口瘡，日煮食之。　蜀椒口瘡久患者，水洗麪拌煮熟，空腹吞之，以飯壓下，不過再服。　龍腦經絡火邪，夢遺口瘡。同黃蘗丸服。　地骨皮口舌糜爛，同柴胡煎服。　黃蘗　茯苓　豬苓　金石　朴消　蓬砂　石膏　滑石　青錢口內熱瘡，燒淬酒飲。　豬膏

口瘡塞咽，同黃連煎服。

噙漱　細辛口舌生瘡糜爛，同黃連或黃蘗末摻之，名赴筵散。外以醋調貼臍。　黃連煎酒呷含。○同乾薑末摻之，名水火散。　升麻同黃連末噙。　甘草同白礬　天虋冬口瘡連年，同麥虋冬、玄參丸噙。　薔薇根口瘡日久，延及胸中三年已上者，濃煎含漱。夏用枝葉。　大青葉浸蜜　蘘荷根汁　蛇莓汁　牛膝　忍冬並漱口瘡。　蒲黃　黃葵花燒　赤葵莖　縮砂殼灰　角蒿灰並塗口瘡。　貝母小兒口生白瘡如鵞口瘡，爲末入蜜抹之，日五六上。　白芨乳調　燕脂乳調　黍米嚼　赤小豆醋調。○並塗小兒鵞口。　豉口舌瘡，炒焦含，一夜愈。　米醋浸黃蘗　蘿蔔汁　薑汁並漱滿口爛瘡，揉之。　瓠燒塗口鼻中肉爛痛。　茄科燒同鹽傅　口中生蕈　茄蒂灰　桃枝煎漱　杏仁少入膩粉，臥時細嚼，吐涎。　檳榔燒入輕粉摻　甜瓜含　西瓜含　細茶同甘草　鳧茈灰　梧桐子灰

沒石子同甘草。○並摻口瘡。　黃蘗口舌瘡，蜜浸含之。○同青黛摻。○同銅綠摻。○同滑石、五倍子摻。○同蓽茇煎醋漱。　乳香白口瘡，同沒藥、雄黃、輕粉塗。○赤口瘡，同沒藥、銅綠、枯礬塗。　楝根口中漏瘡，煎服。　冬青葉汁　黃竹瀝　小蘗汁並含漱　桂同薑汁，塗于虛口瘡及鵞口。　桑汁　柘漿　甑帶灰並塗鵞口。　甑垢口舌生瘡，刮塗即愈。　烏疊泥或加蓬砂。　釜墨　胡粉豬髓和　黃丹蜜蒸　密陀僧煅研　鐵屑水調　黑石脂並塗口瘡。　銅綠同白芷摻，以醋漱之。　水銀口瘡，同黃連煮熱含之。　寒水石口瘡膈熱，煅和硃砂、片腦摻塗之。　朴消口舌生瘡，含之。亦擦小兒鵞口。或加青黛。○或入寒水石，少入硃砂。　白礬漱鵞口。○同硃砂傅小兒鵞口。○同黃丹摻。　小蓬砂

同消石含。膽礬煆 蜂蜜 竹蜂蜜並塗口瘡。五倍子摻之。立可飲食。○同黃蘗滑石。○或加密陀僧。○或同青黛銅綠。治大人小兒白口瘡。似木耳狀。急者吹入咽喉。蠶繭包蓬砂焙研摻。白殭蠶炒研蜜和。晚蠶蛾 蠶紙灰 鯽魚頭並燒摻。蛇皮拭 雞內金燒傅一切口瘡。白鵞屎傅鵞口。羊脛髓同胡粉塗

牛羊乳含 酥含 鹿角磨汁塗鵞口。人中白同枯礬塗口瘡鵞口。

上治 天南星同密陀僧末。醋調。貼眉心。二時洗去。巴豆油紙貼眉心。○或貼顖門。起泡。以菖蒲水洗去。

下治 細辛醋調貼臍。生南星或加草烏。或加黃蘗。生半夏 生附子 吳茱萸或加地龍。密陀僧 湯瓶鹼並醋調貼足心。生硫黃 生礬 消石俱水入少麪。調貼足心。黃連同黃芩黃蘗。水調貼足心。白礬化湯濯足。

口臭 草菜 大黃燒研揩牙。細辛同白豆蔻含。香薷 雞蘇 藿香 益智 縮砂 草果 山薑 高良薑 山柰 甘松 杜若 香附摻牙 黃連 白芷 薄荷 荆芥 芎藭 蒲蒻 茴香 蒔蘿 胡荽 邪蒿 蒿苣 生薑 梅脯 橄欖 橘皮 橙皮 盧橘 蜀椒 茗 沙糖 甜瓜子 木樨花 乳香 龍腦 及子 無患子仁 丁香 檀香

水石 井華水正旦含吐。廁中密陀僧醋調漱 明礬入麝香擦牙。蓬砂 食鹽 石膏 象膽

喉腥 知母 黃芩並瀉肺熱。喉中腥氣。桔梗 桑白皮 地骨皮 貝母 麥虋冬

咽喉 咽痛是君火。有寒包熱。喉痹是相火。有嗌疸。俗名走馬喉痹。殺人最急。惟火及鍼焠效速。次則拔髮咬指。吐痰嗃鼻。

降火 草部 甘草緩火。去咽痛。蜜炙煎服。○肺熱。同桔梗煎。桔梗去肺熱。○利咽嗌喉痹毒氣。煎服。知母 黃芩並瀉肺火。薄荷 荆芥 防風並散風熱。玄參去無根之火。○急喉風。同鼠黏子末服。○發斑咽痛。同升麻甘草煎服。蠡實同升麻煎服。○根葉同。惡實除風熱利咽膈。○喉腫。同馬藺子末服。○懸癰腫痛。同甘草煎嚥。名開關散。牛蒡根搗汁服。亦煎。射干喉痹咽痛。不得消息。利肺熱。搗汁服取利。燈籠草熱欬咽痛。末服。仍醋調外塗。白頭翁下痢咽痛。同黃連木香煎服。麥虋冬虛熱上攻咽痛。同黃連丸服。縮砂熱欬咽痛。為末水服。懸鉤子莖喉塞。燒研水服。薔薇根尸咽。乃尸蟲上蝕痛癢。語聲不出。同甘草射干煎服。栝樓皮咽喉腫痛。語聲不出。同殭蠶甘草末服。烏蘞莓同車前馬蘭杵汁嚥。絡石喉痹欲死。煎水呷之。馬勃蜜水揉呷。○馬喉痹。火消吹之。龍膽 大青 紅花 鴨跖草 紫葳並搗汁服。榼藤子燒 鵞抱 忍冬並煎酒服。通草含嚥。散諸結喉痹。燈心草燒灰。同鹽吹喉痹甚捷。○同蓬砂。○同箬葉灰。皆可。○同紅花灰。酒服一錢。即消。葛蔓卒喉痹。燒灰。木通

咽痛喉痹，煎水呷。商陸熨灸，及煎酒塗頂。白芷同雄黃水和塗頂。都管草
百兩金　釵子股　辟虺雷　蘡薁　穀精草　蛇
含　番木鱉　九仙子　山豆根　硃砂根　黃藥
子　白藥子　苦藥子並可噙，及煎服，末服，塗喉外。［穀菜］豆豉咽生瘜肉，
刺破出血，同鹽塗之，神效。白麪醋和塗喉外。水苦蕒磨服。糟醬茄　絲瓜
汁［果木］西瓜汁　橄欖　無花果　苦茗並噙嚥。吳茱萸
醋調塗足心。李根皮磨水塗頂，先以皁末吹鼻。黃蘗酒煮含。○喉腫，醋傅之。龍腦
香同黃蘗、燈心、白礬燒吹。梧桐淚磨汁掃。槐花　槐白皮　訶黎
勒　鹽麩子　皁莢　朴消並含嚥，煎服，末服。不灰木同玄精石
眞珠丸服。石蟹磨汁，及塗喉外。黑石脂口瘡咽痛。食鹽點喉風喉痹，咽痛甚效。戎
鹽　鹽蟹汁［獸人］牛涎並含嚥。牛靨喉痹。豬膚咽痛。沙牛角喉痹
欲死，燒研酒服。牛鼻牶燒灰，纏喉風。豬膽臘月盛黃連、朴消，風乾吹之。臘豬尾
燒灰水服。敗筆頭飲服二錢。鼯鼠肚　人尿並含嚥，或入鹽。
［草部］風痰　羌活喉閉口噤，同牛蒡子煎灌。升麻風熱咽痛，煎服，或取吐。半夏咽痛，
煎醋呷。○喉痹不通，吹鼻。○同巴豆、醋同熬膏化服，取吐。天南星同白殭蠶末服。菖蒲汁
和鐵錘酒服。貝母　細辛　遠志並吹之。蛇牀子冬月喉痹，燒煙熏之，
其痰自出。蓖麻油燒燃熏焠，其毒自破。○仁同朴消研水服之，取吐。麻黃尸咽痛癢，燒熏。
蒼耳根纏喉風，同老薑研酒服。木賊燒服一錢，即出血。高良薑同皁莢吹鼻。

馬藺根　艾葉　地松　馬蹄香　箭頭草　益母
草　蝦蟆衣同霜梅。萱草根　瑞香花根　紫菀根
牛膝並杵汁入酢灌之，取吐，甚則灌鼻。藜蘆　恒山　鉤吻　莽草
蕘花並末吐痰。白附子同礬塗舌。草烏頭同石膽吹。天雄　附子
蜜炙含。藺茹　雲實根汁［穀菜］飴糖　大豆汁並含嚥。粳穀
奴走馬喉痹，研服立效。稻穰燒煤和醋灌鼻，追痰。麻子尸咽，燒服。青蘘飛絲入咽，嚼嚥。
韭根　薤根　芥子並傅喉外。葱白　獨蒜並塞鼻。百合
桑耳並浸蜜含。生薑汁和蜜服，治食諸禽中毒，咽腫痹。蘿蔔子［果木］秦椒
瓜蒂並吐風痰。桃皮　荔枝根並煮含。榧子尸咽殺蟲。杏仁炒，和桂末
服。白梅同生礬含。山柑皮　桂皮　荊瀝並含嚥。乾漆喉痹欲死，
燒煙吸之。巴豆燒煙熏焠。○紙卷塞鼻。皁莢急喉痹，生研點之，即破；外以醋調塗之。挼水灌。
烏藥醋煎。桐油　無患子研灌，並吐風痰。楮實水服一箇。棗鍼燒服。枸
橘葉咽喉成漏，煎服。胡頹根喉痹，煎服。紫荊皮　篳竹葉　百草
霜並煎服。［土器］梁上塵同枯礬、鹽、皁吹。土蜂窠擦舌根。漆筯燒煙熏焠。故
甑蔽燒服。履鼻繩尸咽，燒服。牛鼻牶灰［金石］綠礬並吹喉。白礬生含。
治急喉閉。○同鹽點一切喉病。○巴豆同煎過，治喉癰甚捷。○豬膽盛過，吹。○新磚浸取霜，吹。蓬砂
含嚥，或同白梅丸。○或同牙消含。硇砂懸癰卒腫，綿裹含之。○喉痹口噤，同馬牙消點之。代
赭石　馬銜並煎汁服。車轄燒焠酒飲。鐵秤錘燒焠，菖蒲汁飲。鉛白霜

同甘草含。或同青黛丸噙。銀硃同海螵蛸吹。雄黃磨水服。同巴豆研服取吐下。或入瓶燒煙。熏鼻。追涎。石膽吹喉痹神方。或入牙皂末。馬牙消同殭蠶末蓬砂吹。消石（蟲部）天漿子並含嚥。白殭蠶喉痹欲死。薑汁調灌。○或加南星。○加石膽。○加白礬。○加甘草。○加蜂房。○同乳香燒煙熏。蠶退紙灰蜜丸含。桑螵蛸燒。同馬勃丸服。壁錢同白礬燒吹。蜘蛛焙研吹。五倍子同殭蠶甘草白梅丸含。自破。土蜂子嗌痛。蜂房灰（鱗介）海螵蛸並吹。黃顙魚頰骨燒灰。茶服三錢。鯉魚膽同竈底灰。塗喉外。鱧魚膽水化灌之。青魚膽含嚥。○或灌鼻取吐。○或盛石膽陰乾吹。鯇魚膽和白礬。掃喉取吐。黿膽薄荷汁灌。取吐。蛇蛻燒煙吸之。○裹白梅含。○同當歸末。酒服取吐。牡蠣（禽獸）雞內金燒吹。雞屎白含嚥。雄雀水服。○沙糖丸含。豬腦喉痹已破。蒸熟。入薑食之。○張實之日。書中莽草俱作莽草。今寫作莽。从犬。从草。

音聲音有肺熱。○有肺痿。○有風毒入肺。○有蟲食肺。○瘂有寒包熱。○有狐惑。○不語有失音。○有舌強。或痰迷。○有腎虛痞痱。

（邪熱 草部）桔梗 沙參 知母 麥虋冬並除肺熱。木通 菖蒲並出音聲。○小兒卒瘖。麻油泡湯服之。黃芩熱病聲瘖。同麥虋冬丸服。人參肺熱聲瘂。同訶子末噙。○產後不語。同菖蒲服。牛蒡子熱時聲瘂。同桔梗甘草煎服。青黛同薄荷蜜丸服。馬勃失音不出。同馬牙消沙糖丸服。燕覆子續五臟斷絕氣。使語聲氣足。燈籠草 栝樓 甘草 貝母（穀部）赤小豆小兒不語。酒和傅舌。蘿蔔咳嗽失音。同皂莢煎服。○汁和薑汁服。胡麻油（果木）梨汁客熱中風不語。卒暗風不語。同竹瀝荆瀝生地汁熬膏服。柿潤聲喉。槐花炒嚼。去風熱失音。梔子去煩悶瘖瘂。訶黎勒小便煎汁含嚥。○感寒失音。同桔梗甘草童尿井水煎服。○久咳嗽失音。加木通。杉木灰淋水飲。治肺壅失音。乳香中風口噤不語。荆瀝 竹瀝 竹葉煎汁。天竹黃並治痰熱失音。中風不語。地骨皮 桑白皮（蟲禽）蟬蛻瘂病為末水服。蝦蟆膽小兒失音不語。點舌尖上。立效。雞子開喉聲。犀角風熱失音。豬脂肺傷失音。同生薑煮蘿白芨末食。豬油肺熱暴瘖。一斤煉。入白蜜。時服一匙。酥 人乳失音。和竹瀝服。○卒不得語。和酒服。○中風不語。舌強。和醬汁服。人尿久咳失聲。

（風痰 草穀）羌活賊風失音。○中風口噤不語。煎酒飲。或炒大豆投之。○小兒同殭蠶入麝香薑汁服。蘘荷根風冷失音。汁和酒服。天南星諸風口噤不語。同蘇葉生薑煎服。○小兒癇後失音。煨研。豬膽汁服。荆芥諸風口噤不語。為末。童尿酒服。黃芪風瘖不語。同防風煎湯熏之。紅花男女中風口噤不語。同乳香服。遠志婦人血噤失音。白朮風溼舌木強。防己毒風不語。附子口卒噤瘖。吹之。白附子中風失音。黑大豆卒然失音。同青竹算子煮服。○卒風不語。煮汁。或酒含之。豉汁卒不得語。入美酒服。酒咽傷聲破。同酥調乾薑末服。乾薑卒風不語。安舌下。生薑汁（果木）橘皮卒失音。煎呷。杏仁潤聲氣。○卒瘂。同桂含之。○蜜酥煮丸噙。○生含。主偏風失音不語。榧子尸咽痛瘖。語音不出。有蟲食咽。同蕪荑杏仁桂丸噙。桂風僻失音。安舌下嚥汁。○同菖蒲煎服。楮枝葉卒風不語。煮酒服。東家雞棲木失音不語。燒灰水服。盡一升效。（石器）密陀僧驚氣入心。瘖不能言。茶服一匙。平肝去怯也。雄黃中風舌強。同荆芥末豆淋酒服。礬石中風失音。產後不語。湯服一錢。痰盛多服。吐之。

孔公孽令喉聲圓。履鼻繩尸咽，語聲不出。有蟲，燒灰水服。梭頭失音不語。刺手心痛，即語。〔蟲介〕白殭蠶中風失音。酒服。五倍子　百藥煎　龜尿中風舌瘖不語。小兒驚風不語。點舌下。眞珠卒忤不語。雞冠血丸納口中。〔禽人〕雞屎白中風失音。痰迷。水煮服。亂髮灰中風失音。百藥不效。同桂末酒服。〇張實之曰：篇中尸咽半作尸烟。今通寫作咽。

牙齒

牙痛。有風熱。〇濕熱。胃火。〇腎虛。〇蟲齲。

〔風熱濕熱〕

〔草部〕秦艽陽明濕熱。黃芩中焦濕熱。白芷陽明風熱。〇同細辛摻。〇入硃砂摻。黃連胃火濕熱。〇牙痛惡熱。揩之立止。升麻陽明本經藥。主牙根浮爛疳䘌。〇胃火煎漱。羌活風熱煮酒漱。〇同地黃末煎服。當歸　牡丹　白頭翁

薄荷風熱。荊芥風熱。同葱根、烏柏根煎服。細辛和石灰摻。縮砂仁嚼。華茇胃火。並去口齒浮熱。〇木鼈子嗜鼻。立效如神。附子尖同天雄尖、蠍梢末點之。即止。大黃胃火牙痛。〇燒研揩牙。同地黃貼之。立效。生地黃牙痛牙長。並含咋之。〇食蟹齦腫。皁角蘸汁炙研。摻之。蒼朮鹽水浸燒。揩牙。去風熱濕熱。香附同青鹽、生薑日擦。固齒。〇同艾葉煎漱。牛蒡根熱毒風腫。取汁入鹽熬膏。塗齦上。積雪草塞耳。紅豆蔻　酸草　鵞不食草並嗜鼻。山柰入麝擦牙。吹鼻。芎藭　山豆根　大戟並咬含。木鼈子磨醋。高良薑同蠍。青木香並擦牙。薰草同升麻、細辛。屋遊同鹽。栝樓皮同蜂房。鶴蝨　地菘　紅燈籠枝　芭蕉汁　蒼耳子　惡實　青蒿　貓兒眼睛草　瓦松同礬。

〔穀菜〕薔薇根　薏苡根　胡麻　黑豆並煎漱。蘿蔔子　蒔蘿並嗜鼻。水芹利口齒。赤小豆　老薑同礬。乾薑同椒。鷄腸草同旱蓮、細辛。莧根燒。灰藋燒。茄科燒。絲瓜燒。並同鹽擦。大蒜煨擦。蕓薹子同白芥子、角茴嗜鼻。馬齒莧汁。木耳同荊芥。壺盧子

〔果木〕桃白皮同柳、槐皮。李根白皮並煎漱。胡椒去齒根浮熱。〇風蟲寒三痛。同綠豆咬之。〇同華茇塞孔。荔枝風牙痛。連殼入鹽燒揩。瓜蒂風熱痛。同麝香咬。蜀椒堅齒。〇風蟲寒三痛。同牙皁煎醋漱。吳茱萸煎酒。荷蒂同醋。秦椒　杉葉風蟲。同芎藭、細辛煎酒漱。松葉　松節並煎水入鹽或酒漱。松脂揩。桂花風蟲牙痛。辛夷面腫引痛。乳香風蟲嚼噬。地骨皮虛熱上攻。同柴胡、薄荷水煎漱之。槐枝

柳白皮　白楊皮　枳殼　臭橘皮　郁李根　竹瀝　竹葉同當歸尾煎。荊莖同荊芥、華茇煎。郁李根並煎漱。沒石子　皁莢同鹽礬燒。肥皁莢同鹽燒。無患子同大黃、香附、鹽煅。丁香遠近牙痛。同胡椒、華茇、全蠍末點之。立止。楓香年久齒痛。龍腦同硃砂。〔土石〕蚯蚓泥燒。並揩牙。壁上塵土同鹽燒嗜鼻。金釵燒烙。白銀風牙。燒赤焠火酒漱之。即止。石膏瀉胃火。〇同荊芥、防風、細辛、白芷末。日揩。白礬煎漱。止血及齒碎。黃礬漱風熱牙疼。食鹽揩牙洗目。堅牙明目。止宣露。〇臥時封齦。止牙痛出血。〇槐枝煎過。去風熱。〇皁角同燒。去風熱。青鹽同上。〇川椒煎乾。揩牙。永無齒疾。朴消皁莢煎過。擦風熱。及食蟹齦腫。雄黃同乾薑嗜鼻。鉛灰〔蟲禽獸部〕白殭蠶同薑炒。蠶退紙灰並揩搽。露

蜂房同鹽燒擦。○同全蠍擦。○同細辛漱。煎酒漱。百藥煎風熱泡湯含。○同玄胡索末雄黃末擦。白馬頭蛆取牙。全蠍　五靈脂惡血齒痛。醋煎漱。雄雞屎燒咬。羊脛骨灰淫熱。同當歸白芷擦。諸朽骨風熱。煨咬。

〔骨虛〕〔草菜〕旱蓮草同青鹽炒焦，揩牙。烏鬚固齒。補骨脂同青鹽日揩。○風蟲。同乳香。蒺藜打動牙痛。擦漱。骨碎補同乳香塞。獨蒜煨　甘松同硫黃煎漱。牛膝含漱　地黃〔石獸〕石燕子揩牙堅固。止痛及齒疎。硫黃腎虛，入豬臟煮丸服。羊脛骨灰補骨

〔蟲䘌〕〔草部〕桔梗同薏苡根水煎服。大黃同地黃貼。鏡面草　蜀羊泉　紫藍並點　雀麥同苦瓠葉煎醋炮，納口中，引蟲。覆盆子點牙取蟲。蓽茇同木鼈子嗃鼻。○同胡椒塞孔。細辛　莽草　苦參　惡實並煎漱　附子塞孔。又塞耳。羊躑躅蠟丸　藤黃　烏頭　草烏頭　天南星　芫花並塞孔　山柰　莨菪子　艾葉〔菜穀〕韭子並燒煙熏。韭根同泥貼。引蟲。茄根汁塗。○燒灰貼。燒酒浸花椒漱。〔果木〕銀杏食後生嚼一二枚。地椒同川芎揩。楊梅根皮　酸榴根皮　吳茱萸根並煎漱　杏仁煎漱或燒烙。桃橛燒汁滴　桃仁　柏枝並燒烙　皂莢子醋煮烙之。胡桐淚爲口齒要藥。○熱淫牙痛及風疳䘌齒骨槽風，爲末，入麝，夜夜貼之。○宣露臭氣，同枸杞根漱。○蠹黑，同丹砂麝香摻。巴豆風蟲，綿裹咬。○燒煙熏。○同蒜塞耳。阿魏同臭黃塞耳。丁香齒疳䘌露黑臭，煮汁食。○同射干麝香揩。海桐皮煮汁並漱　槐白皮

枸橘刺　鼠李皮　地骨皮醋　楓柳皮　白楊皮　白棘刺並煎漱　樟腦同硃砂揩。○同黃丹、肥皂塞孔。樬白皮塞孔，牙自爛。乳香同椒，或巴豆，或礬，塞孔。松脂　盧薈　蕪荑　天蓼根〔金石〕花鹼　石鹼並塞孔　鐵鏵頭積年齒䘌，燒赤，入硫黃、豬脂熬沸，柳枝揾藥烙之。砒霜同黃丹蠟丸塞耳。石灰風蟲，和蜜煅擦。○沙糖和塞孔。雄黃和棗塞　硇砂塞孔　輕粉同黃連摻。土硃同荊芥摻。綠礬〔蟲鱗〕五倍子並摻　蟾酥同胡椒丸咬。蜘蛛焙研，入麝摻。地龍化水和麪塞孔。上傅皂莢末。○同玄胡索、蓽茇末塞耳。錢窠包乳香燒，納孔中。○包胡椒塞耳。石蜜　竹蜂　蚺蛇膽同枯礬、杏仁摻。鱗蛇膽　海蝦鮓〔禽獸〕雀屎　燕屎並塞孔　夜明砂同蟾酥丸咬。啄木鳥燒，納孔中。○舌，同巴豆點之。豬肚咬之引蟲。熊膽同豬膽片腦搽。麝香咬之。二次斷根。豺皮灰傅

〔齒疎〕瀝青入細辛摻。寒水石煅，同生爐甘石摻。

〔齒長〕白朮牙齒日長，漸至難食，名髓溢。煎水漱之。生地黃咋之

〔齒缺〕銀膏補之

〔生齒〕雄鼠脊骨研揩即生。雄鼠屎日拭一枚，三七日止。黑豆牛屎內燒存性，入麝摻之。勿見風。治大人小兒牙齒不生。牛屎中豆尤妙。路旁稻粒點牙落處，一七下自生。烏雞屎雌雄各半，入舊麻鞋灰、麝香少許，擦之。

〔齒齼〕胡桃食酸齒齼，嚼之即解。

【妬齒】地骨皮妬齒已去，不能食物。煎水漱之。

鬚髮

【内服】〔草部〕菊花和巨勝、茯苓蜜丸服。去風眩。變白不老。旱蓮内煎膏服。外燒揩牙。烏髭
髮，益腎陰。○汁塗眉髮生速。○作膏點鼻中，添腦。常春藤　扶芳藤　絡石
木通　石松並主風血。好顏色。變白不老。浸酒飲。白蒿　青蒿　香
附並長毛髮。茜草汁同地黄熬膏服。地黄九蒸九曬。日噙。牛膝　麥虋冬
肉蓯蓉　何首烏　龍珠　旱藕　瞿麥〔穀菜〕青精
飯　黑大豆　白扁豆　大麥　胡麻九蒸九曬。馬齒莧
蘡薁　韭　薑　蔓菁子〔果木〕胡桃　蜀椒並久服。變白生
毛髮。乾柹同枸杞子丸服。治女人蒜髮。榴花和鐵丹服。變白如墨。松子　槐實
秦皮　桑寄生　放杖木　女貞實　不凋木
雞桑葉　南燭並久服變白。烏鬚髮。桑椹蜜丸服。變白。〔介石〕鼈肉長鬚髮
自己髮灰同椒煅酒服。髮不白。名還精丹。石灰髮落不止。炒赤浸酒服。
【髮落】〔草部〕半夏眉髮墮落。塗之即生。骨碎補病後髮落。同野薔薇枝煎刷。香薷
小兒髮遲。同豬脂塗。茉莉花蒸油　蓬蘽子榨汁　芭蕉油　萞麻子
金星子　蘭草　蕙草　昨葉何草並浸油梳頭。長髮令黑。土
馬騣灰　烏韭灰　水萍　水蘇　蜀羊泉　含水藤〔穀菜〕
胡麻油及葉　大麻子及葉並沐日梳長髮。蒲公英　旱蓮並揩
牙烏鬚。生薑擦　蒿苣子　白菘子油　蕓薹子油〔果木〕甜
瓜葉汁並塗髮令長黑。榧子同胡桃、側柏葉浸水。梳髮不落。棗根蒸汁　榠樝
木瓜並浸油　蜀椒浸酒　柏子油　辛夷　松葉並浸油水塗頭。生毛
髮。側柏葉浸油生髮。○燒汁黑髮。○和豬脂沐髮長黑。○根皮生髮。皁莢地黄、薑汁炙研。
揩牙烏鬚。樗葉同椿根、楸葉汁。塗禿生髮。楸葉汁　蔓荆子同豬脂　桑椹
浸水。○並塗頭生毛髮。桐葉同麻子煮米泔，沐髮則長。○連子蒸取汁，沐髮則黑。桑白皮
同柏葉沐髮不落。山茶子摻髮解膸。合歡木皮灰　槐枝灰　石
荆〔禽獸〕雁骨灰並沐頭長髮。雞子白　豬膽沐頭解膸。雁肪　鵝
脂　雞肪　豬鬐膏　熊脂及腦並沐頭生髮。豹脂朝塗暮生。
犬乳塗赤髮　羖羊角灰同牛角灰、豬脂。塗禿髮。羊屎灰淋汁沐頭。生髮。○和豬脂。
變髮黄赤。豬屎灰塗髮落。髮灰油煎枯塗髮黑長。
【髮白】〔草菜穀部〕栝樓同青鹽、杏仁煅末。拔白易黑。亦揩牙。百合　薑皮並拔白易
黑。狼把草　黑豆煎醋染髮。大麥同鐵砂、沒石子。蕎麥同鐵砂〔果木〕酸
石榴並染鬚髮。胡桃和胡粉。拔白生黑。○燒同貝母揩牙烏鬚。○青皮、皮肉及樹皮根，皆染髫
髮。餘甘子合鐵粉。塗頭生鬚髮。橡斗　毗黎勒漿　椰子漿
鹽麩子　菱殼　芰花　蓮鬚　紅白蓮花並塗鬚髮。雞
舌香同薑汁。拔白生黑。詹糖香同胡桃皮塗。髮黑如漆。梧桐子汁點孔生黑。
○木皮。和乳汁塗鬚。櫨皮包側柏燒熏香油煙。抹鬚髮即黑。烏桕子油　烏桕

皮　訶黎勒　没石子　婆羅得【金石】黑鉛梳白髮。○燒灰染髮。　胡粉同石灰染鬚。　鉛霜梳鬚　鉛丹染　銅錢鏽磨油。塗赤髮禿落。　鐵鏉染　生鐵浸水　鐵砂和没石子染。　石灰染　綠礬同薄荷、烏頭、鐵漿水染。　赤銅屑【蟲獸】五倍子炒，同赤銅屑諸藥。爲染鬚神方。　百藥煎　水蛭同龜尿撚鬚，自黑。　蝸牛同金墨埋馬屎中，化水染鬚妙。　蜜　蠟　髓脂　豬膽　狗膽　犬乳並點白生黑。

生眉

【草穀】白鮮皮眉髮脆脫。　香附長鬚眉　苦參　仙茅大風，眉髮脫落。　昨葉何草生眉髮膏，爲要藥。　半夏眉髮墮落，塗之即生。○莖涎同。　鱧腸汁塗眉髮生速。　烏麻花浸油【菜木】芥子同半夏、薑汁。　蔓菁子醋和塗　生薑擦　柳葉同薑汁擦眉落。　白礬眉髮脫落，蒸餅丸服。　雄黃和醋塗　雁肪塗　狗腦眉髮火瘢不生，和蒲黃，日三傅之。○蒜汁眉毛動搖，目不能瞬，喚之不應，和酒服即愈。

胡臭

有體臭○腋臭○漏臭

【內治】花蜘蛛二枚，搗爛酒服。治胡臭。　鱓魚作臛，空腸飽食，覆取汗。汗出如白膠，從腰腳中出。後以五木湯浴之，慎風一日。每五日一作。　水烏雞生水中，形似家雞。香油入薑汁四兩，炒熟，用酒醋三四盌同食，嚼生葱下。被蓋出汗，數次斷根，不忌口。

【外治】【草穀】蘇子搗塗　青木香切片，醋浸一宿，夾之，數次愈。　鬱金鴉鶻等一切臭　木饅頭煎洗後，以爐底末傅。　甘遂二兩爲末，摻新殺牙豬肉上，乘熱夾之，內服熱甘草湯，必大泄氣，不可近。　百草灰水和熏洗。酥和餅夾之，乾即易，瘡出愈。　馬齒莧杵團入袋盛，泥裹火燒過，入蜜熱夾。　生薑擦頻　炊飯熱拭腋下，與犬食之，七日一次，愈乃止。　三年醋和石灰傅腋下。【果木】小龍眼核六箇，胡椒十四粒，研汗擦之，三次愈。　辛夷同木香、細辛、芎藭粉塗之。　槲若洗後，苦瓠煙熏之。　桔枸樹汁同木香、東桃西柳枝，七姓婦人乳，煎熱，五月五日洗之，其滓放在十字街，去勿顧。　雞舌香【金石】伏龍肝摻　銅屑熱醋和摻。或炒熱，袋盛熨之。　鏡鏽同蜜陀僧，醋調摻。　銅綠同蜜陀僧、白芨，灰醋調摻之。　古文錢燒赤焠醋，研入麝，水調塗。　銅鑛石磨汁塗　蜜陀僧油和塗蒸餅，切片，摻末塗之。　黃丹入少輕粉，唾和塗。○同東壁土、銅綠末，以古錢磨瀉燈油調摻。　胡粉水銀、面脂研塗。○牛脂煎塗，不過三次。　水銀同胡粉摻上。　粉霜同水銀、面脂研塗。　石綠同輕粉，醋調塗。　石灰有汗乾摻，無汗醋和。　膽礬入少輕粉、薑汁調搽，熱痛乃止。　白礬常撲粉之。○同蜜陀僧、輕粉擦。○同黃丹、輕粉擦。○同蛤粉、樟腦擦。【介蟲】蜣蜋搗塗一夜。　田螺入巴豆一粒在內，待化水擦腋下，絕根。○入麝香埋露地七七日，點患孔，神妙。○入巴豆、麝香、膽礬，待成水，五更不住自擦腋下，待大便行，是其證，不盡再作。後以枯礬、蛤粉、樟腦傅之，斷根。　蜘蛛一箇，黃泥入赤石脂包，煅研，入輕粉少許，臥時醋調一字傅腋下，次日瀉下黑汁，埋之。　蝙蝠煅研，田螺水調塗腋下，隨服下藥。【禽人】雞子煮熟去殼，熱夾之，棄路口，勿顧。　夜明砂豉汁和塗　自己小便熱洗，日數次。　自己口唾頻擦

丹毒

火盛生風，亦有兼脾胃氣鬱者。

【內解】【草部】連翹　防風　薄荷　荆芥　大青　黃連　升麻　甘草　知母　防己　牛蒡子　赤芍藥

金銀花　生地黃　牡丹皮　麻黃　射干　大黃　漏蘆　紅內消　䕡蓄　積雪草搗汁服　水甘草同甘草煎服。攀倒甑同甘草煎服。旋花根汁服　丹參〔菜木〕馬齒莧汁服　蕓薹汁服並傳　青布汁　梔子　黃蘗　青木香　雞舌香　桂心　枳殼　茯苓　竹瀝〔金石〕生鐵燒焠水服。生銀磨水服　土硃蜜調服。同青黛滑石荊芥末。並傳之。〔介部〕牡蠣肉〔禽獸〕鶩肉　白雄雞並食　犀角　羖羊角　豬屎汁　黃龍湯五色丹毒。飲二合。並塗。

外塗〔草部〕黃芩　苦芺　馬蘭　白芷葱汁調。亦煎浴。水苔　水蘋　浮萍并塗　景天　蒴藋　蛇銜　生苄　水藻　牛膝同甘草伏龍肝。蓖麻子　大黃磨水　藍葉　澱汁　芭蕉根汁　蓼葉灰　栝樓醋調　老鴉眼睛草醋同搗　仙人草　五葉藤　赤薜荔　排風藤　木鼈仁磨醋　蘿摩草　虎刺根葉汁　青黛同土硃　五味子　荏子　紅花苗并塗傳　苎根　赤地利　白芨　白蘞〔穀菜〕赤小豆洗浴及傳之。綠豆同大黃　大豆葉　大麻子　大豆煮汁　麻油　蕎麵醋和　黃米粉雞子和　豉炒焦　糯米粉鹽和　菘菜　蕓薹　大蒜　胡荽　乾薑蜜和　雞腸草　葱白汁　馬齒莧〔果木〕李根研油。田中泥水調。桃仁　慈姑葉塗　檳榔醋調　棗根洗　栗樹皮及棶浴　荷葉塗　梔子末水和　楡白皮雞子白和塗。煎沐。棘根洗　五加皮洗。和鐵槽水塗。柳木洗傳　柳葉洗　乳香羊脂調　桐樹皮　楸木皮〔服器〕草鞋灰和人乳髮灰調。蒲蓆灰　甑帶灰〔水土〕磨刀水　白堊土同寒水石塗。燕窠土　蜂窠土　蚯蚓泥　豬槽下泥　簷溜下泥　釜下土和屋漏水　伏龍肝　白瓷末豬脂和　屋塵豬脂和　瓷甌中白灰醋磨〔金石〕鍛鐵精豬脂和塗　鐵鏽磨水　胡粉唾和　銀硃雞子白和。無名異葱汁調　石灰醋調　陽起石煅研水調。土硃同青黛滑石。寒水石同白土傳。芒消水和　白礬油和〔蟲鱗〕蠶和乾薑末。蚯蚓同生薑搗塗。露蜂房煎汁。調芒消。白殭蠶和慎火草傳。爛死蠶傳　螃蟹末傳　水蛭咂　黃蜂子　鯽魚合小豆搗塗。鯉魚血　海蛇　鱓魚　螺螄　鰕〔禽獸〕雞血　雉尾灰　豬肉貼　青羊脂頻摩即消。綿羊腦同朴消塗。酪入鹽　羚羊角灰　雞子白調。鹿角末豬脂調　牛屎塗乾即易。豬屎燒塗　髮灰和伏龍肝豬膏和之。

風癘疹痱

內治同丹毒　蒼耳花葉子各等分爲末。以炒焦黑豆浸酒服二錢。治風熱癮疹。搔癢不止。苦參肺風皮膚瘙癢。或生癮疹疥癬。爲末。以皂角汁熬膏丸服。枸橘核爲末。酒服。治風瘙癢　赤土風瘙癢甚。酒服一錢。雲母粉水服二錢。蜜酒服　黃蜂子　蜂房

同蟬蛻末服。白殭蠶酒服全蠍

外治白芷浮萍槐枝鹽湯吳茱萸煎酒楮枝葉蠶沙並洗浴景天汁石南汁枳實汁芒消湯礬湯並拭摩枳殼炙熨風疹。肌中如麻豆。燕窠土塗鐵鏽磨水摩石灰醋和塗。隨手即消。爛死蠶塗赤白遊疹。弔脂塗鰕搗塗海鰕鮓貼鱓血塗赤遊風。鯉魚皮貼

痱疹升麻洗菉絲汁抹綠豆粉同滑石撲。棗葉和蛤粉撲。慈姑葉汁調蚌粉摻。楝花末摻冬霜加蚌粉摻。臘雪抹屋上舊赤白堊摻壁土不灰木滑石井泉石同寒水石。石灰同蛤粉甘草塗。蚌粉

癧瘍癜風

癧瘍是汗斑。癜風是白斑片。赤者名赤疵

內治【草穀】蒺藜白癜風。每酒服二三錢。女萎何首烏白癜。同蒼朮荊芥等分。皁角汁煎膏。丸服。胡麻油和酒服【木鱗】桑枝同益母草熬膏服。枳殼紫癜風牙皁白癜風。燒灰酒服。白花蛇白癜癧瘍斑點。酒浸。同蠍梢防風末服。烏蛇同天麻諸藥浸酒服。【禽獸】白鴿炒熟酒服。豬胰酒浸蒸食。不過十具。豬肚白煮食

外治【草穀】附子紫白癜風。同硫黃。以薑汁調茄蒂蘸擦。白附子同上貝母紫白癜斑。同南星薑汁擦。○同百部薑汁擦○同乾薑浴後擦之。取汁。知母醋磨塗茵蔯洗癧瘍防己同浮萍煎。浴擦。羊蹄根同獨科掃帚頭枯礬輕粉生薑擦。取汁。蒼耳草酸草同水萍紫背萍並洗擦菰筍木蓮藤汁並擦蓖麻汁續隨子汁灰藋灰並剝白癜風癧瘍。蒺藜小麥燒油塗醬醋【果木】胡桃青皮並同硫黃擦。○或入硇砂醬汁少許杏仁每夜擦薰陸香同白斂揩。桑柴灰蒸汁熱洗。貓兒刺葉燒淋熬膏塗白癜。【服器】故帛灰麻鞋底灰甑帶蒸籠片弊帚炊帚【水石】半天河水樹孔中蚺汁韭上露車轍牛蹄涔中水水銀並拭癧瘍癜風。輕粉同水銀薑汁擦。雄黃身面白駁。密陀僧同雄黃擦汗斑。○或加雌黃白礬硫黃膽礬同牡蠣醋。擦赤白癜。人言入茄中煨擦。或塗薑上擦。硫黃同附子醋。擦癧瘍風。○同密陀僧○同輕粉杏仁○同雞子白自然灰淋汁塗石灰砒石銀身面赤疵。日揩令熱。久久自消。【蟲鱗】蛻蜋搗塗白駁。一宿即瘥。鱓魚同蒜汁薑汁。頻塗赤疵。○小兒赤疵。刺父足心血貼之。即落。蛇皮熱摩數百遍。棄之。鰻鱺魚骨塗白駁風。即時轉色。五七度乃愈。臭魚鮓拭白駁。熱擦令汗出。烏賊魚骨磨醋塗。○同硫黃薑汁擦。【禽獸】丹雞冠血翅下血塗驢尿和薑汁洗。諸朽骨磨醋塗之。馬尿洗赤疵。日四五度。白馬汗雕青調水蛭末塗之。

癭瘤疣痣

內治【草部】杜衡破留血痰飲消項下癭瘤。貝母同連翹服。主項下癭瘤。黃藥子消癭氣。煮酒服。傳信方甚神效。海藻消癭瘤結氣。散項下硬核痛。○初起浸酒日飲。滓塗之。海帶昆布蜜丸海苔白頭翁浸酒牛蒡根蜜丸連翹丹

參　桔梗　夏枯草　木通　玄參　當歸　常山吐。䕡蔄草吐　天虋冬　瞿麥　三稜　射干　土瓜根　香附　漏蘆〔菜穀〕紫菜　龍鬚菜　舵菜並主癭瘤結氣。小麥消癭。醋浸。同海藻末。酒服。山藥同蓖麻。生塗項核。敗壺盧燒搽腋瘤。赤小豆〔果木〕橙　荔枝並消癭　瓜蔕　松蘿並吐　柳根煮汁釀酒消癭氣。白楊皮同上　問荊結氣瘤痛。〔土石〕蠮螉蝕瘤。熬燒末。豬脂和傅。蜣蜋丸燒酒服。治癭。土黃枯瘤贅痔。乳傅。鍼沙　自然銅並浸水日飲。消癭。鉛　浮石〔介鱗〕牡蠣　馬刀　海蛤　蛤蜊　淡菜　海螵蛸〔獸人〕鹿靨並消癭氣結核。羊靨　牛靨並酒浸炙香。含嚥。豬靨焙末酒服。或酒浸炙食。旄牛靨燒服消癭。獐肉炙熱搨瘤。類易。出膿血愈。豬屎血瘤出血。塗之。人精粉瘤。入竹筒內燒瀝。頻塗。

〔疣痣〕

〔草穀〕地膚子同礬洗疣目。艾葉同桑灰淋汁。點疣痣瘤靨。○灸痣三壯即去。狗尾草穿疣　升麻煎水入蜜拭。芫花同大戟甘遂末。燋瘤癭有法。○根煮線繫瘤痣。蒴藋子塗　續隨子塗　天南星醋塗　翦刀草塗　博洛迴塗　藜蘆灰　青蒿灰　麻稭灰　麥稈灰　蕎麥稭灰　豆稭灰　茄梗灰　藜灰　灰藋灰　冬瓜藤灰並淋汁。點疣痣腐癰瘤。去點印。大豆　米醋並厭禳去疣。白粱米炒熱研入唾和塗。馬齒莧灰塗瘤　苦苣汁〔果木〕白梅並點疣痣。杏仁　李仁並同雞子白研。塗疣。柏脂同松脂塗疣。死人枕席拭疣白爛。禿帚每月望子時掃之。櫟木灰　桑柴灰〔水石〕冬灰　石灰並蝕黑子疣贅瘤痣。屋漏水塗疣　硫黃紙卷焠疣。砒石同巴豆糯米點疣。鹽塗疣頻舐。白礬　銅綠　硇砂並塗痣黶疣贅。〔蟲鱗〕斑蝥點疣痣。同人言糯米炒黃。去米。同大蒜搗塗。螳螂食疣　蜘蛛網纏瘤疣　鱅魚食之已疣。〔禽人〕雞內金擦疣　雞子白醋浸軟塗疣。豬脂　牛涎　人瘡膿　人唾並塗疣　髮纏疣

瘰癧附結核

〔內治〕

〔菜草〕夏枯草煎服。或熬膏服。并貼。入厥陰血分。乃瘰癧聖藥也。連翹入少陽。乃瘰癧必用之藥。○同脂麻末時食。○馬刀挾癭。同瞿麥大黃甘草煎服。海藻消瘰癧。浸酒日飲。滓為末服。○蛇盤癧。同殭蠶丸服。昆布為末浸酒。時時含嚥。或同海藻。玄參散瘰癧結核。○久者生搗傅之。何首烏日日生服。并嚼葉塗之。土茯苓久潰者。水煎服。白蘞酒調多服。并生搗塗之。苦參牛膝汁丸服。野菊根擂酒服。渣塗。甚效。薄荷取汁同皁莢汁。熬膏丸藥服。木鼈子雞子白蒸食。白鮮皮煮食　水葒子末服　大黃乳中瘰癧起。同黃連煎服。取利。蚤休吐瀉瘰癧。蓖麻子每夜吞二三枚。○同白膠香熬膏服。○同松脂研貼。芫花根初起。擂水服。吐利之。月季花同芫花釀鯽魚煮食。荊芥洗　牛蒡子　防風　蒼耳子　續斷　積雪草　白芷　芎藭　當歸　白頭翁　黃芪　淫羊藿　柴胡　桔梗　黃芩　海蘊　海帶　胡麻　水苦蕒項上風癧

酒服。磨 橙 發瘰癧。 槲皮 吐瘰癧。并洗之。 皂莢子 醋砲煮過。照瘡數吞之。○連翹玄參煮過。嚼之。 胡桐淚 瘰癧非此不除。 桑椹汁 熬膏內服。 巴豆 小兒瘰癧。入鯽魚內。草包煅研。粥丸服。取利。 黃蘗〔器蟲〕 氈屜灰 酒服。吐瘰癧。 黃蠟 同白礬丸服。 全蠍 白殭蠶 水服五分。日服一月愈。 蜘蛛 五枚。曬末。酥調塗。 斑蝥 粟米炒研。雞子清丸服。○入雞子內蒸熟。去蝥食。入藥甚多。 紅娘子 芫青 葛上亭長 地膽〔鱗介〕 白花蛇 同犀角、牽牛、青皮、膩粉服。 壁虎 初起焙研。每日酒服。 龜甲 酒浸炙研服。 牡蠣粉 同玄參丸服。○同甘草末服。 蝸牛殼 小兒瘰癧。牛乳炒研。入大黃末服。取利。 鼉甲〔禽獸〕 左蟠龍 飯丸服。 夜明砂 炒服之。 貍頭 炙研服。 猫貍 鼠癧如常作羹食。

外治〔草菜〕 山慈姑 磨酒塗。 莽草 雞子白調塗。 地菘 生塗。 半夏 同南星、雞子白塗。 草烏頭 同木鼈子塗。 猫兒眼草 熬膏塗。 商陸 切片艾灸。 車前草 同烏雞屎塗。 紫花地丁 同蒺藜塗。 青黛 同馬齒莧塗。 毛蓼 納入引膿血。 葶藶 已潰作餅灸。 白芨 同貝母、輕粉傅。 白蘞 土瓜根 半夏 水堇 藜蘆 通草花上粉〔穀菜〕 大麻 同艾灸。 蒜 同茱萸塗惡核腫結。 芥子 和醋塗。 乾薑 作挺納入蝕膿。 山藥 少陽經分疙瘩。不問淺深。同蓖麻子搗貼。 堇菜 寒熱瘰癧。結核鼠漏。爲末煎膏。日摩之。 桑菰 同百草霜塗。 馬齒莧 鹿藿〔果木〕 胡桃 和松脂塗。 桃白皮 貼。 杏仁 炒榨油塗。 鼠李 寒熱瘰癧。搗傅。 楓香 同蓖麻子貼。 楸葉 煎膏。 柏葉 櫟木皮〔器土〕 油鞋 鞋底灰

多年茅廁中土 同輕粉傅。年久者。〔金石〕 黑鉛灰 和醋塗瘰癧結核。能內消爲水。 鐵爇 塗。 砒霜 蝕瘰癧敗肉。作丸用。 磨刀垽 塗瘰癧結核。 食鹽 和麪燒。 消石 芒消 並下。 雄黃 同水銀、黃蠟、韶腦作膏貼。 輕粉 鹽藥〔蟲部〕 蜈蚣 炙同茶末塗。 螻蛄 同丁香燒貼。 礬石 硇砂 紅娘子 瘰癧結核。 蚯蚓 同乳、沒諸藥塗。 蝸牛 燒同輕粉塗。 蝦蟆 燒塗。 蜂房 燒。和豬脂塗瘰癧漏。 蜘蛛 曬研。酥調塗。〔鱗介〕 黃顙魚 潰爛。同蓖麻子煅塗。 穿山甲 潰爛燒傅。○一加斑蝥、艾末傅。 田螺 燒塗。 鬼眼精 已破研塗。 馬刀 主肌中鼠鼷。〔禽獸〕 伏翼 年久者。同猫頭、黑豆燒塗之。 鴨脂 同半夏傅。 雞膍胵 燒傅。 雄雞屎 燒傅。 羊屎 同杏仁燒傅。 狼屎 燒塗。 猫頭骨及皮毛 燒傅。○舌生研塗。○涎塗之。○屎燒傅。 貍頭骨

狐頭骨 同貍頭燒傅。 羊膍胵 猬心肝 並燒傅。 豬膏 淹生地黃。煎沸。塗瘰癧瘻。 虎腎 羚羊角 女人精汁 頻塗。 亂髮灰 鼠瘻。同鼠骨入臘豬油煎消。半酒拌塗。鼠從瘡中出。

結核〔草菜〕 天南星 治痰瘤結核。大者如拳。小者如栗。生研塗之。 甘遂 同大戟、白芥子爲丸。治痰核。 金星草 末服。 桔梗 玄參 大黃 用酒蒸。 白頭翁 連翹 射干 三稜 莪茂 黃芩 海藻 昆布 海帶 蒲公英 並散頭下結核。 蒜 同茱萸搗。塗惡核腫結。 堇菜 結核聚氣。爲末。油煎日摩。 百合 同蓖麻研塗。 詹糖香〔土石〕 土墼 痰核紅腫。菜子油和塗。即消。 浮石 枕後生腦痺痰核。燒研入輕粉。油調塗。 石灰 結核紅腫。狀如瘰癧。煅研。同白果搗

貼。慈石鼠瘻項核喉痛。白殭蠶　蜘蛛項下結核。酒浸研爛去滓服。鯽魚生搗塗惡核。牡蠣以茶引之。消項下結核。以柴胡引之。去脅下堅。○張賓之曰。篇中硇砂多作碙砂。今改从囟。

本草綱目主治卷四上終

本草綱目主治第四卷中

百病主治藥下

九漏 雖有九名。皆取象耳。但分部位可也。

雙治 草部 苦參 浸酒服 忍冬 浸 牽牛 煨豬腎 黃芪 何首烏 土茯苓 萆薢 栝樓根 白芨 牛蒡葉 地榆 虎薊根 積雪草 白蘞 土瓜根 通草 黃藥子 翦草 茜根灰 漏籃子 側子 馬兜鈴 半夏 荊芥穗 薺薴 香白芷 蛇含草 麋銜 蓖麻子 狼毒 芫花根 附子 天南星 諸蒿灰 藜灰 穀草 蕎麥麪 和鹽炒塗。 苦瓠 蕎麥灰 果木 桃花 大腹皮 楸葉 熬膏。神方。 柳枝 燒熏 柳根鬚 煎洗 乳香 榆白皮 盧薈 石南葉 柞木枝 火土 燭燼 土蜂窠 金石 胡粉 鐵華粉 硃砂 爐甘石 孔公孽 殷孽 古冢灰 石灰 赤石脂 水銀 水銀粉 特生礜 礜石 北亭砂 砒石 代赭石 石膽 禹餘糧 慈石毛 黃礬 白礬石 消石 蜜陀僧 食鹽 石硫黃 石硫赤 戎鹽 雄雌黃 蟲鱗 斑蝥 芫青。地膽。葛上亭長同。 蜘蛛 胡蜣蜋 蟾蜍頭 蜈蚣 露蜂房 樗雞 鯪鯉甲 蜥蜴 白花蛇 自死蛇 并骨 蛇蛻 蝮蛇膽 并屎 烏蛇 蛇吞蛙 鼉甲 蚺蛇膽 鯉腸鱗 鯗鮓 鱧肝腸 鱗魚 并血 鰻鱺魚 鰾膠 海豚魚 海鰻鱺 介部 龜甲 秦龜甲 文蛤 牡蠣粉 甲香 大田螺 禽獸 啄木鳥 鴛鴦 烏鴉頭 青鶴 子規肉 鸛腦 鷹頭 燒塗痔漏 鵰鳥 鼠漏炙食。 豬膏 豭豬屎 羊屎 牡狗莖 狗肉 引蟲 狗骨 并頭骨 馬通汁 牛膽 并脾 烏牛耳垢 腦漏出水。 野豬皮 牛屎 貓頭骨 并腦。及眼睛肉舌皮毛。 鹿皮 并齒 狸頭骨 并肉 狐屎 并足 兔皮毛 鼺鼠 牡鼠屎 土撥鼠 猬心肝

癰疽 深爲疽。淺爲癰。大爲癰。小爲癤。

腫瘍 草部 甘草 行污濁之血。消五發之疽。消腫導毒。○一切發背癰疽。用末和大麥粉湯和熱傅。未成者內消。已成者即潰。仍以水炙一兩。水浸一夜。服之。○或以黑鉛汁淬酒服。○或取汁熬膏。○陰囊癰。水炙煎服。二十日即消。 忍冬 癰疽不問發背發頤發眉發腦發乳諸處。搗葉入少酒塗四圍。內以五兩同甘草節一兩。水煎入酒再煎。分三服。重者一二服。大腸通利即效。功勝紅內消。其滓亦可丸服。○或搗汁同酒煎服。 遠志 一切癰疽發背癤毒惡喉死血陰毒在中。不痛者即痛。或憂怒等氣在中作痛不可忍者即止。熱者即涼。潰者即斂。爲末。每服三錢。溫酒浸。取清服。其滓塗之。 紅內消

癰疽毒瘡，水熬入酒時飲。滓爲丸服。連翹消腫止痛，十二經瘡藥不可無此。○癰腫初起，煮服取汗。
木蓮一切癰疽初起，四十九個研細絞汁服。功同忍冬。○背癰，取末服，下利即愈。常春藤
一切腫痛，研汁入酒服。利惡物，去其根本。絡石同上。秦艽發背初起，同牛乳煎服，取利。山
慈姑同蒼耳擣酒服。取汗。豨薟同乳香研枯礬酒服，取汗。熬膏貼一切癰疽發背惡瘡，疔腫喉
痹。地菘擣汁日服。蒼耳擣酒取汗。紫花地丁同蒼耳擣酒取汗。渣同麪塗。烏
蘞莓擣酒熱服，取汗。渣塗。迎春花酒服末，取汗。馬蘭花葉同松毛牛膝煎服。
曲節草同甘草煎服。香附子已潰未潰，以薑汁炒研，日服。草烏頭陰疽不起。
同南星、桂心、薑汁熬服。未破內消，久潰能去黑爛。牽牛諸毒初起，氣壯者煎醋服，利膿血妙。決
明同甘草煮服，并塗。石韋發背冷酒服。石胡荽同穿山甲、當歸尾擣酒服，并塗之。

地錦草同乳沒等擣酒服，并塗。積雪草　野菊　栝樓　天虋
冬並擣酒服，滓塗。升麻除風腫行瘀血，爲瘡家聖藥。○腫毒卒起，磨醋塗之。羌活散癰腫敗
血。入太陽經。地榆諸瘡痛加之。黃芩瘡癢者加之。黃連諸瘡痛癢皆屬心火。龍膽
癰腫口乾。紫草活血利腸。當歸　芍藥　芎藭和血止痛。三稜消堅硬。
黃葵花腫痛及惡瘡膿水，爲瘡家聖藥。鹽收經年用尤妙。胡黃連同穿山甲貼。芭
蕉同生薑貼。生地黃杵塗。木香蓋之。龍葵擣塗。或入麝，或同蝦蟇。大黃醋調貼。○
同五倍黃蘗貼。烏頭同黃蘗貼。商陸擦石癰。○鹽擣傅一切毒。莨菪子貼石癰堅硬。
天麻　都管草醋貼。箬葉　紅藍花　苧根　益母草
金絲草　大戟　水仙根　飛廉　馬鞭草　漏

蘆　蘘荷根　鴨跖草　續斷　大薊根　薇銜
火炭母　澤蘭　地楊梅　地蜈蚣　薑黃　蒲公
英　蓼實　紫河車　半夏　天南星　王不留洗
白芍　栝樓根醋調　三七　蒺藜苗熬膏　苦參　土瓜根
獨用將軍　石蒜　牡丹皮　大青　草烏頭　小
青　鬼臼根　蘿摩葉　射干醋磨　羊蹄根醋磨　蒟蒻
石菖蒲　芫花膠和　金星草　半夏雞子白調　莽草　螺厴
草　水堇　水莕草　毛茛　水蕁葉　海芋根
蒲黃　海藻葉　海根　水蕕草　防己　〈穀菜〉黑大豆

生研。豌豆並主一應癰腫初起。綠豆粉一應癰疽初起，惡心。同乳香、甘草服，以護心。胡
麻油大毒發背，以一斤煎沸，入醋二盌，分五次服。毒不內攻。○入葱煎黑，熱塗自消。翻白草
擣酒服。茄子消石，收成膏，酒服，治發背惡瘡。○磨醋塗腫毒。○生合熱毒。豆豉作餅灸。
大蒜灸一切腫毒、陰毒。苦瓠切片灸囊癰。葱白米粉炒黑，醋調塗。赤小豆
同雞子白塗一切癰疽。黍米粉炒黑，雞子白塗。麥粉一切癰疽發背熱痛，炒黑，醋調貼。痛
即止。久則腫消。蕎麥粉癰疽發背，同硫黃末傅。○疽頭凹黑，煮食即起。山藥生塗。或同蓖麻、
糯米。蔓菁同鹽塗。或同蕓薹。紫芥子同柏葉塗。無不愈者。麥麪　米醋
冬瓜罨之。苦茄醋磨。蕺菜　百合生。乾薑醋調。生薑豬膽調。白
芥子醋調。萊菔子醋。馬齒莧　秦狄藜醋杵。旱堇　皂角

草醋磨，塗石癰。桑黃 〔果木〕野蒲桃根醋研水調。茱萸醋和並塗一切癰腫。橡子醋磨 胡桃背癰骨疽未成者，同槐花末熱酒服之。○油者塗諸腫。烏藥行氣止痛。○孕中有癰，同牛皮膠煎服。槐花癰疽發背初起，炒衝酒服，取汗即愈。黃蘗諸瘡痛不可忍者加之和雞子白塗。○同川烏頭末傳之。柞木葉同荷蒂、甘草節、萱草、地榆煎服。癰疽即消，膿血即乾。紫荊皮活血行氣，消腫解毒。同獨活、白芷、芍藥、木蠟為末，蔥湯調塗。○發背癰疽初起，酒調塗之，內同白芷酒服。皂子六月六日吞七枚，可免瘡癤。木芙蓉花葉散熱解毒。○一切癰疽發背惡瘡，蜜調塗之，已成即潰，已潰排膿。○或同蒼耳葉燒用。○或同菊花葉煎洗。扶桑花葉同芙蓉、牛蒡葉蜜搗塗。巴豆樹根一切癰疽發背大患，末塗之，妙不可言。松脂一切癰疽，同銅青、蓖麻搗貼。○入膏藥用。楓木皮癰疽已成，擂酒服，并傅。櫰香頭疽腫毒麻木。調塗七日腐肉。黃楊搗塗癤子。楮實 桑白皮並塗石癰。桑葉塗穿掌毒即愈。紫檀磨醋 皂莢煎膏 榆白皮醋調塗癰腫。水楊柳湯 〔水火〕熱湯並沃洗。腫毒即消。新汲水射腫毒令散。桑柴火灸腫瘍不破、潰瘍不腐不斂，拔毒止痛生肌。〔器土〕紙錢燒筒中，吸腫毒。火鍼 墨磨醋 倒掛塵同蔥 伏龍肝同蒜 釜下土同椒 鼠壤土同醋 土蜂窠同醋 蚯蚓泥同鹽 糞坑土 井底泥 簷溜下泥 無名異醋磨，並塗癰腫。〔金石〕黑鉛消癰腫發背諸瘡。甘草煮酒，溶鉛投八九次，飲之取醉。鐵漿發背初起，飲二升取利。菩薩石主金石毒作癰疽。胡粉 黃丹 蜜陀僧并入膏用。消石發背初起，泡湯搨數次即散。水中白石背腫如盤，燒赤焠水洗，數次即消。紫石英煅研，醋調傳。

慈石 石青 石蟹磨醋 地黃 鹽藥 〔蟲部〕土蜂子醋調 赤翅蜂 獨腳蜂並塗癰腫。露蜂房惡疽附骨疽，根在臟腑。○燒灰，同巴豆煎油塗軟癤。五倍子炒紫，同蜜塗。○或加黃蘗、大黃。水蛭咂血 蜜蠟 〔介鱗〕玳瑁 牡蠣雞子白調。蛤粉並消癰腫。車螯殼消腫，燒赤醋淬，同甘草酒服，并塗。○不問大小淺深，利去病根，則免傳變。煅研，生入輕粉少許用。栝樓、甘草節酒煎，入蜜調服。龜板初起燒研酒服。穿山甲炮研酒服。蛇蛻燒醋和塗。○石癰貼之，一夜愈。蛇頭灰醋調 蛇角 蚌粉 鯽魚 〔禽獸〕白鷺膏 雁肪 天鵞油 鵝肪並塗 鵜鶘油能透入病所。雞冠血頻滴不已，即散。雞內金發背初起，潤溼貼之，不過三五個即消。毈雞子癰疽發背，百藥不效，同狗屎熬貼。白鴨通 牛膽 豬膽 豬腦並塗 豬腎同飛麪搗貼。臘羊脂一切腫毒初起，抹擦即消，神驗。豬膏 牛脂並冷水浸貼，頻易。黃明膠一切癰疽，活血止痛，水浸貼之，化酒飲之，不內攻，不傳惡證。○同穿山甲燒研，酒服，極妙。○已破者，化調黃丹。犬屎絞汁服，并塗。狗寶癰疽諸毒，同蟾酥、諸藥為丸。狗齒燒研醋塗，發背及馬鞍瘡。鹿角癰腫留血在陰中。○發背初起，燒灰醋塗，日五六上。鹿脂 麋脂 鹿膽 羚羊角磨水 貘膏 阿膠 〔人部〕人唾並塗腫 人屎一切癰腫未潰，研末入麝，調貼頭上。○背發欲死，燒和醋塗。人乳癰膿不出，和麪傳之，即日即出。人牙陰疽頭凹沉黯，不痛不熱。服內補藥不發，必用人牙煅、穿山甲炙各二錢半，分作二服，當歸、麻黃煎湯服，外以薑汁和麪塗之。○又方：人牙煅、川烏頭、硫黃末等分，酒服。人髭鬚燒傳 月經衣洗水調藥。

〔代鍼〕茅鍼酒煮服。一鍼一孔。冬葵子水吞百粒。蜀葵子　惡實
瞿麥并傳之。茼實　薏苡仁并吞一枚。苦蕒汁滴之。百合同鹽擣塗。
皁角刺燒灰。酒服三錢。○發背不潰。同甘草黃芪末服。白棘刺燒灰一錢。水服之。巴
豆點頭。箔經繩燒傳。白瓷器末傳。石膽同雀屎點。硇砂點。雀屎點。
白雞翅下第一毛燒灰水服。人齒𪘨點。
〔潰瘍〕〔草部〕黃芪癰疽久敗。排膿止痛。生肌內補。爲瘡家聖藥。人參熬膏。朮　蒼
朮　遠志　當歸　黃芩　藁本　芎藭並排膿止痛生肌。
白芷蝕膿。牛膝插瘡口。去惡血。地黃熬膏。貼癰癤惡血。地榆　蘆葉灰
蒴藋灰　蔄灰　蕳茹並蝕惡血死肌。木香癰疽不斂臭敗。同黃連檳

榔傳。芭蕉油抹瘡口不合。附子癰疽弩肉。濃醋煎洗。○瘡口久冷不合。作餅灸之。數日即
生肉。隔蒜灸亦可。薔薇根　白蘞　白芨　丹參　紫參
木通　毛蓼　赤地利　石斛　何首烏〔菜穀〕胡麻炒黑。
青大麥炒　絲瓜汁抹。並斂瘡口。爛茄酒服。〔果木〕烏梅蝕惡瘡弩肉。燒點甚
良。荷蒂洗　槲白皮洗敗瘡。○燒服。治附骨疽。櫟木灰淋汁熬膏。蝕癰腫。巴
豆炒焦。塗腫瘍解毒。塗瘀肉自化。作撚導膿。松脂　楓香　蘇枋木排膿止痛
生肌。沒藥　血竭　乳香並消腫止痛生肌。○癰疽頭顫。熟水研服。番降眞
同楓乳香。熏癰疽惡氣。丁香傅惡肉。地骨皮洗爛癰。合歡皮煎膏。柳枝
煎膏。○實逐膿血。槐白皮煎膏。止痛長肉。楸葉蝕膿血。○白皮煎膏貼。桐葉醋蒸

貼疽。退熱止痛秘方。梧桐葉炙研。貼發背。桐子油傅。○燃燈熏腫毒初起。白楊
皮傅骨疽。山白竹灰蝕肉。故甑蔽燒傅骨疽。黃蘗　桑柴　蒲
蓆灰並斂瘡口。松、木皮燒傅。木蘭皮〔金石〕礬石蝕惡肉。生好肉。○凡癰疽發背
人以黃蠟丸服。能防毒護膜。托裏化膿。止痛生肌。麥飯石一切癰疽發背。火煅醋淬。同燒過鹿
角末。白蘞末。醋熬膏。圍貼。未成即消。已成即潰。排膿生肌。硫黃諸瘡弩肉出數寸。塗之即消。○不
合。粉之即合。慈石同忍冬黃丹熬膏。貼潰瘍。銀硃癰疽發背。同礬湯洗。以桑柴火灸之。食鹽
潰瘍作癢。摩其四圍。蜜陀僧熬膏用。○骨疽出骨。同桐油調貼。砒石蝕敗肉。石灰
同蕎麥稭灰煎霜。點腐肉及潰腫瘍。寒水石同黃丹斂瘡口。五色石脂〔蟲部〕蜜蠟
蟲白蠟　紫鉚並生肌止痛斂口。桑螵蛸燒塗軟癤。全蠍諸腫。同巵

子煎油。入蠟貼之。原蠶蛾玉枕生癰。破後如筯頭。同石韋末貼。斑蝥癰疽不破。或破而無
膿。同蒜擣豆許貼之。少頃膿出。去藥。地膽蝕惡肉。蜣螂燒傅惡肉。壁錢窠貼
五倍子〔鱗介〕龍骨並斂瘡口。守宮癰腫大痛。焙研油調塗。水蛇灰傅骨疽
鯉魚一切腫毒。已潰未潰。燒塗。○積年骨疽。切片搨之。引蟲。鯽魚諸毒。包柏葉燒入輕粉油
搽。○骨疽膿出。包鹽炙焦搽。鼈甲蝕惡肉斂口。燒摻。白螺殼灰同倒掛塵傅軟癤。
蟹膏　石蟹並塗久疽。〔禽獸〕黑雌雞排膿生新血。雞屎同艾熏骨疽。夜
明砂排膿。同乳香桂心塗。豬蹄煮汁洗癰疽。潰熱毒。去惡肉。○癰疽發乳。同通草煮羹食。狗
頭骨癰疽癧毒。同蕓薹子末傅。兔頭發背發腦。擣貼熱痛即如水也。鹿角膠　鹿
茸　麝香蝕一切癰疽膿水。豶豬屎蝕惡肉。同雄黃檳榔傅。黃鼠解毒止痛。

煎油，入黃丹、黃蠟熬膏。鼠潰癰不合，燒塗。○皮生封附骨疽，即追膿出。○燒傳瘡口。貒頭收瘡口。煅和雞子白塗。○頸毛、鼠屎燒傳鬢癧。象皮斂瘡口。鼴鼠　豬懸蹄　馬牙灰　豬屎灰　髮灰並斂瘡口。○又同蜂房、蛇蛻灰，酒服。

〔乳癰〕草部　天花粉輕則妒乳，重則乳癰。酒服末二錢。白芷同貝母末。酒服。半夏煨研。酒服。及吹鼻。紫蘇　栝樓　忍冬並煎酒服。玉簪根　萱根　馬鞭同薑　木蓮並擂酒服，渣塗之。何首烏煮酒　香蒲搗汁　鼠黏子　冬葵子　糉箬灰　莨菪子　葛蔓灰並研末酒服。貝母　丹參同白芷、芍藥、豬脂、醋熬膏塗。大黃同甘草熬膏貼。亦末傳。射干同萱根塗。龍舌草同忍冬塗。燕脂乳頭裂。同蛤粉塗。水苔同苎根塗。蓴　水萍

黃芩　山慈姑　益母草　大薊　莽草和醋　木鼈子磨醋　蒲黃〔穀菜〕百合并塗吹乳妬。麥麪水煮糊，投酒熱飲，仍炒黃，醋煮糊塗之，即散。赤小豆酒服并塗。米醋燒石投之。溫漬。蔓菁同鹽塗。老茄燒傳乳裂。蒲公英〔果木〕橘葉酒服。未成即消。已成即潰。銀杏乳癰潰爛，研服并塗。白梅　水楊　柳根並搗貼。桂心同甘草、烏頭末，酒塗，膿化爲水。楓香貼小兒嬭疽。丁香乳頭花裂，傳之。○妬乳痛，水服。牙皂莢蜜炙研酒服，或燒研同蛤粉服。皂莢刺燒和蚌粉酒服。柳根皮搗炙熨之。一夜即消。樺皮燒研酒下。一服即消。腐爛者亦可服。蔓荊子炒末酒服。并塗。楡白皮醋搗　木芙蓉〔器石〕車脂熱酒服。燈盞油調炒脂麻塗。研砆石鎚煮熱熨　石膏煅研酒服三錢取汗。杓上砂吹乳，酒服七枚。蓋

石　蚯蚓泥〔蟲介〕露蜂房燒灰服并塗。百藥煎煎酒　蜘蛛　龜版並燒研酒服。穿山甲乳癰乳嵓。炮研酒服。○吹乳。炙。同木通、自然銅末。酒服。自死蛇燒塗　蛇皮灰　鱓頭灰〔禽獸〕雞屎白灰並酒服。白丁香吹乳。酒服一錢。母豬蹄同通草煮羹食。○已破煎洗。水膠臘酒煮塗。鹿角磨塗。鼠屎吹嬭。同紅棗燒，入麝，酒服。○乳癰初起，酒服七枚，取汗。○已成，同黃連、大黃末，黍米粥塗上，四邊即消。貓皮毛乳癰潰爛，煅入輕粉，油塗。豬脂冷水浸貼。白狗骨灰　牛屎　馬尿　人屎灰　人牙灰並塗。

〔便毒〕草菜　貝母初起，同白芷煎酒服。渣傳。栝樓同黃連煎服。鼠黏子炒末同朴消酒服。忍冬酒煎　木蓮擂酒　芫花根擂水服。渣傳。黃葵子同皂莢石灰醋塗。山慈姑塗　芭蕉葉燒和輕粉塗。石龍芮挼揉　草烏頭磨水塗。菖蒲生塗　山藥同沙糖塗。冬葵子　貫眾〔果木〕胡桃並燒酒服。皂莢煨研酒服。○醋和塗。子研水服。肥皂搗塗。楓香入麝。紡車絃燒　千步峰磨醋薑并塗。銅錢同胡桃嚼食。鐵秤錘初起壓一夜。枯礬同寒食麪糊塗。蜘蛛初起研酒熱服。取利。斑蝥同滑石服，毒從小便出，即消。紅娘子入雞子內煨食，小便去膿血。五倍子炒黃醋塗。一日夜即消。穿山甲同豬苓醋炙研酒服。外同輕粉麻油塗之。鯽魚同山藥搗貼。鰾膠煮軟研貼，亦燒末酒服。水膠化塗即消。

〔解毒〕草部　敗醬除癰腫，破多年凝血，化膿爲水。○腹癰有膿，薏苡仁、附子爲末，水服，小便當下，即愈。大薊葉腸癰瘀血。人參酒毒胸生疽瘡，同酒炒大黃末，薑湯服，得汗即愈。黃芪

除腸胃開惡血。薏苡仁 冬瓜仁 甜瓜仁腸癰已成小腹腫痛小便似淋。
大棗或大便下膿。同當歸、蛇蛻水煎服。利下惡物。腸癰。連核燒。同百藥煎末服。烏藥孕中有癰。同牛皮膠煎服。
皁角刺腹內生瘡。在腸臟。不可藥治。酒煎服。膿悉從小便出。極效。揔擔尖腸癰已成。燒灰。酒服少許。當作孔出膿。（土鱗）
死人冢上土外塗。龍骨腸癰內疽。
鯽魚豬脂煎服。雄雞頂毛並屎。燒。空心酒服。犬膽去腸中膿血。馬牙腸癰末成。燒灰。和雞子白塗。
懸蹄腸癰下瘀血。豬懸蹄甲伏熱在腹。腸癰內蝕。

諸瘡上

疔瘡、惡瘡、楊梅瘡、風癩、疥癬、熱瘡、瘑瘡、手瘡、足瘡、胻瘡

疔瘡（草部）蒼耳根汁和童尿服。或蔥酒服。取汗。○灰同醋塗。拔根。山慈姑同蒼耳擂酒服。取汗。
石蒜煎服取汗。豨薟酒服取汗。極效。大薊同乳香枯礬末。酒服。取汗。白芷同薑擂酒服。取汗。
王不留行同蟾酥服。取汗。草烏頭同蔥白丸服。取汗。○同巴豆貼。拔根。○同川烏頭杏仁白麪塗。
菊花葉疔腫垂死。搗汁服。入口即活。神驗方也。冬用根。蕁擂酒服。常春藤和蜜服。薺苨汁服。金沸草 益母草搗汁服。渣塗。○燒灰紉入。拔根。
荊芥煮服。及醋搗塗。紫花地丁擂水服。同蔥蜜塗。艾灰汁和石灰點之。三遍拔根。地菘和糟。附子和醋。蒺藜和醋。馬兜鈴同蜘蛛網搗。
龍葵 地黃 旱蓮 水楊梅 木鼈子（穀菜）麥麪和豬脂。
胡麻灰和鍼砂。小豆花 寒食餳並塗疔。白米粉熬黑蜜塗。
醋以麪圍熱淋之。翻白草煎酒服。取汗。蒲公英擂酒服。取汗。絲瓜葉同蔥白韭菜。研汁和酒服。渣傅。
獨蒜蘄門白灰。擦之。即散。○又同小薊、豨薟、五葉草。擂酒服。馬齒

莧和梳垢封。○燒和醋封之。○和石灰封。白苣汁滴孔中。土菌同豨薟塗。蕪菁同鐵衣塗。
蕺菜 灰藋灰 山丹 百合 生薑（果木）野葡萄根先刺疔上。塗以蟾酥。乃擂汁。入酒調綠豆粉飲。醉而愈。銀杏油浸研盦水疔。荔枝同白梅。
胡桃嚼盦。榴皮灸疔。槐花四兩。煎酒服。○葉、皮、莖同。柳葉煮汁服。枸杞治十三種疔。四時采根莖。同諸藥服。
棘鉤同橙橘皮煎服。○同丁香燒傅。烏柏葉食六畜牛馬肉生疔。欲死。搗汁一二盌取下利。○根亦可。又主暗疔昏狂。皁莢炙研同麝塗。○子傅。巴豆點。
木芙蓉塗。緋帛同蜂房、諸藥燒服。并入膏貼。舊油紙繖灰同古石灰服。取汗。
箭笴茹作炷灸疔。涼水挑破去血。噙水頻咂。燭燼同胡麻鍼砂塗。土蜂窠同蛇皮煅。酒服一錢。鐵漿日飲一升。鏽釘調虀水冷服。○煅同人乳傅。浮石同沒藥醋糊丸服。
銀硃水和丸服。礬石煨葱搗丸。酒服二錢。○同寒食麪塗。鼠壤土童尿調塗。糞下土同全蠍蟬蛻塗。鐵粉同蔓菁根搗塗。鐵精同輕粉麝香點傅。雄
黃同蟾酥、葱蜜擦之。石灰同半夏傅。硇砂同雄黃貼。薑石雞子白和塗。慈石醋和。
銅鑛石（蟲部）斑蝥並塗。蟾酥同雄黃、乳香丸服。三丸。外以白麪、雄黃和納一粒。立效。
露蜂房洗。人蝨十枚。着瘡中。箔繩灸之。蟬蛻疔瘡不破。毒入腸胃。和蜜水服。
蜜并塗。○同殭蠶醋塗四圍。拔根。和葱。獨腳蜂燒。赤翅蜂燒。獨腳蟻
蜘蛛和醋。草蜘蛛 蟷螂（鱗介）蝮蛇皮灰並傅之。蛇蛻疔腫魚臍水煎服。○燒和雞子塗。
鮑魚頭同髮灰燒。穿山甲燒研。同貝母末傅馬疔。海馬
田螺同雄黃諸藥塗。入片腦取水點。蜆汁洗。海螵蛸（獸人）臘豬頭灰並摻。

之狗寶同蟾酥諸藥服。治赤疔。牡猪屎疔毒入腹，絞汁服。牡狗屎絞汁服。並
塗。青羊屎煮服。馬屎　驢屎並炒熨疔瘡中風。獺屎水和封，即膿出痛止。
鼠屎頭髮灰燒納之。猪膽和蔥塗　白犬血　馬齒燒　黑牛耳垢
人耳塞同鹽、蒲公英貼。髮灰
惡瘡〔草部〕牛膝卒得惡瘡不識，搗塗。貝母燒灰，油調傅人畜惡瘡，斂口。藿香冷瘡
敗爛，同茶燒傅。黃芩疽蝕惡瘡。秦艽摻諸瘡口不合。蒼耳惡瘡搗汁服，并傅。莨菪
同輕粉塗。菖蒲淫瘡遍身，為末粉之。忍冬同雄黃熏惡瘡。無心草傅多年惡瘡。
烏頭　地榆　沙參　黃芩花並塗惡瘡膿水。何首烏　燕
蓐草　瞿麥　扁竹並傅浸淫惡瘡。藜蘆　鼠尾草並傅反花惡瘡。

青蒿灰　馬先蒿　藺茹　角蒿　骨碎補並蝕惡瘡爛肉。
莽草　萑菌　青葙子　苦參　鶴蝨　鉤吻並殺惡瘡
蟲。蛇牀子　藎草　漏籃子　杜衡　牛蒡根　狼
牙洗　大薊根　野菊根　蛇銜　積雪草　商陸
狼跋子　及己　香附子　馬鞭草　狼毒　艾納
香　漏蘆　藁本香　黃連　虎杖根　地膚子洗
白蘞　石長生　紫草　芫花根　紫參　赤芍藥
山慈姑　白芨　石蒜　牡丹皮　蜀羊泉　天麻
紫花地丁　紫金藤　天蓼　薔薇根　當歸　赤

薜荔　丹參　菟葵葉　紫葛藤　羊桃洗　冬葵根
馬勃　蘄艾葉　翦草　昨葉何草　通草及花上
粉　羊蹄草　昆布　胡麻油　扁豆　大麻仁炒
陳倉米和醋　豆豉　寒食飯並傅一切惡瘡。蕓薹菜煨搗，熨異疽。○油塗
風瘡。繁縷汁塗惡瘡，有神效之功。雞腸草灰和鹽，主一切惡瘡反花瘡。馬齒莧
封積年瘡。○燒傅反花瘡。蒲公英　冬瓜葉並傅多年惡瘡。苦苣對口惡瘡，同薑
擂酒服，并傅。絲瓜根諸瘡久潰，熬水掃之。大凉。蕺菜竹筒煨搗，封惡瘡。醬瓣同人
尿塗浸淫瘡癬。苦瓠汁　灰藋　邪蒿〔果木〕慈姑葉並塗惡瘡。桃白
皮初惡瘡。杏仁入輕粉，塗諸瘡腫痛。馬檳榔惡瘡腫痛，內食一枚，外嚼塗之。柏瀝

塗惡瘡有蟲。巴豆煎油調硫黃、輕粉，搽一切惡瘡。苦竹葉燒和雞子白，塗一切惡瘡。柳
華及枝葉煎膏，塗反花惡瘡。桑葉肺風毒瘡如癩，蒸一夜，曬研，水服二錢。楓香
松脂　騏驎竭　乳香　沒藥　詹糖香並入惡瘡膏。
槐皮　楊櫨葉　胡頹子根並洗。冬青葉醋煮。楸葉　桐
葉及木皮　櫸葉同鹽　皂莢刺燒　楮葉　占斯　大楓
子　木槵子油　桐子油服〔服土〕青布灰並傅多年惡瘡。敗蒲席
灰筋溢惡瘡。三家洗盌水入鹽。半天河水並洗惡瘡。東壁土諸般惡瘡。
同大黃末傅。蚯蚓泥傅燕窩瘡及時行腮腫。白鱔泥傅火帶瘡。鬼屎傅人馬惡
瘡。鹽車脂角土　胡燕窠土　屋內壖下蟲塵土

白蟻泥同黃丹 糞坑泥〔金石〕雲母粉並塗一切浸淫惡瘡 胡粉反花惡瘡。同臙脂塗。○蜂窠惡瘡。同硃砂蜜塗之。水銀一切惡瘡。同黃連胡粉傅。○惡肉毒瘡。狀如豆。牛在裏。包擦之。或同大楓子。鐵漿蛇皮惡瘡。頻塗之。雄黃蛇纏及一切瘡。醋調塗。浮石諸般惡瘡。同沒藥丸服。蓬砂一切惡瘡。同甘草浸麻油。每飲一小合。石硫黃一切惡瘡。同蕎麪作餅貼。銀硃頑瘡日久。同古石灰松香油熬貼之。石灰多年惡瘡。同雞子白塗。硇砂 石膽並去惡瘡敗肉。雌黃·熏黃 孔公孽 黃礬 綠礬 白礬 銅青 錫 鉛 鐵落 鐵鏽 鐵

〔蟲部〕烏爛死蠶塗一切惡瘡。地膽傅惡瘡。○嵒瘡如舌。令人昏迷。速用此同桑白皮滑石木通諸藥服。以宣其毒。青腰蟲蝕惡瘡瘜肉。剝人肌皮。蜘蛛蠷研。傅一切惡瘡。○膜貼積年諸瘡。及反花瘡。蜂房洗傅。斑蝥〔介鱗〕文蛤並傅惡瘡漏爛。黿脂摩 黿甲惡瘡。酒浸炙研服。鼉甲同 鼉脂摩 穿山甲 蛇蛻 自死蛇 蝮蛇皮並燒傅。蚺蛇 鱗蛇 白花蛇 烏蛇並蜜酒作丸。治惡瘡。蛇婆炙食。鯽魚燒灰。同醬汁塗諸瘡十年不瘉者。○浸淫毒瘡。生切。和鹽搗塗。海螵蛸止瘡多膿水不燥。黃顙魚燒 鰻鱺膏 海豚魚肪 魚脂〔禽獸〕孔雀屎並傅惡瘡。雀屎傅浸淫惡瘡。雞冠血浸淫瘡。不治殺人。日塗四五次。雞肉貓睛瘡。有光無膿血。痛癢不常。飲食減少。名曰寒瘡。但食雞血蔥韭自愈。白鴿肉解惡瘡毒。鴿屎反花瘡初生。惡肉如米粒。破之血出。惡肉反出於外。炒研傅。青鴿 ⿰鳥家⿰鳥童屎 豬脂 豬髓並主惡瘡。羊屎反花惡瘡。鯽魚釀燒傅。豬頰骨炙油。塗惡瘡。○懸蹄燒。傅十年惡瘡。驢懸蹄天柱毒瘡。生大椎上。出水。同胡粉麝香傅。馬屎塗多年惡瘡疼癢。不過數次。犬膽傅痂瘍惡瘡。燖豬湯洗 驢脂 野駝脂 麋脂 狼膏 猬脂及心肝 隱鼠膏 黃鼠煎膏 象膽 熊脂 鹿角 羚羊角及肉 狗頭骨灰 虎骨及屎 貓頭骨灰 鼠頭灰 象皮灰 鼬鼠灰及骨 馬騣灰 野豬皮灰 牛屎 雙頭鹿胎中屎〔人部〕人中白燒 人唾並主一切惡瘡。人牙惡瘡。同雞內金等燒傅。髮灰瘭疽惡瘡。米湯服二錢。外同白芨皁莢刺灰傅。小兒胎屎蝕惡瘡瘜肉。

楊梅瘡〔草部〕土茯苓治楊梅瘡及楊梅風。并服輕粉成筋骨疼癱瘓癰疽。爲必用之藥。每用四兩。入皁莢子七粒。煎水代茶。○或加牽牛。○或加苦參五加皮。或加防風薏苡仁木通木瓜白鮮皮金銀花皁莢子。煎服。○筋骨疼。虛人同人參丸服。天花粉同川芎槐花丸服。栝樓皮末酒服。先服敗毒散。薔薇根年久筋骨痛。煮酒飲。或加木瓜五加皮茯苓當歸。大黃初起者。同皁莢刺鬱金白牽牛末。酒服。○又方。同白殭蠶全蠍末。蜜湯服。並取下惡物。○同皁角刺輕粉末服。取下惡物。并齒出毒血愈。線香燒烟熏 浮萍洗 野菊同棗根煎洗。金銀花 苦參 龍腦 木通 澤瀉 柴胡 荊芥 防風 薄荷 威靈仙 蓖麻子 黃芩 黃連 白鮮皮 連翹 胡麻〔果木〕胡桃同槐花紅棗輕粉丸服。椰子殼筋骨痛。研末。熱酒服。取汗。烏梅炒焦。油調搽。蒲萄汁調藥 杏仁 細茶 木

瓜 **槐花**四兩炒。煎酒熱服。**黃蘗**去溼熱。同乳香末。槐花水和塗。**大楓子**和輕粉塗。**五加皮** **槐角** **皂莢子** **巵子** **血竭** **乳香** **没藥** **盧薈** 〔金石〕**銅青**醋煮。酒調塗。極痛出水愈。○或入輕粉冰片少許。**綠礬**煅研香油搽。**汞粉**或服或熏。劫瘡效最速。但用失法者。有筋骨攣疽之害。○摻豬腎油煎食。○入雞子蒸熱食。○同丹砂雄黃末。酒服。或加黃丹孩兒茶。或加槐花龜板。或加槐花天花粉孩兒茶爲丸服。○一方。同甘草百草霜丸服。○楊梅癬。同大楓子末塗。○同杏仁塗。**水銀**同鉛結砂。入乳没黃丹。作神燈照之。熏之。**黑鉛**同錫結砂。入蜈蚣末作撚照之。○煮酒服。解輕粉毒。**銀硃**年久頑瘡。同硃砂枯礬全蠍丸服。○同宮香作撚。被中熏鼻。或加孩兒茶皂角子。○或同雄黃枯礬作丸熏之。○同鉛汞白花蛇作撚照。○同輕粉入黃蠟麻油作膏貼。○筋骨痛。同枯礬作撚熏臍取汗。**粉霜**塗 **雄黃**豬髓調搽。○同杏仁輕粉豬膽搽。○輕粉黃丹孩兒茶硃砂丸服。**白砒**同雄黃牛黃化蠟丸服。○同石黃點之。○同輕粉銀硃搽。**丹砂**同雄黃百草霜丸作撚。被中熏之。**石膏**煅搽。○酒服發汗。解輕粉毒。**鐵漿** **鹽水**並漱輕粉毒。**孩兒茶** **百草霜** **蓬砂** **胡粉** **枯礬** **黃丹** 〔蟲鱗〕**蟬蛻** **全蠍** **白殭蠶** **露蜂房** **蜈蚣**同全蠍香油水粉柏油熬膏貼。**白花蛇**同穿山甲諸藥丸服。○亦入熏照藥。**穿山甲**頑瘡成風。陳茶子油作膏貼。**龜甲** **鬼眼睛**同辰砂片腦塗。**猬皮**楊梅癖瀉。同鼈甲象牙丸服。**麝香**

風癩〔草部〕**苦參**熱毒風。大風。肺風。腎風。生瘡遍身痹癢。皂角膏丸服。○同荊芥丸。○浸酒飲。○煮豬肚食。取蟲數萬下。**何首烏**大風。同胡麻九蒸九曬服。**長松**同甘草煎服。旬日即愈。

黃精蒸食。**草烏頭**油鹽炒。爲丸服。**馬矢蒿**末服。**馬鞭草**末服。**浮萍**煎服。末服。并洗。**凌霄花**同地龍全蠍末服。**栝樓**浸酒。**白蒿**釀酒。**艾汁**釀酒。**狼毒**同秦艽服。**大黃**同皂角刺服。**牛膝**骨疽癩病。酒服。**白鮮皮**一切熱毒風瘡。赤爛眉髮脫脆。皮急。**羌活** **防風** **巴戟天** **黃芪** **牡丹** **天雄**並主癩風。**蓖麻子**黃連水浸呑。**莨菪子**惡瘡似癩。燒傅。**地黃葉**惡瘡似癩。十年者。搗傅。**百靈藤**浴汁。并熬膏酒服。**青藤**酒 **葎草** **陸英** **蒴藋** 〔菜部〕**苦瓠藤**並浴癩○十年不瘥者。汁塗之。〔穀果〕**胡麻油**浸之。**大麻仁**浸酒。**亞麻** **荷葉**同石灰汁漬。〔木器〕**大腹子**傅。**松脂**鍊服。**松葉**浸酒。**天蓼**釀酒。**預知子**同雄黃熬膏服。**皂莢**煎膏丸服。刺燒灰服。最驗。○根皮。主肺風惡瘡。**樺皮**肺風毒瘡如癩。同枳殼荊芥諸藥服。**桑葉**肺風如癩。蒸一夜。曬研水服。**乳香**同牛乳甘草蒸服。**楊花**同花蛇等丸服。**大楓子油**同苦參丸服。調輕粉搽。**桑柴灰**洗 **巵子**赤癩白癩。**皮巾子** **皮腰袋**燒灰。入癩藥。〔水石〕**碧海水** **古冢中水** **石灰**並洗。**禹餘糧**癩風髮落。同白礬青鹽煅。丸服。**金星石**大風蟲瘡。同諸石末丸服。**石硫黃**癘風有蟲。酒服少許。兼和大楓子油塗。**玄精石** **雄黃** **雌黃** **握雪礜石** **石油** 〔蟲鱗〕**葛上亭長**並入塗藥。**蜂蜜**同薑汁煉服。**蜜蜂子**同諸蛇丸服。**五倍子** **蛇蛻**惡瘡似癩。十年不瘥。燒灰酒服。和豬脂塗。**白花蛇** **烏蛇** **蚺蛇** **蝮蛇**並釀酒服。**烏蛇膽**入冬瓜化水服。**蚺蛇膽及膏**塗 **自死蛇**惡瘡似癩。漬汁塗。**鱧魚**頑瘡疥癩。

醃蒼耳煮食。鯽魚惡瘡似癩，十年不瘥。燒灰和醬塗。鱧魚膽同諸礬末服。殺蟲。蠍虎同蠶沙、小麥麪末服。鮫鯉甲　〔禽獸〕五靈脂油調塗　驢蹄灰　〔人部〕頭髮同大豆入竹筒內。燒汁塗。

〔疥癬〕

〔草部〕苦參　菖蒲　蒴草　百部並浸酒服。艾葉燒烟熏。煎醋塗。燒灰搽。淫羊藿　青蒿　山茵蔯　烏頭　馬鞭草並洗。杜衡　白鮮皮　蒼耳子　黃連　大薊汁　白芨　青葙葉　紫參　積雪草　蛇牀子　丹參　天南星　紫草　木藜蘆　地榆　莨菪子　狼牙草　沙參　穀精草　薄荷　三白草　線香　狼把草　狗舌草　薑黃　冬葵子　芍藥　酢漿草　芎藭　石長生　白菖蒲　鉤吻　羊蹄根　酸模　木蓮藤　莽草　山豆根　何首烏　藜蘆　天虋冬　䕡茹　狼跋子酒磨。狼毒　薔薇根　白蒺藜　藎草　地錦草　敗醬　防己　葎草　貓兒眼睛草　〔穀菜〕大豆瀝　黃豆油　秫米炒黑。小麥燒　胡麻油　蕓薹子油已上或塗，或洗，或服。胡麻生嚼塗坐板瘡。絲瓜皮焙研，燒酒塗坐板瘡。粟米泔　灰藋　藜葉　冬瓜藤並洗疥瘡。韭根炒黑　薤葉煮　蒜　馬齒莧　絲瓜葉擦　土菌灰　〔果木〕杏仁

桃葉　桃仁　鹿梨根　榅桲木皮　銀杏嚼。井塗疥癬。胡桃同雄黃、熟艾搗。裹陰囊。山檔　楊梅樹皮　樟材　釣樟　柳華及葉並洗疥癬。楓香同黃蘗、輕粉塗。松脂同輕粉擦。乳香　沒藥　血竭　皁莢煮豬肚食。樟腦　盧薈　黃蘗　樗根白皮及葉　楸樹皮葉　海桐皮　楝實及根　蕪荑　大楓子並殺疥癬蟲。榆白搗涎。塗疥癬蟲瘡。柏油塗小兒衣。引瘡蟲。○亦同水銀擦。槿皮醋調搽癬。或浸汁磨雄黃。巴豆擦癬。○同膩粉點疥。楮葉擦癬　烏藥　椶木　槐葉　檀皮　桑瀝　荊瀝　松詣　柏油　胡頹根　欒荊　鼠李子　木鯀子油並塗疥癬。〔水土〕秋露調藥　半天河水　梅雨水　溫泉　碧海水　鹽膽水並洗疥癬頑瘡。燕窠土　烟膠搽牛皮風癬。〔金石〕輕粉牛皮癬。酒服半錢。○小兒癬。同豬脂塗。雌黃同輕粉、豬脂塗牛皮頑癬。明礬榴皮蘸摻牛皮癬。胡粉摻疥癬。○黃膿瘡。同松香、黃丹、飛礬熬膏貼。水銀同胡粉。塗瘑疥蟲癬。○同蕪荑塗。○同大楓子塗。銀硃同牛髓、桐油。殺疥癬蟲。艌船灰同牛尿熏下身癬。礬紅同螺螄、槿皮塗癬。硫黃雞子油搽疥癬。○煅過摻頑瘡。鐵落　鐵鏽　青琅玕　硃砂　雄黃　熏黃　石油　黃礬　綠礬　砒霜　鹽藥　戎鹽並入塗摻藥。石灰　鹹鹵汁並洗疥癬殺蟲。斑蝥同蜜和浸醋塗。五倍子一切癬瘡。同枯礬塗。青腰蟲殺蟲　紫礦　〔介鱗〕蚌粉並塗疥癬溼瘡。

鱧魚釀蒼耳淡煮食。鱧魚肝炙食河豚子肝同蜈蚣燒，摻疥瘡。鼉甲疥癬
死肌。炙浸酒服。魚鮓塗䘌瘡海鰕鱓魚鰻鱺並塗白花蛇入丸
散烏蛇入丸散蚺蛇食自死蛇燒蝮蛇燒鮫鯉甲黿
甲蟹膏田螺螺螄【禽獸】雞冠血抱出雞子殼
灰並塗疥癬。鴛鴦炙貼鴿豬肚皁莢同煮食。狐肉及五臟作臛食
鼴鼠煮食豬脂煎芫花，殺疥蟲。牛蹄甲同驢屎燒。傅牛皮風癬。驢屎燒。傅浸淫癬。
驢脂羊脂牛脂野豬脂猬脂狨脂並塗羚
羊角虎骨兔骨諸朽骨並洗塗鼬鼠煎膏狒肉炙貼
並主疥癬。舊靴鞋底灰同輕粉皂礬搽癬。

【熱瘡】【草部】敗醬暴熱火瘡赤氣。葛根傅小兒熱瘡。葵花小兒蕁瘡。翦春羅
傅火帶瘡。積雪草惡瘡赤熛。仙人草產死婦人冢上草並治小兒
酐瘡。頭小面硬者。青黛藍葉酸漿子龍葵野菊根
天花粉同滑石黃藥子【菜穀】絲瓜汁調辰砂生百合並塗天泡
熱瘡。花同。○麥麩塗熱瘡芋苗灰擦黃水瘡。赤小豆洗羅勒灰【果木】
桃仁並傅黃爛瘡。茱萸煎酒。拭火爛瘡。蓮房灰和井泥荷花並貼天泡瘡。
枸杞葉塗火赫毒瘡。梓白皮小兒熱瘡○葉傅手足火爛瘡。荊莖灼瘡發熱焮瘡
有效黃蘗入礬蕪荑【金石】滑石並塗熱瘡。鐵漿時氣生瘡。內熱者。飲之。生鐵
小兒熛瘡。燒淬水浴。蚯蚓泥炒無名異並塗天泡溼瘡。銀硃和鹽梅塗。【鱗介】青

魚膽田螺並塗熱瘡黃水。【禽獸】蜆肉諸小熱瘡。年久不愈。多食之。鴨糞同雞
子白塗熱瘡。羚羊角灰身面卒得赤斑。或熛子。不治殺人。雞子白和塗。羊膽時行熱熛
瘡。和酢服。酪塗身面熱瘡肌瘡。牛屎燒。傅小兒爛瘡。亂髮孩兒熱瘡。以雞子黃同熬乾。待
有液出。取塗瘡。粉以苦參。

【瘑瘡】桃花瘑瘡生手足間。相對生。如茱萸子。疼癢浸淫。久則生蟲。有乾溼二種。狀如蝸牛。同鹽
搗傅。桃葉同醋臘餳鯽魚生搗蠶蛹海豚魚白犬血
豬髓牛屎荊瀝雄黃硫黃水銀同胡粉
燕窠土並塗瘑瘡及癬。

【手瘡】熱湯代指生指甲旁。結膿脫爪。初時刺湯中浸之。或刺熱湯七度。冷湯七度。或刺熱飯中
二七度。皆良。甘草地榆蜀椒葱鹽芒消並煎湯漬
代指。硇砂唾麪和成。蜜蠟梅核仁和醋人屎和醋魚鮓和烏梅杵。豬
膏和白堊土。羊膽並塗代指。藍汁服之。主瘭疽。喜著十指。狀如代指。根深至肌。腫痛應心。能
爛筋骨。毒散入臟。能殺人。宜灸百壯。或烙令焦。俗名天蛇毒。南人多病之。葵根汁升麻
汁蕓薹汁竹瀝犀角汁青黛並溫服主瘭疽。鹽湯醋湯
臘餳並浸瘭疽。大麻仁炒麻油滓黑大豆生蔓菁
子酸模無心草車脂同梁上塵。竈突土同梁上塵。土蜂
窠同乳香醋。燕窠土同胎兒屎。白狗屎灰虎屎灰馬骨灰豬膽
牛耳垢蜈蚣焙研。豬膽調。皂莢灰田螺鯽魚同亂髮豬

脂熬膏。並傳瘰疽。水蛇皮裹天蛇毒，數日當有蟲出如蛇狀。海苔　麥醋糟炒末，並傳手背腫痛。生薤苦酒煮，塗手指赤色，隨月生死。羊脂塗脾爪赤。橫豬脏　青琅玕　眞珠並塗手足逆臚。艾葉　牛屎並熏鵞掌風。椒根　燒酒　灰湯並洗鵞掌風。油胡桃擦鵞掌瘡。鼈甲燒傳人咬指爛。

〔足瘡〕

綠礬甲疽，因甲長侵肉，或割甲傷，湯水腫潰出水，甚則浸淫趾趺，經年不愈。鹽湯洗淨，煅研厚傳之，即日汁止，十日痂落。○女人甲疽肉突，煎湯洗之，并同雄黃、硫黃、乳香、没藥摻之。石膽煅　硇砂同礬。乳香同石膽。血竭　熏黃同蛇皮灰。牡蠣生研服，并傳。虎骨橘皮湯洗後，油和傳。蛇皮燒，同雄黃傳。黃芪同蔄茹、豬脂、苦酒熬膏塗。知母　麋銜　烏頭　鬼鍼　胡桃樹皮灰　馬齒莧並傳甲疽。

黑木耳貼肉刺自腐。莨菪子根汁　血見愁　紅花同地骨皮。没石子同皁莢灰，醋和。皁莢煅　白礬同黃丹、朴消。羊腦同新酒糟。人蝨黑白各一枚。○並塗肉刺。燖雞湯洗雞眼。茶末　荆芥葉搗或燒灰。蚌粉　滑石同石膏、礬。花乳石同黃丹、水粉。白礬同黃丹。鵞掌皮灰並傳足趾丫溼爛瘡。糞桶箍灰傳腳縫瘡，血出不止。生麪　半夏並塗遠行足趼，一夜平。草烏頭遠行足腫，同細辛、防風摻鞋內。茄根洗夏月趾腫不能行。草鞋遠行足腫，尿浸溼，置燒熱磚上踏之，即消。黃牛屎足跟腫痛，入鹽炒盦。牛皮膠足底木硬，同薑汁、南星末調塗烘之。朴消女人紥足，同杏仁、桑白皮、乳香煎湯浸之，即耎。黃蘗豬膽浸曬，研末。白附子末　煙膠油調。輕粉並傳。銀硃同黃蠟作隔紙膏。蚯蚓糞同芒消傳。皁莢　烏桕根末傳。○並主足上風瘡溼癢。男子頭垢女人足上裙風瘡，和桐油作隔紙膏貼。木鼈子溼癢足腫，同甘遂入豬腎煮食，下之。食鹽手足心毒，同椒末醋塗。

〔胻瘡〕即臁瘡。

艾葉燒烟熏出惡水。或同雄黃布燒。○或同荆葉、雞屎坑中燒熏，引蟲出。翻白草煎洗。菝葜葉椒鹽火煮貼。野園荽同輕粉、桐油貼。金星草刮星　覆盆葉漿水洗傳。馬勃葱湯洗傳。烏頭同黃蘗末服。懸鉤子葉同地蘪葉、食鹽作貼。桑耳同楮耳、牛屎菰、髮灰傳。槲葉一日三貼。冬青葉醋煮貼。黃蘗同輕粉、豬膽貼。柿霜同柿蒂灰傳。桐油日塗。或入輕粉，或入髮熬化。○腳肚風瘡如癩，同人乳掃之。地骨皮同甘草節、白蠟、黃丹、香油熬膏貼。左腳草鞋燒灰，同輕粉傳。陳棗核燒　老杉節燒　白棘葉末　白膠　血竭　白堊土煅

蚯蚓泥同輕粉。伏龍肝同黃蘗、黃丹、輕粉、赤石脂貼。胡粉炒，同桐油。黃丹同黃蠟、香油熬膏。密陀僧同香油。銀硃同黃蠟攤膏。○同古石灰、松香、麻油化膏貼。古石灰雞子油和，煅過，桐油調，作夾紙膏貼。無名異同黃丹。鹽中黑泥煅　銅綠黃蠟化，拖隔紙。艌船灰煅，同輕粉末。蜜蠟五枝湯洗後，攤貼千層。生龜殼燒灰，入輕粉、麝香塗。雞子黃同黃蠟煎。雞內金貼，十日愈。羊屎燒，同輕粉末。牛包衣燒　虎骨末傳，蘗汁先洗。馬頰骨燒　鹿角燒　人骨燒　人頂骨同龍骨、硫黃。頭垢作餅貼，或入輕粉。○又同枯礬、豬膽塗。亂髮桐油炙乾，同水龍骨煅，桐油和。牛蹄甲灰冷臁口深，同髮灰、輕粉、黃蠟、京墨作膏貼。百草霜熱臁口厚，同輕粉、麻油作隔紙膏貼。豭豬屎胻疽深敗，百方不效，蝕去惡肉，燒末塡之取效。白蔄茹

同雄硫礬末。傅蝕惡肉盡。乃用上方。酸榴皮煎洗。百藥煎腳肚細瘡。久則包腳出水。唾塗四圍。馬齒莧臁瘡生蟲。蜜調傅。一夜蟲出。○同葱白石灰搗團。陰乾研傅。泥礬同牛羊肚傅。生鯉魚　鱧魚腸　鯽魚同皂莢穿山甲末。鱓魚　鰕同糯飯　蝦蟇同亂髮豬脂煎化。入鹽塗。○並引蟲出。烏雞骨同三家棓木。三家甑箄。燒。導瘡中碎骨自出。牛膝久成漏瘡。酒服。

諸瘡下

頭瘡　軟癤　禿瘡　鍊眉　月蝕　疳瘡　蠼瘡　陰疳　陰瘡

頭瘡

菖蒲生塗　艾灰　蓼子同雞子白蜜。鏡面草同輕粉麻油。雞腸草燒灰同鹽。蒺藜　苦參　木耳蜜和　小麥燒傅　紅麴嚼塗　胡麻嚼塗　糯飯入輕粉　豆油　豆豉薄汁。和泥包燒。研塗。烏梅燒　杏仁燒　桃梟燒入輕粉。檳榔磨粉　黃蘗　枳實燒研同醋。肥皂燒同輕粉麻油　木芙蓉油和　烏桕根同雄黃　鬼齒燒同輕粉。百草霜同輕粉　竈下土同十字道上土。等分。燕窠土同麝香　輕粉葱汁調　白礬半生半枯。酒調。雄黃　皮鞋底煮爛塗。或燒灰。入輕粉。草鞋鼻灰　尿桶上垢炒　蜂房灰脂和　蠶退紙灰入輕粉　蛇退灰同上　象肉灰　牛屎灰　五倍子同白芷　桑蛀屑同輕粉麻油。地龍同輕粉　蜜蜂研塗　鯽魚釀附子炙。和蒜研。或釀髮灰。鹹魚油煎取滓。海螵蛸同輕粉白膠香。鼈甲燒　甲香　甲煎　豬腎摻輕粉五倍子燒研。豬骱髓入膩粉　熊脂並塗肥瘡爛瘡。古松薄皮小兒胎風頭瘡。入豉少許。燒研。輕粉油塗。榆白皮曬研。醋和。緜上。貼頭面瘡。引蟲。菟絲苗　何首烏　馬齒並煎湯洗。桃花頭上肥瘡。爲末水服。

軟癤

蒼耳葉同生薑杵。胡麻燒焦熱嚼。蕓薹子同狗骨頭灰醋和。白梅燒同輕粉。松香同舭麻銅青。白膠香同舭麻入少油。熬膏。石灰雞子白敷。茄半個　合之。五倍子熬香油　蜂房燒。同巴豆熬香油。桑螵蛸炙研油和。雞子殼燒入輕粉。豬鬉同貓頸毛燒。入鼠屎一粒。研。線香　益母草末　葛蔓灰　大芋研　鼠黏葉貼　天仙蓮葉杵　赤小豆末　糯飯燒　桃奴燒　肥皂研　山黃楊子研　枯礬油和　木芙蓉末　白瓷末　水龍骨燒　蚯蚓泥油和　蝦蟇灰　鱖魚尾貼　雀屎水和　男子屎臘豬脂和。

禿瘡

皂莢　藍　苦瓠藤　鹽並煎湯洗。火炭淬水　酸泔　馬肉煎汁　馬屎絞汁　馬尿並洗頭　羊屎煎水洗。仍末塗。羊蹄根擦　蒜擦　桃皮汁日服并塗。桑椹汁日服治赤禿。先以桑灰汁洗。香薷汁和胡粉　貫眾燒研。或入白芷。黃葵花同黃芩大黃末。雞窠草同白頭翁花豬脂和。麥麪同豆豉醋。豆豉同屋塵煅。入輕粉。桃花末。或同椹。桃奴同黑豆末。杏仁七個。青錢一個。搗爛。燈油調塗。甘蔗燒同柏油。茱萸炒焦。同輕粉。楸葉搗。或入椿桃葉。樟腦同花椒脂麻塗。先以退豬湯洗。松脂同黃蠟麻油石綠。熬膏貼。燕窠土同蠨蛸窠。百草霜入輕粉　烟膠同礬　膽礬同硃砂豬脂。入硇砂少許。輕粉同黃蠟鵞油塗。○同烟膠油調。○同葱汁。綠礬同苦楝子燒傅。○同輕粉淡豉傅　慈竹蟲同水泉研塗。鯽魚灰

醬汁和。或入雄黃末。雄雞屎和醬汁醋。羊髓入輕粉。人髑髏同大豆炒研。人
屎灰　赤馬皮灰　馬蹄灰　馬骨灰　牛角灰　牛屎灰　豬屎
灰　豬懸蹄灰　鼠屎灰　虎骨末　葶藶末　藜蘆末　莽草
芫花末　葦灰　大豆炒焦　大麻子炒焦　蕪菁葉灰　皂莢灰
慈竹節灰　苦竹葉灰　苦參末　蛇銜末　藎草末　蜀羊
泉　銀硃　雄黃　雌黃　鵞掌皮灰　鴿屎並用豬脂。或香
油調塗。胡荽子　土細辛　粱上塵並用香油調塗。山豆根水調
馬齒莧灰。或熬膏。瓜蒂熬膏　葱蜜　紫草煎汁　陳油滓　雞子
黃熬油　榆白皮醋和引蟲。蕺菜竹筒煨搗。木鱉子燒油　豬膽筒盛香油煨沸。
下膽塗。豬肚　豬脬　羊脬　羊脯　熊腦　猬脂
牛脂　羊脂　白馬脂　小兒胎屎並搨引蟲。禿貓屎燒灰。
傳鬼舐頭。絲瓜葉汁塗頭瘡生蛆。

〔鍊眉〕即鍊銀癬。黃連研末。油調塗盌內艾烟熏過。入皂礬一粒。輕粉少許塗之。菟絲子
炒研　小麥燒黑　巵子炒研　百藥煎同生礬末。穿山甲炙焦研。入輕粉。豬骱
髓入輕粉白膠香。黑驢屎灰　坩鍋末同輕粉並油調塗。○麥麩炒黑酒調。

〔月蝕〕生于耳鼻面及下部竅側。隨月盛衰。久則成瘡。小兒多在兩耳。黃連末。或加輕粉蛇床子。
青黛末。或加黃蘗。薔薇根同地榆輕粉。土馬騣同井苔　馬齒莧同黃
蘗　肥皂莢灰。同枯礬。苦竹葉灰。同豬脂。綠豆粉同枯礬黃丹。東壁土
同胡粉　輕粉棗包煅　白礬同黃丹　曾青同雄黃黃芩。硫黃同斑蝥蕳茹。
蝦蟇灰。同豬膏。○同硫黃枯礬。兔屎入蝦蟇腹中。煅研。虎骨生研同豬脂。蛇蛻
灰　鰾膠灰　龜甲灰　甲煎　雞屎白炒　馬骨灰　敗鼓皮
灰　角蒿灰　救月杖灰　救月鼓椎灰　月桂子　寡婦牀
頭土　蚯蚓泥　胡粉　屠几垢　寒食泔淀　生白
米嚼　薤醋煮　雞子黃炒油　天鵞油調草烏龍腦。醍醐　羊脂
熊膽　豬膽　雞膽並塗耳面月蝕疳瘡。醋同油煎沸。傳之。二日一易。羚羊
鬚小兒耳面香瓣瘡。同白礬荊芥小棗。入輕粉傳之。茱萸根同薔薇根地榆煎水洗。地
骨皮洗并摻　蠟蠋照之。使熱氣相及。

〔疳瘡〕黃連同蘆薈蟾灰。○同款冬花。桔梗同茴香燒灰。黃礬同白礬青黛燒。馬
懸蹄灰。入麝香。藍澱並塗口鼻急疳。甘松同輕粉蘆薈摻。豬腎。貼急疳。雄黃同銅
綠。○同葶藶。○同天南星。○同棗燒。○並塗走馬急疳。銅青同人中白。傳走馬疳。○同枯礬。○同
蜘蛛麝香。並傳牙疳。砒霜同石綠　綠礬煅。入麝香。五倍子燒研。○同枯礬青黛。百
藥煎同五倍青黛。煅。入銅青。人中白煅。入麝。○同銅青枯礬。○同壁錢燒。○並塗走馬疳
鯽魚釀砒燒。傳急疳。○釀當歸燒。摻牙疳。○膽。滴小兒鼻。治腦疳。雞內金燒　魁蛤
灰　貝子　海螵蛸　豬骱髓　海桐皮　熊膽　牛
骨灰　牛耳垢　輕粉　白礬　石鹼並主口鼻疳瘡。人屎疳蝕
口鼻。綿裹末。貼引蟲。羅勒同輕粉銅青。塗鼻䘌赤爛。○同輕粉蜜陀僧。主牙疳。黃蘗同銅青。○

同大棗煆研。柳華燒入麝。橄欖燒入麝。橡斗燒入鹽。大麻仁嚼。蒲
公英　雞腸草　蘩蔞　薔薇根　胡桐淚　樗根
皮　青黛　杏仁油並塗口鼻疳䘌。飛廉燒，傳口疳下疳。角蒿灰，塗口齒
疳絕勝。鼠李根皮同薔薇根熬膏，口含治口疳，萬不失一。○疳蝕口鼻及脊骨，煮汁灌之。
烏疊泥同雄黃、貝母。○同蓬砂。鉛白霜同銅青入少礬。蓬砂　蠶繭同白
礬。○同礬、雞內金、鍋蓋垢。蚺蛇膽入麝。鼉甲灰，並塗口齒疳。蠶退紙灰，同麝香，傅牙
疳。○同乳香、輕粉，傅。○一切疳瘡。紫荊皮塗鼻疳。鹽同麪煆。蘆薈並吹鼻疳。丁香
吹鼻，殺腦疳；含汁，治齒疳。馬屎汁　驢屎汁　馬尿　驢尿並漱口鼻疳蝕。銀
屑　生地黃並煎水入鹽，洗口鼻疳蝕。胡粉　葵根灰　蒸糯米氣

水並塗身面疳瘡。白殭蠶炒研，和蜜。晚蠶蛾入麝，傳風疳。地骨皮作撚紝，年
久疳瘻，自然生肉。羊羔骨灰，同雄黃、麝香，傅頰疳瘡成漏。羖羊脂同莨菪子燒煙熏疳
孔。馬夜眼末，納孔中，永斷；亦燒研塞。羊膽小兒疳瘡，和醬汁灌入肛內。沒食子
末，吹肛內，主口鼻疳。豬肝牙疳危急，煮蘸赤芍藥末，任意食之，後服平胃藥。羯羊肝同赤石脂
煮食。貓頭灰酒服。升麻煎汁。艾葉煎汁。浮石火煆，醋淬，同金銀花末服。鰻鱺
煮食。並主疳䘌。

【䘌瘡】

䘌瘡藎草狐惑食肛，默臥汗出，同黃連、酸漿煎服。赤小豆生芽爲末。扁蓄煮汁。
蛇莓汁　烏梅炒丸。桃仁鹽醋煎服。升麻　雲實末　馬鞭草汁
蒜並主下部䘌瘡。牡丹下部生瘡已洞決者，研末湯服。生漆一合，入雞子連白吞之，吐下蟲

出。豬膽醋熬飲，三日蟲死便愈。亦灌肛內，利出蟲物。○同蜜熬，調作挺，納入。茱萸下部痔䘌。
掘坑燒赤，以酒沃之，納萸于中，坐熏，不過三次。桃葉同梅葉蒸熏。艾葉燒煙熏。食鹽
炒熨。槲皮同櫸皮熬膏。桃白皮煎膏。木鼈子磨水。大棗和水銀研。荇葉
杵。楝皮　苦參　豨薟　青葙葉　樗白皮　牡荊
子　皂莢灰　飛廉灰　角蒿灰　青蛙同雞骨燒灰。蝮蛇灰　馬
懸蹄灰　豬脂　犬脂　犬心並導下部。蜣蜋同牛屎、羊肉杵，納引
蟲。雞內金　鯽魚骨　雄黃　雌黃　硫黃並傅。

【陰疳】

甘草同槐枝、赤皮蔥、大豆煎汁，日洗三次。槐皮煎汁。漿水　肥豬腸
溝中惡水並洗後傅藥。黃連同黃蘗傅陰疳欲斷。黃蘗豬膽汁炙，研，入輕粉。

苦參同蠟茶、蛤粉、密陀僧、豬脂塗。蒲黃同水銀。燈草灰，同輕粉、麝香。胡黃連
同孩兒茶。綠豆粉同蟾灰、臙脂。棗核同髮燒。橄欖燒。銀杏嚼。胡麻
嚼。杏仁油　訶子同麝。故網巾灰，同孩兒茶。黃薔薇葉焙。飛廉末
地骨皮末　桐油纖紙灰　蚯蚓泥同豉作餅。○同蘩蔞灰作餅，貼。烏疊
泥同輕粉、片腦。○或加真珠。輕粉末　爐甘石煆，同孩兒茶。○黃丹、輕粉。礬石同麻
仁末。黃丹同枯礬。密陀僧同青黛、海粉、黃連。五倍子同枯礬。○同花椒茶。○同
鏡鏽。田螺燒，同輕粉、腦麝。雞內金燒。○或同蠶繭、白礬、鍋蓋垢燒。抱出雞子殼
燒，或入輕粉。○外腎癰瘡，同黃連、輕粉。鼠囊灰，同兔屎。駝絨灰，同黃丹。人中白同枯
礬、銅青，煆研，入蜜炙黃蘗、冰片。天靈蓋煆。○或入紅棗、紅褐同燒。頭垢蠶繭內燒。鬼眼

睛燒。爛蜆殼燒　貝子燒　海螵蛸　龍骨　百藥煎
鯽魚膽　象皮灰　貓骨灰　虎牙生　猬皮灰　鼬鼠灰　髮
灰　硫黃　赤石脂　銅青並塗下疳陰瘡。　鼠李根皮同薔薇根
煮汁膏塗。○母豬屎燒。傅男女下疳。　室女血衲燒。傅男子陰瘡潰爛。
〔陰瘡〕甘草煎蜜塗陰頭粟瘡。神妙。　青黛地骨湯洗。同款冬、麝末塗。　胡粉杏仁或白
果炒過研塗。○陰瘡浸淫。同枯礬。　白礬同麻仁、豬脂。　黃礬同麝　沒石子燒　荷
葉灰，同茶　田螺灰。同輕粉。　鼈甲灰　油髮灰塗。亦可米湯服。　爛蜆殼燒
蚌粉燒　鯉魚骨燒　鰾膠燒　海螵蛸　鯉膽　鯽膽並塗
陰頭妬精瘡。　蚯蚓泥同豉。○外腎生瘡。同綠豆粉塗。　蜂蜜先以黃檗水洗。乃塗。　豬脬
煅人黃丹。　牛蹄甲灰　馬骨灰。並傅玉莖瘡。　木香同黃連、密陀僧。　雞腸草
燒。同蚯蚓泥。並塗陰瘡壞爛。○黃檗同黃連煎水洗。仍研末。同豬膽搽。　松香同椒燒油。　五
倍子同蠟茶、輕粉。　紫梢花　孔公孼　蒲黃並塗陰瘡溼癢。　囊黃
連同胡粉。　大豆皮　狗骨灰　狗屎灰　人屎灰。○並傅小兒陰瘡。　青
紙貼　皂莢燒熏。　麥麪小兒歧股生瘡。連囊溼癢。　蛇牀子同浮萍、荷葉煎汁洗。　狼
牙草　越瓜　蜀椒　茱萸　五加皮　槐枝並煎水洗。

竹傷諸瘡漆瘡　湯火瘡　凍瘡　皴瘡　灸瘡

〔漆瘡〕蜀椒洗。○塗鼻孔。近漆亦不生瘡。　芥　莧　薄荷　山查　茱
萸　荷葉　杉材　黃櫨　柳葉　鐵漿　新汲水
並洗。　韭汁　白菘汁　雞腸草汁　蜀羊泉汁　井中苔萍藍汁
貫眾末　苦芙末　秫米末　無名異末　白礬化湯　石蟹磨汁　芒
消化　蟹黃化　豬脂　羊乳並塗。　豬肉內食肉。外嚼穄米塗。　〔凍瘡〕甘草
煎水洗。塗以三黃末。　麥苗煮汁　茄根莖葉煮汁　馬屎煮汁　酒糟浸水　米醋
熱湯並浸洗。　薑汁熬膏　桐油熬髮　鼠熬豬脂　附子麪調　大黃水調
黃檗乳調。或加白蘞。　藕蒸杵　柏葉炙研　松葉炙研　橄欖燒　老絲瓜灰
蟹殼灰　鷺掌黃皮灰　原蠶蛾　蜜蠟化　鴨腦　雞腦
雀腦　蒿雀腦　豚腦並塗抹皴裂。　臘酒糟同豬脂、薑汁、鹽炒熱
摻之。　五倍子同牛髓。或同牛鼻繩灰。塡之。　銀杏嚼　白芨嚼　鐵漿　獺
足灰　白鵞膏　豬膏　牛腦　馬鬐膏　狼膏　鵜
鶘膏並塗。　牛皮膠塗尸腳裂。　雞屎煮汁。浸尸腳裂。　蜀椒煮洗　含水藤汁洗
酒化豬腦。或膏洗。
〔灸瘡〕黃芩灸瘡血出不止。酒服二錢。即止。　白魚灸瘡不發。作膾食。　青布灰　鱧
腸並貼灸瘡。　薤白煎豬脂塗。　菾菜　茅花　瓦松　木芙蓉
楸根皮葉　車脂　海螵蛸　牛屎灰　兔皮及毛並塗
灸瘡不瘥。　鷹屎白灸瘡腫痛。和人精塗。　竈中黃土煮汁淋洗。　〔湯火傷瘡〕柳葉湯火
毒入腹熱悶。煎服。皮燒傅。　人屎火燒。不識人。發熱。頓飲一二升。　生蘿蔔烟熏欲死。嚼汁咽。又
嚼塗火瘡。　當歸煎麻油、黃蠟　丹參同羊脂　地黃同油蠟熬膏。　甘草蜜煎　大

黃蜜調 胡麻仁同蛤粉 苦參油調 白芨油調 黃葵花油浸 赤地利滅痕 蛇莓止痛 大麥炒黑 小麥炒黑 麥麪同巵子研 蕎麥炒研 胡麻生研 綠豆粉 黍米炒 粟米炒 蒸餅燒 白餳燒 胡桃燒 楊梅樹皮燒和油 烏柹木皮灰 榆白皮嚼 黃櫨木 杉皮燒 松皮燒 柏根白皮煎豬脂 柏葉止痛，滅痕。 巵子雞子白調。 木芙蓉油調 山茶花油調 經霜桑葉燒 木炭磨汁 坩鍋入輕粉 餅鑪灰油調 鐵鏽桐油調 銀硃茶油調 赤石脂同寒水石、大黃水調。 雲母石同羊髓 金剛石磨水 赤土磨水 蚯蚓泥茶油調 井底泥 烏古瓦 胡粉 青琅玕 寒水石燒 石膏 古石灰炒

甘蕉油 劉寄奴 蜀葵花 葵菜 白蘞 浮萍 景天 龍舌草 佛甲草 垣衣灰 石苔灰 井中苔藍 菰根 稻草灰 生薑 敗瓢灰 黃瓜化水 茄花 絲瓜葉汁 櫸葉 槐實 荆莖灰 桐油 雞子黃熬油 鰣魚蒸油埋土中，七日收。 蜂蜜同薤白杵。 豬膽調黃蘗 牡鼠煎油 虎骨炙研。○屎中骨同。 豬毛尾同燒灰，和膠。 鹿角膠化 黃明膠 牛屎溼塗 烏氈灰 蜀水花 蠶蛾 海螵蛸 鱧魚 爛螺殼燒 蛤粉 人精和鷹屎白，或女人精塗。 人中白並塗 食鹽但湯火傷，先以鹽摻，護肉。乃用塗藥。 海蛇貼 梨貼之，免爛。 皁礬化水洗，疼即止。 醬汁 米醋並洗以淬傳。 薄荷汁 黃蘗末，並塗冬月向火，兩股生瘡淫癢。

金鏃竹木傷

(內治)大黃金瘡煩痛，同黃芩丸服。 甘草 三七 當歸 芎藭 藁本 白芍藥 羌活 紅藍花 牛膝 鬱金並酒服。活血止痛。 木通煮汁釀酒。 烏韭 垣衣並漬酒服。 紫葛 每始王木 桑寄生 故綿 黑大豆並煎水服。 赤小豆醋浸炒研。 炒鹽酒服。主血出多。 童尿熱服止血。 所出血和水服。 沒藥末。透膜者，同乳香、童尿酒煎服。 牡丹皮末。服，主尿出血。 葱汁同麻子煮服。吐敗血。 薤白生肌。 蕉子生食。合口。 五子實宜食。 檳榔金瘡惡心。同橘皮末服。 薔薇根為末，日服。生肌止痛。

金瘡小草搗服。破血生肌。 楊白皮水服。并塗。止痛。 棘刺花金瘡內漏。 雄黃金瘡內漏。同童尿服五錢。血化為水也。 花蕊石童尿酒服。并摻之。血化為水。不作膿。 杏仁金瘡中風。蒸絞汁服。并塗之。 大蒜金瘡中風。煮酒服。取汗。 米醋金瘡昏運。 琥珀金瘡悶絕。尿服一錢。 蝙蝠燒末水服。當下血水。 女人中衣帶金瘡犯內。血出不止。五寸燒灰水服。 人勢下蠶室人。瘡口不合。取本勢燒存性。研末。水服。 玳瑁甲煎汁。或刺血熱飲。 龜筒煎汁 貝子燒研水服。 白鴨通汁 人屎汁 月經衣燒灰酒服。 褌襠汁並解藥箭毒。 牡鼠肉箭鏃入肉。燒研酒服。瘡癢即出。 生地黃毒箭入肉。丸服。百日自出。 豬腰子毒箭傷。磨酒服。并塗。 半夏金刃箭鏃入骨肉。同白蘞末服。 王不留行 瞿麥並主竹木入肉。研末。水服并傳。 酸棗仁刺入肉中。燒末。水服。立出。

〔外治〕石灰傳金瘡吐血。定痛神品。○或同大黄末。或同槐花末。或同苎麻葉搗收。或同麻葉青蒿搗收。或同韭汁收。或同晚蠶蛾搗收。或同牡鼠搗收。　松煙墨　釜底墨　百草霜　石灰　門臼灰　寒水石同瀝青　雲母粉　香爐灰　無名異　石蠶　蜜栗子　烏疊泥　黄丹或入白礬。　銅屑或入松脂。　銅青　石青　石膽　慈石　硇砂　白礬　皁礬　蜜蠟　壁錢窠貼　五倍子　紫鉚　白殭蠶　牡蠣粉　蜘蛛網　雞血破生雞搨之。　牛血傷重者。破牛腹納入。食久卽甦也。　象皮灰合創口。　犬膽　狗頭骨　白馬通　馬屎中粟　天鵞絨灰　人精　人屎灰傳金瘡腸出。　三七內服外傳。　白芨同石膏　苎葉　金星草消腫　紫參　白頭翁　地榆　白芷　白薇　劉寄奴　馬蘭子　馬蘭　貫眾　夏枯草　澤蘭　大小薊　苦芙　狼牙草　艾葉　續斷　天南星　地菘　馬鞭草　漏蘆　車前草　青黛　天雄　鹿蹄草　鉤吻　野葛葉　蛇銜　蜀葵花　白蘞　石韋　白藥子　地錦　蘿摩子　冬葵　王不留行　金瘡小草　葱白炒封。或同蜜梅封。或煎汁洗之。　糯米浸七七日。炒研。　稗根　生麪　胡麻　乾梅燒　檳榔同黄連末。　蜀粟嚼　烏柹　荷葉　藕節

乳香　沒藥　血竭　元慈勒　降眞香或入五倍子。　檉乳　質汗　琥珀　紫檀香　地骨皮云止血神妙。　刺桐花　桑白皮灰和馬屎塗。亦煮汁服。○縫金瘡腸出。　桑葉同苎葉金櫻葉。軍中名一捻金。　桑皮汁　桑柴灰　杉皮灰　櫻皮灰　柳花　楮實　釣樟　緋帛灰　綿紙灰　撥火杖灰　敗船茹灰　甑帶灰　燈花並止血定痛。○楓香傳金瘡筋斷。　旋花根金瘡筋斷。杵汁滴入。并貼。日三易。半月愈。　蘇枋木刀斧傷指。或斷者。末傳繭裹。數日如故。　雞子白皮誤割舌斷。先以套之。　牛蒡根葉傳之。永不畏風。　鐵漿塗金瘡。風水不入。　朱鼈佩之。刀劍不能傷。　女人褌襠炙熨止血。　熱湯故帛染搨。　冷水浸之。並止血。　人氣吹之。斷血。○栝樓根箭鏃鍼刺入肉。搗塗。日三易之。　茛菪根箭頭不出。爲丸貼臍。惡刺傷人。煮汁滴之。　巴豆箭鏃入肉。同蜣蜋塗之。拔出。　雄黄　鹽藥　山獺屎並傳藥箭毒。　薔薇根　萞麻子　雙杏仁　獨栗子　黑豆並嚼塗鏃刃鍼刺入肉不出。　桑灰汁　鱗蛇膽　羊屎同豬脂　車脂　石油並塗鍼箭竹刺入肉。　松脂鍼入肉中。傳裹五日。根出。不痛不癢。　鼠腦鍼刺竹木入肉。搗塗卽出。箭鏑鍼刀在咽喉胸膈諸處。同肝搗塗之。　象牙諸鍼及雜骨魚刺入肉。刮末厚傳。其刺自軟。箭物自出也。　人爪鍼折及竹木刺入肉。並刮末。同酸棗仁塗之。次日出也。　齒垢塗竹木入肉。令不爛。或加黑蝨一枚。　牛膝　白茅根　白梅並嚼　鐵華粉　晚蠶蛾　蠐螬　馬肉蛆　魚鰾並搗　鴉炙研醋調。　雞毛灰　烏雄

雞肉擣。陳熏肉切片。鹿角　鹿腦　狐唇　狐屎竝塗竹木刺入肉。人尿刺入肉，温漬之。

跌仆折傷　腸出　杖瘡

内治活血　大黃同當歸煎服。或同桃仁。玄胡索豆淋酒服。劉寄奴同玄胡索、骨碎補，水煎服。土當歸煎酒服。或同葱白、荆芥，水煎服。三七磨酒。虎杖煎酒。蒲黃酒服。黃葵子酒服。五爪龍汁和童尿酒服。婆婆鍼袋兒擂水服，并傅。卽蘿摩。何首烏同黑豆、皁角等丸服。治損寬筋。黑大豆煮汁頻飲。豆豉水煎。寒食蒸餅酒服。紅麴酒服。生薑汁同香油入酒。補骨脂同茴香、辣桂末酒服。乾藕同茴香末日服。荷葉燒研，童尿服，利血甚效。白萵苣子同乳香、烏梅、白朮服，止痛。胡桃擂酒。杏枝　松節　白楊皮竝煎酒服。甜瓜葉　琥珀　没藥　桂竝調酒服。扶移木皮浸酒。夜合樹皮擂酒服，并封之。和血消腫。松楊破惡血，養好血。當歸　蓬莪茂　三稜　赤芍藥　牡丹皮　蘇枋木　馬蘭　澤蘭　敗蒲灰　童尿酒服，不拘有無瘀血。推陳致新，勝于他藥。白馬蹄燒研酒服，化血爲水。羊角沙餹水炒焦，酒服，止痛。鹿角惡血骨痛，酒服，日三。黃明膠同冬瓜皮炒焦，酒服，取汗。亦治多年損痛。雄雞血和酒熱飲至醉。痛立止也。鵝右翅瘀血攻心，面青氣短。七枚燒研，酒服，當吐血愈。鮑魚煎服。主損傷瘀血在四肢不收者。水蛭酒服，行血。或加大黃、牽牛取利。麻油入酒服，燒熱地卧之，覺卽疼腫俱消。黃茄種消青腫。焙末酒服二錢，一夜平。○重陽收，化爲水，服散惡血。猪肉傷損血在胸膈不食者。生剁，温酒送下二錢，卽思食。

内治接骨　骨碎補研汁和酒服，以滓傅之。或研入黃米粥裹之。地黃折臂斷筋損骨，研汁和酒服。一月卽連續。仍炒熱貼。白芨酒服二錢，不減自然銅也。黃麻灰同髮灰、乳香酒服。接骨木煎服。賣子木去血中留飲，續絕補髓。自然銅散血止痛，乃接骨要藥。銅屑酒服。古文錢同真珠、甜瓜子末，酒服。銅鈷鉧水飛，酒服二錢，不過再服。生鐵煎酒散血。鐵漿粉閃肭脫臼，同黍米、葱白炒焦，酒服，仍水醋調傅。無名異酒服散血。入乳沒接骨。烏古瓦煅研酒服，接骨神方。胡粉同當歸、莪茂末，蘇木湯服。䗪蟲接骨神藥。擂酒服，或焙存性酒服三錢，或入自然銅末。○一用乳沒、龍骨、自然銅等分，麝香少許，每服三分，入乾䗪末一個，酒服。又可代杖。秘方。○又土鼈炒乾，巴豆霜、半夏等分，研末，每黃酒服一二分，接骨如神。龜血酒服，搗肉封之。蟹擂酒連飲數盌，以滓封之。半日骨內有聲，卽接。乾者燒研酒服。鶻骨燒研，同煅過古錢等分，每酒服一錢，接骨極效。鵰骨燒末酒服二錢，隨病上下。鷹骨同上。人骨同乳香、紅絹灰酒服。少婦髮一團，包乳香一塊，炒過，酒服一字，妙。

外治散瘀接骨　大黃薑汁調塗，一夜變色。鳳仙花葉搗塗，頻上，一夜卽平。半夏水調塗，一夜卽消。附子煎猪脂醋塗。糯米寒食浸至小滿，曬研，如用水調塗之。白楊皮血瘀在骨肉間，痛不可忍。雜五木煎湯服之。黃土瘀血凝痛欲死，蒸熱布裹，更互熨之，死者亦活也。白礬泡湯熨之，止痛。○閃出骨竅，同綠豆、蠶沙炒傅。烏雞一切折傷，獸觸胸腹者，連毛搗爛，醋和，隔布搨之，待振寒欲吐，除取下，再上。牛馬血折傷垂死，破牛或馬腹納入，浸熱血中，愈。苧葉和石灰搗收。地黃炒熱杵泥。燈心嚼。牛膝　旋花根　紫

蘇　三七　莨菪子　蛇牀　栝樓根　白蘞　土瓜根　茜根　地錦　骨碎補　水萍　威靈仙　何首烏　稻穰　黍米燒　麥麩醋炒　麥麪水和幷服　稗草　綠豆粉炒紫　豆黃　豆腐貼頻易　酒糟　葱白煨　蘿蔔　生薑同葱白麪炒汁同酒調麪。桃仁　李核仁　肥皂醋調　鹽楊梅和核研　桑白皮煎膏　降眞香　騏驎竭　水桐皮　乳香　沒藥　落雁木　質汗　桑葉　巵子同麪搗　蜜栗子　石青　故緋　炊單布　蛤蚧　弔脂　海螵蛸　鰾膠水煮　鼈肉　黿肉生搗　攝龜並生搗　熊肉貼　羊脂　野駝脂　犛牛酥　牛髓　豬髓並摩　黃牛屎炒署　白馬屎炒署　諸朽骨唾磨塗　豬肉炙貼　牛肉炙貼　烏氊鹽醋煮熱裹並消瘀血青腫　紫荆皮傷跟青腫童尿浸研和薑苄汁塗之　釜底墨塗手搔瘡腫　母豬蹄煮洗傷撻諸敗瘡　栗子筋骨斷碎瘀血腫痛生嚼塗之有效　蟹肉筋骨折傷斷絕連黃搗泥微納署筋即連也　五靈脂骨折腫痛同白芨乳沒油調塗○接骨同茴香先傅乳香文塗小米粥乃上藥帛裹木夾三五日　狗頭骨接骨燒研熱醋調塗　牛蹄甲接骨同乳沒燒研黃米糊和傅　蕓薹子同黃米龍骨接骨　鞋底灰同麪和

腸出　熱雞血金瘡腸出乾人屎末抹之桑白皮縫合以血塗之　慈石金瘡腸出納入同滑石末米飲日服二錢　人參脇腹腸出急抹油內入人參枸杞汁淋之喫羊腎粥十日愈　小麥金瘡腸出煮汁噀面　大麥煮汁洗貼推入但飲米糜　冷水墜損腸出噴其身面則入

杖瘡　內治　童尿杖畢即和酒服免血攻心　三七酒服三錢血不衝心仍嚼塗之　紅麴擂酒服　大黃煎酒服下去瘀血外以薑汁或童尿調塗一夜黑者紫二夜紫者白　無名異臨時服之杖不甚傷　䗪蟲方見折傷　白蠟酒服一兩　人骨燒末酒服並杖不痛

外治　半夏未破者水調塗一夜血散　鳳仙花葉已破者頻塗一夜血散冬用乾　葱白炒署　酒糟隔紙署之　豆腐熱貼色淡爲度　蘿蔔搗貼　羊肉熱貼　豬肉熱貼　芙蓉同皁角雞子白　綠豆粉同雞子白　黃土同雞子童尿不住上　石灰油調或和豬血燒三次研　滑石同大黃赤石脂　水粉同水銀赤石脂　雄黃同密陀僧同無名異　或乳香煎油或入沒藥米粉　牛蒡根葉塗之永不畏風　大豆黃末　黍米炒焦　馬齒莧杵　赤龍皮燒　五倍子醋炒　血竭　密陀僧香油熬膏　松香　黃蠟並熬膏　雞子黃熬油　豬膽汁掃　未毛鼠同桑椹浸油掃之　黃瓜六月六日餅收浸水掃之　豬蹄湯洗　羊皮臥之消青腫

本草綱目主治第四卷中終

本草綱目主治第四卷下

五絕

縊死　溺死　壓死　凍死　驚死

【縊死】**半夏** 五絕死。但心頭温者。以末吹鼻。皆可活。**皁莢末** 五絕死者。吹其耳鼻。**梁上塵** 五絕死。吹耳鼻。**葱心** 五絕死。刺其耳鼻出血。即愈。**藍汁** 縊死。灌之。**雞冠血** 縊死者。徐徐抱住。解繩。不得割斷。安脚臥之。緊挽其髮。一人摩其胸脇。一人屈其臂及足脛。待其氣回。刺血滴入口中。即活。或桂湯亦可。**雞屎白** 縊死。心下猶温者。酒服棗許。

【溺死】**皁莢** 吹其耳鼻。及綿包納入下部。出水即活。○梁塵亦可。**食鹽** 溺死。放大凳上。高其後脚。鹽擦臍中。待水流出。但心頭温者。皆活。**石灰** 裹納下部。出水。**竈灰** 埋之。露其七孔。白沙亦可。**老薑** 溺死人橫安牛背上。扶定。牽牛徐行。出水後。以薑擦牙。

【壓死】**麻油** 墻壁物卒壓死。心頭温者。將身盤坐。緊提其髮。用半夏吹鼻取嚏。以油和薑汁灌之。餘同折傷。**豆豉** 跌死煎服。**童尿** 熱灌。

【凍死】**竈灰** 冬月凍死。略有氣者。炒灰包熨心上。冷即換。待氣回。少與酒粥。不可近火。即死。

【驚死】**醋酒** 驚怖死。俗名嚇死。灌之。

諸蟲傷

蛇虺　蜈蚣　蜂蠆　蜘蛛　蠼螋　蠶蛓　蚯蚓　蝸牛　射工沙蝨　蛭　螻蟻　蠅　蚰蜒　辟諸蟲

【蛇虺傷】【内治】**貝母** 酒服至醉。毒水自出。**絲瓜根** 擂生酒飲醉。立愈。**白芷** 水服半兩。紮定兩頭。水出即消。或同雄黃、麝香、細辛酒服。**甘草** 毒蛇傷人。目黑口噤。毒氣入腹。同白礬末冷水服二錢。**蒜** 一升。乳二升。煮食。仍煮童尿熱漬之。**麻油**　**米醋** 並急飲二盌。毒即散。

兎葵　**薺苨**　**長松**　**惡實**　**辟虺雷**　**草犀**　**白兎藿**　**黃藥子**　**蘘荷**　**地榆**　**鬼臼**　**決明葉**　**蛇苺**　**冬葵根葉**　**海根**　**莧菜** 並主蛇蟲虺蝮傷。擣汁。或爲末服。**五葉藤**　**茴香**　**半邊蓮**　**櫻桃葉**　**小青**　**大青**　**水蘋** 並擣汁服。滓傅。**絡石** 服汁並洗。**紫荆皮** 煎服并洗。**木香**　**青黛** 同雄黃。**鬼鍼**　**茱萸** 並水服。外塗之。**水蘇**　**小薊**　**苎根葉**　**金鳳花葉**　**蒼耳** 並酒服。外塗之。**重臺** 酒服。外同續隨子塗。**磨刀水**　**鐵漿**　**雄黃**　**犀角** 並服之。令毒不攻內。**五靈脂** 同雄黃酒灌之。外塗之。

【外治】**艾葉** 隔蒜灸。**蜀椒** 塗之。○蛇入人口。破尾納椒末入內。自出。**母豬尾血** 蛇入人七孔。割血滴之。**蛇含草**　**蛇芮草**　**馬蘭草**　**天名精**　**續隨子**　**蜈蚣草**　**鹿蹄草**　**益母草**　**菩薩草**　**天南星**　**預知子**　**魚腥草**　**扁豆葉**　**慈姑葉**　**山慈姑**　**山豆根**　**獨行根**　**赤薜荔**　**千里及**　**灰藋葉**　**烏桕皮**　**梫木皮**　**旱堇汁**　**水芹**　**馬蘭**　**狼牙**　**蕁麻**　**山漆**　**薄荷**　**紫蘇**　**葛根**　**通草**　**葎草**　**蚤休**　**地菘**　**豨薟**　**海芋**　**荏葉**　**水荅** 極效　**酸漿**　**醋草**　**芋葉**　**藜葉**　**甜藤**　**蕨根**　**白苣**　**萵苣**　**菰根**　**乾薑**　**薑汁**　**韭根** 汁

獨蒜 薤白 酒糟 巴豆 榧子 桑汁 楮汁
楮葉同麻葉 桂心同栝樓末 白礬或入雄黃 丹砂 胡粉 食
鹽 鹽藥 鐵精粉 蚯蚓泥 簷溜下泥 蜜
蜘蛛 甲煎 牛酥入鹽 生蠶蛾搗 蝦蟆搗 五靈脂
豬齒灰 豬耳垢 牛耳垢 人耳塞同頭垢并蚯蚓泥 人
齒垢 梳垢 鼠屎 鼬鼠屎 食蛇鼠屎 雙頭
鹿腹中屎並塗一切蛇傷。 秦皮洗并傅 人尿洗之。抹以口津。○蛇纏人足。尿之。或
沃以溫湯。 男子陰毛蛇傷。以口含之。咽汁。 雞子合蛇傷處。 鴆喙刮末傅之。○佩之。辟
蛇虺。 麝香傅 蜈蚣燒傅 雄黃同乾薑傅。並佩之。辟蛇虺。

〔蜈蚣傷〕蝸牛 蛞蝓 烏雞屎 五靈脂 獨蒜
蕓薹子油 蛇含 香附嚼 莧菜 馬齒莧 菩薩草
人參 蚯蚓泥 胡椒 茱萸 楝葉汁 生薑汁調
蚌粉。 桑根汁 雄黃 井底泥 食鹽 生鐵磨醋 耳塞
頭垢同苦參 地上土 尿坑泥 城東腐木漬汁。○並塗之
雞冠血塗○中蜈蚣毒。舌脹出口者。含滿咽汁。 雞子合之 蜘蛛咂咬處 麻鞋
底炙熨 亂髮燒熏 燈火照熏 牛血 豬血並主誤吞蜈蚣。飲之至飽。當吐出也。

〔蜂蠆傷〕〔內治〕貝母酒服 〔外治〕雄黃磨醋 菩薩石 梳垢 麝香
牛酥 牛角灰 牛屎灰 蟹殼燒 甲煎 楮汁 莧
汁 茱萸 蛇含 葵花 灰藋 人參嚼 白兔藋
五葉藤 尿坑泥 簷溜下泥並塗蜂傷。 小薊 惡實
葵葉 鬼鍼並塗蠍傷。仍取汁服。 芋葉 苦苣 冬瓜葉 馬
齒莧 胡麻油 韭汁 乾薑 薄荷 青蒿 大
麻葉 苦李仁 楝葉汁 藍汁 酒糟 藜葉
蜀椒 食茱萸 木槿葉 齒中殘飯 半夏 附子
磨醋 黃丹 硇砂 土檳榔 地上土 白礬同南星 丹
砂 食鹽 蝸牛 蛞蝓 五靈脂 海螵蛸 驢
耳垢 守宮塗蠍傷 蜘蛛蝙蝠傷 熱酒洗 赤龍浴水 冷
水 溫湯並浸洗 蔥白隔炙 槐枝炮熨 皂莢炙熨 油梳炙熨 雞子
木盌並合之。 撥火杖蠍傷。取橫井上。自安。

〔蜘蛛傷〕〔內治〕醕酒山中草蜘蛛毒人。一身生絲。飲醉并洗之。 貝母酒服 蒼耳葉
煎酒 小薊煎糖飲。并傅之。 秦皮煎服 鬼鍼汁 藍青汁 羊乳 牛乳
並飲及傅。〔外治〕芋葉 蔥 胡麻油 山豆根 通草 豨
薟 藜葉 灰藋 合歡皮 舊簞灰 蔓菁汁
桑汁 雄黃 鼠婦 蚯蚓 土蜂窠 赤翅蜂
驢尿泥 雞冠血 麝香 猴屎 頭垢並塗之 驢屎
汁 人屎汁並浸洗。 白礬傅壁鏡毒。

〔蠼螋傷〕〔內治〕醋酒蠼螋狀如小蜈蚣，八足。背有二鬚。能夾人成瘡。又能尿人影。成瘡纍纍人。惡寒且熱。但飲酒至醉。良。〔外治〕米醋　豆豉　茶葉　梨葉

雞腸草　魚腥草　馬鞭草　大黃　豨薟　蒺藜

巴豆　敗醬草　故蓑衣灰　舊簟灰　鹿角汁　犀角汁　羊鬚灰　麝香　烏雞翅灰　燕窠土　地上土

食鹽　胡粉　雄黃　丹砂並塗　槐白皮浸醋洗　雞子合之

〔蠶齧傷〕苦苣　萵苣　赤薜荔　苧根　預知子

椰桐皮　百部　灰藋　田父　麝香並塗蠶咬。紫荊皮洗蠶咬

蠶繭草諸蟲如蠶咬。毒入腹。煮飲。草犀服汁。解惡載毒。豉　茖葱

馬齒莧　食茱萸　松脂　青黛　韭汁　燕窠土

雄黃　牛耳垢　狐屎並傅惡載蟲傷。丁香傅桑蝎傷。麻油燈熏蠼蟲傷。蛇退洗惡蟲傷。蒜同麴　胡瓜根　灰藋葉　馬鞭草

乾薑　葱汁　韭汁　茶葉　杏仁　巴豆　桑灰

雄黃　丹砂　蟻蛭　蜜蠟　頭垢並傅狐尿載瘡。烏雞搨狐尿瘡。髮烟熏狐尿瘡。人尿　驢尿　白馬尿並浸狐尿刺瘡。

〔蚯蚓蝸牛傷〕石灰　鹽湯並主中蚯蚓咬毒。形如大風。泡湯浸之。良。葱

蜀羊泉同黃丹　百舌窠中土同醋　鴨通並傅蚯蚓咬。吹火筒蚓呵小兒陰腫。吹之即消。蓼子浸蝸牛吹。

〔射工沙蝨毒〕〔內治〕山慈姑吐之　蒼耳葉煎酒　雄黃磨酒　牛膝煎水

草犀汁　莧汁　馬齒莧汁　梅葉汁　蘘荷汁　狼毒汁　鬼臼汁　懸鈎子汁　浮萍末　知母末　射干末　白礬末同甘草　丹砂末　斑蝥燒　溪狗蟲燒　鸂鶒炙食　鷺血　鴨血並主射工沙蝨溪毒中人。寒熱生瘡。〔外治〕萵苣　蒜　白芥子　芥子　葱　茖葱

茱萸同蒜葱煮汁。雞腸草　梨葉　皁莢末和醋　白雞屎和錫　鸊鷉毛屎　芜青　鼠婦　熊膽　麝香　白礬並塗射工沙蝨溪毒瘡。豉母蟲含之。除射工毒。溪鬼蟲喙　鷺毛並佩之。辟射工毒。

〔蛭螻蟻蠅傷〕黃泥水　浸藍水　牛血　羊血同豬脂

雞血　狗涎蒸餅染食。○並主誤吞水蛭。服之即下出。硃砂傅水蛭傷人瘡。灰藋

楸葉　藜葉　鹽藥　石灰並塗螻蛄咬。土檳榔　穿山甲　山豆根　簷溜下泥　地上土並塗蟻咬。百部殺蠅蟻咬毒。鹽擦黃蜒毒。〔蚰蜒〕白礬　胡麻並塗蚰蜒咬。

〔辟除諸蟲〕辟蚊蚋　社酒灑壁　蝙蝠血塗帳　臘水浸燈心　薺枝作燈杖。天仙藤同木屑　木鼈同川芎雄黃。浮萍燒熏。或加羌活。茅香同木鼈雄黃。菖蒲同楝花柏子。夜明砂單燒。或同浮萍苦楝花。鼈甲同夜明砂。○並燒熏

〔辟壁蝨蚤蟲〕樟腦　菖蒲　白菖　木瓜　蒴藋

龍葵　茯苓末　粹蓼　蕎麥稭並鋪席下。白膠香　百部

牛角　騾蹄　白馬蹄　蟹殼並燒烟熏。蟹黃同安息香松鼠燒。

〔辟蟣蝨〕蝨建草　大空　藜蘆　百部　白礬　水銀

銀硃　輕粉　銅青〔辟蠅蛾〕綠礬水　臘雪水〔辟蚰蜒〕

春牛泥〔辟蠹蟲〕萵苣端午日收　芸香　角蒿葉並安箱中。莽草燒熏

諸獸傷虎狼熊羆豬貓犬猘驢馬鼠咬人咬

〔虎狼傷〕〔內治〕醽酒飲醉　芒莖搗汁。或同葛根煎汁。葛根汁。或研末。兔葵汁

地榆汁　草犀汁　胡麻油　生薑汁　沙糖　鐵漿並內飲外塗。則毒不入腹。婦人月布衣燒服。主虎狼傷。〔外治〕山漆　豨薟　粟米

乾薑　薤白　獨栗　白礬　螃蟹　猬脂　菩薩石並塗虎咬爪傷。青布燒熏虎狼咬傷瘡。

〔熊羆豬貓傷〕〔內治〕蒴藋汁服　菾菜汁服。並主熊羆傷。仍外塗。〔外治〕獨栗燒

粟米嚼。並塗熊獸傷。松脂作餅　龜版灰　鼠屎灰　薄荷　簷溜泥

並塗貓咬。射罔殺禽獸毒。

犬猘傷〔內治〕雄黃同麝香酒服。同青黛水服。○蒼耳葉煎酒　桃白皮煎水

紫荊皮汁　地黃汁　白兔藿汁　蔓菁根汁　生薑汁　韭根汁。並內飲外塗百度。故梳同韭根煎。百家筯煎汁　頭垢同猬皮灰水服。猬頭燒同髮灰水服。驢屎　狼牙草灰水服　芫青米炒酒服○並主猘犬惡犬傷　莨菪子狂犬傷。日吞七粒。及瀉根塗。鐵漿狂犬傷。飲之。毒不入內。斑蝥風狗傷。以三個研細。酒煎服。即下肉狗四十個乃止。未盡再服。○用七個。糯米一撮。炒黃去米。入百草霜一錢。米飲服之。取下肉狗。糯米一勺。斑蝥三七個。分作三次炒。去蝥。研末。分作三服。冷水滴油下。取惡物。蝦蟆膾

蚺蛇脯並主狂犬傷。食之不發。〔外治〕艾葉猘犬傷。灸七壯。或隔牀下土灸之。瓦松同雄黃貼風狗咬。永不發。巵子燒入硫黃末。欒荊皮同沙糖　雄黃入麝香

山慈姑　蘇葉嚼　蓼葉　莽草　蓖麻子　韭汁

薤白　葱白　膽礬　蚯蚓泥　紅娘子　死蛇灰

犬屎　虎骨牙脂同　人血並塗狂犬惡犬傷。人參狗咬破傷風。桑柴燒存性摻之。屋遊　地榆　鹿蹄草　黃藥子　秫米　乾薑　烏柿　赤薜荔　杏仁　馬藺根同杏仁　白果

白礬　菩薩石　竹籃耳灰　冬灰　黃蠟　豬耳垢

鼠屎灰　牛屎　人屎並塗犬傷。人尿　冷水　屋漏水

並洗犬傷。

〔驢馬傷〕〔內治〕馬齒莧馬咬毒入心。煎服之。人屎馬汗馬血入瘡。欲死。服汁。馬屎中粟剝驢馬中毒。絞汁服。并塗之。仍以尿洗。檉柳剝驢馬毒血入內。浸汁服。并取木片灸之。

葶藶馬汗毒氣入腹。浸湯飲。取下惡血。醋酒馬毒氣入腹。殺人。多飲令醉。〔外治〕益母草和醋　鼠屎並塗馬咬。獨栗燒　白馬通　雞冠血並塗馬咬及馬汗入瘡。剝驢馬骨刺傷人欲死。月經水塗馬血入瘡。剝馬骨傷人。神效。馬頭灰　馬鞭灰

雞毛灰 烏梅和醋 雄黃 白礬 石灰並傅馬汗。或毛入瘡腫痛。入腹
殺人。水蓳汁 冷水 熱湯並洗馬汗馬毛入瘡。
鼠咬 貍肉食 貍肝 貓頭及毛灰 貓屎 麝香並塗
人咬 龜版灰 攝龜甲灰。並塗之。人屎浸
諸毒金石草木果菜蟲魚禽獸
金石毒 甘草安和七十二種石。一千二百種草。解百藥毒。○凡藥毒。用麻油浸。甘草節嚼之。咽汁良。 大青 麥虋冬 人參湯 薺苨汁 蓴心
冬葵子 瞿麥 藍汁 金星草 葳蕤汁 苧根汁
萱根 蕉根汁 綠豆 胡豆 白扁豆 黑大
豆 餘甘子 冬瓜練 烏芋 水芹汁 寒水石
黑鉛溶化淬酒。 魁蛤肉 牡蠣肉 蚌肉 蜆子肉
鯉腸 石蟹汁 鰻鱺魚 田螺 雁肪肉 鴨肉
白鴨通 烏肉 犀角汁 豬膏 豬肉 豬骨
豬血 羊血 兔血 諸血 牛膍 兔肉並解一切
丹石毒。 砒石毒 米醋吐 烏桕根下 白芷 鬱金并井水服。 胡
粉地漿服 白扁豆水服 蚤休磨汁 黑鉛 鯗魚魫並磨汁 藍汁
薺苨汁 醬汁 綠豆汁 豆粉 大豆汁 楊
梅樹皮汁 冬瓜藤汁 旱稻稈灰汁 地漿 井

泉水 白鴨通汁 豭豬屎汁 人屎汁 鴨血
羊血 雄雞血 胡麻油
礜石毒 黑大豆 白鷺膏
硇砂毒 綠豆汁 浮萍硇砂損陰。同豬蹄煎汁漬洗。
硫黃毒 金星草 胡麻油 米醋 飛廉 細辛
餘甘子煎水 烏梅煎 黑鉛煎 鐵漿 朴消 豬血 羊
血 冷豬肉 鴨肉 豬脂 雄黃毒 防己煎汁
丹砂毒 藍青汁 鹹水 水銀毒 黑鉛 炭末煎汁 金
器破口煮汁服○入耳熨之。枕之引蟲。 輕粉毒 黃連 貫眾 醬汁
黑鉛壺浸酒 斑蝥 豬肉 石英毒 蔴鞋煮汁 石燕煮汁 酺
酒服紫石英乍寒乍熱者。飲之。良。 雞子 豬肉 鍾乳毒 雞子清 豬
肉 石炭毒 冷水中石炭毒。昏瞀。飲之即解。 生金毒 白藥子 餘甘
子 翡翠石 鷓鴣肉 鴨血 白鴨通汁 雞屎淋汁
金蛇煮汁 生銀毒 葱汁 雞子汁 鴨血 鴨通汁 銀蛇
煮汁 水銀服之即出。 錫毒 杏仁 銅毒 慈姑 胡桃 鴨通汁
鐵毒 慈石 皁莢 豬犬脂 乳香 貘屎
土坑毒氣 豬肉 草木毒 防風諸藥毒已死。只心頭溫者。擂水冷灌之。 葛
根諸藥毒吐下欲死。煮汁服。 甘草 薺苨 藍汁 藍實 承露仙

榼藤子　淡竹葉同甘草黑豆同煎服。粟米殺汁土芋取吐綠豆
汁　黑豆汁　白扁豆汁　生薑　葱汁　芽茶同白礬　地漿
黃土煮汁　蠶故紙灰水服　黿甲　玳瑁　車渠　龜筒
白鵝　白鴿血　鷓鴣　孔雀脯　牛腿　犀角汁
豬屎汁　人屎汁並解百藥毒。鉤吻毒薺苨汁　蕹菜汁
葛根汁　葱汁　桂汁　白鴨血　白鷺血　羊血
並熱飲　雞子清　雞䳾雞同麻油研爛灌之。取吐。犀角汁　豬膏
人屎汁　射罔毒藍汁　葛根　大麻子汁　大
小豆汁　飴糖　藕汁　芰汁　竹瀝　冷水　蚯
蚓糞　貝齒　六畜血　人屎汁　烏頭附子天雄毒
防風汁　遠志汁　甘草汁　人參汁　黃芪　烏韭
綠豆　黑豆　寒食餳　大棗肉　井華水　陳
壁土泡湯服　蒙汗毒冷水　鼠莽毒蚤休磨水　鏡面草
豇豆汁　黑豆汁　烏桕根　明礬入少茶水服。雞血
鴨血　羊血並熱飲　羊躑躅毒梔子汁　狼毒毒藍汁
鹽汁　白蘞　杏仁　木占斯　防葵毒葵根汁
莨菪毒薺苨　甘草　升麻汁　蟹汁　犀角汁　山芋毒
地漿　人屎汁　苦瓠毒稷米汁　黍穰汁　大戟毒菖蒲
汁　甘遂毒黑豆汁　芫花毒防風汁　防己　甘草
桂汁　仙茅毒大黃　藜蘆毒葱汁　雄黃　溫湯
瓜蔕毒麝香　半夏南星毒生薑汁　乾薑煮汁　防
風　桔梗毒白粥　巴豆毒黃連汁　菖蒲汁　甘
草汁　葛根汁　白藥子　黑豆汁　生藿汁　薺
苨　冷水　寒水石　桂毒葱汁　漆毒貫眾　紫
蘇　蟹　桐油毒熱酒　甘草　乾柹　果菜毒麝
香　豬骨灰水服　米醋　頭垢　童尿並解諸果菜毒。山鵲肉
解諸果毒。甘草　醬汁　酒糟　葛汁　白兔藿　白花
藤　雞屎灰並解諸菜毒。同貝齒胡粉為末。酒服。杏根煎汁　蜀椒毒葵子
汁　豉汁　桂汁　蒜汁　大棗　冷水　地漿
黃土　雄雞毛灰水服　童尿　燒酒毒冷水　綠豆粉
蠶豆苗　麪毒蘿蔔　枸杞苗　貝子燒　胡桐淚
豆粉毒杏仁　豆腐　蘿蔔　萵苣毒薑汁
水芹毒硬糖　杏仁同乳餅粳米煮粥食。水莨菪毒甘草汁
野芋毒地漿　人屎汁　野菌毒甘草煎麻油服。防風汁
忍冬汁　蠡實　醬汁　生薑　胡椒　綠豆汁　梨葉
汁　荷葉煎　阿魏　地漿　黃土煮　鷓鴣　石首魚枕

童尿 人屎汁 蟲魚毒紫蘇 荏葉 水蘇
蘆根 蘆花 菩薩草酒服 大黃汁 馬鞭草汁 苦參
煎醋 縮砂仁 草豆蔻 醬汁 米醋 胡麻油 黑
豆汁 冬瓜汁 橘皮煎 烏梅 橄欖 蜀椒 胡
椒 蒔蘿 茴香 胡葱 大蒜 朴消 蓬砂同甘
草浸香油。魚皮燒 魚鱗燒 鮫魚皮燒 獺皮煮汁。並解一切魚肉蝦蟹毒。
河豚毒荻芽 蘆花 蔞蒿 胡麻油 白扁豆
大豆汁 橄欖 五倍子同白礬水服。 槐花水服 橘皮煮 黑
豆汁 紫蘇汁 青黛汁 藍汁 蜈蚣解蟲魚毒。 羊蹄
葉搗汁或煎。解胡夷魚檀胡魚鮭魚毒。 黃鱨魚毒地漿黃鱨及無鱗諸魚。反荊芥。服此
解之。 鱓魚毒蟹食之即解。 蟹毒蘇汁 藕汁 冬瓜汁 乾
蒜汁 蘆根汁蟹柿相反。令人吐血。服此解。 橙皮 丁香 鼈毒
橄欖 胡椒 馬刀毒新汲水 鰕毒鵜鶘炙食
斑蝥芫青地膽樗雞毒藍汁 玉簪根 桂汁 黑
豆汁 糯米 豬肉 豬脏 䗪蟲毒巵子 藍蛇
頭毒藍蛇尾食之即解。 水蟲毒鴉鶩毛 禽獸毒白兔藿
諸肉菜大毒。不可入口者。飲汁即解。 白花藤 黃藤 黑豆汁 醬汁
米醋 山楂 阿魏 草豆蔻 犀角汁並解一切肉食

魚菜葉蕈諸毒。 諸鳥肉毒生薑 白扁豆 貍頭骨灰水服
雉毒薑汁 犀角汁 雞子毒米醋 鴆毒葛粉水服
綠豆粉 六畜肉毒烏桕葉汁食牛馬六畜肉生疔欲死。頓服三盌取利。
白扁豆 小豆汁 豉汁 葱子煮汁 豬屎灰水服。并解六畜
肉毒。 甘草汁 蘭草汁 阿魏 綠豆汁 黃藥汁
麻鞋底煮汁 黃土煮汁 東壁土水服 地漿 頭垢並解六畜。牛馬諸肉
毒。 牛肉毒狠牙燒 聖虀 獨肝牛毒牛胃噉蛇牛肝毒。毛髮向
後。中毒。汁飲。 人乳汁和豉汁服。 馬肝毒 豬骨灰水服 鼠屎末服 頭
垢 豬肉毒豬屎灰水服 狗毒杏仁 蘆根 豬肝毒
豬脂頓服五升 垢頭巾泡湯服 肉脯毒韭汁 黃土煮服 地漿
貝子燒水服 豬骨灰水服 犬屎灰酒服 人屎灰酒服 頭垢含咽

蠱毒

解蠱毒部 薺苨解蠱毒。百藥毒。飲其汁。 蘘荷服汁。蠱立出。臥其葉。即自呼蠱主姓名。
山慈姑同大戟、五倍子。為紫金丹。服。 徐長卿 天麻 釵子股
甘草吐 辟虺雷 升麻吐 錦地羅 吉利草 蘼蕪
紫金牛 木香 龍膽草 草犀 格注草吐 獨
行根 紫菀 馬兜鈴 鬱金下 鬱金香 鉤吻
金絲草 合子草 芫花下 預知子 蕘花下 牽牛

子下 鳶尾下 土瓜根吐下 山豆根 桔梗下 解毒子
鬼臼 白兔藿 連翹 千里及吐下 羊蹄根 澤漆
吐 愼火草 常山吐 藜蘆 蓴 赤車使者 茜根
汁〔穀部〕胡麻油吐 糯穀穎煎汁 麥苗汁 小麥麪水服 豆豉〔菜部〕
胡荽根擂酒 馬齒莧汁 大蒜 苦瓠汁吐 鹿藿 百合
根〔果木草部〕檳榔 大腹皮 桃白皮下 榧子 棗木心吐
龍眼 食茱萸 蜀椒 鹽麩子 甜瓜蒂吐 地椒
榴根皮 芫花 槲樹皮 巴豆 樗根皮 蘇
合香 生漆 相思子 雷丸 桃寄生 豬苓
石南實 桑木心 鬼箭羽 琥珀〔水器〕半天河 車
脂 豬槽水 故錦汁〔土石〕釜墨 伏龍肝 古鏡
硃砂銀 鐵精 菩薩石 金牙石 雄黃 方解
石 長石 代赭石 石膽 黃礬石 白礬石
石蟹 諸鹽水 石鹼 霹靂碪〔蟲部〕斑蝥 蠶蛻紙
五倍子 芫青 露蜂房 蜂子〔鱗介〕鯪鯉甲 龍
齒 蚺蛇膽及肉 自死蛇 蝮蛇 蛇蛻皮 蛇婆
鯇魚膽 魚魫 青魚枕 鯗魚魫 鼉筒 鮫魚
皮 玳瑁 貝齒子〔禽部〕鸛骨 鶴肫中砂子磨水服 鶴

雞 白雞血 鴆血 鰕雞子 雞頭 雞屎白
白鴿血 鸕鶿 白鴨血 鳧血 孔雀血 白鵝
胡燕屎 鶻腦髓〔獸部〕豬肝 豬屎汁 豚卵 羊
肝肺 羊膽 羖羊角 羖羊皮 犀角 鹿角
靈貓陰 麝香 貓頭骨及屎 狐五臟 獺肝 敗鼓
皮 猬皮 貒膏腦 六畜毛蹄甲〔人部〕人牙 頭垢
人屎

諸物哽咽

〔諸骨哽〕縮砂蔤諸骨哽。濃煎嚥。艾葉煎酒 地菘同白礬馬鞭草白梅丸含。鳳
仙子研。水嚥。根葉煎醋。半夏同白芷水服。取吐。雲實根研汁嚥 瞿麥水服
薔薇根水服 白蘞同白芷水服。白藥煎醋 威靈仙醋浸丸嚥。同砂仁煎服。
雞蘇同朴消丸嚥。絲瓜根燒服 栗荴燒吹 乳香水研 桑椹嚼嚥 金櫻
根煎醋 漿水腳同慈石橘紅丸嚥。蚯蚓泥擦喉外 蓬砂含嚥 桑螵蛸
煎醋 蜂蜜嚥 鯇魚膽酒化取吐。鱖魚膽取吐 鯽魚膽點咽 鮎魚肝
同栗子皮乳香丸。線綿包吞。釣出。烏賊骨同橘紅寒食麪丸吞。鴨肫衣炙研水服。鶻
糞諸鳥獸骨哽。燒灰酒服。豬膏含嚥 羊脛骨灰飲服 狗涎頻滴 虎骨諸獸
骨哽。末水服。虎屎燒酒服 狼屎獸骨哽燒服。鹿角末。嚥。筋吞。釣出。〔雞骨哽〕
貫眾同縮砂甘草末。包含。白芷同半夏末服。嘔出。縮砂 苧根搗丸。雞湯化下。

鳳仙根煎酒　水仙根　玉簪花根汁　蓖麻子同百藥煎研服。　鹽麩子根煎醋吐　乳香水研　金櫻根煎醋　茯苓同楮實末乳香湯下。　五倍子末摻之即下。　雞內金燒吹　雞足距燒水服。翮翎同。

〔魚骨哽〕

貫眾同前　縮砂濃煎　苧根擂泥魚湯下。　蓖麻子同白藥煎研噙。　水仙根　玉簪根並擂汁服。　醉魚草吐　白芍藥嚼　馬勃蜜丸噙　飴糖含嚥　百合塗項外　橘皮噙　橄欖嚼嚥　茱萸魚骨入腹。煎水服。軟出。　白膠香　木蘭皮　皁莢吹鼻　椿子擂酒服。吐之。　楮葉汁啜之。嫩皮搗丸。水下二三十丸。　桑椹嚼　金櫻根煎醋　琥珀珠推之　仙人杖煮汁　鬼齒煮汁。或丸含。　青魚膽吐　鯇魚膽吐　烏賊骨　諸魚鱗灰水服　魚笱鬚燒服　魚網燒服。或煮汁。　鸕鷀頭及骨嗉喙翅屎並燒服　魚狗燒服亦煮服。　鵚鶖喙燒服　獺肝及骨爪燒服　獺爪爬項下之。　海獺皮煮汁

〔金銀銅鐵哽〕

縮砂蔤濃煎服。或加甘草。　鳳仙子及根擂汁。下銅鐵物哽。　王不留行誤吞鐵石。同黃蘗丸服。　艾葉煎酒　百部浸酒　木賊為末。　葵汁並主誤吞銅錢。　薤白並主誤吞錢物釵鐶。頻食取利。　飴糖　慈姑汁　鳧茈　胡桃並主誤吞銅錢。多食之。　南燭根水服　白炭燒紅研末。水服。　石灰同硫黃少許。酒服。　胡粉同豬脂服一兩。並主誤吞金銀銅錢在腹。　水銀誤吞金銀。服半兩。即出。　銅弩牙誤吞珠錢。燒淬水飲。　慈石誤吞鐵物。線穿拽之。　古文錢誤吞鐵物。用白梅淹爛。搗服一丸。即吐出。　蜂蜜吞銅錢服之即出。　鶩羽誤吞金銀。燒服。　豬羊脂誤吞銅錢諸物。多食之。利出。　鴕鳥屎　獺屎誤吞銅錢砂石入腹。水化服之。即消。　秤錘　鐵鋸並燒淬酒飲。

〔竹木哽〕

半夏服取吐　蓖麻子同凝水石噙。自不見也。　鯇魚膽酒服取吐。　鱖魚膽一切骨哽竹木入咽。日久不出。痛刺黃瘦。以一皁子煎酒服。取吐。　鯽魚膽點　象牙為末水服。

〔芒刺穀賊哽〕

舂杵頭細糠含嚥　胡麻誤吞穀麥芒刺名穀賊。炒研。白湯服。　飴糖含嚥　鵝涎下穀賊　象牙諸物刺咽。磨水服。即吐。　甑帶灰水服。主草哽。

〔桃李哽〕

狗骨煮汁摩頭上。　麝香酒服

〔髮哽〕

木梳燒灰酒服。　自己髮灰水服一錢。

〔食哽〕

鷹屎燒水服

婦人經水

經閉。有血滯。血枯。○不調。有血虛者。過期。血熱者。先期。血氣滯者。作痛。

〔活血流氣〕

香附血中之氣藥。生用上行。熟用下行。炒黑則止血。童尿製入血分補虛。鹽水製入血分潤燥。酒炒行經絡。醋炒消積聚。薑炒化痰飲。得參朮補氣。得歸芐補血。得蒼朮芎藭解鬱。卮子黃連降火。得厚朴半夏消脹。得神麴枳實化食。得紫蘇葱白解表邪。得三稜莪蒁消積。磨塊。得茴香破故紙引氣歸元。得艾葉治血氣暖子宮。乃氣病之總司。為女科之仙藥。　當歸一切氣。一切勞。破惡血。養新血。補諸不足。頭止血。身養血。尾破血。○婦女百病同地黃丸服。○月經逆行。同紅花煎服。血氣脹痛。同乾漆丸服。○室女經閉。同沒藥末紅花酒調服。　丹參破宿血。生新血。安生胎。落死胎。止血崩帶下。調經脈。或前或後。或多或少。兼治冷熱勞。腰脊痛。骨節煩疼。曬研。每服二錢。溫酒調下。　芎藭一切氣。一切血。破宿血。養新血。搜肝氣。補肝血。潤肝燥。女人血閉無子。血中氣藥也。　芍藥女子寒血閉脹。小腹痛。諸老血留結。月候不調。　生地黃涼血生血。補眞陰。通月水。　蘭草生血和氣。養營調經。　澤蘭養營氣。破宿血。主婦人勞瘦。女科要藥也。　茺蔚子調經。令人有子。活血行氣。有補陰之功。

菴藺子同桃仁浸酒。通月經。玄胡索月經不調，結塊淋露，利氣止痛，破血。同當歸、橘紅丸服。柴胡婦人熱入血室，寒熱，經水不調。黄芩下女子血閉淋漏。茅根月水不匀，淋瀝。萕蓬根除惡血。通經脈，宜婦人。醍醐菜擂酒通經。茶湯入沙糖少許，露一夜服，即通。不可輕視。鉛霜室女經閉熱，生地黄汁服。木香　乳香　烏藥　白芷　桑耳並主血氣。荔枝核血氣痛，同香附末服。蓽茇血氣痛，經不調。同蒲黄丸服。附子通經。同當歸煎服。芥子酒服末，通月水。韭汁治經脈逆行，入童尿飲。絲瓜爲末，酒服，通月水。土瓜根經水不利，同芍藥、桂枝、䗪蟲爲末，酒服。薏苡根煎服，通經。牛膝血結，經病不調，同乾漆、地黄汁丸服。牛蒡根月水不通，積塊欲死。蒸三次，浸酒日飲。馬鞭草通月經，瘕塊，熬膏服。虎杖通經，同沒藥、凌霄花末服。蒺藜通經，同當歸末酒服。

木麻月閉癥瘕，久服令人有子。硇砂月水不通，積聚刺痛，破結血，暖子宮。同皂莢、陳橘皮丸服。白堊土女子寒熱癥瘕，月閉無子，子宮冷。銅鏡鼻血閉癥瘕，伏腸絶孕。烏金石通月水，煎湯服。巴豆三丸。蠶沙月經久閉，炒煮酒飲一盞即通。葛上亭長血閉癥塊。米炒研服。烏鴉經閉，炙研，同水蛭等藥服。獺膽通經，同硇砂等藥丸服。○爪同。白狗屎月水乍多乍少，燒末酒服。鼠屎通經，酒服一錢。童男童女髮通經，同斑蝥、麝香末服。人乳日飲三合，通經。水蛭　地膽　樗雞　五靈脂　鼈甲　納鼈　穿山甲　龍胎　蛤粉　菩薩石　銅弩牙　朴消　紫荆皮　木占斯　桂心　乾漆　厚朴煎酒。栝樓根　貫汗　甜瓜蔓　蓬莪茂　三稜

棗木　紫葳　菴羅果　桃仁　牡丹皮　劉寄奴　紫參　薑黄　鬱金　紅藍花　瞿麥　番紅花　續隨子　蛇莓　瓦松　石帆　赤孫施　蒲黄並破血通經。大棗婦人臟燥，悲哭如祟。同小麥、甘草水煎服。葶藶納陰中，通月水。

〔益氣養血〕人參血虛者益氣，陽生則陰長也。朮利腰臍閒血，開胃消食。熟地黄傷中胞胎，經候不調，衝任伏熱，久而無子。同當歸、黄連丸服。石菖蒲女人血海冷敗。補骨脂　澤瀉　陽起石　玄石　白玉　青玉　紫石英並主子宮虛冷，月水不調，絶孕。阿膠女人血枯，經水不調，無子，炒研酒服。雀卵　烏賊魚骨　鮑魚汁並主女子血枯病，傷肝，唾血，下血，通經閉。驢包衣天癸不通。煅研。入麝香，新汲水下。不過三服。

帶下是淫熱夾痰，有虛有實

蒼朮燥溼強脾。四製丸服。艾葉白帶，煮雞子食。石菖蒲赤白帶下，同破故紙末服。白芷漏下赤白，能蝕膿。白帶冷痛腥穢，同蜀葵根、白芍、枯礬丸服。○石灰淹過，研末酒服。草果同乳香末服。糯米女人白淫，同花椒燒研，醋糊丸服。蓮米赤白帶，同江米、胡粉，入烏骨雞煮食。白扁豆炒研，米飲日服。○花同。蕎麥炒焦，雞子白服。韭子白帶白淫，醋煮丸服。芍藥同香附末煎服。○同乾薑末服。沙參七情內作，或虛冷者，爲末，米飲日服。狗脊室女白帶。衝任虛損，關節重，同鹿茸丸服。亦治婦人。枸杞根帶下脈數，同地黄煮酒飲。椿根白皮同滑石丸服。○同乾薑、芍藥、黄檗丸服。木槿皮煎酒止帶下。隨赤白用。榆莢仁和牛

肉作羹食。止帶下。 茯苓丸服 松香酒煮丸服。 槐花同牡蠣末酒服。 冬瓜仁炒研湯服。 牡荊子炒焦飲服。 益母草爲末湯服。 夏枯草爲末飲服。 雞冠花浸酒飲，或末服。 馬齒莧絞汁和雞子白服。 大薊根浸酒飲 酢漿草陰乾酒服。 椒目炒研水服。 欓子同石菖蒲末服。 韭汁同童尿露一夜。溫服。 葵葉 葵花治帶下。目中溜火。和血潤燥。爲末酒服。隨赤白用。 蜀葵根散膿血惡汁。治帶下。同白芷芍藥枯礬化蠟丸服。 敗醬治帶下。破多年凝血。化膿爲水。 漏蘆產後帶下。同艾葉丸服。 甑帶五色帶下。煮汁服。 澤蘭子女人三十六疾。 馬矢蒿 蠡實 紫葳 茜根 白蘞 土瓜根 赤地利 鬼箭羽 水芹 蒲黃 景天 豬苓 李根白皮 金櫻根 酸榴皮 桃毛 白果 石蓮 芡實 城東腐木 橡斗 秦皮 人參 黃芪 肉蓯蓉 何首烏 葳蕤 當歸 芎藭 升麻升提 柴胡升提 陽起石 白石脂 五色石脂 玉泉 石膽 代赭石 石硫黃 石硫赤。 硇砂並主赤白帶下無子。 石灰白帶白淫。同茯苓丸服。 雲母粉水服方寸匕。立見效。 禹餘糧赤白帶。同乾薑丸服。 石燕月水湛濁。赤帶多年。煎飲或末日服。 白礬白淫漏下。經水不利。子腸堅僻。中有乾血。燒研同杏仁丸。納陰戶內。 白瓷器主白崩帶。 伏龍肝炒烟盡。同椶灰梁上塵服。 秋石棗肉丸服。 牛角䚡燒灰酒服。 狗頭骨同上 兔皮灰同上 豬腎宜多食 豬肝同金墨百草霜。煨食。 羊胰酢洗蒸食。數次愈。 羊肉產後帶下。赤白絕孕。豉蒜煮熟。入酥食。 山羊肉主赤白帶。 狗陰莖女人帶下十二疾。 鹿角白濁。炒研酒服。 鹿茸赤白帶。炙末酒服。室女白帶。衝任虛寒。同狗脊白蘞丸服。 白馬左蹄五色帶下。燒灰酒服。 駝毛 烏驢皮 牛骨 牛蹄甲 陰莖 麋角 鹿血 阿膠 丹雄雞 烏骨雞 雞內金 雀肉 雀卵 雀屎 伏翼 五靈脂 鰻鱺魚 鯉魚鱗 龍骨 鼉甲 龜甲 鼈肉 鱟魚骨 海螵蛸 牡蠣粉 馬刀 海蛤 蛤粉 蜜蜂子 土蜂子 蠶蛻紙灰 蚌粉 故綿灰 淡菜 海蛇 全蠍 丹參 三七 地榆並主赤白帶。 貫眾醋炙末服。止赤白帶。 蛇床子同枯礬納陰戶。 古磚燒赤。安蒸餅坐之。

崩中漏下

月水不止。五十行經

〔調營清熱〕

當歸漏下絕孕。崩中諸不足。 丹參功同當歸。 芎藭煎酒 生地黃崩中及經不止。擂汁酒服。 芍藥崩中痛甚。同柏葉煎服。經水不止。同艾葉煎服。 肉蓯蓉血崩絕陰不產。 人參血脫益陽。陽生則陰長。 升麻升陽明清氣。 柴胡升少陽清氣。 防風炙研。麪糊煮酒服一錢。經效。 白芷主崩漏。入陽明經。 香附子炒焦酒服。治血如崩山。或五色漏帶。宜常服之。 黃芩主淋漏下血。養陰退陽。去脾經濕熱。○陽乘陰。崩中下血。研末霹靂酒服一錢。四十九歲。月水不止。條芩醋浸七次。炒研爲丸。日服。 青蘘汁服半升。立愈。 雞冠花及子爲末酒服。 大小薊汁煎服。或浸酒飲。 菖蒲產後崩中。煎酒服。 蒲黃止崩中消瘀血。同五靈脂末。炒煎酒服。凌霄花爲末酒服。茜根止血內崩及月經不止。五十後行經作敗血論。同阿膠柏葉黃芩地黃髮灰煎服。三七酒服二錢。石韋研末酒服。水蘇煎服。柏葉月水不止。同芎藭煎服。○同木賊炒末服。槐花漏血。燒研酒服。○血崩不止。同黃芩燒秤錘酒服。淡竹茹崩中。月水不止。微炒水煎服。黃麻根水煎。甜瓜子月經太過。研末水服。黑大豆月水不止。炒焦沖酒。白扁豆花血崩。焙研飲服。蒸餅燒研飲服。玄胡索因損血崩。煮酒服。縮砂焙研湯服。益智子同上。椒目焙研酒服。胡椒同諸藥丸服。艾葉漏血崩中不止。同乾薑阿膠煎服。木莓根皮煎酒止崩。續斷　石蓮子　蠡實　茅根　桃毛　小蘗

冬瓜仁　松香　椿根白皮　鹿角　鹿茸　鹿血

豬腎　烏骨雞　丹雄雞　雞內金　雀肉　鱟尾　蚌殼　文蛤　海蛤　鮑魚並主漏下崩中。毛蟹殼崩中腹痛。燒研飲服。牡蠣崩中及月水不止。煅研。艾煎醋膏丸服。鼈甲漏下五色。醋炙研酒服。○同乾薑訶黎勒丸服。紫鉚經水不止。末服。鰾膠崩中赤白。焙研。雞子煎餅食。酒下。阿膠月水不止。炒焦酒服。和血滋陰。羊肉崩中垂死。煮歸苄乾薑服。

〔止澀〕椶灰酒服。蓮房經不止。燒研酒服。○血崩同荆芥燒服。○產後崩。同香附燒服。敗瓢同蓮房燒服。絲瓜同椶燒服。木耳炒黑同髮灰服取汗。桑耳燒黑水服。槐耳燒服。烏梅燒服。梅葉同椶灰服。荷葉燒服。桃核燒服。胡桃十五個。燒研酒服。殼亦可。甜杏仁黃皮燒服。鳧茈一歲一個。燒研酒服。漆器灰同椶灰服。故綿同髮燒服。敗蒲席灰酒服。木芙蓉花經血不止。同蓮房灰飲服。槐枝灰赤白崩。酒服。幞頭灰水服。白紙灰酒服。蠶蛻紙灰同槐子末服。百草霜血崩。狗膽汁服。松烟墨漏下五色。水服。烏龍尾月水不止。炒同荆芥末服。綿花子血崩如泉。燒存性。酒服三錢。貫眾煎酒。丁香煎酒。地榆月經不止。血崩。漏下赤白。煎醋服。三七酒服。地錦酒服。木賊崩中赤白。月水不斷。同當歸芎藭服。○漏血不止。五錢煎水服。血崩氣痛。同香附朴消末服。石花同細茶漆器末。酒服。桑花煎水。翻白草擂酒。醍醐菜杵汁煎酒。夏枯草研末飲服。桂心煅研飲服二錢。何首烏同甘草煮酒服。扶楊皮同牡丹牡蠣煎酒。止白崩。橡斗殼　金櫻根　榴皮根同。鬼箭羽　城東腐木　石膽　代赭石　白堊土　玄精石　硇砂　五色石脂　太乙餘糧並主赤沃崩中。漏下不止。赤石脂月水過多。同補骨脂末。水飲服二錢。禹餘糧崩中漏下五色。同赤石脂牡蠣烏賊骨伏龍肝桂心末服。伏龍肝漏下。同阿膠蠶沙末。酒服。五靈脂血崩不止。及經水過多。半生半炒。酒服。能行血止血。○爲末熬膏入神麴丸服。○燒存性。鐵錘燒淬酒服。鵲巢積年漏下。燒研酒服。牛角䚡燒研酒服。羊脛骨月水不止。煅入椶灰。酒服。狗頭骨血崩。燒研。糊丸酒服。烏驢屎血崩及月水不止。燒研。糊丸酒服。烏驢皮　羖羊角燒　馬懸蹄煅　馬鬐毛及尾燒　牛骨及蹄甲煅　孔雀屎煅　龍骨煅　鼉甲煅　海螵蛸　鯉魚鱗並主崩中下血。漏下五色。

胎前子煩胎啼

安胎 **黃芩**同白朮。爲安胎清熱聖藥。**白朮**同枳殼丸服。束胎易生。**續斷**三月孕。防胎墮。同杜仲丸服。**益母草**子同。胎前宜熬膏服。**丹參**安生胎。落死胎。**青竹茹**八九月傷動作痛。煎酒服。**竹瀝**因交接動胎。飲一升。**白藥子**胎熱不安。同白芷末服。**黃連**因驚胎動出血。酒飲。**知母**月未足。腹痛如欲產狀。丸服。**枳殼**腹痛。同黃芩煎服。○同甘草白朮丸服。令胎瘦易生也。**大棗**腹痛。燒研。小便服。**縮砂仁**行氣止痛。胎氣傷動。痛不可忍。炒研。酒服。○子癇昏冒。炒黑酒下。**香附子**安胎順氣。爲末。紫蘇湯服。名鐵罩散。○惡阻。同藿香甘草末。入鹽湯服。**檳榔**胎動下血。葱湯服末。**益智子**漏胎下血。同縮砂末。湯服。**大腹皮** **櫸皮** **陳橘皮** **藿香** **木香** **紫蘇**並行氣安胎。**芎藭**損動胎氣。酒服二錢。亦可驗胎有無。**當歸**妊娠傷動。或子死腹中。服此。未損即安。已損即下。同芎藭末。水煎服。○墮胎下血。同葱白煎服。**硃砂**上症。用末一錢。雞子白三枚。和服。未死安。已死出。**葱白**下血搶心困篤。濃煎服。未死安。已死出。**薤白**同當歸煎服。**艾葉**妊娠下血。半產下血。仲景膠艾湯主之。○胎動心痛。腰脹。或下血。或子死腹中。煮酒服。○胎迫心。煮醋服。**阿膠**胎動下血。葱豉湯化服。○葱艾同煎服。○尿血。飲服。○血痢。大便血。煎服。**黃明膠**酒服。**秦艽**同甘草白膠糯米煎服。同阿膠艾葉煎服。**木賊**同芎藭末。煎服。**生地黃**搗汁。或末。或漬酒。或煮雞子。**桑寄生**同阿膠艾葉煎。**醬豆**炒研。酒服。**赤小豆芽**酒服。日三。亦治漏胎。**桃梟**燒服。**蓮房**燒服。**百草霜**同椶灰伏龍肝。童尿酒服。**雞子**二枚生。和白粉食。**鹿角**同當歸煎服。○腰痛。燒投酒中。七次飲。**生銀**煎水。或同苎根煎酒服。**代赭石** **鹿茸** **麋角** **黑雌雞** **豉汁** **大薊** **蒲黃** **蒲蒻** **賣子木**並止血安胎。**菖蒲**半產下血不止。搗汁服。**荷鼻**胎動見黃水。一個燒研。糯米湯服。**糯米**胎動下黃水。同黃芪芎藭煎服。**秫米**同上。**粳米**同上。**蜜蠟**下血欲死。一兩化。投酒半升服。立止。**熟地黃**漏胎不止。血盡則胎死。同生地黃末白朮湯服。○腹痛脹虛。同當歸丸服。**苎根**同銀煎服。**葵根**燒灰。酒服。**五倍子**酒服。**雞卵黃**酒煮。日食。**雞肝**切和酒食。**龍骨** **鐵秤錘**並主漏胎下血不止。**人參** **黃芪**胎前諸虛。

治外 **弩弦**胎動上膈。繫腰立下。**蛇蛻**胎動欲產。袋盛繫腰下。**伏龍肝**研水服。**井底泥** **犬尿泥**並主妊娠傷寒。塗腹護胎。**嫩卷荷葉**孕婦傷寒。同蚌粉塗腹。并服之。

子煩 **竹瀝**胎氣上沖煩躁。日頻飲之。**蒲萄**煎服。擂汁亦佳。**黃連**酒服一錢。**知母**棗肉丸服。**生銀**同葱白阿膠煎服。**蟹爪**煎服。

胎啼 **黃連**腹中兒哭。煎汁常呷。

產難

催生 **香附子**九月十月服此。永無驚恐。同縮砂甘草末服。名福胎飲。**人參**橫生倒產。同乳香丹砂。以雞子白薑汁調服。子母俱安。**白芷**煎服。或同百草霜。童尿醋湯服。**益母草**難產及子死。搗汁服。**蒺藜子**同貝母末服。催生墮胎。下胞衣。**貝母**末服。**麻子仁**倒產。吞二枚。**黃麻根**煮服。催生破血。下胞衣。**鹽豉**燒研。酒服。**皂莢子**吞一枚。**柞木皮**同甘草煎服。**乳香**丸服。末服。○同丁香兔膽丸服。**龍腦**新汲水服少許。立下。**鳳仙子**水吞。**山楂核**吞。**桃仁**吞。**牛屎中大豆**吞。**槐實**內熱難產。吞之。**舂杵糠**燒服。**柑橘瓤**燒服。**蓮花** **胡麻** **赤石脂** **代**

赭石　禹餘糧　石蟹　蛇黃煮　鱁膠燒　蛟髓　白雞距燒和酒服。白雄雞毛同上　雞子白生吞一枚　烏雞冠血　兔血同乳香末服。兔腦同乳香丸服。○頭同。兔皮毛血上攻心，燒末酒服。敗筆頭灰藕汁服　鼠灰酒服　騾蹄灰入麝酒服。麝香水服一錢即下。羚羊角尖刮末酒服。狗毛灰酒服　白狗血血上攻心。酒服。豬心血和乳香丹砂丸服。真珠酒服一兩即下。鼈甲燒末酒服。龜甲燒末酒服。○矮小女子交骨不開，用髮灰當歸酒服。生龜臨月佩之，臨時燒服。海馬　文鰩魚並同　本婦爪甲燒末酒服。人尿煎服　蠶蛻紙灰同蛇蛻灰酒服。土蜂窠泡湯服　彈丸酒服一錢。松煙墨水服　芒消童尿酒服。雲母粉酒服半兩，入口即產。諸鐵器燒赤淬酒。布鍼二七個，燒淬酒。鐵鏵鏽同白芷童尿入醋服。馬銜煮汁服，并持之。銅弩牙　古文錢並淬酒　銃楔灰酒服　箭簳同弓弦燒酒服。弓弩弦煮汁或燒灰服。鑿柄木灰酒服　破草鞋灰酒服　簸箕淋水服　車脂吞二豆許。夫裩帶燒五寸。酒服。鍾馗左腳燒末水服。○並主產難。及胞衣不下。蛇蛻橫生逆產，胎衣不下。炒焦酒服。泡湯浴產門。○同蟬蛻頭髮。燒研酒服。鹿糞經日不產。乾溼各三錢為末。薑湯下。豬膏化酒多飲。五靈脂半生半炒。酒服。牛膝酒煎　地黃汁和醋服。洗兒湯飲　井底泥水服　竈突後黑土酒服。○並下胎衣。金箔七片磨湯服。

滑胎

榆白皮末　牽牛子末服。○並臨月服之。滑胎易產。冬葵子末服。○同牛膝煎服。○根同。葵花橫生倒產。酒服。黃葵子湯服　車前子酒服。或同菟絲子。

蜀黍根酒服　赤小豆吞之。或煮服。○生研水服。治產後月閉。馬檳榔細嚼數枚。井水下。當歸同芎末大豆。童尿流水服。慈姑汁服一升。瞿麥煮汁　酸漿子吞　木通　通草　澤瀉　預知子　水松　馬齒莧　黃楊葉　海帶　麥蘖　滑石　漿水並主產難。橫生逆生。胎衣不下。蜂蜜橫生難產。同麻油各半盞服。立下。蒲黃日月未足。欲產及胞衣不下。並水服二錢。○同地龍橘皮末服。甚妙。

外治

蓖麻仁搗貼足心。本婦鞋炙熨腹下。蟻蛭土炒搨心下。牛屎熱塗腹上。○並主產難。下生胎。死胎。胞衣。食鹽塗兒足并母腹。釜下墨畫兒足。○並主逆生。磨刀水盤腸產。摩腸上。內服慈石湯。赤馬皮臨產坐之。馬銜　郎君子　飛生　石燕並臨時把之。廁籌燒烟催生。女中衣覆井上。下胎衣。亂髮胎衣不下。撩母口中。市門土八月帶之。臨產酒服一錢。易產。海馬　文鰩魚　獺皮　生龜並臨月佩之。

胎死

當歸同芎末童尿流水服。丹參末　黃葵子末　瞿麥煎　益母草汁　貝母末酒服　鬼臼煎酒　紅花煎酒　大麥蘖煎水　麥麴煎水磨胎。紫金藤　苦瓠灰　雀麥煎水　大豆煎醋　胡麻油和蜜　肉桂童尿酒服末。榆白皮末　皂莢刺灰酒服　木莓根皮破血　炊蔽灰水服　松煙墨水服　蓖麻子四枚。同巴豆三枚。入麝香。貼臍。伏龍肝酒服。仍貼臍下。水銀吞二兩。即下。胡粉水服　硇砂同當歸酒服。丹砂水煮過。研末酒服。斑蝥一個。燒末水服。蟹爪同甘草阿膠煎服。夜明砂灰酒服　烏雞煮汁服。仍摩臍下。

雞卵黄和薑汁服。雌雞屎三七枚，煎水煮米粥食。鹿角屑葱湯服。羊血熱飲。人尿煎服。○並下死胎及胎衣。

墮生胎

附子墮胎，爲百藥長。天雄 烏喙 側子 半夏 天南星 玄胡索 補骨脂 莽草 商陸 瞿麥 牛膝 羊躑躅 土瓜根 薏苡根 茜根 蒺藜 紅花 茅根 鬼箭羽 牡丹皮 大麥糵 麥麴 蕳茹 大戟 薇銜 黑牽牛 三稜 野葛 藜蘆 乾薑 桂心 皁莢 乾漆 槐實 巴豆 櫰根 衣魚 螻蛄 䖟蟲 水蛭 䗪蟲 蠐螬 蚱蟬 斑蝥 芫青 地膽 蜈蚣 蛇蛻 石蠶 馬刀 飛生 亭長 蜥蜴 蟹爪同桂心、瞿麥、牛膝爲末，煎酒服。雞卵白三家卵，三家鹽，三家水，和服。麝香同桂心。石蟹 硇砂 水銀 胡粉 琉璃餅研末，酒服。雄黃 雌黃 朴消 代赭 牛黃 茶湯入沙糖少許，露一夜。胎至三月亦下也。安息香下鬼胎。芫花根下鬼胎癥塊，研末一錢，桃仁湯下。內產戶，下胎。土牛膝根染麝香，內產戶，下胎。苦實把豆兒同上。

產後

補虛活血

人參血運，同紫蘇、童尿煎酒服。○不語，同石菖蒲煎服。○發喘，蘇木湯服末二錢。○秘塞，同麻仁、枳殼丸服。○諸虛，同當歸、豬腎煮食。當歸血痛，同乾薑末服。○自汗，同黃芪、白芍藥煎服。蒲黃血運，血癥，血煩，血痛，胞衣不下，並水服二錢，或煎服。蘇木血運，血脹，血噤，及氣喘欲死，並煎服。黃芪產後一切病。杜仲諸病，棗肉丸服。澤蘭產後百病。○根作菜食。益母草熬膏，主胎前產後諸病。茺蔚子同上。地黃釀酒，治產後百病。酒服，下惡血。桃仁煮酒。薤白 何首烏並主產後諸疾。麻子仁浸酒，去瘀血。產後餘疾。玄參 蜀椒 蚺蛇膏 蟶 淡菜 阿膠並主產乳餘疾。童尿和酒，通治產後惡血諸疾。羊肉利產婦，字乳餘疾。○腹痛虛羸，腹痛厥逆，同歸、芎、甘草水煎服。羊脂上症，同地黃薑汁煎食。黃雌雞產後宜食，或同百合、粳米煮食。黑雌雞同上。狗頭產後血奔，入四肢，煮食。蘩蔞破血，產婦宜食之，或酒炒，或絞汁，或醋糊丸服。馬齒莧破血，止產後虛汗，及血痢。蕓薹子行滯血，治產後一切心腹痛。

血運

紅花煮酒服，下惡血、胎衣。茜根煎水。紅麴擂酒。神麴炒研，湯服。虎杖煎水。夏枯草汁。松煙墨磨醋。白紙灰酒服。鰾膠燒末，童尿酒服。雞子生吞一枚。產婦血棗大，和醋服之。接骨木血運煩熱，煎服。續斷血運寒熱，心下硬，煎服。紅藥子血運腹脹厥逆，同紅花煎服。百合血運狂言。香附子血運狂言。生研，薑棗煎服。漆器燒煙熏。米醋煅炭淬熏。○韭菜沃熏。

血氣痛

丹參破宿血，生新血。敗芒箔止好血，去惡血。煮酒服。三七酒服。芎藭 三稜 莪茂 甘蕉根 玄胡索酒服。雞冠花煎酒。大黃醋丸。虎杖水煎。鑿菜 蒴藋水煎。紅藍花酒煎。赤小豆

羊蹄實　敗醬　牛膝　紅麴擂酒　槐耳酒服　薑黃同桂酒服。鬱金燒研醋服　蓮薏生研飲服。生薑水煎　三歲陳棗核燒　山樝水煎　秦椒　桂心酒服　天竺桂　椶木水煎　質汗　芫花同當歸末服。櫚木水煎　菴蕳苗或子。童尿酒煎。劉寄奴煎或末　天仙藤炒研。童尿酒服。沒藥同血竭。童尿酒。慈姑汁服一升。主血悶攻心欲死。荷葉炒香。童尿服。枳實同酒炒芍藥煎服。石刺木煎汁　紫荊皮醋糊丸服。鬼箭羽同當歸紅花煎。或同四物湯。琥珀入丸散　茱萸根白皮　升麻酒煎　麻黃酒煎　布包鹽煅服。釜下墨酒服　伏龍肝酒服立下　戶限下土酒服　自然銅煅淬醋飲之。鐵斧燒淬酒飲。鐵秤錘同上　石瑻玕磨水　烏金石燒赤淬酒。同煅過寒水石末服。薑石同代赭石丸服。蟹爪酒醋煎服。○血不下。煮蟹食之。雞子白醋吞一枚。羊血血悶欲絕。熱飲一升。鹿角燒末豆汁服。羚羊角燒末酒服。海馬

白殭蠶　五靈脂　伏翼　龍胎　兔頭炙熱摩腹痛　乾漆產後青腫疼痛。及血氣水疾。同麥芽煅研酒服。

【下血過多】貫眾心腹痛。醋炙研末服。艾葉血不止。同老薑煎服。立止。○感寒腹痛。焙熨臍上。紫菀水服　石菖蒲煎酒　樗木皮煎水　椿白皮　桑白皮炙煎水　百草霜同白芷末服。烏氈皮酒服。○並止血。鱓魚宜食　凌霄花並主產後惡漏淋瀝。旋覆花同葱煎服。紫背金盤酒服　小薊同益母草煎服。代赭石地黃汁和服。松煙墨煅研酒服。○並主墮胎下血不止。

【風痓】荊芥產後中風。痓直口噤。寒熱不識人。水煎入童尿酒服。或加當歸。白朮同澤瀉煮服。羌活研末水煎。黑大豆炒焦沖酒。穭豆同上　雞屎炒焦沖酒。白鮮皮餘痛中風。水煎服。竹瀝　地榆並主產乳痓疾。雞蘇產後中風。惡血不止。煎服。井泉石產後搦搐　鹿肉產後風虛邪僻。

【寒熱】柴胡　白馬通灰水服　羖羊角灰酒服。○並主產後寒熱悶脹。苦參上產後煩熱。甘竹根煩熱煮汁。松花壯熱。同芎歸蒲黃紅花石膏煎服。知母　豬腎煮食　狗腎煮食。並主產後蓐勞寒熱。

【血渴】黃芩產後血渴。同麥虋冬煎服。紫葛煩渴。煎呷。芋根產婦宜食之。破血。飲汁止渴。

【欬逆】石蓮子產後欬逆嘔吐心忡。同黃芩末水煎服。壁錢窠產後欬逆三五日。欲死煎汁呷之。

【下乳汁】母豬蹄同通草煮食飲汁。牛鼻作羹食。不過三日。乳大下。羊肉作臛食。鹿肉作臛食　鼠肉作羹臛食。死鼠燒末酒服。鯉魚燒服二錢。鱗灰亦可。鮑魚汁同麻仁葱豉煮羹食。鰕汁煮汁或羹。胡麻炒研入鹽食。麻子仁煮汁　赤小豆煮汁　豌豆煮汁　絲瓜燒存性。研酒服取汗。萵苣煎汁服。○子研酒服。白苣同上　木饅頭同豬蹄煮食。通草同上　貝母同知母牡蠣粉。以豬蹄湯日服。土瓜根研末。酒服。日二。栝樓根燒研酒服。或酒水煎服。栝樓子炒研酒服二錢。胡荽煮汁或酒。蘩縷　澤瀉　細辛　殷孽並下乳汁。石鍾乳粉漏蘆湯調服一錢。乳下止。石膏煮汁服　王不留行通血脈。下乳汁之神品也。穿山甲

炮研，酒服二錢。名涌泉散。蜜蜂子炒治食 漏蘆 飛廉 荆三稜並煎水洗乳。

回乳 神麴產後無子飲乳，欲回轉者，炒研，酒服二錢。此李瀕湖自製神方也。 大麥糵炒研，白湯服二錢。 繳腳布勒乳一夜，即回。

斷產 零陵香酒服二錢，盡一兩，絕孕。 薇銜食之令人絕孕。 鳳仙子產後吞之，即不受胎。 玉簪花根產後同鳳仙子、紫葳、丹砂作丸服，不復孕。 馬檳榔經水後常嚼二枚，井水下。久則子宮冷，不孕也。 白麪每經行後，以一升浸酒，三日服盡。 印紙灰產後以水服二錢，令人斷產。 水銀 黑鉛並冷子宮 牛膝 麝香 淩霄花

陰病

陰寒 吳茱萸同椒 丁香 蛇牀子並塞 硫黃煎洗

陰吹 亂髮婦人胃氣下泄，陰吹甚喧，宜豬膏煎亂髮化服，病從小便出。

陰腫痛 白蘞 白堊土並主女陰腫痛。 肉蓯蓉 牛膝酒煮服 蛇牀子洗 卷柏洗 枸杞根洗 訶黎勒和蠟燒熏。 枳實炒煎 炒 鹽熨。並主女人陰痛。 黃芪主婦人子臟風邪氣。 防風得當歸、芍藥、陽起石，主婦人子臟風。 黃連 菊苗 羌活 白芷 藁本 蓽茇 白鮮皮 地錦 乾漆 槐實 陽起石並主女人疝瘕痛。 蜀羊泉女人陰中內傷，皮間積實。 澤蘭洗 大豆和飯杵納。 桃仁燒傅。並主產後陰腫。 青布灰同髮灰服。 五倍子末傅。並主交接後血出不止。

陰䘌陰蝕 蛇牀子 小薊 狼牙 瞿麥 荆芥同牙皁、牆頭腐草煎洗。 五加皮 槐白皮 槐耳 桑耳 蕪荑 胡麻 枸杞根 椿白皮同落雁木煎湯。 城東腐木 豬膽並煎湯熏洗。 鯉魚骨 桃仁並燒烟熏。 桃葉杵 杏仁燒研 羊蹄根末，和鯉魚腦。 鰻鱺 雄雞肝 豬肝 羊肝 狗陰莖 狐陰莖並擣，內陰中。主陰䘌陰蝕有蟲。 石膽 黑石脂 孔公孽 土殷孽 白礬 硫黃 龜甲燒 鯽膽同骨灰 鯉骨灰 雞子同光粉炒。 烏鰂骨並主女人陰䘌陰蝕陰瘡。 箭笥 鍼線袋並主產後腸䘌，密安席下。

陰脫 土瓜根婦人陰癩，同桂枝、芍藥、䗪蟲為末，酒服。 慈石子宮不收，名瘣疾。煅，酒淬丸服。 穿山甲婦人陰癩，硬如卵狀。炙研，酒服。 升麻 柴胡並升提 羌活酒煎服 枯礬陰脫作癢，酒服，日三。 車脂酒煮 景天酒服 鼈頭灰水服 人屎炒赤，酒服，日三。 狐陰莖並主產後子腸脫下。 蓖麻子貼頂心及臍。 蝎吹鼻 半夏生產子腸先下，產後不收，以末嗃鼻則上。 白芨同烏頭末納之。 鐵爐中紫塵同羊脂熨納之。 茄根灰納之 鐵孕粉同龍腦少許，研水刷之。 羊脂塗頰 鯽魚頭燒傅 兔頭燒傅 五倍子礬湯洗後傅之。 石灰炒淬水洗。 皁莢根皮同楝皮、石蓮子煎湯熏洗。 蛇牀子 老鴉蒜 老鴉眼睛草 篁竹根並煎水熏洗。 胡麻油煎熱熏洗。皁角末吹鼻。 枳殼煎浴產後腸出。 鐵精和羊脂炙熨。

五靈脂　白雞翎　鼠屎並燒烟熏

產門不合　石灰炒熱淬水洗。

產門生合　鉛作鋌日紝。石灰銅錢割開。傅之止血。

脬損　黃絹女人交接及生產損脬。小便淋瀝不斷。以炭灰淋汁煮爛。入蜜蠟茅根馬勃。煎湯日服。○又同白牡丹皮白芨末。水煎日服。

小兒初生諸病

沐浴　解毒　便閉　無皮
不啼　不乳　吐乳　目閉
血眼　腎縮　解顱　顖陷　顖腫　項軟
龜背　語遲　行遲　流涎　夜啼　臍腫
臍風

沐浴　豬膽　黃連　梅葉同桃李葉。益母草　虎骨並煎湯洗兒。不生瘡疥諸病。輕粉浴訖。以少許摩身。不畏風。又解諸毒。

解毒　甘草汁　韭汁並灌少許。吐出惡水惡血。永無諸疾。豆豉濃煎煨三五日。胎毒自散。胡麻生嚼絹包與咂。其毒自下。粟米粥日嚼少許。助穀神。硃砂蜜和豆許。牛黃蜜和豆許。黃連灌一匙。○並解胎毒及痘毒。臍帶初生下三日。以本帶燒灰乳服。可免痘患。

便閉　胡麻油初生大小便不通。入芒消少許。煎沸。徐灌即通。甘草同枳殼煎水灌。葱白尿不通。煎乳灌之。輕粉先咂胸背手足心并臍七處。以蜜化三分。與服即通。

無皮　白米粉　車輦土　蜜陀僧初生無皮。並撲之。三日即生。

不啼　冷水灌少許。外以葱鞭之。

不乳　水銀呑米粒大。下咽即乳。咽中有物如麻子也。凌霄花百日兒忽不乳。同藍汁消黃丸服。

吐乳　蓬莪茂同綠豆煎乳。調牛黃服。籧篨同牛黃食鹽少許。煎人乳服。

目閉　甘草月內目閉不開。或腫濇。或出血。名慢肝風。豬膽汁炙研末灌之。蒼朮上症。用二錢。入豬膽汁中煮熱熏之。嚼汁哺之。芎藭小兒好閉目。或赤腫腦熱也。同朴消薄荷末吹鼻中。熊膽蒸水頻點之。內服四物加天花粉甘草。

血眼　杏仁嚼乳汁點之。

腎縮　吳茱萸同大蒜硫黃塗其腹。仍用蛇牀子燒烟熏之。

解顱　防風同白芨柏子仁末乳和。天南星醋和。漆花　棡榆皮　蟹螯灰同白芨末。鼠腦　豬頰車髓　黃狗頭炙研雞子白和。驢頭骨及懸蹄灰油和。○並日塗。丹雄雞冠血滴上。以赤芍末粉之。

顖陷　烏雞骨同地黃末服。烏頭同附子雄黃末貼。半夏塗足心。

顖腫　黃蘗水和貼足心。

項軟　附子同南星貼。蓖麻子病後天柱骨倒。同木鼈子仁貼之。

龜背　紅內消龜尿調塗。久久自愈。

語遲　百舌鳥炙食。伯勞踏枝鞭之

行遲　五加皮同木瓜末服。木占斯

流涎　半夏同皁莢子仁。薑汁丸服。牛噍草服　鹿角末米飲服。白羊屎數納口中。東行牛涎（塗）桑白皮汁（塗）天南星（水調貼足。）

【夜啼】（內治）當歸（胎寒好啼，日夜不止。焙研，乳和灌。）前胡（蜜丸服）劉寄奴（同地龍爲末服。）伏龍肝（丹砂麝香丸服。）燈花（抹乳頭吮。）胡粉（水服三豆。）硫黃（同黃丹煅埋過。丸服。）白花蛇睛（研竹瀝灌。）虎睛（研竹瀝灌。）牛黃（乳汁化豆許灌。）狼屎中骨（燒灰水服。加豺皮灰。）或縛豬繩灰（水服）巴豆（時珍曰：小兒夜啼，多是停乳腹痛。余每以蠟匱巴豆藥一二丸服之，屢效。）（外治）牽牛子　五倍子　牛蹄甲（燒末貼臍）馬蹄（灰）馬骨（并貼臍）狗毛（絳袋盛，繫兒臂。）雞屎（浴兒，并服少許。）豬窠草　雞窠草　井口邊草　白雄雞翎　牛屎（並密安席下。）土撥鼠頭骨（置枕）燒尸場土（並安枕旁。）仙人杖（安身畔）樹孔中草（著戶中）古櫬板（點燈照之。）

【臍腫】荊芥（煎湯洗後，煨葱貼之，即消。）桂心（炙熨）東壁土　伏龍肝　白石脂　枯礬　車脂　龍骨　海螵蛸　豬頰車髓（同杏仁搗。）臍帶灰（同當歸麝。）油髮灰　當歸　甑帶灰　緋帛灰　錦灰　綿灰（並傅臍溼或腫。）

【臍風】獨蒜（安臍上，灸至口出蒜氣，仍以汁嗃鼻。）鹽豉（貼臍灸之。）棗貓（同諸藥貼灸。）鯽魚（先以艾灸人中、承漿，燒研酒服。）全蠍（酒炙研，入麝服。）白殭蠶（二枚炒研，蜜服。）守宮（以丹砂養赤，爲末，薄荷湯服。）猴屎（燒研，蜜服。）牛黃（竹瀝化服。）白牛屎（塗口中）雞屎白（口噤，面赤屬心，白屬肺。酒研，或水煮汁服。）豬脂（百日內噤風，口中有物，如蝸牛、白蟲也。擦之令消。）驢毛（入麝炒焦，乳汁和服。）烏驢乳　豬乳　牛涎　牛齝草汁（殺蟲）大豆黃卷汁（和乳灌之。）天漿子（同殭蠶、膩粉灌之。○同蜈蚣燒服。）（草部）釣藤（同甘草煎服。）夜合花枝（煮汁拭小兒撮口。）葛蔓（燒灰點咽）甘草（濃煎）蛇莓汁（並灌之。吐痰涎。）

【諸疳】（虛熱有蟲）

（草部）黃連（豬肚蒸丸，治疳殺蟲。○小兒食土，以汁拌土，曬與之。）胡黃連（主骨蒸疳痢。○潮熱，同柴胡服。○疳熱肚脹，同五靈脂丸服。○肥熱疳，同黃連、硃砂，安豬膽內，煮熟，入蘆薈、麝香丸服。）青黛（水服。主疳痢，殺蟲。）使君子（主五疳虛熱，殺蟲，健脾胃，治小兒百病。）大黃（熬膏丸服。主無辜閃癖瘰癧。）黑牽牛（疳氣浮腫，同白牽牛半生半炒，陳皮、青皮等分，丸服。）柴胡（疳熱）前胡（疳熱）萹蓄（魃病）漏蘆（煮豬肝食。）苦耽（疳疾）離鬲草（疳疾）益母草（煮粥）狼把草　葎草（即葛勒蔓。疳痢吹肛。）薔薇根（煎濃汁飲。）羊蹄根葉　菖蒲（木部）蘆薈（主五疳虛熱，同使君子末飲服。）楝實（五疳，同川芎、豬膽丸飲服。）阿勃勒（並主疳熱。）樗根皮（丸服）蕪荑（瘦悴，丸服。）白棘鍼（同瓜蒂研末嗃鼻。主諸疳。）柳枝及白皮　郁李根　楮葉（並煎湯浴兒。）（果部）橘皮（疳瘦，同黃連、麝香、豬膽丸服。）大棗（菜部）甜瓜葉　冬瓜（禽獸）野豬黃（水研日服。）膽（同）牡鼠（炙食，主寒熱諸疳。作羹勿食骨，甚瘦人。○哺露大腹，炙食。）鼠屎（疳病大腹，同葱豉煎服。）貍頭骨（貓骨同）豺皮　兔屎　獾肉　虎膽　熊膽　豬膽（並殺疳蟲。）白馬眼（並小兒魃病，佩之。）夜明砂（一切疳病，研末，豬肉汁服。取下胎毒。○無辜疳，末，拌飯食之。○魃病，絳袋佩之。五靈脂五疳潮熱有蟲，同胡黃連、豬膽丸服。雞子入輕粉、巴豆，蒸食。鶉並主疳痢。鵜鶘糞久痢成疳，燒末水服。伯勞毛魃病，佩之。〔石蟲〕綠礬疳氣，火煅醋淬，棗肉丸服。白礬並主無辜疳疾。胡粉同雞子蒸或炒。輕粉喫泥腹大，沙糖丸服。蠶蛹煑食治疳氣，退熱殺蟲。白殭蠶久疳天柱骨倒，炒研，薄荷湯每服半錢。蜘蛛主大腹疳，燒啖。糞蛆主一切疳，研末，麝香湯服，或入甘草末，或燒灰拌食物，蝦蟆生蛆尤妙。〔鱗介〕鰻鱺　鯽魚膽灌鼻治腦疳。蚺蛇膽灌鼻治腦疳。灌肛治疳痢。鼈血疳勞，丸服。

痘瘡

〔預解〕黃連　臍帶並見初生下。葵根煑食。黑大豆同綠豆、赤小豆、甘草煑食汁飲。胡麻油煎濃食，外同葱涎摻周身。硃砂蜜調服。白水牛蝨焙研作麪餅食。生玳瑁同生犀磨汁，日服。兔肉臘月作醬食。兔血同硃砂或雄黃作丸服。白鴿除夕食之。○以毛煎水浴兒。○卵入廁中半日，取白和丹砂丸服，毒從二便出。雞卵入蚯蚓蒸熟，立春日食。○童尿或廁坑中浸七日，洗淨煑食。鶴卵煑食。鸛卵煑食。絲瓜蔓　壺盧鬚　兔頭　鱧魚並除夕煎湯洗兒，令出多者少，少者無。

〔內托〕升麻解毒，散痘疹前熱。柴胡退痘後熱。牛蒡子痘出不快，便閉咽不利，同荊芥、甘草煎服。貫衆同升麻、芍藥煎。老絲瓜燒研，沙糖水服。山楂水煎。○乾陷，酒煎。荔枝浸酒。○殼煎湯。蒲萄擂酒服。橄欖研。胡桃燒研，胡荽酒服。胡荽浸酒服。泰和老雞五味煮食。竹筍湯　鰕湯　魚湯　生蜆水並主痘出不快。○黃芪主氣虛色白不起。人參同上。甘草初出乾淡不長，色白不行漿，不光澤，既痂而胃弱不食，痘後生癰腫，或潰後不收，皆元氣不足也。並宜參、芪、甘草三味主之，以固營衛生氣血。○或加糯米助肺，芎藭行氣，芍藥止痛，肉桂引血化膿。芎藭　芍藥　肉桂　糯米　肉豆蔻止瀉。丁香灰白不起，脾胃虛弱。麻黃風寒倒陷，蜜炒酒服。豬心血痘瘡倒靨，引入心經。同片腦酒服，同乳香丸服。豬齒　貓頭　貓牙同人、豬獠牙燒灰水服。貓屎同人、狗、豬屎，燒灰水服。狗屎中粟末服一錢。人牙燒，入麝香酒服。人中白燒研湯服。天靈蓋燒研，酒服三分，或加雄黃。白丁香研末，入麝，酒服。鴞頭燒研水服。老鴉左翅燒灰，豬血丸服。○並主陷下。大戟變黑歸腎，研末水服。威靈仙上症，同片腦服。紫草血熱紫赤，便閉者宜之。○同紅花、蟬蛻煎服。紅花和血。燕脂乾紅，同胡桃服。○點痘疔。○點目，令不入目。犀角磨汁。玳瑁磨汁。樺皮煑汁。○並主紫赤乾紅。抱過雞子殼倒陷，便血，昏睡，焙研湯服五分，仍塗胸背風池。豬臕便閉，煑食。燈心草煩喘，小便不利，同鼈甲煎服。牛黃紫黑譫語發狂，同丹砂蜜服。丹砂入心狂亂，同益元散、片腦水服。山豆根咽痛不利。白柹痘入目，日食之。真珠痘疔，研末水服。桃膠痘後發搐，酒化服。象牙痘不收，磨水服。黃明膠瘢痕，水化服。

〔外治〕沈香同乳香、檀香燒煙，辟惡氣，托痘。稻草　豬爪殼並燒煙辟惡氣。胡荽煎酒噴兒，並灑牀帳席下。楊柳根風寒出不快，煎湯浴。茱萸口噤，嚼一二粒，抹之。茶葉燒熏痘癢。馬齒莧灰。敗茅　黃絹灰。海螵蛸末。黃牛屎灰。蕎麥　大豆　赤小豆　豌豆　綠豆並研，傅爛痘及癰。

枇杷葉洗爛痘 青羊脂摩豆瘡如疥 礜石 芒消並塗痘毒 雄黃痘疔。同紫草末、燕脂水塗。蠶繭同白礬燬，傅痘疳。蜂蜜 酥油並潤痘痂欲落不落。豬肉汁且無瘢痕。白殭蠶用雄雞尾浸酒，和塗痘瘢。蜜陀僧入乳調塗痘瘢。馬肉汁並洗痘瘢。柳葉暑月生蛆，鋪臥引之。畢澄茄㗜鼻，治豆入目。

小兒驚癇

有陰陽二症

[陽證]甘草補元氣，瀉心火。小兒撮口發噤，煎汁灌之，吐去痰涎。黃連平肝膽心風熱。胡黃連 黃芩小兒驚啼，同人參末服。防風治上焦風邪，四肢攣急。羌活諸風癇痓，去腎間風，搜肝風。白鮮皮小兒驚癇。老鴉蒜主急驚，同車前貼手足。龍膽骨間寒熱，驚癇入心。細辛小兒客忤，桂心納口中。薇銜驚癇吐舌。薄荷去風熱。荆芥一百二十驚，同白礬丸服。牡丹驚癇瘛瘲。藁本癇疾脊厥而強。莽草摩風癇，日數十發。半夏吹鼻。青黛水服。藍葉同凝水石傅頭上。木通 地黃 女萎 女菀 紫菀 款冬花驚癇寒熱。蜀羊泉小兒驚。蛇莓孩子口噤，以汁灌之。凌霄花百日兒無故口不乳，同藍葉、消黃丸服。葛蔓小兒口噤，病在咽中，燒灰點之。鈎藤小兒寒熱，十二驚癇，瘛瘲，客忤胎風，同甘草煎服。石菖蒲客忤驚癇。麴食癇。淡竹筍消痰熱，小兒驚癇天弔。李葉浴驚癇。杏仁 柏子仁小兒夜啼驚癇，溫水服之。乳香同甘遂服。沒藥盤腸氣痛，同乳香服。阿魏盤腸痛，同蒜炮丸服。安息香燒之辟驚。蘆薈鎮心除熱。夜合花枝小兒撮口，煮汁拭洗。榆花浴小兒癇熱。蕪荑驚後失音，同麴、蘗、黃連丸服。龍腦入心經，爲諸藥使。桑根白皮汁治天弔驚癇客忤。枳殼驚風搐搦痰涎，同豆豉末、薄荷汁服。荆瀝心熱驚癇。茯苓 茯神驚癇。琥珀胎驚，同防風、硃砂末服。胎癇，同硃砂、全蠍末服。○淡竹葉 青竹茹 竹瀝驚癇天弔，口噤煩熱。天竹黃驚癇天弔，去諸風熱。車脂止驚啼，納口中。馬絆繩煎洗兒癇。木牛拳煎服，止兒癇。廁籌貼顖，治驚竄。燈火焠驚風。臘雪小兒熱啼。黃土熨驚風遍身烏色。胡燕窠土小兒驚癇。金薄 銀薄風熱驚癇，鎮心安魂。錫悋脂小兒天弔搐搦，同水銀、牛黃丸服。鉛霜去積熱痰涎，鎮驚，同牛黃、鐵粉服。○驚風喉閉口緊，同蠍酥少許，烏梅蘸擦牙關。黃丹驚癇，鎮心安神。銅鏡鼻客忤驚痛，面青，燒焠酒飲。鐵粉驚癇發熱多涎，鎮心抑肝，水服少許，或加丹砂。鐵精風癇。鐵華粉虛癇。剪刀股驚風。馬銜風癇。白玉小兒驚啼，同寒水石塗足心。紫石英補心定驚。○風熱瘛瘲，同寒水石諸藥煎服。菩薩石熱狂驚癇。硃砂色赤入心。心熱非此不除。○月內驚風欲死，磨水塗五心。○驚熱多啼，同牛黃末服。○客忤卒死，蜜服方寸匕。○驚忤不語，血入心竅，豬心血丸服。○急驚搐搦，同天南星、全蠍末服。水銀驚風熱涎。粉霜潮，同南星、麝香服。輕粉並下痰涎驚熱。銀硃內釣驚啼，同乳香、大蒜丸服。雄黃驚癇，同硃砂末服。石油小兒驚風，化和丸散服。慈石養腎止驚，鍊水飲。玄石 代赭小兒驚風入腹。○急驚搐搦不定，火煅醋淬，金箔湯服一錢。石綠同輕粉吐急驚。礞石驚風痰涎，煅研服，亦丸服。金牙石 蛇黃 雷墨 鹽豉小兒撮口，貼臍灸之。露蜂房驚癇瘛瘲寒熱，煎汁服。螳螂定驚搐。蜈蚣 蜥蜴㗜鼻。天螿子急慢驚風，研汁服。○同全蠍、硃砂丸服。○噤風，同蜈蚣燒丸服。○臍風，同殭蠶、膩粉灌之。白

殭蠶驚癇客忤，去風痰。撮口噤風，爲末蜜服。○燒地以大蒜泥制服。棗貓臍風。全蠍小兒驚癇風痓。○薄荷包炙研服。胎驚天弔，入硃砂麝香或丸服。風癇及慢驚，用石榴煅過末服。○慢驚同白朮麻黃末服。○臍風同麝服。琥珀清熱，止急驚客忤。鼈甲小兒驚癇，炙研乳服。眞珠小兒驚熱。田螺殼驚風有痰。牡蠣安神去煩。小兒驚癇。龍骨小兒熱氣驚癇。安神定魂魄。龍齒小兒五驚十二癇。身熱不可近。龍角驚癇瘈瘲。身熱如火。鯪鯉甲肝驚。守宮風痓驚癇。心虛驚癇。○蛇蛻小兒百二十種驚癇瘈瘲。弄舌搖頭。白花蛇小兒風熱。急慢驚風搐搦。烏蛇　鯉魚脂小兒驚忤諸癇。鸛屎天弔驚風發不止。炒研入麝香牛黃蠍末服。鷲毛小兒衣之，辟驚癇。鴈毛同上。鴨肉小兒熱驚。雞冠血小兒卒驚客忤搐弔。白雄雞血驚風不醒。抹唇口腦。亦治驚癇。雞子止驚。伏翼小兒驚。釀硃砂燒研服。○慢驚炙焦。同人中白蠍麝丸服。五靈脂小兒驚風五癇。雞屎白小兒驚忤驚暗。燒灰水服。豬心血心熱驚癇。調硃砂末服。引入心。豬心肝腎並主驚癇。豚卵　豬乳齒屎並主驚癇。白狗屎小兒驚癇客忤。燒服。狗屎中骨寒熱驚癇。牛膽治驚風有奇功。鼻津客忤灌之。馬屎燒末煮酒浴兒卒忤。尾燒烟熏客忤。屎中粟燒治小兒客忤。馬絆繩煎浴小兒癇。驢乳小兒癇疾。客忤天弔。風痰欬。服之。驢毛煎飲。治客忤。牛黃驚癇寒熱。竹瀝調服。或蜜調。或入硃砂。駝黃風熱驚疾。六畜毛蹄甲客熱驚癇。鮓荅　虎睛　虎魄　虎鼻　爪　象牙　犀角濃磨汁服。牛黃及角　野豬黃及脂　熊膽驚癇瘈瘲。竹瀝化服。羚羊角平肝定風。麝香驚癇客忤驚啼。通諸竅，開經絡。透肌骨。辟邪氣。

狐肝膽驚癇寒熱搐搦。牡鼠煎油摩驚癇。猬皮驚啼燒服。猴頭骨及手驚癇寒熱口噤。髮髲合雞子黃煎消爲水服。主小兒驚熱百病。油髮灰乳服。止小兒驚啼。月經血小兒驚癇發熱。和青黛水服二錢。入口即瘥。

陰證

黃芪補脾瀉心。人參同黃芪甘草。治小兒胃虛而成慢驚。爲瀉火補金益土平木之神劑。桔梗主小水。天麻定風神藥。天南星慢驚。同天麻麝香服。或丸服。墜痰。○暑毒入心。昏迷搐搦。同白附子半夏生研。豬膽丸服。附子慢驚。同全蠍煎服。○尖吐風痰。吹鼻治臍風。烏頭同上。蜀椒同牡蠣煎醋服。胡椒慢脾風。同丁香羊屎末服。蚤休驚癇搖頭弄舌。熱在腹中。慢驚帶陽症。同栝樓根末服。烏藥磨湯服。開元錢慢脾驚風。利痰奇妙。以一個燒出珠子。研末木香湯下。騏驎竭同乳香丸服。麻黃吐泄後慢驚脾風。同白朮全蠍薄荷末服。桂心平肝。焰消　硫黃金液丹。升麻　遠志　蛇牀子　縮砂　曼陀羅花並主慢驚陰癇。羊肉頭蹄頭骨並同。羊乳　鹿茸　馬陰莖及鬐毛並主陰癇。獨頭蒜炙臍及汁嗜鼻。蕓薹子同川烏末塗頂。

本草綱目主治第四卷下終

本草綱目水部目錄第五卷

李時珍曰：水者，坎之象也。其文橫則為☰，縱則為川。其體純陰，其用純陽。上則為雨露霜雪，下則為海河泉井。流止寒溫，氣之所鍾既異；甘淡鹹苦，味之所入不同。是以昔人分別九州水土，以辨人之美惡壽夭。蓋水為萬化之源，土為萬物之母。飲資于水，食資于土。飲食者，人之命脈也，而營衛賴之。故曰：水去則營竭，穀去則衛亡。然則水之性味，尤慎疾衛生者之所當潛心也。今集水之關于藥食者，凡四十三種，分為二類：曰天，曰地。舊本水類共三十二種，散見玉石部。

名醫別錄二種 梁陶弘景註　本草拾遺二十六種 唐陳藏器

嘉祐本草四種 宋掌禹錫　本草綱目一十一種 明李時珍

【附註】
魏李當之藥錄　吳普本草　宋雷斅炮炙
齊徐之才藥對　唐蘇恭本草　孫思邈千金
唐李珣海藥　甄權藥性　楊損之删繁
唐孟詵食療　陳士良食性　蜀韓保昇重註
宋馬志開寶　蘇頌圖經　唐慎微證類
寇宗奭衍義　大明日華　金張元素珍珠囊
元李杲法象　王好古湯液　朱震亨補遺
明汪穎食物　汪機會編　王綸集要

水之一　天水類一十三種

雨水拾遺　潦水綱目　露水拾遺　甘露拾遺
甘露蜜拾遺　明水拾遺　冬霜拾遺　臘雪嘉祐
雹拾遺　夏冰拾遺　神水綱目　半天河別錄
屋漏水拾遺

右附方舊一新三

水之二　地水類三十種

流水拾遺　井泉水嘉祐　節氣水綱目　醴泉拾遺
玉井水拾遺　乳穴水拾遺　溫湯拾遺　碧海水拾遺
鹽膽水拾遺　阿井水綱目　山巖泉水拾遺
古冢中水拾遺　糧罌中水拾遺
赤龍浴水拾遺　車轍水綱目　地漿別錄
熱湯嘉祐　生熟湯拾遺　齏水綱目　漿水嘉祐
甑氣水拾遺　銅壺滴漏水綱目　三家洗盌水拾遺
磨刀水綱目　浸藍水綱目　豬槽中水拾遺
市門溺坑水拾遺　洗手足水綱目
洗兒湯綱目　諸水有毒拾遺

右附方舊一十八新四十七

互攷
鐵漿　淬鐵水　玉泉　石腦油
菊潭水　石中黃水　溫麻湯　米泔水
酒　醋　餳餹　沙餹
茶　蜜　蚯蚓水　蝸牛水

繅絲湯　螺螄水　蜆子水
燖雞湯　燖豬湯　洗褌水
蟹化漆水
胞衣水

本草綱目水部第五卷

水之一 天水類一十三種

雨水（拾遺）

【釋名】時珍曰：地氣升爲雲，天氣降爲雨，故人之汗，以天地之雨名之。

【氣味】鹹，平，無毒。

立春雨水【主治】夫妻各飲一盃，還房，當獲時有子，神效。藏器 宜煎發散及補中益氣藥。時珍

【發明】時珍曰：虞摶醫學正傳云：立春節雨水，其性始是春升生發之氣，故可以煑中氣不足、清氣不升之藥。古方婦人無子，是日夫婦各飲一盃，還房有孕，亦取其資始發育萬物之義也。

梅雨水【主治】洗瘡疥，滅瘢痕，入醬易熟。藏器

【發明】藏器曰：江淮以南，地氣卑溼，五月上旬連下旬尤甚。月令：土潤溽暑，是五月中氣。過此節以後，皆須曝書畫。梅雨沾衣，便腐黑。澣垢如灰汁，有異他水。但以梅葉湯洗之乃脫，餘並不脫。時珍曰：梅雨或作黴雨，言其沾衣及物，皆生黑黴也。芒種後逢壬爲入梅，小暑後逢壬爲出梅。又以三月爲迎梅雨，五月爲送梅雨。此皆溼熱之氣，鬱遏熏蒸，釀爲霏雨。人受其氣則生病，物受其氣則生黴。故此水不可造酒醋。其土潤溽暑，乃六月中氣，陳氏之説誤矣。

液雨水【主治】殺百蟲，宜煎殺蟲消積之藥。時珍

【發明】時珍曰：立冬後十日爲入液，至小雪爲出液，得雨謂之液雨，亦曰藥雨。百蟲飲此皆伏蟄，至來春雷鳴起蟄乃出也。

潦水（綱目）

【釋名】時珍曰：降注雨水謂之潦，又淫雨爲潦。韓退之詩云：潢潦無根源，朝灌夕已除。是矣。

【氣味】甘，平，無毒。【主治】煎調脾胃、去溼熱之藥。時珍

【發明】成無己曰：仲景治傷寒瘀熱在裏，身發黃，麻黃連軺赤小豆湯，煎用潦水者，取其味薄而不助溼氣，利熱也。

露水（拾遺）

【釋名】時珍曰：露者，陰氣之液也。夜氣著物而潤澤於道傍也。

【氣味】甘，平，無毒。【主治】秋露繁時，以槃收取，煎如飴，令人延年不饑。藏器 稟肅殺之氣，宜煎潤肺殺祟之藥，及調疥癬蟲癩諸散。虞摶

百草頭上秋露，未晞時收取，愈百疾，止消渴，令人身輕不饑，悅澤。別有化雲母作粉服法。藏器 八月朔日收取，摩墨點太陽穴，止頭痛；點膏肓穴，治勞瘵，謂之天灸。時珍

百花上露，令人好顏色。藏器

柏葉上露○菖蒲上露，並能明目，旦旦洗之。時珍

韭葉上露，去白癜風，旦旦塗之。時珍

凌霄花上露，入目損目。

【發明】藏器曰薛用弱續齊諧記云司農鄧紹八月朝入華山見一童子以五采囊盛取柏葉下露珠滿囊紹問之答云赤松先生取以明目也今人八月朝作露華囊象此也又郭憲洞冥記云漢武帝時有吉雲國出吉雲草食之不死日照之露皆五色東方朔得玄青黃三露各盛五合以獻於帝賜羣臣服之病皆愈朔曰日初出處露皆如飴今人煎露如飴久服不饑呂氏春秋云水之美者有三危之露爲水即重於水也時珍曰秋露造酒最清冽姑射神人吸風飲露漢武帝作金盤承露和玉屑服食楊貴妃每晨吸花上露以止渴解酲番國有薔薇露甚芬香云是花上露水未知是否

○藏器曰凡秋露春雨着草人素有瘡及破傷者觸犯之瘡頓不癢痛乃中風及毒水身必反張似角弓之狀急以鹽豉和麪作盌子於瘡上灸一百壯出惡水數升乃知痛癢而瘥也

甘露 拾遺

【釋名】膏露綱目 瑞露綱目 天酒綱目 神漿（時珍曰按瑞應圖云甘露美露也神靈之精仁瑞之澤其凝如脂其甘如飴故有甘膏酒漿之名晉中興書云王者敬養耆老則降於松柏尊賢容衆則降於竹葦列星圖云天乳一星明潤則甘露降已上諸說皆瑞氣所感者也呂氏春秋云水之美者三危之露和之美者揭雩之露其色紫拾遺記云崑崙之山有甘露望之如丹着草木則皎瑩如雪山海經云諸沃之野搖山之民甘露是飲不壽者八百歲一統志云雅州蒙山常有甘露已上諸說皆方域常產者也杜鎬言甘露非瑞也乃草木將枯精華頓發於外謂之雀餳於理甚通）

【氣味】甘大寒無毒【主治】食之潤五臟長年不饑神仙藏器

甘露蜜 拾遺

【集解】藏器曰生巴西絕域中狀如餳也（時珍曰）按方國志云大食國秋時收露朝陽曝之即成糖霜蓋此物也又一統志云撒馬兒罕地在西番有小草叢生葉細如藍秋露凝其上味如蜜可熬爲餳夷人呼爲達郎古賓蓋甘露也此與刺蜜相近又見果部

【氣味】甘平無毒【主治】胸膈諸熱明目止渴藏器

明水 拾遺

【釋名】方諸水（藏器曰）方諸大蚌也熟摩令熱向月取之得水二三合亦如朝露陽燧向日方諸向月皆能致水火也周禮明諸承水於月陳饌爲玄酒是也（時珍曰）明水者取其清明純潔敬之至也周禮司烜氏以夫燧取明火於日鑑取明水於月以恭祭祀魏伯陽參同契云陽燧以取火非日不生光方諸非星月安能得水漿淮南子云方諸見月則津而爲水注者或以方諸爲石或以爲大蚌或以爲五石鍊成皆非也按考工記云銅錫相半謂之鑑燧之劑是火爲燧水爲鑑也高堂隆云陽燧一名陽符取火於日陰燧一名陰符取水於月並以銅作之謂之水火之鏡此說是矣干寶搜神記云金錫之性一也五月丙午日午時鑄爲陽燧十一月壬子日子時鑄爲陰燧

【氣味】甘寒無毒【主治】明目定心去小兒煩熱止渴藏器

冬霜 拾遺

【集解】（時珍曰）陰盛則露凝爲霜霜能殺物而露能滋物性隨時異也乾象占云天氣下降而爲露清風薄之而成霜霜所以殺萬物消祲沴當降而不降當殺物而不殺物皆政弛而慢也不當降

而降，不當殺物而殺物，皆政急而殘也。許慎說文云：早霜曰霰，白霜曰皚。又有玄霜。承曰：凡取霜，以雞羽掃之，瓶中密封，陰處，久亦不壞。

【氣味】甘，寒，無毒。【主治】食之，解酒熱，傷寒鼻塞，酒後諸熱面赤者。藏器　和蚌粉，傅暑月痱瘡及腋下赤腫。陳承

【附方】新一　寒熱瘧疾：秋後霜一錢半，熱酒服之。集玄方

臘雪 宋嘉祐

【釋名】時珍曰：按劉熙釋名云：雪，洗也。洗除瘴癘蟲蝗也。凡花五出，雪花六出，陰之成數也。冬至後第三戊爲臘。臘前三雪，大宜菜麥，又殺蟲蝗。臘雪密封陰處，數十年亦不壞。用水浸五穀種，則耐旱不生蟲。灑几席間，則蠅自去。淹藏一切果食，不蛀蠹。豈非除蟲蝗之驗乎。藏器曰：春雪有蟲，水亦易敗，所以不收。

【氣味】甘，冷，無毒。【主治】解一切毒，治天行時氣溫疫，小兒熱癇狂啼，大人丹石發動，酒後暴熱，黃疸，仍小溫服之。藏器　洗目退赤。張從正　煎茶煮粥，解熱止渴。吳瑞　宜煎傷寒火暍之藥，抹痱亦良。時珍

【發明】宗奭曰：臘雪水，大寒之水也。故治已上諸病。

雹 音駁　拾遺

【釋名】時珍曰：程子云：雹者，陰陽相搏之氣，蓋沴氣也。或云：雹者，砲也，中物如砲也。曾子云：陽之專氣爲雹，陰之專氣爲霰。陸農師云：陰包陽爲雹，陽包陰爲霰。雪六出而成花，雹三出而成實。陰陽之辨也。五雷經云：雹乃陰陽不順之氣結成。亦有懶龍鱗甲之內，寒凍生冰，爲雷所發，飛走墮落，大塊者如斗升，小者如彈丸。又蜥蜴含水，亦能作雹，未審果否。

【氣味】鹹，冷，有毒。時珍曰：按五雷經云：人食雹，患疫疾大風顛邪之證。藏器曰：醬味不正者，當時取一二升納人甕中，即還本味也。

夏冰 拾遺

【釋名】凌 去聲。時珍曰：冰者，太陰之精，水極似土，變柔爲剛，所謂物極反兼化也。故字從水從仌。周禮：凌人掌冰，以供祭祀賓客。左傳：古者日在北陸而藏冰，西陸朝覿而出之。其藏之也，深山窮谷，涸陰沍寒；其用之也，祿位賓客喪祭。鄭顗曰：藏冰以時，則雷出不震；棄冰不用，則雷不發而震。今人冬月藏冰於窖，登之以鹽，是也。淮南萬畢術有凝水石作冰法，非真也。

【氣味】甘，冷，無毒。【主治】去熱煩，熨人乳石發熱腫。藏器　解煩渴，消暑毒。吳瑞　傷寒陽毒，熱盛昏迷者，以冰一塊置於膻中，良。亦解燒酒毒。時珍

【發明】藏器曰：夏暑盛熱食冰，應與氣候相反，便非宜人，誠恐入腹冷熱相激，卻致諸疾也。食譜云：凡夏用冰，止可隱映飲食，令氣涼爾，不可食之。雖當時暫快，久皆成疾也。時珍曰：宋徽宗食冰太過，病脾疾，國醫不效，召楊介診之。介用大理中丸。上曰：服之屢矣。介曰：疾因食冰，臣因以冰煎此藥，是治受病之原也。服之果愈。若此，可謂活機之士矣。

【附方】新一　滅瘢痕：以凍凌頻熨之，良。千金方

神水 綱目

集解 時珍曰：金門記云：五月五日午時有雨，急伐竹竿，中必有神水，瀝取爲藥。

氣味 甘，寒，無毒。**主治** 心腹積聚及蟲病，和獺肝爲丸服。又飲之，清熱化痰，定驚安神。時珍

半天河 別錄下品

釋名 上池水。宏景曰：此竹籬頭水及空樹穴中水也。時珍曰：戰國策云：長桑君飲扁鵲以上池之水，能洞見臟腑。注云：上池水，半天河也。然別有法。

氣味 甘，微寒，無毒。**主治** 鬼疰，狂，邪氣，惡毒。別錄 洗諸瘡。宏景 主蠱毒，殺鬼精，恍惚妄語，與飲之，勿令知之。甄權 槐樹間者，主諸風及惡瘡風瘙疥癢。藏器

發明 宗奭曰：半天河水，在上天澤之水也，故治心病、鬼疰、狂、邪、惡毒。

附方 舊一，新一。辟禳時疫：半天河水，飲之。醫林集要 身體白駁：取樹木孔中水洗之，搗桂末唾和傅之，日再上。張文仲備急方

屋漏水 拾遺

氣味 辛，苦，有毒。李廷飛曰：水滴脯肉，食之成癥瘕，生惡瘡。又簷下雨滴菜，亦有毒，不可食之。

主治 洗犬咬瘡，更以水澆屋簷，取滴下土傅之，效。藏器 塗疣目，傅丹毒。時珍

水部

水之二 地水類三十種

流水 拾遺

集解 時珍曰：流水者，大而江河，小而溪澗，皆流水也。其外動而性靜，其質柔而氣剛，與湖澤陂塘之止水不同。然江河之水濁，而溪澗之水清，復有不同焉。觀濁水流水之魚，與清水止水之魚，性色迥別；淬劍染帛，色各不同；煮粥烹茶，味亦有異。則其入藥，豈可無辨乎。

千里水〇**東流水**〇**甘爛水** 一名勞水 **氣味** 甘，平，無毒。**主治** 病後虛弱，揚之萬遍，煮藥禁神最驗。藏器 主五勞七傷，腎虛脾弱，陽盛陰虛，目不能瞑，及霍亂吐利，傷寒後欲作奔豚。時珍

逆流水 **主治** 中風卒厥，頭風瘧疾，咽喉諸病，宜吐痰飲。時珍

發明 藏器曰：千里水、東流水二水，皆堪蕩滌邪穢，煎煮湯藥，禁呪神鬼。潢汙行潦，尚可薦之王公，況其靈長者哉。本經云：東流水爲雲母石所畏。鍊雲母用之，與諸水不同，卽其效也。思邈曰：江水流泉遠涉，順勢歸海，不逆上流，用以治頭，必歸於下。故治五勞七傷羸弱之病，煎藥宜以陳蘆、勞水，取其水不强，火不盛也。無江水，則以千里東流水代之，如涇渭之類。時珍曰：勞水卽揚泛水，張仲景謂之甘爛水。用流水二斗，置大盆中，以杓高揚之千萬遍，有沸珠相逐，乃取煎藥。蓋水性本鹹而體重，勞之則甘而輕，取其不助腎氣，而益脾胃也。虞摶醫學正傳云：甘爛水甘溫而性柔，故烹傷寒陰

證等藥用之。順流水性順而下流，故治下焦腰膝之證，及通利大小便之藥用之。急流水湍上峻急之水，其性急速而下達，故通二便風痹之藥用之。逆流水洄瀾之水，其性逆而倒上，故發吐痰飲之藥用之也。宗奭曰：東流水取其性順疾速，通膈下關也。倒流水取其回旋流止，上而不下也。張從正曰：昔有患小便閟者，衆工不能治。令取長川急流之水，煎前藥，一飲立溲，則水可不擇乎。

附方 新三。

目不得瞑 乃陽氣盛，不得入於陰，陰氣虛，故目不得瞑。治法飲以半夏湯。用流水千里外者八升，揚之萬遍，取其清五升煮之，炊葦薪火，置秫米一升，半夏五合，徐炊令竭爲一升，去滓，飲汁一小盃，日三飲，以知爲度。詳半夏下。靈樞經

汗後奔豚 茯苓桂枝湯：治發汗後，臍下悸，欲作奔豚者。茯苓一兩，炙甘草二錢半，桂枝三錢，大棗二枚，以甘瀾水二升，煮茯苓減半，服之，日再。張仲景金匱要畧

服藥過劑 煩悶，東流水飲一二升。肘後方

井泉水 宋嘉祐

釋名 時珍曰：井字象井形，泉字象水流穴中之形。

集解 穎曰：井水新汲，療病利人。平旦第一汲爲井華水，其功極廣，又與諸水不同。凡井水有遠從地脈來者爲上，有從近處江湖滲來者次之，其城市近溝渠污水雜入者成鹼，用須煎滾，停一時，候鹼澄乃用之，否則氣味俱惡，不堪入藥食茶酒也。雨後水渾，須擂入桃杏仁澄之。時珍曰：凡井以黑鉛爲底，能清水散結，人飲之無疾。入丹砂鎮之，令人多壽。按麻知幾水解云：九疇昔訪靈臺太史，見銅壺之漏水焉。太史召司水者曰：此水已三周環，水滑則漏迅，漏迅則刻差，當易新水。予因悟曰：天下之水，用之滅火則同，濡槁則同，至於性從地變，質與物遷，未嘗同也。故蜀江濯錦則鮮，濟源烹楮則晶，南陽之潭漸於菊，其人多壽；遼東之澗通於蔘，其人多髮；晉之山産礬石，泉可愈疽；戎之麓伏硇黃，湯可浴癘；楊子宜荈；淮榮宜醪；滄鹵能鹽；阿井能膠；藻垢以污，茂田以苦；癭消於藻帶之波，痰破於半夏之洳；冰水嚥而霍亂息，流水飲而癃閟通；雪水洗目而赤退，鹹水濯肌而瘡乾；菜之爲虀，鐵之爲漿，麴之爲酒，蘖之爲醋，千派萬種，言不可盡。至於井之水一也，尚數名焉，況其他者乎。反酌而傾曰倒流，出甃未放曰無根，無時初出曰新汲，將旦首汲曰井華。夫一井之水，而功用不同，豈可烹煮之間，將行藥勢，獨不擇夫水哉。昔有患小溲閟者，衆不能瘥，張子和易之以長川之急流，煎前藥，一飲立溲。此正與靈樞經治不瞑半夏湯用千里流水同意味。後之用水者，當以子和之法爲制。予於是作水解。

井華水

氣味 甘，平，無毒。

主治 酒後熱痢，洗目中膚翳，治人大驚，九竅四肢指歧皆出血，以水噀面。和朱砂服，令人好顔色，鎮心安神。治口臭。堪鍊諸藥石，投酒醋，令不腐。嘉祐 宜煎補陰之藥。虞摶 宜煎一切痰火氣血藥。時珍

新汲水

主治 消渴反胃，熱痢熱淋，小便赤澀，卻邪調中，下熱氣，並宜飲之。射癰腫令散，洗漆瘡。治墜損腸出，冷噴其身面，則腸自入也。又解閉口椒毒。下魚骨哽。嘉祐 解馬刀毒。之才 解砒石、烏喙、燒酒、煤炭毒。治熱悶昏瞀煩渴。時珍

發明 禹錫曰：凡飲水療疾，皆取新汲清泉，不用停污濁暖，非直無效，亦且損人。虞摶曰：新汲井

華水。取天一眞氣浮於水面，用以煎補陰之劑，及鍊丹煮茗，性味同於雪水也。時珍曰：井泉地脈也，人之經血象之，須取其土厚水深，源遠而質潔者，食用可也。易曰：井泥不食，井冽寒泉食，是矣。人乃地產，資稟與山川之氣相爲流通，而美惡壽夭亦相關涉。金石草木，尚隨水土之性，而況萬物之靈者乎。貪淫有泉，仙壽有井，載在往牒，必不我欺。淮南子云：土地各以類生人。是故山氣多男，澤氣多女，障氣多瘖，風氣多聾，林氣多癃，木氣多傴，下氣多尰，石氣多力，嶮氣多癭，暑氣多夭，寒氣多壽，谷氣多痹，丘氣多狂，廣氣多仁，陵氣多貪。堅土人剛，弱土人懦，壚土人大，沙土人細，息土人美，耗土人醜。輕土多利，重土多遲。清水音小，濁水音大。湍水人輕，遲水人重。皆應其類也。又河圖括地象云：九州殊題，水泉剛柔各異。荊揚角徵會，其氣慓輕，人聲急，其泉酸以苦。梁州商徵接，其氣剛勇，人聲塞，其泉苦以辛。兗豫宮徵會，其氣平靜，人聲端，其泉甘以苦。雍冀商羽合，其氣駛烈，人聲捷，其泉鹹以辛。觀此二說，則人賴水土以養生，可不愼所擇乎。

〇時珍曰：按後漢書云：有婦人病經年，世謂寒熱注病。十一月，華陀令坐石槽中，平旦用冷水灌，云當至百。始灌七十，冷顫欲死，灌者懼欲止，陀不許。灌至八十，熱氣乃蒸出，囂囂然高二三尺。滿百灌，乃使然火溫牀，厚覆而臥，良久冷汗出，以粉撲之而愈。又南史云：將軍房伯玉服五石散十許劑，更患冷疾，夏月常復衣。徐嗣伯診之曰：乃伏熱也，須以水發之，非冬月不可。十一月冰雪大盛時，令伯玉解衣坐石上，取新汲冷水，從頭澆之，盡二十斛，口噤氣絕。家人啼哭請止，嗣伯執撾諫者。又盡水百斛，伯玉始能動，背上彭彭有氣。俄而起坐，云熱不可忍，乞冷飲。嗣伯以水一升飲之，疾遂愈。自爾常發熱，冬月猶單衫，體更肥壯。時珍竊謂二人所病，皆伏火之證，素問所謂諸禁鼓慄，皆屬於火也。治法火鬱則發之，而二子乃於冬月平旦澆以冷水者，冬至後陽氣在內也，平旦亦陽氣方盛時也，折之以寒，使熱氣鬱遏，至極激發而汗解，乃物不極不反，是亦發之之意。素問所謂正者正治，反者反治，逆而從之，從而逆之，疏通道路，令氣調和者也。春月則陽氣已洩，夏秋則陰氣在內，故必於十一月至後，乃可行之。二子之醫，可謂神矣。

【附方】舊八，新二十一。

九竅出血　方見主治下。

衄血不止　葉氏用新汲水，隨左右洗足，即止，累用有效。〇一方：用冷水噀面。〇一方：冷水浸紙貼顖上，以熨斗熨之，立止。〇一方：用冷水一瓶，淋射頂上及啞門上。或以溼紙貼之。

金瘡血出　不止，冷水浸之即止。延壽方。

犬咬血出　以水洗至血止，綿裹之。千金方。

蠍蠆螫傷　以水浸故布搨之，暖即易。千金方。

馬汗入瘡　或馬毛入瘡，腫入腹，殺人。以冷水浸之，頻易水，仍飲好酒，立瘥。千金方。

魚骨哽咽　取水一盞，合口向水，張口取水氣，哽當自下。肘後方。

中砒石毒　多飲新汲井水，得吐利佳。集簡方。

中烏喙毒　方同上。

中蒙汗毒　飲冷水即安。濟急方。

中煤炭毒　一時運倒，不救殺人。急以清水灌之。唐瑤經驗方。

服藥過劑　卒嘔不已，飲新汲水一升。肘後方。

燒酒醉死　急以新汲水浸其髮，外以故帛浸溼貼其胸膈，仍細細灌之，至醒乃已。瀕湖集簡方。

飲酒齒痛　井水頻含漱之。直指方。

破傷風病　用火命婦人取無根水一盞，入百草霜調，捏作餅，放患處，三五換，如神。此蔣亞香方也。談野翁試驗方。

墜損腸出　方見主治下。

眼睛突出　一二寸者，以新汲水灌漬睛中，數易之，自入。梅師方。

時行火眼　患人每日於井上，視井旋匝三遍，能洩火氣。集玄方。

心悶汗出　不識人，新汲水和蜜飲之，甚效。千金方。

嘔吐陽厥　卒死者，飲新汲水二升，佳。千金方。

霍亂吐瀉　勿食熱物，飲冷水一盌，仍以水一盆浸兩足，立止。救急良方。

厭禳瘟疫　臘旦除夜，以小豆、川椒各七七粒投井中。勿令人知。能御瘟疫。○又法。元旦以大麻子三七粒。投井中。口氣臭惡正旦含井華水。吐棄廁下。數度即瘥也。肘後方心腹冷痛男子病。令女人取水一盃飲之。女人病。令男子取水一盃飲之。肘後方寒熱注病方見發明下火病惡寒方見發明下疔毒疽瘡凡手指及諸處有瘡起發癢。身熱惡寒。或麻木。此極毒之瘡也。急用鍼刺破。擠去惡血。候血盡。口噙涼水吮之。水溫再換。吮至痛癢皆住。即愈。此妙法也。保壽堂方婦人將產井華水服半升。不作運。千金方初生不啼取冷水灌之。外以葱白莖細鞭之。即啼。全幼心鑑

節氣水綱目

【集解】時珍曰。一年二十四節氣。一節主半月。水之氣味。隨之變遷。此乃天地之氣候相感。又非疆域之限也。月令通纂云。正月初一至十二日止。一日主一月。每旦以瓦瓶秤水。視其輕重。重則雨多。輕則雨少。觀此。雖一日之內。尚且不同。況一月乎。

立春清明二節貯水。謂之神水。【主治】宜浸造諸風脾胃虛損諸丹丸散及藥酒。久留不壞。

寒露冬至小寒大寒四節。及臘日水。【主治】宜浸造滋補五臟及痰火積聚蟲毒諸丹丸。并煮釀藥酒。與雪水同功。

立秋日五更井華水【主治】長幼各飲一盃。能御瘧痢百病。

重午日午時水【主治】宜造瘧痢瘡瘍金瘡百蟲蠱毒諸丹丸。小滿芒種白露三節內水【主治】並有毒。造藥釀酒醋一應食物。皆易敗壞。人飲之。亦生脾胃疾。並時珍

醴泉拾遺

【釋名】甘泉時珍曰。醴。薄酒也。泉味如之。故名。出無常處。王者德至淵泉。時代昇平。則醴泉出。可以養老。瑞應圖云。醴泉。井之精也。味甘如醴。流之所及。草木皆茂。飲之令人多壽。東觀記云。光武中元元年。醴泉出京師。人飲之者。痼疾皆除。

【氣味】甘平無毒【主治】心腹痛。疰忤鬼氣邪穢之屬。並就泉空腹飲之。又止熱消渴及反胃霍亂為上。亦以新汲者為佳。藏器

玉井水拾遺

【集解】藏器曰。諸有玉處。山谷水泉皆是也。山有玉而草木潤。身有玉而毛髮黑。玉既重寶。水又靈長。故有延生之望。今人近山多壽者。豈非玉石津液之功乎。太華山有玉水溜下。土人得服之。多長生。

【氣味】甘平無毒【主治】久服神仙。令人體潤。毛髮不白。藏器

乳穴水拾遺

〔集解〕藏器曰：近乳穴處流出之泉也。人多取水作飲釀酒，大有益。其水濃者，秤之重於他水。煎之上有鹽花，此眞乳液也。

〔氣味〕甘，溫，無毒。〔主治〕久服肥健人，能食，體潤不老。與鍾乳同功。藏器

溫湯 拾遺

〔釋名〕溫泉綱目 沸泉藏器曰：下有硫黃，即令水熱，猶有硫黃臭。硫黃主諸瘡，故水亦宜然。當其熱處，可焯豬羊、熟雞子也。時珍曰：溫泉有處甚多。按胡仔漁隱叢話云：湯泉多作硫黃氣，浴之則襲人肌膚。惟新安黃山是朱砂泉，春時水即微紅色，可煮茗。長安驪山是礬石泉，不甚作氣也。硃砂泉雖紅而不熱，當是雄黃爾。有砒石處亦有湯泉，浴之有毒。

〔氣味〕辛，熱，微毒。〔主治〕諸風筋骨攣縮，及肌皮頑痹，手足不遂，無眉髮，疥癬諸疾，在皮膚骨節者，入浴。浴訖，當大虛憊，可隨病與藥，及飲食補養。非有病人，不宜輕入。藏器

〔發明〕頴曰：廬山有溫泉，方士往往教患疥癬、風癩、楊梅瘡者，飽食入池，久浴得汗出乃止，旬日自愈也。

碧海水 拾遺

〔集解〕藏器曰：東方朔十洲記云：夜行海中，撥之有火星者，鹹水也。色既碧，故曰碧海。時珍曰：海乃百川之會。天地四方，皆海水相通，而地在其中。其味鹹，其色黑，水行之正也。

〔氣味〕鹹，小溫，有小毒。〔主治〕煮浴，去風瘙癬。飲一合，吐下宿食臚脹。藏器

鹽膽水 拾遺

〔釋名〕鹵水藏器曰：此乃鹽初熟槽中瀝下黑汁也。時珍曰：鹽下瀝水，則味苦不堪食。今人用此水收豆腐。獨孤滔云：鹽膽煮四黃，銲物。

〔氣味〕鹹、苦，有大毒。〔主治〕蝕䘌疥癬，瘻疾蟲咬，及馬牛爲蟲蝕，毒蟲入肉生子。六畜飲一合，當時死，人亦然。凡瘡有血者，不可塗之。藏器 痰厥不省，灌之取吐，良。時珍

阿井泉 綱目

〔氣味〕甘、鹹，平，無毒。〔主治〕下膈，疏痰，止吐。時珍

〔發明〕時珍曰：阿井在今兗州陽穀縣，即古東阿縣也。沈括筆談云：古說濟水伏流地中，今歷下凡發地下皆是流水。東阿亦濟水所經，取井水煮膠，謂之阿膠。其性趨下，清而且重，用攪濁水則清，故以治淤濁及逆上之痰也。又青州范公泉，亦濟水所注，其水用造白丸子，利膈化痰。管子云：濟之水，其泉青白，其人堅勁，寡有疥瘙，終無痟酲。水性之不同如此。陸羽烹茶，辨天下之水性美惡，烹藥者反不知辨此，豈不戾哉。

山岩泉水 拾遺

〔釋名〕時珍曰：此山岩土石間所出泉，流爲溪澗者也。爾雅云：水正出曰濫泉，懸出曰沃泉，穴出

日沉泉其泉源遠清冷或山有玉石美草木者爲良其山有黑土毒石惡草者不可用陸羽云凡瀑涌漱湍之水飲之令人有頸疾穎曰昔在潯陽忽一日城中馬死數百詢之云數日前雨洗出山谷中蛇蟲之毒馬飲其水然也

【氣味】甘平無毒【主治】霍亂煩悶嘔吐腹空轉筋恐入腹宜多服之名曰洗腸勿令腹空空則更服人皆懼此然嘗試有效但身冷力弱者防致臟寒當以意消息之藏器

古冢中水 拾遺

【主治】有毒殺人洗諸瘡皆瘥藏器

糧罌中水 拾遺

【集解】藏器曰乃古冢中食罌中水也取清澄久遠者佳古文曰蔗留餘節瓜毒潰尸言二物不爛餘皆成水也

【氣味】辛平有小毒【主治】鬼氣中惡疰忤心腹痛惡夢鬼神殺蚘蟲進一合不可多飲令人心悶又云洗眼見鬼未試藏器

【附方】新一 噎疾古冢內罐罌中水但得飲之即愈極有神效壽域方

赤龍浴水 拾遺

【集解】藏器曰此澤間小泉有赤蛇在中者人或遇之經雨取水服【氣味】有小毒主瘕結氣諸瘕惡蟲入腹及咬人生瘡者藏器

車轍中水 綱目

【釋名】時珍曰轍乃車行跡也【主治】癧瘍風五月五日取洗之甚良牛蹄中水亦可時珍

地漿 別錄下品

【釋名】土漿 宏景曰此掘黃土地作坎深三尺以新汲水沃入攪濁少頃取清用之故曰地漿亦曰土漿

【氣味】甘寒無毒【主治】解中毒煩悶別錄 解一切魚肉果菜藥物諸菌毒療霍亂及中暍卒死者飲一升妙時珍

【發明】宏景曰楓上菌食之令人笑不休飲此即解 時珍曰按羅天益衛生寶鑑云中暑霍亂乃暑熱內傷心神迷亂所致陰氣靜則神藏躁則消亡非至陰之氣不愈坤爲地地屬陰土曰靜順地漿作於牆陰坎中爲陰中之陰能瀉陽中之陽也

【附方】舊一新六 熱渴煩悶地漿一盞飲之聖惠方 乾霍亂病不吐不利脹痛欲死地漿三五盞服即愈大忌米湯千金方 服藥過劑悶亂者地漿飲之肘後方 閉口椒毒吐白沫身冷欲死者地漿飲之張仲景金匱方 中野芋毒土漿飲之集簡方 黃鱨魚毒食此魚犯荊芥能害人服地漿解之集簡方 中砒霜毒地漿調鉛粉服之立解集玄方

熱湯宋嘉祐

【釋名】**百沸湯**綱目　**麻沸湯**仲景　**太和湯**

【氣味】**甘，平，無毒。**時珍曰：按汪穎云：熱湯須百沸者佳。若半沸者，飲之反傷元氣，作脹。或云：熱湯漱口損齒。病目人勿以熱湯洗浴。凍僵人勿以熱湯灌之，能脫指甲。銅瓶煎湯服，損人之聲。

【主治】**助陽氣，行經絡。**宗奭　**熨霍亂轉筋入腹及客忤死。**嘉祐

【發明】宗奭曰：熱湯能通經絡。患風冷氣痹人，以湯淋腳至膝上，厚覆取汗周身。然別有藥，亦假陽氣而行爾。四時暴泄痢，四肢臍腹冷，深湯中坐，浸至腹上，頻頻作之，生陽諸藥，無速於此。虛寒人始坐湯中必顫，仍常令人伺守之。張從正曰：凡傷寒、傷風、傷食、傷酒，初起無藥，便飲太和湯盌許，或酸齏汁亦可。以手揉肚，覺恍惚，再飲再揉，至無所容，探吐，汗出則已。時珍曰：張仲景治心下痞，按之濡，關上脈浮，大黃黃連瀉心湯，用麻沸湯煎之，取其氣薄而泄虛熱也。朱真人靈驗篇云：有人患風疾數年，掘坑令坐坑內，解衣以熱湯淋之，良久以簟蓋之，汗出而愈。此亦通經絡之法也。時珍常推此意，治寒溼加艾煎湯，治風虛加五枝或五加煎湯淋洗，覺效更速也。

【附方】舊四，新九。

傷寒初起：取熱湯飲之，候吐則止。陳藏器本草。

初感風寒，頭痛憎寒者：用水七盌，燒鍋令赤，投水於內，取起再燒再投，如此七次，名沸湯。乘熱飲一盌，以衣被覆頭取汗，神效。傷寒蘊要。

忤惡卒死：銅器或瓦器盛熱湯，隔衣熨其腹上，冷即易，立愈。陳藏器本草。

霍亂轉筋：以器盛湯熨之，仍令蹋器，使足底熱徹，冷則易。嘉祐本草。

暑月暍死：以熱湯徐徐灌之，小舉其頭，令湯入腹，即甦。千金方。

火眼赤爛：緊閉目，以熱湯沃之，湯冷即止，頻沃取安，妙在閉目。或加薄荷、防風、荊芥煎湯沃之，亦妙。趙原陽濟急方。

金瘡血出不止：以故布蘸熱湯盦之。延壽書。

代指腫痛：麻沸湯漬之，即安。千金方。

癰腫初起：以熱湯頻沃之，即散也。集簡方。

凍瘡不瘥：熱湯洗之。陳藏器。

馬汗入瘡，腫痛欲死：沸湯溫洗，即瘥。千金方。

蠼螋螫傷：溫湯漬之，數易，至旦愈。華陀治彭城夫人方。

蛇繞不解：熱湯淋之，即脫。千金方。

生熟湯拾遺

【釋名】**陰陽水**。時珍曰：以新汲水、百沸湯合一盞和勻，故曰生熟。今人謂之陰陽水。

【氣味】**甘、鹹，無毒。**

【主治】**調中消食。凡痰瘧及宿食毒惡之物，臚脹欲作霍亂者，即以鹽投中，進一二升，令吐盡痰食，便愈。**藏器　**凡霍亂及嘔吐，不能納食及藥，危甚者，先飲數口即定。**時珍

【發明】時珍曰：上焦主納，中焦腐化，下焦主出。三焦通利，陰陽調和，升降周流，則臟腑暢達。一失其道，二氣淆亂，濁陰不降，清陽不升，故發為霍亂嘔吐之病。飲此湯輒定者，分其陰陽，使得其平也。藏器曰：凡人大醉及食瓜果過度者，以生熟湯浸身，則湯皆為酒及瓜味。博物志云：浸至腰，食瓜可五十枚；至頸則無限也。未試。

齏水綱目

【集解】時珍曰：此乃作黃齏菜水也。

〔氣味〕酸鹹無毒〔主治〕吐諸痰飲宿食。酸苦涌泄爲陰也。時珍

漿水 宋嘉祐

〔釋名〕酸漿〔嘉謨曰〕漿，酢也。炊粟米熱，投冷水中，浸五六日，味酢，生白花，色類漿，故名。若浸至敗者，害人。

〔氣味〕甘酸微温無毒〔宗奭曰〕不可同李食，令人霍亂吐利。妊婦勿食，令兒骨瘦。水漿尤不可飲，令絶產。醉後飲之失音。

〔主治〕調中引氣，宣和强力，通關開胃止渴，霍亂泄利，消宿食。宜作粥薄暮啜之，解煩去睡，調理臓腑。煎令酸，止嘔噦。白人膚，體如繒帛。嘉祐 利小便。時珍

〔發明〕〔震亨曰〕漿水性涼善走，故解煩渴而化滯物。

〔附方〕舊一，新五。霍亂吐下 酸漿水煎乾薑屑，呷之。兵部手集 過食脯腊 筋痛悶絶。漿水煮粥，入少鷹屎，和食。孫真人方 滑胎易產 酸漿水和水少許，頓服。產寶 手指腫痛 漿水入少鹽，熱漬之，冷即易之。孫真人方 面上黑子 每夜以煖漿水洗面，以布揩赤，用白檀香磨汁塗之。外臺秘要 骨哽在咽 慈石火煅醋淬，陳橘紅焙，多年漿水腳炒，等分爲末，別以漿水腳和丸芡子大，每含嚥一丸。聖濟錄

甑氣水 拾遺

〔主治〕以器承取，沐頭，長毛髮，令黑潤。朝朝用梳摩小兒頭，久覺有益也。藏器

〔附方〕新一。小兒諸瘡 遍身或面上生瘡，爛成孔臼，如大人楊梅瘡。用蒸糯米時甑蓬四邊滴下氣水，以盤承取，掃瘡上，不數日即愈。百藥不效者，用之神效。集簡方

銅壺滴漏水 綱目

〔主治〕性滑，上可至顛，下可至泉，宜煎四末之藥。虞摶

三家洗盌水 拾遺

〔主治〕惡瘡久不瘥，煎沸入鹽洗之，不過三五度。藏器

磨刀水 綱目

〔氣味〕鹹寒無毒〔時珍曰〕洗手則生癬。

〔主治〕利小便，消熱腫。時珍

〔附方〕新五。小便不通 磨刀交股水一盞，服之效。集簡方 肛門腫痛 欲作痔瘡。急取屠刀磨水服，甚效。集簡方 盤腸生產 腸乾不上者，以磨刀水少潤腸。煎好慈石二盃，温服，自然收上，乃扁鵲方也。 蛇咬毒攻 入腹，以兩刀於水中相摩，飲其汁。救急方 耳中卒痛 磨刀鐵漿，滴入即愈。活人心統

浸藍水 綱目

〔氣味〕辛苦寒無毒

〔主治〕除熱，解毒，殺蟲。治誤吞水蛭成積，脹痛黄瘦，飲之取下則愈。時珍 ○染布水：療咽喉病及噎疾，温服一鍾良。時珍

〔發明〕〔時珍曰〕藍水、染布水，皆取藍及石灰能殺蟲解毒之義。昔有人因醉飲田中水，誤吞水蛭

胸腹脹痛。面黃。遍醫不效。因宿店中渴甚。誤飲此水。大瀉數行。平明視之。水蛭無數。其病頓愈也。

豬槽中水拾遺

〔主治〕蠱毒。服一盞。又療蛇咬瘡。浸之效。藏器

市門溺坑水拾遺

〔氣味〕無毒〔主治〕止消渴。重者服一小盞。勿令知之。三度甦。藏器

洗手足水綱目

〔主治〕病後勞復。或因梳頭。或食物復發。取一合飲之。效。聖惠

洗兒湯綱目

〔主治〕胎衣不下。服一盞。勿令知之。延年秘錄

諸水有毒拾遺

水府龍宮。不可觸犯。〔藏器曰〕水之怪魍魎。溫嶠然犀照水。爲神所怒。是也。水中有赤脈。不可斷之。○井水沸溢。不可飲。〔時珍曰〕但於三十步內取青石一塊投之。即止。○古井眢井不可入。有毒殺人。〔時珍曰〕夏月陰氣在下。尤忌之。但以雞毛投之。盤旋而舞不下者。必有毒也。以熱醋數斗投之。則可入矣。古冢亦然。○古井不可塞。令人盲聾。○陰地流泉有毒。二八月行人飲之。成瘴瘧。損腳力。○澤中停水。五六月有魚鼈精。人飲之。成瘕病。○沙河中水。飲之令人瘖。○兩山夾水。其人多癭。○流水有聲。其人多癭。○花瓶水飲之。殺人。臘梅尤甚。○炊湯洗面。令人無顏色。洗體。令人成癬。洗腳。令人疼痛生瘡。○銅器上汗入食中。令人生疽。發惡瘡。○冷水沐頭。○熱泔沐頭。並成頭風。女人尤忌之。○水經宿。面上有五色者。有毒。不可洗手。○時病後浴冷水。損心胞。○盛暑浴冷水。成傷寒。○汗後入冷水。成骨痹。〔時珍曰〕顧閔遠行。汗後渡水。遂成骨痹痿躄。數年而死也。○產後洗浴。成痙風。多死。○酒中飲冷水。成手顫。○酒後飲茶水。成酒癖。○飲水便睡。成水癖。○小兒就瓢及瓶飲水。令語訥。○夏月遠行。勿以冷水濯足。○冬月遠行。勿以熱湯濯足。

本草綱目水部第五卷終

本草綱目火部目錄第六卷

李時珍曰。水火所以養民而民賴以生者也。本草醫方。皆知辨水而不知辨火。誠缺文哉。火者南方之行。其文橫則爲三卦。直則爲火字。炎上之象也。其氣行于天。藏于地。而用于人。太古燧人氏上觀下察。鑽木取火。教民熟食。使无腹疾。周官司烜氏以燧取明火于日。鑑取明水于月。以供祭祀。司爟氏掌火之政令。四時變國火以救時疾。曲禮云。聖王用水火金木。飲食必時。則古先聖王之于火政。天人之間。用心亦切矣。而後世慢之何哉。今撰火之切于日用灸焫者凡一十一種。爲火部云。

本草拾遺一種 唐陳藏器　本草綱目一十種 明李時珍

附註 元朱震亨

火之一　凡一十一種

陽火陰火 綱目　燧火 綱目　桑柴火 綱目　炭火 綱目

蘆火竹火 綱目　艾火 綱目 附陽燧火珠　神鍼火 綱目　火鍼 綱目

燈火 綱目　燈花 拾遺　燭燼 綱目

右附方新一十三

本草綱目火部第六卷

火之一（凡一十一種）

陽火陰火（綱目）

【集解】李時珍曰火者五行之一有氣而無質造化兩間生殺萬物顯仁藏用神妙無窮火之用其至矣哉愚嘗繹而思之五行皆一惟火有二二者陰火陽火也其綱凡三其目凡十有二所謂三者天火也地火也人火也所謂十有二者天之火四地之火五人之火三也試申言之天之陽火二太陽眞火也星精飛火也（赤物暾暾降則有災俗呼火殃）天之陰火二龍火也雷火也（龍口有火光霹靂之火神火也）地之陽火三鑽木之火也擊石之火也戛金之火也地之陰火二石油之火也（見石部石腦油）水中之火也（江湖河海夜動有火或云水神夜出則有火光）人之陽火一丙丁君火也（心小腸離火也）人之陰火二命門相火也（起於北海坎火也遊行三焦寄位肝膽）三昧之火也（純陽乾火也）合而言之陽火六陰火亦六共十二焉諸陽火遇草而焫得木而燔可以溼伏可以水滅諸陰火不焚草木而流金石得溼愈焰遇水益熾以水折之則光焰詣天物窮方止以火逐之以灰撲之則灼性自消光焰自滅故人之善反於身者上體於天而下驗於物則君火相火正治從治之理思過半矣此外又有蕭丘之寒火（蕭丘在南海中上有自然之火春生秋滅生一種木但小焦黑出抱朴子外篇又陸游云火山軍其地鋤耘深入則有烈焰不妨種植亦寒火也）澤中之陽焰（狀如火焰起於水面出素問王冰註）野外之鬼燐（其火色青其狀如炬或聚或散俗呼鬼火或云諸血之燐光也）金銀之精氣（凡金銀玉寶皆夜有火光）此皆似火而不能焚物者也至於樟腦猾髓皆能水中發火（樟腦見木部猾髓見獸部）濃酒積油得熱氣則火自生（燒酒醋酒得火氣則自焚油滿百石則火自生油紙油衣油鐵得熱蒸激皆自生火也）南荒有厭火之民（國近黑崑崙人能食火炭）食火之獸（原化記云禍斗獸狀如犬而食火糞復爲火能燒人屋）西戎有食火之鳥（駝鳥見禽部）火鴉蝙蝠能食焰煙火龜火鼠生於火地（火龜見介部龜下火鼠見獸部鼠下）此皆五行物理之常而乍聞者目爲怪異蓋未深詣乎此理故爾復有至人入水不溺入火不焚入金石無礙步日月無影斯人也與道合眞不知其名謂之至人蔡九峰止言木火石火雷火水火蟲火燐火似未盡該也【震亨曰】太極

動而生陽。靜而生陰。陽動而變。陰靜而合。而生水火木金土。各一其性。惟火有二。曰君火。人火也。曰相火。天火也。火內陰而外陽。主乎動者也。故凡動皆屬火。以名而言。形氣相生。配於五行。故謂之君。以位而言。生于虛無。守位稟命。因其動而可見。故謂之相。天主生物。故恆于動。人有此生。亦恆於動。動者。皆相火之爲也。見于天者。出於龍雷則木之氣。出於海則水之氣也。其於人者。寄于肝腎二部。肝木而腎水也。膽者肝之腑。膀胱者腎之腑。心包絡者腎之配。三焦以焦言。而下焦司肝腎之分。皆陰而下者也。天非此火不能生物。人非此火不能自生。天之火雖出于木。而皆本乎地。故雷非伏。龍非蟄。海非附於地。則不能鳴。不能飛。不能波也。鳴也。飛也。波也。動而爲火者也。肝腎之陰。悉具相火。人而同乎天也。然而東垣以火爲元氣之賊。與元氣不兩立。一勝則一負者。何哉。周子曰。神發知矣。五性感物。而萬事出。有知之後。五者之性。爲物所感而動。即內經五火也。五性厥陽之火。與相火相扇。則妄動矣。火起於妄。變化莫測。煎熬眞陰。陰虛則病。陰絕則死。君火之氣。經以暑與溼言之。相火之氣。經以火言之。蓋表其暴悍酷烈。甚于君火也。故曰相火元氣之賊。周子又曰。聖人定之以中正仁義而主靜。朱子曰。必使道心常爲一身之主。而人心每聽命焉。夫人心聽命而又主之以靜。則彼五火之動皆中節。相火惟有裨補造化。以爲生生不息之運用爾。何賊之有。或曰。內經止于六氣言火。未言及臟腑也。曰。岐伯歷舉病機一十九條。而屬火者五。諸熱瞀瘛。皆屬于火。諸逆衝上。皆屬於火。諸躁狂越。皆屬于火。諸禁鼓慄。如喪神守。皆屬於火。諸病胕腫。疼酸驚駭。皆屬於火。是也。劉河間云。諸風掉眩。屬於肝。風火也。諸氣膹鬱。屬於肺。燥火也。諸溼腫滿。屬於脾。溼火也。諸痛癢瘡。屬於心。鬱火也。是皆火之爲病。出于臟腑者然也。以陳無擇之通敏。猶以暖溫爲君火。日用之火爲相火。無怪乎後人之聾瞽也。

燧火 綱目

【集解】時珍曰：周官司爟氏四時變國火以救時疾，季春出火，季秋納火，民咸從之。蓋人之資于火食者，疾病壽夭生焉。四時鑽燧，取新火以爲飲食之用，依歲氣而使无亢不及，所以救民之時疾也。榆柳先百木而青，故春取之，其火色青。杏棗之木心赤，故夏取之，其火色赤。柞楢之木理白，故秋取之，其火色白。槐檀之木心黑，故冬取之，其火色黑。桑柘之木肌黃，故季夏取之，其火色黃。天文大火之次，于星爲心。季春龍見于辰而出火，于時爲暑。季秋龍伏于戌而納火，于時爲寒。順天道而百工之作息皆因之，以免水旱災祥之流行也。後世寒食禁火，乃季春改火遺意，而俗作介推事，謬矣。道書云：竈下灰火謂之伏龍屎，不可爇香祀神。

桑柴火 綱目

【主治】癰疽發背不起，瘀肉不腐，及陰瘡瘰癧流注，臁瘡頑瘡。然火吹滅，日炙二次。未潰拔毒止痛，已潰補接陽氣，去腐生肌。凡一切補藥諸膏，宜此火煎之。但不可點艾，傷肌。時珍

【發明】震亨曰：火以暢達，拔引鬱毒，此從治之法也。時珍曰：桑木能利關節，養津液。得火則拔引毒氣，而祛逐風寒，所以能去腐生新。抱朴子云：一切仙藥，不得桑煎不服。桑乃箕星之精，能助藥力，除風寒痺諸痛，久服終身不患風疾故也。藏器曰：桑柴火灸蛇，則足見。

炭火 綱目

【集解】時珍曰：燒木爲炭。木久則腐，而炭入土不腐者，木有生性，炭无生性也。葬家用炭，能使蟲蟻不入，竹木之根自回，亦緣其无生性耳。古者冬至夏至前二日，垂土炭于衡兩端，輕重令勻，陰氣至則土重，陽氣至則炭重也。

【主治】櫟炭火，宜煆煉一切金石藥。烰炭火，宜烹煎焙炙百藥丸散。時珍

白炭【主治】誤吞金銀銅鐵在腹，燒紅，急爲末，煎湯呷之。甚者，刮末三錢，井水調服，未效再服。又解水銀輕粉毒。帶火炭納水底，能取水銀出也。上立炭帶之，辟邪惡鬼氣。除夜立之戶內，亦辟邪惡。時珍

【附方】新六。

卒然咽噎：炭末蜜丸，含嚥。千金方

白虎風痛：日夜走注，百節如齧。炭灰五升，蚯蚓屎一升，紅花七捻，和熬，以醋拌之，用故布包，更互熨痛處，取效。聖惠良方

久近腸風：下血。用緊炭三錢，枳殼燒存性五錢，爲末。每服三錢，五更米飲下，一服，天明再服，當日見效。忌油膩毒物。普濟方

湯火灼瘡：炭末，香油調塗。濟急方

白癩頭瘡：白炭燒紅，投沸湯中，温洗取效。百一方

陰囊濕癢：烰炭、紫蘇葉末，撲之。經驗方

蘆火竹火 綱目

【主治】宜煎一切滋補藥。時珍

【發明】時珍曰：凡服湯藥，雖品物專精，修治如法，而煎藥者鹵莽造次，水火不良，火候失度，則藥亦无功。觀夫茶味之美惡，飯味之甘餲，皆係于水火烹飪之得失，即可推矣。是以煎藥須用小心老成人，以深罐密封，新水活火，先武後文，如法服之，未有不效者。火用陳蘆、枯竹，取其不强，不損藥力也。桑柴火取其能助藥力；烰炭取其力慢；櫟炭取其力緊；温養用糠及馬屎、牛屎者，取其緩而能使

藥力勻徧也。

艾火綱目

【主治】灸百病。若灸諸風冷疾。入硫黃末少許。尤良。時珍

【發明】時珍曰。凡灸艾火者。宜用陽燧火珠承日。取太陽真火。其次則鑽槐取火。爲良。若急卒難備。即用真麻油燈。或蠟燭火。以艾莖燒點于炷。滋潤灸瘡。至愈不痛也。其戛金擊石鑽燧入木之火。皆不可用。邵子云。火無體。因物以爲體。金石之火烈于草木之火。是矣。八木者。松火難瘥。柏火傷神多汗。桑火傷肌肉。柘火傷氣脉。棗火傷內吐血。橘火傷營衛經絡。榆火傷骨失志。竹火傷筋損目也。南齊書載武帝時有沙門從北齊賫赤火來。其火赤于常火而小。云以療疾。貴賤爭取之。灸至七炷多得其驗。吳興楊道慶虛疾二十年。灸之即瘥。咸稱爲聖火。詔禁之不止。不知此火何物之火也。

【附錄】陽燧時珍曰。火鏡也。以銅鑄成。其面凹。摩熱向日以艾承之。則得火。周禮司烜氏以火燧取明火于日。是矣。　火珠見石部水精下。

神鍼火綱目

【主治】心腹冷痛。風寒溼痹。附骨陰疽。凡在筋骨隱痛者。鍼之。火氣直達病所。甚效。時珍

【發明】時珍曰。神鍼火者。五月五日取東引桃枝。削爲木鍼。如鷄子大。長五六寸。乾之。用時以綿紙三五層襯于患處。將鍼蘸麻油點着。吹滅。乘熱鍼之。又有雷火神鍼法。用熟蘄艾末一兩。乳香沒藥穿山甲硫黃雄黃草烏頭川烏頭桃樹皮末各一錢。麝香五分。爲末。拌艾。以厚紙裁成條。鋪藥艾于內。緊卷如指大。長三四寸。收貯瓶內。埋地中七七日。取出。用時。于燈上點着。吹滅。隔紙十層。乘熱鍼于患處。熱氣直入病處。其效更速。並忌冷水。

火鍼綱目

【釋名】燔鍼素問　焠鍼素問　燒鍼傷寒論　煨鍼時珍曰。火鍼者。素問所謂燔鍼焠鍼也。張仲景謂之燒鍼。川蜀人謂之煨鍼。其法。麻油滿盞。以燈草二七莖點燈。將鍼頻塗麻油。燈上燒令通赤。用之。不赤或冷。則反損人。且不能去病也。其鍼須用火筋鐵造之爲佳。點穴墨記要明白。差則无功。

【主治】風寒筋急攣引痹痛。或癱緩不仁者。鍼下疾出。急按孔穴。則疼止。不按則痛甚。癥塊結積冷病者。鍼下慢出。仍轉動。以發出污濁。癰疽發背有膿無頭者。鍼令膿潰。勿按孔穴。凡用火鍼。太深則傷經絡。太淺則不能去病。要在消息得中。鍼後發熱惡寒。此爲中病。凡面上及夏月溼熱在兩腳時。皆不可用此。時珍

【發明】時珍曰。素問云。病在筋。調之筋。燔鍼劫刺其下。及筋急者。病在骨。調之骨。焠鍼藥熨之。又靈樞經敘十二經筋所發諸痹痛。皆云治在燔鍼劫刺。以知爲度。以痛爲輸。又云。經筋之病。寒則反折筋急。熱則縱弛不收。陰痿不用。焠刺者。刺寒急也。縱緩不收者。無用燔鍼。觀此。則燔鍼乃爲筋寒而急者設。以熱治寒。正治之法也。而後世以鍼積塊。亦假火氣以散寒涸。而發出污濁也。或又以治

癰疽者，則是以從治之法潰泄其毒氣也。而昧者以治傷寒熱病，則非矣。張仲景云：太陽傷寒，加溫鍼必發驚；營氣微者，加燒鍼則血流不行，更發熱而煩躁。太陽病下之，心下痞，表裏俱虛，陰陽俱竭，復加燒鍼，胸煩面色青黃膚潤者，難治。此皆用鍼者不知往哲設鍼之理，而謬用以致害人也。又凡肝虛目昏多淚，或風赤，及生翳膜頑厚，或病後生白膜失明，或五臟虛勞風熱，上衝于目生翳，並宜熨烙之法。蓋氣血得溫則宣流，得寒則凝澀故也。其法用平頭鍼如翳大小，燒赤，輕輕當翳中烙之。烙後翳破，即用除翳藥傅點。

燈火《綱目》

【主治】小兒驚風昏迷，搐搦竄視諸病，又治頭風脹痛，視頭額太陽絡脈盛處，以燈心蘸麻油點燈焠之。良。外痔腫痛者，亦焠之。油能去風解毒，火能通經也。小兒初生，因冒寒氣欲絕者，勿斷臍，急烘絮包之，將胎衣烘熱，用燈炷於臍下往來燎之，煖氣入腹內，氣回自甦。又燒銅匙柄熨烙眼弦內，去風退赤，甚妙。時珍

【發明】時珍曰：凡燈惟胡麻油、蘇子油然者，能明目治病。其諸魚油、諸禽獸油、諸菜子油、綿花子油、桐油、豆油、石腦油諸燈煙，皆能損目，亦不治病也。

【附方】新七。攪腸沙痛：陰陽腹痛，手足冷，但身上有紅點，以燈草蘸油點火，焠于點上。濟急方。小兒諸驚：仰向後者，燈火焠其顖門、兩眉際之上下；眼翻不下者，焠其臍之上下；不省人事者，焠其手足心、心之上下；手拳不開，目往上者，焠其頂心、兩手心；撮口出白沫者，焠其口上下、手足心。小兒驚風秘訣。○百蟲咬傷：以燈火熏之，出水，妙。濟急方。楊梅毒瘡：方廣心法附餘用鉛汞結砂、銀硃各二錢，白花蛇一錢，為末，作紙撚七條。初日用三條，自後日用一條，香油點燈于烘爐中，放被內蓋臥，勿透風。須食飽，口含椒茶，熱則吐去再含。○神燈熏法：用銀硃二錢，孩兒茶、龍掛香、皂角子各一錢，為末，以紙卷作燈心大，長三寸。每用一條，安燈盞內，香油浸點，置水桶中，以被圍坐，用鼻吸煙嚥之，口含冷茶，熱則吐去。日熏二次，三日後口中破皮，以陳醬水漱之。○神燈照法：治楊梅瘡年久破爛坑陷者。用銀硃、水粉、線香各三錢，乳香、沒藥各五分，片腦二分，為末，以紙卷作撚，浸油點燈照瘡，日三次，七日見效。須先服通聖散數帖，臨時口含椒茶，以防毒氣入齒也。年深疥癬：遍身延蔓者，硫黃、艾葉研勻，作撚浸油點燈，于被中熏之，以油塗口鼻耳目，露之。集玄方。

燈花《拾遺》

【氣味】缺。

【主治】傅金瘡，止血生肉。藏器　小兒邪熱在心，夜啼不止，以二三顆，燈心湯調，抹乳吮之。時珍

【發明】時珍曰：昔陸賈言燈花爆而百事喜。漢書藝文志有占燈花術，則燈花固靈物也。錢乙用治夜啼，其亦取此義乎。我宗室富順王一孫，嗜燈花，但聞其氣，即哭索不已。時珍診之，曰：此癖也。以殺蟲治癖之藥丸服，一料而愈。

燭燼《綱目》

【集解】時珍曰：燭有蜜蠟燭、蟲蠟燭、柏油燭、牛脂燭。惟蜜蠟、柏油者，燼可入藥。

【氣味】缺【主治】疔腫，同胡麻、鍼砂等分爲末，和醋傅之。治九漏，同陰乾馬齒莧等分爲末，以泔水洗淨，和臘豬脂傅之，日三上。時珍

本草綱目火部卷之六終

本草綱目土部目錄第七卷

李時珍曰。土者五行之主。坤之體也。具五色而以黃爲正色。具五味而以甘爲正味。是以禹貢辨九州之土色。周官辨十有二壤之土性。蓋其爲德。至柔而剛。至靜有常。兼五行生萬物而不與其能。坤之德其至矣哉。在人則脾胃應之。故諸土入藥。皆取其裨助戊己之功。今集土屬六十一種。爲土部。舊本三十九種散見玉石部

神農本經二種梁陶宏景註　名醫別錄三種梁陶宏景

唐本草三種唐蘇恭　本草拾遺二十八種唐陳藏器

四聲本草一種唐蕭炳　開寶本草一種宋馬志

證類本草一種宋唐慎微　衍義補遺一種元朱震亨

本草綱目二十一種明李時珍

【附註】魏李當之藥錄　吳普本草　宋雷斆炮炙
齊徐之才藥對　唐甄權藥性　孫思邈千金
唐楊損之刪繁　李珣海藥　蜀韓保昇重註
宋掌禹錫補註　蘇頌圖經　大明日華
宋寇宗奭衍義　金張元素珍珠囊
元王好古湯液　明汪機會編
元李杲法象
陳嘉謨蒙筌

土之一　凡六十一種

白堊本經　甘土拾遺　赤土綱目　黃土拾遺

東壁土別錄　太陽土綱目。天星土、六癸上土、上壬日土、清明戌上土、神后土附　天子藉田三推犁下土拾遺。社稷壇土、春牛土、富家土、亭部中土附　道中熱土拾遺　車輦土拾遺　市門土拾遺　戶限下土拾遺　千步峯綱目　鞋底下土拾遺　柱下土拾遺　牀腳下土拾遺　燒尸場上土綱目　冢上土拾遺　桑根下土拾遺　胡燕窠土拾遺　百舌窠中土拾遺　土蜂窠拾遺　蜣螂轉丸拾遺　鬼屎拾遺　鼠壤土拾遺　鼢鼠壤土拾遺　屋內壖下蟲塵土拾遺　蟻垤土拾遺　白蟻泥綱目　蚯蚓泥綱目　螺螄泥綱目　白鱔泥綱目　豬槽上垢土拾遺　犬尿泥綱目　驢尿泥拾遺　尿坑泥綱目　糞坑底泥綱目　簷溜下泥綱目　田中泥綱目　井底泥證類　烏爹泥綱目　彈丸土拾遺　自然灰拾遺　伏龍肝別錄　土墼綱目　甘鍋綱目　砂鍋綱目　白瓷器唐本　烏古瓦唐本　古磚拾遺　煙膠綱目　墨開寶　釜臍墨四聲　百草霜綱目　梁上塵唐本　門臼塵綱目　寡婦牀頭塵土拾遺　瓷甌中白灰拾遺　香爐灰綱目　鍛竈灰別錄　冬灰本經　石鹼補遺

右附方舊五十六新一百七十五

本草綱目土部第七卷

土之一 凡六十一種

白堊 音惡○本經下品

【釋名】白善土 別錄 白土粉 衍義 畫粉 時珍曰：土以黃爲正色，則白者爲惡色，故名堊。後人諱之，呼爲白善。

【集解】別錄曰：白堊生邯鄲山谷，采無時。宏景曰：郎今畫家用者，甚多而賤，俗方稀用。頌曰：胡居士云：始興小桂縣晉陽鄉有白善，而今處處皆有之。人家往往用以浣衣。西山經云：大次之山，其陽多堊。中山經云：葱聾之山，其中有大谷，多白、黑、青、黃堊。有五色，入藥惟白者耳。宗奭曰：白善土，京師謂之白土粉，切成方塊，賣于人浣衣。時珍曰：白土處處有之，用燒白瓷器坯者。

【脩治】斅曰：凡使勿用色青并底白者。搗篩末，以鹽湯飛過，曬乾用，則免結澀人腸也。每堊二兩，用鹽一分。大明曰：入藥燒用，不入湯飲。

【氣味】苦，溫，無毒。別錄曰：辛，無毒。不可久服，傷五臟，令人羸瘦。權曰：甘，溫，煖。

【主治】女子寒熱癥瘕，月閉積聚。本經 陰腫痛，漏下，無子，洩痢。別錄 療女子血結，澀腸止痢。甄權 治鼻洪吐血，痔瘻洩精，男子水臟冷，女子子宮冷。大明 合王瓜等分，爲末，湯點二錢服，治頭痛。宗奭

【發明】時珍曰：諸土皆能勝溼補脾，而白堊土則兼入氣分也。

【附方】新九。**衄血不止**：白土末五錢，井華水調服，二服除根。瑞竹堂方 **水泄不化**，日夜不止：白堊煆、乾薑炮各一兩，楮葉生研二兩，爲末，糊丸綠豆大，每米飲下二十丸。普濟方 **翻胃吐食**，男婦皆治：白善土煆赤，以米醋一升淬之，再煆再淬，醋乾爲度，取一兩研，乾薑二錢半炮，爲末。每服一錢，調下，服至一斤以上爲妙。千金翼 **卒暴欬嗽**：白善土粉、白礬一兩，爲末，薑汁糊丸梧子大，臨臥薑湯服二十丸。普濟方 **風赤爛眼**，倒睫拳毛：華佗方用白土一兩，銅青一錢，爲末。每以半錢泡湯洗。○乾坤生意加焰消半兩，爲末，湯泡杏仁杵和丸皂子大，每用涼水浸一丸洗眼。乾坤秘韞 **小兒熱丹**：白土一分，寒水石半兩，爲末，新水調塗。錢乙小兒方 **痱子瘙癢**：舊屋梁上刮赤白堊末傅之。普濟方 **代指腫痛**：豬膏和白善土傅之。肘後方 **臁瘡不乾**：白善土煆研末，生油調搽。集玄方

甘土 拾遺

【集解】藏器曰：甘土出安西及東京龍門，土底澄取之。洗膩服如灰，水和塗衣，去油垢。

【主治】草藥及諸菌毒，熱湯調末服之。藏器

赤土 綱目

【氣味】甘，溫，無毒。

【主治】主湯火傷，研末塗之。時珍

【附方】新三。**牙宣疳䘌**：赤土、荊芥葉同研，揩之，日三次。普濟方 **風疹瘙癢**，甚不能忍者：赤土研末，空心溫酒服一錢。御藥院方 **身面印文**：刺破，以醋調赤土傅之，乾又易，以黑滅爲度。千金方

黃土 拾遺

【釋名】藏器曰：張司空言：三尺以上曰糞，三尺以下曰土。凡用當去上惡物，勿令入客水。

【氣味】甘，平，無毒。藏器曰：土氣久觸，令人面黃。掘土犯地脈，令人上氣身腫。掘土犯神殺，令人生腫毒。

【主治】泄痢冷熱赤白，腹內熱毒絞結痛，下血。取乾土，水煮三五沸，絞去滓，暖服一二升。又解諸藥毒，中肉毒，合口椒毒，野菌毒。藏器

【發明】時珍曰：按劉跂錢乙傳云：元豐中，皇子儀國公病瘈瘲，國醫未能治。長公主舉乙入，進黃土湯而愈。神宗召見，問黃土愈疾之狀。乙對曰：以土勝水，水得其平，則風自退爾。上悅，擢太醫丞。又夷堅志云：吳少師得疾，數月消瘦，每日飲食入咽，如萬蟲攢攻，且癢且病，皆以為勞瘵。迎明醫張銳診之。銳令明旦勿食，遣卒詣十里外取行路黃土，至，以溫酒二升攪之，投藥百粒，飲之。覺痛幾不堪，及登溷，下馬蝗千餘，宛轉，其半已困死。吳亦憊甚，調理三日乃安。因言夏月出師，燥渴，飲澗水一盃，似有物入咽，遂得此病。銳曰：蟲入人臟，勢必孳生，饑則聚咂精血，飽則散處臟腑，苟知殺之而不能掃取，終無益也。是以請公枵腹以誘之，蟲久不得土味，又喜酒，故乘饑畢集，一洗而空之。公大喜，厚賂謝之，以禮送歸。

【附方】舊二，新十。

小兒喫土：用乾黃土一塊，研末，濃煎黃連湯調下。救急方

烏沙驚風：小兒驚風，遍身都烏者。急推向下，將黃土一盌，搗末，入久醋一鍾，炒熱包定熨之，引下至足，刺破為妙。小兒秘訣

卒患心痛：畫地作王字，撮取中央土，水和一升服，良。陳藏器本草

目卒無見：黃土攪水中澄清，洗之。肘後方

牛馬肉毒及肝毒：取好土三升，水煮清一升服，即愈。一方：入頭髮寸截和之，髮皆貫肝而出也。肘後方

內痔痛腫：朝陽黃土、黃連末、皮消各一兩，用豬膽汁同研如泥，每日旋丸棗大，納入肛內，過一夜，隨大便去之。內服烏梅黃連二味丸藥。孫氏集效方

顛撲欲死：一切傷損，從高墜下，及木石所迮，落馬撲車，瘀血凝滯，氣絕欲死者，亦活。用淨土五升蒸熱，以故布重裹作二包，更互熨之。勿大熱，恐破肉，取痛止則已，神效之方。孫眞人千金方

杖瘡未破：乾黃土末，童尿入雞子清調塗，刷上，乾即止，隨以熱水洗去，復刷復洗，數十次，以紫轉紅為度，仍刷兩胯，以防血攻陰也。攝生方

湯火傷灼：醋調黃土塗之。談野翁方

蜈蚣螫傷：畫地作王字，內取土摻之，即愈。集簡方

蜂蠆叮螫：反手取地上土傅之，或入醋調。千金方

蠼螋尿瘡：畫地作蠼螋形，以刀細取腹中土，唾和塗之，再塗即愈。孫眞人云：予得此疾，經五六日不愈，或教此法遂瘳。乃知萬物相感，莫曉其由也。千金方

鑄鐘黃土 拾遺

【主治】卒心痛，疰忤惡氣。溫酒服一錢。藏器

鑄鏵鉏孔中黃土 拾遺

【主治】丈夫陰囊溼癢，及陰汗。細末撲之。藏器

東壁土 別錄下品

【氣味】甘，溫，無毒。

【主治】下部瘡，脫肛。別錄 止泄痢霍亂煩悶。藏器 溫瘧，點目去瞖。同蜆殼為末，傅豌豆瘡。甄權 療小兒臍風。宏景 摩乾溼二癬，極效。蘇恭

【發明】宏景曰：此屋之東壁上土也。常先見日故爾。又可除油垢衣，勝石灰、滑石。藏器曰：取其向陽久乾也。宗奭曰：久乾之說不然。蓋東壁先得太陽眞火烘炙，故治瘟疫。初出少火之氣壯，及當午

則壯火之氣衰，故不用南壁而用東壁。時珍曰：昔一女忽嗜河中污泥，日食數盌。玉田隱者以壁間敗土調水飲之，遂愈。又凡脾胃溼多，吐瀉霍亂者，以東壁土，新汲水攪化，澄清服之，即止。蓋脾主土，喜燥而惡溼，故取太陽真火所照之土，引真火生發之氣，補土而勝溼，則吐瀉自止也。嶺南方治瘴瘧香椿散內用南壁土，近方治反胃嘔吐用西壁土者，或取太陽離火所照之氣，或取西方收斂之氣，然皆不過借氣補脾胃也。

【附方】舊三，新九。**急心痛**　五十年陳壁土，枯礬各二錢，為末，蜜丸，艾湯服。集玄方　**霍亂煩悶**　向陽壁土煮汁服。聖濟錄　**藥毒煩悶**　欲死者，東壁土調水三升，頓飲之。肘後方　**解烏頭毒**　不拘川烏、草烏毒，用多年陳壁土泡湯服之，冷水亦可。通變要法　**六畜肉毒**　東壁土末，水服一錢，即安。集玄方　**目中瞖膜**　東壁土細末，日點之，淚出佳。肘後方　**肛門凸出**　故屋東壁上土一升，研末，以長皂莢挑末粉之，仍炙皂莢，更互熨之。外臺秘要　**痱子瘙癢**　乾壁土末傅之，隨手愈。普濟方　**耳瘡唇瘡**　東壁土和胡粉傅之。救急方　**癧破經年**　膿水不絕，用百年茅屋廚中壁土為末，入輕粉調傅，半月即乾愈。永類方　**諸般惡瘡**　拔毒散：東壁上土、大黃等分，為末，用無根井華水調搽，乾再上。瑞竹堂方　**發背癰癤**　多年烟熏壁土、黃蘗等分，為末，薑汁拌調攤貼之，更以茅香湯調服一錢匕。經驗方

太陽土　綱目

【主治】人家動土犯禁，主小兒病氣喘，但按九宮，看太陽在何宮，取其土煎湯飲之，喘即定。時珍。出正傳

【附錄】**執日天星上土**　藏器曰：取和薰草、柏葉以塗門戶方一尺，令盜賊不來。

執日六癸上土　時珍曰：抱朴子云：常以執日取六癸上土、市南門土、歲破土、月建土，合作人，着朱鳥地上，辟盜。

二月上壬日土　藏器曰：泥屋之四角，宜蠶。

清明日戌上土　時珍曰：同狗毛作泥，塗房戶內孔穴，蛇鼠諸蟲永不入。

神后土　時珍曰：逐月旦日取泥屋之四角及塞鼠穴，一年鼠皆絕迹。此李處士禁鼠法也。神后，正月起申，順行十二辰。

天子耤田三推犁下土　拾遺

【釋名】時珍曰：月令：天子以元日祈穀于上帝，親載耒耜，率三公九卿諸侯大夫躬耕。天子三推，三公五推，卿諸侯九推。反執爵于太寢，命曰勞酒。

【主治】水服，主驚悸癲邪，安神定魄強志。藏之入官不懼，利見大官，宜婚市。王者封禪五色土次之。藏器

【附錄】**社稷壇土**　藏器曰：牧宰臨官，自取塗門戶，令盜賊不入境也。

春牛土　藏器曰：收角上土置戶上，令人宜田。時珍曰：宋時立春日進春牛，御藥院取牛睛以充眼藥，今人鞭春時，庶民爭取牛土，云宜蠶。取土撒簷下，云辟蚰蜒。

富家土　藏器曰：七月丑日，取中庭土泥竈，令人富，勿令人知。時珍曰：除日取富家田中土泥竈，招吉。

亭部中土　時珍曰：取作泥塗竈，水火盜賊不經；塗屋四角，鼠不食蠶；塗倉囷，鼠不食稻；塞穴百日，鼠皆絕去。出陰陽雜書云。

道中熱土　拾遺

【主治】夏月暍死。以土積心口。少冷即易。氣通則甦。藏器 亦可以熱土圍臍旁。令人尿臍中。仍用熱土大蒜等分。搗水去滓灌之。即活。時珍

十字道上土【主治】主頭面黃爛瘡。同竈下土等分傅之。時珍

車輦土 拾遺

【主治】惡瘡出黃汁。取鹽車邊脂角上土塗之。藏器 行人暍死。取車輪土五錢。水調澄清服一盌。即甦。又小兒初生。無膚色赤。因受胎未得土氣也。取車輦土碾傅之。三日後生膚。時珍

市門土 拾遺

【釋名】時珍曰。日中爲市之處門柵也。

【主治】婦人易產。入月帶之。產時酒服一錢。藏器

戶限下土 拾遺

【釋名】時珍曰。限。即門閾也。

【主治】產後腹痛。熱酒服一錢。又治吹乳。和雄雀糞暖酒服方寸匕。藏器

千步峰 綱目

【集解】時珍曰。此人家行步地上高起土也。乃人往來鞋履沾積而成者。技家言人宅有此。主興旺。

【主治】便毒初發。用生薑蘸醋磨泥塗之。時珍

鞋底下土 拾遺

【主治】適他方不伏水土。刮下。和水服。即止。藏器

柱下土 拾遺

【主治】腹痛暴卒。水服方寸匕。藏器 胞衣不下。取宅中柱下土。研末。雞子清和服之。思邈

牀腳下土 拾遺

【主治】猘犬咬。和水傅之。灸七壯。藏器

燒尸場上土 綱目

【主治】邪瘧。取帶黑土同葱搗作丸。塞耳。或繫膊上。即止。男左女右。時珍

【附方】新四

好魘多夢 燒人灰。置枕中履中。自止。本草拾遺

尸厥卒死 不知人者。燒尸場土二三錢。擂細。泡湯灌之。即活。如無。以竈心土代之。何氏方

小兒夜啼 燒尸場土。置枕邊。集簡方

腳底多汗 燒人場上土。鋪于鞋底內蹉之。灰亦可。集玄方

冢上土 拾遺

【主治】瘟疫。五月一日。取土或磚石。入瓦器中。埋着

門外階下、合家不患時氣。又正旦取古冢磚。呪懸大門上。一年無疫疾。藏器

〔附方〕新一　腸癰。死人冢上土。作泥塗之。良。千金方

桑根下土 拾遺

〔主治〕中惡風惡水而肉腫者。水和傅上。灸二三十壯。熱氣透入即平。藏器

胡燕窠土 拾遺

〔氣味〕無毒。同屎作湯。浴小兒。去驚邪。宏景　主風瘙癮疹。及惡刺瘡。浸淫瘑瘡。遍身至心者。死。並水和傅之。三兩日瘥。藏器　治口吻白禿諸瘡。時珍

〔附方〕舊三、新八。浸淫瘑疥瘡　胡燕窠大者。用托子處土爲末。以淡鹽湯洗拭乾。傅之。日一上。小品方　黃水肥瘡　燕窠土一分。麝香半分。研傅之。善濟方　浸淫溼瘡　發於心下者。不早治殺人。用胡燕窠中土。研末。水和傅。葛氏救急方　口角爛瘡　燕窠泥傅之。良。　白禿頭瘡　百年屋下燕窠泥。蠮螉窠研末。剃後麻油調搽。聖濟錄　蠼螋尿瘡　遍身汁出。以燕窠中土和豬脂苦酒傅之。外臺秘要　瘭疽惡瘡　着手足肩背。累累如赤豆。出汁。剝痂以溫醋米泔洗淨。用胡燕窠土和百日男兒屎。傅之。千金方　皮膚中毒　名癥疰。用醋和燕窠土傅之。千金方　風瘙癮疹　胡燕窠土。水和傅之。千金方　小兒丹毒　向陽燕窠土。爲末。雞子白和傅。衛生易簡方　一切惡瘡　燕窠內外泥糞。研細油調搽。一加黃蘗末。瑞竹堂方

百舌窠中土 拾遺

〔主治〕蚯蚓及諸惡蟲咬瘡。醋調傅之。藏器

土蜂窠 拾遺

〔釋名〕蠮螉窠〔時珍曰〕即細腰蜂也。

〔氣味〕甘平無毒〔主治〕癰腫風頭。別錄　小兒霍亂吐瀉。炙研。乳汁服一錢。聖惠　醋調塗腫毒及蜘蛛咬。藏器　醋調塗蜂蠆毒。宗奭　治疔腫乳蛾。婦人難產。時珍

〔附方〕新六　女人難產　土蜂兒窠。水泡湯飲之。取時逢單是男。雙是女。最驗。婦人良方　腫毒焮痛　陳藏器本草用醋和泥蜂窠塗之。直指加川烏頭等分。云未結則散。已結則破也。　疔瘡腫痛　土蜂窠煅。蛇皮燒。等分。酒服一錢。直指方　咽喉乳蛾　土蜂窠一箇。爲末。先用楮葉擦破病人舌。令血出。以醋和末。用翎點之。令痰涎出爲效。後用竹根擂水服數日。取利。瑞竹堂方　手足發指　毒痛不可忍。用壁間泥蜂窠爲末。入乳香少許研勻。以醋調塗。乾即以醋潤之。奇效方　蠼螋尿瘡　螟蛉窠水調傅之。集玄方

蜣蜋轉丸 拾遺

〔釋名〕土消〔藏器曰〕此蜣蜋所推丸也。藏在土中。掘地得之。正圓如人捻作。彌久者佳。

〔氣味〕鹹苦大寒無毒〔主治〕湯淋絞汁服。療傷寒時氣。黃疸煩熱。及霍亂吐瀉。燒存性酒服。治項癭。塗

一切瘻瘡藏器

鬼屎拾遺

集解藏器曰生陰溼地如屎亦如地錢黃白色

主治人馬反花瘡刮取和油塗之藏器

鼠壤土拾遺

釋名時珍曰柔而無塊曰壤

主治中風筋骨不隨冷痹骨節疼手足拘急風掣痛偏枯死肌多收曝乾蒸熱袋盛更互熨之藏器 小兒屎和塗疔腫思邈

鼢鼠壤土拾遺

集解藏器曰此是田中尖嘴小鼠也陰穿地中不能見日

主治鬼疰氣痛秫米泔汁和作餅燒熱綿裹熨之又主腫毒和醋傅之極效藏器 孕婦腹內鐘鳴研末二錢麝香湯下立愈時珍

屋內壖下蟲塵土拾遺

釋名時珍曰壖音軟平聲河邊地及垣下地皆謂之壖

主治惡瘡久不乾油調傅之藏器

蟻垤土拾遺

釋名蟻封時珍曰垤音迭高起也封聚土也

主治狐刺瘡取七粒和醋搽又死胎在腹及胞衣不下炒三升囊盛搨心下自出也藏器

白蟻泥綱目

主治惡瘡腫毒用松木上者同黃丹各炒黑研和香油塗之取愈乃止時珍

蚯蚓泥綱目

釋名蚓螻音婁 六一泥

氣味甘酸寒無毒 主治赤白久熱痢取一升炒烟盡沃汁半升濾淨飲之藏器 小兒陰囊忽虛熱腫痛以生甘草汁入輕粉末調塗之以鹽研傅瘡去熱毒及蛇犬傷日華 傅狂犬傷出犬毛神效蘇恭

附方舊五新十七 斷截熱瘧邵氏青囊方用五月五日午時取蚯蚓糞以麪和丸梧子大硃砂爲衣每服三丸無根水下忌生冷卽止皆效或加菖蒲末獨蒜頭同丸 傷寒譫語蚯蚓屎涼水調服簡便方 小便不通蚯蚓糞朴消等分水和傅臍下卽通皆效方 小兒吐乳取田中地龍糞一兩研末空心以米湯服半錢不過二三服效聖惠方 小兒卵腫地龍糞以薄荷汁和塗之危氏得效方 婦人吹乳用韭地中蚯蚓屎研細篩過米醋調厚傅乾則換三次卽愈涼水調亦可藺氏經驗方 時行腮腫柏葉

汁調蚯蚓泥塗之。丹溪方　一切丹毒　水和蚯蚓泥傅之。外臺　脚心腫痛　因久行久立致者。以水和蚯蚓糞厚傅，一夕即愈。永類鈐方　耳後月蝕　燒蚯蚓糞，豬脂和傅。子母秘錄　聤耳出水　成瘡。蚯蚓糞爲末傅之，并吹入。千金方　齒齗宣露　蚯蚓泥水和成團，煅赤，研末，臘豬脂調傅之，日三。千金方　咽喉骨哽　五月五日午時韭畦中，面東勿語，取蚯蚓泥收之。每用少許，搽喉外，其骨自消。名六一泥。　蜈蚣螫傷　蚯蚓泥傅之，效。集效方　金瘡困頓　蚯蚓屎末，水服方寸匕，日三服。千金方　解射罔毒　蚯蚓屎末，井水服二方寸匕。千金方　吐血不止　石榴根下地龍糞，研末，新汲水服三錢。聖惠　反胃轉食　地龍糞一兩，木香三錢，大黃七錢，爲末。每服五錢，無根水調服。忌煎煿酒醋椒薑熱物。一二服其效如神。邵眞人經驗方　燕窩生瘡　韭地蚯蚓屎，米泔水和，煅過，入百草霜等分，研末，香油調塗之。摘玄方　小兒頭熱　鼻塞不通。溼地龍糞研餅，貼顖上，日數易之。聖惠方　足臁爛瘡　韭地蚯蚓泥，乾研，入輕粉，清油調傅。便民圖　外腎生瘡　蚯蚓屎二分，綠豆粉一分，水研塗之，乾又上之。便民圖纂

螺螄泥　綱目

〔主治〕性涼。主反胃吐食，取螺螄一斗，水浸，取泥曬乾，每服一錢，火酒調下。時珍

白鱔泥　綱目

〔主治〕火帶瘡，水洗取泥，炒研，香油調傅。時珍

豬槽上垢土　拾遺

〔主治〕難產，取一合，和麪半升，烏豆二十顆，煑汁服。藏器　火爛丹毒赤黑色，取槽下泥傅之，乾又上。時珍

犬尿泥　綱目

〔主治〕妊娠傷寒，令子不落，塗腹上，乾即易。時珍

驢尿泥　拾遺

〔主治〕蜘蛛咬，傅之。藏器

尿坑泥　綱目

〔主治〕主蜂蠍諸蟲咬，取塗之。時珍

糞坑底泥　綱目

〔主治〕發背諸惡瘡，陰乾爲末，新汲水調傅，其痛立止。時珍

〔附方〕一新　疔腫　糞下土、蟬蛻、全蠍等分，搗作錢大餅，香油煎滾，溫服，以滓傅瘡四圍，疔自出也。聖濟總錄

簷溜下泥　綱目

〔主治〕豬咬蜂螫蟻叮蛇傷毒，並取塗之。又和羊脂塗腫毒丹毒。時珍

〔附方〕一新　蠍蠆螫叮　蠍有雌雄，雄者痛在一處，以井底泥封之，乾則易。雌者痛牽諸處，以瓦溝下泥封之，若無雨，以新汲水從屋上淋下取泥。肘後方

田中泥（綱目）

【主治】馬蝗入人耳。取一盆枕耳邊。聞氣自出。人誤吞馬蝗入腹者。酒和一二升服。當利出。（時珍）

井底泥（證類）

【主治】塗湯火瘡。（證類）療妊娠熱病。取傅心下及丹田。可護胎氣。（時珍）

【附方】新五。頭風熱痛。（井底泥和大黃、芒消末。傅之。千金方）胎衣不下。（井底泥以雞子大。井華水服。即下。集玄方）臥忽不寤。（勿以火照。但痛嚙其踵及足拇趾甲際。而多唾其面。以井底泥塗其目。令人垂頭入井中。呼其姓名。便甦也。肘後方）小兒熱癤。（井底泥傅其四圍。談野翁方）蜈蚣螫人。（井底泥頻傅之。千金方）

烏爹泥（綱目）

【釋名】烏壘泥（綱目）孩兒茶。（時珍曰。烏爹或作烏丁。皆番語。無正字。）

【集解】時珍曰。烏爹泥出南番爪哇、暹羅諸國。今雲南老撾暮雲場地方造之。云是細茶末入竹筒中。堅塞兩頭。埋污泥溝中。日久取出。搗汁熬制而成。其塊小而潤澤者為上。塊大而焦枯者次之。

【氣味】苦濇平無毒。

【主治】清上膈熱。化痰生津。塗金瘡一切諸瘡。生肌定痛。止血收溼。（時珍）

【附方】新八。鼻淵流水。（孩兒茶末吹之。良。本草權度）牙疳口瘡。（孩兒茶、硼砂等分。為末搽之。○積德堂方。治走馬牙疳。用孩兒茶、雄黃、貝母等分。為末。米泔漱淨。搽之。）下疳陰瘡。（外科用孩兒茶末。米泔洗淨。傅之。神效。或加胡黃連等分。○纂奇方。孩兒茶一錢。真珠一分。片腦半分。為末傅之。○唐氏用孩兒茶一錢。輕粉一分。片腦一字。為末搽之。）痔瘡腫痛。（孩兒茶、麝香為末。唾津調傅。孫氏集效方）脫肛氣熱。（孩兒茶二分。熊膽五分。片腦一分。為末。人乳搽肛上。熱汁自下而肛收也。亦治痔瘡。董炳方）

彈丸土（拾遺）

【主治】婦人難產。熱酒服一錢。（藏器）

自然灰（拾遺）

【集解】藏器曰。生南海畔。狀如黃土。灰可澣衣。琉璃、瑪瑙、玉石以此灰埋之。即爛如泥。至易雕刻。

【主治】白癜風、癧瘍風。重淋取汁。和醋傅之。以布揩破。乃傅之。為瘡勿怪。（藏器）

伏龍肝（別錄下品）

【釋名】竈心土。（宏景曰。此竈中對釜月下黃土也。以竈有神。故號為伏龍肝。并以迂隱其名爾。今人又用廣州鹽城屑。以療漏血瘀血。亦是近月之土。蓋得火燒之義也。斅曰。凡使勿誤用竈下土。其伏龍肝是十年以來竈額內火氣積久自結。如赤色石。中黃。其形貌八稜。取得研細。以水飛過用。）時珍曰。按廣濟歷作竈忌日云。伏龍在。不可移作。則伏龍者。乃竈神也。後漢書言。陰子方臘日晨炊而竈神見形。注云。宜市買豬肝泥竈。令婦孝。則伏龍之名義。又取此也。臨安陳輿言。砌竈時。納豬肝一具于土。俟其日久。與土為一。乃用之。始與名符。蓋本于此。獨孤滔丹書言。伏龍肝取經十年竈下。掘深一尺。有色如紫瓷者是真。可縮賀。伏丹砂。蓋亦不知豬肝之義。而用竈下土以為之也。

【氣味】辛，微溫，無毒。權曰：鹹。大明曰：熱，微毒。

【主治】婦人崩中吐血，止欬逆血。醋調，塗癰腫毒氣。別錄 止鼻紅腸風，帶下，尿血泄精，催生下胞，及小兒夜啼。大明 治心痛狂顛，風邪蠱毒，妊娠護胎，小兒臍瘡重舌，風噤反胃，中惡卒魘，諸瘡。時珍

【附方】舊十六，新十七。

卒中惡氣：伏龍肝末一雞子大，水服取吐。千金方

魘寐暴絕：竈心對鍋底土，研末，水服二錢，更吹入鼻。千金方

中風口噤：不語，心煩恍惚，手足不隨，或腹中痛滿，或時絕而復甦。伏龍肝末五升，水八升，攪澄清，濯之。千金方

狂顛謬亂：不識人。伏龍肝末，水服方寸匕，日三服。千金方

小兒夜啼：伏龍肝末二錢，硃砂一錢，麝香少許，為末，蜜丸綠豆大。每服五丸，桃符湯下。普濟方

小兒重舌：釜下土和苦酒塗之。千金方

重舌腫木：伏龍肝末，牛蒡汁調塗之。聖惠方

冷熱心痛：伏龍肝末方寸匕，熱以水，溫冷以酒服。外臺秘要

反胃吐食：竈中土年久者，為末，米飲服三錢，經驗。百一選方

卒然欬嗽：釜月土一分，豉七分，擣丸梧桐子大。每飲下四十丸。肘後方

吐血衄血：伏龍肝末半升，新汲水一升，淘汁和蜜服。廣利方

吐血瀉血：心腹痛。伏龍肝、地爐土、多年烟壁土等分，每服五錢，水二盞，煎一盞，澄清，空心服，白粥補之。普濟方

婦人血漏：伏龍肝半兩，阿膠、蠶沙炒各一兩，為末。每空肚酒服二三錢，以止為度。寇氏衍義

赤白帶下：日久黃瘁，六脈微澀。伏龍肝炒令烟盡，棕櫚灰、屋梁上塵炒烟盡等分，為末，入龍腦、麝香各少許。每服三錢，溫酒或淡醋湯下。一年者，半月可安。大全方

產後血氣：攻心痛，惡物不下。用竈中心土研末，酒服二錢，瀉出惡物，立效。救急方

妊娠熱病：伏龍肝末一雞子許，水調服之。仍以水和塗臍方寸，乾又上。傷寒類要

子死腹中：母氣欲絕。伏龍肝末三錢，水調下。十全博救方

橫生逆產：竈中心對鍋底土，細研。每服一錢，酒調，仍搽母臍中。救急方

胞衣不下：竈下土一寸，醋調，納臍中，續服甘草湯三四合。產寶

中諸蠱毒：伏龍肝末一雞子大，水服取吐。千金方

六畜肉毒：方同上。

陰冷發悶：冷氣入腹，腫滿殺人。釜月下土和雞子白傅之。千金方

男陰卒腫：方同上。

諸腋狐臭：伏龍肝末頻傅之。千金方

聤耳出汁：綿裹伏龍肝末塞之，日三易。聖濟錄

小兒臍瘡：伏龍肝末傅之。聖惠方

小兒丹毒：多年竈下黃土末，和屋漏水傅之。新汲水亦可，雞子白或油亦可，乾即易。肘後方

小兒熱癤：釜下土、生椒末等分，醋和塗之。千金方

臁瘡久爛：竈內黃土年久者，研細末，黃蘗、黃丹、赤石脂、輕粉末等分，清油調入油絹中貼之，勿動，數日愈。縱癢，忍之良。濟急方

發背欲死：伏龍肝末，酒調厚傅之，乾即易，平乃止。千金

一切癰腫：伏龍肝以蒜和作泥貼之，乾再易。或雞子黃和亦可。外臺秘要

杖瘡腫痛：釜月下土為末，油和塗之，臥羊皮上，頻塗。千金方

灸瘡腫痛：竈中黃土末，煑汁淋之。千金方

土墼

音急。綱目

【釋名】煤赭。時珍曰：此是燒石灰窰中流結土渣也，輕虛而色赭。

【主治】婦人鼈瘕，及頭上諸瘡。凡人生痰核如指大紅腫者，為末，以菜子油調搽，其腫即消，或出膿。以

膏藥貼之。時珍

【附方】新一。白禿臘梨灰窖內燒過紅土墼四兩。百草霜一兩。雄黃一兩。膽礬六錢。榆皮三錢。輕粉一錢。爲末。猪膽汁調。剃頭後搽之。百發百中。神方也。陸氏積德堂方

坩鍋綱目

【釋名】銷金銀鍋吳人收瓷器屑。碓舂爲末。篩澄取粉。呼爲滓粉。用膠水和劑作鍋。以銷金銀者。

【主治】偏墜疝氣。研末。熱酒調服二錢。又主煉眉瘡。湯火瘡。研末。入輕粉少許。傅之。鍋上黝爛肉。時珍

砂鍋綱目

【集解】時珍曰。沙土埏埴燒成者。

【主治】消積塊黃腫。用年久者。研末。水飛過。作丸。每酒服五錢。時珍

白瓷器唐本草

【集解】恭曰。定州者良。餘皆不如。時珍曰。此以白土爲坯。坯燒成者。古人以代白堊用。今饒州者亦良。

【氣味】平。無毒。【主治】婦人帶下白崩。止嘔吐。破血止血。水磨。塗瘡滅瘢。唐本研末。傅癰腫。可代鍼。又點目去瞖。時珍

【附方】舊二。新七。鼻衄不止定州白瓷細末。吹少許。立止。經驗方吐血不止上色白瓷器末二錢。皁莢子仁煎湯下。連服三服。即愈。聖濟方小便淋痛眞定瓷器煅研二兩。生熟地黃末各一兩。每用二錢。木通煎湯服。傳信適用方一切齄皰處州瓷器爲末。發時用二錢。以手指點津液蘸藥點舌下。嚥之。即效。普濟方目生瞖膜用細料白瓷鍾一箇。大火煅過。研末。紙篩。加雄黃二分。爲末。早晚各點少許。不可多用。牛角簪撥出瞖膜爲妙。若紅用人退末點四角。即愈。孫天仁集效方身面白丹白瓷瓦末和猪脂塗之。梅師方赤黑丹疥或癢或燥。不急治。遍身即死。白瓷末。猪脂和塗之。聖濟錄湯火傷灼多能鄙事。用青瓷盌片爲末。水飛過。和桐油傅數次瘥。○活幼口議。用景德鎮瓷器打碎。埋竈內。炭火鋪上。一夜取出。去火毒。爲末。入黃丹少許。傅之。立愈。

烏古瓦唐本草

【集解】時珍曰。夏桀始以泥坯燒作瓦。

【氣味】甘。寒。無毒。【主治】以水煑及漬汁飲。止消渴。取屋上年深者良。唐本煎湯服。解人心中大熱。甄權止小便。大明研末。塗湯火傷。藏器治折傷。接骨。時珍

【附方】舊一。新六。暑月暍死屋上兩畔瓦。熱熨心頭。冷即易之。千金方折傷筋骨秘傳神效散。治跌撲傷損。骨折骨碎。筋斷。痛不可忍。此藥極能理傷續斷。累用累驗。用路上牆腳下。往來人便溺處。久碎瓦片一塊。洗淨火煅。米醋淬五次。黃色爲度。刀刮細末。每服三錢。好酒調下。在上食前。在下食後。不可以輕易而賤之。誠神方也。邵以正眞人經驗方湯火傷

灼取多年屋上吻獸爲末，油和塗之，立效。儒門事親方 灸牙痛法 取土底年深既古且潤三角瓦一塊，令三姓童子候星初出時，指第一星下火于瓦上灸之。本草拾遺 唇吻生瘡 新瓦爲末，生油調塗。集玄方 瘢痕凸起 熱瓦頻熨之。千金方 蜂蠆螫傷 瓦磨其上，唾二七遍，置瓦於故處。千金

古磚 拾遺

【主治】噦氣，水煑汁服之。久下白痢虛寒者，秋月小腹多冷者，並燒熱布裹坐之，令熱氣入腹，良。又治婦人五色帶下，以麪作煎餅七箇，安于燒赤黃磚上，以黃栝樓傅麪上，安布兩重，令患者坐之，令藥氣入腹熏之，當有蟲出如蠶子，不過三五度瘥。藏器

【附方】新三 寒溼腳氣 磚燒紅，以陳臭米泔水淬之，乘熱布包三塊，用膝夾住，綿被覆之，三五次愈。扶壽方 赤眼腫痛 新磚浸糞池中，年久取放陰處，生花刷下，入腦子和點之。普濟方 臀生溼瘡 日以新磚坐之，能去溼氣。集玄方

煙膠 綱目

【集解】時珍曰：此乃熏消牛皮竈上及燒瓦窰上黑土也。

【主治】頭瘡白禿，疥瘡風癬，癢痛流水，取牛皮竈岸爲末，麻油調塗，或和輕粉少許。時珍

【附方】新三 牛皮血癬 烟膠三錢，寒水石三錢，白礬三錢，花椒一錢半，爲末，臘豬脂調搽。積德堂方 消渴引飲 瓦窰突上黑煤，乾似鐵屎者半斤，爲末，入生薑四兩，同搗，絹袋盛，水五升浸汁，每飲五合。聖濟錄 胞衣不下 竈突後黑土三指撮，五更酒下。陳藏器

墨 宋開寶

【釋名】烏金 綱目 陳玄 綱目 玄香 綱目 烏玉玦 時珍曰：古者以黑土爲墨，故字從黑土。許慎說文云：墨，烟煤所成，土之類也，故從黑土。劉熙釋名云：墨者，晦也。

【集解】宗奭曰：墨，松之烟也。世有以粟草灰僞爲者，不可用。須松烟墨方可入藥。年遠烟細者爲佳，粗者不可用。今高麗國每貢墨於中國，不知何物合，不宜入藥。鄜延有石油，其烟甚濃，其煤可爲墨，黑光如漆，不可入藥。時珍曰：上墨，以松烟用梣皮汁解膠和造，或加香藥等物。今人多以窰突中墨烟，再三以麻油入內，用火燒過造墨，謂之墨烟墨，光雖黑，而非松烟矣。用者詳之。石墨見石炭下。烏賊魚腹中有墨，馬之寶墨，各見本條。

【氣味】辛，温，無毒。

【主治】止血，生肌膚，合金瘡。治產後血暈崩中卒下血，醋磨服之。又止血痢及小兒客忤，搗篩，温水服之。又眯目物芒入目，點摩瞳子上。開寶 利小便，通月經，治癰腫。時珍

【發明】震亨曰：墨屬金而有火，入藥甚健，性又能止血。

【附方】舊十，新六。 吐血不止 金墨磨汁，同萊菔汁飲，或生地黃汁亦可。集簡方 衄血不止 眩冒欲死，濃墨汁滴入鼻中。梅師方 熱病衄血 出數升者，取好墨爲末，雞子白丸梧子大，用生地黃汁下一二十丸，少頃再服，仍以葱汁磨墨，滴入鼻內，即止。外臺秘

要。**大小便血**好墨細末二錢，阿膠化湯調服。熱多者尤相宜。寇氏本草衍義。**卒淋不通**好墨燒一兩，爲末。每服一字，溫水服之。普濟方。**赤白下痢**薑墨丸：用乾薑、好墨各五兩，爲末，醋漿和丸梧子大。每服三四十丸，米飲下，日夜六七服愈。肘後方。**崩中漏下**青黃赤白，使人無子。好墨一錢，水服，日二服。肘後方。**墮胎血溢**不止。墨三兩，火燒醋淬三次，出火毒，沒藥一兩，爲末。每服二錢，醋湯下。普濟方。**婦人難產**墨一寸，末之，水服，立瘥。肘後方。**胎死腹中**新汲水磨金墨服之。普濟方。**胞衣不出**痛引腰脊。好墨溫酒服二錢。肘後方。**癰腫發背**醋磨濃墨塗四圍，中以豬膽汁塗之。乾又上。一夜即消。趙氏方。**客忤中惡**多於道間門外得之，令人心腹絞痛脹滿，氣沖心胸，不即治殺人。搗墨，水和服二錢。肘後方。**飛絲入目**磨濃墨點之，即出。千金方。**塵物入目**方同上。**產後血暈**心悶氣絕。以丈夫小便研濃墨一升服。子母秘錄。

釜臍墨四聲

【釋名】**釜月中墨**四聲**鐺墨**開寶**釜煤**綱目**釜炲**綱目**鍋底墨**【時珍曰】大者曰釜，小者曰鍋，曰鐺。

【氣味】辛，溫，無毒。【主治】中惡蠱毒，吐血血運，以酒或水溫服二錢。亦塗金瘡，止血生肌。開寶　消食積，舌腫喉痺口瘡，陽毒發狂。時珍

【發明】【頌曰】古方治傷寒黑奴丸，用釜底墨、竈突墨、梁上塵三物同合諸藥。爲其功用相近耳。

【附方】舊七，新六。**卒心氣痛**鐺墨二錢，熱小便調下。千金方。**中惡心痛**鐺墨五錢，鹽一錢，研勻，熱水一盞調下。千金方。**轉筋入腹**釜底墨末，和酒服一錢。肘後方。**霍亂吐下**鍋底墨煤半錢，竈額上墨半錢，百沸湯一盞，急攪數千下，以盌覆之。通口服一二口，立止。經驗方。**吐血咯血**鍋底墨炒過，研細，井華水服二錢，連進三服。濟急方。**婦人逆產**以手中指取釜下墨，交畫兒足下，即順。千金方。**產血不下**鍋底墨烟，熱酒服二錢。生生編。**舌卒腫大**如豬脬狀，滿口，不治殺人。釜墨和酒塗之。千金方。**鼻氣壅塞**水服釜墨一錢。千金方。**鼻中瘜肉**方同上。三五日愈。普濟方。**聤耳膿血**月下灰吹滿耳，深入無苦，即自出。肘後方。**小兒口瘡**釜底墨，時時搽之。普濟方。**手搔瘡腫**作膿，用鍋臍墨研細，清油調搽。簡便方。

百草霜綱目

【釋名】**竈突墨**綱目**竈額墨**【時珍曰】此乃竈額及烟爐中墨烟也。其質輕細，故謂之霜。

【氣味】辛，溫，無毒。【主治】消化積滯，入下食藥中用。蘇頌　止上下諸血，婦人崩中帶下，胎前產後諸病，傷寒陽毒發狂，黃疸，瘧痢，噎膈，咽喉口舌一切諸瘡。時珍

【發明】【時珍曰】百草霜、釜底墨、梁上倒掛塵，皆是烟氣結成，但其體質有輕虛結實之異，重者歸中下二焦，輕者入心肺之分。古方治陽毒發狂，黑奴丸，三者並用，而內有麻黃、大黃，亦是攻解三焦結熱，兼取火化從治之義。其消積滯，亦是取其從化，故疸膈瘧痢諸病多用之。其治失血胎產諸病，

雖是血見黑則止，亦不離從化之理。

【附方】新二十。**衄血不止**百草霜末吹之，立止也。**衄血吐血**劉長春經驗方：治吐血，及傷酒食醉飽，低頭掬損肺臟，吐血汗血，口鼻妄行，但聲未失者。用鄉外人家百草霜末，糯米湯服二錢。○一方：百草霜五錢，槐花末二兩，每服二錢，茅根湯下。**齒縫出血**百草霜末摻之，立止。集簡方。**婦人崩中**百草霜二錢，狗膽汁拌勻，分作二服，當歸酒下。經驗方。**胎動下血**或胎已死。百草霜二錢，棕灰一錢，伏龍肝五錢，為末。每服一二錢，白湯入酒及童尿調下。筆峯雜興方。**胎前產後**逆生橫生，瘦胎，產前產後虛損，月候不調，崩中。百草霜、白芷等分，為末。每服二錢，童子小便、醋各少許調勻，熱湯化服。不過二服。杜壬方。**婦人白帶**百草霜一兩，香金墨半兩，研末。每服三錢，豬肝一葉，批開入藥在內，紙裹煨熟，細嚼，溫酒送之。永類方。**臟毒下血**百草霜五錢，以米湯調，露一夜，次早空心服。邵真人經驗方。**暴作瀉痢**百草霜米飲調末下二錢。續十全方。**一切痢下**初起一服如神，名鐵刷丸。百草霜三錢，金墨一錢，半夏七分，巴豆煮十四粒，研勻，黃蠟三錢，同香油化開，和成劑，量大小，每服三五丸，或四五十丸，薑湯下。灊江方。**小兒積痢**駐車丸：用百草霜二錢，巴豆煨去油一錢，研勻，以飛羅麪糊和丸綠豆大。每服三五丸，赤痢甘草湯下，白痢米飲下，紅白薑湯下。全幼心鑑。**挾熱下痢**膿血，竈突中墨、黃連各一兩，為末。每酒下二錢，日二服。聖惠方。**寒熱瘧疾**方見鉛丹下。**魘寐卒死**鍋底墨，水灌二錢，并吹鼻。醫說。**尸厥不醒**脈動如故，竈突墨彈丸，漿水和，飲，仍鍼百會，足大趾中趾甲側。千金方。**咽中結塊**不通水食，危困欲死。百草霜蜜和丸芡子大。每新汲水化一丸灌下。甚者不過二丸，名百靈丸。普濟方。**鼻瘡膿臭**百草霜末，冷水服二錢。三因方。**白禿頭瘡**百草霜和豬脂塗之。簡便方。**頭瘡諸瘡**以醋湯洗淨，百草霜入膩粉少許，生油調塗，立愈。證類本草。**瘭疽出汁**着手足肩背，累累如米。用竈突墨、竈屋塵、釜下土研勻，水一斗，煮三沸，取汁洗，日三四度。外臺秘要。

梁上塵

唐本草

【釋名】**倒掛塵**名**烏龍尾**綱目**烟珠**

【修治】斅曰：凡梁上塵，須去烟火大遠，高堂殿上者，拂下，篩淨末用。時珍曰：凡用倒掛塵，燒令烟盡，篩取末入藥。雷氏所說，似是梁上灰塵，今人不見用。

【氣味】辛、苦，微寒，無毒。大明曰：平。

【主治】腹痛，噎膈，中惡，鼻衄，小兒軟癤。唐本。食積，止金瘡血出，齒斷出血。時珍。

【附方】舊七，新十二。**翻胃吐食**梁上塵，黑驢尿調服之。集簡方。**霍亂吐利**屋下倒掛塵，滾湯泡，澄清服，即止。衛生易簡方。**小便不通**梁上塵二指撮，水服之。外臺秘要。**大腸脫肛**烏龍尾即梁上塵同鼠屎燒烟于桶內，坐上熏之，數次即不脫也。濟急。**喉痹乳蛾**烏龍尾、枯礬、豬牙皂莢，以鹽炒黃，等分，為末，或吹或點，皆妙。孫氏集效方。**牙疼噙鼻**壁上掃土，用鹽炒過，為末，隨左右噙鼻。普濟方。**鼻中息肉**梁塵吹之。普濟方。**夜臥魘死**勿用火照，急取梁塵納鼻中，即活。瑣碎錄。**卒自縊死**梁上塵如豆大，各納一筒中，四人同時極力吹兩耳及鼻中，即活。外臺秘要。**經血不止**烏龍尾炒烟盡，荊芥穗各半兩，為末。每服二錢，茶下。聖濟錄。**婦人胎動**

十月未足欲產，梁上塵、竈突墨等分，酒服方寸匕。千金方　**橫生逆產**：梁上塵，酒服方寸匕。子母秘錄　**婦人妬乳**：醋和梁上塵塗之。千金方　**石癰不膿**：梁上塵灰、葵根莖灰等分，用醋和傅之。千金方　**發背腫痛**：廚內倒吊塵爲末，以生葱極嫩心同搗膏傅之，留頂，一日一換。乾則以水潤之。瀕湖集簡方　**無名惡瘡**：梁上倒掛塵一條，韭地蚯蚓泥少許，生蜜和，捻作餅如錢大，陰乾。用蜜水調頻傅之。楊起簡便方　**小兒頭瘡**：浸淫成片。梁上塵和油瓶下滓，以皂莢湯洗後塗之。子母秘錄　**小兒赤丹**：屋塵和臘豬脂傅之。千金方　**老嗽不止**：故茅屋上塵，年久着烟火者，和石黃、款冬花、婦人月經衣帶爲末，水和塗茅上，待乾入竹筒中燒烟吸嚥，無不瘥也。陳藏器本草

門臼塵（綱目）

【主治】止金瘡出血，又諸般毒瘡，切蒜蘸擦，至出汗即消。時珍

寡婦牀頭塵土（拾遺）

【主治】耳上月蝕瘡，和油塗之。藏器

瓷甌中白灰（拾遺）

【集解】藏器曰：瓷器物初燒時，相隔皆以灰爲泥，然後燒之。但爲瓷，裏有灰，即收之備用。

【主治】游腫，醋磨傅之。藏器

香爐灰（綱目）

【主治】跌撲金刃傷損，罨之，止血生肌。○香爐岸主疥瘡。時珍

鍛竈灰（別錄下品）

【集解】弘景曰：此鍛鐵竈中灰爾，兼得鐵力故也。

【主治】癥瘕堅積，去邪惡氣。別錄　恭曰：療暴癥有效。古方貳車丸中用之。

【附方】新一　**產後陰脫**：鐵爐中紫塵、羊脂二味和勻，布裹炙熱，熨推納上。徐氏胎產方

冬灰（本經下品）

【釋名】宗奭曰：諸灰一爇而成，其體輕力劣；惟冬灰則經三四月方撤爐，其灰既曉夕燒灼，其力全燥烈，而體益重故也。

【集解】別錄曰：冬灰生方谷川澤。弘景曰：此即今浣衣黃灰爾，燒諸蒿藜積聚鍊作之，性亦烈。荻灰尤烈。恭曰：冬灰本是藜灰，餘草不真。又有青蒿灰、柃灰，一作苓字，乃燒木葉作，並入染家用，亦蝕惡肉。時珍曰：冬灰，乃冬月竈中所燒薪柴之灰也。專指作蒿藜之灰，亦未必然。原本一名藜灰，生方谷川澤，殊爲不通。此灰既不當言川澤，又豈獨方谷乃有耶？今人以灰淋汁，取鹻浣衣，發麪令皙，治瘡蝕惡肉，浸藍靛染青色。

【氣味】辛，微溫，有毒。【主治】去黑子、肬、瘜肉、疽蝕、疥瘙。本經　煑豆食，大下水腫。蘇恭　醋和熱灰，熨心腹冷氣痛，及血氣絞痛，冷即易。藏器　治犬咬，熱灰傅之。又治溺死、凍死，蝕諸癰疽惡肉。時珍

【發明】時珍曰：古方治人溺水死，用竈中灰一石埋之，從頭至足，惟露七孔，良久即甦。凡蠅溺水死，試以灰埋之，少頃即便活，甚驗。蓋灰性暖而能拔水也。

【附方】新七。**人溺水死**方見上。**墮水凍死**只有微氣者，勿以火炙，用布袋盛熱灰，放在心頭，冷即換，待眼開，以溫酒服之。普濟方。**陰冷疼悶**冷氣入腹，腫滿殺人。醋和熱灰，頻熨之。千金方。**湯火傷灼**餅爐中灰，麻油調傅，不得着水，仍避風。寇氏衍義。**犬咬傷人**苦酒和灰傅之，或熱湯和之。千金方。

石鹼補遺

【釋名】**灰鹼　花鹼**時珍曰：狀如石類鹼，故亦得鹼名。

【集解】時珍曰：石鹼出山東濟寧諸處。彼人采蒿蓼之屬，開窖浸水，漉起，曬乾燒灰，以原水淋汁，每百引入粉麪二三斤，久則凝淀如石，連汁貨之四方，澣衣發麪，甚獲利也。他處以竈灰淋濃汁，亦去垢發麪。

【氣味】**辛、苦，溫，微毒。**【主治】**去溼熱，止心痛，消痰，磨積塊，去食滯，洗滌垢膩。量虛實用，過服損人。**震亨**殺齒蟲，去目翳，治噎膈反胃。同石灰爛肌肉，潰癰疽瘰癧，去瘀血，點痣黶疣贅痔核，神效。**時珍

【附方】新六。**多年反胃**方見鉛下。**消積破氣**石鹼三錢，山查三兩，阿魏五錢，半夏皁莢水制過一兩，爲末，以阿魏化醋煮糊丸服。摘玄方。**一切目疾**石鹼揀去黑碎者，厚紙七層包，掛風處四十九日，取研極細，日日點之。普濟方。**拳毛倒睫**用刀微劃動，以藥泥眼胞上，睫自起也。石鹼一錢，石灰一錢，醋調塗之。摘玄方。**蟲牙疼痛**花鹼塡孔內，立止。儒門事親。**痣黶疣贅**花鹼、礦灰，以小麥稈灰汁煎二味，令乾，等分爲末，以鍼刺破，水調點之，三日三上，即去。須新合乃效。聖濟錄。

本草綱目土部第七卷終

本草綱目金石部目錄第八卷

李時珍曰。石者。氣之核。土之骨也。大則爲岩巖。細則爲砂塵。其精爲金爲玉。其毒爲礜爲砒。氣之凝也。則結而爲丹青。氣之化也。則液而爲礬汞。其變也。或自柔而剛。乳鹵成石是也。或自動而靜。草木成石是也。飛走含靈之爲石。自有情而之无情也。雷震星隕之爲石。自无形而成有形也。大塊資生。鴻鈞鑪韝。金石雖若頑物。而造化无窮焉。身家攸賴。財劑衞養。金石雖曰死瑤。而利用无窮焉。是以禹貢周官列其土產。農經軒典詳其性功。亦良相良醫之所當注意者也。迺集其可以濟國卻病者一百六十種爲金石部。分爲四類。曰金。曰玉。曰石。曰鹵。舊本玉石部三品。共二百五十三種。今併入二十八種。移三十二種入水部。三十九種入土部。三種入服器部。一種入介部。一種入人部。

神農本草經四十一種 梁陶弘景註

名醫別錄三十二種 同上　唐本草一十四種 唐蘇恭

本草拾遺一十七種 唐陳藏器　藥性本草一種 唐甄權

開寶本草九種 宋馬志　嘉祐本草八種 宋掌禹錫

圖經本草三種 宋蘇頌　日華本草八種 宋人大明

證類本草一種 宋唐慎微

本草綱目二十六種 明李時珍

附註

魏李當之藥錄　吳普本草

宋雷斅炮炙　齊徐之才藥對

唐孫思邈千金　李珣海藥

唐楊損之刪繁　蕭炳四聲

蜀韓保昇重註　宋寇宗奭衍義

陳承別說　金張元素珍珠囊

元李杲法象　王好古湯液

朱震亨補遺　明汪機會編

徐用誠發揮

王綸集要

金石之一　金類二十八種

金 別錄　銀 別錄 黃銀 烏銀附　錫恡脂 綱目 即銀鉟

銀膏 唐本　硃砂銀 日華　赤銅 唐本

自然銅 開寶　銅礦石 唐本　銅青 嘉祐

鉛 日華　鉛霜 日華　粉錫 本經 即胡粉

鉛丹 本經 即黃丹　密陀僧 唐本　錫 拾遺

古鏡 拾遺　古文錢 日華　銅弩牙 別錄

諸銅器 綱目 銅匙 銅盆 銅瓶 鈷鉧 銅器汗 秤錘

鐵 本經　鋼鐵 別錄 鍼砂附　鐵落 本經

鐵精 本經　鐵華粉 開寶　鐵鏽 拾遺

鐵爇 拾遺　鐵漿 拾遺　諸鐵器 綱目 鐵杵

秤錘 布鍼 鐵斧 箭鏃 鐵刀 鑰匙 刀鐶 鐵釘 翦刀股 鐵鏵 故鋸 犁鑱尖

車轄　馬銜　鐵銃　鐵甲
馬鐙　鐵鎖

右附方舊五十二新一百八十三

石之二　玉類一十四種

玉別錄 玉屑 玉泉附　白玉髓別錄　青玉別錄 璧玉 玉英 合玉石附　青琅玕本經　珊瑚唐本

馬腦嘉祐　寶石綱目　玻瓈拾遺

水精拾遺○火珠 瓀石附　琉璃拾遺　雲母本經

白石英本經　紫石英本經　菩薩石日華

右附方舊一十二新一十八

本草綱目金石部第八卷

金石之一 金類二十八種

金 別錄中品 【校正】併入拾遺金漿

【釋名】黄牙鑑源 太眞〔時珍曰〕按許愼說文云五金黄爲之長久埋不生衣百鍊不輕從革不違生於土故字左右注象金在土中之形爾雅云黄金謂之璗美者謂之鏐餅金謂之鈑絕澤謂之銑獨孤滔云天生芽謂之黄牙梵書謂之蘇伐羅弘景曰仙方名金爲太眞

【集解】別錄曰金屑生益州采無時弘景曰金之所生處處皆有梁益甯三州多有出水沙中作屑謂之生金建平晉安亦有金沙出石中燒鎔鼓鑄爲碢雖被火亦未熟猶須更鍊高麗扶南及西域外國成器皆鍊熟可服藏器曰生金生嶺南夷獠峒穴山中如赤黑碎石金鐵屎之類南人云毒蛇齒落在石中又云蛇屎着石上及鴆鳥屎着石上皆碎取毒處爲生金有大毒殺人本草言黄金有毒誤矣生金與黄金全別也常見人取金掘地深丈餘至紛子石石皆一頭黑焦石下有金大者如指小者猶麻豆色如桑黄咬時極軟即是眞金夫匠竊而吞者不見有毒其麩金出水沙中氊上淘取或鵝鴨腹中得之即便打成器物亦不重鍊煎取金汁便堪鎭心志曰今醫家所用皆鍊熟金薄及以水煮金器取汁用之則無毒矣皇朝收復嶺表詢訪彼人並無蛇屎之說藏器傳聞之言非矣〔頌曰〕今饒信南劍澄州所出采亦多端或有若山石狀者若米豆粒者此類皆未經火並爲生金〔珣曰〕山海經所說諸山出金極多不能備錄廣州記云大食國出金最多貨易並用金錢異物志云金生麗水又蔡州瓜子金雲南顆塊金在山石閒采之黔南遂府吉州水中並產麩金嶺表錄云五嶺內富州賓州澄州潯縣江溪河皆產金居人多養鵝鴨取屎以淘金片日得一兩或半兩有經日不獲一星者其金夜明〔宗奭曰〕顆塊金即穴山至百十尺見伴金石其石定見金也其石褐色一頭如火燒黑之狀其色其金色深赤黃麩金即在江沙水中淘汰而得其色淺黃皆是生金得之皆當鑄鍊麩金耗多入藥當用塊金色既深則金氣足餘須防藥制成及點化者此等焉得有造化之氣如紫雪之類用金煮汁蓋假其自然之氣爾又東南金色深西南金色淡亦土地所宜也〔時珍曰〕金有山金沙金二種其色七青八黃九紫十赤以赤爲足色和銀者性柔試石則色青和銅者性硬試石則有聲寶貨辨疑云馬蹄金象馬蹄難得橄欖金出荊湖嶺南胯子金象帶胯出湖南北瓜子金大如瓜子麩金如麩片出湖南及高麗沙金細如沙屑出蜀中葉子金出雲南地鏡圖云黃金之氣赤夜有火光及白鼠或云山有薤下有金凡金不曾在家墓閒及爲釵釧溲器者陶隱居謂之辱金不可合鍊寶藏論云金有二十種又外國五種還丹金出丹穴中體含丹砂色尤赤合丹服之希世之寶也麩金出五溪漢江大者如瓜子小者如麥性平無毒山金出交廣南韶諸山衡石而生馬蹄金乃最精者二蹄一斤毒金即生金出交廣山石內赤而有大毒殺人鍊十餘次毒乃已此五種皆眞金也水銀金丹砂金雄黃金雌黃金硫黃金曾青金石綠金石膽金母砂金白錫金黑鉛金並藥制成者銅金生鐵金熟鐵金鍮石金并藥點成者已上十五種皆假金也性頑滯有毒外國五種乃波斯紫磨金東邊青金林邑赤金西戎金占城金也

金屑【氣味】辛平有毒〔大明曰〕無毒〔珣曰〕生者有毒熟者無毒〔宗奭曰〕不曰金而更加屑字者是已經磨屑可用之義必須烹鍊鍛屑爲薄方可入藥金薄亦同生金有毒能殺人且難解有中其毒者惟鷓鴣肉可解之若不經鍛屑即不可用金性惡錫畏水銀得餘甘子則體柔亦相感耳〔時珍曰〕洗金以鹽駱駝驢馬脂皆能柔金金遇鉛則碎翡翠石能屑金亦物性相制也金蛇

能解生金毒。晉賈后飲金屑酒而死，則生金有毒可知矣。凡用金薄，須辨出銅薄。

【主治】鎮精神，堅骨髓，通利五臟邪氣，服之神仙。別錄　療小兒驚傷五臟風癇失志，鎮心，安魂魄。甄權　癲癇風熱，上氣欬嗽，傷寒肺損吐血，骨蒸勞極作渴，並以薄入丸散服。李珣　破冷氣，除風。青霞子

金漿 拾遺

【氣味】同金。【主治】長生神仙。久服腸中盡為金色。藏器

【發明】弘景曰：生金辟惡而有毒，不鍊服之殺人。仙經以醯蜜及豬肪、牡荊酒輩鍊至柔軟，服之成仙。亦以合水銀作丹砂。醫方都無用者，當是慮其有毒耳。〔損之曰〕生者殺人，百鍊者乃堪服。水銀合膏飲，即不鍊。〔頌曰〕金屑古方不見用者，惟作金薄入藥甚便。又古方金石凌、紅雪、紫雪輩，皆取金銀煮汁，此通用經鍊者，假其氣爾。〔時珍曰〕金乃西方之行，性能制木，故療驚癇風熱肝膽之病，而古方罕用，惟服食家言之。淮南三十六水法亦化為漿服餌。葛洪抱朴子言餌黃金不亞于金液，其法用家負革肪苦酒鍊之百遍即柔，或以樗皮治之，或以牡荊酒、慈石消之為水，或以雄黃、雌黃合餌之，皆能地仙。又言丹砂化為聖金，服之昇仙。別錄、陳藏器亦言久服神仙。其說蓋自秦皇、漢武時方士傳流而來，豈知血肉之軀，水穀為賴，可能堪此金石重墜之物久在腸胃乎？求生而喪生，可謂愚也矣。故太清法云：金禀中宮陰己之氣，性本剛，服之傷損肌肉。又東觀祕記云：亡人以黃金塞九竅，則尸不朽。此雖近於理，然亦誨盜矣。曷若速化歸虛之為愈也哉。

【附方】新五

風眼爛弦　金環燒紅，掠上下瞼肉，日數次，甚妙。集簡方

牙齒風痛　火燒金釵鉞之，立止。集簡方

輕粉破口　凡水腫及瘡病服輕粉後，口瘡齦爛，金器煮汁頻頻含漱，能殺粉毒，以愈為度。外臺祕要

水銀入耳　能蝕人腦。以金枕耳邊，自出也。張仲景方

水銀入肉　令人筋攣。惟以金物熨之，水銀當出蝕金，候金白色是也。頻用取效。此北齊徐玉方也。本草拾遺

銀 別錄中品

【校正】併入開寶生銀。

【釋名】白金 綱目　鋈　時珍曰：爾雅：白金謂之銀，其美者曰鐐。說文云：鋈，白金也。梵書謂之阿路巴。

【集解】別錄曰：銀屑生永昌，采無時。弘景曰：銀之所出處，亦與金同，但是生土中也。鍊餌法亦似金。永昌屬益州，今屬甯州。恭曰：銀與金生不同處，所在皆有，而以虢州者為勝。此外多鉛穢為劣。高麗作帖者，云非銀鉚所出，然色青不如虢州者。〔志曰〕生銀出饒州樂平諸坑銀鉚中，狀如硬錫，文理相錯，自然者真。〔頌曰〕銀在鉚中與銅相雜，土人采得以鉛再三煎鍊方成，故為熟銀。生銀則生銀鉚中，狀如硬錫，其金坑中所得，乃在土石中滲漏成條，若絲髮狀，土人謂之老翁鬚，極難得。方書用生銀必得此乃真。〔珣曰〕按南越志：波斯國有天生藥銀，用為試藥指環。又燒朱粉甕下，多年沈積有銀，號盃鉛銀，光軟甚好，與波斯銀功力相似，祇是難得。今時燒鍊家每一斤生鉛只得一二銖。山海經云：東北樂平郡堂少山出銀甚多，黔中生銀體硬，不堪入藥。宗奭曰：銀出於鉚，須煎鍊成，故名熟銀。其生銀即不自鉚中出，而特然生者，又謂之老翁鬚。其入用不同。世之術士以砒砂而成，以鉛汞而成，以焦銅而成者，既無造化之氣，豈可入藥，不可不別。〔時珍曰〕閩、浙、荊、湖、饒、信、廣、滇、貴州、交阯諸處山中皆產銀，有鉚中鍊出者，有沙土中鍊出者。其生銀俗稱銀筍、銀牙者也。亦曰出山銀。獨孤滔丹

房鑑源所謂鉛坑中出褐色石，形如笋，打破即白，名曰自然牙，曰自然鉛，亦曰生鉛。此有變化之道，不堪服食者是也。管子云：上有鉛，下有銀。地鏡圖云：山有葱，下有銀。銀之氣，入夜有正白流散在地，其精變爲白雄雞。寶藏論云：銀有十七種，又外國四種。天生牙，生銀坑內石縫中，狀如亂絲，色紅者上，入火紫白，如草根者次之，衔黑石者最奇。生樂平、鄱陽產鉛之山，一名龍牙，一名龍鬚，是正生銀，無毒，爲至藥根本也。生銀，生石鉚中，成片塊，大小不定，狀如硬錫。母砂銀，生五溪丹砂穴中，色理紅光。黑鉛銀，得子母之氣。此四種爲眞銀。有水銀銀、草砂銀、曾青銀、石綠銀、雄黃銀、雌黃銀、硫黃銀、膽礬銀、靈草銀，皆是以藥制成者。丹陽銀、銅銀、鐵銀、白錫銀，皆以藥點化者。十三種皆假銀也。外國四種：新羅銀、波斯銀、林邑銀、雲南銀，並精好。

銀屑脩治【弘景曰】醫方鎭心丸用之，不可正服，爲屑當以水銀研令消也。【恭曰】方家用銀屑，取見成銀薄，以水銀消之爲泥，合消石及鹽研爲粉，燒出水銀，淘去鹽石，爲粉極細，用之乃佳。不得只磨取屑耳。【時珍曰】入藥只用銀薄易細，若用水銀鹽消制者，反有毒矣。龍木論謂之銀液，又有錫薄可僞，宜辨之。

【氣味】辛，平，有毒。【珣曰】大寒，無毒。詳生銀下。

【主治】安五臟，定心神，止驚悸，除邪氣。久服輕身長年。別錄 定志，去驚癇，小兒癲疾狂走。甄權 破冷除風。青霞子 銀薄：堅骨，鎭心明目，去風熱癲癇，入丸散用。李珣

生銀【氣味】辛，寒，無毒。【獨孤滔云】鉛內銀有毒。【保昇曰】畏黃連、甘草、飛廉、石亭脂、砒石，惡羊血、馬目毒公。【大明曰】冷，微毒。畏慈石，惡錫，忌生血。【時珍曰】荷葉、蕈灰能粉銀。羚羊角、烏賊魚骨、鼠尾、龜殼、生薑、地黃、慈石，但能瘦銀。羊脂、紫蘇子，皆能柔銀。

【主治】熱狂驚悸，發癇恍惚，夜臥不安，譫語，邪氣鬼祟。服之明目鎭心，安神定志。小兒諸熱丹毒，並以水磨服之，功勝紫雪。開寶 小兒中惡，熱毒煩悶，水磨服之。大明 煑水入葱白、粳米作粥食，治胎動不安，漏血。時珍

【發明】【好古曰】白銀屬肺。【頌曰】銀屑，葛洪肘後方治癰腫五石湯中用之。【宗奭曰】本草言銀屑有毒，生銀無毒。釋者皆漏不言。蓋生銀已發於外，無蘊鬱之氣，故無毒；鉚銀蘊於石中，鬱結之氣全未敷暢，故有毒也。【時珍曰】此說非矣。生銀初煎出如縵理，乃其天眞，故無毒。鎔者投以少銅，則成絲文金花，銅多則反敗。銀去銅則復還銀，而初入少銅終不能出。作僞者又制以藥石鉛錫，且古法用水銀煎消制銀薄成泥入藥，所以銀屑有毒。銀本無毒，其毒則諸物之毒也。今人用銀器飲食，遇毒則變黑；中毒死者，亦以銀物探試之，則銀之無毒可徵矣。其入藥，亦是平肝鎭怯之義。故太清服鍊書言銀稟西方辛陰之神，結精爲質，性剛戾，服之能傷肝是也。抱朴子云銀化水服，可成地仙者，亦方士謬言也，不足信。【斅曰】凡使金銀銅鐵，只可渾安在藥中，借氣生藥力而已，勿入藥服，能消人脂。

【附方】舊二，新四。

妊娠腰痛，如折者。銀一兩，水三升，煎二升，服之。子母祕錄

胎動欲墜，痛不可忍。銀五兩，苧根二兩，清酒一盞，水一大盞，煎一盞，溫服。婦人良方

胎熱橫悶。生銀五兩，葱白三寸，阿膠炒半兩，水一盞煎服。亦可入糯米作粥食。聖惠方

風牙疼痛。文銀一兩，燒紅，淬燒酒一盞，熱漱飲之，立止。集簡方

口鼻疳蝕，穿脣透頰。銀屑一兩，水三升，銅器煎一升，日洗三四次。聖濟錄

身面赤疵。常以銀指令熱

久久自消。千金翼

〔附錄〕**黃銀**拾遺〔恭曰〕黃銀本草不載，俗云為器辟惡，乃為瑞物。〔藏器曰〕黃銀載在瑞物圖經。既堪為器，明非瑞物。〔時珍曰〕按方勺泊宅編云：黃銀出蜀中，色與金無異，但上石則白色。熊太古冀越集云：黃銀絕少，道家言鬼神畏之。六帖載唐太宗賜房玄齡帶云：世傳黃銀鬼神畏之。春秋運斗樞云：人君秉金德而生，則黃銀見。世人以鍮石為黃銀，非也。鍮石即藥成黃銅也。**烏銀**〔藏器曰〕今人用硫黃熏銀，再宿瀉之，則色黑矣。工人用為器，養生者以器煮藥，兼於一二丈處夜承露醋飲之，長年辟惡。

錫恡脂綱目

〔集解〕〔時珍曰〕此乃波斯國銀鉼也。一作悉藺脂。

〔主治〕目生翳膜，用火燒銅鍼輕點，乃傅之，不痛。又主一切風氣及三焦消渴，飲水，並入丸藥用。時珍

〔附方〕新一。**小兒天吊**多涎，搐搦不定。錫恡脂一兩，水淘黑汁令盡，水銀一分，以少棗肉研，不見星。牛黃半分，麝香半分，研勻，粳米飯丸黍米大。每服三十二丸，新汲水下。名保命丹。普濟方

銀膏唐本草

〔集解〕〔恭曰〕其法用白錫和銀薄及水銀合成之，凝硬如銀，合鍊有法。〔時珍曰〕今方士家有銀脆，恐即此物也。

〔氣味〕辛，大寒，有毒。〔主治〕熱風心虛，驚悸恍惚，狂走。膈上熱，頭面熱風，衝心上下，安神定志，鎮心明目。利水道，治人心風健忘，亦補牙齒缺落。蘇恭

硃砂銀日華

〔集解〕〔時珍曰〕此乃方士用諸藥合硃砂鍊制而成者。鶴頂新書云：丹砂受青陽之氣，始生鉚石。二百年成丹砂，而青女孕。三百年而成鉛。又二百年成銀。又二百年復得太和之氣，化而為金。又曰：金公以丹砂為子，是陰中之陽，陽死陰凝，乃成至寶。

〔氣味〕冷，無毒。〔大明曰〕畏石亭脂、慈石、鐵，忌一切血。〔主治〕延年益色，鎮心安神，止驚悸，辟邪，治中惡蠱毒，心熱煎煩，憂忘虛劣。大明

赤銅唐本草

〔釋名〕紅銅綱目　赤金弘景　屑名銅落　銅末　銅花　銅粉　銅砂〔時珍曰〕銅與金同，故字從金同也。

〔集解〕〔弘景曰〕銅為赤金，生熟皆赤，而本草無用，今銅青及大錢皆入方用，並是生銅，應在下品之例也。〔時珍曰〕銅有赤銅、白銅、青銅。赤銅出川、廣、雲、貴諸處山中，土人穴山采礦鍊取之。白銅出雲南，青銅出南番，惟赤銅為用最多，且可入藥。人以爐甘石鍊為黃銅，其色如金；砒石鍊為白銅；雜錫鍊為響銅。山海經言出銅之山四百六十七，今則不知其幾也。寶藏論云：赤金一十種：丹陽銅、武昌白慢銅、一生銅、生銀銅，皆不出陶冶而生者，無毒，宜作鼎器。波斯青銅，可為鏡。新羅銅，可作鐘。石綠、石青、白青等銅，並是藥制成。鐵銅以苦膽水浸至生赤。煤熬鍊成而黑堅。錫坑銅大軟，可點化。自然

銅見本條。鶴頂新書云：銅與金銀同一根源也。得紫陽之氣而生綠，綠二百年而生石，銅始生于中。其氣稟陽，故質剛戾。管子云：上有陵石，下有赤銅。地鏡圖云：山有慈石，下有金若銅。草莖黃秀，下有銅器。銅器之精爲馬，爲僮。抱朴子云：銅有牝牡。在火中尚赤時，令童男童女以水灌之，銅自分爲兩段，凸起者牡也，凹下者牝也。以牝牡爲雌雄劍，帶之入江湖，則蛟龍水神皆畏避也。

赤銅屑【修治】時珍曰：即打銅落下屑也。或以紅銅火煅水淬，亦自落下。以水淘淨，用好酒入沙鍋內炒見火星，取研末用。

【氣味】苦，平，微毒。時珍曰：蒼朮粉銅，巴豆牛脂軟銅，慈姑乳香啞銅，物性然也。

【主治】賊風反折，熬使極熱，投酒中，服五合，日三。或以五斤燒赤，納二斗酒中百遍，如上服之。又治腋臭，以醋和如麥飯，袋盛，先刺腋下脈去血，封之，神效。唐本。明目，治風眼，接骨銲齒，療女人血氣及心痛。大明。同五倍子，能染鬚髮。時珍。

【發明】時珍曰：太清服鍊法云：銅稟東方乙陰之氣結成，性利，服之傷腎。既云傷腎，而又能接骨，何哉？藏器曰：赤銅屑主傷寒，能銲人骨及六畜有損者。細研酒服，直入骨損處。六畜死後，取骨視之，猶有銲痕，可驗。打熟銅不堪用。慎微曰：朝野僉載云：定州崔務墜馬折足，醫者取銅末和酒服之，遂瘥。及亡後十年改葬，視其脛骨折處，猶有銅束之也。

【附方】舊一。腋下狐臭：崔氏方：用清水洗淨，又用清酢漿洗淨，微揩破，取銅屑和酢熱揩之，甚驗。外臺。

自然銅宋開寶

【釋名】石髓鉛。志曰：其色青黃如銅，不從礦鍊，故號自然銅。

【集解】志曰：自然銅生邕州山巖間出銅處，于坑中及石間采得，方圓不定，其色青黃如銅。頌曰：今信州火山軍銅坑中及石間皆有之。信州出一種如亂銅絲狀，云在銅礦中，山氣熏蒸，自然流出，亦若生銀老翁鬚之類，入藥最好。火山軍出者，顆塊如銅而堅重如石，醫家謂之鉐石，用之力薄。采無時。今南方醫者說自然銅有兩三體：一體大如麻黍，或多方解，纍纍相綴，至如斗大者，色煌煌明爛如黃金、鍮石，入藥最上。一體成塊，大小不定，亦光明而赤。一體如薑鐵屎之類，又有如不治而成者，形大小不定，皆出銅坑中，擊之易碎，有黃赤，有青赤，鍊之乃成銅也。其說分析頗精，而未常見似亂絲者。又云今市人多以鍮石爲自然銅，燒之成青焰如硫黃者是也。此亦有二三種：一種有殼如禹餘糧，擊破其中光明如鑑，色黃類鍮石也。一種青黃而有牆壁，成文如束鍼。一種碎理如團砂者，皆光明如銅，色多青白而赤少者，燒之皆成烟焰，頃刻都盡。今醫家多誤以此爲自然銅，市中所貨往往是此。而自然銅用須火煅，此乃畏火，不必形色，只此可辨也。獨孤滔曰：自然銅出信州鉛山縣銀場銅坑中，深處有銅礦，多年礦氣結成，似馬氣勃也。色紫重，食之苦澀者是真。今人以大礦石爲自然銅，誤矣。承曰：今辰州川澤中出一種自然銅，形圓似蛇含，大者如胡桃，小者如栗，外有皮黑色，光潤，破之與鍮石無別，但比鍮石不作臭氣耳。入藥用之殊驗。斆曰：石髓鉛即自然銅也。勿用方金牙，真相似，若誤餌之，吐殺人。石髓鉛似乾銀泥，味微甘也。時珍曰：按寶藏論云：自然銅生曾青、石綠穴中，狀如寒林草根，色紅膩，亦有牆壁。又一種似丹砂，光明堅硬有稜，中含銅脈，尤佳。又一種似木根，不紅膩，隨手碎爲粉，至爲精明，近銅之山則有之。今俗中所用自然銅，皆非銅也。

【修治】斆曰：采得石髓鉛，搥碎，同甘草湯煮二伏時，至明漉出，攤令乾，入臼中搗了，重篩過，以醋浸一宿，至明，用六一泥泥瓷盒子，盛二升，文武火中養三日夜，纔乾，用蓋蓋了，火煅兩伏時，去土研如粉用。凡修事五兩，以醋兩鎰爲度。時珍曰：今人只以火煅醋淬七次，研細水飛過用。

【氣味】辛，平，無毒。大明曰：涼。

【主治】折傷，散血止痛，破積聚。開寶 消瘀血，排膿，續筋骨，治產後血邪，安心止驚悸。以酒磨服。大明

【發明】宗奭曰：有人以自然銅飼折翅胡鴈，後遂飛去。今人打撲損，研細水飛過，同當歸、沒藥各半錢，以酒調服，仍手摩病處。震亨曰：自然銅世以爲接骨之藥，然此等方儘多，大抵宜補氣、補血、補胃。俗工惟在速效，迎合病人之意，而銅非煅不可用。若新出火者，其火毒、金毒相煽，挾香藥熱毒，雖有接骨之功，燥散之禍，甚於刀劍，戒之。時珍曰：自然銅接骨之功，與銅屑同，不可誣也。但接骨之後，不可常服，即便理氣活血可爾。

【附方】新三。

心氣刺痛：自然銅火煅醋淬九次，研末，醋調一字服，即止。衛生易簡方

項下氣癭：自然銅貯水甕中，逐日飲食，皆用此水，其癭自消。或火燒烟氣，久久吸之，亦可。楊仁齋直指方

暑溼癱瘓：四肢不能動。自然銅燒紅，酒浸一夜；川烏頭炮、五靈脂、蒼朮酒浸各一兩，當歸二錢酒浸，爲末，酒糊丸梧子大。每服七丸，酒下。覺四肢麻木即止。陸氏積德堂方

銅礦石

礦音古猛切，亦作鉚。○唐本草

【釋名】時珍曰：礦，粗惡也。五金皆有粗石銜之，故名。麥之粗者曰麳，犬之惡者亦曰獷。

【集解】恭曰：銅礦石，狀如薑石而有銅星，鎔之取銅也。出銅山中。許慎說文云：礦，銅鐵樸石也。

【氣味】酸，寒，有小毒。

【主治】疔腫惡瘡，爲末傅之。驢馬脊瘡，臭腋，磨汁塗之。唐本

銅青

宋嘉祐

【釋名】銅綠。

【集解】藏器曰：生熟銅皆有青，即是銅之精華。大者即空綠，以次空青也。銅青則是銅器上綠色者，淘洗用之。時珍曰：近時人以醋制銅生綠，取收曬乾貨之。

【氣味】酸，平，微毒。

【主治】婦人血氣心痛，合金瘡止血，明目，去膚赤瘜肉。藏器 主風爛眼淚出。之才 治惡瘡疳瘡，吐風痰，殺蟲。時珍

【發明】時珍曰：銅青乃銅之液氣所結，酸而有小毒，能入肝膽，故吐利風痰，明目殺疳，皆肝膽之病也。抱朴子云：銅青塗木，入水不腐。

【附方】舊二，新十一。

風痰卒中：碧林丹：治痰涎潮盛，卒中不語，及一切風癱。用生綠二兩，乳細，水化去石，慢火熬乾，取辰日辰時辰位上修合，再研入麝香一分，糯米粉糊和丸彈子大，陰乾。卒中者每丸作二服，薄荷酒研下；餘風，硃砂酒化下。吐出青碧涎，瀉下惡物，大效。治小兒用。綠雲丹：銅綠不計多少，研粉，醋麪糊丸芡子大。每薄荷酒化服一丸，須臾吐涎如膠，神效。經驗方

爛弦風眼：銅青水調塗盌底，以艾熏乾，刮下，塗爛處。衛生易簡方

赤髮禿落：油磨銅錢末塗之，即生。普濟方

面黶黑痣：以草劃破，銅綠末傅之，三日勿洗水，自落。

厚者再上之。聖濟錄。**走馬牙疳**銅青、滑石、杏仁等分，爲末擦之立愈。邵眞人經驗方。**口鼻疳瘡**銅青、枯礬等分，研傅之。○又方：人中白一錢，銅綠三分，研傅之。**楊梅毒瘡**銅綠醋煮研末，燒酒調搽，極痛出水，次日卽乾。或加白礬等分，研摻。簡便方。**臁瘡頑癬**銅綠七分研，黃蠟一兩化熬，以厚紙拖過表裏，別以紙隔貼之，出水妙。亦治楊梅瘡及蟲咬。筆峯雜興。**腸風痔瘻**方見密陀僧下。**諸蛇螫毒**銅青傅之。千金方。**百蟲入耳**生油調銅綠滴入。衛生家寶方。**頭上生虱**銅青、明礬末摻之。摘玄方。

鉛日華

【釋名】青金說文　黑錫　金公綱目　水中金時珍曰：鉛易沿流，故謂之鉛。錫爲白錫，故此爲黑錫。而神仙家折其字爲金公，隱其名爲水中金。

【集解】頌曰：鉛生蜀地平澤，今有銀坑處皆有之，燒礦而取。時珍曰：鉛生山穴石間，人挾油燈入至數里，隨礦脈上下曲折砍取之。其氣毒人，若連月不出，則皮膚痿黃，腹脹不能食，多致疾而死。地鏡圖云：草青莖赤，其下多鉛。鉛錫之精爲老婦。獨孤滔云：嘉州、利州出草節鉛，生鉛未鍛者也，打破脆，燒之氣如硫黃。紫背鉛卽熟鉛，鉛之精華也，有變化，能碎金剛鑽。雅州出釣腳鉛，形如皁莢大，又如蝌蚪子，黑色，生山澗沙中，可乾汞。盧氏鉛粗惡力劣。信州鉛雜銅氣。陰平鉛出劍州，是銅鐵之苗。並不可用。寶藏論云：鉛有數種：波斯鉛堅白，爲天下第一。草節鉛出犍爲，銀之精也。衘銀鉛，銀坑中之鉛也，內含五色，並妙。上饒樂平鉛次于波斯、草節。負版鉛，鐵苗也，不可用。倭鉛可勾金。土宿眞君本草云：鉛乃五金之祖，故有五金狴犴、追魂使者之稱，言其能伏五金而死八石也。雌黃乃金之苗，而中有鉛氣，是黃金之祖矣。銀坑有鉛，是白金之祖矣。信鉛雜銅，是赤金之祖矣。與錫同氣，是青金之之祖矣。硃砂伏于鉛而死于硫，硫戀于鉛而伏于硐，鐵戀于磁而死于鉛，雄戀于鉛而死于五知。故金公變化最多，一變而成胡粉，再變而成黃丹，三變而成密陀僧，四變而爲白霜。雷氏炮炙論云：令鉛住火，須仗脩天；如要形堅，豈忘紫背。註云：脩天，補天石也；紫背，天葵也。校知改脂，蓋五石脂類，原錯。

【脩治】時珍曰：凡用以鐵銚鎔化，瀉瓦上，濾去渣脚，如此數次收用。其黑錫灰則以鉛沙取黑灰。白錫灰不入藥。

【氣味】甘，寒，無毒。藏器曰：小毒。

【主治】鎮心安神，治傷寒毒氣，反胃嘔噦，蛇蜴所咬，炙熨之。大明。療癭瘤鬼氣疰忤。錯爲末，和青木香，傅瘡腫惡毒。藏器。消瘰癧癰腫，明目固牙，烏鬚髮，治實女，殺蟲墜痰，治噎膈消渴風癇，解金石藥毒。時珍。

黑錫灰【主治】積聚，殺蟲，同檳榔末等分，五更米飲服。震亨。

【發明】好古曰：黑錫屬腎。時珍曰：鉛稟北方癸水之氣，陰極之精，其體重實，其性濡滑，其色黑，內通于腎，故局方黑錫丹、宣明補眞丹皆用之。得汞交感，卽能治一切陰陽混淆，上盛下虛，氣升不降，發爲嘔吐眩運，噎膈反胃，危篤諸疾，所謂鎭墜之劑，有反正之功。但性帶陰毒，不可多服，恐傷人心胃耳。鉛性又能入肉，故女子以鉛珠紝耳，卽自穿孔；實女無竅者，以鉛作鋌，逐日紝之，久久自開，此皆昔人所未知者也。鉛變化爲胡粉、黃丹、密陀僧、鉛白霜，其功皆與鉛同。但胡粉入氣分，黃丹入血分，密陀僧鎭墜下行，鉛白霜專治上焦胸膈，此爲異耳。方士又鑄爲梳，梳鬚髮令光黑，或用藥煮之尤佳。

附方 舊四，新十七。

烏鬚明目 黑鉛半斤，鍋內鎔汁，旋入桑條灰，柳木攪成沙，篩末。每早揩牙，以水漱口洗目。能固牙明目，黑鬚髮。勝金方。**揩牙烏髭** 黑鉛消化，以不蛀皂莢寸切投入，炒成炭，入鹽少許，研勻。一日用揩牙，摘去白髭，黑者更不白也。○又方：黑錫一斤，炒灰埋地中五日，入升麻、細辛、訶子同炒黑，日用揩牙，百日效。普濟方。**牙齒動搖** 方同上。

烏鬚鉛梳 鉛十兩，錫三兩，婆羅得三箇，鍼砂、熟地黃半兩，茜根、胡桃皮一兩，沒石子、訶黎勒皮、硫黃、石榴皮、慈石、皁礬、烏麻油各二錢半，為末。先化鉛錫，入末一半，柳木攪勻，傾入梳模子，印成偺齒。餘末同水煑梳三日三夜，水耗加之。取出故帛重包五日。每以熟皮襯手梳一百下，須先以皁莢水洗淨拭乾。普濟

腎臟氣發 攻心，面黑欲死，及諸氣奔豚喘急。鉛二兩，石亭脂二兩，木香一兩，麝香一錢。先化鉛炒乾，入亭脂急炒，焰起以醋噴之，傾入地坑內覆住，待冷取研，粟飯丸芡子大。每用二丸，熱酒化服，取汗或下或通氣即愈。如大便不通，再用一丸，入玄明粉五分服。聖濟錄。

婦人血氣 冷痛攻心。方同上。

風癇吐沫 反目抽掣，久患者。黑鉛、水銀結砂，南星炮，各一兩，為末，糯飯丸綠豆大。一歲一丸，乳汁下。普濟方。

反胃噦逆 黑鉛化汁，以柳木槌研成粉，一兩入米醋一升，砂鍋熬膏，入蒸餅末少許，擣丸小豆大。每服一丸，薑湯下。聖濟方。

多年反胃 不止。紫背鉛二兩，石亭脂二兩，鹽鹵汁五兩。燒鉛以鹵汁淬盡，與亭脂同炒，焰起挑于水上，焰止研勻，蒸餅和丸梧子大。每服二十丸，煎石蓮乾柿湯下。聖濟方。

消渴煩悶 黑鉛、水銀等分，結如泥。常含豆許，吞津。聖惠。

寸白蟲病 先食豬肉一片，乃以沙餹水調黑鉛灰四錢，五更服之，蟲盡下。食白粥一日。許學士病嘈雜，服此下二蟲，一寸斷，一長二尺五寸，節節有斑文也。本事方。

水腫浮滿 烏錫五兩，皁莢一挺炙，酒二斗煑六沸，頻服至小便出二三升，即消。千金翼。

小便不通 黑鉛錯末一兩，生薑半兩，燈心一握，井水煎服，先以炒葱貼臍。聖惠方。

卒然欬嗽 爐中鉛屑、桂心、皁莢等分，為末，蜜丸如梧子大。每飲下十五丸，忌葱。備急方。

瘰癧結核 鉛三兩，鐵器炒取黑灰，醋和塗上，故帛貼之，頻換去惡汁。如此半月，不痛不破，內消為水而愈。劉禹錫傳信方。

癰疽發背 黑鉛一斤，甘草三兩微炙，瓶盛酒一斗浸甘草，乃鎔鉛投酒中，如此九度，去滓飲酒，醉臥即愈。經驗方。

金石藥毒 黑鉛一斤，鎔化，投酒一升，如此十餘次，待酒至半升，頓飲。勝金方。

取輕粉毒 出山黑鉛五斤，打壺一把，盛燒酒十五斤，納土茯苓半斤，乳香三錢，封固，重湯煑一日夜，埋土中，出火毒。每日早晚任性飲數盃，後用瓦盆接小便，自有粉出為驗。服至筋骨不痛乃止。醫方摘要。

解砒霜毒 煩躁如狂，心腹疼痛，四肢厥冷，命在須臾。黑鉛四兩，磨水一盌灌之。華陀危病方。

解硫黃毒 黑錫煎湯服，即解。集簡方。

鉛霜 日華

釋名 鉛白霜

修治 頌曰：鉛霜，用鉛雜水銀十五分之一合鍊作片，置醋甕中密封，經久成霜。時珍曰：以鉛打成錢，穿成串，瓦盆盛生醋，以串橫盆中，離醋三寸，仍以瓦盆覆之，置陰處，候生霜刷下，仍合住。

氣味 甘、酸，冷，無毒。宗奭曰：鉛霜塗木瓜，即失酸味，金克木也。

主治 消痰，止驚悸，解酒毒，去胸膈煩悶，中風痰實，止渴。大明。去膈熱涎塞。宗奭。治吐逆，鎮驚去怯，黑鬚髮。時珍。

【發明】頌曰：鉛霜性極冷，治風痰及嬰孺驚滯藥，今醫家用之尤多。時珍曰：鉛霜乃鉛汞之氣交感英華所結，道家謂之神符白雪，其墜痰去熱，定驚止瀉，蓋有奇效，但非久服常用之物爾。病在上焦者，宜此清鎮。

【附方】舊二，新九。

小兒驚熱 心肺積熱，夜臥多驚。鉛霜、牛黃各半分，鐵粉一分，研勻。每服一字，竹瀝調下。聖濟錄。

驚風癇疾 喉閉牙緊。鉛白霜一字，蟾酥少許，為末，烏梅肉蘸藥於齦上揩之，仍吹通關藥，良久便開。普濟方。

消渴煩熱 鉛白霜、枯白礬等分，為末，蜜丸芡子大，綿裹含化嚥汁。○又方：鉛白霜一兩，根黃、消石各一兩，為末。每冷水服一錢。聖濟錄。

喉痹腫痛 鉛白霜、甘草半兩，青黛一兩，為末，醋糊丸芡子大，每含嚥一丸，立效。聖濟錄。

懸癰腫痛 鉛白霜一分，甘草半生半炙一分，為末，綿裹含嚥。聖惠方。

口疳齲爛 氣臭血出，不拘大人小兒。鉛白霜、銅綠各二錢，白礬豆許，為末，掃之。宣明方。

鼻衄不止 鉛白霜末，新汲水服一字。十全博救方。

痔瘡腫痛 鉛白霜、白片腦各半字，酒調塗之，隨手見效。嬰童百問。

室女經閉 恍惚煩熱。鉛霜半兩，生地黃汁一合，調下，日三服。聖惠方。

梳髮令黑 鉛霜包梳，日日梳之，勝於染者。普濟方。

粉錫 本經下品

【釋名】**解錫**本經 **鉛粉**綱目 **鉛華**綱目 **胡粉**弘景 **定粉**藥性 **瓦粉**湯液 **光粉**日華 **白粉**湯液 **水粉**綱目 **官粉** 弘景曰：即今化鉛所作胡粉也。而謂之粉錫，似與今乖。時珍曰：鉛、錫一類也。古人名鉛為黑錫，故名粉錫。釋名曰：胡者，餬也，和脂以餬面也。定、瓦言其形，光、白言其色。俗呼吳越者為官粉，韶州者為韶粉，辰州者為辰粉。

【正誤】恭曰：鉛丹、胡粉，實用炒錫造。陶言化鉛，誤矣。震亨曰：胡粉是錫粉，非鉛粉也。古人以錫為粉，婦人用以附面者，其色類肌肉，不可入藥用。志曰：粉錫、黃丹二物，俱是化鉛為之。英公、李勣序云鉛、錫莫辨者，謂此也。按李含光音義云：黃丹、胡粉皆是化鉛，未聞用錫者。參同契云：胡粉投炭中，色壞還為鉛。抱朴子內篇云：愚人不信黃丹、胡粉是化鉛所作。蘇恭以二物俱炒錫作，大誤矣。時珍曰：錫炒則成黑灰，豈有白粉？蘇恭已誤，而朱震亨復踵其誤，何哉。

【集解】時珍曰：按墨子云：禹造粉。張華博物志云：紂燒鉛錫作粉。則粉之來亦遠矣。今金陵、杭州、韶州、辰州皆造之，而辰粉尤真，其色帶青。彼人言造法：每鉛百斤，鎔化，削成薄片，卷作筒，安木甑內。甑下、甑中各安醋一瓶，外以鹽泥固濟，紙封甑縫。風爐安火四兩，養一七，便掃入水缸內，依舊封養。次次如此，鉛盡為度。不盡者，留炒作黃丹。每粉一斤，入豆粉二兩，蛤粉四兩，水內攪勻，澄去清水，用細灰按成溝，紙隔數層，置粉于上。將乾，截成瓦定形，待乾收起。而范成大虞衡志言桂林所作鉛粉最有名，謂之桂粉，以黑鉛着糟甕中罨化之。何孟春餘冬錄云：嵩陽產鉛，居民多造胡粉。其法：鉛塊懸酒缸內，封閉四十九日，開之則化為粉矣。化不白者，炒為黃丹。黃丹滓為密陀僧。三物收利甚博。其鉛氣有毒，工人必食肥豬犬肉、飲酒及鐵漿以厭之。枵腹中其毒，輒病至死。長幼為毒薰蒸，多痿黃癱攣而斃。其法畧皆不同，蓋巧者時出新意，以速化為利故爾。又可見昔人炒錫之謬。相感志云：韶粉蒸之不白，以蘿蔔甕子蒸之則白。

【氣味】辛，寒，無毒。權曰：甘、辛，涼。時珍曰：胡粉能制硫黃。又雌黃得胡粉而失色，胡粉得雌黃而色黑，蓋相惡也。又入酒中去酸味，收蟹不沙。

【主治】**伏尸毒螫，殺三蟲。**本經 **去鱉瘕，療惡瘡，止小便利，墮胎。**別錄 **治積聚不消。**

炒焦，止小兒疳痢。甄權 治癰腫瘻爛，嘔逆，療癥瘕，小兒疳氣。大明 止泄痢久積痢。宗奭 治食復勞復，墜痰消脹，治疥癬狐臭，黑鬚髮。時珍

【發明】弘景曰：胡粉金色者，療尸蟲彌良。藏器曰：久痢成疳者，胡粉和水及雞子白服，以糞黑爲度，爲其殺蟲而止痢也。時珍曰：胡粉即鉛之變黑爲白者也。其體用雖與鉛及黃丹同，而無消鹽火燒之性，內有豆粉、蛤粉雜之，止能入氣分，不能入血分。此爲稍異。人服食之，則大便色黑者，此乃還其本質，所謂色壞還爲鉛也。亦可入膏藥代黃丹用。

【附方】舊十四，新三十。

勞復食復欲死者，水服胡粉少許。肘後方 **小兒脾泄**不止。紅棗二十箇，去核，將官粉入內，以陰陽瓦焙乾，去棗研粉。每服三分，米湯下。孫眞人集效方 **赤白痢下**頻數，腸痛。定粉一兩，雞子清和，炙焦爲末，冷水服一錢。肘後方 **小兒無辜**疳下痢赤白。胡粉熟蒸，熬令色變，以米飲服半錢。子母秘錄 **小兒腹脹**胡粉鹽熬色變，以摩腹上。子母秘錄 **腹皮青色**不速治，須臾死。方同上。**小兒夜啼**水服胡粉三豆大，日三服。子母秘錄 **身熱多汗**胡粉半斤，雷丸四兩，爲末粉身。千金方 **婦人心痛**急者。好官粉爲末，葱汁和丸小豆大，每服七丸，黃酒送下即止。粉能殺蟲，葱能透氣故也。邵眞人方 **寸白蚘蟲**胡粉炒燥方寸匕，入肉臛中，空心服。大效。張文仲備急方 **服藥過劑**悶亂者，水和胡粉服之。千金方 **鼻衄不止**胡粉炒黑，醋服一錢，即止。聖惠方 **齒縫出血**胡粉半兩，麝香半錢，爲末，臥時揩牙。聖濟錄 **墜撲瘀血**從高落下，瘀血搶心，面青氣短欲死。胡粉一錢，和水服即安。肘後方 **折傷接骨**官粉、硼砂等分，爲末。每服一錢，蘇木湯調下，仍頻飲蘇木湯，大效。接骨方 **杖瘡腫痛**水粉一兩，赤石脂生一錢，水銀一分，以麻油杵成膏，攤油紙貼之。肉消者塡滿緊縛。救急方 **抓傷面皮**香油調鉛粉搽之，一夕愈。集簡方 **食梅牙齼**韶粉揩之。相感志 **染白鬚髮**胡粉、石灰等分，水和塗之，以油紙包，烘令溫煖，候未燥，卽洗去，以油潤之，黑如漆也。博物志 **腋下胡臭**胡粉常粉之。或以胡粉三合，和牛脂煎稠塗之。千金方 **陰股常溼**胡粉粉之。備急方 **乾溼癬瘡**方同上。**黃水膿瘡**官粉煅黃、松香各三錢，黃丹一錢，飛礬二錢，爲末，香油二兩，熬膏傅之。邵眞人方 **小兒耳瘡**月蝕。胡粉和土塗之。子母秘錄 **小兒疳瘡**熬胡粉，豬脂和塗。張文仲方 **小兒舌瘡**胡粉和豬䯒骨中髓，日三傅之。食醫心鏡 **燕口吻瘡**胡粉炒一分，黃連半兩，爲末傅之。普濟方 **痘瘡瘢痕**或凸或凹。韶粉一兩，輕粉一定，和研，豬脂調傅。陳文中小兒方 **妬精陰瘡**鉛粉二錢，銀杏仁七箇，銅銚內炒至杏黃，去杏取粉，出火毒，研搽，效。集簡方 **反花惡瘡**胡粉一兩，臙脂一兩，爲末，鹽湯洗淨，傅之，日五次。聖惠方 **瘡似蜂窠**愈而復發。胡粉、硃砂等分，爲末，蜜和塗之。聖濟錄 **血風臁瘡**孫氏集效方用官粉四兩，水調入盌內，以蘄州艾葉燒烟熏乾，入乳香少許同研，香油調作隔紙膏，反覆貼之。○楊氏簡便方：用官粉炒過，桐油調作隔紙貼之。**小兒丹毒**唾和胡粉，從外至內傅之。良。千金方 **湯火燒瘡**胡粉、羊髓和塗之。孫眞人方 **瘡傷水溼**胡粉、炭灰等分，脂和塗孔上，水卽出也。千金方 **蠼螋尿瘡**酢和胡粉塗之。千金方 **諸蛇螫傷**胡粉和大蒜擣塗。千金方 **誤吞金銀**及錢。胡粉一兩，

豬脂調。分再服。令消烊出也。外臺秘要。**三年目瞖**胡粉塗之。聖惠方。**口中乾燥**煩渴無津。雄豬膽五枚，酒煮皮爛，入定粉一兩，研勻，丸芡子大。每含化一丸，嚥汁。太平聖惠方。**腹中鼈癥**胡粉、黍米淋汁溫服，大效。衛生易簡方。**接骨續筋**止痛活血。定粉、當歸各一錢，硼砂一錢半，為末。每服一錢，蘇木煎湯調下，仍頻飲湯。同上。**發背惡瘡**諸癰疽。好光粉二兩，真麻油三兩，慢火熬，以柳枝急攪，至滴水成珠，入白膠末少許，入器水浸兩日，油紙攤貼。名神應膏。直指方。

鉛丹 本經下品

【釋名】黃丹弘景 **丹粉**唐本 **朱粉**綱目 **鉛華** **正誤**見粉錫下

【集解】別錄曰：鉛丹生於鉛，出蜀郡平澤。弘景曰：即今熬鉛所作黃丹也。俗方稀用，惟仙經塗丹釜所須。云化成九光者，當謂九光丹以為釜爾，無別法也。宗奭曰：鉛丹化鉛而成。別錄言生於鉛，則蘇恭炒錫作成之說誤矣。不為難辨，錫則色黯，鉛則明白，以此為異。時珍曰：按獨孤滔丹房鑑源云：炒鉛丹法：用鉛一斤，土硫黃十兩，消石一兩。鎔鉛成汁，下醋點之，滾沸時下硫一塊，少頃下消少許，沸定再點醋，依前下少許消、黃，待為末，則成丹矣。今人以作鉛粉不盡者，用消石、礬石炒成丹，若轉丹為鉛，只用連鬚葱白汁拌丹慢煎，煅成金汁，傾出即還鉛矣。貨者多以鹽消砂石雜之。凡用以水漂去消鹽，飛去砂石，澄乾，微火炒紫色，地上去火毒，入藥。會典云：黑鉛一斤，燒丹一斤五錢三分也。

【氣味】辛，微寒，無毒。大明曰：微鹹，涼，無毒。伏砒，制硇硫。震亨曰：一婦因多子，月內服鉛丹二兩，四肢冰冷，食不入口。時正仲冬，急服理中湯加附子，數十帖乃安。謂之涼無毒，可乎？時珍曰：鉛丹本無甚毒，此婦產後冬月服之過劑，其病宜矣。

【主治】吐逆胃反，驚癇癲疾，除熱下氣。鍊化還成九光。久服通神明。本經 **止小便，除毒熱臍攣，金瘡血溢。**別錄 **驚悸狂走，消渴，煎膏用，止痛生肌。**甄權 **鎮心安神，止吐血及嗽，傅瘡長肉，及湯火瘡，染鬚。**大明 **治瘧及久積。**宗奭 **墜痰殺蟲，去怯除忤惡，止痢明目。**時珍

【發明】成無己曰：仲景龍骨牡蠣湯中用鉛丹，乃收斂神氣以鎮驚也。好古曰：澀可去脫而固氣。時珍曰：鉛丹體重而性沉，味兼鹽、礬，走血分，能墜痰去怯，故治驚癇癲狂，吐逆反胃，有奇功；能消積殺蟲，故治疳疾下痢瘧疾，有實績；能解熱拔毒，長肉去瘀，故治惡瘡腫毒，及入膏藥，為外科必用之物也。

【附方】舊八，新二十五。

消渴煩亂黃丹，新汲水服一錢，以蕎麥粥壓之。聖惠方。

吐逆不止碧霞丹：用北黃丹四兩，米醋半升，煎乾，炭火三秤，就銚內煅紅，冷定為末，粟米飯丸梧子大。每服七丸，醋湯下。集驗方。

伏暑霍亂水浸丹，見木部巴豆下。

小兒吐逆不止，宜此清鎮。燒鍼丸：用黃丹研末，小棗肉和丸芡子大。每以一丸，鍼簽於燈上燒過，研細，乳汁調下。一加硃砂、枯礬等分。謝氏小兒方。

反胃氣逆胃虛。鉛丹二兩，白礬二兩，生石亭脂半兩，以丹、礬研勻，入坩鍋內，以炭半秤煅赤，更養一夜，出毒兩日，入亭脂同研，粟米飯和丸綠豆大。每日米飲下十五丸。聖濟錄。

泄瀉下痢赤白。用棗肉搗爛，入黃丹、白礬各皂子大，粳米飯一團，和丸彈子大，鐵線穿，於燈上燒過，為末，米飲服之。摘玄方。

赤白痢下黃丹炒紫，黃連炒，等分為末，以糊丸麻子大。每服五十丸，生薑甘草湯下。普濟方。

妊娠下痢

疼痛。用烏雞卵一箇。開孔。去白留黃。入鉛丹五錢。攪勻。泥裹煨乾。研末。每服二錢。米飲下。一服愈。是男。二服愈。是女。三因方。**吐血咯血**欬血。黃丹新汲水服一錢。經驗方。**寒熱瘧痎**體虛汗多者。黃丹百草霜等分。為末。發日空心米飲服三錢。不過二服愈。或糊丸。或蒜丸。皆效。○肘後方。用飛炒黃丹一兩。恆山末三兩。蜜丸梧子大。每服五十丸。溫酒下。平旦及未發將發時各一服。無不效。○普濟方。端午日用黃丹炒二兩。獨蒜一百箇。搗丸梧子大。每服九丸。空心長流水面東下。二三發後乃用。神效。亦治痢疾。○三因方。用黃丹炒建茶等分。為末。溫酒服二錢。○又黃丹飛焙。麵糊丸芡子大。每棗子一枚。去核包一丸。紙裹煨熟食之。**溫瘧不止**黃丹炒半兩。青蒿童尿浸二兩。為末。每服二錢。寒多酒服。熱多茶服。仁存堂方。**小兒瘴瘧**壯熱不寒。黃丹二錢。蜜水和服。冷者酒服。名鬼哭丹。劉涓子鬼遺方。**風癇發止**驅風散。用鉛丹二兩。白礬二兩。為末。用三角磚相鬭。以七層紙鋪磚上。鋪丹於紙上。礬鋪丹上。以十斤柳木柴燒過為度。取研。每服二錢。溫酒下。王氏博濟方。**客忤中惡**道間門外得之。令人心腹刺痛。氣衝心胸脹滿。不治害人。真丹方寸匕。蜜三合。和灌之。肘後方。**一切目疾**昏障治。只障不治。蜂蜜半斤。銅鍋熬起紫色塊。入飛過真黃丹二兩。水一盤。再煉至水氣盡。以細生絹鋪薄紙一層。濾淨一瓶。封埋地內三七。每日點眼七次。藥黏則洗之。一方入訶子肉四箇。保壽堂方。**赤眼痛**黃丹蜂蜜調貼太陽穴。立效。明目經驗方。**赤目及瞖**鉛丹白礬等分。為末點之。○又方。鉛丹烏賊骨等分。合研。白蜜蒸點之。千金方。**眼生珠管**鉛丹半兩。鯉魚膽汁和如膏。日點三五次。聖惠方。**痘疹生瞖**黃丹輕粉等分。為末。吹少許入耳內。左患吹右。右患吹左。疹痘方。**小兒重舌**黃丹一豆大。安舌下。子母祕錄。**小兒口瘡**糜爛。黃丹一錢。生蜜一兩。相和蒸黑。每以雞毛醮搽。甚效。普濟方。**腋下胡臭**黃丹入輕粉。唾調頻摻之。普濟方。**婦人逆產**真丹塗兒足下。集驗方。**蚰蜒入耳**黃丹酥蜜杏仁等分。熬膏。綿裹包塞之。聞香即出。抽取。聖惠方。**蠍蠆螫人**醋調黃丹塗之。肘後方。**金瘡出血**不可以藥速合。則內潰傷肉。只以黃丹滑石等分。為末傳之。集玄方。**外痔腫痛**黃丹滑石等分。為末。新汲水調。日五上之。嬰童百問。**血風臁瘡**黃丹一兩。黃蠟一兩。香油五錢。熬膏。先以葱椒湯洗。貼之。陸氏積德堂方。**遠近臁瘡**黃丹飛炒。黃蘗酒浸七日。焙。各一兩。輕粉半兩。研細。以苦茶洗淨。輕粉填滿。次用黃丹護之。外以蘗末攤膏貼之。勿揭動。一七見效。孫氏集效方。

密陀僧唐本草

〔**釋名**〕**沒多僧**唐本 **爐底**〔恭曰〕密陀沒多。並胡言也。

〔**集解**〕〔恭曰〕出波斯國。形似黃龍齒而堅重。亦有白色者。作理石文。〔頌曰〕今嶺南閩中銀銅冶處亦有之。是銀鉛腳。其初采礦時。銀銅相雜。先以鉛同煎鍊。銀隨鉛出。又采山木葉燒灰。開地作爐。填灰其中。謂之灰池。置銀鉛於灰上。更加火鍛。鉛滲灰下。銀住灰上。罷火候冷。出銀。其灰池感鉛銀氣。積久成此物。未必自胡中來也。〔承曰〕今市中所貨。是小瓶實鉛丹鍛成者。大塊尚有瓶形。銀冶所出最良。而罕有貨者。外國者未嘗見之。〔時珍曰〕密陀僧原取銀冶者。今既難得。乃取煎銷銀鋪爐底用之。造黃丹者。以腳滓鍊成密陀僧。其似瓶形者是也。

〔**修治**〕〔斆曰〕凡使搗細。安瓷鍋中。重紙袋盛柳蛀末焙之。次下東流水浸滿。火煮一伏時。去柳末紙袋。取用。

〔氣味〕鹹、辛，平，有小毒。〔大明曰〕甘，平，無毒。〔時珍曰〕制狠毒。

〔主治〕久痢，五痔，金瘡，面上瘢䵟，面膏藥用之。唐本。〔保昇曰〕五痔，謂牡、酒、腸、血、氣也。鎮心，補五臟，治驚癇欬嗽，嘔逆吐痰。大明。療反胃消渴，瘧疾下痢，止血，殺蟲，消積，治諸瘡，消腫毒，除胡臭，染髭髮。時珍。

〔發明〕〔時珍曰〕密陀僧感鉛銀之氣，其性重墜下沉，直走下焦，故能墜痰止吐，消積定驚癇，治瘧痢，止消渴，療瘡腫。洪邁夷堅志云：驚氣入心絡，瘖不能言語者，用密陀僧末一匕，茶調服，即愈。昔有人伐薪，為狠所逐而得是疾，或授此方而愈。又一軍校采藤，逢惡蛇，病此，亦用之而愈。此乃驚則氣亂，密陀僧之重以去怯而平肝也。其功力與鉛丹同，故膏藥中用代鉛丹云。

〔附方〕舊三，新十五。

痰結胸中不散：密陀僧一兩，醋、水各一盞，煎乾為末。每服二錢，以酒、水各一小盞，煎一盞，溫服。少頃當吐出痰涎，為妙。聖惠方。

消渴飲水神效丸：用密陀僧二兩，研末，湯浸蒸餅丸梧子大。濃煎蠶繭鹽湯或茄根湯或酒下，一日五丸，日增五丸，至三十丸止，不可多服。五六服後，以見水惡心為度，惡心時，以乾物壓之，日後自定，甚奇。選奇方。

赤白下痢：密陀僧三兩，燒黃色，研粉。每服一錢，醋、茶下，日三服。聖惠方。

腸風痔瘻：銅青、密陀僧各一錢，麝香少許，為末，津和塗之。濟急方。

小兒初生遍身如魚脬，又如水晶，破則成水，流滲又生者：密陀僧生研，擦之，仍服蘇合香丸。救急方。

驚氣失音：方見發明。

腋下胡臭：漿水洗淨，油調密陀僧塗之。以一錢用熱蒸餅一箇，切開，摻末夾之。集簡方。

香口去臭：密陀僧一錢，醋調漱口。普濟方。

大人口瘡：密陀僧煅研摻之。聖濟方。

小兒口瘡不能吮乳：密陀僧末，醋調塗足心，瘡愈洗去。蔡醫博方也。黎居士簡易方。

鼻內生瘡：密陀僧、香白芷等分，為末，蠟燭油調塗之。簡便方。

鼻皶赤皰：密陀僧二兩，細研，人乳調，夜塗旦洗。聖惠方。

痘瘡瘢䵟：方同上。譚氏。

䵟斑點：方同上。外臺。

夏月汗斑如疹：用密陀僧八錢，雄黃四錢，先以薑片擦熱，仍以薑片蘸末擦之，次日即焦。活人心統。

骨疽出骨：一名多骨瘡，不時出細骨，乃母受胎未及一月，與六親骨肉交合，感其精氣，故有多骨之名。以密陀僧末，桐油調勻，攤貼之，即愈。壽域方。

血風臁瘡：密陀僧、香油入粗盌內磨化，油紙攤膏，反覆貼之。孫氏集效方。

陰汗溼癢：密陀僧末傅之。○戴氏加蛇牀子末。

錫（拾遺）

〔釋名〕白鑞（音臘）、鈏（音引）、賀。〔時珍曰〕爾雅：錫謂之鈏。郭璞注云：白鑞也。方術家謂之賀，蓋錫以臨賀出者為美也。

〔集解〕〔別錄曰〕錫生桂陽山谷。〔弘景曰〕今出臨賀，猶是桂陽地界。鉛與錫相似，而入用大異。〔時珍曰〕錫出雲南、衡州。許慎說文云：錫者，銀鉛之間也。土宿本草云：錫受太陰之氣而生，二百年不動成砒，砒二百年而錫始生。錫稟陰氣，故其質柔。二百年不動，遇太陽之氣乃成銀。今人置酒於新錫器內，浸漬日久，或殺人者，以砒能化錫，歲月尚近，便被采取，其中蘊毒故也。又曰：砒乃銀根，銀色而鉛質。五金之中獨錫易制，失其藥則為五金之賊，得其藥則為五金之媒。星槎勝覽言：滿剌加國於山溪中淘沙取錫，不假煎鍊，成塊，名曰斗錫也。

〔正誤〕〔恭曰〕臨賀采者名鉛，一名白鑞，惟此一處資天下用。其錫出銀處皆有之，體相似，而入用大異。時珍曰：蘇恭不識鉛錫，以錫爲鉛，以鉛爲錫。其謂黄丹、胡粉爲炒錫，皆由其不識故也。今正之。

氣味　甘，寒，微毒。獨孤滔曰：羖羊角、五靈脂、伏龍肝、馬鞭草皆能縮賀，硇砂能硬錫，巴豆、蓖麻、薑汁、地黄能制錫，松脂焊錫，錫礦縮銀。

主治　惡毒風瘡。大明

發明　時珍曰：洪邁夷堅志云：汝人多病癭。地饒風沙，沙入井中，飲其水則生癭。故金房間人家以錫爲井闌，皆夾錫錢鎮之；或沈錫井中，乃免此患。

附方　新二。

解砒霜毒　錫器於粗石上磨水服之。濟急方

楊梅毒瘡　黑鉛、廣錫各二錢半，結砂，蜈蚣二條，爲末，紙卷作小撚，油浸一夜，點燈日照瘡二次，七日見效。集玄方

古鏡　拾遺

校正　併入本經錫銅鏡鼻。

釋名　鑑、照子。時珍曰：鏡者，景也，有光景也。鑑者，監也，監於前也。軒轅內傳言：帝會王母，鑄鏡十二，隨日用之。此鏡之始也。或云始於堯臣尹壽。

氣味　辛，無毒。大明曰：平，微毒。

主治　驚癇邪氣，小兒諸惡，煑汁和諸藥煑服，文字彌古者佳。藏器　辟一切邪魅，女人鬼交，飛尸蠱毒，催生，及治暴心痛，並火燒淬酒服。百蟲入耳鼻中，將鏡就敲之，即出。大明　小兒疝氣腫硬，煑汁服。時珍

發明　時珍曰：鏡乃金水之精，內明外暗。古鏡如古劍，若有神明，故能辟邪魅忤惡。凡人家宜懸大鏡，可辟邪魅。劉根傳云：人思形狀，可以長生。用九寸明鏡照面，熟視令自識己身形，久則身神不散，疾患不入。葛洪抱朴子云：萬物之老者，其精悉能託人形惑人，唯不能易鏡中眞形。故道士入山，以明鏡徑九寸以上者背之，則邪魅不敢近，自見其形，必反卻走。轉鏡對之，視有踵者山神，無踵者老魅也。羣書所載古鏡靈異，往往可證，謾撮於左。龍江錄云：漢宣帝有寶鏡，如八銖錢，能見妖魅，帝常佩之。異聞記云：隋時王度有一鏡，歲疫，令持鏡詣里中，有疾者照之即愈。樵牧閒談云：孟昶時張敵得一古鏡，徑尺餘，光照寢室如燭，舉家無疾，號無疾鏡。西京雜記云：漢高祖得始皇方鏡，廣四尺，高五尺，表裏有明，照之則影倒見；以手捧心，可見腸胃五臟，人疾病照之則知病之所在。女子有邪心，則膽張心動。酉陽雜俎云：無勞縣舞溪石窟有方鏡，徑丈，照人五臟，云是始皇照骨鏡。松窗錄云：葉法善有一鐵鏡，照物如水，人有疾病，照見臟腑。宋史云：秦寧縣耕夫得鏡，厚三寸，徑尺二，照見水底，與日爭輝，病熱者照之，心骨生寒。雲仙錄云：京師王氏有鏡六鼻，常有雲烟，照之則左右前三方事皆見。黄巢將至，照之兵甲如在目前。筆談云：吳僧一鏡，照之知未來吉凶出處。又有火鏡取火，水鏡取水，皆鏡之異者也。

附方　新一。

小兒夜啼　明鑑掛牀腳上。聖惠方

錫銅鏡鼻　本經下品

釋名　弘景曰：此物與胡粉異類，而共條者，古無純銅作鏡，皆用錫雜之，即今破古銅鏡鼻爾。用之當燒赤納酒中，若醯中，出入百遍，乃可擣也。志曰：凡鑄鏡皆用錫，不爾即不明白，故言錫銅鏡鼻。今廣陵者爲勝。時珍曰：錫銅相和，得水澆之極硬，故鑄鏡用之。考工記云：金錫相半，謂之鑑燧之劑，是也。

氣味　酸，平，無毒。權曰：微寒。藥訣曰：冷，無毒。

主治　女子血閉癥瘕，伏腸絕孕。本經　伏尸邪氣。別錄　產後餘疹刺痛，三十六候，取七枚投醋中熬，呷之。亦可入當歸、芎藭煎服。

頸權。

【附方】一新。

小兒客忤 面青驚痛。銅照子鼻燒赤，少酒淬過，與兒飲。聖惠方

鏡鏽 即鏡上綠也。俗名楊妃垢。【主治】腋臭。又療下疳瘡，同五倍子末等分，米泔洗後傅之。時珍

古文錢 日華

【釋名】泉 孔方兄 上清童子 綱目 青蚨 時珍曰：管子言禹以歷山之金鑄幣，以救人困。此錢之始也。至周太公立九府泉法。泉體圓含方，輕重以銖，周流四方，有泉之象，故曰泉。後轉爲錢。魯褒錢神論云：爲世神寶，親愛如兄，字曰孔方。又昔有錢精，自稱上清童子。青蚨血塗子母錢，見蟲部。

【集解】頌曰：凡鑄銅之物，多和以錫。考工記云：攻金之工，金有六劑，是也。藥用古文錢、銅弩牙之類，皆有錫，故其用近之。宗奭曰：古錢其銅焦赤有毒，能腐蝕壞肉，非特爲有錫也。此說非是。但取周景王時大泉五十及寶貨，秦半兩，漢莢錢，大小五銖，吳大泉五百、大錢當千，宋四銖、二銖，及梁四柱，北齊常平五銖之類，方可用。時珍曰：古文錢但得五百年之外者即可用，而唐高祖所鑄開元通寶，得輕重大小之中，尤爲古今所重。綦母氏錢神論云：黄金爲父，白銀爲母，鉛爲長男，錫爲少婦。其性堅剛，須水終始。體圓應天，孔方效地。此乃鑄錢之法也。三伏鑄錢，其汁不清，俗名爐凍。蓋火尅金也。唐人端午於江心鑄鏡，亦此意也。

【氣味】辛，平，有毒。時珍曰：同胡桃嚼即碎，相制也。

【主治】翳障，明目，療風赤眼，鹽鹵浸用。婦人生産横逆，心腹月膈痛，五淋，燒以醋淬用。大明 大青錢煑汁服，通五淋。磨入目，主盲障膚赤。和薏苡根煑服，止心腹痛。藏器

【發明】宗奭曰：古錢有毒，治目中障瘀，腐蝕壞肉，婦人横逆産、五淋，多用之。予少時常患赤目腫痛，數日不能開。客有教以生薑一塊，洗淨去皮，以古青銅錢刮汁點之。初甚苦，熱淚蔑面，然終無損。後有患者，教之，往往疑惑。信士點之，無不一點遂愈，更不須再。但作瘡者不可用也。時珍曰：以胡桃同嚼食二三枚，能消便毒。便毒屬肝，金伐木也。

【附方】舊一，新二十一。

時氣欲死 大錢百文，水一斗，煑八升，入麝香末三分，稍飲至盡。或吐或下愈。肘後方

時氣温病 頭痛壯熱，脈大，始得一日者。比輪錢一百五十七文，水一斗，煑取七升，服汁。須臾復以水五升，更煑一升，以水二升投中，合得三升，出錢飲汁，當吐毒出也。肘後方

心腹煩滿 及胸脅痛欲死者。比輪錢二十枚，水五升，煑三升，分三服。肘後方

急心氣痛 古文錢一箇，打碎，大核桃三箇，同炒熱，入醋一盌，冲服。楊誠經驗方

霍亂轉筋 青銅錢四十九枚，木瓜一兩，烏梅炒五枚，水二盞，煎分温服。聖濟錄

慢脾驚風 利痰奇效。用開元通寶錢背後上下有兩月痕者，其色淡黑，頗小，以一箇放鐵匙上，炭火燒四圍上下，各出珠子，取出候冷，傾入盞中，作一服，以南木香湯送下，或人參湯亦可。錢雖利痰，非胃家所好，須以木香佐之。楊仁齋直指方

下血不止 大古錢四百文，酒三升，煑二升，分三服。普濟方

赤白帶下 銅錢四十文，酒四升，煑取二升，分三服。千金方

小便氣淋 比輪錢三百文，水一斗，煑取三升，温服。千金方

沙石淋痛 古文錢煑汁服。普濟方

傷水喘急 因年少飲冷水驚恐所致者。古文錢七枚洗淨，白梅七箇，

水一鍾同浸三宿，空心一呷，良久得吐效。仁存方**脣腫黑痛**癢不可忍。四文大錢于石上磨豬脂汁塗之，不過數遍愈。幼幼新書**口內熱瘡**青錢二十文燒赤，投酒中服之，立瘥。陳藏器本草**眼赤生瘡**連年不愈。古錢一文，生薑石一箇，洗淨，以錢于石上磨蜜，取濃汁三四滴在盞，覆瓦上，以艾灸瓦內七壯，熏蜜取點之，效。普濟方**赤目浮瞖**古錢一文，鹽方寸匕，治篩點之。千金方**目卒不見**錢于石上磨汁，注眥中。普濟方**目生珠管**及膚瞖。銅錢青一兩，細墨半兩，為末，醋丸白豆大。每以一丸，乳汁、新汲水各少許，浸化點之。聖惠方○**腋下胡臭**古文錢十文，鐵線串燒，醋淬十次，入麝香研末，調塗。應急良方**跌撲傷損**半兩錢五箇，火煅醋淬四十九次，甜瓜子五錢，真珠二錢，研末。每服一字，好酒調，隨上下食前後。青囊**誤吞鐵錢**古文銅錢十箇，白梅肉十箇，淹過即爛，搗丸綠豆大。每服一丸，流水吞下，即吐出。聖濟錄**百蟲入耳**青錢十四文，煎豬膏二合，少少滴之。聖濟錄**便毒初起**方見發明下。

銅弩牙別錄下品

【**釋名**】時珍曰：黃帝始作弩。劉熙釋名云：弩，怒也。有怒勢也。其柄曰臂，似人臂也。鉤絃者曰牙，似人牙也。牙外曰郭，下曰懸刀，合名之曰機。【頌曰】藥用銅弩牙，以其有錫也。

【**氣味**】平，微毒。【**主治**】婦人難產，血閉，月水不通，陰陽隔塞。別錄

【**發明**】弘景曰：銅弩牙治諸病，燒赤納酒中，飲汁，古者彌勝。劉完素曰：弩牙速產，以機發而不括，因其用而為使也。

【**附方**】舊一**誤吞珠錢**哽在咽者。銅弩牙燒赤，納水中，冷飲汁，立愈。聖惠方

諸銅器綱目

【**氣味**】有毒。時珍曰：銅器盛飲食茶酒，經夜有毒。煎湯飲，損人聲。【藏器曰】銅器上汗有毒，令人發惡瘡內疽。【**主治**】霍亂轉筋，腎堂及臍下疰痛，並炙器隔衣熨臍腹腎堂。大明古銅器畜之，辟邪祟。時珍

【**發明**】時珍曰：趙希鵠洞天錄云：山精水魅多歷年代，故能為邪祟。三代鍾鼎彝器，歷年又過之，所以能辟祟也。

銅鈷鉧一作鈷鏻，熨斗也。【**主治**】折傷接骨，搗末研飛，和少酒服，不過二方寸匕。又盛灰火，熨臍腹冷痛。時珍

銅秤錘【**主治**】產難橫生，燒赤淬酒服。大明

銅匙柄【**主治**】風眼赤爛，及風熱赤眼瞖膜，燒熱烙之，頻用妙。時珍

鐵本經下品

【**校正**】併入別錄生鐵、拾遺勞鐵。

【**釋名**】**黑金**說文**烏金**時珍曰：鐵，截也。剛可截物也。於五金屬水，故曰黑金。

【**集解**】別錄曰：鐵出牧羊平澤及枋城或析城，采無時。弘景曰：生鐵是不破鑐鎗釜之類。鋼鐵是雜鍊生鑐作刀鐮者。鑐音柔。頌曰：鐵今江南、西蜀有爐冶處皆有之。初鍊去礦，用以鑄瀉器物者，為生鐵。再三銷拍，可以作鐷者，為鑐鐵，亦謂之熟鐵。以生柔相雜和，用以作刀劍鋒刃者，為鋼鐵。鍛家燒鐵赤沸，砧上打下細皮屑者，為鐵落。鍛竈中飛出如塵，紫色而輕虛，可以瑩磨銅器者，為鐵精。作

鍼家磨鑢細末者謂之鍼砂取諸鐵于器中水浸之經久色青沫出可以染皁者爲鐵漿以鐵拍作片段置醋糟中積久衣生刮取者爲鐵華粉入火飛鍊者爲鐵粉又馬銜秤錘車轄及鋸杵刀斧並俗用有效〔時珍〕曰鐵皆取礦土炒成秦晉淮楚湖南閩廣諸山中皆産鐵以廣鐵爲良甘肅土錠鐵色黑性堅宜作刀劍西番出鑌鐵尤勝寶藏論云鐵有五種荆鐵出當陽色紫而堅利上饒鐵次之鑌鐵出波斯堅利可切金玉太原蜀山之鐵頑滯剛鐵生西南瘴海中山石上狀如紫石英水火不能壞穿珠切玉如土也土宿本草云鐵受太陽之氣始生之初鹵石産焉一百五十年而成慈石二百年孕而成鐵又二百年不經采鍊而成銅銅復化爲白金白金化爲黄金是鐵與金銀同一根源也今取慈石碎之内有鐵片可驗矣鐵禀太陽之氣而陰氣不交故燥而不潔性與錫相得管子云上有赭下有鐵

鐵（本經）〔恭曰〕此柔鐵也即熟鐵〔藏器〕曰經用辛苦者曰勞鐵

〔**氣味**〕**辛平有毒**〔大明〕曰畏慈石灰炭能制石亭脂毒〔斆〕曰鐵遇神砂如泥似粉〔時珍〕曰鐵畏皁莢豬犬脂乳香朴消硇砂鹽鹵荔枝貘食鐵而蛟龍畏鐵凡諸草木藥皆忌鐵器而補腎藥尤忌之否則反消肝腎益肝傷則母氣愈虚矣

〔**主治**〕**堅肌耐痛**（本經）**勞鐵療賊風燒赤投酒中飲**（藏器）

生鐵（別錄中品）

〔**氣味**〕**辛微寒微毒**（見鐵下）

〔**主治**〕**下部及脫肛**（別錄）**鎮心安五臟治癇疾黑鬢髮治癬及惡瘡疥蜘蛛咬蒜磨生油調傅**（大明）**散瘀血消丹毒**（時珍）

〔**發明**〕〔恭曰〕諸藥療病並不入散皆煮取汁用之〔藏器〕曰鐵砂鐵精並入丸散〔時珍〕曰鐵於五金色黑配水而其性則制木故癇疾宜之素問治陽氣太盛病狂善怒者用生鐵落正取伐木之義〔日華子〕言其鎮心安五臟豈其然哉本草載太清服食法言服鐵傷肺者乃肝字之誤

〔**附方**〕舊五新一

脫肛歷年不入者生鐵二斤水一斗煮汁五升洗之日再集驗方

熱甚耳聾燒鐵投酒中飲之仍以慈石塞耳日易夜去之千金方

小兒丹毒燒鐵淬水飲一合陳氏本草

小兒燥瘡一名爛瘡燒鐵淬水中二七遍浴之二三起作漿子母祕錄

打撲瘀血在骨節及脇外不去以生鐵一斤酒三升煮一升服肘後方

熊虎傷毒生鐵煮令有味洗之肘後方

鋼鐵（別錄中品）

〔**校正**〕併入開寶鐵粉拾遺鍼砂

〔**釋名**〕**跳鐵**（音條）

〔**集解**〕〔時珍〕曰鋼鐵有三種有生鐵夾熟鐵鍊成者有精鐵百鍊出鋼者有西南海山中生成狀如紫石英者凡刀劍斧鑿諸刃皆是鋼鐵其鍼砂鐵粉鐵精亦皆用鋼鐵者按沈括筆談云世用鋼鐵以柔鐵包生鐵泥封鍊令相入謂之團鋼亦曰灌鋼此乃僞鋼也真鋼是精鐵百鍊至斤兩不耗者純鋼也此乃鐵之精純其色明瑩磨之黯然青且黑與常鐵異亦有鍊盡無鋼者地産不同也又有地溲淬柔鐵二三次即鋼可切玉見石腦油下凡鐵內有硬處不可打者名鐵核以香油塗燒之即散

〔**氣味**〕**甘平無毒**

〔**主治**〕**金瘡煩滿熱中胸膈氣塞食不化**（別錄）

鐵粉（宋開寶）〔恭曰〕乃鋼鐵飛鍊而成者人多取雜鐵作屑飛之其體重真鋼者不爾也

【氣味】鹹，平，無毒。【主治】安心神，堅骨髓，除百病，變黑潤肌膚，令人不老，體健能食。久服令人身重肥黑。合和諸藥，各有所主。開寶 化痰鎮心，抑肝邪，特異。許叔微

【發明】見鐵落下。

【附方】新六。**驚癇發熱**　鐵粉，水調少許服之。聖惠方　**急驚涎潮**　壯熱悶亂。鐵粉二錢，硃砂一錢，爲末。每服一字，薄荷湯調下。楊氏家藏方　**傷寒陽毒**　狂言妄語，亂走。毒氣在臟也。鐵粉二兩，龍膽草一兩，爲末。磨刀水調服一錢。小兒五分。全幼心鑑　**頭痛鼻塞**　鐵粉二兩，龍腦半分，研勻。每新汲水服一錢。聖惠方　**蜌雄疔瘡**　鐵粉一兩，蔓菁根三兩，搗如泥封之。日二換。集玄方　**風熱脫肛**　鐵粉研，同白蘞末傅上，按入。直指方

鍼砂　拾遺　【藏器曰】此是作鍼家磨鑢細末也。須真鋼砂乃堪用。人多以柔鐵砂雜和之，飛爲粉。人莫能辨也。【主治】功同鐵粉。和沒食子染鬚至黑。藏器　消積聚腫滿黃疸，平肝氣，散癭。時珍

【附方】新十。**風溼脚痛**　鍼砂、川烏頭爲末，和勻炒熱，綿包熨之。摘玄方　**風痹暖手**　鍼砂四兩，硇砂三錢，黑腳白礬六錢，研末。以熱醋或米拌溼，油紙裹，置袋內，任意執之，冷再拌。聖濟錄　**脾勞黃病**　鍼砂四兩，醋炒七次，乾漆燒存性三錢，香附三錢，平胃散五錢，爲末，蒸餅丸梧子大。任湯使下。摘玄方　**溼熱黃疸**　用鍼砂不拘多少，擂盡鏽，淘洗白色，以米醋於鐵銚內浸過一指，炒乾，再炒三五次，候通紅取出。用陳粳米半升，水浸一夜，搗粉作塊，煮半熟，杵爛，入鍼砂二兩半，百草霜炒一兩半，搗千下，丸梧子大。每服五十丸，用五加皮、牛膝根、木瓜浸酒下。初服若泄瀉，其病源去也。乾坤生意　**水腫尿少**　鍼砂醋煮炒乾、豬苓、生地龍各三錢，爲末，葱涎研和，傅臍中約一寸厚，縛之，待小便多爲度，日二易之。入甘遂更妙。德生堂方　**泄瀉無度**　諸藥不效。方同上，不用甘遂。醫學正傳　**虛寒下痢**　腸滑不禁。鍼砂七錢半，官桂一錢，枯礬一錢，爲末，以涼水調攤臍上下，縛之。當覺大熱，以水潤之。可用三四次。名玉胞肚。仁存方　**項下氣癭**　鍼砂入水缸中浸之，飲食皆用此水，十日一換。砂半年自消散。楊仁齋直指方　**染白鬚髮**　鍼砂醋炒七次一兩，訶子、白芨各四錢，百藥煎六錢，綠礬二錢，爲末。用熱醋調刷鬚髮，菜葉包住。次早酸漿洗去。此不壞鬚，亦不作紅。○又方：鍼砂、蕎麪各一兩，百藥煎爲末，茶調，夜塗旦洗。再以訶子五錢，沒石子醋炒一箇，百藥煎少許，水和塗一夜，溫漿洗去，黑而且光。

鐵落　本經中品

【釋名】**鐵液**別錄　**鐵屑**拾遺　**鐵蛾**　【弘景曰】鐵落是染皁鐵漿也。【恭曰】是鍛家燒鐵赤沸，砧上鍛之皮甲落者。若以漿爲鐵落，則鋼浸之汁，復謂何等？落是鐵皮滋液，黑於餘鐵，故又名鐵液。【時珍曰】生鐵打鑄，皆有花出，如蘭如蛾，故俗謂之鐵蛾。今煙火家用之。鐵末浸醋書字於紙，背後塗墨，如碑字也。

【氣味】辛，平，無毒。【別錄曰】甘。【主治】風熱惡瘡，瘍疽瘡痂疥，氣在皮膚中。本經　除胸膈中熱氣，食不下，止煩，去黑

子可以染皁。別錄 治驚邪癲癇，小兒客忤，消食及冷氣，並煎服之。大明 主鬼打鬼疰邪氣，水漬沫出，澄清暖飲一二盃。藏器 炒熱投酒中飲，療賊風痙。又裹以熨腋下，療胡臭有驗。蘇恭 平肝去怯，治善怒發狂。時珍

【發明】時珍曰：按素問病能論云：帝曰：有病怒狂者，此病安生？岐伯曰：生於陽也。陽氣者，暴折而難決，故善怒，病名陽厥。曰：何以知之？曰：陽明者常動，巨陽、少陽不動，而動大疾，此其候也。治之當奪其食即已。夫食入於陰，長氣於陽，故奪其食即已。使之服以生鐵落爲飲。夫生鐵落者，下氣疾也。此素問本文也。愚嘗釋之云：陽氣怫鬱而不得疏越，少陽膽木挾三焦少陽相火、巨陽陰火上行，故使人易怒如狂。其巨陽、少陽之動脈可診之也。奪其食，不使胃火復助其邪也。飲以生鐵落，金以制木也。木平則火降，故曰下氣疾速，氣即火也。又李仲南永類方云：腫藥用鐵蛾及鍼砂入丸子者，一生須斷鹽。蓋鹽性濡潤，腫若再作，不可爲矣。制法：用上等醋煮半日，去鐵蛾，取醋和蒸餅爲丸，每薑湯服三四十丸，以效爲度。亦只借鐵氣爾。故日華子云：煎汁服之，不留滯於臟腑，借鐵虎之氣以制肝木，使不能尅脾土，土不受邪，則水自消矣。鐵精、鐵粉、鐵華粉、鍼砂、鐵漿入藥，皆同此意。

【附方】新一。小兒丹毒：煅鐵屎研末，豬脂和傅之。千金方

鐵精 本經中品

【釋名】鐵花。弘景曰：鐵精，鐵之精華也。出煅竈中，如塵，紫色輕者爲佳。亦以磨瑩銅器用之。

【氣味】平，微溫。【主治】明目，化銅。本經 療驚悸，定心氣，小兒風癇，陰㿉，脫肛。別錄

【發明】見鐵落。

【附方】舊五，新二。下痢脫肛：鐵精粉之。至寶方 女人陰脫：鐵精、羊脂，布裹炙熱，熨推之。聖惠方 男子陰腫：鐵精粉傅之。子母祕錄 疔腫拔根：鐵精一兩，輕粉一錢，麝香少許，爲末，鍼畫十字口，點藥入內，醋調麪糊傅之，神效。普濟方 食中有蠱：腹內堅痛，面目青黃，淋露骨立，病變無常。用爐中鐵精研末，雞肝和丸梧子大，食前酒下五丸，不過十日愈。蛇骨刺人：毒痛。鐵精粉豆許，吹入瘡內。肘後方

鐵華粉 宋開寶

【釋名】鐵胤粉。日華 鐵艷粉 鐵霜

【脩治】志曰：作鐵華粉法：取鋼煅作葉，如笏或團，平面磨錯令光淨，以鹽水灑之，于醋甕中陰處埋之一百日，鐵上衣生，即成粉矣。刮取細擣篩，入乳鉢研如麪，和合諸藥爲丸散。此鐵之精華，功用強於鐵粉也。大明曰：懸於醬瓿上生霜者，名鐵胤粉。淘去粗滓鹹味，烘乾用。

【氣味】鹹，平，無毒。【主治】安心神，堅骨髓，強志力，除風邪，養血氣，延年變白，去百病，隨所冷熱，和諸藥用，棗膏爲丸。開寶 止驚悸虛癇，鎮五臟，去邪氣，治健忘，冷氣心痛，痃癖癥結，脫肛痔瘻，宿食等，及傅竹木刺入肉。大明

【發明】見鐵落。

【附方】新一。婦人陰挺：鐵胤粉一錢，龍腦半錢，研，水調刷產門。危氏得效方

鐵鏽 拾遺

【釋名】鐵衣（藏器曰：此鐵上赤衣也。刮下用。）

【主治】惡瘡疥癬，和油塗之。蜘蛛蟲咬，蒜磨塗之。藏器 平肝墜熱，消瘡腫口舌瘡。醋磨，塗蜈蚣咬。時珍

【發明】時珍曰：按陶華云：鐵鏽水和藥服，性沉重，最能墜熱開結，有神也。

【附方】新八 風瘙癮疹：鏽鐵磨水塗之。集簡方 湯火傷瘡：青竹燒油，同鐵鏽搽之。積德堂方 疔腫初起：多年土內鏽釘，火煅醋淬，刮下鏽末，不論遍次，煅取收之。每用少許，人乳和，挑破傅之。仍炒研二錢，以齏水煎滾，待冷調服。普濟方 脚腿紅腫：熱如火炙，俗名赤遊風。用鐵鏽水塗解之。惠濟方 重舌腫脹：鐵鏽鎖燒紅，打下鏽，研末，水調二錢，噙嚥。生生編 小兒口瘡：鐵鏽末，水調服之。集簡方 內熱遺精：鐵鏽末，冷水服一錢，三服止。活人心統 婦人難產：雜草燒鏤鏽、白芷等分，為末。每服一錢，童尿、米醋各半，和服，見效。救急方

鐵爇 拾遺

【釋名】刀烟 綱目 刀油（時珍曰：以竹木爇火，於刀斧刃上燒之，津出如漆者是也。江東人多用之。）

【主治】惡瘡蝕䘌，金瘡毒物傷皮肉，止風水不入。入水不爛，手足皸折，瘡根結筋，瘰癧毒腫，染髭髮令永黑。及熱未凝時塗之，少頃當乾硬，用之須防水。又殺蟲立效。藏器

【附方】新一 項邊癧子：以桃核于刀上燒烟熏之。陳氏本草

鐵漿 拾遺

【集解】藏器曰：陶氏謂鐵落為鐵漿，非也。此乃取諸鐵於器中，以水浸之，經久色青沫出，即堪染皁者。承曰：鐵漿是以生鐵漬水服餌者，旋入新水，日久鐵上生黃膏，則力愈勝。唐太妃所服者，乃此也。若以染皁者為漿，其酸苦臭澀不可近，矧服食乎。

【氣味】鹹，寒，無毒。【主治】鎮心明目。主癲癇發熱，急黃狂走，六畜顛狂，人為蛇犬虎狼毒刺惡蟲等齧，服之毒不入肉也。兼解諸毒入腹。藏器

【附方】舊二，新三。時氣生瘡：胸中熱，鐵漿飲之。梅師方 一切疔瘡：鐵漿日飲一升。千金方 發背初起：鐵漿飲二升，取利。外臺祕要 蛇皮惡瘡：鐵漿頻塗之。談野翁方 漆瘡作癢：鐵漿頻洗，愈。外臺

諸鐵器 綱目

【集解】時珍曰：舊本鐵器條繁，今撮為一。大抵皆是借其氣，平木解毒重墜，無他義也。

鐵杵 拾遺 即藥杵也

【主治】婦人橫產，胞衣不下，燒赤淬酒飲，自順。藏器

鐵秤錘 宋開寶

【氣味】辛，溫，無毒。【主治】賊風，止產後血瘕腹痛，及喉痺熱塞，燒赤淬酒，熱飲。開寶 治男子疝

痛。女子心腹妊娠脹滿。漏胎。卒下血。時珍

【附方】新四 喉痹腫痛：菖蒲根嚼汁。燒秤錘淬一盃。飲之。普濟方 舌腫咽痛：咽生瘜肉。舌腫。秤錘燒赤。淬醋一盞。噀之。聖惠方 誤吞竹木：秤錘燒紅。淬酒飲之。集玄方 便毒初起：極力提起。令有聲。以鐵秤錘磨壓一夜。即散。集簡方

鐵銃 綱目 【主治】催生。燒赤。淋酒入內。孔中流出。乘熱飲之。即產。舊銃尤良。

鐵斧 綱目 【主治】婦人產難橫逆。胞衣不出。燒赤淬酒服。亦治產後血瘕。腰腹痛。時珍

【發明】時珍曰：古人轉女為男法。懷妊三月。名曰始胎。血脈未流。象形而變。是時宜服藥。用斧置牀底。繫刃向下。勿令本婦知。恐不信。以雞試之。則一窠皆雄也。蓋胎化之法。亦理之自然。故食牡雞。取陽精之全于天產者。佩雄黃。取陽精之全于地產者。操弓矢。藉斧斤。取剛物之見于人事者。氣類潛感。造化密移。物理所必有。故妊婦見神像異物。多生鬼怪。即其徵矣。象牙犀角紋逐象生。山藥雞冠形隨人變。以雞卵告竈而抱雞。以苕帚掃貓而成孕。物且有感。況於人乎。藏器曰：凡人身有弩肉。可聽人家釘棺下斧聲之時。便下手速擦二七遍。以後自得消平。產婦勿用。

鐵刀 拾遺 【主治】蛇咬毒入腹。取兩刀於水中相磨。飲其汁。百蟲入耳。以兩刀於耳門上摩敲作聲。自出。藏器 磨刀水：服。利小便。塗脫肛痔核。產腸不上。耳中卒痛。時珍

大刀環 綱目 【主治】產難數日不出。燒赤淬酒一盃。頓服。時珍

翦刀股 綱目 【主治】小兒驚風。錢氏有翦刀股丸。用翦刀環頭研破。煎湯服藥。時珍

鐵鋸 拾遺 【主治】誤吞竹木入咽。燒故鋸令赤。漬酒熱飲。藏器

布鍼 綱目 【主治】婦人橫產。取二七枚燒赤淬酒七遍。服。時珍

【附方】新一 眼生偷鍼：布鍼一箇。對井睨視。已而折為兩段。投井中。勿令人見。張杲醫說

鐵鏃 綱目 【主治】胃熱呃逆。用七十二箇。煎湯啜之。時珍

鐵甲 綱目 【主治】憂鬱結滯。善怒狂易。入藥煎服。時珍

鐵鎖 綱目 【主治】鼽鼻不聞香臭。磨石上取末。和豬脂綿裹塞之。經日肉出。瘥。普濟

鑰匙 日華 【主治】婦人血噤失音。衝惡。以生薑醋小便同煎服。弱房人亦可煎服。大明

鐵釘 拾遺 【主治】酒醉齒漏出血不止。燒赤注孔中。即止。時珍 藏器曰：有犯罪者。遇恩赦免。取枷上鐵及釘等收之。後入官帶之。得除免。

鐵鏵（卽鍤也　綱目）【主治】心虛風邪。精神恍惚健忘。以久使者四斤。燒赤投醋中七次。打成塊。水二斗浸二七日。每食後服一小盞。時珍

【附方】新三 小兒傷寒（百日內患壯熱。用鐵鏵一斤。燒赤。水二斗。淬三七次。煎一半。入柳葉七片。浴之。聖濟錄）積年齒䘌（舊鐵鏵頭一枚。炭火燒赤。捻硫黃一分。豬脂一分。于上熬沸。以綿包柳枝揾藥。熱烙齒縫。數次愈。普濟方）灌頂油法（治腦中熱毒風。除目中翳障。鎮心明目。生油二斤。故鐵鏵五兩。打碎。消石半兩。寒水石一兩。馬牙消半兩。曾青一兩。綿裹。入油中浸七日。每以一錢頂上摩之。及滴少許入鼻內。甚妙。此大食國胡商方。聖惠方）

鐵犁鑱尖（日華）【主治】得水。制朱砂水銀石亭脂毒。大明

車轄（卽車軸鐵鎋頭。一名車缸。○宋開寶）【主治】喉痹及喉中熱塞。燒赤投酒中熱飲。開寶 主小兒大便下血。燒赤淬水服。時珍

【附方】舊一。新一。小兒下血（方見上）妊娠欬嗽（車缸一枚。燒赤投酒中。冷飲。聖惠方）走注氣痛（車缸燒赤。澀布裹熨病上。千金方）

馬銜（卽馬勒口鐵也。大明曰。古舊者好。亦可作醫工鍼也。○宋開寶）【主治】小兒癇。婦人難產。臨時持之。并煮汁服一盞。開寶 治馬喉痹。腫連頰。吐血氣數。煎水服之。聖惠

馬鐙（綱目）【主治】田野燐火。人血所化。或出或没。來逼奪人精氣。但以馬鐙相戛作聲。卽滅。故張華云。金葉一振。遊光斂色。時珍

石之二（玉類一十四種）

玉（別錄上品）【校正】（併入別錄玉屑）

【釋名】玄真 時珍曰。按許慎說文云。玉乃石之美者。有五德。潤澤以溫。仁也。鰓理自外。可以知中。義也。其聲舒揚遠聞。智也。不撓而折。勇也。銳廉而不技。潔也。其字象三王連貫之形。葛洪抱朴子云。玄真者。玉之別名也。服之令人身飛輕舉。故曰。服玄真者。其命不極。

【集解】別錄曰。玉泉玉屑生藍田山谷。采無時。弘景曰。好玉出藍田及南陽徐善亭部界中。日南盧容水中。外國于闐疏勒諸處皆善。潔白如豬膏。叩之鳴者是真也。其比類者甚多相似。宜精別之。所以燕石入笥。卞氏長號也。珣曰。異物志云。玉出崑崙。別寶經云。凡石韞玉。但將石映燈看之。內有紅光。明如初出日。便知有玉也。頌曰。今藍田南陽日南不聞有玉。惟于闐國出之。晉鴻臚卿張匡鄴使于闐。作行程記。載其國采玉之地云。玉河在于闐城外。其源出崑山。西流一千三百里。至于闐界牛頭山。乃疏爲三河。一曰白玉河。在城東三十里。二曰綠玉河。在城西二十里。三曰烏玉河。在綠玉河西七里。其源雖一。而其玉隨地而變。故其色不同。每歲五六月大水暴漲。則玉隨流而至。玉之多寡。由水之大小。七八月水退。乃可取。彼人謂之撈玉。其國中有禁。器用服食。往往用玉。中國所有。亦自彼來。王逸玉論載玉之色曰。赤如雞冠。黃如蒸栗。白如截肪。黑如純漆。謂之玉符。而青玉獨無說焉。今青白者常有。黑者時有。黃赤者絕無。雖禮之六器。亦不能得其真者。今儀州出一種石。如蒸栗色。彼人謂之栗玉。或云亦黃玉之類。但少潤澤。聲不清越。爲不及也。然服食者惟貴純白。他色亦不

取焉。承曰：儀州栗玉，乃黄石之光瑩者，非玉也。玉堅而有理，火刃不可傷；此石小刀便可雕刻，與階州白石同體而異色爾。時珍曰：按太平御覽云：交州出白玉，夫餘出赤玉，挹婁出青玉，大秦出菜玉，西蜀出黑玉，藍田出美玉，色如藍，故曰藍田。淮南子云：鍾山之玉，炊以爐炭，三日三夜而色澤不變，得天地之精也。觀此諸說，則産玉之處亦多矣。而今不出者，地方恐爲害也。故獨以于闐玉爲貴焉。古禮玄珪蒼璧，黄琮赤璋，白琥玄璜，以象天地四時而立名爾。禮記云：石緼玉則氣如白虹，精神見於山川也。博物志云：山有穀者生玉。尸子云：水圓折者有珠，方折者有玉。玉鏡圖云：二月山中草木生光下垂者有玉。玉之精如美女。玉書云：玉有山玄文，水蒼文。生于山而木潤，産於水而流芳，藏于璞而文采露于外。觀此諸說，則玉有山産、水産二種。中國之玉多在山，于闐之玉則在河也。其石似玉者，珷玞、琨珉、璁瓔也。北方有罐子玉，雪白有氣眼，乃藥燒成者，不可不辨。然皆無温潤，稗官載火玉色赤，可烹鼎。暖玉可辟寒，寒玉可辟暑，香玉有香，軟玉質柔，觀日玉洞見日中宫闕，此皆希世之寶也。宗奭曰：燕玉出燕北，體柔脆如油和粉色，不入藥用。

玉屑别録【修治】弘景曰：玉屑是以玉爲屑，非别一物也。仙經服㲉玉，有搗如米粒，乃以苦酒浸消令如泥，亦有合爲漿者。凡服玉皆不得用已成器物及冢中玉璞。恭曰：餌玉當以消作水者爲佳。屑如麻豆服者，取其精潤臟腑，滓穢當完出也。又爲粉服者，即使人淋壅。屑如麻豆，其義殊深。化水法，在淮南三十六水法中。

【氣味】甘，平，無毒。珣曰：鹹，寒，無毒。時珍曰：惡鹿角，養丹砂。【主治】除胃中熱，喘息煩滿，止渴，屑如麻豆服之，久服輕身長年。别録 潤心肺，助聲喉，滋毛髮。大明 滋養五臟，止煩躁，宜共金銀麥蘗冬等同煎服，有益。李珣

【附方】新三。小兒驚啼：白玉二錢半，寒水石半兩，爲末，水調塗心下。聖惠方。痃癖鬼氣：往來疼痛，及心下不可忍者，不拘大人小兒。白玉、赤玉等分，爲末，糊丸梧子大。每服三十丸，薑湯下。聖惠方。面身瘢痕：眞玉日日磨之，久則自滅。聖濟録。

玉泉本經【釋名】玉札本經 玉漿開寶 瓊漿。普曰：玉泉一名玉屑。弘景曰：此當是玉之精華者，質色明澈，可消之爲水，故名玉泉。今人無復的識者，通一爲玉爾。志曰：按别本注云：玉泉者，玉之泉液也。以仙室玉池中者爲上，故一名玉液。今仙經三十六水法中，化玉爲玉漿，稱爲玉泉，服之長年不老，然功劣於自然泉液也。宗奭曰：本經言玉泉生藍田山谷，采無時。今藍田無玉，而泉水古今不言采。陶氏言玉爲水，故名玉泉，如此則當言玉水，不當言玉泉。泉乃流布之義。今詳泉字乃漿之誤，去古既遠，文字脱誤也。道藏經有金飯玉漿之文，唐李商隱有瓊漿未飲結成冰之詩，是采玉爲漿，斷無疑矣。别本所注不可取也。若如所言，則舉世不能得，亦漫立此名耳。時珍曰：玉泉作玉漿甚是。别本所注乃玉髓也。别録自有條，諸家未深攷爾。

【修治】青霞子曰：作玉漿法：玉屑一升，地榆草一升，稻米一升，取白露二升，銅器中煮米熟，絞汁，玉屑化爲水，以藥納入，所謂神仙玉漿也。藏器曰：以玉殺朱草汁化成醴。朱草瑞草也。術家取蟾蜍膏軟玉如泥，以苦酒消之成水。

【氣味】甘，平，無毒。普曰：神農、岐伯、雷公：甘。李當之：平。畏款冬花、青竹。【主治】五臟百病，柔筋强骨，安魂魄，長肌肉，益氣，利血脈。久服耐寒暑，不饑渴，不老神仙。人臨死服五斤，三年色不變。本經 療婦人帶下十二病，除氣癃，明耳目。久

服輕身長年。別錄 治血塊。大明

【發明】慎微曰：天寶遺事，楊貴妃含玉嚥津，以解肺渴。王莽遺孔休玉曰：君面有疵，美玉可以滅瘢。後魏李預得餐玉之法，乃采訪藍田，掘得若環璧雜器形者，大小百餘枚，搥作屑，日食之。經年云有效驗，而好酒損志，及疾篤，謂妻子曰：服玉當屏居山林，排棄嗜欲，而吾酒色不絕，自致於死，非藥之過也。尸體必當有異於人，勿使速殯，令後人知餐服之功。時七月中旬，長安毒熱，停尸四日，而體色不變，口無穢氣。弘景曰：張華云：服玉用藍田穀玉白色者，平常服之則應神仙。有人臨死服五斤，死經三年，其色不變。古來發冢見尸如生者，其身腹內外無不大有金玉。漢制王公皆用珠襦玉匣，是使不朽故也。鍊服之法，水屑隨宜。雖曰性平，而服玉者亦多發熱，如寒食散狀。金玉既天地重寶，不比餘石，若未深解節度，勿輕用之。志曰：抱朴子云：服金者壽如金，服玉者壽如玉。但其道遲成，須服一二百斤，乃可知也。玉可以烏米酒及地榆酒化之為水，亦可以葱漿消之為粘，亦可餌以為丸，亦可燒以為粉。服之一年以上，入水不沾，入火不灼，刃之不傷，百毒不死。不可用已成之器，傷人無益。得璞玉乃可用也。赤松子以玄蟲血漬玉為水服之，故能乘烟霞上下。玉屑與水服之，俱令人不死。所以不及金者，令人數數發熱，似寒食散狀也。若服玉屑，宜十日一服雄黃、丹砂各一刀圭，散髮洗沐冷水，迎風而行，則不發熱也。董君異常以玉醴與盲人服，旬日而目愈也。時珍曰：漢武帝取金莖露和玉屑服，云可長生，即此物也。但玉亦未必能使生者不死，惟使死者不朽爾。養尸招盜，反成暴棄，曷若速朽歸虛之為見理哉。

白玉髓

別錄有名未用

【校正】併入拾遺玉膏。

【釋名】玉脂綱目 玉膏拾遺 玉液

【集解】別錄曰：生藍田玉石間。時珍曰：此即玉膏也。別本以為玉泉者是矣。山海經云：密山上多丹木，丹水出焉，西流注於稷澤，其中多白玉。是有玉膏，其源沸沸湯湯，黃帝是食是饗。是生玄玉，玉膏所出，以灌丹木。黃帝乃取密山之玉榮而投之鍾山之陽。瑾瑜之玉為良，堅栗精密，澤而有光。五色發作，以和柔剛。天地鬼神，是食是饗；君子服之，以禦不祥。謹按：密山亦近于闐之間。是食者，服食也；是饗者，祭祀也；服之者，佩服也。玉膏即玉髓也。河圖玉版云：少室之山有白玉膏，服之成仙。十洲記云：瀛洲有玉膏如酒，名曰玉醴，飲數升輒醉，令人長生。抱朴子云：生玉之山有玉膏流出，鮮明如水精，以無心草末和之，須臾成水，服之一升長生。皆指此也。藏器曰：今玉石間水，飲之亦長生潤澤。

【氣味】甘，平，無毒。【主治】婦人無子，不老延年。別錄

青玉

別錄有名未用

【釋名】穀玉　時珍曰：穀，一作瑴，又作玨，谷、角二音。二玉相合曰瑴。此玉常合生故也。

【集解】別錄曰：生藍田。弘景曰：張華言合玉漿用瑴玉，正縹白色，不夾石，大者如升，小者如雞子，取於穴中者，非今作器物玉也。出襄鄉縣舊穴中。黃初時，詔征南將軍夏侯上求之。時珍曰：按格古論云：古玉以青玉為上，其色淡青，而帶黃色。綠玉，深綠色者佳，淡者次之。菜玉，非青非綠，如菜色，此玉之最低者。

【氣味】甘，平，無毒。【主治】婦人無子，輕身不老長年。別錄

【附錄】璧玉　別錄曰：味甘，無毒。主明目益氣，使人多精生子。時珍曰：璧，瑞玉圜也。此玉可為璧，故曰璧玉。璧外圓象天，內方象地。爾雅云：璧大六寸謂之瑄。肉倍好謂之璧，好倍肉謂之瑗。

玉英　別錄曰：味甘。主風瘙皮膚癢。生山竅中。明白可作鏡。一名石鏡。十二月采。合玉石

〔別錄〕曰：味甘，無毒。主益氣，療消渴，輕身辟穀。生常山中丘，如雞肋。〔時珍曰〕此即礝玉砂也。玉須此石礝之乃光。

青琅玕 本經下品

〔校正〕併入拾遺石闌干。

〔釋名〕石闌干 拾遺 石珠 別錄 青珠 〔時珍〕琅玕象其聲也。可碾爲珠，故得珠名。

〔集解〕〔別錄曰〕石闌干生蜀郡平澤。采無時。〔弘景曰〕此蜀都賦所稱青珠黃環者也。琅玕亦是昆崙山上樹名，又九真經中大丹名。〔恭曰〕琅玕乃有數種色，以青者入藥爲勝，是琉璃之類，火齊寶也。今出巂州以西烏白蠻中及于闐國。〔藏器曰〕石闌干生大海底，高尺餘，如樹，有根莖，莖上有孔，如物點之。漁人以網罾得之，初從水出微紅，後漸青。〔頌曰〕今祕書中有異魚圖，載琅玕青色，生海中。云海人以網於海底取之，初出水紅色，久而青黑，枝柯似珊瑚，而上有孔竅，如蟲蛀，擊之有金石之聲，乃與珊瑚相類。其說與別錄生蜀郡平澤及蘇恭所云不同，人莫能的識。謹按尚書雍州厥貢球琳琅玕。爾雅云：西北之美者，有昆崙墟之璆琳琅玕。孔安國、郭璞注皆以爲石之似珠者。而山海經云：昆崙山有琅玕。若然，是石之美者，明瑩若珠之色，而狀森植爾。大抵古人謂石之美者多謂之珠。廣雅謂琉璃、珊瑚皆爲珠，是也。已上所說皆出西北山中，而今圖乃云海底得之，蓋珍貴之物，山海或俱產焉。今醫家亦以難得而稀用也。〔宗奭曰〕書云：雍州厥貢球琳琅玕。西域記云：天竺國正出此物。蘇恭云是琉璃之類。琉璃乃火成之物，琅玕非火成者，安得同類。〔時珍曰〕按許慎說文云：琅玕，石之似玉者。孔安國云：石之似珠者。總龜云：生南海石厓間，狀如筍，質似玉。玉冊云：生南海崖石內，自然感陰陽之氣而成，似珠而赤。列子云：蓬萊之山，珠玕之樹叢生。據諸說，則琅玕生於西北山中及海山厓間。其云生於海底網取者，是珊瑚，非琅玕也。在山爲琅玕，在水爲珊瑚。珊瑚亦有碧色者。今回回地方出一種青珠，與碧靛相似，恐是琅玕所作者也。山海經云：開明山北有珠樹。淮南子云：曾城九重，有珠樹在其西。珠樹即琅玕也。餘見珊瑚下。

〔氣味〕辛，平，無毒。〔之才曰〕殺錫毒，得水銀良，畏雞骨。

〔主治〕身癢，火瘡癰瘍，疥瘙死肌。本經 白禿浸淫在皮膚中，煮鍊服之，起陰氣，可化爲丹。別錄 療手足逆臚。弘景 石闌干：主石淋，破血，產後惡血，磨服，或煮服，亦火燒投酒中服。藏器

珊瑚 唐本草

〔釋名〕鉢擺娑福羅 梵書

〔集解〕〔恭曰〕珊瑚生南海，又從波斯國及師子國來。〔頌曰〕今廣州亦有，云生海底作枝柯狀，明潤如紅玉，中多有孔，亦有無孔者，枝柯多者更難得，采無時。謹按海中經云：取珊瑚，先作鐵網沉水底，珊瑚貫中而生，歲高三二尺，有枝無葉，因絞網出之，皆摧折在網中，故難得完好者。不知今之取者果爾否。漢積翠池中有珊瑚高一丈二尺，一本三柯，上有四百六十條，云是南越王趙佗所獻，夜有光景。晉石崇家有珊瑚高六七尺。今並不聞有此高大者。〔宗奭曰〕珊瑚有紅油色者，細縱文可愛。有如鉛丹色者，無縱文，爲下品。入藥用紅油色者。波斯國海中有珊瑚洲，海人乘大舶墮鐵網水底取之。珊瑚所生磐石上，白如菌，一歲而黃，二歲變赤，枝幹交錯，高三四尺。人沒水以鐵發其根，繫網舶上，絞而出之。失時不取則腐蠹。〔時珍曰〕珊瑚生海底，五七株成林，謂之珊瑚林。居水中直而軟，見風日則曲而硬，變紅色者爲上。漢趙佗謂之火樹是也。亦有黑色者不佳。碧色者亦良。昔人謂碧者爲

青琅玕。俱可作珠。許慎說文云。珊瑚色赤。或生於海。或生於山。據此說。則生於海者爲珊瑚。生於山者爲琅玕。尤可徵矣。互見琅玕下。

【氣味】甘平無毒【主治】去目中翳。消宿血。爲末吹鼻。止鼻衄。唐本 明目鎮心。止驚癇。大明 點眼去飛絲。時珍

【發明】珣曰。珊瑚主治與金相似。宗奭曰。今人用爲點眼筋。治目翳。藏器曰。珊瑚刺之汁流如血。以金投之。爲丸名金漿。以玉投之。爲玉髓。久服長生。

【附方】舊一 小兒麩翳 未堅不可亂藥。宜以珊瑚研如粉。日少少點之。三日愈。錢相公篋中方

馬腦 宋嘉祐

【釋名】瑪瑙 文石 摩羅迦隸 佛書 藏器曰。赤爛紅色。似馬之腦。故名。亦云馬腦珠。胡人云是馬口吐出者。謬言也。時珍曰。按增韻云。玉屬也。文理交錯。有似馬腦。因以名之。拾遺記云。是鬼血所化。更謬。

【集解】藏器曰。馬腦生西國玉石間。亦美石之類。重寶也。來中國者。皆以爲器。又入日本國。用研木不熱者爲上。熱者非眞也。宗奭曰。馬腦非玉非石。自是一類。有紅白黑三種。亦有文如纏絲者。西人以小者爲玩好之物。大者研爲器。時珍曰。馬腦出西南諸國。云得自然灰卽軟。可刻也。曹昭格古論云。多出北地。南番西番。非石非玉。堅而且脆。刀刮不動。其中有人物鳥獸形者最貴。顧薦負暄錄云。馬腦品類甚多。出產有南北。大者如斗。其質堅硬。碾造費工。南馬腦產大食等國。色正紅無瑕。可作杯斝。西北者色青黑。甯夏瓜沙羌地砂磧中得者尤奇。有柏枝馬腦。花如柏枝。有夾胎馬腦。正視瑩白。側視則若凝血。一物二色也。截子馬腦。黑白相間。合子馬腦。漆黑中有一白線間之。錦江馬腦。其色如錦。纏絲馬腦。紅白如絲。此皆貴品。漿水馬腦。有淡水花。醬斑馬腦。有紫紅花。曲蟮馬腦。粉紅花。皆價低。又紫雲馬腦出和州。土馬腦出山東沂州。亦有紅色雲頭纏絲胡桃花者。又竹葉馬腦出淮右。花如竹葉。並可作桌面屏風。金陵雨花臺小馬腦。止可充玩耳。試馬腦法。以砑木不熱者爲眞。

【氣味】辛寒無毒【主治】辟惡。熨目赤爛。藏器 主目生障翳。爲末日點。時珍

寶石 綱目

【集解】時珍曰。寶石出西番回鶻地方諸坑井內。雲南遼東亦有之。有紅綠碧紫數色。紅者名刺子。碧者名靛子。翠者名馬價珠。黃者名木難珠。紫者名蠟子。又有鴉鶻石。貓精石。石榴子。紅扁豆等名色。皆其類也。山海經言騩山多玉。淒水出焉。西注於海。中多采石。采石卽寶石也。碧者。唐人謂之瑟瑟。紅者。宋人謂之靺鞨。今通呼爲寶石。以鑲首飾器物。大者如指頭。小者如豆粒。皆碾成珠狀。張勃吳錄云。越巂雲南河中出碧珠。須祭而取之。有縹碧綠碧。此卽碧色寶石也。

【主治】去翳明目。入點藥用之。灰塵入目。以珠拭拂卽去。時珍

玻瓈 拾遺

【釋名】頗黎 綱目 水玉 拾遺 時珍曰。本作頗黎。頗黎國名也。其瑩如水。其堅如玉。故名水玉。與水精同名。

【集解】藏器曰。玻瓈。西國之寶也。玉石之類。生土中。或云千歲水所化。亦未必然。時珍曰。出南番。有酒色紫色白色。瑩澈與水精相似。碾開有雨點花者爲眞。列丹家亦用之。藥燒者有氣眼而輕。也

中記云大秦國有五色頗黎以紅色爲貴梁四公子記云扶南人來賣碧頗黎鏡廣一尺半重四十斤內外皎潔向明視之不見其質蔡絛云御庫有玻瓈母乃大食所貢狀如鐵滓煅之但作珂子狀青紅黃白數色

【氣味】辛寒無毒【主治】驚悸心熱能安心明目去赤眼熨熱腫藏器摩翳障大明

水精 遺拾

【釋名】水晶綱目 水玉綱目 石英（時珍曰）瑩澈晶光如水之精英會意也山海經謂之水玉廣雅謂之石英

【集解】（時珍曰）水精亦頗黎之屬有黑白二色倭國多水精第一南水精白北水精黑信州武昌水精濁性堅而脆刀刮不動色澈如泉清明而瑩置水中無瑕不見珠者佳古語云水化謬言也藥燒成者有氣眼謂之消子一名海水精抱朴子言交廣人作假水精盌是此

【氣味】辛寒無毒【主治】熨目除熱淚藏器亦入點目藥穿串吞咽中推引諸哽物時珍

【附錄】火珠（時珍曰）說文謂之火齊珠漢書謂之玫瑰音枚回唐書云東南海中有羅刹國出火齊珠大者如雞卵狀類水精圓白照數尺日中以艾承之則得火用灸艾炷不傷人今占城國有之名朝霞大火珠又續漢書云哀牢夷出火精琉璃則火齊乃火精之訛正與水精對

瓀石 音輭（時珍曰）出鴈門石次於玉白色如冰亦有赤者山海經云北山多瓀石禮云士佩瓀玫是也

琉璃 遺拾

【釋名】火齊（時珍曰）漢書作流離言其流光陸離也火齊與火珠同名

【集解】藏器（曰）韻集云琉璃火齊珠也南州異物志云琉璃本質是石以自然灰治之可爲器石不得此則不可釋佛經所謂七寶者琉璃車渠馬腦玻瓈眞珠是也（時珍曰）按魏略云大秦國出金銀琉璃有赤白黃黑青綠縹紺紅紫十種此乃自然之物澤潤光采踰於眾玉今俗所用皆銷冶石汁以眾藥灌而爲之虛脆不貞格古論云石琉璃出高麗刀刮不動色白厚半寸許可點燈明於牛角者異物志云南天竺諸國出火齊狀如雲母色如紫金重沓可開拆之則薄如蟬翼積之乃如紗縠亦琉璃雲母之類也按此石今人以作燈球明瑩而堅耐久蘇頌言亦可入藥未見用者

【主治】身熱目赤以水浸冷熨之藏器

雲母 本經上品

【釋名】雲華 雲珠 雲英 雲液 雲砂 本經 磷石

（時珍曰）雲母以五色立名詳見下文按荊南志云華容方臺山出雲母土人候雲所出之處于下掘取無不大獲有長五六尺可爲屏風者但掘時忌作聲也據此則此石乃雲之根故得雲母之名而雲母之根則陽起石也抱朴子有云服雲母十年雲氣常覆其上服其母以致其子理自然也

【集解】別錄（曰）雲母生太山山谷齊山廬山及琅琊北定山石間二月采之雲華五色具雲英色多青雲珠色多赤雲液色多白雲砂色青黃磷石色正白弘景（曰）按仙經雲母有八種向日視之色青白多黑者名雲母色黃白多青者名雲英色青白多赤者名雲珠如沐露作黃作白者名雲砂黃白晶晶者名雲液皎然純白明澈者名磷石此六種並好服各有時月其黯黯純黑有文斑斑如鐵者名雲膽色雜黑而強肥者名地涿此二種並不可服鍊之有法宜精細不爾入腹大害人今江東

惟用廬山者爲勝。青州者亦好。以沙土養之，歲月生長。〔頌曰〕今兗州雲夢山及江州、濇州、杭越間亦有之。生土石間，作片成層可析，明滑光白者爲上。其片有絶大而瑩潔者，今人以飾燈籠，亦古扇屏之遺意也。江南生者多青黑，不堪入藥。謹按方書用雲母，皆以白澤者爲貴。惟中山衛叔卿單服法用雲母五色具者。葛洪抱朴子云：雲母有五種，而人不能別。當舉以向日看之，陰地不見雜色也。五色並具而多青者名雲英，宜春服之。五色並具而多赤者名雲珠，宜夏服之。五色並具而多白者名雲液，宜秋服之。五色並具而多黑者名雲母，宜冬服之。但有青黃二色者名雲砂，宜季夏服之。晶晶純白者名磷石，四時可服也。古方服五雲甚多，然修鍊節度恐非文字可詳，不可輕餌也。〔損之曰〕青赤黃紫白者並堪服。白色輕薄通透者爲上，黑者不任用，令人淋瀝發瘡。

〔修治〕〔斅曰〕凡使，黃黑者厚而頑，赤色者，經婦人手把者，並不中用。須要光瑩如水色者爲上。每一斤，用小地膽草、紫背天葵、生甘草、地黃汁各一鎰，乾者細剉，溼者取汁了，于瓷鍋中安置，下天池水三鎰，著火煮七日夜，水火勿令失度，雲母自然成碧玉漿在鍋底，卻以天池水猛投其中，攪之，浮如蝸涎者即去之。如此三度，淘淨，取沉香一兩，搗作末，以天池水煎沉香湯二升以來，分爲三度，再淘雲母漿了，日曬任用。〔抱朴子曰〕服五雲之法，或以桂、葱水玉化之爲水，或以露于鐵器中，以原水熬之爲水，或以消石合於筒中埋之爲水，或以蜜溲爲酪，或以秋露漬之百日，韋囊挺以爲粉，或以無顚草樗血合餌之。服至一年百病除，三年反老成童，五年役使鬼神。〔胡演曰〕鍊粉法：八九月間取雲母，以礬石拌勻，入瓦罐內，封口，三伏時則自柔軟，去礬，次日取百草頭上露水漬之，百日，韋囊挺以爲粉。〔時珍曰〕道書言鹽湯煮雲母可爲粉。又云：雲母一斤，鹽一斗漬之，銅器中蒸一日，臼中搗成粉。又云：雲母一斤，白鹽一升，同搗細，入重布袋挼之，沃令鹽味盡，懸高處風吹，自然成粉。

〔氣味〕甘，平，無毒。〔權曰〕有小毒。惡徐長卿，忌羊血粉。〔之才曰〕澤瀉爲之使，畏鮀甲、東流水。〔弘景曰〕鍊之用礬則柔爛，亦是相畏也。百草上露乃勝東流水，亦有用五月茅屋溜水者。〔獨孤滔曰〕制汞，伏丹砂。

〔主治〕身痹死肌，中風寒熱，如在車船上。除邪氣，安五臟，益子精，明目。久服輕身延年。本經 下氣堅肌，續絶補中，療五勞七傷，虛損少氣，止痢。久服悅澤不老，耐寒暑，志高神仙。別錄 主下痢腸澼，補腎冷。甄權

〔發明〕〔保昇曰〕雲母屬金，故色白而主肺。〔宗奭曰〕古雖有服鍊法，今人服者至少，謹之至也。惟合雲母膏，治一切癰毒瘡等方，見和劑局方。〔慎微曰〕明皇雜錄云：開元中，名醫紀朋，觀人顏色談笑，知病淺深，不待診脈。帝召入掖庭，看一宮人，每日昃則笑歌啼號若狂疾，而足不能履地。朋視之曰：此必因食飽而大促力，頓仆於地而然。乃飲雲母湯，熟寐而失所苦。問之，乃言太華公主載誕，某當主謳，懼聲不能清長，因喫豚蹄羹，飽而歌大曲。唱罷覺胸中甚熱，戲於砌臺，因墜下，久而方甦，遂病此也。又經效方云：青城山丈人觀主康道豐治百病雲母粉方：用雲母一斤，拆開揉入大瓶內築實，上澆水銀一兩，封固，以十斤頂火煅赤取出，卻拌香葱、紫連翹草二件，合搗如泥，後以夾絹袋盛，于大水盆內搖取粉，餘滓未盡，再添草藥重搗取粉，以木盤一面，于灰上印一淺坑，鋪紙傾粉在內，候乾焙之，以麪糊丸梧子大。遇有病者，服之無不效。知成都府辛諫議曾患大風，衆醫不愈，道豐進此服之神驗。抱朴子曰：他物埋之即朽，著火即焦，而五雲入猛火中經時不焦，埋之不腐，故服之者長生，入水不濡，入火不燒，踐棘不傷。〔時珍曰〕昔人言雲母壅屍，亡人不朽。盜發馮貴人冢，形貌如生，因共

姦之發。晉幽公冢，百尸縱橫，及衣服皆如生人。中並有雲母壅之故也。

【附方】舊七，新七。

服食雲母 上白雲母二十斤，薄擘，以露水八斗作湯，分半淘洗二次。又作二斗作湯，納芒消十斤，木器中漬二十日，取出，絹袋盛，懸屋上，勿見風日，令燥。以鹿皮為囊揉之，從旦至午，篩滓復揉，得好粉五斗，餘者棄之。以粉一斗納崖蜜二斤，攪糊，入竹筒中，薄削，封口漆固，埋北垣南崖下，入地六尺，覆土。春夏四十日，秋冬三十日出之，當成水。若洞洞不消，更埋三十日。此水能治萬病及勞氣風疾，每以溫水一合和服之，日三服。十日小便當變黃，二十日腹中寒澼消，三十日齲齒更生，四十日不畏風寒，五十日諸病皆愈，顏色日少，長生神仙。千金方

痰飲頭痛 往來寒熱。雲母粉二兩鍊過，恒山一兩，為末。每服方寸匕，湯服取吐。忌生葱、生菜。梅師方

牝瘧多寒 雲母燒二日夜，龍骨、蜀漆燒去腥，等分為散。未發前，漿水服半錢。仲景金匱方

小兒下痢 赤白及水痢。雲母粉半兩，煮白粥調食之。食醫心鏡

赤白久痢 積年不愈。飲調雲母粉方寸匕服。二服立見神效。千金方

婦人帶下 水和雲母粉方寸匕服，立見神效。千金方

小便淋疾 溫水和雲母粉服三錢。千金方

婦人難產 經日不生。雲母粉半兩，溫酒調服，入口即產。不順者即順，萬不失一。陸氏云：此是何德揚方也，已救三五十人。積德堂方

粉滓面䵟 雲母粉、杏仁等分，為末，黃牛乳拌，略蒸，夜塗旦洗。聖濟錄

風疹遍身 百計不愈。服雲母粉，清水調服二錢，良。千金方

一切惡瘡 雲母粉傅之。千金方

火瘡敗壞 雲母粉和生羊髓塗之。聖惠方

金瘡出血 雲母粉傅之，絕妙。事林廣記

風熱汗出 水和雲母粉，服三錢，不過再服立愈。千金翼

白石英

本經下品

【釋名】時珍曰：徐鍇云：英，亦作瑛，玉光也。今五種石英，皆石之似玉而有光瑩者。

【集解】別錄曰：白石英生華陰山谷及太山，大如指，長二三寸，六面如削，白澈有光，長五六寸者彌佳。其黃端白棱名黃石英，赤端白棱名赤石英，青端赤棱名青石英，黑澤有光名黑石英。二月采，亦無時。弘景曰：今醫家用新安所出，極細長白澈者。壽陽八公山多大者，不正用之。仙經大小並有用，惟須精白無瑕雜者。如此說，則大者為佳。其四色英今不復用。恭曰：白石英所在皆有，今澤州、虢州、洛州山中俱出。虢州者大，徑三四寸，長五六寸。今通以澤州者為勝。宗奭曰：白石英狀如紫石英，但差大而六棱，白色若水精。時珍曰：澤州有英雞，食石英，性最補，見禽部。

【氣味】甘，微溫，無毒。別錄曰：辛。普曰：神農：甘。岐伯、黃帝、雷公、扁鵲：無毒。之才曰：惡馬目毒公。

【主治】消渴，陰痿不足，欬逆，胸膈間久寒，益氣，除風溼痺。久服輕身長年。本經。療肺痿，下氣，利小便，補五臟，通日月光，耐寒熱。別錄。治肺癰吐膿，欬逆上氣，疸黃。甄權。實大腸。好古。

五色石英：【主治】心腹邪氣，女人心腹痛，鎮心，胃中冷氣，益毛髮，悅顏色，治驚悸，安魂定魄，壯陽道，下乳。隨臟而治：青治肝，赤治心，黃治脾，白治肺，黑治腎。大明。

【發明】藏器曰：溼可去枯，白石英、紫石英之屬是也。時珍曰：白石英，手太陰、陽明氣分藥也，治痿

癰肺癰枯燥之病，但係石類，止可暫用，不宜久服。〔頌曰〕古人服食惟白石英爲重，紫石英但入五石飲。其黄赤青黑四種，本草雖有名，而方家都不見用者。乳石論以鍾乳爲乳，以白石英爲石，是六英之貴，惟白石也。又曰：乳者陽中之陰，石者陰中之陽。故陽生十一月後甲子服乳，陰生五月後甲子服石。然而相反畏惡，動則爲害不淺。故乳石之發，方治雖多，而罕有濟者，誠不可輕餌也。〔宗奭曰〕紫白二石英攻疾可暫煮汁用，未聞久服之益。張仲景只令㕮咀，不爲細末，豈無意焉？若久服，宜詳審。

附方舊二，新七。

服石英法　白石英一斤，打成豆大，于砂盆中和粗砂著水挼二三千下，洗淨又挼，仍安柳箕中，入蒿葉少許，同水熟挼至光淨，即以綿袋盛，懸門上。每日未梳前，以水或酒吞七粒，用飯二匙壓下小腹。一切穢惡、白酒、牛肉，石家所忌者，皆不忌。久則新石推出陳石，石常在小腹內溫暖，則氣息調和，經脈通達，腰腎堅強，百病自除。石若得力，一斤即止；若不得力，十斤亦須服。此物光滑，既無浮碎著人腸胃作瘡，又無石氣發作諸病也。　又法：澤州白石英光淨無點瞖者，打小豆大，去細者，水淘淨，袋盛，懸鐺內清水五大升，煮汁一升，澄清，平早服。以汁煮粥更佳。服後飲酒二三盃，可行百步。一袋可煮二十度。如無力，以布裹埋南牆下三尺土內，百日又堪用也。　石煮豬肉法：白石英一兩，袋盛，水三升，煮一升，豬肉一斤，同葱、椒、鹽、豉煮，以汁作羹食。　石蒸羊肉法：白石英三兩，打作小塊，精羊肉一斤包之，荷葉裹之，于一石米飯中蒸熟，取出去石，切肉和葱椒作小餛飩，煮熟，每旦空腹冷漿水吞一百箇，後以冷飯壓之。百無所忌，永不發動。　石煮牛乳法：白石英五兩，搗碎，密絹盛，以牛乳三升，酒三升，同煎至四升，去石，以瓶收之。每食前暖服三合。治虛損勞瘦，皮燥陰痿，腳弱煩疼。　石飼牸牛法：白石英三斤，搗篩，取十歲以上生犢牸牛一隻，每日和豆與食。經七日，即可收乳，每旦熱服一升，餘者作粥食。百無所忌，潤養臟腑，悅澤肌肉，令人體健。　凡服食石，並忌芥菜、蔓菁、蕪荑、葵菜、薺苨，宜食冬瓜、龍葵，壓石氣。孫眞人千金翼。

風虛冷痹　諸陽不足，及腎虛耳聾，益精保神。白石英三兩，坩鍋內火煅，酒淬三次，入瓶中密封，勿洩氣。每早溫服一鍾，以少飯壓之。　一法：磁石火煅醋淬五次，白石英各五兩，絹袋盛，浸一升酒中五六日，溫服。將盡，更添酒。千金翼。

驚悸善忘　心臟不安，上膈風熱，化痰安神。白石英一兩，硃砂一兩，爲散。每服半錢，食後煎金銀湯下。簡要濟眾方。

石水腫堅　脹滿。用白石英十兩，搥豆大，瓷瓶盛好酒二斗浸之，以泥重封，將馬糞及糠火燒之，常令小沸，從卯至午住火。次日暖一中盞飲之，日三度。酒盡可再燒一度。聖惠方。

紫石英

本經上品

〔集解〕〔別錄〕曰：紫石英生太山山谷，采無時。〔普〕曰：生太山或會稽，欲令如削，紫色達頭如樗蒲者。〔弘景〕曰：今第一用太山石，色重澈，下有根。次出雹零山，亦好。又有南城石，無根。又有青綿石，色亦重黑明澈。又有林邑石，腹裏必有一物如眼。吳興石四面纔有紫色，無光澤。會稽諸暨石，形色如石榴子。先時並雜用，今惟采太山最勝。仙經不正用，而俗方重之。〔禹錫曰〕按嶺表錄云：瀧州山中多紫石英，其色淡紫，其質瑩澈，隨其大小皆五稜，兩頭如箭鏃。煮水飲之，暖而無毒，比之北中白石英，其力倍矣。〔宗奭曰〕紫石英明澈如水精，但色紫而不勻。〔時珍曰〕按太平御覽云：自大峴至太山，皆有紫石英。太山所出，甚瓌瑋。平氏陽山縣所出，色深特好。烏程縣北壟山所出，甚光明，但小黑。東莞縣爆山所出，舊以貢獻。江夏礬山亦出之。永嘉固陶村小山所出，芒角甚好，但小薄爾。

〔修治〕〔時珍曰〕凡入丸散，火煅醋淬七次，碾末水飛過，曬乾入藥。

〔氣味〕**甘，溫，無毒。**〔別錄〕曰：辛。〔普〕曰：神農、扁鵲：味甘，平。李當之：大寒。雷公：大溫。岐伯：甘，無毒。之才曰：長石爲之使。畏扁青、附子。惡鮀甲、黃連、麥句薑。得茯苓、人參，療心中結氣。得天雄、菖蒲，療霍亂。〔時珍曰〕服食皆石英作寒作熱者，飲酒良。

〔主治〕心腹欬逆邪氣，補不足。女子風寒在子宮，絕孕十年無子。久服溫中，輕身延年。本經 療上氣心腹痛，寒熱邪氣結氣，補心氣不足，定驚悸，安魂魄，填下焦，止消渴，除胃中久寒，散癰腫，令人悅澤。別錄 養肺氣，治驚癇，蝕膿。甄權

〔發明〕好古曰：紫石英入手少陰、足厥陰經。權曰：虛而驚悸不安者，宜加用之。女子服之有子。〔頌曰〕乳石論無單服紫石者，惟五石散中用之。張文仲備急方有鎮心單服紫石煮水法。胡演及千金方則多雜諸藥同用。今方治婦人及心病時有使者。〔時珍曰〕紫石英，手少陰、足厥陰血分藥也。上能鎮心，重以去怯也。下能益肝，溼以去枯也。心生血，肝藏血，其性煖而補，故心神不安，肝血不足，及女子血海虛寒不孕者宜之。別錄言其補心氣，甄權言其養肺者，殊昧氣陽血陰營衛之別。惟本經所言諸證，甚得此理。

〔附方〕舊二，新一。

虛勞驚悸 補虛止驚，令人能食。紫石英五兩，打如豆大，水淘一遍，以水一斗，煮取三升，細細服，或煮粥食，水盡可再煎之。張文仲方。

風熱瘛瘲 風引湯：治風熱瘛瘲及驚癇瘛瘲。紫石英、白石英、寒水石、石膏、乾薑、大黃、龍齒、牡蠣、甘草、滑石等分，㕮咀，水一升，煎去三分，食後溫呷，無不效者。仲景金匱方。

癰腫毒氣 紫石英火燒醋淬，爲末，生薑、米醋煎傅之，磨亦得。日華本草

菩薩石 日華

〔釋名〕放光石 陰精石 綱目 義見下

〔集解〕〔宗奭曰〕嘉州峨眉山出菩薩石，色瑩白明澈，若太山狼牙石、上饒水精之類。日中照之，有五色，如佛頂圓光，因以名之。〔時珍曰〕出峨眉、五臺、匡廬巖竇間。其質六稜，或大如棗栗，其色瑩潔，映日則光采微芒，有小如櫻珠，則五色粲然可喜，亦石英之類也。丹爐家煅制作五金三黃匱。

〔氣味〕甘，平，無毒。〔主治〕解藥毒、蠱毒，及金石藥發動，作癰疽渴疾，消撲損瘀血，止熱狂驚癇，通月經，解風腫，除淋，並水磨服。蛇蟲蜂蠍、狼犬毒箭等傷，並末傅之。大明 明目去翳。時珍

本草綱目金石部第八卷終

本草綱目石部目錄第九卷

石之三　石類上三十二種

丹砂本經　水銀本經　水銀粉嘉祐 即輕粉

粉霜綱目　銀朱綱目　靈砂證類

雄黃本經　雌黃本經

石膏本經 即寒水石 玉火石 龍石膏附　理石本經 白肌石附

長石本經　方解石別錄　滑石本經

不灰木開寶 松石附　五色石脂本經

桃花石唐本　爐甘石綱目　井泉石嘉祐

無名異開寶　蜜栗子綱目　石鍾乳本經

孔公孼本經　殷孼本經 石牀 石花 石骨附

土殷孼別錄　石腦別錄　石髓拾遺

石腦油嘉祐 地溲附　石炭綱目 然石附

石灰本經　石麪綱目　浮石日華 暈石附

石芝綱目

右附方舊六十九新三百一十七

本草綱目石部第九卷

石之三 石類上三十二種

丹砂 本經上品

【釋名】朱砂 時珍曰：丹乃石名，其字從井中一點，象丹在井中之形，義出許慎說文。後人以丹爲朱色之名，故呼朱砂。

【集解】別錄曰：丹砂生符陵山谷，采無時。光色如雲母可拆者良，作末名眞朱。宏景曰：卽今朱砂也。俗醫別取武都仇池雄黃夾雌黃者，名爲丹砂，用之謬矣。符陵是涪州，接巴郡南，今無復采者。乃出武陵、西川諸蠻夷中，皆通屬巴地，故謂之巴砂。仙經亦用越砂，卽出廣州臨漳者。此二處並好，惟須光明瑩徹爲佳。如雲母片者，謂之雲母砂。如樗蒲子紫石英形者，謂之馬齒砂，亦好。如大小豆及大塊圓滑者，謂之豆砂。細末碎者，謂之末砂。此二種粗，不入藥用，但可畫用爾。朱砂皆鑿坎入數丈許。雖同出一郡縣，亦有好惡，地有水井勝火井也。仙方煉餌，最爲長生之寶。恭曰：丹砂大略二種，有土砂、石砂。其土砂復有塊砂、末砂，體並重而色黃黑，不任畫用，療瘡疥亦好，但不入心腹之藥，然可燒之出水銀乃多也。其石砂有十數品，最上者爲光明砂，云一顆別生一石龕內，大者如雞卵，小者如棗栗，形似芙蓉，破之如雲母，光明照徹，在龕中石臺上生，得此者帶之辟惡爲上。其次或出石中，或出水內，形塊大者如拇指，小者如杏仁，光明無雜，名馬牙砂，一名無重砂，入藥及畫俱善，俗閒亦少有之。其磨嵳、新井、別井、水井、火井、芙蓉、石末、石堆、豆末等砂，形類頗相似，入藥及畫當擇去其雜土石，便可用矣。別有越砂，大者如拳，小者如雞鴨卵，形雖大，其雜土石，不如細而明淨者。經言末之名眞朱者，謬矣。豈有一物以全末殊名乎。斅曰：砂凡百等，不可一一論。有妙硫砂，如拳許大，或重一鎰，一塊者而面如鏡，若遇陰沈天雨，卽鏡面上有紅漿汁出。有梅柏砂，如梅子許大，夜有光生，照見一室。有白庭砂，如帝珠子許大，面上有小星現。有神座砂、金座砂、玉座砂，不經丹竈，服之面白延壽。其次有白金砂、澄水砂、陰成砂、辰錦砂、芙蓉砂、鏡面砂、箭鏃砂、曹末砂、土砂、金星砂、平面砂、神末砂等，不可一一細述也。頌曰：今出辰州、宜州、階州，而辰砂爲最。生深山石崖閒，土人采之，穴地數十丈，始見其苗，乃白石，謂之朱砂牀。砂生石上，其大塊者如雞子，小者如石榴子，狀若芙蓉頭、箭鏃。連牀者紫黯若鐵色，而光明瑩徹，碎之嶄岩作墻壁，又似雲母片可拆者，眞辰砂也，無石者彌佳。過此皆淘土石中得之，非生於石牀者。宜砂絕有大塊者，碎之亦作墻壁，但罕有類物狀，而色亦深赤，爲用不及辰砂，蓋出土石閒，非白石牀所生也。然近宜州隣地春州、融州皆有砂，故其水盡赤，每煙霧鬱蒸之氣亦赤黃色，土人謂之朱砂氣，尤能作瘴癘，爲人患也。階砂又次之，不甚入藥，惟可畫色爾。凡砂之絕好者爲光明砂，其次謂之顆塊，其次謂之鹿簌，其下謂之末砂。惟光明砂入藥，餘並不用。宗奭曰：丹砂今人謂之朱砂。辰州砂多出蠻峒錦州界猎獠峒老鴉井，其井深廣數十丈，先聚薪于井焚之，其青石壁迸裂處，卽有小龕，龕中自有白石牀，其石如玉，牀上乃生砂，小者如箭鏃，大者如芙蓉，光明可鑑，研之鮮紅。砂泊牀，大者重七八兩至十兩。晃州所出，形如箭鏃，帶石者得自土中，非此比也。承曰：金州、商州亦出一種砂，色微黃，作土氣。陝西、河東、河北、汴東、汴西並以入藥，長安、蜀州研以代銀朱作漆器。又信州近年出一種砂，極有大者，光芒牆壁，畧類宜州所產，然有砒氣，破之多作生砒色，若入藥用，見火恐殺人。今浙中市肆往往貨之，不可不審。時珍曰：丹砂以辰、錦者爲最。麻陽卽古錦州地。佳者爲箭鏃砂，結不實者爲肺砂，細者爲末砂。色紫不染紙者爲舊坑砂，爲上品；色鮮染紙者爲新坑砂，次之。蘇頌、陳承所謂階州、金、商州砂者，乃陶宏景所謂武都雄黃，非丹砂也。范成大桂海志云。本草以辰砂爲上。宜砂次之。然宜州出砂處。與湖北大牙山相連。北爲辰砂。南爲宜砂。地脈不殊。無甚分別。老者亦出白石牀上。蘇頌乃云。宜砂出土石間。非石牀所生。是未識此也。別有一種色紅質嫩者。名土坑砂。乃土石間者。不甚耐火。邕州亦有砂。大者數十百兩。作塊黑暗。少墻壁。不堪入藥。惟以燒取水銀。頌云融州亦有。今融州無砂。乃邕州之訛也。臞仙庚辛玉冊云。丹砂石以五溪山峒中產者。得正南之氣爲上。麻陽諸山與五溪相接者次之。雲南波斯西胡砂。並光潔可用。柳州一種砂。全似辰砂。惟塊圓如皁角子。不入藥用。商州黔州土丹砂。宜信州砂。皆內含毒氣及金銀銅鉛氣。不可服。張杲丹砂要訣云。丹砂者。萬靈之主。居之南方。或赤龍以建號。或朱烏以爲名。上品生於辰錦二州石穴。中品生於交桂。下品生於衡邵。名有數種。清濁體異。眞僞不同。辰錦上品砂生白石牀之上。十二枚爲一座。色如未開蓮花。光明耀日。亦有九枚爲一座。七枚五枚者次之。每座中有大者爲主。四圍小者爲臣。朝護四面。雜砂一二斗抱之。中有芙蓉頭成顆者。亦入上品。又有如馬牙光明者。爲上品。白光若雲母。爲中品。又有紫靈砂。圓長似笋而紅紫。爲上品。石片稜角生青光。爲下品。交桂所出。但是座上及打石得形似芙蓉頭面光明者。亦入上品。顆粒而通明者。爲中品。片段不明徹者。爲下品。衡邵所出。雖是紫砂。得之砂石中者。亦下品也。有溪砂。生溪州砂石之中。土砂生土穴之中。土石相雜。故不入上品。不可服餌。唐李德裕黃冶論云。光明砂者。天地自然之寶。在石室之間。生雪牀之上。如初生芙蓉。紅苞未拆。細者環拱。大者處中。有辰居之象。有君臣之位。光明外徹。采之者尋石脈而求。此造化之所鑄也。土宿眞君曰。丹砂受青陽之氣。始生鑛石。二百年成丹砂而青女孕。又二百年而成鉛。又二百年成銀。又二百年復得太和之氣。化而爲金。故諸金皆不若丹砂金爲上也。

【修治】敩曰。凡修事朱砂。靜室焚香齋沐後。取砂以香水浴過。拭乾。碎搗之。鉢中更研三伏時。取一瓷鍋子。每朱砂一兩。同甘草二兩。紫背天葵一鎰。五方草一鎰。著砂上。以東流水煮三伏時。勿令水闕。去藥。以東流水淘淨。乾熬。又研如粉。用小瓷瓶入青芝草山鬚草半兩蓋之。下十斤火煅。從巳至子方歇。候冷取出。細研用。如要服。則以熬蜜丸細麻子大。空腹服一丸。時珍曰。今法惟取好砂研末。以流水飛三次用。其末砂多雜石末鐵屑。不堪入藥。又法。以絹袋盛砂。用蕎麥灰淋汁。煮三伏時。取出流水浸洗過。研粉飛曬用。又丹砂以石膽消石和埋土中。可化爲水。

【氣味】甘。微寒。無毒。普曰。神農甘。岐伯苦。有毒。扁鵲苦。李當之大寒。權曰。有大毒。大明曰。涼。微毒。之才曰。惡慈石。畏鹹水。忌一切血。時珍曰。丹砂。別錄云無毒。岐伯甄權言有毒。似相矛盾。按何孟春餘冬錄云。丹砂性寒而無毒。入火則熱而有毒。能殺人。物性逐火而變。此說是也。丹砂之畏慈石鹹水者。水克火也。敩曰。鐵遇神砂。如泥似粉。土宿眞君曰。丹砂用陰地厥。地骨皮。車前草。馬鞭草。皁莢。石韋。決明。瞿麥。南星。白附子。烏頭。三角酸。藕荷。桑椹。地榆。紫河車。地丁。皆可伏制。而金公以砂爲子。有相生之道。可變化。

【主治】身體五臟百病。養精神。安魂魄。益氣明目。殺精魅邪惡鬼。久服通神明不老。能化爲汞。本經 通血脈。止煩滿消渴。益精神。悅澤人面。除中惡腹痛。毒氣疥瘻諸瘡。輕身神仙。別錄 鎮心。主尸疰抽風。甄權 潤心肺。治瘡痂瘜肉。并塗之。大明 治驚癇。解胎毒痘毒。驅邪瘧。能發汗。時珍

發明 保昇曰：朱砂法火，色赤而主心。杲曰：丹砂純陰，納浮溜之火而安神明，凡心熱者非此不能除。好古曰：乃心經血分主藥，主命門有餘。青霞子曰：丹砂外包八石，内含金精，稟氣於甲，受氣於丙，出胎見壬，結塊成庚，增光歸戊，陰陽升降，各本其原，自然不死。若以氣衰血敗，體竭骨枯，八石之功，稍能添益，若欲長生久視，保命安神，須餌丹砂。且丹石見火，悉成灰燼，丹砂伏火，化爲黄銀，能重能輕，能神能靈，能黑能白，能暗能明。一斛人擎，力難升舉，萬斤遇火，輕速上騰，鬼神尋求，莫知所在。時珍曰：丹砂生於炎方，稟離火之氣而成，體陽而性陰，故外顯丹色而内含真汞。其氣不熱而寒，離中有陰也。其味不苦而甘，火中有土也。是以同遠志、龍骨之類則養心氣；同當歸、丹參之類則養心血；同枸杞、地黄之類則養腎；同厚朴、川椒之類則養脾；同南星、川烏之類則祛風。可以明目，可以安胎，可以解毒，可以發汗，隨佐使而見功，無所往而不可。夏子益奇疾方云：凡人自覺本形作兩人，並行並臥，不辨真假者，離魂病也。用辰砂、人參、茯苓濃煎日飲，真者氣爽，假者化也。類編云：錢丕少卿夜多惡夢，通宵不寐，自慮非吉。遇鄧州推官胡用之曰：昔常如此，有道士教戴辰砂如箭簇者，涉旬即驗，四五年不復有夢。因解髻中一絳囊遺之，即夕無夢，神魂安靜。道書謂丹砂辟惡安魂，觀此二事可徵矣。○抱朴子曰：臨沅縣廖氏家世世壽考，後徙去，子孫多夭折。他人居其故宅，復多壽考。疑其井水赤，乃掘之，得古人埋丹砂數十斛也。飲此水而得壽，況鍊服者乎。頌曰：鄭康成註周禮，以丹砂、石膽、雄黄、礬石、慈石爲五毒，古人惟以攻瘡瘍。而本草以丹砂爲無毒，故多鍊治服食，鮮有不爲藥患者，豈五毒之說勝乎？當以爲戒。宗奭曰：朱砂鎮養心神，但宜生服，若鍊服，少有不作疾者。一醫疾服伏火者數粒，一旦大熱，數夕而斃。沈存中云：表兄李勝鍊朱砂爲丹，歲餘，沐浴再入鼎，誤遺一塊，其徒丸服之，遂發懵冒，一夕而斃。夫生朱砂初生小兒便可服，因火力所變，遂能殺人，不可不謹。陳文中曰：小兒初生，便服朱砂、輕粉、白蜜、黄連水，欲下胎毒。此皆傷脾敗陽之藥，輕粉下痰損心，朱砂下涎損神，兒實者服之軟弱，弱者服之易傷變生諸病也。時珍曰：葉石林避暑録載林彦振、謝任伯皆服伏火丹砂，俱病腦疽死。張杲醫說載張慤服食丹砂，病中消，數年發鬢疽而死。皆可爲服丹之戒。而周密野語載臨川周推官平生羸弱，多服丹砂、烏、附藥，晚年發背疽。醫悉歸罪丹石，服解毒藥不效。瘍醫老祝胗脈曰：此乃極陰證，正當多服伏火丹砂及三建湯，乃用小劑試之，復作大劑，三日後用膏敷貼，半月而瘡平。凡服三建湯一百五十服。此又與前諸說異，蓋人之臟腑稟受萬殊，在智者辨其陰陽脈證，不以先入爲主，非妙入精微者，不能企此。

附方 舊八，新二十六。

服食丹砂 三皇真人鍊丹方：丹砂一斤，研末重篩，以醋酒沃之如泥狀，盛以銅盤，置高閣上，勿令婦人見。燥則復以酒沃，令如泥，陰雨疾風則藏之。盡酒三斗，乃暴之三百日，當紫色。齋戒沐浴七日，靜室飯丸麻子大，常以平旦向日吞三丸。一月三蟲出，半年諸病瘥，一年鬚髮黑，三年神人至。太上玄變經。

小神丹方 真丹末三斤，白蜜六斤，攪合日曝，至可丸，丸麻子大。每旦服十丸，一年白髮反黑，齒落更生，身體潤澤，老翁成少。抱朴子内編。

明目輕身 去三尸，除瘡癩。美酒五升，浸朱砂五兩，五宿，日乾研末，蜜丸小豆大。每服二十丸，白湯下。久服見效。衛生易簡方。

神注丹方 白茯苓四兩，糯米酒煮軟，竹刀切片，陰乾爲末，入朱砂末二錢，以乳香水打糊丸梧子大，朱砂末二錢爲衣。陽日二丸，陰日一丸。要秘精，新汲水下；要逆氣過精，溫酒下，並空心。王好古醫壘元戎。

烏髭變白 小雌雞二隻，只與烏油麻一件同水飼之。放卵時，收取先放者打竅，以朱砂末填入，糊定，同眾卵抱出雞，取出其藥，自然結實，研粉，蒸餅和丸綠豆大。每酒下五七丸。不惟變白，亦且愈疾。張潞方。

小兒初生

六日。解胎毒，溫腸胃，壯氣血。朱砂豆大，細研，蜜一棗大，調與吮之，一日令盡。姚和衆至寶方

預解痘毒 初發時或未出時，以朱砂末半錢，蜜水調服。多者可少，少者可無，重者可輕也。丹溪方

初生兒驚 月內驚風欲死。朱砂磨新汲水，塗五心，最驗。斗門方

小兒驚熱 夜臥多啼。朱砂半兩，牛黄一分，爲末。每服一字，犀角磨水調下。普濟方

急驚搐搦 丹砂半兩，天南星一箇一兩重者，炮製酒浸，大蠍三箇，爲末。每服一字，薄荷湯下。聖濟錄

驚忤不語 打撲驚忤，血入心竅，不能言語。朱砂爲末，以雄豬心血和丸麻子大。每棗湯下七丸。直指方

客忤卒死 眞丹方寸匕，蜜三合，和灌之。肘後方

癲癇狂亂 歸神丹：治一切驚憂，思慮多忘，及一切心氣不足，癲癇狂亂。豶豬心二箇，切，入大朱砂二兩，燈心三兩在內，麻紮，石器煑一伏時，取砂爲末，以茯神末二兩，酒打薄糊丸梧子大。每服九丸至十五丸至二十五丸，麥門冬湯下。甚者，乳香人參湯下。百一選方

產後癲狂 敗血及邪氣入心，如見祟物，顛狂。用大辰砂一二錢，研細飛過，用飲兒乳汁三四茶匙調溼，以紫項地龍一條入藥，滾三滾，刮淨，去地龍不用，入無灰酒一盞，分作三四次服。何氏方

心虛遺精 豬心一箇，批片相連，以飛過朱砂末摻入，線縛，白水煑熟食之。唐瑤經驗方

離魂異病 方見發明。

夜多惡夢 方見發明。

男婦心痛 朱砂、明礬枯等分，爲末，沸湯調服。摘玄方

心腹宿癥 及卒得癥。朱砂研細，搜飯，以雄雞一隻，餓二日，以飯飼之，收糞曝燥爲末，溫酒服方寸匕，日三服。服盡更服，愈乃止。外臺秘要

霍亂轉筋 身冷心下微溫者。朱砂研二兩，蠟三兩，和丸，著火籠中熏之，周圍厚覆，勿令烟泄，兼牀下著火，令腹微煖。良久當汗出而甦。外臺秘要

辟瘴正陽 丹砂三兩，水飛。每服半錢，溫蜜湯下。普濟錄

傷寒發汗 外臺秘要治傷寒時氣溫疫，頭痛壯熱脈盛，始得一二日者，取眞丹一兩，水一斗，煑一升，頓服，覆被取汗。忌生血物。○肘後用眞丹末酒調，遍身塗之，向火坐，得汗愈。

辟禳溫疫 上品朱砂一兩，細研，蜜和丸麻子大。常以太歲日平旦，一家大小勿食諸物，向東各吞三七丸，勿令近齒，永無溫疫。外臺

諸般吐血 朱砂、蛤粉等分，爲末，酒服二錢。○又方：丹砂半兩，金箔四片，蚯蚓三條，同研，丸小豆大。每冷酒下二丸。聖濟錄

妊婦胎動 朱砂末一錢，和雞子白三枚，攪勻頓服。胎死即出，未死即安。普濟方

子死腹中 不出。朱砂一兩，水煑數沸，爲末，酒服立出。十全博救方

目生障瞖 生辰砂一塊，日日擦之，自退。王居雲病此，用之如故。普濟方

目膜瘜肉 丹砂一兩，五月五日研勻，銅器中以水漿一盞，臘水一盞，浸七日，暴乾，銅刀刮下。再研，瓶收。每點少許昔上。聖濟錄

目生弩肉 及珠管。眞丹、貝母等分，爲末，點注，日三四度。○肘後方

面上皯䵳 雞子一枚，去黃，朱砂末一兩，入雞子內，封固，入白伏雌下，抱至雞出，取塗面，即去。不過五度，面白如玉。此乃陳朝張貴妃常用方，出西王母枕中方。外臺秘要

沙蜂叮螫 朱砂末，水塗之。摘玄方

木蛭瘡毒 南方多雨，有物曰木蛭，大類鼻涕，生於枯木之上，聞人氣則閃閃而動。人過其下，墮人體間，即立成瘡，久則遍體。惟以朱砂、麝香塗之，即愈。張杲醫說

產後舌出 不收。丹砂傅之，暗擲盆盎作墮地聲，驚之即自收。集簡方

水銀 《本經》中品

〔釋名〕**汞**《別錄》 **澒** 汞同 **靈液**《綱目》 **姹女**《藥性》〔時珍曰〕其狀如水似銀，故名水銀。澒者，流動貌。方術家以水銀和牛羊豕三脂杵成膏，以通草爲炷，照於有金寶處，即知金銀銅鐵鉛玉

龜蛇妖怪。故謂之靈液。【頌曰】廣雅。水銀謂之澒。丹竈家名汞。其字亦通用爾。

【集解】【別錄曰】水銀生符陵平土。出於丹砂。【弘景曰】今水銀有生熟。此云生符陵平土者。是出朱砂腹中。亦有別出沙地者。青白色。最勝。出於丹者。是今燒粗末朱砂所得。色小白濁。不及生者。甚能消化金銀。使成泥。人以鍍物是也。燒時飛著釜上灰。名汞粉。俗呼爲水銀灰。最能去蝨。【恭曰】水銀出於朱砂。皆因熱氣。未聞朱砂腹中自出之者。火燒飛取。人皆解法。南人蒸取之。得水銀雖少而朱砂不損。但色少變黑爾。【頌曰】今出秦州、商州、道州、邵武軍。而秦州乃來自西羌界。經云出於丹砂者。乃是山中采粗次朱砂。作爐置砂於中。下承以水。上覆以盆器。外加火煅養。則烟飛於上。水銀溜於下。其色小白濁。陶氏言別出沙地者。青白色。今不聞有此。西羌人亦云如此燒取。但其山中所生極多。至於一山自拆裂。人采得砂石。皆大塊如升斗。碎之乃可燒煅。故西來水銀極多於南方者。又取草汞法。用細葉馬齒莧乾之。十斤。得水銀八兩或十兩。先以槐木搥之。向日東作架曬之。三二日即乾。如經年久。燒存性。盛入瓦甕內。封口。埋土坑中四十九日。取出。自成矣。【時珍曰】汞出於砂。爲眞汞。雷斅言有草汞。陶弘景言有沙地汞。淮南子言弱土之氣生白礜石。礜石生白澒。蘇頌言陶說者不聞有之。按陳霆墨談云。拂箖國當日沒之處。地有水銀海。周圍四五十里。國人取之。近海十里許。掘坑井數十。乃使健夫駿馬皆貼金箔。行近海邊。日照金光晃耀。則水銀滚沸如潮而來。其勢若黏裹。其人即回馬疾馳。水銀隨趕。若行緩則人馬俱撲滅也。人馬行速則水銀勢遠力微。遇坑塹而溜積於中。然後取之。用香草同煎。則成花銀。此與中國所產不同。按此說似與陶氏沙地所出相合。又與陳藏器言人服水銀病拘攣。但炙金物熨之。則水銀必出蝕金之說相符。蓋外番多丹砂。其液自流爲水銀。不獨鍊砂取出。信矣。胡演丹藥秘訣云。取砂汞法。用瓷瓶盛朱砂。不拘多少。以紙封口。香湯煮一伏時。取入水火鼎內。炭塞口。鐵盤蓋定。鑿地一孔。放盌一箇盛水。連盤覆鼎於盌上。鹽泥固縫。周圍加火煅之。待冷取出。汞自流入盌矣。邕州溪峒燒取極易。以百兩爲一銚。銚之制似猪脬。外糊厚紙數重。貯之即不走漏。若撒失在地。但以川椒末或茶末收之。或以眞金及鍮石引之即上。【嘉謨曰】取去汞之砂殼。名天流。可點化。

【修治】【斅曰】凡使勿用草汞并舊朱漆中者。經別藥制過者。在尸中過者。半生半死者。其朱砂中水銀色微紅。收得後用葫蘆貯之。免遺失。若先以紫背天葵并夜交藤自然汁二味同煮一伏時。其毒自退。若修十兩。二汁合七鎰。

【氣味】辛。寒。有毒。【權曰】有大毒。【大明曰】無毒。【之才曰】畏慈石、砒霜。【宗奭曰】水銀得鉛則凝。得硫則結。併棗肉研則散。別法煅爲膩粉、粉霜。唾研之死蝨。銅得之則明。灌尸中則後腐。以金銀銅鐵置其上則浮。得紫河車則伏。得川椒則收。可以勾金。可以涌泉。匱蓋藉死水銀之氣也。【土宿眞君曰】荷葉、松葉、松脂、穀精草、萱草、金星草、瓦松、夏枯草、忍冬、莨菪子、鴈來紅、馬蹄香、獨腳蓮、水慈姑、皆能制汞。

【主治】疹瘻痂瘍白禿。殺皮膚中蝨。墮胎。除熱。殺金銀銅錫毒。鎔化還復爲丹。久服神仙不死。本經 以傅男子陰。陰消無氣。別錄 利水道。去熱毒。藏器 主天行熱疾。除風。安神鎮心。治惡瘡瘑疥。殺蟲。催生。下死胎。大明 治小兒驚熱涎潮。宗奭 鎮墜痰逆。嘔吐反胃。時珍

【發明】【弘景曰】還復爲丹。事出仙經。酒和日暴。服之長生。【權曰】水銀有大毒。朱砂中液也。乃還丹

之元母神仙不死之藥能伏鍊五金爲泥抱朴子曰丹砂燒之成水銀積變又還成丹砂其去凡草木遠矣故能令人長生金汞在九竅則死人爲之不朽況服食乎藏器曰水銀入耳能食人腦至盡入肉令百節攣縮倒陰絶陽人患瘡疥多以水銀塗之性滑重直入肉宜謹之頭瘡切不可用恐入經絡必緩筋骨百藥不治也宗奭曰水銀入藥雖各有法極須審謹有毒故也婦人多服絶娠今有水銀燒成丹砂醫人不曉誤用不可不謹唐韓愈云太學士李于遇方士柳泌能燒水銀爲不死藥以鉛滿一鼎按中爲空實以水銀蓋封四際燒爲丹砂服之下血四年病益急乃死余不知服食說自何世起殺人不可計而世慕尚之益至此其惑也在文書所記耳聞者不說今直取目見親與之游而以藥敗者六七公以爲世誡工部尚書歸登自說服水銀得病有若燒鐵杖自顛貫其下摧而爲火射竅節以出狂痛呼號泣絶其裀席得水銀發且止唾血十數年以斃殿中御史李虛中疽發其背死刑部尚書李遜謂余曰我爲藥誤遂死刑部侍郎李建一旦無病死工部尚書孟簡邀我於萬州屏人曰我得秘藥不可獨不死今遺子一器可用棗肉爲丸服之別一年而病後有人至訊之曰前所服藥誤方且下之下則平矣病二歲卒東川節度御史大夫盧坦溺血肉痛不可忍乞死金吾將軍李道古以柳泌得罪食泌藥五十死海上此皆可爲戒者也蘄不死乃速得死謂之智可不可也五穀三牲鹽醯果蔬人所常御人相厚勉必曰強食今惑者皆曰五穀令人夭三牲皆殺人當務減節一筵一饌禁忌十之二三不信常道而務鬼怪臨死乃悔後之好者又曰彼死者皆不得其道也我則不然始動曰藥動故病病去藥行乃不死矣及且死又悔嗚呼可哀也已時珍曰水銀乃至陰之精稟沉著之性得凡火煅煉則飛騰靈變得人氣熏蒸則入骨鑽筋絶陽蝕腦陰毒之物無似之者而大明言其無毒本經言其久服神仙甄權言其還丹元母抱朴子以爲長生之藥六朝以下貪生者服食致成廢篤而喪厥軀不知若干人矣方士固不足道本草其可妄言哉水銀但不可服食爾而其治病之功不可掩也同黑鉛結砂則鎭墜痰涎同硫黃結砂則拯救危病此乃應變之兵在用者能得肯綮而執其樞機焉餘見鉛白霜及靈砂下

附方 舊五新二十四

初生不乳 咽中有噤物如麻豆許用水銀米粒大與之下咽即愈聖惠方

小兒癇疾 能壓一切熱水銀小豆許安盞中沈湯內煮一食頃與一服勿仰兒頭恐入腦也聖濟方

急驚墜涎 水銀半兩生南星一兩麝香半分爲末入石腦油同搗和丸綠豆大每服一丸薄荷湯下

失心風疾 水銀一兩藕節八箇研成砂子丸如芡子大每服二丸磨刀水下一二服經驗方

精魅鬼病 水銀一兩漿水一升炭火煎減三分取水銀一豆許神符裹吞之晚又服一二日止廣濟方

反胃吐食 水不能停黑鉛水銀各一錢半結砂舶硫黃各五錢官桂一錢爲末每服六錢一半米湯一半自然薑汁調作一處服聖濟錄

消渴煩熱 水銀一兩鉛一兩結砂皂莢一挺酥炙麝香一錢爲末每服半錢白湯下聖濟錄

膽熱衄衊 血上妄行水銀朱砂麝香等分爲末每服半錢新汲水下宣明方

血汗不止 方同上

妊婦胎動 母欲死子尚在以此下之水銀朱砂各半兩研膏以牛膝半兩水五大盞煎汁入蜜調服半匙聖惠方

婦人難產 水銀二兩先煮後服立出梅師方

胎死腹中 其母欲死水銀二兩吞之立出梅師方

婦人斷產 水銀以麻油煎一日空心服棗大一丸永斷不損人婦人良方

解金銀毒 水銀一兩服之即出千金方

誤吞金銀 及環子釵子以汞半兩吞之再服即出聖惠方

百蟲入耳 水銀豆許傾入耳中以耳向下擊銅物數聲即出能食人腦非急切勿用聖濟錄

頭上生蝨水銀和蠟燭油揩之。一夜皆死。摘玄方腋下胡臭水銀胡粉等分，以面脂和頻摻之。千金方少年面皰水銀、胡粉等分，研，臘豬脂和，夜塗旦拭，勿見水。三度瘥。肘後方○老小口瘡水銀一分，黃連六分，水二升，煮五合，含之，日十次。普濟方白癜風癢水銀數拭之，即消。千金方蟲癬瘙癢水銀、胡粉等分，研傅。○又水銀、蕪荑和酥傅之。外臺秘要痔蟲作癢水銀、棗膏各二兩，同研，綿裹納下部。明日蟲出。梅師方惡肉毒瘡一女年十四，腕軟處生物如黃豆大，半在肉中，紅紫色，痛甚，諸藥不效。一方士以水銀四兩，白紙二張揉熟，蘸銀擦之，三日自落而愈。李樓怪證方一切惡瘡水銀、黃連、胡粉熬黃各一兩，研勻傅之。乾則以唾調。肘後方楊梅毒瘡水銀、黑鉛各一錢，結砂，黃丹一錢，乳香、沒藥各五分，爲末，以紙卷作小撚，染油點燈，日照瘡三次，七日見效。○一方：水銀、黑鉛結砂，銀朱各二錢，白花蛇一錢，爲末，作紙撚七條，頭日用三條，自後日用一條，香油點燈于爐中，放被內熏之，勿透風。頭上有瘡，連頭蓋之。○一方：水銀一錢二分，黑鉛、白錫各八分，共結砂，黃丹四分，朱砂六分，爲末，分作十二紙撚，以香油浸，燈盞內點，於小桶中，以被圍病人坐之，以鼻細細吸烟。三日後口出惡物爲效。痘後生瞖水銀一錢，虢丹五錢，研作六丸，坩鍋糊定，火煅一日，取出，薄綿裹之。左瞖塞右耳，右瞖塞左耳，自然墜下。危氏方

水銀粉宋嘉祐

【釋名】汞粉 輕粉拾遺 峭粉日華 膩粉時珍曰：輕言其質，峭言其狀，膩言其性。昔蕭史與秦穆公鍊飛雲丹，第一轉乃輕粉，即此。

【修治】時珍曰：升鍊輕粉法：用水銀一兩，白礬二兩，食鹽一兩，同研，不見星，鋪於鐵器內，以小烏盆覆之，篩竈灰，鹽水和，封固盆口，以炭打二炷香取開，則粉升於盆上矣。其白如雪，輕盈可愛。一兩汞可升粉八錢。又法：水銀一兩，皂礬七錢，白鹽五錢，同研，如上升鍊。又法：先以皂礬四兩，鹽一兩，焰消五錢，共炒黃，爲麴。水銀一兩，又麴二兩，白礬一錢，研勻，如上升鍊。海客論云：諸礬不與水銀相合，而綠礬和鹽能制水銀成粉，何也？蓋水銀者金之魂魄，綠礬者鐵之精華，二氣同根，是以暫制成粉。無鹽則色不白。

【氣味】辛，冷，無毒。大明曰：畏慈石、石黃，忌一切血，本出於丹砂故也。時珍曰：溫燥有毒，升也，浮也。黃連、土茯苓、陳醬、黑鉛、鐵漿，可制其毒。

【主治】通大腸，轉小兒疳痹瘰癧，殺瘡疥癬蟲，及鼻上酒皶，風瘡瘙癢。藏器 痰涎積滯，水腫鼓脹，毒瘡。時珍

【發明】宗奭曰：水銀粉下膈涎，并小兒涎潮瘛瘲藥多用。然不可常服及過多，多則損人。若兼驚則危，須審之。蓋驚爲心氣不足，不可下，下之裏虛，驚氣入心，不可治。其人本虛，更須禁此，慎之至也。劉完素曰：銀粉能傷牙齒，蓋上下齒齦屬手足陽明之經，毒氣感於腸胃，而精神氣血水穀既不勝其毒，則毒即循經上行，而至齒齦，嫩薄之分爲害也。時珍曰：水銀乃至陰毒物，因火煅丹砂而出，加以鹽礬鍊而爲輕粉，加以硫黃升而爲銀朱，輕飛靈變，化純陰爲燥烈。其性走而不守，善劫痰涎，消積滯，故水腫風痰溼熱毒瘡被劫，涎從齒齦而出，邪鬱爲之暫開，而疾因之亦愈。若服之過劑，或不得法，則毒氣被蒸，竄入經絡筋骨，莫之能出。痰涎既去，血液耗亡，筋失所養，營衛不從，變爲筋攣骨痛，發爲癰腫疳漏，或手足皸裂，蟲癬頑痹，經年累月，遂成廢痼，其害無窮。觀丹客升鍊水銀輕粉，鼎器稍失固濟，鐵石撼透，況人之筋骨皮肉乎？陳文中言輕粉下痰而損心氣，小兒不可輕用，傷脾敗

陽必變他證初生尤宜慎之而演山氏謂小兒在胎受母飲食熱毒之氣畜在胷膈故生下箇箇發驚宜三日之內與黃連去熱膩粉散毒又與人參朱砂蜜湯解清心肺積毒既化兒可免此患二說不同各有所見一謂無胎毒者不可輕服一謂有胎毒者宜預解之用者宜審

附方舊三新三十二

小兒初生浴湯中入鹽少許拭乾以膩粉少許摩其身既不畏風又散諸氣全幼心鑑

初生鎖肚證由胎中熱毒結於肛門兒生之後閉而不通三日者急令婦人咂兒前後心手足心并臍七處四五次以輕粉半錢蜜少許溫水化開時時與少許以通爲度全幼心鑑

小兒涎喘服藥不退者用無雄雞子一箇取清入輕粉抄十錢拌和銀器盛置湯瓶上蒸熟三歲兒盡食當吐痰或泄而愈氣實者乃可用演山活幼口議

幼兒哯乳不止服此立效膩粉一錢鹽豉七粒去皮研勻丸麻子大每服三丸藿香湯下活幼口議

小兒喫泥及臟肚用膩粉一分沙糖和丸麻子大空心米飲下一丸良久泄出泥土瘥經驗方

大小便閉脹悶欲死二三日則殺人膩粉一錢生麻油一合相和空心服聖惠方

大便壅結膩粉半錢沙糖一彈丸研丸梧子大每服五丸臨臥溫水下○又方膩粉二錢黃丹一錢爲末每米飲服一錢普濟方

血痢腹痛膩粉五錢定粉三錢同研水浸蒸餅一心少許和丸綠豆大每服七丸或十丸艾一枚水一盞煎湯下秘寶方

消中嗜食多因外傷脾熱內積憂思啖食鹹物及麪致脾胃乾燥飲食倍常不生肌肉大便反堅小便無度輕粉一錢爲末薑汁拌勻長流水下齒浮是效後服豬肚丸補之危氏得效方

一切虛風不二散用膩粉一兩湯煎五度如麻脚慢火焙乾麝香半兩細研每服一字溫水調下孫用和秘寶方

水氣腫滿汞粉一錢烏雞子去黃盛粉蒸餅包蒸熟取出苦葶藶炒一錢同蒸餅杵丸綠豆大每車前湯下三五丸日三服神效醫壘元戎

痘瘡生瞖輕粉黃丹等分爲末左目患吹右耳右目吹左耳即退王氏痘疹方

女人面脂太眞紅玉膏輕粉滑石杏仁去皮等分爲末蒸過入腦麝少許以雞子清調勻洗面畢傅之旬日後色如紅玉閨閣事宜

抓破面皮生薑自然汁調輕粉末搽之更無痕迹救急方

牙齒疼痛輕粉一錢大蒜一瓣杵餅安高骨前陷中先以銅錢隔了用蜆殼蓋定紮住一宿愈左疼安右右疼安左摘玄方

風蟲牙疳膿血有蟲輕粉一錢黃連一兩爲末摻之普濟方

小兒耳爛輕粉棗子灰等分研油調傅摘玄方

底耳腫痛汁水不絕輕粉一錢麝香一分爲末摻之簡便方

爛弦風眼膩粉末口津和點入背日二三次聖惠方

小兒頭瘡葱汁調膩粉塗之○又方雞子黃炒出油入麻油及膩粉末傅之集簡方

小兒生癬豬脂和輕粉抹之直指方

牛皮惡癬五更食炙牛肉一片少刻以輕粉半錢溫酒調下直指方

楊梅瘡癬嶺南衛生方用汞粉大風子肉等分爲末塗之即愈○醫方摘玄用輕粉二錢杏仁四十二箇去皮洗瘡拭乾搽之不過三次即愈乾則以鵞膽汁調

楊梅毒瘡醫學統旨用輕粉一錢雄黃丹砂各二錢半槐花炒龜版炙各一兩爲末糊丸梧子大每服一錢冷茶下日二服七日愈○楊誠經驗方用輕粉胡桃仁槐花炒研紅棗肉各二錢搗丸分作三服初日雞湯下二日酒下三日茶下三日服盡五日瘡乾七日痂落○一方用豶豬腎一對去膜批開各摻輕粉一錢紮定麻油二兩煠熟頓食不破口腫牙仍服金銀花藥○一方用大雞卵一箇去黃留白入輕粉一錢攪勻紙糊飯上蒸熟食

下疳陰瘡輕粉末乾摻之即結靨而愈萬表積善堂方

臁瘡不合以虀汁溫洗拭乾用葱汁調輕粉傅之○一方

輕粉五分，黄蠟一兩，以粉摻紙上，以蠟鋪之，縛在瘡上，黄水出即愈。永類方

癰疽惡瘡，楊梅諸瘡。水銀一兩，朱砂、雄黄各二錢半，白礬、綠礬各二兩半，研勻，罐盛，燈盞蓋定，鹽泥固濟，文武火鍊，升罐口掃收。每以三錢，入乳香、没藥各五分，灑太乙膏上貼之，絶效。名曰五寶霜。

粉霜綱目

釋名　水銀霜　白雪綱目　白靈砂（時珍曰：以汞粉轉升成霜，故曰粉霜。）抱朴子云：白雪粉霜也。以海鹵爲匱，蓋以土鼎，勿洩精華，七日乃成。要足陽氣，勿爲陰侵，惟薑藕地丁河車可以鍊之。點化在仙爲玄壺，在人爲精原，在丹爲木精，在造化爲白雪，在天爲甘露。

修治（時珍曰：升鍊法：用眞汞粉一兩，入瓦罐內，令勻，以燈盞仰蓋罐口，鹽泥塗縫，先以小炭火鋪罐底四圍，以水溼紙不住手在燈盞內擦，勿令間斷，逐漸加火，至罐頸住火，冷定取出，即成霜如白蠟。按外臺秘要載古方崔氏造水銀霜法云：用水銀十兩，石硫黄十兩，各以一鐺熬之，良久銀熱黄消，急傾入一鐺，少緩即不相入，仍急攪之，良久硫成灰，銀不見，乃下伏龍肝末十兩，鹽末一兩，攪之，別以鹽末鋪鐺底一分，入藥在上，又以鹽末蓋面一分，以瓦盆覆之，鹽土和泥塗縫，炭火煅一伏時，先文後武，開盆刷下。凡一轉後，分舊土爲四分，以一分和霜，入鹽末二兩，如前法飛之，訖，又以土一分，鹽末二兩，和飛如前。凡四轉，土盡，更用新土。如此七轉，乃成霜用之。此法後人罕知，故附于此云。）

氣味　辛，温，有毒。（時珍曰：畏蕎麥稈灰、硫黄。）

主治　下痰涎，消積滯，利水，與輕粉同功。時珍

發明（元素曰：粉霜、輕粉，亦能潔淨腑，去膀胱中垢膩。既毒而損齒，宜少用之。時珍曰：其功過與輕粉同。）

附方　新六。

小兒急驚，搐搦涎盛。粉霜二錢，白牽牛炒、輕粉各一錢，爲末。每服一字，薄荷湯下，吐涎爲效。全嬰方

小兒躁渴，粉霜一字，大兒半錢，蓮花湯調下。冬月用蓮肉。保幼大全

風熱驚狂，神白丹：治傷寒積熱，及風生驚搐，或如狂病，諸藥不效。粉霜一兩，以白麪六錢，和作餅子，炙熟同研，輕粉半兩，鉛白霜二錢半，爲末，滴水丸梧子大。每服十丸至十五丸，米飲下。宣明方

癍疹生瞖，粉霜八分，朱砂一錢，爲末，水調少許，傾入耳內。鴻飛集

腋下胡臭，粉霜、水銀等分，以面脂和塗之。聖濟錄

楊梅惡瘡，粉霜一味搽之。集簡方

銀朱綱目

釋名　猩紅　紫粉霜（時珍曰：昔人謂水銀出於丹砂，鎔化還復爲朱者，即此也。名亦由此。）

集解（時珍曰：胡演丹藥秘訣云：升鍊銀朱，用石亭脂二斤，新鍋內鎔化，次下水銀一斤，炒作青砂頭，炒不見星，研末罐盛，石版蓋住，鐵線縛定，鹽泥固濟，大火煅之，待冷取出。貼罐者爲銀朱，貼口者爲丹砂。今人多以黄丹及礬紅雜之，其色黄黯，宜辨之。眞者謂之水華朱。每水銀一斤，燒朱一十四兩八分，次朱三兩五錢。）

氣味　辛，温，有毒。

主治　破積滯，劫痰涎，散結胸，療疥癬惡瘡，殺蟲及虱，功同粉霜。時珍

發明（時珍曰：銀朱乃硫黄同汞升鍊而成，其性燥烈，亦能爛齦攣筋，其功過與輕粉同也。今廚

人往往以之染色供饌，宜去之。

【附方】新十二

小兒內釣　多啼。銀朱半錢，乳香、煨蒜各一錢，爲末，研丸黍米大。半歲五丸，薄荷湯下。心鑑

男女陰毒　銀朱、輕粉各一錢，用五日獨蒜一枚，搗和作餅，貼手心。男左女右，兩手合定，放陰下，頃間氣回汗出卽愈。但口中微有氣，卽活。唐瑤經驗方

痰氣結胸　鶴頂丹：不問陰陽虛實，炒過，陷胸、瀉心等藥用銀朱半兩，明礬一兩，同碾，以熨斗盛火，瓦盞盛藥，鎔化，急刮搓丸。每服一錢，真茶入薑汁少許服之。心上隱隱有聲，結胸自散。不動臟腑，不傷眞氣。明礬化痰，銀朱破積故也。會世榮活幼全書

正水腫病　大便利者。銀朱半兩，硫黃煅四兩，爲末，麪糊丸梧子大。每飲下三十丸。普濟方

咽喉疼痛　銀朱、海螵蛸末等分，吹之取涎。急救方

火焰丹毒　銀朱調雞子清塗之。李樓怪症方

湯火灼傷　銀朱研細，菜油調傅，二次愈。多能鄙事

疽瘡發背　銀朱、白礬等分，煎湯溫洗，卻用桑柴火遠遠炙之，日三次，甚效。救急方

魚臍疔瘡　四面赤，中央黑。銀朱水和丸，每服一丸，溫酒下。名走馬丹。普濟方

楊梅毒瘡　銀朱、官香等分，爲末，以紙卷作撚，點燈置桶中，以鼻吸咽，一日一作，七日愈。○又方：銀朱二錢，孩兒茶一錢，龍掛香一錢，皁角子一錢，爲末，如上法用。○又方：銀朱、輕粉各一錢，黃蠟、清油各一兩，化開，和收，以油紙攤貼瘡痂，自脫也。

筋骨疼痛　猩紅三錢，枯礬四錢，爲末，作三紙撚，每旦以一撚蘸油點火熏臍，被覆臥之，取汗。纂要奇方

日久頑瘡　不收者。銀朱一錢，千年地下石灰五分，松香五錢，香油一兩，爲末，化攤紙上貼之。應急良方

臁瘡不斂　方同上。

血風臁瘡　生腳股上，乃溼毒成風也。黃蠟一兩，溶化，入銀朱一兩，攪攤紙上，刺孔貼之。簡便方

黃水溼瘡　銀朱、鹽梅和搗傅之。集玄方

癬瘡有蟲　銀朱、牛骨髓、桐油調搽。醫方摘要

頭上生蝨　銀朱浸醋，日日梳頭。○包銀朱紙，以盌覆燒之，茶清洗下烟子，揉之，包頭一夜，至旦蝨盡死。積德堂方

靈砂　證類

【釋名】**二氣砂**　慎微曰：茅亭客話載：以靈砂餌胡孫、鸚鵡、鼠、犬等，變其心，輒會人言。丹之通爲靈者。時珍曰：此以至陽勾至陰，脫陰反陽，故曰靈砂。

【修治】慎微曰：靈砂用水銀一兩，硫黃六銖，細研炒作青砂頭，後入水火既濟爐抽之，如束鍼紋者，成就也。時珍曰：按胡演丹藥秘訣云：升靈砂法：用新鍋安逍遙爐上，蜜揩鍋底，文火下燒，入硫黃二兩，鎔化，投水銀半斤，以鐵匙急攪，作青砂頭，如有焰起，噴醋解之。待汞不見星，取出細研，盛入水火鼎內，鹽泥固濟，下以自然火升之，乾水十二盞爲度，取出如束鍼紋者，成矣。庚辛玉册云：靈砂者至神之物也。硫汞制而成形，謂之丹基。奪天地造化之功，竊陰陽不測之妙，可以變化五行，鍊成九還。其未升鼎者，謂之青金丹頭；已升鼎者，乃曰靈砂。靈砂有三：以一伏時周天火而成者，謂之金鼎靈砂；以九度抽添用周天火而成者，謂之九轉靈砂；以地數三十日炒煉而成者，謂之醫家老火靈砂。並宜桑灰淋醋煮伏過用，乃良。

【氣味】甘，溫，無毒。【主治】五臟百病，養神，安魂魄，益氣明目，通血脈，止煩滿，益精神，殺精魅惡鬼氣。久服通神明，不老輕身神仙，令人心靈。慎微　主上盛下虛，痰涎壅盛，頭旋吐逆，霍亂反胃，心腹冷痛，升降陰陽，既濟水火，調和五臟，輔助元氣。研末，糯糊爲丸，

棗湯服。最能鎮墜，神丹也。時珍

【發明】時珍曰：硫黃，陽精也；水銀，陰精也。以之相配，夫婦之道，純陰純陽，二體合璧，故能奪造化之妙，而升降陰陽，既濟水火，為扶危拯急之神丹。但不可久服爾。蘇東坡言此藥治久患反胃，及一切吐逆，小兒驚吐，其效如神，有配合陰陽之妙故也。時珍常以陰陽水送之，尤妙。

【附方】新七。

伏熱吐瀉 陰陽丸：用硫黃半兩，水銀一錢，研末，薑汁糊丸小豆大。三歲三丸，冷水下；大人三四十丸。鄭氏小兒方。

諸般吐逆 方同上。

霍亂吐逆 不問虛實冷熱，二氣一散。一名青金丹。用水銀、硫黃等分，研不見星。每服一字至半錢，生薑湯調下。錢氏小兒方。

脾疼反胃 靈砂一兩，蚌粉一兩，同炒赤，丁香、胡椒各四十九粒，為末，自然薑汁煮半夏粉糊丸梧子大。每薑湯下二十丸。普濟方。

冷氣心痛 靈砂三分，五靈脂一分，為末，稀糊丸麻子大。每服二十丸，食前石菖蒲生薑湯下。直指方。

九竅出血 因暴驚而得，其脈虛者。靈砂三十粒，人參湯下，三服愈。此證不可錯認作血得熱則流，妄用涼藥誤事。楊仁齋直指方。

養正丹 又名交泰丹，乃寶林真人谷伯陽方也。卻邪輔正，助陽接真。治元氣虛陰邪交蕩，上盛下虛，氣不升降，呼吸不足，頭旋氣短，膽怯心悸，虛煩狂言，盜汗，腹痛腰痛，反胃吐食，霍亂轉筋，欬逆。又治中風涎潮，不省人事，陽氣欲脫，四肢厥冷，傷寒陰盛自汗，唇青脈沈，婦人產後月候不勻，帶下腹痛。用黑盞一隻，入黑鉛鎔汁，次下水銀，次下朱砂末，炒不見星，少頃乃下硫黃末，急攪，有焰，以醋解之，取出研末，糯粉煮糊丸綠豆大。每服二十丸，鹽湯下。四味皆等分。此藥升降陰陽，既濟心腎，神效不可具述。和濟局方。

雄黃 本經中品

【釋名】**黃金石** 本經 **石黃** 唐本 **熏黃** 普曰：雄黃生山之陽，是丹之雄，所以名雄黃也。恭曰：出石門者名石黃，亦是雄黃，而通名黃金。石門者為劣爾。惡者名熏黃，止用熏瘡疥，故名之。藏器曰：今人敲取石黃中精明者為雄黃，外黑者為熏黃。雄黃燒之不臭，熏黃燒之則臭，以此分別。權曰：雄黃，金之苗也。故南方近金冶處時有之。但不及西來者真好爾。宗奭曰：非金苗也。有金窟處無雄黃。時珍曰：雄黃入點化黃金用，故名黃金石，非金苗也。

【集解】別錄曰：雄黃生武都山谷、燉煌山之陽。采無時。宏景曰：武都氏羌也，是為仇池。宕昌亦有之，小劣。燉煌在涼州西數千里，近來紛擾，皆用石門始興石黃之好者耳。涼州黃好者作雞冠色，不臭而堅實。其黯黑及虛軟者不好也。恭曰：宕昌、武都者為佳，塊方數寸，明徹如雞冠，或以為枕，服之辟惡。其青黑堅者不入藥用。貞觀年中，以宕州新出有得方數尺者，但重脆不可全致之耳。禹錫曰：水經注云：黃水出零陵縣西北，連巫山溪出雄黃，頗有神異。常以冬月祭祀，鑿石深數丈，方采得之，故溪水取名焉。又抱朴子云：雄黃當得武都山中出者，純而無雜，其赤如雞冠，光明曄曄者，乃可用。其但純黃似雌黃色無光者，不任作仙藥，可合理病藥耳。頌曰：今階州即古武都山中有之，形塊如丹砂，明徹不夾石，其色如雞冠者真。有青黑色而堅者名熏黃，有形色似真而氣臭者名臭黃，並不入服食，只可療瘡疥。其臭以醋洗之便去，足以亂真，尤宜辨。又階州接西戎界，出一種水窟雄黃，生于山岩中有水流處。其石名青煙石、白鮮石。雄黃出其中，其塊大者如胡桃，小者如粟豆，上有孔竅，其色深紅而微紫，體極輕虛，而功用更勝，丹竈家尤貴重之。時珍曰：武都水窟雄黃，北人以充丹砂，但研細色帶黃耳。丹房鑑源云：雄黃千年化為黃金。武都者上，西番次之。鐵色者上，雞冠次之。以沈水銀，胸鐵抹上拭了，旋有黃衣生者為真。一云驗之可以觸蟲死者為真。細嚼口中含湯，不臭辣者次之。斅曰：凡使勿用臭黃，氣臭；黑雄黃，色如烏雞頭；夾膩黃，一重黃一重石，並不堪用。眞雄黃，似鷓鴣鳥肝色者爲上。

【脩治】斅曰：每雄黃三兩，以甘草、紫背天葵、地膽、碧稜花各五兩，細剉，東流水入坩鍋中，煮三伏時，漉出，搗如粉，水飛，澄去黑者，曬乾再研用。其內有劫鐵石，又號赴矢黃，能劫子鐵，並不入藥用。思邈曰：凡服食用武都雄黃，須油煎九日九夜，乃可入藥，不爾有毒，愼勿生用。時珍曰：一法用米醋入蘿蔔汁煮乾用。抱朴子曰：餌法，或以蒸煮，或以消石化爲水，或以豬脂裹蒸之于赤土下，或以松脂和之，或以三物鍊之，如布白如冰，服之令人長生，除百病，殺三蟲。伏火者可點銅成金，變銀成金。

【氣味】苦，平，寒，有毒。別錄曰：甘，大溫。權曰：辛，有大毒。大明曰：微毒。土宿眞君曰：南星、地黃、萵苣、五加皮、紫河車、地榆、五葉藤、黃芩、白芷、當歸、地錦、鵞腸草、雞腸草、苦參、鵞不食草、圓桑、蝟脂，皆可制雄黃。

【主治】寒熱，鼠瘻惡瘡，疽痔死肌，殺精物惡鬼邪氣，百蟲毒，勝五兵。鍊食之，輕身神仙。本經 療疥蟲䘌瘡，目痛，鼻中瘜肉，及絕筋破骨，百節中大風，積聚癖氣，中惡腹痛，鬼疰，殺諸蛇虺毒，解藜蘆毒，悅澤人面。餌服之者，皆飛入腦中，勝鬼神，延年益壽，保中不饑。得銅可作金。別錄 主疥癬風邪，癲癇嵐瘴，一切蟲獸傷。大明 搜肝氣，瀉肝風，消涎積。好古 治瘧疾寒熱，伏暑泄痢，酒飲成癖，驚癇，頭風眩運，化腹中瘀血，殺勞蟲疳蟲。時珍

【發明】權曰：雄黃能殺百毒，辟百邪，殺蠱毒。人佩之，鬼神不敢近；入山林，虎狼伏；涉川水，毒物不敢傷。抱朴子曰：帶雄黃入山林，即不畏蛇。若蛇中人，以少許傅之，登時愈。吳楚之地，暑溼鬱蒸，多毒蟲及射工、沙蝨之類，但以雄黃、大蒜等分，合擣一丸佩之。或已中者，塗之亦良。宗奭曰：焚之，蛇皆遠去。治蛇咬方，見五靈脂下。唐書云：甄立言究習方書，爲太常丞。有尼年六十餘，患心腹鼓脹，身體羸瘦，已二年。立言診之，曰：腹內有蟲，當是誤食髮而然。令餌雄黃一劑，須臾吐出一蛇，如拇指，無目，燒之猶有髮氣，乃愈。又明皇雜錄云：有黃門奉使交廣回，太醫周顧曰：此人腹中有蛟龍。上驚問黃門有疾否，曰：臣馳馬大庾嶺，熱困且渴，遂飲澗水，覺腹中堅痞如石。周遂以消石、雄黃煮服之，立吐一物，長數寸，大如指，視之鱗甲皆具。此皆殺蠱毒之驗也。頌曰：雄黃治瘡瘍尚矣。周禮瘍醫：療瘍以五毒攻之。鄭康成注云：今醫方有五毒之藥，作之合黃堥，置石膽、丹砂、雄黃、礜石、慈石其中，燒之三日三夜，其烟上著，雞羽掃取以注瘡，惡肉破骨則盡出也。楊億筆記載：楊嵎少時，有瘍生於頰，連齒輔車外腫，若覆甌，內潰出膿血，痛楚難忍，百療彌年不瘥。人令依鄭法燒藥注之，少頃，朽骨連牙潰出，遂愈。信古方攻病之速也。黃堥音武，即今有蓋瓦合也。時珍曰：五毒藥，范汪東陽方變爲飛黃散，治緩疽惡瘡，蝕惡肉。其法取瓦盆一箇，安雌黃于中，丹砂居南，慈石居北，曾青居東，白石英居西，礜石居上，石膏次之，鍾乳居下，雄黃覆之，雲母布於下，各二兩，末，以一盆蓋之，羊毛泥固濟，作三隅竈，以陳葦燒一日，取其飛黃用之。夫雄黃乃治瘡殺毒要藥也，而入肝經氣分，故肝風肝氣、驚癇痰涎、頭痛眩運、暑瘧泄痢、積聚諸病，用之有殊功。又能化血爲水。而方士乃鍊治服餌，神異其說，被其毒者多矣。按洪邁夷堅志云：虞雍公允文感暑痢，連月不瘥。忽夢至一處，見一人如仙官，延之坐，壁間有

藥方。其辭云：暑毒在脾，溼氣連腳。不泄則痢，不痢則瘧。獨煉雄黃，蒸餅和藥。別作治療，醫家大錯。公依方，用雄黃水飛九度，竹筒盛，蒸七次，研末，蒸餅和丸梧子大。每甘草湯下七丸，日三服，果愈。太平廣記載成都劉無名服雄黃長生之說，方士言爾，不可信。

附方 舊十三，新四十九。

卒中邪魔 雄黃末吹鼻中。集驗方

鬼擊成病 腹中煩滿欲絕。雄黃粉酒服一刀圭，日三服，化血爲水也。孫眞人千金方

辟禳魘魔 以雄黃帶頭上，或以棗許繫左腋下，終身不魘。張文仲方

家有邪氣 用眞雄黃三錢，水一盌，以東南桃枝咒灑滿屋，則絕迹。勿令婦女見知。集簡方

女人病邪 女人與邪物交通，獨言獨笑，悲思恍惚者。雄黃一兩，松脂二兩，鎔化，以虎爪攪之，丸如彈子。夜燒于籠中，令女坐其上，以被蒙之，露頭在外，不過三劑自斷。仍以雄黃、人參、防風、五味子等分，爲末，每旦井水服方寸匕，取愈。肘後方

小丹服法 雄黃、柏子仁各二斤，松脂煉過十斤，合搗爲丸。每旦北向服五丸。百日後，拘魂制魄，與神人交見。太上玄變經

轉女爲男 婦人覺有妊，以雄黃一兩，絳囊盛之，養胎轉女成男。取陽精之全于地產也。千金方

小兒諸癇 雄黃、朱砂等分，爲末。每服一錢，豬心血入虀水調下。直指方

骨蒸發熱 雄黃末一兩，入小便一升，研如粉，乃取黃理石一枚，方圓一尺者，炭火燒之三食頃，濃淋汁於石上，置薄氊于上，患人脫衣坐之，衣被圍住，勿令洩氣，三五度瘥。外臺秘要

傷寒欬逆 服藥無效。雄黃二錢，酒一盞，煎七分，乘熱嗅其氣，即止。活人方

傷寒狐惑 蟲蝕下部，痛癢不止。雄黃半兩，燒于瓶中，熏其下部。聖惠方

偏頭風病 至靈散：用雄黃、細辛等分，爲末。每以一字吹鼻，左痛吹右，右痛吹左。博濟方

三尸注病 發則痛變無常，昏迷沈重，纏結藏腑，上衝心脇，即身中尸鬼接引爲害也。雄黃、大蒜各一兩，杵丸彈子大。每熱酒服一丸。肘後方

腹脇痞塊 雄黃一兩，白礬一兩，爲末，麪糊調膏攤貼，即見功效。未效，再貼，待大便數百斤之狀，乃愈。秘方也。集玄方

脇下痃癖 及傷飲食。煑黃丸：用雄黃一兩，巴豆五錢，同研，入白麪二兩，滴水爲丸梧子大。每服二十四丸，漿水煑三十沸，入冷漿水沈冷吞下，以利爲度。如神。保命集

飲酒成癖 酒癥丸：治飲酒過度，頭旋惡心嘔吐，及酒停積于胃間，遇飲即吐，久而成癖。雄黃皂角子大六箇，巴豆連皮油十五箇，蠍梢十五箇，同研，入白麪五兩半，滴水丸豌豆大，將乾，入麩內炒香。將一粒放水試之，浮則取起收之。每服二丸，溫酒下。和劑局方

髮癥飲油 有飲油五升以來方快者，不爾則病。此是髮入于胃，氣血裹之，化爲蟲也。雄黃半兩，爲末，水調服之，蟲自出。夏子益奇疾方

癥瘕積聚 去三尸，益氣延年卻老。雄黃二兩，爲末，水飛九度，入新竹筒內，以蒸餅一塊塞口，蒸七度，用好粉脂一兩，和丸菉豆大。每服七丸，酒下，日三服。千金方

小腹痛滿 不得小便。雄黃末，蜜丸，塞陰孔中。傷寒類要

陰腫如斗 痛不可忍。雄黃、礬石各二兩，甘草一尺，水五升，煑二升，浸之。肘後方

中飲食毒 雄黃、青黛等分，爲末。每服二錢，新汲水下。鄧筆峯方

蟲毒蠱毒 雄黃、生礬等分，端午日研化，蠟丸梧子大。每服七丸，念藥王菩薩七遍，熟水下。蘇東坡良方

結陰便血 雄黃不拘多少，入棗內，線繫定，煎湯，用鉛一兩化汁，傾入湯內同煑，自早至晚，不住添沸湯，取出爲末，共棗杵和丸梧子大。每服三十丸，煎黑鉛湯空心下。只三服止。普濟方

暑毒泄痢 方見發明下。

中風舌強 正舌散：用雄黃、荊芥穗等分，爲末。豆淋酒服二錢。衞生寶鑑

破傷中風 雄黃、白芷等分，爲末。酒煎灌之，即甦。邵眞人經驗方

風狗咬傷 雄黃五錢，麝香二錢，爲末，酒下，作二服。

救急良方

百蟲入耳雄黃燒撚熏之，自出。十便良方

馬汗入瘡雄黃、白礬各一錢，烏梅三箇，巴豆一箇，合研，以油調半錢傅之，良。經驗方

蜘蛛傷人雄黃末傅之。朝野僉載

金瘡內漏雄黃半豆大，納之，仍以小便服五錢，血皆化爲水。肘後方

杖瘡腫痛雄黃二分，蜜陀僧一分，研末，水調傅之，極妙。救急方

中藥箭毒雄黃末傅之，沸汁出，愈。外臺秘要

解藜蘆毒水服雄黃末一錢。外臺

小兒痘疔雄黃一錢，紫草三錢，爲末，胭脂汁調。先以銀簪挑破，搽之，極妙。痘疹證治

白禿頭瘡雄黃、豬膽汁和傅之。聖濟錄

眉毛脫落雄黃末一兩，醋和塗之。聖濟錄

筋肉化蟲有蟲如蟹走于皮下，作聲如小兒啼，爲筋肉之化。雄黃、雷丸各一兩，爲末，摻豬肉上炙熟喫盡，自安。夏氏奇疾方

風癢如蟲成煉雄黃、松脂等分，研末，蜜丸梧子大。每飲下十丸，日三服。百日愈。忌酒肉鹽豉。千金方

疔瘡惡毒千金方：刺四邊及中心，以雄黃末傅之，神效。○積德堂方：用雄黃、蟾酥各五分，爲末，葱蜜搗丸小米大。以針刺破瘡頂，插入，甚妙。

廣東惡瘡雄黃一錢半，杏仁三十粒去皮，輕粉一錢，爲末。洗淨，以雄豬膽汁調上，二三日即愈。百發百中。天下第一方。出武定侯府內。積德堂方

蛇纏惡瘡雄黃末，醋調傅之。普濟方

纏喉風痺雄黃磨新汲水一盞服，取吐下愈。續千金方

風熱痛用雄黃、乾薑各等分，爲末，㗜鼻。左痛㗜右，右痛㗜左。

牙齒蟲痛雄黃末，和棗肉丸，塞孔中。類要

走馬牙疳臭爛出血。雄黃豆大七粒，每粒以淮棗去核包之，鐵線串，于燈上燒化爲末。每以少許摻之，去涎，以愈爲度。全幼心鑑

小兒牙疳雄黃一錢，銅綠二錢，爲末，貼之。陳氏小兒方

疳蟲蝕鼻雄黃、葶藶等分，研末，臘豬膽和，用桃枝點之。金匱方

耳出臭膿雄黃、雌黃、硫黃等分，爲末吹之。聖濟方

臁瘡日久雄黃二錢，陳皮五錢，青布捲作大撚，燒烟熏之，熱水流出，數次愈。筆峯雜興

鼻準赤色雄黃、硫黃各五錢，水粉二錢，用頭生乳汁調傅，不過三五次愈。攝生妙用方

熏黃【主治】惡瘡疥癬，殺蟲虱，和諸藥熏嗽。

【附方】新五

小便不通熏黃末豆許，內孔中，良。崔氏方

卅年呷嗽熏黃、木香、莨菪子等分，爲末。羊脂塗青紙上，以末鋪之，竹筒燒烟，吸之。崔氏方

欬嗽熏法熏黃一兩，以蠟紙調捲作筒十枚，燒烟吸嚥，取吐止。一日一熏，惟食白粥，七日後以羊肉羹補之。千金方

水腫上氣欬嗽腹脹。熏黃一兩，款冬花二分，熟艾一分，以蠟紙鋪艾，灑二末于上，荻管捲成筒，燒煙吸嚥三十口則瘥，三日盡一劑。百日斷鹽醋。外臺秘要

手足甲疽熏黃、蛇皮等分，爲末。以泔洗淨，割去甲，入肉處傅之。一頃，痛定，神效。近效方

雌黃

本經中品

【釋名】坐七火切。時珍曰：生山之陰，故曰雌黃。土宿本草云：陽石氣未足者爲雌，已足者爲雄，相距五百年而結爲石。造化有夫婦之道，故曰雌雄。

【集解】別錄曰：雌黃生武都山谷，與雄黃同山生。其陰山有金，金精熏則生雌黃。采無時。宏景曰：今雌黃出武都仇池者，謂之武都仇池黃，色小赤。出扶南林邑者，謂之崑崙黃，色如金，而似雲母甲錯，畫家所重。既有雌雄之名，又同山之陰陽，合藥便當以武都爲勝。仙經無單服法，惟以合丹砂雄黃飛鍊爲丹爾。金精是雌黃，銅精是空青，而服空青反勝于雌黃，其義難了。斅曰：雌黃一塊重四兩，拆開得千重，軟如爛金者佳。其夾石及黑如鐵色者，不可用。時珍曰：按獨孤滔丹房鑑源云：背陰者

雌黃也。溜成者，即黑色，輕乾如焦錫塊，臭黃作者，硬而無衣。試法：但于甲上磨之，上色者好。又燒熨斗底，以雌劃之，如赤黃線一道者好。船上來如喋血者上。湘南者次之，青者尤佳。葉子者爲上，造化黃金非此不成，亦能柔五金，乾汞，轉硫黃，伏粉霜。又云：雄黃變鐵，雌黃變錫。

【修治】斆曰：凡修事，勿令婦人、雞犬、新犯淫人、有患人、不男人、非形人及曾是刑獄臭穢之地犯之，則雌黃黑如鐵色，不堪用也，反損人壽。每四兩，用天碧枝、和陽草、粟遂子草各五兩，入瓷鍋中煮三伏時，其色如金汁，一垛在鍋底下，用東流水猛投于中，如此淘三度，去水拭乾，臼中搗篩，研如塵用。又曰：雌得芹花，立便成庚。芹花一名立起草，形如芍藥，煮雌能住火也。

【氣味】辛，平，有毒。別錄曰：大寒。不入湯用。土宿真君曰：芎藭、地黃、獨帚、益母、羊不食草、地榆、五加皮、瓦松、冬瓜汁皆可制伏。又雌見鉛及胡粉則黑。

【主治】惡瘡頭禿痂疥，殺毒蟲虱身癢邪氣諸毒。鍊之久服，輕身增年不老。本經 蝕鼻內瘜肉，下部䘌瘡，身面白駁，散皮膚死肌，及恍惚邪氣，殺蜂蛇毒。久服令人腦滿。別錄 治冷痰勞嗽，血氣蟲積，心腹痛，癲癇，解毒。時珍

【發明】保昇曰：雌黃法土，故色黃而主脾。時珍曰：雌黃、雄黃同產，但以山陰山陽受氣不同分別。故服食家重雄黃，取其得純陽之精也；雌黃則兼有陰氣故爾。若夫治病，則二黃之功亦彷彿，大要皆取其温中搜肝，殺蟲解毒祛邪焉爾。

【附方】舊七，新五。

反胃吐食：雌黃一分，甘草生半分，爲末，飯丸梧子大，以五葉草、糯米煎湯，每服四丸。聖濟錄

停痰在胃，喘息不通，呼吸欲絕：雌黃一兩，雄黃一錢，爲末，化蠟丸彈子大，每服一丸，半夜時投熱糯米粥中食之。濟生方

心痛吐水，不下飲食，發止不定：雌黃二兩，醋二斤，慢火煎成膏，用乾蒸餅和丸梧子大，每服七丸，薑湯下。聖惠方

婦人久冷，血氣攻心，痛不止：以葉子雌黃二兩細研，醋一升，煎濃，和丸小豆大，每服十五丸，醋湯下。聖惠方

小腹痛滿，天行病，小腹滿，不得小便：雌黃末，蜜丸，納尿孔中，入半寸。肘後方

癲癇瘈瘲，眼暗嚼舌：雌黃、黃丹炒各一兩，爲末，入麝香少許，以牛乳汁半升，熬成膏，和杵千下，丸麻子大，每温水服三五丸。直指方

肺勞欬嗽：雌黃一兩，入瓦合內，不固濟，坐地上，以火焙之，厚二寸，以炭一斤簇定，頂火煅三分去一，退火出毒，爲末，糖酥和丸粟米大，每日空心杏仁湯下三丸。斗門方

久嗽暴嗽：金粟丸：用葉子雌黃一兩研，以紙筋泥固濟小合子一箇，令乾，盛藥，水調赤石脂封口，更以泥封，待乾，架在地上，炭火十斤簇煅，候火消三分之一，去火候冷取出，當如鏡面光明紅色，鉢內細研，蒸餅丸粟米大，每服三丸、五丸，甘草水服，服後睡良久。勝金方

腎消尿數：乾薑半兩，以鹽四錢炒黃成顆，雌黃一兩半，爲末，蒸餅和丸綠豆大，每服十丸至三十丸，空心鹽湯下。聖濟錄

小便不禁：顆塊雌黃一兩半研，乾薑半兩，鹽四錢，同炒薑色黃，爲末，水和蒸餅丸綠豆大，每服十丸至二十丸，空心鹽湯下之。經驗方

烏癩蟲瘡：雌黃粉，醋和雞子黃調塗之。聖惠方

牛皮頑癬：雌黃末入輕粉，和豬膏傅之。直指方

石膏 本經中品

【釋名】細理石 別錄 寒水石 綱目 震亨曰：火煅細研，醋調封丹竈，其固密甚於脂膏。此蓋兼質與能而得名，正與石脂同意。時珍曰：其文理細密，故名細理石。其性大寒如水，故名寒

水石與凝水石同名異物。

【集解】別錄曰：石膏生齊山山谷及齊盧山、魯蒙山，采無時。細理白澤者良，黃者令人淋。宏景曰：二郡之山，即青州、徐州也。今出錢塘縣，皆在地中，雨後時時自出，取之如棋子，白徹最佳。彭城者亦好。近道多有，而大塊用之不及彼也。仙經不須此。【恭曰】石膏、方解石大體相似，而以未破為異。今市人皆以方解代石膏，未見有真石膏也。石膏生於石旁。其方解不因石而生，端然獨處，大者如升，小者如拳，或在土中，或生溪水，其上皮隨土及水苔色，破之方解，大者方尺。今人以此為石膏，療風去熱雖同，而解肌發汗不如真者。【大明曰】石膏通亮，理如雲母者上，又名方解石。【斆曰】凡使勿用方解石。方解雖白，不透明，其性燥。若石膏則出剡州若山縣義情山，其色瑩淨如水精，性良善也。【頌曰】石膏今汾孟、虢、耀州、興元府亦有之，生于山石上，色瑩白，與方解石肌理形段剛柔絕相類，今難得真者。用時惟以破之皆作方棱者為方解石，今石膏中時時有瑩徹可愛有縱理而不為方解者，或以為石膏，然據本草又似長石。或又謂青石間往往有白脈貫徹類肉之膏肪者為石膏，此又本草所謂理石也。不知石膏定是何物。今且依市人用方解石爾。【閻孝忠曰】南方以寒水石為石膏，以石膏為寒水石，正與汴京相反，乃大謬也。石膏潔白堅硬，有牆壁。寒水石則軟爛，以手可碎，外微青黑，中有細文。又一種堅白全類石膏，而敲之成方者，名方解石也。【承曰】陶言錢塘山中雨後時自出，今錢塘人鑿山取之甚多，擣作齒藥貨用，浙人呼為寒水石，入藥最勝他處者。【宗奭曰】石膏紛辨不決，未悉厥理。本草只言生齊山、盧山、蒙山，細理白澤者良，即知他處者非石膏也。【震亨曰】本草藥之命名多有意義，或以色，或以形，或以氣，或以質，或以味，或以能，或以時，是也。石膏固濟丹爐，苟非有膏，豈能為用？此蓋兼質與能而得名，昔人以方解為石膏，誤矣。石膏味甘而辛，本陽明經藥，陽明主肌肉。其甘也，能緩脾益氣，止渴去火；其辛也，能解肌出汗，上行至頭，又入太陰、少陽。彼方解石止有體重質堅性寒而已，求其有膏而可為三經之主治者焉在哉？【時珍曰】石膏有軟、硬二種。軟石膏，大塊生於石中，作層如壓扁米糕形，每層厚數寸。有紅白二色，紅者不可服，白者潔淨，細文短密如束針，正如凝成白蠟狀，鬆軟易碎，燒之即白爛如粉。其中明潔，色帶微青，而文長細如白絲者，名理石也。與軟石膏乃一物二種，碎之則形色如一，不可辨矣。硬石膏作塊而生，直理起棱，如馬齒堅白，擊之則段段橫解，光亮如雲母、白石英，有牆壁，燒之亦易散，仍硬不作粉。其似硬石膏成塊，擊之塊塊方解，牆壁光明者，名方解石也，燒之則姹散亦不爛，與硬石膏乃一類二種，碎之則形色如一，不可辨矣。自陶宏景、蘇恭、大明、雷斅、蘇頌、閻孝忠皆以硬者為石膏，軟者為寒水石，至朱震亨始斷然以軟者為石膏，而後人遵用有驗，千古之惑始明矣。蓋昔人所謂寒水石者，即軟石膏也；所謂硬石膏者，乃長石也。石膏、理石、長石、方解石四種，性氣皆寒，俱能去大熱結氣，但石膏又能解肌發汗為異爾。理石即石膏之類，長石即方解之類，俱可代用，各從其類也。今人以石膏收豆腐，乃昔人所不知。

【脩治】【斆曰】凡使，石臼中擣成粉，羅過，生甘草水飛過，澄曬篩研用。【時珍曰】古法惟打碎如豆大，絹包入湯煮之。近人因其性寒，火煅過用，或糖拌炒過，則不妨脾胃。

【氣味】辛，微寒，無毒。【別錄曰】甘，大寒。【好古曰】入足陽明、手太陰、少陽經氣分。【之才曰】雞子為之使，惡莽草、巴豆、馬目毒公，畏鐵。

【主治】中風寒熱，心下逆氣驚喘，口乾舌焦，不能息，腹中堅痛，除邪鬼，產乳金瘡。本經 除時氣頭痛身熱，三焦大熱，皮膚熱，腸胃中結氣，解肌發汗，止消渴煩逆腹脹暴氣喘息咽熱，亦可作浴湯。別錄 治傷寒頭痛如裂，壯熱皮如火燥，和蔥煎茶，去頭痛。甄權 治天行熱狂，頭風旋，下乳，揩齒益齒。大明 除胃熱肺熱，散陰邪，緩脾益氣。李杲 止陽明經頭痛，發熱惡寒，日晡潮熱，大渴引飲，中暑潮熱，牙痛。元素

發明 成無己曰：風，陽邪也；寒，陰邪也。風喜傷陽，寒喜傷陰。營衛陰陽，爲風寒所傷，則非輕劑所能獨散，必須輕重之劑同散之，乃得陰陽之邪俱去，營衛之氣俱和。是以大青龍湯以石膏爲使。石膏乃重劑，而又專達肌表也。又云：熱淫所勝，佐以苦甘。知母、石膏之苦甘，以散熱。元素曰：石膏性寒，味辛而淡，氣味俱薄，體重而沉，降也，陰也，乃陽明經大寒之藥，善治本經頭痛牙痛，止消渴中暑潮熱。然能寒胃，令人不食，非腹有極熱者，不宜輕用。又陽明經中熱，發熱惡寒，燥熱，日晡潮熱，肌肉壯熱，小便濁赤，大渴引飲，自汗，若頭痛之藥，仲景用白虎湯是也。若無以上諸證，勿服之。多有血虛發熱象白虎證，及脾胃虛勞，形體病證，初得之時，與此證同。醫者不識而誤用之，不可勝救也。杲曰：石膏足陽明藥也。故仲景治傷寒陽明證，身熱、目痛、鼻乾、不得臥。身以前，胃之經也；胸前，肺之室也。邪在陽明，肺受火制，故用辛寒以清肺氣，所以有白虎之名。又治三焦皮膚大熱，入手少陽也。凡病脈數不退者，宜用之。胃弱者不可用。宗奭曰：孫兆言四月以後天氣熱時，宜用白虎。但四方氣候不齊，歲中運氣不一，亦宜兩審。其說甚確。時珍曰：東垣李氏云：立夏前多服白虎湯者，令人小便不禁。此乃降令太過也。陽明津液不能上輸于肺，肺之清氣亦復下降故爾。初虞氏古今錄驗方治諸蒸病有五蒸湯，亦是白虎加人參、茯苓、地黃、葛根，因病加減。王燾外臺秘要治骨蒸勞熱久嗽，用石膏文如束鍼者一斤，粉甘草一兩，細研如麪，日以水調三四服。言其無毒有大益，乃養命上藥，不可忽其賤而疑其寒。名醫錄言：睦州楊士丞女病骨蒸內熱外寒，衆醫不瘥，處州吳醫用此方而體遂涼。愚謂此皆少壯肺胃火盛，能食而病者言也。若衰暮及氣虛血虛胃弱者，恐非所宜。廣濟林訓導年五十，病痰嗽發熱，或令單服石膏藥至一斤許，遂不能食，而欬益頻，病益甚，遂至不起。此蓋用藥者之不察也，石膏何與焉。楊士瀛云：石膏煅過，最能收瘡暈，不至爛肌。按劉跂錢乙傳云：宗室子病嘔泄，醫用溫藥加喘。乙曰：病本中熱，柰何以剛劑燥之，將不得前後溲。宜與石膏湯。宗室與醫皆不信，後二日果來召乙。乙曰：仍石膏湯證也。竟如言而愈。又按古方所用寒水石是凝水石，唐宋以來諸方所用寒水石即今之石膏也。故寒水石不可不辨。近人又以長石、方解石爲寒水石，諸方多附于後。

附方 舊四，新二十五。

傷寒發狂 踰垣上屋。寒水石二錢，黃連一錢，爲末。煎甘草冷服。名鵲石散。本事方

風熱心躁 口乾狂言，渾身壯熱。寒水石半斤，燒半日，淨地坑內盆合，四面濕土擁起，經宿取出，入甘草末、天竺黃各二兩，龍腦二分，糯米糕丸彈子大。蜜水磨下。集驗方

解中諸毒 方同上。

乳石發渴 寒水石一塊，含之，以瘥爲度。聖濟錄

男女陰毒 寒水石不拘多少，爲末，用兩餡飯搗丸栗子大，日乾。每用一丸，炭火煅紅燒研，以滾酒調服，飲蔥醋湯投之，得汗愈。蔡氏經驗必用方

小兒丹毒 寒水石末一兩，和水塗之。集玄方

小兒身熱 石膏一兩，青黛一錢，爲末，糕糊丸龍眼大。每服一丸，燈心湯化下。普濟方

骨蒸勞病 外寒內熱，附骨而蒸也。其根在五臟六腑之中，必因患後得之。骨肉自消，飲食無味，或皮燥而無光，蒸盛之時，四肢漸細，足趺腫起。石膏十兩，研如乳粉，水和服方寸匕，日再，以身涼爲度。外臺秘要

熱盛喘嗽 石膏二兩，甘草炙半兩，爲末。每服三錢，生

薑蜜調下。普濟方。痰熱喘嗽痰涌如泉。石膏寒水石各五錢。為末。每人參湯服三錢。保命集。食積痰火瀉肺火胃火。白石膏火煅出火毒。半斤。為末。醋和丸梧子大。每服四五十丸。白湯下。丹溪方。胃火牙疼好軟石膏一兩。火煅。淡酒淬過。為末。入防風荊芥細辛白芷五分。為末。日用揩牙。甚效。保壽堂方。老人風熱內熱。目赤頭痛。視不見物。石膏三兩。竹葉五十片。沙糖一兩。粳米三合。水三大盞。煎石膏竹葉。去滓。取二盞。煮粥。入糖食。養老方。風邪眼寒乃風入頭系。敗血凝滯。不能上下流通。故風寒客之而眼寒也。石膏煅二兩。川芎二兩。甘草炙半兩。為末。每服一錢。葱白茶湯調下。日二服。宣明方。頭風涕淚疼痛不已。方同上。鼻衄頭痛心煩。石膏。牡蠣一兩。為末。每新汲水服二錢。并滴鼻內。普濟方。筋骨疼痛因風熱者。石膏三錢。飛羅麪七錢。為末。水和。煅紅。冷定。滾酒化服。被蓋取汗。連服三日。即除根。筆峰雜興。雀目夜昏百治不效。石膏末每服一錢。豬肝一片。薄批。摻藥在上。纏定。沙瓶煮熟。切食之。一日一服。明目方。溼溫多汗妄言煩渴。石膏炙甘草等分。為末。每服二錢匕。漿水調下。龐安時傷寒論。小便卒數非淋。令人瘦。石膏半斤。搗碎。水一斗。煮五升。每服五合。肘後方。小兒吐瀉黃色者。傷熱也。玉露散。用石膏寒水石各五錢。生甘草二錢半。為末。滾湯調服一錢。錢乙小兒方。水瀉腹鳴如雷。有火者。石膏火煅。倉米飯和丸梧子大。黃丹為衣。米飲下二十丸。不二服效。李樓奇方。乳汁不下石膏三兩。水二升。煮三沸。三日飲盡妙。子母秘錄。婦人乳癰一醉膏。用石膏煅紅。出火毒。研。每服三錢。溫酒下。添酒盡醉。睡覺再進一服。陳日華經驗方。油傷火灼痛不可忍。石膏末傅之。良。梅師方。金瘡出血寒水石瀝青等分。為末。乾摻。勿經水。積德堂方。刀瘡傷溼潰爛不生肌。寒水石煅一兩。黃丹二錢。為末。洗傅。甚者加龍骨一錢。孩兒茶一錢。種德堂方。瘡口不斂生肌肉。止疼痛。去惡水。寒水石燒赤。研二兩。黃丹半兩。為末。摻之。名紅玉散。和劑局方。口瘡咽痛上膈有熱。寒水石煅三兩。朱砂三錢半。腦子半字。為末。摻之。三因方。

〔附錄〕玉火石〔頌曰〕密州九仙山東南隅地中。出一種石。青白而脆。擊之內有火。謂之玉火石。彼醫用之。其味甘微辛溫。療傷寒發汗。止頭目昏眩痛。功與石膏等。土人以當石膏用之。龍石膏別錄曰。有名未用。無毒。主消渴。益壽。生杜陵。如鐵脂中黃。

理石本經中品

〔釋名〕肌石別錄 立制石本經〔時珍曰〕理石即石膏之順理而微硬有肌者。故曰理石。肌石。〔宏景曰〕仙經時呼為長理石。石膽一名立制。此石又名立制。疑必相亂。

〔集解〕〔別錄曰〕理石如石膏。順理而細。生漢中山谷及盧山。采無時。〔宏景曰〕漢中屬梁州。盧山屬青州。今出甯州。俗用亦稀。〔恭曰〕此石夾兩石間如石脈。打用之。或在土中重疊而生。皮正赤。肉白作鍼理。文全不似石膏。市人或刮削去皮。以代寒水石。并以當礜石。並是假偽。今盧山亦無此物。見出襄州西汎水側。〔宗奭曰〕理石如長石。但理石如石膏順理而細。其非順理而細者為長石。療體亦不相遠。〔時珍曰〕理石即石膏之長文細直如絲而明潔。色帶微青者。唐人謂石膏為寒水石。長石為石膏。故蘇恭言其不似石膏也。此石與軟石膏一類。二色亦可通用。詳石膏下。

〔氣味〕甘寒無毒〔別錄曰〕大寒。之才曰。滑石為之使。惡麻黃。

〔主治〕身熱。利胃解煩。益精明目。破積聚。殺三蟲。本經 除營衛中去

來大熱結熱。解煩毒。止消渴。及中風痿痹。別錄 漬酒服。療𤸷。令人肥悅。蘇恭

附錄 白肌石 別錄有名未用。〔別錄〕曰：味辛，無毒。主強筋骨。止渴不飢。陰熱不足。一名肌石。一名洞石。生廣卷山青石間。時珍曰：按此即理石也。其形名氣味主療皆同。

長石 本經中品

釋名 方石 本經 直石 別錄 土石 別錄 硬石膏 綱目

集解 別錄曰：長石理如馬齒，方而潤澤，玉色。生長子山谷及太山、臨淄。采無時。宏景曰：長子縣屬上黨，臨淄縣屬青州。俗方、仙經並無用此者。恭曰：此石狀同石膏而厚大，縱理而長，文似馬齒。今均州遼坂山有之。土人以爲理石。頌曰：今惟潞州有之。如蘇恭所說。按本經理石、長石二物，味效亦別。又云：理石似石膏，順理而細。陶隱居言亦呼爲長理石。今靈寶丹用長理石爲一物。醫家相承用者，乃似石膏與今潞州所出長石無異，而諸郡無復出理石者。醫方亦不見單用。往往呼長石爲長理石。時珍曰：長石即俗呼硬石膏者，狀似軟石膏而塊不扁，性堅硬潔白，有粗理起齒棱，擊之則片片橫碎，光瑩如雲母、白石英，亦有牆壁，似方解石，但不作方塊爾。燒之亦不粉爛而易散。方解燒之亦然，但烇聲爲異爾。昔人以此爲石膏，又以爲方解。今人以此爲寒水石，皆誤矣。但與方解乃一類二種，故亦名方石。氣味功力相同，通用無妨。唐宋諸方所用石膏，多是此石。昔醫亦以取效，則亦可與石膏通用，但不可解肌發汗耳。

氣味 辛、苦、寒，無毒。主治 身熱，胃中結氣，四肢寒厥，利小便，通血脈，明目去瞖眇，下三蟲，殺蠱毒。久服不饑。本經 止消渴，下氣，除脅肋肺間邪氣。別錄

方解石 別錄下品

釋名 黃石 志曰：敲破，塊塊方解，故以爲名。

集解 別錄曰：方解石生方山。采無時。宏景曰：本經長石一名方石，療體相似，疑即此也。恭曰：此物大體與石膏相似，不附石而生，端然獨處，大者如升，小者如拳，甚大者方尺，或在土中，或生溪水。其上皮隨土及水苔色，破之方解。今人以爲石膏，用療風去熱雖同，而解肌發汗不及也。志曰：今沙州大鳥山出者佳。頌曰：方解石本草言生方山，陶隱居疑與長石爲一物。蘇恭云療熱不減石膏，若然，似可通用。但主頭風不及石膏也。其肌理形段剛柔皆同，但以附石不附石爲言，豈得功力頓異。如雌黃、雄黃，亦有端然獨處者，亦有附石生者，不聞別有名號，功力相異也。時珍曰：方解石與硬石膏相似，皆光潔如白石英，但以敲之段段片碎者爲硬石膏，塊塊方棱者爲方解石，蓋一類二種，亦可通用。唐宋諸方皆以此爲石膏，今人又以爲寒水石，雖俱不是，而其性寒治熱之功，大抵不相遠。惟解肌發汗不能如硬石膏爲異爾。

氣味 苦、辛，大寒，無毒。之才曰：惡巴豆。主治 胸中留熱結氣，黃疸，通血脈，去蠱毒。別錄

滑石 本經上品

釋名 畫石 衍義 液石 別錄 𣫭石 音遼 脫石 音奪 冷石 宏景 番石 別錄 共石 宗奭曰：滑石今謂之畫石，因其軟滑可寫畫也。時珍曰：滑石性滑利竅，其質又滑膩，故以名之。表畫家用刷紙代粉，最白膩。𣫭乃脂膏也，因以名縣。脫乃肉無骨也，此物最滑膩無硬者

爲貝故有諸名。

【集解】別錄曰：滑石生赭陽山谷，及太山之陰，或掖北白山，或卷山。采無時。弘景曰：滑石色正白，仙經用之爲泥。今出湘州、始安郡諸處。初取軟如泥，久漸堅强，人多以作冢中明器物。赭陽屬南陽，掖縣屬青州東萊，卷縣屬司州滎陽。又有冷石，小青黄，並冷利，能熨油污衣物。恭曰：此石所在皆有。嶺南始安出者，白如凝脂，極軟滑。出掖縣者，理粗質青，有黑點，惟可爲器，不可入藥。齊州南山神通寺南谷亦大有，色青白不佳，而滑膩則勝。藏器曰：始安、掖縣所出二石，形質既異，所用又殊。始安者軟滑而白，宜入藥。東萊者硬澀而青，乃作器石也。斅曰：凡使有多般，其白滑石如方解石，色似冰白，畫石上有白膩文者，眞也。烏滑石似𥐻，畫石上有白膩文，入用亦妙。綠滑石性寒有毒，不入藥用。黄滑石似金，顆顆圓，畫石上有青黑色者，勿用，殺人。冷滑石青蒼色，畫石上作白膩文，亦勿用之。須頌曰：今道永、萊、濠州皆有之。凡二種：道永州出者白滑如凝脂。南城志云：昔有成縣出昔石，即滑石也。土人以爲燒器，烹魚食，是也。萊濠州出者理粗質青，有黑點，亦謂之斑石。二種皆可作器，甚精好。初出軟柔，彼人就穴中制作，用力殊少也。本草所載土地皆是北方，而今醫家所用白色者自南方來。或云沂州所出甚白，佳。與本草所云太山之陰相合，而彼土不取爲藥。今濠州所供青滑石，云性寒無毒，主心氣澀滯，與本經大同小異。又張勃吳錄地理志及大康地記云：鬱林州布山縣、馬湖、馬嶺山皆有砒，甚毒，殺人。有冷石可以解之。石色赤黑，味苦。屑之著瘡中，并以切齒，立蘇。一名切齒石。今人多用冷石作粉，治疿瘡，或云即滑石也，但味之甘苦不同爾。時珍曰：滑石廣之桂林各邑及猺峒中皆出之，即古之始安也。白黑二種，功皆相似。山東蓬萊縣桂府村所出者亦佳，故醫方有桂府滑石，與桂林者同稱也。今人亦以刻圖書，不甚堅牢。滑石之根爲不灰木，滑石中有光明黄子爲石腦芝。

【修治】斅曰：凡用白滑石，先以刀刮淨研粉，以牡丹皮同煮一伏時，去牡丹皮，取滑石，以東流水淘過，曬乾用。

【氣味】甘，寒，無毒。別錄曰：大寒。之才曰：石韋爲之使，惡曾青，制雄黄。

【主治】身熱泄澼，女子乳難，癃閉，利小便，蕩胃中積聚寒熱，益精氣。久服輕身耐饑長年。本經 通九竅六腑津液，去留結，止渴，令人利中。別錄 燥濕，分水道，實大腸，化食毒，行積滯，逐凝血，解燥渴，補脾胃，降心火，偏主石淋爲要藥。震亨 療黄疸水腫脚氣，吐血衄血，金瘡血出，諸瘡腫毒。時珍

【發明】頌曰：古方治淋瀝，多單使滑石。又與石韋同搗末，飲服刀圭，更駃。又主石淋，取十二分研粉，分作兩服，水調下，煩熱定，即停後服。權曰：滑石療五淋，主産難，服其末。又末與丹參、蜜、豬脂爲膏，入其月即空心酒下彈丸大，臨産倍服，令胎滑易生。除煩熱心躁。元素曰：滑石氣温味甘，治前陰竅澀不利，性沈重，能泄上氣令下行，故曰滑則利竅，不與諸淡滲藥同。好古曰：入足太陽經，滑能利竅，以通水道，爲至燥之劑。豬苓湯用滑石、阿膠同爲滑劑，以利水道；葱豉生薑同煎，去滓澄清以解利。淡味滲泄爲陽，故解表利小便也。若小便自利者，不宜用。時珍曰：滑石利竅，不獨小便也，上能利毛腠之竅，下能利精溺之竅。蓋甘淡之味，先入于胃，滲走經絡，遊溢津氣，上輸于肺，下通膀胱。肺主皮毛，爲水之上源。膀胱司津液，氣化則能出。故滑石上能發表，下利水道，爲蕩熱燥濕之劑。發表是蕩上中之熱，利水道是蕩中下之熱；發表是燥上中之濕，利水道是燥中下之濕。熱散則三焦寧而表

裏和。溼去則闌門通而陰陽利。劉河間之用益元散。通治表裏上下諸病。蓋是此意。但未發出爾。

【附方】舊六，新一十三。

益元散 又名天水散。太白散。六一散。解中暑傷寒疫癘。飢飽勞損。憂愁思慮。驚恐悲怒。傳染并汗後遺熱勞復諸疾。兼解兩感傷寒。百藥酒食邪熱毒。治五勞七傷。一切虛損。內傷陰痿。驚悸健忘。癇瘛煩滿。短氣痰嗽。肌肉疼痛。腹脹悶痛。淋悶濇痛。服石石淋。療身熱嘔吐泄瀉。腸澼下痢赤白。除煩熱胸中積聚寒熱。止渴消畜水。婦人產後損液血虛。陰虛熱甚。催生下乳。治吹乳乳癰牙瘡齒疳。此藥大養脾腎之氣。通九竅六腑。去留結。益精氣。壯筋骨。和氣通經脈。消水穀。保真元。明耳目。安魂定魄。强志輕身。駐顏益壽。耐勞役飢渴。乃神驗之仙藥也。白滑石水飛過。六兩。粉甘草一兩。爲末。每服三錢。蜜少許。溫水調下。實熱用新汲水下。解利用葱豉湯下。通乳用豬肉麪湯調下。催生用香油漿下。凡難產或死胎不下。皆由風熱燥濇。結滯緊斂。不能舒緩故也。此藥力至則結滯頓開而瘥矣。劉河間傷寒直格

膈上煩熱 多渴利九竅。滑石二兩搗。水三大盞。煎二盞。去滓。入粳米煮粥食。聖惠

女勞黃疸 日晡發熱惡寒。小腹急。大便溏黑。額黑。滑石石膏等分。研末。大麥汁服方寸匕。日三。小便大利。愈。腹滿者難治。千金方

傷寒衄血 滑石末。飯丸梧子大。每服十丸。微嚼破。新水嚥下。立止。湯晦叔云。鼻衄乃當汗不汗所致。其血紫黑時。不以多少。不可止之。且服溫和藥調其營衛。待血鮮時。急服此藥止之也。本事方

乳石發動 煩熱煩渴。滑石粉半兩。水一盞。絞白汁。頓服。聖惠方

暴得吐逆 不下食。生滑石末二錢匕。溫水服。仍以細麪半盞壓定。寇氏衍義

氣壅關格 不通。小便淋結。臍下妨悶兼痛。滑石粉一兩。水調服。廣利方

小便不通 滑石末一升。以車前汁和。塗臍之四畔。方四寸。乾即易之。冬月水和。楊氏產乳

婦人轉脬 因過忍小便而致。滑石末。葱湯服二錢。聖惠方

妊娠子淋 不得小便。滑石末水和泥臍下二寸。外臺秘要

伏暑水泄 白龍丸。滑石火煅過一兩。硫黃四錢。爲末。麪糊丸綠豆大。每用淡薑湯隨大小服。普濟方

○**伏暑吐泄** 或吐或泄。或瘧。小便赤。煩渴。玉液散。用桂府滑石燒四兩。藿香一錢。丁香一錢。爲末。米湯服二錢。普濟方

霍亂及瘧 方同上。

痘瘡狂亂 循衣摸床。大熱引飲。用益元散加朱砂二錢。冰片三分。麝香一分。每燈草湯下。二三服。王氏痘疹方

風毒熱瘡 遍身出黃水。桂府滑石末傅之。次日愈。先以虎杖豌豆甘草等分。煎湯洗後。乃搽。普濟方

陰下溼汗 滑石一兩。石膏煅半兩。枯白礬少許。研摻之。集簡方

腳指縫爛 方同上。

杖瘡腫痛 滑石赤石脂大黃等分。爲末。茶湯洗淨貼。○趙氏經驗方

熱毒怪病 目赤鼻脹。大喘。渾身出斑。毛髮如鐵。乃因中熱。毒氣結于下焦。用滑石白礬各一兩。爲末。作一服。水三盌。煎減半。不住飲之。夏子益奇疾方

不灰木 宋開寶

【釋名】無灰木 見下

【集解】頌曰：不灰木出上黨。今澤潞山中皆有之。蓋石類也。其色白。如爛木。燒之不燃。以此得名。或云滑石之根也。出滑石處皆有之。宋無暵〔藏器曰〕：要燒成灰。但斫破。以牛乳煑了。黃牛糞燒之。即成灰。〔時珍曰〕：不灰木有木石二種。石類者其體堅重。或以紙裹蘸石腦油燃燈。徹夜不成灰。人多用作小刀靶。開山圖云：徐無山出不灰之木。生火之石。山在今順天府玉田縣東北。庚辛玉冊云：不灰木。陰石也。生西南蠻夷中。黎州茂州者好。形如針文。全若木。燒之無烟。此皆言石者也。伏深齊地記云：東武城有勝火木。其木經野火燒之不滅。謂之不灰木。楊愼丹鉛錄云：太平寰宇記云：不灰木俗

多爲鋌子。燒之成炭而不灰。出膠州。其葉如蒲草。今人束以爲燎。謂之萬年火把。此皆言木者也。時珍常得此火把。乃草葉束成。而中夾松脂之類。一夜僅燒一二寸爾。

【附錄】**松石**〔頌曰〕今處州出一種松石。如松幹而實石也。或云松久化爲石。人多取傍山亭及琢爲枕。雖不入藥。與不灰相類。故附之。

【氣味】**甘大寒無毒**〔獨孤滔曰〕煮汞。結草砂。煅三黃。匱五金。

【主治】**熱痱瘡。和棗葉石灰爲粉。傅之。**開寶 **除煩熱陽厥。**時珍

【發明】〔時珍曰〕不灰木性寒。而同諸熱藥治陰毒。劉河間宣明方治陽絶心腹痞痛。金針丸中亦用服之。蓋寒熱並用。所以調停陰陽也。

【附方】新四 **肺熱欬嗽**臥時盛者。不灰木一兩半。太陰玄精石二兩。甘草炙半兩。貝母一兩半。天南星白礬水煮過半兩。爲末。每服半錢。薑湯下。聖濟錄 **咽喉腫痛**五心煩熱。不灰木以牛糞燒赤四兩。太陰玄精石煅赤四兩。眞珠一錢。爲末。糯米粥丸芡子大。每服一丸。以生地黃汁粟米泔研化服。日二次。聖濟錄 **霍亂煩滿**氣逆腹脹。手足厥冷。不灰木陽起石煅。阿魏半兩。巴豆去心。杏仁去皮。各二十五箇。爲末。粟飯丸櫻桃大。穿一孔。每服一丸。燈上燒烟盡。研末。薑湯下。以利爲度。聖濟錄 **陰毒腹痛**回陽丹。用不灰木煅。牡蠣煅。高良薑炒。川烏頭炮。白芍藥各一錢。爲末。入麝香少許。每用一錢。男用女唾調塗外腎。女用男唾調塗乳上。得汗卽愈。玉機微義

五色石脂 本經上品

【校正】併入五種石脂

【釋名】〔時珍曰〕膏之凝者曰脂。此物性黏。固濟爐鼎甚良。蓋兼體用而言也。

【集解】〔別錄曰〕五色石脂生南山之陽山谷中。又曰。青石脂生齊區山及海涯。黃石脂生嵩高山。色如鶯雛。黑石脂生潁川陽城。白石脂生太山之陰。赤石脂生濟南射陽。又太山之陰。並采無時。〔普曰〕五色石脂一名五色符。青符生南山或海涯。黃符生嵩山。色如豘腦鴈雛。黑符生洛西山空地。白符生少室天婁山或太山。赤符生少室或太山。色絳滑如脂。〔宏景曰〕今俗惟用赤石白石二脂。好者出吳郡。亦出武陵建平義陽。義陽者出鄳縣界東八十里。狀如豘腦。赤者鮮紅可愛。隨采復生。餘三色石脂無正用。但黑石脂入畫用爾。〔恭曰〕義陽卽申州。所出乃桃花石。非石脂也。白石脂今出慈州諸山。勝於餘處者。赤石脂今出虢州盧氏縣。澤州陵川縣。又慈州呂鄉縣。宜州諸山亦有。並色理鮮膩爲佳。二脂太山不聞有之。舊出蘇州餘杭山。今不收采。〔承曰〕今蘇州見貢赤白二石脂。但入藥不甚佳。惟延州山中所出最良。揭兩石中取之。〔頌曰〕白石脂。赤石脂。今惟潞州出之。潞與慈州相近也。〔宗奭曰〕赤白石脂四方皆有。以理膩黏舌綴脣者爲上。

【脩治】〔斅曰〕凡使赤脂。研如粉。新汲水飛過三度。曬乾用。〔時珍曰〕亦有火煅水飛者。

【氣味】**五種石脂並甘平**〔大明曰〕並溫無毒。畏黃芩。大黃。官桂。

【主治】**黃疸。洩痢腸澼膿血。陰蝕下血赤白。邪氣癰腫。疽痔惡瘡。頭瘍疥瘙。久服補髓益氣。肥健不饑。輕身延年。五石脂各隨五色補五臟。**本經 **治洩痢。血崩帶下。吐血衄血。澀精淋瀝。除煩。療驚悸。壯筋骨。補虛損。久服悅色。治瘡癤痔漏。排膿。**大明

青石脂【氣味】酸平無毒。普曰青符神農甘。雷公酸。無毒。桐君辛。無毒。李當之大寒。

【主治】養肝膽氣。明目。療黃疸。洩痢腸澼。女子帶下百病。及疽痔惡瘡。久服補髓益氣。不饑延年。別錄

黃石脂【氣味】苦平無毒。普曰黃符雷公苦。李當之小寒。之才曰曾青爲之使。惡細辛。畏蜚蠊黃連甘草。斅曰服之忌卵味。

【主治】養脾氣。安五臟。調中。大人小兒洩痢腸澼。下膿血。去白蟲。除黃疸癰疽蟲。久服輕身延年。別錄

黑石脂別錄曰一名石墨。一名石涅。時珍曰此乃石脂之黑者。亦可爲墨。其性黏舌。與石炭不同。南人謂之畫眉石。許氏說文云。黛畫眉石也。

【氣味】鹹平無毒。普曰黑符桐君甘無毒。

【主治】養腎氣。強陰。主陰蝕瘡。止腸澼洩痢。療口瘡咽痛。久服益氣不饑延年。別錄

白石脂【氣味】甘酸平無毒。普曰白符一名隨岐伯雷公酸無毒桐君甘無毒扁鵲辛李當之小寒權曰甘辛杲曰溫之才曰得厚朴米汁飲。止便膿。燕屎爲之使。惡松脂。畏黃芩。頌曰畏黃連甘草飛廉馬目毒公。

【主治】養肺氣。厚腸。補骨髓。療五臟驚悸不足。心下煩。止腹痛下水。小腸澼熱溏便膿血。女子崩中漏下赤白沃。排癰疽瘡痔。久服安心不饑輕身延年。別錄

濇大腸。甄權

【附方】舊四。新二。

小兒水痢形乏。不勝湯藥。白石脂半兩。研粉。和白粥空肚食之。子母秘錄

小兒滑泄白龍丸。白石脂白龍骨等分。爲末。水丸黍米大。每量大小。木瓜紫蘇湯下。全幼心鑑

久泄久痢白石脂乾薑等分。研。百沸湯和麪爲稀糊搜之。併手丸梧子大。每米飲下三十丸。斗門方

兒臍汁出赤腫。白石脂末熬溫撲之。日三度。勿得動。○韋宙獨行方

兒臍血出多啼。方同上。寇氏衍義

粉滓面䵟白石脂六兩。白蘞十二兩。爲末。雞子白和。夜塗旦洗。聖濟錄

赤石脂【氣味】甘酸辛大溫無毒。普曰赤符神農雷公甘黃帝扁鵲無毒李當之小寒之才曰畏芫花。惡大黃松脂。須曰古人亦單服食。云發則心痛。飲熱酒不解。用綿裹葱豉煮水飲之。

【主治】養心氣。明目益精。療腹痛腸澼。下痢赤白。小便利。及癰疽瘡痔。女子崩中漏下。產難胞衣不出。久服補髓好顏色。益智不饑輕身延年。別錄

補五臟虛乏。甄權

補心血。生肌肉。厚腸胃。除水溼。收脫肛。時珍

【發明】宏景曰五色石脂。本經療體亦相似。別錄分條具載。今俗惟用赤白二脂。斷下痢耳。元素曰赤白石脂俱甘酸。陽中之陰。固脫。杲曰降也。陽中陰也。其用有二。固腸胃有收斂之能。下胎衣無推蕩之峻。好古曰濇可去脫。石脂爲收斂之劑。赤入丙。白入庚。時珍曰五石脂皆手足陽明藥也。其味甘。其氣溫。其體重。其性濇。濇而重。故能收溼止血而固下。甘而溫。故能益氣生肌而調中。中者腸

胃肌肉驚悸黄疸是也。下者腸澼泄痢崩帶失精是也。五種主療，大抵相同。故本經不分條目，但云各隨五色補五臟。別録雖分五種，而性味主治亦不甚相遠，但以五味配五色爲異，亦是强分爾。赤白二種，一入氣分，一入血分，故時用尚之。張仲景用桃花湯治下痢便膿血，取赤石脂之重濇，入下焦血分而固脱；乾薑之辛温，暖下焦氣分而補虚；粳米之甘温，佐石脂、乾薑而潤腸胃也。

【附方】舊五，新七。**小兒疳瀉** 赤石脂末，米飲調服半錢，立瘥。加京芎等分，更妙。斗門方。**大腸寒滑** 小便精出。赤石脂、乾薑各一兩，胡椒半兩，爲末，醋糊丸梧子大。每空心米飲下五七十丸。有人病此，熱藥服至一斗二升不效。或欬服此，終四劑而愈。寇氏衍義。**赤白下痢** 赤石脂末，飲服一錢。普濟方。**冷痢腹痛** 下白凍如魚腦。桃花丸：用赤石脂煅、乾薑炮等分，爲末，蒸餅和丸。量大小服，日三服。和劑局方。**老人氣痢** 虛冷。赤石脂五兩水飛，白麪六兩，水煑熟，入葱醬作臛，空心食三四次，即愈。養老方。**傷寒下痢** 便膿血不止，桃花湯主之：赤石脂一斤，一半全用，一半末用，乾薑一兩，粳米半升，水七升，煑米熟去滓。每服七合，納末方寸匕，日三服，愈乃止。仲景方。**痢後脱肛** 赤石脂、伏龍肝爲末，傅之。一加白礬。錢氏小兒方。**反胃吐食** 絶好赤石脂爲末，蜜丸梧子大。每空心薑湯下一二十丸。先以巴豆仁一枚，勿令破，以津吞之，後乃服藥。聖惠方。**痰飲吐水** 無時節者，其原因冷飲過度，遂令脾胃氣弱，不能消化飲食，飲食入胃，皆變成冷水，反吐不停。赤石脂散主之：赤石脂一斤，擣篩，服方寸匕，酒飲自任，稍加至三匕。服盡一斤，則終身不吐痰水，又不下痢，補五臟，令人肥健。有人痰飲，服諸藥不效，用此遂愈。千金翼方。**心痛徹背** 赤石脂、乾薑、蜀椒各四分，附子炮二分，烏頭炮一分，爲末，蜜丸梧子大。先食服一丸，不住，稍增之。張仲景金匱方。**經水過**

多 赤石脂、破故紙一兩，爲末。每服二錢，米飲下。普濟方。**小便不禁** 赤石脂煅、牡蠣煅各三兩，鹽一兩，爲末，糊丸梧子大。每鹽湯下十五丸。普濟方。

桃花石 唐本草

【集解】恭曰：桃花石出申州鍾山縣。似赤石脂，但舐之不著舌者是也。珣曰：其狀亦似紫石英，色若桃花，光潤而重，目之可愛。頌曰：今信陽州有之，形塊似赤石脂、紫石英輩，采無時。陶宏景言赤石脂出義陽者，狀如㹠腦，鮮紅可愛。蘇恭非之，云是桃花石。久服肥人。今土人以療痢，功用亦不相遠。宗奭曰：桃花石有赤白二種。有赤地淡白點如桃花片者，有淡白地赤點如桃花片者。人往往鐫磨爲器用，人亦罕服之。時珍曰：此即赤白石脂之不黏舌、堅而有花點者，非別一物也，故其氣味功用皆同石脂。昔張仲景治痢用赤石脂，名桃花湯；和劑局方治冷痢有桃花丸，皆即此物耳。

【氣味】甘，温，無毒。【主治】大腸中冷，膿血痢。久服令人肥悅能食。唐本

爐甘石 綱目

【釋名】爐先生 土宿真君曰：此物點化爲神藥絶妙，九天三清俱尊之曰爐先生，非小藥也。時珍曰：爐火所重，其味甘，故名。

【集解】時珍曰：爐甘石所在坑冶處皆有，川蜀、湘東最多，而太原、澤州、陽城、高平、靈上、融縣及雲南者爲勝。金銀之苗也。其塊大小不一，狀似羊腦，鬆如石脂，亦黏舌。產于金坑者，其色微黃，爲上；產於銀坑者，其色白，或帶青，或帶綠，或粉紅。赤銅得之，即變爲黃。今之黃銅，皆此物點化也。造化指南云：爐甘石受黃金、白銀之氣熏陶三十年，方能結成。以大穢浸及砒煑過，皆可點化，不減三黃。崔昉

外丹本草云。用銅二斤。爐甘石一斤。鍊之即成鍮石一斤半。非石中物取出乎。眞鍮石生波斯。如黃金。燒之赤而不黑。

【修治】時珍曰：凡用爐甘石，以炭火煅紅，童子小便淬七次。水洗淨。研粉，水飛過。曬用。

【氣味】甘，溫，無毒。【主治】止血，消腫毒，生肌，明目，去翳退赤。收溼除爛。同龍腦點，治目中一切諸病。時珍

【發明】時珍曰：爐甘石，陽明經藥也。受金銀之氣，故治目病爲要藥。時珍常用爐甘石煅淬、海螵蛸、硼砂各一兩。爲細末。以點諸目病，甚妙。入朱砂五錢，則性不黏也。

【附方】新十五。

目暴赤腫 爐甘石火煅，尿淬。風化消等分。爲末。新水化一粟，點之。御藥院方

諸般翳膜 爐甘石、青礬、朴消等分。爲末。每用一字，沸湯化開。溫洗，日三次。宣明方

一切目疾 眞爐甘石半斤。用黃連四兩。剉豆大。銀石器內，水二盌，煑二伏時。去黃連爲末。入片腦二錢半。研勻，罐收。每點少許，頻用取效。○又方：爐甘石煅一錢。盆消一錢。爲末，熱湯泡洗。

目中諸病 石連光明散，治眼中五輪八廓諸證，神效。爐甘石半斤，取如羊腦、鴨頭色者，以桑柴灰一斗，火煅赤研末，用雅州黃連各四兩，切片，煎水浸石，澄取粉，曬乾，用鉛粉二定，以二連水浸過，炒之，雄黃研末，每用甘石、鉛粉各三分，雄黃一分，片腦半分，研勻點眼，甚妙。張氏方

目暗昏花 爐甘石火煅，童尿淬七次，代赭石火煅，醋淬七次，黃丹水飛，各四兩，爲末，白沙蜜半斤，以銅鐺鍊去白沫，更添清水五六盌，熬沸下藥，文武火熬至一盌，滴水不散，以夾紙濾入瓷器收之。頻點日用。衞生易簡方

爛弦風眼 劉長春方治風眼流淚爛弦，白爐甘石四兩，火煅，童尿淬七次，地上出毒三日，細研。每用椒湯洗目後，臨臥點三四次。次早以茶湯洗去，甚妙。

○又方：爐甘石一斤，火煅，黃連四兩，煎水淬七次，爲末，入片腦。每用點目。○宣明眼科方：用爐甘石、石膏各一錢，海螵蛸三分，爲末，入片腦、麝香各少許，收點。○衞生易簡方：用爐甘石二兩，以黃連一兩，煎水入童尿半盞，再熬，下朴消一兩，又熬成，以火煅石淬七次，洗淨，爲末，入蜜陀僧末一兩，研勻，收點之。

聤耳出汁 爐甘石、礬石各二錢，胭脂半錢，麝香少許，爲末，繳淨吹之。普濟方

齒疎陷物 爐甘石煅、寒水石等分，爲末。每用少許擦牙，忌用刷牙，久久自密。集玄方

漏瘡不合 童尿制爐甘石、牡蠣粉，外塞之，內服滋補藥。雜病治例

下疳陰瘡 爐甘石火煅，醋淬五次，一兩，孩兒茶三錢，爲末，麻油調傅，立愈。通妙邵眞人方

陰汗溼癢 爐甘石一分，眞蚌粉半分，研粉撲之。直指方

井泉石 宋嘉祐

【釋名】時珍曰：性寒如井泉，故名。

【集解】禹錫曰：井泉石近道處處有之，以出饒陽郡者爲勝。生田野中間，穿地深丈餘得之。形如土色，圓方長短大小不等，內實而外圓，重重相疊。采無時。又一種如薑石者，時人多指爲井泉石，非是。頌曰：深州城西十里劇家村出之。

【修治】禹錫曰：凡用細研，水飛過。不爾，令人淋。

【氣味】甘，大寒，無毒。【主治】諸熱，解心臟熱結，熱嗽，小兒熱疳，雀目青盲，眼赤腫痛，消腫毒。得決明、菊花，療小兒眼疳生翳膜。得大黃、梔子，治眼瞼腫赤。嘉祐

【附方】新四。

膀胱熱閉 小便不快。井泉石、海金沙、車前子、滑石各一兩，爲末。每服二錢，

蜜湯下。聖濟錄。○風毒赤目井泉石半兩，井中苔焙，穀精草一兩，豉焙一合，爲末。每服二錢，空心井華水服。聖濟錄 產後搐搦俗名雞爪風。舒筋散：用井泉石四兩，另研，天麻酒浸，木香各一兩，人參、川芎、官桂、丁香各半兩，爲末。每服三錢，大豆淋酒調下，出汗即愈。宣明方 痤疿瘙癢井泉石生三兩，寒水石煅四兩，腦子半錢，爲末撲之。聖濟錄

無名異宋開寶

【釋名】時珍曰：無名異，廋詞也。

【集解】志曰：無名異出大食國，生於石上，狀如黑石炭。番人以油鍊如黳石，嚼之如餳。頌曰：今廣州山石中及宜州入星龍濟山中亦有之。黑褐色，大者如彈丸，小者如黑石子。采無時。斅曰：無名異形似石炭，味別。時珍曰：生川、廣深山中，而桂林極多。一包數百枚，小黑石子也。似蛇黄而色黑，近處山中亦時有之。用以煮蟹，殺腥氣；煎鍊桐油，收水氣；塗剪剪燈，則燈自斷也。

【氣味】甘，平，無毒。頌曰：鹹，寒。伏硫黄。

【主治】金瘡折傷內損，止痛，生肌肉。開寶 消腫毒癰疽，醋摩傅之。蘇頌 收溼氣。時珍

【發明】時珍曰：按雷斅炮炙論序云：無名止楚，截指而似去甲毛。崔昉外丹本草云：無名異，陽石也。昔人見山雞被網損其足，脫去，啣一石摩其損處，遂愈而去。乃取其石理傷折，大效，人因傳之。

【附方】新十二 打傷腫痛無名異爲末，酒服，趕下四肢之末，血皆散矣。集驗方 損傷接骨無名異、甜瓜子各一兩，乳香、没藥各一錢，爲末。每服五錢，熱酒調服。小兒三錢。服畢，以黄米粥塗紙上，摻左顧牡蠣末裹之，竹篦夾住。多能鄙事 臨杖預服無名異末，臨時温服三五錢，則杖不甚痛，亦不甚傷。談埜翁試效方 赤瘤丹毒無名異末，葱汁調塗，立消。簡便方 痔漏腫痛無名異炭火煅紅，米醋淬七次，爲細末。以温水洗瘡，綿裹筯頭填末入瘡口，數次愈。簡便方 天泡溼瘡無名異末，井華水調服之。普濟方 臁瘡潰爛無名異、虢丹細研，清油調搽，溼則乾搽之。濟急方 股陰淇癧無名異二錢，麝香一字，研，酒半盌，午後空腹服，立效。多能鄙事 拳毛倒睫無名異末，紙卷作撚，點燈吹殺熏之，睫自起。保命集 消渴引飲無名異一兩，黄連二兩，爲末，蒸餅丸綠豆大。每服百丸，以茄根、蠶繭煎湯送下。聖濟錄 腳氣痛楚無名異末，化牛皮膠調塗之，頻換。衞生易簡方

蜜栗子綱目

【集解】時珍曰：蜜栗子生川、廣、江、浙金坑中，狀如蛇黄而有刺，上有金線纏之，色紫褐，亦無名異之類也。丹爐家采作五金匱藥，制三黄。

【主治】金瘡折傷，有效。時珍

石鍾乳本經上品

【釋名】留公乳別錄 虛中吳普 蘆石別錄 鵞管石綱目 夏石別錄 黄石砂藥性 時珍曰：石之津氣，鍾聚成乳，滴溜成石，故名石鍾乳。蘆與鵞管，象其空中之狀也。

【集解】別錄曰：石鍾乳生少室山谷及太山，采無時。普曰：生太山山谷陰處岸下，溜汁所成，如乳汁，黄白色，空中相通。二月、三月采，陰乾。宏景曰：第一出始興，而江陵及東境名山石洞亦皆有。惟通中輕薄如鵞翎管，碎之如爪甲，中無鴈齒，光明者爲善。長挺乃有一二尺者。色黄，以苦酒洗刷則白。

仙經少用而俗方所重恭曰第一始興其次廣連澧朗郴等州者雖厚而光潤可愛餌之並佳今陝州青溪房州三洞出者亞于始興其餘非其土地不可輕服多發淋渴止可擣篩白練裹之合諸藥草浸酒服之陶云有一二尺者謬說也恩邈曰乳石必須土地清白光潤羅紋鳥翮蟬翼一切皆成白者可用其非土地者慎勿服之殺人甚於鴆毒志曰別本注云凡乳生于深洞幽穴皆龍蛇潛伏或龍蛇毒氣或洞口陰陽不均或通風氣鴈齒濇或黃或赤乳無潤澤或煎煉火色不調一煎已後不易水則生火毒服即令人發淋又乳有三種石乳者其山洞純石以石津相滋陰陽交備蟬翼紋成其性溫竹乳者其山洞遍生小竹以竹津相滋乳如竹狀其性平茅山之乳者其出有土石相雜遍生茅草以茅津相滋為乳乳色稍黑而滑潤其性微寒一種之中有上中下色皆以光澤為好餘處亦有不可輕信炳曰如蟬翅者上爪甲者次鵞管者下明白而薄者可服頌曰今道州江華縣及連英部階陝州山中皆有之生嵓穴陰處溜山液而成空中相通長者六七寸如鵞翎管狀色白微紅唐李補闕鍊乳法云取韶州鍾乳無問厚薄但令顏色明淨光澤者即堪入鍊惟黃赤二色不任用柳宗元書亦云取其色之美而已不必惟土之信是此藥所重惟在明白者不必如上所說數種也今醫家但以鵞管中空者為最又本經中品載殷孽云鍾乳根也孔公孽殷孽根也石花石牀並與殷孽同又有石腦亦鍾乳之類凡此五種醫家亦復稀用但用鍾乳爾時珍曰按范成大桂海志所說甚詳明云桂林接宜融山洞穴中鍾乳甚多仰視石脈涌起處即有乳牀白如玉雪石液融結成者乳牀下垂如倒數峰小山峰端漸銳且長如冰柱柱端輕薄中空如鵞翎乳水滴瀝不已且滴且凝此乳之最精者以竹管仰承取之鍊治家又以鵞管之端尤輕明如雲母爪甲者為勝

【修治】斅曰凡使勿用頭粗厚并尾大者為孔公石不用色黑及經大火驚過并久在地上收者曾經藥物制者並不得用須要鮮明薄而有光潤者似鵞翎筒子為上有長五六寸者凡修事法鍾乳八兩用沈香零陵香藿香甘松白茅各一兩水煑過再煑汁方用煑乳一伏時漉出以甘草紫背天葵各二兩同煑漉出拭乾緩火焙之入臼杵粉篩過入鉢中令有力少壯者二三人不住研三日三夜勿歇然後以水飛澄過絹籠於日中曬乾入鉢再研二萬遍乃以瓷盒收之慎微曰太清經鍊鍾乳法取好細末置金銀器中瓦一片密蓋勿令洩氣蒸之自然化作水也李補闕鍊乳法見後

【氣味】**甘溫無毒** 普曰神農辛桐君黃帝醫和甘扁鵲甘無毒權曰有大毒之才曰蛇牀為之使惡牡丹玄石牡蒙畏紫石英蘘草忌羊血時珍曰相感志云服乳石忌參朮犯者多死土宿真君曰鍾乳產于陽洞之內陽氣所結伏之可柔五金麥門冬獨蒜韭實胡葱胡荽貓兒眼草皆可伏之

【主治】**欬逆上氣明目益精安五臟通百節利九竅下乳汁** 本經 **益氣補虛損療腳弱疼冷下焦傷竭強陰久服延年益壽好顏色不老令人有子不鍊服之令人淋** 別錄 **主泄精寒嗽壯元氣益陽事通聲** 甄權 **補五勞七傷** 大明 **補髓治消渴引飲** 青霞子

【發明】慎微曰柳宗元與崔連州書云草木之生也依於土有居山之陰陽或近水或附石其性移焉況石鍾乳直產於石石之精粗疏密尋尺特異而穴之上下土之厚薄石之高下不可知則其依而產者固不一性然由其精密而出者則油然而清泪然而輝其竅滑以夷其肌廉以微食之使人榮華溫柔其氣宣流生胃通腸壽考康甯其粗疏而下者則奔突結澀乍大乍小色如枯骨或類

死灰奄頓，不發叢齒，積類重濁，頑璞食之，使人偃蹇壅鬱，泄火生風，戟喉癢肺，幽闗不聰，心煩喜怒，肝舉氣剛，不能平和。故君子慎取其色之美，而不必惟土之信，以求其至精，凡爲此也。〔震亨曰〕石鍾乳爲慓悍之劑。內經云：石藥之氣悍。仁哉言也！凡藥氣之偏者，可用於暫而不可久，夫石藥又偏之甚者也。自唐時太平日久，膏粱之家，惑於方士服食致長生之說，以石藥體厚氣厚，習以成俗，迨宋至今猶未已也。斯民何辜，受此氣悍之禍而莫之能救，哀哉！本草讚其久服延年之功，柳子厚又從而述美之，予不得不深言也。〔時珍曰〕石鍾乳乃陽明經氣分藥也，其氣慓疾，令陽氣暴充，飲食倍進，而形體壯盛。昧者得此自慶，益肆淫泆，精氣暗損，石氣獨存，孤陽愈熾，久之營衛不從，發爲淋渴，變爲癰疽，是果乳石之過耶？抑人之自取耶？凡人陽明氣衰，用此合諸藥以救其衰，疾平則止，夫何不可？五穀五肉久嗜不已，猶有偏絕之弊，況石藥乎？種樹書云：凡果樹作穴，納鍾乳末少許固密，則子多而味美。納少許於老樹根皮間，則樹復茂。信然，則鍾乳益氣，令人有子之說，亦可類推。但恐嗜欲者未獲其福，而先受其禍也。然有稟賦異常之人，又不可執一而論。張杲醫說載：武帥雷世賢多侍妾，常餌砂、母、鍾乳，日夜煎鍊，以濟其欲。其妾父苦寒泄，不嗜食，求丹十粒服之，即覺臍腹如火，少焉熱狂，投井中，救出遍身發紫泡，數日而死，而世賢服餌千計，了無病惱，異哉！沈括筆談載：夏英公性豪侈，而稟賦異於人，纔睡即身冷而僵如死者，常服仙茅、鍾乳、硫黃，莫知紀極。每晨以鍾乳粉入粥食之。有小吏竊食，遂發疽死。此與終身服附子無恙者，同一例也。沈括又云：醫之爲術，苟非得之于心，未見能臻其妙也。如服鍾乳，當終身忌朮，朮能動鍾乳也。然有藥勢不能蒸，須要其動而激發者，正如火少必借風氣鼓之而後發，火盛則鼓之反爲害，此自然之理也。凡服諸藥，皆宜做此。又十便良方云：凡服乳人，服乳三日，即三日補之，服乳十日，即十日補之。欲飽食，以牛、羊、麞、鹿等骨煎汁，任意作羹食之。勿食倉米、臭肉，及犯房事。一月後精氣滿盛，百脈流通，身體覺熱，遶臍肉起，此爲得力。可稍近房事，不可頻數，令藥氣頓竭，彌更害人，戒之慎之。名之爲乳，以其狀人之乳也，與神丹相配，與凡石迥殊，故乳稱石。語云：上士服石服其精，下士服石服其滓。滓之與精，其力遠也。此說雖明快，然須眞病命門火衰者宜之，否則當審。

附方　新十一

李補闕服乳法　主五勞七傷，欬逆上氣，治寒嗽，通音聲，明目益精，安五臟，通百節，利九竅，下乳汁，益氣補虛損，療腳弱疼冷，下焦傷竭，強陰。久服延年益壽，不老，令人有子。取韶州鍾乳，無問厚薄，但顏色明淨光澤者即堪入鍊，惟黃赤二色不任用。置于金銀器中，大鐺著水，沈器煮之，令如魚眼沸，水減即添。乳少三日三夜，乳多七日七夜，候乾，色變黃白即熟。如疑生，更煮滿十日最佳。取出去水，更以清水煮半日，其水色清不變即止，乳無毒矣。入瓷鉢中，玉槌著水研之，覺乾濇即添水，常令如稀米泔狀，研至四五日，揩之光膩，如書中白魚，便以水洗之，不隨水落者即熟，落者更研，乃澄取暴乾。每用一錢半，溫酒空腹調下，兼和丸散用。其煮乳黃濁水，切勿服，服之損人咽喉，傷肺，令人頭痛，或下利不止。其有犯者，但食猪肉解之。孫眞人千金方

鍾乳煎　治風虛勞損，腰腳無力，補益強壯。用鍾乳粉鍊成者三兩，以夾練袋盛之，牛乳一大升，煎減三之一，去袋飲乳，分二服，日一作。不吐不利，虛冷人微溏無苦。一袋可煮三十度，即力盡，別作袋。每煎訖，須濯淨，令通氣。其滓和麪餵雞，生子食之。此崔尚書方也。孫眞人千金翼

鍾乳酒　安五臟，通百節，利九竅，主風虛，補下臟，益精明目。鍾乳鍊成粉五兩，以夾練袋盛之，清酒六升，瓶封，湯內煮減三之二，取出添滿，封七日，日飲三合。忌房事、葱、豉、生食、硬食。外臺秘要

鍾乳丸　治丈夫衰老，陽絕肢冷，少氣減食，腰疼腳痺，下氣消食，和中長肌。鍾乳粉二兩，菟絲子酒浸焙，石斛

各一兩。吳茱萸湯泡七次。炒半兩。爲末。煉蜜和丸梧子大。每服七丸。空心温酒或米湯下。日二服。服訖行數百步。覺胸口熱。稍定即食乾飯豆醬。忌食粗臭惡食。及聞尸穢等氣。初服七日勿爲陽事。過七日乃可行。不宜傷多。服過半劑。覺有功乃續服。此曹公卓方也。和劑局方

元氣虛寒方見陽起石下。

一切勞嗽胸膈痞滿。焚香透膈散：用鵞管石、雄黃、佛耳草、款冬花等分。爲末。每用一錢。安香爐上焚之。以筒吹烟入喉中。日二次。宣明

肺虛喘急連綿不息。生鍾乳粉光明者五錢。蠟三兩。化和飯甑內蒸熟。研丸梧子大。每温水下一丸。聖濟錄

吐血損肺鍊成鍾乳粉。每服二錢。糯米湯下。立止。十便良方

大腸冷滑不止。鍾乳粉一兩。肉豆蔻煨半兩。爲末。煮棗肉丸梧子大。每服七十丸。空心米飲下。濟生方

乳汁不通氣少血衰。脈濇不行。故乳少也。鍊成鍾乳粉二錢。濃煎漏蘆湯調下。或與通草等分。爲末。米飲服方寸匕。日三次。外臺秘要。○

精滑不禁大腑溏泄。手足厥冷。方見陽起石下。

孔公孽 本經中品

釋名 孔公石綱目 **通石** 時珍曰：孔竅空通。附垂于石。如木之芽孽。故曰孔空孽。而俗訛爲孔公爾。恭曰：此孽次于鍾乳。狀如牛羊角。中有孔通。故名通石。別錄誤以此爲殷孽之根。而俗猶呼爲孔公孽。是也。

集解 別錄曰：孔公孽。鍾乳根也。青黃色。生梁山山谷。宏景曰：梁山屬馮翊郡。此即今鍾乳牀也。亦出始興。皆大塊打破之。凡鍾乳之類有三種。同一體。從石室上汁溜積久。盤結者爲鍾乳牀。即孔公孽也。其次以小龍嵸者爲殷孽。大如牛羊角。長一二尺。今人呼此爲孔公孽也。殷孽復溜。輕好者爲鍾乳。雖同一類。而療體各異。貴賤懸殊。三種同根。而所生各處。當是隨其土地爲勝爾。保昇曰：鍾乳之類。凡五種。鍾乳、殷孽、孔公孽、石牀、石花也。雖同一體。而主療各異。頌曰：孔公孽、殷孽既是鍾乳同生。則有孽處皆當有乳。今不聞有之。豈用之既寡。則采者亦稀乎。抑時人不知孽中有乳。不盡采乎。不能盡究也。恭曰：孔公孽次于鍾乳。別錄誤以爲殷孽之根。殷孽即孔公孽之根。俗人乃以孔公孽爲殷孽。陶氏依之。以孔公孽爲鍾乳牀。非矣。時珍曰：以薑石、通石二石推之。則似附石生而粗者爲殷孽。接殷孽而生以漸空通者爲孔公孽。接孔公孽而生者爲鍾乳。當從蘇恭之說爲優。蓋殷孽如人之乳根。孔公孽如乳房。鍾乳如乳頭也。

氣味 辛，温，無毒。普曰：神農：辛。岐伯：鹹。扁鵲：酸，無毒。大明曰：甘，煖。權曰：甘，有小毒。之才曰：木蘭爲之使。惡細辛、朮。忌羊血。

主治 傷食不化。邪結氣惡。瘡疽瘻痔。利九竅。下乳汁。本經　男子陰瘡。女子陰蝕。及傷食病。常欲眠睡。別錄　主腰冷膝痹毒氣。能使喉聲圓亮。甄權　輕身充肌。青霞子

發明 宏景曰：二孽不堪丸散。止可水煮湯。并酒浸飲之。甚療腳弱腳氣。

附方 新一。

風氣腳弱 孔公孽二斤。石斛五兩。酒二斗。浸服。肘後方

殷孽 本經中品

釋名 **薑石** 時珍曰：殷。隱也。生于石上。隱然如木之孽也。恭曰：此即孔公孽根也。盤結如薑。故名薑石。俗人乃以孔公孽爲之。誤矣。詳孔公孽下。

集解 別錄曰：殷孽。鍾乳根也。生趙國山谷。又梁山及南海。采無時。宏景曰：趙國屬冀州。亦出始興。

氣味 辛，温，無毒。之才曰：惡防己。畏朮。

主治 爛傷瘀血。洩痢。

寒熱，鼠瘻，癥瘕結氣，脚冷疼弱。本經 秉筋骨弱并痔瘻，及下乳汁。別錄

【發明】見孔公孽下。

【附錄】石牀 唐本草 恭曰：味甘，溫，無毒。酒漬服，與殷孽同功。一名乳牀，一名逆石，一名石笋。生鍾乳堂中，采無時。鍾乳水滴下凝積，生如笋狀，久漸與上乳相接，爲柱也。陶謂孔公孽爲乳牀，非也。殷孽、孔公孽在上，石牀、石花在下。性體雖同，上下有別。石花 唐本草 恭曰：味甘，溫，無毒。主腰脚風冷，漬酒服，與殷孽同功。一名乳花。生乳穴堂中，乳水滴石上，散如霜雪者，三月、九月采之。大明曰：壯筋骨，助陽道。○宗奭曰：石花白色，圓如覆大馬杓，上有百十枝，每枝各槎牙分歧如鹿角，上有細文起，以指撩之，錚錚然有聲。其體甚脆，不禁觸擊。多生海中石上，世方難得。家中曾得一本，本條所注皆非是。時珍曰：石花是鍾乳滴于石上迸散，日久積成如花者。蘇恭所說甚明，寇宗奭所說乃是海中石梅、石柏之類，亦名石花，不入藥用，非本草石花，正自誤矣。石骨 恭曰：石骨服之力勝鍾乳，似骨如玉堅潤，生五石脂中。

土殷孽 別錄下品

【釋名】土乳 唐本 志曰：此則土脂液也。生于土穴，狀如殷孽，故名。

【集解】別錄曰：生高山崖上之陰，色白如脂，采無時。宏景曰：此猶似鍾乳、孔公孽之類，故亦有孽名。但在崖上爾，今不知用。恭曰：此即土乳也。出渭州鄣縣三交驛西北坡平地上窟中，見有六十餘坎，昔人采處。土人云：服之亦同鍾乳而不發熱。陶及本草云生崖上，非也。時珍曰：此即鍾乳之生於山崖土中者。南方名山多有之，人亦掘爲石山，貨之充玩，不知其爲土鍾乳也。

【氣味】鹹，平，無毒。【主治】婦人陰蝕，大熱乾痂。別錄

石腦 別錄中品

【釋名】石飴餅 別錄 石芝 綱目 化公石 時珍曰：其狀如結腦，故名。昔有化公服此，又名化公石。

【集解】別錄曰：石腦生名山土中，采無時。宏景曰：此石亦鍾乳之類，形如曾青而白色，黑斑而軟，易破。今茅山東及西平山並有之，鑿土龕取出。恭曰：出徐州宋里山，初在爛石中，入土一丈以下得之，大如雞卵，或如棗許，觸著即散如麪，黃白色，土人號爲握雪礜石，云服之長生。保昇曰：蘇恭引握雪礜石爲注，非矣。時珍曰：按抱朴子內篇云：石腦芝生滑石中，亦如石中黃子狀，但不皆有耳。打破大滑石千計，乃可得一枚。初破之，在石中五色光明而自得。服一升得長生。乃石芝也。別錄所謂石腦及諸仙服食，當是此物也。蘇恭所說本是石腦，而又以注握雪礜石，誤矣。握雪乃石上之液，與此不同，見後本條。

【氣味】甘，溫，無毒。【主治】風寒虛損，腰脚疼痹，安五臟，益氣。別錄

【發明】宏景曰：俗方不見用，仙經有劉君導仙散用之。又真誥云：李整采服，療風痹虛損，而得長生。恭曰：隋時化公所服，亦名石腦。時珍曰：真誥載姜伯真在大橫山服石腦，時時使人身熱而不渴，即此。

石髓 拾遺

【集解】藏器曰：石髓生臨海華蓋山石窟。土人采取澄淘如泥，作丸如彈子，有白有黃，彌佳。時珍

曰按列仙傳言卬疏煮石髓服即鍾乳也仙經云神山五百年一開石髓出服之長生王列入山見石裂得髓食之因撮少許與嵇康化爲青石北史云龜茲國北大山中有如膏者流出成川行數里入地狀如醍醐服之齒髮更生病人服之皆愈方鎮編年錄云高展爲并州判官一日見砌間沫出以手撮塗老吏面皺皮頓改爲少年色展以爲神藥問承天道士道士曰此名地脂食之不死乃發砌無所見此數說皆近石髓也

【氣味】甘温無毒【主治】寒熱羸瘦無顔色積聚心腹脹滿食飲不消皮膚枯槁小便數疾癖塊腹内腸鳴下痢腰腳疼冷性壅宜寒瘦人藏器

石腦油 宋嘉祐

【校正】併入拾遺石漆

【釋名】石油綱目 石漆拾遺 猛火油 雄黄油 硫黄油綱目

【集解】禹錫曰石腦油宜以瓷器貯之不可近金銀器雖至完密直爾透過道家多用俗方不甚須宗奭曰眞者難收多滲蝕器物入藥最少燒煉家研生砒入油再研如膏入坩鍋内瓦蓋置火上煉之砒即伏矣時珍曰石油所出不一出陝之肅州鄜州延州延長及雲南之緬甸廣之南雄者自石岩流出與泉水相雜汪汪而出肥如肉汁土人以草挹入缶中黑色頗似淳漆作雄硫氣土人多以然燈甚明得水愈熾不可入食其烟甚濃沈存中宦西時掃其煤作墨光黑如漆勝于松烟張華博物志載延壽縣南山石泉注爲溝其水有脂挹取著器中始黄後黑如凝膏然之極明謂之石漆段成式酉陽雜俎載高奴縣有石脂水膩浮水上如漆采以膏車及然燈康譽之昨夢錄載猛火油出高麗東日烘石熱所出液也惟眞琉璃器可貯之入水涓滴烈焰遽發餘力入水魚鼈皆死邊人用以禦敵此數說皆石腦油也國朝正德末年嘉州開鹽井偶得油水可以照夜其光加倍沃之以水則焰彌甚撲之以灰則滅作雄硫氣土人呼爲雄黄油亦曰硫黄油近復開出數井官司主之此亦石油但出于井爾蓋皆地産雄硫石脂諸石源脈相通故有此物王冰謂龍火得溼而焰遇水而燔光焰詣天物窮方止正是此類皆陰火也

【附錄】地溲 時珍曰溝澗流水及引水灌田之次多有之形狀如油又如泥色如黄金甚腥烈冬月收取以柔鐵燒赤投之二三次剛可切玉

【氣味】辛苦有毒 獨孤滔曰化銅制砒【主治】小兒驚風化涎可和諸藥作丸散嘉祐 塗瘡癬蟲癩治鐵箭入肉藥中用之時珍

【發明】時珍曰石油氣味與雄硫同故殺蟲治瘡其性走竄諸器皆滲惟瓷器琉璃不漏故錢乙治小兒驚熱膈實嘔吐痰涎銀液丸中用和水銀輕粉龍腦蠍尾白附子諸藥爲丸不但取其化痰亦取其能透經絡走關竅也

石炭 綱目

【釋名】煤炭 石墨 鐵炭 烏金石綱目 焦石 時珍曰石炭即烏金石上古以書字謂之石墨今俗呼爲煤炭煤墨音相近也拾遺記言焦石如炭嶺表錄言康州有焦石穴即此也

【集解】時珍曰石炭南北諸山産處亦多昔人不用故識之者少今則人以代薪炊爨煅鍊鐵石

大爲民利。土人皆鑿山爲穴，横入十餘丈取之。有大塊如石而光者，有疎散如炭末者，俱作硫黄氣，以酒噴之則解。入藥用堅塊如石者。昔人言夷陵黑土爲劫灰者，即此疎散者也。孝經援神契云：干者德至山陵，則出黑丹。水經言：石炭可書，然之難盡，烟氣中人。酉陽雜俎云：無勞縣出石墨，爨之彌年不消。夷堅志云：彰德南郭村井中産石墨。宜陽縣有石墨山。汧陽縣有石墨洞。燕之西山，楚之荆州，興國州，江西之廬山、袁州、豐城、贛州，皆産石炭，可以炊爨，並此石也。又有一種石墨，舐之黏舌，可書字，畫眉，名畫眉石者，即黑石脂也。見石脂下。

【附録】然石 【時珍曰】曹叔雅異物志云：豫章有石黄色，理疎，如以水灌之便熱，可以烹鼎，冷則再灌。張華謂之然石。高安亦有之。

【氣味】甘辛温有毒 【時珍曰】人有中煤氣毒者，昏瞀至死，惟飲冷水即解。【獨孤滔曰】去錫暈，制三黄、硇砂、消石。

【主治】婦人血氣痛，及諸瘡毒，金瘡出血，小兒痰癇。 時珍

【附方】 新五

金瘡出血：急以石炭末厚傅之。瘡深不宜速合者，加滑石。醫學集成

誤吞金銀及錢，在腹中不下者：光明石炭一杏核大，硫黄一皁子大，爲末，酒下。普濟方

腹中積滯：烏金石即鐵炭也。三兩，自然銅爲末，醋熬一兩，當歸一兩，大黄童尿浸晒一兩，爲末。每服二錢，紅花酒一盞，童尿半盞，同調，食前服，日二服。張子和儒門事親

月經不通：巴豆去油，如緑豆大，三丸，以烏金石末一錢，調湯送下，即通。衞生易簡方

産後兒枕刺痛：黑白散：用烏金石燒酒淬七次，寒水石煆爲末，等分。每用粥飲服一錢半，即止。未止再服。潔古保命集

石灰 本經中品

【釋名】石堊 宏景 **堊灰** 本經 **希灰** 別録 **鍜石** 日華 **白虎** 綱目 **礦灰** 綱目

【集解】 【別録曰】石灰生中山川谷。【宏景曰】近山生石，青白色，作竈燒竟，以水沃之，即熱蒸而解。俗名石堊。【頌曰】所在近山處皆有之，燒青石爲灰也。又名石鍜。有風化、水化二種。風化者，取鍜了石置風中自解，此爲有力；水化者，以水沃之，熱蒸而解，其力差劣。【時珍曰】今人作窰燒之，一層柴或煤炭一層在下，上累青石，自下發火，層層自焚而散。入藥惟用風化、不夾石者良。

【氣味】辛温有毒 【大明曰】甘，無毒。【獨孤滔曰】伏雄黄、硫黄、硇砂，去錫暈。

【主治】疽瘍疥瘙，熱氣惡瘡，癩疾死肌墮眉，殺痔蟲，去黑子瘜肉。 本經 **療髓骨疽。** 別録 **治瘑疥，蝕惡肉，止金瘡血甚良。** 甄權 **生肌長肉，止血，白癜癧瘍，瘢疵痔瘻，瘿贅疣子。婦人粉刺，産後陰不能合。解酒酸，治酒毒，暖水臟，治氣。** 大明 **墮胎。** 保昇 **散血定痛，止水瀉血痢，白帶白淫，收脱肛陰挺，消積聚結核，貼口喎，黑鬚髮。** 時珍

【發明】 【宏景曰】石灰性至烈，人以度酒飲之，則腹痛下利。古今多以搆冢，用捍水而辟蟲。故古冢中水洗諸瘡，皆即瘥。【恭曰】別録及今人用療金瘡止血大效。若五月五日采蘩縷、葛葉、鹿活草、槲葉、芍藥、地黄葉、蒼耳葉、青蒿葉，合石灰擣爲團如雞卵，暴乾末，以療瘡生肌，大妙。神驗。【權曰】止金瘡血，

和雞子白敗船茹甚良。不入湯飲。〔頌曰〕古方多用合百草團末治金瘡殊勝。今醫家或以臘月黃牛膽汁搜和。納入膽中風乾。研用。更勝草藥者。古方以諸草雜石灰熬煎。點疣痣黑子。丹竈家亦用之。

〔時珍曰〕石灰止血神品也。但不可著水。著水即爛肉。

【附方】舊十四。新三十二。

人落水死 裹石灰納下部中。水出盡即活。千金方

痰厥氣絕 心頭尚溫者。千年石灰一合。水一盞。煎滾去清水。再用一盞。煎極滾。澄清灌之。少頃痰下自甦。集玄方

中風口喎 新石灰醋炒。調如泥。塗之。左塗右。右塗左。立便牽正。寇氏衍義

風牙腫痛 二年石灰細辛等分。研搽即止。普濟方

蟲牙作痛 礦灰沙糖和塞孔中。普濟方

風蟲牙痛 百年陳石灰爲末四兩。蜂蜜三兩和勻。鹽泥固濟。火煅一日。研末擦牙神效。名神仙失笑散。張三丰方

乾霍亂病 千年石灰沙糖水調服二錢。或淡醋湯亦可。名落盞湯。摘玄方

偏墜氣痛 陳石灰炒。五倍子。山巵子等分。爲末。麪和醋調。敷之。一夜即消。醫方摘要

婦人血氣 方見獸部豬血下。

產後血渴 不煩者。新石灰一兩。黃丹半錢。渴時漿水調服一錢。名桃花散。張潔古活法機要

白帶白淫 風化石灰一兩。白茯苓三兩。爲末。糊丸梧子大。每服二三十丸。空心米飲下。絕妙。集玄方

水瀉不止 方同上。

酒積下痢 石灰五兩。水和作團。黃泥包煅一日夜。去泥爲末。醋糊丸梧子大。每服三十丸。薑湯空心下。摘玄方

血痢十年 石灰三升。熬黃。水一斗投之。澄清。一服一升。日三服。崔知悌方

虛冷脫肛 石灰燒熱。故帛裹坐。冷即易之。聖惠方

產門不閉 產後陰道不閉。或陰脫出。石灰一斗。熬黃。以水二斗。投之澄清。熏。肘後方

產門生合 不開。用銅錢磨利割開。以陳石灰傅之。即愈。通變方

腹脇積塊 風化石灰半斤。瓦器炒極熱。入大黃末一兩。炒紅取起。入桂末半兩。略燒。入米醋和成膏。攤絹上貼之。內服消塊藥。甚效。丹溪心法

瘧疾寒熱 一日一發。或二三發。或三日一發。古城石灰二錢。頭垢五靈脂各一錢。研末。飯丸皁子大。每服一丸。五更無根水下。即止。集玄方

老小暴嗽 石灰一兩。蛤粉四錢。爲末。蒸餅丸豌豆大。焙乾。每服三十丸。溫齏汁下。普濟方

卒暴吐血 石灰于刀頭上燒研。井水下二錢。普濟方

髮落不止 乃肺有勞熱瘙癢。用石灰三升。水拌炒焦。酒三升浸之。每服三合。常令酒氣相接。則新髮更生。神驗。千金方

染髮烏鬚 礦灰一兩。水化開。七日。用鉛粉一兩。研勻。好醋調搽。油紙包一夜。先以皁角水洗淨。乃用。集玄方

身面疣目 苦酒浸石灰六七日。取汁頻滴之。自落。千金方

面黶疣痣 水調礦灰一盞。好糯米全者。半插灰中。半在灰外。經宿米色變如水精。先以針微撥動。點少許于上。經半日汁出。剔去藥。不得著水。二日而愈也。集玄方

疣痣瘤贅 石灰一兩。用桑灰淋汁熬成膏。刺破點之。普濟方

癰疽瘀肉 石灰半斤。蕎麥稭灰半斤。淋汁煎成霜。密封。每以針畫破塗之。自腐。普濟方

疔瘡惡腫 石灰半夏等分。爲末傅之。普濟方

腦上癰癤 石灰入飯內搗爛合之。李樓奇方

痰核紅腫 寒熱。狀如瘰癧。石灰火煅爲末。以白果肉同搗貼之。蜜調亦可。活人心統

痄腮腫痛 醋調石灰傅之。簡便方

多年惡瘡 多年石灰研末。雞子清和成塊。煅過。再研。薑汁調傅。救急方

癭瘡不合 古冢中石灰。厚傅之。千金方

痔瘡有蟲 古石灰川烏頭炮等分。爲末。燒飯丸梧子大。每服二三十丸。白湯下。活法機要

疥瘡有蟲 石灰淋汁。洗之數次。孫眞人方

血風溼瘡 千年陳石灰研搽。痛即止。瘡即愈。神效。蘭氏方

火

豭丹毒 醋和石灰塗之。或同青靛塗。摘玄方 卒發風疹 醋漿和石灰塗之，隨手滅。元希聲侍郎秘方也。外臺秘要 夏月痱疱 石灰煅一兩，蛤粉二兩，甘草一兩，研撲之。集玄方 湯火傷灼 年久石灰傅之，或加油調。肘後方 杖瘡腫痛 新石灰，麻油調搽，甚妙。集簡方 刀刃金瘡 石灰裹之，定痛止血。又速愈。瘡深不宜速合者，入少滑石傅之。肘後方 誤吞金銀 或錢在腹內不下，石灰、硫黃一皁子大，同研為末，酒調服之。孫用和秘寶方 馬汗入瘡 石灰傅之。摘玄方 蠼螋咬人 醋和石灰塗之。聖惠方 蚯蚓咬人 其毒如大風，眉鬚皆落。以石灰水浸之，良。經驗方

古墓中石灰。名地龍骨。主治頑瘡瘻瘡，膿水淋漓。斂諸瘡口。棺下者尤佳。時珍

艌船油石灰。名水龍骨。主治金瘡跌撲傷損，破皮出血，及諸瘡瘻，止血殺蟲。時珍

附方 新三。軟癤不愈 爛船底油石灰，研末，油調傅之。胡氏方 下體癬瘡 艌船灰、牛糞燒烟熏之，一日一次，即安。醫方摘玄 血風臁瘡 船上舊油灰，將泥作釜，火煅過，研末，入輕粉少許，苦茶洗淨傅之。忌食發物。鄧真人經驗方

石麪 綱目

集解 時珍曰：石麪不常生，亦瑞物也。或曰饑荒則生之。唐玄宗天寶三載，武威番禾縣醴泉涌出，石化為麪，貧民取食之。憲宗元和四年，山西雲蔚代三州山谷間，石化為麪，人取食之。宋真宗祥符五年四月，慈州民饑，鄉寧縣山生石脂如麪，可作餅餌。仁宗嘉祐七年三月，彭城地生麪。五月，鍾離縣地生麪。哲宗元豐三年五月，青州臨朐、益都石皆化麪，人取食之。搜集於此，以備食者考求云。

氣味 甘，平，無毒。主治 益氣調中，食之止饑。時珍

浮石 日華

校正 併入拾遺水花。

釋名 海石 綱目 水花

集解 時珍曰：浮石乃江海間細沙、水沫凝聚，日久結成者。狀如水沫及鍾乳石，有細孔如蛀窠，白色，體虛而輕。今皮作家用磨皮垢，甚妙。海中者味鹹，入藥更良。抱朴子云：燒泥為瓦，燔木為炭，水沫為浮石。此皆去其柔脆，變為堅剛也。交州記云：海中有浮石，輕虛可以磨腳，煮水飲之止渴，即此也。

氣味 鹹，平，無毒。時珍曰：大寒。

主治 煮汁飲，止渴，治淋，殺野獸毒。大明 止欬。宏景 去目翳。宗奭 清金降火，消積塊，化老痰。震亨 消瘤瘻結核疝氣，下氣，消瘡腫。時珍

發明 藏器曰：水花主遠行無水，止渴，和苦栝樓為丸，每旦服二十丸，永無渴也。震亨曰：海石治老痰積塊，鹹能軟堅也。時珍曰：浮石乃水沫結成，色白而體輕，其質玲瓏，肺之象也。氣味鹹寒，潤下之用也。故入肺除上焦痰熱，止欬嗽而軟堅，清其上源。故又治諸淋。按余琰席上腐談云：肝屬木，當浮而反沉；肺屬金，當沉而反浮，何也？肝實而肺虛也。故石入水則沉，而南海有浮水之石；木入水則浮，而南海有沉水之香。虛實之反如此。

附方 新十二。欬嗽不止 浮石末，湯服，或蜜丸服。肘後方 消渴引飲 本事方：浮石、舶上青黛等分，麝香少許，為末。溫湯服一錢。○又方：白浮石、蛤粉、蟬殼等分，為末，鯽魚

膽汁七個調服三錢。神效。**血淋砂淋**小便澀痛。用黄爛浮石爲末。每服二錢。生甘草煎湯調服。直指方。○**石淋破血**浮石滿一手。爲末。以水三升。酢一升。和煮二升。澄清。每服一升。傳信適用方。**小腸疝氣**莖縮囊腫者。直指方用浮石爲末。每服二錢。木通、赤茯苓、麥門冬煎湯調下。○丹溪方用海石、香附等分。爲末。每服二錢。薑汁調下。**頭核腦痹**頭枕後生痰核。正者爲腦。側者爲痹。用輕虛白浮石燒存性。爲末。入輕粉少許。麻油調。掃塗之。勿用手按。即脹。或加焙乾黄牛糞尤好。亦治頭痹。直指方。**耳底有膿**海浮石一兩。沒藥一錢。麝香一字。爲末。繳淨吹之。普濟方。**疳瘡不愈**海浮石燒紅。醋淬數次。二兩。金銀花一兩。爲末。每服二錢半。水煎服。病在上食後。在下食前。一年者半年愈。儒門事親。**疔瘡發背**白浮石半兩。沒藥二錢半。爲末。醋糊丸梧子大。每服六七丸。臨卧冷酒下。普濟方。**諸般惡瘡**方同上。

附錄　**暈石**拾遺藏器曰。生海底。狀如薑石。紫褐色。極緊似石。是鹹水結成。自然生暈。味鹹。寒。無毒。主石淋。磨汁飲之。亦燒赤投酒中飲。

石芝綱目

集解葛洪曰。芝有石、木、草、菌、肉五類。各近百種。道家有石芝圖。石芝者。石象芝也。生于海隅名山島嶼之涯。有積石處。其狀如肉。有頭尾四足。如生物。附於大石。赤者如珊瑚。白者如截肪。黑者如澤漆。青者如翠羽。黄者如紫金。皆光明洞徹。大者十餘斤。小者三四斤。須齋祭取之。搗末服。其類有七明九光芝。生臨水高山石厓之間。狀如盤盌。不過徑尺。有莖連綴之。起三四寸。有七孔者名七明。九孔者名九光。光皆如星。百步內夜見其光。常以秋分伺之。搗服方寸匕。入口則翕然身熱。五味甘美。得盡一斤。長生不老。可以夜視也。玉脂芝生于有玉之山。玉膏流出。千百年凝而成之。有鳥獸之形。色無常彩。多似玄玉、蒼玉及水精。得而末之。以無心草汁和之。須臾成水。服至一升。長生也。石蜜芝生少室石戶中。有深谷不可過。但望見一石蜜從石戶上入石偃蓋中。良久輒有一滴。得服一升。長生不老也。石桂芝生石穴中。有枝條似桂樹而實石也。高尺許。光明而味辛。時珍曰。神仙之說渺茫。不知有無。然其所述之物則非無也。貴州普定分司署內有假山。山間有樹根幹枝條皆石。而中有葉如榴。裊裊茂翠。開花似桂微黄。嘉靖丁巳僉事焦希程賦詩紀之。以比康于斷松化石之事。而不知其名。時珍按圖及抱朴子之說。此乃石桂芝也。海邊有石梅。枝幹橫斜。石柏葉如側柏。亦是石桂之類云。

主治諸芝搗末。或化水服。令人輕身長生不老。葛洪

本草綱目石部第九卷終

本草綱目石部目錄第十卷

石之四　石類下四十種

右附方舊二十五新九十五

本草綱目石部第十卷

石之四 石類下四十種

陽起石 本經中品

【釋名】羊起石別錄 白石本經 石生別錄 時珍曰：以能命名。

【集解】別錄曰：陽起石生齊山山谷及琅琊或雲山、陽起山，采無時。普曰：生太山。宏景曰：此所出與雲母同，而甚似雲母，但厚異耳。今用乃出益州，與礬石同處，色小黃黑。但礬石雲母根未知何者是。俗用乃稀，仙經服之。恭曰：此石以白色肌理似殷孽，仍夾帶雲母滋潤者爲良，故本經一名白石。今用純黑如炭者，誤矣。雲母之黑者名雲膽，服之損人，則黑陽起石亦必惡矣。今齊山在齊州西北，無陽起石，乃在齊山西北六七里盧山出之，本經雲山或盧字訛也。太山、沂州惟有黑者，白者獨出于齊州。珣曰：太山所出黃者絕佳，邢州鵲山出白者亦好。頌曰：今惟出齊州，他處不復有。齊州惟一土山，石出其中，彼人謂之陽起山。其山常有溫暖氣，雖盛冬大雪遍境，獨此山無積白，蓋石氣熏蒸使然也。山惟一穴，官中常禁閉。至初冬則州發丁夫，遣人監取。歲月積久，其穴益深，鑱鑿他石，得之甚難。以白色明瑩若狼牙者爲上，亦有挾他石作塊者不堪。每歲采擇上供，剩餘州中貨之，不爾無由得也。貨者雖多，而精好者亦難得。舊說是雲母根，其中猶帶雲母，今不復見此矣。古方服食不見用者，今補下藥多用之。時珍曰：今以雲頭雨脚，輕鬆如狼牙者爲佳，其鋪茸茁角者不佳。王建平典術乃云黃白而赤重厚者佳，雲母之根也。庚辛玉冊云：陽起，陽石也。齊州揀金山出者勝，其尖似箭簇者力强，如狗牙者力微，置大雪中倐然沒者爲眞。

【修治】大明曰：凡入藥燒後水煅用之，凝白者佳。時珍曰：凡用火中煅赤，酒淬七次，研細水飛過，日乾。亦有用燒酒浸過，同樟腦入罐升煉，取粉用者。

【氣味】鹹，微溫，無毒。普曰：神農、扁鵲：酸，無毒。桐君、雷公、岐伯：鹹，無毒。李當之：小寒。權曰：甘，平。之才曰：桑螵蛸爲之使。惡澤瀉、菌桂、雷丸、石葵、蛇蛻皮。畏菟絲子。忌羊血。不入湯。

【主治】崩中漏下，破子臟中血，癥瘕結氣，寒熱腹痛，無子，陰痿不起，補不足。本經。療男子莖頭寒，陰下濕癢，去臭汗，消水腫。久服不饑，令人有子。別錄。補腎氣精乏，腰疼膝冷濕痹，子宮久冷，冷癥寒瘕，止月水不定。甄權。治帶下溫疫冷氣，補五勞七傷。大明。補命門不足。好古。散諸熱腫。時珍。

【發明】宗奭曰：男子婦人下部虛冷，腎氣乏絕，子臟久寒者，須水飛用之。凡石藥冷熱皆有毒，亦宜斟酌。時珍曰：陽起石，右腎命門氣分藥也，下焦虛寒者宜用之，然亦非久服之物。張子和儒門事親云：喉痹，相火急速之病也。相火，龍火也，宜以火逐之。一男子病纏喉風腫，表裏皆藥不能下，以涼藥灌入鼻中，下十餘行。外以陽起石燒赤，伏龍肝等分細末，日以新汲水調掃百遍。三日熱始退，腫始消。此亦從治之道也。

【附方】新三。

丹毒腫癢：陽起石煅研，新水調塗。儒門事親。

元氣虛寒，精滑不禁，大腑溏泄，手足厥冷：陽起石煅研，鍾乳粉各等分，酒煮附子末同麪糊丸梧子大。每空心米飲服五十丸，以愈爲度。濟生方。

陰痿陰汗：陽起石煅爲末，每服二錢，鹽酒下。普濟方。

慈石 本經中品

釋名 玄石本經　處石別錄　熁鐵石衍義　吸鍼石藏器曰：慈石取鐵，如慈母之招子，故名。時珍曰：石之不慈者不能引鐵，謂之玄石，而別錄復出玄石于後。

集解 別錄曰：慈石生太山川谷及慈山山陰，有鐵處則生其陽。采無時。宏景曰：今南方亦有好鐵者，能懸吸鍼，虛連三爲佳。仙經、丹房、黃白術中多用之。藏器曰：出雄州北山。頌曰：今磁州、徐州及南海傍山中皆有之，磁州者歲貢最佳，能吸鐵虛連數十鍼，或一二斤刀器，回轉不落者尤良。采無時。其石中有孔，孔中有黃赤色，其上有細毛，功用更勝。按南川異物志云：漲海崎頭水淺而多慈石，徼外大舟以鐵葉固之者，至此皆不得過，以此言之，海南所出尤多也。斆曰：凡使勿誤用玄中石并中麻石。此二石俱似慈石，只是吸鐵不得，而中麻石心有赤皮，粗是鐵山石也。誤服令人生惡瘡，不可療。眞慈石一片，四面吸鐵一斤者，此名延年沙；四面只吸鐵八兩者，名續采石；四面吸五兩者，名慈石。宗奭曰：慈石其毛輕紫，石上頗濇，可吸連鐵，俗謂之熁鐵石。其玄石即慈石之黑色者，慈磨鐵鋒則能指南，然常偏東，不全南也。其法取新纊中獨縷，以半芥子許蠟綴于鐵腰，無風處垂之，則鍼常指南。以鍼橫貫燈心，浮水上，亦指南，然常偏丙位，蓋丙爲大火，庚辛受其制，物理相感爾。土宿眞君曰：鐵受太陽之氣，始生之初，石產焉，一百五十年而成慈石，又二百年孕而成鐵。

脩治 斆曰：凡脩事一斤，用五花皮一鎰，地榆一鎰，取綿十五兩。二件并剉，于石上搥碎作二三十塊，將石入瓷瓶中，下草藥，以東流水煮三日夜，漉出拭乾，布裹再搥細，乃碾如塵，水飛過再碾用。宗奭曰：入藥須火燒醋淬，研末水飛，或醋煮三日夜。

氣味 辛，寒，無毒。權曰：鹹，有小毒。大明曰：甘濇，平。藏器曰：性溫，云寒誤也。之才曰：柴胡爲之使。殺鐵毒，消金，惡牡丹、莽草，畏黃石脂。獨孤滔曰：伏丹砂，養汞，去銅暈。

主治 周痹風溼，肢節中痛，不可持物，洗洗酸消，除大熱煩滿及耳聾。本經 養腎臟，強骨氣，益精除煩，通關節，消癰腫鼠瘻，頸核喉痛，小兒驚癇，鍊水飲之。亦令人有子。別錄 補男子腎虛風虛，身強，腰中不利，加而用之。甄權 治筋骨羸弱，補五勞七傷，眼昏，除煩躁。小兒誤吞鍼鐵等，即研細末，以筋肉莫令斷，與末同吞下之。大明 明目聰耳，止金瘡血。時珍

發明 宗奭曰：養腎氣，塡精髓，腎虛耳聾目昏者皆用之。藏器曰：重可去怯，慈石、鐵粉之類是也。時珍曰：慈石法水，色黑而入腎，故治腎家諸病而通耳明目。一士子頻病目，漸覺昏暗生翳。時珍用東垣羌活勝風湯加減法與服，而以慈硃丸佐之，兩月遂如故。蓋慈石入腎，鎭養眞精，使神水不外移；硃砂入心，鎭養心血，使邪火不上侵；而佐以神麴消化滯氣，生熟並用，溫養脾胃發生之氣，乃道家黃婆媒合嬰姹之理，制方者宜窺造化之奧乎。方見孫眞人千金方，神麴丸但云明目，百歲可讀細書，而未發出藥微義也。孰謂古方不可治今病耶？獨孤滔云：慈石乃堅頑之物，無融化之氣，止可假其氣服食，不可久服渣滓，必有大患。夫藥以治病，中病則止，砒硇猶可餌服，何獨慈石不可服耶？慈石既鍊末，亦匪堅頑之物，惟在用者能得病情而中的爾。淮南萬畢術云：慈石懸井，亡人自歸。註云：以亡人衣裹慈石懸于井中，逃人自反也。

附方 舊一，新十三。

耳卒聾閉 熁鐵石半錢，入病耳內，鐵砂末入不病耳內，自然通透。直指方

腎虛耳聾 眞慈石一豆大，穿山甲燒存性研一字，新綿塞耳內，口含生鐵

一塊，覺耳中如風雨聲，卽通。濟生方

老人耳聾慈石一斤搗末，水淘去赤汁，綿裹之。豬腎一具，細切，以水五斤煮石，取二斤，入腎，下鹽豉作羹食之。米煮粥食亦可。養老方

老人虛損風溼腰肢痹痛。慈石三十兩，白石英二十兩，搥碎，甕盛水二斗，浸于露地，每日取水作粥食。經年氣力強盛，顏如童子。養老方

陽事不起慈石五斤研，清酒漬二七日，每服三合，日三夜一。千金

眼昏內障慈砵丸：治神水寬大漸散，昏如霧露中行，漸覩空花，物成二體，久則光不收，及內障神水淡綠淡白色者。眞慈石火煅醋淬七次二兩，砵砂一兩，神麴生用三兩，爲末，更以神麴末一兩煮糊，加蜜丸梧子大。每服二十丸，空心飯湯下。服後俯視不見，仰視微見星月，此其效也。亦治心火乘金、水衰反制之病，久病累發者，服之永不更作。倪微德原機啟微集

小兒驚癇慈石鍊水飲之。聖濟錄

子宮不收名瘣疾，痛不可忍。慈石丸：用慈石酒浸煅研末，米糊丸梧子大，每臥時滑石湯下四十丸。次早用慈石散，米湯服二錢。散用慈石酒浸半兩，鐵粉二錢半，當歸五錢，爲末。

大腸脫肛直指方：慈石半兩，火煅醋淬七次，爲末。每空心米飲服一錢。簡便方：用慈石末，麪糊調塗顖上，入後洗去。

金瘡腸出納入，以慈石、滑石各三兩，爲末，米飲服方寸匕，日再。劉涓子鬼遺方

金瘡血出慈石末傅之，止痛斷血。千金方

誤吞鍼鐵眞慈石棗核大，鑽孔線穿吞，拽之立出。錢相公篋中方

疔腫熱毒慈石末，酢和封之，拔根立出。外臺秘要

諸般腫毒吸鐵石三錢，金銀藤四兩，黃丹八兩，香油一斤，如常熬膏貼之。乾坤秘韞

慈石毛〔氣味〕鹹，溫，無毒。〔主治〕補絕傷，益陽道，止小便白數，治腰腳，去瘡瘻，長肌膚，令人有子，宜入酒。

〔藏器曰〕本經言石不言毛，毛、石功狀殊也。

玄石

別錄中品

〔釋名〕**玄水石**別錄 **處石**〔時珍曰〕玄以色名。

〔集解〕〔別錄曰〕玄石生太山之陽，山陰有銅。銅者雌，鐵者雄。〔宏景曰〕本經慈石一名玄石，別錄又出玄石，一名處石。名既同，療體又相似，而寒溫銅鐵畏惡有異。俗方不用，亦無識者，不知與慈石相類否。〔恭曰〕此物鐵液也。慈石中有細孔，孔中黃赤色，初破好者能拾鐵吸鍼。其無孔而光澤純黑者，玄石也，不能拾療，體亦劣于慈石。〔頌曰〕今北番以慈石作禮物，其塊多光澤，吸鐵無力，疑卽此玄石也。醫方罕用。〔時珍曰〕慈石生山之陰有鐵處，玄石生山之陽有銅處，雖形相似，性則不同，故玄石不能吸鐵。

〔氣味〕鹹，溫，無毒。〔之才曰〕畏松脂、柏實、菌桂。〔主治〕大人小兒驚癇。女子絕孕，小腹冷痛，少精身重，服之令人有子。別錄

代赭石

本經下品

〔釋名〕**須丸**本經 **血師**別錄 **土朱**綱目 **鐵朱**〔別錄曰〕出代郡者名代赭，出姑幕者名須丸。〔時珍曰〕赭，赤色也。代，卽雁門也。今俗呼爲土朱、鐵朱。管子云：山上有赭，其下有鐵。鐵朱之名，或緣此，不獨因其形色也。

〔集解〕〔別錄曰〕代赭生齊國山谷。赤紅青色，如雞冠有澤，染爪甲不渝者良。采無時。〔宏景曰〕是代郡城門下赤土也。江東久絕，俗用乃疎，而爲仙方之要，與戎鹽、鹵鹹皆是急須。〔恭曰〕此石多從代州來，云山中采得，非城門下土也。今齊州亭山出赤石，其色有赤紅青者。其赤者亦如雞冠且潤澤，土

人惟采以丹楹柱，而紫色且暗，與代州出者相似。古來用之。今靈州鳴沙縣界，河北平地掘深四五尺得者，皮上赤滑，中紫如雞肝，大勝齊代所出者。〔頌曰〕今河東、江東山中亦有之。古方紫丸治小兒用代赭，云無眞，以左顧牡蠣代使，乃知眞者難得。今醫家所用，多擇取大塊，其上文頭有如浮漚丁者爲勝，謂之丁頭代赭。北山經云：少陽之山中多美赭。西山經云：石脆之山，灌水出焉，中有流赭，以塗牛馬無病。郭璞注云：赭，赤土也。今人以塗牛角云辟惡。〔時珍曰〕赭石處處山中有之，以西北出者爲良。宋時虔州歲貢萬斤。崔昉外丹本草云：代赭陽石也，與太一餘糧並生山峽中，研之作朱色，可點書，又可罨金益色赤。張華以赤土拭寶劍，倍益精明，即此。

〔脩治〕〔敩曰〕凡使研細，以臘水重重飛過，水面上有赤色如薄雲者去之。乃用細茶脚湯煮一伏時，取出，又研一萬匝，以淨鐵鐺燒赤，下白蜜蠟一兩，待化投新汲水沖之，再煮一二十沸，取出曬乾用。〔時珍曰〕今人惟煅赤，以醋淬三次或七次，研，水飛過用，取其相制，并爲肝經血分引用也。相感志云：代赭以酒醋煮之，插鐵釘于內，扇之成汁。

〔氣味〕苦，寒，無毒。〔別錄曰〕甘。〔權曰〕甘，平。〔之才曰〕畏天雄、附子。乾薑爲之使。

〔主治〕鬼疰，賊風，蠱毒，殺精物惡鬼，腹中毒邪氣，女子赤沃漏下。本經　帶下百病，産難，胞不出，墮胎，養血氣，除五臟血脈中熱，血痹血瘀，大人小兒驚氣入腹，及陰痿不起。別錄　安胎建脾，止反胃，吐血鼻衄，月經不止，腸風痔瘻，瀉痢脱精，遺溺夜多，小兒驚癇疳疾，金瘡長肉，辟鬼魅。大明

〔發明〕〔好古曰〕代赭入手少陰、足厥陰經。怯則氣浮，重所以鎭之。代赭之重，以鎭虛逆。故張仲景治傷寒汗吐下後，心下痞鞕，噫氣不除者，旋覆代赭湯主之。用旋覆花三兩，代赭石一兩，人參二兩，生薑五兩，甘草三兩，半夏半斤，大棗十二枚，水一斗，煮六升，去滓再煎三升，溫服一升，日三服。〔時珍曰〕代赭乃肝與包絡二經血分藥也，故所主治皆二經血分之病。昔有小兒瀉後眼上，三日不乳，目黃如金，氣將絕。有名醫曰：此慢驚風也，宜治肝，用水飛代赭石，每服半錢，冬瓜仁煎湯調下，果愈。

〔附方〕舊二，新一十四。

哮呷有聲　臥睡不得。土朱末，米醋調，時時進一二服。普濟方

傷寒無汗　代赭石、乾薑等分爲末，熱醋調塗兩手心，合掌握定，夾于大腿內側，溫覆汗出乃愈。傷寒蘊要

嬰兒瘧疾　無計可施。代赭石五枚，煅紅，醋淬，朱砂五分，砒霜一豆大，同以紙包七重，打溼煨乾，入麝香少許，爲末，香油調一字，塗鼻尖上及眉心、四肢，神應。保幼大全

急慢驚風　弔眼撮口，搐搦不定。代赭石火燒醋淬十次，細研水飛，日乾。每服一錢或半錢，煎眞金湯調下，連進三服。兒脚脛上有赤斑，即是驚氣已出，病當安也。無斑點者，不可治。直指方

慢肝驚風　方見發明。

小腸疝氣　代赭石火煅醋淬，爲末，每白湯服二錢。壽域方

腸風下血　血師一兩，火煅，米醋淬盡醋一升，搗羅如麪。每服一錢，白湯下。斗門

吐血衄血　方同上。

墮胎下血　不止。代赭石末一錢，生地黃汁半盞調，日三五次，以瘥爲度。聖濟錄

婦人血崩　赭石火煅醋淬七次，爲末，白湯服二錢。普濟方

赤眼腫閉　土朱二分，石膏一分，爲末，新汲水調傅眼頭尾及太陽穴。直指方

喉痹腫痛　紫朱煑汁飲。普濟方

牙宣有蠶　土朱、荊芥同研，揩之，三日。普濟方

諸丹熱毒　土朱、青黛各二錢，滑石、荊芥各一錢，爲末，每服一錢半，蜜水調下，仍外傅之。直指

方一切瘡瘺土朱、猳丹、牛皮膠等分，爲末。好酒一盌沖之。澄清服。以渣傅之。乾再上。朱氏集驗方

百合病發已汗下，復發者。百合七箇擘破，泉水浸一宿。赭一兩。滑石三兩。泉水二鍾，煎一鍾。入百合汁，再煎一鍾，温服。傷寒藴要

【附錄】藏器曰：出淄川北海山谷土石中，如赤土代赭之類。土人以當朱，呼爲赤石。一名零陵。恐是代赭之類。味甘平。温無毒。主驚恐身熱邪氣鎮心。久服令人眼明悦澤。【時珍曰】此亦他方代赭耳。故其功效不甚相遠也。

禹餘糧 本經上品

【釋名】白餘糧【時珍曰】石中有細粉如麪，故曰餘糧。俗呼爲太一禹餘糧。見太一下。【承曰】會稽山中出者甚多。彼人云昔大禹會稽于此，餘糧者，本爲此爾。

【集解】【別錄曰】禹餘糧生東海池澤及山島中。或池澤中。【宏景曰】今多出東陽。形如鵝鴨卵。外有殼重疊。中有黄細末如蒲黄。無沙者佳。近年茅山鑿地大得之。極精好。狀如牛黄。重重甲錯。其佳處乃紫色靡靡如麪。嚼之無復噯。仙經服食用之。南人又呼平澤中一種藤。葉如菝葜。根作塊有節。似菝葜而色赤。味似薯蕷。謂爲禹餘糧。此與生池澤者復有髣髴。或疑今石即是太一也。【頌曰】今惟澤、潞州有之。舊說形如鵝鴨卵。外有殼。今圖上者全是山石之形。都不作卵狀。與舊說小異。采無時。張華博物志言。扶海洲上有蒒草。其實食之如大麥。名自然穀。亦名禹餘糧。世傳禹治水。棄其所餘食于江中而爲藥。則蒒草與此異物同名。抑與生池澤者同種乎。【時珍曰】禹餘糧乃石中黄粉。生于池澤。其生山谷者。爲太一餘糧。本文明白。陶引藤生禹餘糧。蘇引草生禹餘糧。雖名同而實不同。殊爲迂遠。詳太一餘糧下。

【修治】【宏景曰】凡用細研水洮。取汁澄之。勿令有沙土也。【斅曰】見太一下。

【氣味】甘，寒，無毒。【別錄曰】平。【權曰】鹹。【之才曰】牡丹爲之使。伏五金，制三黄。

【主治】欬逆寒熱煩滿。下赤白血閉癥瘕。大熱。鍊餌服之。不飢。輕身延年。本經 療小腹痛結煩疼。別錄 主崩中。甄權 治邪氣及骨節疼。四肢不仁。痔瘻等疾。久服耐寒暑。大明 催生。固大腸。時珍

【發明】【成無己曰】重可去怯。禹餘糧之重。爲鎮固之劑。【時珍曰】禹餘糧手足陽明血分重劑也。其性濇。故主下焦前後諸病。李知先詩曰。下焦有病人難會。須用餘糧赤石脂。抱朴子云。禹餘糧丸日再服。三日後。令人多氣力。負擔遠行。身輕不極。其方藥多。不錄。

【附方】舊三。新六。

大腸欬嗽 欬則遺矢者。赤石脂禹餘糧湯主之。方同下。潔古家珍

冷勞腸泄 不止。神效太一丹：禹餘糧四兩，火煆醋淬。烏頭一兩，冷水浸一夜，去皮臍焙，爲末。醋糊丸梧子大。每食前温水下五丸。聖惠方

傷寒下痢 不止，心下痞鞕，利在下焦者。赤石脂禹餘糧湯主之。赤石脂、禹餘糧各一斤，並碎之。水六升，煮取二升，去滓，分再服。仲景傷寒論

赤白帶下 禹餘糧火煆醋淬，乾薑等分。赤下乾薑減半。爲末。空心服二錢匕。勝金方

崩中漏下 青黄赤白，使人無子。禹餘糧煆研，赤石脂煆研，牡蠣煆研，烏賊骨，伏龍肝炒，桂心等分，爲末。温酒服方寸匕。日服。忌葱蒜。張文仲備急方

育腸氣痛 婦人少腹痛。禹餘糧爲末。每米飲服二錢。日二服。極效。衛生易簡方

產後煩躁 禹餘糧一枚，狀如酸餹者。入地埋一半，緊築，炭灰一斤煆之。溼土罨一宿，打破，去外面石，取裏面細者，研，水淘

五七度。日乾。再研萬遍。用甘草湯服二錢。一服立效。經驗方

身面瘢痕　禹餘糧、半夏等分，爲末，雞子黃和，傅。先以布拭乾，勿見風。日三。十日，十年者亦滅。聖濟錄

大風癘疾　眉髮禿落，遍身頑痹。禹餘糧二斤，白礬一斤，青鹽一斤，爲末，罐子固濟，炭火一秤煆之，從辰至戌，候冷研粉，埋土中三日取出，每一兩入九蒸九暴炒熟胡麻末三兩。每服二錢，荊芥茶下，日二服。聖惠方

太一餘糧 本經上品

【釋名】**石腦**本經　**禹哀**吳普。【藏器曰】太一者，道之宗源。太者，大也。一者，道也。大道之師，即理化神君，禹之師也。師嘗服之，故有太一之名。張司空云：還魂石中黃子，鬼物禽獸守之，不可妄得。會稽有地名蓼，出餘糧。上人掘之，以物請買。所請有數，依數必得。此猶有神，豈非太一乎。

【集解】【別錄曰】太一餘糧生太山山谷，九月采。【普曰】生太山上，有甲，甲中有白，白中有黃，如雞子黃色，采無時。【宏景曰】本草有太一餘糧、禹餘糧兩種，治體相同。而今世惟有禹餘糧，不復識太一。登眞隱訣長生四鎮丸云：太一禹餘糧定六腑，鎮五臟。合其二名，莫辨何者的是。今人亦總呼爲太一禹餘糧。有人于銅官采空青于石坎，大得黃赤色石，極似今之餘糧，而色過赤好，疑此是太一也。彼人呼爲雌黃，塗物正如雄色。【恭曰】太一餘糧及禹餘糧乃一物，而以精粗爲名爾。其殼若瓷，方圓不定。初在殼中未凝結，猶是黃水，名石中黃子。久凝乃有數色，或青或白，或赤或黃。年多變赤，因赤漸紫。紫及赤者俱名太一，其諸色通謂禹餘糧。今太山不見采得，而會稽、王屋、澤、潞州諸山皆有。陶云黃赤色疑是太一，然無殼裏，殊非的稱。【斅曰】凡使勿誤用石中黃并卵石黃，二石眞相似。其石中黃句裏赤黑黃，味淡微跙。卵石黃味酸，箇箇卬卬，內有子一塊，不堪用。若誤餌之，令人腸乾。太一餘糧看即如石，輕敲便碎如粉，兼重重如葉子雌黃也。【宗奭曰】太一餘糧是用其殼也，故入藥須火燒醋淬。石中黃是殼中乾者及細水者，石中黃水是未成餘糧黃濁水也。【時珍曰】按別錄言禹餘糧生東海池澤及山島，太一餘糧生太山山谷，石中黃出餘糧處有之，乃殼中未成餘糧黃濁水也。據此則三者一物也。生于池澤者爲禹餘糧，生于山谷者爲太一餘糧。其中水黃濁者爲石中黃水，其凝結如粉者爲餘糧，凝乾如石者爲石中黃。其說本明，而注者臆度，反致義晦。晉宋以來不分山谷池澤所產，故通呼爲太一禹餘糧。而蘇恭復以紫赤色者爲太一，諸色爲禹餘糧，皆由未加詳究本文也。寇宗奭及醫方乃用石殼爲禹餘糧，殊不察未成餘糧黃濁水之文也。其殼粗頑，不入藥。庚辛玉冊云：太一禹餘糧，陰石也。所在有之，片片層疊，深紫色，中有黃土，名曰石黃。其性最熱，冬月有餘糧處，其雪先消。雲林石譜云：鼎州新閣山出石，石中有黃土，目之爲太一餘糧。色紫黑，礌塊大小圓扁，外多黏綴碎石，漉去黃土，即空虛，可貯水爲硯。丹房鑑源云：五色餘糧及石中黃，皆可乾末出金色。

【脩治】【斅曰】凡脩事，用黑豆五合，黃精五合，水二斗，煮取五升，置瓷鍋中，下餘糧四兩，煮之，旋添汁盡爲度。其藥氣自然香如新米，擣了，又研一萬杵方用。

【氣味】**甘，平，無毒**。【普曰】神農、岐伯、雷公：甘，平。李當之：小寒。扁鵲：甘，無毒。【之才曰】杜仲爲之使，畏貝母、菖蒲、鐵落。

【主治】**欬逆上氣，癥瘕血閉漏下，除邪氣，肢節不利。久服耐寒暑，不饑，輕身，飛行千里，神仙**。本經　**治大飽絕力身重**。別錄　**益脾，安臟氣**。雷斅　**定六腑，鎮五臟**。宏景

【發明】【時珍曰】禹餘糧、太一餘糧、石中黃水，性味功用皆同，但入藥有精粗之等爾。故服食家以

黃水爲上，太一次之，禹餘糧又次之。列仙傳言巴戎赤斧上華山餌禹餘糧，即此。

石中黃子 唐本草

【釋名】宗奭曰：子當作水。既云黃濁水，焉得名子。

【集解】恭曰：此禹餘糧殼中未成餘糧黃濁水也。出餘糧處有之。頌曰：今惟河中府中條山谷出之。其石形如麪劑，紫黑色，石皮內黃色者，謂之中黃。葛洪抱朴子云：石中黃子所在有之，沁水山尤多。在大石中，其石常潤溼不燥，打其石有數十重見之，赤黃溶溶，如雞子之在殼中也。即當未堅時飲之，不爾便漸堅凝如石，不中服也。破一石中多者有一升，少者數合，可頓服之。機曰：石中乾者及細末者，當名餘糧，不當名石中黃。詳本文未成餘糧四字可見。時珍曰：餘糧乃石中已凝細粉也。石中黃則堅凝如石者也。石中黃水則未凝者也。故雷斅云：用餘糧，勿用石中黃，是矣。

【氣味】甘，平，無毒。【主治】久服輕身延年不老。唐本

空青 本經上品

【釋名】楊梅青 時珍曰：空言質，青言色。楊梅言似也。

【集解】別錄曰：空青生益州山谷及越巂山有銅處。銅精熏則生空青，其腹中空。三月中采，亦無時。能化銅鐵鉛錫作金。弘景曰：越巂屬益州。益州諸郡無復有，恐久不采之故也。今出銅官者色最鮮深，出始興者弗如，涼州高平郡有空青山，亦甚多。今空青但圓實如鐵珠，無空腹者，皆鑿土石中取之，而以合丹成則化鉛爲金。諸石藥中，惟此最貴。醫方乃稀用之，而多充畫色，殊爲可惜。恭曰：出銅處兼有，諸青但空青爲難得。今出蔚州、蘭州、宣州、梓州，宣州者最好，塊段細，時有腹中空者。蔚州、蘭州者片塊大，色極深，無空腹者。陶氏所謂圓實如鐵珠者，乃白青也。大明曰：空青大者如雞子，小者如相思子，其青厚如荔枝殼，其內有漿酸甜。藏器曰：銅之精華，大者即空綠，次即空青也。頌曰：今饒信州亦時有之，狀若楊梅，故名楊梅青。其腹中空，破之有漿者絕難得。宗奭曰：眞宗常詔取空青中有水者，久而方得。其楊梅青，信州穴山而取，極難得。治醫極有功。中亦或有水者，用與空青同，第有優劣爾。時珍曰：張杲玉洞要訣云：空青似楊梅，受赤金之精，甲乙陰靈之氣，近泉而生，久而含潤。新從坎中出，鑽破中有水，久即乾，如珠，金星燦燦。庚辛玉冊云：空青陰石也，產上饒，似鍾乳者佳，大片含紫色有光采，次出蜀嚴道及北代山，生金坎中，生生不已，故青爲之丹。有如拳大及卵形者，中空有水如油，治盲立效。出銅坑者亦佳，堪畫，又有楊梅青、石青，皆是一體，而氣有精粗。點化以曾青爲上，空青次之，楊梅青又次之。造化指南云：銅得紫陽之氣而生綠，綠二百年而生石綠，銅始生其中焉。曾、空二青則石綠之得道者，均謂之鑛。又二百年得青陽之氣化爲鍮石。觀此諸說，則空青有金坑、銅坑二種。或大如拳卵，小如豆粒，或成片塊，或若楊梅。雖有精粗之異，皆以有漿爲上，不空無漿者爲下也。方家以藥塗銅物生青，刮下僞作空青者，終是銅青，非石綠之得道者也。

【氣味】甘，酸，寒，無毒。別錄曰：大寒。權曰：畏菟絲子。酒浸醋拌制過，乃可變化。

【主治】青盲耳聾。明目，利九竅，通血脈，養精神，益肝氣，久服輕身延年。本經 療目赤痛，去膚翳，止淚出，利水道，下乳汁，通關節，破堅積。令人不忘，志高神仙。別錄 治頭風，鎮肝。瞳人破者，得再見物。甄權 鑽孔取漿，點多年青盲內障翳膜，養精氣。其殼摩翳。大明 中風口喎不正，以豆許含嚥，甚效。時珍出范汪方

【發明】保昇曰：空青法木，故色青而主肝。頌曰：治眼翳障爲最要之藥。時珍曰：東方甲乙，是生肝膽，其氣之清者爲肝血，其精英爲膽汁，開竅于目。血，五臟之英，皆因而注之，爲神。膽汁充則目明，汁減則目昏。銅亦青陽之氣所生，其氣之清者爲綠，猶肝血也；其精英爲空青之漿，猶膽汁也。其爲治目神藥，蓋亦以類相感應耳。石中空者，埋土中三五日，自有漿水。

【附方】舊二，新三。

眼目䀮䀮不明：空青少許，漬露一宿，點之。千金方。

黑翳覆瞳：空青、礬石燒各一兩，貝子四枚，研細，日點。聖濟錄。

膚翳昏暗：空青二錢，蕤仁去皮一兩，片腦三錢，細研，日點。聖濟錄。

一切目疾：雀目、赤目、青盲、內外障翳、風眼，用此覺目中涼冷爲驗。楊梅青洗淨、胡黃連洗各二錢半，槐芽日未出時勿語采之，入青竹筒內，垂于天月二德方，候乾，勿見雞犬，爲末一錢半，共末，入龍腦一字，密收。每卧時漱口，仰頭吹一字入兩鼻內，便睡，隔夜便明。聖濟錄。

中風口喎：見主治。

曾青

本經上品

【釋名】時珍曰：曾音層。其青層層而生，故名。或云其生從實至空，從空至層，故曰曾青也。

【集解】別錄曰：曾青生蜀中山谷及越巂，采無時。能化金銅。普曰：生蜀郡石山，其山有銅處，曾青出其陽。青者，銅之精。宏景曰：舊說與空青同山，療體亦相似。今銅官更無曾青，惟出始興，形累累如黃連相綴，色理相類空青，甚難得而貴。仙經少用之。化金之事，法同空青。恭曰：出蔚州、鄂州者好，蔚州者次之，餘州並不任用。時珍曰：但出銅處，年古卽生。形如黃連相綴，又如蚯蚓屎，方棱，色深如波斯青黛，層層而生，打之如金聲者爲真。造化指南云：層青生銅礦中，乃石綠之得道者，肌膚得化，東方正色，可以合鍊大丹，點化與三黃齊驅。衡山記云：山有層青岡，出層青，可合仙藥。

【修治】斅曰：凡使勿用夾石及銅青。每一兩，要紫背天葵、甘草、青芝草三件，乾濕各一鎰，細剉，放瓷鍋內，安青于中，東流水二鎰，緩緩煮之，五晝夜，勿令水火失時。取出，以東流水浴過，研乳如粉用。

【氣味】酸，小寒，無毒。之才曰：畏菟絲子。獨孤滔曰：曾青住火成膏，可結汞，制丹砂，蓋含金氣所生也，須酒醋漬煮用。葛洪曰：曾青塗鐵，色赤如銅。

【主治】目痛，止淚出，風痺，利關節，通九竅，破癥堅積聚。久服輕身不老。本經 養肝膽，除寒熱，殺白蟲，療頭風腦中寒，止煩渴，補不足，盛陰氣。別錄

【發明】時珍曰：曾青治目，義同空青。古方辟邪太乙神精丹用之。扁鵲治積聚留飲，有層青丸，並見古今錄驗方，藥多不錄。

【附方】新三。

斑瘡入目不退者：曾青一錢，丹砂二錢，爲末，蠐螬五枚，搗汁和點。聖濟錄。

風熱目病：曾青散：治一切風熱毒氣上攻，目赤或爛，怕日羞明，隱澀眵淚，或癢或痛。曾青四兩，蔓荊子二兩，白薑炮、防風各一兩，爲末。每以少許嗅鼻中，立有功效。和劑局方。

耳內惡瘡：曾青五錢，雄黃七錢半，黃芩二錢五分，爲末，傅之。衛生寶鑑。

綠青

本經上品

【釋名】石綠唐本 大綠綱目

【集解】別錄曰：綠青生山之陰穴中，色青白。宏景曰：此卽用畫綠色者，亦出空青中，相挾帶。今畫工呼爲碧青，而呼空青作綠青，正相反矣。恭曰：綠青卽扁青也，畫工呼爲石綠。其碧青卽白青也，不入畫用。頌曰：舊不著所出州土，但云生山之陰穴中。次空青條上云：生益州山谷及越巂山有銅處，

此物當是生其山之陰爾。今出韶州、信州。其色青白，畫工用為綠色者，極有大塊，其中青白花文可愛。信州人琢為腰帶器物及婦人服飾。其入藥當用顆塊如乳香者佳。【宗奭曰】其色黑綠色者佳。【時珍曰】石綠，陰石也。生銅坑中，乃銅之祖氣也。銅得紫陽之氣而生綠，綠久則成石，謂之石綠，而銅生於中，與空青、曾青同一根源也。今人呼為大綠。范成大桂海志云：石綠，銅之苗也。出廣西右江有銅處。生石中，質如石者，名石綠；一種脆爛如碎土者，名泥綠，品最下。大明會典云：青綠石礦淘淨綠一十一兩四錢，暗色綠每礦一斤淘淨綠一十兩八錢，硇砂一斤燒造硇砂綠一十五兩五錢。

【氣味】【時珍曰】有小毒。

【主治】益氣，止洩痢，療䶊鼻。別錄 吐風痰甚效。蘇頌

【發明】【頌曰】今醫家多用吐風痰。其法：揀上色精好者，研篩，水飛，再研。如風痰眩悶，取二三錢，同生龍腦三四豆許，研勻，以生薄荷汁合酒溫調服之。偃臥須臾，涎自口角流出乃愈，不嘔吐，其功速于他藥。今人用之比比皆效，故著之。【宗奭曰】同硇砂作吐上涎藥，驗則驗矣，亦能損心。【時珍曰】痰在上宜吐之，在下宜利之。亦須觀人之虛實強弱，而察其脈，乃可投之。初虞世有金虎碧霞之戒，正此意也。金虎丹治風痰，用天雄、膩粉諸藥者。

【附方】新四。

急驚昏迷 不省人事。石綠四兩，輕粉一錢，為末。薄荷汁入酒調一字服，取吐。全嬰方

風痰迷悶 碧霞丹：用石綠十兩，烏頭尖、附子尖、蠍梢各七十個，為末，糊丸芡子大。每服一丸，薄荷汁入酒半合化下，須臾吐出痰涎。和劑局方

小兒疳瘡 腎疳、鼻疳、頭瘡、耳瘡，久不瘥者。石綠、白芷等分，為末。先以甘草水洗瘡，拭淨傅之，一日愈。集玄方

腋下胡臭 石綠三錢，輕粉一錢，濃醋調塗，五次斷根。集玄方

扁青 本經上品

【釋名】石青 綱目 大青 【時珍曰】扁以形名。

【集解】【別錄曰】扁青生朱厓山谷、武都、朱提，采無時。【宏景曰】朱提音殊匙，在南海中。仙經、俗方都無用者。【普曰】生蜀郡。【恭曰】此即綠青也。朱厓巳南及林邑、扶南舶上來者，形塊大如拳，其色又青，腹中亦時有空者。武昌者，片塊小而色更佳。簡州、梓州者，形扁作片而色淺。【時珍曰】蘇恭言即綠青者，非也。今之石青是矣。繪畫家用之，其色青翠不渝，俗呼為大青，楚蜀諸處亦有之。而今貨石青者，有天青、大青、西夷回回青、佛頭青，種種不同，而回青尤貴。本草所載扁青、層青、碧青、白青，皆其類耳。

【氣味】甘，平，無毒。【普曰】神農、雷公：小寒，無毒。

【主治】目痛，明目，折跌癰腫，金瘡不瘳，破積聚，解毒氣，利精神。久服輕身不老。本經 去寒熱風痺，及丈夫莖中百病，益精。別錄 治丈夫內絕，令人有子。吳普 吐風痰癲癇，平肝。時珍

【附方】新一。

頑痰不化 石青一兩，石綠半兩，並水飛為末，麪糊丸綠豆大。每服十丸，溫水下。吐去痰一二盌，不損人。瑞竹堂方

白青 本經上品

【釋名】碧青 唐本 魚目青

【集解】【別錄曰】白青生豫章山谷，采無時，可消為銅劍，辟五兵。【宏景曰】醫方不用，市無賣者。仙經三十六水方中時有須處。銅劍之法，在九元子術中。【恭曰】此即陶氏所云空青，圓如鐵珠，色白而腹不空者是也。研之色白如碧，亦謂之碧青，不入畫用。無空青時亦用之，名魚目青，以形似魚目故也。

今出簡州、梓州者好。時珍曰：此即石青之屬，色深者爲石青，淡者爲碧青也。今繪彩家亦用。范子計然云：白青出弘農、豫章、新淦，青色者善。淮南萬畢術云：白青得鐵，即化爲銅也。

【氣味】甘、酸、鹹，平，無毒。普曰：神農：甘，平。雷公：鹹，無毒。

【主治】明目，利九竅，耳聾，心下邪氣，令人吐，殺諸毒三蟲。久服通神明，輕身。本經

【附錄】綠膚青 別錄曰：味辛、鹹，平，無毒。主蟲毒及蛇菜肉諸毒，惡瘡。不可久服，令人瘦。一名推青，一名推石。生益州山谷。弘景曰：俗方、仙經無用，人亦不識。

碧石青 別錄曰：味甘，無毒。主明目益精，去白癜，延年。

石膽 本經上品

【釋名】膽礬綱目　黑石本經　畢石本經　君石當之　銅勒吳普　立制石 時珍曰：膽以色味命名，俗因其似礬，呼爲膽礬。

【集解】別錄曰：石膽生秦州羌道山谷大石間，或羌里句青山。二月庚子、辛丑日采。其爲石也，青色多白文，易破，狀似空青。能化鐵爲銅，合成金銀。弘景曰：仙經時用，俗方甚少，此藥殆絕。今人時有采者，其色青綠，狀如琉璃而有白文，易破折。梁州、信都無復有，俗乃以青色礬當之，殊無髣髴。恭曰：此物出銅處有之，形似曾青，兼綠相閒，味極酸苦。磨鐵作銅色，此是真者。出蒲州虞鄉縣東亭谷窟及薛集窟中，有塊如雞卵者爲真。陶云似琉璃者乃絳礬也，比來人亦以充之。又以醋揉青礬爲之，並僞矣。頌曰：今惟信州鉛山縣有之，生於銅坑中。采得煎鍊而成。又有自然生者，尤爲珍貴，並深碧色。今南方醫人多使之。又著其說云：石膽最上出蒲州，大者如拳，小者如桃栗，擊之縱橫解，皆成疊文，色青，見風久則綠，擊破其中亦青。其次出上饒曲江銅坑閒者，粒細有廉棱，如釵股米粒。本草言僞者以醋揉青礬爲之，全不然。但取粗惡石膽合消石銷溜而成之，塊大色淺，渾渾無脈理，擊之則碎無廉棱者是也。亦氣扶石者，乃削取石膽牀，溜造時投消石中，及凝則相著也。時珍曰：石膽出蒲州山穴中，鴨嘴色者爲上，俗呼膽礬；出羌里者，色少黑次之；信州又次之。此物乃生于石，其經煎鍊者，即多僞也。但以火燒之成汁者，必僞也。塗于鐵及銅上燒之紅者，真也。又以銅器盛水，投少許入中，及不青碧，數日不異者，真也。玉洞要訣云：石膽，陽石也。出嵩岳及蒲州中條山。稟靈石異氣，形如琴瑟，其性流通，精感入石，能化五金，變化無窮。沈括筆談載：鉛山有苦泉，流爲澗，挹水熬之，則成膽礬。所熬之釜，久亦化爲銅也。此乃煎熬作僞，非真石膽也，不可入藥。

【氣味】酸、辛，寒，有毒。普曰：神農：酸，小寒。李當之：大寒。桐君：辛，有毒。扁鵲：苦，無毒。大明曰：酸、濇，無毒。權曰：有大毒。之才曰：水英爲之使，畏牡桂、菌桂、芫花、辛夷、白薇。

【主治】明目目痛，金瘡諸癇痙，女子陰蝕痛，石淋寒熱，崩中下血，諸邪毒氣，令人有子。鍊餌服之，不老。久服增壽神仙。本經　散癥積，欬逆上氣，及鼠瘻惡瘡。別錄　治蟲牙鼻內瘜肉。大明　帶下赤白，面黃，女子臟急。蘇恭　入吐風痰藥最快。蘇頌

【發明】時珍曰：石膽氣寒，味酸而辛，入少陽膽經。其性收斂上行，能涌風熱痰涎，發散風木相火，又能殺蟲，故治咽喉口齒瘡毒有奇功也。周密齊東野語云：密過南浦，有老醫授治喉痹極速垂死方：用真鴨嘴膽礬末，醋調灌之，大吐膠痰數升，即瘥。臨汀一老兵妻苦此，絕水粒三日矣，如法用之

即瘥。屢用無不立驗，神方也。又周必大陰德錄云：治蠱脹及水腫秘方，有用蒲州信州膽礬明亮如翠琉璃似鴨觜者，米醋煮，以君臣之藥服之，勝于鐵砂鐵蛾。蓋膽礬乃銅之精液，味辛酸，入肝膽，制脾塊故也。安城魏清臣腫科黑丸子，消腫甚妙，不傳，即用此者。

附方 舊五。新一十五。

老小風痰 膽礬末一錢，小兒一字，溫醋湯調下，立吐出涎，便醒。譚氏小兒方

女人頭運 天地轉動，名曰心眩，非血風也。膽子礬一兩，細研，用胡餅劑子一箇，按平一指厚，以篦子勒成骰子大塊，勿界斷，于瓦上焙乾。每服一骰子，爲末，燈心竹茹湯調下。許學士本事方

喉痹喉風 二聖散：用鴨觜膽礬二錢半，白殭蠶炒五錢，研。每以少許吹之，吐涎。濟生方

齒落及痛 研細石膽，以人乳和膏擦之，日三四次，止痛，復生齒，百日後復故乃止。每日以新汲水漱淨。王燾外臺秘要

口舌生瘡 眾療不瘥，膽礬半兩，入銀鍋內，火煅赤，出毒一夜，細研。每以少許傅之，吐出酸涎水，二三次瘥。勝金方

走馬牙疳 北棗一枚，去核，入鴨觜膽礬，紙包煅赤，出火毒，研末傅之，追涎。楊起簡便方

小兒齒疳 鴨觜膽礬一錢，匙上煅紅，麝香少許，研勻，傅齒上，立效。活幼口議

小兒鼻疳 蝕爛，膽礬燒烟盡，研末摻之，一二日愈。集簡方

風眼赤爛 膽礬三錢，燒研，泡湯日洗。明目經驗方

百蟲入耳 膽礬末和醋灌之，即出。千金方

風犬咬毒 膽礬末傅之，立愈。濟急方

一切諸毒 膽子礬末，糯米糊丸如雞頭子大，以朱砂爲衣，仍以朱砂養之。冷水化一丸服，立愈。勝金方

挑生蠱毒 胸口痛者，膽礬二錢，茶清泡服，即吐出。嶺南衛生方

腋下胡臭 膽礬半生半熟，入膩粉少許，爲末。每用半錢，以自然薑汁調塗，十分熱痛乃止。數日一用，以愈爲度。黎居士簡易方

赤白癜風 膽礬、牡蠣粉各半兩，生研，醋調摩之。聖濟錄

甲疽腫痛 石膽一兩，燒烟盡，研末傅之，不過四五度瘥。梅師方

痔瘡熱腫 鴨觜青膽礬煅研，蜜水調傅，可以消脫。直指方

腫毒不破 膽礬、雀屎各少許，點之。直指方

楊梅毒瘡 醋調膽礬末搽之，痛甚者，加乳香、沒藥，出惡水，一二上即乾。○又方：膽礬、白礬、水銀各三錢半，研不見星，入香油、津唾各少許，和勻，坐帳內，取藥塗兩足心，以兩手心對足心摩擦，良久再塗再擦，盡即臥，汗出，或大便去垢，口出穢涎爲驗。每一次，強者用四錢，弱者二錢，連用三日。外服疏風散，并澡洗。劉氏經驗方

礜石 本經下品

釋名 白礜石、太白石 別錄、立制石 本經、青介石、固羊石 本經、石鹽 別錄、澤乳 吳普、鼠鄉 吳普

時珍曰：礜義不解。許氏說文云：礜，毒石也。西山經云：臯塗之山有白石，其名曰礜，可以毒鼠。郭璞注云：鼠食則死，蠶食而肥，則鼠鄉之意以此。

集解 別錄曰：礜石生漢中山谷及少室，采無時。當之曰：或生少室，或生魏興，十二月采。宏景曰：今蜀漢亦有，而好者出南康南野溪及彭城界中、汝陽縣南塹。又湖東新甯及零陵皆有白礜石。能柔金。以黃泥包，炭火燒之，一日一夕則解，可用。丹房及黃白術多用之。恭曰：此石能拒火，久燒但解散，不可脫其堅。今市人乃取潔白理石當之，燒即爲灰也。今漢川武當西遼坂名礜石谷，即是真出處。少室有粒細理，不如漢中者。頌曰：今梁州、階州亦有之。時珍曰：詳見特生礜石下。

氣味 辛，大熱，有毒。別錄曰：甘，生溫，熟熱。普曰：神農、岐伯：辛，有毒。桐君、黃帝：甘，有毒。權曰：甘，有小毒。鉛丹爲之使，惡羊血，不入湯。之才曰：得火良，棘鍼爲之使，惡馬目毒公、鶩屎、虎掌、細

辛，畏水。【主治】寒熱鼠瘻，蝕死肌，風痹，腹中堅癖邪氣。本經 除熱明目，下氣，除膈中熱，止消渴，益肝氣，破積聚痼冷腹痛，去鼻中瘜肉。久服令人筋攣。火鍊百日，服一刀圭。不鍊服，則殺人及百獸。別錄 除胸膈間積氣，去冷濕風痹瘙癢積年者。甄權

【發明】宏景曰：常取生礜石納水，令水不冰，如此說，則生者性亦大熱矣。張仲景云：生用破人心肝。恭曰：此藥攻擊積冷之病為良。若以餘物代之，療病無效。正為此也。宗奭曰：治久積及久病腹冷，用功直須慎用。其毒不可試也。時珍曰：礜石性氣與砒石相近，蓋亦其類也。古方礜石、礬石常相混書。蓋二字相似，故誤耳。然礬石性寒無毒，礜石性熱有毒，不可不審。陸農師云：礜石之力十倍鍾乳。按洪容齋隨筆云：王子敬靜息帖言：礜石深是可疑。凡喜散者輒發癰；蓋散者寒食散也。古人多服之。中有礜石，性熱有毒，故云深可疑也。劉表在荊州，與王粲登鄣山，見一岡不生百草。粲曰：此必古冢。其人在世服生礜石，熱不出外，故草木焦滅。表掘之，果有礜石滿塋。又今洛水不冰，下亦有礜石。人謂之溫洛是也。取此石安甕中，水亦不冰。文鸛伏卵，取石置巢中，以助溫氣。其性如此，豈可服予？兄文安公鎮金陵，秋暑減食，醫者湯三益教服礜石丸，已而飲啖日進，遂加意服之，越十月而毒作，衄血斗餘，自是數數不止，竟至精竭而死。時珍竊謂洪文安之病，未必是礜石毒發，蓋亦因其健啖自恃，厚味房勞，縱恣無忌，以致精竭而死。夫因感食而服石，食既進則病去，藥當止矣，而猶服之不已，恃藥妄作，是果藥之罪歟。

【附方】新一

風冷脚氣 白礜石煅二斤，酒三斗漬三日，稍稍飲之。肘後方

特生礜石 別錄下品

【釋名】蒼礜石 蒼石別錄 鼠毒 恭曰：特生礜石一名蒼礜石，梁州礜石亦有青者，漢中人亦以毒鼠，不入方用。宗奭曰：礜石、特生礜石止是一物，但以特生不特生為異耳。所謂特生礜石者，不附著他石為特爾。今用者絕少。時珍曰：礜石有蒼、白二種，而蒼者特多特生，故此云一名蒼礜石，則別錄蒼石係重出矣。其功療皆相同，今併為一。

【集解】別錄曰：特生礜石一名蒼礜石，生西域，采無時。又曰：蒼石生西域，采無時。宏景曰：舊說鸛巢中者佳。鸛常入水冷，故取以壅卵令熱。今不可得。惟出漢中者，其外形紫赤色，內白如霜，中央有白，肰形如齒者佳。又出荊州新城郡房陵縣，縹白赤者為好。亦先以黃土包燒一日，亦可納斧孔中燒之。今玉壺諸丸、仙經不言特生，止是白礜石耳。恭曰：陶說中如齒臼形者正是。今出梁州北馬道戍灈中亦有之，形塊小于白礜石，而肌粒大數倍，乃如小豆許。其白礜石粒細如粟米耳。今房陵漢川均州、荊州與白礜石同處，有色青者是也。宗奭曰：博物志言：鸛伏卵，取礜石入巢，助暖，方家得此石乃眞。陶氏以注特生礜石，則二石是一物明矣。但屢檢鸛巢無此石，況礜石焉得處處有之？若鸛入水冷，故取此石，則鸕鷀之類，皆食于水，亦自然生化繁息，此則乃俗士之言，未嘗究其實而窮其理也。時珍曰：礜石有數種：白礜石、蒼礜石、紫礜石、紅皮礜石、桃花礜石、金星礜石、銀星礜石、特生礜石，俱是一物。但以形色立名。其性皆熱毒，並可毒鼠制汞。惟蒼、白二色入藥用。諸礜生于山，則草木不生，霜雪不積；生于水，則水不冰凍。或有漏泉，其氣之熱可知矣。庚辛玉冊云：礜，陽石也。生山谷水中，濯出似礬，有文理橫截，在其中為佳。伏火制砂汞。其狀頗與方解石相似，但投水中不冰者為眞。其出金穴中者，名握雪礜石。

【氣味】甘温有毒。（之才曰：火煉之良，畏水。）【主治】明目利耳，腹內絶寒，破堅結及鼠瘻，殺百蟲惡獸。久服延年。別錄

蒼石 主寒熱，下氣瘻蝕，殺禽獸。別錄

【發明】時珍曰：別錄言礜石久服令人筋攣，特生礜石久服延年，丹書亦云礜石化爲水，能伏水銀，煉入長生藥。此皆方士謬説也。與服砒石求長生之義同，其死而無悔者乎。

握雪礜石 唐本草

【集解】恭曰：握雪礜石出徐州宋里山，入土丈餘，於爛土石間得之。細散如麪，黄白色，土人號爲握雪礜石，一名化公石，一名石腦，云服之長生。時珍曰：謹按獨孤滔丹房鑑源云：握雪礜石出曲難澤。盛寒時有髓生于石上，可采一分，結汞十兩。又按南宮從峋嶁神書云：石上液即丹礜之脂液也。此石出襄陽曲難澤中，或在山，或在水，色白而粗糯，至冬月有脂液出其上，旦則見日而伏。當于日未出時，以銅刀刮置器內，火煅通赤，取出楮汁爲丸。其液沾處便如鐵色，以液一銖制水銀四兩，器中火之立乾。但此液亦不多有，乃神理所惜，采時須用白鷄清酒祭之。此石華山、嵩山皆出，而有脂液者，惟此曲難。又熊太古冀越集亦言丹山礜十兩可乾汞十兩。此乃人格物之精，發天地之秘也。據三書所引，則握雪礜石乃石之精液，非土中石腦也。蘇恭所説自是握雪礜石，其説與別錄及陶宏景所注石腦相合，不當復注于此。又按諸書或作礜石，或作礬石，未知孰是。古書二字每每訛混，以理推之，似是礬石。礜石有毒，礬石無毒故也。

【氣味】甘温無毒。【主治】痼冷積聚，輕身延年。多食令人熱。唐本 治大風瘡。時珍

砒石 宋開寶

【釋名】信石、人言（綱目）。生者名砒黄，煉者名砒霜。時珍曰：砒，性猛如貔，故名。惟出信州，故人呼爲信石，而又隱信字爲人言。

【集解】頌曰：砒霜不著所出郡縣，今近銅山處亦有之，惟信州者佳。其塊有甚大者，色如鵞子黄，明澈不雜。此類本處自是難得之物，一兩大塊真者，人競珍之，不啻千金。古服食方中亦載用之，必得此類，乃可入藥。其市肆所畜片如細屑，亦夾土石，入藥服之爲害不淺。承曰：信州玉山有砒井，官中封禁甚嚴。生不夾石者，色赤甚于雄黄，以冷水磨解熱毒，近火即殺人。所謂不啻金價者，此也。今市貨者取山中夾砂石者，燒烟飛作白霜，乃碎屑而芒刺，其傷火多者，塊大而微黄。所謂如鵞子色明澈者，此也。古方並不入藥，惟燒煉丹石家用之。近人多以治瘧，但以瘧本傷暑，而此物生者能解熱毒也。今俗醫不究其理，即以所燒霜服之，必大吐下，因此幸有安者，遂爲所損極多，不可不慎。初燒霜時，人在上風十餘丈外立，下風所近草木皆死。又以和飯毒鼠，死鼠，貓犬食之亦死，毒過于射罔遠矣。衡山所出一種，力差劣于信州者。宗奭曰：今信州鑿坑井下取之，其坑常封鎖。坑中有濁綠水，先絞水盡，然後下鑿取。生砒謂之砒黄，色如牛肉，或有淡白路，謂石非石，謂土非土。磨酒飲，治積氣。有火便有毒，不可造次服也。取法：將生砒就置火上，以器覆之，令烟上飛著器，凝結纍然下垂如乳尖者，入藥爲勝；平短者次之；大塊者乃是下等；片如細屑者極下也。時珍曰：此乃錫之苗，故新錫器盛酒日久能殺人者，爲有砒毒也。生砒黄以赤色者爲良，熟砒霜以白色者爲良。

【脩治】斅曰：凡使用，以小瓷瓶盛，後入紫背天葵、石龍芮二味，火煅，從巳至申，便用甘草水浸，從申至子，出拭乾，入瓶再煅，別研三萬下用。時珍曰：醫家皆言生砒輕見火則毒甚，而雷氏治法用火

煅，今所用多是飛鍊者，蓋皆欲求速效，不惜其毒也，曷若用生者爲愈乎。

【氣味】苦，酸，暖，有毒。時珍曰：辛、酸，大熱，有大毒。大明曰：畏綠豆、冷水。凡入藥，醋煮殺毒用。土宿真君曰：砒石用草制，鍊出金花，成汁化銅乾汞。青鹽、鶴頂草、消石、蒜、水蓼、常山、益母、獨帚、水律、菖蒲、三角酸、鷲不食草、菠薐、萵苣，皆能伏砒。

【主治】砒黃：治瘧疾腎氣，帶之辟蚤虱。大明 冷水磨服，解熱毒，治痰壅。陳承 磨服，治癖積氣。宗奭 除齁喘積痢，爛肉，蝕瘀腐瘰癧。時珍 ○砒霜：療諸瘧，風痰在胸膈，可作吐藥。不可久服，傷人。開寶 治婦人血氣衝心痛，落胎。大明 蝕癰疽敗肉，枯痔殺蟲，殺人及禽獸。時珍

【發明】宗奭曰：砒霜，瘧家用或過劑，則吐瀉兼作，須煎綠豆汁兼冷水飲之。徐純曰：瘧丹多用砒霜大毒之藥。本草謂主諸瘧風疾，在胸膈可作吐藥，蓋以性之至烈，大能燥痰也。雖有燥痰之功，大傷胸氣，脾胃虛者切宜戒之。時珍曰：砒乃大熱大毒之藥，而砒霜之毒尤烈。鼠雀食少許即死，貓犬食鼠雀亦殆，而人服至一錢許亦死。雖鉤吻射罔之力不過如此，而宋人著本草不甚言其毒，何哉？此亦古者礜石之一種也。若得酒及燒酒，則腐爛腸胃，頃刻殺人，雖綠豆冷水亦難解矣。今之收瓶酒者，往往以砒烟熏瓶，則酒不壞，其亦嗜利不仁者哉！飲酒潛受其害者，徒歸咎於酒耳。此物不入湯飲，惟入丹丸。凡痰瘧及齁喘用此，真有劫病立地之效。但須冷水吞之，不可飲食杯勺之物，靜臥一日或一夜，亦不作吐；少物引發，即作吐也。其燥烈純熱之性，與燒酒焰消同氣，寒疾濕痰被其劫拉，怫鬱頓開故也。今烟火家用少許，則爆聲更大，急烈之性可知矣。此藥亦止宜于山野藜藿之人。若嗜酒膏粱者，非其所宜。疾亦再作，不慎口慾故爾。凡頭瘡及諸瘡見血者，不可用。此其毒入經必殺人。李樓奇方云：一婦病心痛數年不愈，一醫用言半分，茶末一分，白湯調下，吐瘀血一塊而愈。得日華子治婦人血氣心痛之旨乎。

【附方】舊五，新十五。

中風痰壅 四肢不收，昏憒若醉。砒霜如綠豆大，研，新汲水調下少許，以熱水投之，大吐即愈。未吐再服。聖惠方

寒熱痁疾 孫真宗秘寶方：用信砒二兩研粉，寒水石三兩別搗末。用生鐵銚一箇，鋪石末，後鋪砒在上，又以石末蓋之，厚盞覆定，醋糊紙條密封十餘重，炭火一斤煅之，待紙條黑時取出，候冷，刮盞上砒末，乳細，粟米飯丸綠豆大，辰砂爲衣。每用三四丸，小兒一二丸，發日早以臘茶清下，一日不得食熱物。男人患，女人著藥入口中；女子患，男人著藥入口中。○本事方：用人言一錢，綠豆末一兩，爲末，無根井水丸綠豆大，黃丹爲衣，陰乾。發日五更冷水下五七丸。○衛生寶鑑一剪金：用人言醋煮，硫黃、綠豆等分，爲末。每一豆許，用紅絹包之，采絲紮定。每剪下一粒，新汲水空心吞下。治瘧聖藥也。○醫壘元戎九轉靈砂丹：用砒霜、黃丹、紫河車各一錢，爲末，雄黑豆一百粒，水一浸一夜，研泥和丸梧子、綠豆、黍米三樣大。每服一二十丸，發日五更向東無根水下。紫河車、綠豆、黑豆皆解砒毒也。○本草權度不二散：用砒一錢，麪二兩，和勻，香油一斤煎黃色，以草紙壓去油，入茶三兩，爲末。每服一錢，發日早冷茶下。

一切積痢 砒霜、黃丹等分，蠟和收，旋丸綠豆大。每米飲下三丸。普濟方

休息下痢 經一二年不瘥，羸瘦衰弱。砒霜成塊者爲末，黃丹各半兩，化蠟入砒，以柳條攪，焦則換，至七條，取起收之。每旋丸梧子大，冷水送下。小兒黍米大。和劑局方

脾疼腰痛 即上方，用冷水下。

婦人血氣 心痛。方見發明下。

走馬牙疳 惡瘡：砒石、銅綠等分，爲末，攤紙上貼之，其效如神。○又方

砒霜半兩，醋調如糊，盌內盛，待乾刮下。用粟米大綿裹安齒縫，來日取出，有蟲自死。久患者不過三日即愈。普濟方。○**項上瘰癧**梁州砒黄研末，濃墨汁丸梧子大，銚內炒乾，竹筒盛之。每用鍼破，將藥半丸貼之，自落。蝕盡爲度。靈苑方。**痰喘齁齁**方見穀部豉下。**一切漏瘡**有孔。用信石，新瓦火煅研末，以津調少許於紙撚上，插入蝕去惡管。漏多勿齊上，最妙。救急易方。

土黄綱目

【**修治**】時珍曰：用砒石二兩，木鼈子仁、巴豆仁各半兩，硇砂二錢，爲末，用木鼈子油、石腦油和成一塊，油裹埋土坑內，四十九日取出，劈作小塊，甆器收用。

【**氣味**】**辛、酸，熱，有毒。**獨孤滔曰：土黄制雄黄。

【**主治**】**枯瘤贅痔，乳食癭癧，并諸瘡惡肉。**時珍

金星石宋嘉祐　**附銀星石**

【**集解**】頌曰：金星石、銀星石並出濠州、并州，采無時。二石主療大體相似。宗奭曰：二石治大風疾，別有法，須燒用之。金星石生於蒼石內，外有金色麩片；銀星石有銀色麩片。又一種深青色堅潤，中有金色如麩片者，不入藥用，工人碾爲器，或婦人首飾用。時珍曰：金星有數種，蘇頌所說二石，武當山亦有之。或云金星出膠東，銀星出贗門，蓋亦礞石之類也。寇宗奭所說二石治大風者，今考聖惠方大風門，皆作金星礜石、銀星礜石，則似是礜石之類。丹房鑑源礜石篇中亦載二石名，似與蘇說者不同。且金星、銀星無毒，主熱涎血病；礜石則有毒，主風癩疾。觀此則金星、銀星入藥各有二種矣。又歙州硯石亦有金星、銀星者，名金星石。琦州亦出金星石，皆可作硯。翡翠石能屑金，亦名金星石。此皆名同物異也。劉河間宣明方點眼藥方中，用金精石、銀精石，不知即此金星、銀星否也。

【**氣味**】**甘，寒，無毒。**【**主治**】**脾肺壅毒，及肺損吐血嗽血，下熱涎，解衆毒。**嘉祐**水磨少許服，鎮心神不寧，亦治骨哽。**時珍

【**附方**】新二。**吐血嗽血**肺損者。金星石、銀星石、玄精石、不灰木、陽起石、雲母石等分，用坩鍋一箇，鋪冬月水牛糞一二寸，鋪藥一層，鋪灰二寸，又藥一層，重重如此，以灰蓋之，鹽泥固濟，用炭一秤，火煅一日夜，埋土中一夜，取出藥塊，去灰爲末。每一兩入龍腦、麝香各半錢，阿膠二錢半炒，每服一錢，糯米湯下，日三服。聖惠方。**大風蟲瘡**有五色蟲，取下。諸石丸：用金星礜石、銀星礜石、雲母石、禹餘糧石、滑石、陽起石、慈石、凝水石、蜜陀僧、自然銅、龍涎石等分，擣碎，瓶盛，鹽泥固濟之，炭火十斤煅過，爲末，醋糊丸小豆大。每服十五丸，白花蛇酒下，一日三服，以愈爲度。太平聖惠方。

【**附錄**】**金石**拾遺。藏器曰：味甘，溫，無毒。主久羸瘦，不能食，無顏色，補腰腳冷，令人健壯益陽，有暴熱脫髮，飛鍊服之。生五臺山清涼寺石中，金屑作赤褐色也。

婆娑石宋開寶

【**釋名**】**摩挲石**時珍曰：姚亮西溪叢話云：船過產石山下，愛其石，以手捫之，故曰摩挲。不知然否。

【**集解**】志曰：婆娑石生南海，胡人采得之。其石綠色，無斑點，有金星，磨成乳汁者爲上。又有豆斑石，雖亦解毒，而功力不及。復有鄂綠，有文理，磨鐵成銅色，人多以此爲之，非眞也。驗法：以水磨點雞

冠熱血，當化成水，是也。宗奭曰：石如淡色石綠，間微有金星者佳。又有豆斑石，亦如此石，但有黑斑點，無金星。頌曰：胡人尤珍貴之，以金裝飾作指彄帶之。每欲食及食罷，輒含吮數次，以防毒。今人有得指面許塊，則價直百金也。時珍曰：庚辛玉册云：摩挲石，陽石也。出三佛齊海南，有山五色聳峙，其石有光焰，其水下滚如箭，船過其下，人以刀斧擊取，燒之作硫黄氣，以形如黄龍齒而堅重者爲佳。匱五金，伏三黄，制鉛汞。

氣味 甘，淡，寒，無毒。

主治 解一切藥毒，瘴疫，熱悶頭痛。開寶

礞石 宋嘉祐

釋名 時珍曰：其色濛濛然，故名。

集解 時珍曰：礞石江北諸山往往有之，以盱山出者爲佳。有青、白二種，以青者爲佳。堅細而青黑，打開中有白星點，煅後則星黄如麩金。其無星點者，不入藥用。通城縣一山産之，工人以爲器物。

脩治 時珍曰：用大坩鍋一個，以礞石四兩打碎，入消石四兩拌匀，炭火十五斤簇定，煅至消盡，其石色如金爲度。取出研末，水飛去消毒，曬乾用。

氣味 甘、鹹，平，無毒。得焰消，能利濕熱痰積，從大腸而出。熱盛皮膚生瘡，一利即愈。

主治 食積不消，留滯臟腑，宿食癥塊久不瘥。小兒食積羸瘦，婦人積年食癥，攻刺心腹。得巴豆、硇砂、大黄、荆三稜作丸服，良。嘉祐 治積痰驚癇，欬嗽喘急。時珍

發明 時珍曰：青礞石氣平味鹹，其性下行，陰也，沉也，乃厥陰之藥。肝經風木太過，來制脾土，氣不運化，積滯生痰，壅塞上中二焦，變生風熱諸病，故宜此藥重墜。制以消石，其性疎快，使木平氣下，而痰積通利，諸證自除。湯衡嬰孩寶鑑言礞石乃治驚利痰之聖藥。吐痰在水上，以石末糝之，痰即隨水而下，則其沉墜之性可知。然止可用之救急，氣弱脾虚者不宜久服。楊士瀛謂其功能利痰，而性非胃家所好。如慢驚之類，皆宜佐以木香。而王隱君則謂痰爲百病，不論虚實寒熱，槩用滚痰丸，通治百病，豈理也哉？朱丹溪言一老人忽病目盲，乃大虚證，一醫與礞石藥服之，至夜而死。吁！此乃盲醫虚虚之過，礞石豈殺人者乎？況目盲之病，與礞石並不相干。

附方 新四

滚痰丸 通治痰爲百病，惟水瀉、雙娠者不可服。礞石、焰消各二兩，煅過，研飛，曬乾，一兩；大黄酒蒸八兩，黄芩酒洗八兩，沉香五錢，爲末，水丸梧子大。常服一二十丸，欲利大便則服一二百丸，溫水下。王隱君養生主論

一切積病 金寶神丹：治一切虚冷久積，滑泄久痢，癖塊，血刺心腹，下痢，及婦人崩中漏下。青礞石半斤，爲末，消石末二兩，坩鍋內鋪頭蓋底，按實，炭火二十斤煅過，取出，入消石末二兩，滴水丸芡子大，候乾，入坩鍋內，小火煅紅，收之。每服一丸至二三丸，空心溫水下，少許壓之。久病瀉痢，加至五七丸。楊氏家藏方

急慢驚風 奪命散：治急慢驚風，痰涎壅塞咽喉，命在須臾，服此墜下風痰，乃治驚利痰之聖藥也。眞礞石一兩，焰消一兩，同煅過爲末。每服半錢或一錢。急驚痰熱者，薄荷自然汁入生蜜調下；慢驚脾虚者，木香湯入熟蜜調下。亦或雪糕丸綠豆大，每服二三丸。湯氏嬰孩寶鑑

小兒急驚 青礞石磨水服。衛生方

花乳石 宋嘉祐

釋名 花蕊石 宗奭曰黃石中間有淡白點以此得花之名圖經作花蕊石是取其色黃

集解 禹錫曰花蕊石出陝華諸郡色正黃形之大小方圓無定 頌曰出陝州閿鄉體至堅重色如硫黃形塊有極大者陝西人鐫爲器用采無時 時珍曰玉冊云花乳石陰石也生代州山谷中有五色可代丹砂匱藥蜀中汶山彭縣亦有之

脩治 時珍曰凡入丸散以罐固濟頂火煅過出火毒研細水飛曬乾用

氣味 酸濇平無毒

主治 金瘡出血刮末傅之卽合仍不作膿又療婦人血運惡血 嘉祐 治一切失血傷損內漏目瞖 時珍

發明 頌曰花蕊石古方未有者近世以合硫黃封固煅研末傅金瘡其效如神人有倉卒中金亦不及煅治者但刮末傅之亦效 時珍曰花蕊石舊無氣味今嘗試之其氣平其味濇而酸蓋厥陰經血分藥也其功專于止血能使血化爲水酸以收之也而又能下死胎落胞衣去惡血惡血化則胎與胞無阻滯之患矣東垣所謂胞衣不出濇劑可以下之故赤石脂亦能下胞胎與此同義葛可久治吐血出升斗有花蕊石散和劑局方治諸血及損傷金瘡胎產有花蕊石散皆云能化血爲水則此石之功蓋非尋常草木之比也

附方 新五

花蕊石散 治五內崩損噴血出斗升用此治之花蕊石煅存性研如粉以童子小便一鍾男入酒一半女入醋一半煎溫食後調服二錢甚者五錢能使瘀血化爲黃水後以獨參湯補之 葛可久十藥神書

花蕊石散 治一切金刃箭鏃傷及打撲傷損狗咬至死者急以藥摻傷處其血化爲黃水再摻便活更不疼痛如內損血入臟腑煎童子小便入酒少許熱調一錢服立效 牲畜抵傷腸出不損者急納入桑白皮線縫之摻藥血止立活 婦人產後敗血不盡血運惡血奔心胎死腹中胎衣不下至死但心頭溫熱者急以童子小便調服一錢取下惡物如豬肝終身不患血風血氣若膈上有血化爲黃水卽時吐出或隨小便出甚效 硫黃四兩花蕊石一兩並爲粗末拌勻以膠泥固濟日乾瓦罐一箇盛之泥封口焙乾安在西方磚上磚上書八卦五行字用炭一秤簇匝從巳午時自下生火煅至炭消冷定取出爲細末瓶收用 和劑局方

金瘡出血 方見主治

多年障瞖 花蕊石水飛焙防風川芎藭甘菊花白附子牛蒡子各一兩甘草炙半兩爲末每服半錢臘茶下 衛生家寶方

腳縫出水 好黃丹入花蕊石末摻之效 談野翁試效方

白羊石 宋圖經

集解 頌曰生兗州白羊山春中掘地采之以白瑩者爲良又有黑羊石生兗州宮山之西亦春中掘地采之以黑色有墻壁光瑩者爲上

氣味 淡生涼熟熱無毒

主治 解藥毒黑羊石同 蘇頌

金牙石 別錄下品

釋名 黃牙石 時珍曰象形

集解 別錄曰金牙生蜀郡如金色者良 宏景曰今出蜀漢似粗金大如棋子而方又有銅牙亦相似但外黑內色少淺不入藥用 恭曰金牙離本處入土水中久皆黑色不可謂之銅牙也此出漢中金牙湍湍兩岸石間打出者內卽金色岸頹入水久者皆黑 近南山溪谷茂州維州亦有勝于漢

中者。頌曰：今雍州亦有之。時珍曰：崔昉本草云：金牙石，陽石也。生川陝山中。似蜜栗子，有金點形者妙。聖濟經治癱風大方中，用金牙石、銀牙石。銀牙恐即金牙石之白色者。爾方書並無言及者，姑闕。

【修治】大明曰：入藥燒赤，去粗乃用。

【氣味】鹹，平，無毒。大明曰：甘，平。

【主治】鬼疰毒蠱諸疰。別錄。治一切冷風氣，筋骨攣急，腰腳不遂，燒浸酒服。甄權。煖腰膝，補水臟，驚悸小兒驚癇。大明。

【發明】宏景曰：金牙惟酒散及五疰丸用之，餘方少用。頌曰：葛洪肘後方治風毒厥，有大小金牙酒，但浸其汁飲之。孫思邈千金方治風毒及鬼疰，南方障氣傳尸等，各有大小金牙散之類是也。小金牙酒主風疰百病，虛勞溼冷，緩弱不仁，不能行步。近人用之多效，故著其法云：金牙、細辛、莽草、防風、地膚子、地黃、附子、茵蕷、續斷、蜀椒、蒴藋根各四兩，獨活一斤，十二物。金牙搗末，別盛練囊，餘皆薄切，同入一大囊，以清酒四兩漬之，密器泥口，四宿酒成。溫服二合，日二次，取效。

金剛石 綱目

【釋名】金剛鑽 時珍曰：其砂可以鑽玉補瓷，故謂之鑽。

【集解】時珍曰：金剛石出西番天竺諸國。葛洪抱朴子云：扶南出金剛，生水底石上，如鍾孔狀，體似紫石英，可以刻玉。人沒水取之，雖鐵椎擊之亦不能傷。惟羚羊角扣之，則漼然冰泮。丹房鑑源云：紫背鉛能碎金剛鑽。周密齊東野語云：玉人攻玉，以恆河之砂，以金剛鑽鏤之，其形如鼠矢，青黑色，如石如鐵。相傳出西域及回紇高山頂上，鷹隼黏帶食入腹中，遺糞于河北砂磧間，未知然否。玄中記云：大秦國出金剛，一名削玉刀，大者長尺許，小者如稻黍，着環中，可以刻玉。觀此則金剛有甚大者。番僧以充佛牙是也。欲辨真僞，但燒赤淬醋中，如故不酥碎者爲真。若覺鈍，則煆赤冷定即鋭也。故西方以金剛喻佛性，羚羊角喻煩惱。十洲記載：西海流砂有昆吾石，治之作劍如鐵，光明如水精，割玉如泥。此亦金剛之大者。又獸有貘及齧鐵、狡兔，皆能食鐵，其糞俱可爲兵切玉。詳見獸部貘下。

【主治】磨水塗湯火傷。作釵鐶服佩，辟邪惡毒氣。時珍

砭石 音邊 綱目

【釋名】鍼石

【集解】時珍曰：按東山經云：高氏之山，鳧麗之山，皆多鐵石。郭璞注云：可爲砭鍼也。素問異法方宜論云：東方之域，魚鹽之地，海濱傍水，其病爲癰瘍，其治宜砭石。故砭石亦從東方來。王冰注云：砭石如玉，可以爲鍼。蓋古者以石爲鍼，季世以鍼代石，今人又以瓷鍼刺病，亦砭之遺意也。但砭石無識者，豈即石砮之屬爲之歟。

【附錄】石砮 時珍曰：石砮出肅慎國，人以枯木爲矢，青石爲鏃，施毒，中人即死。石生山中。禹貢：荊州、梁州皆貢砮，即此石也。又南方藤州以青石爲刀劍，如銅鐵，婦人用作環玦。琉璃國人墾田，以石爲刀，長尺餘，皆此類也。

【主治】刺百病癰腫。

越砥 別錄中品

【釋名】磨刀石 藏器 羊肝石 綱目 礪石 時珍曰：尚書：荊州厥貢砥礪。注云：砥以細密爲名，礪以粗糲爲稱。俗稱者爲羊肝石，因形色也。宏景曰：越砥，今細礪石也。出臨平。

【氣味】甘，無毒。

主治目盲，止痛，除熱瘙。本經 磨汁點目，除障翳。燒赤投酒飲，破血瘕痛切。藏器

礪石 主治破宿血，下石淋，除結瘕，伏鬼物惡氣。燒赤投酒中飲之。人言蹋之患帶下，未知所由。藏器

磨刀垽 一名龍白泉粉 主治傅蠼螋尿瘡，有效。藏器 塗瘰癧結核。時珍

薑石 唐本草

釋名 𥓓𥗋石 時珍曰：薑石以形名。或作礓礫。邵伯溫云：天有至戾，地有至幽，石類得之則為礓礫是也。俗作𥓓𥗋。

集解 恭曰：薑石所在有之。生土石間，狀如薑，有五種。以色白而爛不磣者良。齊城歷城東者好。采無時。宗奭曰：所在皆有，須不見日色旋取，微白者佳。

氣味 鹹，寒，無毒。主治熱豌豆瘡，疔毒等腫。唐本

附方 舊一，新二。

疔瘡腫痛 白薑石末，和雞子清傅之，乾即易。疔自出，神效。崔氏方

乳癰腫大 如盌，腫痛，方同上。外臺秘要

產後脹衝 氣噎。𥓓𥗋石、代赭石等分，為末，醋糊丸梧子大。每服三五十丸，醋湯下。潔古保命集

通身水腫 薑石燒赤，納黑牛尿中，熱服，日飲一升。千金方

麥飯石 宋圖經

釋名 時珍曰：象形。

集解 時珍曰：李迅云：麥飯石處處山溪中有之。其石大小不等，或如拳，或如鵞卵，或如盞，或如餅，大略狀如握聚一團麥飯，有粒點如豆如米，其色黃白，但於溪間麻石中尋有此狀者即是。古方云：曾作磨者佳，誤矣。此石不可作磨。若無此石，但以舊麪磨近齒處石代之，取其有麥性故耳。

氣味 甘，溫，無毒。

主治 一切癰疽發背。時珍

發明 頌曰：大凡石類多主癰疽。世傳麥飯石膏治發背瘡甚效，乃中岳山人呂子華秘方。裴員外啗之以名第，河南尹胥之以重刑，呂寧絕榮望，守死不傳其方。取此石碎如碁子，炭火燒赤，投米醋中浸之，如此十次，研末篩細，入乳鉢內，用數人更碾五七日，要細膩如麪，四兩。鹿角一具，要生取連腦骨者，其自脫者不堪用，每二三寸截之，炭火燒令烟盡即止，為末研細，二兩。白蘞生研末，二兩。用三年米醋入銀石器內，煎令魚目沸，旋旋入藥在內，竹杖子不住攪，熬一二時久，稀稠得所，傾在盆內，待冷，以紙蓋收，勿令塵入。用時以鵞翎拂膏于腫上，四圍赤處盡塗之，中留錢大洩氣。如未有膿即內消，已作頭即撮小，已潰即排膿如湍水。若病久肌肉爛落，見出筋骨者，即塗細布上貼之，乾即易。逐日瘡口收斂，但中隔不穴者，即無不瘥。已潰者，用時先以猪蹄湯洗去膿血，故帛挹乾，乃用藥。其瘡切忌手觸動，嫩肉仍不可以口氣吹風，及腋氣、月經、有孕人見之。合藥亦忌此等。初時一日一洗一換，十日後二日一換。此藥要極細，方有效。若不細，塗之即極痛也。此方孫真人千金月令已有之，但不及此詳悉耳。又北齊馬嗣明治楊遵彥背瘡，取粗黃石如鵞卵大者，猛火燒赤，納濃醋中，當有屑落醋中，再燒再淬，石至盡，取屑日乾，擣篩極細末，和醋塗之，立愈。劉禹錫傳信方謂之鍊石法，用傳瘡腫無不驗。

水中白石 拾遺

【集解】時珍曰：此石處處溪澗中有之。大者如雞子，小者如指頭，有黑白二色。入藥用白小者。

【主治】食魚鱠多，脹滿成瘕，痛悶，日漸羸弱。取數十枚燒赤，投五升水中七徧，熱飲。如此三五度，當利出瘕也。又燒淬水中，納鹽三合，洗風瘙瘾疹。藏器　背上忽腫如盤，不識名者，取一二盌燒熱，投水中，頻洗之，立瘥。蘇頌

【發明】時珍曰：昔人有煑石爲糧法，卽用此石也。其法用胡葱汁或地榆根等煑之，卽熟如芋，謂之石羹。抱朴子云：洛陽道士董威辟穀方，用防風子、甘草之屬十許種爲散，先服三方寸匕，乃吞石子如雀卵十二枚，足百日不食，氣力顏色如故。欲食則飲葵湯，下去石子。又有赤龍血、青龍膏，皆可煑石。又有引石散，投方寸匕，可煑白石子一斗，立熟如芋，可食。

河砂 拾遺

【釋名】砂，小石也。字從少石，會意。

【主治】石淋，取細白沙三升炒熱，以酒三升淋汁，服一合，日再服。又主絞腸痧痛，炒赤，冷水淬之，澄清服一二合。時珍　風溼頑痹不仁，筋骨攣縮，冷風癱緩，血脈斷絕。六月取河砂，烈日暴令極熱，伏坐其中，冷卽易之。取熱徹通汗，隨病用藥。切忌風冷勞役。藏器

【附方】新一。人溺水死：白沙炒，覆死人面上下，惟露七孔，冷溼卽易。千金

杓上砂 綱目

【集解】時珍曰：此淘米杓也。有木杓、瓢杓，皆可用。

【主治】面上風粟，或青或黃赤，隱暗澀痛，及人唇上生瘡者，本家杓上刮去唇砂一二粒，卽安。又婦人吹乳，取砂七枚，溫酒送下，更以炊帚枝通乳孔。此皆莫解其理。時珍

石燕 唐本草

【集解】李勣曰：石燕出零陵。恭曰：永州祁陽縣西北一十里有土岡，上掘深丈餘取之。形似蚶而小，堅重如石也。俗云因雷雨則自石穴中出，隨雨飛墮者，妄也。頌曰：祁陽縣江畔沙灘上有之。或云生洞中，凝僵似石者佳。采無時。宗奭曰：石燕如蜆蛤之狀，色如土，堅重如石。既無羽翼，焉能飛出？其言近妄。時珍曰：石燕有二：一種是此，乃石類也，狀類燕而有文，圓大者爲雄，長小者爲雌；一種是鍾乳穴中石燕，似蝙蝠者，食乳汁能飛，乃禽類也，見禽部。禽石燕食乳，食之補助，與鍾乳同功，故方書助陽藥多用之。俗人不知，往往用此石爲助陽藥，刋于方冊，誤矣。

【氣味】甘，涼，無毒。

【主治】淋疾，煑汁飲之。婦人難產，兩手各握一枚，立驗。唐本　療眼目障瞖，諸般淋瀝，久患消渴，臟腑頻瀉，

腸風痔瘻。年久不瘥。面色虛黃。飲食無味。婦人月水湛濁。赤白帶下多年者。每日磨汁飲之。一枚用三日。以此爲準。亦可爲末。水飛過。每日服半錢至一錢。米飲服。至一月。諸疾悉平。時珍

【發明】時珍曰：石燕性涼，乃利竅行溼熱之物。宋人脩本草，以食鍾乳禽石燕混收入此石燕下。故世俗誤傳此石能助陽，不知其正相反也。

【附方】舊三，新七。

傷寒尿澀小腹脹滿。石燕爲末，葱白湯調半錢，脹通爲度。聖惠方

小便淋痛石燕子七枚，搗黍米大，新桑根白皮三兩，剉拌勻，分作七帖。每帖用水一盞，煎七分，空心午前各一服。簡要濟眾

血淋心煩石燕子、商陸、赤小豆、紅花等分，爲末。每服一錢，葱白湯調下。聖惠方

久年腸風石燕磨水常服，勿歇。靈苑方

赤白帶下多年不止。石燕一枚，磨水服，立效。徐氏家傳方

襁褓吐乳欬嗽久不愈。石燕子爲末，蜜調少許，塗唇上，日三五次。衛生寶鑑

拳毛倒睫石燕子一雌一雄，磨水點搽眼。先以鑷子摘去拳毛，乃點藥後，以黄連水洗之。乾坤生意

牢牙止痛石燕三對，火煅醋淬七次，青鹽、乳香各一兩，細辛半兩，爲末，揩之。荊芥湯漱口。一方去乳香、細辛，加麝香。

齒疎不堅石燕子五對，火煅米醋淬七次，爲末，青鹽、麝香各少許，研勻。日用揩牙後，以温酒漱嚥之。元遺山方

服石發動石燕子七箇，打碎，水三升，煑二升，頻頻淋洗，以瘥爲度。聖濟

石蟹宋開寶

【集解】志曰：石蟹生南海。云是尋常蟹爾。年月深久，水沫相着，因化成石。每遇海潮即漂出。又有一種入洞穴年深者亦然。皆細研水飛，入諸藥相助用之。頌曰：近海州郡皆有之。體質石也，而都與蟹相似，但有泥與粗石相着爾。時珍曰：按顧玠海槎錄云：崖州榆林港內半里許，土極細膩，最寒，但蟹入則不能運動，片時成石矣。人獲之，名石蟹，置之几案，云能明目也。復有石鰕，似鰕，出海邊。石魚似魚，出湘山縣。石魚、鰕並不入藥用。一統志言鳳翔汧陽縣西有山魚隴，掘地破石得之，云可辟蠹。

【氣味】鹹，寒，無毒。

【主治】青盲目淫，膚翳丁翳，漆瘡。開寶 解一切藥毒并蠱毒。天行熱疾，催生落胎，療血運，並熱水磨服。大明 醋摩傅癰腫。熱水磨服，解金石毒。蘇頌

【附方】新一。

喉痺腫痛石蟹磨水飲，并塗喉外。聖濟錄

石蛇宋圖經

【集解】頌曰：石蛇出南海水旁山石間。其形盤屈如蛇，無首尾，內空，紅紫色，以左盤者良。又似車螺，不知何物所化。大抵與石蟹同類，功用亦相近。宗奭曰：石蛇色如古墻上土，盤結如查梨大，空中，兩頭巨細一等，不與石蟹同類。蟹則眞蟹所化，蛇非眞蛇。今人用之絶少。時珍曰：按姚亮西溪叢話云：南恩州海邊有石山觜，每蟹過之則化爲石，蛇過亦然。此說不知果否。若然，則石蛇亦眞蛇所化。

【氣味】鹹，平，無毒。

【主治】解金石毒。蘇頌

石蠶宋開寶

【釋名】石蠹蠶綱目

【集解】志曰：石蠶生海岸石旁。狀如蠶，其實石也。

【氣味】苦熱無毒。藥訣曰：苦熱有毒。獨孤滔曰：制丹砂。【主治】金瘡止血，生肌，破石淋血結，磨服，當下碎石。開寶

石鼈綱目

【集解】時珍曰：石鼈生海邊，形狀大小儼如䗪蟲，蓋亦化成者。䗪蟲俗名土鼈。

【氣味】甘涼無毒。

【主治】淋疾血病，磨水服。時珍

蛇黃唐本草

【集解】恭曰：蛇黃出嶺南，蛇腹中得之，圓重如錫，黃黑青雜色。志曰：蛇黃多赤色，有吐出者，野人或得之。頌曰：今越州、信州亦有之。今醫所用云是蛇冬蟄時所含土，到春發蟄吐之而去，大如彈丸，堅如石，外黃內黑色，二月采之。與舊說不同，未知孰是。時珍曰：蛇黃生腹中，正如牛黃之意。世人因其難得，遂以蛇含石代之，以其同出於蛇故爾。廣西平南縣有蛇黃岡，土人九月掘下七八尺始得。蛇黃大者如雞子，小者如彈丸，其色紫。庚辛玉册云：蛇含自是一種石，云蛇入蟄時，含土一塊，起蟄時化作黃石，不稽之言也。有人掘蛇窟尋之，並無此說。

【修治】大明曰：入藥燒赤，醋淬三四次，研末水飛用。

【氣味】冷無毒。

【主治】心痛疰忤，石淋，小兒驚癇，婦人產難，以水煮研服汁。唐本 鎮心。大明 磨汁，塗腫毒。時珍

【附方】新六。**暗風癇疾** 忽然仆地，不知人事，良久方醒。蛇黃火煅醋淬七次，為末，每調酒服二錢，數服愈。年深者亦效。危氏得效方 **驚風癇疳** 神穴丹：治急驚風癇疾，天弔急疳熱等證。用紫色蛇黃四兩，煅過；獖豬屎二兩，小者，泥固煅過；鐵粉一兩，朱砂半兩，麝香一錢，為末，糯粉糊丸芡子大，漆盤曬乾，看之每丸有一小穴，故名神穴丹。每服一丸，薄荷酒化下，立甦。疳熱冷水化下。𤅷苑方 **小兒項軟** 因風虛者。蛇含石一塊，煅七次，醋淬七次，研，鬱金等分，為末，入麝香少許，白米飯丸龍眼大。每服一丸，薄荷湯化服，一日一服。活幼全書 **瘴瘧鬼瘧** 食瘧。蛇含石末一兩，信石末一兩，研勻，入水火鼎內，上以盞蓋，六一泥固濟，煅至藥升在盞，刮下為末，米糕糊丸綠豆大，雄黃為衣。每服一丸，黑豆研水，五更送下。摘玄方 **血痢不止** 蛇含石二枚，火煅醋淬，研末。每服三錢，米飲下。普濟方 **腸風下血** 脫肛。蛇黃二顆，火煅醋淬七次，為末。每服三錢，陳米飲下。普濟方

霹靂碪拾遺

【釋名】雷楔時珍曰：舊作鍼及屑，誤矣。

【集解】藏器曰：此物伺候震處，掘地三尺得之。其形非一，有似斧刀者，剉刀者，有穴二孔者。一云出雷州并河東山澤間。因雷震後得者多似斧，色青黑斑文，至硬如玉。或言是人間石造，納與天曹。不知事實。時珍曰：按雷書云：雷斧如斧，銅鐵為之；雷碪似碪，乃石也，紫黑色；雷鎚重數斤；雷鑽長尺餘，皆如鋼鐵，雷神以劈物擊物者；雷環如玉環，乃雷神所佩遺落者；雷珠乃神龍所含，遺下者夜光滿室。又博物志云：人間往往見細石形如小斧，名霹靂斧，一名霹靂楔。玄中記云：玉門之西有一國，山上立廟，國人年年出鑽以給雷用，此謬言也。雷雖陰陽二氣激薄有聲，實有神物司之，故亦隨萬物啟蟄，斧鑽碪鎚皆實物也。若曰在天成象，在地成形，如星隕為石，則雨金石、雨粟麥、雨毛血及諸

異物者，亦在地成形者乎？必太虛中有神物使然也。陳時蘇紹雷鎚重九斤。宋時沈括于震木之下得雷楔，似斧而無孔。鬼神之道幽微，誠不可究極。

【氣味】無毒。主大驚失心，恍惚不識人，并石淋，磨汁服，亦煮服。作枕，除魔夢不祥。藏器 刮末服，主瘵疾，殺勞蟲，下蠱毒，止洩泄。置箱篋間，不生蛀蟲。諸雷物佩之，安神定志，治驚邪之疾。時珍 出雷書

雷墨 綱目

【集解】時珍曰：按雷書云：凡雷書木石，謂木札，入二三分，青黃色。或云：雄黃、青黛、丹砂合成，以雷楔書之。或云：蓬萊山石脂所書。雷州每雷雨大作，飛下如沙石，大者如塊，小者如指，堅硬如石，黑色光豔至重。劉恂嶺表錄云：雷州驟雨後，人于野中得石如黳石，謂之雷公墨。扣之錚然，光瑩可愛。又李肇國史補云：雷州多雷，秋則伏蟄，狀如人，掘取食之。觀此，則雷果有物矣。

【主治】小兒驚癇邪魅諸病，以桃符湯磨服即安。時珍

本草綱目石部第十卷終

本草綱目石部目録第十一卷

石之五　鹵石類二十種附録二十七種

食鹽別録　戎鹽本經　光明鹽唐本

鹵鹹本經　凝水石本經 即寒水石　玄精石開寶

綠鹽唐本　鹽藥拾遺 懸石附　朴消本經 芒消 馬牙消附

玄明粉藥性　消石本經 即焰消　硇砂唐本

蓬砂日華 石藥附　特蓬殺　石硫黃本經

石硫赤別録　石硫青別録 硫黃香附

礬石本經　綠礬日華　黃礬綱目

湯瓶內鹼綱目

右附方舊一百零二新二百四十九

附録諸石計二十七種

本草綱目石部第十一卷

石之五 計鹵石類二十種附錄二十七種

食鹽 別錄中品

〔校正〕志曰元在水部今移入此〔時珍曰〕併入本經大鹽

〔釋名〕鹺音醝〔時珍曰〕鹽字象器中煎鹵之形禮記鹽曰鹹鹺爾雅云天生曰鹵人生曰鹽許慎說文云鹽鹹也東方謂之斥西方謂之鹵河東謂之鹹黃帝之臣宿沙氏初煮海水為鹽本經大鹽即今解池顆鹽也別錄重出食鹽今併為一方士呼鹽為海砂

〔集解〕別錄曰大鹽出邯鄲及河東池澤〔恭曰〕大鹽即河東印鹽也人之常食者形粗于食鹽〔宏景曰〕有東海北海南海鹽河東鹽池梁益鹽井西羌山鹽胡中樹鹽色類不同以河東者為勝東海鹽官鹽白草粒細北海鹽黃草粒粗以作魚鮓及鹹葅乃言北勝而藏繭必用鹽官者蜀中鹽小淡廣州鹽鹹苦不知其為療體復有優劣否〔藏器曰〕四海之內何處無之惟西南諸夷稍少人皆燒竹及木鹽當之〔頌曰〕并州末鹽乃刮鹹煎錬者不甚佳所謂鹵鹹是也大鹽生河東池澤粗于末鹽即今解鹽也解州安邑兩池取鹽于池旁耕地沃以池水每得南風急則宿夕成鹽滿畦彼人謂之種鹽最為精好東海北海南海鹽者今滄密楚秀溫台明泉福廣瓊化諸州煮海水作之謂之澤鹽醫方謂之海鹽海邊掘坑上布竹木覆以蓬茅積沙於上每潮汐衝沙則鹵鹹淋于坑中水退則以火炬照之鹵氣衝火皆滅因取海鹵貯盤中煎之頃刻而就其煮鹽之器漢謂之牢盆今或鼓鐵為之南海人編竹為之上下周以蚤灰橫丈深尺平底寘于竈背謂之鹽盤梁益鹽井者今歸州及四川諸郡皆有鹽井汲其水以煎作鹽如煮海法又濱州有土鹽煎錬草土而成其色最粗黑不堪入藥通泰海州並有停夕刮鹹煎鹽輸官如并州末鹽之類而味更優以供給江湖極為饒衍〔時珍曰〕鹽品甚多海鹽取海鹵煎錬而成今遼冀山東兩淮閩浙廣南所出是也井鹽取井鹵煎錬而成今四川雲南所出是也池鹽出河東安邑西夏靈州今惟解州種之疏鹵地為畦隴而塹圍之引清水注入久則色赤待夏秋南風大起則一夜結成謂之鹽南風如南風不起則鹽失利亦忌濁水淤澱鹽脈也又海豐深州者亦引海水入池曬成并州河北所出皆鹼鹽也刮取鹼土煎錬而成階成鳳川所出皆崖鹽也生于土崖之間狀如白礬亦名生鹽此五種皆食鹽也上供國課下濟民用海鹽井鹽鹼鹽三者出于人池鹽崖鹽二者出于天周禮云鹽人掌鹽之政令祭祀供其苦鹽散鹽賓客供其形鹽王之膳羞供其飴鹽苦鹽即顆鹽也出于池其鹽為顆未錬治其味鹹苦散鹽即末鹽出于海及井并煮鹼而成者其鹽皆散末也形鹽即印鹽或以鹽刻作虎形也或云積鹵所結其形如虎也飴鹽以飴拌成者或云生于戎地味甜而美也此外又有崖鹽生于山崖戎鹽生于土中傘子鹽生于井石鹽生于石木鹽生于樹蓬鹽生于草造化生物之妙誠難殫知也

〔脩治〕〔時珍曰〕凡鹽人多以礬消灰石之類雜之入藥須以水化澄去腳滓煎錬白色乃良

大鹽〔氣味〕甘鹹寒無毒〔別錄曰〕食鹽鹹溫無毒多食傷肺喜欬〔權曰〕有小毒〔時珍曰〕鹹微辛寒無毒〔保昇曰〕多食令人失色膚黑損筋力〔之才曰〕漏蘆為之使〔斅曰〕敝箄淡鹵烏賊骨亦淡鹵

〔主治〕腸胃結熱喘逆胸中病令人吐本經傷寒寒熱吐胸中痰癖止心腹卒痛殺鬼蠱邪疰毒氣下部䘌瘡堅肌骨別錄除風邪吐下惡物殺蟲去皮膚風毒調和臟腑消宿物令人壯健藏器助水臟及霍亂

心痛。金瘡。明目。止風淚邪氣。一切蟲傷瘡腫火灼瘡。長肉補皮膚。通大小便。療疝氣。滋五味。大明　空心揩齒。吐水洗目。夜見小字。甄權　解毒。涼血潤燥。定痛止癢。吐一切時氣風熱痰飲關格諸病。時珍

【發明】〔宏景曰〕五味之中，惟此不可缺。西北方人食不耐鹹，而多壽少病好顏色；東南方人食魚鹽，而少壽多病，便是損人傷肺之效。然以浸魚肉則能經久不敗，以沾布帛則易致朽爛，所施各有所宜也。〔宗奭曰〕素問云：鹹走血。故東方食魚鹽之人多黑色，走血之驗可知。病喘嗽人及水腫者，宜全禁之。北狄用以淹尸，取其不壞也。其燒剎金銀鎔汁作藥，仍須解州大鹽爲佳。〔時珍曰〕洪範：水曰潤下作鹹。素問曰：水生鹹。此鹽之根源也。夫水周流于天地之間，潤下之性無所不在，其味作鹹凝結爲鹽，亦無所不在。在人則血脈應之。鹽之氣味鹹腥，人之血亦鹹腥。鹹走血，血病無多食鹹，多食則脈凝泣而變色，從其類也。煎鹽者用皂角收之，故鹽之味微辛。辛走肺，鹹走腎。喘嗽水腫消渴者，鹽爲大忌。或引痰吐，或泣血，或助水邪故也。然鹽爲百病之主，百病無不用之。故服補腎藥用鹽湯者，鹹歸腎，引藥氣入本藏也。補心藥用炒鹽者，心苦虛，以鹹補之也。補脾藥用炒鹽者，虛則補其母，脾乃心之子也。治積聚結核用之者，鹹能耎堅也。諸癰疽眼目及血病用之者，鹹走血也。諸風熱病用之者，寒勝熱也。大小便病用之者，鹹能潤下也。骨病齒病用之者，腎主骨，鹹入骨也。吐藥用之者，鹹引水聚也。能收豆腐與此同義。諸蠱及蟲傷用之者，取其解毒也。〔頌曰〕唐柳柳州纂救三死方云：元和十一年十月，得霍亂，上不可吐，下不可利，出冷汗三大斗許，氣即絕。河南房偉傳此方，入口即吐，絕氣復通。一法用鹽一大匙，熬令黃，童子小便一升，合和溫服，少頃吐下，即愈也。

【附方】舊四十二，新二十七。

鍊鹽黑丸　崔中丞鍊鹽黑丸方：鹽末一升，納粗瓷瓶中，實築泥頭。初以塘火燒，漸漸加炭火，勿令瓶破。候赤徹，鹽如水汁，即去火，待凝，破瓶取出。豉一升熬煎，桃仁一兩和麩炒熟，巴豆二兩去心膜，紙中炒令油出，須生熟得所，熟即少力，生又損人。四物擣勻，入蜜和丸梧子大。每服三丸，平旦時服。天行時氣，豉汁及茶下。心痛，酒下，入口便止。血痢，飲下，初變水痢，後便止。鬼瘧，茶飲下。骨蒸，蜜湯下。忌久冷漿水。合藥久則稍加之。凡服藥後吐利，勿怪。吐利若多，服黃連汁止之。或遇殺藥人，藥久不動者，更服一兩丸。藥後忌口二三日。其藥在臘月合之，瓷瓶密封，勿令洩氣。一劑可救百人。或在道途，或在村落，無藥可求，但用此藥，即敵大黃、朴消數兩。曾用有效。小兒、女子不可服，被攪作也。劉禹錫傳信方

卒中尸遁　其狀腹脹急沖心，或塊起，或牽腰脊者是。服鹽湯取吐。孫眞人方

尸疰鬼疰　下部蝕瘡。炒鹽布裹，坐熨之。藥性論

鬼擊中惡　鹽一盞，水二盞，和服，以冷水噀之，即甦。救急方

中惡心痛　或連腰臍。鹽如雞子大，青布裹，燒赤，納酒中，頓服，當吐惡物，愈。甄權藥性論

中風腹痛　鹽半斤，熬水乾，著口中，飲熱湯二升，得吐，愈。肘後方

脫陽虛證　四肢厥冷，不省人事，或小腹緊痛，冷汗氣喘。炒鹽熨臍下氣海，取煖。救急方

心腹脹堅　痛悶欲死。鹽五合，水一升，煎服，吐下即定，不吐更服。梅師方

腹脹氣滿　黑鹽，酒服六銖。後魏書

酒肉過多　脹滿不快。用鹽花擦牙，溫水漱下，二三次，即如湯沃雪也。簡便方

乾霍亂病　上不得吐，下不得利。方見發明。

霍亂腹痛　炒鹽一包，熨其心腹，令氣透，又以一包熨其背。救急方

霍亂轉筋　欲死氣絕，腹有暖氣者，以鹽塡臍中，灸鹽上七壯，即甦。救急方

肝虛轉筋　肝臧氣虛，風冷搏于筋，遍體轉筋，入腹不可忍。熱湯三斗，入鹽半斤，稍熱清之。

聖惠方。

一切脚氣　鹽三升。蒸熟。分裹。近壁。以脚踏之。令脚心熱。又和槐白皮蒸之。尤良。夜夜用之。食療本草。○

脚氣疼痛　每夜用鹽擦腿膝至足。用淹少時。以熱湯泡洗。有一人病此。會用驗。救急方。

胸中痰飲　傷寒熱病瘧疾須吐者。並以鹽湯吐之。外臺秘要。

病後脇脹　天行病後。兩脇脹滿。熬鹽熨之。外臺秘要方。

妊娠心痛　不可忍。鹽燒赤。酒服一撮。產寶。

妊婦逆生　鹽摩產婦腹。并塗兒足底。仍急爪搔之。千金方。

婦人陰痛　青布裹鹽。熨之。藥性論。

小兒疝氣　并內弔腎氣。以葛袋盛鹽。于戶口懸之。父母用手撚料。盡即愈。日華子本草。

小兒不尿　安鹽于臍中。以艾灸之。藥性論。

小便不通　溼紙包白鹽。燒過。吹少許入尿孔中。立通。普濟方。

氣淋臍痛　鹽和醋服之。廣利方。

二便不通　鹽和苦酒傅臍中。乾即易。仍以鹽汁灌肛內。并內用紙裹鹽投水中飲之。家藏方。

漏精白濁　雪白鹽一兩。并築緊固濟。煅一日。出火毒。白茯苓、山藥各一兩。為末。棗肉和蜜丸梧子大。每棗湯下三十丸。蓋甘以濟鹹。脾腎兩得也。直指方。

下痢肛痛　不可忍者。熬鹽包坐熨之。肘後方。

血痢不止　白鹽紙包燒研。調粥喫。三四次即止。也。救急方。

中蠱吐血　或下血如肝。鹽一升。苦酒一升。煎化頓服。得吐即愈。乃支太醫方也。小品方。

金瘡血出　甚多。若血冷則殺人。宜炒鹽三撮。酒調服之。梅師方。

金瘡中風　煎鹽令熱。以匙抄。瀝卻水。熱瀉瘡上。冷更著。一日勿住。取瘥。大效。肘後方。

小兒撮口　鹽頭、搗貼臍上。灸之。子母秘錄。

病笑不休　滄鹽煅赤。研入河水煎沸。啜之。探吐熱痰數升。即愈。素問曰。神有餘。笑不休。神心火也。火得風則焰。笑之象也。一婦病此半年。張子和用此方。遂愈。儒門事親。

飲酒不醉　凡飲酒先食鹽一匕。則后飲必倍。肘後方。

明目堅齒　去翳。大利老眼。海鹽以百沸湯泡。散清汁于銀石器內。熬取雪白鹽花。新瓦器盛。每早揩牙漱水。以大指甲點水洗目。閉坐良久。乃洗面。名洞視千里法。極神妙。永類鈐方。

風熱牙痛　槐枝煎濃湯二盌。入鹽一斤。煮乾炒研。日用揩牙。以水洗目。唐瑤經驗方。

齒䘌齒動　鹽半兩。皂莢兩挺。同燒赤。研。夜夜揩齒。一月後並瘥。其齒牢固。食療本草。

齒䘌宣露　每旦噙鹽。熱水含百遍。五日後齒即牢。千金方。

齒疼出血　每夜鹽末厚封齗上。有汁瀝盡乃臥。其汁出時。叩齒勿住。不過十夜。疼血皆止。忌猪魚油菜等。極驗。肘後方。

喉中生肉　緜裹筯頭。拄鹽揩之。日五六度。孫眞人方。

帝鍾喉風　垂長半寸。煅食鹽頻點之。即消。聖惠方。

風病耳鳴　鹽五升。蒸熱。以耳枕之。冷復易之。肘後方。

耳卒疼痛　方同上。

目中淚出　鹽點目中。冷水洗數次。瘥。范汪方。

目中浮翳　遮睛。白鹽生研少許。頻點屢效。小兒亦宜。直指方。

小兒目翳　或來或去。漸大侵睛。雪白鹽少許。燈心蘸點。日三五次。不痛不礙。屢用有效。活幼口議。

塵物眯目　以少鹽并豉。置水中。視之立出。孫眞人方。

酒皶赤鼻　白鹽常擦之。妙。直指方。

口鼻急疳　蝕爛腐臭。斗子鹽。白麪等分。為末。每以吹之。普濟方。

面上惡瘡　五色者。鹽湯浸緜搨瘡上。五六度。即瘥。藥性論。

體如蟲行　風熱也。鹽一斗。水一石。煎湯浴之。三四次。亦療一切風氣。外臺秘要。

瘡癬痛癢　初生者。嚼鹽頻擦之。妙。千金翼。

手足心毒　風氣毒腫。鹽末、椒末等分。酢和傅之。立瘥。肘後方。

手足疣目　鹽傅上。以舌舐之。不過三度。瘥。肘後方。

熱病生䘌　下部有瘡。熬鹽熨之。不過三次。梅師方。

一切漏瘡　故布裹鹽。燒赤為末。每服一錢。外臺秘要。

臁瘡經年

鹽中黑泥。曬研搽之。永類方

蠼螋尿瘡 鹽湯浸綿搨瘡上。食療本草

蜈蚣咬人 嚼鹽塗之。或鹽湯浸之。妙。梅師方

蚯蚓咬毒 形如大風。眉鬢皆落。惟濃煎鹽湯浸身數遍即愈。浙西軍將張韶病此。每夕蚯蚓鳴于體。一僧用此方而安。蚓畏鹽也。經驗方

蜂蠆叮 嚼鹽塗之。千金方

解黃蠅毒 烏蒙山峽多小黃蠅。生毒蛇鱗中。嚙人初無所覺。漸癢爲瘡。勿搔。但以冷水沃之。擦鹽少許。即不爲瘡。方輿勝覽

毒蛇傷螫 嚼鹽塗之。灸三壯。仍嚼鹽塗之。徐伯玉方

虱出怪病 臨臥渾身虱出。約至五升。隨至血肉俱壞。每宿漸多。痛癢不可言狀。惟喫水臥牀。晝夜號哭。舌尖出血不止。身齒俱黑。唇動鼻開。但飲鹽醋湯十數日即安。夏子益奇疾方

解狼毒毒 鹽汁飲之。千金方

藥箭毒氣 鹽貼瘡上。灸三十壯。良。集驗方

救溺水死 以大凳臥之。後足放高。用鹽擦臍中。待水自流出。切勿倒提出水。救急方

潰癰作癢 以鹽摩其四圍。即止。外科精義

戎鹽 本經下品

【釋名】**胡鹽**別錄 **羌鹽**日華 **青鹽**綱目 **禿登鹽**唐本 **陰土鹽**

〔大明曰〕西番所食者。故號戎鹽、羌鹽。〔恭曰〕戎鹽即胡鹽也。沙州名禿登鹽。廓州名爲陰土鹽。生河岸山坂之陰土石間。故名。

【集解】〔別錄曰〕戎鹽生胡鹽山。及西羌北地、酒泉福祿城東南角。北海青。南海赤。十月采。〔當之曰〕戎鹽味苦臭。是海潮水澆山石。經久鹽凝着石取之。北海者青。南海者赤。〔宏景曰〕史書言虜中鹽有九種。白鹽、食鹽常食者。黑鹽主腹脹氣滿。胡鹽主耳聾目痛。柔鹽主馬脊瘡。又有赤鹽、駮鹽、臭鹽、馬齒鹽四種。並不入食。馬齒即大鹽。黑鹽疑是鹵鹹。柔鹽疑是戎鹽。而此戎鹽又名胡鹽。二三相亂。今戎鹽虜中甚有。從涼州來。亦從燉煌來。其形作塊片。或如雞鴨卵。或如菱米。色紫白。味不甚鹹。口嘗氣臭。正如毈雞子臭者乃眞。又河南鹽池泥中自有凝鹽如石片。打破皆青黑色。善療馬脊瘡。又疑此是戎鹽。又巴東朐䏰縣北崖有鹽井。鹽水自凝。生繖子鹽。一二寸。中央突張如繖形。亦有方如石膏、博碁者。〔恭曰〕戎鹽即胡鹽。生河崖山坂之陰土石間。大小不常。堅白似石。燒之不鳴烢也。〔宗奭曰〕戎鹽成垛。裁之如枕。細白。味甘鹹。〔頌曰〕陶氏所說九種。今人不能遍識。醫家治眼及補下藥多用青鹽。恐即戎鹽也。本草云北海青。南海赤。今青鹽從西羌來者。形塊方稜。明瑩而青黑色。最奇。北海來者。作大塊而不光瑩。又多孔竅。若蜂窠狀。色亦淺于西鹽。彼人謂之鹽枕。入藥差劣。北胡又有一種鹽。作片屑。如碎白石。彼人亦謂之青鹽。緘封于匣。與鹽枕并作禮贄。不知是何色類。〔時珍曰〕本草戎鹽云北海青。南海赤。而諸注乃用白鹽。似與本文不合。按涼州異物志云。姜賴之墟。今稱龍城。剛鹵千里。蒺藜之形。其下有鹽。累碁而生。出于胡國。故名戎鹽。讚云。鹽山二岳。二色爲質。赤者如丹。黑者如漆。小大從意。鏤之爲物。作獸辟惡。佩之爲吉。或稱戎鹽。可以療疾。此說與本草明文相合。亦惟赤黑二色。不言白者。蓋白者乃光明鹽。而青鹽、赤鹽則戎鹽也。故西涼記云。青鹽池出鹽。正方半寸。其形如石。甚甜美。眞臘記云。山間有石。味勝于鹽。可琢爲器。梁杰公傳言。交河之間掘磧下數尺。有紫鹽。如紅如紫。色鮮而甘。其下丈許有瑿珀。北戶錄亦言。張掖池中出桃花鹽。色如桃花。隨月盈縮。今甯夏近涼州地鹽井所出青鹽。四方皎潔如石。山丹衛即張掖地。有池產紅鹽。紅色。此二鹽即戎鹽之青赤二色者。醫方但用青鹽。而不用紅鹽。不知二鹽皆名戎鹽也。所謂南海、北海者。指西海之南北而言。非炎方之南海也。張杲玉洞要訣云。赤戎鹽出西戎。稟自然水土之氣。結而成質。其地水土之氣黃赤。故鹽亦隨土氣而生。味淡于石鹽。力能伏陽精。但于火中燒汁紅赤。凝定色轉益者。即眞

也。亦名絳鹽。抱朴子書有作赤鹽法。又嶺南一種紅鹽。乃染成者。皆非眞紅鹽也。又丹房鑑源云。蠻鹽可伏雌雄。紅鹽爲上。

【氣味】鹹，寒，無毒。〔宗奭曰〕甘鹹。〔大明曰〕平。〔獨孤滔曰〕戎鹽赤黑二色。能累卵。乾汞。制丹砂。

【主治】明目目痛。益氣。堅肌骨。去毒蠱。本經 心腹痛。溺血吐血。齒舌血出。別錄 助水臟。益精氣。除五臟癥結。心腹積聚。痛瘡疥癬。大明 解芫青斑蝥毒。時珍

【發明】〔宗奭曰〕戎鹽甘鹹。功在却血入腎。治目中瘀赤濇昏。〔時珍曰〕戎鹽功同食鹽。不經煎鍊。而味鹹帶甘。入藥似勝。周禮注云。飴鹽味甜。即戎鹽。不知果否。或云以飴拌鹽也。

【附方】新六

小便不通 戎鹽湯。用戎鹽彈丸大一枚。茯苓半斤。白朮二兩。水煎服之。仲景金匱方

風熱牙痛 青鹽一斤。槐枝半斤。水四盌。煎汁二盌。煮鹽至乾。炒研。日用揩牙洗目。唐氏經驗方

牢牙明目 青鹽二兩。白鹽四兩。川椒四兩。煎汁拌鹽炒乾。日用揩牙洗目。永無齒疾、目疾。通變要法

風眼爛弦 戎鹽化水。點之。普濟方

痔瘡漏瘡 白礬四兩。青鹽四兩。爲末。猪尿脬一箇盛之。陰乾。每服五錢。空心温水下。趙氏經驗方

光明鹽 唐本草

【釋名】**石鹽**唐本 **聖石**蜀本 **水晶鹽**綱目 〔時珍曰〕雷斅炮炙論序云。聖石開盲明目。而如雲離日。則光明者。乃兼形色與功而名也。

【集解】〔恭曰〕光明鹽生鹽州五原。鹽池下鑿取之。大者如升。皆正方光徹。〔頌曰〕今階州出一種石鹽。生山石中。不由煎鍊。自然成鹽。色甚明瑩。彼人甚貴之。云即光明鹽也。〔時珍曰〕石鹽有山産、水産二種。山産者即厓鹽也。一名生鹽。生山厓之間。狀如白礬。出于階、成、陵、鳳、永、康諸處。水産者生池底。狀如水晶、石英。出西域諸處。吳錄云。天竺有新淘水。味甘美。下有石鹽。白如水晶。又波斯出自然白鹽。如細石子。金幼孜北征錄云。北虜有鹽海子。出白鹽。瑩潔如水晶。又有鹽池鹽。色或青或白。軍士采食之。此皆水産者也。梁四公子記云。高昌國燒羊山出鹽。大者如斗。狀白如玉。月望收者。其文理粗。明澈如水。非月望收者。其文理密。金樓子云。胡中白鹽。産于崖。映月光明洞澈如水晶。胡人以供國廚。名君王鹽。亦名玉華鹽。此則山産者也。皆自然之鹽。所謂天成者也。益州記云。汶山有鹹石。以水漬而煎之。成鹽。此亦石鹽之類。而稍不同者。

【氣味】鹹，甘，平，無毒。

【主治】頭痛諸風。目赤痛。多眵淚。唐本

【發明】〔時珍曰〕光明鹽得清明之氣。鹽之至精者也。故入頭風眼目諸藥尤良。其他功同戎鹽。而力差次之。

鹵鹹 本經下品

【釋名】**鹵鹽** **寒石**吳普 **石鹹**補遺 〔時珍曰〕鹹音有二。音咸者。潤下之味。音減者。鹽土之名。後人作鹼。作鹻。是矣。許愼說文云。鹵。西方鹹地也。故字從西省文。象鹽形。東方謂之斥。西方謂之鹵。河東謂之鹹。傳云。兌爲澤。其於地也爲剛鹵。亦西方之義。

【集解】〔別錄曰〕鹵鹹生河東池澤。〔宏景曰〕今俗不復見鹵鹹。疑是黑鹽。又云。是煎鹽釜下凝滓。二說未詳。〔恭曰〕鹵鹹生河東。河東鹽不釜煎。明非凝滓。又疑是黑鹽。皆不然。此是鹼土也。今人熟皮用之。于鹼地掘取。〔頌曰〕并州人刮鹹煎鍊。不甚佳。即鹵鹹也。〔機曰〕鹵鹹即鹵水也。〔時珍曰〕說文既言鹵

鹹皆斥地之名，則謂凝滓及鹵水之說皆非矣。鹵鹽與鹵鹼不同。山西諸州平野及大谷、榆次、高亢處，秋間皆生鹵，望之如水，近之如積雪，土人刮而熬之，爲鹽，微有蒼黃色者，即鹵鹽也。爾雅所謂天生曰鹵，人生曰鹽者是矣。凡鹽未經滴去苦水，則不堪食，苦水即鹵水也。鹵水之下，澄鹽凝結如石者，即鹵鹼也。丹溪所謂石鹼者，乃灰鹼也，見土類。吳普本草謂鹵鹹一名鹵鹽者，指鹵水之鹽，非鹵地之鹽也。不妨同名。

氣味 苦，寒，無毒。〔別錄〕苦、鹹，寒。〔獨孤滔曰〕鹵鹽制四黃，作銲藥，同硇砂罨鐵，一時即軟。

主治 大熱消渴狂煩，除邪及下蠱毒，柔肌膚。本經 去五臟腸胃留熱結氣，心下堅，食已嘔逆喘滿，明目目痛。別錄

附方 新二。

風熱赤眼，虛腫澀痛：鹵鹼一升，青梅二十七箇，古錢二十一文，新瓶盛，密封，湯中煮一炊時，三日後取點，日三五度。聖惠方

齒腐䶜爛，不拘大人小兒：用上好鹹土，熱湯淋取汁，石器熬乾，刮下，入麝香少許，研，摻之。宣明方

凝水石 本經中品

釋名 白水石本經 寒水石 凌水石別錄 鹽精石 泥精 鹽枕綱目 鹽根。〔時珍曰〕拆片投水中，與水同色，其水凝動；又可夏月研末，煮湯入瓶，倒懸井底，即成凌冰，故有凝水、白水、寒水、凌水諸名。生于積鹽之下，故有鹽精以下諸名。石膏亦有寒水之名，與此不同。

集解 〔別錄曰〕凝水石，色如雲母，可拆者，鹽之精也。生常山山谷、中水縣及邯鄲。〔宏景曰〕常山即恆山，屬并州；中水屬河間；邯鄲屬趙郡。此處地皆鹹鹵，故云鹽精，而碎之亦似朴消。此石末置水中，夏月能爲冰者佳。〔時珍曰〕別錄言凝水，鹽之精也。陶氏亦云鹵地所生，碎之似朴消。范子計然云：出河東。河東，鹵地也。獨孤滔丹房鑑源云：鹽精出鹽池，狀如水晶。據此諸說，則凝水即鹽精石，一名泥精。昔人謂之鹽枕，今人謂之鹽根。生於鹵地積鹽之下，精液滲入土中，年久至泉，結而成石，大塊有齒棱，如馬牙消，清瑩如水精，亦有帶青黑色者，皆至暑月回潤，入水浸久亦化。陶氏注戎鹽，謂鹽池泥中自有凝鹽，如石片，打破皆方而色青黑者，即此也。蘇頌注玄精石，謂解池有鹽精，石味更鹹苦，乃玄精之類。又注食鹽，謂鹽枕作精塊，有孔竅若蜂窠，可緘封爲禮贄者，皆此物也。唐宋諸醫不識此石，而以石膏、方解石爲注，誤矣。今正之于下。

正誤 〔恭曰〕凝水石有縱理、橫理兩種，色清明者爲上，或云縱理爲寒水石，橫理爲凝水石。今出同州韓城，色青黃，理如雲母爲良；出澄州者，斜理文色白爲劣也。〔頌曰〕今河東汾、隰州及德順軍亦有之。三月采。又有一種冷油石，全與此相類，但投沸油鐺中，油即冷者，是也。此石性冷有毒，誤服令人腰以下不能舉。〔宗奭曰〕凝水石文理通徹，人或磨刻爲枕，以備暑月之用。入藥須燒過，或市人末入輕粉以亂真，不可不察。陶氏言夏月能爲冰者佳，如此則舉世不能得矣。〔閻孝忠曰〕石膏潔白堅硬，有墻壁。寒水石軟爛可以手碎，外微青黑，中有細文。〔王隱君曰〕寒水石堅白晶潔，狀若明礬、蓬砂之質，或有碎之粒粒大小皆四方，故又名方解石。今人謂之硬石膏者是也。〔時珍曰〕寒水石有二：一是軟石膏，一是凝水石。惟陶宏景所注是凝水之寒水石，與本文相合。蘇恭、蘇頌、寇宗奭、閻孝忠四家所說，皆是軟石膏之寒水石，王隱君所說則是方解石。諸家不詳本文鹽精之說，不得其說，遂以石膏、方解石指爲寒水石。唐宋以來相承其誤，通以二石爲用，而指鹽精之寒水絕不知用，此千載之誤

也。石膏之誤，近千載，朱震亨氏始明；凝水之誤，非時珍深察，恐終于絕響矣。

修治〔斅曰〕凡使須用生薑自然汁煮乾研粉用。每十兩用生薑一鎰也。

氣味辛，寒，無毒。〔別錄曰〕甘，大寒。〔普曰〕神農：辛；岐伯、醫和、扁鵲：甘，無毒；李當之：大寒。〔時珍曰〕辛、鹹。〔之才曰〕解巴豆毒，畏地榆。〔獨孤滔曰〕制丹砂，伏玄精。

主治身熱，腹中積聚邪氣，皮中如火燒，煩滿，水飲之。久服不飢。本經 **除時氣熱盛，五臟伏熱，胃中熱，止渴，水腫，小腹痹。**別錄 **壓丹石毒風，解傷寒勞復。**甄權 **治小便白，內痹，涼血降火，止牙疼，堅牙明目。**時珍

發明〔時珍曰〕凝水石稟積陰之氣而成，其氣大寒，其味辛鹹，入腎走血除熱之功，同于諸鹽。古方所用寒水石是此石，唐宋諸方寒水石是石膏，近方寒水石則是長石、方解石，俱附各條之下，用者詳之。

附方舊二，新二。

男女轉脬不得小便。寒水石二兩，滑石一兩，葵子一合，為末，水一斗，煮五升，時服一升，即利。永類鈐方

牙齦出血有竅寒水石粉三兩，硃砂二錢，甘草腦子一字，為末，乾摻。普濟方

湯火傷灼寒水石燒研傅之。衞生易簡方

小兒丹毒皮膚熱赤。寒水石半兩，白土一分，為末，米醋調塗之。經驗方

玄精石 宋開寶

釋名太乙玄精石、陰精石綱目 **玄英石。**〔時珍曰〕此石乃鹹鹵至陰之精凝結而成，故有諸名。

集解〔頌曰〕玄精石出解州解池，及通泰州積鹽倉中亦有之。其色青白龜背者佳。采無時。又解池有鹽精石，味更鹹苦，亦玄精之類也。〔恭曰〕近地亦有之，色亦青白，片大不佳。〔時珍曰〕玄精是鹹鹵津液流滲入土，年久結成石片，片狀如龜背之形。蒲解出者，其色青白通徹；蜀中赤鹽之液所結者，色稍紅光。沈存中筆談云：太陰玄精生解州鹽澤之鹵溝渠土內，得之大者如杏葉，小者如魚鱗，悉皆尖角，端正如龜甲狀。其裙襴小墮，其前則剡，其後則上剡，正如穿山甲相掩之處，前是龜甲，更無異也。色綠而瑩徹，叩之則直理而拆，瑩如明鑑，拆處亦六角，如柳葉。大燒過則悉解拆，薄如柳葉，片片相離，白如霜雪，平潔可愛。此乃稟積陰之氣凝結，故皆六角。今天下所用玄精，乃絳州山中所出絳石，非玄精也。

氣味鹹，溫，無毒。〔時珍曰〕甘、鹹，寒。〔獨孤滔曰〕制硫黃、丹砂。

主治除風冷邪氣溼痹，益精氣，婦人痼冷漏下，心腹積聚冷氣，止頭痛，解肌。開寶 **主陰證傷寒，指甲面色青黑，心下脹滿結硬，煩渴，虛汗不止，或時狂言，四肢逆冷，咽喉不利，腫痛，脈沈細而疾，宜佐他藥服之。又合大藥塗大風瘡。**宗奭

發明〔頌曰〕古方不見用，近世補藥及傷寒多用之。其著者治傷寒正陽丹出汗也。〔時珍曰〕玄精石稟太陰之精，與鹽同性，其氣寒而不溫，其味甘鹹而降，同硫黃、消石治上盛下虛，救陰助陽，有扶危拯逆之功。故鐵甕申先生來復丹用之，正取其寒以配消、硫之熱也。開寶本草言其性溫，誤矣。

附方舊一，新八。

正陽丹治傷寒三日，頭痛壯熱，四肢不利。太陰玄精石、消石、硫黃各一

兩。硇砂二兩，細研。入瓷瓶固濟。以火半斤周一寸熁之。約近半日，候藥青紫色。住火。待冷取出。用臘月雪水拌勻。入罐子中。屋後北陰下陰乾。又入地埋二七日。取出細研。麪糊和丸雞頭子大。先用熱水浴後。以艾湯研下一丸。以衣蓋汗出爲瘥。圖經本草。**小兒風熱**挾風蘊熱，體熱。太陰玄精石一兩，石膏七錢半，龍腦半兩，爲末。每服半錢，新汲水下。普濟方。**肺熱欬嗽**方見不灰木下。**冷熱霍亂**分利陰陽。玄精石、半夏各一兩，硫黃三錢，爲末。麪糊丸梧子大。每米飲服三十丸。指南方。**頭風腦痛**玄精石末，入羊膽中陰乾。水調一字，吹鼻中，立止。千金方。**目赤澀痛**玄精石半兩，黃蘗炙一兩，爲末。點之，良。普濟方。**赤目失明**內外障翳。太陰玄精石、陰陽火煅石決明各一兩，蕤仁、黃連各二兩，羊子肝七箇，竹刀切，曬爲末。粟米飯丸梧子大。每臥時茶服二十丸。服至七日，烙頂心以助藥力。一月見效。宋丞相言黃典史病此，夢神傳此方，愈。朱氏集驗方。**目生赤脈**玄精石一兩，甘草半兩，爲末。每服一錢，小兒半錢，竹葉煎湯調下。總微論。**重舌涎出**水漿不入。太陰玄精石二兩，牛黃、硃砂、龍腦一分，爲末。以鐵鍼舌上去血，鹽湯漱口，摻末嚥津，神效。聖惠方。

綠鹽 唐本草

【釋名】鹽綠、石綠。綱目

【集解】恭曰：綠鹽出焉耆國。水中石下取之。狀若扁青、空青。爲眼藥之要。今人以光明鹽、硇砂、赤銅屑釀之爲塊，綠色，以充之。珣曰：出波斯國。生石上。舶上將來。謂之石綠。裝色久而不變。中國以銅醋造者，不堪入藥。色亦不久。時珍曰：方家言波斯綠鹽，色青，陰雨中乾而不溼者爲眞。又造鹽綠法：用熟銅器盛取漿水一升，投青鹽一兩在內，浸七日取出。即綠色。以物刮末，入漿水再浸七日，或二七取出。此非眞綠鹽也。

【氣味】鹹、苦、辛，平，無毒。

【主治】目赤淚出，膚翳眵暗。唐本。點目，明目消翳。療小兒無辜疳氣。李珣

【附方】新二。**眵赤眼痛**鹽綠一分，蜜半兩，于蚌蛤內相和。每夜臥時，漿水洗目，炙熱點之。能斷根。○聖濟方。**目暗赤澀**多淚。鹽綠一錢，蕤仁去皮一錢，研熱，入好酥一錢，研勻。每夜點一麻子。○聖惠方。

鹽藥 拾遺

【集解】藏器曰：生海西南雷、羅諸州山谷。似芒消，末細，入口極冷。南人少有服者。恐極冷入腹傷人，宜愼之。

【氣味】鹹，冷，無毒。

【主治】眼赤眥爛風赤。細研水和點之。又水研服。去熱煩痰滿，頭痛，明目鎭心。又主蛇虺惡蟲毒，藥箭鏃毒，疥癬，癰腫瘰癧，並摩傅之。甚者水化服之。又解獨自草箭毒。藏器

【附錄】**懸石**保昇曰：人若常服鍊石者，至歿，冢中生懸石，若芒消，其冷如雪，殺火毒。

朴消 本經上品

【校正】併入別錄芒消，嘉祐馬牙消。

【釋名】消石朴別錄 鹽消綱目 皮消志曰：消是本體之名，石乃堅白之號，朴者

末化之義也以其芒消英消皆從此出故曰消石朴也時珍曰此物見水即消又能消化諸物故謂之消生于鹽鹵之地狀似末鹽凡牛馬諸皮須此治熟故今俗有鹽消皮消之稱煎煉入盆凝結在下粗朴者爲朴消在上有芒者爲芒消有牙者爲馬牙消神農本經止有朴消消石名醫別錄復出芒消宋嘉祐本草又出馬牙消蓋不知消石即是火消朴消即是芒消馬牙消一物有精粗之異爾諸說不識此遂致紛紜也今併芒消牙消于一云

【集解】別錄曰朴消生益州山谷有鹹水之陽采無時色青白者佳黄者傷人赤者殺人又曰芒消生于朴消斅曰朴消中揀出形似麥芒號曰芒消志曰以暖水淋朴消取汁煉之令減半投于盆中經宿乃有細芒生故謂之芒消也又有英消者其狀若白石英作四五棱瑩澈可愛主療與芒消同亦出于朴消其煎煉自別有法亦呼爲馬牙消宗奭曰朴消是初采得一煎而成者未經再煉故曰朴消可以熟生牛馬皮及治金銀有僞芒消是朴消淋汁再煉者時珍曰消有三品生西蜀者俗呼川消最勝生河東者俗呼鹽消次之生河北青齊者俗呼土消皆生于斥鹵之地彼人刮掃煎汁經宿結成狀如末鹽猶有沙土猥雜其色黄白故別錄云朴消黄者傷人赤者殺人須再以水煎化澄去滓腳入蘿蔔數枚同煮熟去蘿蔔傾入盆中經宿則結成白消如冰如蠟故俗呼爲盆消齊衛之消則底多而上面生細芒如鋒別錄所謂芒消者是也川晉之消則底少而面上生牙如圭角作六棱縱橫玲瓏洞澈可愛嘉祐本草所謂馬牙消者是也狀如白石英又名英消二消之底則通名朴消也取芒消英消再三以蘿蔔煎煉去鹹味即爲甜消以二消置之風日中吹去水氣則輕白如粉即爲風化消以朴消芒消英消同甘草煎過鼎罐升煅則爲玄明粉陶宏景及唐宋諸人皆不知諸消是一物但有精粗之異因名迷實謬猜亂度殊無指歸詳見消石正誤下

朴消本經【氣味】苦寒無毒別錄曰苦辛大寒無毒煉白如銀能寒能熱能滑能濇能辛能鹹能酸入地千年不變權曰苦鹹有小毒時珍曰別錄所列神化之說乃消石之功詳見消石下之才曰石韋爲之使惡麥句薑張從正曰畏三稜【校】按諸本大黄爲之使

【主治】百病除寒熱邪氣逐六腑積聚結固留癖能化七十二種石煉餌服之輕身神仙本經 胃中食飲熱結破留血閉絕停痰痞滿推陳致新別錄 療熱脹養胃消穀皇甫謐 治腹脹大小便不通女子月候不通甄權 通泄五臟百病及癥結治天行熱疾頭痛消腫毒排膿潤毛髮大明

芒消別錄【氣味】辛苦大寒無毒權曰鹹有小毒

【主治】五臟積聚久熱胃閉除邪氣破留血腹中痰實結搏通經脈利大小便及月水破五淋推陳致新別錄 下瘰癧黄疸病時疾壅熱能散惡血墮胎傅漆瘡甄權

馬牙消宋嘉祐【氣味】甘大寒無毒時珍曰鹹微甘即英消也

【主治】除五臟積熱伏氣甄權 末篩點眼赤去赤腫障翳濇淚痛亦入點眼藥中用大明 功同芒消時珍

【發明】成無己曰內經云鹹味下泄爲陰又云鹹以耎之熱淫于內治以鹹寒氣堅者以鹹耎之

熱盛者以寒消之故張仲景大陷胸湯大承氣湯調胃承氣湯皆用芒硝以軟堅去實熱結不至堅者不可用也好古曰本草云朴消味辛是辛以潤腎燥也今人不用辛字只用鹹字鹹能耎堅也其義皆是本草言芒消利小便而墮胎然傷寒妊娠可下者用此兼大黃引之直入大腸潤燥耎堅瀉熱而母子俱安經云有故無殞亦無殞也此之謂歟以在下言之則便溺俱陰以前後言之則前氣後血以腎言之總主大小便難溺濇祕結俱爲水少火盛經云熱淫于內治以鹹寒佐之以苦故用芒消大黃相須爲使也元素曰芒消氣薄味厚沈而降陰也其用有三去實熱一也滌腸中宿垢二也破堅積熱塊三也孕婦惟三四月及七八月不可用餘皆無妨宗奭曰朴消是初得一煎而成者其味酷濇所以力緊急而不和治食鱠不消以此蕩逐之芒消是朴消淋過鍊成故其性和緩故今多用治傷寒時珍曰朴消澄下消之粗者也其質重濁芒消牙消結于上消之精者也其質清明甜消風化消則又芒消牙消之去氣味而甘緩輕爽者也故朴消止可施于鹵莽之人及傳塗之藥若湯散服餌必須芒消牙消爲佳張仲景傷寒論只用芒消不用朴消正此義也消稟太陰之精水之子也氣寒味鹹走血而潤下蕩滌三焦腸胃實熱陽强之病乃折治火邪藥也唐時臘月賜羣臣紫雪紅雪碧雪皆用此消鍊成者通治積熱諸病有神效貴在用者中的爾

附方 舊十七新一十五

紫雪 療傷寒溫瘧一切積熱煩熱狂易叫走瘴疫毒癘卒死腳氣五尸五疰心腹諸疾㽲刺切痛解諸熱毒邪熱發黃蠱毒鬼魅野道熱毒小兒驚癇百病黃金一百兩石膏寒水石滑石慈石各三斤搗碎水一斛煮四斗去滓入犀角屑羚羊角青木香沈香各五兩玄參洗焙升麻各一斤甘草炒八兩丁香一兩入前汁中煮取一斗五升去滓入鍊朴消十斤消石三十二兩於藥汁中微火煎之柳木不住攪至水氣欲盡傾木盆中待欲凝入麝香一兩二錢半硃砂末三兩攪勻收之每服一二錢涼水服臨時加減甚者一兩和劑局方

紅雪 治煩熱消宿食解酒毒開三焦利五臟除毒熱破積滯治傷寒狂躁胃爛發斑溫瘴腳氣黃疸頭痛目昏鼻塞口瘡喉痺重舌腸癰等病用川朴消十斤鍊去滓羚羊角屑黃芩升麻各三兩人參赤芍藥檳榔枳殼麩炒生甘草淡竹葉木香各二兩木通梔子葛根桑白皮大青藍葉各一兩半蘇方木六兩竝剉片水二斗五升煎至九升去滓濾過煎沸下消不住手攪待水氣將盡傾入器中欲凝下硃砂一兩麝香半兩經宿成雪每服一二錢新汲水調下欲行則熱湯化服一兩和劑方

碧雪 治一切積熱天行時疾發狂昏憒或咽喉腫塞口舌生瘡心中煩躁或大小便不通胃火諸病朴消芒消馬牙消消石石膏水飛寒水石水飛各一斤以甘草一斤煎水五升入諸藥同煎不住手攪令消鎔得所入青黛一斤和勻傾盆內經宿結成雪爲末每含嚥或吹之或水調服二三錢欲通利則熱水服一兩和劑局方

涼膈驅積 王旻山人甘露飲治熱壅涼胸膈驅積滯蜀芒消末一大斤用蜜十二兩冬加一兩和勻入新竹筒內半筒已上卽止不得令滿卻入炊甑中令有藥處在飯內其虛處出其上蒸之候飯熟取出綿濾入瓷鉢中竹篦攪勿停手待凝收入瓷盒每臥時含半匙漸漸嚥之如要通轉卽多服之○劉禹錫傳信方

乳石發動 煩悶芒消蜜水調服一錢日三服○聖惠方

骨蒸熱病 芒消末水服方寸匕日二服良千金方

腹中痞塊 皮消一兩獨蒜一箇大黃末八分搗作餅貼于患處以消爲度邵氏經驗方

食物過飽 不消遂成痞膈馬牙消一兩吳茱萸半斤煎汁投消乘熱服之良久未轉更進一服立效寶羣在常州此方得效也經驗方

關格不通 大小便閉脹欲死兩三日則殺人芒消三兩泡湯一升服取吐卽通百一方

小便不通 白花散用芒消三錢茴香酒下簡要濟眾方

時氣頭痛 朴消末二兩，生油調塗頂上。聖惠方

赤眼腫痛 朴消置豆腐上蒸化，取汁收點。簡便方

風眼赤爛 明淨皮消一盞，水二盌煎化，露一夜，濾淨澄清，朝夕洗目。三日其紅即消，雖半世者亦愈也。楊誠經驗方

退翳明目 白龍散：用馬牙消光淨者，厚紙裹實，安在懷內著肉養一百二十日，研粉，入少龍腦。不計年歲深遠，眼生翳膜，遠視不明，但瞳人不破散者，並宜日點之。經驗方

諸眼障翳 牙消十兩，湯泡汁，厚紙濾過，瓦器熬乾，置地上一夜，入飛炒黃丹一兩，麝香半分，再羅過，入腦子，日點。濟急仙方

逐月洗眼 芒消六錢，水一盞六分，澄清，依法洗目。至一年，眼如童子也。正月初二，二月初八，三月初四，四月初四，五月初五，六月初四，七月初三，八月初一，九月十三，十月十三，十一月十六，十二月初五日。聖惠方

牙齒疼痛 皂莢濃漿同朴消煎化，淋于石上，待成霜，擦之。普濟方

食蟹齦腫 朴消傅之，即消。普濟方

喉痹腫痛 外臺用朴消一兩，細細含咽，立效。或加丹砂一錢。○氣塞不通，加生甘草末二錢半，吹之。

小兒重舌 馬牙消塗于舌上下，日三。姚和衆

小兒鵞口 馬牙消擦舌上，日五度。簡要濟衆

口舌生瘡 朴消含之良。孫眞人方

豌豆毒瘡 未成膿者，猪膽汁和芒消末塗之。梅師

代指腫痛 芒消煎湯漬之。聖惠方

火焰丹毒 水調芒消末塗之。梅師

一切風疹 水煑芒消湯拭之。梅師

漆瘡作癢 芒消湯塗之。千金方

灸瘡飛蝶 因艾灸火，瘡痂退落，瘡內鮮肉片子，飛如蝶狀，騰空飛去，痛不可言，是血肉俱熱，怪病也。用朴消、大黃各半兩，爲末，水調下，微利即愈。夏子益奇疾方

婦人難產 芒消末二錢，童子小便溫服，無不效者。信效方

死胎不下 方同上。豐城曾尉有貓孕五子，一子已生，四子死腹中，用此灌之，即下。又治一牛亦下。信效方

女人紮足 脫骨湯：用杏仁一錢，桑白皮四錢，水五盌，新瓶煎三盌，入朴消五錢，乳香一錢，封口煎化，置足于上，先熏後洗，三日一作，十餘次後，軟若束綿也。閨閣事宜

風化消

【修治】時珍曰：以芒消于風日中消盡水氣，自成輕飄白粉也。或以瓷瓶盛，挂簷下，待消滲出瓶外，刮下收之。別有甜瓜盛消滲出刮收者，或黃牯牛膽收消刮取，皆非甜消也。

【主治】上焦風熱，小兒驚熱膈痰，清肺解暑。以人乳和塗，去眼瞼赤腫，及頭面暴熱腫痛。煎黃連，點赤目。時珍

【發明】時珍曰：風化消甘緩輕浮，故治上焦心肺痰熱，而不泄利。

玄明粉 藥性

【釋名】白龍粉。時珍曰：玄，水之色也；明，瑩澈也。御藥院方謂之白龍粉。

【修治】時珍曰：制法：用白淨朴消十斤，長流水一石，煎化去滓，星月下露一夜，去水取消。每一斗用蘿蔔一斤切片，同煮熟濾淨，再露一夜取出。每消一斤，用甘草一兩，同煎去滓，再露一夜取出。以大沙罐一箇，築實盛之，鹽泥固濟厚半寸，不蓋口，置爐中，以炭火十斤，從文至武煆之。待沸定，以瓦一片蓋口，仍前固濟，再以十五斤頂火煆之，放冷一伏時取出，隔紙安地上，盆覆三日，出火毒，研末。每一斤入生甘草末一兩，炙甘草末一兩，和勻，瓶收用。

【氣味】辛，甘，冷，無毒。

【主治】心熱煩躁，并五臟宿滯癥結。甄權 明目，退膈上虛熱，消腫毒。大明

【發明】【杲曰】玄明粉沉也，陰也。其用有二：去胃中之實熱，蕩腸中之宿垢。大抵用此以代盆消耳。玄明粉傳曰：唐明皇帝聞終南山道士劉玄眞服食多壽，乃詔而問之。玄眞曰：臣按仙經修鍊朴消，號玄明粉。止服此方，遂無病長生。其藥無滓，性溫，陰中有陽，能除一百二十種疾。生餌尚能救急難性命，何況修鍊長服，益精壯氣，助陽證陰。不拘丈夫婦人，幼稚襁褓，不問四時冷熱，一切熱毒風冷，痃癖氣脹滿，五勞七傷，骨蒸傳尸，頭痛煩熱，五內氣塞，大小腸不通，三焦熱淋，疰忤欬嗽，嘔逆口苦，舌乾咽喉閉塞，驚悸健忘，營衛不調，中酒中餡，飲食過度，腰膝冷痛，手足酸痹，久冷久熱，四肢壅塞，背膊拘急，目昏眩運，久視無力，腸風痔病，血癖不調，婦人產後，小兒疳氣，陰毒傷寒，表裏疫癘。此藥久服令人悅澤，開關健脾，駐顏明目，輕身延壽，功效不可具載。但用一兩分爲十二服，臨時酌量加減。似覺壅熱，傷寒頭痛，鼻塞，四肢不舉，飲食不下，煩悶氣脹，須通瀉求安者，卽看年紀高下用藥二錢半或半兩，以桃花煎湯下，爲使最上。次用葱湯下。如未通，以沸湯投之，卽效。或食諸魚、鵝、菜、飲食諸毒，藥用葱白湯調服二錢，毒物立泄下。若女人身懷六甲，長服安胎生子，亦無瘡腫疾病。若要微暢，不閉塞，但長服之，稍稍得力，朝服夕應，不搜刮人五臟，怡怡自泰。其藥初服時，每日空腹酒飲、茶湯任下二錢匕，夏更下三錢匕，七日內常微泄利黃黑水涎沫等，此是搜淘諸疾根本出去，勿用畏之。七日後漸知腹內暖，消食下氣，長服除故養新，氣血日安。用大麻子湯下爲使，惟忌苦參，詳見太陰經中。【好古曰】玄明粉治陰毒一切，非伏陽在內不可用。若用治眞陰毒，殺人甚速。【震亨曰】玄明粉火煅而成，其性當溫。曰長服久服，輕身固胎，駐顏益壽，大能補益，豈理也哉？予親見一二朋友不信予言而亡，故書以爲戒。【時珍曰】神農本草言朴消鍊餌服之，輕身神仙，蓋方士竄入之言。後人因此制爲玄明粉，煅煉多徧，佐以甘草，去其鹹寒之毒。遇有三焦腸胃實熱積滯，少年氣壯者，量與服之，亦有速效。若脾胃虛冷及虛火動者，服之是速其咎矣。

【附方】新三。

熱厥氣痛：玄明粉三錢，熱童尿調下。集簡方

傷寒發狂：玄明粉二錢，朱砂一錢，末之，冷水服。傷寒蘊要

鼻血不止：玄明粉二錢，水服。聖濟

消石本經上品

【釋名】芒消別錄　苦消甄權　焰消土宿　火消綱目　地霜蜀本　生消宋本　北帝玄珠【志曰】以其消化諸石，故名消石。初煎鍊時有細芒，而狀若朴消，故有芒消之號，不與朴消及別錄芒消同類。【宗奭曰】消石是再煎煉時取去芒消凝結在下者，精英既去，但餘滓如石而已。入藥功力亦緩，惟能發烟火。【權曰】芒消一作苦消，言其味苦也。【時珍曰】消石，丹爐家用制五金八石，銀工家用化金銀，兵家用作烽燧火藥，得火卽焰起，故有諸名。狐剛子鍊粉圖謂之北帝玄珠。開寶本草重出生消、芒消，今併爲一，並詳下文。

【集解】【別錄曰】消石生益州山谷及武都、隴西、西羌，采無時。【宏景曰】消石療病與朴消相似，仙經用此消化諸石，今無眞識此者。或云與朴消同出，所以朴消一名消石朴也。又云一名芒消，今芒消乃是煉朴消作之，並未覈研其驗。有人得一種物，色與朴消大同小異，朏朏如握鹽雪，以火燒之，紫青烟起，云是眞消石也。今宕昌以北諸山有鹹土處皆有之。【志曰】此卽地霜也。所在山澤，冬月地上有霜，掃取以水淋汁，後乃煎鍊而成，狀如釵脚，好者長五分以來。陶說多端，蓋由不的識之故也。又曰：生消石茂州西山岩石間，形塊大小不定，色青白，采無時。【時珍曰】生消石，諸鹵地皆產之，而河北慶陽諸縣及蜀中尤多。秋冬間遍地生白，掃取煎煉而成。貨者苟且，多不潔淨，須再以水煎化，傾盆中，一夜結成。澄在下者，狀如朴消，又名生消，謂鍊過生出之消也。結在上者，或有鋒芒如芒消，或有

圭棱如馬牙消，故消石亦有芒消、牙消之名，與朴消之芒、牙同稱，而水火之性則異也。崔昉外丹本草云：消石，陰石也。此非石類，乃鹹鹵煎成，今呼焰消。河北商城及懷衞界，沿河人家刮鹵淋汁煉就，與朴消小異，南地不產也。昇玄子伏汞圖云：消石生烏場國，其色青白，用白石英炙熱點上，便消入石中者爲眞。其石出處，氣極穢惡，飛鳥不能過其上。人或單衣過之，身上諸蟲悉化爲水。能消金石爲水，服之長生。以形若鵞管者佳。謹按昇玄子所說，似與今之消石不同，而姚亮西溪叢話以其說爲眞正消石，豈外國所產與中國異耶？抑別一種耶？當俟博物者訂正。

【正誤】〔宏景曰〕神農本經無芒消，只有消石，一名芒消。名醫別錄乃出芒消，療與消石同，疑即消石也。舊出寧州，黃白粒大，味極辛苦。今醫家多用煑煉作色者，全白粒細，而味不甚烈。皇甫士安言：無朴消可用消石。消石生山之陰，鹽之膽也。取石脾與消石，以水煑之，一斛得三斗，正白如雪，以水投中即消，故名消石。其味苦，無毒，主消渴熱中，止煩滿，三月采于赤山。朴消者，亦生山之陰，有鹽鹹苦之水，則朴消生于其陽。其味苦，無毒，其色黃白，主療熱，腹中飽脹，養胃消穀，去邪氣，亦得水而消。其療與消石小異。按如此說，是取芒消合煑，便成爲眞消石，但不知石脾是何物也。以朴消作芒消者，用煖湯淋汁，煑之，著木盆中，經宿即成矣。今益州人復煉礬石作消石，絕柔白，而味猶是礬爾。〔又曰〕朴消今出益州北部汶山郡西川蠶陵二縣界，生山厓上，色多青白，亦雜黑斑。土人擇取白軟者，以當消石用之，當燒令汁沸出，狀如礬石也。〔藏器曰〕石脾、芒消、消石，並出西戎鹵地，鹹水結成。〔恭曰〕朴消有縱理、縵理二種，用之無別。其白軟者，朴消苗也，虛軟少力。煉爲消石，所得不多，以當消石，功力大劣也。〔又曰〕消石即是芒消，朴消一名消石朴。今煉粗惡朴消，取汁煎作芒消，即是消石。別錄復出芒消，誤矣。晉宋古方多用消石，少用芒消；近代諸醫但用芒消，少言消石。理既明白，不合重出。〔頌曰〕舊說朴消、芒消、消石三物同種。初采得苗，以水淋汁，煎成者爲朴消，一名消石朴。又煉朴消或地霜而成，堅白如石者，爲消石，一名芒消。又取朴消淋汁煉煎，結成有細芒者，爲芒消。雖一體異名，而修煉之法既殊，則主治之功亦別。然本經所載，疑是二種。今醫方所用，亦不能究。但以未煉成塊，微青色者爲朴消；煉成盆中有芒者爲芒消，亦謂之盆消；芒消之底澄凝者爲消石。朴消力緊，芒消次之，消石更緩。未知孰是。蘇恭言晉宋古方多用消石，少用芒消。按張仲景傷寒論，承氣、陷胸皆用芒消。葛洪肘後方，傷寒時氣亦多用芒消，惟治食鱠不化云，無朴消用芒消代之。是晉宋以前通用朴消、芒消矣。胡洽方，十棗湯用芒消，大五飲丸用消石，並云無消石用芒消。是梁隋間通用芒消、消石矣。以此言之，朴消、消石爲精，芒消爲粗。故陶氏引皇甫士安之言爲證，是消石當時已難得其眞，故方書通以相代矣。又古方金石凌法，用朴消、消石、芒消、馬牙消四種相參，次第下之方，出唐世，不知當時如何分別也。又南方醫人著消說云：本草有朴消、消石、芒消，而無馬牙消。諸家所注三種，竟無斷決。或言芒消、消石是一物，不合重出；或言煎煉朴消，經宿盆中有細芒爲芒消；或言馬牙消自是一物。今諸消之體各異，理亦易明，而惑乃如此。朴消味苦而微鹹，出蜀郡者瑩白如冰雪，內地者小黑，皆蘇脆易碎，風吹之則結霜，泯泯如粉，熬之烊沸，亦可鎔鑄。以水合甘草、猪膽，煑至減半，投大盆中，又下凝水石屑同漬，一宿則凝結如白石英者，芒消也。掃地霜煎煉而成，試竹上如解鹽，而味辛苦，燒之成焰都盡者，消石也。能消金石，又性畏火，而能制諸石使拒火，亦天地之神物也。牙消即是芒消也。又有生消，不因煑煉而成，亦出蜀道，類朴消而小堅也。其論雖辨，然與古人所說殊別，亦未可全信也。〔好古曰〕消石者，消之總名也。但不經火者謂之生消、朴消，經火者謂之芒消、盆消。〔時珍曰〕諸消，自晉唐以來，諸家皆執名而猜，都無定見。惟馬志開寶本草以消石爲地霜煉成，而芒消、馬牙消是朴消煉出者。一言足破諸家之惑矣。諸家蓋因消石一名芒消，朴消一名消石朴之名相混，遂致費辨不決，而不知消有水火二種，形質雖同，性氣迥別也。惟神農本經朴消、消石二條爲正。其別錄芒消、嘉祐馬牙消、開寶生消，俱係多出，今並歸併之。神農所列朴消，即水消也，有二種，煎煉結出細芒者爲芒消，結出馬牙者爲牙消，其凝底成塊者通爲朴消。其氣味皆鹹而寒。神農所列消石，即火消也，亦有二種，煎煉結出細芒者亦名芒消，結出馬牙者亦名牙消，又名生消，其凝底成塊者通爲消石。其氣味皆辛苦而大溫。二消皆有芒消、牙消之稱，故古方有相代之說。自唐宋以下所用芒消、牙消，皆是水消也。南醫所辨雖明，而以凝水石、猪膽煎成者爲芒消，則誤矣。今通正其誤。其石脾一名消石者，造成假消石也。見後石脾下。

〔修治〕〔大明曰〕眞消石，柳枝湯煎三周時，如湯少即加熱者，伏火即止。〔斅曰〕凡使消石，先研如粉，用雞腸菜、柏子仁共二十五箇，和作一處，丸如小帝珠子，以瓷瓶子于五斤火中煅赤，投消石四兩于瓶內，連投藥丸入瓶，自然伏火也。〔抱朴子曰〕能消柔五金，化七十二石爲水。制之須用地蓮子、猪牙皂角、苦參、南星、巴豆、漢防己、豌豆、鷰砂。〔時珍曰〕鎔化投甘草入內，即伏火。

消石〔氣味〕苦，寒，無毒。〔別錄曰〕辛，大寒，無毒。〔普曰〕神農：苦。扁鵲：甘。〔權曰〕鹹，有小毒。〔時珍曰〕辛、苦、微鹹，有小毒，陰中之陽也。得陳皮，性疏爽。〔之才曰〕火爲之使。惡苦參、苦菜，畏女菀、杏仁、竹葉。校 惡曾青，畏粥。

〔主治〕五臟積熱，胃脹閉，滌去蓄結飲食，推陳致新，除邪氣。煉之如膏，久服輕身。本經 療五臟十二經脈中百二十疾，暴傷寒，腹中大熱，止煩滿消渴，利小便，及瘻蝕瘡。天地至神之物，能化七十二種石。別錄 破積散堅，治腹脹，破血，下瘰癧，瀉得根出。甄權 含嚥，治喉閉。大明 治伏暑傷冷，霍亂吐利，五種淋疾，女勞黑疸，心腸㽲痛，赤眼，腫痛，牙痛。時珍

生消〔氣味〕苦，大寒，無毒。〔時珍曰〕辛，苦，大溫，無毒。

〔主治〕風熱癲癇，小兒驚邪瘛瘲，風眩頭痛，肺壅耳聾，口瘡喉痺咽塞，牙頷腫痛，目赤熱多眵淚。開寶

〔發明〕〔土宿眞君曰〕消石感海鹵之氣所產，乃天地至神之物，能寒能熱，能滑能濇，能辛能苦，能酸能鹹，入地千年，其色不變，七十二石化而爲水，制服草木，柔潤五金，制煉八石，雖大丹亦不捨此也。〔時珍曰〕土宿所說，乃消石神化之妙。別錄列于朴消之下，誤矣。朴消屬水，味鹹而氣寒，其性下走，不能上升，陰中之陰也，故惟蕩滌腸胃積滯，折治三焦邪火。消石屬火，味辛帶苦微鹹，而氣大溫，其性上升，水中之火也，故能破積散堅，治諸熱病，升散三焦火鬱，調和臟腑虛寒。與硫黃同用，則配類二氣，均調陰陽，有升降水火之功，治冷熱緩急之病。煅制礞石，則除積滯痰飲。蓋硫黃之性暖而利，其性下行；消石之性暖而散，其性上行；礞石之性寒而下，消石之性暖而上。一升一降，一陰一陽，此制方之妙也。今兵家造烽火銃機等物，用消石者，直入雲漢，其性升可知矣。雷公炮炙論序云：腦痛欲死，鼻投消末。是亦取其上升辛散，乃從治之義。本經言其寒，別錄言其大寒，正與龍腦性寒之誤相似。凡辛苦物未有大寒者，況此物得火則焰生，與樟腦、火酒之性同，安有性寒大寒之理哉？史記倉公傳云：菑川王美人懷子不乳，來召淳于意。意往，飲以莨宕藥一撮，以酒飲之，旋乳。意復診其脈，

躁。躁者有餘病，卽飲以消石一劑，出血豆比五六枚而安。此去血結之驗也。

附方 新十四

頭痛欲死 消石末吹鼻內，卽愈。炮炙論

諸心腹痛 焰消、雄黃各一錢，研細末。每點少許入眥內，名火龍丹。集玄方

腰腹諸痛 上方同。

赤眼腫痛 消石末，臥時以銅筯點黍米大入目眥，至旦以鹽水洗去之。聖惠方

眼目障翳 男女內外障翳，或三五箇月不見效者，一點復明。好焰消一兩，銅器鎔化，入飛過黃丹二分，片腦二分，銅匙急抄入鑵內收之。每點少許，其效如神。兗州朱秀才忽不見物，朝夕拜天，因夢神傳此方，點之而愈。張三丰仙方

風熱喉痺 及纏喉風病。玉鑰匙：用焰消一兩半，白殭蠶一錢，硼砂半兩，腦子一字，爲末吹之。三因方

重舌鵞口 竹瀝同焰消點之。普濟

伏暑瀉痢 及腸風下血，或酒毒下血，一服見效，遠年者不過三服。消石、舶上硫黃各一兩，白礬、滑石半兩，飛麪四兩，爲末，滴水丸梧子大。每新汲水下三五十丸，名甘露丸。普濟方

五種淋疾 勞淋、血淋、熱淋、氣淋、石淋及小便不通至甚者，透格散：用消石一兩，不夾泥土雪白者，生研爲末。每服二錢，各依湯使。勞淋，勞倦虛損，小便不出，小腹急痛，葵子末煎湯下，通後便須服補虛丸散；小便不出時下血，疼痛滿急，熱淋，小便熱赤色，臍下急痛，並用冷水調下；氣淋，小腹滿急，尿後常有餘瀝，木通煎湯下；石淋，莖內痛，尿不能出，內引小腹膨脹急痛，尿下砂石，令人悶絶，將藥末先入銚內，隔紙炒至紙焦爲度，再研，用溫水調下；小便不通，小麥湯下；卒患諸淋，只以冷水下。並空心調藥，使消如水，乃服之。沈存中靈苑方

蛟龍癥病 方見雄黃發明下。

服石發瘡 疼不可忍。用紙圈圍之，中心填消石令滿，以匙抄水淋之，覺不熱痛，卽止。兵部手集

發背初起 惡寒嗇嗇，或已生瘡腫隱疹。消石三兩，暖水一升泡化，青布摺三重，溫搨赤處，熱卽換，頻易取瘥。外臺秘要

女勞黑疸 仲景曰：黃家日晡發熱，及惡寒，此爲女勞得之。膀胱急，少腹滿，身盡黃，額上黑，足下熱，因作黑疸。腹脹如水，大便黑，時溏，非水也。腹滿者難治。消石、礬石燒等分，爲末，以大麥粥汁和服方寸匕，日三。病隨大小便去，小便黃，大便黑，是其候也。金匱

手足不遂 大風及丹石熱風不遂。用消石一兩，生烏麻油二斤，置鐺中，以土墼蓋口，紙泥固濟，火煎。初時氣腥，熟則氣香，更以生麻油二升，合煎得所，收不津器中。服時坐室中，以重作小紙屋，然火于內，服一大合，發汗，力壯者日二服，三七日頭面疱瘡皆滅也。然必以火爲使。○披羅門僧方

硇砂 硇音鐃 唐本草

釋名 磠砂 音硇 狄鹽 日華 北庭砂 四聲 氣砂 圖經 透骨將軍 土宿

時珍曰：硇砂性毒，服之使人硇亂，故曰硇砂。狄人以當鹽食。土宿本草云：硇性透物，五金藉之以爲先鋒，故號爲透骨將軍。炳曰：生北庭者爲上，人呼爲北庭砂。

集解 恭曰：硇砂出西戎，形如牙硝，光淨者良。頌曰：今西涼夏國及河東、陝西近邊州郡亦有之。然西戎來者顆塊光明，大者有如拳，重三五兩，小者如指面，入藥最緊。邊界出者雜碎，如麻豆粒，又夾砂石，用之須水飛澄去土石訖，亦無力，彼人謂之氣砂。時珍曰：硇砂亦消石之類，乃鹵液所結，出于青海，與月華相射而生，附鹽而成質，虜人采取，淋鍊而成。狀如鹽塊，以白淨者爲良。其性至透，用黝罐盛，懸火上則常乾，或加乾薑同收，亦良。若近冷及得溼，卽化爲水，或滲失也。一統志云：臨洮蘭縣有洞出硇砂。張匡鄴行程記云：高昌北庭山中常有烟氣涌起而無雲霧，至夕光焰若炬火，照見禽鼠皆赤色，謂之火焰山。采硇砂者乘木屐取之，若皮底卽焦矣。北庭卽今西域火州也。

修治 宗奭曰：凡用須水飛過，去塵穢，入瓷器中，重湯煑乾，則殺其毒。時珍曰：今時人多用水飛

淨醋煮乾如霜。刮下用之。

【氣味】鹹苦辛，温，有毒。恭曰：不宜多服。柔金銀，可爲銲藥。權曰：酸鹹，有大毒。能消五金八石。腐壞人腸胃。生食之，化人心爲血。中其毒者，生綠豆研汁，飲一二升解之。畏漿水，忌羊血。大明曰：辛酸暖，無毒。畏一切酸。凡修治用黄丹石灰作櫃，煅赤使用，並無毒。世人自疑爛肉，而人被刀刃所傷，以之罨傅，當時生痂。藏器曰：其性大熱，服之有暴熱，損髮。云温者誤也。抱朴子曰：伏硇藥甚多，牡蠣、海螵蛸、晚蠶砂、羊䯚骨、河豚魚膠、魚腥草、蘿蔔、獨帚、卷柏、羊蹄、商陸、冬瓜、羊躑躅、蒼耳、烏梅。斅曰：硇遇赤鬚，汞留金鼎。

【主治】積聚，破結血，止痛下氣，療欬嗽宿冷，去惡肉，生好肌，爛胎，亦入驢馬藥用。唐本　主婦人丈夫羸瘦積病，血氣不調，腸鳴，食飲不消，腰脚痛冷，痃癖痰飲，喉中結氣，反胃吐水，令人能食肥健。藏器　除冷病，大益陽事。甄權　補水臟，煖子宫，消瘀血，宿食不消，食肉飽脹，夜多小便，丈夫腰胯酸重，四肢不任，婦人血氣疼痛，氣塊痃癖，及血崩帶下，惡瘡瘜肉。傅金瘡，生肉。大明　去目瞖，努肉。宗奭　消肉積。好古　治噎膈癥瘕，積痢骨哽，除痣黶疣贅。時珍

【發明】藏器曰：一飛爲酸砂，二飛爲伏翼，三飛爲定精，色如鵞兒黄。入諸補藥爲丸服之，有暴熱。頌曰：此藥近出唐世，而方書著古人單服一味伏火作丸子，亦有兼流黄、馬牙消輩合餌者，不知方出何時，殊非古法。此物本攻積聚，熱而有毒，多服腐壞人腸胃，生用又能化人心爲血，固非平居可餌者。而西土人用淹肉炙以當鹽，食之無害，蓋積習之久，自不毒也。宗奭曰：金銀有僞，投硇砂鍋中，僞物盡消，化況人腹中有久積，豈不腐潰。元素曰：硇砂破堅癖，不可獨用，須入羣隊藥中用之。時珍曰：硇砂大熱有毒之物，噎膈反胃，積塊內癥之病，用之則有神功。蓋此疾皆起于七情飲食所致，痰氣鬱結，遂成有形，妨礙道路，吐食痛脹，非此物化消，豈能去之。其性善爛金銀銅錫，庖人煮硬肉，入硇砂少許即爛，可以類推矣。所謂化人心爲血者，亦甚言其不可多服爾。張杲玉洞要訣云：北庭砂秉陰石之氣，含陽毒之精，能化五金八石，去穢益陽，其功甚著，力並硫黄。獨孤滔丹房鑑源云：硇砂性有大毒，爲五金之賊，有沈冷之疾，則可服之，疾減便止，多服則成擁塞癰腫。二說甚明，而唐宋醫方乃有單服之法。蓋欲得其助陽以縱欲，而不虞其損陰以發禍也。其方唐愼微已收附本草，後今亦存之，以備考者知警。

【附方】舊三，新二十四。

服食法　硇砂丸：硇砂不計多少，入罐子內，上面更坐罐子一箇，紙筋白土上下通泥了，曬乾，上面罐子內盛水，以蒼耳乾葉爲末，鋪頭蓋底，以火燒之，火盡旋添火，水盡旋添水，從辰初起至戌，一伏時，住火勿動，次日取出研，米醋麪糊和丸梧子大。每服四五丸，温酒或米飲下。並無忌。久服進食無痰。經驗方

元臟虚冷　氣攻臍腹疼痛。用硇砂一兩，以纖霞草末二兩，和勻，用小砂罐不固濟，慢火燒赤，乃入硇在罐內，不蓋口，加頂火一秤，待火盡爐寒，取出，用川烏頭去皮臍生研末二兩，和勻，湯浸蒸餅丸梧子大。每服三丸，木香湯、醋湯任下，日一服。陳巽方

腎臟積冷　氣攻心腹疼痛，面青足冷。硇砂二兩，桃仁一兩去皮，酒一小盞，煎硇十餘沸，去砂石，入桃仁泥，旋旋煎成膏，蒸餅和丸梧子大。每熱酒下二十丸。聖惠方

積年

氣塊臍腹痛疼。硇砂醋煑二兩，木瓜三枚，切須以去瓤，入硇在內，盌盛于日中曬至瓜爛，研勻，以米醋五升，煎如稀餳，蜜收。用時旋以附子末和丸梧子大，熱酒化下一丸。聖惠方

痃癖癥塊硇砂丸：治痃癖癥塊，煖水臟，殺三蟲，婦人血氣，子宮冷。臘月收桑條灰，淋去苦汁，日乾。每硇砂一兩，用水三兩，以水化硇，拌灰乾溼得所，以瓶盛灰半寸，入硇于內，以灰塡蓋，固濟，文武火煆赤，冷定取出，研，以箕鋪紙三重，安藥于上，以熱水淋之，直待硇味盡即止，以鉢盛汁，于熱灰火中養之，常令魚眼沸，待汁乾，入瓶再煆一食頃，取出重研，以粟飯和丸綠豆大，每空心酒下五丸，病去即止。聖惠方

噎膈反胃鄧才清興用北庭砂二錢，水和蕎麥麪包之，煆焦，待冷取中間溼者焙乾一錢，入檳榔二錢，丁香二箇，研勻，每服七釐，燒酒送下，日三服，愈即止，後喫白粥半月，仍服助胃丸藥。○孫天仁集效方用北庭砂二兩，一兩用人言末一兩，同入罐內，文武火升三炷香，取出燈盞上末一兩，以黃丹末一兩，同入罐內，如上法升過，取末，用桑灰霜一兩，研勻，每服三分，燒酒下，愈即止。○又方：平胃散各一錢，入硇砂、生薑各五分，為末，沸湯點服二錢，當吐出黑物如石，屢驗。

一切積痢靈砂丹：用硇砂、硃砂各二錢半，為末，用黃蠟半兩，巴豆仁三七粒，去二膜，同入石器內，重湯煑一伏時，候豆紫色為度，去二七粒，止將一七粒同二砂研勻，溶蠟和收，每旋丸綠豆大，或三丸五丸，淡薑湯下。本事方

月水不通臍腹積聚疼痛。硇砂一兩，皁角五挺，去皮子，剉，為末，以頭醋一大盞熬膏，入陳橘皮末三兩，搗三百杵，丸梧子大，每溫酒下五丸。聖惠方

死胎不下硇砂、當歸各半兩，為末，分作二服，溫酒調下，如人行五里再一服。瑞竹堂方

喉痹口噤硇砂、馬牙消等分，研勻點之。聖濟方

懸癰卒腫硇砂半兩，綿裹含之，嚥津即安。聖惠方

牙齒腫痛老鼠一箇，去皮，以硇砂淹擦，三日肉爛化盡，取骨瓦上焙乾為末，入樟腦一錢，蟾酥二分，每以少許點牙根上，立止。孫氏集效方

偏頭風痛硇砂末一分，水潤豉心一分，搗丸皁子大，綿包露出一頭，隨左右內鼻中，立效。聖惠方

損目生瘀赤肉弩出不退。杏仁百箇，蒸熟去皮尖，研，濾取淨汁，入硇砂末一錢，水煑化，日點一二次，自落。普濟方

鼻中瘜肉硇砂點之，即落。白飛霞方

鼻中毛出晝夜可長一二尺，漸漸粗圓如繩，痛不可忍，摘去復生，此因食豬羊血過多所致。生乳香、硇砂各一兩，為末，飯丸梧子大，每空心臨臥各服十丸，水下，自然退落。夏子益奇疾方

魚骨哽咽硇砂少許，嚼嚥立下。外臺秘要

蚰蜒入耳硇砂、膽礬等分，為末，每吹一字，蟲化為水。聖濟錄

割甲侵肉久不瘥。硇砂、礬石為末，裹之，以瘥為度。外臺秘要

蠍蠆叮螫水調硇砂塗之，立愈。千金方

代指腫痛唾和白硇砂，以麪作盌子，套指入內，一日瘥。千金方

面上疣目硇砂、硼砂、鐵鏽、麝香等分，研搽三次自落。集效方

疔瘡腫毒好硇砂、雄黃等分，研，以銀篦刺破瘡口，擠去惡血，安藥一豆入內，抵花貼住即效。毒氣入腹嘔吐者，服護心散。瑞竹堂方

疝氣卵腫脹痛不可忍。念珠丸：用硇砂、乳香各二錢，黃蠟一兩，研溶和丸，分作一百單八丸，以綿縫，露一夜，次日取出，蛤粉為衣，每用一丸，乳香湯吞下，日二服，取效。本事方

諸勞久嗽方見獸部下。○張寶之曰：原本硇字皆作硇，从勹，誤，今改从白。

蓬砂 日華

【釋名】**鵬砂**日華　**盆砂**【時珍曰】名義未解。一作硼砂。或云鍊出盆中結成，謂之盆砂，如盆消之義也。

【集解】【頌曰】硼砂出南海，其狀甚光瑩，亦有極大塊者。諸方稀用，可銲金銀。【宗奭曰】南方者色重

褐。其味和。入藥其效速。西戎者其色白。其味焦。入藥其功緩。時珍曰：硼砂生西南番。有黃白二種。西者白如明礬。南者黃如桃膠。皆是煉結成。如硇砂之類。西者柔物去垢。殺五金。與消石同功。與砒石相得也。

【修治】白如明礬者良。研如飛塵。

【氣味】苦、辛，暖，無毒。頌曰：溫平。時珍曰：甘、微鹹。涼。無毒。獨孤滔曰：制汞。啞銅。結砂子。土宿真君曰：知母、鵞不食草。蕓薹。紫蘇。甑帶。何首烏。皆能伏硼砂。同砒石煅過。有變化。

【主治】消痰止嗽。破癥結喉痹。大明。上焦痰熱。生津液。去口氣。消障翳。除噎膈反胃。積塊結瘀肉。陰㿉骨哽。惡瘡及口齒諸病。時珍

【發明】頌曰：今醫家用硼砂治咽喉。最爲要切。宗奭曰：含化嚥津。治喉中腫痛。膈上痰熱。初覺便治。不能成喉痹。亦緩取效可也。時珍曰：硼砂味甘微鹹而氣涼。色白而質輕。故能去胸膈上焦之熱。素問云：熱淫于內。治以鹹寒。以甘緩之。是也。其性能柔五金而去垢膩。故治噎膈積聚。骨哽結核。惡肉陰㿉用之者。取其柔物也。治痰熱眼目障翳用之者。取其去垢也。洪邁夷堅志云：鄱陽汪友良因食誤吞一骨。哽于咽中。百計不下。恍惚夢一朱衣人曰：惟南蓬砂最妙。遂取一塊含化嚥汁。脫然而失。此軟堅之徵也。日華言其苦辛暖。誤矣。

【附方】新十二。

鼻血不止　硼砂一錢。水服立止。集簡方。

勞瘵有蟲　硼砂、硇砂、兔屎等分。爲末。蜜丸梧子大。每服七丸。生甘草一分。新水一鍾。揉汁送下。自朔至望。五更時令病人勿言。服之。乾坤秘韞。

木舌腫強　硼砂末。生薑片蘸揩。少時即消。普濟方。

咽喉穀賊腫痛　蓬砂、牙消等分。爲末。蜜和半錢。含嚥。直指方。

咽喉腫痛　破棺丹：用蓬砂、白梅等分。搗丸芡子大。每噙化一丸。經驗方。

喉痹牙疳　盆砂末。吹並擦之。集簡方。

骨哽在咽　方見發明。

小兒陰㿉　腫大不消。硼砂一分。水研塗之。大有效。集玄方。

飲酒不醉　先服盆砂二錢。妙。相感志。

飲食毒物　硼砂四兩。甘草四兩。眞香油一斤。瓶內浸之。遇有毒者。服油一小盞。久浸尤佳。瑞竹堂經驗方。

一切惡瘡　方同上。

弩肉瘀突　南鵬砂黃色者一錢。片腦少許。研末。燈草蘸點之。直指方。

【附錄】**特蓬殺**　拾遺。藏器曰：味苦，寒，無毒。主折傷內損瘀血。煩悶欲死者。酒消服之。南人毒箭中人。及深山大蝮傷人。速將病者頂上十字剺之。出血水。藥末傅之。并傅傷處。當上下出黃水數升。則悶解。俚人重之。以竹筒盛帶于腰。以防毒箭。亦主惡瘡熱毒癰腫。赤白遊風瘻蝕等瘡。並水和傅之。出賀州山內石上。似碎石硇砂之類。

石硫黃　本經中品

【釋名】硫黃吳普　黃硇砂藥性　黃牙　陽侯綱目　將軍　時珍曰：硫黃稟純陽火石之精氣而結成。性質通流。色賦中黃。故名硫黃。含其猛毒。爲七十二石之將。故藥品中號爲將軍。外家謂之陽侯。亦曰黃牙。又曰黃硇砂。

【集解】別錄曰：石硫黃生東海牧牛山谷中。及太行河西山。礬石液也。普曰：或生易陽。或生河西。或五色黃。是潘水石液也。燒金有紫焰。八月九月采。宏景曰：東海郡屬北徐州。而箕山亦有。今第一出湖南林邑。色如鵞子初出殼者。名崑崙黃。次出外國。從蜀中來。色深而煌煌。此云礬石液。今南方則無礬石。恐不必爾。珣曰：廣州記云：生崑崙國及波斯國西方明之境。顆塊瑩淨。不夾石者良。蜀中雅州亦出之。光膩甚好。功力不及舶上來者。頌曰：今惟出南海諸番。嶺外州郡或有。而不甚佳。鵞黃

者名崑崙黃，赤色者名石亭脂。青色者名冬結石。半白半黑者名神驚石。並不堪入藥。又有一種水硫黃，出廣南及資州溪澗水中流出，以茅收取，熬出，號眞珠黃，氣腥臭，止入瘡藥。亦可煎煉成汁，以模寫作器，亦如鵞子黃色。〔時珍曰〕凡産石硫黃之處，必有温泉，作硫黃氣。魏書云：盤盤國有火山，山旁皆焦，溶流數十里乃凝堅，即石硫黃也。張華博物志云：西域硫黃出且彌山。去高昌八百里，有山高數十丈，晝則孔中狀如煙，夜則如燈光。庚辛玉册云：硫黃有二種：石硫黃，生南海琉球山中；土硫黃，生于廣南。以嚼之無聲者爲佳。舶上倭硫黃亦佳。今人用配消石作烽燧煙火，爲軍中要物。

【修治】〔斆曰〕凡使勿用青赤色及半白半青、半赤半黑者。自有黃色內瑩淨似物命者，貴也。凡用四兩，先以龍尾蒿自然汁一鎰，東流水三鎰，紫背天葵汁一鎰，粟遂子莖汁一鎰，四件合之，攪令勻。入坩鍋內，用六乙泥固濟底下，將硫黃碎之，入鍋中，以前汁旋旋添入，火煮汁盡爲度。再以百部末十兩，柳蚛末二斤，一簇草二斤，細剉，以東流水同硫黃煮二伏時。取出，去諸藥，用熟甘草湯洗了，入鉢研二萬匝用。〔時珍曰〕凡用硫黃，入丸散用，須以蘿蔔剜空，入硫在內，合定，稻糠火煨熟，去其臭氣；以紫背浮萍同煮過，消其火毒；以皂莢湯淘之，去其黑漿。一法：打碎，以絹袋盛，用無灰酒煮三伏時用。又消石能化硫爲水，以竹筒盛硫埋馬糞中一月，亦成水，名硫黃液。

【氣味】酸，温，有毒。〔別錄曰〕大熱。〔普曰〕神農、黃帝、雷公：鹹，有毒。醫和、扁鵲：苦，無毒。〔權曰〕有大毒。以黑錫煎湯解之，及食冷猪血。〔珣曰〕人能制伏歸本色，服之能除百病。如有發動，宜猪肉、鴨羹、餘甘子湯並解之。〔葛洪曰〕四黃惟陽侯爲尊，金石煅煉者不可用，惟草木制伏者堪入藥用。桑灰、益母、紫荷、菠薐、大鹽、桑白皮、地骨皮、車前、馬鞭草、黃蘗、何首烏、石韋、蕎麥、獨帚、地榆、蛇牀、菟絲、蓖麻、蠶砂，或灰或汁，皆可伏之。〔之才曰〕曾青爲之使。畏細辛、飛廉、朴消、鐵、醋。〔玄壽先生曰〕硫是礬之液，礬是鐵之精，慈石是鐵之母。故鐵砂、慈石制入硫黃，立成紫粉。〔獨孤滔曰〕硫能乾汞，見五金而黑，得水銀則色赤也。

【主治】婦人陰蝕，疽痔惡血，堅筋骨，除頭禿。能化金銀銅鐵奇物。本經　療心腹積聚，邪氣冷癖在脇，欬逆上氣，脚冷疼弱無力，及鼻衄，惡瘡，下部䘌瘡，止血，殺疥蟲。別錄　治婦人血結。吳普　下氣，治腰腎久冷，除冷風頑痺寒熱。生用治疥癬，鍊服主虛損泄精。甄權　壯陽道，補筋骨勞損，風勞氣，止嗽，殺臟蟲邪魅。大明　長肌膚，益氣力，老人風祕，並宜鍊服。李珣　主虛寒久痢滑泄，霍亂，補命門不足，陽氣暴絕，陰毒傷寒，小兒慢驚。時珍

【發明】〔宏景曰〕俗方用治脚弱及痼冷甚效。仙經頗用之，所化奇物，並是黃白術及合丹法。〔頌曰〕古方未有服餌硫黃者。本經所用，止于治瘡蝕，攻積聚冷氣，脚弱等，而近世遂火煉治爲常服丸散。觀其治煉服食之法，殊無本源，非若乳石之有論議節度。故服之其效雖緊，而其患更速，可不戒之。〔宗奭曰〕土硫黃辛熱腥臭，止可治疥殺蟲，不可服。今人治下元虛冷，元氣將絕，久患寒泄，脾胃虛弱，垂命欲盡，服之無不效。中病當便已，不可盡劑。世人蓋知用而爲福，而不知其爲禍，此物損益兼行故也。如病勢危急，可加丸數服，少則不效，仍加附子、乾薑、桂。〔好古曰〕如太白丹、來復丹，皆用硫黃佐以消石，至陽佐以至陰，與仲景白通湯佐以人尿、猪膽汁大意相同。所以治內傷生冷，外冒暑熱霍

亂諸病能去格拒之寒兼有伏陽不得不爾如無伏陽只是陰證更不必以陰藥佐之也何也硫黃亦號將軍功能破邪歸正返滯還清挺出陽精消陰化魄（時珍曰）硫黃秉純陽之精賦大熱之性能補命門眞火不足且其性雖熱而疏利大腸又與燥濇者不同蓋亦救危妙藥也但煉制久服則有偏勝之害況服食者又皆假此縱欲自速其咎于藥何責焉按孫升談圃云硫黃神仙藥也每歲三伏日餌百粒去臟腑積滯有驗但硫黃伏生于石下陽氣溶液凝結而就其性大熱火煉服之多發背疽方勺泊宅編云金液丹乃硫黃煉成純陽之物有痼冷者所宜今夏至人多服之反爲大患韓退之作文戒服食而晚年服硫黃而死可不戒乎夏英公有冷病服硫黃鍾乳莫之紀極竟以壽終此其稟受與人異也洪邁夷堅志云唐與正亦知醫能以意治疾吳巡檢病不得溲臥則微通立則不能涓滴遍用通利藥不效唐問其平日自制黑錫丹常服因悟曰此必結砂時硫飛去鉛不死鉛砂入膀胱臥則偏重猶可溲立則正塞水道故不通取金液丹三百粒分爲十服煎瞿麥湯下鉛得硫氣則化纍纍水道下病遂愈硫之化鉛載在經方苟無通變豈能臻妙類編云仁和縣一吏早衰齒落不已一道人令以生硫黃入豬臟中煮熟搗丸或入蒸餅丸梧子大隨意服之飲啖倍常步履輕捷年踰九十猶康健後食牛血遂洞泄如金水尫悴而死內醫官管範云豬肪能制硫黃此用豬臟尤妙王樞使亦常服之

【附方】舊八新四十一

硫黃盃 此盃配合造化調理陰陽奪天地沖和之氣乃水火既濟之方不冷不熱不緩不急有延年卻老之功脫胎換骨之妙大能清上實下升降陰陽通九竅殺九蟲除夢泄悅容顏解頭風開胸膈化痰涎明耳目潤肌膚添精髓蠲疝墜又治婦人血海枯寒赤白帶下其法用瓷盌以胡桃擦過用無砂石硫黃生溶成汁入明礬少許則塵垢悉浮以杖掠去綠濾過再入盌溶化傾入盃內盪成盃取出埋土中一夜木賊打光用之欲紅入硃砂欲青則入蒲萄研勻同煮成每用熱酒二盃清早空心溫服則百病皆除無出此方也

紫霞盃 葉石林水雲錄云用硫黃袋盛懸罐內以紫背浮萍同水煮之數十沸取出候乾研末十兩用珍珠琥珀乳香雄黃硃砂羊起石赤石脂片腦紫粉白芷甘松三柰木香血竭沒藥韶腦安息香各一錢麝香七分金薄二十片爲末入銅杓中慢火溶化以好樣酒盃一箇周圍以粉紙包裹中開一孔傾硫入內旋轉令勻投冷水中取出每旦盛酒飲二三盃功同上方昔中書劉景輝因遘勞瘵于太白山中遇一老仙親授是方服之果愈人能清心寡欲而服此仙緣可到也

金液丹 固眞氣煖丹田堅筋骨壯陽道除久寒痼冷補勞傷虛損治男子腰腎久冷心腹積聚脇下冷痛腹中諸蟲失精遺尿形羸力劣腰膝痛弱冷風頑痹上氣衄血欬逆寒熱霍亂轉筋虛滑下利又治痔瘻濕䘌生瘡下血不止及婦人血結寒熱陰蝕疽痔等用石硫黃十兩研末用瓷盒盛以水和赤石脂封口鹽泥固濟日乾地內先埋一小罐盛水令滿安盒在內用泥固濟慢火養七日七夜候足加頂火一斤煅候冷取出研末每一兩用蒸餅一兩水浸爲丸如梧子大每服三十丸空心米飲服又治傷寒身冷脈微或吐或利或自汗不止或小便不禁幷宜服之得身熱脈出爲度惠民和劑局方

煖益腰膝 王方平通靈玉粉散治腰膝煖水臟益顏色其功不可具載硫黃半斤桑柴灰五斗淋取汁煮三伏時以鐵匙抄于火上試之伏火即止候乾以大火煅之如未伏更煮以伏爲度煅了研末穿地坑一尺二寸投水于中待水清取和硫末坩鍋內煎如膏鐵鏟抄出細研飯丸麻子大每空心鹽湯下十丸極有效驗鄉人王昭遂服之年九十顏貌如童子力倍常人杜光庭玉函方

風毒腳氣 痹弱硫黃末三兩鍾乳五升煮沸入水煎至三升每服三合○又法牛乳三升煎一升半以五

合調硫黃末一兩服。厚蓋取汗。勿見風。未汗再服。將息調理數日。更服。北人用此多效。亦可煎爲丸服。肘後方

陰證傷寒極冷厥逆煩躁。腹痛無脈。危極甚者。舶上硫黃爲末。艾湯服三錢。就得睡汗出而愈。本事方

陰陽二毒黑龍丹。用舶上硫黃一兩。柳木槌研二三日。巴豆一兩。和殼。計箇數。用三升鐺子一口。將硫鋪底。安豆于上。以釅米醋半斤澆之。蓋子緊合定。醋紙固縫。頻以醋潤之。文武火熬。候豆作聲。可一半爲度。急將鐺子離火。即便入臼中。搗細。再以醋一兩。茶鍾洗鐺中藥入臼。旋下蒸餅搗丸雞頭子大。若是陰毒。用椒四十九粒。葱白二莖。水一盞。煎六分。熱吞下一丸。陽毒。用豆豉四十九粒。葱白一莖。水一盞。煎同前。吞下。不得嚼破。經五六日方可服之。若未傳入。或未及日數。不可服。有孕婦人吐瀉。亦可服。博濟方

一切冷氣積塊作痛。硫黃。焰消各四兩。結砂。青皮。陳皮各四兩。爲末。糊丸梧子大。每空心米飲下三十丸。鮑氏方

元臟久冷腹痛虛泄。裏急。玉粉丹。用生硫黃五兩。青鹽一兩。細研。以蒸餅丸綠豆大。每服五丸。空心熱酒下。以食壓之。經驗方

元臟冷泄腹痛虛極。硫黃一兩。黃蠟化丸梧子大。每服五丸。新汲水下。一加青鹽二錢。蒸餅和丸。酒下。普濟方

氣虛暴泄日夜三二十行。腹痛不止。夏月路行。備急最妙。朝眞丹。用硫黃二兩。枯礬半兩。研細。水浸蒸餅丸梧子大。硃砂爲衣。每服十五丸至二十丸。溫水下。或鹽湯任下。孫尚藥秘寶方

伏暑傷冷二氣交錯。中脘痞結。或泄或嘔。或霍亂厥逆。二氣丹。用硫黃。消石等分。研末。石器炒成沙。再研。糯米糊丸梧子大。每服四十丸。新井水下。濟生方

傷暑吐瀉硫黃。滑石等分。爲末。每服一錢。米飲下。即止。救急良方

霍亂吐瀉硫黃一兩。胡椒五錢。爲末。黃蠟一兩化丸皁子大。每涼水下一丸。聖濟錄

小兒吐瀉不拘冷熱。驚吐反胃。一切吐利。諸治不效者。二氣散。用硫黃半兩。水銀二錢半。研不見星。每服一字至半錢。生薑水調下。其吐立止。或同炒結砂爲丸。方見靈砂下。錢氏小兒方

反胃嘔吐方見水銀。

脾虛下白脾胃虛冷。停水滯氣。凝成白涕下出。舶上硫黃一兩。研末。炒麪一分。同研。滴冷熱水丸梧子大。每米湯下五十丸。楊子建護命方

下痢虛寒硫黃半兩。蓖麻仁七箇。爲末。塡臍中。以衣隔熱湯熨之。止乃已。仁存方

協熱下痢赤白。用硫黃。蛤粉等分。爲末。糊丸梧子大。每服十五丸。米飲下。指南方

腸風下血方見鯽魚。

老人冷秘風秘。或泄瀉。煖元臟。除積冷。溫脾胃。進飲食。治心腹一切痃癖冷氣。硫黃。柳木槌研細。半夏湯泡七次。焙研。等分。生薑自然汁調蒸餅和杵百下。丸梧子大。每服十五丸至二十丸。空心溫酒或薑湯下。婦人醋湯下。和劑局方

久瘧不止鮑氏方。用硫黃。硃砂等分。爲末。每服二錢。臘茶清發日五更服。當日或大作。或不作。皆其效也。寒多倍硫。熱多倍砂。○朱氏方。用硫黃。臘茶等分。爲末。發日早冷水服二錢。二服效。寒多加硫。熱多加茶。

酒鼈氣鼈嗜酒任氣。血凝于氣。則爲氣鼈。嗜酒痼冷。敗血入酒。則爲血鼈。搖頭掉尾。大者如鼈。小者如錢。上侵人喉。下蝕人肛。或附脇背。或隱腸腹。用生硫黃末。老酒調下。常服之。直指方

欬逆打呃硫黃燒烟。嗅之立止。醫方摘要

頭痛頭風如神丹。光明硫黃。消石各一兩。細研。水丸芡子大。空心嚼一丸。茶下。普濟方

腎虛頭痛聖惠方。用硫黃一兩。胡粉爲末。飯丸梧子大。痛時冷水服五丸。即止。○本事方。用硫黃末。食鹽等分。水調生麪糊丸梧子大。每薄荷茶下五丸。○普濟方。用生硫黃六錢。烏藥四錢。爲末。蒸餅丸梧子大。每服三五丸。食後茶清下。

鼻上作痛上品硫黃末。冷水調搽。澹寮方

酒皶赤鼻生硫黃半兩。杏仁二錢。輕粉一錢。夜夜搽之。○瑞竹堂方。用舶上硫黃。雞心檳榔等分。片腦少許。爲末。絹包。日日擦之。加蓖麻油更妙。

鼻面紫風 乃風熱上攻陽明經絡，亦治風刺癮疹。舶上硫黄、白礬枯等分，為末。每以黄丹少許，以津液和塗之。一月見效。宣明方

身面疣目 蠟紙卷硫黄末少許點之，焠之有聲，自去。普濟方

癧瘍風病 白色成片。以布拭，醋摩硫黄、附子塗之。或硫黄、白礬擦之。集驗方

小兒聹耳 硫黄末和蠟作挺插之。日二易。千金方

小兒口瘡 糜爛。生硫黄水調，塗手心足心。效卽洗去。危氏得效方

耳卒聾閉 硫黄、雄黄等分，研末，綿裹塞耳，數日卽聞人語也。千金方

諸瘡弩肉 如蛇出數寸。硫黄末一兩，肉上薄之，卽縮。聖惠方

癰疽不合 石硫黄粉，以筯蘸插入孔中，以瘥為度。外臺秘要

一切惡瘡 眞君妙神散：用好硫黄三兩，蕎麥粉二兩，為末，井水和捏作小餅，日乾收之。臨用細研，新汲水調傅之。痛者卽不痛，不痛則卽痛而愈。坦仙皆效方

疥瘡有蟲 硫黄末，以雞子煎香油調搽。極效。救急良方

頑癬不愈 傾過銀有蓋罐子，入硫黄一兩鎔化，取起冷定，打開，取硫同蓋研末搽之。孫氏集效方

癘風有蟲 硫黄末酒調少許，飲汁。或加大楓子油更好。直指方

女子陰瘡 硫黄末傅之，瘥乃止。肘後方

玉門寬冷 硫黄煎水頻洗。仙傳方

小兒夜啼 硫黄二錢半，鉛丹二兩，研勻，瓶固煅過，埋土中七日，取出，飯丸黍米大。每服二丸，冷水下。普濟方

陰溼瘡疱 硫黄傅之，日三。梅師方

石硫赤 別錄有名未用

【釋名】石亭脂 圖經 石硫丹 宏景 石硫芝

【集解】別錄曰：理如石者。生山石間。普曰：生羌道山谷。時珍曰：此卽硫黄之多赤者。名石亭脂，而近世通呼硫黄為石亭脂，亦未考此也。按抱朴子云：石硫丹，石之赤精，石硫黄之類也。浸溢于涯岸之間。其濡溼者可丸服，堅結者可散服。五岳皆有，而箕山為多。許由、巢父服之，卽石硫芝是矣。

【氣味】苦，溫，無毒。

【主治】婦人帶下，止血，輕身長年。別錄 壯陽除冷，治瘡殺蟲，功同硫黄。時珍

【附方】新二

赤鼻作痛 紫色石亭脂，紅色次之，黄色勿用。研末，冷水調搽，半月絕根。聖濟錄

風溼腳氣 石亭脂生用一兩，川烏頭生一兩，無名異二兩。為末，葱白自然汁和丸梧子大。每服一錢，空心淡茶生葱吞下。日一服。瑞竹堂方

石硫青 別錄有名未用

【釋名】冬結石 時珍

別錄曰：生武都山石間，青白色，故名。時珍曰：此硫黄之多青色者。蘇頌圖經言石亭脂、冬結石並不堪入藥，未深考此也。

【氣味】酸，溫，無毒。【主治】療洩，益肝氣，明目，輕身長年。別錄 治瘡殺蟲，功同硫黄。時珍

【附錄】硫黄香 拾遺 藏器曰：味辛，溫，無毒。去惡氣，殺蟲。似硫黄而香。云出毘南國，在扶南南三十里。

礬石 本經上品

【校正】併入海藥波斯礬、嘉祐柳絮礬。

【釋名】涅石 綱目 羽涅 本經 羽澤 別錄 煅枯者名巴石。輕白者名柳絮礬。時珍曰：礬者，燔也。燔石而成也。山海經云：女牀之山，其陰多涅石。郭璞注云：礬石也。楚人名涅石，秦人名為羽涅。

【集解】〔別錄曰〕礬石生河西山谷及隴西武都石門，采無時。能使鐵爲銅。〔宏景曰〕今出益州北部西川，從河西來，色青白，生者名馬齒礬，煉成純白，名白礬，蜀人以當消石。其黄黑者名雞屎礬，不入藥用，惟堪鍍作以合熟銅，投苦酒中塗鐵，皆作銅色。外雖銅色，內質不變。〔恭曰〕礬石有五種：白礬多入藥用；青、黑二礬療疳及瘡；黄礬亦療瘡生肉，兼染皮；絳礬本來綠色，燒之乃赤，故名絳礬。〔頌曰〕礬石初生皆石也，采得燒碎煎煉，乃成礬也。凡有五種，其色各異，白礬、黄礬、綠礬、黑礬、絳礬也。今白礬出晉州、慈州、無爲州，入藥及染人所用甚多。黄礬丹竈家所須，亦入藥。黑礬惟出西戎，亦謂之皁礬，染鬚鬢藥用之。亦染皮用。綠礬入咽喉口齒藥及染色。絳礬燒之則赤，今亦稀見。又有礬精、礬蝴蝶、巴石、柳絮礬，皆是白礬也。煉白礬時，候其極沸，盤心有濺溢，如物飛出，以鐵匕接之，作蟲形者，礬蝴蝶也；但成塊光瑩如水精者，礬精也。二者入藥，力緊于常礬。其煎煉而成，輕虛如綿絮者，柳絮礬。其燒汁至盡，色白如雪者，謂之巴石。〔珣曰〕波斯、大秦所出白礬，色白而瑩淨，內有束鍼文，入丹竈家，功力逾于河西石門者。近日文州諸番往往有之。波斯又出金線打破，內有金線文者爲上，多入燒煉家用。〔時珍曰〕礬石折而辨之，不止于五種也。白礬，方士謂之白君，出晉地者上，青州、吳中者次之。潔白者爲雪礬；光明者爲明礬，亦名雲母礬；文如束鍼，狀如粉撲者，爲波斯白礬，並入藥爲良。黑礬，鉛礬也，出晉地，其狀如黑泥者，爲崑崙礬；其狀如赤石脂有金星者，爲鐵礬；其狀如紫石英，火引之成金線，畫刀上即紫赤色者，爲波斯紫礬，並不入服餌藥，惟丹竈及瘡家用之。綠礬、絳礬、黄礬俱見本條。其雜色者，則有雞屎礬、鴨屎礬、雞毛礬、粥礬，皆下品，亦入外丹家用。

【脩治】〔斆曰〕凡使白礬石，以瓷瓶盛，于火中煅令內外通赤，用鉗揭起蓋，旋安石蜂巢入內燒之。每十兩用巢六兩，燒盡爲度。取出放冷，研粉，以紙裹，安五寸深土坑中一宿，取用。又法：取光明如水晶，酸鹹濇味全者，研粉，以瓷瓶用六一泥泥之，待乾，入粉三升在內，旋旋入五方草、紫背天葵各擣汁一鎰，待汁乾，蓋了瓶口，更泥上下，用火一百斤煅之。從巳至未，去火取出，其色如銀，研如輕粉用之。〔時珍曰〕今人但煅乾汁用，謂之枯礬，不煅者爲生礬。若入服食，須循法度。按九鼎神丹秘訣煉礬石入服食法：用新桑合槃一具，于密室淨掃，以火燒地令熱，灑水于上，或灑苦酒于上，乃布白礬于地上，以槃覆之，四面以灰擁定，一日夜，其石精皆飛于槃上，掃取收之。未盡者，更如前法，數遍乃止。此爲一礬精。若欲作水，即以掃下礬精一斤，納三年苦酒一斗中清之，號曰礬華，百日彌佳。若急用之，七日亦可。

【氣味】酸，寒，無毒。〔普曰〕神農、岐伯：酸。久服傷人骨。扁鵲：鹹。雷公：酸，無毒。〔權曰〕濇，涼，有小毒。〔之才曰〕甘草爲之使，惡牡蠣，畏麻黄。〔獨孤滔曰〕紅心灰藋制礬。

【主治】寒熱洩痢，白沃陰蝕，惡瘡，目痛，堅骨齒。煉餌服之，輕身不老增年。本經 除痼熱在骨髓，去鼻中息肉。別錄 除風去熱，消痰止渴，煖水臟，治中風失音。和桃仁、葱湯浴，可出汗。大明 生含嚥津，治急喉痺。療鼻衄齆鼻，鼠漏瘰癧疥癬。甄權 枯礬貼嵌甲，牙縫中血出如衄。宗奭 吐下痰涎飲澼，燥溼解毒追涎，止血定痛，蝕惡肉，生好肉，治癰疽疔腫惡瘡，癲癇疸疾，通大小便，口齒眼目諸病，虎犬蛇蠍百蟲傷。時珍

波斯白礬 海藥 【氣味】酸，濇，温，無毒。

主治赤白漏下陰蝕，泄痢瘡疥，解一切毒蛇蟲等去目赤暴腫，齒痛，火煉之良。李珣

柳絮礬嘉祐

氣味同礬石

主治消痰止渴，潤心肝。大明

發明宏景曰：俗中合藥，火熬令燥，以療齒痛，多則壞齒，即傷骨之說也。而經云堅骨齒，誠爲可疑。宗奭曰：不可多服，損心肺，卻水故也。水化書紙上，乾則水不能濡，故知其性卻水也。治膈下涎藥多用者，此意爾。時珍曰：礬石之用有四：吐利風熱之痰涎，取其酸苦涌泄也；治諸血痛脫肛陰挺瘡瘍，取其酸濇而收也；治痰飲泄痢崩帶風眼，取其收而燥濕也；治喉痺癰疽中蠱蛇蟲傷螫，取其解毒也。按李迅癰疽方云：凡人病癰疽發背，不問老少，皆宜服黃礬丸，服至一兩以上，無不作效，最止疼痛，不動臟腑，活人不可勝數。用明亮白礬一兩生研，以好黃蠟七錢鎔化，和丸梧子大。每服十丸，漸加至二十丸，熟水送下。如未破則內消，已破即便合。如服金石發瘡者，引以白礬末一二匙，溫酒調下，亦三五服見效。有人遍身生瘡，狀如蛇頭，服此亦效。諸方俱稱奇效，但一日中服近百粒則有力。此藥不惟止痛生肌，能防毒氣內攻，護膜止瀉，托裏化膿之功甚大，服至半斤尤佳。不可欺其淺近。要知白礬大能解毒也。今人名爲蠟礬丸，用之委有效驗。

附方舊二十六，新六十六。

中風痰厥四肢不收，氣閉膈塞者。白礬一兩，牙皂角五錢，爲末。每服一錢，溫水調下，吐痰爲度。陳師古方。胸中痰澼頭痛不欲食。礬石一兩，水二升，煮一升，納蜜半合，頻服。須臾大吐。未吐，飲少熱湯引之。外臺秘要。風痰癇病化痰丸：生白礬一兩，細茶五錢，爲末，煉蜜丸如梧子大。一歲十丸，茶湯下。大人五十丸。久服痰自大便中出，斷病根。鄧筆峯雜興。小兒胎寒軀啼發癇。白礬煅半日，棗肉丸黍米大。每乳下一丸，愈乃止。最良。保幼大全。產後不語明氏孤鳳散：用生白礬末一錢，熟水調下。日一。婦人良方。牙關緊急不開者。白礬、鹽花等分，搽之，涎出自開。集簡方。走馬喉痺用生白礬末塗于綿針上，按于喉中，立破。綿鍼者，用榆條上以綿立作棗大也。儒門事親。喉癰乳蛾濟生帳帶散：用礬三錢，鐵銚內溶化，入劈開巴豆三粒，煎乾去豆，研礬用之。入喉立愈。甚者，以醋調灌之。亦名通關散。○法制烏龍膽：用白礬末盛入豬膽中，風乾研末。每吹一錢入喉，取涎出，妙。咽喉穀賊腫痛。生礬石末少少點腫處，吐涎，以癢爲度。聖惠方。風熱喉痛白礬半斤，研末化水，新磚一片，浸透取曬，又浸又曬，至水乾，入糞廁中浸一月，取洗，安陰處，待霜出掃收。每服半錢，水下。普濟方。懸癰垂長咽中煩悶。白礬燒灰、鹽花等分，爲末，筯頭頻點末在上，去涎。孫用和秘寶方。小兒舌膜初生小兒有白膜皮裹舌，或遍舌根，可以指甲刮破令血出，以燒礬末半綠豆許，傅之。若不摘去，其兒必啞。姚和眾至寶方。牙齒腫痛白礬一兩，燒灰，大露蜂房一兩，微炙，每用二錢，水煎含漱去涎。簡要濟眾方。患齒碎壞欲盡者。常以綿裹礬石含嚼，吐去汁。肘後方。齒斷血出不止。礬石一兩燒，水三升，煑一升，含漱。千金方。木舌腫強白礬、桂心等分，爲末，安舌下。聖惠方。太陰口瘡生甘草二寸，白礬一粟大，噙之，嚥津。活法機要。口舌生瘡下虛上壅。定齋方：用白礬泡湯濯足。○張子和方：用白礬末、黃丹水飛炒等分，研擦之。小兒鵞口滿口白爛。枯礬一錢，朱砂二分，爲末。每以少許傅之。日三次，神驗。普濟方。小兒舌瘡飲乳不得。白礬和雞子，置醋中，塗兒足底。二七日愈。千金方。口中氣臭明礬入麝香爲末，擦

牙上。生生編。**衄血不止**枯礬末吹之。妙。聖濟方。**鼻中瘜肉**千金用礬燒末，猪脂和綿裹塞之。數日瘜肉隨藥出。○一方：用明礬一兩，蓖麻仁七箇，鹽梅肉五箇，麝香一字，杵丸綿裹塞之。化水自下也。**眉毛脫落**白礬十兩，燒研，蒸餅丸梧子大。每空心溫水下七丸，日加一丸，至四十九日減一丸，周而復始。以愈爲度。聖濟錄。**發斑怪證**有人眼赤鼻張，大喘，渾身出斑，毛髮如銅鐵，乃熱毒氣結于下焦也。白礬、滑石各一兩，爲末，作一服，水三盌，煎減半，不住服，盡即安。夏子益奇疾方。○**目瞖弩肉**白礬石納黍米大入目，令淚出，日日用之。惡汁去盡，其疾日減。外臺秘要。**目生白膜**礬石一升，水四合，銅器中煎半合，入少蜜調之，以綿濾過，每日點三四度。姚和衆延齡至寶方。**赤目風腫**甘草水磨明礬傅眼胞上，效。或用枯礬頻擦眉心。集簡方。**爛弦風眼**白礬煅一兩，銅青三錢，研末，湯泡澄清點洗。永類方。○**聤耳出汁**枯礬一兩，鉛丹炒一錢，爲末，日吹之。聖濟錄。**卒死壯熱**礬石半斤，水一斗半，煑湯浸腳及踝，即得甦也。肘後方。**腳氣衝心**白礬三兩，水一斗五升，煎沸浸洗。千金方。**風溼膝痛**腳氣風溼，虛汗，少力，多痛，及陰汗，燒礬末一匙頭，投沸湯淋洗痛處。御藥院方。**黃腫水腫**推車丸：用明礬二兩，青礬一兩，白麪半斤，同炒令赤，以醋煑米粉糊爲丸，棗湯下三十丸。濟急方。**女勞黃疸**黃家日晡發熱，而反惡寒，膀胱急，少腹滿，目盡黃，額上黑，足下熱，因作黑疸，其腹脹如水狀，大便必黑，時溏，此女勞之病，非水也。自大勞大熱，交接後入水所致。腹滿者難治。用礬石燒、消石熬黃等分，爲散。以大麥粥汁和服方寸匕，日三服。病從大小便去，正黃，大便正黑，是其候也。張仲景金匱方。**婦人黃疸**經水不調，房事觸犯所致。白礬、黃蠟各半兩，陳橘皮三錢，爲末，化蠟丸梧子大。每服五十丸，以

滋血湯或調經湯下。濟陰方。**婦人白沃**經水不利，子臟堅僻，中有乾血，下白物。用礬石燒，杏仁一分，研勻，煉蜜丸棗核大，納入陰中，日一易之。張仲景金匱方。**婦人陰脫**作癢：礬石燒研，空心酒服方寸匕，日三。千金翼。**男婦遺尿**枯白礬、牡蠣粉等分，爲末。每服方寸匕，溫酒下，日三。余居士選奇方。**二便不通**白礬末填滿臍中，以新汲水滴之，覺冷透腹內，即自然通。臍平者，以紙圍環之。經驗方。**霍亂吐瀉**枯白礬末一錢，百沸湯調下。華陀危病方。**伏暑泄瀉**玉華丹：白礬煅爲末，醋糊爲丸，量大小用木瓜湯下。經驗方。**老人泄瀉**不止：枯白礬一兩，訶黎勒煨七錢半，爲末，米飲服二錢，取愈。太平聖惠方。**赤白痢下**白礬飛過爲末，好醋飛羅麪爲丸梧子大。赤痢甘草湯，白痢乾薑湯下。生生方。**氣痢不止**巴石丸：取白礬一大斤，以炭火淨地燒，令汁盡，其色如雪，謂之巴石。取一兩，研末。熟猪肝作丸梧子大。空腹量人加減，水牛肝更佳。如素食人，以蒸餅爲丸。或云白礬中青黑者，名巴石。劉禹錫傳信方。○**冷勞泄痢**食少，諸藥不效。白礬三兩燒，羊肝一具去脂，釅醋三升，煑爛，擂泥和丸梧子大。每服二十丸，米飲下，早夜各一服。普濟方。**泄瀉下痢**白龍丹：用明礬枯過爲末，飛羅麪醋打糊丸梧子大。每服二三十丸，白痢薑湯下，赤痢甘草湯，泄瀉米湯下。經驗方。**瘧疾寒熱**卽上方用東南桃心七箇，煎湯下。**反胃嘔吐**白礬、硫黃各二兩，銚內燒過，入硃砂一分，爲末，麪糊丸小豆大。每薑湯下十五丸。○又方：白礬枯三兩，蒸餅丸梧子大。每空心米飲服十五丸。普濟方。**化痰治嗽**明礬二兩，生參末一兩，苦醋二升，熬爲膏子，以油紙包收，旋丸豌豆大。每用一丸，放舌下，其嗽立止，痰卽消。○定西侯方：只用明礬末，醋糊丸梧子大。每睡時茶下二三十丸。○摘要：用明礬半生半燒，山梔子炒黑，等分，爲

末。薑汁糊爲丸，如上服。○雜興方：用白明礬、建茶等分，爲末，糊丸服。

諸心氣痛 儒門事親方：用生礬一皂子大，醋一盞，煎七分服，立止。○邵眞人方：用明礬一兩燒，硃砂一錢，金箔三箇，爲末。每服一錢半，空心白湯下。

中諸蠱毒 晉礬、建茶等分，爲末。新汲水調下二錢，瀉吐即效。未吐再服。○濟生方。

蛇蟲諸毒 毒蛇、射工、沙虱等傷人，口噤目黑，手足直，毒氣入腹。白礬、甘草等分，爲末。冷水服二錢。瑞竹堂方。

驢馬汗毒 所傷瘡痛。白礬飛過，黃丹炒紫，等分，貼之。王氏博濟方。

虎犬傷人 礬末納入裹之，止痛尤妙。肘后方。

蛇蛟蠍螫 燒刀矛頭令赤，置白礬于上，汁出熱滴之，立瘥。此神驗之方也。眞元十三年，有兩僧流南方，到鄧州，俱爲蛇嚙，令用此法便瘥，更無他苦。劉禹錫傳信方。

壁鏡毒人 必死。白礬塗之。太平廣記。

刀斧金瘡 白礬、黃丹等分，爲末，傅之最妙。救急方。

折傷止痛 白礬末一匙，泡湯一盌，帕蘸乘熱熨傷處。少時痛止，然後排整筋骨，點藥。靈苑方。

漆瘡作癢 白礬湯拭之。千金方。

牛皮癬瘡 石榴皮蘸明礬末抹之。切勿用醋，蟲即沈下。直指方。

小兒風瘮 作癢。白礬燒投熱酒中，馬尾揾酒塗之。子母秘錄。

小兒臍腫 出汁不止。白礬燒灰傅之。聖惠方。

乾溼頭瘡 白礬半生半煆，酒調塗上。生生編。

身面瘊子 白礬、地膚子等分，煎水頻洗之。多能鄙事。

腋下胡臭 礬石絹袋盛之，常粉腋下，甚妙。許堯臣方。

魚口瘡毒 白礬枯研，寒食麪糊調傅上，即消。救急良方。

陰瘡作臼 取高昌白礬、麻仁等分，研末，豬脂和膏。先以槐白皮煎湯洗過，塗之。外以楸葉貼上。不過三度愈。葛洪肘後方。

足瘡生蟲 南方地卑溼，人多患足瘡，歲久生蟲如蛭，乃風毒攻注而然。用牛或羊或豬肚，去屎不洗，研如泥。看瘡大小，入煆過泥礬半兩，已上研勻，塗帛上貼之。須臾癢入心，徐徐連帛取下，火上炙之，蟲出絲髮馬尾千萬，或青白赤黑。以湯洗之。三日一作，不過數次，蟲盡瘡愈。南宮從岣嶁神書。

嵌甲作瘡 足趾甲入肉作瘡，不可履靴。礬石燒灰，傅之。蝕惡肉，生好肉。細細割去甲角，旬日取愈。此方神效。肘後方。

雞眼肉刺 枯礬、黃丹、朴消等分，爲末，搽之。次日浴二三次，即愈。多能鄙事。

冷瘡成漏 明礬半生半飛。飛者生肉，生者追膿。五靈脂水飛，各半錢，爲末。以皮紙裁條，唾和末作小撚子，香油捏溼，于末拖過，剪作大小撚。安入漏，早安午換。候膿出盡後，有些小血出，方得乾水，住藥。自然生肉痊好。普濟方。

魚睛疔瘡 枯礬末，寒食麪糊調貼，消腫無膿。崔氏方。

疔瘡腫毒 雪白礬末五錢，葱白煨熟，搗和丸梧子大。每服二錢五分，以酒送下。未效再服。久病孕婦不可服。衞生寶鑑。

癰疽腫毒 方見前發明下。

陰汗溼癢 枯礬撲之。○又泡湯沃洗。御藥院方。

交接勞復 卵腫，或縮入腹痛欲絕。礬石一分，消三分，大麥粥清服方寸匕，日三服，熱毒從二便出也。肘後方。

女人陰痛 礬石三分炒，甘草末半分，緜裹導之，取瘥。肘後百一方。

疔腫惡瘡 二仙散：用生礬、黃丹臨時等分，以三棱鍼刺血，待盡傅之。不過三上，決愈。乃太醫李管勾方。衞生寶鑑。

蟲蛇獸毒 及蠱毒。生明礬、明雄黃等分，于端午日研末，黃蠟和丸梧子大。每服七丸，念藥王菩薩七遍，熟水送下。○東坡良方。

綠礬 日華

〔釋名〕**皂礬**綱目　**青礬**　**煆赤者名絳礬**唐本　**礬紅**　時珍曰：綠礬可以染皂色，故謂之皂礬。又黑礬亦名皂礬，不堪服食，惟瘡家用之。煆赤者俗名礬紅，以別朱紅。

〔集解〕頌曰：綠礬出隰州溫泉縣、池州銅陵縣，並煎礬處生焉。初生皆石也，煎煉乃成。其形似朴消而綠色。取置鐵板上。聚炭燒之。礬沸流出。色赤如金汁者。是眞也。沸定時。汁盡則色如黃丹。又有皁莢礬。或云卽綠礬也。恭曰：綠礬新出窟未見風者。正如琉璃色。人以爲石膽。燒之赤色。故名絳礬出瓜州者良。時珍曰：綠礬晉地河內西安沙州皆出之。狀如焰消。其中揀出深青瑩淨者。卽爲青礬。煅過變赤。則爲絳礬。入圬墁及漆匠家多用之。然貨者亦雜以沙土爲塊。昔人往往以青礬爲石膽誤矣。

【氣味】酸，涼，無毒。畏醋。

【主治】疳及諸瘡。蘇恭。喉痹，蟲牙口瘡，惡瘡疥癬。釀鯽魚燒灰服，療腸風瀉血。大明。消積滯，燥脾溼，化痰涎，除脹滿黃腫瘧利，風眼口齒諸病。時珍。

【發明】時珍曰：綠礬酸涌濇收。燥溼解毒化涎之功與白礬同。而力差緩。按張三丰仙傳方載伐木丸云：此方乃上清金蓬頭祖師所傳。治脾土衰弱。肝木氣盛。木來剋土。病心腹中滿。或黃腫如土色。服此能助土益元。用蒼朮二斤。米泔水浸二宿。同黃酒麪麴四兩炒赤色。皁礬一斤。醋拌曬乾。入瓶火煅爲末。醋糊丸梧子大。每服三四十丸。好酒米湯任下。日二三服。時珍常以此方加平胃散治一賤役中滿腹脹。果有效驗。蓋此礬色綠味酸。燒之則赤。既能入血分伐木。又能燥溼化涎。利小便。消食積。故脹滿黃腫瘧痢疳疾方往往用之。其源則自張仲景用礬石消石治女勞黃疸方中變化而來。頌曰：劉禹錫傳信方治喉痹。用皁莢礬入好米醋同研含之。嚥汁立瘥。此方出于李謩。甚奇妙。皁莢礬。卽綠礬也。

【附方】舊一。新十九。

重舌木舌：皁礬二錢。鐵上燒紅。研。摻之。陸氏積德堂方。

喉風腫閉：皁礬一斤。米醋三斤。拌曬乾。末。吹之。痰涎出盡。用良薑末少許。入茶內漱口。嚥之卽愈。孫氏集效方。

眼暴赤爛：紅棗五箇。入綠礬在內。火煨熟。以河水井水各一盌。桃柳心各七箇。煎稠。每點少許。入眥上。摘玄方。

爛弦風眼：青礬火煅出毒。細研。泡湯澄清。點洗。永類方。

倒睫拳毛：方同上。

瘧疾寒熱：礬紅。獨蒜頭煨。等分。搗丸芡子大。每白湯嚥下一丸。端午日合之。普濟方。

少陰瘧疾：嘔吐。綠礬一錢。乾薑泡。半夏薑制半兩。爲末。每服半錢。發日早以醋湯下。聖濟錄。

翻胃吐食：白麪二斤半。蒸作大饅頭一箇。頭上開口。剜空。將皁礬填滿。以新瓦圍住。鹽泥封固。挖土窖安放。文武火燒一日夜。取出研末。棗肉爲丸梧子大。每服二十丸。空心酒湯任下。忌酒色。醫方摘要。

大便不通：皁礬一錢。巴霜二箇。同研。入雞子內攪勻。封頭。溼紙裹煨熟。食之。酒下卽通。集玄方。

腸風下血：積年不止。虛弱甚者。一服取效。綠礬四兩。入砂鍋內。新瓦蓋定。鹽泥固濟。煅赤取出。入青鹽、生硫黃各一兩。研勻。再入鍋中固濟。煅赤取出。去火毒。研。入熟附子末一兩。粟米粥糊丸梧子大。每空心米飲、溫酒任下三十丸。永類方。

婦人血崩：青礬二兩。輕粉一錢。爲末。水丸梧子大。每服二三十丸。新汲水下。摘玄方。

血證黃腫：綠礬四兩。百草霜一升。炒麪半升。爲末。沙糖和丸梧子大。每服三四十丸。食後薑湯下。鄭時舉所傳。○又方：小麥淘淨一斤。皁礬半斤。同炒黃。爲末。黑棗肉半斤。搗勻。米醋打糊丸梧子大。每薑湯下八九十丸。日三服。簡便方。

脾病黃腫：青礬四兩。煅成赤珠子。當歸四兩。酒醅浸七日。焙。百草霜三兩。爲末。以浸藥酒打糊丸梧子大。每服五丸至七丸。溫水下。一月後黃去立效。此方祖傳七世。○又方：綠礬四兩。百草霜、五倍子各一兩。木香一錢。爲末。酒煎飛麪丸梧子大。每空心酒下五丸。○又方：平胃散、青礬二兩。爲末。醋糊丸。米飲下。

或加烏沈湯四兩。酒糊丸亦可。潔古活法機要。**酒黃水腫**黃腫積病。青礬半斤。醋一大盞。和勻。瓦盆內煅乾爲度。平胃散、烏藥順氣散各半兩。爲末。醋煮糊丸梧子大。每酒或薑湯下二三十丸。不忌口。加鍋灰。趙原陽眞人濟急方。**食勞黃病**身目俱黃。青礬鍋內安炭煅赤。米醋拌爲末。棗肉和丸梧子大。每服二三十丸。食後薑湯下。救急方。**腹中食積**綠礬二兩。研末。醋一大盞。瓷器煎之。柳條攪成膏。入赤腳烏一兩。研丸綠豆大。每空心溫酒下五丸。聖惠方。**疳蟲食土**及生物。研綠礬末。豬膽汁丸綠豆大。每米飲下五七丸。保幼大全。**小兒疳氣**不可療者。綠礬煅赤。醋淬三次。爲末。棗肉和丸綠豆大。每服十丸。溫水下。日三。集驗方。**走馬疳瘡**綠礬入鍋內。炭火煅紅。以醋拌勻。如此三次。爲末。入麝香少許。溫漿水漱淨。摻之。談野翁試效方。**白禿頭瘡**皁礬、楝樹子燒研。搽之。普濟方。**小兒頭瘡**絳礬一兩。淡豉一兩炒黑。膩粉二錢。研勻。以桑灰湯洗淨。摻之。良。**小兒甜瘡**大棗去核。填入綠礬。燒存性。研。貼之。拔萃方。**耳生爛瘡**棗子去核。包青礬煅研。香油調傅之。摘玄方。**蚰蜒入耳**水調綠礬灌之。普濟方。**蛆入耳中**綠礬摻之。即化爲水。摘玄方。**瘡中生蛆**綠礬末摻貼。即化爲水。摘玄方。**湯火傷灼**皁礬和涼水澆之。其疼即止。腫亦消。楊誠經驗方。**癬瘡作癢**螺螄十四箇。槿樹皮末一兩。入盌內蒸熟。入礬紅三錢。搗勻搽之。孫氏集效方。**甲疽延爛**崔氏方。治甲疽。或因割甲傷肌。或因甲長侵肉。遂成瘡腫。黃水浸淫相染。五指俱爛。漸上腳趺。泡漿四邊起。如火燒瘡。日夜倍增。醫不能療。綠礬石五兩。燒至汁盡。研末。色如黃丹。收之。每以鹽湯洗拭。用末厚傅之。以軟帛纏裹。當日卽汁斷瘡乾。每日一遍。鹽湯洗濯。有膿處使淨傅。其痂乾處不須近。但有急痛處。塗酥少許令潤。五日即覺上痂起。依前洗傅。十日痂漸剝盡。軟處或更生白膿泡。即擦破傅之。自然瘥也。張侍郎病此。臥經六十日。京醫並處方無效。得此法如神。王燾外臺秘要。**婦人甲疽**婦人趾甲內生瘡。惡肉突出。久不愈。名臭田螺。用皁礬日曬夜露。每以一兩。煎湯浸洗。仍以礬末一兩。加雄黃二錢。硫黃一錢。乳香、沒藥各一錢。研勻搽之。醫方摘要。**塗染白髮**綠礬、薄荷、烏頭等分。爲末。以鐵漿水浸。日染之。相感志。**腋下胡氣**綠礬半生半煅。爲末。入少輕粉。以半錢浴後薑汁調搽。候十分熱痛乃止。仁齋直指方。

黃礬 綱目

【集解】恭曰：黃礬。丹竈家所須。亦入染皮用。時珍曰：黃礬出陝西瓜州、沙州及舶上來者爲上。黃色狀如胡桐淚。人于綠礬中揀出黃色者充之。非眞也。波斯出者。打破中有金絲文。謂之金線礬。磨刃劍顯花文。丹房鑑源云。五色山脂。吳黃礬也。

【氣味】**酸。澀。鹹。有毒。**

【主治】**療瘡生肉。**蘇恭 **野雞瘻痔。惡瘡疥癬。**李珣 **治陽明風熱牙疼。**李杲

【附方】新五。**聤耳出汁**黃礬二兩燒枯。綿裹二錢塞之。聖惠方。**婦人頰瘡**每年頻發。水銀一兩半。以豬脂揉擦。令消盡。入黃礬石末二兩。胡粉一兩。再加豬脂和令如泥。洗瘡淨塗之。別以胡粉塗膏上。此甘家秘方也。肘後方。**身上瘢痕**黃礬石燒令汁盡。胡粉炒令黃。各八分。細末。以臘月豬脂和研如泥。以生布揩令痛。乃塗藥五度。取鷹糞白、燕窠中草燒灰等分。和人乳塗之。其瘢自滅。肉平如故。崔元亮海上集驗方。**急疳蝕齒**黃礬、青礬半錢

白礬燒一錢，麝香一分，為末，傅之。吐涎。聖惠方。**妬精陰瘡**：黃礬、青礬、麝香等分，為末，傅之。不過三度。千金方。

湯瓶內鹻 綱目

【集解】〔時珍曰〕此煎湯瓶內，澄結成水鹻，如細砂者也。

【主治】**止消渴，以一兩為末，粟米燒飯丸梧子大，每人參湯下二十丸。又小兒口瘡，卧時以醋調末書十字兩足心，驗。**時珍

【附方】新二。**消渴引飲**：湯瓶內鹻、葛根、水萍焙等分，每服五錢，水煎服。○又方：湯瓶內鹻、菝葜根炒各一兩，烏梅連核二兩焙，為散。每服二錢，水一盞，石器煎七分，溫呷，日一服。聖濟錄

附錄諸石 二十七種

〔時珍曰〕別錄有名未用諸石及諸家所列而不詳，難以類附者，通附于此云。

石脾 〔別錄有名未用〕〔曰〕味甘，無毒。主胃中寒熱，益氣，令人有子。一名胃石，一名膏石，一名消石。生隱蕃山谷石間，黑如大豆，有赤文，色微黃而輕薄如碁子。采無時。〔宏景曰〕皇甫士安言消石取石脾與消石以水煮之，一斛得二斗，正白如雪，以水投中即消，故名消石。按此說是取消石合煮成為真消石。不知石脾是何物。本草有石脾、石肺，人無識者。〔藏器曰〕石脾生西戎鹵地，鹹水結成者。〔時珍曰〕石脾乃生成者，陶氏所說是造成者。按九鼎神丹經云：石脾乃陰陽結氣，五鹽之精，因礬而成，峨嵋山多有之。俗無識者，故古人作成代用。其法用白礬、戎鹽各一斤，為末，取苦參水二升，鐺中煮五沸，下二物，煎減半，去滓，熬乾，色白如雪。此為石脾也。用石脾、朴消、芒消、消石各一斤，為末，苦參水二斗，銅鐺煎十沸，入三物，煮減半，去滓，煎著器中，冷水漬一夜，即成消石。可化諸石為水。此與焰消之消石不同，皆非真也。

石肺 〔別錄〕〔曰〕味辛，無毒。主癘欬寒久痿，益氣明目。生水中，狀如覆肺，黑澤有赤文，出水即乾。〔宏景曰〕今浮石亦療欬，似肺而不黑澤，非此也。

石肝 〔別錄〕〔曰〕味酸，無毒。主身癢，令人色美。生常山，色如肝。

石腎 〔別錄〕〔曰〕味酸。主泄痢，色白如珠。

紫石華 〔別錄〕〔曰〕味甘，平，無毒。主渴，去小腸熱。一名茈石華。生中牟山陰。采無時。

白石華 〔別錄〕〔曰〕味辛，無毒。主脾消渴，膀胱熱。生腋北鄉北邑山。采無時。

黃石華 〔別錄〕〔曰〕味甘，無毒。主陰痿消渴，膈中熱，去百毒。生腋北山，黃色。采無時。

黑石華 〔別錄〕〔曰〕味甘，無毒。主陰痿，消渴，去熱，療月水不利。生弗其勞山陰石間。采無時。

陵石 〔別錄〕〔曰〕味甘，無毒。主益氣，耐寒，輕身長年。生華山，其形薄澤。〔時珍曰〕按聖濟錄云：汗後耳聾，用陵石，有竅如銀眼者，為末，每服一錢，冷水下。

終石 〔別錄〕〔曰〕味辛，無毒。主陰痿痹，小便難，益精氣。生陵陰。采無時。

封石 〔別錄〕〔曰〕味甘，無毒。主消渴熱中，女子疽蝕。生常山及少室。采無時。〔時珍曰〕虎尾之山，游戲之山，嬰侯之山，豐山，服山，多封石，即此。

遂石 〔別錄〕〔曰〕味甘，無毒。主消渴，傷中，益氣。生太山陰。采無時。

五羽石 〔別錄〕〔曰〕主輕身長年。一名金黃。生海水中蓬葭山中，黃如金。

紫佳石 〔別錄〕〔曰〕味酸，無毒。主痹血氣。一名赤英，一名石血。生邯鄲石，如爵茈。二月采。〔宏景曰〕

三十六水方。呼爲紫賀石。

火藥 綱目〔時珍曰〕味辛酸。有小毒。主瘡癬。殺蟲。辟溼氣溫疫。乃焰消硫黃杉木炭所合。以爲烽燧銃機諸藥者。

石耆 〔別錄曰〕味甘無毒。主欬逆氣。生石間。色赤如鐵脂。四月采。

馬肝石 綱目〔時珍曰〕按郭憲洞冥記云。郅支國進馬肝石百片。青黑如馬肝。以金函盛水銀養之。用拭白髮。應手皆黑。云和九轉丹吞一粒。彌年不飢。亦可作硯。

豬牙石 綱目〔時珍曰〕明目去翳。出西番。文理如象牙。棗紅色。

碧霞石 綱目〔時珍曰〕明目去翳障。

龍涎石 綱目〔時珍曰〕主大風癘瘡。出齊州。一名龍仙石。

鉛光石 綱目〔時珍曰〕主哽骨。

太陽石 綱目〔時珍曰〕劉守眞宜明方。治遠年近日一切目疾方。用太陽石。太陰石。碧霞石。豬牙石。河洛石。寒水石。紫石英。代赭石。菩薩石。金精石。銀精石。禹餘石。礬礦石。雲母石。爐甘石。井泉石。陽起石。滑石。烏賊骨。青鹽。銅青各一兩。硇砂半兩。蜜陀僧一兩。鵬砂三錢。乳香二錢。麝香腦子一錢。輕粉一錢半。黃丹四兩。各爲末。熊膽一斤。白砂蜜二斤。井華水九盌。同煎至四盌。點水內不散爲度。濾淨收點。此方所用太陽石。太陰石等。多無考證。姑附於此。

朶梯牙 綱目〔時珍曰〕周憲王普濟方。眼科去翳。用水飛朶梯牙。火煅大海螺。碗糖霜。爲末。日點。又方。用可鐵刺一錢。阿飛勇一錢。李子樹膠四錢。白雪粉八錢。爲末。雞子白調作錠。每以乳女兒汁磨點之。又方。安咱蘆出回回地面。黑丁香。即蠟糞。海螵蛸各爲末。日點。所謂朶梯牙。碗糖霜。安咱蘆。可鐵刺。阿飛勇。皆不知何物也。附錄于此。以俟考。

白獅子石 拾遺〔藏器曰〕主白虎病。江東人呼爲歷節風是也。置此于病者前。自愈。亦厭伏之意也。白虎糞神名。狀如猫。掃屎置門下。令人病此。療法以雞子揩病人痛處。呪願送于糞堆之頭上。勿反顧。

鎮宅大石 拾遺〔藏器曰〕主災異不起。荆楚歲時記十二月暮日。掘宅四角。各埋一大石爲鎮宅。又鴻寶萬畢術云。埋九石于宅四隅。搥桃核七枚。則鬼無能殃也。

神丹 拾遺〔藏器曰〕味辛溫。有小毒。主萬病。有寒溫。飛金石及諸藥合成。服之長生神仙。

烟藥 拾遺〔藏器曰〕味辛溫。有毒。主瘰癧五痔瘻癭瘤瘡根惡腫。乃石黃主青桂心並四兩。乾薑一兩。爲末。置鐵片上燒之。以豬脂塗盌覆之。待藥飛上。如此五度。隨瘡大小。以鼠屎大納孔中。麪封之。三度根出也。無孔。鍼破納之。

本草綱目石部第十一卷終

本草綱目草部目錄第十二卷

李時珍曰。天造地化而草木生焉。剛交于柔而成根荄。柔交于剛而成枝榦。葉萼屬陽。華實屬陰。由是草中有木。木中有草。得氣之粹者爲良。得氣之戾者爲毒。故有五形焉。金木水火土 五氣焉。香臭臊腥膻 五色焉。青赤黃白黑 五味焉。酸苦甘辛鹹 五性焉。寒熱溫涼平 五用焉。升降浮沉中 炎農嘗而辨之。軒岐述而著之。漢魏唐宋明賢良醫代有增益。但三品雖存。淄澠交混。諸條重出。涇渭不分。苟不察其精微。審其善惡。其何以權七方衡十劑而寄死生耶。于是翦繁去複。繩繆補遺。析族區類。振綱分目。除穀菜外。凡得草屬之可供醫藥者六百一十種。分爲十類。曰山。曰芳。曰隰。曰毒。曰蔓。曰水。曰石。曰苔。曰雜。曰有名未用。舊本草部上中下三品共四百四十七種。今併入三十一種。移二十三種入菜部。三種入穀部。四種入果部。二種入木部。自木部移併一十四種。蔓草二十九種。菜部移併一十三種。果部移併四種。外類有名未用共二百四十七種。

神農本草經一百六十四種 梁陶宏景註

名醫別錄一百三十種 陶宏景註。七十八種有名未用

李氏藥錄一種 魏李當之 吳氏本草一種 魏吳普

唐本草三十四種 唐蘇恭 藥性本草一種 唐甄權

本草拾遺六十八種 唐陳藏器 食療本草二種 唐孟詵

海藥本草四種 唐李珣 四聲本草一種 唐蕭炳

開寶本草三十七種 宋馬志 嘉祐本草一十七種 宋掌禹錫

圖經本草五十四種 宋蘇頌 日華本草七種 宋人大明

用藥法象一種 元李杲 本草補遺一種 元朱震亨

本草會編一種 明汪機 本草綱目八十六種 明李時珍

附註

宋雷斅炮炙論 北齊徐之才藥對

唐楊損之删繁 唐孫思邈千金

蜀韓保昇重註 南唐陳士良食性

宋寇宗奭衍義 唐慎微證類

陳承別說 金張元素珍珠囊

元王好古湯液 吳瑞日用

明汪穎食物 王綸集要

陳嘉謨蒙筌 憲王救荒

甯原食鑑

草之一 山草類上三十一種

甘草本經 黃耆本經 人參本經 沙參本經

薺苨別錄 桔梗本經 長松拾遺 黃精別錄

萎蕤本經 鹿藥 委蛇附 知母本經 肉蓯蓉本經

列當開寶 瑣陽補遺 赤箭天麻本經 朮本經

狗脊本經 貫衆本經 巴戟天本經 巴棘附 遠志本經

右附方舊八十六新二百六十

本草綱目草部第十二卷上

草之一 山草類三十一種

甘草 本經上品

【釋名】蜜甘別錄 蜜草別錄 美草別錄 蕗草別錄 靈通記事珠 國老別錄

【宏景曰】此草最爲衆藥之主經方少有不用者猶如香中有沈香也國老即帝師之稱雖非君而爲君所宗是以能安和草石而解諸毒也【甄權曰】諸藥中甘草爲君治七十二種乳石毒解一千二百般草木毒調和衆藥有功故有國老之號

【集解】【別錄曰】甘草生河西川谷積沙山及上郡二月八月除日采根暴乾十日成【陶宏景曰】河西上郡今不復通市今出蜀漢中悉從汶山諸夷中來赤皮斷理看之堅實者是抱罕草最佳抱罕乃西羌地名亦有火炙乾者理多虛疎又有如鯉魚腸者被刀破不復好青州間有而不如又有紫甘草細而實乏時亦可用【蘇頌曰】今陝西河東州郡皆有之春生青苗高一二尺葉如槐葉七月開紫花似柰冬結實作角子如畢豆根長者三四尺粗細不定皮赤色上有橫梁梁下皆細根也采得去蘆頭及赤皮陰乾用今甘草有數種以堅實斷理者爲佳其輕虛縱理及細韌者不堪惟貨湯家用之謹按爾雅云蘦大苦郭璞注蘦似地黃又詩唐風云采苓采苓首陽之巔是也蘦與苓通用首陽之山在河東蒲坂縣乃今甘草所生處相近而先儒所說苗葉與今全別豈種類有不同者乎【李時珍曰】按沈括筆談云本草註引爾雅蘦大苦之註爲甘草者非矣郭璞之註乃黃藥也其味極苦故謂之大苦非甘草也甘草枝葉悉如槐高五六尺但葉端微尖而糙澁似有白毛結角如相思角作一本生至熟時角拆子扁如小豆極堅齒嚙不破今出河東西界寇氏衍義亦取此說而不言大苦非甘草也以理度之郭說形狀殊不相類沈說近之今人惟以大徑寸而結緊斷紋者爲佳謂之粉草其輕虛細小者皆不及之鎦績霏雪錄言安南甘草大者如柱土人以架屋不識果然否也

【脩治】【雷斅曰】凡使須去頭尾尖處其頭尾吐人每用切長三寸擘作六七片入甆器中盛用酒浸蒸從巳至午取出暴乾剉細用一法每斤用酥七兩塗炙酥盡爲度又法先炮令內外赤黃用【時珍曰】方書炙甘草皆用長流水蘸溼炙之至熟刮去赤皮或用漿水炙熟未有酥炙酒蒸者大抵補中宜炙用瀉火宜生用

【氣味】甘平無毒【寇宗奭曰】生則微涼味不佳炙則溫【王好古曰】氣薄味厚升而浮陽也入足太陰厥陰經【時珍曰】通入手足十二經○【徐之才曰】朮苦參乾漆爲之使惡遠志反大戟芫花甘遂海藻【甄權曰】忌豬肉【時珍曰】甘草與藻戟遂芫四物相反而胡洽居士治痰澼以十棗湯加甘草大黃乃是痰在膈上欲令通泄以拔去病根也東垣李杲治項下結核消腫潰堅湯加海藻丹溪朱震亨治勞瘵蓮心飲用芫花二方俱有甘草皆本胡居士之意也故陶宏景言古方亦有相惡相反並乃不爲害非妙達精微者不能知此理

【主治】五臟六腑寒熱邪氣堅筋骨長肌肉倍氣力金瘡尰解毒久服輕身延年本經○尰音時勇切腫也溫中下氣煩滿短氣傷臟欬嗽止渴通經脈利血氣解百藥毒爲九土之精安和七十二種石一千二百種草別錄主腹中冷痛治驚癇除腹脹滿補益五臟腎氣內傷令人陰不痿主婦人血瀝腰痛凡虛而多熱者加用之甄權安魂定魄

補五勞七傷。一切虛損。驚悸。煩悶。健忘。通九竅。利百脈。益精養氣。壯筋骨。大明 生用瀉火熱。熟用散表寒。去咽痛。除邪熱。緩正氣。養陰血。補脾胃。潤肺。李杲 吐肺痿之膿血。消五發之瘡疽。好古 解小兒胎毒驚癇。降火止痛。時珍

梢【主治】生用治胸中積熱。去莖中痛。加酒煮延胡索、苦楝子尤妙。元素

頭【主治】生用能行足厥陰陽明二經污濁之血。消腫導毒。震亨 主癰腫。宜入吐藥。時珍

【發明】震亨曰：甘草味甘。大緩諸火。黄中通理。厚德載物之君子也。欲達下焦。須用稍子。杲曰：甘草氣薄味厚。可升可降。陰中陽也。陽不足者。補之以甘。甘温能除大熱。故生用則氣平。補脾胃不足。而大瀉心火。炙之則氣温。補三焦元氣。而散表寒。除邪熱。去咽痛。緩正氣。養陰血。凡心火乘脾。腹中急痛。腹皮急縮者。宜倍用之。其性能緩急。而又協和諸藥。使之不争。故熱藥得之緩其熱。寒藥得之緩其寒。寒熱相雜者。用之得其平。好古曰：五味之用。苦泄辛散。酸收鹹斂。甘上行而發。而本草言甘草下氣何也。蓋甘味主中。有升降浮沉。可上可下。可外可内。有和有緩。有補有泄。居中之道盡矣。張仲景附子理中湯用甘草。恐其僭上也。調胃承氣湯用甘草。恐其速下也。皆緩之之意。小柴胡湯有柴胡、黄芩之寒。人參、半夏之温。而用甘草者。則有調和之意。建中湯用甘草。以補中而緩脾急也。鳳髓丹用甘草。以緩腎急而生元氣也。乃甘補之意。又曰：甘者令人中滿。中滿者勿食甘。甘緩而壅氣。非中滿所宜也。凡不滿而用炙甘草爲之補。若中滿而用生甘草爲之瀉。能引諸藥直至滿所。甘味入脾。歸其所喜。此升降浮沉之理也。經云：以甘補之。以甘瀉之。以甘緩之。是矣。時珍曰：甘草外赤中黄。色兼坤離。味濃氣薄。資全土德。協和羣品。有元老之功。普治百邪。得王道之化。贊帝力而人不知。斂神功而不與。可謂藥中之良相也。然中滿嘔吐。酒客之病。不喜其甘。而大戟、芫花、甘遂、海藻。與之相反。是亦迂緩不可以救昏昧。而君子嘗見嫉於宵人之意與。○頌曰：按孫思邈千金方論云：甘草解百藥毒。如湯沃雪。有中烏頭、巴豆毒。甘草入腹即定。驗如反掌。方稱大豆汁解百藥毒。予每試之不效。加入甘草爲甘豆湯。其驗乃奇也。又葛洪肘後備急方云：席辯刺史嘗言。嶺南俚人解蠱毒藥。並是常用之物。畏人得其法。乃言三百頭牛藥。或言三百兩銀藥。久與親狎。乃得其詳。凡飲食時。先取炙熟甘草一寸。嚼之嚥汁。若中毒隨即吐出。仍以炙甘草三兩。生薑四兩。水六升。煮二升。日三服。或用都淋藤、黄藤二物。酒煎温常服。則毒隨大小便出。又常帶甘草數寸。隨身備急。若經含甘草而食物不吐者。非毒物也。三百頭牛藥。即土常山也。三百兩銀藥。即馬兜鈴藤也。詳見各條。

【附方】舊十五。新二十。

傷寒心悸 脈結代者。甘草二兩。水三升。煮一半。服七合。日一服。傷寒類要。

傷寒咽痛 少陰證。甘草湯主之。用甘草二兩。蜜水炙。水二升。煮一升半。服五合。日二服。張仲景傷寒論。

肺熱喉痛 有痰熱者。甘草炒二兩。桔梗米泔浸一夜一兩。每服五錢。水一鍾半。入阿膠半片。煎服。錢乙直訣。

肺痿多涎 肺痿吐涎沫。頭眩。小便數而不欬者。肺中冷也。甘草乾薑湯温之。甘草炙四兩。乾薑炮二兩。水三升。煮一升五合。分服。張仲景金匱要畧。

肺痿久嗽 涕唾多。骨節煩悶。寒熱。以甘草三兩炙。搗爲末。每日取小便三合。調甘草末一錢。服之。廣利方。

小兒熱嗽 甘草二兩。豬膽汁浸五宿。炙。研末。蜜丸綠豆大。

食後薄荷湯下十丸。名涼膈丸。聖惠方

初生解毒 小兒初生未可便與硃砂蜜。只以甘草一指節長。炙碎。以水二合煮取一合。以綿染點兒口中。可爲一蜆殼。當吐出胸中惡汁。此後待兒饑渴。更與之。令兒智慧無病。出痘稀少。王璆選方

初生便閉 甘草枳殼煨各一錢。水半盞煎服。全幼心鑑

小兒撮口 發噤。用生甘草二錢半。水一盞。煎六分。溫服。令吐痰涎後。以乳汁點兒口中。金匱玉函

嬰兒目澀 月內目閉不開。或腫羞明。或出血者。名慢肝風。用甘草一截。以猪膽汁炙爲末。每用米泔調少許灌之。幼幼新書

小兒遺尿 大甘草頭煎湯。夜夜服之。危氏得效方

小兒尿血 甘草一兩二錢。水六合。煎二合。一歲兒一日服盡。姚和衆至寶方

小兒羸瘦 甘草三兩。炙焦爲末。蜜丸綠豆大。每溫水下五丸。日二服。金匱玉函

大人羸瘦 甘草三兩。炙。每旦以小便煮三四沸。頓服之良。外臺秘要

赤白痢下 崔宣州衍所傳方。用甘草一尺。炙劈破。以淡漿水蘸水一升半。煎取八合。服之立效。○梅師方。用甘草一兩炙。肉豆蔻七個煨剉。以水三升。煎一升。分服。

舌腫塞口 不治殺人。甘草煎濃湯。熱漱頻吐。聖濟總錄

太陰口瘡 甘草二寸。白礬一粟大。同嚼嚥汁。保命集

發背癰疽 崔元亮海上集驗方云。李北海言此方乃神授。極奇秘。用甘草三大兩。生搗篩末。大麥麪九兩。和勻。取好酥少許入內。下沸水溲如餅狀。方圓大於瘡一分。熱傅腫上。以紬片及故紙隔。令通風。冷則換之。已成者膿水自出。未成者腫便內消。仍當喫黃芪粥爲妙。○又一法。甘草一大兩。微炙搗碎。水一大升浸之。器上橫一小刀子。露一宿。平明以物攪令沫出。去沫服之。但是瘡腫發背皆甚效。蘇頌圖經

諸般癰疽 甘草三兩。微炙。切。以酒一斗同浸瓶中。用黑鉛一片溶成汁。投酒中取出。如此九度。令病者飲酒至醉。寢後即愈也。經驗方

一切癰疽 諸發。預期服之。能消腫逐毒。使毒不內攻。功效不可具述。用大橫文粉草二斤。搥碎。河水浸一宿。揉取濃汁。再以密絹過。銀石器內慢火熬成膏。以罐收之。每服一二匙。無灰酒或白湯下。曾服丹藥者亦解之。或微利無妨。名國老膏。外科精要方

癰疽秘塞 生甘草二錢半。井水煎服。能疏導下惡物。直指方

乳癰初起 炙甘草二錢。新汲水煎服。仍令人咂之。直指方

小癰癤 發熱時。即用粉草節。曬乾爲末。熱酒服一二錢。連進數服。痛熱皆止。外科精要方

痘瘡煩渴 粉甘草炙。栝樓根等分。水煎服之。甘草能通血脈。發瘡痘也。直指方

陰下懸癰 生於穀道前後。初發如松子大。漸如蓮子。數十日後。赤腫如桃李。成膿即破。破則難愈也。用橫文甘草一兩。四寸截斷。以溪澗長流水一盌。塘水井水不用。以文武火慢慢蘸水炙之。自早至午。令水盡爲度。劈開視之。中心水潤乃止。細剉。用無灰好酒二小盌。煎至一盌。溫服。次日再服。便可保無虞。此藥不能急消。過二十日方得消盡。興化守康朝病已破。衆醫拱手。服此兩劑即合口。乃韶州劉從周方也。李迅癰疽方

陰頭生瘡 蜜炙甘草末。頻頻塗之。神效。千金方

陰下溼癢 甘草煎湯。日洗三五度。古今錄驗

代指腫痛 甘草煎湯漬之。千金方

凍瘡發裂 甘草煎湯洗之。次以黃連黃蘗黃芩末。入輕粉麻油調敷。談埜翁方

湯火灼瘡 甘草煎蜜塗。李樓奇方

蠱毒藥毒 甘草節以眞麻油浸之。年久愈妙。每用嚼嚥。或水煎服。神妙。直指方

小兒中蠱 欲死者。甘草半兩。水一盞。煎五分服。當吐出。金匱玉函

牛馬肉毒 甘草煮濃汁。飲一二升。或煎酒服。取吐或下。如渴不可飲水。飲之即死。千金方

飲饌中毒 未審何物。卒急無藥。只煎甘草薺苨湯。入口便活。金匱玉函方

水莨菪毒 菜中有水莨菪。葉圓而光。有毒。誤食令人狂亂。狀若中風。或作

吐。以甘草煮汁服之。即解。金匱玉函妙方

黄耆（本經上品）

釋名　**黄芪**（綱目）**戴糝**（本經）**戴椹**（別錄。又名獨椹）**芰草**（別錄。又名蜀脂）**百本**（別錄）**王孫**（藥性論）○時珍曰：耆，長也。黄耆色黄，爲補藥之長，故名。今俗通作黄芪，或作蓍者，非矣。蓍乃蓍龜之蓍，音尸。王孫與牡蒙同名異物。

集解　別錄曰：黄耆生蜀郡山谷、白水、漢中。二月、十月采，陰乾。弘景曰：第一出隴西洮陽，色黄白，甜美，今亦難得。次用黑水宕昌者，色白，肌理粗，新者亦甘而溫補。又有蠶陵白水者，色理勝蜀中者而冷補。又有赤色者，可作膏貼。俗方多用，道家不須。恭曰：今出原州及華原者最良，蜀漢不復采用。宜州、寍州者亦佳。頌曰：今河東、陝西州郡多有之。根長二三尺以來。獨莖，或作叢生，枝榦去地二三寸。其葉扶疎，作羊齒狀，又如蒺藜苗。七月中開黄紫花。其實作莢子，長寸許。八月中采根用。其皮折之如綿，謂之綿黄耆。然有數種，有白水耆、有赤水耆、有木耆，功用並同，而力不及白水者。木耆短而理橫。今人多以苜蓿根假作黄耆，折皮亦似綿，頗能亂眞。但苜蓿根堅而脆，黄耆至柔韌，皮微黄褐色，肉中白色，此爲異耳。承曰：黄耆本出綿上者爲良，故名綿黄耆，非謂其柔韌如綿也。今圖經所繪憲州者，地與綿上相鄰也。好古曰：綿上即山西沁州，白水在陝西同州。黄耆味甘，柔軟如綿，能令人肥；苜蓿根味苦而堅脆，俗呼爲土黄耆，能令人瘦，用者宜審。嘉謨曰：綿上，沁州鄉名，今有巡檢司。白水、赤水二鄉，俱屬隴西。時珍曰：黄耆葉似槐葉而微尖小，又似蒺藜葉而微闊大，青白色。開黄紫花，大如槐花。結小尖角，長寸許。根長二三尺，以緊實如箭幹者爲良。嫩苗亦可煠淘茹食。其子收之，十月下種，如種菜法亦可。

修治　斅曰：凡使勿用木耆草，眞相似，只是生時葉短并根横也。須去頭上皺皮，蒸半日，擘細，於槐砧上剉用。時珍曰：今人但捶扁，以蜜水塗炙數次，以熟爲度。亦有以鹽湯潤透，器盛，於湯瓶蒸熟切用者。

根

氣味　**甘，微溫，無毒。**（本經）**白水者冷，補。**（別錄）元素曰：味甘，氣溫，平。氣薄味厚，可升可降，陰中陽也。入手足太陰氣分，又入手少陽、足少陰命門。之才曰：茯苓爲之使。惡龜甲、白鮮皮。

主治　**癰疽久敗瘡，排膿止痛，大風癩疾，五痔鼠瘻，補虚，小兒百病。**（本經）**婦人子臟風邪氣，逐五臟間惡血，補丈夫虚損，五勞羸瘦，止渴，腹痛洩痢，益氣，利陰氣。**（別錄）**主虚喘，腎衰耳聾，療寒熱，治發背內補。**（甄權）**助氣壯筋骨，長肉補血，破癥癖，瘰癧癭贅，腸風血崩，帶下赤白痢，産前後一切病，月候不匀，痰嗽，頭風熱毒赤目。**（日華）**治虚勞自汗，補肺氣，瀉肺火心火，實皮毛，益胃氣，去肌熱及諸經之痛。**（元素）**主太陰瘧疾，陽維爲病苦寒熱，督脈爲病逆氣裏急。**（好古）

發明　弘景曰：出隴西者溫補，出白水者冷補。又有赤色者，可作膏，用消癰腫。藏器曰：虚而客熱，用白水黄耆；虚而客冷，用隴西黄耆。大明曰：黄耆藥中補益，呼爲羊肉。白水耆涼無毒，排膿治血，及煩悶熱毒骨蒸勞。赤水耆涼無毒，治血退熱毒，餘功並同。木耆涼無毒，治煩排膿之力，微於黄耆，遇闕即倍用之。〔元素曰〕黄耆甘温純陽。其用有五。補諸虚不足。一也。益元氣。二也。壯脾胃。三也。去肌熱。四也。排膿止痛。活血生血。内托陰疽。爲瘡家聖藥。五也。又曰。補五臟諸虚。治脉弦自汗。瀉陰火。去虚熱。無汗則發之。有汗則止之。〔好古曰〕黄耆治氣虚盗汗并自汗及膚痛。是皮表之藥。治咯血。柔脾胃。是中州之藥。治傷寒尺脉不至。補腎臟元氣。是裏藥。乃上中下内外三焦之藥也。〔杲曰〕靈樞云。衛氣者。所以温分肉而充皮膚。肥腠理而司開闔。黄耆既補三焦。實衛氣。與桂同功。特比桂甘平。不辛熱爲異耳。但桂則通血脉。能破血而實衛氣。耆則益氣也。又黄耆與人參甘草三味。爲除躁熱肌熱之聖藥。脾胃一虚。肺氣先絶。必用黄耆温分肉。益皮毛。實腠理。不令汗出。以益元氣而補三焦。〔震亨曰〕黄耆補元氣。肥白而多汗者爲宜。若面黑形實而瘦者服之。令人胸滿。宜以三拗湯瀉之。〔宗奭曰〕防風黄耆。世多相須而用。唐許胤宗初仕陳爲新蔡王外兵參軍時。柳太后病風不能言。脉沉而口噤。胤宗曰。既不能下藥。宜湯氣蒸之。藥入腠理。周時可瘥。乃造黄耆防風湯數斛。置於牀下。氣如烟霧。其夕便得語也。〔杲曰〕防風能制黄耆。黄耆得防風其功愈大。乃相畏而相使也。〔震亨曰〕人之口通乎地。鼻通乎天。口以養陰。鼻以養陽。天主清。故鼻不受有形而受無形。地主濁。故口受有形而兼乎無形。柳太后之病不言。若以有形之湯。緩不及事。今投以二物。湯氣滿室。則口鼻俱受。非智者通神不可回生也。〔杲曰〕小兒外物驚。宜用黄連安神丸鎮心藥。若脾胃寒溼吐。腹痛瀉痢青白。宜用益黄散藥。如脾胃伏火。勞役不足之證。及服巴豆之類。胃虚而成慢驚者。用益黄理中之藥。必傷人命。當於心經中以甘温補土之源。更於脾土中以甘寒瀉火。以酸涼補金。使金旺火衰。風木自平矣。今立黄耆湯瀉火補金益土。爲神治之法。用炙黄耆二錢。人參一錢。炙甘草五分。白芍藥五分。水一大盞。煎半盞。温服。〔機曰〕蕭山魏直著博愛心鑑三卷。言小兒痘瘡惟有順逆險三證。順者爲吉。不用藥。逆者爲凶。不必用藥。惟險乃悔吝之象。當以藥轉危爲安。宜用保元湯加減主之。此方原出東垣。治慢驚土衰火旺之法。今借而治痘。以其内固營血。外護衛氣。滋助陰陽。作爲膿血。其證雖異。其理則同。去白芍藥。加生薑。改名曰保元湯。炙黄耆三錢。人參二錢。炙甘草一錢。生薑一片。水煎服之。險證者。初出圓暈乾紅少潤也。將長光澤頂陷不起也。既出雖起慘色不明也。漿行色灰不榮也。漿定光潤不消也。漿老溼潤不斂也。結痂而胃弱内虚也。痂落而口渴不食也。痂後生癰腫也。癰腫潰而斂遲也。凡有諸症。並宜此湯。或加芎藭。加官桂。加糯米以助之。詳見本書。〔嘉謨曰〕人參補中。黄耆實表。凡内傷脾胃。發熱惡寒。吐泄怠臥。脹滿痞塞。神短脉微者。當以人參爲君。黄耆爲臣。若表虚自汗亡陽。潰瘍痘瘡陰瘡者。當以黄耆爲君。人參爲臣。不可執一也。

附方 舊五。新九。

小便不通 綿黄耆二錢。水二盞。煎一盞。温服。小兒減半。總微論

酒疸黄疾 心下懊痛。足脛滿。小便黄。飲酒發赤黑黄斑。由大醉當風。入水所致。黄耆二兩。木蘭一兩。爲末。酒服方寸匕。日三服。肘後方

氣虚白濁 黄芪鹽炒半兩。茯苓一兩。爲末。每服一錢。白湯下。經驗良方

治渴補虚 男子婦人諸虚不足。煩悸焦渴。面色萎黄。不能飲食。或先渴而後發瘡癤。或先癰疽而後發渴。並宜常服此藥。平補氣血。安和臟腑。終身可免癰疽之疾。用綿黄耆箭簳者去蘆六兩。一半生焙。一半以鹽水潤溼。飯上蒸三次。焙剉。粉甘草一兩。一半生用。一半炙黄爲末。每服二錢。白湯點服。早晨日午各一服。亦可煎服。名黄芪六一湯。外科精要

老人閟塞 綿黄耆陳皮去白各半兩。爲末。每服三錢。用大麻子一合。研爛。以水濾漿。煎至乳起。入白蜜一匙。再煎沸。調藥空心服。甚者不過二服。此藥不冷不熱。常服無秘塞之患。其效如神。和劑局方

腸風瀉血 黄耆黄連等分。爲末。麪糊丸緑豆大。每服三十丸。米湯下。孫用和

《秘寶方》

尿血沙淋　痛不可忍。黃耆、人參等分，為末。以大蘿蔔一個，切一指厚，大四五片。蜜二兩淹炙令盡，不令焦，點末，食無時以鹽湯下。《永類鈐方》

吐血不止　黃耆二錢半，紫背浮萍五錢，為末。每服一錢，薑蜜水下。《聖濟總錄》

欬嗽膿血　咽乾，乃虛中有熱，不可服涼藥。以好黃耆四兩，甘草一兩，為末。每服二錢，點湯服。《席延賞方》

肺癰得吐　黃耆二兩，為末。每服二錢，水一中盞，煎至六分，溫服，日三四服。《聖惠方》

甲疽瘡膿　生足趾甲邊，赤肉突出，時常舉發者。黃耆二兩，藺茹一兩，醋浸一宿，以豬脂五合，微火上煎取二合，絞去滓，以封瘡口上，日三度，其肉自消。《外臺秘要》

胎動不安　腹痛，下黃汁。黃耆、川芎藭各一兩，糯米一合，水一升，煎半升，分服。《婦人良方》

陰汗濕癢　綿黃耆酒炒為末，以熟豬心點喫，妙。《趙真人濟急方》

癰疽內固　黃耆、人參各一兩，為末，入真龍腦一錢，用生藕汁和丸綠豆大。每服二十丸，溫水下，日日服。《本事方》

莖葉　【主治】療渴及筋攣，癰腫疽瘡。《別錄》

人參《本經》上品

【釋名】**人蓡**音參，或省作蓡。**黃參**《吳普》**血參**《別錄》**人衔**《本經》**鬼蓋**《本經》**神草**《別錄》**土精**《別錄》**地精**《廣雅》**海腴**　**皺面還丹**《廣雅》。

〔時珍曰〕人蓡年深，浸漸長成者，根如人形，有神，故謂之人蓡、神草。蓡字從𡪧，亦浸漸之義。𡪧即浸字，後世因字文繁，遂以參星之字代之，從簡便爾。然承誤日久，亦不能變矣，惟張仲景《傷寒論》尚作蓡字。《別錄》一名人衔，衔乃蓡字之訛也。其成有階級，故曰人衔。其草背陽向陰，故曰鬼蓋。其在五參，色黃屬土，而補脾胃，生陰血，故有黃參、血參之名。得地之精靈，故有土精、地精之名。《廣五行記》云：隋文帝時，上黨有人宅後每夜聞人呼聲，求之不得。去宅一里許，見人參枝葉異常，掘之入地五尺，得人蓡，一如人體，四肢畢備，呼聲遂絕。觀此則土精之名，尤可證也。《禮斗威儀》云：下有人參，上有紫氣。《春秋運斗樞》云：搖光星散而為人參。人君廢山瀆之利，則搖光不明，人參不生。觀此則神草之名，又可證矣。

【集解】〔別錄曰〕人參生上黨山谷及遼東。二月、四月、八月上旬采根，竹刀刮，暴乾，無令見風。根如人形者有神。〔普曰〕或生邯鄲。三月生葉小銳，枝黑莖有毛。三月、九月采根。根有手足，面目如人者神。〔宏景曰〕上黨在冀州西南。今來者形長而黃，狀如防風，多潤實而甘。俗乃重百濟者，形細而堅白，氣味薄於上黨者。次用高麗者，高麗即是遼東，形大而虛軟，不及百濟，並不及上黨者。其草一莖直上，四五相對生，花紫色。高麗人作《人參讚》云：三椏五葉，背陽向陰。欲來求我，椵樹相尋。椵音賈，樹似桐甚大，陰廣則多生。采作甚有法。今近山亦有，但作之不好。〔恭曰〕人參見用多是高麗、百濟者。潞州太行紫團山所出者，謂之紫團參。〔保升曰〕今沁州、遼州、澤州、箕州、平州、易州、檀州、幽州、嬀州、幷州並出人參，蓋其山皆與太行連亙相接故也。〔珣曰〕新羅國所貢者，有手足，狀如人形，長尺餘，以杉木夾定，紅絲纏飾之。又沙州參，短小不堪用。〔頌曰〕今河東諸州及泰山皆有之。又有河北榷場及閩中來者，名新羅人參，俱不及上黨者佳。春生苗，多於深山背陰近椵漆下濕潤處。初生小者三四寸許，一椏五葉；四五年後生兩椏五葉，未有花莖；至十年後生三椏；年深者生四椏，各五葉。中心生一莖，俗名百尺杵。三月、四月有花，細小如粟，蕊如絲，紫白色。秋後結子，或七八枚，如大豆，生青熟紅，自落。根如人形者神。泰山出者，葉幹青，根白，殊別。江淮間出一種土人參，苗長一二尺，葉如匙而小，與桔梗相似，相對生，生五七節。根亦如桔梗而柔，味極甘美。秋生紫花，又帶青色。春秋采根，土人或用之。相傳欲試上黨參者，但使二人同走，一含人參，一空口，度走三五里許，其不含人參者必大喘，含者氣息自如其人參乃眞也。宗奭曰：上黨者根頗纖長，根下垂有及一尺餘者，或十歧者，其價與銀等，稍爲難得。土人得一窠，則置板上，以新綵絨飾之。嘉謨曰：紫團參紫色稍扁。百濟參白堅且圓，名白條參，俗名羊角參。遼東參黃潤纖長有鬚，俗名黃參，獨勝。高麗參近紫體虛。新羅參亞黃味薄。肖人形者神，其類雞腿者力洪。時珍曰：上黨今潞州也。民以人參爲地方害，不復采取。今所用者皆是遼參。其高麗、百濟、新羅三國，今皆屬於朝鮮矣。其參猶來中國互市。亦可收子，於十月下種，如種菜法。秋冬采者堅實，春夏采者虛軟，非地產有虛實也。遼參連皮者黃潤色如防風，去皮者堅白如粉。僞者皆以沙參、薺苨、桔梗采根造作亂之。沙參體虛無心而味淡，薺苨體虛無心，桔梗體堅有心而味苦。人參體實有心而味甘，微帶苦，自有餘味，俗名金井玉闌也。其似人形者，謂之孩兒參，尤多贋僞。宋蘇頌圖經本草所繪潞州者，三椏五葉，眞人參也。其滁州者，乃沙參之苗葉。沁州、兗州者，皆薺苨之苗葉。其所云江淮土人參者，亦薺苨也。並失之詳審。今潞州者尚不可得，則他處者尤不足信矣。近又有薄夫以人參先浸取汁自啜，乃曬乾復售，謂之湯參，全不任用，不可不察。考月池翁諱言聞，字子郁，銜太醫吏目，嘗著人參傳上下卷甚詳，不能備錄，亦略節要語於下條云爾。

脩治 宏景曰：人參易蛀蚛，唯納新器中密封，可經年不壞。炳曰：人參頻見風日則易蛀，惟用盛過麻油瓦罐，泡淨焙乾，入華陰細辛與參相間收之，密封可留經年。一法：用淋過竈灰曬乾罐收亦可。李言聞曰：人參生時背陽，故不喜見風日。凡生用宜㕮咀，熟用宜隔紙焙之，或醇酒潤透，㕮咀焙熟用，並忌鐵器。

根 **氣味** 甘，微寒，無毒。別錄曰：微溫。普曰：神農：小寒。桐君、雷公：苦。黃帝、岐伯：甘，無毒。元素曰：性溫，味甘、微苦，氣味俱薄，浮而升，陽中之陽也。又曰：陽中微陰。之才曰：茯苓、馬藺爲之使，惡溲疏、鹵鹹，反藜蘆。一云：畏五靈脂，惡皂莢、黑豆，動紫石英。元素曰：人參得升麻引用，補上焦之元氣，瀉肺中之火；得茯苓引用，補下焦之元氣，瀉腎中之火。得麥門冬則生脈，得乾薑則補氣。杲曰：得黃耆、甘草，乃甘溫除大熱，瀉陰火，補元氣，又爲瘡家聖藥。震亨曰：人參入手太陰。與藜蘆相反，服參一兩，入藜蘆一錢，其功盡廢也。言聞曰：東垣李氏理脾胃，瀉陰火，交泰丸內用人參、皂莢，是惡而不惡也。古方療月閉四物湯加人參、五靈脂，是畏而不畏也。又療痰在胸膈，以人參、藜蘆同用而取涌越，是激其怒性也。此皆精微妙奧，非達權衡者不能知。

主治 補五臟，安精神，定魂魄，止驚悸，除邪氣，明目，開心益智。久服輕身延年。本經 療腸胃中冷，心腹鼓痛，胸脇逆滿，霍亂吐逆，調中，止消渴，通血脈，破堅積，令人不忘。別錄 主五勞七傷，虛損痰弱，止嘔噦，補五臟六腑，保中守神。消胸中痰，治肺痿及癇疾，冷氣逆上，傷寒不下食，凡虛而多夢紛紜者加之。甄權 止煩躁，變酸水。李珣 消食開胃，調中治氣，殺金石藥毒。大明 治肺胃陽氣不足，肺氣虛促，短氣少氣，補中緩中，瀉心肺脾胃中火邪，止渴生津液。元素 治男婦一切虛證，發熱自汗，眩運頭痛，反胃吐食，痎瘧，滑瀉久痢，小便頻數淋瀝，勞倦內傷，中風中暑，痿痺，吐血嗽血下血，血淋血崩，胎前產後諸病。時珍

【發明】宏景曰人參爲藥切要與甘草同功杲曰人參甘溫能補肺中元氣肺氣旺則四臟之氣皆旺精自生而形自盛肺主諸氣故也張仲景云病人汗後身熱亡血脈沉遲者下痢身涼脈微血虛者並加人參古人血脫者益氣蓋血不自生須得生陽氣之藥乃生陽生則陰長血乃旺也若單用補血藥血無由而生矣素問言無陽則陰無以生無陰則陽無以化故補氣須用人參血虛者亦須用之本草十劑云補可去弱人參羊肉之屬是也蓋人參補氣羊肉補形形氣者有無之象也好古曰潔古老人言以沙參代人參取其味甘也然人參補五臟之陽沙參補五臟之陰安得無異雖云補五臟亦須各用本臟藥相佐使引之言聞曰人參生用氣涼熟用氣溫味甘補陽微苦補陰氣主生物本乎天味主成物本乎地氣味生成陰陽之造化也涼者高秋清肅之氣天之陰也其性降溫者陽春生發之氣天之陽也其性升甘者溼土化成之味地之陽也其性浮微苦者火土相生之味地之陰也其性沉人參氣味俱薄氣之薄者生降熟升味之薄者生升熟降如土虛火旺之病則宜生參涼薄之氣以瀉火而補土是純用其氣也脾虛肺怯之病則宜熟參甘溫之味以補土而生金是純用其味也東垣以相火乘脾身熱而煩氣高而喘頭痛而渴脈洪而大者用黃蘗佐人參孫眞人治夏月熱傷元氣人汗大泄欲成痿厥用生脈散以瀉熱火而救金水君以人參之甘涼瀉火而補元氣臣以麥門冬之苦甘寒清金而滋水源佐以五味子之酸溫生腎精而收耗氣此皆補天元之眞氣非補熱火也白飛霞云人參鍊膏服回元氣於無何有之鄉凡病後氣虛及肺虛嗽者並宜之若氣虛有火者合天門冬膏對服之

【正誤】斅曰夏月少使人參發心痃之病好古曰人參甘溫補肺之陽泄肺之陰肺受寒邪宜此補之肺受火邪則反傷肺宜以沙參代之王綸曰此酒色過度損傷肺腎眞陰陰虛火動勞嗽吐血欬血等證勿用之蓋人參入手太陰能補火故肺受火邪者忌之若誤服參耆甘溫之劑則病日增服之過多則死不可治蓋甘溫助氣氣屬陽陽旺則陰愈消惟宜苦甘寒之藥生血降火世人不識往往服參耆爲補而死者多矣○言聞曰孫眞人云夏月服生脈散腎瀝湯三劑則百病不生李東垣亦言生脈散清暑益氣湯乃三伏瀉火益金之聖藥而雷斅反謂發心痃之患非矣痃乃臍旁積氣非心病也人參能養正破堅積豈有發痃之理觀張仲景治腹中寒氣上衝有頭足上下痛不可觸近嘔不能食者用大建中湯可知矣又海藏王好古言人參補陽泄陰肺寒宜用肺熱不宜用節齋王綸因而和之謂參耆能補肺火陰虛火動失血諸病多服必死二家之說皆偏矣夫人參能補元陽生陰血而瀉陰火東垣李氏之說也明矣仲景張氏言亡血血虛者並加人參又言肺寒者去人參加乾薑無令氣壅丹溪朱氏亦言虛火可補參耆之屬實火可瀉芩連之屬二家不察三氏之精微而謂人參補火謬哉夫火與元氣不兩立元氣勝則邪火退人參既補元氣而又補邪火是反復之小人矣何以與甘草苓朮謂之四君子耶雖然三家之言不可盡廢也惟其語有滯故守之者泥而執一遂視人參如蛇蠍則不可也凡人面白面黃面青黧悴者皆脾肺腎氣不足可用也面赤面黑者氣壯神强不可用也脈之浮而芤濡虛大遲緩無力沉而遲濇弱細結代無力者皆虛而不足可用也若弦長緊實滑數有力者皆火鬱內實不可用也潔古謂喘嗽勿用者痰實氣壅之喘也若腎虛氣短喘促者必用也仲景謂肺寒而欬勿用者寒束熱邪壅鬱在肺之欬也若自汗惡寒而欬者必用也東垣謂久病鬱熱在肺勿用者乃火鬱于內宜發不宜補也若肺虛火旺氣短自汗者必用也丹溪言諸痛不可驟用者乃邪氣方銳宜散不宜補也若裏虛吐利及久病胃弱虛痛喜按者必用也節齋謂陰虛火旺勿用者乃血虛火亢能食脈弦而數涼之則傷胃溫之則傷肺不受補

者也。若自汗氣短，肢寒脈虛者，必用也。如此詳審，則人參之可用不可用，思過半矣。機曰：節齋王綸之說，本於海藏王好古，但綸又過于矯激。丹溪言虛火可補，須用參、芪。又云陰虛潮熱，喘嗽吐血，盜汗等證，四物加人參、黃蘗、知母。又云好色之人，肺腎受傷，欬嗽不愈，瓊玉膏主之。又云肺腎虛極者，獨參膏主之。是知陰虛勞瘵之證，未嘗不用人參也。節齋私淑丹溪者也，而乃相反如此。斯言一出，印定後人眼目。凡遇前證，不問病之宜用不宜，輒舉以藉口，致使良工掣肘，惟求免夫病家之怨。病家亦以此說橫之胸中，甘受苦寒，雖至上嘔下泄，去死不遠，亦不悟也。古今治勞莫過於葛可久，其獨參湯、保真湯，何嘗廢人參而不用耶？節齋之說，誠未之深思也。楊起曰：人參功載本草，人所共知。近因病者吝財薄醫，醫復算本惜費，不肯用參療病，以致輕者至重，重者至危。然有肺寒、肺熱、中滿、血虛四證，只宜散寒、消熱、消脹、補營，不用人參，其說近是。殊不知各加人參在內，護持元氣，力助羣藥，其功更捷。若曰氣無補法，則謬矣。古方治肺寒以溫肺湯，肺熱以清肺湯，中滿以分消湯，血虛以養營湯，皆有人參在焉。所謂邪之所輳，其氣必虛。又曰：養正邪自除，陽旺則生陰血，貴在配合得宜爾。庸醫每謂人參不可輕用，誠哉庸也。好生君子不可輕命薄醫，醫亦不可計利不用。書此奉勉，幸勿曰迂。

【附方】舊九，新六十八。

人參膏 用人參十兩細切，以活水二十盞浸透，入銀石器內，桑柴火緩緩煎取十盞，濾汁，再以水十盞，煎取五盞，與前汁合煎成膏，瓶收，隨病作湯使。丹溪云：多欲之人，腎氣衰憊，欬嗽不止，用生薑、橘皮煎湯化膏服之。浦江鄭兄，五月患痢，又犯房室，忽發昏運，不知人事，手撒目暗，自汗如雨，喉中痰鳴如拽鋸聲，小便遺失，脈大無倫，此陰虧陽絕之證也。予令急煎大料人參膏，仍與灸氣海十八壯，右手能動，再三壯，脣口微動，遂與膏服一盞，半夜後服三盞，眼能動，盡三斤，方能言而索粥，盡五斤而痢止，至十斤而全安，若作風治則誤矣。一人背疽，服內托十宣藥已多，膿出作嘔，發熱，六脈沉數有力，此潰瘍所忌也。遂與大料人參膏，入竹瀝飲之，參盡一十六斤，竹伐百餘竿而安。後經旬餘，值大風拔木，瘡起有膿，中有紅線一道，過肩胛，抵右脅。予曰：急作參膏，以芎、歸、橘皮作湯，入竹瀝、薑汁飲之，盡三斤而瘡潰，調理乃安。若癰疽潰後，氣血俱虛，嘔逆不食，變證不一者，以參、耆、歸、朮等分，煎膏服之，最妙。

治中湯 頌曰：張仲景治胸痺，心中痞堅，留氣結胸，胸滿，脅下逆氣搶心，治中湯主之，即理中湯，人參、朮、乾薑、甘草各三兩，四味以水八升，煮三升，每服一升，日三服，隨證加減。此方自晉宋以後至唐名醫，治心腹病者，無不用之，或作湯，或蜜丸，或為散，皆有奇效。胡洽居士治霍亂，謂之溫中湯。陶隱居百一方云：霍亂餘藥乃或難求，而治中湯、四順湯、厚樸湯不可暫缺，常須預合自隨也。唐石泉公王方慶云：數方不惟霍亂可醫，諸病皆療也。四順湯用人參、甘草、乾薑、附子炮各二兩，水六升，煎二升半，分四服。

四君子湯 治脾胃氣虛，不思飲食，諸病氣虛者，以此為主。人參一錢，白朮二錢，白茯苓一錢，炙甘草五分，薑三片，棗一枚，水二鍾，煎一鍾，食前溫服，隨證加減。和濟局方。

開胃化痰 不思飲食，不拘大人小兒。人參焙二兩，半夏薑汁浸焙五錢，為末，飛羅麪作糊丸綠豆大，食後薑湯下三五十丸，日三服。聖惠方。加陳橘皮五錢。經驗方。

胃寒氣滿 不能傳化，易飢不能食。人參末二錢，生附子末半錢，生薑二錢，水七合，煎二合，雞子清一枚，打轉，空心服之。聖濟總錄。

脾胃虛弱 不思飲食。生薑半斤取汁，白蜜十兩，人參末四兩，銀鍋煎成膏，每米飲調服一匙。普濟方。

胃虛惡心 或嘔吐有痰，人參一兩，水二盞，煎一盞，入竹瀝一盃，薑汁三匙，食遠溫服，以知為度，老人尤宜。簡便方。

胃寒嘔惡 不能腐熟水穀，食即嘔吐。人參、丁香、藿香各二錢半，橘皮五錢，

生薑三片，水二盞，煎一盞，溫服。拔萃方

反胃嘔吐　飲食入口即吐，困弱無力，垂死者。上黨人參三大兩，拍破，水一大升，煑取四合，熱服，日再。兼以人參汁入粟米、雞子白、薤白，煑粥與啖。李直方司勳，於漢南患此兩月餘，諸方不瘥。遂與此方，當時便定。後十餘日，遂入京師。絳每與名醫論此藥，難可爲儔也。李絳兵部手集

食入即吐　人參半夏湯：用人參一兩，半夏一兩五錢，生薑十片，水一斗，以杓揚二百四十遍，取三升，入白蜜三合，煑一升半，分服。張仲景金匱方

霍亂嘔惡　人參二兩，水一盞半，煎汁一盞，入雞子白一枚，再煎溫服。一加丁香。衛生家寶方

霍亂煩悶　人參五錢，桂心半錢，水二盞，煎服。聖惠方

霍亂吐瀉　煩躁不止。人參二兩，橘皮三兩，生薑一兩，水六升，煑三升，分三服。聖濟總錄

妊娠吐水　酸心腹痛，不能飲食。人參、乾薑炮等分，爲末，以生地黃汁和丸梧子大，每服五十丸，米湯下。和劑局方

陽虛氣喘　自汗盜汗，氣短頭運。人參五錢，熟附子一兩，分爲四帖，每帖以生薑十片，流水二盞，煎一盞，食遠溫服。濟生方

喘急欲絕　上氣鳴息者。人參末，湯服方寸匕，日五六服效。肘後方

產後發喘　乃血入肺竅，危症也。人參末一兩，蘇木二兩，水二盌，煑汁一盌，調參末服，神效。聖惠方

產後血運　人參一兩，紫蘇半兩，以童尿、酒、水三合，煎服。醫方摘要

產後不語　人參、石菖蒲、石蓮肉等分，每服五錢，水煎服。婦人良方

產後諸虛　發熱自汗。人參、當歸等分，爲末。用豬腰子一個，去膜，切小片，以水三升，糯米半合，葱白二莖，煑米熟，取汁一盞，入藥，煎至八分，食前溫服。永類方

產後秘塞　出血多。以人參、麻子仁、枳殼麩炒，爲末，煉蜜丸梧子大，每服五十丸，米飲下。濟生方

橫生倒產　人參末、乳香末各一錢，丹砂末五分，研勻，雞子白一枚，入生薑自然汁三匙，攪勻，冷服，即母子俱安。神效。此施漢卿方也。婦人良方

開心益智　人參末一兩，鍊成豬肥肪十兩，以醇酒和勻，每服一盃，日再服。至百日，耳目聰明，骨髓充盈，肌膚潤澤，日記千言，兼去風熱痰病。千金方

聞雷即昏　一小兒七歲，聞雷即昏倒，不知人事，此氣怯也。以人參、當歸、麥門冬各二兩，五味子五錢，水一斗，煎汁五升，再以水五升煎滓，取汁二升，合煎成膏。每服三匙，白湯化下。服盡一斤，自後聞雷自若矣。楊起簡便方

忽喘悶絕　方見大黃下。

離魂異疾　有人臥則覺身外有身，一樣無別，但不語。蓋人臥則魂歸于肝，此由肝虛邪襲，魂不歸舍，病名曰離魂。用人參、龍齒、赤茯神各一錢，水一盞，煎半盞，調飛過朱砂末一錢，睡時服。一夜一服，三夜後，眞者氣爽，假者即化矣。夏子益怪證奇疾方

怔忡自汗　心氣不足也。人參半兩，當歸半兩，用豬腰子二個，以水二盌，煑至一盌半，取腰子細切，人參、當歸同煎至八分，空心喫腰子，以汁送下。其滓焙乾爲末，以山藥末作糊丸綠豆大，每服五十丸，食遠棗湯下，不過兩服即愈。此昆山神濟大師方也。一加乳香二錢。王璆百一選方

心下結氣　凡心下硬，按之則無，常覺膨滿，多食則吐，氣引前後，噫呃不除，由思慮過多，氣不以時而行則結，謂之結氣。人參一兩，橘皮去白四兩，爲末，煉蜜丸梧子大，每米飲下五六十丸。聖惠方

房後困倦　人參七錢，陳皮一錢，水一盞半，煎八分，食前溫服，日再服。千金不傳。趙永庵方

虛勞發熱　愚魯湯：用上黨人參、銀州柴胡各三錢，大棗一枚，生薑三片，水一鍾半，煎七分，食遠溫服，日再服，以愈爲度。奇效良方

肺熱聲啞　人參二兩，訶子一兩，爲末，噙嚥。丹溪摘玄

肺虛久欬　人參末二兩，鹿角膠炙研一兩，每服三錢，用薄荷豉湯一盞，葱少許，入銚子煎一二沸，傾入盞內，遇欬時溫呷三五口，甚佳。食療本草

止嗽化痰　人參末一兩，明礬二兩，以釅醋二升熬礬成膏，入參末，煉蜜和收，每以豌豆大

一丸放舌下。其嗽即止。痰自消。簡便方。**小兒喘欬** 發熱自汗吐紅。脈虛無力者。人參天花粉等分。每服半錢。蜜水調下。以瘥爲度。經濟方。**喘欬嗽血** 欬喘上氣。喘急嗽血吐血。脈無力者。人參末每服三錢。雞子清調之。五更初服便睡。去枕仰臥。只一服愈。年深者再服。咯血者服盡一兩甚好。一方以烏鷄子水磨千遍。自然化作水調藥尤妙。忌醋醎腥醬麪鮓醉飽。將息乃佳。沈存中靈苑方。**欬嗽吐血** 人參黃耆飛羅麪各一兩。百合五錢。爲末。水丸梧子大。每服五十丸。食前茅根湯下。○朱氏集驗方。用人參乳香辰砂等分。爲末。烏梅肉和丸彈子大。每白湯化下一丸。日一服。**虛勞吐血** 甚者先以十灰散止之。其人必困倦。法當補陽生陰。獨參湯主之。好人參一兩。肥棗五枚。水二鍾煎一鍾服。熟睡一覺。卽減五六。繼服調理藥。葛可久十藥神書。**吐血下血** 因七情所感。酒色內傷。氣血妄行。口鼻俱出。心肺脈散。血如湧泉。須臾不救。用人參焙。側柏葉蒸焙。荆芥穗燒存性。各五錢。爲末。用二錢。入飛羅麪二錢。以新汲水調如稀糊服。少頃再啜。一服立止。華陀中藏經。**衄血不止** 人參柳枝寒食采者等分。爲末。每服一錢。東流水服。日三服。無柳枝用蓮子心。聖濟總錄。**齒縫出血** 人參赤茯苓麥門冬各二錢。水一鍾煎七分。食前溫服。日再。蘇東坡得此自謂神奇。後生小子多患此病。予累試之累如所言。談埜翁試效方。**陰虛尿血** 人參焙。黃耆鹽水炙。等分爲末。用紅皮大蘿蔔一枚。切作四片。以蜜二兩。將蘿蔔逐片蘸炙。令乾再炙。勿令焦。以蜜盡爲度。每用一片。蘸藥食之。仍以鹽湯送下。以瘥爲度。三因方。**沙淋石淋** 方同上。**消渴引飲** 人參爲末。雞子清調服一錢。日三四服。○集驗用人參栝樓根等分。生研爲末。煉蜜丸梧子大。每服百丸。食前麥門冬湯下。日二服。以愈爲度。名玉壺丸。忌酒麪炙煿。○鄭氏家傳消渴方。人參一兩。粉草二兩。以雄豬膽汁浸炙。腦子

半錢。爲末。蜜丸芡子大。每嚼一丸。冷水下。○聖濟總錄。用人參一兩。葛粉二兩。爲末。發時以燖豬湯一升。入藥三錢。蜜二兩。慢火熬至三合。狀如黑餳。以瓶收之。每夜以一匙含嚥。不過三服取效也。**虛瘧發熱** 人參二錢二分。雄黃五錢。爲末。端午日用粽尖搗丸梧子大。發日侵晨井華水吞下七丸。發前再服。忌諸般熱物。立效。一方加神麴等分。丹溪纂要。**冷痢厥逆** 六脈沈細。人參大附子各一兩半。每服半兩。生薑十片。丁香十五粒。粳米一撮。水二盞。煎七分。空心溫服。經驗方。**下痢噤口** 人參蓮肉各三錢。以井華水二盞。煎一盞。細細呷之。或加薑汁炒黃連三錢。經驗良方。**老人虛痢** 不止。不能飲食。上黨人參一兩。鹿角去皮炒研五錢。爲末。每服方寸匕。米湯調下。日三服。十便良方。**傷寒壞證** 凡傷寒時疫。不問陰陽老幼妊婦。誤服藥餌。困重垂死。脈沈伏。不省人事。七日以後。皆可服之。百不失一。此名奪命散。又名復脈湯。人參一兩。水二鍾。緊火煎一鍾。以井水浸冷服之。少頃鼻梁有汗出。脈復立瘥。蘇韜光侍郎云。用此救數十人。予作清流宰。縣倅申居行輔之子婦患時疫三十餘日。已成壞病。令服此藥而安。王璆百一選方。**傷寒厥逆** 身有微熱煩躁。六脈沈細微弱。此陰極發躁也。無憂散用人參半兩。水一鍾。煎七分。調牛膽南星末二錢。熱服立甦。三因方。**夾陰傷寒** 先因慾事。後感寒邪。陽衰陰盛。六脈沈伏。小腹絞痛。四肢逆冷。嘔吐清水。不假此藥。無以回陽。人參乾薑炮各一兩。生附子一枚破作八片。水四升半。煎一升。頓服。脈出身溫卽愈。吳綬傷寒蘊要。**筋骨風痛** 人參四兩酒浸三日。曬乾。土茯苓一斤。山慈姑一兩。爲末。煉蜜丸梧子大。每服一百丸。食前米湯下。經驗方。**小兒風癇** 瘛瘲。用人參蛤粉辰砂等分。爲末。以猳豬心血和丸綠豆大。每服五十丸。金銀湯下。一日二服。大有神效。衛生寶鑑。**脾虛慢驚** 黃耆湯見黃耆發明。

下。**痘疹險證** 保和湯。見黃耆發明下。**驚後瞳斜** 小兒驚後瞳人不正者。人參、阿膠糯米炒成珠。各一錢。水一盞。煎七分。溫服。日再服。愈乃止。效。直指方 **小兒脾風** 多用人參、冬瓜仁各半兩。南星一兩。漿水煮過。爲末。每用一錢。水半盞。煎三分。溫服。本事方 **酒毒目盲** 一人形實。好飲熱酒。忽病目盲而脈濇。此熱酒所傷。胃氣污濁血。死其中而然。以蘇木煎湯。調人參末一錢服。次日鼻及兩掌皆紫黑。此滯血行矣。再以四物湯。加蘇木、桃仁、紅花、陳皮。調人參末服。數日而愈。丹溪纂要 **酒毒生疽** 一婦嗜酒。胸生一疽。脈緊而濇。用酒炒人參、酒炒大黃等分。爲末。薑湯服一錢。得睡。汗出而愈。效。丹溪醫案 **狗咬風傷** 腫痛。人參置桑柴炭上燒存性。以盌覆定。少頃爲末。摻之立瘥。經驗方 **蜈蚣咬傷** 嚼人參塗之。醫學集成 **蜂蠆螫傷** 人參末傅之。證治要訣 **脇破腸出** 急以油抹入。煎人參枸杞汁淋之。內啖羊腎粥。十日愈。危氏得效方 **氣奔怪疾** 方見虎杖

蘆

【氣味】苦。溫。無毒。【主治】吐虛勞痰飲。時珍

【發明】吳綬曰：人弱者。以人參蘆代瓜蒂。震亨曰：人參入手太陰。補陰中之陽。蘆則反能瀉太陰之陽。亦如麻黃。苗則發汗。根則止汗。穀屬金而糠之性熱。麥屬陽而麩之性涼。先儒謂物物具一太極。學者可不觸類而長之乎。一女子性躁味厚。暑月因怒而病呃。每作則舉身跳動。昏冒不知人。其形氣俱實。乃痰因怒鬱。氣不得降。非吐不可。遂以人參蘆半兩。逆流水一盞半。煎一大盌飲之。大吐頑痰數盌。大汗昏睡。一日而安。又一人作勞發瘧。服瘧藥變爲熱病。舌短痰嗽。六脈洪數而滑。此痰蓄胸中。非吐不愈。以參蘆湯加竹瀝二服。涌出膠痰三塊。次與人參、黃耆、當歸煎服。半月乃安。

沙參

本經上品

【校正】併入別錄有名未用部羊乳。

【釋名】白參吳普 知母別錄 羊乳別錄 羊婆嬭綱目 鈴兒草別錄 虎鬚別錄 苦心別錄 又名文希。一名識美。一名志取。弘景曰：此與人參、玄參、丹參、苦參是爲五參。其形不盡相類。而主療頗同。故皆有參名。又有紫參。乃牡蒙也。時珍曰：沙參白色。宜於沙地。故名。其根多白汁。俚人呼爲羊婆嬭。別錄有名未用。羊乳即此也。此物無心味淡。而別錄一名苦心。又與知母同名。不知所謂也。鈴兒草。象花形也。

【集解】別錄曰：沙參生河內川谷及冤句般陽續山。二月、八月采根暴乾。又名羊乳。一名地黃。三月采。立夏後母死。恭曰：出華山者爲善。普曰：二月生苗。如葵葉。青色。根白。實如芥。根大如蕪菁。三月采。弘景曰：今出近道。叢生。葉似枸杞。根白實者佳。保昇曰：其根若葵根。其花白色。頌曰：今淄齊潞隨江淮荆湖州郡皆有之。苗長一二尺以來。叢生厓壁間。葉似枸杞而有叉丫。七月開紫花。根如葵根。大如指許。赤黃色。中正白實者佳。二月、八月采根。而土生者葉有細有大。花白。瓣上仍有白黏。此爲小異。藏器曰：羊乳根如薺苨而圓。大小如拳。上有角節。折之有白汁。人取根當薺苨。苗作蔓。折之有白汁。時珍曰：沙參處處山原有之。二月生苗。葉如初生小葵葉而團扁不光。八九月抽莖。高一二尺。莖上之葉則尖長如枸杞葉而小。有細齒。秋月葉間開小紫花。長二三分。狀如鈴鐸。五出。白蕊。亦有白花者。並結實。大如冬青實。中有細子。霜後苗枯。其根生沙地者長尺餘。大一虎口。黃土地者則短而小。根莖皆有白汁。八九月采者。白而實。春月采者。微黃而虛。小人亦往往縶蒸壓實以亂人參。但體輕鬆。味淡而短耳。

根

【氣味】苦。微寒。無毒。別錄曰：羊乳：溫。無毒。普曰：沙參：岐伯：鹹。神農、黃帝、扁鵲：無毒。李當之：大寒。好古曰：甘、微苦。之才曰：惡防己。反藜蘆。

【主治】血積驚氣。除寒

熱。補中。益肺氣。本經　療胃痹心腹痛。結熱邪氣頭痛。皮間邪熱。安五臟。久服利人。又云：羊乳主頭腫痛。益氣。長肌肉。別錄　去皮肌浮風。疝氣下墜。治常欲眠。養肝氣。宣五臟風氣。甄權　補虛止驚煩。益心肺。并一切惡瘡疥癬及身癢。排膿。消腫毒。大明　清肺火。治久欬肺痿。時珍

【發明】元素曰：肺寒者。用人參。肺熱者。用沙參代之。取其味甘也。好古曰：沙參味甘微苦。厥陰本經之藥。又爲脾經氣分藥。微苦補陰。甘則補陽。故潔古取沙參代人參。蓋人參性溫。補五臟之陽。沙參性寒。補五臟之陰。雖云補五臟。亦須各用本臟藥相佐。使隨所引而相輔之可也。時珍曰：人參甘苦溫。其體重實。專補脾胃元氣。因而益肺與腎。故內傷元氣者宜之。沙參甘淡而寒。其體輕虛。專補肺氣。因而益脾與腎。故金能受火尅者宜之。一補陽而生陰。一補陰而制陽。不可不辨之也。

【附方】舊一。新二。

肺熱欬嗽　沙參半兩。水煎服之。衛生易簡方

卒得疝氣　小腹及陰中相引痛如絞。自汗出。欲死者。沙參搗篩爲末。酒服方寸匕。立瘥。肘後方

婦人白帶　多因七情內傷。或下元虛冷所致。沙參爲末。每服二錢。米飲調下。證治要訣

薺苨

音齊尼。並上聲。○別錄中品

【校正】併入圖經杏參。

【釋名】**杏參**圖經　**杏葉沙參**救荒　**菧苨**爾雅　菧音底　**甜桔梗**綱目　**白麪根**救荒　**苗名隱忍**　時珍曰：薺苨多汁。有濟苨之狀。故以名之。濟苨。濃露也。其根如沙參。而葉如杏。故河南人呼爲杏葉沙參。蘇頌圖經杏參。即此也。俗謂之甜桔梗。爾雅云：苨。菧苨也。郭璞云：即薺苨也。隱忍說見下文。

【集解】宏景曰：薺苨根莖都似人參。而葉小異。根味甜絕。能殺毒。以其與毒藥共處。毒皆自然歇。不止入方家用也。又曰：魏文帝言薺苨亂人參。即此也。薺苨葉甚似桔梗。但葉下光明滑澤無毛爲異。又不如人參相對耳。恭曰：人參苗似五加而闊短。莖圓有三四椏。椏頭有五葉。陶引薺苨亂人參。誤矣。且薺苨、桔梗又有葉差互者。亦有葉三四對者。皆一莖直上。葉既相亂。惟以根有心爲別爾。頌曰：今川蜀江浙皆有之。春生苗莖。都似人參。而葉小異。根似桔梗。但無心爲異。潤州陝州尤多。人家收以爲果。或作脯啖。味甚甘美。兼可寄遠。二月八月采根暴乾。承曰：今人多以蒸過壓扁亂人參。但味淡爾。宗奭曰：陶以根言。故云薺苨亂人參。蘇以苗言。故以陶爲誤也。機曰：薺苨苗莖與桔梗相似。其根與人參相亂。今言苗莖都似人參。近於誤也。當以人參、薺苨、桔梗三註參看自明矣。時珍曰：薺苨苗似桔梗。根似沙參。故姦商往往以沙參、薺苨通亂人參。蘇頌圖經所謂杏參。周憲王救荒本草所謂杏葉沙參。皆此薺苨也。圖經云：杏參生淄州田野。根如小菜根。土人五月采苗葉。治欬嗽上氣。救荒本草云：杏葉沙參一名白麪根。苗高一二尺。莖色清白。葉似杏葉而小。微尖而背白。邊有叉牙。杪間開五瓣白盌子花。根形如野胡蘿蔔。頗肥。皮色灰黲。中間白色。味甜微寒。亦有開碧花者。嫩苗煠熟。水淘油鹽拌食。根換水煮。亦可食。人以蜜煎充果。又陶宏景註桔梗。言其葉名隱忍。可煮食之。治蠱毒。謹按爾雅云：蒡。隱忍也。郭璞註云：似蘇。有色。江東人藏以爲葅。亦可瀹食。葛洪肘後方云：隱忍草苗似桔梗。人皆食之。擣汁飲。治蠱毒。據此則隱忍非桔梗。乃薺苨苗也。薺苨苗甘可食。桔梗苗苦不可食。尤爲可證。神農本經無薺苨。止有桔梗一名薺苨。至別錄始出薺苨。蓋薺苨、桔梗乃一類。有甜苦二種。則其苗亦可呼爲隱忍也。

根〔氣味〕甘寒，無毒。〔主治〕解百藥毒。別錄殺蠱毒，治蛇蟲咬，熱狂溫疾，罯毒箭。大明利肺氣，和中明目止痛。蒸切作羹粥食，或作虀菹食。昝殷食之，壓丹石發動。孟詵主欬嗽消渴强中，瘡毒疔腫，辟沙蝨短狐毒。時珍

〔發明〕時珍曰：薺苨寒而利肺，甘而解毒，乃良品也。而世不知用，惜哉。按葛洪肘後方云：一藥而兼解眾毒者，惟薺苨汁濃飲二升，或煮嚼之，亦可作散服。此藥在諸藥中，毒皆自解也。又張鷟朝野僉載云：各醫言虎中藥箭，食清泥而解；野豬中藥箭，豗薺苨而食。物猶知解毒，何況人乎。又孫思邈千金方治强中爲病，莖長興盛，不交精出，消渴之後，發爲癰疽，有薺苨丸、豬腎薺苨湯方。此皆本草所未及者。然亦取其解熱解毒之功爾，無他義。

〔附方〕舊四，新三。

强中消渴　豬腎薺苨湯：治强中之病，莖長興盛，不交精液自出，消渴之後，即發癰疽。皆由恣意色慾，或餌金石所致。宜此以制腎中熱也。用豬腎一具，薺苨、石膏各三兩，人參、茯苓、磁石、知母、葛根、黃芩、栝樓根、甘草各二兩，黑大豆一升，水一斗半，先煮豬腎、大豆取汁一斗，去滓下藥，再煮三升，分三服。後人名爲石子薺苨湯。○又薺苨丸：用薺苨、大豆、茯神、磁石、栝樓根、熟地黃、地骨皮、玄參、石斛、鹿茸各一兩，人參、沉香各半兩，爲末。以豬肚治淨煮爛，杵和丸梧子大。每服七十丸，空心鹽湯下。並千金方

疔瘡腫毒　生薺苨根搗汁，服一合，以滓傅之，不過三度。千金翼方

面上皯皰　薺苨、肉桂各一兩，爲末。每用方寸匕，酢漿服之，日一服。又滅瘢痣。聖濟總錄

解諸蠱毒　薺苨根搗末，飲服方寸匕，立瘥。陳延之小品方

解鉤吻毒　鉤吻葉與芹葉相似，誤食之殺人。惟以薺苨八兩，水六升，煮取三升。每服五合，日五服。仲景金匱玉函

解五石毒　薺苨生搗汁，多服之，立瘥。蘇頌圖經

隱忍葉〔氣味〕甘苦寒，無毒。〔主治〕蠱毒腹痛，面目青黃，林露骨立，煮汁一二升飲。時珍主腹臟風壅，欬嗽上氣。蘇頌

桔梗本經下品

〔釋名〕白藥別錄　梗草別錄　薺苨本經〔時珍曰〕此草之根結實而梗直，故名。吳普本草一名利如，一名符扈，一名房圖，方書並無見，蓋亦庚詞爾。桔梗、薺苨乃一類，有甜、苦二種，故本經桔梗一名薺苨，而今俗呼薺苨爲甜桔梗也。至別錄始出薺苨條，分爲二物，然其性味功用皆不同，當以別錄爲是。

〔集解〕別錄曰：桔梗生嵩高山谷及冤句。二八月采根暴乾。〔普曰〕葉如薺苨，莖如筆管，紫赤色，二月生苗。〔宏景曰〕近道處處有之。二三月生苗，可煮食。桔梗療蠱毒甚驗，俗方用此，乃名薺苨。今別有薺苨，能解藥毒，可亂人參，葉甚相似。但薺苨葉下光明滑澤無毛爲異，葉生又不如人參相對耳。〔恭曰〕薺苨、桔梗葉有差互者，亦有葉三四對者，皆一莖直上，葉既相亂，惟以根有心爲別耳。〔頌曰〕今在處有之。根如指大，黃白色。春生苗，莖高尺餘。葉似杏葉而長橢，四葉相對而生，嫩時亦可煮食。夏開小花紫碧色，頗似牽牛花。秋後結子。八月采根，其根有心，若無心者爲薺苨。關中所出桔梗，根黃皮似蜀葵根，莖細青色，葉小青色，似菊葉也。

〔修治〕斅曰：凡使勿用木梗，眞似桔梗，只是咬之腥澀不堪。凡用桔梗，須去頭上尖硬二三分已來，并兩畔附枝子，槐砧上細剉，用生百合搗膏，投水中浸一伏時，漉出，緩火熬令乾用。每桔梗

四兩。用百合二兩五錢。時珍曰：今但刮去浮皮，米泔水浸一夜，切片微炒用。校補 畏龍眼。

氣味 辛，微溫，有小毒。普曰：神農、醫和：苦，無毒。黃帝、扁鵲：辛、鹹。岐伯、雷公：甘，無毒。李當之：大寒。權曰：苦、辛。時珍曰：當以苦辛平爲是。之才曰：節皮爲之使。畏白芨、龍膽草，忌豬肉。得牡蠣、遠志，療恚怒；得消石、石膏，療傷寒。白粥解其醶味。時珍曰：伏砒。徐之才所云節皮，不知何物也。

主治 胸脇痛如刀刺，腹滿腸鳴幽幽，驚恐悸氣。本經 利五臟腸胃，補血氣，除寒熱風痺，溫中消穀，療喉咽痛，下蠱毒。別錄 治下痢，破血積氣，消聚痰涎，去肺熱氣，促嗽逆，除腹中冷痛，主中惡及小兒驚癇。甄權 下一切氣，止霍亂轉筋，心腹脹痛，補五勞，養氣，除邪辟溫，破癥瘕肺癰，養血排膿，補內漏及喉痺。大明 利竅，除肺部風熱，清利頭目咽嗌，胸膈滯氣及痛，除鼻塞。元素 治寒嘔。李杲 主口舌生瘡，赤目腫痛。時珍

發明 好古曰：桔梗氣微溫，味苦辛，味厚氣輕，陽中之陰，升也。入手太陰肺經氣分及足少陰經。元素曰：桔梗清肺氣，利咽喉，其色白，故爲肺部引經。與甘草同行，爲舟楫之劑。如大黃苦泄峻下之藥，欲引至胸中至高之分成功，須用辛甘之劑升之。譬如鐵石入江，非舟楫不載。所以諸藥有此一味，不能下沉也。時珍曰：朱肱活人書治胸中痞滿不痛，用桔梗、枳殼，取其通肺利膈下氣也。張仲景傷寒論治寒實結胸，用桔梗、貝母、巴豆，取其溫中消穀破積也。又治肺癰唾膿，用桔梗、甘草，取其苦辛清肺，甘溫瀉火，又能排膿血、補內漏也。其治少陰證二三日咽痛，亦用桔梗、甘草，取其苦辛散寒，甘平除熱，合而用之，能調寒熱也。後人易名甘桔湯，通治咽喉口舌諸病。宋仁宗加荊芥、防風、連翹，遂名如聖湯，極言其驗也。按王好古醫壘元戎載之頗詳，云失音加訶子，聲不出加半夏，上氣加陳皮，涎嗽加知母、貝母，欬渴加五味子，酒毒加葛根，少氣加人參，嘔加半夏、生薑，唾膿血加紫菀，肺痿加阿膠，胸膈不利加枳殼，心胸痞滿加枳實，目赤加巵子、大黃，面腫加茯苓，膚痛加黃耆，發斑加防風、荊芥，疫毒加鼠黏子、大黃，不得眠加巵子。震亨曰：乾欬嗽乃痰火之邪鬱在肺中，宜苦梗以開之；痢疾腹痛乃肺金之氣鬱在大腸，亦宜苦梗開之，後用痢藥。此藥能開提氣血，故氣藥中宜用之。

附方 舊十，新七。

胸滿不痛 桔梗、枳殼等分，水二鍾，煎一鍾，溫服。南陽活人書

傷寒腹脹 陰陽不和也。桔梗半夏湯主之。桔梗、半夏、陳皮各三錢，薑五片，水二鍾，煎一鍾服。南陽活人書

痰嗽喘急 桔梗一兩半，爲末，用童子小便半升，煎四合，去滓溫服。簡要濟眾方

肺癰欬嗽 胸滿振寒，脈數咽乾，不渴，時出濁唾腥臭，久久吐膿如粳米粥者，桔梗湯主之。桔梗一兩，甘草二兩，水三升，煮一升，分溫再服。朝暮吐膿血則瘥。張仲景金匱玉函方

喉痺毒氣 桔梗二兩，水三升，煎一升，頓服。千金方

少陰咽痛 少陰證，二三日咽痛者，可與甘草湯；不瘥者，與桔梗湯主之。桔梗一兩，甘草二兩，水三升，煮一升，分服。張仲景傷寒論

口舌生瘡 方同上。

齒䘌腫痛 桔梗、薏苡仁等分，爲末服之。永類方

骨槽風痛 牙齦腫痛。桔梗爲末，棗瓤和丸皂子大，綿裹咬之。仍以荊芥湯漱之。經驗方

牙疳臭爛 桔梗、茴香等分，燒研傅之。衛生易簡方

肝風眼黑 目睛痛，肝風盛也。桔梗丸主之。桔梗一斤，黑牽牛頭末三兩，爲末，蜜丸梧子大。每服四十丸，溫水下，日二服。保命集

鼻出衄血 桔梗爲末，水服方寸匕，日四服。一加生犀角屑。普濟方

吐血下血

方同上

打擊瘀血在腹內。久不消。時發動者。桔梗爲末。米湯下一刀圭。肘後要方

中蠱下血如雞肝。晝夜出血石餘。四臟皆損。惟心未毀。或鼻破將死者。苦桔梗爲末。以酒服方寸匕。日三服。不能下藥。以物拗口灌之。心中當煩。須臾自定。七日止。常食豬肝臛以補之。神良。一方加犀角等分。初虞古今錄驗

妊娠中惡心腹疼痛。桔梗一兩剉。水一鍾。生薑三片。煎六分。溫服。聖惠方

小兒客忤死不能言。桔梗燒研三錢。米湯服之。仍呑麝香少許。張文仲備急方

蘆頭【主治】吐上膈風熱痰實。生研末。白湯調服一錢。探吐。時珍

長松 拾遺

【釋名】**仙茆**【時珍曰】其葉如松。服之長年。功如松脂。及仙茆。故有二名。

【集解】藏器【曰】長松生關內山谷中。葉似松葉上有脂。山人服之。【時珍曰】長松生古松下。根色如薺苨。長三五寸。味甘微苦。類人參。清香可愛。按張天覺文集云。僧普明居五臺山。患大風。眉髮俱墮。哀苦不堪。忽遇異人。教服長松。示其形狀。明采服之。旬餘毛髮俱生。顏色如故。今并代間土人多以長松雜甘草山藥爲湯煎。甚佳。然本草及方書皆不載。獨釋慧祥清涼傳始敘其詳如此。韓丞醫通云。長松產太行西北諸山。根似獨活而香。

根【氣味】甘溫無毒【主治】風血冷氣宿疾。溫中去風。藏器 **治大風惡疾。眉髮墮落。百骸腐潰。每以一兩入甘草少許。水煎服。旬日卽愈。又解諸蠱毒。補益長年。**時珍

【附方】新一 **長松酒**滋補一切風虛。乃廬山休休子所傳。長松一兩五錢。狀似獨活而香。乃酒中聖藥也。熟地黃八錢。生地黃黃芪蜜炙陳皮各七錢。當歸厚朴黃蘗各五錢。白芍藥煨人參枳殼各四錢。蒼朮米泔製半夏製天門冬麥門冬砂仁黃連各三錢。木香蜀椒胡桃仁各二錢。小紅棗肉八個。老米一撮。燈心五寸長一百二十根。一料分十劑。絹袋盛之。凡米五升。造酒一尊。煮一袋。窨久乃飲。韓氏醫通

黃精 別錄上品

【校正】并入拾遺救荒草

【釋名】**黃芝**瑞草經 **戊己芝**五符經 **菟竹**別錄 **鹿竹**別錄 **仙人餘糧**宏景 **救窮草**別錄 **米餔**蒙筌 **野生薑**蒙筌 **重樓**別錄 **雞格**別錄 **龍銜**廣雅 **垂珠**【頌曰】隋時羊公服黃精法云。黃精是芝草之精也。一名葳蕤。一名白及。一名仙人餘糧。一名苟格。一名馬箭。一名垂珠。一名菟竹。【時珍曰】黃精爲服食要藥。故別錄列于草部之首。仙家以爲芝草之類。以其得坤土之精粹。故謂之黃精。五符經云。黃精獲天地之淳精。故名爲戊己芝。是此義也。餘糧救窮。以功名也。鹿竹菟竹。因葉似竹。而鹿兔食之也。垂珠以子形也。陳氏拾遺救荒草卽此也。今并爲一。【嘉謨曰】根如嫩薑。俗名野生薑。九蒸九曝。可以代糧。又名米餔。

【集解】【別錄曰】黃精生山谷。二月采根。陰乾。【宏景曰】今處處有之。二月始生。一枝多葉。葉狀似竹而短。根似萎蕤。萎蕤根如荻根及菖蒲。概節而平直。黃精根如鬼臼黃連。大節而不平。雖燥並柔有脂潤。俗方無用此。而爲仙經所貴。根葉花實皆可餌服。酒散隨宜。具在斷穀方中。其葉乃與鉤吻相似。惟莖不紫。花不黃爲異。而人多惑之。其類乃殊。遂致死生之反。亦爲奇事。【斅曰】鉤吻眞似黃精。只

是葉頭尖有毛鈎子二箇若誤服之害人黃精葉似竹也恭曰黃精肥地生者即大如拳薄地生者猶如拇指萎蕤肥根頗同小者肌理形色大都相似今以鬼臼黃連爲比殊無彷彿黃精葉似柳及龍膽徐長卿輩而堅其鈎吻蔓生葉如柹葉殊非比類藏器曰黃精葉偏生不對者名偏精功用不如正精正精葉對生鈎吻乃野葛之別名二物殊不相似不知陶公憑何說此保昇曰鈎吻一名野葛陶說葉似黃精者當是蘇說葉似柹者當別是一物頌曰黃精南北皆有以嵩山茅山者爲佳三月生苗高一二尺以來葉如竹葉而短兩兩相對莖梗柔脆頗似桃枝本黃末赤四月開青白花狀如小豆花結子白如黍粒亦有無子者根如嫩生薑而黃色二月采根蒸過暴乾用今遇八月采山中人九蒸九暴作果賣黃黑色而甚甘美其苗初生時人多采爲菜茹謂之筆菜味極美江南人說黃精苗葉稍類鈎吻但鈎吻葉頭極尖而根細而蘇恭言鈎吻蔓生恐南北所產之異耳時珍曰黃精野生山中亦可劈根長二寸稀種之一年後極稠子亦可種其葉似竹而不尖或兩葉三葉四五葉俱對節而生其根橫行狀如萎蕤俗采其苗煠熟淘去苦味食之名筆管菜陳藏器本草言青黏是萎蕤見萎蕤發明下又黃精鈎吻之說陶弘景雷斅韓保昇皆言二物相似蘇恭陳藏器皆言不相似蘇頌復設兩可之辭今考神農本草吳普本草並言鈎吻是野葛蔓生其莖如箭與蘇恭之說相合張華博物志云昔黃帝問天姥曰天地所生有食之令人不死者乎天姥曰太陽之草名黃精食之可以長生太陰之草名鈎吻不可食之入口立死人信鈎吻殺人不信黃精之益壽不亦惑乎按此但以黃精鈎吻相對待而言不言其相似也陶氏因此遂謂二物相似與神農所說鈎吻不合恐當以蘇恭所說爲是而陶雷所說別一毒物非鈎吻也歷代本草惟陳藏器辨物最精審尤當信之餘見鈎吻條

根修治 斅曰凡采得以溪水洗淨蒸之從巳至子薄切暴乾用頌曰羊公服黃精法二月三月采根入地八九寸爲上細切一石以水二石五斗煮去苦味漉出囊中壓取汁澄清再煎如膏乃止以炒黑黃豆末相和得所捏作餅子如錢大初服二枚日益之亦可焙乾篩末水服詵曰餌黃精法取甕子去底釜內安置得所入黃精令滿密蓋蒸至氣溜即暴之如此九蒸九暴若生則刺人咽喉若服生者初時只可一寸半漸漸增之十日不食服止三尺五寸三百日後盡見鬼神久必昇天根葉花實皆可食之但以相對者是正不對者名偏精也

氣味甘平無毒 權曰寒時珍曰忌梅實花葉子並同

主治補中益氣除風溼安五臟久服輕身延年不飢別錄補五勞七傷助筋骨耐寒暑益脾胃潤心肺單服九蒸九暴食之駐顏斷穀大明補諸虛止寒熱塡精髓下三尸蟲時珍

發明 時珍曰黃精受戊己之淳氣故爲補黃宮之勝品土者萬物之母母得其養則水火既濟木金交合而諸邪自去百病不生矣神仙芝草經云黃精寬中益氣使五臟調良肌肉充盛骨髓堅強其力增倍多年不老顏色鮮明髮白更黑齒落更生又能先下三尸蟲上尸名彭質好寶貨百日下中尸名彭矯好五味六十日下下尸名彭居好五色三十日下皆爛出也根爲精氣花實爲飛英皆可服食又按雷氏炮炙論序云駐色延年精煎神錦註云以黃精自然汁拌研細神錦于柳木甑中蒸七日以木蜜丸服之木蜜枳椇也神錦不知是何物或云朱砂也禹錫曰按抱朴子云黃精服其花勝其實服其實勝其根但花難得得其生花十斛乾之纔可得五六斗爾非大有力者不能辦

也。日服三合。服之十年。乃得其益。其斷穀不及术。术餌令人肥健。可以負重涉險。但不及黄精甘美易食。凶年可與老少代糧。謂之米餔也。【慎微曰】徐鉉稽神録云。臨川士家一婢。逃入深山中。久之見野草枝葉可愛。取根食之。久久不饑。夜息大樹下。聞草中動。以爲虎攫。上樹避之。及曉下地。其身欻然凌空而去。若飛鳥焉。數歲家人采薪見之。捕之不得。臨絶壁下網圍之。俄而騰上山頂。或云此婢安有仙骨。不過靈藥服食。爾遂以酒餌置往來之路。果來食訖。遂不能去。擒之。具述其故。指所食之草。即是黄精也。

【附方】舊一。新四。

服食法 聖惠方。用黄精根莖不限多少。細剉陰乾。搗末。每日水調末服。任多少。一年内變老爲少。久久成地仙。臞仙神隱書。以黄精細切一石。用水二石五斗煮之。自旦至夕。候冷。以手挼碎。布袋榨取汁煎之。渣焙乾爲末。同入釜中。煎至可丸。丸如雞頭子大。每服一丸。日三服。絶糧輕身。除百病。渴則飲水。

補肝明目 黄精二斤。蔓菁子一斤。淘。同和。九蒸九曬。爲末。空心每米飲下二錢。日二服。延年益壽。聖惠方。

大風癩瘡 營氣不清。久風入脈。因而成癩。鼻壞色敗。用黄精根去皮。潔淨溪水洗二斤。暴納粟米飯中。蒸至米熟。時時食之。聖濟總録。

補虚精氣 黄精、枸杞子等分。搗作餅。日乾爲末。煉蜜丸梧子大。每湯下五十丸。奇效良方。

萎蕤

音威緌。本經上品。○

【釋名】**女萎**本經 **葳蕤**吳普 **萎𧃚**音威移 **委萎**爾雅 **萎香**綱目 **熒**爾雅 音行 **玉竹**別錄 **地節**別錄【時珍曰】按黄公紹古今韻會云。葳蕤。草木葉垂之貌。此草根長多鬚。如冠緌下垂之緌而有威儀。故以名之。凡羽蓋旌旗之纓緌。皆象葳蕤。是矣。張氏瑞應圖云。王者禮備。則葳蕤生于殿前。一名萎香。則威儀之義。於此可見。別錄作萎蕤。省文也。說文作萎𧃚。音相近也。爾雅作委萎。字相近也。其葉光瑩而象竹。其根多節。故有熒及玉竹、地節諸名。吳普本草又有烏女、蟲蟬之名。宋本一名馬薰。即烏萎之訛者也。

【正誤】【弘景曰】本經有女萎無萎蕤。別錄無女萎有萎蕤。而功用正同。疑女萎即萎蕤。惟名異爾。【恭曰】女萎功用及苗蔓與萎蕤全別。今本經朱書是女萎功效。故別錄墨書乃萎蕤功效也。【藏器曰】本草女萎、萎蕤同傳。陶云是一物。蘇云二物不同。於中品別出女萎一條。然其主霍亂洩痢腸鳴。正與上品萎蕤相合。則是更非二物矣。【頌曰】觀古方書所用。胡洽治時氣洞下。有女萎丸。治傷寒冷下結腸丸中用女萎。治虚勞下痢小黄耆酒中加女萎。詳此數方所用。乃似中品女萎。緣其性温主霍亂洩痢故也。又治賊風手足枯痹四肢拘攣茵蕷酒中用女萎。初虞世治身體癧瘍斑駁有女萎膏。乃似上品本經朱書女萎。緣其主中風不能動搖及去䵟好色故也。又治傷寒七八日不解續命鼈甲湯。及治脚弱鼈甲湯。並用萎蕤。及延年方治風熱項急痛。四肢骨肉煩熱。有萎蕤飲。又主虚風熱發即頭痛。有萎蕤。乃似上品別錄墨書萎蕤。緣其主虚熱温毒腰痛故也。二者既別。則非一物明矣。且萎蕤甘平。女萎辛温。安得爲一物。【時珍曰】本經女萎。乃爾雅委萎二字。即別錄萎蕤也。上古鈔寫訛爲女萎爾。古方治傷寒風虚用女萎者。即萎蕤也。皆承本草之訛而稱之。諸家不察。因中品有女萎名字相同。遂致費辯如此。今正其誤。只依別錄書萎蕤爲綱。以便尋檢。其治洩痢女萎。乃蔓草也。見本條。

【集解】【別錄曰】萎蕤生太山山谷及邱陵。立春後采。陰乾。【普曰】葉青黄色。相值如薑葉。二月七月采。【弘景曰】今處處有之。根似黄精。小異。服食家亦用之。【頌曰】今滁州、舒州及漢中、均州皆有之。莖幹強直。似竹箭幹。有節。葉狹而長。表白裏青。亦類黄精而多鬚。大如指。長一二尺。或云可啖。三月開青花結圓實。時珍曰：處處山中有之。其根橫生似黃精，差小，黃白色，性柔多鬚，最難燥。其葉如竹，兩兩相值。亦可采根種之，極易繁也。嫩葉及根並可煮淘食茹。

根【修治】斅曰：凡使勿用黃精並鉤吻，二物相似。萎蕤節上有鬚毛，莖斑，葉尖處有小黃點，爲不同。采得以竹刀刮去節皮，洗淨，以蜜水浸一宿，蒸了，焙乾用。

【氣味】甘，平，無毒。普曰：神農：苦。桐君、雷公、扁鵲：甘，無毒。黃帝：辛。之才曰：畏鹵鹹。

【主治】女萎：主中風暴熱，不能動搖，跌筋結肉，諸不足。久服去面黑䵟，好顏色潤澤，輕身不老。本經 萎蕤：主心腹結氣，虛熱濕毒腰痛，莖中寒，及目痛眥爛淚出。別錄 時疾寒熱，內補不足，去虛勞客熱，頭痛不安。加而用之，良。甄權 補中益氣。蕭炳 除煩悶，止消渴，潤心肺，補五勞七傷虛損，腰腳疼痛，天行熱狂，服食無忌。大明 服諸石人不調和者，煮汁飲之。宏景 主風溫自汗灼熱，及勞瘧寒熱，脾胃虛乏，男子小便頻數，失精，一切虛損。時珍

【發明】杲曰：萎蕤能升能降，陽中陰也。其用有四：主風淫四末，兩目淚爛，男子濕注腰痛，女子面生黑䵟。時珍曰：萎蕤性平味甘，柔潤可食。故朱肱南陽活人書治風溫自汗身重，語言難出，用萎蕤湯，以之爲君藥。予每用治虛勞寒熱痁瘧，及一切不足之證，用代參、耆，不寒不燥，大有殊功，不止于去風熱濕毒而已。此昔人所未闡者也。藏器曰：陳壽魏志·樊阿傳云：青黏一名黃芝，一名地節。此即萎蕤，極似偏精。本功外，主聰明，調血氣，令人強壯。和漆葉爲散服，主五臟，益精，去三蟲，輕身不老，變白，潤肌膚，暖腰腳，惟有熱不可服。晉嵇紹有胸中寒疾，每酒後苦唾，服之得愈。草似竹，取根花葉陰乾用。昔華陀入山見仙人所服，以告樊阿，服之壽百歲也。頌曰：陳藏器以青黏即葳蕤，世無識者，未敢以爲信然。時珍曰：蘇頌註黃精，疑青黏是黃精，與此說不同。今攷黃精、萎蕤性味功用大抵相近，而萎蕤之功更勝。故青黏一名黃芝，與黃精同名；一名地節，與萎蕤同名。則二物雖通用亦可。

【附方】舊一，新六。

服食法：二月、九月采萎蕤根，切碎一石，以水二石煮之，從旦至夕，以手挼爛，布囊榨取汁，熬稠。其渣曬爲末，同熬至可丸，丸如雞頭子大。每服一丸，白湯下，日三服。導氣脈，強筋骨，治中風濕毒，去面皺顏色。久服延年。臞仙神隱書

赤眼澀痛：萎蕤、赤芍藥、當歸、黃連等分，煎湯薰洗。衛生家寶方

眼見黑花：赤痛昏暗。甘露湯：用萎蕤焙四兩，每服二錢，水一盞，入薄荷二葉，生薑一片，蜜少許，同煎七分，臥時溫服，日一服。聖濟總錄

小便卒淋：萎蕤一兩，芭蕉根四兩，水二大盌，煎一盌半，入滑石二錢，分三服。太平聖惠方

發熱口乾：小便澀，用萎蕤五兩，煎汁飲之。外臺秘要

乳石發熱：萎蕤三兩，炙甘草二兩，生犀角一兩，水四升，煮一升半，分三服。聖惠方

癇後虛腫：小兒癇病，產後血氣上虛，熱在皮膚，身面俱腫，萎蕤、葵子、龍膽、茯苓、前胡等分，爲末。每服一錢，水煎服。聖濟總錄

【附錄】鹿藥 開寶 志曰：鹿藥甘，溫，無毒。主風血，去諸冷，益老起陽，浸酒服之。生姑臧已西，苗根並似黃精，鹿好食其根。時珍曰：胡洽居士言鹿食九種解毒之草，此其一也。或云即是萎蕤，理亦近之。姑附以俟考。

【附錄】委蛇 音威貽。別錄曰：味甘，平，無毒。主消渴少氣，令人耐寒。生人家園中，大枝長鬚，多

葉而兩兩相値子如芥子。時珍曰：此亦似是萎蕤，併俟考訪。

知母

本經中品

【釋名】蚳母本經。音遲。說文作芪。連母本經 蝭母蝭音匙，又音提。或作莫。貨母本經 地參本經 水參又名水須、水浚。蕁爾雅音覃 莐藩音沈煩 苦心別錄 兒草別錄。又名兒踵草、女雷、女理、鹿列、韭逢、東根、野蓼、昌支。時珍曰：宿根之旁初生子根，狀如蚳蝱之狀，故謂之蚳母，訛爲知母、蝭母也。餘多未詳。

【集解】別錄曰：知母生河內川谷。二月、八月采根，暴乾。弘景曰：今出彭城。形似菖蒲而柔潤，葉至難死，掘出隨生，須枯燥乃止。禹錫曰：按范子云：蝭母出三輔，黃白者善。郭璞釋爾雅云：蕁，蝭母也。生山上，葉如韭。頌曰：今瀕河懷衛、彰德諸郡及解州、滁州亦有之。四月開青花如韭花，八月結實。

【修治】斅曰：凡使先於槐砧上剉細，燒乾，木臼杵擣，勿犯鐵器。時珍曰：凡用揀肥潤裏白者，去毛切。引經上行則用酒浸焙乾，下行則用鹽水潤焙。

【氣味】苦，寒，無毒。大明曰：苦、甘。權曰：平。元素曰：氣寒，味大辛苦，氣味俱厚，沈而降，陰也。又云：陰中微陽，腎經本藥。入足陽明、手太陰經氣分。時珍曰：得黃蘗及酒良，能伏鹽及蓬砂。

【主治】消渴熱中，除邪氣，肢體浮腫，下水，補不足，益氣。本經 療傷寒久瘧煩熱，脇下邪氣，膈中惡，及風汗內疸。多服令人泄。別錄 心煩躁悶，骨熱勞往來，產後蓐勞，腎氣勞，憎寒虛煩。甄權 熱勞傳尸疰痛，通小腸，消痰止嗽，潤心肺，安心，止驚悸。大明 涼心去熱，治陽明火熱，瀉膀胱腎經火，熱厥頭痛，下痢腰痛，喉中腥臭。元素 瀉肺火，滋腎水，治命門相火有餘。好古 安胎，止子煩，辟射工溪毒。時珍

【發明】權曰：知母治諸熱勞，患人虛而口乾者，加用之。杲曰：知母入足陽明、手太陰。其用有四：瀉無根之腎火，療有汗之骨蒸，止虛勞之熱，滋化源之陰。仲景用此入白虎湯，治不得眠者，煩躁也。煩出於肺，躁出於腎，君以石膏，佐以知母之苦寒，以清腎之源；緩以甘草、粳米，使不速下也。又凡病小便閟塞而渴者，熱在上焦氣分，肺中伏熱不能生水，膀胱絕其化源，宜用氣薄味薄淡滲之藥，以瀉肺火清肺金而滋水之化源。若熱在下焦血分而不渴者，乃眞水不足，膀胱乾涸，乃無陰則陽無以化，法當用黃蘗、知母大苦寒之藥，以補腎與膀胱，使陰氣行而陽自化，小便自通。方法詳載木部黃蘗下。時珍曰：腎苦燥，宜食辛以潤之；肺苦逆，宜食苦以瀉之。知母之辛苦寒涼，下則潤腎燥而滋陰，上則清肺金而瀉火，乃二經氣分藥也。黃蘗則是腎經血分藥。故二藥必相須而行，昔人譬之蝦與水母，必相依附。補陰之說，詳黃蘗條。

【附方】舊二，新五。

久近痰嗽自胸膈下塞停飲，至於臟腑。用知母、貝母各一兩爲末，巴豆三十枚去油，研勻。每服一字，用薑三片，二面蘸藥，細嚼嚥下，便睡。次早必瀉一行，其嗽宜止。壯人乃用之。一方不用巴豆。醫學集成

久嗽氣急知母去毛切五錢，隔紙炒，杏仁薑水泡去皮尖焙五錢，以水一鍾半，煎一鍾，食遠溫服。次以蘿蔔子、杏仁等分，爲末，米糊丸，服五十丸，薑湯下，以絕病根。鄧筆峯雜興方

妊娠子煩因服藥致胎氣不安，煩不得臥者。知母一兩，洗焙爲末，棗肉丸彈子大。每服一丸，人參湯下。醫者不識此病，作虛煩治，反損胎氣。產科鄭宗文得此

方於陳藏器本草拾遺中。用之良驗。楊歸厚產乳集驗方**妊娠腹痛**月未足如欲產之狀。用知母二兩，爲末，蜜丸梧子大。每粥飲下二十丸。陳延之小品方**溪毒射工**凡中溪毒。知母連根葉搗作散服。亦可投水搗絞汁飲一二升。夏月出行，多取其屑自隨，欲入水，先取少許投水上流，便無畏。兼辟射工。亦可煮湯浴之，甚佳。肘後良方**紫癜風疾**醋磨知母擦之。日三次。衛生易簡方○**嵌甲腫痛**知母燒存性，研，摻之。多能方

肉蓯蓉 本經上品

【釋名】肉松容吳普**黑司命**吳普〔時珍曰〕此物補而不峻。故有從容之號。從容，和緩之貌。

【集解】〔別錄曰〕肉蓯蓉生河西山谷，及代郡鴈門。五月五日采，陰乾。〔普曰〕生河西山陰地，叢生。二月至八月采。〔宏景曰〕代郡鴈門屬并州。多馬處便有之。言是野馬精落地所生。生時似肉，以作羊肉羹補虛乏極佳。亦可生噉。河南間至多。今第一出隴西。形扁黃，柔潤多花而味甘。次出北國者，形短而少花。巴東建平間亦有，而不嘉也。〔恭曰〕此乃論草蓯蓉也。陶未見肉者。今人所用亦草蓯蓉刮去花代肉蓯蓉，功力殊劣。〔保昇曰〕出肅州福祿縣沙中。三月、四月掘根，長尺餘，切取中央好者三四寸，繩穿陰乾。八月始好，皮有松子鱗甲。其草蓯蓉四月中旬采，長五六寸至一尺以來，莖圓紫色。〔大明曰〕生教落樹下，并土塹上，此即非馬交之處，陶說誤爾。又有花蓯蓉，即暮春抽苗者，力較微爾。〔頌曰〕今陝西州郡多有之，然不及西羌界中來者，肉厚而力緊。舊說是野馬遺瀝所生，今西人去大木間及土塹垣中多生，乃知自有種類爾。或疑其初生於馬瀝，後乃滋殖，如茜根生於人血之類是也。五月采取，恐老不堪，故多三月采之。〔震亨曰〕河西混一之後，今方識其眞形，何嘗有所謂鱗甲者。蓋蓯蓉罕得，人多以金蓮根用鹽盆制而爲之，又以草蓯蓉充之，用者宜審。〔嘉謨曰〕今人以嫩松梢鹽潤僞之。

【修治】〔斅曰〕凡使先須清酒浸一宿，至明，以棕刷去沙土浮甲，劈破中心，去白膜一重，如竹絲草樣。有此，能隔人心前氣不散，令人上氣也。以甑蒸之，從午至酉取出，又用酥炙得所。

【氣味】甘，微溫，無毒。〔別錄曰〕酸、鹹。〔普曰〕神農、黃帝：鹹。雷公：酸。李當之：小溫。

【主治】五勞七傷，補中，除莖中寒熱痛，養五臟，強陰，益精氣，多子，婦人癥瘕。久服輕身。本經**除膀胱邪氣腰痛，止痢。**別錄**益髓，悅顏色，延年，大補壯陽，日御過倍，治女人血崩。**甄權**男子絕陽不興，女人絕陰不產，潤五臟，長肌肉，暖腰膝，男子洩精血遺瀝，女子帶下陰痛。**大明

【發明】〔好古曰〕命門相火不足者，以此補之，乃腎經血分藥也。凡服蓯蓉以治腎，必妨心。〔震亨曰〕峻補精血。驟用反動大便滑也。〔斅曰〕強筋健髓，以蓯蓉、鱓魚二味爲末，黃精汁丸服之，力可十倍。此說出乾寧記。〔頌曰〕西人多用作食。只刮去鱗甲，以酒浸洗去黑汁，薄切，合山芋、羊肉作羹，極美好，益人，勝服補藥。〔宗奭曰〕洗去黑汁，氣味皆盡矣。然嫩者方可作羹，味苦。入藥少則不效。

【附方】舊一，新四。**補益勞傷**精敗面黑。用蓯蓉四兩，水煮令爛，薄細切，研精羊肉，分爲四度，下五味，以米煮粥空心食。藥性論**腎虛白濁**肉蓯蓉、鹿茸、山藥、白茯苓等分，爲末，米糊丸梧子大。棗湯每下三十丸。聖濟總錄**汗多便閟**老人虛人皆可用。肉蓯蓉酒浸

焙二兩。研沉香末一兩。爲末。麻子仁汁打糊丸梧子大。每服七八丸。白湯下。濟生方

消中易飢 肉蓯蓉、山茱萸、五味子爲末。蜜丸梧子大。每鹽酒下二十丸。醫學指南

破傷風病 口禁身強。肉蓯蓉切片曬乾。用一小盞。底上穿定。燒烟于瘡上熏之。累效。衛生總錄

列當 宋開寶

【釋名】栗當 開寶 **草蓯蓉** 開寶 **花蓯蓉** 日華

【集解】 〔志曰〕列當生山南巖石上。如藕根。初生。掘取陰乾用。〔保昇曰〕原州、秦州、渭州、靈州皆有之。暮春抽苗。四月中旬采取。長五六寸至一尺以來。莖圓白色。采取壓扁日乾。〔頌曰〕草蓯蓉根與肉蓯蓉極相類。刮去花壓扁以代肉者。功力殊劣。即列當也。

根【氣味】甘溫無毒。【主治】男子五勞七傷。補腰腎。令人有子。去風血。煑酒浸酒服之。 開寶

【附方】 舊一。

陽事不興 栗當好者二斤。即列當。擣篩畢。以好酒一斗浸之。經宿取起。隨性日飲之。昝殷食醫心鏡

鎖陽 補遺

【集解】 〔時珍曰〕鎖陽出肅州。按陶九成輟耕錄云。鎖陽生韃靼田地。野馬或與蛟龍遺精入地。久之發起如笋。上豐下儉。鱗甲櫛比。筋脈連絡。絕類男陽。即肉蓯蓉之類。或謂里之淫婦。就而合之。一得陰氣。勃然怒長。土人掘取洗滌。去皮薄切曬乾。以充藥貨。功力百倍於蓯蓉也。時珍疑此自有種類。如肉蓯蓉、列當。亦未必盡是遺精所生也。

【氣味】甘溫無毒。【主治】大補陰氣。益精血。利大便。虛人大便燥結者。啖之可代蓯蓉。煑粥彌佳。不燥結者勿用。 震亨 **潤燥養筋。治痿弱。** 時珍

本草綱目第十二卷上終

本草綱目草部第十二卷下

草之一 山草類

赤箭（本經上品） 天麻（宋開寶）

〔校正〕天麻係宋本重出，今併爲一。

〔釋名〕赤箭芝（藥性） 獨搖芝（抱朴子） 定風草（藥性） 離母（本經） 合離草（抱朴子） 神草（吳普） 鬼督郵（本經）

〔弘景曰〕赤箭亦是芝類。其莖如箭簳，赤色，葉生其端。根如人足，又云如芋，有十二子爲衛。有風不動，無風自搖。如此亦非俗所見。而徐長卿亦名鬼督郵。又有鬼箭，莖有羽，其主療並相似，而益大乖異，並非此赤箭也。〔頌曰〕按抱朴子云：仙方有合離草，一名獨搖芝，一名離母。所以謂之合離、離母者，此草下根如芋魁，有游子十二枚周環之，以倣十二辰也。去大魁數尺，皆有細根如白髮，雖相須而實不相連，但以氣相屬爾。如菟絲之草，下有伏菟之根，無此則絲不得上，亦不相屬也。然則赤箭之異，陶隱居已云非俗所見，菟絲之下有伏菟，亦不聞有見者，殆其種類時有神異者，而如此爾。〔時珍曰〕赤箭以狀而名，獨搖、定風以性異而名，離母、合離以根異而名，神草、鬼督郵以功而名，天麻即赤箭之根。開寶本草重出一條，詳見下。

〔集解〕別錄曰：赤箭生陳倉川谷、雍州及太山少室。三月、四月、八月采根，暴乾。〔弘景曰〕陳倉今屬雍州扶風郡。〔志曰〕天麻生鄆州、利州、太山、嶗山諸處。五月采根，暴乾。葉如芍藥而小，當中抽一莖，直上如箭簳，莖端結實，狀若續隨子。至葉枯時，子黃熟。其根連一二十枚，猶如天虋冬之類，形如黃瓜，亦如蘆菔，大小不定。彼人多生啖，或蒸煮食之。今多用鄆州者佳。〔恭曰〕赤箭是芝類。莖似箭簳，赤色，端有花葉，赤色，遠看如箭有羽。四月開花，結實似枯苦楝子，核作五六棱，中有肉如麪，日暴則枯萎。其根皮肉汁，大類天虋冬，惟無心脈爾。去根五六寸，有十餘子衛之，似芋。可生啖之，無乾服之法。〔頌曰〕赤箭今江湖間亦有之，然不中藥用。其苗如蘇恭所說。但本經云三月、四月、八月采根，不言用苗，而今方家乃三月、四月采苗，七月、八月、九月采根，與本經參差不同，難以兼著，故但從今法。又曰：天麻今汴京東西、湖南、淮南州郡皆有之。春生苗，初出若芍藥，獨抽一莖直上，高三四尺，如箭簳狀，青赤色，故名赤箭芝。莖中空，依半以上，貼莖微有尖小葉。稍頭生成穗，開花結子，如豆粒大。其子至夏不落，卻透虛入莖中，潛生土內。其根形如黃瓜，連生一二十枚，大者至重半斤，或五六兩。其皮黃白色，名曰龍皮。肉名天麻。二月、三月、五月、八月內采。初得乘潤刮去皮，沸湯略煮過，暴乾收之。嵩山、衡山人或取生者蜜煎作果食，甚珍之。〔宗奭曰〕赤箭，天麻苗也，與天麻治療不同，故後人分爲二條。〔承曰〕今醫家見用天麻，即是赤箭根。開寶本草又於中品出天麻一條，云出鄆州。今之赤箭根苗，皆自齊鄆而來者爲上。蘇頌圖經所載天麻之狀，即赤箭苗之未長大者也。赤箭用苗，有自表入裏之功；天麻用根，有自內達外之理。根則抽苗徑直而上，苗則結子成熟而落，返從簳中而下，至土而生，此粗可識其外內主治之理。今翰林沈括最爲博識，常云古方用天麻不用赤箭，用赤箭不用天麻，則天麻、赤箭本爲一物明矣。〔機曰〕赤箭、天麻一物也。經分爲二，以根與苗主治不同也。產不同地者，各有所宜也。〔時珍曰〕本經止有赤箭，後人稱爲天麻。甄權藥性論云：赤箭芝一名天麻，本自明白。宋人馬志重修本草，重出天麻，遂致分辨如此。沈括筆談云：神農本草明言赤箭采根。後人謂其根如箭，疑當用莖，蓋不然也。譬如鳶尾、牛膝，皆因其莖葉相似，則用其根，何足疑哉。上品五芝之外，補益上藥，赤箭爲第一。世人惑於天麻之說，遂止用之治風，良可惜哉。沈公此說雖是，但根莖並皆可用。天麻子從莖中落下，俗名還筒子。其根暴乾，肉色堅白，如羊角色，呼羊角天麻；蒸過黃皺如乾瓜者，俗呼醬瓜天麻，皆可用者。一種形尖而空，薄如玄參狀者，不堪用。抱朴子云：獨搖芝生高山深谷之處，所生左右無草。其莖大如手指，赤如丹素。葉似小莧。根有大魁，如斗。細者如雞子，十二枚繞之。人得大者服之延年。按此乃天麻中一種神異者，如人參中之神參也。斅曰：凡使天麻勿用御風草，二物相似，只是葉莖不同。御風草根莖斑，葉背白有青點。使御風草即勿使天麻。若同用，令人有腸結之患。

【正誤】藏器曰：天麻生平澤，似馬鞭草，節節生紫花。花中有子，如葥子。子性寒，作飲去熱氣。莖葉搗傅癰腫。承曰：藏器所說與赤箭不相干，乃別一物也。時珍曰：陳氏所說乃一種天麻草，是益母草之類是也。嘉祐本草誤引入天麻下，耳今正其誤。

【修治】斅曰：修事天麻十兩，剉安于瓶中，用蒺藜子一鎰，緩火熬焦，蓋于天麻上，以三重紙封繫。從巳至未取出，蒺藜炒過，蓋繫如前，凡七遍。用布拭上氣汗，刀劈焙乾，單搗用。若用御風草亦同此法。時珍曰：此乃治風痹藥，故如此修事也。若治肝經風虛，惟洗淨以溼紙包，於糠火中煨熟，取出切片，酒浸一宿，焙乾用。

赤箭【氣味】辛，溫，無毒。志曰：天麻辛，平，無毒。大明曰：甘，暖。權曰：赤箭芝一名天麻，味甘，平，無毒。好古曰：苦，平，陰中之陽也。【主治】殺鬼精物，蠱毒惡氣。久服益氣力，長陰肥健。本經　輕身增年。消癰腫，下支滿，寒疝下血。別錄　天麻主諸風溼痹，四肢拘攣，小兒風癇驚氣，利腰膝，強筋力。久服益氣，輕身長年。開寶　治冷氣癟痹，癱瘓不隨，語多恍惚，善驚失志。甄權　助陽氣，補五勞七傷，鬼疰，通血脈，開竅。服食無忌。大明　治風虛眩運頭痛。元素

【發明】杲曰：肝虛不足者，宜天麻、芎藭以補之。其用有四：療大人風熱頭痛，小兒風癇驚悸，諸風麻痹不仁，風熱語言不遂。時珍曰：天麻乃肝經氣分之藥。素問云：諸風掉眩，皆屬于木。故天麻入厥陰之經而治諸病。按羅天益云：眼黑頭眩，風虛內作，非天麻不能治。天麻乃定風草，故為治風之神藥。今有久服天麻藥，遍身發出紅丹者，是其祛風之驗也。宗奭曰：天麻須別藥相佐使，然後見其功，仍須加而用之。人或蜜漬為果，或蒸煮食，當深思則得矣。

【附方】新二。天麻丸　消風化痰，清利頭目，寬胸利膈。治心忪煩悶，頭運欲倒，項急，肩背拘倦，神昏多睡，肢節煩痛，皮膚瘙癢，偏正頭痛，鼻齆，面目虛浮，並宜服之。天麻半兩，芎藭二兩，為末，煉蜜丸如芡子大。每食後嚼一丸，茶酒任下。普濟方　腰腳疼痛　天麻、半夏、細辛各二兩，絹袋二箇，各盛藥令勻，蒸熱交互熨痛處，汗出則愈。數日再熨。衛生易簡方

還筒子【主治】定風補虛，功同天麻。時珍

【附方】新一。益氣固精　補血黑髮，益壽，有奇效。還筒子半兩，芡實半兩，金銀花二兩，破故紙酒浸，春三、夏一、秋二、冬五日，焙研末二兩，各研末，蜜糊丸梧子大。每服五十丸，空心鹽湯溫酒任下。鄭西泉所傳方。鄧才雜興方

朮　直律反。本經上品

【釋名】山薊本經　楊枹音孚　枹薊爾雅　馬薊綱目　山薑別錄　山連別錄　吃力伽日華　時珍曰：按六書本義，朮字篆文，象其根幹枝葉之形。吳普本草一名山芥，一名天薊。因其葉似薊，而味似薑、芥也。西域謂之吃力伽，故外臺祕要有吃力伽散。揚州之域多種白朮，其狀如枹，故有楊枹及枹薊之名，今人謂之吳朮是也。枹乃鼓槌之名。古方二朮通用，後人始

有蒼白之分。詳見下。

【集解】別錄曰：朮生鄭山山谷、漢中、南鄭。二月、三月、八月、九月采根，暴乾。宏景曰：鄭山，即南鄭也。今處處有，以蔣山、白山、茅山者為勝。十一月、十二月采者好，多脂膏而甘。其苗可作飲，甚香美。朮有兩種：白朮葉大有毛而作椏，根甜而少膏，可作丸散用；赤朮葉細無椏，根小苦而多膏，可作煎用。東境朮大而無氣烈，不任用。今市人賣者，皆以米粉塗令白，非自然矣，用時宜刮去之。頌曰：朮今處處有之，以茅山、嵩山者為佳。春生苗，青色無椏。莖作蒿幹狀，青赤色，長三二尺以來。夏開花，紫碧色，亦似刺薊花，或有黃白色者。入伏後結子，至秋而苗枯。根似薑而旁有細根，皮黑，心黃白色，中有膏液紫色。其根乾而澀，並通用。陶隱居言朮有二種，則爾雅所謂枹薊，即白朮也。今白朮生杭、越、舒、宣州高山崗上，葉葉相對，上有毛，方莖，莖端生花，淡紫碧紅數色，根作椏生。二月、三月、八月、九月采，暴乾用。以大塊紫花為勝。古方所用朮者，皆白朮也。宗奭曰：蒼朮長如大小指，肥實，皮色褐，其氣味辛烈，須米泔浸洗去皮用。白朮粗促，色微褐，其氣亦微辛苦而不烈。古方及本經止言朮，不分蒼、白二種，亦宜兩審。時珍曰：蒼朮，山薊也，處處山中有之。苗高二三尺，其葉抱莖而生，梢間葉似棠梨葉，其腳下葉有三五叉，皆有鋸齒小刺。根如老薑之狀，蒼黑色，肉白有油膏。白朮，枹薊也，吳越有之。人多取根栽蒔，一年即稠。嫩苗可茹，葉稍大而有毛。根如指大，狀如鼓槌，亦有大如拳者。彼人剖開暴乾，謂之削朮，亦曰片朮。陳自良言白而肥者是浙朮，瘦而黃者是幕阜山所出，其力劣。昔人用朮不分赤白。自宋以來，始言蒼朮苦辛氣烈，白朮苦甘氣和，各自施用，亦頗有理。並以秋采者佳，春采者虛軟易壞。嵇含南方草木狀云：藥有吃力伽，即朮也。瀕海所產，一根有至數斤者，采餌尤良。嘉謨曰：浙朮俗名雲頭朮，種平壤，頗肥大，由糞力也，易潤油。歙朮俗名狗頭朮，雖瘦小，得土氣充也，甚燥白，勝于浙朮。寧國、昌化、池州者並同歙朮，境相鄰也。

白朮

【氣味】甘，溫，無毒。別錄曰：甘。權曰：甘辛。杲曰：味苦而甘，性溫，味厚氣薄，陽中陰也，可升可降。好古曰：入手太陽、少陰，足太陰、陽明、少陰、厥陰六經。之才曰：防風、地榆為之使。權曰：忌桃、李、菘菜、雀肉、青魚。嘉謨曰：咀後人乳汁潤之，制其性也。脾病以陳壁土炒過，竊土氣以助脾也。

【主治】風寒溼痺，死肌痙疸，止汗除熱，消食，作煎餌。久服，輕身延年不飢。本經 主大風在身面，風眩頭痛，目淚出，消痰水，逐皮間風水結腫，除心下急滿，霍亂吐下不止，利腰臍間血，益津液，暖胃消穀嗜食。別錄 治心腹脹滿，腹中冷痛，胃虛下利，多年氣痢，除寒熱，止嘔逆。甄權 反胃，利小便，主五勞七傷，補腰膝，長肌肉，治冷氣，痃癖氣塊，婦人冷癥瘕。大明 除溼益氣，和中補陽，消痰逐水，生津止渴，止瀉痢，消足脛溼腫，除胃中熱、肌熱。得枳實，消痞滿氣分。佐黃芩，安胎清熱。元素 理中益脾，補肝風虛，主舌本強，食則嘔，胃脘痛，身體重，心下急痛，心下水痞。衝脈為病，逆氣裏急，臍腹痛。好古

【發明】好古曰：本草無蒼白朮之名。近世多用白朮，治皮間風，止汗消痰，補胃和中，利腰臍間血，通水道。上而皮毛，中而心胃，下而腰臍。在氣主氣，在血主血。無汗則發，有汗則止。與黃耆同功。元素

曰白朮除溼益燥和中補氣其用有九溫中一也去脾胃中溼二也除胃中熱三也強脾胃進飲食四也和胃生津液五也止肌熱六也四肢困倦嗜臥目不能開不思飲食七也止渴八也安胎九也凡中焦不受溼不能下利必須白朮以逐水益脾非白朮不能去溼非枳實不能消痞故枳朮丸以之為君〔機曰〕脾惡溼溼勝則氣不得施化津何由生故曰膀胱者津液之府氣化則能出焉用白朮以除其溼則氣得周流而津液生矣

〔附方〕舊二十七新四

枳朮丸 消痞強胃久服令人食自不停也白朮一兩黃壁土炒過去土枳實麩炒去麩一兩為末荷葉包飯燒熟搗和丸梧子大每服五十丸白湯下氣滯加橘皮一兩有火加黃連一兩有痰加半夏一兩有寒加乾薑五錢木香三錢有食加神麴麥蘗各五錢潔古家珍

枳朮湯 心下堅大如盤邊如旋盃水飲所作寒氣不足則手足厥逆腹滿脅鳴相逐陽氣不通即肢冷陰氣不通即骨疼陽前通則惡寒陰前通則痹不仁陰陽相得其氣乃行大氣一轉其氣乃散實則失氣虛則遺尿名曰氣分宜此主之白朮一兩枳實七個水五升煑三升分三服腹中軟即散仲景金匱玉函

白朮膏 飲食滋補止久泄痢上好白朮十兩切片入瓦鍋內水淹過二寸文武火煎至一半傾汁入器內以渣再煎如此三次乃取前後汁同熬成膏入器中一夜傾去上面清水收之每服二三匙蜜湯調下千金良方

參朮膏 治一切脾胃虛損益元氣白朮一斤人參四兩切片以流水十五碗浸一夜桑柴文武火煎取濃汁熬膏入煉蜜收之每以白湯點服集簡方

胸膈煩悶 白朮末水服方寸匕千金方

心下有水 白朮三兩澤瀉五兩水三升煎一升半分三服梅師方

五飲酒癖 一留飲水停心下二癖飲水在兩脅下三痰飲水在胃中四溢飲水在五臟間五流飲水在腸間皆因飲食冒寒或飲茶過多致此倍朮丸用白朮一斤乾薑炒桂心各半斤為末蜜丸梧子大每溫水服二三十丸惠民和劑局方

四肢腫滿 白朮三兩㕮咀每服半兩水一盞半大棗三枚煎九分溫服日三四服不拘時候本事方

中風口噤 不知人事白朮四兩酒三升煑取一升頓服千金方

產後中寒 遍身冷直口噤不識人白朮四兩澤瀉一兩生薑五錢水一升煎服至寶方

頭忽眩運 經久不瘥四體漸羸飲食無味好食黃土用朮三斤麴三斤搗篩酒和丸梧子大每飲服二十丸日三服忌菘菜桃李青魚外臺祕要

溼氣作痛 白朮切片煎汁熬膏白湯點服集簡方

中溼骨痛 朮一兩酒三盞煎一盞頓服不飲酒以水煎之三因良方

婦人肌熱 血虛者吃力伽散用白朮白茯苓白芍藥各一兩甘草半兩為散薑棗煎服王燾外臺祕要

小兒蒸熱 脾虛羸瘦不能飲食方同上

風瘙癮疹 白朮為末酒服方寸匕日二服千金方

面多䵟䵳 雀卵色苦酒漬朮日日拭之極效肘後方

自汗不止 白朮末飲服方寸匕日二服千金方

脾虛盜汗 白朮四兩切片以一兩同牡蠣炒一兩同石斛炒一兩同麥麩炒揀朮為末每服三錢食遠粟米湯下日三服丹溪方

老小虛汗 白朮五錢小麥一撮水煑乾去麥為末用黃耆湯下一錢全幼心鑑

產後嘔逆 別無他疾者白朮一兩二錢生薑一兩五錢酒水各二升煎一升分三服婦人良方

脾虛脹滿 脾氣不和冷氣客于中壅遏不通是為脹滿寬中丸用白朮二兩橘皮四兩為末酒糊丸梧子大每食前木香湯送下三十丸效指迷方

脾虛洩瀉 白朮五錢白芍藥一兩冬月用肉豆蔻煨為末米飯丸梧子大每米飲下五十丸日二服丹溪心法

溼瀉暑瀉 白朮車前子等分炒為末白湯下二三錢簡便方

久瀉滑腸

白朮炒、茯苓各一兩，糯米炒二兩，爲末，棗肉拌食，或丸服之。簡便方

老小滑瀉　白朮半斤，黃土炒過，山藥四兩炒，爲末，飯丸。量人大小，米湯服。或加人參三錢。瀕湖集簡方

老人常瀉　白朮二兩，黃土拌蒸，焙乾去土，蒼朮五錢，泔浸炒，茯苓一兩，爲末，米糊丸梧子大，每米湯下七八十丸。簡便方

小兒久瀉　脾虛，米穀不化，不進飲食。溫白丸：用白朮炒二錢半，半夏麴二錢半，丁香半錢，爲末，薑汁麪糊丸黍米大。每米飲隨大小服之。全幼心鑑

瀉血萎黃　腸風痔漏，脫肛瀉血，面色萎黃，積年不瘥者。白朮一斤，黃土炒過，研末，乾地黃半斤，飯上蒸熟，搗和，乾則入少酒，丸梧子大。每服十五丸，米飲下，日三服。普濟方

孕婦束胎　白朮、枳殼麩炒等分，爲末，燒飯丸梧子大。一月一日，每食前溫水下三十丸。胎瘦則易產也。保命集

牙齒日長　漸至難食，名髓溢病。白朮煎湯，漱服取效，即愈也。張銳雞峯備急良方

蒼朮【釋名】**赤朮**別錄　**山精**抱朴　**仙朮**綱目　**山薊**

【時珍曰】異術言朮者，山之精也。服之令人長生辟穀，致神仙，故有山精、仙朮之號。朮有赤、白二種，主治雖近，而性味止發不同。本草不分蒼、白，亦未可據。今將本經并別錄、甄權、大明四家所說功用參攷，分別各自附方，庶使用者有所依憑。

【修治】【大明曰】用朮以米泔浸一宿，入藥。【宗奭曰】蒼朮辛烈，須米泔浸洗，再換泔浸二日，去上粗皮用。【時珍曰】蒼朮性燥，故以糯米泔浸去其油，切片焙乾用。亦有用脂麻同炒，以制其燥者。

【氣味】**苦，溫，無毒。**【別錄曰】甘。【權曰】甘、辛。【時珍曰】白朮甘而微苦，性溫而和；赤朮甘而辛烈，性溫而燥，陰中陽也。可升可降，入足太陰、陽明，手太陰、陽明、太陽之經。○忌同白朮。

【主治】**風寒濕痺，死肌痙疸。作煎餌久服，輕身延年不飢。**本經　**主頭痛，消痰水，逐皮間風水結腫，除心下急痛，及霍亂吐下不止，暖胃消穀嗜食。**別錄　**除惡氣，弭災沴。**宏景　**主大風𤸷痺，心腹脹痛，水腫脹滿，除寒熱，止嘔逆下泄冷痢。**甄權　**治筋骨軟弱，痃癖氣塊，婦人冷氣癥瘕，山嵐瘴氣溫疾。**大明　**明目，暖水臟。**劉完素　**除濕發汗，健胃安脾，治痿要藥。**李杲　**散風益氣，總解諸鬱。**震亨　**治濕痰留飲，或挾瘀血成窠囊，及脾濕下流，濁瀝帶下，滑瀉腸風。**時珍

【發明】【宗奭曰】蒼朮氣味辛烈，白朮微辛，苦而不烈。古方及本經止言朮，未分蒼、白，只緣陶隱居言朮有兩種，自此人多貴白者，往往將蒼朮置而不用。如古方平胃散之類，蒼朮爲最要藥，功效尤速。殊不詳本草原無白朮之名。嵇康曰：聞道人遺言，餌朮、黃精，令人久壽，亦無白字。用宜兩審。【杲曰】本草但言朮，不分蒼、白。而蒼朮別有雄壯上行之氣，能除濕，下安太陰，使邪氣不傳入脾也。以其經泔浸火炒，故能出汗，與白朮止汗特異，用者不可以此代彼。蓋有止發之殊，其餘主治則同。【元素曰】蒼朮與白朮主治同，但比白朮氣重而體沉，若除上濕發汗，功最大；若補中焦，除脾胃濕，力少不如白朮。腹中窄狹者，須用之。【震亨曰】蒼朮治濕，上中下皆有可用。又能總解諸鬱。痰、火、濕、食、氣、血六鬱，皆因傳化失常，不得升降，病在中焦，故藥必兼升降。將欲升之，必先降之；將欲降之，必先升之。故蒼朮爲足陽明經藥，氣味辛烈，強胃強脾，發穀之氣，能徑入諸經，疏洩陽明之濕，通行斂澀，香附乃陰中快氣之藥，下氣最速，一升一降，故鬱散而平。【楊士瀛曰】脾精不禁，小便漏濁淋不止，腰背酸疼，宜

用蒼朮以斂脾精精生于穀故也〔宏景曰〕白朮少膏可作丸散赤朮多膏可作煎用昔劉涓子挼取其精而丸之名守中金丸可作長生〔頌曰〕服食多單餌朮或合白茯苓或合石菖蒲並擣末佰日水服晩再進久久彌佳斷取生朮去土水浸再三煎如飴糖酒調飲之更善今茅山所造朮煎是此法也陶隱居言取其精丸之今乃是膏煎恐非眞也〔愼微曰〕梁庾肩吾答陶隱居賁朮煎啟云綠葉抽條紫花標色百邪外禦六府內充山精見書華神在錄木榮火謝盡采擷之難啟旦移申窮淋漉之劑又謝朮蒸啟云味重金漿芳蹦王液足使坐致延生伏深銘感又葛洪抱朴子內篇云南陽文氏漢末逃難壺山中飢困欲死有人教之食朮遂不飢數十年乃還鄉里顏色更少氣力轉勝故朮一名山精神農藥經所謂必欲長生常服山精是也〔時珍曰〕按吐納經云紫微夫人朮序云吾察草木之勝速益于己者並不及朮之多驗也可以長生久視遠而更靈山林隱逸得服朮者五嶽比肩又

神仙傳云陳子皇得餌朮要方其妻姜氏得疲病服之自愈顏色氣力如二十時也時珍謹按已上諸說皆似蒼朮不獨白朮今服食家亦呼蒼朮爲仙朮故皆列于蒼朮之後又張仲景辟一切惡氣用赤朮同豬蹄甲燒烟陶隱居亦言朮能除惡氣彊災診故今病疫及歲旦人家往往燒蒼朮以辟邪氣類編載越民高氏妻病恍惚譫語亡夫之鬼憑之其家燒蒼朮烟鬼遽求去夷堅志載江西一士人爲女妖所染其鬼將別曰君爲陰氣所侵必當暴泄但多服平胃散爲良中有蒼朮能去邪也許叔微本事方云微患飲癖三十年始因少年夜坐寫文左向伏几是以飲食多墜左邊中夜必飲酒數杯又向左臥壯時不覺三五年後覺酒止從左下有聲脅痛食減嘈雜飲酒半杯卽止十數日必嘔酸水數升暑月止右邊有汗左邊絕無遍訪名醫及海上方閒或中病止得月餘復作其補如天雄附子礜石輩利如牽牛甘遂大戟備嘗之矣自揣必有澼囊如水之有科臼不盈科不行但清者可行而濁者停滯無路以決之故積至五七日必嘔而去脾土惡溼而水則流溼莫若燥脾以去溼崇土以塡科臼乃悉屏諸藥只以蒼朮一斤去皮切片爲末油麻半兩水二錢研濾汁大棗五十枚煮去皮核搗和丸梧子大每日空腹溫服五十丸增至一二百丸忌桃李雀肉服三月而疾除自此常服不嘔不痛胸膈寬利飲啖如故暑月汗亦周身燈下能書細字皆朮之力也初服時必覺微燥以山卮子末沸湯點服解之久服亦自不燥矣

附方　舊三新三十

服朮法　烏髭髮駐顏色壯筋骨明耳目除風氣潤肌膚久服令人輕捷蒼朮不計多少米泔水浸三日逐日換水取出刮去黑皮切片暴乾慢火炒黃細擣爲末每一斤用蒸過白茯苓末半斤煉蜜和丸梧子大空心臥時熱水下十五丸別用朮末六兩甘草末一兩拌和作湯點之呑丸尤妙忌桃李雀蛤及三白諸血經驗方

蒼朮膏　鄧才筆峰雜興方除風溼健脾胃變白駐顏補虛損大有功效蒼朮新者刮去皮薄切米泔水浸二日一日一換取出以井華水浸過二寸春秋五日夏三日冬七日漉出以生絹袋盛之放在一半原水中揉洗津液出紐乾將渣又搗爛袋盛于一半原水中揉至汁盡爲度將汁入大砂鍋中慢火熬成膏每一斤入白蜜四兩熬二灶香每膏一斤入水澄白茯苓末半斤攪勻瓶收每服三匙侵早臨臥各一服以溫酒送下忌醋及酸物桃李雀蛤菘菜青魚等物○吳球活人心統蒼朮膏治脾經溼氣少食足腫無力傷食酒色過度勞逸有傷骨熱用鮮白蒼朮二十斤浸刮去粗皮曬切以米泔浸一宿取出同溪水一石大砂鍋慢火煎半乾去渣再入石南葉三斤刷去紅衣楮實子一斤川當歸半斤甘草四兩切同煎黃色漉去渣再煎如稀粥乃入白蜜三斤熬成膏每服三五錢空心好酒調服

蒼朮丸　薩謙齋瑞竹堂方云清上實下兼治內外障服茅山蒼朮洗刷淨一斤分爲四分用酒醋糯泔童尿

各浸三日一日一換取出洗搗曬焙以黑脂麻同炒香共爲末酒煮麪糊丸梧子大每空心白湯下五十丸○李仲南永類方八制蒼朮丸疏風順氣養腎治腰脚溼氣痹痛蒼朮一斤洗刮淨分作四分用酒醋米泔鹽水各浸三日曬乾又分作四分用川椒紅茴香補骨脂黑牽牛各一兩同炒香揀去不用只取朮研末醋糊丸梧子大每服五十丸空心鹽酒送下五十歲後加沉香末一兩

蒼朮散 治風溼常服壯筋骨明目蒼朮一斤粟米泔浸過竹刀刮去皮半斤以無灰酒浸半斤以童子小便浸春五夏三秋七冬十日取出淨地上掘一坑炭火煅赤去炭將浸藥酒傾入坑內卻放朮在中以瓦器蓋定泥封一宿取出爲末每服一錢空心溫酒或鹽湯下○萬表積善堂方六制蒼朮散治下元虛損偏墜莖痛茅山蒼朮刮淨六斤分作六分一斤倉米泔浸二日炒一斤酒浸二日炒一斤青鹽半斤炒黃去鹽一斤小茴香四兩炒黃去茴一斤大茴香四兩炒黃去茴一斤用桑椹子汁浸二日炒取朮爲末每服三錢空心溫酒下

固眞丹 瑞竹堂方固眞丹燥溼養脾助胃固眞茅山蒼朮刮淨一斤分作四分一分青鹽一兩炒一分川椒一兩炒一分川楝子一兩炒一分小茴香破故紙各一兩炒並揀朮研末酒煮麪糊丸梧子大每空心米飲下五十丸○乾坤生意平補固眞丹治元臟久虛遺精白濁婦人赤白帶下崩漏金州蒼朮刮淨一斤分作四分一分川椒一兩炒一分破故紙一兩炒一分茴香食鹽各一兩炒一分川楝肉一兩炒取淨朮爲末入白茯苓末二兩酒洗當歸末二兩酒煮麪糊丸梧子大每空心鹽酒下三十丸

固元丹 治元臟久虛遺精白濁五淋及小腸膀胱疝氣婦人赤白帶下血崩便血等疾以小便頻數爲效好蒼朮刮淨一斤分作四分一分小茴香食鹽各一兩同炒一分川椒補骨脂各一兩同炒一分川烏頭川楝子肉各一兩同炒一分用醕醋老酒各半斤同煮乾焙連同炒藥通爲末用酒煮糊丸梧子大每服五十丸男以溫酒女以醋湯空心下此高司法方也王璆百一選方

少陽丹 蒼朮米泔浸半日刮皮曬乾爲末一斤地骨皮溫水洗淨去心曬研一斤熟桑椹二十斤入甆盆揉爛絹盛壓汁和末如糊傾入盤內日曬夜露采日精月華待乾研末煉蜜和丸赤小豆大每服二十丸無灰酒下日三服一年變髮返黑三年面如童子劉松石保壽堂方

交感丹 補虛損固精氣烏髭髮此鐵甕城申先生方也久服令人有子茅山蒼朮刮淨一斤分作四分用酒醋米泔鹽湯各浸七日曬研川椒紅小茴香各四兩炒研陳米糊和丸梧子大每服四十丸空心溫酒下聖濟總錄

交加丸 升水降火除百病蒼朮刮淨一斤分作四分一分米泔浸炒一分鹽水浸炒一分川椒炒一分破故紙炒黃蘗皮刮淨一斤分作四分一分酒炒一分童尿浸炒一分小茴香炒一分生用揀去各藥只取朮蘗爲末煉蜜丸梧子大每服六十丸空心鹽湯下鄧才筆峯雜興方

坎離丸 滋陰降火開胃進食強筋骨去溼熱用蒼朮刮淨一斤分作四分一分川椒一兩炒一分破故紙一兩炒一分五味子一兩炒一分川芎藭一兩炒只取朮研末川蘗皮四斤分作四分一斤酥炙一斤人乳汁炙一斤童尿炙一斤米泔炙各十二次研末和勻煉蜜丸梧子大每服三十丸早用酒午用茶晚用白湯下積善堂方

不老丹 補脾益腎服之七十亦無白髮茅山蒼朮刮淨米泔浸軟切片四斤一斤酒浸焙一斤醋浸焙一斤鹽四兩炒一斤椒四兩炒赤白首烏各二斤泔浸竹刀刮切以黑豆紅棗各五升同蒸至豆爛曝乾地骨皮去骨一斤各取淨末以桑椹汁和成劑鋪盆內汁高三指日曬夜露取日月精華待乾以石臼搗末煉蜜和丸梧子大每空心酒服一百丸此皇甫敬之方也王海藏醫壘元戎

靈芝丸 治脾腎氣虛添補精髓通利耳目蒼朮一斤米泔水浸春夏五日秋冬七日逐日換水竹刀刮皮切曬石臼爲末棗肉蒸和丸梧子大每服三五十

丸，棗湯空心服。奇效良方。**補脾滋腎** 生精強骨，眞仙方也。蒼朮去皮五斤，爲末，米泔水漂，澄取底用。脂麻二升半，去殼研爛，絹袋濾去渣，澄漿拌朮，暴乾。每服三錢，米湯或酒空心調服。孫氏集效方。**面黃食少** 男婦面無血色，食少嗜臥。蒼朮一斤，熟地黃半斤，乾薑炮各一兩，春秋七錢，夏五錢，爲末，糊丸梧子大。每溫水下五十丸。濟生拔萃方。**小兒癖疾** 蒼朮四兩，爲末，羊肝一具，竹刀批開，撒朮末，線縛，入砂鍋煮熟，搗作丸服。生生編。**食生米** 男子婦人因食生熟物留滯腸胃，遂至生蟲，久則好食生米，否則終日不樂，至憔悴萎黃，不思飲食，以害其生。用蒼朮米泔水浸一夜，剉焙爲末，蒸餅丸梧子大。每服五十丸，食前米飲下，日三服。益昌伶人劉清嘯，一娼名曰花翠，年逾笄病此，惠民局監趙尹以此治之，兩旬而愈。蓋生米留滯，腸胃受溼，則穀不磨而成此疾。蒼朮能去溼暖胃消穀也。楊氏家藏經驗方。**腹中虛冷** 不能飲食，食輒不消，羸弱生病。朮二斤，麴一斤，炒爲末，蜜丸梧子大。每服三十丸，米湯下，日三服。大冷加乾薑三兩，腹痛加當歸三兩，羸弱加甘草二兩。肘後方。**脾溼水瀉** 注下困弱，無力，水穀不化，腹痛甚者。蒼朮二兩，芍藥一兩，黃芩半兩，淡桂二錢。每服一兩，水一盞半，煎一盞，溫服。脈弦頭微痛，去芍藥，加防風二兩。保命集。**暑月暴瀉** 壯脾溫胃，飲食所傷。麴朮丸：用神麴炒，蒼朮米泔浸一夜焙，等分，爲末，糊丸梧子大。每服三五十丸，米飲下。和劑局方。**飧瀉久痢** 椒朮丸：用蒼朮二兩，川椒一兩，爲末，醋糊丸梧子大。每服二十丸，食前溫水下。惡痢久者，加桂。保命集。**脾溼下血** 蒼朮二兩，地榆一兩，分作二服，水二盞，煎一盞，食前溫服。久痢虛滑，以此下桃花丸。保命集。**腸風下血** 蒼朮不拘多少，以皁角挼濃汁浸一宿，煮乾，焙研爲末，麪糊丸如梧子大。每服五十丸，空心米飲下，日三服。婦人良方。**溼氣身痛** 蒼朮泔浸切，水煎取濃汁熬膏，白湯點服。簡便方。**補虛明目** 健骨和血。蒼朮泔浸四兩，熟地黃焙二兩，爲末，酒糊丸梧子大。每溫酒下三五十丸，日三服。普濟方。**青盲雀目** 聖惠方：用蒼朮四兩，泔浸一夜，切焙研末。每服三錢，豬肝三兩，批開摻藥在內，紮定，入粟米一合，水一碗，砂鍋煮熟，熏眼，臨臥食肝飲汁，不拘大人小兒皆治。○又方：不計時月久近，用蒼朮二兩，泔浸焙搗爲末。每服一錢，以好羊子肝一斤，竹刀切破，摻藥在內，麻紮，以粟米泔煮熟，待冷食之，以愈爲度。**眼目昏濇** 蒼朮半斤，泔浸七日，去皮切焙，木賊各二兩，爲末。每服一錢，茶酒任下。聖惠方。**嬰兒目濇** 不開，或出血。蒼朮二錢，入豬膽中紮煮，將藥氣熏眼後，更嚼取汁與服妙。幼幼新書。**風牙腫痛** 蒼朮鹽水浸過，燒存性研末，揩牙，去風熱。普濟方。**臍蟲怪病** 腹中如鐵石，臍中水出，旋變作蟲行，遶身匝癢難忍，撥掃不盡。用蒼朮濃煎湯沐之，仍以蒼朮末入麝香少許，水調服。夏子益奇疾方。

苗

【主治】作飲甚香，去水。 宏景 **亦止自汗。**

狗脊 本經中品

【釋名】**強膂** 別錄 **扶筋** 別錄 **百枝** 本經 **狗青** 吳普 恭曰：此藥苗似貫衆，根長多歧，狀如狗之脊骨，而肉作青綠色，故以名之。時珍曰：強膂、扶筋，以功名也。別錄又名扶蓋，乃扶筋之誤。本經狗脊一名百枝，別錄萆薢一名赤節，而吳普本草謂百枝爲萆薢，赤節爲狗脊，皆似誤也。

【集解】別錄曰：狗脊生常山川谷。二月、八月采根，曝乾。普曰：狗脊如萆薢，莖節如竹有刺，葉圓赤，根黃白，亦如竹根，毛有刺。岐伯經云：莖無節，葉端圓青赤，皮白有赤脈。宏景曰：今山野處處有之，與菝葜相似而小異。其莖葉小肥，其節疏，其莖大直，上有刺，葉圓有赤脈，根凸凹巃嵸如羊角，強細者是頌曰：今太行山、淄、溫、眉州亦有之。苗尖細碎青色，高一尺以來，無花。其莖葉似貫衆而細。其根黑色，長三四寸，多歧，似狗之脊骨，大有兩指許。其肉青綠色。春秋采根暴乾。今方亦有用金毛者。陶氏所說乃有刺萆薢，非狗脊也。今江左俗猶用之。斅曰：凡使狗脊，勿用透山藤根，形狀一般，只是入頂苦，不可餌也。時珍曰：狗脊有二種：一種根黑色，如狗脊骨；一種有金黃毛，如狗形，皆可入藥。其莖細而葉花兩兩對生，正似大葉蕨，比貫衆葉有齒，面背皆光。其根大如拇指，有硬黑鬚簇之。吳普、陶宏景所說根苗，皆是菝葜；蘇恭、蘇頌所說，即眞狗脊也。按張揖廣雅云：菝葜，狗脊也。張華博物志云：菝葜與萆薢相亂，一名狗脊。觀此則昔人以菝葜爲狗脊相承之誤久矣。然菝葜、萆薢、狗脊三者，形狀雖殊，而功用亦不甚相遠。

根 **脩治** 斅曰：凡修事，火燎去鬚，細剉了，酒浸一夜，蒸之，從巳至申，取出曬乾用。時珍曰：今人惟剉炒去毛鬚用。

氣味 苦，平，無毒。別錄曰：甘，微溫。普曰：神農：苦。桐君、黃帝、岐伯、雷公、扁鵲：甘，無毒。李當之：小溫。權曰：苦、辛，微熱。之才曰：萆薢爲之使。惡敗醬、莎草。

主治 腰背強，關機緩急，周痹寒濕膝痛，頗利老人。本經 療失溺不節，男女脚弱腰痛，風邪淋露，少氣目闇，堅脊利俛仰，女子傷中關節重。別錄 男子女人毒風軟脚，腎氣虛弱，續筋骨，補益男子。甄權 強肝腎，健骨，治風虛。時珍

附方 新四。

男子諸風 四寶丹：用金毛狗脊，鹽泥固濟，煆紅去毛，蘇木、萆薢、川烏頭生用等分，爲末，米醋和丸梧子大。每服二十丸，溫酒鹽湯下。普濟方

室女白帶 衝任虛寒。鹿茸丸：用金毛狗脊燎去毛、白蘞各一兩，鹿茸酒蒸焙二兩，爲末，用艾煎醋汁打糯米糊丸梧子大。每服五十丸，空心溫酒下。濟生方

固精強骨 金毛狗脊、遠志肉、白茯神、當歸身等分，爲末，煉蜜丸梧子大。每酒服五十丸。集簡方

病後足腫 但節食以養胃氣，外用狗脊煎湯漬洗。吳綬蘊要

貫衆 本經下品

釋名 貫節本經 貫渠本經 百頭本經 又名虎卷、扁苻 草鴟頭別錄 黑狗脊綱目 鳳尾草圖經 時珍曰：此草葉莖如鳳尾，其根一本而衆枝貫之，故草名鳳尾，根名貫衆、貫節、貫渠。渠者，魁也。吳普本草作貫中，俗名貫仲、管仲者，皆謬稱也。爾雅云：濼音灼，貫衆。卽此也。別錄一名伯萍，一名藥藻，皆字訛也。金星草一名鳳尾草，與此同名，宜互考之。

集解 別錄曰：貫衆生玄山山谷及冤句少室山。二月、八月采根陰乾。普曰：葉青黃色，兩兩相對。莖有黑毛叢生，冬夏不死。四月花白，七月實黑，聚相連卷旁生。三月、八月采根，五月采葉。保昇曰：苗似狗脊，狀如雉尾，根直多枝，皮黑肉赤，曲者名草鴟頭，所在山谷陰處則有之。頌曰：今陝西、河東州郡及荆、襄間多有之，而少有花者。春生苗赤，葉大如蕨。莖幹三稜，葉綠色似雞翎，又名鳳尾草。其根紫黑色，形如犬爪，下有黑鬚毛，又似老鴟。郭璞注爾雅云：葉員銳，莖毛黑，布地，冬不死。廣雅謂之貫節是矣。時珍曰：多生山陰近水處。數根叢生，一根數莖，莖大如節，其涎滑。其葉兩兩對生，如狗脊之葉而無鋸齒，青黃色，面深背淺。其根曲而有尖嘴，黑鬚叢簇，亦似狗脊根而大，狀如伏鴟。弘景曰：近道皆有之。葉如大蕨。其根形色毛芒，全似老鴟頭，故呼爲草鴟頭。

根 **氣味** 苦，微寒，有毒。之才曰：雚菌、赤小豆爲之使，伏石鍾乳。

主治 腹

中邪熱氣，諸毒，殺三蟲。本經 去寸白，破癥瘕，除頭風，止金瘡。別錄 爲末，水服一錢，止鼻血有效。蘇頌 治下血崩中帶下，產後血氣脹痛，斑疹毒，漆毒，骨哽，解豬病。時珍

發明 時珍曰：貫衆大治婦人血氣，根汁能制三黃，化五金，伏鍾乳，結砂制汞，且能解毒軟堅。王海藏治夏月痘出不快，快斑散用之，云貫衆有毒，而能解腹中邪熱之毒。病因內感而發之於外者多效，非古法之分經也。又黃山谷煮豆帖言：荒年以黑豆一升挼淨，入貫衆一斤，剉如骰子大，同以水煮，文火斟酌至豆熟，取出日乾，覆令展盡餘汁，簸去貫衆，每日空心啗豆五七粒，能食百草木枝葉有味可飽。又王璆百一選方言：滁州蔣教授因食鯉魚玉蟬羹，爲肋肉所哽，凡藥皆不效，或令以貫衆濃煎汁一盞，分三服，連進，至夜一咯而出。亦可爲末，水服一錢。觀此可知其軟堅之功，不但治血治瘡而已也。

附方 新十五。

鼻衄不止 貫衆根末，水服一錢。普濟方

諸般下血 腸風酒痢，血痔鼠痔下血。黑狗脊，黃者不用，須內肉赤色者，即本草貫衆也。去皮毛，剉焙爲末，每服二錢，空心米飲下。或醋糊丸梧子大，每米飲下三四十丸。或燒存性，出火毒爲末，入麝香少許，米飲服二錢。普濟方

女人血崩 貫衆半兩，煎酒服之，立止。集簡方

產後亡血 過多，心腹徹痛者。用貫衆狀如刺蝟者一個，全用不剉，只揉去毛及花萼，以好醋蘸溼，慢火炙令香熟，候冷爲末，米飲空心每服二錢，甚效。婦人良方

赤白帶下 年深，諸藥不能療者，用上方治之，亦驗。名獨聖湯。方同上

年深欬嗽 出膿血。貫衆、蘇方木等分，每服三錢，水一盞，生薑三片，煎服，日二服。○久欬漸成勞瘵：鳳尾草爲末，用魚鮓蘸食之。聖惠方

痘瘡不快 快斑散：用貫衆、赤芍藥各一錢，升麻、甘草各五分，入淡竹葉三片，水一盞半，煎七分，溫服。王海藏方

頭瘡白禿 貫衆、白芷爲末，油調塗之。○又方：貫衆燒末，油調塗。聖惠方

漆瘡作癢 油調貫衆末塗之。千金方

雞魚骨哽 貫衆、縮砂、甘草等分，爲粗末，綿包少許，含之嚥汁，久則隨痰自出。普濟方

解輕粉毒 齒縫出血，臭腫。貫衆、黃連各半兩，煎水，入冰片少許，時時漱之。陸氏積德堂方

血痢不止 鳳尾草根即貫衆五錢，煎酒服。陳解元吉言所傳。集簡方

便毒腫痛 貫衆，酒服二錢，良。多能鄙事

花 【主治】**惡瘡，令人洩。**別錄

巴戟天 本經上品

釋名 **不凋草** 日華 **三蔓草** 時珍曰：名義殊不可曉。

集解 別錄曰：巴戟天生巴郡及下邳山谷，二月八月采根，陰乾。弘景曰：今亦用建平、宜都者，根狀如牡丹而細，外赤內黑，用之打去心。恭曰：其苗俗名三蔓草。葉似茗，經冬不枯。根如連珠，宿根青色，嫩根白紫，用之亦同，以連珠多肉厚者爲勝。大明曰：紫色如小念珠，有小孔子，堅硬難擣。宗奭曰：巴戟天本有心，乾縮時偶自落，或抽去，故中心或空，非自有小孔也。今人欲要中間紫色，則多偽以大豆汁沃之，不可不察。頌曰：今江淮河東州郡亦有，但不及蜀州者佳。多生山林內。內地生者葉似麥門冬而厚大，至秋結實。今方家多以紫色爲良。蜀人云：都無紫色者。采時或用黑豆同煑，欲其色紫，殊失氣味，尤宜辨之。又有一種山葎根，正似巴戟，但色白。土人采得，以醋水煑之，乃以雜巴戟，莫能辨也。但擊破視之，中紫而鮮潔者，偽也；其中雖紫，又有微白，糝有粉色，而理小暗者，眞也。眞巴戟

嫩時亦白。乾時亦煮治使紫。力劣弱耳。

根【修治】 斅曰：凡使須用枸杞子湯浸一宿，待稍軟，漉出。再酒浸一伏時，漉出。同菊花熬焦黃，去菊花，以布拭乾用。時珍曰：今法惟以酒浸一宿，剉焙入藥。若急用。只以溫水浸軟去心也。

【氣味】辛甘微溫無毒。 大明曰：苦。之才曰：覆盆子為之使。惡雷丸、丹參、朝生。

【主治】治大風邪氣。陰痿不起。強筋骨。安五臟。補中增志。益氣。 本經 **療頭面遊風。小腹及陰中相引痛。補五勞。益精利男子。** 別錄 **治男子夜夢鬼交精洩。強陰下氣。治風癩。** 甄權 **治一切風。療水脹。** 日華 **治腳氣。去風疾。補血海。** 時珍 出仙經

【發明】 好古曰：巴戟天，腎經血分藥也。權曰：病人虛損。加而用之。宗奭曰：有人嗜酒，日須五七盃。後患腳氣甚危。或教以巴戟半兩，糯米同炒，米微轉色，去米不用。大黃一兩，剉炒，同為末。熟蜜丸，溫水服五七十丸。仍禁酒。遂愈。

【附錄】巴棘 別錄曰：味苦有毒。主惡疥瘡出蟲。生高地。葉白有刺。根連數十枚。一名女木。

遠志 本經上品

【釋名】苗名小草 本經 **細草** 本經 **棘菀** 本經 **葽繞** 本經 時珍曰：此草服之能益智強志，故有遠志之稱。世說載謝安云：處則為遠志，出則為小草。記事珠謂之醒心杖。

【集解】 別錄曰：遠志生太山及冤句川谷。四月采根葉，陰乾。弘景曰：冤句屬兗州濟陰郡，今此藥猶從彭城北蘭陵來。用之去心取皮，一斤止得三兩爾。亦入仙方用。小草狀似麻黃而青。志曰：莖葉似大青而小。比之麻黃，陶不識也。禹錫曰：按爾雅云：葽繞，棘蒬。郭璞注云：今遠志也。似麻黃，赤華，葉銳而黃，其上謂之小草。頌曰：今河陝洛西州郡亦有之。根形如蒿根，黃色。苗似麻黃而青，又如畢豆。葉亦有似大青而小者。三月開白花。根長及一尺。泗州出者花紅，根葉俱大於他處。商州出者根乃黑色。俗傳夷門出者最佳。四月采根曬乾。古方通用遠志、小草。今醫但用遠志，稀用小草。時珍曰：遠志有大葉、小葉二種。陶宏景所說者小葉也。馬志所說者大葉也。大葉者花紅。

根【修治】 斅曰：凡使須去心，否則令人煩悶。仍用甘草湯浸一宿，暴乾或焙乾用。

【氣味】苦溫無毒。 之才曰：遠志、小草得茯苓、冬葵子、龍骨良。畏珍珠、藜蘆、蜚蠊、齊蛤。弘景曰：藥無齊蛤，恐是百合也。權曰：是蠐螬也。恭曰：藥錄下卷有齊蛤，陶說非也。

【主治】欬逆傷中。補不足。除邪氣。利九竅。益智慧。耳目聰明。不忘。強志倍力。久服輕身不老。 本經 **利丈夫。定心氣。止驚悸。益精。去心下膈氣。皮膚中熱。面目黃。** 別錄 **殺天雄、附子、烏頭毒。煎汁飲之。** 之才 **治健忘。安魂魄。令人不迷。堅壯陽道。** 甄權 **長肌肉。助筋骨。婦人血噤失音。小兒客忤。** 日華 **腎積奔豚。** 好古 **治一切癰疽。** 時珍

葉【主治】益精補陰氣。止虛損夢洩。 別錄

【發明】 好古曰：遠志，腎經氣分藥也。時珍曰：遠志入足少陰腎經，非心經藥也。其功專於強志益精，治善忘。蓋精與志，皆腎經之所藏也。腎經不足，則志氣衰，不能上通于心，故迷惑善忘。靈樞經云：腎藏精，精合志。腎盛怒而不止則傷志，志傷則喜忘其前言，腰脊不可以俛仰屈伸，毛悴色夭。又云：

人之善忘者。上氣不足。下氣有餘。腸胃實而心肺虛。虛則營衛留於下。久之不以時上。故善忘也。陳言三因方遠志酒治癰疽。云有奇功。蓋亦補腎之力爾。葛洪抱朴子云。陵陽子仲服遠志二十年。有子三十七人。開書所視。記而不忘。

【附方】舊三。新四。

心孔惛塞多忘善誤。丁酉日密自至市買遠志。着巾角中。還爲末服之。勿令人知。肘後方

胸痹心痛逆氣膈中。飲食不下。小草丸用小草、桂心、乾薑、細辛、蜀椒炒出汗各三兩。附子二分炮。六物搗下篩。蜜和丸梧子大。先食米汁下三丸。日三服。不知稍增。以知爲度。忌豬肉、冷水、生葱、菜。范汪東陽方

喉痹作痛遠志肉爲末。吹之。涎出爲度。直指方

腦風頭痛不可忍。遠志末㗜鼻。宣明方

吹乳腫痛遠志焙研。酒服二錢。以滓傳之。袖珍方

一切癰疽遠志酒治一切癰疽發背。癤毒惡候。侵大有死血。陰毒在中則不痛。傳之即痛。有憂怒等氣積。怒攻則痛不可忍。傳之即不痛。或蘊熱在內。熱逼人手不可近。傳之即清涼。或氣虛冷。潰而不斂。傳之即斂。此本韓大夫宅用以救人方。極驗。若七情內鬱。不問虛實寒熱。治之皆愈。用遠志不以多少。米泔浸洗。搥去心。爲末。每服三錢。溫酒一盞調。澄少頃。飲其清。以滓傳患處。三因方

小便赤濁遠志甘草水煮半斤。茯神、益智仁各二兩。爲末。酒糊丸梧子大。每空心棗湯下五十丸。普濟良方

百脈根 唐本草

【集解】恭曰。出肅州、巴西。葉似苜蓿。花黃。根如遠志。二月、八月采根。日乾。時珍曰。按唐書作柏脈根。肅州歲貢之。千金外臺大方中亦時用之。今不復聞此。或者名稱又不同也。

根【氣味】苦。微寒。無毒。【主治】下氣止渴。去熱除虛勞。補不足。酒浸或水煮。丸散兼用。唐本

淫羊藿 本經中品

【釋名】**仙靈脾**唐本 **放杖草**日華 **棄杖草**日華 **千兩金**日華 **乾雞筋**日華 **黃連祖**日華 **三枝九葉草**圖經 **剛前**本經　弘景曰。服之使人好爲陰陽。西川北部有淫羊。一日百遍合。蓋食此藿所致。故名淫羊藿。時珍曰。豆葉曰藿。此葉似之。故亦名藿。仙靈脾、千兩金、放杖、剛前。皆言其功力也。雞筋、黃連祖。皆因其根形也。柳子厚文作仙靈毗。入臍曰毗。此物補下。於理尤通。

【集解】別錄曰。淫羊藿生上郡陽山山谷。恭曰。所在皆有。葉形似小豆而圓薄。莖細亦堅。俗名仙靈脾是也。頌曰。江東、陝西、泰山、漢中、湖湘間皆有之。莖如粟稈。葉青似杏。葉上有刺。根紫色有鬚。四月開白花。亦有紫花者。碎小獨頭子。五月采葉曬乾。湖湘出者。葉如小豆。枝莖緊細。經冬不凋。根似黃連。關中呼爲三枝九葉草。苗高一二尺許。根葉俱堪用。蜀本草言生處不聞水聲者良。時珍曰。生大山中。一根數莖。莖粗如線。高一二尺。一莖三椏。一椏三葉。葉長二三寸。如杏葉及豆藿。面光背淡。甚薄而細齒。有微刺。

根葉【修治】斅曰。凡使時呼仙靈脾。以夾刀夾去葉四畔花枝。每一斤用羊脂四兩拌炒。待脂盡爲度。

【氣味】辛。寒。無毒。普曰。神農、雷公。辛。李當之。小寒。權曰。甘。平。可單用。保昇曰。性溫。時珍曰。甘、香。微辛。溫。之才曰。薯蕷、紫芝爲之使。得酒良。

【主治】陰痿絕傷。莖中痛。利小便。益氣力。強志。本經　堅筋骨。消瘰癧赤癰。下部

有瘡。洗出蟲。丈夫久服，令人無子。別錄〔機曰〕無子字誤，當作有子。丈夫絕陽無子，女人絕陰無子，老人昏耄，中年健忘。一切冷風勞氣，筋骨攣急，四肢不仁，補腰膝，強心力。大明

【發明】〔時珍曰〕淫羊藿味甘氣香，性溫不寒，能益精氣，乃手足陽明、三焦、命門藥也。真陽不足者宜之。

【附方】舊三，新五。

仙靈脾酒 益丈夫興陽，理腰膝冷。用淫羊藿一斤，酒一斗，浸三日，逐時飲之。食醫心鏡

偏風不遂 皮膚不仁，宜服仙靈脾酒。仙靈脾一斤，細剉，生絹袋盛，于不津器中，用無灰酒二升浸之，重封，春夏三日，秋冬五日後，每日暖飲，常令醺然，不得大醉，酒盡再合。無不效驗。合時切忌雞犬婦人見。聖惠方

三焦欬嗽 腹滿不飲食，氣不順。仙靈脾、覆盆子、五味子炒各一兩，為末，煉蜜丸梧子大。每薑茶下二十丸。聖濟錄

目昏生翳 仙靈脾、生王瓜即小栝樓紅色者，等分，為末。每服一錢，茶下，日二服。聖濟總錄

病後青盲 日近者可治。仙靈脾一兩，淡豆豉一百粒，水一盞半，煎一盞，頓服即瘳。百一選方

小兒雀目 仙靈脾根、晚蠶蛾各半兩，炙甘草、射干各二錢半，為末。用羊子肝一枚，切開摻藥二錢，紮定，以黑豆一合，米泔一盞，煮熟，分二次食，以汁送之。普濟方

痘疹入目 仙靈脾、威靈仙等分，為末。每服五分，米湯下。痘疹便覽

牙齒虛痛 仙靈脾為粗末，煎湯頻漱，大效。奇效方

仙茅 宋開寶

【釋名】獨茅開寶　茅爪子開寶　婆羅門參〔珣曰〕其葉似茅，久服輕身，故名仙茅。梵音呼為河輪勒陁。〔頌曰〕其根獨生。始因西域婆羅門僧獻方於唐玄宗，故今江南呼為婆羅門參，言其功補如人參也。

【集解】〔頌曰〕仙茅生西域。葉似茅，其根粗細有節，或如筆管，有節文理，黃色多涎。自武城來，蜀中諸州亦皆有之。今大庾嶺、蜀川、江湖、兩浙諸州亦有之。葉青如茅而軟，復略闊，面有縱文。又似初生棕櫚秧，高尺許。至冬盡枯，春初乃生。三月有花如梔子花，黃色，不結實。其根獨莖而直，大如小指，下有短細肉根相附，外皮稍粗褐色，內肉黃白色。二月、八月采根暴乾用。衡山出者花碧，五月結黑子。〔時珍曰〕蘇頌所說詳盡得之。但四五月中抽莖四五寸，開小花深黃色，六出，不似梔子。處處大山中有之。人惟取梅嶺者用，而會典成都歲貢仙茅二十一斤。

根

【修治】〔斅曰〕采得以清水洗，刮去皮，於槐砧上用銅刀切豆許大，以生稀布袋盛，於烏豆水中浸一宿，取出，用酒拌溼蒸之，從巳至亥，取出暴乾。勿犯鐵器及牛乳，斑人鬢鬚。〔大明曰〕彭祖單服法，以竹刀刮切，糯米泔浸，去赤汁出毒後，無妨損。

【氣味】辛，溫，有毒。〔珣曰〕甘，微溫，有小毒。又曰：辛，平，宣而復補，無大毒，有小熱，小毒。

【主治】心腹冷氣不能食，腰腳風冷攣痺不能行，丈夫虛勞，老人失溺，男子益陽道。久服通神強記，助筋骨，益肌膚，長精神，明目。開寶　治一切風氣，補暖腰腳，清安五臟。久服輕身，益顏色。丈夫五勞七傷，明耳目，填骨髓。李珣　開胃消食下氣，益房事不倦。大明

【發明】〔頌曰〕五代唐筠州刺史王顏著續傳信方，因國書編錄西域婆羅門僧服仙茅方，當時盛

行。云五勞七傷，明目益筋力，宣而復補。云十斤乳石不及一斤仙茅，表其功力也。本西域道人所傳。開元元年婆羅門僧進此藥，明皇服之有效，當時禁方不傳。天寶之亂，方書流散，上都僧不空三藏始得此方，傳與司徒李勉、尚書路嗣、供給事齊杭、僕射張建封服之，皆得力。路公久服金石無效，得此藥，其益百倍。齊給事守晉雲日，少氣力，風疹繼作，服之遂愈。八九月采得，竹刀刮去黑皮，切如豆粒，米泔浸兩宿，陰乾搗篩，熟蜜丸梧子大。每日空心酒飲任便下二十丸。忌鐵器，禁食牛乳及黑牛肉，大減藥力。機曰：五臺山有仙茅，患大風者服之多瘥。時珍曰：按許眞君書云：仙茅久服長生。其味甘能養肉，辛能養肺，苦能養氣，鹹能養骨，滑能養膚，酸能養筋，宜和苦酒服之，必效也。又范成大虞衡志云：廣西英州多仙茅，其羊食之，舉體悉化爲筋，不復有血肉，食之補人，名乳羊。沈括筆談云：夏文莊公稟賦異於人，但睡則身冷如逝者，既覺須令人溫之，良久乃能動。常服仙茅、鍾乳、硫黃，莫知紀極。觀此則仙茅蓋亦性熱，補三焦命門之藥也。惟陽弱精寒，稟賦素怯者宜之。若體壯相火熾盛者，服之反能動火。按張杲醫說云：一人中仙茅毒，舌脹出口，漸大與肩齊。因以小刀剺之，隨破隨合，剺至百數，始有血一點出，曰可救矣。煑大黃、朴消與服，以藥摻之，應時消縮。此皆火盛性淫之人過服之害也。弘治間東海張弼梅嶺仙茅詩，有使君昨日纔持去，今日人來乞墓銘之句。皆不知服食之理，惟藉藥縱恣以速其死者，於仙茅何尤。

附方 二新

仙茅丸 壯筋骨，益精神，明目，黑髭鬚。仙茅二斤，糯米泔浸五日，去赤水，夏月浸三日，銅刀刮剉陰乾，取一斤；蒼朮二斤，米泔浸五日，刮皮焙乾，取一斤；枸杞子一斤；車前子十二兩；白茯苓去皮，茴香炒，柏子仁去殼，各八兩；生地黃焙，熟地黃焙，各四兩。爲末，酒煑糊丸如梧子大。每服五十丸，食前溫酒下，日二服。聖濟總錄。

定喘下氣 補心腎。神祕散：用白仙茅半兩，米泔浸三宿，曬炒，團參二錢半，阿膠一兩半，炒，雞膍胵一兩，燒，爲末。每服二錢，糯米飲空心下，日二服。三因方。

玄參 本經中品

釋名 黑參綱目　玄臺吳普　重臺本經　鹿腸吳普　正馬別錄　逐馬藥性　馥草開寶　野脂麻綱目　鬼藏吳普。時珍曰：玄，黑色也。別錄一名端，一名咸，多未詳。弘景曰：其莖微似人參，故得參名。志曰：合香家用之，故俗呼馥草。

集解 別錄曰：玄參生河間川谷及冤句，三月四月采根暴乾。普曰：生冤句山陽。三月生苗，其葉有毛，四四相值，似芍藥，黑莖，莖方，高四五尺，葉亦生枝間，四月實黑。弘景曰：今出近道，處處有之。莖似人參而長大，根甚黑，亦微香，道家時用，亦以合香。恭曰：玄參根苗並臭，莖亦不似人參，未見合香。志曰：其莖方大，高四五尺，紫赤色而有細毛，葉如掌大而尖長，根生青白，乾即紫黑，新者潤膩。陶云莖似人參，蘇言根苗並臭，似未深識。頌曰：二月生苗，葉似脂麻對生，又如槐柳而尖長有鋸齒，細莖青紫色。七月開花青碧色，八月結子黑色。又有白花者，莖方大，紫赤色而有細毛，有節若竹者，高五六尺。其根一根五七枚，三月八月采暴乾，或云蒸過日乾。時珍曰：今用玄參，正如蘇頌所說。其根有腥氣，故蘇恭以爲臭也。宿根多地蠶食之，故其中空。花有紫白二種。

根 **修治** 斆曰：凡采得後，須用蒲草重重相隔，入甑蒸兩伏時，曬乾用。勿犯銅器，餌之噎人喉，喪人目。

氣味 苦，微寒，無毒。別錄曰：鹹。普曰：神農、桐君、黃帝、雷公：苦，無毒。岐伯：寒。元素曰：足少陰腎經君藥也。治本經須用。之才曰：惡黃耆、乾薑、大棗、山茱萸，反藜蘆。

主治 腹中寒

熱積聚，女子產乳餘疾，補腎氣，令人明目。本經　主暴中風傷寒，身熱支滿，狂邪忽忽不知人，溫瘧洒洒，血瘕，下寒血，除胸中氣，下水，止煩渴，散頸下核、癰腫，心腹痛，堅癥，定五臟。久服補虛明目，強陰益精。別錄　熱風頭痛，傷寒勞復，治暴結熱，散瘤瘻瘰癧。甄權　治遊風，補勞損，心驚煩躁，骨蒸傳尸邪氣，止健忘，消腫毒。大明　滋陰降火，解斑毒，利咽喉，通小便血滯。時珍

【發明】元素曰：玄參乃樞機之劑，管領諸氣上下，清肅而不濁，風藥中多用之。故活人書治傷寒陽毒，汗下後毒不散，及心下懊憹，煩不得眠，心神顛倒欲絕者，俱用玄參。以此論之，治胸中氤氲之氣，無根之火，當以玄參為聖劑也。時珍曰：腎水受傷，真陰失守，孤陽無根，發為火病，法宜壯水以制火，故玄參與地黃同功。其消瘰癧亦是散火，劉守真言結核是火病。

【附方】舊二，新七。

諸毒鼠瘻　玄參漬酒，日日飲之。開寶本草

年久瘰癧　生玄參搗傅之，日二易之。廣利方

赤脈貫瞳　玄參為末，以米泔煮猪肝，日日蘸食之。濟急仙方

發斑咽痛　玄參升麻湯：用玄參、升麻、甘草各半兩，水三盞，煎一盞半，溫服。南陽活人書

急喉痺風　不拘大人小兒。玄參、鼠黏子半生半炒各一兩，為末，新汲水服一盞，立瘥。聖惠方

鼻中生瘡　玄參末塗之，或以水浸軟塞之。衛生易簡方

三焦積熱　玄參、黃連、大黃各一兩，為末，煉蜜丸梧子大。每服三四十丸，白湯下。小兒丸粟米大。丹溪方

小腸疝氣　黑參㕮咀，炒，為丸。每服一錢半，空心，酒服，出汗即效。孫天仁集效方

香治癆　經驗方：用玄參一斤，甘松六兩，為末，煉蜜一斤和勻，入瓶中封閉，地中埋罯十日取出，更用炭末六兩，煉蜜六兩，同和入瓶，更罯五日取出，燒之，常令聞香，疾自愈。頌曰：初入瓶中封固，煮一伏時，破瓶取擣，入蜜，別以瓶盛，埋地中罯過用，亦可熏衣。

地榆

本經中品

【校正】併入別錄有名未用酸赭。

【釋名】玉豉、酸赭。弘景曰：其葉似榆而長，初生布地，故名。其花子紫黑色如豉，故又名玉豉。時珍曰：按外丹方言地榆一名酸赭，其味酸，其色赭故也。今蘄州俚人呼地榆為酸赭，又訛赭為棗，則地榆、酸赭為一物甚明，其主治之功亦同，因併別錄有名未用酸赭為一云。

【集解】別錄曰：地榆生桐柏及冤句山谷，二月、八月采根暴乾。又曰：酸赭生昌陽山，采無時。頌曰：今處處平原川澤皆有之。宿根三月內生苗，初生布地，獨莖直上，高三四尺，對分出葉。葉似榆葉而稍狹，細長似鋸齒狀，青色。七月開花如椹子，紫黑色。根外黑裏紅，似柳根。弘景曰：其根亦入釀酒方。道家燒作灰，能爛石，故煮石方用之。其葉山人乏茗時，采作飲亦好，又可煠茹。

根【氣味】苦，微寒，無毒。別錄曰：甘、酸。權曰：苦，平。元素曰：氣微寒，味微苦，氣味俱薄，其體沉而降，陰中陽也，專主下焦血。杲曰：味苦酸，性微寒，沉也，陰也。之才曰：得髮良，惡麥門冬，伏丹砂、雄黃、硫黃。

【主治】婦人乳產，痓痛七傷，帶下五漏，止痛止汗，除惡肉，療金瘡。本經　止膿血，諸瘻惡瘡，熱瘡，補絕傷，產後內塞，可作金瘡膏，消酒，除渴，明目。別錄　止冷熱痢，疳痢，極效。開寶　止吐血，鼻衄，腸風，月經不止。

血崩，產前後諸血疾，并水瀉。大明 治膽氣不足。李杲 汁釀酒治風痹，補腦。擣汁塗虎犬蛇蟲傷。時珍 酸赭，味酸，主內漏，止血不足。別錄

【發明】頌曰：古者斷下多用之。炳曰：同樗皮治赤白痢。宗奭曰：其性沉寒，入下焦。若熱血痢則可用。若虛寒人及水瀉白痢，即未可輕使。時珍曰：地榆除下焦熱，治大小便血證。止血取上截切片炒用。其梢則能行血，不可不知。楊士瀛云：諸瘡痛者加地榆，癢者加黃芩。

【附方】舊八，新六。男女吐血 地榆三兩，米醋一升，煮十餘沸，去滓，食前稍熱服一合。聖惠方 婦人漏下 赤白不止，令人黃瘦。方同上。血痢不止 地榆曬研，每服二錢，摻在羊血上，炙熟食之，以捻頭煎湯送下。一方：以地榆煮汁作飲，每服三合。聖濟 赤白下痢 骨立者。地榆一斤，水三升，煮一升半，去滓再煎如稠餳，絞濾，空腹服三合，日再服。崔元亮海上方 久病腸風 痛癢不止。地榆五錢，蒼朮一兩，水二鍾，煎一鍾，空心服，日一服。活法機要 下血不止 二十年者。取地榆、鼠尾草各二兩，水二升，煮一升，頓服。若不斷，以水漬屋塵飲一小盃投之。肘後方 結陰下血 腹痛不已。地榆四兩，炙甘草三兩，每服五錢，水一盞，入縮砂四七枚，煎一盞半，分二服。宣明方 小兒疳痢 地榆煮汁，熬如飴糖，與服便已。肘後方 毒蛇螫人 新地榆根擣汁飲，兼以漬瘡。肘後方 虎犬咬傷 地榆煮汁飲，并為末傅之。亦可為末，白湯服，日三。忌酒。梅師方 代指腫痛 地榆煮汁漬之，半日愈。千金方 小兒溼瘡 地榆煮濃汁，日洗二次。千金方 小兒面瘡 焮赤腫痛。地榆八兩，水一斗，煎五升，溫洗之。衛生總微方 煮白石法 七月七日取地榆根，不拘多少，陰乾百日，燒為灰。復取生者，與灰合擣萬下。灰三分，生末一分，合之。若石二三斗，以水浸過三寸，以藥入水攪之，煮至石爛可食乃已。臞仙神隱書

葉【主治】作飲代茶，甚解熱。蘇恭

丹參 本經上品

【釋名】赤參 別錄 山參 日華 郄蟬草 本經 木羊乳 吳普 逐馬 弘景 奔馬草 時珍曰：五參五色配五臟。故人參入脾曰黃參，沙參入肺曰白參，玄參入腎曰黑參，牡蒙入肝曰紫參，丹參入心曰赤參，其苦參則右腎命門之藥也。古人捨紫參而稱苦參，未達此義。炳曰：丹參治風軟腳，可逐奔馬，故名奔馬草。曾用實有效。

【集解】別錄曰：丹參生桐柏川谷及太山，五月采根暴乾。宏景曰：此桐柏在義陽，是淮水發源之山，非江東臨海之桐柏也。今近道處處有之。莖方有毛，紫花，時人呼為逐馬。普曰：莖葉小房如荏有毛，根赤色，四月開紫花，二月、五月采根陰乾。頌曰：今陝西、河東州郡及隨州皆有之。二月生苗，高一尺許，莖方有稜，青色。葉相對，如薄荷而有毛。三月至九月開花成穗，紅紫色，似蘇花。根赤色，大者如指，長尺餘，一苗數根。恭曰：冬采者良，夏采者虛惡。時珍曰：處處山中有之。一枝五葉，葉如野蘇而尖，青色皺皮。小花成穗如蛾形。中有細子。其根皮丹而肉紫。

根【氣味】苦，微寒，無毒。普曰：神農、桐君、黃帝、雷公：苦，無毒。岐伯：鹹。李當之：大寒。宏景曰：久服多眼赤，故應性熱，今云微寒，恐謬也。權曰：平。之才曰：畏鹽水，反藜蘆。

【主治】心腹邪氣，腸鳴幽幽如走水，寒熱積聚，破癥除瘕，止煩滿，益氣。本經 養血，去心腹痼疾結氣，腰脊強，腳痹，除

風邪留熱。久服利人。別錄 漬酒飲，療風痹足軟。宏景 主中惡及百邪鬼魅，腹痛氣作，聲音鳴吼，能定精。甄權 養神定志，通利關脈，治冷熱勞，骨節疼痛，四肢不遂，頭痛赤眼，熱溫狂悶，破宿血，生新血，安生胎，落死胎，止血崩帶下，調婦人經脈不勻，血邪心煩，惡瘡疥癬，癭贅腫毒，丹毒，排膿止痛，生肌長肉。大明 活血，通心包絡，治疝痛。時珍

【發明】時珍曰：丹參色赤味苦，氣平而降，陰中之陽也。入手少陰、厥陰之經，心與包絡血分藥也。按婦人明理論云：四物湯治婦人病，不問產前產後，經水多少，皆可通用。惟一味丹參散，主治與之相同。蓋丹參能破宿血，補新血，安生胎，落死胎，止崩中帶下，調經脈，其功大類當歸、地黃、芎藭、芍藥故也。

【附方】舊三，新四。

丹參散 治婦人經脈不調，或前或後，或多或少，產前胎不安，產後惡血不下，兼治冷熱勞，腰脊痛，骨節煩疼。用丹參洗淨，切曬為末。每服二錢，溫酒調下。婦人明理方

落胎下血 丹參十二兩，酒五升，煮取三升，溫服一升，一日三服。亦可水煮。千金方

寒疝腹痛 小腹陰中相引痛，白汗出，欲死。以丹參一兩為末，每服二錢，熱酒調下。聖惠方

小兒身熱 汗出拘急，因中風起。丹參半兩，鼠屎炒三十枚，為末。每服三錢，漿水下。聖濟總錄

驚癇發熱 丹參摩膏：用丹參、雷丸各半兩，豬膏二兩，同煎七上七下，濾去滓盛之。每以摩兒身上，日三次。千金方

婦人乳癰 丹參、白芷、芍藥各二兩，㕮咀，以醋淹一夜，豬脂半斤，微火煎成膏，去滓傳之。孟詵必效方

熱油火灼 除痛生肌。丹參八兩，剉，以水微調，取羊脂二斤，煎三上三下，以塗瘡上。肘後方

紫參 本經中品

【釋名】牡蒙本經 童腸別錄 馬行別錄 衆戎別錄 五鳥花綱目

時珍曰：紫參、王孫，並有牡蒙之名。古方所用牡蒙，多是紫參也。按錢起詩集云：紫參，幽芳也。五葩連萼，狀如飛禽羽舉，故俗名五鳥花。

【集解】別錄曰：紫參生河西及冤句山谷，三月采根，火炙使紫色。普曰：紫參一名牡蒙，生河西或商山。團聚生根，黃赤有文，皮黑中紫，五月花紫赤，實黑，大如豆。宏景曰：今方家皆呼為牡蒙，用之亦少。恭曰：紫參葉似羊蹄，紫花青穗，其根皮紫黑，肉紅白，肉淺皮深，所在有之。長安見用者，出蒲州。牡蒙乃王孫也，葉似及己而大，根長尺餘，皮肉亦紫色，根苗不相似。頌曰：今河中、晉、解、齊及淮、蜀州郡皆有之。苗長一二尺，莖青而細。其葉青似槐葉，亦有似羊蹄者。五月開花白色，似葱花，亦有紅紫而似水葒者。根淡紫黑色，如地黃狀，肉紅白色，肉淺而皮深。三月采根，火炙紫色。又云：六月采，曬乾用。

時珍曰：紫參根乾紫黑色，肉帶紅白，狀如小紫草。范子計然云：紫參出三輔，有三色，以青赤色為善。

【氣味】苦，寒，無毒。別錄曰：微寒。普曰：牡蒙，神農、黃帝：苦。李當之：小寒。之才曰：畏辛夷。

【主治】心腹積聚，寒熱邪氣，通九竅，利大小便。本經 療腸胃大熱，唾血衄血，腸中聚血，癰腫諸瘡，止渴益精。別錄 治心腹堅脹，散瘀血，治婦人血閉不通。甄權 主狂瘧瘟瘧，鼽血汗出。好古 治血痢。好古 牡蒙：治金瘡

破血，生肌肉，止痛，赤白痢，補虛益氣，除脚腫，發陰瘍。蘇恭

【發明】時珍曰：紫參色紫黑，氣味俱厚，陰也，沉也。入足厥陰之經，肝臟血分藥也。故治諸血病，及寒熱瘧痢、癰腫積塊之屬厥陰者。古方治婦人腸覃病烏喙丸所用牡蒙，即此物也。唐蘇恭註王孫引陳延之小品方牡蒙所主之證，正是紫參。蓋王孫則止治風溼痹證，不治血病，故今移附于此。

【附方】舊一，新二。

紫參湯：治下痢。紫參半斤，水五升，煎二升，入甘草二兩，煎取半升，分三服。張仲景金匱玉函。

吐血不止：紫參、人參、阿膠炒等分，為末。烏梅湯服一錢。一方去人參，加甘草，以糯米湯服。聖惠方。

面上酒刺：五參丸：用紫參、丹參、人參、苦參、沙參各一兩，為末，胡桃仁杵和丸梧子大。每服二十丸，茶下。普濟。

王孫 本經中品

【校正】併入拾遺旱藕。

【釋名】**牡蒙** 宏景 **黃孫** 別錄 **黃昏** 別錄 **旱藕** 普曰：楚名王孫，齊名長孫，又名海孫，吳名白功草，又名蔓延。時珍曰：紫參一名牡蒙，木部合歡一名黃昏，皆與此名同物異。

【集解】別錄曰：王孫生海西川谷及汝南城郭垣下。普曰：蔓延赤文，莖葉相當。宏景曰：今方家皆呼為黃昏，云牡蒙，市人少識者。恭曰：按陳延之小品方，述本草牡蒙一名王孫，徐之才藥對有牡蒙無王孫，此則一物明矣。牡蒙葉似及己而大，根長尺餘，皮肉皆紫色。藏器曰：旱藕生太行山中，狀如藕。時珍曰：王孫葉生顛頂，似紫河車葉。按神農及吳普本草，紫參一名牡蒙，陶宏景亦曰：今方家呼紫參為牡蒙。其王孫並無牡蒙之名，而陶氏于王孫下乃云又名牡蒙，且無形狀。唐蘇恭始以紫參、牡蒙為二物，謂紫參葉似羊蹄，王孫葉似及己。但古方所用牡蒙皆為紫參，後人所用牡蒙乃王孫，非紫參也。不可不辨。唐玄宗時，隱民姜撫上言：終南山有旱藕，餌之延年，狀類葛粉。帝取作湯餅，賜大臣。右驍騎將軍甘守誠曰：旱藕者，牡蒙也。方家久不用，撫易名以神之爾。據此，牡蒙乃王孫也。蓋紫參止治血證積聚瘧痢，而王孫主五臟邪氣痹痛療百病之文，自可推也。蘇恭引小品方牡蒙所主之證，乃紫參，非王孫，故今移附紫參之下。

根

【氣味】**苦，平，無毒。** 普曰：神農、雷公：苦，無毒。黃帝：甘。藏器曰：旱藕：甘，平，無毒。

【主治】**五臟邪氣，寒溼痹，四肢疼酸，膝冷痛。** 本經。**療百病，益氣。** 別錄。**旱藕：主長生不飢，黑毛髮。** 藏器。

紫草 本經中品

【釋名】**紫丹** 別錄 **紫芺** 音襖 **茈䓞** 廣雅。音紫戾 **藐** 爾雅。音邈 **地血** 吳普 **鴉銜草** 時珍曰：此草花紫根紫，可以染紫，故名。爾雅作茈草。猺、獞人呼為鴉銜草。

【集解】別錄曰：紫草生碭山山谷及楚地，三月采根陰乾。宏景曰：今出襄陽，多從南陽新野來，彼人種之，即是今染紫者，方藥都不復用。博物志云：平氏陽山紫草特好。魏國者染色殊黑。比年東山亦種之，色小淺於北者。恭曰：所在皆有，人家或種之。苗似蘭香，莖赤節青，二月開花紫白色，結實白色，秋月熟。時珍曰：種紫草，三月逐壟下子，九月子熟時刈草，春社前後采根陰乾，其根頭有白毛如茸。未花時采，則根色鮮明；花過時采，則根色黯惡。采時以石壓扁曝乾。收時忌人溺及驢馬糞并烟氣，皆令草黃色。

根

【修治】斅曰：凡使，每一斤用蠟二兩溶水拌蒸之，待水乾，取去頭并兩畔髭，細剉用。

【氣味】**苦，寒，無毒。** 權曰：甘，平。元素曰：苦，溫。時珍曰：甘、鹹，寒。入手足厥陰經。

【主治】

心腹邪氣。五疸。補中益氣。利九竅。本經 通水道。療腫脹滿痛。以合膏療小兒瘡及面皶。別錄 治惡瘡癘癬。甄權 治斑疹痘毒。活血涼血。利大腸。時珍

【發明】頌曰紫草古方稀用。今醫家多用治傷寒時疾發瘡疹不出者。以此作藥。使其發出。韋宙獨行方治豌豆瘡。煮紫草湯飲。後人相承用之。其效尤速。時珍曰紫草味甘鹹而氣寒。入心包絡及肝經血分。其功長於涼血活血。利大小腸。故痘疹欲出未出。血熱毒盛。大便閉濇者。宜用之。已出而紫黑便閉者。亦可用。若已出而紅活。及白陷大便利者。切宜忌之。故楊士瀛直指方云。紫草治痘。能導大便。使發出亦輕。得木香白朮佐之。尤爲有益。又曾世榮活幼心書云。紫草性寒。小兒脾氣實者猶可用。脾氣虛者反能作瀉。古方惟用茸。取其初得陽氣。以類觸類。所以用發痘瘡。今人不達此理。一槩用之。非矣。

【附方】舊三。新六。

消解痘毒 紫草一錢。陳皮五分。葱白三寸。新汲水煎服。直指方

嬰童疹痘 三四日隱隱將出未出。色赤便閉者。紫草二兩剉。以百沸湯一盞泡。封勿泄氣。待溫時服半合。則瘡雖出亦輕。大便利者勿用。煎服亦可。經驗後方

痘毒黑疔 紫草三錢。雄黃一錢。爲末。以胭脂汁調。銀簪挑破。點之極妙。集簡方

癰疽便閉 紫草栝樓紫草分。新水煎服。直指方

小兒白禿 紫草煎汁塗之。聖惠方

小便卒淋 紫草一兩。爲散。每食前用井華水服二錢。千金翼

產後淋瀝 方同上。產寶

惡蟲咬人 紫草煎油塗之。聖惠方

火黃身熱 午後却涼。身有赤點。或黑點者。不可治。宜烙手足心背心百會下廉。內服紫草湯。紫草吳藍一兩。木香川黃連一兩。水煎服。三十六黃方

白頭翁 本經下品

【釋名】野丈人本經 胡王使者本經 奈何草別錄 宏景曰處處有之。近根處有白茸。狀似白頭老翁。故以爲名。時珍曰丈人胡使奈何。皆狀老翁之意。

【集解】別錄曰白頭翁生高山山谷及田野。四月采。恭曰其葉似芍藥而大。抽一莖。莖頭一花。紫色。似木槿花。實大者如雞子。白毛寸餘。皆披下。似纛頭。正似白頭老翁。故名焉。陶言近根有白茸。似不識也。太常所貯蔓生者。乃是女萎。其白頭翁根似續斷而扁。保昇曰所在有之。有細毛。不滑澤。花蕊黃。二月采花。四月采實。八月采根。皆日乾。頌曰處處有之。正月生苗。作叢生。狀似白薇而柔細稍長。葉生莖頭。如杏葉。上有細白毛而不滑澤。近根有白茸。根紫色。深如蔓菁。其苗有風則靜。無風而搖。與赤箭獨活同也。陶註未述莖葉。蘇註言葉似芍藥。實如雞子。白毛寸餘者。皆誤矣。宗奭曰白頭翁生河南洛陽界。其新安山野中屢嘗見之。正如蘇恭所說。至今本處山中及人賣白頭翁丸。言服之壽考。不失古人命名之義。陶氏所說。失於不審。宜其排叱也。機曰寇宗奭以蘇恭爲是。蘇頌以陶說爲是。大抵此物用根。命名取像。當準蘇頌圖經。而恭說恐別是一物也。

根

【氣味】苦。溫。無毒。別錄曰有毒。吳綬曰苦辛寒。權曰甘苦。有小毒。蠡實爲之使。大明曰得酒良。花子莖葉同。

【主治】溫瘧狂猲寒熱。癥瘕積聚癭氣。逐血止腹痛。療金瘡。本經 鼻衄。別錄 止毒痢。宏景 赤痢腹痛。齒痛。百節骨痛。項下瘤癧。甄權 一切風氣。暖腰膝。明目消贅。大明

【發明】頌曰俗醫合補下藥甚驗。亦衝人。杲曰氣厚味薄。可升可降。陰中陽也。張仲景治熱痢下

重用白頭翁湯主之。蓋腎欲堅，急食苦以堅之。痢則下焦虛，故以純苦之劑堅之。男子陰疝偏墜，小兒頭禿羶腥，鼻衄無此不效，毒痢有此獲功。吳綬曰：熱毒下痢紫血鮮血者宜之。

附方 舊二，新三。

白頭翁湯 治熱痢下重。用白頭翁一兩，黃連、黃蘗、秦皮各三兩，水七升，煑二升，每服一升，不愈更服。婦人產後痢虛極者，加甘草、阿膠各二兩。仲景金匱玉函方。**下痢咽痛** 春夏病此，宜用白頭翁、黃連各一兩，木香二兩，水五升，煎一升半，分三服。聖惠方。**陰癩偏腫** 白頭翁根生者，不限多少，搗傳腫處，一宿當作瘡，二十日愈。外臺秘要。**痔腫痛** 白頭翁草，一名野丈人，以根搗塗之，逐血止痛。衛生易簡方。**小兒禿瘡** 白頭翁根搗傳，一宿作瘡，半月愈。肘後方。

花 主治：瘧疾寒熱，白禿頭瘡。時珍

白及 本經下品

【校正】併入別錄白給。

【釋名】連及草本經　甘根本經　白給 時珍曰：其根白色，連及而生，故名白及。其味苦，而曰甘根，反言也。吳普作白根，其根有白，亦通。金光明經謂之罔達羅喝悉多。又別錄有名未用白給，即白及也，性味功用皆同，係重出，今併爲一。

【集解】別錄曰：白及生北山川谷及冤句及越山。又曰：白給生山谷，葉如藜蘆，根白相連，九月采。普曰：莖葉如生薑、藜蘆，十月花，直上，紫赤色，根白連。二月、八月、九月采。弘景曰：近道處處有之。葉似杜若，形根似菱米，節間有毛。方用亦稀，可以作糊。保昇曰：今出申州。葉似初生椶苗莖及藜蘆。三四月抽出一臺，開紫花。七月實熟，黃黑色。冬凋。根似菱，有三角，白色，角頭生芽。八月采根用。頌曰：今江淮河陝漢黔諸州皆有之，生石山上。春生苗，長一尺許。葉似栟櫚，兩指大，青色。夏開紫花。二月、七月采根。時珍曰：韓保昇所說形狀正是。但一科止抽一莖，開花長寸許，紅紫色，中心如舌。其根如菱米，有臍，如鳧茈之臍，又如扁扁螺旋紋。性難乾。

根

【氣味】苦，平，無毒。別錄曰：辛，微寒。白給：辛，平，無毒。普曰：神農：苦。黃帝：辛。李當之：大寒。雷公：辛，無毒。大明曰：甘、辛。杲曰：苦、甘，微寒，性濇，陽中之陰也。之才曰：紫石英爲之使。惡理石。畏李核、杏仁。反烏頭。

【主治】癰腫惡瘡敗疽，傷陰死肌，胃中邪氣，賊風鬼擊，痱緩不收。本經　除白癬疥蟲，結熱不消，陰下痿，面上皯皰，令人肌滑。甄權　止驚邪血邪，血痢，癇疾風痹，赤眼癥結，溫熱瘧疾，發背瘰癧，腸風痔瘻，撲損刀箭瘡，湯火瘡，生肌止痛。大明　止肺血。李杲

白給 主伏蟲，白癬腫痛。別錄

【發明】恭曰：山野人患手足皸瘃者，嚼以塗之有效。爲其性黏也。頌曰：今醫家治金瘡不瘥及癰疽方多用之。震亨曰：凡吐血不止，宜加白及。時珍曰：白及性濇而收，得秋金之令，故能入肺止血，生肌治瘡也。按洪邁夷堅志云：台州獄吏憫一大囚。囚感之，因言：吾七次犯死罪，遭訊拷，肺皆損傷，至于嘔血。人傳一方，只用白及爲末，米飲日服，其效如神。後其囚凌遲，劊者剖其胸，見肺間竅穴數十處，皆白及填補，色猶不變也。洪貫之聞其說，赴任洋州，一卒忽苦咯血甚危，用此救之，一日即止也。摘玄云：試血法：吐在水盌內，浮者肺血也，沈者肝血也，半浮半沈者心血也。各隨所見，以羊肺、羊肝、羊心煑熟，蘸白及末，日日服之。

【附方】舊一，新八。

鼻衄不止 津調白及末，塗山根上，仍以水服一錢，立止。經驗方

心氣疼痛 白及、石榴皮各二錢，為末，煉蜜丸黃豆大。每服三丸，艾醋湯下。生生編

重舌鵞口 白及末，乳汁調塗足心。聖惠方

婦人陰脫 白及、川烏藥等分，為末，絹裹一錢，納陰中，入三寸，腹內熱即止。日用一次。廣濟方

疔瘡腫毒 白及末半錢，以水澄之，去水，攤於厚紙上貼之。袖珍方

打跌骨折 酒調白及末二錢服，其功不減自然銅、古銖錢也。永類方

刀斧傷損 白及、石膏煅等分，為末，摻之，亦可收口。濟急方

手足皸裂 白及末水調塞之。勿犯水。濟急方

湯火傷灼 白及末油調傅之。趙真人方

三七 綱目

釋名 **山漆** 綱目 **金不換** 時珍曰：彼人言其葉左三右四，故名三七，蓋恐不然。或云本名山漆，謂其能合金瘡，如漆黏物也，此說近之。金不換，貴重之稱也。

集解 時珍曰：生廣西南丹諸州番峒深山中。采根暴乾，黃黑色。團結者，狀畧似白及；長者如老乾地黃，有節。味微甘而苦，頗似人參之味。或云：試法以末摻豬血中，血化為水者乃真。近傳一種草，春生苗，夏高三四尺。葉似菊艾而勁厚，有歧尖。莖有赤棱。夏秋開黃花，蕊如金絲，盤紐可愛，而氣不香。花乾則吐絮如苦蕒絮。根葉味甘，治金瘡折傷出血，及上下血病甚效。云是三七，而根大如牛蒡根，與南中來者不類，恐是劉寄奴之屬，甚易繁衍。

根 **氣味** 甘、微苦，溫，無毒。**主治** 止血散血定痛。金刃箭傷、跌撲杖瘡血出不止者，嚼爛塗，或為末摻之，其血即止。亦主吐血衄血，下血血痢，崩中經水不止，產後惡血不下，血運血痛，赤目癰腫，虎咬蛇傷諸病。時珍

發明 時珍曰：此藥近時始出，南人軍中用為金瘡要藥，云有奇功。又云：凡杖撲傷損，瘀血淋漓者，隨即嚼爛，罨之即止，青腫者即消散。若受杖時，先服一二錢，則血不衝心，杖後尤宜服之，產後服亦良。大抵此藥氣味溫甘微苦，乃陽明、厥陰血分之藥，故能治一切血病，與騏驎竭、紫鑛相同。

附方 新八。

吐血衄血 山漆一錢，自嚼，米湯送下。或以五分，加入八核湯。瀕湖集簡方

赤痢血痢 三七三錢，研末，米泔水調服，即愈。同上

大腸下血 三七研末，同淡白酒調一二錢服，三服可愈。加五分入四物湯亦可。同上

婦人血崩 方同上。

產後血多 山漆研末，米湯服一錢。同上

男婦赤眼 十分重者，以山漆根磨汁，塗四圍甚妙。同上

無名癰腫 疼痛不止，山漆磨米醋調塗即散。已破者，研末乾塗。

虎咬蟲傷 山漆研末，米飲服三錢，仍嚼塗之。並同上

葉 **主治** 折傷跌撲出血，傅之即止，青腫經夜即散。時珍

餘功同根。時珍

本草綱目第十二卷下終

本草綱目草部目錄第十三卷

草之二　山草類下四十種

右附方舊七十一新二百一十四

本草綱目草部第十三卷

草之二 山草類下四十種

黃連（本經上品）

【釋名】王連（本經）支連（藥性）〔時珍曰〕其根連珠而色黃，故名。

【集解】〔別錄曰〕黃連生巫陽川谷及蜀郡太山之陽。二月、八月采根。〔弘景曰〕巫陽在建平。今西間者色淺而虛，不及東陽、新安諸縣最勝，臨海諸縣者不佳。用之當布挼去毛，令如連珠。〔保昇曰〕苗似茶，叢生，一莖生三葉，高尺許，凌冬不凋，花黃色。江左者節高若連珠，蜀都者節下不連珠。今秦地及杭州、柳州者佳。〔頌曰〕今江湖、荊夔州郡亦有，而以宣城九節堅重相擊有聲者爲勝，施黔者次之，東陽、歙州、處州者又次之。苗高一尺以來，葉似甘菊，四月開花黃色，六月結實似芹子，色亦黃。江左者根若連珠，其苗經冬不凋，葉如小雉尾草，正月開花作細穗，淡白微黃色。六七月根緊，始堪采。〔恭曰〕蜀道者粗大，味極濃苦，療渴爲最。江東者節如連珠，療痢大善。澧州者更勝。〔時珍曰〕黃連，漢末李當之本草惟取蜀郡黃肥而堅者爲善。唐時以澧州者爲勝。今雖吳、蜀皆有，惟以雅州、眉州者爲良。藥物之興廢不同如此。大抵有二種：一種根粗無毛有珠，如鷹雞爪形而堅實，色深黃；一種無珠多毛而中虛，黃色稍淡。各有所宜。

根【脩治】〔斅曰〕凡使以布拭去鬚毛，用漿水浸二伏時，漉出，于柳木火上焙乾用。〔時珍曰〕五臟六腑皆有火，平則治，動則病，故有君火相火之說，其實一氣而已。黃連入手少陰心經，爲治火之主藥。治本臟之火則生用之；治肝膽之實火則以豬膽汁浸炒；治肝膽之虛火則以醋浸炒；治上焦之火則以酒炒；治中焦之火則以薑汁炒；治下焦之火則以鹽水或朴消炒；治氣分溼熱之火則以茱萸湯浸炒；治血分塊中伏火則以乾漆水炒；治食積之火則以黃土炒。諸法不獨爲之引導，蓋辛熱能制其苦寒，鹹寒能制其燥性，在用者詳酌之。

【氣味】苦，寒，無毒。〔別錄曰〕微寒。〔普曰〕神農、岐伯、黃帝、雷公：苦，無毒。李當之：小寒。〔之才曰〕黃芩、龍骨、理石爲之使，惡菊花、玄參、白鮮皮、芫花、白殭蠶，畏款冬、牛膝，勝烏頭，解巴豆毒。〔權曰〕忌豬肉，惡冷水。〔斅曰〕服此藥至十兩，不得食豬肉；若服至三年，一生不得食也。〔時珍曰〕道書言服黃連犯豬肉令人泄瀉，而方家有豬肚黃連丸、豬臟黃連丸，豈只忌肉而不忌臟腑乎？

【主治】熱氣目痛，眥傷淚出，明目，腸澼腹痛下痢，婦人陰中腫痛。久服令人不忘。（本經）主五臟冷熱，久下洩澼膿血，止消渴大驚，除水，利骨，調胃厚腸，益膽，療口瘡。（別錄）治五勞七傷，益氣，止心腹痛，驚悸煩躁，潤心肺，長肉止血，天行熱疾，止盜汗并瘡疥。豬肚蒸爲丸，治小兒疳氣，殺蟲。（大明）羸瘦氣急。（藏器）治鬱熱在中，煩躁惡心，兀兀欲吐，心下痞滿。（元素）主心病逆而盛，心積伏梁。（好古）去心竅惡血，解服藥過劑煩悶及巴豆、輕粉毒。（時珍）

【發明】〔元素曰〕黃連性寒味苦，氣味俱厚，可升可降，陰中陽也，入手少陰經。其用有六：瀉心臟火，一也；去中焦溼熱，二也；諸瘡必用，三也；去風溼，四也；赤眼暴發，五也；止中部見血，六也。張仲景治九種心下痞，五等瀉心湯皆用之。〔成無己曰〕苦入心，寒勝熱，黃連、大黃之苦寒，以導心下之虛熱。蚘得甘則動。得苦則安。黃連黃蘗之苦。以安蚘也。〔好古曰〕黃連苦燥。苦入心。火就燥。瀉心者其實瀉脾也。實則瀉其子也。〔震亨曰〕黃連去中焦濕熱而瀉心火。若脾胃氣虛。不能轉運者。則以茯苓黃芩代之。以猪膽汁拌炒。佐以龍膽草。則大瀉肝膽之火。下痢胃口熱禁口者。用黃連人參煎湯。終日呷之。如吐再强飲。但得一呷下咽便好。〔劉完素曰〕古方以黃連爲治痢之最。蓋治痢惟宜辛苦寒藥。辛能發散開通鬱結。苦能燥濕。寒能勝熱。使氣宣平而已。諸苦寒藥多泄。惟黃連黃蘗性冷而燥。能降火去濕而止瀉痢。故治痢以之爲君。〔宗奭曰〕今人多用黃連治痢。蓋執以苦燥之義。下俚但見腸虛滲泄。微似有血便。即用之。又不顧寒熱多少。惟欲盡劑。由是多致危困。若氣實初病。熱多血痢。服之便止。不必盡劑。虛而冷者。慎勿輕用。〔杲曰〕諸痛癢瘡瘍。皆屬心火。凡諸瘡宜以黃連當歸爲君。甘草黃芩爲佐。凡眼暴發赤腫。痛不可忍者。宜黃連當歸以酒浸煎之。宿食不消。心下痞滿者。須用黃連枳實。〔頌曰〕黃連治目方多。而羊肝丸尤奇異。今醫家洗眼。以黃連當歸芍藥等分。用雪水或甜水煎湯熱洗之。冷即再溫。甚益眼目。但是風毒赤目花翳。用之無不神效。蓋眼目之病。皆是血脈凝滯使然。故以行血藥合黃連治之。血得熱則行。故乘熱洗也。〔韓懋曰〕火分之病。黃連爲主。不但瀉心火。而與芩蘗諸苦藥列稱者。此也。治目疾人以人乳浸蒸。或點或服之。生用爲君。佐以官桂少許。煎百沸。入蜜空心服之。能使心腎交於頃刻。入五苓滑石。大治夢遺。以黃土薑汁酒蜜四炒爲君。以使君子爲臣。白芍藥酒煮爲佐。廣木香爲使。治小兒五疳。以茱萸炒者。加木香等分。生大黃倍之。水丸。治五痢。此皆得制方之法也。〔時珍曰〕黃連治目及痢爲要藥。古方治痢。香連丸。用黃連木香。薑連散。用乾薑黃連。變通丸。用黃連茱萸。薑黃散。用黃連生薑。治消渴。用酒蒸黃連。治伏暑。用酒煮黃連。治下血。用黃連大蒜。治肝火。用黃連茱萸。治口瘡。用黃連細辛。皆是一冷一熱。一陰一陽。寒因熱用。熱因寒用。君臣相佐。陰陽相濟。最得制方之妙。所以有成功而無偏勝之害也。〔宏景曰〕俗方多用黃連治痢及渴。道方服食長生。〔慎微曰〕劉宋王微黃連讚云。黃連味苦。左右相因。斷凉滌暑。闡命輕身。縉雲昔御。飛躍上昊。不行而至。吾聞其人。又梁江淹黃連頌云。黃連上草。丹砂之次。禦孽辟妖。長靈久視。驂龍行天。馴馬匝地。鴻飛以儀。順道則利。〔時珍曰〕本經別錄並無黃連久服長生之說。惟陶宏景言道方久服長生。神仙傳載封君達黑穴公並服黃連五十年得仙。竊謂黃連大苦大寒之藥。用之降火燥濕。中病即當止。豈可久服。使肅殺之令常行。而伐其生發沖和之氣乎。素問載岐伯言。五味入胃。各歸所喜攻。久而增氣。物化之常也。氣增而久。夭之由也。王冰註云。酸入肝爲溫。苦入心爲熱。辛入肺爲清。鹹入腎爲寒。甘入脾爲至陰而四氣兼之。皆增其味而益其氣。故各從本臟之氣爲用。所以久服黃連苦參反熱。從火化也。餘味皆然。久則臟氣偏勝。即有偏絕。則有暴夭之道。是以絕粒服餌之人不暴亡者。無五味偏助也。又秦觀與喬希聖論黃連書云。聞公以眼疾餌黃連。至十數兩猶不已。殆不可也。醫經有久服黃連苦參反熱之說。此雖大寒。其味至苦。入胃則先歸於心。久而不已。心火偏勝。則熱。乃其理也。況眼疾本於肝熱。肝與心爲子母。心火也。肝亦火也。腎孤臟也。人患一水不勝二火。豈可久服苦藥。使心有所偏勝。是以火救火。其可乎。秦公此書。蓋因王公之說而推詳之也。我明荆端王素多火病。醫令服金花丸。乃芩連巵蘗四味。餌至數年。其火愈熾。遂至內障喪明。觀此則寒苦之藥。不但使人不能長生。久則氣增偏勝。速夭之由矣。當以素問之言爲法。陶氏道書之說皆謬談也。楊士瀛云。黃連能去心竅惡血。

〔附方〕舊二十二。新四十。

心經實熱　瀉心湯。用黃連七錢。水一盞半。煎一盞。食遠溫服。小兒減之。和劑局方。

卒熱心痛　黃連八錢。㕮咀。水煎熱服。外臺秘要。

肝火

爲痛黄連薑汁炒爲末粥糊丸梧子大每服三十丸白湯下○左金丸用黄連六兩茱萸一兩同炒爲末神麴糊丸梧子大每服三四十丸白湯下丹溪方

伏暑發熱作渴嘔惡及赤白痢消渴腸風酒毒泄瀉諸病並宜酒煮黄龍丸主之川黄連一斤切以好酒二升半煮乾焙研糊丸梧子大每服五十丸熟水下日三服和劑局方

陽毒發狂奔走不定宜黄連寒水石等分爲末每服三錢濃煎甘草湯下易簡方

骨節積熱漸漸黄瘦黄連四分切以童子小便五大合浸經宿微煎三四沸去滓分作二服廣利方

小兒疳熱流注遍身瘡蝕或潮熱肚脹作渴豬肚黄連丸用猪肚一個洗淨宜黄連五兩切碎水和納入肚中縫定放在五升粳米上蒸爛石臼搗千杵或入少飯同杵丸緑豆大每服二十丸米飲下仍服調血清心之藥佐之蓋小兒之病不出于疳則出于熱常須識此直指方

三消骨蒸黄連末以冬瓜自然汁浸一夜曬乾又浸如此七次爲末以冬瓜汁和丸梧子大每服三四十丸大麥湯下尋常渴只一服見效○易簡方

消渴尿多肘後方用黄連末蜜丸梧子大每服三十丸白湯下○寶鑑用黄連半斤酒一升浸重湯内煮一伏時取曬爲末水丸梧子大每服五十丸溫水下○崔氏治消渴小便滑數如油黄連五兩栝樓根五兩爲末生地黄汁丸梧子大每牛乳下五十丸日二服忌冷水猪肉○總錄用黄連末入猪肚内蒸爛搗丸梧子大飯飲下

溼熱水病黄連末蜜丸梧子大每服二丸至四五丸飲下日三四服范汪方

破傷風病黄連五錢酒一盞煎七分入黄蠟三錢溶化熱服之高文虎蓼花洲閑録

小便白淫因心腎氣不足思想無窮所致黄連白茯苓等分爲末酒糊丸梧子大每服三十丸煎補骨脂湯下日三服普濟方

熱毒血痢宣黄連一兩水二升煮取半升露一宿空腹熱服少卧將息一二日即止千金方

赤痢久下累治不差黄連一兩雞子白和爲餅炙紫爲末以漿水三升慢火煎成膏每服半合溫米飲下一方只以雞子白和丸服勝金方

熱毒赤痢黄連二兩切瓦焙令焦當歸一兩焙爲末入麝香少許每服二錢陳米飲下佛智和尚在閭以此濟人本事方

赤白久痢並無寒熱只日久不止用黄連四十九箇鹽梅七箇入新瓶内燒烟盡熱研每服二錢鹽米湯下楊子建護命方○

赤白暴痢如鵞鴨肝者痛不可忍用黄連黄芩各一兩水二升煎一升分三次熱服經驗方

冷熱諸痢胡洽九盞湯治下痢不問冷熱赤白穀滞休息久下悉主之黄連長三寸三十枚重一兩半龍骨如碁子大四枚重一兩大附子一枚乾薑一兩半膠一兩細切以水五合着銅器中去火三寸煎沸便取下坐土上沸止又上水五合如此九上九下納諸藥入水内再煎沸輒取下沸止又上九上九下度可得一升頓服即止圖經本草

下痢腹痛赤白痢下令人下部疼重故名重下日夜數十行臍腹絞痛以黄連一斤酒五升煮取一升半分再服當止絞痛也肘後方

治痢香連丸李絳兵部手集治赤白諸痢裏急後重腹痛用宣黄連青木香等分擣篩白蜜丸梧子大每服二三十丸空腹飲下日再服其效如神久冷者以煨蒜擣和丸之不拘大人嬰兒皆效○易簡方黄連茱萸炒過四兩木香麪煨一兩粟米飯丸○錢仲陽香連丸治小兒冷熱痢加煨熟訶子肉○又治小兒瀉痢加煨熟肉豆蔻○又治小兒氣虚瀉痢腹痛加白附子尖○劉河間治久痢加龍骨○朱丹溪治禁口痢加石蓮肉○王氏治痢渴加烏梅肉以阿膠化和爲丸

五痔八痢四治黄連丸用連珠黄連一斤分作四分一分用酒浸炒一分用自然薑汁炒一分用吳茱萸湯浸炒一分用益智仁同炒去益智研末白芍藥酒煮切焙四兩使君子仁焙四兩廣木香二兩爲末蒸餅和丸緑豆大每服三十丸米飲食

前下。日三服。忌猪肉、冷水。韓氏醫通

傷寒下痢不能食者。黃連一斤。烏梅二十枚去核。炙燥爲末。蠟一棊子大。蜜一升。合煎。和丸梧子大。一服二十丸。日三服。○又方。黃連二兩。熟艾如鴨子大一團。水三升。煮取一升。頓服立止。並肘後方

氣痢後重裏急或下泄。杜壬方。薑連散。用宣連一兩。乾薑半兩。各爲末收。每用連一錢。薑半錢。和勻。空心溫酒下。或米飲下。神妙。濟生秘傳香連丸。用黃連四兩。木香二兩。生薑四兩。以薑鋪砂鍋底。次鋪連。上鋪香。新汲水三盌。煮焙研。醋調倉米糊爲丸如常。日服五次。

小兒下痢赤白多時。體弱不堪。以宣連用水濃煎。和蜜。日服五六次。子母秘錄

諸痢脾泄臟毒下血。雅州黃連半斤。去毛切。裝肥猪大腸內。紮定。入砂鍋中。以水酒煮爛。取連焙研末。搗腸和丸梧子大。每服百丸。米湯下。極效。直指

溼痢腸風百一選方。變通丸。治赤白下痢。日夜無度。及腸風下血。用川黃連去毛。吳茱萸湯泡過。各二兩。同炒香。揀出各爲末。以粟米飯和丸梧子大。各收。每服三十丸。赤痢甘草湯下。黃連丸。白痢薑湯下。茱萸丸。赤白痢各用十五丸。米湯下。此乃浙西河山純老方。救人甚效。○局方戊己丸。治脾胃受溼。下痢腹痛。米穀不化。用二味加白芍藥。同炒研。蒸餅和丸服。

積熱下血聚金丸。治腸胃積熱。或因酒毒下血。腹痛作渴。脈弦數。黃連四兩。分作四分。一分生用。一分切炒。一分炮切。一分水浸。曬研末。條黃芩一兩。防風一兩。爲末。麪糊丸如梧子大。每服五十丸。米泔浸枳殼水食前送下。冬月加酒蒸大黃一兩。楊氏家藏方

臟毒下血黃連爲末。獨頭蒜煨研和丸梧子大。每空心陳米飲下四十丸。濟生方

酒痔下血黃連酒浸。煮熟爲末。酒糊丸梧子大。每服三四十丸。白湯下。一方。用自然薑汁浸焙炒。醫學集成

雞冠痔疾黃連末傳之。加赤小豆末尤良。斗門方

痔病祕結用此寬腸。黃連、枳殼等分。爲末。糊丸梧子大。每服五十丸。空心米飲下。醫方大成

痢痔脫肛冷水調黃連末塗之。良。經驗良方

脾積食泄川黃連二兩。爲末。大蒜搗和丸梧子大。每服五十丸。白湯下。活人心統

水泄脾泄神聖香黃散。宣連一兩。生薑四兩。同以文火炒至薑脆。各自揀出。爲末。水泄用薑末。脾泄用連末。每服二錢。空心白湯下。甚者不過二服。亦治痢疾。博濟方

吐血不止黃連一兩搗散。每服一錢。水七分。入豉二十粒。煎至五分。去滓溫服。大人小兒皆治。簡要濟衆方

眼目諸病勝金黃連丸。用宣連不限多少。搥碎。以新汲水一大盌。浸六十日。綿濾取汁。入原盌內重湯上熬之。不住攪之。候乾。卽穿地坑子。可深一尺。以瓦鋪底。將熟艾四兩。坐在瓦上。以火然之。以藥盌覆上。四畔泥封。開孔出烟盡。取刮下。丸小豆大。每甜竹葉湯下十丸。○劉禹錫傳信方。羊肝丸。治男女肝經不足。風熱上攻。頭目昏暗。羞明。及障翳青盲。用黃連末一兩。羊子肝一具。去膜。擂爛和丸梧子大。每食後暖漿水吞十四丸。連作五劑瘥。昔崔承元活一死囚。囚後病死。一旦崔病內障逾年。半夜獨坐。聞堦除窸窣之聲。問之。答曰。是昔蒙活之囚。今故報恩。遂告以此方而沒。崔服之不數月。眼復明。因傳於世。

暴赤眼痛宣黃連剉。以雞子清浸。置地下一夜。次早濾過。雞羽蘸滴目內。○又方。苦竹兩頭留節。一頭開小孔。入黃連片在內。油紙封。浸井中一夜。次早服竹節內水。加片腦少許。外洗之。○海上方。用黃連冬青葉煎湯洗之。○選奇方。用黃連乾薑杏仁等分。爲末。綿包浸湯。閉目乘熱淋洗之。

小兒赤眼水調黃連末。貼足心。甚妙。全幼心鑑

爛弦風眼黃連十文。槐花輕粉少許。爲末。男兒乳汁和之。飯上蒸過。帛裹。熨眼上三四次。卽效。屢試有驗。仁存方

目卒癢痛乳汁浸黃連。頻點眥中。抱朴子云。治目中百病。外臺秘要

淚出不止黃連浸濃汁漬拭之。肘後方

牙痛惡熱黃連末摻之。立止。

李樓奇方。**口舌生瘡**：肘後用黃連煎酒，時含呷之。○赴筵散：用黃連、乾薑等分，為末，摻之。**小兒口疳**：黃連、蘆薈等分，為末。每蜜湯服五分。走馬疳，入蟾灰等分，青黛減半，麝香少許。簡便方。**小兒鼻䘌**：鼻下兩道赤色，有疳。以米泔洗淨，用黃連末傅之，日三四次。張傑子母秘錄。**小兒月蝕**：生於耳後。黃連末傅之。同上。**小兒食土**：取好黃土，煎黃連汁搜之，曬乾與食。姚和眾童子秘訣。**預解胎毒**：小兒初生，以黃連煎湯浴之，不生瘡及丹毒。○又方：未出聲時，以黃連煎汁灌一匙，令終身不出斑。已出聲者灌之，斑雖發亦輕。此祖方也。王海藏湯液本草。**腹中兒哭**：黃連煎濃汁，母常呷之。熊氏補遺。**因驚胎動**：出血。取黃連末，酒服方寸匕，日三服。子母秘錄。**妊娠子煩**：口乾不得臥。黃連末，每服一錢，粥飲下。或酒蒸黃連丸，亦妙。○婦人良方。**癰疽腫毒**：已潰未潰皆可用。黃連、檳榔等分，為末，以雞子清調搽之。王氏簡易方。**中巴豆毒**：下利不止。黃連、乾薑等分，為末，水服方寸匕。肘後方。

胡黃連 宋開寶

【釋名】**割孤露澤**。時珍曰：其性味功用似黃連，故名。割孤露澤，胡語也。

【集解】恭曰：胡黃連出波斯國，生海畔陸地。苗若夏枯草，根頭似鳥嘴，折之內似鸜鴿眼者良。八月上旬采之。頌曰：今南海及秦隴間亦有之。初生似蘆，乾則似楊柳枯枝，心黑外黃，不拘時月收采。折之塵出如煙者，乃為眞也。

根【氣味】苦，平，無毒。恭曰：大寒。惡菊花、玄參、白鮮皮。解巴豆毒。忌豬肉，令人漏精。

【主治】補肝膽，明目，治骨蒸勞熱，三消，五心煩熱，婦人胎蒸虛驚，冷熱泄痢，五痔，厚腸胃，益顏色。浸人乳汁，點目甚良。蘇恭。治久痢成疳，小兒驚癇寒熱不下食，霍亂下痢，傷寒欬嗽溫瘧，理腰腎，去陰汗。開寶。去果子積。震亨。

【附方】舊二，新一十三。**傷寒勞復**：身熱，大小便赤如血色。用胡黃連一兩，山梔子二兩，去殼，入蜜半兩拌和，炒令微焦，為末，用豬膽汁和丸梧子大。每服十丸，用生薑二片，烏梅一個，童子小便三合，浸半日，去滓，食後暖小便令溫吞之。臥時再服，甚效。蘇頌圖經本草。**小兒潮熱**：往來盜汗。用南番胡黃連、柴胡等分，為末，煉蜜丸芡子大。每服一丸至五丸，安器中，以酒少許化開，便入水五分，重湯煮二三十沸，和滓服。孫兆秘寶方。**小兒疳熱**：肚脹潮熱髮焦，不可用大黃、黃芩傷胃之藥，恐生別證。以胡黃連五錢，靈脂一兩，為末，雄豬膽汁和丸綠豆大，米飲服。每服一二十丸。全幼心鑑。**肥熱疳疾**：胡黃連丸：用胡黃連、黃連各半兩，硃砂二錢半，為末，入豬膽內紮定，以杖子釣懸於砂鍋內，漿水煮一炊久，取出研爛，入蘆薈、麝香各一分，飯和丸麻子大。每服五七丸至一二十丸，米飲下。錢乙小兒方訣。**五心煩熱**：胡黃連末，米飲服一錢。○易簡方。**小兒疳瀉**：冷熱不調。胡黃連半兩，綿薑一兩，炮，為末。每服半錢，甘草節湯下。衛生總微論。**小兒自汗**：盜汗，潮熱往來。胡黃連、柴胡等分，為末，蜜丸芡子大。每用一二丸，水化開，入酒少許，重湯煮一二十沸，溫服。保幼大全。**小兒黃疸**：胡黃連、川黃連各一兩，為末，用黃瓜一個，去瓤留蓋，入藥在內合定，麪裹煨熟，去麪，搗丸菉豆大。每量大小溫水下。總微論。**吐血衄血**：胡黃連、生地黃等分，為末，豬膽汁丸梧子大。臥時茅花湯下五十丸。普濟方　**血痢不止**　胡黃連、烏梅肉、竈下土等分。爲末。臘茶清下。普濟方　**熱痢腹痛**　胡黃連末。飯丸梧子大。每米湯下三十丸。鮮于樞鉤玄　**嬰兒赤目**　茶調胡黃連末。塗手足心。即愈。濟急仙方　**癰疽瘡腫**　已潰未潰皆可用之。胡黃連、穿山甲燒存性。等分爲末。以茶或雞子清調塗。簡易方　**痔瘡疼腫**　不可忍者。胡黃連末。鵞膽汁調塗之。孫氏集效方　**怪病血餘**　方見木部茯苓下

黃芩　本經中品

【釋名】**腐腸**本經　**空腸**別錄　**內虛**別錄　**妒婦**吳普　**經芩**別錄　**黃文**別錄　**印頭**吳普　**苦督郵**記事　**內實者名子芩**宏景　**條芩**綱目　**㹠尾芩**唐本　**鼠尾芩**　宏景曰。圓者名子芩。破者名宿芩。其腹中皆爛。故名腐腸。時珍曰。芩說文作莶。謂其色黃也。或云芩者黔也。黔乃黃黑之色也。宿芩乃舊根。多中空。外黃內黑。即今所謂片芩。故又有腐腸、妒婦諸名。妒婦心黯。故以比之。子芩乃新根。多內實。即今所謂條芩。或云西芩多中空而色黔。北芩多內實而深黃。

【集解】別錄曰。黃芩生秭歸川谷及冤句。三月三日采根陰乾。宏景曰。秭歸屬建平郡。今第一出彭城。鬱州亦有之。惟深色堅實者好。俗方多用。道家不須。恭曰。今出宜州、鄜州、涇州者佳。兗州大實亦好。名㹠尾芩。頌曰。今川蜀、河東、陝西近郡皆有之。苗長尺餘。莖幹粗如筯。葉從地四面作叢生。類紫草。高一尺許。亦有獨莖者。葉細長青色。兩兩相對。六月開紫花。根如知母粗細。長四五寸。二月、八月采根暴乾。吳普本草云。二月生赤黃葉。兩兩四四面相值。其莖空中。或方圓。高三四尺。四月花紫紅赤。五月實黑根黃。二月至九月采。與今所說有小異也。

根【氣味】**苦平無毒**　別錄曰。大寒。普曰。神農、桐君、雷公。苦。無毒。李當之。小溫。杲曰。可升可降。陰也。好古曰。氣寒。味微苦而甘。陰中微陽。入手太陰血分。元素曰。氣涼。味苦甘。氣厚味薄。浮而升。陽中陰也。入手少陽陽明經。酒炒則上行。之才曰。山茱萸、龍骨爲之使。惡葱實。畏丹砂、牡丹、藜蘆。得厚朴、黃連。止腹痛。得五味子、牡蒙、牡蠣。令人有子。得黃芪、白蘞、赤小豆。療鼠瘻。時珍曰。得酒上行。得豬膽汁除肝膽火。得柴胡退寒熱。得芍藥治下痢。得桑白皮瀉肺火。得白朮安胎。

【主治】**諸熱黃疸。腸澼洩痢。逐水。下血閉。惡瘡疽蝕火瘍**本經　**療痰熱。胃中熱。小腹絞痛。消穀。利小腸。女子血閉。淋露下血。小兒腹痛**別錄　**治熱毒骨蒸。寒熱往來。腸胃不利。破壅氣。治五淋。令人宣暢。去關節煩悶。解熱渴**甄權　**下氣。主天行熱疾。疔瘡排膿。治乳癰發背**大明　**涼心。治肺中濕熱。瀉肺火上逆。療上熱。目中腫赤。瘀血壅盛。上部積血。補膀胱寒水。安胎。養陰退陽**元素　**治風熱濕熱頭疼。奔豚熱痛。火欬肺痿喉腥。諸失血**時珍

【發明】杲曰。黃芩之中枯而飄者。瀉肺火。利氣消痰。除風熱。清肌表之熱。細實而堅者。瀉大腸火。養陰退陽。補膀胱寒水。滋其化源。高下之分。與枳實、枳殼同例。元素曰。黃芩之用有九。瀉肺熱。一也。上焦皮膚風熱風濕。二也。去諸熱。三也。利胸中氣。四也。消痰膈。五也。除脾經諸濕。六也。夏月須用。七也。婦人產後養陰退陽。八也。安胎。九也。酒炒上行。主上部積血。非此不能除。下痢膿血。腹痛後重身

熱入不能止者，與芍藥甘草同用之。凡諸瘡痛不可忍者，宜芩連苦寒之藥，詳上下分身梢及引經藥用之。〔震亨曰〕黃芩降痰，假其降火也。凡去上焦溼熱，須以酒洗過用。片芩瀉肺火，須用桑白皮佐之。若肺虛者，多用則傷肺，必先以天門冬保定肺氣而後用之。黃芩、白朮乃安胎聖藥，俗以黃芩爲寒而不敢用，蓋不知胎孕宜清熱涼血，血不妄行，乃能養胎。黃芩乃上中二焦藥，能降火下行，白朮能補脾也。〔羅天益曰〕肺主氣，熱傷氣，故身體麻木。又五臭入肺爲腥，故黃芩之苦寒，能瀉火補氣而利肺，治喉中腥臭。〔頌曰〕張仲景治傷寒心下痞滿，瀉心湯，凡四方皆用黃芩，以其主諸熱，利小腸故也。又太陽病下之，利不止，喘而汗出者，有葛根黃芩黃連湯；及主妊娠安胎散，亦多用之。〔時珍曰〕潔古張氏言黃芩瀉肺火，治脾溼；東垣李氏言片芩治肺火，條芩治大腸火；丹溪朱氏言黃芩治上中二焦火；而張仲景治少陽證小柴胡湯，太陽少陽合病下利黃芩湯，少陽證下後心下滿而不痛瀉心湯並用之。成無己言黃芩苦而入心，泄痞熱。是黃芩能入手少陰陽明、手足太陰少陽六經矣。蓋黃芩氣寒味苦，色黃帶綠，苦入心，寒勝熱，瀉心火，治脾之溼熱，一則金不受刑，一則胃火不流入肺，即所以救肺也。肺虛不宜者，苦寒傷脾胃，損其母也。少陽之證，寒熱胸脇痞滿，默默不欲飲食，心煩嘔，或渴或痞，或小便不利，雖曰病在半表半裏，而胸脇痞滿，實兼心肺上焦之邪；心煩喜嘔，默默不欲飲食，又兼脾胃中焦之證，故用黃芩以治手足少陽相火，黃芩亦少陽本經藥也。成無己注傷寒論，但云柴胡黃芩之苦，以發傳邪之熱；芍藥黃芩之苦，以堅斂腸胃之氣，殊昧其治火之妙。楊士瀛直指方云：柴胡退熱，不及黃芩。蓋亦不知柴胡之退熱，乃苦以發之，散火之標也；黃芩之退熱，乃寒能勝熱，折火之本也。仲景又云：少陽證腹中痛者，去黃芩加芍藥；心下悸，小便不利者，去黃芩加茯苓。似與別錄治少腹絞痛、利小腸之文不合。成氏言黃芩寒中，苦能堅腎，故去之，蓋亦不然。至此當以意逆之，辨以脈證可也。若因飲寒受寒，腹中痛，及飲水心下悸，小便不利，而脈不數者，是裏無熱證，則黃芩不可用也。若熱厥腹痛，肺熱而小便不利者，黃芩其可不用乎？故善觀書者，先求之理，毋徒泥其文。昔有人素多酒慾，病少腹絞痛不可忍，小便如淋，諸藥不效，偶用黃芩、木通、甘草三味煎服，遂止。王海藏言有人因虛服附子藥多，病小便閟，服芩連藥而愈。此皆熱厥之痛也，學者其可拘乎？予年二十時，因感冒欬嗽既久，且犯戒，遂病骨蒸發熱，膚如火燎，每日吐痰盌許，暑月煩渴，寢食幾廢，六脈浮洪。遍服柴胡、麥門冬、荆瀝諸藥，月餘益劇，皆以爲必死矣。先君偶思李東垣治肺熱如火燎，煩躁引飲而晝盛者，氣分熱也。宜一味黃芩湯，以瀉肺經氣分之火。遂按方用片芩一兩，水二鍾，煎一鍾，頓服。次日身熱盡退，而痰嗽皆愈。藥中肯綮，如鼓應桴，醫中之妙，有如此哉。

【附方】舊三，新一十四。

三黃丸 孫思邈千金方云：巴郡太守奏，加減三黃丸，療男子五勞七傷，消渴不生肌肉，婦人帶下，手足寒熱，瀉五臟火。春三月，黃芩四兩，大黃三兩，黃連四兩；夏三月，黃芩六兩，大黃一兩，黃連七兩；秋三月，黃芩六兩，大黃三兩，黃連三兩；冬三月，黃芩三兩，大黃五兩，黃連二兩。三物隨時合擣下篩，蜜丸烏豆大，米飲每服五丸，日三服。加增至七丸，服一月病愈。久服走及奔馬，人用有驗。禁食豬肉。圖經本草。

三補丸 治上焦積熱，瀉五臟火。黃芩、黃連、黃蘗等分，爲末，蒸餅丸梧子大。每白湯下二三十丸。丹溪纂要。

肺中有火 清金丸：用片芩炒爲末，水丸梧子大。每服二三十丸，白湯下。同上。

膚熱如燎 方見發明下。

小兒驚啼 黃芩、人參等分，爲末。每服一字，水飲下。普濟方。

肝熱生翳 不拘大人小兒。黃芩一兩，淡豉三兩，爲末。每服三錢，以熟豬肝裹喫，溫湯送下，日二服。忌酒麪。衛生家寶方。

少陽頭痛 亦治太陽頭痛，不拘偏正。小清空膏：用片黃芩酒浸透，曬乾爲末。每服一錢，茶酒任下。東垣蘭室秘藏 **眉眶作痛** 風熱有痰。黃芩酒浸。白芷等分。爲末。每服二錢。茶下。潔古家珍 **吐血衄血** 或發或止。積熱所致。黃芩一兩。去中心黑朽者。爲末。每服三錢。水一盞。煎六分。和滓溫服。聖惠方 **吐衄下血** 黃芩三兩。水三升。煎一升半。每溫服一錢。亦治婦人漏下血。龐安時卒病論 **血淋熱痛** 黃芩一兩。水煎熱服。千金方 **經水不斷** 芩心丸。治婦人四十九歲已後。天癸當住。每月卻行。或過多不止。用條芩心二兩。米醋浸七日。炙乾又浸。如此七次。爲末。醋糊丸梧子大。每服七十丸。空心溫酒下。日二次。瑞竹堂方 **崩中下血** 黃芩爲細末。每服一錢。霹靂酒下。以秤錘燒赤。淬酒中也。許學士云。崩中多用止血及補血藥。此方乃治陽乘於陰。所謂天暑地熱。經水沸溢者也。本事方 **安胎清熱** 條芩白朮等分。炒爲末。米飲和丸梧子大。每服五十丸。白湯下。或加神麴。凡妊娠調理。以四物去地黃。加白朮黃芩爲末。常服甚良。丹溪纂要 **產後血渴** 飲水不止。黃芩麥門冬等分。水煎溫服。無時。楊氏家藏方 **灸瘡血出** 一人灸火至五壯。血出不止如尿。手冷欲絕。以酒炒黃芩二錢爲末。酒服即止。李樓怪證奇方 **老小火丹** 黃芩末水調塗之。梅師方

子【主治】**腸澼膿血**。別錄

秦艽

音交。本經中品

【釋名】**秦艽** 唐本 **秦爪** 蕭炳。○恭曰。秦艽俗作秦膠。本名秦糺。與糾同。時珍曰。秦艽出秦中。以根作羅紋交糾者佳。故名秦艽秦糺。

【集解】別錄曰。秦艽生飛鳥山谷。二月八月采根暴乾。宏景曰。今出甘松龍洞蠶咬。以根作羅紋相交長大黃白色者爲佳。中多銜土。用宜破去。恭曰。今出涇州鄜州岐州者良。頌曰。今河陝州郡多有之。其根土黃色。而相交糾。長一尺以來。粗細不等。枝幹高五六寸。葉婆娑。連莖梗俱青色。如萵苣葉。六月中開花紫色。似葛花。當月結子。每於春秋采根陰乾。

根【脩治】斅曰。秦艽須於腳文處認取。左文列爲秦治疾。右文列爲艽。即發腳氣。凡用秦。以布拭去黃白毛。乃用還元湯浸一宿。日乾用。時珍曰。秦艽但以左文者爲良。分秦與艽爲二名。謬矣。

【氣味】**苦平無毒**。別錄曰。辛微溫。大明曰。苦冷。元素曰。氣微溫。味苦辛。陰中微陽。可升可降。入手陽明經。之才曰。菖蒲爲之使。畏牛乳。

【主治】**寒熱邪氣。寒溼風痺。肢節痛。下水利小便**。本經 **療風無問久新。通身攣急**。別錄 **傳尸骨蒸。治疳及時氣**。大明 **牛乳點服。利大小便。療酒疸黃疸。解酒毒。去頭風**。甄權 **除陽明風溼。及手足不遂。口噤牙痛。口瘡。腸風瀉血。養血榮筋**。元素 **泄熱益膽氣**。好古 **治胃熱虛勞發熱**。時珍

【發明】時珍曰。秦艽手足陽明經藥也。兼入肝膽。故手足不遂。黃疸煩渴之病須之。取其去陽明之溼熱也。陽明有溼。則身體酸疼煩熱。有熱則日晡潮熱骨蒸。所以聖惠方治急勞煩熱。身體酸疼。用秦艽柴胡一兩。甘草五錢。爲末。每服三錢。白湯調下。治小兒骨蒸潮熱。減食瘦弱。用秦艽炙甘草各一兩。每用一二錢。水煎服之。錢乙加薄荷葉五錢。

【附方】舊五。新六。**五種黃疸** 崔元亮海上方云。凡黃有數種。傷酒發黃。誤食鼠糞亦作黃。因勞發黃。多痰涕。目有赤脈。益憔悴。或面赤惡心者是也。用秦艽一大兩。剉作兩帖。每帖用酒半升。浸絞取汁。空腹服。或利便止。就中飲酒人易治。屢用得力。○貞元廣利方。治黃病內外皆黃。小便

赤。心煩口乾者，以秦艽三兩，牛乳一大升，煮取七合，分溫再服。此方出於許仁則。又孫眞人方，加芒消六錢。**暴瀉引飲** 秦艽二兩，甘草炙半兩。每服三錢，水煎服。聖惠方。**傷寒煩渴** 心神躁熱。用秦艽一兩，牛乳一大盞，煎六分，分作二服。太平聖惠方。**急勞煩熱** 方見發明下。**小兒骨蒸** 同上。**小便艱難** 或轉胞，腹滿悶，不急療，殺人。用秦艽一兩，水一盞，煎六分，分作二服。○又方：加冬葵子等分，爲末。酒服一匕。聖惠方。**胎動不安** 秦艽、甘草炙、鹿角膠炒各半兩，爲末。每服三錢，水一大盞，糯米五十粒，煎服。○又方：秦艽、阿膠炒、艾葉等分，如上煎服。聖惠方。**發背初起** 疑似者，便以秦艽、牛乳煎服，得快利三五行，即愈。崔元亮海上集驗方。**瘡口不合** 一切皆治。秦艽爲末摻之。直指方。

茈胡 本經上品

【釋名】**地薰** 本經 **芸蒿** 別錄 **山菜** 吳普 **茹草** 吳普【恭曰】茈是古柴字。上林賦云茈薑，及爾雅云茈草，並作此茈字。此草根紫色，今太常用茈胡是也。又以木代系，相承呼爲柴胡。且檢諸本草無名此者。【時珍曰】茈字有柴、紫二音。茈薑、茈草之茈皆音紫，茈胡之茈音柴。茈胡生山中，嫩則可茹，老則采而爲柴，故苗有芸蒿、山菜、茹草之名，而根名柴胡也。蘇恭之說殊欠明。古本張仲景傷寒論，尚作茈字也。

【集解】【別錄曰】茈胡葉名芸蒿，辛香可食。生宏農川谷及冤句。二月、八月采根，暴乾。【宏景曰】今出近道。狀如前胡而強。博物志云：芸蒿葉似邪蒿，春秋有白蒻，長四五寸，香美可食。長安及河內並有之。【恭曰】傷寒大小柴胡湯，爲痰氣之要。若以芸蒿根爲之，大謬矣。【頌曰】今關陝、江湖間，近道皆有之，以銀州者爲勝。二月生苗，甚香。莖青紫，堅硬，微有細線。葉似竹葉而稍緊小。亦有似斜蒿者，亦有似麥門冬葉而短者。七月開黃花。根淡赤色，似前胡而強。生丹州者結青子，與他處者不類。其根似蘆頭，有赤毛如鼠尾，獨窠長者好。【斅曰】茈胡出在平州平縣，即今銀州銀縣也。西畔生處多有白鶴、綠鶴于此飛翔，是茈胡香直上雲間，若有過往聞者，皆氣爽也。【承曰】柴胡以銀夏者最良，根如鼠尾，長一二尺，香味甚佳。今圖經所載，俗不識其眞，市人以同華者代之。然亦勝於他處者。蓋銀夏地方多沙，同華亦沙苑所出也。【機曰】解散用北柴胡，虛熱用海陽軟柴胡爲良。【時珍曰】銀州即今延安府神木縣，五原城是其廢蹟，所產柴胡長尺餘而微白且軟，不易得也。北地所產者，亦如前胡而軟，今人謂之北柴胡是也，入藥亦良。南土所產者，不似前胡，正如蒿根，強硬不堪使用。其苗有如韭葉者、竹葉者，以竹葉者爲勝。其如邪蒿者最下也。按夏小正月令云：仲春芸始生。倉頡解詁云：芸蒿也。似邪蒿，可食。亦柴胡之類，入藥不甚良。故蘇恭以爲非柴胡云。近時有一種，根似桔梗、沙參，白色而大，市人以僞充銀柴胡，殊無氣味，不可不辨。

根

【修治】【斅曰】凡采得銀州柴胡，去鬚及頭，用銀刀削去赤薄皮少許，以粗布拭淨，剉用。勿令犯火，立便無效也。

【氣味】苦，平，無毒。【別錄曰】微寒。【普曰】神農、岐伯、雷公：苦，無毒。【大明曰】甘。【元素曰】氣味俱輕，陽也，升也，少陽經藥，引胃氣上升，苦寒以發散表熱。【杲曰】升也，陰中之陽，手足少陽、厥陰四經引經藥也。在臟主血，在經主氣。欲上升則用根，以酒浸；欲中及下降，則用梢。【之才曰】半夏爲之使，惡皁莢，畏女菀、藜蘆。【時珍曰】行手足少陽，以黃芩爲佐；行手足厥陰，以黃連爲佐。

【主治】心腹腸胃中結氣，飲食積聚，寒熱邪氣，推陳致新。久服輕身明目益精。本經 除傷寒心下煩熱，諸痰熱結實。

胸中邪逆。五臟間遊氣。大腸停積水脹。及溼痹拘攣。亦可作浴湯。别錄 治熱勞骨節煩疼。熱氣肩背疼痛。勞乏羸瘦。下氣消食。宣暢氣血。主時疾內外熱不解。單煮服之良。甄權 補五勞七傷。除煩止驚。益氣力。消痰止嗽。潤心肺。添精髓。健忘。大明 除虛勞。散肌熱。去早晨潮熱。寒熱往來。膽癉。婦人產前產後諸熱。心下痞。胸脇痛。元素 治陽氣下陷。平肝膽三焦包絡相火。及頭痛眩運。目昏赤痛障翳。耳聾鳴。諸瘧。及肥氣寒熱。婦人熱入血室。經水不調。小兒痘疹餘熱。五疳羸熱。時珍

【發明】之才曰。茈胡得桔梗大黃石膏麻子仁甘草桂。以水一斗。煮取四升。入消石三方寸匕。療傷寒寒熱頭痛。心下煩滿。頌曰。張仲景治傷寒有大小柴胡。及柴胡加龍骨柴胡加芒消等湯。故後人治寒熱。此爲最要之藥。杲曰。能引清氣而行陽道。傷寒外。諸有熱則加之。無熱則不加也。又能引胃氣上行。升騰而行春令者。宜加之。又凡諸瘧以柴胡爲君。隨所發時所在經分。佐以引經之藥。十二經瘡疽中。須用柴胡以散諸經血結氣聚。功與連翹同也。好古曰。柴胡能去臟腑內外俱乏。既能引清氣上行而順陽道。又入足少陽。在經主氣。在臟主血。前行則惡熱。卻退則惡寒。惟氣之微寒。味之薄者。故能行經。若佐以三稜廣茂巴豆之類。則能消堅積。是主血也。婦人經水適來適斷。傷寒雜病。易老俱用小柴胡湯加以四物之類。并秦艽牡丹皮輩。爲調經之劑。又言婦人產後血熱必用之藥也。宗奭曰。柴胡本經並無一字治勞。今人治勞方中鮮有不用者。嗚呼。凡此誤世甚多。嘗原病勞。有一種其臟虛損。復受邪熱。因虛而致勞。故曰勞者牢也。當須斟酌用之。如經驗方中治勞熱青蒿煎之用柴胡。正合宜爾。服之無不效。熱去即須急止。若或無熱。得此愈甚。雖至死。人亦不怨。目擊甚多。日華子又謂補五勞七傷。藥性論亦謂治勞乏羸瘦。若此等病。苟無實熱。醫者執而用之。不死何待。注釋本草。一字亦不可忽。蓋萬世之後。所誤無窮。可不謹哉。如張仲景治寒熱往來如瘧狀。用柴胡湯。正合其宜也。時珍曰。勞有五勞。病在五臟。若勞在肝膽心及包絡有熱。或少陽經寒熱者。則柴胡乃手足厥陰少陽必用之藥。勞在脾胃有熱。或陽氣下陷。則柴胡乃引清氣退熱必用之藥。惟勞在肺腎者。不用可爾。然東垣李氏言諸有熱者宜加之。無熱則不加。又言諸經之瘧。皆以柴胡爲君。十二經瘡疽。須用柴胡以散結聚。則是肺瘧腎瘧十二經之瘡。有熱者皆可用之矣。但要用者精思病原。加減佐使可也。寇氏不分臟腑經絡有熱無熱。乃謂柴胡不治勞乏。一槩擯斥。殊非通論。如和劑局方治上下諸血。龍腦雞蘇丸。用銀柴胡浸汁熬膏之法。則世人知此意者鮮矣。按龐元英談藪云。張知閤久病瘧。熱時如火。年餘骨立。醫用茸附諸藥。熱益甚。召醫官孫琳診之。琳投小柴胡湯一帖。熱減十之九。三服脫然。琳曰。此名勞瘧。熱從髓出。加以剛劑。氣血愈虧。安得不瘦。蓋熱有在皮膚。在臟腑。在骨髓。非柴胡不可。若得銀柴胡。只須一服。南方者力減。故三服乃效也。觀此則得用藥之妙的矣。寇氏之說。可盡憑乎。

【附方】舊一。新五。

傷寒餘熱 傷寒之後。邪入經絡。體瘦肌熱。推陳致新。解利傷寒時氣伏暑。倉卒並治。不論長幼。柴胡四兩。甘草一兩。每用三錢。水一盞煎服。許學士本事方

小兒骨熱 十五歲以下。遍身如火。日漸黃瘦。盜汗欬嗽煩渴。柴胡四兩。丹砂三兩。爲末。豶豬膽汁拌

和。飯上蒸熟。丸綠豆大。每服一丸。桃仁烏梅湯下。日三服。聖濟總錄

虛勞發熱 柴胡、人參等分。每服三錢。薑棗同水煎服。濟寶方

溼熱黃疸 柴胡一兩。甘草二錢半。作一劑。以水一盞。白茅根一握。煎至七分。任意時時服盡。孫尚藥秘寶方

眼目昏暗 柴胡六銖，決明子十八銖。治篩。人乳汁和傅目上。久久夜見五色。千金方

積熱下痢 柴胡、黃芩等分。半酒半水煎七分。浸冷。空心服之。濟急方

苗

【主治】卒聾。擣汁頻滴之。千金

前胡 別錄中品

【釋名】時珍曰：按孫愐唐韻作湔胡。名義未解。

【集解】別錄曰：前胡二月、八月采根。暴乾。弘景曰：近道皆有。生下溼地。出吳興者為勝。根似柴胡而柔軟。為療欲同。而本經上品有茈胡而無此。晚來醫乃用之。大明曰：越、衢、婺、睦等處者皆好。七八月采之。外黑裏白。頌曰：今陝西、梁漢、江淮、荊襄州郡及相州、孟州皆有之。春生苗。青白色。似斜蒿。初出時有白芽。長三四寸。味甚香美。又似芸蒿。七月內開白花。與葱花相類。八月結實。根青紫色。今鄜延將來者。大與柴胡相似。但柴胡赤色而脆。前胡黃而柔軟。為不同爾。一說。今諸方所用前胡皆不同。汴京北地者。色黃白。枯脆絕無氣味。江東乃有三四種。一種類當歸。皮斑黑。肌黃而脂潤。氣味濃烈。一種色理黃白。似人參而細短。香味都微。一種如草烏頭。膚赤而堅。有兩三歧為一本。食之亦戟人咽喉中破。以薑汁漬擣服之。甚下膈解痰實。然皆非眞前胡也。今最上者出吳中。又壽春生者。皆類柴胡而大。氣芳烈。味亦濃苦。療痰下氣最勝。諸道者。斅曰：凡使勿用野蒿根。緣眞似前胡。只是味粗酸。若誤用之。令人反胃不受食。若是前胡。味甘微苦也。時珍曰：前胡有數種。惟以苗高一二尺。色似斜蒿。葉如野菊而細瘦。嫩時可食。秋月開黲白花。類蛇牀子花。其根皮黑肉白。有香氣為眞。大抵北地者為勝。故方書稱北前胡。

根

【修治】斅曰：修事先用刀刮去蒼黑皮并髭上了。細剉。以甜竹瀝浸令潤。日中曬乾用。

【氣味】苦，微寒，無毒。權曰：甘、辛，平。之才曰：半夏為之使。惡皁莢。畏藜蘆。

【主治】痰滿，胸脅中痞，心腹結氣，風頭痛，去痰下氣。治傷寒寒熱，推陳致新，明目益精。別錄 能去熱實，及時氣內外俱熱，單煮服之。甄權 治一切氣，破癥結，開胃下食，通五臟，主霍亂轉筋，骨節煩悶，反胃嘔逆，氣喘欬嗽，安胎，小兒一切疳氣。大明 清肺熱，化痰熱，散風邪。時珍

【發明】時珍曰：前胡味甘辛。氣微平。陽中之陰。降也。乃手足太陰陽明之藥。與柴胡純陽上升入少陽厥陰者不同也。其功長于下氣。故能治痰熱喘嗽。痞膈嘔逆諸疾。氣下則火降。痰亦降矣。所以有推陳致新之績。為痰氣要藥。陶弘景言其與柴胡同功。非矣。治證雖同。而所入所主則異。

【附方】舊一。

小兒夜啼 前胡擣篩。蜜丸小豆大。日服一丸。熟水下。至五六丸。以瘥為度。普濟方

防風 本經上品

【釋名】銅芸本經 茴芸吳普 茴草別錄 屏風別錄 蕑根別錄 百枝別錄 百蜚吳普

時珍曰：防者。禦也。其功療風最要。故名。屏風者。防風隱語也。曰芸。曰茴。曰蕑者。

其花如茴香。其氣如芸蒿、蘭蘭也。

【集解】別錄曰：防風生沙苑川澤及邯鄲、琅琊、上蔡。二月、十月采根，暴乾。普曰：正月生葉細圓，青黑黃白。五月黃花。六月結實黑色。弘景曰：郡縣無名沙苑。今第一出彭城蘭陵，即近琅琊者。鬱州百市亦有之。次出襄陽、義陽縣界，亦可用。惟以實而脂潤，頭節堅如蚯蚓頭者爲好。恭曰：今出齊州龍山最善，淄州、兗州、青州者亦佳。葉似牡蒿、附子苗等。沙苑在同州南，亦出防風，輕虛不如東道者。陶云無沙苑，誤矣。頌曰：今汴東、淮浙州郡皆有之。莖葉俱青綠色，莖深而葉淡，似青蒿而短小。春初時嫩紫紅色，江東宋亳人采作菜茹，極爽口。五月開細白花，中心攢聚作大房，似蒔蘿花。實似胡荽子而大。根土黃色，與蜀葵根相類。二月、十月采之。關中生者，三月、六月采之，然輕虛不及齊州者良。又有石防風，出河中府，根如蒿根而黃，葉青花白，五月開花，六月采根暴乾，亦療頭風眩痛。時珍曰：江淮所產多是石防風，生于山石之間。二月采嫩苗作菜，辛甘而香，呼爲珊瑚菜。其根粗醜，其子亦可種。吳綬云：凡使以黃色而潤者爲佳，白者多沙條，不堪用。

【氣味】甘，溫，無毒。別錄曰：辛，無毒。叉頭者令人發狂，叉尾者發人痼疾。普曰：神農、黃帝、岐伯、桐君、雷公、扁鵲：甘，無毒。李當之：小寒。元素曰：味辛而甘，氣溫，氣味俱薄，浮而升，陽也。手足太陽經之本藥。好古曰：又行足陽明、太陰二經，爲肝經氣分藥。杲曰：防風能制黃芪，黃芪得防風其功愈大，乃相畏而相使者也。之才曰：得葱白能行周身，得澤瀉、藁本療風，得當歸、芍藥、陽起石、禹餘糧療婦人子臟風。畏萆薢。殺附子毒。惡藜蘆、白蘞、乾薑、芫花。

【主治】大風，頭眩痛，惡風風邪，目盲無所見，風行周身，骨節疼痛。久服輕身。本經　煩滿脇痛，風頭面去來，四肢攣急，字乳金瘡內痓。別錄　治三十六般風，男子一切勞劣，補中益神，風赤眼，止冷淚及癱瘓，通利五臟關脈，五勞七傷，羸損盜汗，心煩體重，能安神定志，勻氣脈。大明　治上焦風邪，瀉肺實，散頭目中滯氣，經絡中留溼，主上部見血。元素　搜肝氣。好古

葉【主治】中風熱汗出。別錄　頌曰：江東一種防風，茹其嫩苗，云動風，與此文相反，豈別是一物耶。

花【主治】四肢拘急，行履不得，經脈虛羸，骨節間痛，心腹痛。甄權

子【主治】療風更優，調食之。蘇恭

【發明】元素曰：防風治風通用，身半已上風邪用身，身半已下風邪用梢，治風去溼之仙藥也，風能勝溼故爾。能瀉肺實，誤服瀉人上焦元氣。杲曰：防風治一身盡痛，乃卒伍卑賤之職，隨所引而至，乃風藥中潤劑也。若補脾胃，非此引用不能行。凡脊痛項強，不可回顧，腰似折，項似拔者，乃手足太陽證，正當用防風。凡瘡在胸膈已上，雖無手足太陽證，亦當用之，爲能散結，去上部風。病人身體拘倦者，風也。諸瘡見此證，亦須用之。錢仲陽瀉黃散中倍用防風者，乃於土中瀉木也。

【附方】舊二，新九。

自汗不止：防風去蘆爲末，每服二錢，浮麥煎湯服。朱氏集驗方。防風用麩炒，豬皮煎湯下。

睡中盜汗：防風二兩，芎藭一兩，人參半兩，爲末。每服三錢，臨臥飲下。易簡方。

消風順氣：老人大腸秘濇。防風、枳殼麩炒一兩，甘草半兩，爲末。每食前白湯服一

二錢。簡便方。

偏正頭風 防風、白芷等分。為末。煉蜜丸彈子大。每嚼一丸。茶清下。普濟方。

破傷中風 牙關緊急。天南星、防風等分。為末。每服二三匙。童子小便五升。煎至四升。分二服。即止也。經驗後方。

小兒解顱 防風、白及、柏子仁等分。為末。以乳汁調塗。一日一換。養生主論。

婦人崩中 獨聖散。用防風去蘆頭。炙赤為末。每服一錢。以麪糊酒調下。更以麪糊酒投之。此藥累經效驗。一方。加炒黑蒲黃等分。經驗方。

解烏頭毒 附子、天雄毒。並用防風煎汁飲之。千金方。

解芫花毒 同上。**解野菌毒** 同上。**解諸藥毒** 已死。只要心間溫暖者。乃是熱物犯之。只用防風一味。擂冷水灌之。萬氏積善堂。

獨活 本經上品

【釋名】羌活 本經 **羌青** 本經 **獨搖草** 別錄 **護羌使者** 本經 **胡王使者** 吳普 **長生草** 【弘景曰】一莖直上。不為風搖。故曰獨活。【別錄曰】此草得風不搖。無風自動。故名獨搖草。【大明曰】獨活是羌活母也。【時珍曰】獨活以羌中來者為良。故有羌活、胡王使者諸名。乃一物二種也。正如川芎、撫芎。白朮、蒼朮之義。入用微有不同。後人以為二物者。非矣。

【集解】【別錄曰】獨活生雍州川谷。或隴西南安。二月、八月采根。暴乾。【弘景曰】此州郡縣並是羌地。羌活形細而多節。軟潤。氣息極猛烈。出益州北部、西川者為獨活。色微白。形虛大。為用亦相似。而小不如。至易蛀。宜密器藏之。【頌曰】獨活、羌活今出蜀漢者佳。春生苗。葉如青麻。六月開花作叢。或黃或紫。結實時葉黃者。是夾石上所生。葉青者。是土脈中所生。本經云二物同一類。今人以紫色而節密者為羌活。黃色而作塊者為獨活。而陶隱居言獨活色微白。形虛大。用與羌活相似。今蜀中乃有大獨活。類桔梗而大。氣味亦不與羌活相類。用之微寒而少效。今又有獨活。亦自蜀中來。類羌活。微黃而極大。收時寸解乾之。氣味亦芳烈。小類羌活。又有槐葉氣者。今京下多用之。極效驗。意此為眞者。而市人或擇羌活之大者為獨活。殊未為當。大抵此物有兩種。西蜀者。黃色。香如蜜。隴西者。紫色。秦隴人呼為山前獨活。古方但用獨活。今方既用獨活而又用羌活。茲為謬矣。【機曰】本經獨活一名羌活。本非二物。後人見其形色氣味不同。故為異論。然物多不齊。一種之中自有不同。仲景治少陰所用獨活。必緊實者。東垣治太陽所用羌活。必輕虛者。正如黃芩取枯飄者名片芩。治太陰。條實者名子芩。治陽明之義同也。況古方但用獨活。無羌活。今方俱用。不知病宜兩用耶。抑未之考耶。【時珍曰】獨活、羌活乃一類二種。以中國者為獨活。西羌者為羌活。蘇頌所說頗明。按王貺易簡方云。羌活須用紫色有蠶頭鞭節者。獨活是極大羌活有目如鬼眼者。尋常皆以老宿前胡為獨活者。非矣。近時江淮山中出一種土當歸。長近尺許。白肉黑皮。氣亦芬香。如白芷氣。人亦謂之水白芷。用充獨活。解散亦或用之。不可不辨。

根【修治】【斅曰】采得細剉。以淫羊藿拌蒸二日。暴乾去藿用。免煩人心。【時珍曰】此乃服食家治法。尋常去皮或焙用爾。

【氣味】苦、甘、平、無毒。【別錄曰】微溫。【權曰】苦辛。【元素曰】獨活微溫。甘苦辛。氣味俱薄。浮而升。陽也。足少陰行經氣分之藥。羌活性溫。辛苦。氣味俱薄。浮而升。陽也。手足太陽行經風藥。並入足厥陰、少陰經氣分。【之才曰】豚實為之使。【弘景曰】藥無豚實。恐是蠡實也。

【主治】風寒所擊。金瘡止痛。奔豚癇痓。女子疝瘕。久服輕身耐老。 本經 **療諸賊風。百節痛風無問久新。** 別錄 **獨活。治諸中風濕冷。奔喘逆氣。皮膚苦痒。手足攣痛勞損。風毒**

齒痛。羌活。治賊風失音不語，多癢，手足不遂，口面喎斜，遍身㿗痹血癩。甄權　羌、獨活：治一切風并氣，筋骨攣拳，骨節酸疼，頭旋目赤疼痛，五勞七傷，利五臟及伏梁水氣。大明　治風寒溼痹，酸痛不仁，諸風掉眩，頸項難伸。李杲　去腎間風邪，搜肝風，瀉肝氣，治項强腰脊痛。好古　散癰疽敗血。元素

【發明】〔恭曰〕療風宜用獨活，兼水宜用羌活。〔劉完素曰〕獨活不搖風而治風，浮萍不沉水而利水。因其所勝而爲制也。〔張元素曰〕風能勝溼，故羌活能治水溼。獨活與細辛同用，治少陰頭痛，頭運目眩，非此不能除。羌活與川芎同用，治太陽、少陰頭痛，透關利節，治督脈爲病，脊强而厥。〔好古曰〕羌活乃足太陽、厥陰、少陰藥，與獨活不分二種。後人因羌活氣雄，獨活氣細。故雄者治足太陽風溼相摶，頭痛、肢節痛、一身盡痛者，非此不能除，乃却亂反正之主君藥也。細者治足少陰伏風，頭痛、兩足溼痹、不能動止者，非此不能治，而不治太陽之證。〔時珍曰〕羌活、獨活皆能逐風勝溼，透關利節，但氣有剛劣不同爾。素問云：從下上者，引而去之。二味苦辛而溫，味之薄者，陰中之陽，故能引氣上升，通達周身而散風勝溼。按文系曰：唐劉師貞之兄病風，夢神人曰：但取胡王使者浸酒服便愈。師貞訪問皆不曉。復夢其母曰：胡王使者，即羌活也。求而用之，兄疾遂愈。〔嘉謨曰〕羌活本手足太陽表裏引經之藥，又入足少陰、厥陰。名列君部之中，非比柔懦之主。小無不入，大無不通。故能散肌表八風之邪，利周身百節之痛。

【附方】舊七，新七。

中風口噤：通身冷，不知人。獨活四兩，好酒一升，煎半升服。千金方

中風不語：獨活一兩，酒二升，煎一升，大豆五合，炒有聲，以藥酒熱投，蓋之良久，溫服三合，未瘥再服。陳延之小品方

熱風癱瘓：常舉發者。羌活二斤，構子一升，爲末。每酒服方寸匕，日三服。廣濟方

產後中風：語澀，四肢拘急。羌活三兩，爲末。每服五錢，酒、水各一盞，煎減半服。小品方

產後風虛：獨活、白鮮皮各三兩，水三升，煮二升，分三服。耐酒者入酒同煮。小品方

產後腹痛：羌活二兩，煎酒服。必效方

產腸脫出：方同上。子母秘錄

妊娠浮腫：羌活、蘿蔔子同炒香，只取羌活爲末。每服二錢，溫酒調下，一日一服，二日二服，三日三服。乃嘉與簿張昌明所傳。許學士本事方

風水浮腫：方同上。

歷節風痛：獨活、羌活、松節等分，用酒煮過，每日空心飲一盃。外臺秘要

風牙腫痛：肘後方用獨活煮酒熱漱之。○文潞公藥準用獨活、地黃各三兩，爲末。每服三錢，水一盞煎，和滓溫服，卧時再服。

喉閉口噤：羌活三兩，牛蒡子二兩，水煎一鍾，入白礬少許，灌之取效。聖濟錄

睛垂至鼻：人睛忽垂至鼻，如黑角塞，痛不可忍，或時時大便血出痛，名曰肝脹。用羌活煎汁，服數盞自愈。夏子益奇疾方

太陽頭痛：羌活、防風、紅豆等分，爲末，㗜鼻。玉機微義

土當歸 綱目

【集解】生密縣山野。莖圓而有線棱，葉似芹菜葉而硬，邊有細鉅齒刺，又似蒼术葉而大，每三葉攢生一處，開黃花。根似前胡，又似野胡蘿蔔根。

根【氣味】辛，溫，無毒。【主治】除風和血，煎酒服之。閃拗手足，同荊芥、葱白煎湯淋洗之。時珍。○出衛生易簡方

都管草 宋圖經

〔集解〕〔頌曰〕都管草生宜州田野。根似羌活頭。歲長一節。苗高一尺許。葉似土當歸。有重臺。二月、八月采根。陰乾。施州生者作蔓。又名香毬。蔓長丈餘。赤色。秋結紅實。四時皆有。采其根枝。淋洗風毒瘡腫。〔時珍曰〕按范成大桂海志云。廣西出之。一莖六葉。

根

〔氣味〕苦、辛，寒，無毒。〔主治〕風腫癰毒赤疣。以醋摩塗之。亦治咽喉腫痛。切片含之。立愈。蘇頌。解蜈蚣、蛇毒。時珍。

升麻本經上品

〔釋名〕周麻〔時珍曰〕其葉似麻。其性上升。故名。按張揖廣雅及吳普本草並云。升麻一名周升麻。則周或指周地。如今人呼川升麻之義。今別錄作周麻。非省文。即脫誤也。

〔集解〕〔別錄曰〕升麻生益州山谷。二月、八月采根。日乾。〔宏景曰〕舊出甯州者第一。形細而黑。極堅實。今惟出益州。好者細削。皮青綠色。謂之雞骨升麻。北部亦有。而形虛大。黃色。建平亦有。而形大味薄。不堪用。人言是落新婦根。不然也。其形相似。氣色非也。落新婦亦解毒。取葉挼作小兒浴湯。主驚忤。〔藏器曰〕落新婦。今人多呼為小升麻。功用同於升麻。亦大小有殊也。〔志曰〕升麻。今嵩高出者色青。功用不如蜀者。〔頌曰〕今蜀漢、陝西、淮南州郡皆有之。以蜀川者為勝。春生苗。高三尺以來。葉似麻葉。並青色。四月、五月著花。似粟穗。白色。六月以後結實。黑色。根如蒿根。紫黑色。多鬚。

根

〔修治〕〔斅曰〕采得刮去粗皮。用黃精自然汁浸一宿。暴乾。剉。蒸。再暴用。〔時珍曰〕今人惟取裏白外黑而緊實者。謂之鬼臉升麻。去鬚及頭蘆。剉用。

〔氣味〕甘、苦，平，微寒，無毒。〔元素曰〕性溫。味辛、微苦。氣味俱薄。浮而升。陽也。為足陽明、太陰引經的藥。得蔥白、白芷。亦入手陽明、太陰。〔杲曰〕引蔥白。散手陽明風邪。引石膏。止陽明齒痛。人參、黃芪非此引之。不能上行。〔時珍曰〕升麻引柴胡引生發之氣上行。同葛根能發陽明汗。

〔主治〕解百毒。殺百精老物殃鬼。辟瘟疫瘴氣邪氣。蠱毒入口皆吐出。中惡腹痛。時氣毒癘。頭痛寒熱。風腫諸毒。喉痛口瘡。久服不夭。輕身長年。本經。安魂定魄。鬼附啼泣。疳䘌遊風腫毒。大明。小兒驚癇。熱壅不通。療癰腫豌豆瘡。水煎綿沾拭瘡上。甄權。治陽明頭痛。補脾胃。去皮膚風邪。解肌肉間風熱。療肺痿欬唾膿血。能發浮汗。元素。牙根浮爛惡臭。太陽鼽衄。為瘡家聖藥。好古。消斑疹。行瘀血。治陽陷眩運。胸脅虛痛。久泄下痢後重。遺濁。帶下崩中。血淋下血。陰痿足寒。時珍。

〔發明〕〔元素曰〕補脾胃藥。非此為引用不能取效。脾痹非此不能除。其用有四。手足陽明引經。一也。升陽氣於至陰之下。二也。去至高之上及皮膚風邪。三也。治陽明頭痛。四也。〔杲曰〕升麻發散陽明風邪。升胃中清氣。又引甘溫之藥上升。以補衛氣之散而實其表。故元氣不足者。用此於陰中升陽。又緩帶脈之縮急。凡胃虛傷冷。鬱遏陽氣於脾土者。宜升麻、葛根以升散其火鬱。〔好古曰〕升麻葛根湯。乃陽明發散藥。若初病太陽證便服之。發動其汗。必傳陽明。反成其害也。朱肱活人書言。瘀血入裏。吐血衄血者。犀角地黃湯。乃陽明經聖藥。如無犀角。以升麻代之。二物性味相遠。何以代之。蓋以升麻能引地黃及餘藥同入陽明也。時珍曰：升麻引陽明清氣上行，柴胡引少陽清氣上行。此乃稟賦素弱，元氣虛餒，及勞役饑飽，生冷內傷，脾胃引經最要藥也。升麻葛根湯，乃發散陽明風寒藥也。時珍用治陽氣鬱遏，及元氣下陷諸病，時行赤眼，每有殊效。神而明之，方可執泥乎？一人素飲酒，因寒月哭母受冷，遂病寒中，食無薑蒜，不能一啜。至夏酷暑，又多飲水，兼懷怫鬱。因病右腰一點脹痛，牽引右脇，上至胸口，則必欲臥。發則大便裏急後重，頻欲登圊，小便長而數。或吞酸，或吐水，或作瀉，或陽痿，或厥逆，或得酒少止，或得熱稍止。但受寒食寒，或勞役，或入房，或怒或饑，即時舉發。一止則諸證泯然，如無病人，甚則日發數次。服溫脾勝溼滋補消導諸藥，皆微止隨發。時珍思之，此乃饑飽勞逸，內傷元氣，清陽陷遏，不能上升所致也。遂用升麻葛根湯合四君子湯，加柴胡、蒼朮、黃芪煎服，服後仍飲酒一二盃助之。其藥入腹，則覺清氣上行，胸膈爽快，手足和煖，頭目精明，神采迅發，諸證如掃。每發一服即止，神驗無比。若減升麻、葛根，或不飲酒，則效便遲。大抵人年五十以後，其氣消者多，長者少；降者多，升者少；秋冬之令多，而春夏之令少。若稟受弱而有前諸證者，並宜此藥活法治之。素問云：陰精所奉其人壽，陽精所降其人夭。千古之下，窺其奧而闡其微者，張潔古、李東垣二人而已。外此則著參同契、悟眞篇者，旨與此同也。又升麻能解痘毒，惟初發熱時可用解毒；痘已出後，氣弱或泄瀉者，亦可少用；其升麻葛根湯，則見斑後必不可用，爲其解散也。本草以升麻爲解毒、吐蠱毒要藥，蓋以其爲陽明本經藥，而性又上升故也。按范石湖文集云：李燾爲雷州推官，鞫獄得治蠱方：毒在上用升麻吐之，在腹用鬱金下之，或合二物服之，不吐則下。此方活人甚多也。

【附方】舊五，新八。

服食丹砂：石泉公王方慶嶺南方云：南方養生治病，無過丹砂。其方用升麻末三兩，研鍊過光明砂一兩，以蜜丸梧子大。每日食後服三丸。蘇頌圖經本草。

豌豆斑瘡：比歲有病天行發斑瘡，頭面及身，須臾周匝，狀如火燒瘡，皆戴白漿，隨決隨生。不治，數日必死。瘥後瘢黯，彌歲方滅。此惡毒之氣所爲。云晉元帝時，此病自西北流起，名虜瘡。以蜜煎升麻，時時食之。并以水煮升麻，綿沾拭洗之。葛洪肘後方。

辟瘴明目：七物升麻丸：升麻、犀角、黃芩、朴消、巵子、大黃各二兩，豉二升，微熬同搗末，蜜丸梧子大。覺四肢大熱，大便難，即服三十丸，取微利爲度。若四肢小熱，只食後服二十丸。非但辟瘴，甚能明目。王方慶嶺南方。

卒腫毒起：升麻磨醋頻塗之。肘後方。

喉痺作痛：升麻片含嚥，或以半兩煎服取吐。直指方。

胃熱齒痛：升麻煎湯，熱漱嚥之，解毒。或加生地黃。直指方。

口舌生瘡：升麻一兩，黃連三分，爲末，綿裹含嚥。本事方。

熱疿瘙癢：升麻煎湯飲，并洗之。千金方。

小兒尿血：蜀升麻五分，水五合，煎一合，服之。一歲兒一日一服。姚和眾至寶方。

產後惡血：不盡，或經月半年，以升麻三兩，清酒五升，煮取二升，分半再服，當吐下惡物，極良。千金翼方。

解莨菪毒：升麻煮汁，多服之。外臺秘要。

挑生蠱毒：野葛毒，并以升麻多煎頻飲之。直指方。

射工溪毒：升麻、烏翣煎水服，以滓塗之。肘後方。

苦參

本經中品

【釋名】苦蘵本經 苦骨綱目 地槐別錄 水槐本經 菟槐別錄 驕槐別錄 野槐綱目 白莖別錄。又名芩莖、綠白、陵郎、虎麻。時珍曰：苦以味名，參以功名，槐以葉形名也。苦蘵與菜部苦蘵同名異物。

【集解】別錄曰：苦參生汝南山谷及田野，三月、八月、十月采根暴乾。宏景曰：近道處處有之。葉極似槐葉，花黃色，子作莢，根味至苦惡。頌曰：其根黃色，長五七寸許，兩指粗細。三五莖並生，苗高三四尺以來。葉碎青色，極似槐葉。春生冬凋。其花黄白色。七月結實如小豆子。河北生者無花子。五月、六月、十月采根，暴乾。【時珍曰】七八月結角，如蘿蔔子，角内有子二三粒，如小豆而堅。

根

【脩治】【斅曰】采根，用糯米濃泔汁浸一宿，其腥穢氣並浮在水面上，須重重淘過，即蒸之，從巳至申，取晒切用。

【氣味】苦，寒，無毒。【之才曰】玄參爲之使。惡貝母、菟絲、漏蘆。反藜蘆。【時珍曰】伏汞，制雌黄、焰消。

【主治】心腹結氣，癥瘕積聚，黄疸，溺有餘瀝，逐水，除癰腫，補中，明目止淚。本經 養肝膽氣，安五臟，平胃氣，令人嗜食輕身，定志益精，利九竅，除伏熱腸澼，止渴醒酒，小便黄赤，療惡瘡，下部䘌。别録 漬酒飲，治疥殺蟲。弘景 治惡蟲脛酸。蘇恭 治熱毒風，皮肌煩躁生瘡，赤癩眉脱，除大熱嗜睡，治腹中冷痛，中惡腹痛。甄權 殺疳蟲。炒存性，米飲服，治腸風瀉血并熱痢。時珍

【發明】【元素曰】苦參味苦氣沉純陰，足少陰腎經君藥也。治本經須用，能逐濕。【頌曰】古今方用治風熱瘡疹最多。【宗奭曰】沈存中《筆談》載其苦腰重久坐不能行。有一將佐曰：此乃病齒數年，用苦參揩齒，其氣味入齒傷腎所致也。後有太常少卿舒昭亮亦用苦參揩齒，歲久亦病腰。自後悉不用之，腰疾皆愈。此皆方書不載者。【震亨曰】苦參能峻補陰氣，或得之而致腰重者，因其氣降而不升也，非傷腎之謂也。其治大風有功，况風熱細疹乎。【時珍曰】子午乃少陰君火對化，故苦參、黄蘗之苦寒，皆能補腎，蓋取其苦燥濕、寒除熱也。熱生風，濕生蟲，故又能治風殺蟲。惟腎水弱而相火勝者，用之相宜。若火衰精冷，真元不足，及年高之人，不可用也。素問云：五味入胃，各歸其所喜攻，久而增氣，物化之常也。氣增而久，夭之由也。王冰註云：入肝爲温，入心爲熱，入肺爲清，入腎爲寒，入脾爲至陰而兼四氣，皆爲增其味而益其氣，各從本臟之氣。故久服黄連、苦參而反熱者，此其類也。氣增不已，則臟氣有偏勝，偏勝則臟有偏絶，故有暴夭。是以藥不具五味，不備四氣，而久服之，雖且獲勝，久必暴夭。但人疎忽，不能精候耳。張從正亦云：凡藥皆毒也，雖甘草、苦參，不可不謂之毒。久服則五味各歸其臟，必有偏勝氣增之患。諸藥皆然，學者當觸類而長之可也。至於飲食亦然。又按史記云：太倉公淳于意醫齊大夫病齲齒，灸左手陽明脈，以苦參湯日漱三升，出入慎風，五六日愈。此亦取其去風氣濕熱殺蟲之義。

【附方】舊十九，新十九。

熱病狂邪 不避水火，欲殺人。苦參末，蜜丸梧子大。每服十丸，薄荷湯下。亦可爲末，二錢，水煎服。千金方

傷寒結胸 天行病四五日，結胸滿痛壯熱。苦參一兩，以醋三升，煮取一升二合，飲之取吐，即愈。天行毒病，非苦參醋藥不解，及温覆取汗良。外臺祕要

穀疸食勞 頭旋，心怫鬱不安而發黄，由失饑大食，胃氣冲熏所致。苦參三兩，龍膽一合，爲末，牛膽丸梧子大，生大麥苗汁服五丸，日三服。肘後方

小兒身熱 苦參煎湯浴之良。外臺祕要

毒熱足腫 作痛欲脱者。苦參煮酒漬之。姚僧坦集驗方

夢遺食減 白色苦參三兩，白术五兩，牡蠣粉四兩，爲末。用雄豬肚一具，洗淨，砂罐煮爛，石臼擣和，藥乾則入汁，丸小豆大。每服四十丸，米湯下，日三服。久服身肥食進，而夢遺立止。劉松石保壽堂方

小腹熱痛 青黑或赤色，不能喘者。苦參一兩，醋一升半，煎八合，分二服。張傑子母祕録

中惡心痛 苦參三兩，苦酒一升半，煮取八合，分二服。肘後方

飲食中毒 魚肉菜等

毒，上方煎服，取吐卽愈。梅師方。**血痢不止**苦參炒焦爲末，水丸梧子大，每服十五丸，米飲下。孫氏仁存堂方。**大腸脫肛**苦參、五倍子、陳壁土等分，煎湯洗之，以木賊末傅之。醫方摘要。**妊娠尿難**方見貝母下。**產後露風**四肢苦煩熱，頭痛者與小柴胡。頭不痛者，用苦參二兩，黃芩一兩，生地黃四兩，水八升，煎二升，分數服。**齒縫出血**苦參一兩，枯礬一錢，爲末，日三揩之，立驗。普濟方。**齲齒風痛**方見發明下。**鼻瘡膿臭**有蟲也。苦參、枯礬一兩，生地黃汁三合，水二盞，煎三合，少少滴之。普濟方。**肺熱生瘡遍身**皆是。用苦參末，粟米飲丸梧子大，每服五十丸，空心米飲下。御藥院方。**遍身風疹**痺痛不可忍，胸頸臍腹及近隱皆然者，亦多涎痰，夜不得睡。用苦參末一兩，皂角二兩，水一升，揉濾取汁，石器熬成膏，和末丸梧子大，每服三十丸，食後溫水服，次日便愈。寇宗奭衍義。

大風癩疾〔頌曰〕用苦參五兩，切，以好酒三斗漬三十日。每飲一合，日三服，常服不絕。若覺痹，卽瘥。○張子和儒門事親：用苦參末二兩，以豬肚盛之，縫合煮熟，取出去藥。先餓一日，次早先飲新水一盞，將豬肚食之。如吐再食，待一二時，以肉湯調無憂散五七錢服，取出大小蟲一二萬爲效。後以不蛀皂角一斤，去皮子，煮汁，入苦參末調糊，下何首烏末二兩，防風末一兩半，當歸末一兩，芍藥末五錢，人參末三錢，丸梧子大，每服三五十丸，溫酒或茶下，日三服。仍用麻黃、苦參、荊芥煎水洗之。○聖濟總錄：苦參丸：治大風癩及熱毒風瘡疥癬。苦參九月末掘取，去皮暴乾，取粉一斤，枳殼麩炒六兩，爲末，蜜丸，每溫酒下三十丸，日二夜一服。一方去枳殼。**腎臟風毒**及心肺積熱，皮膚生疥癩，瘙癢時出黃水，及大風手足壞爛，一切風疾。苦參三十一兩，荊芥穗一十六兩，爲末，水糊丸梧子大，每服三十丸，茶下。和劑局方。**上下諸瘻**或在項，或在下部。用苦參五升，苦酒一斗，漬三四日服之，以知爲度。肘後方。**鼠瘻惡瘡**苦參二斤，露蜂房二兩，麴二斤，水二斗，漬二宿，去滓，入黍米二升，釀熟，稍飲，日三次。肘後方。**下部漏瘡**苦參煎湯，日日洗之。直指方。**瘰癧結核**苦參四兩，牛膝汁丸綠豆大，每煖水下二十丸。張文仲備急方。**湯火傷灼**苦參末，油調傅之。衞生寶鑑。**赤白帶下**苦參二兩，牡蠣粉一兩五錢，爲末，以雄豬肚一箇，水三盌煮爛，搗泥和丸梧子大，每服百丸，溫酒下。陸氏積德堂方。

實十月收采。

〔氣味〕同根。

〔主治〕**久服輕身不老，明目。餌如槐子法，有驗。**蘇恭

白鮮

音仙。○本經中品

〔釋名〕**白羶**宏景　**白羊鮮**宏景　**地羊鮮**圖經　**金雀兒椒**日華

〔宏景曰〕俗呼爲白羊鮮，氣息正似羊羶，故又名白羶。〔時珍曰〕鮮者羊之氣也。此草根白色，作羊羶氣，其子累累如椒，故有諸名。

〔集解〕〔別錄曰〕白鮮皮生上谷川谷及冤句，四月五月采根，陰乾。〔宏景曰〕近道處處有，以蜀中者爲良。〔恭曰〕其葉似茱萸，高尺餘，根皮白而心實，花紫白色。根宜二月采，若四月五月采，便虛惡矣。〔頌曰〕今河中、江寧府、滁州、潤州皆有之。苗高尺餘，莖青，葉稍白，如槐，亦似茱萸。四月開花，淡紫色，似小蜀葵花。根似小蔓菁，皮黃白而心實。山人采嫩苗爲菜茹。

根皮〔氣味〕**苦，寒，無毒。**〔別錄曰〕鹹。〔之才曰〕惡螵蛸、桔梗、茯苓、萆薢。

〔主治〕**頭風黃疸，欬逆淋瀝，女子陰中腫痛，溼痹死肌，不可屈伸起止行步。**本經 **療四肢不安，時行腹中大熱飲**

水。欲走大呼。小兒驚癇。婦人產後餘痛。別錄 治一切熱毒風惡風。風瘡疥癬赤爛。眉髮脫脆。皮肌急。壯熱惡寒。解熱黃酒黃急黃穀黃勞黃。甄權 通關節。利九竅及血脈。通小腸水氣。天行時疾。頭痛眼疼。其花同功。大明 治肺嗽。蘇頌

【發明】時珍曰：白鮮皮氣寒善行。味苦性燥。足太陰陽明經去濕熱藥也。兼入手太陰陽明。為諸黃風痹要藥。世醫止施之瘡科。淺矣。

【附方】舊一。新一。

鼠瘻已破 出膿血者。白鮮皮煮汁。服一升。當吐若鼠子也。肘後方

產後中風 人虛不可服他藥者。一物白鮮皮湯。用新汲水三升。煮取一升。溫服。陳延之小品方

延胡索 宋開寶

【釋名】玄胡索 好古曰：本名玄胡索。避宋真宗諱。改玄為延也。

【集解】藏器曰：延胡索生奚國。從安東來。根如半夏。色黃。時珍曰：奚乃東北夷也。今二茅山西上龍洞種之。每年寒露後栽。立春後生苗。葉如竹葉樣。三月長三寸高。根叢生如芋卵樣。立夏掘起。

根【氣味】辛。溫。無毒。珣曰：苦甘。杲曰：甘辛。溫。可升可降。陰中陽也。好古曰：苦辛。溫。純陽浮也。入手足太陰經。

【主治】破血。婦人月經不調。腹中結塊。崩中淋露。產後諸血病。血運。暴血衝上。因損下血。煮酒或酒磨服。開寶 除風治氣。暖腰膝。止暴腰痛。破癥癖。撲損瘀血。落胎。大明 治心氣小腹痛。有神。好古 散氣。治腎氣。通經絡。李珣 活血利氣。止痛。通小便。時珍

【發明】珣曰：主腎氣。及破產後惡露或兒枕。與三稜、鱉甲、大黃為散。甚良。蟲蛀成末者。尤良。時珍曰：延胡索味苦微辛。氣溫。入手足太陰厥陰四經。能行血中氣滯。氣中血滯。故專治一身上下諸痛。用之中的。妙不可言。荊穆王妃胡氏。因食蕎麥麪著怒。遂病胃脘當心痛。不可忍。醫用吐下行氣化滯諸藥。皆入口即吐。不能奏功。大便三日不通。因思雷公炮炙論云：心痛欲死。速覓延胡。乃以延胡索末三錢。溫酒調下。即納入。少頃大便行。而痛遂止。又華老年五十餘。病下痢腹痛垂死。已備棺木。予用此藥三錢。米飲服之。痛即減十之五。調理而安。按方勺泊宅編云：一人病遍體作痛。殆不可忍。都下醫或云中風。或云中濕。或云腳氣。藥悉不效。周離亨言：是氣血凝滯所致。用延胡索、當歸、桂心等分。為末。溫酒服三四錢。隨量頻進。以止為度。遂痛止。蓋延胡索能活血化氣。第一品藥也。其後趙待制霆因導引失節。肢體拘攣。亦用此數服而愈。

【附方】舊二。新十二。

老小欬嗽 延胡索一兩。枯礬二錢半。為末。每服二錢。軟餳一塊和含之。仁存堂方

鼻出衄血 延胡索末。綿裹塞耳內。左衄塞右。右衄塞左。普濟方

小便尿血 延胡索一兩。朴消七錢半。為末。每服四錢。水煎服。活人書

小便不通 捻頭散：治小兒小便不通。用延胡索、川苦楝子等分。為末。每服半錢或一錢。白湯滴油數點調下。錢仲陽小兒直訣

膜外氣疼 及氣塊。延胡索不限多少。為末。豬胰一具。切作塊子。炙熟蘸末頻食之。勝金方

熱厥心痛 或發或止。久不愈。身熱足寒者。用延胡索去皮、金鈴子肉等分。為末。每溫酒或白湯下一錢。聖惠方

下痢腹痛 方見發明下。

婦

女血氣腹中刺痛，經候不調。用延胡索去皮，醋炒，當歸酒浸炒，各一兩，橘紅二兩，為末，酒煮米糊丸梧子大。每服一百丸，空心艾醋湯下。濟生方　**產後諸病**凡產後穢污不盡，腹滿，及產後血運，心頭硬，或寒熱不禁，或心悶，手足煩熱，氣力欲絕諸病，並用延胡索炒研，酒服二錢，甚效。聖惠方　**小兒盤腸**氣痛。延胡索、茴香等分，炒研，空心米飲量兒大小與服。衛生易簡方　**疝氣危急**延胡索鹽炒、全蠍去毒生用，等分，為末。每服半錢，空心鹽酒下。直指方　**冷氣腰痛**延胡索、當歸、桂心三味，方見發明下。**肢體拘痛**方同上。**偏正頭痛**不可忍者。延胡索七枚，青黛二錢，牙皂二箇去皮子，為末，水和丸如杏仁大。每以水化一丸，灌入病人鼻內，隨左右，口咬銅錢一箇，當有涎出成盆而愈。永類方　**墜落車馬**筋骨痛不止。延胡索末，豆淋酒服二錢，日二服。聖惠方

貝母本經中品

【釋名】**莔**爾雅音萌　**勤母**別錄　**苦菜**別錄　**苦花**別錄　**空草**別錄　**藥實**宏景曰：形似聚貝子，故名貝母。時珍曰：詩云言采其莔，即此。一作蝱，謂根狀如蝱也。苦菜、藥實與野苦蕒、黃藥子同名。

【集解】別錄曰：貝母生晉地。十月采根，暴乾。恭曰：其葉似大蒜。四月蒜熟時采之良。若十月苗枯，根亦不佳也。出潤州、荊州、襄州者最佳，江南諸州亦有。頌曰：今河中、江陵府、郢、壽、隨、鄭、蔡、潤、滁州皆有之。二月生苗，莖細，青色。葉亦青，似蕎麥葉，隨苗出。七月開花，碧綠色，形如鼓子花。八月采根，根有瓣子，黃白色，如聚貝子。此有數種。陸機詩疏云：莔，貝母也。葉如栝樓而細小。其子在根下，如芋子，正白，四方連累相着，有分解。今近道出者正類此。郭璞注爾雅言白花葉似韭，此種罕復見之。斅曰：貝母中有獨顆團不作兩片無皺者，號曰丹龍精，不入藥用。誤服令人筋脈永不收，惟以黃精、小藍汁服之立解。

【修治】斅曰：凡使，先於柳木灰中炮黃，擘去內口鼻中有米許大者心一顆，後拌糯米於鏊上同炒，待米黃，去米用。

【氣味】辛，平，無毒。別錄曰：苦，微寒。恭曰：味甘苦，不辛。之才曰：厚朴、白薇為之使。惡桃花。畏秦艽、莽草、礜石。反烏頭。

【主治】**傷寒煩熱，淋瀝邪氣，疝瘕，喉痹，乳難，金瘡風痙。**本經　**療腹中結實，心下滿，洗洗惡風寒，目眩項直，欬嗽上氣，止煩熱渴，出汗，安五臟，利骨髓。**別錄　**服之不飢斷穀。**宏景　**消痰，潤心肺。末和沙糖丸含，止嗽。燒灰油調，傅人畜惡瘡，斂瘡口。**大明　**主胸脇逆氣，時疾黃疸。研末點目，去膚翳。以七枚作末酒服，治產難及胞衣不出。與連翹同服，主項下瘤癭疾。**甄權

【發明】承曰：貝母能散心胸鬱結之氣，故詩云言采其莔是也。作詩者本以不得志而言。今用治心中氣不快、多愁鬱者，殊有功，信矣。好古曰：貝母乃肺經氣分藥也。仲景治寒實結胸、外無熱證者，三物小陷胸湯主之，丸散亦可，以其內有貝母也。成無己云：辛散而苦泄，桔梗、貝母之苦辛，用以下氣。機曰：俗以半夏有毒，用貝母代之。夫貝母乃太陰肺經之藥，半夏乃太陰脾經、陽明胃經之藥，何可以代？若虛勞欬嗽，吐血咯血，肺痿肺癰，婦人乳癰、癰疽及諸鬱之證，半夏乃禁忌，皆貝母為向導

猶可代也。至於脾胃溼熱，涎化爲痰，久則生火，痰火上攻，昏憒僵仆，蹇澀諸證，生死旦夕，亦豈貝母可代乎。〔頌曰〕貝母治惡瘡。唐人記其事云：江左嘗有商人，左膊上有瘡如人面，亦無他苦。商人戲以酒滴口中，其面赤色。以物食之，亦能食，多則膊內肉脹起。或不食，則一臂痹焉。有名醫教其歷試諸藥，金石草木之類，悉無所苦。至貝母，其瘡乃聚眉閉口。商人喜，因以小葦筒毀其口灌之，數日成痂遂愈，然不知何疾也。本經言主金瘡，此豈金瘡之類歟。

〔附方〕新二十七。**憂鬱不伸**胸膈不寬。貝母去心，薑汁炒研，薑汁麪糊丸。每服七十丸，征士鎖甲煎湯下。集效方　**化痰降氣**止欬解鬱，消食除脹，有奇效。用貝母去心一兩，薑制厚朴半兩，蜜丸梧子大。每白湯下五十丸。筆峯方　**小兒晬嗽**百日內欬嗽痰壅。貝母五錢，甘草半生半炙二錢，爲末，沙糖丸芡子大。每米飲化下一丸。全幼心鑑　**孕婦欬嗽**貝母去心，麩炒黃爲末，沙糖拌丸芡子大。每含嚥一丸，神效。救急易方　**妊娠尿難**飲食如故。用貝母、苦參、當歸四兩，爲末，蜜丸小豆大。每飲服三丸至十丸。金匱要畧　**乳汁不下**二母散：貝母、知母、牡蠣粉等分，爲細末。每猪蹄湯調服二錢。此祖傳方也。王海藏湯液本草　**冷淚目昏**貝母一枚，胡椒七粒，爲末點之。儒門事親方　**目生弩肉**肘後用貝母、眞丹等分，爲末，日點。○摘玄方用貝母、丁香等分，爲末，乳汁調點。　**吐血不止**貝母炮研，溫漿水服二錢。聖惠方　**衄血不止**貝母炮研末，漿水服二錢。良久再服。普濟方　**小兒鵝口**滿口白爛。貝母去心爲末，半錢，水五分，蜜少許，煎三沸，繳淨抹之，日四五度。聖惠方　**吹嬭作痛**貝母末吹鼻中，大效。危氏得效方　**乳癰初腫**貝母末，酒服二錢，仍令人吮之，即通。仁齋直指方　**便癰腫痛**貝母、白芷等分，爲末，酒調服，或酒煎服，以滓貼之。永類鈐方　**紫白癜斑**貝母、南星等分，爲末，生薑帶汁擦之。○德生堂方用貝母、乾薑等分，爲末，如澡豆，入密室中浴擦，得汗爲妙。○談埜翁方以生薑擦動，醋磨貝母塗之。○聖惠方用貝母、百部等分，爲末，自然薑汁調搽。　**蜘蛛咬傷**縛定咬處，勿使毒行。以貝母末酒服半兩，至醉。良久酒化爲水，自瘡口出。水盡，仍塞瘡口，甚妙。仁齋直指方　**蛇蠍咬傷**方同上。

山慈姑 宋嘉祐

〔釋名〕**金燈**拾遺　**鬼燈檠**綱目　**朱姑**綱目　**鹿蹄草**綱目　**無義草**

〔時珍曰〕根狀如水慈姑，花狀如燈籠而朱色，故有諸名。段成式酉陽雜俎云：金燈之花與葉不相見，人惡種之，謂之無義草。又有試劍草，亦名鹿蹄草，與此同名，見後草之五。

〔集解〕〔藏器曰〕山慈姑生山中溼地。葉似車前，根如慈姑。〔大明曰〕零陵間有一種團慈姑，根如小蒜。所主畧同。〔時珍曰〕山慈姑處處有之。冬月生葉，如水仙花之葉而狹。二月中抽一莖，如箭簳，高尺許。莖端開花白色，亦有紅色、黃色者，上有黑點，其花乃衆花簇成一朶，如絲紐成，可愛。三月結子，有三稜。四月初苗枯，卽掘取其根，狀如慈姑及小蒜。遲則苗腐難尋矣。根苗與老鴉蒜極相類，但老鴉根無毛，慈姑有毛殼包裹爲異爾。用之去毛殼。

根〔氣味〕甘，微辛，有小毒。〔主治〕**癰腫瘡瘻，瘰癧結核等，醋磨傅之。亦剝人面皮，除皯䵳。**藏器　**主疔腫，攻毒破皮，解諸毒蠱毒，蛇蟲狂犬傷。**時珍

〔附方〕新五。**粉滓面䵟**山慈姑根，夜塗旦洗。普濟方　**牙齦腫痛**紅燈籠枝

根煎湯漱吐。孫天仁集效方　**癰疽疔腫**惡瘡及黃疸。慈姑連根同蒼耳草等分。搗爛。以好酒一鍾。濾汁溫服。或乾之。爲末。每酒服三錢。乾坤生意　**風痰癎疾**金燈花根似蒜者一箇。以茶清研如泥。日中時以茶調下。即卧日中良久吐出雞子大物。永不發。如不吐。以熱茶投之。奇效良方　**萬病解毒丸**一名太乙紫金丹。一名玉樞丹。解諸毒。療諸瘡。利關節。治百病。起死回生。不可盡述。凡居家遠出。行兵動衆。不可無此。山慈姑去皮洗極淨焙二兩。川五倍子洗刮焙二兩。千金子仁白者研紙壓去油一兩。紅芽大戟去蘆洗焙一兩半。麝香三錢。以端午七夕重陽或天德月德黃道上吉日。預先齋戒盛服。精心治藥。爲末。陳設拜禱。乃重羅令勻。用糯米濃飲和之。木臼杵千下。作一錢一錠。病甚者連服。取利一二行。用溫粥補之。凡一切飲食藥毒。蠱毒瘴氣。河豚土菌死牛馬等毒。並用涼水磨服一錠。或吐或利即愈。癰疽發背。疔腫楊梅等一切惡瘡。風瘮赤遊痔瘡。並用涼水或酒磨塗。日數次立消。陰陽二毒傷寒。狂亂瘟疫。喉痺喉風。並用冷水入薄荷汁數匙化下。心氣痛幷諸氣。用淡酒化下。泄瀉痢下。霍亂絞腸沙。用薄荷湯下。中風中氣。口緊眼歪。五癲五癎。鬼邪鬼胎。筋攣骨痛。並暖酒下。自縊溺水。鬼迷心頭溫者。冷水磨灌之。傳尸癆瘵。涼水化服。取下惡物蟲積爲妙。久近瘧疾。將發時。東流水煎桃枝湯化服。女人經閉。紅花酒化服。小兒驚風。五疳五痢。薄荷湯下。頭風頭痛。酒研貼兩太陽上。諸腹鼓脹。麥芽湯化下。風蟲牙痛。酒磨塗之。亦呑少許。打撲傷損。松節煎酒下。湯火傷。毒蛇惡犬。一切蟲傷。並冷水磨塗。仍服之。王璆百一選方

葉〔主治〕**瘡腫。入蜜搗塗瘡口。候清血出。效。**慎微　**塗乳癰便毒尤妙。**時珍

〔**附方**〕新一　**中溪毒生瘡**朱姑葉搗爛塗之。生冬間。葉如蒜葉。外臺秘要

花〔主治〕**小便血淋澀痛。同地蘗花陰乾。每用三錢。水煎服。**聖惠

石蒜宋圖經

〔**釋名**〕**烏蒜**綱目　**老鴉蒜**救荒　**蒜頭草**綱目　**婁婁酸**綱目　**一枝箭**綱目　**水麻**圖經〔時珍曰〕蒜以根狀名。箭以莖狀名。

〔**集解**〕頌曰。水麻生鼎州黔州。其根名石蒜。九月采之。或云金燈花根。亦名石蒜。即此類也。〔時珍曰〕石蒜處處下溼地有之。古謂之烏蒜。俗謂之老鴉蒜一枝箭是也。春初生葉。如蒜秧及山慈姑葉。背有劍脊。四散布地。七月苗枯。乃于平地抽出一莖如箭。簳長尺許。莖端開花四五朶。六出紅色。如山丹花狀而瓣長。黃蕊長鬚。其根狀如蒜。皮色紫赤。肉白色。此有小毒。而救荒本草言其可煠熟水浸過食。蓋爲救荒爾。一種葉如大韭。四五月抽莖開花如小萱花。黃白色者。謂之鐵色箭。功與此同。二物並抽莖開花。後乃生葉。葉花不相見。與金燈同。

根〔氣味〕**辛甘溫。有小毒。**〔主治〕**傅貼腫毒。**蘇頌　**疔瘡惡核。河水煎服。取汗。及搗傅之。又中溪毒者。酒煎半升服。取吐良。**時珍

〔**附方**〕新三　**便毒諸瘡**一枝箭。搗爛塗之。即消。若毒太甚者。洗淨。以生白酒煎服。得微汗即愈。王永輔濟世方　**產腸脫下**老鴉蒜即酸頭草一把。以水三盌。煎一盌半。去滓熏洗。神效。危氏得效方　**小兒驚風**大叫一聲就死者。名老鴉驚。以散麻纏住脇下及手心足心。以燈火爆之。用老鴉蒜曬乾。車前子等分。爲末。水調貼手心。仍以燈心焠手足心。及肩膊眉

心鼻心。卽醒也。王日新小兒方

水仙（會編）

【釋名】金盞銀臺（時珍曰：此物宜卑溼處。不可缺水。故名水仙。金盞銀臺。花之狀也。）

【集解】機曰：水仙花葉似蒜。其花香甚清。九月初栽于肥壤。則花茂盛。瘦地則無花。五月初收根。以童尿浸一宿。曬乾。懸火煖處。若不移宿根更旺。時珍曰：水仙叢生下溼處。其根似蒜及薤而長。外有赤皮裹之。冬月生葉。似薤及蒜。春初抽莖。如葱頭。莖頭開花數朵。大如簪頭。狀如酒盃。五尖上承。黄心。宛然盞樣。其花瑩韻。其香清幽。一種千葉者。花皺。下輕黄而上淡白。不作盃狀。人重之。指爲眞水仙。蓋不然。乃一物二種爾。亦有紅花者。按段成式酉陽雜俎云：㮈祇出拂林國。根大如雞卵。葉長三四尺。似蒜。中心抽條。莖端開花。六出。紅白色。花心黄赤。不結子。冬生夏死。取花壓油。塗身去風氣。據此形狀。與水仙彷彿。豈外國名謂不同耶。

根【氣味】苦。微辛。滑。寒。無毒。（土宿眞君曰：取汁伏汞。煮雄黄。拒火。）【主治】癰腫及魚骨哽。（時珍）

花【氣味】缺。【主治】作香澤。塗身理髮。去風氣。又療婦人五心發熱。同乾荷葉、赤芍藥等分。爲末。白湯每服二錢。熱自退也。（時珍出衛生易簡方）

白茅（本經中品）

【釋名】根名茹根（本經）蘭根（本經）地筋（別錄）。時珍曰：茅葉如矛。故謂之茅。其根牽連。故謂之茹。易曰：拔茅連茹。是也。有數種。夏花者爲茅。秋花者爲菅。二物功用相近。而名謂不同。詩云：白華菅兮。白茅束兮。是也。別錄不分茅菅乃二種。謂茅根一名地菅。一名地筋。而有名未用又出地筋。一名菅根。蓋二物之根狀皆如筋。可通名地筋。不可並名菅也。正之。

【集解】別錄曰：茅根生楚地山谷田野。六月采根。弘景曰：此即今白茅菅。詩云露彼菅茅。是也。其根如渣芹甜美。頌曰：處處有之。春生苗。布地如鍼。俗謂之茅鍼。亦可噉。甚益小兒。夏生白花茸茸然。至秋而枯。其根至潔白。六月采之。又有菅。亦茅類也。陸機草木疏云：菅似茅而滑無毛。根下五寸中有白粉者。柔韌宜爲索。漚之尤善。其未漚者名野菅。入藥與茅功等。時珍曰：茅有白茅、菅茅、黄茅、香茅、芭茅數種。葉皆相似。白茅短小。三四月開白花成穗。結細實。其根甚長。白軟如筋而有節。味甘。俗呼絲茅。可以苫蓋及供祭祀苞苴之用。本經所用茅根是也。其根乾之。夜視有光。故腐則變爲螢火。菅茅只生山上。似白茅而長。入秋抽莖。開花成穗如荻花。結實尖黑。長分許。黏衣刺人。其根短硬如細竹根。無節而微甘。亦可入藥。功不及白茅。爾雅所謂白華野菅是也。黄茅似菅茅。而莖上開葉。莖下有白粉。根頭有黄毛。根亦短而細硬無節。秋深開花穗如菅。可爲索綯。古名黄菅。別錄所用菅根是也。香茅一名菁茅。一名璚茅。生湖南及江淮間。葉有三脊。其氣香芬。可以包藉及縮酒。禹貢所謂荆州苞匭菁茅是也。芭茅叢生。葉如大蒲。長六七尺。有二種。即芒也。見後芒下。

茅根【氣味】甘。寒。無毒。【主治】勞傷虛羸。補中益氣。除瘀血血閉寒熱。利小便。（本經）下五淋。除客熱在腸胃。止渴堅筋。婦人崩中。久服利人。（別錄）主婦人月經不勻。通血脈淋瀝。（大明）止吐衄諸血。傷寒噦逆。肺熱喘急。水腫黄疸。解酒毒。（時珍）

【發明】宏景曰：茅根服食斷穀甚良。俗方稀用，惟煎汁療淋及崩中爾。時珍曰：白茅根甘，能除伏熱，利小便，故能止諸血噦逆喘急消渴，治黃疸水腫，乃良物也。世人因微而忽之，惟事苦寒之劑，致傷沖和之氣，烏足知此哉。

【附方】舊二，新十二。

山中辟穀 凡辟難無人之境，取白茅根洗淨，咀嚼，或石上曬乾搗末，水服方寸匕，可辟穀不饑。肘後方

溫病冷啘 因熱甚飲水成暴冷啘者。茅根切，枇杷葉拭去毛炙香，各半斤，水四升，煎二升，去滓，稍稍飲之。龐安常傷寒卒病論

溫病熱噦 乃伏熱在胃，令人胸滿則氣逆，逆則噦，或大下，胃中虛冷，亦致噦也。茅根切，葛根切，各半斤，水三升，煎一升半。每溫飲一盞，噦止即停。同上

反胃上氣 食入即吐。茅根、蘆根二兩，水四升，煮二升，頓服得下，良。聖濟總錄

肺熱氣喘 生茅根一握，咀，水二盞，煎一盞，食後溫服。甚者三服止，名如神湯。聖惠方

虛後水腫 因飲水多，小便不利。用白茅根一大把，小豆三升，水三升，煮乾，去茅食豆，水隨小便下也。肘後方

五種黃病 黃疸、穀疸、酒疸、女疸、勞疸也。黃汗者，乃大汗出入水所致，身體微腫，汗出如黃蘗汁。用生茅根一把細切，以豬肉一斤，合作羹食。肘後

解中酒毒 恐爛五臟。茅根汁，飲一升。千金方

小便熱淋 白茅根四升，水一斗五升，煮取五升，適冷暖飲之，日三服。肘後方

小便出血 茅根煎湯，頻飲爲佳。談埜翁方

勞傷溺血 茅根、乾薑等分，入蜜一匙，水二鍾，煎一鍾，日一服。

鼻衄不止 茅根爲末，米泔水服二錢。聖惠方

吐血不止 千金翼用白茅根一握，水煎服之。○婦人良方用根洗搗汁，日飲一合。

竹木入肉 白茅根燒末，豬脂和塗之。風入成腫者，亦良。肘後方

茅鍼 即初生苗也。○拾遺

【氣味】**甘平無毒。**大明曰：涼。【主治】**下水。**別錄 **治消渴，能破血，通小腸，治鼻衄及暴下血，水煮服之。惡瘡癰腫，軟癤未潰者，以酒煮服，一鍼一孔，二鍼二孔。生挼傅金瘡止血。**藏器

花

【氣味】**甘溫無毒。**【主治】**煎飲，止吐血衄血，并塞鼻。又傅灸瘡不合，署刀箭金瘡，止血并痛。**大明

屋上敗茅

【氣味】**苦平無毒。**【主治】**卒吐血，剉三升，酒浸煮一升服。和醬汁研，傅斑瘡及蠶囓瘡。**藏器 **四角茅，主鼻洪。**大明

【發明】時珍曰：按陳文中小兒方，治痘瘡潰爛，難靨不乾，多年牆屋上爛茅，擇洗焙乾，爲末摻之。此蓋取其性寒而解毒，又多受雨露霜雪之氣，兼能燥溼也。

【附方】新三。

婦人陰痒 牆頭爛茅、荊芥、牙皁等分，煎水頻熏洗之。摘玄方

大便閉塞 服藥不通者。滄鹽三錢，屋簷爛草節七箇，爲末。每用一錢，竹筒吹入肛內一寸即通，名提金散。聖濟方

卒中五尸 其狀腹痛脹急，不得氣息，上衝心胸，旁攻兩脅，或磈礧涌起，或牽引腰脊，此乃身中尸鬼接引爲害。取屋上四角茅，入銅器中，以三尺帛覆腹，著器布上，燒茅令熱，隨痛追逐，蹠下癢即瘥也。肘後方

地筋 別錄有名未用

【釋名】菅根別錄 土筋同

【集解】別錄曰：地筋生漢中，根有毛，三月生，四月實白，三月三日采根。弘景曰：疑此即是白茅而小異也。藏器曰：地筋如地黃，根葉並相似，而細多毛，生平澤，功用亦同地黃。李邕方中用之。時珍曰：此乃黃菅毛之根也，功與白茅根相同，詳見白茅下。陳藏器所說別是一物，非菅根也。

【氣味】甘，平，無毒。【主治】益氣止渴，除熱在腹臍，利筋。別錄

根苗花功與白茅同。時珍

芒拾遺

【校正】併入拾遺石芒、敗芒箔。

【釋名】杜榮爾雅 笆芒寰宇志 笆茅。時珍曰：芒，爾雅作䓕。今俗謂之笆茅，可以為籬笆故也。

【集解】藏器曰：爾雅䓕，杜榮。郭璞注云：草似茅，皮可為繩索履屩也。今東人多以為箔。又曰：石芒生高山，如芒而節短。江西呼為折草。六七月生穗如荻。時珍曰：芒有二種，皆叢生，葉皆如茅而大，長四五尺，甚快利，傷人如鋒刃。七月抽長莖，開白花成穗，如蘆葦花者，芒也。五月抽短莖，開花如芒者，石芒也。並於花將放時，剝其籜皮，可為繩箔草履諸物。其莖穗可為掃帚也。

莖【氣味】甘，平，無毒。【主治】人畜為虎狼等傷，恐毒入內，取莖雜葛根濃煮汁服，亦生取汁服。藏器 煮汁服，散血。時珍

敗芒箔【主治】產婦血滿腹脹，血渴，惡露不盡，月閉，止好血，下惡血，去鬼氣疰痛癥結，酒煮服之，亦燒末酒下，彌久着煙者佳。藏器

龍膽本經中品

【釋名】陵游。志曰：葉如龍葵，味苦如膽，因以為名。

【集解】別錄曰：龍膽生齊朐山谷及冤句，二月、八月、十一月、十二月采根陰乾。弘景曰：今出近道，以吳興者為勝。根狀似牛膝，其味甚苦。頌曰：宿根黃白色，下抽根十餘條，類牛膝而短。直上生苗，高尺餘。四月生葉如嫩蒜，細莖如小竹枝。七月開花，如牽牛花，作鈴鐸狀，青碧色。冬後結子，苗便枯。俗呼草龍膽。又有山龍膽，味苦澀，其葉經霜雪不凋。山人用治四肢疼痛，與此同類而別種也。采無時。

根【修治】斅曰：采得陰乾。用時，銅刀切去鬚、土、頭子，剉細，甘草湯浸一宿，漉出，暴乾用。

【氣味】苦、澀，大寒，無毒。斅曰：空腹餌之，令人溺不禁。之才曰：貫眾、小豆為之使。惡地黃、防葵。

【主治】骨間寒熱，驚癇邪氣，續絕傷，定五臟，殺蠱毒。本經 除胃中伏熱，時氣溫熱，熱泄下痢，去腸中小蟲，益肝膽氣，止驚惕。久服益智不忘，輕身耐老。別錄 治小兒壯熱骨熱，驚癇入心，時疾熱黃，癰腫口乾。甄權 客忤疳氣，熱狂，明目止煩，治瘡疥。大明 去目中黃及睛赤腫脹，瘀肉高起，痛不可忍。元素 退肝經邪熱，除下焦濕熱之腫，瀉膀胱火。李杲 療咽喉痛，風熱盜汗。時珍

【發明】元素曰：龍膽味苦性寒，氣味俱厚，沉而降，陰也，足厥陰、少陽經氣分藥也。其用有四：除下

部風溼一也。及溼熱二也。臍下至足腫痛三也。寒溼脚氣四也。下行之功與防己同。酒浸則能上行。外行以柴胡爲主。龍膽爲使。治眼中疾必用之藥。

好古曰：益肝膽之氣而泄火。

時珍曰：相火寄在肝膽。有瀉無補。故龍膽之益肝膽之氣。正以其能瀉肝膽之邪熱也。但大苦大寒。過服恐傷胃中生發之氣。反助火邪。亦久服黃連反從火化之義。別録久服輕身之說。恐不足信。

附方 舊四。新六。

傷寒發狂 草龍膽爲末。入雞子清、白蜜。化涼水服二錢。傷寒蘊要

四肢疼痛 山龍膽根細切。用生薑自然汁浸一宿。去其性。焙乾搗末。水煎一錢匕。溫服之。此與龍膽同類別種。經霜不凋。蘇頌圖經本草

穀疸勞疸 穀疸因食而得。勞疸因勞而得。用龍膽一兩。苦參三兩。爲末。牛膽汁和丸梧子大。先食以麥飲服五丸。日三服。不愈稍增。勞疸加龍膽一兩。卮子仁三七枚。以豬膽和丸。刪繁方

一切盜汗 婦人小兒一切盜汗。又治傷寒後盜汗不止。龍膽草研末。每服一錢。豬膽汁三兩點。入溫酒少許調服。楊氏家藏方

小兒盜汗 身熱。龍膽草、防風各等分。爲末。每服一錢。米飲調下。亦可丸服。及水煎服。嬰童百問

咽喉熱痛 龍膽擂水服之。集簡方

暑行目澀 生龍膽搗汁一合。黃連浸汁一匙。和點之。危氏得效方

眼中漏膿 龍膽草、當歸等分。爲末。每服二錢。溫水下。鴻飛集

蛔蟲攻心 刺痛。吐清水。龍膽一兩。去頭剉。水二盞。煮一盞。隔宿勿食。平旦頓服之。聖惠方

卒然尿血 不止。龍膽一虎口。水五升。煮取二升半。分爲五服。姚僧坦集驗方

細辛 本經上品

釋名 **小辛**本經 **少辛** 頌曰：華州眞細辛。根細而味極辛。故名之曰細辛。時珍曰：小辛、少辛皆此義也。按山海經云。浮戲之山多少辛。管子云。五沃之土。羣藥生少辛。是矣。

集解 別録曰：細辛生華陰山谷。二月、八月采根。陰乾。弘景曰：今用東陽臨海者。形段乃好。而辛烈不及華陰、高麗者。用之去其頭節。當之曰：細辛如葵。赤黑。一根一葉相連。頌曰：今處處有之。皆不及華陰者爲眞。其根細而極辛。今人多以杜衡爲之。杜衡根似飯帚。密闊細長四五寸。微黃白色。江淮呼爲馬蹄香。不可誤用。宗奭曰：細辛葉如葵。赤黑色。非此則杜衡也。杜衡葉如馬蹄之下。故俗名馬蹄香。蘆根似白前。又似細辛。按沈括夢溪筆談云。細辛出華山。極細而直。柔韌。深紫色。味極辛。嚼之習習如椒。而更甚於椒。本草云。細辛水漬令直。是以杜衡僞爲之也。東南所用細辛。皆杜衡也。杜衡黃白色。拳曲而脆。乾則作團。又謂之馬蹄。襄漢間又有一種細辛。極細而直。色黃白。乃是鬼督郵。亦非細辛也。時珍曰：博物志言杜衡亂細辛。自古已然矣。沈氏所說甚詳。大抵能亂細辛者。不止杜衡。皆當以根苗色味細辨之。葉似小葵。柔莖細根。直而色紫。味極辛者。細辛也。葉似馬蹄。莖微粗。根曲而黃白色。味亦辛者。杜衡也。一莖直上。莖端生葉如織。根似細辛。微粗直而黃白色。味辛微苦者。鬼督郵也。似鬼督郵而色黑者。及己也。葉似小桑。根似細辛。微粗長而黃色。味辛而有臊氣者。徐長卿也。葉似柳而根似細辛。粗長黃白色而味苦者。白薇也。似白薇而白直味甘者。白前也。

根 **修治** 斅曰：凡使細辛。切去頭子。以流水浸一宿。暴乾用。須揀去雙葉者。服之害人。

氣味 **辛，溫，無毒。** 普曰：神農、黃帝、雷公、桐君：小溫。岐伯：無毒。李當之：小寒。權曰：苦、辛。之才曰：曾青、棗根爲之使。得當歸、芍藥、白芷、芎藭、牡丹、藁本、甘草。共療婦人。得決明、鯉魚膽、青羊肝。共療目痛。惡黃芪、狼毒、山茱萸。忌生菜、狸肉。畏消石、滑石。反藜蘆。

主治 **欬逆上氣。頭痛腦動。百節拘攣。風溼痹痛死肌。久服明目。利九竅。輕身長年。**本經 **溫中下氣。破痰。利水道。開胸中滯**

結，除喉痹，齆鼻不聞香臭，風癇癲疾，下乳結，汗不出，血不行，安五臟，益肝膽，通精氣。別錄。添膽氣，治嗽，去皮風濕癢，風眼淚下，除齒痛，血閉，婦人血瀝腰痛。甄權。含之，去口臭。宏景。潤肝燥，治督脈為病，脊強而厥。好古。治口舌生瘡，大便燥結，起目中倒睫。時珍。

發明〔宗奭曰〕治頭面風痛，不可缺此。〔元素曰〕細辛氣溫，味大辛，氣厚于味，陽也，升也。入足厥陰、少陰血分，為手少陰引經之藥。香味俱細，故入少陰，與獨活相類。以獨活為使，治少陰頭痛如神。亦止諸陽頭痛，諸風通用之。味辛而熱，溫少陰之經，散水氣以去內寒。〔成無己曰〕水停心下不行，則腎氣燥，宜辛以潤之。細辛之辛，以行水氣而潤燥。〔杲曰〕膽氣不足，細辛補之。又治邪氣自裏之表，故仲景少陰證用麻黃附子細辛湯。〔時珍曰〕氣之厚者能發熱，陽中之陽也。辛溫能散，故諸風寒風濕頭痛痰飲胸中滯氣驚癇者，宜用之。口瘡喉痹䘌齒諸病用之者，取其能散浮熱，亦火鬱則發之之義也。辛能泄肺，故風寒欬嗽上氣者，宜用之。辛能補肝，故膽氣不足，驚癇眼目諸病，宜用之。辛能潤燥，故通少陰及耳竅，便澀者宜用之。〇〔承曰〕細辛非華陰者不得為真。若單用末，不可過一錢。多則氣悶塞不通者死，雖死無傷。近年開平獄中嘗治此，不可不記。非本有毒，但不識多寡耳。

附方 舊二，新六。

暗風卒倒，不省人事。細辛末，吹入鼻中。危氏得效方。

虛寒嘔噦，飲食不下。細辛去葉半兩，丁香二錢半，為末。每服一錢，柹蒂湯下。

小兒客忤，口不能言。細辛、桂心末等分，以少許內口中。外臺秘要。

小兒口瘡。細辛末，醋調，貼臍上。衛生家寶方。

口舌生瘡。細辛、黃連等分，為末，摻之，漱涎甚效。名兼金散。一方用細辛、黃蘗。三因方。

口瘡䘌齒，腫痛。細辛煮濃汁，熱含令吐。取瘥。聖惠方。

鼻中瘜肉。細辛末，時時吹之。聖惠方。

諸般耳聾。細辛末，溶黃蠟丸鼠屎大，綿裹一丸塞之，一二次即愈。須戒怒氣。名聰耳丸。龔氏經驗方。

杜衡 別錄中品

釋名 杜葵綱目 馬蹄香唐本 土鹵爾雅 土細辛綱目〔恭曰〕杜衡葉似葵，形似馬蹄，故俗名馬蹄香。〔頌曰〕爾雅：杜，又名土鹵。然杜若亦名杜衡，或疑是杜若，而郭璞注云：似葵，當是杜衡也。

集解〔別錄曰〕杜衡生山谷。三月三日采根，熟洗，暴乾。〔宏景曰〕根葉都似細辛，惟氣小異爾。處處有之。方藥少用，惟道家服之，令人身衣香。〔恭曰〕生山之陰，水澤下濕地。葉似槐，形如馬蹄。根似細辛、白前等。今俗以及己代之，謬矣。及己獨莖，莖端四葉，葉間白花，殊無芳氣，有毒，服之令人吐，惟療瘡疥，不可亂杜衡也。〔頌曰〕今江淮閒皆有之。春初於宿根上生苗，葉似馬蹄形狀，高二三寸，莖如麥藁粗細。每窠上有五七葉，或八九葉，別無枝蔓。又於莖葉間罅內蘆頭上貼地生紫花，其花似見不見，暗結實如豆大，窠內有碎子，似天仙子。苗葉俱青，經霜即枯。其根成空，有似飯帚密鬧，細長四五寸，粗於細辛，微黃白色，味辛。江淮俗呼為馬蹄香。謹按山海經云：天帝之山有草焉，狀如葵，其臭如蘼蕪，名曰杜衡，可以走馬，食之已癭。郭璞注云：帶之可以走馬。或曰：馬得之而健走也。〔宗奭曰〕杜衡用根似細辛，但根色白，葉如馬蹄之下。市人往往以亂細辛，將二物相對，便見真偽。況細辛惟出華州者良。杜衡色黃，拳局而脆，乾則作團。〔時珍曰〕按土宿本草云：土細辛，葉圓如馬蹄，紫背者良。江南、荊湖、川陝、閩廣俱有之。取自然汁，可伏硫、砒，製汞。

根【氣味】辛溫無毒【主治】風寒欬逆作浴湯。香人衣體。別錄 止氣奔喘促。消痰飲。破留血。項間癭瘤之疾。甄權 下氣殺蟲。時珍

【發明】時珍曰古方吐藥往往用杜衡者。非杜衡也。乃及己也。及己似細辛而有毒。吐人。昔人多以及己當杜衡。杜衡當細辛。故爾錯誤也。杜衡則無毒。不吐人。功雖不及細辛。而亦能散風寒。下氣消痰。行水破血也。

【附方】新六 風寒頭痛 傷風傷寒。頭痛發熱。初覺者。馬蹄香為末。每服一錢。熱酒調下。少頃飲熱茶一盌。催之出汗即愈。名香汗散。王英杏林摘要 飲水停滯 大熱行極。及食熱餅後。飲冷水過多。不消。停滯在胸。不利。呼吸喘息者。杜衡三分。瓜蒂二分。人參一分。為末。湯服一錢。日二服。取吐為度。肘後方 痰氣哮喘 馬蹄香焙研。每服二三錢。正發時淡醋調下。少頃吐出痰涎為驗。普濟方 噎食膈氣 馬蹄香四兩。為末。好酒三升。熬膏。每服二匙。好酒調下。日三服。孫氏集效方 吐血瘀聚 凡吐血後。心中不悶者。必止。若煩躁悶亂刺脹者。尚有瘀血在胃。宜吐之。方同飲水停滯。 喉閉腫痛 草藥金鎖匙。即馬蹄草。以根搗。井華水調下。即效。救急方

【附錄】木細辛 藏器曰味苦溫有毒。主腹內結聚癥瘕。大便不利。推陳去惡。破冷氣。未可輕服。令人利下至困。生終南山。冬月不凋。苗如大戟。根似細辛。

及己 別錄下品

【釋名】獐耳細辛 時珍曰及己名義未詳。二月生苗。先開白花。後方生葉三片。狀如獐耳。根如細辛。故名獐耳細辛。

【集解】恭曰及己生山谷陰虛軟地。其草一莖。莖頭四葉。隙着白花。根似細辛而黑。有毒。今人以當杜衡。非也。二月采根。日乾。

根【氣味】苦平有毒 恭曰入口使人吐血 【主治】諸惡瘡疥痂瘻蝕。及牛馬諸瘡。唐本 頭瘡白禿風瘙。皮膚蟲癢。可煎汁浸并傅之。大明 殺蟲。時珍

【發明】宏景曰今人以合瘡疥膏。甚驗。時珍曰今人不知及己。往往以當杜衡。卻以杜衡當細辛。故杜衡諸方多是及己也。辯見細辛杜衡二條。

【附方】新一 頭瘡白禿 獐耳細辛。其味香辣。為末。以槿木煎油調搽。活幼全書

鬼督郵 唐本草

【釋名】獨搖草 唐本 時珍曰此草獨莖而葉攢其端。無風自動。故曰鬼獨搖草。後人訛為鬼督郵爾。因其專主鬼病。猶司鬼之督郵也。古者傳舍有督郵之官主之。徐長卿赤箭皆治鬼病。故並有鬼督郵之名。名同而物異。

【集解】恭曰鬼督郵所在有之。有必叢生。苗惟一莖。莖端生葉若繖狀。根如牛膝而細黑。今人以徐長卿代之。非也。保昇曰莖似細箭簳。高二尺以下。葉生莖端。狀如傘。花生葉心。黃白色。根橫生而無鬚。二月八月采根。徐長卿赤箭並有鬼督郵之名。而主治不同。宜審用之。時珍曰鬼督郵與及己同類。根苗皆相似。但以根如細辛而色黑者為及己。根如細辛而色黃白者為鬼督郵。

根【修治】斅曰凡采得細剉。用生甘草水煮一伏時。日乾用。

【氣味】辛，苦，平，無毒。時珍曰：有小毒。【主治】鬼疰卒忤，中惡心腹邪氣，百精毒，溫瘧疫疾，強腰腳，益膂力。唐本。

【發明】時珍曰：按東晉深師方，治上氣欬嗽，邪嗽，燥嗽，冷嗽，四滿丸，用鬼督郵同蜈蚣、芫花、躑躅諸毒藥為丸，則其有毒可知矣。非毒藥不能治鬼疰邪惡之病。唐本云無毒，蓋不然。

徐長卿 本經上品

【校正】今據吳氏本草併入石下長卿。

【釋名】鬼督郵本經、別仙蹤蘇頌。時珍曰：徐長卿，人名也。常以此藥治邪病，人遂以名之。名醫別錄於有名未用復出石下長卿條，陶宏景注云：此是誤爾。方家無用，云一名徐長卿。亦不復識。今考二條功療相似，按吳普本草云：徐長卿一名石下長卿。其為一物甚明，但石間生者為良。前人欠審，故爾差舛。【宏景曰】鬼督郵之名甚多。今俗用徐長卿者，其根正如細辛，小短扁扁爾。氣亦相似。今狗脊散用鬼督郵者，取其強悍宜腰腳。故知是徐長卿，而非鬼箭、赤箭。

【集解】別錄曰：徐長卿生泰山山谷及隴西，三月采。又曰：石下長卿生隴西山谷池澤，三月采。【恭曰】所在川澤有之。葉似柳，兩葉相當，有光澤。根如細辛，微粗長，黃色而有臊氣。今俗以代鬼督郵，非也。鬼督郵自有本條。【保昇曰】生下溼川澤之間。苗似小桑，兩葉相對。三月苗青，七月、八月著子，似蘿摩子而小。九月苗黃，十月凋。八月采根，日乾。【頌曰】今淄齊淮泗間皆有之。三月、四月采，謂之別仙蹤。【時珍曰】鬼督郵及己之亂杜衡，其功不同，苗亦不同也。徐長卿之亂鬼督郵，其苗不同，其功同也。杜衡之亂細辛，則根苗功用皆彷彿，乃彌近而大亂也，不可不審。

根

【脩治】斅曰：凡采得粗杵，拌少蜜令遍，以瓷器盛，蒸三伏時，日乾用。

【氣味】辛，溫，無毒。別錄曰：石下長卿：鹹，平，有毒。【普曰】徐長卿一名石下長卿：神農、雷公辛。【時珍曰】治鬼之藥多有毒，當從別錄。【主治】鬼物百精蠱毒，疫疾邪惡氣，溫瘧。久服強悍輕身。本經。益氣延年。又曰：石下長卿：主鬼疰精物邪惡氣，殺百精蠱毒，老魅注易，亡走啼哭，悲傷恍惚。別錄。

【發明】時珍曰：抱朴子言上古辟瘟疫有徐長卿散，良效。今人不知用此。

【附方】新二。小便關格：徐長卿湯：治氣壅關格不通，小便淋結，臍下妨悶。徐長卿炙半兩，茅根三分，木通、冬葵子一兩，滑石二兩，檳榔一分，瞿麥穗半兩。每服五錢，水煎，入朴消一錢，溫服，日二服。聖惠方。○注車注船：凡人登車船煩悶，頭痛欲吐者，宜用徐長卿、石長生、車前子、車下李根皮各等分，擣碎，以方囊繫半合，于衣帶及頭上，則免此患。肘後方。

白薇 本經中品

【釋名】薇草別錄、白幕別錄、春草本經、葞音尾、骨美。時珍曰：微，細也。其根細而白也。按爾雅：葞，春草也。薇、葞音相近，則白薇又葞音之轉也。別錄以葞為莽草之名，誤矣。

【集解】別錄曰：白薇生平原川谷。三月三日采根陰乾。【宏景曰】近道處處有之。【頌曰】今陝西諸郡及舒、滁、潤、遼州亦有之。莖葉俱青，頗類柳葉。六七月開紅花，八月結實。其根黃白色，類牛膝而短小。今人八月采之。

根

【脩治】斅曰：凡采得，以糯米泔汁浸一宿，取出，去髭，於槐砧上細剉，蒸之，從申至巳，曬乾用。【時珍曰】後人惟以酒洗用。

【氣味】苦，鹹，平，無毒。別錄曰：大寒。【之才曰】惡黃芪、大黃、大戟、乾薑、大棗、乾漆、山茱萸。

【主治】暴中風身熱肢滿。忽忽不知人。狂惑邪氣。寒熱酸疼。溫瘧洗洗。發作有時。本經 療傷中淋露。下水氣。利陰氣。益精。久服利人。別錄 治驚邪風狂痓病。百邪鬼魅。宏景 風溫灼熱多眠。及熱淋遺尿。金瘡出血。時珍

【發明】好古曰。古方多用治婦人。以本草有療傷中淋露之故也。時珍曰。白薇古人多用。後世罕能知之。按張仲景治婦人產中虛煩嘔逆。安中益氣。竹皮丸方中。用白薇同桂枝一分。竹皮石膏三分。甘草七分。棗肉爲大丸。每以飲化一丸服。云有熱者倍白薇。則白薇性寒。乃陽明經藥也。徐之才藥對言白薇惡大棗。而此方又以棗肉爲丸。蓋恐諸藥寒涼傷脾胃爾。朱肱活人書治風溫發汗後。身猶灼熱。自汗身重多眠。鼻息必鼾。語言難出者。萎蕤湯中亦用之。孫眞人千金方。有詔書發汗白薇散焉。

【附方】新五

肺實鼻塞 不知香臭。白薇貝母款冬花一兩。百部二兩。爲末。每服一錢。米飲下。普濟方

婦人遺尿 不拘胎前產後。白薇芍藥各一兩。爲末。酒服方寸匕。日三服。千金方

血淋熱淋 方同上

婦人血厥 人平居無疾苦。忽如死人。身不動搖。目閉口噤。或微知人。眩冒。移時方寤。此名血厥。亦名鬱冒。出汗過多。血少陽氣獨上。氣塞不行。故身如死。氣過血還。陰陽復通。故移時方寤。婦人尤多此證。宜服白薇湯。用白薇當歸各一兩。人參半兩。甘草一錢半。每服五錢。水二盞。煎一盞。溫服。本事方

金瘡血出 白薇爲末。貼之。儒門事親

白前 別錄中品

【釋名】石藍 唐本 嗽藥 同上【時珍曰】名義未詳

【集解】宏景曰。白前出近道。根似細辛而大。色白不柔易折。氣嗽方多用之。恭曰。苗高尺許。其葉似柳。或似芫花。根長于細辛。白色。生州渚沙磧之上。不生近道。俗名石藍。又名嗽藥。今用蔓生者味苦。非眞也。志曰。根似白薇牛膝輩。二月八月采陰乾用。嘉謨曰。似牛膝粗長堅直易斷者。白前也。似牛膝短小柔軟能彎者。白薇也。近道俱有。形色頗同。以此別之。不致差誤。

根【脩治】斅曰。凡用以生甘草水浸一伏時。漉出。去頭鬚了。焙乾收用。

【氣味】甘微溫無毒。權曰。辛。恭曰。微寒

【主治】胸脅逆氣。欬嗽上氣。呼吸欲絕。別錄 主一切氣。肺氣煩悶。奔豚腎氣。大明 降氣下痰。時珍

【發明】宗奭曰。白前能保定肺氣。治嗽多用。以溫藥相佐使尤佳。時珍曰。白前色白而味微辛甘。手太陰藥也。長於降氣。肺氣壅實而有痰者宜之。若虛而長哽氣者。不可用也。張仲景治嗽而脈浮。澤漆湯中亦用之。其方見金匱要畧。藥多不錄。

【附方】舊二新一

久嗽唾血 白前桔梗桑白皮三兩炒。甘草一兩炙。水六升。煮一升。分三服。忌豬肉菘菜。外臺

久欬上氣 體腫短氣脹滿。晝夜倚壁不得臥。常作水雞聲者。白前湯主之。白前二兩。紫菀半夏各三兩。大戟七合。以水一斗漬一宿。煮取三升。分作數服。禁食羊肉餳餹。大佳。深師方

久患暇呷 欬嗽喉中作聲。不得眠。取白前焙擣爲末。每溫酒服二錢。深師方

草犀 拾遺

【釋名】時珍曰：其解毒之功如犀角，故曰草犀。

【集解】藏器曰：草犀生衢婺洪饒間，苗高二三尺，獨莖，根如細辛。生水中者名水犀。珣曰：廣州記云：生嶺南及海中。獨莖對葉而生，如燈臺草。根若細辛。

【根】【氣味】辛，平，無毒。【主治】解一切毒氣，虎狼蟲虺所傷，溪毒野蠱惡刺等毒，並宜燒研服之，臨死者亦得活。李珣。天行瘧瘴寒熱，欬嗽痰壅，飛尸喉痺瘡腫，小兒寒熱丹毒，中惡注忤，痢血等病，煮汁服之。嶺南及睦婺間中毒者，以此及千金藤並解之。藏器。

釵子股 海藥

【校正】併入拾遺金釵股。

【釋名】金釵股。時珍曰：石斛名金釵花，此草狀似之，故名。

【集解】藏器曰：金釵股生嶺南及南海山谷。根如細辛，每莖三四十根。珣曰：忠州、萬州者亦佳。草莖功力相似。緣嶺南多毒，家家貯之。時珍曰：按嶺表錄云：廣中多蠱毒，彼人以草藥金釵股治之，十救八九。其狀如石斛也。又忍冬藤解毒，亦號金釵股，與此同名云。

【根】【氣味】苦，平，無毒。【主治】解毒癰疽神驗，以水煎服。李珣。解諸藥毒，煮汁服，亦生研，更烈，必大吐下。如無毒，亦吐去熱痰，瘧瘴天行，蠱毒喉痺。藏器。

吉利草 綱目

【集解】時珍曰：按嵇含南方草木狀云：此草生交廣，莖如金釵股，形類石斛，根類芍藥。吳黃武中，江夏李俣從合浦，遇毒，其奴吉利偶得此草與服，遂解。而吉利即遁去。俣以此濟人，不知其數也。又高涼郡產良耀草，葉如麻黃，花白似牛李，秋結子如小栗，煨食解毒，功亞于吉利草。始因梁耀得之，因以爲名，轉梁爲良耳。

【根】【氣味】苦，平，無毒。【主治】解蠱毒，極驗。時珍。

百兩金 宋圖經

【集解】頌曰：百兩金生戎州、雲安軍。苗高二三尺，有幹如木。葉似荔枝，初生背面俱青，結花實後背紫面青。凌冬不凋。初秋開花青碧色，結實大如豆，生青熟赤。采根入藥，搥去心。河中府出者，根如蔓菁，赤色，莖細，青色。四月開碎黃花，似星宿花。五月采根，長及一寸，曬乾用。

【根】【氣味】苦，平，無毒。【主治】壅熱咽喉腫痛，含一寸嚥津。又治風涎。蘇頌。

硃砂根 綱目

【集解】時珍曰：硃砂根生深山中，今惟太和山人采之。苗高尺許，葉似冬青葉，背甚赤，夏月長茂。根大如筯，赤色，此與百兩金彷彿。

【根】【氣味】苦，涼，無毒。【主治】咽喉腫痺，磨水或醋嚥之，甚良。時珍。

辟虺雷 唐本草

【釋名】辟蛇雷 綱目。時珍曰：此物辟蛇虺有威，故以雷名之。

【集解】恭曰：辟虺雷狀如粗塊蒼朮，節中有眼。時珍曰：今川中峩眉、鶴鳴諸山皆有之。根狀如蒼朮，大者若拳。彼人以充方物。苗狀當俟訪問。

根【氣味】苦，大寒，無毒。【主治】解百毒，消痰，祛大熱頭痛，辟瘟疫。唐本 治咽喉痛痹，解蛇虺毒。時珍

錦地羅 綱目

【集解】時珍曰：錦地羅出廣西慶遠山巖間，鎮安、歸順、柳州皆有之。根似萆薢及栝樓根狀，彼人頗重之，以充方物。

根【氣味】微苦，平，無毒。【主治】山嵐瘴毒，瘡毒，并中諸毒。以根研生酒服一錢匕，即解。時珍

紫金牛 宋圖經

【集解】頌曰：生福州。葉如茶葉，上綠下紫。結實圓，紅色如丹朱。根微紫色。八月采根，去心暴乾，頗似巴戟。

【氣味】辛，平，無毒。【主治】時疾膈氣，去風痰。蘇頌 解毒破血。時珍

拳參 宋圖經

【集解】頌曰：生淄州田野。葉如羊蹄，根似海鰕，黑色。土人五月采之。

【氣味】缺。【主治】為末，淋渫腫氣。蘇頌

鐵線草 宋圖經

【集解】頌曰：生饒州。三月采根，陰乾。時珍曰：今俗呼萹蓄為鐵線草，蓋同名耳。

【氣味】微苦，平，無毒。【主治】療風消腫毒，有效。蘇頌

【附方】新一。男女諸風：產後風尤妙。鐵線草根五錢，五骨雞一斤重者，水內淹死，去毛腸，砍作肉生，入藥剁勻，下麻油些少，炒黃色，隨人量入酒煮熟，先以排風藤煎濃湯沐浴頭身，乃飲酒食雞，發出黏汗，即愈。如不沐浴，必發出風丹乃愈。滑伯仁櫻寧心要。

金絲草 綱目

【集解】時珍曰：金絲草出慶陽山谷。苗狀當俟訪問。

【氣味】苦，寒，無毒。【主治】吐血，欬血，衄血，下血，血崩，瘴氣，解諸藥毒，療癰疽疔腫惡瘡，涼血散熱。時珍

【附方】新三。婦人血崩：金絲草、海柏枝、砂仁、花椒、蠶退紙、舊錦灰等分，為末，煮酒空心服。陳光述傳。談埜翁方 癰疽疔腫：一切惡瘡。金絲草、忍冬藤、五葉藤、天蕎麥等分，煎湯溫洗。黑色者加醋。○又鐵箍散：用金絲草灰二兩，醋拌，曬乾，貝母五兩，去心，白芷二兩，為末，以涼水調貼瘡上。香油亦可。或加龍骨少許。天蛇頭毒：落蘇即金絲草、金銀花藤、五葉紫葛、天蕎麥等分，切碎，用絕好醋濃煎，先熏後洗。救急方

本草綱目草部第十三卷終

本草綱目草部目錄卷十四

草之三　芳草類五十六種

右附方舊八十一新三百七十一

本草綱目草部卷十四

草之三　芳草類五十六種

當歸　本經中品

【釋名】乾歸本經　山蘄爾雅　白蘄爾雅　文無綱目

〔頌曰〕按爾雅。薜。山蘄。又云。薜。白蘄。薜音百。蘄即古芹字。郭璞註云。當歸也。似芹而粗大。許慎說文云。生山中者名薜。一名山蘄。然則當歸芹類也。在平地者名芹。生山中粗大者名當歸也。〔宗奭曰〕今川蜀皆以畦種。尤肥好多脂。不以平地山中為等差也。〔時珍曰〕當歸本非芹類。特以花葉似芹。故得芹名。古人娶妻為嗣續也。當歸調血為女人要藥。有思夫之意。故有當歸之名。正與唐詩胡麻好種無人種。正是歸時又不歸之旨相同。崔豹古今注云。古人相贈以芍藥。相招以文無。文無一名當歸。芍藥一名將離故也。〔承曰〕當歸治妊婦產後惡血上衝。倉卒取效。氣血昏亂者。服之即定。能使氣血各有所歸。恐當歸之名必因此出也。

【集解】〔別錄曰〕當歸生隴西川谷。二月、八月采根陰乾。〔弘景曰〕今隴西四陽黑水當歸。多肉少枝。氣香。名馬尾當歸。西川北部當歸。多根枝而細。歷陽所出者。色白而氣味薄。不相似。呼為草當歸。闕少時亦用之。〔恭曰〕今出當州、宕州、翼州、松州。以宕州者最勝。有二種。一種似大葉芎藭者。名馬尾當歸。今人多用。一種似細葉芎藭者。名蠶頭當歸。即陶稱歷陽者。不堪用。莖葉並卑下於芎藭。〔頌曰〕今川蜀、陝西諸郡及江寧府、滁州皆有之。以蜀中者為勝。春生苗。綠葉有三瓣。七八月開花似蒔蘿。淺紫色。根黑黃色。以肉厚而不枯者為勝。〔時珍曰〕今陝蜀秦州、汶州諸處人多栽蒔為貨。以秦歸頭圓尾多色紫。氣香肥潤者。名馬尾歸。最勝他處。頭大尾粗色白。堅枯者。為鑱頭歸。止宜入發散藥爾。韓懋言。川產者力剛而善攻。秦產者力柔而善補。是矣。

【修治】〔斆曰〕凡用去蘆頭。以酒浸一宿入藥。止血破血。頭尾效各不同。若要破血。即使頭一節硬實處。若要止痛止血。即用尾。若一併用。服食無效。不如不使。惟單使妙也。〔元素曰〕頭止血。尾破血。身和血。全用即一破一止也。先以水洗淨土。治上酒浸。治外酒洗過。或火乾、日乾入藥。〔杲曰〕頭止血而上行。身養血而中守。梢破血而下流。全活血而不走。〔時珍曰〕雷、張二氏所說頭尾功效各異。凡物之根。身半已上。氣脈上行。法乎天。身半已下。氣脈下行。法乎地。人身法象天地。則治上當用頭。治中當用身。治下當用尾。通治則全用。乃一定之理也。當以張氏之說為優。凡曬乾乘熱紙封甕收之。不蛀。

【氣味】苦，溫，無毒。〔別錄曰〕辛，大溫。〔普曰〕神農、黃帝、桐君、扁鵲：甘，無毒。岐伯、雷公：辛，無毒。李當之：小溫。〔杲曰〕甘辛溫無毒。氣厚味薄。可升可降。陽中微陰。入手少陰、足太陰、厥陰經血分。〔之才曰〕惡䕡茹、溼麪。畏菖蒲、海藻、牡蒙、生薑。制雄黃。

【主治】欬逆上氣。溫瘧寒熱洗洗在皮膚中。婦人漏下絕子。諸惡瘡瘍金瘡。煮汁飲之。本經

溫中止痛。除客血內塞。中風痓汗不出。溼痹中惡。客氣虛冷。補五臟。生肌肉。別錄

止嘔逆。虛勞寒熱。下痢腹痛齒痛。女人瀝血腰痛。崩中。補諸不足。甄權

治一切風。一切氣。補一切勞。破惡血。養新血。及癥癖。腸胃冷。大明

治頭痛心腹諸痛。潤腸胃筋骨皮膚。治癰疽。排膿止

痛。和血補血。時珍主痿癖嗜臥。足下熱而痛。衝脈爲病。氣逆裏急。帶脈爲病。腹痛腰溶溶如坐水中。好古

【發明】權曰：患人虛冷者，加而用之。承曰：世俗多謂惟能治血，而金匱、外臺、千金諸方皆爲人補不足，決取立效之藥。古方用治婦人產後惡血上衝，取效無急於此。凡氣血昏亂者，服之即定。可以補虛，備產後要藥也。宗奭曰：藥性論補女子諸不足一說，盡當歸之用矣。成無己曰：脈者血之府，諸血皆屬心。凡通脈者，必先補心益血。故張仲景治手足厥寒，脈細欲絕者，用當歸之苦溫以助心血。元素曰：其用有三：一心經本藥，二和血，三治諸病夜甚。凡血受病必須用之。血壅而不流則痛，當歸之甘溫能和血，辛溫能散內寒，苦溫能助心散寒，使氣血各有所歸。好古曰：入手少陰，以其心生血也；入足太陰，以其脾裹血也；入足厥陰，以其肝藏血也。頭能破血，身能養血，尾能行血。全用同人參、黃芪則補氣而生血，同牽牛、大黃則行氣而破血。從桂、附、茱萸則熱，從大黃、芒消則寒。佐使分定，用者當知。酒蒸治頭痛，諸痛皆屬火，故以血藥主之。機曰：治頭痛，酒煮服清，取其浮而上也。治心痛，酒調末服，取其濁而半沉半浮也。治小便出血，用酒煎服，取其沉入下極也。自有高低之分如此。王海藏言：當歸血藥，如何治胸中欬逆上氣？按當歸其味辛散，乃血中氣藥也。況欬逆上氣，有陰虛陽無所附者，故用血藥補陰，則血和而氣降矣。韓丞曰：當歸主血分之病，川產力剛可攻，秦產力柔宜補。凡用本病宜酒制，有痰以薑制，導血歸源之理。血虛以人參、石脂爲佐，血熱以生地黃、條芩爲佐，不絕生化之源。血積配以大黃。要之血藥不容舍當歸，故古方四物湯以爲君，芍藥爲臣，地黃爲佐，芎藭爲使也。

【附方】舊八，新一十九。

血虛發熱 當歸補血湯：治肌熱燥熱，困渴引飲，目赤面紅，晝夜不息，其脈洪大而虛，重按全無力，此血虛之候也。得於飢困勞役，證象白虎，但脈不長實爲異耳。若誤服白虎湯即死，宜此主之。當歸身酒洗二錢，綿黃芪蜜炙一兩，作一服。水二鍾，煎一鍾，空心溫服，日再服。東垣蘭室秘藏。

失血眩運 凡傷胎去血，產後去血，崩中去血，金瘡去血，拔牙去血，一切去血過多，心煩眩運，悶絕不省人事。當歸二兩，芎藭一兩，每用五錢，水七分，酒三分，煎七分，熱服，日再。婦人良方。

衄血不止 當歸焙研末，每服一錢，米飲調下。聖濟錄。

小便出血 當歸四兩，剉，酒三升，煮取一升，頓服。肘後。

頭痛欲裂 當歸二兩，酒一升，煮取六合，飲之，日再服。外臺秘要方。

內虛目暗 補氣養血。用當歸生曬六兩，附子火炮一兩，爲末，煉蜜丸梧子大，每服三十丸，溫酒下。名六一丸。聖濟總錄。

心下痛刺 當歸爲末，酒服方寸匕。必效方。

手臂疼痛 當歸三兩切，酒浸三日，溫飲之。飲盡，別以三兩再浸，以瘥爲度。事林廣記。

溫瘧不止 當歸一兩，水煎飲，日一服。聖濟總錄。

久痢不止 當歸二兩，吳茱萸一兩，同炒香，去萸不用，爲末，蜜丸梧子大，每服三十丸，米飲下。名勝金丸。普濟方。

大便不通 當歸、白芷等分，爲末，每服二錢，米湯下。聖濟總錄。

婦人百病 諸虛不足者，當歸四兩，地黃二兩，爲末，蜜丸梧子大，每食前米飲下十五丸。太醫支法存方。

月經逆行 從口鼻出。先以京墨磨汁服止之。次用當歸尾、紅花各三錢，水一鍾半，煎八分，溫服，其經即通。簡便方。

室女經閉 當歸尾、沒藥各一錢，爲末，紅花浸酒，面北飲之，一日一服。普濟方。

婦人血氣 臍下氣脹，月經不利，血氣上攻欲嘔，不得睡。當歸四錢，乾漆燒存性二錢，爲末，煉蜜丸梧子大。每服十五丸，溫酒下。永類方。

墮胎下血 不止。當歸焙一兩，蔥白一握，每服五錢，酒一盞半，煎八分，溫服。聖濟總錄。

妊娠胎動 神妙佛手散：治婦人

妊娠傷動或子死腹中血下疼痛口噤欲死服此探之不損則痛止已損便立下此乃徐王神驗方也當歸二兩芎藭一兩爲粗末每服三錢水一盞煎令泣泣欲乾投酒一盞再煎一沸温服或灌之如人行五里再服不過三五服便效張文仲備急方

產難胎死 橫生倒生用當歸三兩芎藭一兩爲末先以大黑豆炒焦入流水一盞童便一盞煎至一盞分爲二服未效再服婦人良方

倒產子死 不出當歸末酒服方寸匕子母秘錄

產後血脹 腹痛引脇當歸二錢乾薑炮五分爲末每服三錢水一盞煎八分入鹽酢少許熱服婦人良方

產後腹痛 如絞當歸末五錢白蜜一合水一盞煎一盞分爲二服未效再服婦人良方

產後自汗 壯熱氣短腰脚痛不可轉當歸三錢黃芪白芍藥酒炒各二錢生薑五片水一盞半煎七分温服和劑局方

產後中風 不省人事口吐涎沫手足瘛瘲當歸荊芥穗等分爲末每服三錢水一盞酒少許童尿少許煎七分灌之下咽即有生意神效聖惠方

小兒胎寒 好啼晝夜不止因此成癎當歸末一小豆大以乳汁灌之日夜三四度肘後方

小兒臍溼 不早治成臍風或腫赤或出水用當歸末傳之一方入麝香少許一方用胡粉等分試之最驗若愈後因尿入復作再傳即愈聖惠方

湯火傷瘡 焮赤潰爛用此生肌拔熱止痛當歸黃蠟各一兩麻油四兩以油煎當歸焦黃去滓納蠟攪成膏出火毒攤貼之和劑局方

白黃色枯 舌縮恍惚若語亂者死當歸白朮二兩水煎入生苄汁蜜和服三十六黃方

芎藭

音穹窮 本經上品○

【釋名】胡藭別錄 川芎綱目 香果別錄 山鞠窮綱目 【時珍曰】芎本作营名義未詳或云人頭穹窿窮高天之象也此藥上行專治頭腦諸疾故有芎藭之名以胡戎者爲佳故曰胡藭古人因其根節狀如馬銜謂之馬銜芎藭後世因其狀如雀腦謂之雀腦芎其出關中者呼爲京芎亦曰西芎出蜀中者爲川芎出天台者爲台芎出江南者爲撫芎皆因地而名也左傳楚人謂蕭人曰有麥麴乎有山鞠窮乎河魚腹疾奈何二物皆禦溼故以諭之丹溪朱氏治六鬱越鞠丸中用越桃鞠窮故以命名金光明經謂之闍莫迦

【集解】【別錄曰】芎藭葉名蘼蕪生武功川谷斜谷西嶺三月四月采葉根暴乾【普曰】芎藭或生胡無桃山陰或泰山葉細香青黑文赤如藁本冬夏叢生五月花赤七月實黑附端兩葉三月采根有節如馬銜【宏景曰】武功斜谷西嶺俱近長安今出歷陽處處亦有人家多種之葉似蛇牀而香節大莖細狀如馬銜謂之馬銜芎藭蜀中亦有而細【恭曰】今出秦州其歷陽出者不復用其人間種者形塊大重實多脂山中采者瘦細味苦辛以九月十月采之爲佳若三月四月虛惡非時也【頌曰】關陝川蜀江東山中多有之而以蜀川者爲勝四五月生葉似水芹胡荽蛇牀輩作叢而莖細其葉倍香江東蜀人采葉作飲七八月開碎白花如蛇牀子花根堅瘦黃黑色關中出者形塊重實作雀腦狀者爲雀腦芎最有力【時珍曰】蜀地少寒人多栽蒔深秋莖葉亦不萎也清明後宿根生苗分其枝橫埋之則節節生根八月根下始結芎藭乃可掘取蒸暴貨之救荒本草云葉似芹而微細窄有丫叉文似白芷葉亦細又似胡荽葉而微壯一種似蛇牀葉而亦粗嫩葉可煠食【宗奭曰】凡用以川中大塊裏色白不油嚼之微辛甘者佳他種不入藥止可爲末煎湯沐浴而已

根【氣味】辛温無毒【普曰】神農黃帝岐伯雷公辛無毒扁鵲酸無毒李當之生温熟寒【元素曰】性温味辛苦氣厚味薄浮而升陽也少陽本經引經藥入手足厥陰氣分【之才曰】白芷爲之使畏黃連伏雌黃得細辛療金瘡止痛得牡蠣療頭風吐逆【主治】中風入腦頭

痛。寒痹筋攣緩急。金瘡。婦人血閉無子。本經　除腦中冷動，面上遊風去來，目淚出，多涕唾，忽忽如醉，諸寒冷氣，心腹堅痛，中惡卒急腫痛，脇風痛，溫中內寒。別錄　腰脚軟弱，半身不遂，胞衣不下。甄權　一切風，一切氣，一切勞損，一切血。補五勞，壯筋骨，調衆脈，破癥結宿血，養新血，吐血鼻血溺血，腦癰發背，瘰癧癭贅，痔瘻瘡疥，長肉排膿，消瘀血。大明　搜肝氣，補肝血，潤肝燥，補風虛。好古　燥濕，止瀉痢，行氣開鬱。時珍　蜜和大丸，夜服，治風痰殊效。蘇頌　齒根出血，含之多瘥。弘景

【發明】宗奭曰：今人用此最多，頭面風不可缺也，然須以他藥佐之。元素曰：川芎上行頭目，下行血海，故清神及四物湯皆用之。能散肝經之風，治少陽厥陰經頭痛，及血虛頭痛之聖藥也。其用有四：爲少陽引經一也，諸經頭痛二也，助清陽之氣三也，去濕氣在頭四也。杲曰：頭痛必用川芎。如不愈，加各引經藥：太陽羌活，陽明白芷，少陽柴胡，太陰蒼朮，厥陰吳茱萸，少陰細辛，是也。震亨曰：鬱在中焦，須撫芎開提其氣以升之，氣升則鬱自降。故撫芎總解諸鬱，直達三焦，爲通陰陽氣血之使。時珍曰：芎藭，血中氣藥也。肝苦急，以辛補之，故血虛者宜之。辛以散之，故氣鬱者宜之。左傳言麥麴、鞠窮禦濕，治河魚腹疾。予治濕瀉，每加二味，其應如響也。血痢已通而痛不止者，乃陰虧氣鬱，藥中加芎爲佐，氣行血調，其病立止。此皆醫學妙旨，圓機之士，始可語之。宗奭曰：沈括筆談云：一族子舊服芎藭，醫鄭叔見之云：芎藭不可久服，多令人暴死。後族子果無疾而卒。又朝士張子通之妻病腦風，服芎藭甚久，一旦暴亡。皆目見者。此皆單服既久，則走散眞氣。若使他藥佐使，又不久服，中病便已，則焉能至此哉？虞摶曰：骨蒸多汗，及氣弱之人，不可久服。其性辛散，令眞氣走泄，而陰愈虛也。時珍曰：五味入胃，各歸其本臟。久服則增氣偏勝，必有偏絶，故有暴夭之患。若藥具五味，備四氣，君臣佐使配合得宜，豈有此害哉？如芎藭，肝經藥也。若單服既久，則辛喜歸肺，肺氣偏勝，金來賊木，肝必受邪，久則偏絶，豈不夭亡？故醫者貴在格物也。

【附方】舊十七，新十二。

生犀丸　宋眞宗賜高相國，去痰清目，進飲食。生犀丸：用川芎十兩，緊小者，粟米泔浸二日，換，切片子，日乾爲末，分作兩料。每料入麝腦各一分，生犀半兩，重湯煮蜜和丸小彈子大。茶酒嚼下一丸。痰加朱砂半兩；膈痰加牛黄一分，水飛鐵粉一分；頭目昏加細辛一分；口眼喎斜，加炮天南星一分。御藥院方

氣虛頭痛　眞川芎藭爲末，臘茶調服二錢，甚捷。曾有婦人產後頭痛，一服即愈。集簡方

氣厥頭痛　婦人氣盛頭痛，及產後頭痛。川芎藭、天台烏藥等分，爲末。每服二錢，葱茶調下。○御藥院方：加白朮，水煎服。

風熱頭痛　川芎一錢，茶葉二錢，水一鍾，煎五分，食前熱服。簡便方

頭風化痰　川芎洗切，曬乾爲末，煉蜜丸如小彈子大。不拘時，茶清下。經驗後方

偏頭風痛　京芎細剉，浸酒日飲之。斗門方

風熱上衝　頭目運眩，或胸中不利。川芎、槐子各一兩，爲末。每服三錢，用茶清調下。胸中不利，以水煎服。張潔古保命集

首風旋運　及偏正頭疼，多汗惡風，胸膈痰飲。川芎藭一斤，天麻四兩，爲末，煉蜜丸如彈子大。每嚼一丸，茶清下。劉河間宣明方

失血眩運　方見當歸下。

一切心痛　大芎一箇爲末，燒酒服之。一箇住一年，兩箇住二年。

孫氏集效方 **經閉驗胎** 經水三箇月不行。驗胎法：川芎生爲末，空心煎艾湯服一匙，腹內微動者是有胎，不動者非也。靈苑方 **損動胎氣** 因跌撲舉重，損胎不安，或子死腹中者。芎藭爲末，酒服方寸匕，須臾一二服立出。千金方 **崩中下血** 晝夜不止。千金方用芎藭一兩，清酒一大盞，煎取五分，徐徐進之。○聖惠加生地黃汁二合同煎。**酒癖脇脹** 時復嘔吐，腹有水聲。川芎藭、三稜炮各一兩，爲末。每服二錢，葱白湯下。聖濟總錄 **小兒腦熱** 好閉目，或太陽痛，或目赤腫。川芎藭、薄荷、朴消各二錢，爲末，以少許吹鼻中。全幼心鑑 **齒敗口臭** 水煎芎藭含之。廣濟方 **牙齒疼痛** 大川芎藭一箇，入舊糟內藏一月，取焙，入細辛同研末，揩牙。本事方 **諸瘡腫痛** 撫芎煆研，入輕粉，麻油調塗。普濟方 **產後乳懸** 婦人產後，兩乳忽長，細小如腸，垂過小肚，痛不可忍，危亾須臾，名曰乳懸。將芎藭、當歸各一斤，以半斤剉散，於瓦石器內，用水濃煎，不拘多少頻服。仍以一斤半剉塊，於病人桌下燒煙，令將口鼻吸煙。用盡未愈，再作一料。仍以蓖麻子一粒，貼其頂心。夏子益奇疾方

蘼蕪 本經上品

【釋名】**薇蕪** 別錄 **蘄茝** 爾雅 **江蘺** 別錄〔頌曰〕蘄茝，古芹芷字也。〔時珍曰〕蘼蕪一作蘪蕪，其莖葉靡弱而繁蕪，故以名之。當歸名蘄，白芷名蘺。其葉似當歸，其香似白芷，故有蘄茝、江蘺之名。王逸云：蘺草生江中，故曰江蘺是也。餘見下。

【集解】〔別錄曰〕芎藭葉名蘼蕪。又曰：蘼蕪一名江蘺，芎藭苗也。生雍州川澤及冤句。四月、五月采葉暴乾。〔宏景曰〕今出歷陽，處處人家多種之。葉似蛇牀而香，騷人借以爲譬，方藥稀用。〔恭曰〕此有二種：一種似芹葉，一種似蛇牀，香氣相似，用亦不殊。〔時珍曰〕別錄言蘼蕪一名江蘺，芎藭苗也。而司馬相如子虛賦稱芎藭、菖蒲、江蘺、蘼蕪，上林賦云：被以江蘺，揉以蘼蕪，似非一物，何耶？蓋嫩苗未結根時則爲蘼蕪，既結根後乃爲芎藭。大葉似芹者爲江蘺，細葉似蛇牀者爲蘼蕪，如此分別自明白矣。淮南子云：亂人者，若芎藭之與藁本，蛇牀之與蘼蕪。亦指細葉者言也。廣志云：蘼蕪香草，可藏衣中。管子云：五沃之土生蘼蕪。郭璞贊云：蘼蕪香草，亂之蛇牀。不損其真，自裂以芳。又海中苔髮亦名江蘺，與此同名耳。

【氣味】辛，溫，無毒。

【主治】欬逆，定驚氣，辟邪惡，除蠱毒鬼疰，去三蟲。久服通神。本經 主身中老風，頭中久風，風眩。別錄 作飲，止泄瀉。蘇頌

花【主治】入面脂用。時珍

蛇牀 本經上品

【釋名】**蛇粟** 本經 **蛇米** 本經 **虺牀** 爾雅 **馬牀** 廣雅 **牆蘼** 別錄 又名思益、繩毒、棗棘。〔時珍曰〕蛇虺喜臥于下食其子，故有蛇牀、蛇粟諸名。其葉似蘼蕪，故曰牆蘼。爾雅云：盱，虺牀也。

【集解】〔別錄曰〕蛇牀生臨淄川谷及田野。五月采實，陰乾。〔宏景曰〕田野墟落甚多，花葉正似蘼蕪。〔保昇曰〕葉似小葉芎藭，花白，子如黍粒，黃白花。生下溼地，所在皆有，以揚州、襄州者爲良。〔頌曰〕三月生苗，高三二尺，葉青碎，作叢似蒿枝。每枝上有花頭百餘，結同一窠，似馬芹類。四五月乃開白色，又似繖狀。子黃褐色，如黍米，至輕虛。〔時珍曰〕其花如碎米攢簇。其子兩片合成，似蒔蘿子而細，亦有細稜。凡花實似蛇牀者，當歸、芎藭、水芹、藁本、胡蘿蔔是也。

子。【修治】斅曰：凡使須用濃藍汁并百部草根自然汁同浸一伏時，漉出日乾。却用生地黄汁相拌蒸之，從巳至亥，取出日乾用。大明曰：凡服食即挼去皮殼，取仁微炒殺毒，即不辣也。作湯洗浴，則生用之。

【氣味】苦，平，無毒。別錄曰：辛、甘，無毒。權曰：有小毒。之才曰：惡牡丹、貝母、巴豆。伏硫黄。

【主治】男子陰痿濕癢，婦人陰中腫痛，除痹氣，利關節，癲癇惡瘡。久服輕身，好顏色。本經 溫中下氣，令婦人子臟熱，男子陰強。久服令人有子。別錄 治男子女人虛濕痹，毒風瘰痛，去男子腰痛，浴男子陰，去風冷，大益陽事。甄權 暖丈夫陽氣，女人陰氣，治腰胯酸疼，四肢頑痹，縮小便，去陰汗濕癬齒痛，赤白帶下，小兒驚癇撲損瘀血，煎湯浴大風身癢。大明

【發明】斅曰：此藥令人陽氣盛，數號曰鬼考也。時珍曰：蛇牀乃右腎命門、少陽三焦氣分之藥，神農列之上品，不獨補助男子，而又有益婦人。世人捨此而求補藥於遠域，豈非賤目貴耳乎。

【附方】舊三，新十一。

陽事不起：蛇牀子、五味子、菟絲子等分，爲末，蜜丸梧子大。每服三十丸，溫酒下，日三服。千金方

赤白帶下：月水不來。用蛇牀子、枯白礬等分，爲末，醋麪糊丸彈子大，胭脂爲衣，綿裹納入陰戶。如熱極，再換，日一次。儒門事親方

子宮寒冷：溫中坐藥。蛇牀子散：取蛇牀子仁爲末，入白粉少許，和勻如棗大，綿裹納之，自然溫也。金匱玉函方

婦人陰癢：蛇牀子一兩，白礬二錢，煎湯頻洗。集簡方

產後陰脫：絹盛蛇牀子，蒸熱熨之。又法：蛇牀子五兩，烏梅十四個，煎水，日洗五六次。千金方

婦人陰痛：方同上。

男子陰腫：脹痛。蛇牀子末，雞子黄調傅之。永類方

大腸脫肛：蛇牀子、甘草各一兩，爲末。每服一錢，白湯下，日三服。并以蛇牀末傅之。經驗方

痔瘡腫痛：不可忍。蛇牀子煎湯熏洗。簡便方

小兒癬瘡：蛇牀子杵末，和猪脂塗之。千金方

小兒甜瘡：頭面耳邊連引，流水極癢，久久不愈者。蛇牀子一兩，輕粉三錢，爲細末，油調搽之。普濟方

耳內濕瘡：蛇牀子、黄連各一錢，輕粉一字，爲末吹之。全幼心鑑

風蟲牙痛：千金用蛇牀子、燭燼同研，塗之。○集簡方用蛇牀子煎湯，乘熱漱數次，立止。

冬月喉痹：腫痛不可下藥者。蛇牀子燒煙於瓶中，口含瓶嘴吸煙，其痰自出。聖惠方

藁本 本經中品

【釋名】藁茇綱目 鬼卿本經 地新本經 微莖別錄。恭曰：根上苗下似禾藁，故名藁本。本，根也。時珍曰：古人香料用之，呼爲藁本香。山海經名藁茇。

【集解】別錄曰：藁本生崇山山谷。正月、二月采根，暴乾，三十日成。宏景曰：俗中皆用芎藭根鬚，其形氣乃相類。而桐君藥錄說芎藭苗似藁本，論說花實皆不同，所生處又異。今山東別有藁本，形氣甚相似，惟長大耳。恭曰：藁本莖、葉、根味與芎藭小別。今出宕州者佳。頌曰：今西川、河東州郡及兗州、杭州皆有之。葉似白芷香，又似芎藭，但芎藭似水芹而大，藁本葉細耳。五月有白花，七八月結子。根紫色。時珍曰：江南深山中皆有之。根似芎藭而輕虛，味麻，不堪作飲也。

根【氣味】辛，溫，無毒。別錄曰：微寒。權曰：微溫。元素曰：氣溫，味苦、大辛，無毒。氣厚味薄，升也，陽也。足太陽本經藥。之才曰：惡䕡茹，畏青葙子。

【主治】婦人疝瘕，陰中寒

腫痛。腹中急。除風頭痛。長肌膚。悅顏色。本經 辟霧露潤澤。療風邪。嚲曳金瘡。可作沐藥面脂。別錄 治一百六十種惡風鬼疰。流入腰痛冷。能化小便通血。去頭風皯皰。甄權 治皮膚疵皯。酒皶粉刺。癎疾。大明 治太陽頭痛巔頂痛。大寒犯腦。痛連齒頰。元素 頭面身體皮膚風溼。李杲 督脈為病。脊強而厥。好古 治癰疽。排膿內塞。時珍

【發明】元素曰。藁本乃太陽經風藥。其氣雄壯。寒氣鬱於本經。頭痛必用之藥。巔頂痛非此不能除。與木香同用。治霧露之清邪中於上焦。與白芷同作面脂。既治風。又治溼。亦各從其類也。時珍曰。邵氏聞見錄云。夏英公病泄。太醫以虛治不效。霍翁曰。風客于胃也。飲以藁本湯而止。蓋藁本能去風溼故耳。

【附方】新三。

大實心痛 已用利藥。用此徹其毒。藁本半兩。蒼朮一兩。作二服。水二鍾。煎一鍾。溫服。活法機要。○乾洗頭屑 藁本、白芷等分。為末。夜擦旦梳。垢自去也。便民圖纂。小兒疥癬 藁本煎湯浴之。并以浣衣。○保幼大全。

實【主治】風邪流入四肢。別錄

【附錄】徐黃 別錄有名未用曰。味辛平無毒。主心腹積瘕。莖主惡瘡。生澤中。大莖細葉。香如藁本。

蜘蛛香 綱目

【集解】時珍曰。蜘蛛香出蜀西茂州松潘山中。草根也。黑色有粗鬚。狀如蜘蛛及藁本、芎藭。氣味芳香。彼人亦重之。或云貓喜食之。

根【氣味】辛溫無毒。【主治】辟瘟疫。中惡邪精。鬼氣尸疰。時珍

白芷 本經上品

【釋名】白茝 音止。又昌海切 芳香 本經 澤芬 別錄 苻蘺 別錄 虈 許驕切 莞 音官 葉名蒚麻 音力 葯 音約 時珍曰。徐鍇云。初生根幹為芷。則白芷之義取乎此也。王安石字說云。茝香可以養鼻。又可養體。故茝字從𦣞。𦣞音怡。養也。許慎說文云。晉謂之虈。齊謂之茝。楚謂之蘺。又謂之葯。生於下澤。芬芳與蘭同德。故騷人以蘭茝為詠。而本草有芳香、澤芬之名。古人謂之香白芷云。

【集解】別錄曰。白芷生河東川谷下澤。二月、八月采根暴乾。宏景曰。今處處有之。東間甚多。葉可合香。頌曰。所在有之。吳地尤多。根長尺餘。粗細不等。白色。枝幹去地五寸已上。春生葉。相對婆娑。紫色。闊三指許。花白微黃。入伏後結子。立秋後苗枯。二月、八月采暴。以黃澤者為佳。斆曰。凡采勿用四條一處生者。名喪公藤。又勿用馬蘭根。

根【修治】斆曰。采得刮去土皮。細剉。以黃精片等分。同蒸一伏時。曝乾去黃精用。時珍曰。今人采根洗刮寸截。以石灰拌勻。曬收。為其易蛀。并欲色白也。入藥微焙。

【氣味】辛溫無毒。元素曰。氣溫。味苦大辛。氣味俱輕。陽也。手陽明引經本藥。同升麻則通行手足陽明經。亦入手太陰經。之才曰。當歸為之使。惡旋覆花。制雄黃、硫黃。【主治】女人

漏下赤白。血閉陰腫。寒熱。頭風侵目淚出。長肌膚。潤澤顏色。可作面脂。本經 療風邪久渴吐嘔。兩脇滿。頭眩目癢。可作膏藥。別錄 治目赤胬肉。去面皯疵瘢。補胎漏滑落。破宿血。補新血。乳癰發背瘰癧。腸風痔瘻。瘡痍疥癬。止痛排膿。大明 能蝕膿。止心腹血刺痛。女人瀝血腰痛。血崩。甄權 解利手陽明頭痛。中風寒熱。及肺經風熱。頭面皮膚風痹燥癢。元素 治鼻淵鼻衄。齒痛。眉稜骨痛。大腸風祕。小便去血。婦人血風眩運。翻胃吐食。解砒毒蛇傷。刀箭金瘡。時珍

【發明】杲曰：白芷療風通用。其氣芳香。能通九竅。表汗不可缺也。劉完素曰：治正陽明頭痛。熱厥頭痛。加而用之。好古曰：同辛夷、細辛用治鼻病。入內托散用長肌肉。則入陽明可知矣。時珍曰：白芷色白味辛。行手陽明庚金。性溫氣厚。行足陽明戊土。芳香上達。入手太陰肺經。肺者庚之弟。戊之子也。故所主之病不離三經。如頭目眉齒諸病。三經之風熱也。如漏帶癰疽諸病。三經之濕熱也。風熱者辛以散之。濕熱者溫以除之。爲陽明主藥。故又能治血病胎病。而排膿生肌止痛。按王璆百一選方云：王定國病風頭痛。至都梁求名醫楊介治之。連進三丸。即時病失。懇求其方。則用香白芷一味。洗曬爲末。煉蜜丸彈子大。每嚼一丸。以茶清或荊芥湯化下。遂命名都梁丸。其藥治頭風眩運。女人胎前產後。傷風頭痛。血風頭痛。皆效。戴原禮要訣亦云：頭痛挾熱。項生磊塊者。服之甚宜。又臞仙神隱書言：種白芷能辟蛇。則夷堅志所載治蝮蛇傷之方。亦制以所畏也。而本草不曾言及。宗奭曰：藥性論言白芷能蝕膿。今人用治帶下。腸有敗膿。淋露不已。腥穢殊甚。遂致臍腹冷痛。皆由敗膿血所致。須此排膿。白芷一兩。單葉紅蜀葵根二兩。白芍藥、白枯礬各半兩。爲末。以蠟化丸梧子大。每空心及食前米飲下十丸或十五丸。俟膿盡。乃以他藥補之。

【附方】舊一。新三十三。

一切傷寒 神白散。又名聖僧散。治時行一切傷寒。不問陰陽輕重。老少男女孕婦。皆可服之。用白芷一兩。生甘草半兩。薑三片。葱白三寸。棗一枚。豉五十粒。水二碗。煎服取汗。不汗再服。病至十餘日未得汗者。皆可服之。此藥可卜人之好惡也。如煎得黑色。或誤打翻。即難愈。如煎得黃色。無不愈者。煎時要至誠。忌婦人雞犬見。衛生家寶方

一切風邪 方同上。

風寒流涕 香白芷一兩。荊芥穗一錢。爲末。蠟茶點服二錢。百一選方

小兒流涕 是風寒也。白芷末、葱白。擣丸小豆大。每茶下二十丸。仍以白芷末、薑汁調。塗太陽穴。乃食熱葱粥取汗。聖惠方

小兒身熱 白芷煮湯浴之。取汗避風。子母秘錄

頭面諸風 香白芷切。以蘿蔔汁浸透。日乾爲末。每服二錢。白湯下。或以嗜鼻。直指方

偏正頭風 百藥不治。一服便可。天下第一方也。香白芷炒二兩五錢。川芎炒、甘草炒、川烏頭半生半熟各一兩。爲末。每服一錢。細茶薄荷湯調下。談埜翁試效方

頭風眩運 都梁丸。見發明下。

眉稜骨痛 屬風熱與痰。白芷、片芩酒炒等分。爲末。每服二錢。茶清調下。丹溪纂要

風熱牙痛 香白芷一錢。硃砂五分。爲末。蜜丸芡子大。頻用擦牙。此乃濠州一村婦以醫人者。廬州郭醫云：絕勝他藥也。或以白芷、吳茱萸等分。浸水漱涎。醫林集要

一切眼疾 白芷、雄黃爲末。煉蜜丸龍眼大。硃砂爲衣。每服一丸。食後茶下。日二服。名還睛丸。普濟方

口齒氣臭 百一選方用香白芷七錢。爲末。食後井水服一錢。○濟生方用川白芷、川芎等分。

爲末。蜜丸芡子大。日噙之。**盜汗不止**太平白芷一兩，辰砂半兩，爲末。每服二錢。溫酒下。屢驗。朱氏集驗方**血風反胃**香白芷一兩，切片，瓦炒黃，爲末。用豬血七片，沸湯泡七次，蘸末食之。日一次。婦人良方**脚氣腫痛**白芷、芥子等分，爲末。薑汁和，塗之效。醫方摘要**婦人白帶**白芷四兩，以石灰半斤，淹三宿，去灰，切片，炒，研末。酒服二錢。日二服。醫學集成**婦人難產**白芷五錢。水煎服之。唐瑤經驗**胎前產後**烏金散，治胎前產後虛損，月經不調，崩漏，及橫生逆產。用白芷、百草霜等分，爲末。以沸湯入童子小便同醋調服二錢。丹溪加滑石，以芎歸湯調之。普濟方**大便風祕**香白芷炒，爲末。每服二錢。米飲入蜜少許，連進二服。十便良方○**小便氣淋**結澀不通。白芷醋浸焙乾二兩。爲末。煎木通甘草酒調下一錢。連進二服。普濟方**鼻衄不止**就以所出血調白芷末，塗山根，立止。簡便方

小便出血白芷、當歸等分，爲末。米飲每服二錢。經驗方**腸風下血**香白芷爲末。每服二錢。米飲下。神效。余居士選奇方**痔漏出血**方同上，并煎湯熏洗。直指方**痔瘡腫痛**先以皂角煙熏之。後以鵝膽汁調白芷末塗之。即消。醫方摘要**腫毒熱痛**醋調白芷末傅之。衛生易簡方**乳癰初起**白芷、貝母各二錢。爲末。溫酒服之。秘傳外科方**疔瘡初起**白芷一錢。生薑一兩。擂酒一盞。溫服取汗。即散。此陳指揮方也。袖珍方**癰疽赤腫**白芷、大黃等分。爲末。米飲服二錢。經驗方**小兒丹瘤**遊走入腹必死。初發急以截風散截之。白芷、寒水石爲末。生葱汁調塗。全幼心鑑**刀箭傷瘡**香白芷嚼爛塗之。集簡方**解砒石毒**白芷末，井水服二錢。事林廣記**諸骨哽咽**白芷、半夏等分。爲末。水服一錢。即嘔出。普濟方**毒蛇傷螫**臨川有人被蝮傷，即昏死。一臂如股，少頃遍身皮脹，黃黑色。一道人以新汲水調香白芷末一斤，灌之。覺臍中搰搰然，黃水自口出，腥穢逆人，良久消縮如故云。以麥門冬湯調尤妙。仍以末搽之。又經山寺僧爲蛇傷，一脚潰爛，百藥不愈。一遊僧以新水數洗淨腐敗。見白筋，挹乾。以白芷末入膽礬、麝香少許摻之。惡水涌出。日日如此。一月平復。洪邁夷堅志

葉〔主治〕**作浴湯。去尸蟲。**別錄**浴丹毒癮瘮風瘙。**時珍

〔附方〕新一。**小兒身熱**白芷苗、苦參等分。煎漿水入鹽少許洗之。衛生總微論

芍藥芍音杓，又音勺。○本經中品

〔釋名〕**將離**綱目**犁食**別錄**白朮**別錄**餘容**別錄**鋋**別錄**白者名金芍藥**圖經**赤者名木芍藥**〔時珍曰〕芍藥，猶婥約也。婥約，美好貌。此草花容婥約，故以爲名。羅願爾雅翼言制食之毒，莫良于勺。故得藥名。亦通。鄭風詩云。伊其相謔，贈之以芍藥。韓詩外傳云，勺藥，離草也。董子云，勺藥一名可離。故將別贈之。俗呼其花之千葉者。爲小牡丹。赤者爲木芍藥。與牡丹同名也。

〔集解〕〔別錄曰〕芍藥生中岳川谷及丘陵。二月八月采根。暴乾。〔宏景曰〕今出白山、蔣山、茅山最好。白而長尺許。餘處亦有而多赤。赤者小利。〔志曰〕此有赤白兩種。其花亦有赤白二色。〔頌曰〕今處處有之。淮南者勝。春生紅芽作叢。莖上三枝五葉。似牡丹而狹長。高一二尺。夏初開花。有紅白紫數種。結子似牡丹子而小。秋時采根。崔豹古今注云。芍藥有二種。有草芍藥、木芍藥。木者花大而色深。俗呼爲牡丹。非矣。安期生服鍊法云。芍藥有金芍藥，色白多脂。木芍藥色紫瘦多脈。〔承曰〕本經芍藥生丘陵。今世多用人家種植者。乃欲其花葉肥大。必加糞壤。每歲八九月取根分削。因利以爲藥。今淮南眞

陽尤多。根踈肥大而香味不佳。入藥少效。時珍曰。昔人言洛陽牡丹揚州芍藥甲天下。今藥中所用亦多取揚州者。十月生芽。至春乃長。三月開花。其品凡三十餘種。有千葉單葉樓子之異。入藥宜單葉之根。氣味全厚。根之赤白。隨花之色也。

根修治 斅曰。凡采得。竹刀刮去皮并頭上。剉細。以蜜水拌蒸。從巳至未。曬乾用。時珍曰。今人多生用。惟避中寒者以酒炒。入女人血藥以醋炒耳。

氣味 苦平無毒。別錄曰。酸微寒。有小毒。普曰。神農苦。桐君甘無毒。岐伯鹹。雷公酸。李當之小寒。元素曰。性寒味酸。氣厚味薄。升而微降。陽中陰也。杲曰。白芍藥酸平。有小毒。可升可降。陰也。好古曰。味酸而苦。氣薄味厚。陰也。降也。爲手足太陰行經藥。入肝脾血分。之才曰。須丸爲之使。惡石斛芒消。畏消石鼈甲小薊。反藜蘆。禹錫曰。別本須丸作雷丸。時珍曰。同白朮補脾。同芎藭瀉肝。同人參補氣。同當歸補血。以酒炒補陰。同甘草止腹痛。同黃連止瀉痢。同防風發痘疹。同薑棗溫經散溼。

主治 邪氣腹痛。除血痹。破堅積寒熱疝瘕。止痛。利小便。益氣。本經 通順血脈。緩中。散惡血。逐賊血。去水氣。利膀胱大小腸。消癰腫。時行寒熱。中惡腹痛腰痛。別錄 治臟腑擁氣。强五臟。補腎氣。治時疾骨熱。婦人血閉不通。能蝕膿。甄權 女人一切病。胎前產後諸疾。治風補勞。退熱除煩益氣。驚狂頭痛。目赤明目。腸風瀉血痔瘻。發背瘡疥。大明 瀉肝。安脾肺。收胃氣。止瀉利。固腠理。和血脈。收陰氣。斂逆氣。元素 理中氣。治脾虛中滿。心下痞。脇下痛。善噫。肺急脹逆喘欬。太陽鼽衄目澀。肝血不足。陽維病苦寒熱。帶脈病苦腹痛滿。腰溶溶如坐水中。好古 止下痢腹痛後重。時珍

發明 恭曰。赤者利小便下氣。白者止痛散血。大明曰。赤者補氣。白者補血。宏景曰。赤者小利。俗方以止痛。不減當歸。白者道家亦服食之。及煮石用。成無己曰。白補而赤瀉。白收而赤散。酸以收之。甘以緩之。故酸甘相合。用補陰血。通氣而除肺燥。又云。芍藥之酸。斂津液而益營血。收陰氣而泄邪熱。元素曰。白補赤散。瀉肝補脾胃。酒浸行經。上中部腹痛。與薑同用。溫經散溼通塞。利腹中痛。胃氣不通。白芍入脾經補中焦。乃下利必用之藥。蓋瀉利皆太陰病。故不可缺此。得炙甘草爲佐。治腹中痛。夏月少加黃芩。惡寒加桂。此仲景神方也。其用凡六。安脾經一也。治腹痛二也。收胃氣三也。止瀉痢四也。和血脈五也。固腠理六也。宗奭曰。芍藥須用單葉紅花者爲佳。然氣虛寒人禁之。古人云。減芍藥以避中寒。誠不可忽。震亨曰。芍藥瀉脾火。性味酸寒。冬月必以酒炒。凡腹痛多是血脈凝濇。亦必酒炒用。然止能治血虛腹痛。餘並不治。爲其酸寒收斂。無溫散之功也。下痢腹痛必炒用。後重者不炒。產後不可用者。以其酸寒伐生發之氣也。必不得已。亦酒炒用之。時珍曰。白芍藥益脾。能於土中瀉木。赤芍藥散邪。能行血中之滯。日華子言赤補氣。白治血。欠審矣。產後肝血已虛。不可更瀉。故禁之。酸寒之藥多矣。何獨避芍藥耶。以此。頌曰。張仲景治傷寒多用芍藥。以其主寒熱利小便故也。杲曰。或言古人以酸濇爲收。本經何以言利小便。曰。芍藥能益陰滋溼而停津液。故小便自行。非因通利也。曰。又言緩中何也。曰。損其肝者緩其中。即調血也。故四物湯用芍藥。大抵酸濇者爲收斂停

涇之劑。故主手足太陰經收斂之體。又能治血海而入于九地之下。後至厥陰經。白者色在西方。故補。赤者色在南方。故瀉。

附方舊六。新一十。

服食法頌曰。安期生服鍊芍藥法云。芍藥有二種。救病用金芍藥。色白多脂肉。其木芍藥色紫瘦多脈。若取審看。勿令差錯。凡采得淨洗去皮。以東流水煮百沸。陰乾。停三日。又於木甑內蒸之。上覆以淨黃土。一日夜熟出陰乾。擣末。以麥飲或酒服三錢匕。日三服。滿三百日。可以登嶺絕穀不飢。圖經本草

腹中虛痛白芍藥三錢。炙甘草一錢。夏月加黃芩五分。惡寒加肉桂一錢。冬月大寒再加桂一錢。水二盞煎一半。溫服。潔古用藥法象

風毒骨痛在髓中。芍藥二分。虎骨一兩。炙為末。夾絹袋盛。酒三升漬五日。每服三合。日三服。經驗方

腳氣腫痛白芍藥六兩。甘草一兩。為末。白湯點服。事林廣記

消渴引飲白芍藥甘草等分。為末。每用一錢。水煎服。日三服。鄂渚辛祐之患此九年。服藥止而復作。蘇朴授此方服之。七日頓愈。古人處方殆不可曉。不可以平易而忽之也。○陳日華經驗方

小便五淋赤芍藥一兩。檳榔一箇。麪裹煨。為末。每服一錢。水一盞。煎七分。空心服。○博濟方

衄血不止赤芍藥為末。水服二錢匕。事林廣記

衄血咯血白芍藥一兩。犀角末二錢半。為末。新水服一錢匕。血止為限。古今錄驗

崩中下血小腹痛甚者。芍藥一兩。炒黃色。柏葉六兩。微炒。每服二兩。水一升。煎六合。入酒五合。再煎七合。空心分為兩服。亦可為末。酒服二錢。聖惠方

經水不止白芍藥。香附子。熟艾葉各一錢半。水煎服之。熊氏補遺

血崩帶下赤芍藥。香附子等分。為末。每服二錢。鹽一捻。水一盞。煎七分。溫服。日二服。十服見效。名如神散。良方。○

赤白帶下年深月久不瘥者。取白芍藥三兩。并乾薑半兩。剉。熬令黃。搗末。空心水飲服二錢匕。日再服。廣濟方。只用芍藥炒黑。研末。酒服之。貞元廣利方

金瘡血出白芍藥一兩。熬黃為末。酒或米飲服二錢。漸加之。仍以末傳瘡上即止。良驗。廣利方

痘瘡脹痛白芍藥為末。酒服一錢匕。痘疹方

木舌腫滿塞口殺人。紅芍藥甘草煎水熱漱。聖濟總錄

魚骨哽咽白芍藥嚼細嚥汁。事林廣記

牡丹 本經中品

釋名鼠姑本經　鹿韭本經　百兩金唐本　木芍藥綱目　花王時珍曰。牡丹以色丹者為上。雖結子而根上生苗。故謂之牡丹。唐人謂之木芍藥。以其花似芍藥。而宿榦似木也。羣花品中。以牡丹第一。芍藥第二。故世謂牡丹為花王。芍藥為花相。歐陽修花譜所載。凡三十餘種。其名或以地。或以人。或以色。或以異。詳見本書。

集解別錄曰。牡丹生巴郡山谷及漢中。二月八月采根陰乾。宏景曰。今東間亦有。色赤者為好。恭曰。生漢中。劍南苗似羊桃。夏生白花。秋實圓綠。冬實赤色。凌冬不凋。根似芍藥。肉白皮丹。土人謂之百兩金。長安謂之吳牡丹者。是眞也。今俗用者異於此。別有臊氣也。頌曰。今出合州者佳。和州宣州者並良。白者補。赤者利。大明曰。此便是牡丹花根也。巴蜀渝合州者上。海鹽者次之。頌曰。今丹延青越滁和州山中皆有。但花有黃紫紅白數色。此當是山牡丹。其莖梗枯燥。黑白色。二月於梗上生苗葉。三月開花。其花葉與人家所種者相似。但花瓣止五六葉爾。五月結子黑色。如雞頭子大。根黃白色。可長五七寸。大如筆管。近世人多貴重。欲其花之詭異。皆秋冬移接。培以糞土。至春盛開。其狀百變。故其根性殊失本眞。藥中不可用此。絕無力也。宗奭曰。牡丹花亦有緋者。深碧色者。惟山中單葉花紅者。根皮入藥為佳。市人或以枝梗皮充之。尤謬。時珍曰。牡丹惟取紅白單瓣者入藥。其千葉

異品。皆人巧所致，氣味不純，不可用。花譜載丹州、延州以西及褒斜道中最多，與荊棘無異，土人取以爲薪，其根入藥尤妙。凡栽花者，根下着白蘞末辟蠹，穴中點硫黃殺蠹，以烏賊骨鍼其樹必枯，此物性亦不可不知也。

【根皮】【修治】〔斅曰〕凡采得根日乾，以銅刀劈破去骨，剉如大豆許，用酒細拌蒸，從巳至未，日乾用。

【氣味】辛，寒，無毒。〔別錄曰〕苦，微寒。〔普曰〕神農、岐伯：辛。雷公：苦，無毒。桐君：苦，有毒。〔好古曰〕氣寒味苦辛，陰中微陽，入手厥陰、足少陰經。〔之才曰〕畏貝母、大黃、菟絲子。〔大明曰〕忌蒜、胡荽，伏砒。

【主治】寒熱，中風瘈瘲，驚癇邪氣，除癥堅瘀血留舍腸胃，安五臟，療癰瘡。本經。除時氣頭痛，客熱五勞，勞氣頭腰痛，風噤癲疾。別錄。久服輕身益壽。吳普。治冷氣，散諸痛，女子經脈不通，血瀝腰痛。甄權。通關腠血脈，排膿，消撲損瘀血，續筋骨，除風痹，治胎下胞，產後一切冷熱血氣。大明。治神志不足，無汗之骨蒸，衄血吐血。元素。和血生血涼血，治血中伏火，除煩熱。時珍。

【發明】〔元素曰〕牡丹乃天地之精，爲群花之首。葉爲陽，發生也。花爲陰，成實也。丹者赤色，火也。故能瀉陰胞中之火。四物湯加之，治婦人骨蒸。又曰：牡丹皮入手厥陰、足少陰，故治無汗之骨蒸；地骨皮入足少陰、手少陽，故治有汗之骨蒸。神不足者手少陰，志不足者足少陰，故仲景腎氣丸用之，治神志不足也。又能治腸胃積血，及吐血、衄血必用之藥，故犀角地黃湯用之。〔杲曰〕心虛，腸胃積熱，心火熾甚，心氣不足者，以牡丹皮爲君。〔時珍曰〕牡丹皮治手足少陰、厥陰四經血分伏火。蓋伏火即陰火也，陰火即相火也。古方惟以此治相火，故仲景腎氣丸用之。後人乃專以黃蘗治相火，不知牡丹之功更勝也。此乃千載秘奧，人所不知，今爲拈出。赤花者利，白花者補，人亦罕悟，宜分別之。

【附方】舊三，新三。

癲疝偏墜 氣脹不能動者。牡丹皮、防風等分，爲末，酒服二錢，甚效。千金方。

婦人惡血 攻聚上面，多怒。牡丹皮半兩，乾漆燒煙盡半兩，水二鍾，煎一鍾服。諸證辨疑。

傷損瘀血 牡丹皮二兩，虻蟲二十一枚，熬過同擣末。每旦溫酒服方寸匕，血當化爲水下。貞元廣利方。

金瘡內漏 血不出。牡丹皮爲末，水服三指撮，立尿出血也。千金方。

下部生瘡 已決洞者。牡丹末，湯服方寸匕，日三服。肘後方。

解中蠱毒 牡丹根擣末，服一錢匕，日三服。外臺秘要。

【附錄】鼠姑〔別錄曰〕味苦，平，無毒。主欬逆上氣，寒熱鼠瘻，惡瘡邪氣。一名賊。生丹水。〔弘景曰〕今人不識。而牡丹一名鼠姑，鼠婦亦名鼠姑，未知孰是。

木香 本經上品

【釋名】蜜香別錄 青木香弘景 五木香圖經 南木香綱目〔時珍曰〕木香，草類也。本名蜜香，因其香氣如蜜也。緣沉香中有蜜香，遂訛此爲木香爾。昔人謂之青木香。後人因呼馬兜鈴根爲青木香，乃呼此爲南木香、廣木香以別之。今人又呼一種薔薇爲木香，愈亂真矣。三洞珠囊云：五香者，即青木香也。一株五根，一莖五枝，一枝五葉，葉間五節，故名五香。燒之能上徹九天也。古方治癰疽有五香連翹湯，內用青木香。古樂府云：氍毹毾㲪五木香，皆指此也。〔頌曰〕修養書云：正月一日取五木煮湯以浴，令人至老鬚髮黑。徐鍇注云：道家謂青木香亦云五木，多以爲浴是矣。金光明經謂之矩琵佗香。

【集解】〔別錄〕曰：木香生永昌山谷。〔宏景〕曰：此即青木香也。永昌不復貢，今皆從外國舶上來，乃云出大秦國。今皆以合香，不入藥用。〔恭〕曰：此有二種，當以昆崙來者爲佳，西胡來者不善。葉似羊蹄而長大，花如菊花，結實黃黑，所在亦有之，功用極多。陶云不入藥用，非也。〔權〕曰：南州異物志云：青木香出天竺，是草根，狀如甘草也。〔頌〕曰：今惟廣州舶上來，他無所出。根窠大類茄子，葉似羊蹄而長大，亦有如山芋而根大開紫花者。不拘時月，采根芽爲藥。以其形如枯骨，味苦粘牙者爲良。江淮間亦有此種，名土青木香，不堪藥用。蜀本草言孟昶苑中亦嘗種之，云苗高三四尺，葉長八九寸，皺軟而有毛，開黃花，恐亦是土木香種也。〔斅〕曰：其香是蘆蔓根條，左盤旋。采得二十九日，方硬如朽骨。其有蘆頭丁蓋子色青者，是木香神也。〔宗奭〕曰：常自岷州出塞，得青木香，持歸西洛。葉如牛蒡但狹長，莖高二三尺，花黃一如金錢，其根即香也。生嚼即辛香，尤行氣。〔承〕曰：木香今皆從外國來。陶說爲是。蘇頌圖經所載廣州者，乃是木類；又載滁州、海州者，乃是馬兜鈴根，治療冷熱，殊不相似，皆誤圖耳。〔時珍〕曰：木香，南番諸國皆有。一統志云：葉類絲瓜，冬月取根，曬乾。

【修治】〔時珍〕曰：凡入理氣藥，只生用，不見火。若實大腸，宜麪煨熟用。

【氣味】辛，溫，無毒。〔元素〕曰：氣熱，味辛苦，氣味俱厚，沉而降，陰也。〔杲〕曰：苦甘辛，微溫，降也，陰也。〔好古〕曰：辛苦熱，味厚於氣，陰中陽也。

【主治】邪氣，辟毒疫溫鬼，強志，主淋露。久服不夢寤魘寐。本經　消毒，殺鬼精物，溫瘧蠱毒，氣劣氣不足，肌中偏寒，引藥之精。別錄　治心腹一切氣，膀胱冷痛，嘔逆反胃，霍亂泄瀉痢疾，健脾消食，安胎。大明　九種心痛，積年冷氣，痃癖癥塊脹痛，壅氣上衝，煩悶羸劣，女人血氣刺心，痛不可忍，末酒服之。甄權　散滯氣，調諸氣，和胃氣，泄肺氣。元素　行肝經氣。煨熟，實大腸。震亨　治衝脈爲病，逆氣裏急，主脬滲小便祕。好古

【發明】〔宏景〕曰：青木香，大秦國人以療毒腫、消惡氣，有驗。今惟制蛀蟲丸用之。常以煮汁沐浴大佳。〔宗奭〕曰：木香專泄決胸腹間滯塞冷氣，他則次之。得橘皮、肉豆蔻、生薑相佐使，絕佳，效尤速。〔元素〕曰：木香除肺中滯氣。若治中下二焦氣結滯，及不轉運，須用檳榔爲使。〔震亨〕曰：調氣用木香，其味辛，氣能上升，如氣鬱不達者宜之。若陰火衝上者，則反助火邪，當用黃檗、知母，而少以木香佐之。〔好古〕曰：本草云：生氣劣，氣不足，補也；通壅氣，導一切氣，破也。安胎，健脾胃，補也；除痃癖癥塊，破也。其不同如此。潔古張氏但言調氣，不言補也。〔機〕曰：與補藥爲佐則補，與泄藥爲君則泄也。〔時珍〕曰：木香乃三焦氣分之藥，能升降諸氣。諸氣膹鬱，皆屬於肺，故上焦氣滯用之者，乃金鬱則泄之也。中氣不運，皆屬於脾，故中焦氣滯宜之者，脾胃喜芳香也。大腸氣滯則後重，膀胱氣不化則癃淋，肝氣鬱則爲痛，故下焦氣滯者宜之，乃塞者通之也。〔權〕曰：隋書言樊子蓋爲武威太守，車駕入吐谷渾，子蓋以彼多瘴氣，獻青木香以禦霧露之邪。〔頌〕曰：續傳信方著張仲景青木香丸，主陽衰諸不足。用昆崙青木香、六路訶子皮各二十兩，擣篩，糖和丸梧子大。每空腹酒下三十丸，日再，其效尤速。鄭駙馬去沙糖，用白蜜，加羚羊角十二兩，用藥不類古方，而云仲景，不知何從而得也。

【附方】舊十二，新九。

中氣不省，閉目不語，如中風狀。南木香爲末，冬瓜子煎湯灌下

三錢。痰盛者，加竹瀝、薑汁。濟生方

氣脹懶食 即青木香丸，見發明下。熱者牛乳下，冷者酒下。聖惠方

心氣刺痛 青木香一兩，皂角炙一兩，為末，糊丸梧桐子大。每湯服五十丸，甚效。攝生方

一切走注 氣痛不和。廣木香溫水磨濃汁，入熱酒調服。簡便方

內釣腹痛 木香、乳香、沒藥各五分，水煎服之。阮氏小兒方

小腸疝氣 青木香四兩，酒三斤，煮過。每日飲三次。孫天仁集效方

氣滯腰痛 青木香、乳香各二錢，酒浸，飯上蒸，均以酒調服。聖惠方

耳卒聾閉 昆崙真青木香一兩切，以苦酒浸一夜，入胡麻油一合，微火煎，三上三下，以綿濾去滓。日滴三四次，以愈為度。外臺秘要

耳內作痛 木香末，以葱黃染鵝脂，蘸末深納入耳中。聖濟錄

霍亂轉筋 腹痛。木香末一錢，木瓜汁一盞，入熱酒調服。聖濟總錄

一切下痢 不拘丈夫、婦人、小兒。木香一塊，方圓一寸，黃連半兩，二味用水半升同煎乾，去黃連，薄切木香，焙乾為末，分作三服：第一服橘皮湯下，二服陳米飲下，三服甘草湯下。此乃李景純所傳。有一婦人久痢將死，夢中觀音授此方，服之而愈也。孫兆秘寶方

香連丸方 方見黃連下。

腸風下血 木香、黃連等分，為末，入肥豬大腸內，兩頭紮定，煮極爛，去藥食腸。或連藥搗為丸服。劉松石保壽堂方

小便渾濁 如精狀。木香、沒藥、當歸等分，為末，以刺棘心自然汁和丸梧子大。每食前鹽湯下三十丸。普濟方

小兒陰腫 小兒陽明經風熱濕氣相搏，陰莖無故而腫，或痛縮，宜寬此一經自愈。廣木香、枳殼麩炒二錢半，炙甘草二錢，水煎服。曾氏小兒方

小兒天行 壯熱頭痛。木香六分，白檀香三分，為末，清水和服。仍溫水調塗顖項上取瘥。聖惠方

天行發斑 赤黑色。青木香一兩，水二升，煮一升服。外臺秘要

一切癰疽 瘡癤疳瘻，惡瘡下疰，臁瘡潰後，外傷風寒，惡汁臭敗不斂，並主之。木香、黃連、檳榔等分，為末，油調頻塗之，取效。和劑局方

惡蛇虺傷 青木香不拘多少，煎水服，效不可述。袖珍方

腋臭陰濕 凡腋下、陰下濕臭，或作瘡。青木香以好醋浸，夾於腋下、陰下。為末傅之。外臺秘要

牙齒疼痛 青木香末，入麝香少許，揩牙，鹽湯漱之。聖濟錄

甘松香 宋開寶

釋名 **苦彌哆** 音扯。時珍曰：產於川西松州，其味甘，故名。金光明經謂之苦彌哆。

集解 志曰：廣志云：甘松出姑臧、涼州諸山。細葉引蔓叢生，可合諸香及裛衣。頌曰：今黔、蜀州郡及遼州亦有之。叢生山野，葉細如茅草，根極繁密。八月采之，作湯浴令人身香。

根

氣味 甘，溫，無毒。好古曰：平。

主治 惡氣，卒心腹痛滿，下氣。開寶 黑皮䵟黯，風疳齒䘌，野雞痔。得白芷、附子良。藏器 理元氣，去氣鬱。好古 腳氣膝浮，煎湯淋洗。時珍

發明 時珍曰：甘松芳香，能開脾鬱，少加入脾胃藥中，甚醒脾氣。杜寶拾遺錄云：壽禪師妙醫術，作五香飲，更加別藥，止渴兼補益，最妙。一沈香飲，二丁香飲，三檀香飲，四澤蘭飲，五甘松飲也。

附方 新四。

勞瘵熏法 甘松六兩，玄參一斤，為末。每日焚之。奇效方

風疳蟲牙 蝕肉至盡。甘松、膩粉各二錢半，蘆薈半兩，豬腎一對，切炙為末。夜漱口後貼之，有涎吐出。聖濟總錄

腎虛齒痛 甘松、硫黃等分，為末，泡湯漱之，神效。經效濟世方

面䵟風瘡 香附子、甘松各四兩，黑牽牛半斤，為末。日用洗面。婦人良方

山柰 綱目

【釋名】山辣綱目 三柰〔時珍曰〕山柰俗訛爲三柰，又訛爲三賴，皆土音也。或云：本名山辣，南人舌音呼山爲三，呼辣如賴，故致謬誤。其說甚通。

【集解】〔時珍曰〕山柰生廣中，人家栽之。根葉皆如生薑，作樟木香氣。土人食其根如食薑，切斷暴乾，則皮赤黃色，肉白色。古之所謂廉薑，恐其類也。段成式酉陽雜俎云：柰祇出拂林國，長三四尺，根大如鴨卵，葉似蒜，中心抽條甚長，莖端有花六出，紅白色，花心黃赤，不結子。其草冬生夏死。取花壓油，塗身去風氣。按此說頗似山柰，故附之。

根【氣味】辛，溫，無毒。【主治】暖中，辟瘴癘惡氣，治心腹冷氣痛，寒溼霍亂，風蟲牙痛。入合諸香用。時珍

【附方】新六。

一切牙痛　三柰子一錢，麪包煨熟，入麝香二字，爲末。隨左右嗅一字入鼻內，口含溫水漱去，神效。名海上一字散。普濟方

風蟲牙痛　仁存方用山柰爲末，鋪紙上捲作筒，燒燈吹滅，乘熱和藥吹入鼻內，痛即止。○攝生方用肥皂一箇，去瓤，入山柰、甘松各三分，花椒、食鹽不拘多少，填滿，麪包煆紅，取研，日用擦牙漱去。

面上雀斑　三柰子、鷹糞、蜜佗僧、蓖麻子等分，研勻，以乳汁調之，夜塗旦洗去。

梳頭去屑　三柰、甘松香、零陵香一錢，樟腦二分，滑石半兩，爲末，夜擦旦篦去。水雲錄

心腹冷痛　三柰、丁香、當歸、甘草等分，爲末，醋糊丸梧子大，每服三十丸，酒下。集簡方

廉薑 拾遺

【釋名】薑彙綱目 蔟葰音族綏

【集解】〔宏景曰〕杜若苗似廉薑。〔藏器曰〕廉薑似薑，生嶺南、劍南，人多食之。〔時珍曰〕按異物志云：生沙石中，似薑，大如癤，氣猛近於臭。南人以爲齏，其法除皮，以黑梅及鹽汁漬之，乃成也。又鄭樵云：廉薑似山薑而根大。

【氣味】辛，熱，無毒。【主治】胃中冷，吐水不下食。藏器　溫中下氣，消食益智。時珍

杜若 本經上品

【校正】併入圖經外類山薑

【釋名】杜衡本經 杜蓮別錄 若芝別錄 楚衡廣雅 獿子薑獿音爪。藥性論 山薑別錄〔頌曰〕一名白蓮，一名白芩。〔頌曰〕此草一名杜蘅，而草部中品自有杜蘅條。即爾雅所謂土鹵者也。杜若即廣雅所謂楚蘅者也，其類自別。古人多相雜引用，故九歌云：采芳洲兮杜若。離騷云：雜杜蘅與芳芷。王逸輩皆不分別，但云香草。故二名相混，古方或用，今人罕使，故少有識者。

【集解】〔別錄曰〕杜若生武陵川澤及冤句，二月、八月采根，曝乾。〔宏景曰〕今處處有之。葉似薑而有文理，根似高良薑而細，味辛香，又絕似旋葍根，殆欲相亂，葉小異爾。楚辭云：山中人兮芳杜若，是矣。〔恭曰〕今江湖多有之，生陰地，苗似廉薑，根似高良薑，全少辛味。陶云似旋葍根者，即眞杜若也。〔保昇曰〕苗似山薑，花黃子赤，大如棘子，中似豆蔻。今出嶺南硤州者甚好。范子計然云：杜蘅、杜若出南郡、漢中，大者大善。〔頌曰〕衛州一種山薑，莖葉如薑，開紫花，不結子，八月采根入藥。〔時珍曰〕杜若人無識者，今楚地山中時有之。山人亦呼爲良薑，根似薑，味亦辛。甄權註豆蔻所謂獿子薑，蘇頌圖經外類所謂山薑，皆此物也。或又以大者爲高良薑，細者爲杜若。唐時峽州貢之。

【修治】〔斆曰〕凡使勿用鴨喋草根，眞相似，只是味效不同。凡采得根，以刀刮去黃赤皮，細剉，用三重絹袋陰乾。臨使以蜜浸一夜，漉出用。

根【氣味】辛微温無毒之才曰得辛夷細辛良惡柴胡前胡頌曰山薑辛平有小毒

【主治】胸脇下逆氣温中風入腦戶頭腫痛涕淚久服益精明目輕身令人不忘本經治眩倒目䀮䀮止痛除口臭氣別錄山薑去皮間風熱可作煠湯又主暴冷及胃中逆冷霍亂腹痛蘇頌

【發明】時珍曰杜若乃神農上品治足少陰太陽諸證要藥而世不知用惜哉

山薑 性藥

【釋名】美草宏景曰東人呼為山薑南人呼為美草時珍曰與杜若之山薑名同物異也

【集解】權曰山薑根及苗並如薑而大作樟木臭南人食之又有獠子薑黄色而緊辛辣破血氣殊強於此薑頌曰山薑出九真交趾今閩廣皆有之劉恂嶺表錄異云莖葉皆薑也但根不堪食亦與豆蔻花相似而微小爾花生葉間作穗如麥粒嫩紅色南人取其未大開者謂之含胎花以鹽水淹藏入甜糟中經冬如琥珀色辛香可愛用為鱠無以加矣又以鹽殺治暴乾者煎湯服之極除冷氣甚佳時珍曰山薑生南方葉似薑花赤色甚辛子似草豆蔻根如杜若及高良薑今人以其子偽充草豆蔻然其氣甚猛烈

根【氣味】辛熱無毒【主治】腹中冷痛煮服甚效作丸散服辟穀止飢宏景去惡氣温中中惡霍亂心腹冷痛功用如薑甄權

花及子【氣味】辛温無毒【主治】調中下氣破冷氣作痛止霍亂消食殺酒毒大明

高良薑 別錄中品

【校正】併入開寶本草紅豆蔻

【釋名】蠻薑綱目子名紅豆蔻時珍曰陶隱居言此薑始出高良郡故得此名按高良即今高州也漢為高涼縣吳改為郡其山高而稍涼因以為名則高良當作高涼也

【集解】宏景曰出高良郡二月三月采根形氣與杜若相似而葉如山薑恭曰出嶺南者形大虛軟生江左者細緊亦不甚辛其實一也今人呼細者為杜若大者為高良薑亦非也頌曰今嶺南諸州及黔蜀皆有之內郡雖有而不堪入藥春生莖葉如薑苗而大高一二尺許花紅紫色如山薑花珣曰紅豆蔻生南海諸谷高良薑子也其苗如蘆其葉如薑花作穗嫩葉卷之而生微帶紅色嫩者入鹽累累作朵不散落須以朱槿花染令色深善醒醉解酒毒無他要使也時珍曰按范成大桂海志云紅豆蔻花叢生葉瘦如碧蘆春末始發初開花抽一幹有大籜包之籜解花見一穗數十蕊淡紅鮮妍如桃杏花色蕊重則下垂如葡萄又如火齊瓔珞及剪彩鸞枝之狀每蕊有心兩瓣人比之連理也其子亦似草豆蔻

【修治】時珍曰高良薑紅豆蔻並宜炒過入藥亦有以薑同吳茱萸東壁土炒過入藥用者

根【氣味】辛大温無毒志曰辛苦大熱無毒張元素曰辛熱純陽浮也入足太陰陽明經

【主治】暴冷胃中冷逆霍亂腹痛別錄下氣益聲好顏色煮飲服之止痢藏器治風破氣腹內久冷氣痛去

風冷痹弱。甄權 轉筋瀉痢。反胃。解酒毒。消宿食。大明 含塊嚥津。治忽然惡心。嘔清水。逡巡卽瘥。若口臭者。同草豆蔻爲末。煎飲。蘇頌 健脾胃。寬噎膈。破冷癖。除瘴瘧。時珍

〔發明〕楊士瀛曰。噫逆胃寒者。高良薑爲要藥。人參、茯苓佐之。爲其溫胃。解散胃中風邪也。〔時珍曰〕孫思邈千金方言。心脾冷痛。用高良薑細剉微炒爲末。米飲服。太祖高皇帝御製周顛仙碑文。亦載其有驗云。又穢跡佛有治心口痛方云。凡男女心口一點痛者。乃胃脘有滯或有蟲也。多因怒及受寒而起。遂致終身。俗言心氣痛者。非也。用高良薑以酒洗七次焙研。香附子以醋洗七次焙研。各記收之。病因寒得。用薑末二錢。附末一錢。因怒得。用附末二錢。薑末一錢。寒怒兼有。各一錢半。以米飲加入生薑汁一匙。鹽一捻。服之立止。韓飛霞醫通書亦稱其功云。

〔附方〕舊三。新八。

霍亂吐利 火炙高良薑令焦香。每用五兩。以酒一升。煮三四沸。頓服。亦治腹痛中惡。外臺。

霍亂腹痛 高良薑一兩剉。以水三大盞。煎二盞半。去滓。入粳米一合。煮粥食之。便止。聖惠方。

霍亂嘔甚 不止。用高良薑生剉二錢。大棗一枚。水煎冷服。立定。名冰壺湯。普濟方。

腳氣欲吐 〔蘇恭曰〕凡患腳氣人。每旦飽食。午後少食。日晚不食。若飢。可食豉粥。若覺不消。欲致霍亂者。卽以高良薑一兩。水三升。煮一升。頓服盡。卽消。若卒無者。以母薑一兩代之。清酒煎服。雖不及高良薑。亦甚效也。

心脾冷痛 高良薑四兩切片。分作四分。一兩用陳廩米半合。炒黃去米。一兩用陳壁土半兩。炒黃去土。一兩用巴豆三十四箇。炒黃去豆。一兩用斑蝥三十四箇。炒黃去蝥。吳茱萸一兩。酒浸一夜。同薑再炒。爲末。以浸茱酒打糊丸梧子大。每空心薑湯下五十丸。○永類鈐方。用高良薑三錢。五靈脂六錢。爲末。每服三錢。醋湯調下。

養脾溫胃 去冷消痰。寬胸下氣。大治心脾疼及一切物傷。用高良薑、乾薑等分。炮研末。麪糊丸梧子大。每食後橘皮湯下。妊婦勿服。和劑局方。

脾虛寒瘧 寒多熱少。飲食不思。用高良薑麻油炒。乾薑炮各一兩。爲末。每服五錢。用豬膽汁調成膏子。臨發時熱酒調服。以膽汁和丸。每服四十丸。酒下亦佳。吳开內翰。政和丁酉居全椒縣。歲瘧大作。用此救人以百計。張大亨病此。甚欲致仕。亦服之愈。大抵寒發於膽。用豬膽引二薑入膽。去寒而燥脾胃。一寒一熱。陰陽相制。所以作效也。一方。只用二薑半生半炮各半兩。穿山甲炮三錢。爲末。每服二錢。豬腎煮酒下。朱氏集驗方。

妊婦瘧疾 先因傷寒變成者。用高良薑三錢剉。以豬膽汁浸一夜。東壁土炒黑。去土。以肥棗肉十五枚。同焙爲末。每用三錢。水一盞。煎熱。將發時服。神效。永類鈐方。

暴赤眼痛 以管吹良薑末入鼻取嚏。或彈出鼻血。卽散。談埜翁試驗方。

風牙痛腫 高良薑二寸。全蠍焙一枚。爲末摻之。吐涎。以鹽湯漱口。此乃樂清丐者所傳。鮑季明病此。用之果效。王璆百一選方。

頭痛嗃鼻 高良薑生研頻嗃。普濟方。

紅豆蔻 開寶

〔氣味〕辛。溫。無毒。〔權曰〕苦辛。多食令人舌粗。不思飲食。〔時珍曰〕辛熱。陽也。浮也。入手足太陰經。生生編云。最能動火。傷目致衄。食料不宜用之。

〔主治〕腸虛水瀉。心腹絞痛。霍亂嘔吐酸水。解酒毒。藏器 冷氣腹痛。消瘴霧毒氣。去宿食。溫腹腸。吐瀉痢疾。甄權 治噎膈反胃。虛瘧寒脹。燥溼散寒。時珍

〔發明〕〔時珍曰〕紅豆蔻。李東垣脾胃藥中常用之。亦取其辛熱芳香。能醒脾溫肺。散寒燥溼消食

之功爾。若脾肺素有伏火者。切不宜用。

【附方】新一。

風寒牙痛 紅豆蔻爲末。隨左右以少許𢯱鼻中。并摻牙取涎。或加麝香。衛生家寶方

豆蔻 別錄上品

【校正】自果部移入此

【釋名】草豆蔻開寶 漏蔻草物志 草果鄭樵通志 宗奭曰豆蔻。草豆蔻也。此是對肉豆蔻而名。若作果。則味不和。前人編入果部。不知有何義意。花性熱。淹至京師。味微苦不甚美。乾則色淡紫。爲能消酒毒。故爲果爾。時珍曰按揚雄方言云。凡物盛多曰蔻。豆蔻之名。或取此義。豆象形也。南方異物志作漏蔻。蓋南人字無正音也。今雖不專爲果。猶入茶食料用。尚有草果之稱焉。金光明經三十二品香藥。謂之蘇乞迷羅細。

【集解】別錄曰豆蔻生南海。恭曰苗似山薑。花黃白色。苗根及子亦似杜若。頌曰草豆蔻今嶺南皆有之。苗似蘆。其葉似山薑、杜若輩。根似高良薑。二月開花作穗房。生於莖下。嫩葉卷之而生。初如芙蓉花。微紅。穗頭深色。其葉漸展。花漸出。而色漸淡。亦有黃白色者。南人多采花以當果。尤貴其嫩者。并穗入鹽同淹治。疊疊作朵不散。又以木槿花同浸。欲其色紅爾。其結實若龍眼子而銳。皮無鱗甲。皮中子如石榴瓣。夏月熟時采之暴乾。根苗微作樟木香。根莖子並辛香。珣曰豆蔻生交趾。其根似益智。皮殼小厚。核如石榴而辛香。葉如芄蘭而小。三月采其葉。細破陰乾用。味近苦而有甘。時珍曰草豆蔻、草果雖是一物。然微有不同。今建甯所産豆蔻。大如龍眼而形微長。其皮黃白薄而棱峭。其仁大如縮砂仁而辛香氣和。滇廣所産草果。長大如訶子。其皮黑厚而棱密。其子粗而辛臭。正如斑蝥之氣。彼人皆用芼茶及作食料。恒用之物。廣人取生草蔻入梅汁。鹽漬令紅。暴乾薦酒。名紅鹽草果。其初結小者。名鸚哥舌。元朝飲膳。皆以草果爲上供。南人復用一種火楊梅僞充草豆蔻。其形圓而粗。氣味辛猛而不和。人亦多用之。或云卽山薑實也。不可不辨。

【修治】斅曰凡使須用蔕。取向裏子及皮。用茱萸同於鏊上緩炒。待茱萸微黃黑。卽去茱萸。取草豆蔻皮及子杵用之。時珍曰今人惟以麪裹塘火煨熟。去皮用之。

仁【氣味】辛。溫。濇。無毒。好古曰大辛熱。陽也。浮也。入足太陰、陽明經。

【主治】溫中。心腹痛。嘔吐。去口臭氣。別錄 下氣。止霍亂。一切冷氣。消酒毒。別錄 調中補胃。健脾消食。去客寒心與胃痛。李杲 治瘴癘寒瘧。傷暑吐下泄痢。噎膈反胃。痞滿吐酸。痰飲積聚。婦人惡阻帶下。除寒燥濕。開鬱破氣。殺魚肉毒。制丹砂。時珍

【發明】宏景曰豆蔻辛烈甚香。可常食之。其五和糝中物皆宜人。豆蔻、廉薑、枸櫞、甘蕉、麂目是也。宗奭曰草豆蔻氣味極辛微香。性溫而調散冷氣甚速。虛弱不能飲食者。宜此與木瓜、烏梅、縮砂、益智、麴糵、甘草、生薑同用也。杲曰風寒客邪在胃口之上。當心作疼者。宜煨熟用之。震亨曰草豆蔻性溫。能散滯氣。消膈上痰。若明知身受寒邪。日食寒物。胃脘作疼。方可溫散。用之如鼓應桴。或濕痰鬱結成病者。亦效。若熱鬱者不可用。恐積溫成熱也。必用巵子之劑。時珍曰豆蔻治病。取其辛熱浮散。能入太陰、陽明。除寒燥濕。開鬱化食之力而已。南地卑下。山嵐煙瘴。飲啖酸鹹。脾胃常多寒濕鬱滯之病。故食料必用。與之相宜。然過多亦能助脾熱傷肺損目。或云與知母同用。治瘴瘧寒熱。取其一陰一陽無偏勝之害。蓋草果治太陰獨勝之寒。知母治陽明獨勝之火也。

【附方】舊一，新九。心腹脹滿　短氣。用草豆蔻一兩，去皮爲末。以木瓜生薑湯調服半錢。千金方　胃弱嘔逆　不食。用草豆蔻仁二枚，高良薑半兩，水一盞，煮取汁，入生薑汁半合，和白麪作撥刀，以羊肉臛汁煮熟，空心食之。普濟　霍亂煩渴　草豆蔻、黄連各一錢半，烏豆五十粒，生薑三片，水煎服之。聖濟總錄　虚瘧自汗　不止。用草果一枚，麪裹煨熟，連麪研，入平胃散二錢，水煎服。經效濟世方　氣虚瘴瘧　熱少寒多，或單寒不熱，或虚熱不寒。用草果仁、熟附子等分，水一盞，薑七片，棗一枚，煎半盞服。名果附湯。濟生方　脾寒瘧疾　寒多熱少，或單寒不熱，或大便洩而小便多，不能食。用草果仁、熟附子各二錢半，生薑七片，棗肉二枚，水三盞，煎一盞，溫服。醫方大成　脾腎不足　草果仁一兩，以舶茴香一兩炒香，去茴不用。吳茱萸湯泡七次，以破故紙一兩炒香，去故紙不用。胡盧巴一兩，以山茱萸一兩炒香，去茱萸不用。右三味爲糁，酒糊丸梧子大。每服六十丸，鹽湯下。百一選方　赤白帶下　連皮草果一枚，乳香一小塊，麪裹煨焦黄，同麪研細。每米飲服二錢，日二服。衛生易簡方　香口辟臭　豆蔻、細辛爲末，含之。肘後方　脾痛脹滿　草果仁二箇，酒煎服之。直指方

花

【氣味】辛，熱，無毒。【主治】下氣，止嘔逆，除霍亂，調中，補胃氣，消酒毒。大明

白豆蔻 宋開寶

【釋名】多骨

【集解】藏器曰：白豆蔻出伽古羅國，呼爲多骨。其草形如芭蕉，葉似杜若，長八九尺而光滑，冬夏不凋。花淺黄色，子作朵如葡萄，初出微青，熟則變白，七月采之。頌曰：今廣州、宜州亦有之，不及番舶來者佳。時珍曰：白豆蔻子圓大如白牽牛子，其殼白厚，其仁如縮砂仁，入藥去皮炒用。

仁

【氣味】辛，大溫，無毒。好古大辛熱，味薄氣厚，輕清而升，陽也，浮也。入手太陰經。

【主治】積冷氣，止吐逆反胃，消穀下氣。開寶　散肺中滯氣，寬膈進食，去白睛翳膜。李杲　補肺氣，益脾胃，理元氣，收脫氣。好古　治噎膈，除瘧疾寒熱，解酒毒。時珍

【發明】頌曰：古方治胃冷喫食即欲吐，及嘔吐六物湯，皆用白豆蔻，大抵胃主冷即相宜也。杲曰：白豆蔻氣味俱薄，其用有五：專入肺經本藥，一也；散胸中滯氣，二也；去感寒腹痛，三也；溫暖脾胃，四也；治赤眼暴發，去太陽經目內大眥紅筋，用少許，五也。時珍曰：按楊士瀛云：白豆蔻治脾虛瘧疾，嘔吐寒熱，能消能磨，流行三焦，營衛一轉，諸證自平。

【附方】舊一，新四。胃冷惡心　凡食即欲吐。用白豆蔻子三枚，擣細，好酒一盞，溫服，併飲數服佳。張文仲備急方　人忽惡心　多嚼白豆蔻子最佳。肘後方　小兒吐乳　胃寒者。白豆蔻仁十四箇，縮砂仁十四箇，生甘草二錢，炙甘草二錢，爲末，常摻入兒口中。危氏得效方　脾虛反胃　白豆蔻、縮砂仁各二兩，丁香一兩，陳廩米一升，黄土炒焦，去土研細，薑汁和丸梧子大。每服百丸，薑湯下。名太倉丸。濟生方　産後呃逆　白豆蔻、丁香各半兩，研細，桃仁湯服一錢，少頃再服。乾坤生意

縮砂蔤 宋開寶

【釋名】時珍曰：名義未詳。藕下白蒻多蔤，取其密藏之意。此物實在根下，仁藏殼內，亦或此意與。

【集解】珣曰：縮砂蔤生西海及西戎、波斯諸國，多從安東道來。志曰：生南地。苗似廉薑，子形如白

豆蔻。其皮緊厚而皺。黃赤色。八月采之。【頌曰】今惟嶺南山澤間有之。苗莖似高良薑。高三四尺。葉長八九寸。闊半寸已來。三月四月開花在根下。五六月成實。五七十枚作一穗。狀似益智而圓。皮緊厚而皺。有栗紋。外有細刺。黃赤色。皮閒細子一團。八隔。可四十餘粒。如大黍米。外微黑色。內白而香。似白豆蔻仁。七月八月采之。辛香可調食味。及蜜煎糖纏用。

仁【氣味】辛。溫。濇。無毒。【權曰】辛苦。【藏器曰】酸。【珣曰】辛鹹。平。得訶子、豆蔻、白蕪荑、鼈甲、良。【好古曰】辛溫。陽也。浮也。入手足太陰、陽明、太陽、足少陰七經。得白檀香、豆蔻爲使。入肺。得人參、益智爲使。入脾。得黃蘗、茯苓爲使。入腎。得赤白石脂爲使。入大小腸也。

【主治】虛勞冷瀉。宿食不消。赤白洩痢。腹中虛痛下氣。開寶主冷氣痛。止休息氣痢勞損。消化水穀。溫暖肝腎。甄權上氣欬嗽。奔豚鬼疰。驚癇邪氣。藏器一切氣。霍亂轉筋。能起酒香味。大明和中行氣。止痛安胎。楊士瀛治脾胃氣結滯不散。元素補肺醒脾。養胃益腎。理元氣。通滯氣。散寒飲脹痞。噎膈嘔吐。止女子崩中。除咽喉口齒浮熱。化銅鐵骨哽。時珍

【發明】【時珍曰】按韓懋醫通云。腎惡燥。以辛潤之。縮砂仁之辛。以潤腎燥。又云。縮砂屬土。主醒脾調胃。引諸藥歸宿丹田。香而能竄。和合五臟沖和之氣。如天地以土爲沖和之氣。故補腎藥用同地黃丸蒸。取其達下之旨也。又化骨食草木藥及方士鍊三黃。皆用之。不知其性何以能制此物也。

【附方】舊二。新一十四。冷滑下痢不禁虛羸。用縮砂仁熬爲末。以羊子肝薄切摻之。瓦上焙乾爲末。入乾薑末等分。飯丸梧子大。每服四十九。白湯下。日二服。○又方。縮砂仁、炮附子、乾薑、厚朴、陳橘皮等分。爲末。飯丸梧子大。每服四十九。米飲下。日二服。並藥性論大便瀉血五代相傳者。縮砂仁爲末。米飲熱服二錢。以愈爲度。十便良方小兒脫肛縮砂去皮爲末。以豬腰子一片批開。擦末在內。縛定。煮熟與兒食。次服白礬丸。如氣逆腫喘者不治。保幼大全遍身腫滿陰亦腫者。用縮砂仁、土狗一箇。等分研。和老酒服之。直指方痞脹砂仁擣碎。以蘿蔔汁浸透。焙乾爲末。每服一二錢。食遠沸湯服。簡便方上氣欬逆砂仁洗淨炒研、生薑連皮等分。擣爛。熱酒食遠泡服。簡便方子癇昏冒縮砂和皮炒黑。熱酒調下二錢。不飲者米飲下。此方安胎止痛皆效。不可盡述。溫隱居方妊娠胎動偶因所觸。或跌墜傷損。致胎不安。痛不可忍者。縮砂熨斗內炒熟。去皮用仁。擣碎。每服二錢。熱酒調下。須臾覺腹中胎動極熱。即胎已安矣。神效。孫尚藥方婦人血崩新縮砂仁。新瓦焙研末。米飲服三錢。婦人良方熱擁咽痛縮砂殼爲末。水服一錢。戴原禮方牙齒疼痛縮砂常嚼之。良。直指方口吻生瘡縮砂殼煅研。擦之即愈。此蔡醫博祕方也。黎居士簡易方魚骨入咽縮砂、甘草等分。爲末。綿裹含之嚥汁。當隨痰出矣。王璆百一選方誤吞諸物金銀銅錢等物不化者。濃煎縮砂湯飲之。即下。危氏得效方一切食毒縮砂仁末。水服一二錢。事林廣記

益智子 宋開寶

【釋名】【時珍曰】脾主智。此物能益脾胃故也。與龍眼名益智義同。按蘇軾記云。海南產益智。花實皆長穗。而分爲三節。觀其上中下節。以候早中晚禾之豐凶。大豐則皆實。大凶皆不實。罕有三節並

熟者。其爲藥只治水。而無益於智。其得此名。豈以其知歲耶。此亦一説也。終近穿鑿。

【集解】藏器曰。益智出崑崙國及交趾。今嶺南州郡往往有之。顧微廣州記云。其葉似蘘荷。長丈餘。其根上有小枝。高八九寸。無華萼。莖如竹箭。子從心出。一枝有十子叢生。大如小棗。其中核黑而皮白。核小者佳。含之攝涎穢。或四破去核。取外皮蜜煮爲粽食。味辛。晉盧循遺劉裕益智粽。是此也。恭曰。益智子似連翹子頭未開者。苗葉花根與豆蔻無別。惟子小爾。時珍曰。按稽含南方草木狀云。益智二月花。連着實。五六月熟。其子如筆頭而兩頭尖。長七八分。雜五味中。飲酒芬芳。亦可鹽曝及作粽食。觀此。則顧微言其無華者。誤矣。今之益智子形如棗核。而皮及仁。皆似草豆蔻云。

仁

【氣味】辛。溫。無毒。

【主治】遺精虛漏。小便餘瀝。益氣安神。補不足。利三焦。調諸氣。夜多小便者。取二十四枚碎。入鹽同煎服。有奇驗。藏器 治客寒犯胃。和中益氣。及人多唾。李杲 益脾胃。理元氣。補腎虛滑瀝。好古 冷氣腹痛。及心氣不足。夢洩赤濁。熱傷心系。吐血血崩諸證。時珍

【發明】劉元素曰。益智辛熱。能開發鬱結。使氣宣通。王好古曰。益智本脾藥。主君相二火。在集香丸則入肺。在四君子湯則入脾。在大鳳髓丹則入腎。三藏互有子母相關之義。當于補藥中兼用之。勿多服。時珍曰。益智大辛。行陽退陰之藥也。三焦命門氣弱者宜之。按楊士瀛直指方云。心者脾之母。進食不止於和脾。火能生土。當使心藥入脾胃藥中。庶幾相得。故古人進食藥中。多用益智。土中益火也。又按洪邁夷堅志云。秀川進士陸迎。忽得吐血不止。氣蹷驚顫。狂躁直視。至深夜欲投戶而出。如是兩夕。偏用方藥弗瘳。夜夢觀音授一方。命但服一料。永除病根。夢覺記之。如方治藥。其病果愈。其方。用益智子仁一兩。生硃砂二錢。青橘皮五錢。麝香一錢。碾爲細末。每服一錢。空心燈心湯下。

【附方】新八

小便頻數 脬氣不足也。雷州益智子鹽炒去鹽。天台烏藥等分。爲末。酒煮山藥粉爲糊。丸如梧子大。每服七十丸。空心鹽湯下。名縮泉丸。朱氏集驗方。

心虛尿滑 及赤白二濁。益智子仁。白茯苓。白朮等分。爲末。每服三錢。白湯調下。

白濁腹滿 不拘男婦。用益智仁鹽水浸炒。厚朴薑汁炒等分。薑三片。棗一枚。水煎服。永類鈐方。

小便赤濁 益智子仁。茯神各二兩。遠志。甘草水煮各半斤。爲末。酒糊丸梧子大。空心薑湯下五十丸。

腹脹忽瀉 日夜不止。諸藥不效。此氣脫也。用益智子仁二兩。濃煎飲之。立愈。危氏得效方。

婦人崩中 益智子炒碾細。米飲入鹽。服一錢。產寶。

香口辟臭 益智子仁一兩。甘草二錢。碾粉舐之。經驗良方。

漏胎下血 益智仁半兩。縮砂仁一兩。爲末。每服三錢。空心白湯下。日二服。胡氏濟陰方。

華茇 宋開寶

【釋名】華撥 時珍曰。華撥當作華茇。出南方草木狀。番語也。陳藏器本草作畢勃。扶南傳作逼撥。大明會典作畢茇。又段成式酉陽雜俎云。摩伽陀國呼爲華撥。梨拂林國呼爲阿梨訶陀。

【集解】恭曰。華撥生波斯國。叢生。莖葉似蒟醬。其子緊細。味辛烈於蒟醬。胡人將來。入食味用也。藏器曰。其根名畢勃沒。似柴胡而黑硬。頌曰。今嶺南特有之。多生竹林內。正月發苗作叢。高三四尺。其莖如筯。葉青圓如蕺菜。闊二三寸如桑。面光而厚。三月開花白色在表。七月結子如小指大。長二寸已來。青黑色。類椹子而長。九月取采。曬乾。用南人愛其辛香。或取葉生茹之。復有舶上來者。更辛

香。時珍曰：段成式言青州防風子可亂華茇，蓋亦不然。華茇氣味正如胡椒，其形長一二寸；防風子圓如胡荽子，大不相侔也。

【修治】斅曰：凡使，去挺用頭，以醋浸一宿，焙乾，以刀刮去皮粟子令淨乃用，免傷人肺，令人上氣。

【氣味】辛，大温，無毒。時珍曰：氣熱味辛，陽也，浮也。入手足陽明經。然辛熱耗散，能動脾肺之火，多用令人目昏，食料尤不宜之。

【主治】温中下氣，補腰脚，殺腥氣，消食，除胃冷，陰疝痃癖。藏器 霍亂冷氣，心痛血氣。大明 水瀉虛痢，嘔逆醋心，産後洩痢，與阿魏和合良。得訶子、人參、桂心、乾薑，治臟腑虛冷腸鳴，神效。李珣 治頭痛鼻淵牙痛。時珍

【發明】宗奭曰：華茇走腸胃，冷氣嘔吐、心腹滿痛者宜之。多服走泄眞氣，令人腸虛下重。頌曰：按唐太宗實錄云：貞觀中，上以氣痢久未痊，服名醫藥不應，因詔訪求其方。有衛士進黃牛乳煎華茇方，御用有效。劉禹錫亦記其事，云後累試於虛冷者必效。時珍曰：牛乳煎，詳見獸部牛乳下。華茇爲頭痛鼻淵牙痛要藥，取其辛熱能入陽明經散浮熱也。

【附方】舊二，新八。

冷痰惡心 華茇一兩，爲末，食前用米湯服半錢。聖惠方

暴泄身冷 自汗，甚則欲嘔，小便清，脈微弱，宜已寒丸治之。華茇、肉桂各二錢半，高良薑、乾薑各三錢，爲末，糊丸梧子大。每服三十丸，薑湯下。和劑局方

胃冷口酸 流清水，心下連臍痛。用華茇半兩，厚朴薑汁浸炙一兩，爲末，入熱鯽魚肉，研和丸綠豆大。每米飲下二十丸，立效。余居士選奇方

瘴氣成塊 在腹不散。用華茇一兩，大黃一兩，並生爲末，入麝香少許，煉蜜丸梧子大。每冷酒服三十丸。永類鈐方

婦人血氣 作痛，及下血無時，月水不調。用華茇鹽炒、蒲黃炒等分，爲末，煉蜜丸梧子大。每空心温酒服三十丸，兩服即止。名二神丸。陳氏方

偏頭風痛 華茇爲末，令患者口含温水，隨左右痛，以左右鼻吸一字，有效。經驗良方

鼻流清涕 華茇末吹之，有效。衛生易簡方

風蟲牙痛 華茇末揩之，煎蒼耳湯漱去涎。○本草權度用華茇末、木鼈子肉，研膏化開，搐鼻。○聖濟總錄用華茇、胡椒等分，爲末，化蠟丸麻子大。每以一丸塞孔中。

華勃沒

【氣味】辛，温，無毒。

【主治】五勞七傷，冷氣嘔逆，心腹脹滿，食不消化，陰汗寒疝核腫，婦人內冷無子，治腰腎冷，除血氣。藏器

蒟醬

蒟音矩。○唐本草

【釋名】蒟子 廣志 土華茇 食療 苗名扶惡士蔓藤 時珍曰：按嵇含云：蒟子可以調食，故謂之醬，乃華茇之類也。故孟詵食療謂之土華茇。其蔓葉名扶留藤。一作扶檑，一作浮留，莫解其義。蔓則留字之訛也。

【集解】恭曰：蒟醬生巴蜀中。蜀都賦所謂流味於番禺者。蔓生，葉似王瓜而厚大，光澤，味辛香，實似桑椹，而皮黑肉白。西戎亦時將來，細而辛烈。交州、愛州人家多種之，蔓生，其子長大，苗名浮留藤。取葉合檳榔食之，辛而香也。頌曰：今夔州、嶺南皆有之。昔漢武帝使唐蒙曉諭南越，越王食蒙以蒟醬。曰：此出番禺城下。武帝感之，遂開牂牁越巂也。劉淵林注蜀都賦云：蒟醬緣木而生，其子如桑椹，熟時正青，長二三寸，以蜜及鹽藏而食之，辛香。與蘇恭所說大同小異。蓋淵林所云，乃蜀產；蘇恭所

云乃海南者爾。今惟貴蓽茇而不尚蒟醬，故鮮有用者。李珣曰：廣州記云：出波斯國。實狀若桑椹，紫褐色者爲尚，黑者是老根不堪。然近多黑色，少見褐者。黔中亦有，形狀滋味一般。時珍曰：蒟醬，今兩廣、滇南及川南渝、瀘、威、茂、施諸州皆有之。其苗謂之蔞葉，蔓生依樹，根大如筯。彼人食檳榔者，以此葉及蚌灰少許同嚼食之，云辟瘴癘，去胸中惡氣。故諺曰：檳榔浮留，可以忘憂。其花實即蒟子也。按稽含草木狀云：蒟醬即蓽茇也。生於番國者大而紫，謂之蓽茇；生於番禺者小而青，謂之蒟子。本草以蒟易蔞子，非矣。蔞子一名扶留，其草形全不相同。時珍竊謂蒟子蔓生，蓽茇草生，雖同類而非一物，然其花實氣味功用則一也。稽氏以二物爲一物，謂蒟子非扶留，蓋不知扶留非一種也。劉歆期交州記云：扶留有三種：一名穫留，其根香美；一名扶留，其藤味亦辛；一名南扶留，其葉青味辛是矣。今蜀人惟取蔞葉作酒麴，云香美。

【修治】斆曰：凡采得後，以刀刮去粗皮，擣細。每五錢，用生薑自然汁五兩拌之，蒸一日，曝乾用。

根葉子

【氣味】辛，温，無毒。時珍曰：氣熱味辛，陽也，浮也。

【主治】下氣温中，破痰積。唐本。欬逆上氣，心腹蟲痛，胃弱虛瀉，霍亂吐逆，解酒食味。李珣。散結氣，心腹冷痛，消穀。孟詵。解瘴癘，去胸中惡邪氣，温脾燥熱。時珍。

【附方】新一。

牙疼：蒟醬、細辛各半兩，大皁莢五鋌去子，每孔入青鹽燒存性，同研末，頻摻，吐涎。御藥院方。

肉豆蔻 宋開寶

【釋名】肉果綱目　迦拘勒。宗奭曰：肉豆蔻對草豆蔻爲名。去殼只用肉。肉油色者佳，枯白瘦虛者劣。時珍曰：花實皆似豆蔻而無核，故名。

【集解】藏器曰：肉豆蔻生胡國，胡名迦拘勒。大舶來即有，中國無之。其形圓小，皮紫緊薄，中肉辛辣。珣曰：生崑崙及大秦國。頌曰：今嶺南人家亦種之。春生苗，夏抽莖開花，結實似豆蔻，六月、七月采。時珍曰：肉豆蔻花結實，狀雖似草豆蔻，而皮肉之顆則不同。類外有皺紋，而內有斑纈紋，如檳榔紋。最易生蛀，惟烘乾蜜封則稍可留。

實

【修治】斆曰：凡使須以糯米粉熟湯搜裹豆蔻，於煻灰火中煨熟，去粉用。勿令犯鐵。

【氣味】辛，温，無毒。權曰：苦辛。好古曰：入手足陽明經。

【主治】温中，消食止泄，治積冷心腹脹痛，霍亂中惡，鬼氣冷疰，嘔沫冷氣，小兒乳霍。開寶。調中下氣，開胃，解酒毒，消皮外絡下氣。大明。治宿食痰飲，止小兒吐逆，不下乳，腹痛。甄權。主心腹蟲痛，脾胃虛冷，氣幷冷熱虛泄，赤白痢，研末粥飲服之。李珣。暖脾胃，固大腸。時珍。

【發明】大明曰：肉豆蔻調中下氣，消皮外絡下氣，味辛力更殊。宗奭曰：亦善下氣，多服則泄氣，得中則和平其氣。震亨曰：屬金與土，爲丸温中補脾。日華子稱其下氣，以脾得補而善運化，氣自下也。非若陳皮、香附之駛泄。寇氏不詳其實，遂以爲不可服也。機曰：痢疾用此濇腸，爲傷乳泄瀉之要藥。時珍曰：土愛煖而喜芳香，故肉豆蔻之辛温，理脾胃而治吐利。

【附方】舊一，新六。

暖胃除痰，進食消食：肉豆蔻二箇，半夏薑汁炒五錢，木香二錢半，爲末。蒸餅丸芥子大。每食後津液下五丸十丸。普濟霍亂吐利肉豆蔻為末。薑湯服一錢。普濟方久瀉不止肉豆蔻煨一兩。木香二錢半。為末。棗肉和丸。米飲服四五十丸。○又方。肉豆蔻煨一兩。熟附子七錢。為末。糊丸。米飲服四五十丸。○又方。肉豆蔻煨。粟殼炙。等分。為末。醋糊丸。米飲服四五十丸。並百一選方老人虛瀉肉豆蔻三錢。麪裹煨熟。去麪。研。乳香一兩。為末。陳米粉糊丸梧子大。每服五七十丸。米飲下。此乃常州侯教授所傳方。瑞竹堂方小兒泄瀉肉豆蔻五錢。乳香二錢半。生薑五片。同炒黑色。去薑。研為膏。收。旋丸綠豆大。每量大小米飲下。全幼心鑑脾泄氣痢豆蔻一顆。米醋調麪裹煨令焦黃。和麪研末。更以欓子炒研末一兩。相和。又以陳廩米炒焦。為末和勻。每以二錢煎作飲。調前二味三錢。旦暮各一服。便瘥。續傳信方冷痢腹痛不能食者。肉豆蔻一兩。去皮。醋和麪裹煨。擣末。每服一錢。粥飲調下。聖惠方

補骨脂宋開寶

【釋名】破故紙開寶　婆固脂藥性論　胡韭子日華【時珍曰】補骨脂言其功也。胡人呼為婆固脂。而俗訛為破故紙也。胡韭子。因其子之狀相似。非胡地之韭子也。

【集解】【志曰】補骨脂生嶺南諸州及波斯國。【頌曰】今嶺外山坂間多有之。四川合州亦有。皆不及番舶者佳。莖高三四尺。葉小似薄荷。花微紫色。實如麻子。圓扁而黑。九月采。【大明曰】徐表南州記云。是胡韭子也。南番者色赤。廣南者色綠。入藥微炒用。

子【修治】【斅曰】此性燥毒。須用酒浸一宿。漉出。以東流水浸三日夜。蒸之。從巳至申。日乾用。一法。以鹽同炒過。曝乾用。

【氣味】辛，大溫，無毒。【權曰】苦辛。【珣曰】惡甘草。【時珍曰】忌芸薹及諸血。得胡桃、胡麻良。

【主治】五勞七傷。風虛冷。骨髓傷敗。腎冷精流。及婦人血氣墮胎。開寶男子腰疼。膝冷囊濕。逐諸冷痹頑。止小便。腹中冷。甄權興陽事。明耳目。大明治腎泄。通命門。煖丹田。斂精神。時珍

【發明】【頌曰】破故紙今人多以胡桃合服。此法出於唐鄭相國自敘云。予為南海節度。年七十有五。越地卑濕。傷於內外。眾疾俱作。陽氣衰絕。服乳石補藥。百端不應。元和七年。有訶陵國舶主李摩訶知予病狀。遂傳此方并藥。予初疑而未服。摩訶稽首固請。遂服之。經七八日而覺應驗。自爾常服。其功神效。十年二月。罷郡歸京。錄方傳之。用破故紙十兩。淨擇去皮。洗過。曝擣篩令細。胡桃瓤二十兩。湯浸去皮。細研如泥。更以好蜜和。令如飴餳。瓷器盛之。旦日以煖酒二合。調藥一匙服之。便以飯壓。如不飲酒人。以煖熱水調之。彌久則延年益氣。悅心明目。補添筋骨。但禁芸薹、羊血。餘無所忌。此物本自外番隨海舶而來。非中華所有。番人呼為補骨脂。語訛為破故紙也。王紹顏續傳信方載其事頗詳。故錄之。【時珍曰】此方亦可作丸。溫酒服之。按白飛霞方外奇方云。破故紙屬火。收斂神明。能使心包之火與命門之火相通。故元陽堅固。骨髓充實。濇以治脫也。胡桃屬木。潤燥養血。血屬陰惡燥。故油以潤之。佐破故紙。有木火相生之妙。故語云。破故紙無胡桃。猶水母之無鰕也。又破故紙惡甘草。而瑞竹堂方青娥丸內加之。何也。豈甘草能調和百藥。惡而不惡耶。又許叔微學士本事方云。孫真人言補腎不若補脾。予曰補脾不若補腎。腎氣虛弱。則陽氣衰劣。不能熏蒸脾胃。脾胃氣寒。令人胸膈痞塞。不進飲食。遲於運化。或腹脇虛脹。或嘔吐痰涎。或腸鳴泄瀉。譬如鼎釜中之物。無火力。

雖終日不熟。何能消化。濟生二神丸治脾胃虛寒泄瀉。用破故紙補腎。肉豆蔻補脾。二藥雖兼補。但無斡旋。往往常加木香以順其氣。使之斡旋。空虛倉廪。倉廪空虛。則受物矣。屢用見效。不可不知。

【附方】舊二。新十三。

補骨脂丸 治下元虛敗。脚手沉重。夜多盜汗。縱慾所致。此藥壯筋骨。益元氣。補骨脂四兩。炒香。菟絲子四兩。酒蒸。胡桃肉一兩。去皮。乳香、沒藥、沉香各研二錢半。煉蜜丸如梧子大。每服二三十丸。空心鹽湯溫酒任下。自夏至起。冬至止。日一服。此乃唐宣宗時。張壽太尉知廣州。得方于南番人。有詩云。三年時節向邊隅。人見方知藥力殊。奪得春光來在手。青娥休笑白髭鬚。和劑方。

男女虛勞 男子女人五勞七傷。下元久冷。一切風病。四肢疼痛。駐顏壯氣。烏髭鬚。補骨脂一斤。酒浸一宿。曬乾。卻用烏油麻一升和炒。令麻子聲絕。簸去。只取補骨脂爲末。醋煮麪糊丸如梧子大。每服二三十丸。空心溫酒鹽湯任下。經驗方。

腎虛腰痛 經驗方。用破故紙一兩。炒爲末。溫酒服三錢。神妙。或加木香一錢。○和劑局方。青娥丸治腎氣虛弱。風冷乘之。或血氣相搏。腰痛如折。俛仰不利。或因勞役傷腎。或痹濕傷腰。或墜墮傷損。或風寒客搏。或氣滯不散。皆令腰痛。或腰間如物重墜。用破故紙酒浸炒一斤。杜仲去皮薑汁浸炒一斤。胡桃肉去皮二十箇。爲末。以蒜擣膏一兩和丸梧子大。每空心溫酒服二十丸。婦人淡醋湯下。常服壯筋骨。活血脈。烏髭鬚。益顏色。

妊娠腰痛 通氣散。用破故紙二兩。炒香爲末。先嚼胡桃肉半箇。空心溫酒調下二錢。此藥神效。婦人良方。

定心補腎 養血返精丸。破故紙炒二兩。白茯苓一兩。爲末。沒藥五錢。以無灰酒浸高一指。煮化和末丸梧子大。每服三十丸。白湯下。昔有人服此至老不衰。蓋故紙補腎。茯苓補心。沒藥養血。三者既壯。自然身安。朱氏集驗方。

精氣不固 破故紙、青鹽等分。同炒爲末。每服二錢。米飲下。三因方。

小便無度 腎氣虛寒。破故紙十兩。酒蒸。茴香十兩。鹽炒。爲末。酒糊丸梧子大。每服百丸。鹽酒下。或以米糝豬腎煨食之。普濟方。

小兒遺尿 膀胱冷也。夜屬陰。故小便不禁。破故紙炒爲末。每夜熱湯服五分。嬰童百問。

玉莖不痿 精滑無歇。時時如鍼刺。捏之則脆。此名腎漏。用破故紙、韭子各一兩。爲末。每用三錢。水二盞。煎六分服。日三次。愈則止。夏子益奇方。

脾腎虛瀉 二神丸。用破故紙炒半斤。肉豆蔻生用四兩。爲末。肥棗丸研膏和丸梧子大。每空心米飲服五七十丸。○本事方。加木香二兩。名三神丸。

水瀉久痢 破故紙炒一兩。粟殼炙四兩。爲末。煉蜜丸彈子大。每服一丸。薑棗同水煎服。百一選方。

牙痛日久 腎虛也。補骨脂二兩。青鹽半兩。炒研擦之。御藥院方。

風蟲牙痛 上連頭腦。補骨脂炒半兩。乳香二錢半。爲末擦之。或爲丸塞孔內。日用有效。傳信適用方。

打墜腰痛 瘀血凝滯。破故紙炒、茴香炒、辣桂等分。爲末。每熱酒服二錢。故紙主腰痛行血。直指方。

薑黃 唐本草

【釋名】蒁 音述 寶鼎香 綱目

【集解】恭曰。薑黃根葉都似鬱金。其花春生於根。與苗並出。入夏花爛無子。根有黃青白三色。其作之方法。與鬱金同。西戎人謂之蒁。其味辛少苦多。亦與鬱金同。惟花生異耳。藏器曰。薑黃真者。是經種三年以上老薑。能生花。花在根際。一如蘘荷。根節堅硬。氣味辛辣。種薑處有之。終是難得。西番亦有來者。與鬱金、蒁藥相似。如蘇恭所說。即是蒁藥。而非薑黃。又言薑黃是蒁。鬱金是胡蒁。如此則三物無別。遞相連名。總稱爲蒁。則功狀當不殊。而今鬱金味苦寒。色赤。主馬熱病。薑黃味辛溫。色黃。蒁味苦。色青。三物不同。所用各別。大明曰。海南生者。即蓬莪蒁。江南生者。即爲薑黃。頌曰。薑黃今江廣蜀川多有之。葉青綠，長一二尺許，闊三四寸，有斜文如紅蕉葉而小。花紅白色，至中秋漸凋。春末方生。其花先生，次方生葉，不結實。根盤屈，黃色類生薑而圓，有節。八月采根，片切暴乾。蜀人以治氣脹及產後敗血攻心，甚驗。蠻人生啖，云可以袪邪辟惡。按鬱金、薑黃、蒁藥三物相近，蘇恭不能分別，乃爲一物。陳藏器以色味分別三物，又言薑黃是三年老薑所生。近年汴都多種薑，往往有薑黃生賣，乃是老薑。市人買啖，云治氣爲最。大方亦時用之。又有廉薑，亦是其類，而自是一物。時珍曰：近時以扁如乾薑形者，爲片子薑黃；圓如蟬腹形者，爲蟬肚鬱金，並可浸水染色。蒁形雖似鬱金，而色不黃也。

根

氣味 辛、苦，大寒，無毒。藏器曰：辛少苦多。性熱不冷，云大寒，誤矣。

主治 心腹結積，疰忤，下氣破血，除風熱，消癰腫。功力烈於鬱金。唐本 治癥瘕血塊，通月經，治撲損瘀血，止暴風痛冷氣，下食。大明 祛邪辟惡，治氣脹，產後敗血攻心。蘇頌 治風痺臂痛。時珍

發明 時珍曰：薑黃、鬱金、蒁藥三物，形狀功用皆相近。但鬱金入心治血；而薑黃兼入脾，兼治氣；蒁藥則入肝，兼治氣中之血，爲不同爾。古方五痺湯用片子薑黃，治風寒溼氣手臂痛。戴原禮要訣云：片子薑黃能入手臂治痛。其兼理血中之氣可知。

附方 舊二，新二。

心痛難忍 薑黃一兩，桂三兩，爲末。醋湯服一錢。經驗方

胎寒腹痛 啼哭吐乳，大便色青，狀若驚搐，出冷汗。薑黃一錢，沒藥、沒香、乳香二錢，爲末，蜜丸芡子大。每服一丸，鈎藤煎湯化下。和濟方

產後血痛 有塊。用薑黃、桂心等分，爲末，酒服方寸匕。血下盡即愈。昝殷產寶

瘡癬初生 薑黃末摻之。千金翼

鬱金 唐本草

釋名 馬蒁 震亨曰：鬱金無香而性輕揚，能致達酒氣於高遠。古人用治鬱遏不能升者，恐命名因此也。時珍曰：酒和鬱鬯，昔人言是大秦國所產鬱金花香，惟鄭樵通志言即是此鬱金。其大秦三代時未通中國，安得有此草？羅願爾雅翼亦云是此根，和酒令黃如金，故謂之黃流。其說並通。此根形狀皆似莪蒁，而醫馬病，故名馬蒁。

集解 恭曰：鬱金生蜀地及西戎。苗似薑黃，花白質紅，末秋出莖心而無實。其根黃赤，取四畔子根去皮火乾。馬藥用之，破血而補。胡人謂之馬蒁。嶺南者有實似小豆蔻，不堪啖。頌曰：今廣南、江西州郡亦有之，然不及蜀中者佳。四月初生苗似薑，如蘇恭所說。宗奭曰：鬱金不香。今人將染婦人衣最鮮明，而不耐日炙，微有鬱金之氣。時珍曰：鬱金有二：鬱金香是用花，見本條；此是用根者。其苗如薑，其根大小如指頭，長者寸許，體圓有橫紋如蟬腹狀，外黃內赤。人以浸水染色，亦微有香氣。

根

氣味 辛、苦，寒，無毒。元素曰：氣味俱厚，純陰。獨孤及曰：灰可結砂子。

主治 血積，下氣，生肌止血，破惡血，血淋尿血，金瘡。唐本 單用，治女人宿血氣心痛，冷氣結聚，溫醋摩服之。亦治馬脹。甄權 涼心。元素 治陽毒入胃，下血頻痛。李杲 治血氣心腹痛，產後敗血衝心欲死，失心顛狂蠱毒。時珍

發明 震亨曰：鬱金屬火與土，有水，其性輕揚上行。治吐血衄血唾血血腥，及經脈逆行，並宜鬱

金末加韭汁、薑汁、童尿同服。其血自清。痰中帶血者。加竹瀝。又鼻血上行者。鬱金、韭汁加四物湯服之。〔時珍曰〕鬱金入心及包絡。治血病。經驗方治失心顛狂。用眞鬱金七兩。明礬三兩。爲末。薄糊丸梧子大。每服五十丸。白湯下。有婦人顛狂十年。至人授此。初服心胸間有物脫去。神氣灑然。再服而甦。此驚憂痰血絡聚心竅所致。鬱金入心去惡血。明礬化頑痰故也。龐安常傷寒論云。斑豆始有白泡。忽搐入腹。漸作紫黑色。無膿。日夜叫亂者。鬱金一枚。甘草二錢半。水半盞煮乾。去甘草。切片焙研爲末。入眞腦子炒半錢。每用一錢。以生豬血五七滴。新汲水調下。不過二服。甚者毒氣從手足心出。如癰狀乃瘥。此乃五死一生之候也。又范石湖文集云。嶺南有挑生之害。於飲食中行厭勝法。魚肉能反生於人腹中。而人以死。則陰役其家。初得覺胸腹痛。次日刺人。十日則生在腹中也。凡胸膈痛。即用升麻或膽礬吐之。若膈下痛。急以米湯調鬱金末二錢服。即瀉出惡物。或合升麻、鬱金服之。不吐則下。李巽巖侍郎爲雷州推官。鞫獄得此方。活人甚多也。

【附方】舊三。新十。

失心顛狂 方見發明下。

痘毒入心 方見發明下。

厥心氣痛 不可忍。鬱金、附子、乾薑等分。爲末。醋糊丸梧子大。硃砂爲衣。每服三十丸。男酒女醋下。奇效方

產後心痛 血氣上衝欲死。鬱金燒存性。爲末二錢。米醋一呷。調灌即甦。袖珍方

自汗不止 鬱金末。臥時調塗于乳上。集簡方

衄血吐血 用鬱金爲末。并水服二錢。甚者再服。黎居士易簡方

陽毒下血 熱氣入骨。痛不可忍。鬱金五大箇。牛黃一皁莢子。爲散。每服用醋漿水一盞。同煎三沸。溫服。孫用和祕寶方

尿血不定 鬱金末一兩。蔥白一握。水一盞。煎至三合。溫服。日三服。經驗方

風痰壅滯 鬱金一分。藜蘆十分。爲末。每服一字。溫漿水調下。仍以漿水一盞。漱涎。以食壓之。經驗方

挑生蠱毒 方見發明下。

中砒霜毒 鬱金末二錢。入蜜少許。冷水調服。事林廣記

痔瘡腫痛 鬱金末。水調塗之。即消。醫方摘要

耳內作痛 鬱金末一錢。水調傾入耳內。急傾出之。聖濟總錄

蓬莪茂 音述。宋開寶。

【釋名】蒁藥

【集解】〔志曰〕蓬莪茂生西戎及廣南諸州。葉似蘘荷。子似乾椹。茂在根下並生。一好一惡。惡者有毒。西人取之。先放羊食。羊不食者棄之。〔藏器曰〕一名蓬莪。黑色。二名蒁。黃色。三名波殺。味甘有大毒。〔大明曰〕即南中薑黃根也。海南生者名蓬莪蒁。〔頌曰〕今浙江或有之。三月生苗。在田野中。其莖如錢大。高二三尺。葉青白色。長一二尺。大五寸已來。頗類蘘荷。五月有花作穗。黃色。頭微紫。根如生薑。而茂在根下。似雞鴨卵。大小不常。九月采。削去粗皮。蒸熟暴乾用。

根

【修治】〔斆曰〕凡使。於砂盆中以醋磨令盡。然後於火畔熁乾。重篩過用。〔頌曰〕此物極堅硬。難擣治。用時熱灰火中煨令透。乘熱擣之。即碎如粉。〔時珍曰〕今人多以醋炒或煮熟入藥。取其引入血分也。

【氣味】苦辛溫無毒。〔大明曰〕得酒醋良。

【主治】心腹痛。中惡疰忤鬼氣。霍亂冷氣。吐酸水。解毒。食飲不消。酒研服之。又療婦人血氣結積。丈夫奔豚。開寶 破痃癖冷氣。以酒醋磨服。甄權 治一切氣。開胃消食。通月經。消瘀血。止撲損痛下血。及內損惡血。大明 通肝經聚血。好古

【發明】頌曰蓬莪茂古方不見用者今醫家治積聚諸氣為最要之藥與荊三稜同用之良婦人藥中亦多使好古曰蓬莪色黑破氣中之血入氣藥發諸香雖為泄劑亦能益氣故孫尚藥用治氣短不能接續及大小七香丸集香丸諸湯散多用此也又為肝經血分藥時珍曰鬱金入心專治血分之病薑黃入脾兼治血中之氣蒁入肝治氣中之血稍為不同按王執中資生經云執中久患心脾疼服醒脾藥反脹用耆域所載蓬莪蒁麪裹炮熟研末以水與酒醋煎服立愈蓋此藥能破氣中之血也

【附方】舊一新七

一切冷氣搶心切痛發即欲死久患心腹痛時發者此可絕根蓬莪茂二兩醋煮木香一兩煨為末每服半錢淡醋湯下衛生家寶方

小腸臟氣非時痛不可忍蓬莪茂研末空心葱酒服一錢楊子建護命方

婦人血氣遊走作痛及腰痛蓬莪茂乾漆二兩為末酒服二錢腰痛核桃酒下普濟方

小兒盤腸內釣痛以莪茂半兩用阿魏一錢化水浸一日夜焙研每服一字紫蘇湯下保幼大全

小兒氣痛蓬莪茂炮熟為末熱酒服一大錢十全博救方

上氣喘急蓬莪茂五錢酒一盞半煎八分服保生方

氣短不接正元散治氣不接續兼治滑泄及小便數王丞相服之有驗用蓬莪茂一兩金鈴子去核一兩為末入蓬砂一錢煉過研細每服二錢溫酒或鹽湯空心服孫用和秘寶方

初生吐乳不止蓬莪茂少許鹽一綠豆以乳一合煎三五沸去滓入牛黃兩粟大服之甚效也保幼大全

渾身燎泡方見荊三稜

荊三稜宋開寶

【校正】并入開寶草三稜

【釋名】京三稜開寶 草三稜開寶 雞爪三稜開寶 黑三稜圖經 石三稜頌曰三稜葉有三稜也生荊楚地故名荊三稜以著其地開寶本草作京者誤矣又出草三稜條云即雞爪三稜生蜀地二月八月采之其實一類隨形命名爾故併見之

【集解】藏器曰三稜總有三四種京三稜黃色體重狀若鯽魚而小又有黑三稜狀如烏梅而稍大體輕有鬚相連蔓延作漆色蜀人以織為器一名琹者是也療體並同頌曰京三稜舊不著所出地土今荊襄江淮濟南河陝閒皆有之多生淺水旁及陂澤中春生苗葉似莎草極長高三四尺又似茭蒲葉而有三稜五六月抽莖高四五尺大如人指有三稜如削成莖端開花大體皆如莎草而大黃紫色苗下即魁初生成塊如附子大或有扁者其旁有根橫貫一魁根則連數魁魁上亦出苗其魁皆扁長如小鯽魚體重者三稜也其根末將盡一魁末發苗小圓如烏梅者黑三稜也又根之端鈎曲如爪者雞爪三稜也皆皮黑肌白而輕或云不出苗只生細根者謂之雞爪三稜又不生細根者謂之黑三稜大小不常其色黑去皮即白三稜本一種但力有剛柔各適其用因其形為名如烏頭烏喙雲母雲華之類本非兩物也今人乃妄以鳧茈香附子為之又河中府有石三稜根黃白色形如釵股葉綠如蒲苗高及尺亦有三稜四月開花白色如蓼葓花五月采根亦消積氣今舉世所用三稜皆淮南紅蒲根也秦州尤多其體至堅重刻削魚形葉扁形圓不復有三稜不知何緣命名為三稜也雖太醫亦不以為謬流習既久用根者不識其苗采藥者莫究其用因緣差失不復辨別今三稜皆獨旁引下根無直下根其形大體多如鯽魚時珍曰三稜多生荒廢陂池溼地春時叢生夏秋抽高莖莖端復生數葉開花六七枝花皆細碎成穗黃紫色苗有細子其葉莖花實俱有三稜並與香附苗葉花實一樣但長大爾其莖光滑三稜如椶之葉莖莖中有白穰剖之織物柔韌如藤呂忱字林云琹草生水中根可緣器即此草莖非根也抱朴子言琹根化鱓亦是此草其根多黃

黑鬚，削去鬚皮，乃如鯽狀，非本根似鯽也。

根【修治】【元素曰】入用須炮熟。【時珍曰】消積須用醋浸一日，炒或煮熟焙乾，入藥乃良。

【氣味】苦，平，無毒。【藏器曰】甘，平，溫。【大明曰】甘，澀，涼。【元素曰】苦甘無毒，陰中之陽。能瀉眞氣，眞氣虛者勿用。

【主治】老癖癥瘕，積聚結塊，產後惡血血結，通月水，墮胎，止痛利氣。開寶 治氣脹，破積氣，消撲損瘀血，婦人血脈不調，心腹痛，產後腹痛血運。大明 心膈痛，飲食不消。元素 通肝經積血，治瘡腫堅硬。好古 下乳汁。時珍

【發明】【好古曰】三棱色白屬金，破血中之氣，肝經血分藥也。三棱、莪茂治積塊瘡硬者，乃堅者削之也。【志曰】俗傳昔人患癥癖死，遺言令開腹取之，得病塊，乾硬如石，文理有五色，以爲異物，削成刀柄。後因以刀刈三棱，柄消成水，乃知此藥可療癥癖也。【時珍曰】三棱能破氣散結，故能治諸病，其功可近於香附而力峻，故難久服。按戴原禮證治要訣云：有人病癥癖腹脹，用三棱、莪茂，以酒煨煎服之，下一黑物如魚而愈也。

【附方】舊三，新五。

癥瘕鼓脹：三棱煎：用三棱根切一石，水五石，煮三石，去滓更煎，取三斗汁入鍋中，重湯煎如稠糖，蜜器收之。每旦酒服一匕，日二服。千金翼方

痃癖氣塊：草三棱、荆三棱、石三棱、青橘皮、陳橘皮、木香各半兩，肉豆蔻、檳榔各一兩，硇砂二錢，爲末，糊丸梧子大。每薑湯服三十丸。奇效方

痃癖不瘥：脇下硬如石。京三棱一兩炮，川大黃一兩，爲末，醋熬成膏。每日空心生薑橘皮湯下一匙，以利下爲度。聖惠方

小兒氣癖：三棱煮汁作羹粥，與嬭母食，日亦以棗許與兒食。小兒新生百日及十歲以下，無問癎熱痃癖等，皆理之。其妙不可具言。大效。○子母秘錄

痞氣胸滿：口乾肌瘦，食減，或時壯熱。石三棱、京三棱、雞爪三棱並炮，蓬莪茂三枚，檳榔一枚，青橘皮五十片，醋浸去白，陳倉米一合，醋浸淘過，巴豆五十個去皮，同青皮、倉米炒乾，去豆爲末，糊丸綠豆大。每米飲下三丸，日一服。聖濟總錄

反胃惡心：藥食不下。京三棱炮一兩，生丁香三分，爲末。每服一錢，沸湯點服。聖濟總錄

乳汁不下：京三棱三箇，水二盌，煎汁一盌，洗嬭取汁出爲度，極妙。外臺秘要

渾身燎泡：如棠梨狀，每箇出水，有石一片，如指甲大，其泡復生，抽盡肌膚肉，即不可治。用荆三棱、蓬莪茂各五兩，爲末，分三服，酒調連進，愈。○危氏得效方

莎草香附子 中品 別錄

【釋名】雀頭香唐本 草附子圖經 水香棱圖經 水巴戟圖經 水莎圖經 侯莎爾雅 莎結圖經 夫須別錄 續根草圖經 地藾根綱目 地毛廣雅【時珍曰】別錄止云莎草，不言用苗用根。後世皆用其根，名香附子，而不知莎草之名也。其草可爲笠及雨衣，疏而不沾，故字從草從沙。亦作蓑字，因其爲衣垂緌，如孝子衰衣之狀，故又從衰也。爾雅云：薃，音浩，侯莎，其實緹是也。又云：薹，夫須也。薹乃笠名，賤夫所須也。其根相附連續而生，可以合香，故謂之香附子。上古謂之雀頭香。按江表傳云：魏文帝遣使于吳求雀頭香，即此。其葉似三棱及巴戟，而生下溼地，故有水三棱、水巴戟之名。俗人呼爲雷公頭。金光明經謂之月萃哆。記事珠謂之抱靈居士。

【集解】【別錄曰】莎草生田野，二月、八月采。【弘景曰】方藥不復用，古人爲詩多用之，而無識者。乃有

鼠藾療體異此。〔恭曰〕此草根名香附子，一名雀頭香。所在有之，莖葉都似三棱，合和香用之。〔頌曰〕今處處有之。苗葉如薤而瘦，根如筯頭大。謹按唐玄宗天寶單方圖載水香棱功狀與此相類，云水香棱原生博平郡池澤中，苗名香棱，根名莎結，亦名草附子。河南及淮南下溼地即有，名水莎。隴西謂之地藾根，蜀郡名續根草，亦名水巴戟。今涪都最饒，名三棱草。用莖作鞋履，所在皆有，采苗及花與根療病。〔宗奭曰〕香附子今人多用。雖生於莎草根，然根上或有或無。有薄皸皮，紫黑色，非多毛也。刮去皮則色白。若便以根爲之，則誤矣。〔時珍曰〕莎葉如老韭葉而硬，光澤有劍脊棱。五六月中抽一莖，三棱中空，莖端復出數葉。開青花成穗如黍，中有細子。其根有鬚，鬚下結子一二枚，轉相延生，子上有細黑毛，大者如羊棗而兩頭尖。采得燎去毛，暴乾貨之。此乃近時日用要藥，而陶氏不識，諸註亦略。乃知古今藥物興廢不同，如此則本草諸藥亦不可以今之不識，便廢棄不收，安知異時不爲要藥如香附者乎。

根

〔修治〕〔斅曰〕凡采得陰乾，於石臼中搗之，切忌鐵器。〔時珍曰〕凡采得連苗暴乾，以火燎去苗及毛。用時以水洗淨，石上磨去皮，用童子小便浸透，洗曬搗用。或生或炒，或以酒、醋、鹽水浸，諸法各從本方，詳見于下。又稻草煮之，味不苦。

〔氣味〕甘，微寒，無毒。〔宗奭曰〕苦。〔頌曰〕天寶單方云：辛，微寒，無毒。性濇。〔元素曰〕甘苦，微寒。氣厚於味，陽中之陰，血中之氣藥也。〔時珍曰〕辛，微苦甘。手足厥陰、手少陽藥也。能兼行十二經、入脈氣分。得童子小便、醋、芎藭、蒼朮良。

〔主治〕除胸中熱，充皮毛。久服令人益氣，長鬚眉。別錄

治心腹中客熱，膀胱間連脇下氣妨，常日憂愁不樂，心忪少氣。蘇頌

治一切氣，霍亂吐瀉腹痛，腎氣膀胱冷氣。李杲

散時氣寒疫，利三焦，解六鬱，消飲食積聚，痰飲痞滿，胕腫腹脹，脚氣，止心腹肢體頭目齒耳諸痛，癰疽瘡瘍，吐血下血尿血，婦人崩漏帶下，月候不調，胎前產後百病。時珍

苗及花

〔主治〕丈夫心肺中虛風及客熱，膀胱連脅下時有氣妨，皮膚瘙癢癮疹，飲食不多，日漸瘦損，常有憂愁心忪少氣等證。並收苗花二十餘斤剉細，以水二石五斗，煮一石五斗，斛中浸浴，令汗出五六度。其瘙癢即止。四時常用，癮疹風永除。天寶單方圖

煎飲散氣鬱，利胸膈，降痰熱。時珍

〔發明〕〔好古曰〕香附治膀胱兩脇氣妨，心忪少氣，是能益氣，乃血中之氣藥也。本草不言治崩漏，而方中用治崩漏，是能益氣而止血也。又能逐去瘀血，是推陳也。正如巴豆治大便不通而又止泄瀉同意。又云：香附陽中之陰，血中之氣藥。凡氣鬱血氣必用之。炒黑能止血治崩漏，此婦人之仙藥也。多服亦能走氣。〔震亨曰〕香附須用童子小便浸過，能總解諸鬱。凡血氣必用之藥，引至氣分而生血，此正陰生陽長之義。本草不言補，而方家言於老人有益，意有存焉。蓋於行中有補理，天之所以爲天者，健而有常也。健運不息，所以生生無窮，即此理爾。今即香中亦用之。〔時珍曰〕香附之氣平而不寒，香而能竄。其味多辛能散，微苦能降，微甘能和。乃足厥陰肝、手少陽三焦氣分主藥，而兼通十

二經氣分。生則上行胸膈，外達皮膚；熟則下走肝腎，外徹腰足。炒黑則止血。得童溲浸炒則入血分而補虛。鹽水浸炒則入血分而潤燥。青鹽炒則補腎氣。酒浸炒則行經絡。醋浸炒則消積聚。薑汁炒則化痰飲。得參朮則補氣。得歸芐則補血。得木香則疏滯和中。得檀香則理氣醒脾。得沉香則升降諸氣。得芎藭蒼朮則總解諸鬱。得巵子黃連則能降火熱。得茯神則交濟心腎。得茴香破故紙則引氣歸元。得厚朴半夏則決壅消脹。得紫蘇葱白則解散邪氣。得三稜莪茂則消磨積塊。得艾葉則治血氣暖子宮。乃氣病之總司，女科之主帥也。飛霞子韓懋云：香附能推陳致新，故諸書皆云益氣。而俗有耗氣之說，宜于女人不宜于男子者，非矣。蓋婦人以血用事，氣行則無疾。老人精枯血閉，惟氣是資。小兒氣日充，則形乃日固。大凡病則氣滯而餒，故香附於氣分爲君藥，世所罕知。臣以參芪，佐以甘草，治虛怯甚速也。懋游方外時，懸壺輕齎，治百病黃鶴丹，治婦人青囊丸，隨宜用引，輒有小效。人索不已，用者當思法外意可也。黃鶴丹乃銖衣翁在黃鶴樓所授之方，故名。其方用香附一斤，黃連半斤，洗曬爲末，水糊丸梧子大。假如外感，葱薑湯下；內傷，米飲下；氣病，香湯下；血病，酒下；痰病，薑湯下；火病，白湯下。餘可類推。青囊丸乃邵應節眞人禱母病，感方士所授者。方用香附略炒一斤，烏藥略炮五兩三錢，爲末，水醋煮麪糊爲丸。隨證用引，如頭痛，茶下；痰氣，薑湯下；血病，酒下爲妙。

附方 舊一，新四十七。

服食法 頌曰：唐玄宗天寶單方圖云：水香稜根名莎結，亦名草附子，說已見前。其味辛，微寒，無毒。凡丈夫心中客熱，膀胱間連脇下氣妨，常日憂愁不樂，心忪少氣者，取根二大升，擣熬令香，以生絹袋盛，貯於三大斗無灰清酒中浸之。三月後浸一日即堪服，十月後即七日，近暖處乃佳。每空腹溫飲一盞，日夜三四次，常令酒氣相續，以知爲度。若不飲酒，即取根十兩，加桂心五兩，蕪荑三兩，和擣爲散，以蜜和爲丸，擣一千杵，丸如梧子大。每空腹酒及薑蜜湯飲汁等下二十丸，日再服，漸加至三十丸，以瘥爲度。

交感丹 凡人中年精耗神衰，蓋由心血少，火不下降；腎氣憊，水不上升，致心腎隔絕，營衛不和。上則多驚，中則塞痞，飲食不下，下則虛冷遺精。愚醫徒知峻補下田，非惟不能生水滋陰，而反見衰悴。但服此方半年，屏去一切暖藥，絶嗜欲，然後習祕固泝流之術，其效不可殫述。俞通奉年五十一，遇鐵甕城申先生授此，服之老猶如少，年至八十五乃終也。因普示羣生，同登壽域。香附子一斤，新水浸一宿，石上擦去毛，炒黃；茯神去皮木，四兩。爲末，煉蜜丸彈子大。每服一丸，侵早細嚼，以降氣湯下。降氣湯用香附子如上法半兩，茯神二兩，炙甘草一兩半，爲末，點沸湯服前藥。薩謙齋瑞竹堂經驗方。

一品丸 治氣熱上攻，頭目昏眩，及偏正頭痛。大香附子去皮，水煮一時，擣曬焙研爲末，煉蜜丸彈子大。每服一丸，水一盞，煎八分服。女人醋湯煎之。奇效良方。

升降諸氣 治一切氣病，痞脹喘噦，噫酸煩悶，虛痛走注。常服開胃消痰，散壅思食，早行山行尤宜服之，去邪辟瘴。香附子炒四百兩，沉香十八兩，縮砂仁四十八兩，炙甘草一百二十兩，爲末。每服一錢，入鹽少許，白湯點服。和劑局方。

一切氣疾 心腹脹滿，噎塞噫氣，吞酸痰逆，嘔惡，及宿酒不解。香附子一斤，縮砂仁八兩，甘草炙四兩，爲末。每白湯入鹽點服。爲粗末煎服亦可。名快氣湯。和劑局方。

調中快氣 心腹刺痛。小烏沉湯：香附子擦去毛焙二十兩，烏藥十兩，甘草炒一兩，爲末。每服二錢，鹽湯隨時點服。和劑局方。

心脾氣痛 白飛霞方外奇方云：凡人胸膛軟處一點痛者，多因氣及寒起，或致終身，或子母相傳。俗名心氣痛，非也，乃胃脘有滯爾。惟此獨步散治之甚妙。香附米醋浸略炒爲末，高良薑酒洗七次略炒爲末，俱各封收。因寒者，薑二錢，附一錢；因氣者，附二錢，薑一錢；因氣與寒者，各等分。和勻，以熱米湯入薑汁一匙，鹽一捻，調下立止。不過七八次除根。○王璆百一方云：內翰吳幵夫人心痛欲死，服此即愈。○類編云：梁混心脾痛數年不愈，供事穢跡佛，夢傳此方，一服而愈，因名神授一匕散。

心腹諸痛艾附丸：治男女心氣痛、腹痛、少腹痛、血氣痛，不可忍者。香附子二兩，蘄艾葉半兩，以醋湯同煮熟，去艾炒為末，米醋糊丸梧子大，每白湯服五十丸。集簡方

停痰宿飲風氣上攻，胸膈不利。香附皂莢水浸、半夏各一兩，白礬末半兩，薑汁麪糊丸梧子大，每服三四十丸，薑湯隨時下。仁存方

元臟腹冷及開胃。香附子炒為末，每用二錢，薑鹽同煎服。普濟方

溼腫虛腫香附子、艾、米醋煮乾，焙研為末，米醋糊丸服。久之敗水從小便出，神效。經驗方

氣虛浮腫香附子一斤，童子小便浸三日，焙為末，糊丸，每米飲下四五十丸，日二。丹溪心法

老小痃癖往來疼痛。香附、南星等分，為末，薑汁糊丸梧子大，每薑湯下二三十丸。聖惠

癩疝脹痛及小腸氣。香附末二錢，以海藻一錢煎酒，空心調下，并食海藻。瀕湖集簡方

腰痛指牙香附子五兩，生薑二兩，取自然汁浸一宿，炒黃為末，入青鹽二錢，擦牙數次，其痛即止。乾坤生意

血氣刺痛香附子炒一兩，荔枝核燒存性五錢，為末，每服二錢，米飲調下。婦人良方

女人諸病瑞竹堂方四制香附丸：治婦人女子經候不調，兼諸病。大香附子擦去毛一斤，分作四分：四兩醇酒浸，四兩醇醋浸，四兩鹽水浸，四兩童子小便浸。春三、秋五、夏一、冬七日，淘洗淨，曬乾，搗爛微焙為末，醋煮麪糊丸梧子大，每酒下七十丸。瘦人加澤蘭、赤茯苓末二兩，氣虛加四君子料，血虛加四物料。○法生堂方：煮附濟陰丸：治婦人月經不調，久成癥積，一切風氣。用香附子一斤，分作四分，以童溲、鹽水、酒、醋各浸三日，艾葉一斤，漿水浸過，醋糊和作餅，曬乾，晚蠶砂半斤炒，莪茂四兩酒浸，當歸四兩酒浸，各焙為末，醋糊丸梧子大，每服七十丸，米飲下，日二。○醋附丸：治婦人室女一切經候不調，血氣刺痛，腹脇膨脹，心中乏力，面色痿黃，頭運惡心，崩漏帶下，便血，癥瘕積聚，及婦人數墮胎，由氣不升降，服此尤妙。香附子米醋浸半日，砂鍋煮乾，焙，石臼搗為末，醋糊為丸，醋湯下。○澹寮方：艾附丸：治同上。香附子一斤，熟艾四兩，醋煮，當歸酒浸二兩，為末。如上丸服。

婦人氣盛血衰，變生諸症，頭運腹滿，皆宜抑氣散主之。香附子四兩炒，茯苓、甘草炙各一兩，橘紅二兩，為末，每服二錢，沸湯下。濟生方

下血血崩血如山崩，或五色漏帶，並宜常服，滋血調氣，乃婦人之仙藥也。香附子去毛，炒焦為末，極熱酒服二錢，立愈。昏迷甚者，三錢，米飲下。亦可加椶灰。許學士本事方

赤白帶下及血崩不止。香附子、赤芍藥等分，為末，鹽一捻，水二盞，煎一盞，食前溫服。聖惠方

安胎順氣鐵罩散：香附子炒，為末，濃煎紫蘇湯服一二錢。一加砂仁。中藏經

妊娠惡阻胎氣不安，氣不升降，嘔吐酸水，起坐不便，飲食不進。二香散：用香附子二兩，藿香葉、甘草各二錢，為末，每服二錢，沸湯入鹽調下。聖惠方

臨產順胎九月十月服此，永無驚恐，福胎飲。用香附子四兩，縮砂仁炒三兩，甘草炙一兩，為末，每服二錢，米飲下。朱氏集驗方

產後狂言血運，煩渴不止。生香附子去毛，為末，每服二錢，薑棗水煎服。同上

氣鬱吐血丹溪用童子小便調香附末二錢服。○澹寮方：治吐血不止。莎草根一兩，白茯苓半兩，為末，每服二錢，陳粟米飲下。

肺破咯血香附末一錢，米飲下，日二服。百一選方

小便尿血香附子、新地榆等分，各煎湯。先服香附湯三五呷，後服地榆湯至盡。未效再服。指迷方

小便血淋痛不可忍。香附子、陳皮、赤茯苓等分，水煎服。十便良方

諸般下血香附童子小便浸一日，搗碎，米醋拌焙為末，每服二錢，米飲下。○直指方：用香附以醋、酒各半，煮熟，焙研為末，黃秫米糊丸梧子大，每服四十丸，米飲下，日二服。○戴原禮云：只以香附子末二錢，入百草霜、麝香各少許，同服，效尤速也。

老

小脫肛 香附子、荆芥穗等分。爲末。每服一匙。水一大盞。煎十數沸。淋洗。三因方

偏正頭風 香附子炒一斤。烏頭炒一兩。甘草二兩。爲末。煉蜜丸彈子大。每服一丸。葱茶嚼下。本事方

氣鬱頭痛 澹寮方用香附子炒四兩。川芎藭二兩。爲末。每服二錢。臘茶清調下。常服除根明目。○華陀中藏經加甘草一兩。石膏二錢半。

頭風睛痛 方同妊娠惡阻。

女人頭痛 香附子末。茶服三錢。日三五服。經驗良方

肝虛睛痛 冷淚羞明。補肝散。用香附子一兩。夏枯草半兩。爲末。每服一錢。茶清下。易簡方

耳卒聾閉 香附子瓦炒研末。蘿蔔子煎湯。早夜各服二錢。忌鐵器。衛生易簡方

聤耳出汁 香附末。以綿杖送入。蔡邦度知府常用。有效。經驗良方

諸般牙痛 香附、艾葉煎湯漱之。仍以香附末擦之。去涎。普濟方

牢牙去風 益氣烏髭。治牙疼牙宣。乃鐵甕申先生妙方也。香附子炒存性三兩。青鹽、生薑各半兩。爲末。日擦。濟生方

消渴累年 不愈。莎草根一兩。白茯苓半兩。爲末。每陳粟米飲服三錢。日二。

癰疽瘡瘍 曾孚先云。凡癰疽瘡瘍。皆因氣滯血凝而致。宜服諸香藥。引氣通血。常器之云。凡氣血聞香即行。聞臭即逆。瘡瘍皆由氣澀而血聚。最忌臭穢不潔。觸之毒必蔓引。陳正節公云。大凡癰疽。多因怒氣而得。但服香附子藥。進食寬氣。大有效也。獨勝散。用香附子去毛。以生薑汁淹一宿。焙乾碾爲細末。無時以白湯服二錢。如瘡初作。以此代茶。瘡潰後。亦宜服之。或只以局方小烏沉湯。少用甘草。愈後服至半年。尤效。陳自明外科精要

蜈蚣咬傷 嚼香附塗之。立效。袖珍方

瑞香 綱目

【集解】時珍曰。南土處處山中有之。枝幹婆娑。柔條厚葉。四時不凋。冬春之交。開花成簇。長三四分。如丁香狀。有黃、白、紫三色。格古論云。瑞香高者三四尺。有數種。有枇杷葉者。楊梅葉者。柯葉者。毬子者。攣枝者。惟攣枝者花紫。香烈。枇杷葉者結子。其始出于廬山。宋時人家栽之。始著名。攣枝者其節攣曲。如斷折之狀也。其根綿軟而香。

根【氣味】甘鹹。無毒。【主治】急喉風。用白花者研水灌之。時珍。○出醫學集成

茉莉 綱目

【釋名】柰花 時珍曰。稽含草木狀作末利。洛陽名園記作抹厲。佛經作抹利。王龜齡集作沒利。洪邁集作末麗。蓋末利本胡語。無正字。隨人會意而已。韋君呼爲狎客。張敏叔呼爲遠客。楊慎丹鉛錄云。晉書都人簪柰花。即今末利花也。

【集解】時珍曰。末利原出波斯。移植南海。今滇、廣人栽蒔之。其性畏寒。不宜中土。弱莖繁枝。綠葉團尖。初夏開小白花。重瓣無蕊。秋盡乃止。不結實。有千葉者。紅色者。蔓生者。其花皆夜開。芬香可愛。女人穿爲首飾。或合面脂。亦可熏茶。或蒸取液以代薔薇水。又有似末利而瓣大。其香清絕者。謂之狗牙。亦名雪瓣。海南有之。素馨、指甲。皆其類也。並附于下。

【附錄】素馨 時珍曰。素馨亦自西域移來。謂之耶悉茗花。即酉陽雜俎所載野悉蜜花也。枝幹裊娜。葉似末利而小。其花細瘦四瓣。有黃、白二色。采花壓油澤頭。甚香滑也。

指甲花 有黃、白二色。夏月開。香似木犀。可染指甲。過于鳳仙花。

花【氣味】辛。熱。無毒。【主治】蒸油取液。作面脂頭澤。長髮潤燥香肌。亦入茗湯。時珍

根【氣味】熱，有毒。【主治】以酒磨一寸服，則昏迷一日乃醒。二寸二日，三寸三日。凡跌損骨節脫臼，接骨者用此，則不知痛也。汪機

鬱金香 宋開寶

【校正】禹錫曰：陳氏言鬱是草英，不當附于木部，今移入此。

【釋名】鬱香御覽 紅藍花綱目 紫述香綱目 草麝香 茶矩摩佛書【頌曰】許慎說文解字云：鬱，芳草也。十葉爲貫，百二十貫築以煮之爲鬯，乃百草之英，合而釀酒以降神，乃遠方鬱人所貢，故謂之鬱。鬱，今鬱林郡也。【時珍曰】漢鬱林郡，即今廣西、貴州、潯、柳、邕、賓諸州之地。一統志惟載柳州羅城縣出鬱金香，即此也。金光明經謂之茶矩摩香。此乃鬱金花香，與今時所用鬱金根，名同物異。唐慎微本草收此入彼下，誤矣。按趙古則六書本義：鬯字象米在器中，以匕扱之之意。鬱字从臼、奉缶置于几上，鬯有彡飾，五體之意。俗作欝，則鬱乃取花築酒之意，非指地言。地乃因此草得名耳。

【集解】藏器曰：鬱金香生大秦國，二月、三月有花，狀如紅藍，四月、五月采花，即香也。【時珍曰】按鄭玄云：鬱草似蘭。楊孚南州異物志云：鬱金出罽賓國，人種之，先以供佛，數日萎，然後取之。色正黃，與芙蓉花裏嫩蓮者相似，可以香酒。又唐書云：太宗時，伽毗國獻鬱金香，葉似麥門冬，九月花開，狀似芙蓉，其色紫碧，香聞數十步，花而不實，欲種者取根。二說皆同，但花色不同，種或不一也。古樂府云：中有鬱金蘇合香者，是此鬱金也。晉左貴嬪有鬱金頌云：伊有奇草，名曰鬱金，越自殊域，厥珍來尋。芳香酷烈，悅目怡心。明德惟馨，淑人是欽。

【氣味】苦，温，無毒。藏器曰：平。【主治】蠱疰諸毒，心腹間惡氣鬼疰，鵶鶻等一切臭。入諸香藥用。藏器

茅香 宋開寶

【校正】併入宋圖經香麻。

【釋名】唱尸羅金光明經 香麻【時珍曰】蘇頌圖經復出香麻一條，云出福州，煎湯浴風甚良。此即香茅也。閩人呼茅如麻，故爾。今併爲一。

【集解】志曰：茅香生劍南道諸州，其莖葉黑褐色，花白色，即非白茅香也。頌曰：今陝西河東汴東州郡亦有之。遼澤州充貢。三月生苗，似大麥，五月開白花，亦有黃花者，有結實者，有無實者。並正月、二月采根，五月采花，八月采苗。宗奭曰：茅香根如茅，但明潔而長，可作浴湯，同藁本尤佳，仍入印香中，合香附子用。時珍曰：茅香凡有二，此是一種香茅也。其白茅香別是南番一種香草。唐慎微本草不知此義，乃以白茅花及白茅香諸註引入茅香之下，今並提歸各條。

花【氣味】苦，温，無毒。【主治】中惡，温胃止嘔吐，療心腹冷痛。開寶

【附方】新一。

冷勞久病：茅香花、艾葉四兩，燒存性，研末，粟米飯丸梧子大。初以蛇牀子湯下二十丸，至三十丸，微吐不妨，後用棗湯下，立效。聖濟總錄

苗葉【主治】作浴湯，辟邪氣，令人身香。開寶

白茅香 拾遺

【集解】藏器曰：白茅香生安南，如茅根，道家用作浴湯。珣曰：廣志云：生廣南山谷，合諸名香，甚奇妙，尤勝舶上來者。時珍曰：此乃南海白茅香，亦今排香之類，非近道之白茅，及北土茅香花也。

根【氣味】甘，平，無毒。【主治】惡氣，令人身香。煮湯服，治

腹內冷。藏器 小兒遍身瘡皰。合桃葉煎湯浴之。李珣

排草香 綱目

【集解】時珍曰：排草香出交趾。今嶺南亦或蒔之。草根也。白色。狀如細柳根。人多僞雜之。案范成大桂海志云：排草香狀如白茅香。芬烈如麝香。人亦用以合香。諸香無及之者。又有麝香木。出古城。乃老朽樹心節。氣頗類麝。

根 【氣味】辛，溫，無毒。【主治】辟臭，去邪惡氣。時珍

【附錄】**瓶香** 珣曰：案陳藏器云：生南海山谷。草之狀也。其味寒，無毒。主鬼魅邪精。天行時氣。並宜燒之。水煮洗水浮氣。與生薑、芥子煎湯。浴風瘧甚效。**耕香** 藏器曰：生烏許國。莖生細葉。味辛，溫，無毒。主鬼氣，調中，去臭。時珍曰：二香皆草狀。恐亦排草之類也。故附之。

迷迭香 拾遺

【集解】藏器曰：廣志云：出西海。魏略云：出大秦國。時珍曰：魏文帝時。自西域移植庭中。同曹植等各有賦。大意其草修幹柔莖。細枝弱根。繁花結實。嚴霜弗凋。收采幽殺。摘去枝葉。入袋佩之。芳香甚烈。與今之排香同氣。

【氣味】辛，溫，無毒。【主治】惡氣。令人衣香。燒之去鬼。藏器

珣曰：性平不溫。合羌活爲丸。燒之辟蚊蚋。

藒車香 拾遺

【集解】藏器曰：廣志云：藒車香生徐州。高數尺。黃葉白花。爾雅：藒車，芞輿。郭璞云：香草也。珣曰：生海南山谷。齊民要術云：凡諸樹木蟲蛀者。煎此香冷淋之。即辟也。時珍曰：楚詞：畦留夷與藒車。則昔人常栽蒔之。與今蘭香、零陵相類也。

【氣味】辛，溫，無毒。珣曰：微寒。【主治】鬼氣。去臭及蟲魚蛀蠹。藏器 治霍亂。辟惡氣。熏衣佳。珣

艾納香 宋開寶

【集解】志曰：廣志云：艾納出西國。似細艾。又有松樹皮上綠衣。亦名艾納。可以和合諸香。燒之能聚其煙。青白不散。而與此不同。禹錫曰：案古樂府云：行胡從何方。列國持何來。氍毹毾㲪五木香。迷迭艾納及都梁。是也。

【氣味】甘，溫，平，無毒。【主治】惡氣殺蟲。主腹冷洩痢。志 傷寒五洩。心腹注氣。止腸鳴。下寸白。燒之辟瘟疫。合蜂窠浴腳氣良。珣 治癬辟蛇。藏器

兜納香 海藥

【集解】珣曰：案廣志云：出西海剽國諸山。魏略云：出大秦國。草類也。

【氣味】辛，平，無毒。藏器曰：甘，溫。【主治】溫中。除暴冷。藏器 惡瘡腫瘻。止痛生肌。並入膏用。燒之辟遠近惡氣。帶之夜行。壯膽安神。與茅香柳枝煎湯浴小兒。易長。李珣

線香《綱目》

【集解】時珍曰：今人合香之法甚多，惟線香可入瘡科用。其料加減不等。大抵多用白芷、芎藭、獨活、甘松、三柰、丁香、藿香、藁本、高良薑、角茴香、連喬、大黃、黄芩、柏木、兜婁香末之類，爲末，以榆皮麪作糊和劑，以唧筩笮成線香，成條如線也。亦或盤成物象字形，用鐵銅絲懸爇者，名龍挂香。

【氣味】辛，温，無毒。【主治】熏諸瘡癬。時珍

【附方】新一。楊梅毒瘡：龍挂香、孩兒茶、阜角子各一錢，銀硃二錢，爲末，紙卷作撚，點燈置桶中，以鼻吸咽，一日三次，三日止。內服解毒藥，瘡卽乾。集簡方

藿香宋嘉祐

【校正】承曰：宜入草部。

【釋名】兜婁婆香。時珍曰：豆葉曰藿，其葉似之，故名。楞嚴經云：壇前以兜婁婆香煎水洗浴，卽此。法華經謂之多摩羅跋香，金光明經謂之鉢怛羅香，皆兜婁二字梵言也。涅槃又謂之迦算香。

【集解】禹錫曰：按廣志云：藿香出海邊國，莖如都梁，葉似水蘇，可著衣服中。嵇含南方草木狀云：出交趾、九眞、武平、興古諸國，吏民自種之，叢生，五六月采，日乾乃芬香。頌曰：藿香嶺南多有之，人家亦多種。二月生苗，莖梗甚密，作叢，葉似桑而小薄。六月、七月采之，須黃色乃可收。金樓子及俞益期牋皆云：扶南國人言：五香共是一木，其根是旃檀，節是沉香，花是雞舌，葉是藿香，膠是薰陸。故本草以五香共條，義亦出此。今南中藿香乃是草類，與嵇含所說正相符合。范曄合香方云：零藿虛燥，古人乃以合香，卽此扶南之說，似涉欺罔也。時珍曰：藿香方莖有節中虛，葉微似茄葉。潔古、東垣惟用其葉，不用枝梗。今人併枝梗用之，因葉多僞故耳。唐史云：頓遜國出藿香，插枝便生，葉如都梁者是也。劉欣期交州記言藿香似蘇合香者，謂其氣相似，非謂形狀也。

枝葉【氣味】辛，微温，無毒。元素曰：辛、甘。又曰：甘、苦，氣厚味薄，浮而升，陽也。杲曰：可升可降，陽也。入手、足太陰經。【主治】風水毒腫，去惡氣，止霍亂心腹痛。別錄。脾胃吐逆爲要藥。蘇頌。助胃氣，開胃口，進飲食。元素。温中快氣，肺虛有寒，上焦壅熱，飲酒口臭，煎湯漱。好古

【發明】杲曰：芳香之氣助脾胃，故藿香能止嘔逆，進飲食。好古曰：手、足太陰之藥。故入順氣烏藥散，則補肺；入黄芪四君子湯，則補脾也。

【附方】新六。升降諸氣：藿香一兩，香附炒五兩，爲末，每以白湯點服一錢。經效濟世方。霍亂吐瀉垂死者，服之囘生：用藿香葉、陳皮各半兩，水二盞，煎一盞，温服。百一選方。暑月吐瀉：滑石炒二兩，藿香二錢半，丁香五分，爲末，每服一二錢，淅米泔調服。禹講師經驗方。胎氣不安，氣不升降，嘔吐酸水：香附、藿香、甘草二錢，爲末，每服二錢，入鹽少許，沸湯調服之。聖惠。香口去臭：藿香洗淨，煎湯，時時噙漱。摘玄方。冷露瘡爛：藿香葉、細茶等分，燒灰，油調塗葉上貼之。應驗方。

薰草別錄中品　零陵香宋開寶

【釋名】蕙草別錄　香草開寶　燕草綱目　黄零草玉冊。時珍曰：古者燒香草以降神，故曰薰，曰蕙。薰者熏也，蕙者和也。漢書云：薰以香自燒，是矣。或云：古人祓除，以此草薰之，故謂之薰，亦通。范成大虞衡志言：零陵卽今永州，不出此香，惟融、宜等州甚多，土人以編席薦，性煖，宜

人。謹按零陵舊治在今全州。全乃湘水之源。多生此香。今人呼爲廣零陵香者。乃眞薰草也。若永州道州武岡州皆零陵屬地也。今鎭江丹陽皆時而刈之。以酒灑制貨之。芬香更烈。謂之香草。與蘭草同稱。楚辭云。既滋蘭之九畹。又樹蕙之百畝。則古人皆栽之矣。張揖廣雅云。鹵薰也。其葉謂之蕙。而黃山谷言一幹數花者爲蕙。蓋因不識蘭草蕙草。強以蘭花爲分別也。鄭樵修本草。言蘭卽蕙。蕙卽零陵香。亦是臆見。殊欠分明。但蘭草蕙草乃一類二種耳。

【集解】〔別錄曰〕薰草一名蕙草。生下溼地。三月采陰乾。脫節者良。又曰。蕙實生魯山平澤。〔宏景曰〕桐君藥錄。薰草葉如麻。兩兩相對。山海經云。浮山有草。麻葉而方莖。赤華而黑實。氣如蘼蕪。名曰薰草。可以已癘。今俗人皆呼燕草。狀如茅而香者爲薰草。人家頗種之者。非也。詩書家多用蕙。而竟不知是何草。尚其名而迷其實。皆此類也。〔藏器曰〕薰草卽是零陵香。薰乃蕙草根也。〔志曰〕零陵香生零陵山谷。葉如羅勒。南越志云。土人名燕草。又名薰草。卽香草也。山海經薰草卽是此。〔頌曰〕零陵香今湖廣諸州皆有之。多生下溼地。葉如麻。兩兩相對。莖方。常以七月中旬開花至香。古云薰草是也。嶺南人皆作窰竈。以火炭焙乾。令黃色乃佳。江淮亦有土生者。亦可作香。但不及湖嶺者。至枯槁香尤芬薰耳。古方但用薰草。不用零陵香。今合香家及面脂澡豆諸法皆用之。都下市肆貨之甚便。〔時珍曰〕今惟吳人栽造。貨之亦廣。

薰草【氣味】甘平無毒。〔權曰〕苦無毒。〔珣曰〕辛溫無毒。不宜多服。令人氣喘。〔玉冊云〕伏三黃硃砂。

【主治】明目止淚。療泄精。去臭惡氣。傷寒頭痛。上氣腰痛。別錄 單用。治鼻中瘜肉鼻齆。甄權 零陵香。主惡氣心腹痛滿。下氣。令體香。和諸香作湯丸用。得酒良。開寶 主風邪衝心。虛勞疳䘌。得升麻細辛煎飲。治牙齒腫痛善。李珣 治血氣腹脹。莖葉煎酒服。大明 婦人浸油飾頭。香無以加。宗奭

【發明】〔時珍曰〕薰草芳馨。其氣辛散上達。故心腹惡氣齒痛鼻塞皆用之。脾胃喜芳香。芳香可以養鼻是也。多服作喘。爲能耗散眞氣也。

【附方】新十。傷寒下痢。蕙草湯用蕙草、當歸各二兩。黃連四兩。水六升。煮二升。服。日三服。范汪方 傷寒狐惑。食肛者。蕙草、黃連各四兩。㕮咀。以白酸漿一斗。漬一宿。煮取一升。分三服。小品方 頭風旋運。痰逆惡心懶食。眞零陵香、藿香葉、莎草根炒等分。爲末。每服二錢。茶下。日三服。本事方 小兒鼻塞。頭熱。用薰草一兩。羊髓三兩。銚內慢火熬成膏。去滓。日摩背上。三四次。聖惠方 頭風白屑。零陵香、白芷等分。水煎汁。入雞子白攪勻。傅數十次。終身不生。聖惠方 牙齒疼痛。零陵香梗葉煎水。含漱之。普濟方 風牙疳牙。零陵香洗炙、蓽茇炒等分。爲末摻之。普濟方 夢遺失精。薰草湯用薰草、人參、白朮、白芍藥、生地黃各二兩。茯神、桂心、甘草炙各二兩。大棗十二枚。水八升。煮三升。分二服。外臺祕要 婦人斷產。零陵香爲末。酒服二錢。每服至一兩。卽一年絕孕。蓋血聞香卽散也。醫林集要 五色諸痢。返魂丹用零陵香草去根。以鹽酒浸半月。炒乾。每兩入廣木香一錢半。爲末。裏急腹痛者。用冷水服一錢半。通了三四次。用熱米湯服一錢半。止。痢只忌生梨一味。集簡方

蕙實 別錄有名未用部〔藏器曰〕即蘭蕙之蕙也。五月采之。辛香。〔氣味〕辛平無毒

〔主治〕明目補中。別錄

根莖中涕 〔主治〕傷寒寒熱出汗。中風面腫。消渴熱中。逐水。別錄 主五痔脫肛有蟲。〔時珍〕。出千金

蘭草 本經上品

〔釋名〕**蕳** 音閑 **水香** 本經 **香水蘭** 開寶 **女蘭** 綱目 **香草** 綱目 **燕尾香** 開寶 **大澤蘭** 炮炙論 **蘭澤草** 宏景 **煎澤草** 唐本 **省頭草** 綱目 **都梁香** 李當之 **孩兒菊** 綱目 **千金草** 綱目 〔志曰〕葉似馬蘭。故名蘭草。其葉有歧。俗呼燕尾香。時人煮水以浴風。故又名香水蘭。〔藏器曰〕蘭草生澤畔。婦人和油澤頭。故云蘭澤。盛宏之荆州記云。都梁有山。下有水清淺。其中生蘭草。因名都梁香。〔時珍曰〕都梁即今之武岡州也。又臨淮盱眙縣亦有都梁山。產此香。蘭乃香草。能辟不祥。陸機詩疏言。鄭俗三月男女秉蘭于水際。以自祓除。蓋蘭以闌之。蕳以閑之。其義一也。淮南子云。男子種蘭。美而不芳。則蘭須女子種之。女蘭之名。或因乎此。其葉似菊。女子小兒喜佩之。則女蘭孩菊之名。又或以此也。唐瑤經驗方言。江南人家種之。夏月采置髮中。令頭不膩。故名省頭草。其說正合煎澤之義。古人蘭蕙皆稱香草。如零陵香草。都梁香草。後人省之。通呼爲香草爾。近世但知蘭花。不知蘭草。惟虛谷方同考訂。極言古之蘭草即今之千金草。俗名孩兒菊。其說可據。詳下正誤。

〔集解〕〔別錄曰〕蘭草生太吳池澤。四月五月采。〔宏景曰〕方藥俗人並不識用。太吳應是吳國太伯所居。故呼太吳。今東門有煎澤草。名蘭香。或是此也。李當之云。是今人所種都梁香草也。澤蘭亦名都梁香。〔恭曰〕蘭即蘭澤香草也。圓莖紫萼。八月花白。俗名蘭香。煮以洗浴。生溪澗水旁。人間亦多種之。以飾庭池。陶所引煎澤草。都梁香者是也。而不能的識。保昇〔曰〕生下溼地。葉似澤蘭。尖長有歧。花紅白色而香。〔藏器曰〕蘭草澤蘭二物同名。陶不能知。蘇亦浪別。蘭草生澤畔。葉光潤。根小紫。五月六月采。陰乾。即都梁香也。澤蘭葉尖。微有毛。不光潤。莖方節紫。初采微辛。乾之亦辛。蘇云八月花白者。即澤蘭也。以註蘭草。殊誤矣。〔時珍曰〕蘭草澤蘭一類二種也。俱生水旁下溼處。二月宿根生苗成叢。紫莖素枝。赤節綠葉。葉對節生。有細齒。但以莖圓節長。而葉光有歧者。爲蘭草。莖微方。節短而葉有毛者。爲澤蘭。嫩時並可挼而佩之。八九月後漸老。高者三四尺。開花成穗。如雞蘇花。紅白色。中有細子。雷斅炮炙論所謂大澤蘭即蘭草也。小澤蘭即澤蘭也。禮記佩帨蘭茝。楚辭紉秋蘭以爲佩。西京雜記載漢時池苑種蘭以降神。或雜粉藏衣書中辟蠹者。皆此二蘭也。今吳人蒔之。呼爲香草。夏月刈取。以酒油灑制。纏作把子。貨爲頭澤佩帶。與別錄所出太吳之文正相符合。諸家不知二蘭乃一物二種。但功用有氣血之分。故無定指。惟寇氏朱氏之誤尤甚。故考正于下。或云家蒔者爲蘭草。野生者爲澤蘭。亦通。

〔正誤〕〔寇宗奭曰〕蘭草諸家之說異同。乃未的識。故無定論。今江陵鼎澧州山谷之間頗有之。山外平田即無。多生陰地幽谷。葉如麥虋冬而闊且韌。長及一二尺。四時常青。花黃綠色。中間瓣上有細紫點。春芳者爲春蘭。色深。秋芳者爲秋蘭。色淡。開時滿室盡香。與他花香又別。〔朱震亨曰〕蘭葉稟金水之氣而似有火。人知其花香之貴。而不知其葉有藥力。蓋其葉能散久積陳鬱之氣。甚有力。即今之栽置座右者。〔時珍曰〕二氏所說。乃近世所謂蘭花。非古之蘭草也。蘭有數種。蘭草澤蘭生水旁。山蘭即蘭草之生山中者。蘭花亦生山中。與三蘭迥別。蘭花生近處者。葉如麥虋冬而春花。生福建

一者。葉如菅茅而秋花。黃山谷所謂一幹一花爲蘭，一幹數花爲蕙者。蓋因不識蘭草蕙草。遂以蘭花强生分別也。蘭草與澤蘭同類。故陸機言蘭似澤蘭。但廣而長節。離騷言其綠葉紫莖素枝。可紉可佩。可藉可膏可浴。鄭詩言士女秉蕑。應劭風俗通言尙書奏事。懷香握蘭。禮記言諸侯贄薰。大夫贄蘭。漢書言蘭以香自燒也。若夫蘭花有葉無枝。可玩而不可紉佩藉浴秉握膏焚。故朱子離騷辨證言古之香草必花葉俱香。而燥溼不變。故可刈佩。今之蘭蕙但花香而葉乃無氣。質弱易萎。不可刈佩。必非古人所指甚明。古之蘭似澤蘭。而蕙卽今之零陵香。今之似茅而花有兩種者。不知何時誤也。熊太古冀越集言世俗之蘭。生于深山窮谷。決非古時水澤之蘭也。陳遯齋閑覽言楚騷之蘭或以爲都梁香。或以爲澤蘭。或以爲猗蘭。當以澤蘭爲正。今人所種如麥虋冬者。名幽蘭。非眞蘭也。故陳止齋著盜蘭說以譏之。方虛谷訂蘭說言古之蘭草。卽今之千金草。俗名孩兒菊者。今之所謂蘭其葉如茅而嫩者。根名土續斷。因花馥郁。故得蘭名也。楊升菴云。世以如蒲萱者爲蘭。九畹之受誣久矣。又吳草廬有蘭說甚詳。云蘭爲醫經上品之藥。有枝有莖。草之植者也。今所謂蘭。無枝無莖。因黃山谷稱之。世遂謬指爲離騷之蘭。寇氏本草亦溺于俗。反疑舊說爲非。夫醫經爲實用。豈可誤哉。今之蘭果可利水殺蠱而除痰癖乎。其種盛于閩。朱子乃閩人。豈不識其土產而反辨析如此。世俗至今猶以非蘭爲蘭。何其惑之難解也。嗚呼觀諸儒之明析如此。則寇朱二氏之誤可知。而醫家用蘭草者。當不復疑矣。

葉

【修治】見澤蘭下。

【氣味】辛。平。無毒。【杲曰】甘。寒。

【主治】利水道。殺蠱毒。辟不祥。久服益氣輕身。不老。通神明。本經 除胸中痰癖。別錄 生血。調氣。養營。雷斅 其氣清香。生津止渴。潤肌肉。治消渴膽癉。李杲 煮水浴風病。馬志 消癰腫。調月經。煎水解中牛馬毒。時珍 主惡氣。香澤可作膏塗髮。藏器

【發明】【時珍曰】按素問云。五味入口。藏于脾胃。以行其精氣。津液在脾。令人口甘。此肥美所發也。其氣上溢。轉爲消渴。治之以蘭。除陳氣也。王冰註云。辛能發散故也。李東垣治消渴生津飲。用蘭葉。蓋本于此。詳見澤蘭下。又此草浸油塗髮。去風垢。令香潤。史記所謂羅襦襟解。微聞香澤者是也。崔寔四時月令作香澤法。用清油浸蘭香。藿香。雞舌香。苜蓿葉四種。以新綿裹。浸胡麻油。和豬脂納銅鐺中。沸定。下少許青蒿。以綿羃瓶。鐺嘴瀉出。瓶收用之。

【附方】新一。

食牛馬毒 殺人者。省頭草連根葉煎水服。卽消。唐瑤經驗方

澤蘭 本經中品

【校正】併入嘉祐地筍

【釋名】**水香** 吳普 **都梁香** 宏景 **虎蘭** 本經 **虎蒲** 別錄 **龍棗** 本經 **孩兒菊** 綱目 **風藥** 綱目 **根名地筍** 嘉祐 【宏景曰】生于澤旁。故名澤蘭。亦名都梁香。【時珍曰】此草亦可爲香澤。不獨指其生澤旁也。齊安人呼爲風藥。吳普本草一名水香。陶氏云亦名都梁。今俗通呼爲孩兒菊。則其與蘭草爲一物二種。尤可證矣。其根可食。故曰地筍。

【集解】【別錄曰】澤蘭生汝南諸大澤旁。三月三日采陰乾。【普曰】生下地水旁。葉如蘭。二月生苗。赤節。四葉相值枝節閒。【宏景曰】今處處有之。多生下溼地。葉微香。可煎油及作浴湯。人家多種之而葉小異。今山中又有一種甚相似。莖方。葉小强。不甚香。既云澤蘭。則山中者爲非。而藥家乃采用之。【恭曰】澤蘭莖方節紫。葉似蘭草而不甚香。今京下用者是也。陶說乃是蘭草。莖圓紫萼白花。殊非澤蘭

也。〔頌曰〕今荆、徐、隨、壽、蜀、梧州、河中府皆有之。根紫
黑色，如粟根。二月生苗，高二三尺。莖幹青紫色，作
四棱。葉生相對，如薄荷，微香。七月開花，帶紫白色，
萼通紫色，亦似薄荷花。三月采苗，陰乾。荆湖嶺南
人家多種之。壽州出者無花子。此與蘭草大抵相
類，但蘭草生水旁，葉光潤，根小紫，五六月盛，而澤
蘭生水澤中及下溼地，葉尖微有毛，不光潤，方莖
紫節，七月八月初采，微辛，此爲異爾。〔斅曰〕凡使須
別雌雄。大澤蘭莖葉皆圓，根青黃，能生血調氣，與
榮合；小澤蘭迥別，葉上斑，根頭尖，能破血，通久積。
〔宗奭曰〕澤蘭出土，便分枝梗，葉皆如菊，但尖長爾。
吳普言葉似蘭，誤矣。今蘭葉如麥虋冬，殊不相似。
〔時珍曰〕吳普所說乃眞澤蘭也。雷斅所說大澤蘭，
即蘭草也；小澤蘭即此澤蘭也。寇宗奭所說澤蘭，
則是；而破吳普之說則非。蓋由誤認
蘭花爲蘭草也。詳見蘭草正誤下。

葉〔修治〕〔斅曰〕凡用大小澤蘭，細剉，以絹袋盛，懸于屋南畔角上，令乾用。

〔氣味〕苦，微溫，無毒。〔別錄曰〕甘。〔普曰〕神農、黃帝、岐伯、桐君：酸，無毒。李當之：小溫。〔權曰〕苦，辛。〔之才曰〕防己爲之使。

〔主治〕金瘡，癰腫瘡膿。本經 產後金瘡內塞。別錄 產後腹痛，頻產血氣衰冷，成勞瘦羸，婦人血瀝腰痛。甄權 產前產後百病，通九竅，利關節，養血氣，破宿血，消癥瘕，通小腸，長肌肉，消撲損瘀血，治鼻血吐血，頭風目痛，婦人勞瘦，丈夫面黃。大明

〔發明〕〔頌曰〕澤蘭，婦人方中最爲急用。古人治婦人澤蘭丸甚多。〔時珍曰〕蘭草、澤蘭氣香而溫，味辛而散，陰中之陽，足太陰、厥陰經藥也。脾喜芳香，肝宜辛散。脾氣舒，則三焦通利而正氣和；肝鬱散，則營衛流行而病邪解。蘭草走氣道，故能利水道，除痰癖，殺蠱辟惡，而爲消渴良藥；澤蘭走血分，故能治水腫，塗癰毒，破瘀血，消癥瘕，而爲婦人要藥。雖是一類而功用稍殊，正如赤、白茯苓、芍藥，補瀉皆不同也。雷斅言雌者調氣生血，雄者破血通積，正合二蘭主治。大澤蘭之爲蘭草，尤可憑據。血生於氣，故曰調氣生血也。又荀子云：澤芷以養鼻，謂澤蘭、白芷之氣，芳香通乎肺也。

〔附方〕舊一，新四。

產後水腫：血虛浮腫。澤蘭、防己等分，爲末。每服二錢，醋酒下。張文仲備急方

小兒蓐瘡：嚼澤蘭心封之，良。子母祕錄

瘡腫初起：澤蘭擣封之，良。集簡方

損傷瘀腫：方同上。

產後陰翻：產後陰戶燥熱，遂成翻花。澤蘭四兩，煎湯熏洗，二三次，再入枯礬煎洗之，即安。集簡方

地筍 宋嘉祐

〔氣味〕甘，辛，溫，無毒。〔主治〕利九竅，通血脈，排膿治血。藏器 止鼻洪吐血，產後心腹痛。產婦可作蔬菜食，佳。大明

子〔主治〕婦人三十六疾。千金方承澤丸中用之。

馬蘭 日華

〔釋名〕紫菊。〔時珍曰〕其葉似蘭而大，其花似菊而紫，故名。俗稱物之大者爲馬也。

〔集解〕〔藏器曰〕馬蘭生澤旁。如澤蘭而氣臭。楚詞以惡草喻惡人。北人見其花呼爲紫菊，以其似單瓣菊花而紫也。又有山蘭，生山側，似劉寄奴，葉無椏，不對生，花心微黃赤，亦大破血，皆可用。〔時珍曰〕馬蘭湖澤卑溼處甚多。二月生苗，赤莖白根，長葉有刻齒，狀似澤蘭，但不香爾。南人多采汋曬乾，爲蔬及饅餡。入夏高二三尺，開紫花，花罷有細子。楚辭無馬蘭之名，陳氏指爲惡草，何據？

根葉〔氣味〕辛，平，無毒。〔主治〕破宿血，養新血，止鼻衄

吐血。合金瘡。斷血痢。解酒疸及諸菌毒、蠱毒。生擣塗蛇咬。大明 主諸瘧及腹中急痛，痔瘡。時珍

【發明】時珍曰：馬蘭辛平，能入陽明血分，故治血與澤蘭同功。近人用治痔漏云有效，春夏取生，秋冬取乾者，不用鹽醋，白水煮食，并飲其汁。或以酒煮，焙研，糊丸，米飲日日服之，仍用煎水入鹽少許，日日熏洗之。醫學集成云：治痔用馬蘭根擣傅片時，看肉平即去之，稍遲恐肉反出也。

【附方】新六。

諸瘧寒熱：赤脚馬蘭擣汁，入水少許，發日早服。或入沙糖亦可。聖濟總錄

絞腸沙痛：馬蘭根葉細嚼，嚥汁，立安。壽域神方

打傷出血：竹節草即馬蘭同旱蓮草、松香、皁子葉即柜子葉，冬用皮，為末，搽入刀口。摘玄方

喉痹口緊：用地白根即馬蘭根，或葉擣汁，入米醋少許，滴鼻孔中，或灌喉中，取痰自開。孫一松試效方

水腫尿澀：馬蘭菜一虎口，黑豆、小麥各一撮，酒、水各一鍾，煎一鍾，食前溫服，以利小水，四五日愈。楊起簡便方

纏蛇丹毒：馬蘭、甘草擂醋搽之。濟急方

【附錄】**廕伯** 別錄有名未用曰：味酸，無毒。主益氣出汗。一名君莒，一名衍草，一名道止，一名自死。生平陵，如蘭，葉黑厚，白裏，莖實赤黑。九月采根。

相烏 又曰：味苦，主陰痿。一名烏葵，如蘭香，赤莖，生山陽，五月十五日采，陰乾。

天雄草 又曰：味甘，溫，無毒。主益氣陰痿。生山澤中，狀如蘭，實如大豆，赤色。

益嬭草 拾遺 藏器曰：味苦，平，無毒。主五痔脫肛，止血，炙令香，浸酒服。生永嘉山谷，葉如澤蘭，莖赤，高二三尺也。

香薷

音柔。別錄中品

【校正】自菜部移入此。

【釋名】香葇食療 香茸同上 香菜千金 蜜蜂草綱目

【時珍曰】薷本作葇。玉篇云：葇，菜蘇之類，是也。其氣香，其葉柔，故以名之。草初生曰茸，孟詵食療作香戎者，非是。俗呼蜜蜂草，象其花房也。

【集解】弘景曰：家家有此，作菜生食，十月中取乾之。頌曰：所在皆種，但北土差少。似白蘇而葉更細。壽春及新安皆有之。彼間又有一種石香葇，生石上，莖葉更細，色黃而辛香彌甚，用之尤佳。吳人以為茵蔯用之。宗奭曰：香薷生山野間，荊湖南北、二川皆有之。汴洛作圃種之，暑月亦作蔬菜。葉如茵蔯，花茸紫，連邊成穗。凡四五十房為一穗，如荊芥穗，別是一種香氣。時珍曰：香薷有野生，有家蒔。中州人三月種之，呼為香菜，以充蔬品。丹溪朱氏惟取大葉者為良，而細葉者香烈更甚，今人多用之。方莖，尖葉有刻缺，頗似黃荊葉而小，九月開紫花成穗。有細子細葉者，僅高數寸，葉如落帚葉，即石香薷也。

【修治】斅曰：凡采得去根留葉，剉，暴乾，勿令犯火。服至十兩，一生不得食山白桃也。時珍曰：八九月開花着穗時，采之，陰乾入用。

【氣味】辛，微溫，無毒。

【主治】霍亂腹痛吐下，散水腫。別錄 去熱風，卒轉筋者，煮汁頓服半升，即止。為末水服，止鼻衄。孟詵 下氣，除煩熱，療嘔逆冷氣。大明 夏月煮飲代茶，可無熱病，調中溫胃。含汁漱口，去臭氣。汪穎 主脚氣寒熱。時珍

【發明】弘景曰：霍亂煮飲，無不瘥者。作煎，除水腫尤良。頌曰：霍亂轉筋者，單煮服之。若四肢煩冷，汗出而渴者，加蓼子同煮服。震亨曰：香薷屬金與水，有徹上徹下之功，解暑利小便。又治水甚捷，以

大葉者濃煎丸服。肺得之清化行而熱自降也。時珍曰：世醫治暑病。以香薷飲爲首藥。然暑有乘涼飲冷。致陽氣爲陰邪所遏。遂病頭痛。發熱惡寒。煩躁口渴。或吐或瀉。或霍亂者。宜用此藥。以發越陽氣。散水和脾。若飲食不節。勞役作喪之人。傷暑大熱大渴。汗泄如雨。煩躁喘促。或瀉或吐者。乃勞倦內傷之證。必用東垣清暑益氣湯、人參白虎湯之類。以瀉火益元可也。若用香薷之藥。是重虛其表。而又濟之以熱矣。蓋香薷乃夏月解表之藥。如冬月之用麻黄。氣虛者尤不可多服。而今人不知暑傷元氣。不拘有病無病。槩用代茶。謂能辟暑。眞癡人說夢也。且其性溫。不可熱飲。反致吐逆。飲者惟宜冷服。則無拒格之患。其治水之功。果有奇效。一人妻自腰以下胕腫。面目亦腫。喘急欲死。不能伏枕。大便溏泄。小便短少。服藥罔效。時珍診其脈沉而大。沉主水。大主虛。乃病後冒風所致。是名風水也。用千金神秘湯加麻黄。一服喘定十之五。再以胃苓湯吞深師薷朮丸。二日小便長。腫消十之七。調理數日全安。益見古人方皆有至理。但神而明之。存乎其人而已。

【附方】舊四。新六。

一切傷暑 和劑局方香薷飲：治暑月臥溼當風。或生冷不節。眞邪相干。便致吐利。或發熱頭痛體痛。或心腹痛。或轉筋。或乾嘔。或四肢逆冷。或煩悶欲死。並主之。用香薷一斤。厚朴薑汁炙。白扁豆微炒。各半斤。剉散。每服五錢。水二盞。酒半盞。煎一盞。水中沉冷。連進二服。立效。活人書去扁豆。入黄連四兩。薑汁同炒黄色用。

水病洪腫 胡洽居士香薷煎：用乾香薷五十斤。剉。入釜中。以水淹過三寸。煮使氣力都盡。去滓澄之。嚴火煎至可丸。丸如梧子大。一服五丸。日三服。日漸增之。以小便利則愈。蘇頌圖經本草。

通身水腫 深師薷朮丸：治暴水風水氣水。通身皆腫。服至小便利爲效。用香薷葉一斤。水一斗。熬極爛去滓。再熬成膏。加白朮末七兩。和丸梧子大。每服十丸。米飲下。日五夜一服。外臺秘要。

四時傷寒 不正之氣。用石香薷爲末。熱酒調服一二錢。取汗。衛生易簡方。

心煩脇痛 連胸欲死者：香薷搗汁一二升服。肘后方。

鼻衄不止 香薷研末。水服一錢。聖濟總錄。

舌上出血 如鑽孔者：香薷煎汁服一升。日三服。肘後方。

口中臭氣 香薷一把。煎汁含之。千金方。

小兒髮遲 陳香薷二兩。水一盞。煎汁三分。入豬脂半兩。和勻。日日塗之。永類鈐方。

白禿慘痛 即上方入胡粉。和塗之。子母秘錄。

石香菜 宋開寶附

【釋名】**石蘇**

【集解】志曰：石香菜生蜀郡陵、榮、資、簡州及南中諸處。生山巖石縫中。二月、八月采。苗莖花實俱可用。宗奭曰：處處有之。但山中臨水附厓處或有之。不必山巖石縫也。九月、十月尚有花。時珍曰：香薷、石香薷。一物也。但隨所生而名爾。生平地者葉大。厓石者葉細。可通用之。

【氣味】**辛香溫無毒。**【主治】**調中溫胃。止霍亂吐瀉。心腹脹滿。腹痛腸鳴。**開寶。**功比香薷更勝。**蕭炳。**制硫黄。**時珍。

爵牀 本經中品

【釋名】**爵麻** 吳普 **香蘇** 別錄 **赤眼老母草** 唐本。時珍曰：爵牀不可解。按吳氏本草作爵麻。甚通。

【集解】別錄曰：爵牀生漢中川谷及田野。恭曰：此草生平澤熟田近道旁。似香菜。葉長而大。或如荏且細。俗名赤眼老母草。時珍曰：原野甚多。方莖對節。與大葉香薷一樣。但香薷搓之氣香。而爵牀搓之不香微臭。以此爲別。

莖葉【氣味】鹹寒無毒。時珍曰微辛【主治】腰脊痛。不得著牀。俛仰艱難。除熱。可作浴湯。本經 療血脹下氣。治杖瘡。搗汁塗之立瘥。蘇恭

赤車使者 唐本草

【釋名】小錦枝 炮炙論

【集解】恭曰赤車使者。苗似香葇蘭香。葉莖赤。根紫赤色。八月九月采根。日乾。保昇曰生荊州襄州。根紫如蒨根。二月八月采。時珍曰此與爵牀相類。但以根色紫赤為別爾。

根【修治】斅曰此草原名小錦枝。凡用並粗搗。以七歲童子小便拌蒸。曬乾入藥。

【氣味】辛苦溫有毒 權曰有小毒【主治】風冷邪疰。蠱毒癥瘕。五臟積氣。蘇恭 治惡風冷氣。服之悅澤肌皮。好顏色。甄權

【發明】頌曰古方治大風風痹。有赤車使者酒。今人稀用。鮮有識者。時珍曰上古辟瘟疫邪氣。有赤車使者丸。此藥不怪。苟加詢采。必能得之。但古今名稱或不同耳。

假蘇 本經中品

【校正】自菜部移入此

【釋名】薑芥 別錄 荊芥 吳普 鼠蓂 本經 宏景曰假蘇方藥不復用。恭曰此即菜中荊芥也。薑芥聲訛爾。先居草部。今錄入菜部。士良曰荊芥本草呼為假蘇。假蘇又別是一物。葉銳多野生。以香氣似蘇。故呼為蘇。頌曰醫官陳巽言江左人謂假蘇荊芥實兩物。蘇恭以本草一名薑芥。薑荊聲訛。謂為荊芥。非矣。時珍曰按吳普本草云假蘇一名荊芥。葉似落藜而細。蜀中生噉之。普乃東漢末人。去別錄時未遠。其言當不謬。故唐人蘇恭祖其說。而陳士良蘇頌復啟為兩物之疑。亦臆說爾。曰蘇曰薑曰芥。皆因氣味辛香。如蘇如薑如芥也。

【集解】別錄曰假蘇生漢中川澤。頌曰今處處有之。葉似落藜而細。初生香辛可噉。人取作生菜。古方稀用。近世醫家為要藥。並取花實成穗者。曝乾入藥。又有胡荊芥。俗呼新羅荊芥。又有石荊芥。生山石間。體性相近。入藥亦同。時珍曰荊芥原是野生。今為世用。遂多栽蒔。二月布子生苗。炒食辛香。方莖細葉。似獨帚葉而狹小。淡黃綠色。八月開小花。作穗成房。房如紫蘇房。內有細子如葶藶子狀。黃赤色。連穗收采用之。

【正誤】藏器曰張鼎食療本草荊芥一名析蓂。誤矣。析蓂自有本條。見草部。時珍曰汪機本草會編言假蘇是白蘇。亦誤矣。白蘇乃荏也。見後。

莖穗【氣味】辛溫無毒 詵曰作菜食久。動渴疾。熏人五臟神。○反驢肉無鱗魚。詳後發明下。

【主治】寒熱鼠瘻。瘰癧生瘡。破結聚氣。下瘀血。除溼疸。本經 去邪。除勞渴冷風。出汗。煮汁服之。擣爛醋和傅疔腫腫毒。藏器 單用治惡風賊風。口面喎斜。遍身𤸷痹。心虛忘事。益力添精。辟邪毒氣。通利血脈。傳送五臟不足氣。助脾胃。甄權 主血勞風氣壅滿。背脊疼痛。虛汗。理丈夫腳氣。筋骨煩疼。及陰陽毒傷寒頭痛。頭旋目眩。手足筋急。士良 利五臟。消食下氣。醒

酒作菜，生熟皆可食，并煎茶飲之。以豉汁煎服，治暴傷寒，能發汗。日華 治婦人血風及瘡疥，為要藥。蘇頌 產後中風身強直，研末酒服。孟詵 散風熱，清頭目，利咽喉，消瘡腫，治項強，目中黑花，及生瘡陰癩，吐血衄血，下血血痢，崩中痔漏。時珍

【發明】元素曰：荊芥辛苦，氣味俱薄，浮而升，陽也。好古曰：肝經氣分藥也。能搜肝氣。時珍曰：荊芥入足厥陰經氣分，其功長於祛風邪，散瘀血，破結氣，消瘡毒。蓋厥陰乃風木也，主血，而相火寄之，故風病、血病、瘡病為要藥。其治風也，賈丞相稱為再生丹，許學士謂有神聖功，戴院使許為產後要藥，蕭存敬呼為一捻金，陳無擇隱為舉卿古拜散，夫豈無故而得此隆譽哉？按唐韻荊字舉卿切，芥字古拜切，蓋二字之反切，隱語以秘其方也。又曰：荊芥反魚蟹河豚之說，本草醫方並未言及，而稗官小說往往載之。按李廷飛延壽書云：凡食一切無鱗魚，忌荊芥。食黃鱨魚後食之，令人吐血，惟地漿可解。與蟹同食，動風。又蔡絛鐵山叢話云：予居嶺嶠，見食黃顙魚犯薑芥者立死，甚於鉤吻。洪邁夷堅志云：吳人魏幾道啖黃顙魚羹後，采荊芥和茶飲，少頃足癢，上徹心肺，狂走，足皮欲裂，急服藥，兩日乃解。陶九成輟耕錄云：凡食河豚，不可服荊芥藥，大相反。予在江陰見一儒者，因此喪命。葦航細談云：凡服荊芥風藥，忌食魚。楊誠齋曾見一人立致於死也。時珍按：荊芥乃日用之藥，其相反如此，故詳錄之，以為警戒。又按物類相感志言：河豚用荊芥同煮，三五次換水，則無毒。其說與諸書不同，何哉？大抵養生者，寧守前說為戒可也。

【附方】舊四，新二十七。

頭項風強 八月後，取荊芥穗作枕，及鋪牀下，立春日去之。千金方。

風熱頭痛 荊芥穗、石膏等分，為末。每服二錢，茶調下。永類鈐方。

風熱牙痛 荊芥根、烏桕根、葱根等分，煎湯頻含漱之。

小兒驚癇 一百二十種。用荊芥穗二兩，白礬半生半枯一兩，為末，糊丸黍米大，硃砂為衣。每薑湯下二十丸，日二服。醫學集成。

一切偏風 口眼喎斜。用青荊芥一斤，青薄荷一斤，同入砂盆內研爛，生絹絞汁，於甆器中煎成膏，漉去滓三分之一，將二分日乾為末，以膏和丸梧子大。每服三十丸，白湯下，早暮各一服。忌動風物。經驗方。

中風口噤 荊芥穗為末，酒服二錢，立愈。名荊芥散。賈似道云：此方出曾公談錄，前後用之甚驗。其子名順者，病此已革，服之立定，眞再生丹也。

產後中風 華佗愈風散：治婦人產後中風口噤，手足瘛瘲如角弓，或產後血運不省人事，四肢強直，或心眼倒築，吐瀉欲死。用荊芥穗子，微焙為末。每服三錢，豆淋酒調服，或童子小便服之。口噤則挑齒灌之，齗噤則灌入鼻中，其效如神。大抵產後太眩，則汗出而腠理疏，則易於中風也。時珍曰：此方諸書盛稱其妙。姚僧坦集驗方以酒服，名如聖散，云藥下可立待應效。陳氏方名舉卿古拜散。蕭存敬方用古老錢煎湯服，名一捻金。王貺指迷方加當歸等分，水煎服。許叔微本事方云：此藥委有奇效神聖之功。一婦人產後睡久，及醒則昏昏如醉，不省人事。醫用此藥及交加散，云服後當睡，睡必以左手搔頭，用之果然。昝殷產寶方云：此病多因怒氣傷肝，或憂氣內鬱，或坐草受風而成，急宜服此藥也。戴原禮證治要訣名獨行散。賈似道悅生隨抄呼為再生丹。

產後迷悶 因怒氣發熱迷悶者。獨行散：用荊芥穗，以新瓦半炒半生為末，童子小便服一二錢。若角弓反張，以豆淋酒下，或剉散，童尿煎服極妙。蓋荊芥乃產後要藥，而角弓反張乃婦人急候，得此證者，十存一二而已。戴原禮要訣。

產後血運 築心，眼倒，風縮欲死者。取乾荊芥穗，擣篩末，每用二錢匕，童子小便一酒盞，調勻，熱服立

效。口噤者挑齒。口閉者灌鼻中。皆效。近世名醫用之。無不如神也。圖經本草。**產後血眩**風虛。精神昏冒。荊芥穗一兩三錢。桃仁五錢。去皮尖炒。爲末。水服三錢。若喘加杏仁去皮尖炒。甘草炒。各三錢。保命集。**產後下痢**大荊芥四五穗。於盞內燒存性。不得犯油火。入麝香少許。以沸湯些須調下。此藥雖微。能愈大病。不可忽之。深師方。**產後鼻衄**荊芥焙研末。童子小便服二錢。海上方也。婦人良方。**九竅出血**荊芥煎酒。通口服之。直指方。**口鼻出血**如涌泉。因酒色太過者。荊芥燒研。陳皮湯服二錢。不過二服也。**吐血不止**經驗方用荊芥連根洗。搗汁半盞服。乾穗爲末亦可。○聖惠方用荊芥穗爲末。生地黃汁調服二錢。**小便尿血**荊芥縮砂等分。爲末。糯米飲下三錢。日三服。集簡方。**崩中不止**荊芥穗於麻油燈上燒焦。爲末。每服二錢。童子小便服。此夏太君娘娘方也。婦人良方。**痔漏腫痛**荊芥煮湯。日日洗之。簡易方。**大便下血**經驗方用荊芥炒爲末。每米飲服二錢。婦人用酒下。亦可拌麪作餛飩食之。○簡便方用荊芥二兩。槐花一兩。同炒紫爲末。每服三錢。清茶送下。**小兒脫肛**荊芥皂角等分。煎湯洗之。以鐵漿塗上。亦治子宮脫出。經驗方。**陰癩腫痛**荊芥穗瓦焙爲散。酒服二錢。即消。壽域神方。**小兒臍腫**荊芥煎湯洗淨。以煨葱刮薄出火毒。貼之即消。海上方。**瘰癧潰爛**癧瘡牽至胸前兩腋。塊如茄子大。或牽至兩肩上。四五年不能療者。皆治之。其效如神。武進縣朱守仁傳云。其項不能回頭。用此數日減可。如瘡爛破者。用荊芥根下一段。翦碎。煎沸湯溫洗。良久。看爛破處紫黑。以鍼一一刺去血。再洗三四次。愈。用樟腦雄黃等分。爲末。麻油調。掃上出水。次日再洗再掃。以愈爲度。活法機要。**疔腫諸毒**荊芥一握。切。以水五升。煮取一升。分二服。冷飲。藥性論。**一切瘡疥**荊芥末。以地黃自然汁熬膏。和丸梧子大。每服三五十丸。茶酒任下。普濟方。**脚椏溼爛**荊芥葉搗傅之。簡便方。**纏脚生瘡**荊芥燒灰。葱汁調傅。先以甘草湯洗之。摘玄方。**小兒風寒**煩熱有痰。不省人事。荊芥穗半兩。焙。麝香片腦各一字。爲末。每茶服半錢。大人亦治。普濟方。**頭目諸疾**一切眼疾。血勞。風氣頭痛。頭旋目眩。荊芥穗爲末。每酒服三錢。龍木論。**癃閉不通**小腹急痛。無問久新。荊芥大黃爲末。等分。每溫水服三錢。小便不通。大黃減半。大便不通。荊芥減半。名倒換散。普濟方。

薄荷 唐本草

【校正】自菜部移入此。

【釋名】**菝蔄**音跋活 **蕃荷菜**蕃音鄱 **吳菝蔄**食性 **南薄荷**衍義 **金錢薄荷**【時珍曰】薄荷。俗稱也。陳士良食性本草作菝蔄。揚雄甘泉賦作茇葀。呂忱字林作茇苦。則薄荷之爲訛稱可知矣。孫思邈千金方作蕃荷。又方音之訛也。今入藥用。多以蘇州者爲勝。故陳士良謂之吳菝蔄。以別胡菝蔄也。【宗奭曰】世稱此爲南薄荷。爲有一種龍腦薄荷。所以別之。【機曰】小兒方多用金錢薄荷。謂其葉小頗圓如錢也。書作金銀。誤矣。

【集解】【頌曰】薄荷處處有之。莖葉似荏而尖長。經冬根不死。夏秋采莖葉曝乾。古方稀用。或與薤作虀食。近世治風寒爲要藥。故人家多蒔之。又有胡薄荷。與此相類。但味少甘爲別。生江浙間。彼人多以作茶飲之。俗呼新羅薄荷。近汴洛僧寺或植一二本。即天寶單方所謂連錢草者是也。又有石薄荷。生江南山石間。葉微小。至冬紫色。不聞有別功用。【恭曰】薄荷人家種之。亦堪生食。一種蔓生者功用相似。【時珍曰】薄荷人多栽蒔。二月宿根生苗。清明前後分之。方莖赤色。其葉對生。初時形長而頭圓。及長則尖。吳越川湖人多以代茶。蘇州所蒔者。莖小而氣芳。江西者稍粗。川蜀者更粗。入藥以蘇産爲勝。物類相感志云：凡收薄荷須隔夜以糞水澆之，雨後乃悉刈收，則性涼，不爾不涼也。野生者，莖葉氣味都相似。

莖葉【氣味】辛，溫，無毒。〔思邈曰〕苦、辛、平。〔元素曰〕辛、涼。〔斅曰〕莖性燥。〔甄權曰〕同薤作齏食相宜。新病瘥人勿食之，令人虛汗不止。瘦弱人久食之，動消渴病。

【主治】賊風傷寒發汗，惡氣心腹脹滿，霍亂，宿食不消，下氣，煮汁服之，發汗，大解勞乏，亦堪生食。唐本 作菜久食，却腎氣，辟邪毒，除勞氣，令人口氣香潔。煎湯洗漆瘡。思邈 通利關節，發毒汗，去憤氣，破血止痢。甄權 療陰陽毒，傷寒頭痛，四季宜食。士良 治中風失音吐痰。日華 主傷風頭腦風，通關格，及小兒風涎，爲要藥。蘇頌 杵汁服，去心臟風熱。孟詵 清頭目，除風熱。李杲 利咽喉口齒諸病，治瘰癧瘡疥，風瘙癮疹。擣汁含漱，去舌胎語澀。挼葉塞鼻，止衄血。塗蜂螫蛇傷。時珍

【發明】〔元素曰〕薄荷辛涼，氣味俱薄，浮而升，陽也。故能去高巔及皮膚風熱。〔士良曰〕薄荷能引諸藥入營衛，故能發散風寒。〔宗奭曰〕小兒驚狂壯熱，須此引藥。又治骨蒸熱勞，用其汁與衆藥熬爲膏。貓食薄荷則醉，物相感爾。〔好古曰〕薄荷，手足厥陰氣分藥也。能搜肝氣。又主肺盛有餘，肩背痛及風寒汗出。〔時珍曰〕薄荷入手太陰、足厥陰，辛能發散，涼能清利，專於消風散熱。故頭痛、頭風、眼目、咽喉、口齒諸病，小兒驚熱，及瘰癧瘡疥，爲要藥。戴原禮氏治貓咬，取其汁塗之有效，蓋取其相制也。〔陸農師曰〕薄荷，貓之酒也；犬，虎之酒也；桑椹，鳩之酒也；茵草，魚之酒也。昝殷食醫心鏡云：薄荷煎豉湯煖酒和飲，煎茶生食，並宜。蓋菜之有益者也。

【附方】舊二，新八。

清上化痰 利咽膈，治風熱。以薄荷末煉蜜丸芡子大，每噙一丸。白沙糖和之亦可。簡便單方

風氣瘙癢 用大薄荷、蟬蛻等分，爲末。每溫酒調服一錢。永類鈐方

舌胎語蹇 薄荷自然汁，和白蜜、薑汁擦之。醫學集成

眼弦赤爛 薄荷，以生薑汁浸一宿，曬乾爲末。每用一錢，沸湯炮洗。明目經驗方

瘰癧結核 或破未破。以新薄荷二斤取汁，皂莢一挺水浸去皮，擣取汁，同於銀石器內熬膏，入連翹末半兩，連白青皮、陳皮、黑牽牛半生半炒各一兩，皂莢仁一兩半，同擣和丸梧子大。每服三十丸，煎連翹湯下。濟生方

衄血不止 薄荷汁滴之。或以乾者水煮，綿裹塞鼻。許學士本事方

血痢不止 薄荷葉煎湯常服。普濟

水入耳中 薄荷汁滴入立效。外臺秘要

蜂蠆螫傷 薄荷葉挼貼之。同上

火毒生瘡 如灸火毒氣入內，兩股生瘡，汁水淋漓者。用薄荷煎汁，頻塗立愈。張杲醫說

積雪草 本經中品

【釋名】胡薄荷 天寶方 地錢草 唐本 連錢草 藥圖 海蘇 〔宏景曰〕積雪草方藥不用，想此草以寒涼得名耳。〔恭曰〕此草葉圓如錢，荊楚人謂爲地錢草，徐儀藥草圖名連錢草。餘見下。

【集解】〔別錄曰〕積雪草生荊州川谷。〔恭曰〕此草葉圓大如錢，莖細而勁，蔓生溪澗側，生處亦稀。〔頌曰〕今處處有之。八九月采苗葉，陰乾用。段成式酉陽雜俎云：地錢葉圓莖細，有蔓延地。一曰積雪草。

一曰連錢草。謹按天寶單行方云：連錢草生咸陽下溼地，亦生臨淄郡、濟陽郡池澤中，甚香。俗間或云圓葉似薄荷。江東吳越丹陽郡極多，彼人常充生菜食之。河北柳城郡盡呼爲海蘇，好近水生。經冬不死，咸陽、洛陽亦有之。或名胡薄荷，所在皆有。單服療女子小腹疼。宗奭曰：積雪草南方多有，生陰溼地，不必荊楚。形如水荇而小，面亦光潔，微尖爲異。葉葉各生。今人謂之連錢草，蓋取象也。時珍曰：按蘇恭注薄荷云：一種蔓生，功用相似。蘇頌圖經云：胡薄荷與薄荷相類，但味少甘，生江浙間，彼人多以作茶飲，俗呼爲新羅薄荷。天寶方所用連錢草是也。據二說，則積雪草即胡薄荷，乃薄荷之蔓生者爾。又臞仙庚辛玉冊云：地錢，陰草也。生荊楚江淮閩浙間，多在宮院寺廟磚砌間，葉圓似錢，引蔓鋪地，香如細辛，不見開花也。

莖葉

【氣味】苦，寒，無毒。大明曰：苦辛。頌曰：甘平無毒。時珍曰：取汁結草砂，伏硫黃。

【主治】大熱惡瘡，癰疽浸淫，赤熛皮膚赤，身熱。本經　擣傅熱腫丹毒。蘇恭　主暴熱，小兒寒熱，腹內熱結，擣汁服之。藏器　單用治瘰癧鼠漏，寒熱時節來往。甄權　以鹽挼貼腫毒，并風疹疥癬。日華　胡菝蔄主風氣壅併攻胸膈，作湯飲之立效。士良　研汁點暴赤眼，良。時珍

【附方】舊二，新二。

熱毒癰腫：秋後收連錢草，陰乾爲末，水調傅之。生擣亦可。寇氏衍義

女子少腹痛：頌曰：天寶單行方云：女子忽得小腹中痛，月經初來，便覺腰中切痛連脊間，如刀錐所刺，不可忍者，衆醫不別，謂是鬼疰，妄服諸藥，終無所益，其疾轉增。審察前狀相當，即用此藥。其藥夏五月正放花時，即采曝乾，擣篩爲散。每服二方寸匕，和好醋二小合，攪勻，平旦空腹頓服之。每旦一服，以知爲度。如女子陰冷者，即取前藥五兩，加桃仁二百枚，去皮尖，熬，擣爲散，以蜜爲丸，如梧子大。每旦空腹米飲及酒下三十丸，日再服，以愈爲度。忌麻子、蕎麥。圖經本草方

男女血病：九仙驅紅散：治嘔吐諸血及便血，婦人崩中，神效。用積雪草五錢，當歸酒洗，巵子仁酒炒，蒲黃炒，黃連炒，條黃芩酒炒，生地黃酒洗，陳槐花炒，各一錢，上部加藕節一錢五分，下部加地榆一錢五分。水二鍾，煎一鍾服，神效。此方得之甚秘。此草與本草主治不同，不可曉也。董炳集驗方

牙痛塞耳：用連錢草即積雪草，和水溝污泥同擣爛，隨左右塞耳內。摘玄方

蘇

別錄中品

【校正】自菜部移入此。

【釋名】紫蘇食療、赤蘇肘後、桂荏。時珍曰：蘇從穌，音酥，舒暢也。蘇性舒暢，行氣和血，故謂之蘇。曰紫蘇者，以別白蘇也。蘇乃荏類，而味更辛如桂，故爾雅謂之桂荏。

【集解】弘景曰：蘇葉下紫色而氣甚香。其無紫色不香似荏者，名野蘇，不堪用。頌曰：蘇，紫蘇也。處處有之，以背面皆紫者佳。夏采莖葉，秋采子。有數種，水蘇、魚蘇、山魚蘇，皆是荏類，各有別條。時珍曰：紫蘇、白蘇皆以二三月下種，或宿子在地自生。其莖方，其葉圓而有尖，四圍有鋸齒，肥地者面背皆紫，瘠地者面青背紫，其面背皆白者即白蘇，乃荏也。紫蘇嫩時采葉，和蔬茹之，或鹽及梅滷作葅食甚香，夏月作熟湯飲之。五六月連根采收，以火煨其根，陰乾則經久葉不落。八月開細紫花，成穗作房，如荊芥穗。九月半枯時收子，子細如芥子而色黃赤，亦可取油如荏油。務本新書云：凡地畔近道可種蘇，以遮六畜。收子打油燃燈甚明，或熬之以油器物。丹房鏡源云：蘇子油能柔五金八石。沙州記云：乞弗虜之地不種五穀，惟食蘇子。故王禎云：蘇有遮護之功，又有燈油之用，不可闕也。今有一種花紫蘇，其葉細齒蜜紐，如翦成之狀，香色莖子並無異者，人稱回回蘇云。敩曰：薄荷根莖真似紫

蘇，但葉不同爾。薄荷莖燥，紫蘇莖和，入藥須以刀刮去青薄皮剉之。

莖葉

氣味 辛，溫，無毒。李廷飛曰：不可同鯉魚食，生毒瘡。

主治 下氣，除寒中，其子尤良。別錄 除寒熱，治一切冷氣。孟詵 補中益氣，治心腹脹滿，止霍亂轉筋，開胃下食，止脚氣，通大小腸。日華 通心經，益脾胃，煮飲尤勝，與橘皮相宜。蘇頌 解肌發表，散風寒，行氣寬中，消痰利肺，和血溫中，止痛，定喘安胎，解魚蟹毒，治蛇犬傷。時珍 以葉生食作羹，殺一切魚肉毒。甄權

發明 頌曰：若宣通風毒，則單用莖，去節尤良。時珍曰：紫蘇近世要藥也。其味辛，入氣分；其色紫，入血分。故同橘皮、砂仁，則行氣安胎；同藿香、烏藥，則溫中止痛；同香附、麻黃，則發汗解肌；同芎藭、當歸，則和血散血；同木瓜、厚朴，則散溼解暑，治霍亂、脚氣；同桔梗、枳殼，則利膈寬腸；同杏仁、萊菔子，則消痰定喘也。機曰：宋仁宗命翰林院定湯飲。奏曰：紫蘇熟水第一。以其能下胸膈浮氣也。蓋不知其久則泄人眞氣焉。宗奭曰：紫蘇其氣香，其味微辛甘能散。今人朝暮飲紫蘇湯，甚無益。醫家謂芳草致豪貴之疾者，此有一焉。若脾胃寒人，多致滑泄，往往不覺。

正誤 頌曰：蘇主雞瘕，本經不著。南齊褚澄治李道念食白瀹雞子成瘕，以蘇煮服，吐出雞雛而愈也。時珍曰：按南齊書褚澄所用者蒜也，非蘇也。蓋二字相似，謄錄誤耳。蘇氏欠考矣。詳見蒜下。

附方 舊二，新十三。

感寒上氣 蘇葉三兩，橘皮四兩，酒四升，煮一升半，分再服。肘後方

傷寒氣喘 不止。用赤蘇一把，水三升，煮一升，稍稍飲之。肘後

勞復食復 欲死者。蘇葉煮汁二升，飲之。亦可入生薑、豆豉同煮飲。肘後

卒啘不止 香蘇濃煮，頓服三升，良。千金

霍亂脹滿 未得吐下。用生蘇擣汁飲之，佳。乾蘇煮汁亦可。肘後方

諸失血病 紫蘇不限多少，入大鍋內，水煎令乾，去滓熬膏，以炒熟赤豆爲末，和丸梧子大。每酒下三五十丸，常服之。斗門方

金瘡出血 不止。以嫩紫蘇葉、桑葉同擣貼之。永類鈐方

攧撲傷損 紫蘇擣傅之，瘡口自合。談埜翁試驗方

傷損血出 不止。以陳紫蘇葉蘸所出血挼爛傅之。血不作膿，且愈後無瘢，甚妙也。永類鈐方

風狗咬傷 紫蘇葉嚼傅之。千金方

蛇虺傷人 紫蘇葉擣飲之。千金方

食蟹中毒 紫蘇煮汁飲二升。金匱要略

飛絲入目 令人舌上生泡。用紫蘇葉嚼爛，白湯嚥之。危氏得效方

乳癰腫痛 紫蘇煎湯頻服，并擣封之。海上仙方

欬逆短氣 紫蘇莖葉二錢，人參一錢，水一鍾，煎服。普濟

子

氣味 辛，溫，無毒。

主治 下氣，除寒溫中。別錄 治上氣欬逆，冷氣及腰脚中溼氣風結氣。研汁煮粥長食，令人肥白身香。甄權 調中，益五臟，止霍亂嘔吐反胃，補虛勞，肥健人，利大小便，破癥結，消五膈，消痰止嗽，潤心肺。日華 治肺氣喘急。宗奭 治風順氣，利膈寬腸，解魚蟹毒。時珍

發明 宏景曰：蘇子下氣，與橘皮相宜。時珍曰：蘇子與葉同功。發散風氣宜用葉，清利上下則宜用子也。

【附方】舊三，新六。**順氣利腸** 紫蘇子、麻子仁等分，研爛，水濾取汁，同米煮粥食之。濟生方。**治風順氣** 利腸寬中。用紫蘇子一升，微炒，杵，以生絹袋盛，於三斗清酒中浸三宿，炒飲之。聖惠方。**一切冷氣** 紫蘇子、高良薑、橘皮等分，蜜丸梧子大。每服十丸，空心酒下。藥性論。**風溼脚氣** 方同上。**風寒溼痹** 四肢攣急，脚腫不可踐地。用紫蘇子二兩，杵碎，以水三升，研取汁，煮粳米二合，作粥，和葱、椒、薑、豉食之。聖惠方。**消渴變水** 服此令水從小便出。用紫蘇子炒三兩，蘿蔔子炒三兩，爲末。每服二錢，桑根白皮煎湯服，日二次。聖濟總錄。**夢中失精** 蘇子一升，熬，杵研末，酒服方寸匕，日再服。外臺秘要。**食蟹中毒** 紫蘇子煮汁飲之。金匱要略。**上氣欬逆** 紫蘇子入水研濾汁，同粳米煮粥食。簡便方。

水蘇 本經中品

【校正】自菜部移入此。

【釋名】**雞蘇** 吳普 **香蘇** 肘后 **龍腦薄荷** 日用 **芥蒩** 音祖 **芥苴** 並別錄。

時珍曰：此草似蘇而好生水旁，故名水蘇。其葉辛香，可以煮雞，故有龍腦、香蘇、雞蘇諸名。芥蒩、芥苴當作芥蘇，乃是一名而誤錄爾。亦因味辛如芥，故名。宋惠民和劑局方有龍腦薄荷丸，專治血病。元吳瑞日用本草謂即水蘇，必有所據也。周憲王救荒本草言薄荷即雞蘇，以生東平龍腦岡者爲良，故名。陳嘉謨本草蒙筌以薄荷種於蘇州府學地名龍腦者，得名俱不同，何哉。

【集解】別錄曰：水蘇生九眞池澤，七月采。宏景曰：方藥不用，莫能識。九眞遼遠，亦無能訪之。恭曰：此蘇生下澤水側，苗似旋覆，兩葉相當，大香馥。青齊河間人名爲水蘇，江左名爲薺薴，吳會謂之雞蘇。而陶氏更於菜部出雞蘇，誤矣。保昇曰：葉似白薇，兩葉相當，花生節間，紫白色，味辛而香，六月采莖葉日乾。頌曰：水蘇處處有之，多生水岸旁。南人多以作菜。江北甚多，而人不取食。又江左人謂雞蘇、水蘇是兩種。陳藏器謂薺薴自是一物，非水蘇。水蘇葉有雁齒，氣香而辛；薺薴葉上有毛，稍長，氣臭也。又茵陳註云：江南所用茵陳，莖葉都似家茵陳而大，高三四尺，氣極芬香，味甘辛，俗名龍腦薄荷。宗奭曰：水蘇氣味與紫蘇不同，辛而不和，然狀一如蘇，但面不紫，及周圍槎牙如雁齒耳。瑞曰：水蘇即雞蘇，俗呼爲龍腦薄荷。時珍曰：水蘇、薺薴一類二種爾。水蘇氣香，薺薴氣臭爲異。水蘇三月生苗，方莖中虛，葉似蘇葉而微長，密齒，面皺色青，對節生，氣甚辛烈。六七月開花成穗，如蘇穗，水紅色。穗中有細子，狀如荊芥子，可種易生。宿根亦自生。沃地者苗高四五尺。

莖葉

【氣味】辛，微溫，無毒。

【主治】**下氣殺穀，除飲食，辟口臭，去邪毒，辟惡氣。久服通神明，輕身耐老。** 本經 **主吐血衄血血崩。** 別錄 **治肺痿血痢，崩中帶下。** 日華 **主諸氣疾及脚腫。** 蘇頌 **釀酒漬酒及酒煮汁，常服治頭風目眩，及產後中風。惡血不止，服之彌妙。** 孟詵 **作生菜食，除胃間酸水。** 時珍

【發明】時珍曰：雞蘇之功，專於理血下氣，清肺辟惡消穀，故太平和劑局方治吐血衄血唾血欬血、下血血淋、口臭口苦、口甜喉腥、邪熱諸病，有龍腦薄荷丸方，藥多不錄。用治血病，果有殊效也。

【附方】舊六，新九。**漏血欲死** 雞蘇煮汁一升服之。梅師方。**吐血下血** 雞蘇莖葉煎汁飲之。梅師方。**吐血欬嗽** 龍腦薄荷焙研末，米飲服一錢，取效。**衄血不止** 梅師方：用雞蘇五合，香豉二合，同擣，搓如棗核大，納鼻孔中，即止。○聖惠方：用雞蘇二兩，防風

一兩，爲末。每服二錢，溫水下。仍以葉塞鼻。○普濟方。用龍腦薄荷、生地黃等分，爲末。冷水服。

腦熱鼻淵 肺壅多涕。雞蘇葉、麥虋冬、川芎藭、桑白皮炒、黃芪炙、甘草炙、生地黃焙，等分，爲末。煉蜜丸梧子大。每服四十丸，人參湯下。聖濟總錄

風熱頭痛 熱結上焦，致生風氣，痰厥頭痛。用水蘇葉五兩，皂莢炙去皮子三兩，芫花醋炒焦一兩，爲末。煉蜜丸梧子大。每服二十丸，食後荊芥湯下。聖惠方

耳卒聾閉 雞蘇葉生搗，綿裹塞之。孟詵食療

沐髮令香 雞蘇煮汁，或燒灰淋汁，沐之。普濟方

頭生白屑 方同上。

暑月目昏 多眵淚生。龍腦薄荷葉搗爛，生絹絞汁，點之。聖濟總錄

霍亂困篤 雞蘇二兩，水二升，煎一升，分三服。聖惠

中諸魚毒 香蘇濃煮汁飲之，良。肘後方

蛇虺螫傷 龍腦薄荷葉研末，酒服，并塗之。易簡方

薺薴 拾遺

【釋名】臭蘇日華 **青白蘇** 【時珍曰】日華子釋水蘇云：一名臭蘇，一名青白蘇。正此草也。誤作水蘇爾。其形似水蘇而臭，似白蘇而青，故有二名。

【集解】【藏器曰】按蘇恭言江左名水蘇爲薺薴。按水蘇葉有雁齒，氣香而辛。薺薴葉稍長，其上有毛，氣臭，亦可爲生菜。【時珍曰】薺薴處處平地有之。葉似野蘇而稍長，有毛氣臭。山人茹之，味不甚佳。

莖葉【氣味】辛，溫，無毒。【主治】冷氣洩痢。生食，除胸間酸水。挼碎，傅蟻瘻。藏器

【附錄】石薺薴 【藏器曰】味辛，溫，無毒。主風冷氣，瘡疥瘙癢，痔瘻下血。煮汁服之。生山石閒，細葉紫花，高一二尺。山人用之。

本草綱目草部第十四卷終

本草綱目草部第十五卷

草之四　隰草類上五十三種

右附方舊一百四十四新二百八十六

本草綱目草部第十五卷

草之四 隰草類上五十三種

菊（本經上品）

【釋名】節華（本經） 女節（別錄） 女華（別錄） 女莖（別錄） 日精（別錄） 更生（別錄） 傅延年（別錄） 治蘠（爾雅） 金蕊（綱目） 陰成（別錄） 周盈（別錄）【時珍曰】按陸佃埤雅云。菊本作蘜。從鞠。鞠。窮也。月令。九月菊有黃華。華事至此而窮盡。故謂之蘜。節華之名。亦取其應節候也。崔寔月令云。女節。女華。菊華之名也。治蘠。日精。菊根之名也。抱朴子云。仙方所謂日精。更生。周盈。皆一菊。而根莖花實之名異也。【頌曰】唐天寶單方圖載白菊云。原生南陽山谷及田野中。潁川人呼爲回峰菊。汝南名茶苦蒿。上黨及建安郡。順政郡並名羊歡草。河內名地薇蒿。

【集解】【別錄曰】菊花生雍州川澤及田野。正月采根。三月采葉。五月采莖。九月采花。十一月采實。皆陰乾。【弘景曰】菊有兩種。一種莖紫氣香而味甘。葉可作羹食者。爲真菊。一種青莖而大。作蒿艾氣。味苦不堪食者。名苦薏。非真菊也。葉正相似。惟以甘苦別之。南陽酈縣最多。今近道處處有之。取種便得。又有白菊。莖葉都相似。惟花白。五月取之。仙經以菊爲妙用。但難多得。宜常服之。【藏器曰】白菊生平澤。五月花。紫白色。【頌曰】處處有之。以南陽菊潭者爲佳。初春布地生細苗。夏茂。秋花。冬實。然種類頗多。惟紫莖氣香。葉厚至柔者。嫩時可食。花微小。味甚甘者。爲真。其莖青而大。葉細氣烈似蒿艾。花小味苦者。名苦薏。非真也。南陽菊亦有兩種。白菊葉大如艾葉。莖青根細。花白蕊黃。其黃菊葉似茼蒿。花蕊都黃。今服餌家多用白者。又有一種。開小小花。瓣下如小珠子。謂之珠子菊。云入藥亦佳。【宗奭曰】菊花近世有二十餘種。惟單葉花小而黃。綠葉色深小而薄。九月應候而開者是也。鄧州白菊單葉者。亦入藥。餘皆醫經不用。【瑞曰】花大而香者。爲甘菊。花小而黃者。爲黃菊。花小而氣惡者。爲野菊。【時珍曰】菊之品九百種。宿根自生。莖葉花色。品品不同。宋人劉蒙泉。范至能。史正志皆有菊譜。亦不能盡收也。其莖有株蔓紫赤青綠之殊。其葉有大小厚薄尖禿之異。其花有千葉單葉。有心無心。有子無子。黃白紅紫。間色深淺。大小之別。其味有甘苦辛之辨。又有夏菊。秋菊。冬菊之分。大抵惟以單葉味甘者入藥。菊譜所載甘菊。鄧州黃。鄧州白者是矣。甘菊始生于山野。今則人皆栽植之。其花細碎。品不甚高。蕊如蜂窠。中有細子。亦可捺種。嫩葉及花皆可煠食。白菊花稍大。味不甚甘。亦秋月采之。菊之無子者。謂之牡菊。燒灰撒地中。能死鼃黽。說出周禮。

花（葉根莖實並同）

【氣味】苦。平。無毒。【別錄曰】甘。【損之曰】甘者入藥。苦者不入藥。【杲曰】苦甘寒。可升可降。陰中微陽也。【時珍曰】本經言菊花味苦。別錄言菊花味甘。諸家以甘者爲菊。苦者爲苦薏。惟取甘者入藥。謹按張華博物志。言菊有兩種。苗花如一。惟味小異。苦者不中食。范至能譜序。言惟甘菊一種可食。仍入藥餌。其餘黃白二花。皆味苦。雖不可餌。皆可入藥。其治頭風。則白者尤良。據此二說。則是菊類自有甘苦二種。食品須用甘菊。入藥則諸菊皆可。但不得用野菊名苦薏者爾。故景煥牧豎閑談云。真菊延齡。野菊泄人。正如黃精益壽。鉤吻殺人之意。【之才曰】朮及枸杞根。桑根白皮。青葙葉爲之使。

【主治】諸風頭眩腫痛。目欲脫。淚出。皮膚死肌。惡風濕痹。久服利血氣。輕身耐老延年。（本經）療腰痛去來陶陶。除胸中煩熱。安腸胃。利五脈。調四肢。（別錄。陶陶。縱緩貌）治頭目風熱。風旋倒地。腦骨疼痛。身上一切游

風令消散。利血脈。並無所忌。甄權作枕明目。葉亦明目。生熟並可食。大明養目血。去翳膜。元素主肝氣不足。好古

【白菊】【氣味】苦辛平無毒

【主治】風眩。能令頭不白。弘景染髭髮令黑。和巨勝、茯苓蜜丸服之。去風眩。變白不老。益顏色。藏器

【發明】震亨曰：黃菊花屬土與金。有水與火。能補陰血。故養目。時珍曰：菊春生夏茂。秋花冬實。備受四氣。飽經露霜。葉枯不落。花槁不零。味兼甘苦。性稟平和。昔人謂其能除風熱。益肝補陰。蓋不知其得金水之精英尤多。能益金水二臟也。補水所以制火。益金所以平木。木平則風息。火降則熱除。用治諸風頭目。其旨深微。黃者入金水陰分。白者入金水陽分。紅者行婦人血分。皆可入藥。神而明之。存乎其人。其苗可蔬。葉可啜。花可餌。根實可藥。囊之可枕。釀之可飲。自本至末。罔不有功。宜乎前賢比之君子。神農列之上品。隱士采入酒斝。騷人餐其落英。費長房言九日飲菊酒。可以辟不祥。神仙傳言康風子、朱孺子皆以服菊花成仙。荆州記言胡廣久病風羸。飲菊潭水多壽。菊之貴重如此。是豈羣芳可伍哉。鍾會菊有五美贊云：圓花高懸。準天極也。純黃不雜。后土色也。早植晚發。君子德也。冒霜吐穎。象貞質也。杯中體輕。神仙食也。○西京雜記言：采菊花莖葉。雜秫米釀酒。至次年九月始熟。用之。

【附方】舊六。新十六。

服食甘菊　玉函方云：王子喬變白增年方。用甘菊。三月上寅日采苗。名曰玉英。六月上寅日采葉。名曰容成。九月上寅日采花。名曰金精。十二月上寅日采根莖。名曰長生。四味並陰乾。百日取等分。以成日合擣千杵為末。每酒服一錢匕。或以蜜丸梧子大。酒服七丸。一日三服。百日輕潤。一年髮白變黑。服之二年。齒落再生。五年。八十歲老翁變為兒童也。孟詵云：正月采葉。五月五日采莖。九月九日采花。

服食白菊　太清靈寶方引：九月九日白菊花二斤。茯苓一斤。並擣羅為末。每服二錢。溫酒調下。日三服。或以煉過松脂和丸雞子大。每服一丸。主頭眩。久服令人好顏色不老。藏器曰：抱朴子言劉生丹法。用白菊汁、蓮花汁、地血汁、樗汁。和丹蒸服也。

白菊花酒　天寶單方：治丈夫婦人久患頭風眩悶。頭髮乾落。胸中痰壅。每發即頭旋眼昏。不覺欲倒者。是其候也。先灸兩風池各二七壯。并服此酒及散。永瘥。其法：春末夏初收白菊軟苗。陰乾擣末。空腹取一方寸匕。和無灰酒服之。日再服。漸加三方寸匕。若不飲酒者。但和羹粥汁服。亦得。秋八月合花收暴乾。切取三大斤。以生絹袋盛。貯三大斗酒中。經七日服之。日三次。常令酒氣相續為佳。蘇頌圖經

風熱頭痛　菊花、石膏、川芎各三錢。為末。每服一錢半。茶調下。簡便方

膝風疼痛　菊花、陳艾葉作護膝。久則自除也。吳旻扶壽方

癍痘入目生瞖障　用白菊花、穀精草、綠豆皮等分。為末。每用一錢。以乾柿餅一枚。粟米泔一盞。同煮。候泔盡。食柿。日食三枚。淺者五七日。遠者半月。見效。仁齋直指方

病後生瞖　白菊花、蟬蛻等分。為散。每用二三錢。入蜜少許。水煎服。大人小兒皆宜。屢驗。救急方

疔腫垂死　菊花一握。擣汁一升。入口即活。此神驗方也。冬月采根。肘後方

女人陰腫　甘菊苗擣爛煎湯。先熏後洗。危氏得效方

酒醉不醒　九月九日真菊花為末。飲服方寸匕。外臺秘要

眼目昏花　雙美丸：用甘菊花一斤。紅椒去目六兩。為末。用新地黃汁和丸梧子大。每服五十丸。臨臥茶清下。瑞竹堂方

花上水〔主治〕益色壯陽，治一切風。大明

野菊 拾遺

〔釋名〕苦薏 時珍曰：薏乃蓮子之心，此物味苦似之，故與之同名。

〔集解〕藏器曰：苦薏生澤畔，莖如馬蘭，花如菊。菊甘而薏苦。語曰：苦如薏是也。時珍曰：苦薏處處原野極多，與菊無異，但葉薄小而多尖，花小而蕊多，如蜂窠狀，氣味苦辛慘烈。

根葉莖花〔氣味〕苦，辛，溫，有小毒。震亨曰：野菊花服之大傷胃氣。

〔主治〕調中止洩，破血，婦人腹內宿血宜之。藏器 治癰腫疔毒，瘰癧眼瘜。時珍

〔附方〕新四。癰疽疔腫 一切無名腫毒。孫氏集效方：用野菊花連莖搗爛，酒煎熱服取汗，以渣傅之，即愈。衛生易簡方：用野菊花莖葉、蒼耳草各一握，共搗，入酒一盌，絞汁服，以渣傅之，取汗即愈。或六月六日采蒼耳葉，九月九日采野菊花，爲末，每酒服三錢，亦可。天泡溼瘡 野菊花根、棗木，煎湯洗之。醫學集成 瘰癧未破 野菊花根擣爛，煎酒服，以渣傅之，自消，不消亦自破也。瑞竹堂經驗方

菴閭 音淹閭。本經上品。○

〔釋名〕覆閭 時珍曰：菴，草屋也。閭，里門也。此草乃蒿屬，老莖可以蓋覆菴閭，故以名之。貞元廣利方謂之菴閭蒿云。又史注云：菴廬，軍行宿室也。則閭似當作廬。

〔集解〕別錄曰：菴閭子生雍州川谷，亦生上黨及道邊。十月采實，陰乾。宏景曰：狀如蒿艾之類，近道處處有之。仙經亦時用之，人家種此辟蛇也。頌曰：今江淮亦有之。春生苗，葉如艾蒿，高二三尺。七月開花，八月結實，九月采實。時珍曰：菴閭葉不似艾，似菊葉而薄，多細丫，面背皆青。高者四五尺。其莖白色，如艾莖而粗。八九月開細花，淡黃色。結細實如艾實，中有細子，極易繁衍。藝花者以之接菊。

子〔氣味〕苦，微寒，無毒。別錄曰：微溫。普曰：神農、雷公、桐君、岐伯：苦，小溫，無毒。李當之：溫。權曰：辛、苦。時珍曰：降也，陰中微陽，入足厥陰經血分。之才曰：荊實、薏苡爲之使。

〔主治〕五臟瘀血，腹中水氣，臚脹留熱，風寒溼痹，身體諸痛。久服輕身延年不老。本經 療心下堅，膈中寒熱，周痹，婦人月水不通，消食明目。駏驉食之神仙。別錄 益氣，主男子陰痿不起，治心腹脹滿。甄權 腰腳重痛，膀胱痛，及骨節煩痛，不下食。大明 擂酒飲，治閃挫腰痛，及婦人產後血氣痛。時珍

〔發明〕頌曰：本經言久服輕身不老，而古方少有服食者，惟入諸雜治藥中。如胡洽治驚邪狸骨丸之類，大方中用之。孫思邈千金翼、韋宙獨行方主蹠折瘀血，並單用菴閭煮汁服，亦可末服。今人治打撲多用此法，或飲或散，其效最速。時珍曰：吳普本草及名醫別錄並言駏驉食菴閭神仙，此亦謂其多壽爾。駏驉乃獸名，似騾而小，前足長，後足短，不能自食，每負蟨鼠爲之齧食。

〔附方〕舊一，新二。瘀血不散 變成癰腫。生菴閭蒿擣汁一升，服之。廣利方 月水不通 婦人宿有風冷，留血積聚，月水不通。菴閭子一升，桃仁二升，酒浸去皮尖，研勻，入瓶內，以酒二斗浸，封五日後，每飲三合，日三服。聖惠方 產後血痛 菴閭子一兩，水一升，童子小便二盃，煎飲。瀕湖集簡方

【附錄】對廬 別錄有名未用曰：味苦，寒，無毒。主疥瘡久不瘳，生死肌，除大熱，煮汁洗之。似菴藺，八月采。

蓍
音尸。○本經上品

【釋名】時珍曰：按班固白虎通載孔子云：蓍之爲言耆也。老人歷年多，更事久，事能盡知也。陸佃埤雅云：草之多壽者，故字從耆。博物志言：蓍千歲而三百莖，其本已老，故知吉凶。

【集解】別錄曰：蓍實生少室山谷。八月、九月采實，日乾。恭曰：此草所在有之，其莖可爲筮。陶氏誤以楮實爲之。楮實味甘，此味苦，今正之。頌曰：今蔡州上蔡縣白龜祠旁，其生如蒿作叢，高五六尺，一本一二十莖，至多者五十莖，生便條直，所以異於衆蒿也。秋後有花，出於枝端，紅紫色，形如菊花，結實如艾實。史記龜策傳云：龜千歲乃遊於蓮葉之上，蓍百莖共一根。所生之處，獸無虎狼，蟲無毒螫。徐廣註云：劉向言龜千歲而靈，蓍百年而一本生百莖也。褚先生云：蓍滿百莖，其下必有神龜守之，其上常有青雲覆之。傳云：天下和平，王道得而蓍莖長丈，其叢生滿百莖。方今取蓍者，八十莖已上，長八尺者，即已難得。但得滿六十莖以上，長六尺者，即可用矣。今蔡州所生，皆不言如此，則此類亦神物，故不常有也。時珍曰：蓍乃蒿屬，神草也。故易曰：蓍之德，圓而神。天子蓍長九尺，諸侯七尺，大夫五尺，士三尺。張華博物志言：以末大於本者爲主，次蒿，次荊，皆以月望浴之。然則無蓍揲卦，亦可以荊、蒿代之矣。

實

【氣味】苦、酸，平，無毒。

【主治】益氣充肌膚，明目聰慧先知。久服不飢，不老輕身。本經

葉

【主治】痞疾。時珍

【附方】新一。腹中痞塊：蓍葉、獨蒜、穿山甲末、食鹽，同以好醋搗成餅，量痞大小貼之，兩炷香爲度。其痞化爲膿血，從大便出。劉松石保壽堂方。

艾
別錄中品

【釋名】冰臺 爾雅 醫草 別錄 黃草 埤雅 艾蒿 時珍曰：王安石字說云：艾可乂疾，久而彌善，故字從乂。陸佃埤雅云：博物志言削冰令圓，舉而向日，以艾承其影則得火。則艾名冰臺，其以此乎？醫家用灸百病，故曰灸草。一灼謂之一壯，以壯人爲法也。

【集解】別錄曰：艾葉生田野，三月三日采，暴乾。頌曰：處處有之，以複道及四明者爲佳，云此種灸百病尤勝。初春布地生苗，莖類蒿，葉背白，以苗短者爲良。三月三日，五月五日，采葉暴乾，陳久方可用。時珍曰：艾葉本草不著土產，但云生田野。宋時以湯陰複道者爲佳，四明者圖形。近代惟湯陰者謂之北艾，四明者謂之海艾。自成化以來，則以蘄州者爲勝，用充方物，天下重之，謂之蘄艾。相傳他處艾灸酒壜不能透，蘄艾一灸則直透徹，爲異也。此草多生山原。二月宿根生苗成叢，其莖直生，白色，高四五尺。其葉四布，狀如蒿，分爲五尖，椏上復有小尖，面青背白，有茸而柔厚。七八月葉間出穗如車前穗，細花，結實纍纍盈枝，中有細子，霜後始枯。皆以五月五日連莖刈取，暴乾收葉。先君月池子諱言聞，嘗著蘄艾傳一卷。有讚云：產於山陽，采以端午。治病灸疾，功非小補。又宗懍荊楚歲時記云：五月五日雞未鳴時，采艾似人形者，攬而取之，收以灸病甚驗。是日采艾爲人，懸于戶上，可禳毒氣。其莖乾之，染麻油引火點灸炷，滋潤灸瘡，至愈不疼。亦可代蓍策，及作燭心。

葉

【脩治】宗奭曰：艾葉乾擣，去青滓，取白，入石硫黃末少許，謂之硫黃艾，灸家用之。得米粉少

許。可擣爲末，入服食藥用。〔時珍曰〕凡用艾葉須用陳久者，治令細軟，謂之熟艾。若生艾灸火則傷人肌脈。故孟子云：七年之病，求三年之艾。揀取淨葉，揚去塵屑，入石臼內木杵搗熟，羅去渣滓，取白者再搗，至柔爛如綿爲度。用時焙燥，則灸火得力。入婦人丸散，須以熟艾，用醋煮乾，搗成餅子，烘乾再搗爲末用。或以糯糊和作餅，及酒炒者，皆不佳。洪氏容齋隨筆云：艾難著力，若入白茯苓三五片同碾，即時可作細末，亦一異也。

氣味 苦，微溫，無毒。〔恭曰〕生寒熟熱。〔元素曰〕苦溫，陰中之陽。〔時珍曰〕苦而辛，生溫熟熱，可升可降，陽也。入足太陰、厥陰、少陰之經。苦酒、香附爲之使。

主治 灸百病。可作煎，止吐血下痢，下部䘌瘡，婦人漏血，利陰氣，生肌肉，辟風寒，使人有子。作煎勿令見風。別錄 擣汁服，止傷血，殺蚘蟲。宏景 主衄血下血，膿血痢，水煮及丸散任用。蘇恭 止崩血、腸痔血，搨金瘡，止腹痛，安胎。苦酒作煎，治癬甚良。擣汁飲，治心腹一切冷氣鬼氣。甄權 治帶下，止霍亂轉筋，痢後寒熱。大明 治帶脈爲病，腹脹滿，腰溶溶如坐水中。好古 溫中，逐冷除溼。時珍

發明 〔詵曰〕春月采嫩艾作菜食，或和麪作餛飩如彈子，吞三五枚，以飯壓之，治一切鬼惡氣，長服止冷痢。又以嫩艾作乾餅子，用生薑煎服，止瀉痢及產後瀉血，甚妙。〔頌曰〕近世有單服艾者，或用蒸木瓜和丸，或作湯空腹飲，甚補虛羸。然亦有毒，發則熱氣衝上，狂躁不能禁，至攻眼有瘡出血者，誠不可妄服也。〔震亨曰〕婦人無子，多由血少不能攝精。俗醫謂子宮虛冷，投以辛熱，或服艾葉，不知艾性至熱，入火灸則氣下行，入藥服則氣上行。本草止言其溫，不言其熱。世人喜溫，率多服之，久久毒發，何嘗歸咎于艾哉！予考蘇頌圖經而因默有感焉。〔時珍曰〕艾葉生則微苦太辛，熟則微辛太苦，生溫熟熱，純陽也。可以取太陽眞火，可以回垂絕元陽。服之則走三陰，而逐一切寒溼，轉肅殺之氣爲融和；灸之則透諸經，而治百種病邪，起沉痾之人爲康泰，其功亦大矣。蘇恭言其生寒，蘇頌言其有毒。一則見其能止諸血，一則見其熱氣上衝，遂謂其性寒有毒，誤矣。蓋不知血隨氣而行，氣行則血散，熱因久服致火上衝之故爾。夫藥以治病，中病則止。若素有虛寒痼冷，婦人溼鬱帶漏之人，以艾和歸、附諸藥治其病，夫何不可？而乃妄意求嗣，服艾不輟，助以辛熱，藥性久偏，致使火躁，是誰之咎歟，於艾何尤？艾附丸治心腹少腹諸痛，調女人諸病，頗有深功。膠艾湯治虛痢及妊娠產後下血，尤著奇效。老人丹田氣弱，臍腹畏冷者，以熟艾入布袋兜其臍腹，妙不可言。寒溼腳氣，亦宜以此夾入襪內。

附方 舊二十四，新二十七。

傷寒時氣 溫疫頭痛，壯熱脈盛。以乾艾葉三升，水一斗，煮一升，頓服取汗。肘後方

妊娠傷寒 壯熱，赤斑變爲黑斑，溺血。用艾葉如雞子大，酒三升，煮二升半，分爲二服。傷寒類要

妊娠風寒 卒中，不省人事，狀如中風。用熱艾三兩，米醋炒極熱，以絹包熨臍下，良久即甦。婦人良方

中風口喎 以葦筒長五寸，一頭刺入耳內，四面以麪密封不透風，一頭以艾灸之七壯。患右灸左，患左灸右。勝金方

中風口噤 熟艾灸承漿一穴，頰車二穴，各五壯。千金方

中風掣痛 不仁不隨。並以乾艾斛許，揉團納瓦甑中，並下塞諸孔，獨留一目，以痛處著甑目，而燒艾熏之，一時即知矣。肘後方

舌

縮口噤以生艾搗傳之。乾艾浸淫亦可。聖濟錄

咽喉腫痛醫方大成同嫩艾搗汁。細嚥之。○經驗方用青艾和莖葉一握。同醋搗爛。傳於喉上。冬月取乾艾亦得。李臣所傳方也。

癲癇諸風熟艾於陰囊下穀道正門當中間。隨年歲灸之。斗門方

鬼擊中惡卒然著人。如刀刺狀。胸脇腹內病刺切痛不可按。或即吐血。鼻中出血。下血。一名鬼排。以熟艾如雞子大三枚。水五升。煎二升。頓服。肘後方

小兒臍風撮口。艾葉燒灰填臍中。以帛縛定效。或隔蒜灸之。候口中有艾氣立愈。簡便方

狐惑蟲䘌病人齒無色。舌上白。或喜睡不知痛癢處。或下痢。宜急治下部。不曉此者。但攻其上。而下部生蟲。食其肛。爛見五臟。便死也。燒艾于管中。熏下部令烟入。或少加雄黃更妙。罌中燒烟亦可。肘後方

頭風久痛蘄艾揉為丸。時時嗅之。以黃水出為度。青囊雜纂

頭風面瘡癢出黃水。艾二兩。醋一升。砂鍋煎取汁。每薄紙上貼之。一日二三上。御藥院方

心腹惡氣艾葉搗汁飲之。藥性論

脾胃冷痛白艾末。沸湯服二錢。衛生易簡方

蚘蟲心痛如刺。口吐清水。白熟艾一升。水三升。煮一升服。吐蟲出。或取生艾搗汁。五更食香脯一片。乃飲一升。當下蟲出。肘後方

口吐清水乾蘄艾煎湯啜之。怪證奇方

霍亂吐下不止。以艾一把。水三升。煮一升。頓服。外臺秘要

老小白痢艾薑丸。用陳北艾四兩。乾薑炮三兩。為末。醋煮倉米糊丸梧子大。每服七十丸。空心米飲下。甚有奇效。永類方

諸痢久下艾葉、陳皮等分。煎湯服之。亦可為末。酒煮爛飯和丸。每鹽湯下二三十丸。聖濟總錄

暴泄不止陳艾一把。生薑一塊。水煎熱服。

糞後下血艾葉生薑煎濃汁。服三合。千金方

野雞痔病先以槐柳湯洗過。以艾灸上七壯。取效。郎中王及乘騾入西川。數日病痔大作。如胡瓜貫於腸頭。其熱如火。忽至僵仆。無計。有主郵者云。須灸即瘥。乃用上法灸三五壯。忽覺一道熱氣入腸中。因大轉瀉。血穢併出。瀉後遂失胡瓜所在矣。經驗良方

妊娠下血張仲景曰。婦人有漏下者。有半產後下血不絕者。有妊娠下血者。並宜膠艾湯主之。阿膠二兩。艾葉三兩。芎藭、甘草各二兩。當歸、地黃各三兩。芍藥四兩。水五升。清酒五升。煮取三升。乃納膠令消盡。每溫一升。日三服。金匱要略

妊娠胎動或腰痛。或搶心。或下血不止。或倒產子死腹中。艾葉一雞子大。酒四升。煮二升。分二服。肘後方

胎動迫心作痛。艾葉雞子大。以頭醋四升。煎二升。分溫服。子母秘錄

婦人崩中連日不止。熟艾雞子大。阿膠炒為末。半兩。乾薑一錢。水五盞。先煮艾、薑至二盞半。傾出。入膠烊化。分三服。一日服盡。初虞世古今錄驗

產後瀉血不止。乾艾葉半兩。炙熟。老生薑半兩。濃煎湯。一服立妙。孟詵食療本草

產後腹痛欲死。因感寒起者。陳蘄艾二斤。焙乾。搗。鋪臍上。以絹覆住。熨斗熨之。待口中艾氣出。則痛自止矣。楊誠經驗方

忽然吐血一二口。或心衄。或內崩。熟艾三團。水五升。煮二升服。一方。燒灰水服二錢。千金方

鼻血不止艾灰吹之。亦可以艾葉煎服。聖惠方

盜汗不止熟艾二錢。白茯神三錢。烏梅三箇。水一鍾。煎八分。臨臥溫服。通妙真人方

火眼腫痛以艾燒烟起。用盌覆之。候烟盡。盌上刮煤下。以溫水調化洗眼。即瘥。更入黃連尤佳。斗門方

面上皯䵳艾灰、桑灰各三升。以水淋汁。再淋至三遍。以五色布納于中。同煎。令可丸時。每以少許傅之。自爛脫。甚妙。外臺秘要

婦人面瘡名粉花瘡。以定粉五錢。菜子油調泥盌內。用艾一二團。燒烟熏之。候烟盡。覆地上一夜。取出調搽。永無瘢痕。亦易生肉。談埜翁試驗方

身面疣目艾火灸三壯即除。聖惠方

鵝掌風病蘄艾真者四五兩。水四五盌。煮

五六滚。入大口瓶內盛之。用麻布二層縛之。將手心放瓶上熏之。如冷再熱。如神。陸氏積德堂方

瘡疥熏法 熟蘄艾一兩。木鱉子三錢。雄黃二錢。硫黃一錢。爲末。揉入艾中。分作四條。每以一條。安陰陽瓦中。置被裏烘熏。後服通聖散。醫方摘要

小兒疳瘡 艾葉一兩。水一升。煑取四合服。備急方

小兒爛瘡 艾葉燒灰傅之。良。子母秘錄

臁瘡口冷不斂 熟艾燒烟熏之。經驗方

白癩風瘡 乾艾隨多少。以浸麴釀酒如常法。日飲之。覺痺即瘥。肘後方

疔瘡腫毒 艾蒿一擔燒灰。于竹筒中淋取汁。以一二合。和石灰如糊。先以鍼刺瘡至痛。乃點藥三遍。其根自拔。玉山韓光以此治人神驗。貞觀初。衢州徐使君訪得此方。予用治三十餘人。得效。千金方

發背初起 未成及諸熱腫。以溼紙搨上。先乾處是頭。著艾灸之。不論壯數。痛者灸至不痛。不痛者灸至痛乃止。其毒即散。不散亦免內攻。神方也。李絳兵部手集

癰疽不合 瘡口冷滯。以北艾煎湯洗後。白膠熏之。直指方

咽喉骨哽 用生艾蒿數升。水酒共一斗。煑四升。細細飲之。當下。外臺秘要

誤吞銅錢 艾蒿一把。水五升。煎一升。頓服便下。錢相公篋中方

諸蟲蛇傷 艾灸數壯甚良。集簡方

風蟲牙痛 化蠟少許。攤紙上。鋪艾。以筯卷成筒。燒烟。隨左右熏鼻。及烟令滿口。呵氣。即疼止腫消。靳季謙病此月餘。一試即愈。普濟方

實

氣味 苦。辛。熱。無毒。**主治** 明目。療一切鬼氣。甄權 壯陽。助水臟腰膝及暖子宮。大明

發明 詵曰。艾子和乾薑等分。爲末。蜜丸梧子大。空心每服三丸。以飯三五匙壓之。日再服。治百惡氣。其鬼神速走出。田野之人與此甚相宜也。

附錄 夏臺 別錄有名未用曰。味甘。主百疾。濟絕氣。宏景曰。此藥神奇乃爾。不復識用。可恨也。時珍曰。艾名冰臺。此名夏臺。艾灸百病。能回絕氣。此主百病。濟絕氣。恐是一物重出也。故附于艾後。

千年艾 綱目

集解 時珍曰。千年艾出武當太和山中。小莖高尺許。其根如蓬蒿。其葉長寸餘。無尖椏。面青背白。秋開黃花。如野菊而小。結實如青珠丹顆之狀。三伏日采葉暴乾。葉不似艾。而作艾香。搓之即碎。不似艾葉成茸也。羽流以充方物。

葉

氣味 辛。微苦。溫。無毒。**主治** 男子虛寒。婦人血氣諸痛。水煎服之。時珍

茵陳蒿 本經上品

釋名 藏器曰。此雖蒿類。經冬不死。更因舊苗而生。故名因陳。後加蒿字耳。時珍曰。按張揖廣雅及吳普本草並作因塵。不知何義。

集解 別錄曰。茵陳生太山及丘陵坡岸上。五月及立秋采。陰乾。宏景曰。今處處有之。似蓬蒿而葉緊細。秋後莖枯。經冬不死。至春又生。韓保昇曰。葉似青蒿而背白。大明曰。茵陳出和州及南山嶺上。一名石茵陳。頌曰。近道皆有之。不及太山者佳。春初生苗。高三五寸。似蓬蒿而葉緊細。無花實。五月七月采莖葉陰乾。今謂之山茵陳。江寧府一種茵陳。葉大根粗。黃白色。至夏有花實。階州一種白蒿。亦似青蒿而背白。本土皆以爲茵陳入藥。今南方醫人用山茵陳。乃有數種。或著其說云。山茵陳。汴京及北地用者。如艾蒿。葉細而背白。其氣亦如艾。味苦。乾則色黑。江南所用者。莖葉都似家茵陳

而大高三四尺。氣極芬香，味甘辛，俗又名龍腦薄荷。吳中所用，乃石香葇也。葉至細，色黃味辛，甚香烈，性溫。若誤作解脾藥服，大令人煩。以本草論之，但有茵陳蒿，無山茵陳。註云：葉似蓬蒿而緊細。今汴京北地所用山茵陳是也。大體世方用山茵陳，療腦痛，解傷寒發汗，行肢節滯氣，化痰利膈，治勞倦最要。詳本草正經，惟療黃疸，利小便，與世方都不應。今試取汴京所用山茵陳，爲解肌發汗藥，灼然少效。江南山茵陳療傷寒腦痛，絶勝。比見諸醫議論，謂家茵陳亦能解肌，下膈去胸中煩。方家少用，但可研作飲服之。本草所無，自出俗方。茵陳蒿當別是一物，主療自異，不得爲山茵陳。此說亦未可據。但以功較之，則江南者爲勝；以經言之，則非本草所出，醫方所用，更當考論爾。〔敦曰〕凡使須用葉有八角者，陰乾，去根細剉，勿令犯火。〔時珍曰〕茵陳昔人多蒔爲蔬，故入藥用山茵陳，所以別家茵陳也。洪舜俞老圃賦云：酣糟紫薑之掌，沐醯青陳之絲。是也。今淮揚人二月二日猶采野茵陳苗，和粉麪作茵陳餅食之。後人各據方士所傳，遂致淆亂。今山茵陳二月生苗，其莖如艾，其葉如淡色青蒿而背白，葉歧緊細而扁整，九月開細花黃色，結實大如艾子。花實並與菴䕡花實相似，亦有無花實者。

莖葉〔氣味〕**苦，平，微寒，無毒。**〔普曰〕神農、岐伯、雷公：苦，無毒。黃帝：辛，無毒。〔權曰〕苦、辛，有小毒。〔大明曰〕石茵陳：苦，涼，無毒。伏硇砂。〔張元素曰〕苦、甘，陰中微陽，入足太陽經。

〔主治〕**風溼寒熱邪氣，熱結黃疸。久服輕身益氣耐老。面白悅長年。白兔食之仙。**本經 **治通身發黃，小便不利，除頭熱，去伏瘕。**別錄 **通關節，去滯熱，傷寒用之。**藏器 **石茵陳：治天行時疾熱狂，頭痛頭旋，風眼疼，瘴瘧。女人癥瘕，并閃損乏絶。**大明

〔發明〕〔宏景曰〕仙經曰：白蒿，白兔食之仙。而今茵陳乃云此，恐是誤耳。〔宗奭曰〕張仲景治傷寒熱甚發黃，身面悉黃者，用之極效。一僧因傷寒後發汗不徹，有留熱，面身皆黃，多熱，期年不愈。醫作食治不對，而食不減。予與此藥，服五日病減三分之一，十日減三分之二，二十日病悉去。方用山茵陳、山梔子各三分，秦艽、升麻各四錢，爲散。每用三錢，水四合，煎二合，去滓，食後溫服，以知爲度。此藥以山茵陳爲本，故書之。〔王好古曰〕張仲景茵陳梔子大黃湯治溼熱也，梔子蘗皮湯治燥熱也。如苗澇則溼黃，苗旱則燥黃。溼則瀉之，燥則潤之可也。此二藥治陽黃也。韓祗和、李思訓治陰黃，用茵陳附子湯。大抵以茵陳爲君主，而佐以大黃、附子，各隨其寒熱也。

〔附方〕舊二，新六。

茵陳羹 除大熱黃疸，傷寒頭痛，風熱瘴瘧，利小便。以茵陳細切，煑羹食之，生食亦宜。食醫心鏡

遍身風癢 生瘡疥。用茵陳煑濃汁洗之，立瘥。千金方

癧瘍風病 茵陳蒿兩握，水一斗五升，煑取七升。先以皂莢湯洗，次以此湯洗之，冷更作。隔日一洗。不然恐痛也。崔行功纂要

風疾攣急 茵陳蒿一斤，秫米一石，麴三斤，和勻，如常法釀酒服之。聖濟總錄

癇黃如金 好眠吐涎。茵陳蒿、白鮮皮等分，水二鍾，煎服，日二服。三十六黃方

遍身黃疸 茵陳蒿一把，同生薑一塊，擣爛，於胸前四肢，日日擦之。

男子酒疸 用茵陳蒿四根，梔子七箇，大田螺一箇，連殼擣爛，以百沸白酒一大盞，沖汁飲之，秘方也。

眼熱赤腫 山茵陳、車前子等分，煎湯，細茶調散，服數服。直指方

青蒿 本經下品

〔釋名〕**草蒿**本經 **方潰**本經 **菣**音牽，去聲 **犼蒿**蜀本 **香蒿**衍義 〔保昇曰〕草

蒿。江東人呼爲犱蒿，爲其氣臭似犱也。北人呼爲青蒿。爾雅云：蒿，菣也。孫炎注云：荆楚之間謂蒿爲菣。郭璞注云：今人呼青蒿香中炙啖者爲菣是也。【時珍曰】晏子云：蒿，草之高者也。按爾雅諸蒿，獨菣得單稱爲蒿，豈以諸蒿葉背皆白，而此蒿獨青，異於諸蒿故耶。

【集解】別錄曰：青蒿生華陰川澤。【弘景曰】處處有之。即今青蒿，人亦取雜香菜食之。【保昇曰】嫩時醋淹爲菹，自然香。葉似茵陳蒿而背不白，高四尺許。四月、五月采，日乾入藥。詩云：呦呦鹿鳴，食野之蒿。即此蒿也。【頌曰】青蒿春生苗，葉極細，可食。至夏高四五尺。秋後開細淡黄花，花下便結子，如粟米大。八九月采子，陰乾。根、莖、子、葉並入藥用，乾者炙作飲香尤佳。【宗奭曰】青蒿得春最早，人剔以爲蔬，根赤葉香。沈括夢溪筆談云：青蒿一類，自有二種：一種黄色，一種青色。本草謂之青蒿，亦有所別也。陝西銀綏之間，蒿叢中時有一兩窠，迥然青色者，土人謂之香蒿。莖葉與常蒿一同，但常蒿色淡青，此蒿深青，如松檜之色。至深秋餘蒿並黄，此蒿猶青，其氣芬芳。恐古人所用，以深青者爲勝。不然諸蒿何嘗不青。【時珍曰】青蒿二月生苗，莖粗如指而肥軟，莖葉色並深青。其葉微似茵陳，而面背俱青。其根白硬。七八月開細黄花頗香。結實大如麻子，中有細子。

【修治】【斅曰】凡使，惟中爲妙，到膝即仰，到腰即俛。使子勿使葉，使葉勿使根，使根勿使莖，四件若同使，翻然成痼疾。采得葉，用七歲兒七箇溺浸七日七夜，漉出曬乾。

葉莖根子【氣味】苦，寒，無毒。【時珍曰】伏硫黄。

【主治】疥瘙痂癢惡瘡，殺蝨，治留熱在骨節間，明目。本經 鬼氣尸疰伏留，婦人血氣腹內滿，及冷熱久痢。秋冬用子，春夏用苗，並擣汁服。亦暴乾爲末，小便入酒和服。藏器 補中益氣，輕身補勞，駐顏色，長毛髮，令黑不老，兼去蒜髮，殺風毒。心痛熱黄，生擣汁服，并貼之。大明 治瘧疾寒熱。時珍 生擣傅金瘡，止血止疼良。蘇恭 燒灰隔紙淋汁，和石灰煎，治惡瘡瘜肉黶瘢。孟詵

【發明】【頌曰】青蒿治骨蒸熱勞爲最，古方單用之。【時珍曰】青蒿得春木少陽之氣最早，故所主之證，皆少陽、厥陰血分之病也。按月令通纂言伏內庚日采青蒿懸於門庭內，可辟邪氣。陰乾爲末，冬至、元旦各服二錢亦良。觀此，則青蒿之治鬼疰伏尸，蓋亦有所伏也。

【附方】舊四，新十三。

男婦勞瘦 青蒿細剉，水三升，童子小便五升，同煎取一升半，去滓入器中，煎成膏，丸如梧子大。每空心及臥時，溫酒吞下二十丸。斗門方

虛勞寒熱 肢體倦疼，不拘男婦。八九月青蒿成實時，采之，去枝梗，以童子小便浸三日，曬乾爲末。每服二錢，烏梅一箇，煎湯服。靈苑方

骨蒸鬼氣 童子小便五大斗，澄清，青蒿五斗，八九月揀帶子者最好，細剉相和，納大釜中，以猛火煎取三大斗，去滓，溉釜令淨，再以微火煎可二大斗，入豬膽十枚，同煎一大斗半，去火待冷，以瓷器盛之。每欲服時，取甘草二三兩，炙熟爲末，以煎和擣千杵爲丸，空腹粥飲下二十丸，漸加至三十丸止。崔元亮海上方

骨蒸煩熱 青蒿一握，豬膽汁一枚，杏仁四十箇，去皮尖，炒，以童子小便一大盞，煎五分，空心溫服。十便良方

虛勞盜汗 煩熱口乾。用青蒿一斤，取汁熬膏，入人參末、麥門冬末各一兩，熬至可丸，丸如梧子大。每食後米飲服二十丸，名青蒿丸。聖濟總錄

瘧疾寒熱 肘後方：用青蒿一握，水二升，擣汁服之。

存仁方。用五月五日天未明時采青蒿陰乾四兩。桂心一兩。爲末。未發前酒服二錢。○經驗方。用端午日采青蒿葉陰乾。桂心等分。爲末。每服一錢。先寒用熱酒。先熱用冷酒。發日五更服之。切忌發物。

溫瘧痰甚 但熱不寒。用青蒿二兩。童子小便浸焙。黃丹半兩。爲末。每服二錢。白湯調下。存仁方

赤白痢下 五月五日采青蒿艾葉等分。同豆豉擣作餅。日乾。名蒿豉丹。每用一餅。以水一盞半煎服。聖濟總錄

鼻中衄血 青蒿擣汁服之。并塞鼻中。極驗。衛生易簡方

酒痔便血 青蒿用葉不用莖。用莖不用葉。爲末。糞前冷水。糞後水酒調服。永類鈐方

金瘡撲損 肘後方。用青蒿擣封之。血止則愈。○一方。用青蒿麻葉石灰等分。五月五日擣和曬乾。臨時爲末。搽之。

牙齒腫痛 青蒿一握。煎水漱之。濟急方

毒蜂螫人 嚼青蒿封之。即安。肘後方

耳出濃汁 青蒿末。綿裹納耳中。聖惠方

鼻中瘜肉 青蒿灰石灰等分。淋汁熬膏點之。聖濟總錄

子【氣味】甘冷無毒【主治】明目開胃。炒用。治勞瘦。壯健人小便浸用之。治惡瘡疥癬風疹。煎水洗之。大明　治鬼氣。爲末。酒服方寸匕。孟詵　功同葉。時珍

【附方】新一

積熱眼澀 三月三日或五月五日。采青蒿花或子。陰乾爲末。每井華水空心服二錢。久服明目。可夜看書。名青金散。十便良方

節閒蟲 見蟲部

黃花蒿 綱目

【釋名】臭蒿

【集解】大明曰 臭蒿一名草蒿。時珍曰 香蒿臭蒿通可名草蒿。此蒿與青蒿相似。但此蒿色綠帶淡黃。氣辛臭不可食。人家采以罨醬黃酒麴者。是也。

葉【氣味】辛苦涼無毒【主治】小兒風寒驚熱。時珍

子【氣味】辛涼無毒【主治】治勞。下氣。開胃。止盜汗及邪氣鬼毒。大明

白蒿 本經上品

【釋名】蘩 爾雅　由胡 爾雅　蔞蒿 食療　蔏 音商。時珍曰 白蒿有水陸二種。爾雅通謂之蘩。以其易蘩衍也。曰蘩。皤蒿。即今陸生艾蒿也。辛薰不美。曰蘩。由胡。即今水生蔞蒿也。辛香而美。曰蘩之醜。秋爲蒿。則通指水陸二種而言。謂其春時各有種名。至秋老則皆呼爲蒿矣。曰藾。曰蕭。曰萩。皆老蒿之通名。象秋氣肅賴之氣。

【集解】別錄曰 白蒿生中山川澤。二月采。宏景曰 蒿類甚多。而俗中不聞呼白蒿者。方藥家既不用。皆無復識之。恭曰 爾雅。皤蒿。即白蒿也。所在有之。葉頗似細艾。上有白毛。錯澀。粗于青蒿。從初生至秋。白于衆蒿。禹錫曰 蓬蒿可以爲茹。故詩箋云。以豆薦蘩菹也。陸機詩疏云。凡艾白色爲皤。今白蒿先諸草發生。香美可食。生蒸皆宜。頌曰 此草古人以爲菹。今人但食蔞蒿。不復食此。或疑白蒿即蔞蒿。而孟詵食療又別著蔞蒿條。所說不同。明是二物。乃知古今食品之異也。又今階州以白蒿爲茵陳。其苗葉亦相似。然以入藥。恐不可用也。時珍曰 白蒿處處有之。有水陸二種。本草所用。蓋取水生者。故曰生中山川澤。不曰山谷平地也。二種形狀相似。但陸生辛薰。不及水生者香美爾。詩云。呦呦鹿鳴。食野之苹。苹即陸生皤蒿。俗呼艾蒿是矣。鹿食九種解毒之草。白蒿其一也。詩云。于以采蘩。于沼于沚。左傳云。蘋蘩蘊藻之菜。可以薦于鬼神。羞于王公。並指水生白蒿而言。則本草白蒿之爲

蔞蒿無疑矣。鄭樵通志謂苹爲蔞蒿，非矣。鹿乃山獸，蔞乃水蒿。陸機詩疏謂苹爲牛尾蒿，亦非矣。牛尾蒿色青不白，細葉直上，狀如牛尾也。蔞蒿生陂澤中，二月發苗，葉似嫩艾而歧細，面青背白。其莖或赤或白，其根白脆。采其根莖，生熟葅曝皆可食，蓋嘉蔬也。景差大招云：吳酸蒿蔞不沾薄。謂吳人善調酸，瀹蔞蒿爲齏，不沾不薄而甘美。此正指水生者也。

苗根【氣味】甘，平，無毒。（思邈曰）辛，平。（時珍曰）發瘡疥。

【主治】五臟邪氣，風寒溼痹，補中益氣，長毛髮令黑，療心懸，少食常飢。久服輕身，耳目聰明，不老。本經。生挼醋淹爲葅食，甚益人。擣汁服，去熱黃及心痛。曝爲末，米飲空心服一匙，治夏月暴水痢。燒灰淋汁煎，治淋瀝疾。孟詵。利膈開胃，殺河豚魚毒。時珍。

【發明】（宏景曰）服食家七禽散云：白兔食白蒿仙。與庵䕡同法耳。（時珍曰）本經列白蒿於上品，有功無毒，而古今方家不知用，豈不得服之之訣與？

【附方】舊一。惡瘡癩疾但是惡疾遍體，面目有瘡者，皆可服之。用白艾蒿十束如升大，煮取汁，以麴及米一如釀酒法，候熟稍服之。深師方。

子【氣味】缺。【主治】鬼氣，爲末酒服之，良。孟詵。

角蒿唐本草

【集解】（恭曰）角蒿似白蒿，花如瞿麥，紅赤可愛。子似王不留行，黑色作角。七月、八月采。（保昇曰）葉似似蛇牀、青蒿子。角似蔓菁，實黑而細，秋熟，所在皆有之。（宗奭曰）莖葉如青蒿，開淡紅紫花，大約徑三四分。花罷結角，長二寸許，微彎。（斅曰）凡使勿用紅蒿并邪蒿，二味眞似角蒿，只是此香而角短爾。采得于槐砧上細剉用之。

【氣味】辛、苦，有小毒。【主治】乾溼䘌，諸惡瘡有蟲者。唐本。治口齒瘡絶勝。宗奭。

【附方】舊二，新一。齒齦宣露多是疳也。角蒿燒灰，夜塗上。切忌油膩、沙糖、乾棗。外臺秘要。口瘡不瘥入胸中並生者。不拘大人小兒，以角蒿灰塗之，有汁吐去，一宿效。千金方。月蝕耳瘡用蒿灰摻之，良。集簡方。

䕡蒿拾遺

【釋名】莪蒿爾雅、蘿蒿同上、抱娘蒿。（時珍曰）陸農師云：䕡之爲言高也。莪亦峩也，莪科高也。可以覆蠶，故謂之蘿。抱根叢生，故曰抱娘。

【集解】（時珍曰）䕡蒿生高崗，似小薊，宿根先於百草。爾雅云：莪，蘿，是也。詩小雅云：菁菁者莪。陸機注云：即莪蒿也。生澤國漸洳處，葉似邪蒿而細，科三月生，莖葉可食，又可蒸，香美頗似蔞蒿，但味帶麻，不似蔞蒿香甘。

【氣味】辛，溫，無毒。【主治】破血下氣，煮食之。藏器。

馬先蒿本經中品

【釋名】馬新蒿唐本、馬矢蒿本經、練石草別錄、爛石草同上、虎麻。（時珍曰）蒿氣如馬矢，故名馬先，乃馬矢字訛也。馬新，又馬先之訛也。（宏景曰）練石草一名爛石草，即馬矢蒿。今方藥不復用之。

〔集解〕別錄曰馬先蒿練石草。並生南陽川澤。恭曰葉大如茺蔚。花紅白色。二月八月采莖葉。陰乾用。八月九月實熟。俗謂之虎麻是也。一名馬新蒿。所在有之。茺蔚苗短小。其子夏中熟。二物初生極相似也。禹錫曰按爾雅云。蔚。牡菣。註云。卽蒿之無子者。詩云。匪莪伊蔚。陸機云。牡蒿也。二月始生。七月開花。似胡麻花而紫赤。八月生角。似小豆角。銳而長。一名馬新蒿是也。頌曰郭璞以牡菣爲無子。而陸機云有子。二說小異。今當用有子者爲正。時珍曰別錄牡蒿馬先蒿。原是二條。陸機所謂有子者。乃馬先蒿。而復引無子之牡蒿釋之。誤矣。牡蒿詳見本條。

〔氣味〕苦平無毒。別錄曰練石草寒〔主治〕寒熱鬼疰。中風濕痹。女子帶下病。無子。本經 練石草治五癃。破石淋膀胱中結氣。利水道小便。別錄 惡瘡。宏景

〔附方〕舊一 大風癩疾。骨肉疽敗。眉鬚墮落。身體癢痛。以馬先蒿。一名馬矢蒿。一名爛石草。炒。擣末。每服方寸匕。食前溫酒下。一日三服。一年都瘥。肘後方

陰地厥 宋圖經

〔集解〕頌曰生鄧州順陽縣內鄉山谷。葉似青蒿。莖青紫色。花作小穗。微黃。根似細辛。七月采根用。時珍曰江浙亦有之。外家采制丹砂硫黃。

根苗〔氣味〕甘苦微寒無毒〔主治〕腫毒風熱。蘇頌

〔附方〕新一 男婦吐血。後胸膈虛熱。陰地厥紫河車貫衆甘草各半兩。每服三錢。水煎服。聖濟總錄

牡蒿 別錄下品

〔釋名〕齊頭蒿 時珍曰爾雅蔚牡菣蒿之無子者則牡之名以此也。諸蒿葉皆尖。此蒿葉獨奓而禿。故有齊頭之名。

〔集解〕別錄曰牡蒿生田野。五月八月采。宏景曰方藥不復用。恭曰齊頭蒿也。所在有之。葉似防風。細薄而無光澤。時珍曰齊頭蒿三四月生苗。其葉扁而本狹。末奓有禿歧。嫩時可茹。鹿食九草。此其一也。秋開細黃花。結實大如車前實。而內子微細不可見。故人以爲無子也。

苗〔氣味〕苦微甘溫無毒〔主治〕充肌膚。益氣。令人暴肥。不可久服。血脈滿盛。別錄 擂汁服。治陰腫。時珍

〔附方〕新一 瘧疾寒熱。齊頭蒿根。滴滴金根。各一把。擂生酒一鍾。末發前服。以滓傅寸口。男左女右。二日便止。海上名方

九牛草 宋圖經

〔集解〕頌曰生筠州山岡上。二月生苗。獨莖。高一尺。葉似艾葉。圓而長。背有白毛。面青。五月采苗用。時珍曰陳嘉謨本草蒙筌以此爲蘄艾。謬矣。

苗〔氣味〕微苦有小毒〔主治〕解風勞。治身體痛。與甘草同煎服。不入衆藥用。蘇頌

茺蔚 本經上品

〔釋名〕益母 本經 益明 本經 貞蔚 別錄 蓷 音推。爾雅 野天麻 會編 豬麻 綱目 火杴 本經 鬱臭草 圖經 苦低草 圖經 夏枯草 外臺 土質汗 綱目 時珍曰此草及子皆茺盛密蔚。故名茺蔚。其功宜于婦人及明目益精。故有益母之稱。其

莖方類麻，故謂之野天麻。俗呼爲豬麻，豬喜食之。土也。夏至後即枯，故亦有夏枯之名。近效方謂之土質汗。林億云：質汗出西番，乃熱血合諸藥煎成，治金瘡折傷。益母亦可作煎治折傷，故名爲土質汗也。禹錫曰：爾雅萑，蓷。注云：今茺蔚也。又名益母。劉歆云：蓷，臭穢也。臭穢即茺蔚也。陸機云：蓷，益母也。故曾子見之感思。

【集解】別錄曰：茺蔚生海濱池澤。五月采。弘景曰：今處處有之。葉如荏，方莖，子形細長，有三棱。方用亦稀。頌曰：今園圃及田野極多。郭璞註爾雅云：葉似荏，方莖白華，華生節間。節節生花，實似雞冠子，黑色，莖作四方棱。五月采。又云：九月采實。醫方稀有用實者。宗奭曰：茺蔚初春生，時亦可浸洗，淘去苦水，煮作菜食。凌冬不凋悴也。時珍曰：茺蔚近水溼處甚繁。春初生苗如嫩蒿，入夏長三四尺，莖方如黃麻莖。其葉如艾葉而背青，一梗三葉，葉有尖歧。寸許一節，節節生穗，叢簇抱莖。四五月間穗內開小花，紅紫色，亦有微白色者。每萼內有細子四粒，粒大如茼蒿子，有三棱，褐色。藥肆往往以作巨勝子貨之。其草生時有臭氣，夏至後即枯，其根白色。蘇頌圖經謂其葉似荏，其子黑色似雞冠子。九月采實。寇宗奭衍義謂其凌冬不凋者，皆誤傳也。此草有白花、紫花二種，莖葉子穗皆一樣，但白者能入氣分，紅者能入血分，別而用之可也。按閨閣事宜云：白花者爲益母，紫花者爲野天麻。返魂丹註云：紫花者爲益母，白花者不是。陳藏器本草云：茺蔚生田野間，人呼爲臭草。天麻生平澤，似馬鞭草，節節生紫花，花中有子，如青葙子。孫思邈千金方云：天麻草苗如火麻，冬生夏著，赤花如鼠尾花。此皆似以茺蔚、天麻爲二物，蓋不知其是一物二種，凡物花皆有赤白，如牡丹、芍藥、菊花之類是矣。又按郭璞爾雅註云：蓷音推，即茺蔚，又名益母，葉似荏，白華，華生節間。又云：蘈音推，方莖，葉長而銳，有穗，穗間有花，紫縹色，可以爲飲。江東呼爲牛蘈。據此則是蓷、蘈名本相同，但以花色分別之爲其爲一物無疑矣。宋人重脩本草，以天麻草誤註天麻，尤爲謬矣。陳藏器本草又有鏨菜，云生江南陰地，似益母，方莖對節白花，主產後血病。此即茺蔚之白花者，故其功主血病亦相同。

子

【脩治】時珍曰：凡用，微炒香，亦或蒸熟，烈日曝燥，舂簸去殼，取仁用。

【氣味】辛，甘，微溫，無毒。別錄曰：甘，微寒。時珍曰：甘辛溫。灰制硫黃。

【主治】明目益精，除水氣，久服輕身。本經 療血逆大熱，頭痛心煩。別錄 產後血脹。大明 春仁生食，補中益氣，通血脈，填精髓，止渴潤肺。吳瑞 治風解熱，順氣活血，養肝益心，安魂定魄，調女人經脈，崩中帶下，產後胎前諸病。久服令人有子。時珍

【發明】震亨曰：茺蔚子活血行氣，有補陰之功，故名益母。凡胎前產後所恃者，血氣也。胎前無滯，產後無虛，以其行中有補也。時珍曰：茺蔚子味甘微辛，氣溫，陰中之陽，手足厥陰經藥也。白花者入氣分，紫花者入血分。治婦女經脈不調，胎產一切血氣諸病，妙品也，而醫方鮮知用。時珍常以之同四物、香附諸藥治人，獲效甚多。蓋包絡生血，肝藏血。此物能活血補陰，故能明目益精，調經，治女人諸病也。東垣李氏言瞳子散大者禁用茺蔚子，爲其辛溫主散，能助火也。當歸雖辛溫，而兼苦甘，能和血，故不禁之。愚謂目得血而能視，茺蔚行血甚捷，瞳子散大，血不足也，故禁之，非助火也。血滯病目則宜之，故曰明目。

莖 大明曰：苗、葉、根同功。

【氣味】藏器曰：寒。時珍曰：莖、葉味辛微苦，花味微苦甘，根味甘，並無毒。鏡源曰：制硫黃、雌黃、砒石。

【主治】癮疹，可作浴湯。本經 擣汁服，主浮

腫。下水。消惡毒疔腫。乳癰丹遊等毒。併傳之。又服汁。主子死腹中。及產後血脹悶。滴汁入耳中。主聤耳。擣傅蛇虺毒。蘇恭 入面藥。令人光澤。治粉刺。藏器 活血破血。調經解毒。治胎漏產難。胎衣不下。血運。血風。血痛。崩中漏下。尿血。瀉血。疳痢痔疾。打撲內損瘀血。大便小便不通。時珍

【發明】時珍曰：益母草之根莖花葉實。並皆入藥。可同用。若治手足厥陰血分風熱。明目益精。調女人經脈。則單用茺蔚子爲良。若治腫毒瘡瘍。消水行血。婦人胎產諸病。則宜並用爲良。蓋其根莖花葉專于行。而子則行中有補故也。

【附方】舊十四。新七。

濟陰返魂丹 昝殷產寶曰：此方乃吉安文江高師禹備禮求于名醫所得者。其效神妙。活人甚多。能治婦人胎前產後諸疾危證。用野天麻。又名益母。又名火杴。又名負擔。即茺蔚子也。葉似艾葉。莖類火麻。方梗四面。四五六月節節開花。紅紫色如蓼花。南北隨處皆有。白花者不是。于端午小暑。或六月六日花正開時。連根收采陰乾。用葉及花子。忌鐵器。以石器碾爲細末。煉蜜丸如彈子大。隨證嚼服。用湯使。其根燒存性爲末。酒服。功與黑神散不相上下。其藥不限丸數。以病愈爲度。或丸如梧子大。每服五七十丸。又可搗汁濾淨。熬膏服之。○胎前臍腹痛。或作聲者。米飲下。○胎前產後。臍腹刺痛。胎動不安。下血不止。當歸湯下。○產後。以童子小便化下一丸。能安魂定魄。血氣自然調順。○諸病不生。又能破血痛。養脈息。調經絡。並溫酒下。○胎衣不下。及橫生不順。死胎不下。經日脹滿。心悶心痛。並用炒鹽湯下。○產後血運。眼黑血熱。口渴煩悶。如見鬼神。狂言不省人事。以童子小便和酒化下。○產後結成血塊。臍腹奔痛。時發寒熱。有冷汗。或面垢顏赤。五心煩熱。並用童子小便酒下。或薄荷自然汁下。○產後惡露不盡。結滯刺痛。上衝心胸滿悶。童子小便酒下。○產後瀉血水。以棗湯下。○產後痢疾。米湯下。○產後血崩漏下。糯米湯下。○產後赤白帶下。煎膠艾湯下。○月水不調。溫酒下。○產後中風。牙關緊急。半身不遂。失音不語。童便酒下。○產後氣喘欬嗽。胸膈不利。惡心吐酸。面目浮腫。兩脇疼痛。舉動失力。溫酒下。○產後月內欬嗽。自汗發熱。久則變爲骨蒸。童便酒下。○產後鼻衄。舌黑口乾。童便酒下。○產後兩太陽穴痛。呵欠心松。氣短羸瘦。不思飲食。血風身熱。手足頑麻。百節疼痛。並米飲化下。○產後大小便不通。煩躁口苦者。薄荷湯下。○婦人久無子息。溫酒下。

益母膏 近效方：治產婦諸疾。及折傷內損有瘀血。每天陰則痛。神方也。三月采益母草。一名負擔。一名夏枯草。連根葉莖花洗擇令淨。于箔上攤暴水乾。以竹刀切長五寸。勿用鐵刀。置于大鍋中。以水浸過二三寸。煎煮。候草爛水減三之二。漉去草。取汁約五六斗。入盆中澄半日。以綿濾去濁滓。以清汁入釜中。慢火煎取一斗。如稀餳狀。瓷瓶封收。每取梨大。暖酒和服。日再服。或和羹粥亦可。如遠行。即更煉至可丸收之。服至七日。則疼漸平復也。產婦惡露不盡及血運。一二服便瘥。其藥無忌。又能治風。益心力。外臺秘要

女人難產 益母草搗汁七大合。煎減半。頓服立止。無新者。以乾者一大握。水七合煎服。韋宙獨行方

胎死腹中 益母草搗熟。以暖水少許和。絞取汁頓服之。韋宙獨行方

產後血運 心氣欲絕。益母草研汁服一盞。絕妙。子母秘錄

產後血閉 不下者。益母草汁一小盞。入酒一合。溫服。聖惠方

帶下赤白 益母草花開時采。搗爲末。每服二錢。食前溫湯下。集驗方

小便尿血 益母草搗汁。服一升立瘥。此蘇澄方也。外臺秘要

赤白雜痢 困重

者益母草日乾陳鹽梅燒存性等分爲末每服三錢白痢乾薑湯赤痢甘草湯下名二靈散衛生家寶方

小兒疳痢垂死者益母草嫩葉同米煮粥食之取足以瘥爲度甚佳飲汁亦可廣濟方

痔疾下血益母草葉擣汁飲之食醫心鏡

一切癰瘡婦人妬乳乳癰小兒頭瘡及浸淫黃爛熱瘡疥疽陰蝕並用天麻草切五升以水一斗半煮一斗分數次洗之以殺癢千金

急慢疔瘡聖惠方用益母草搗封之仍絞五合服即消○醫方大成用益母草四月連花采之燒存性先以小尖刀十字劃開疔根令血出次逐根開破捻出血拭乾以稻草心蘸藥撚入瘡口令到底良久當有紫血出捻令血淨再撚藥入見紅血乃止一日夜撚藥三五度重者二日根爛出輕者一日出有瘡根脹起即是根出以鍼挑之出後仍傳藥生肌易愈忌風寒房室酒肉一切毒物

癤毒已破益母草搗傅甚妙斗門方

勒乳成癰益母爲末水調塗乳上一宿自瘥生擣亦得聖惠方

喉閉腫痛益母草擣爛新汲水一盌絞濃汁頓飲隨吐愈冬月用根衛生易簡方

聤耳出汁茺蔚莖葉汁滴之聖惠方

粉刺黑斑閨閣事宜五月五日收帶根野天麻紫花者曬乾燒灰以商陸根搗自然汁加酸醋和搜灰作餅炭火煅過收之半年方用入面藥甚能潤肌蘇頌曰唐天后鍊益母草澤面法五月五日采根苗具者勿令著土暴乾搗羅以麪水和成團如雞子大再暴乾仍作一爐四旁開竅上下置火安藥中央大火燒一炊久即去大火留小火養之勿令火絕經一伏時出之瓷器中研治篩再研三日收用如澡豆法日用一方每十兩加滑石一兩胭脂一錢

馬咬成瘡苦低草切細和醋炒塗之孫真人方

新生小兒益母草五兩煎水浴之不生瘡疥簡要濟眾

鏨菜
音慙拾遺

集解藏器曰鏨菜生江南陰地似益母方莖對節白花時珍曰此即益母之白花者乃爾雅所謂蓷是也其紫花者爾雅所謂蕡是也蓷蕡皆同一音乃一物二種故此條亦主血病與益母功同郭璞獨指白花者爲益母昝殷謂白花者非益母皆欠詳審嫩苗可食故謂之菜寇宗奭言茺蔚嫩苗可煑食正合此也

苗氣味辛平無毒**主治**破血產後腹痛煮汁服藏器

薇銜
薇音眉本經上品○

釋名麋銜本經**鹿銜**唐本**吳風草**唐本**無心**吳普**無顛**吳普**承膏**別錄**承肌**吳普恭曰南人謂之吳風草一名鹿銜草言鹿有疾銜此草即瘥也時珍曰據蘇說則薇銜麋銜當作鹿銜也鹿麋一類也按酈道元水經註云魏興錫山多生薇銜草有風不偃無風獨搖則吳風亦當作無風乃通藏器曰一名無心草非草之無心者方藥少用

集解別錄曰薇銜生漢中川澤及冤句邯鄲七月采莖葉陰乾恭曰此草叢生似茺蔚及白頭翁其葉有毛赤莖又有大小二種楚人謂大者爲大吳風草小者爲小吳風草保昇曰葉似茺蔚叢生有毛其花黃色其根赤黑色

莖葉氣味苦平無毒別錄曰微寒之才曰得秦皮良

主治風溼痹歷節痛驚癇吐舌悸氣賊風鼠瘻癰腫本經暴癥逐水療痿蹷久服輕身明目別錄婦人服之絕產無子藏器煎水洗漂疽甲疽惡瘡時珍出外科精義

發明時珍曰麋銜乃素問所用治風病自汗藥而後世不知用之誠缺略也素問黃帝曰有病

身熱懈惰，汗出如浴，惡風少氣，此爲何病？岐伯曰：病名酒風。治之以澤瀉、朮各三五分，麋銜五分，合以三指撮，爲後飯。後飯者，先服藥也。

【附方】新二。

年深惡瘡 無心草根、釣苓根、狼毒、白丁香各五錢，麝香一字，爲末摻之。又方：無心草根、乾薑各二錢，釣苓根三錢，爲末摻之。並外科精義。

小兒破傷 風病，拘急口噤。沒心草半兩，白附子炮二錢半，爲末。每服一字，薄荷酒灌下。聖濟錄。

【附錄】無心草 宋圖經。頌曰：生秦州及商州、鳳翔各縣皆出之。三月開花，五月結實，六七月采根苗，陰乾用。性溫，無毒。主積血，逐氣塊，益筋節，補虛損，潤顏色，療澼洩腹痛。時珍曰：麋銜一名無心草。此草功用與之相近，其圖形亦相近，恐即一物也。故附之，俟訪考焉。鼠耳草亦名無心，與此不同。

夏枯草 本經下品

【釋名】夕句本經 乃東本經 燕面別錄 鐵色草 震亨曰：此草夏至後即枯。蓋稟純陽之氣，得陰氣則枯，故有是名。

【集解】別錄曰：夏枯草生蜀郡川谷，四月采。恭曰：處處有之，生平澤。冬至後生，葉似旋覆，三月、四月開花，作穗紫白色，似丹參花，結子亦作穗，五月便枯，四月采之。時珍曰：原野間甚多，苗高一二尺許。其莖微方。葉對節生，似旋覆葉而長大，有細齒，背白多紋。莖端作穗，長一二寸，穗中開淡紫小花，一穗有細子四粒。丹溪云無子，亦欠察矣。嫩苗瀹過，浸去苦味，油鹽拌之可食。

【正誤】宗奭曰：今謂之臭鬱。自秋便生，經冬不悴，春開白花，夏結子。震亨曰：臭鬱草有臭味，即茺蔚是也。夏枯草無臭味，明是兩物，俱生於春。夏枯先枯而無子，臭鬱後枯而結子。

莖葉【氣味】苦、辛、寒，無毒。之才曰：土瓜爲之使。伏汞砂。

【主治】寒熱瘰癧，鼠瘻頭瘡，破癥，散癭結氣，腳腫濕痹，輕身。本經

【發明】震亨曰：本草言夏枯草大治瘰癧，散結氣，有補養厥陰血脈之功，而不言及。觀其退寒熱，虛者可使。若實者以行散之藥佐之，外以艾灸，亦漸取效。時珍曰：黎居士易簡方：夏枯草治目疼，用沙糖水浸一夜用。取其能解內熱、緩肝火也。婁全善云：夏枯草治目珠疼至夜則甚者，神效。或用苦寒藥點之反甚者，亦神效。蓋目珠連目本，肝系也，屬厥陰之經。夜甚及點苦寒藥反甚者，夜與寒亦陰故也。夏枯稟純陽之氣，補厥陰血脈，故治此如神，以陽治陰也。一男子至夜目珠疼，連眉稜骨，及頭半邊腫痛。用黃連膏點之反甚。諸藥不效。灸厥陰、少陽，疼隨止，半日又作。月餘，以夏枯草二兩，香附二兩，甘草四錢，爲末。每服一錢半，清茶調服。下咽則疼減半，至四五服良愈矣。

【附方】舊一，新六。

明目補肝 肝虛目睛痛，冷淚不止，血脈痛，羞明怕日。夏枯草半兩，香附子一兩，爲末。每服一錢，臘茶湯調下。簡要濟眾。

赤白帶下 夏枯草花開時采，陰乾爲末。每服二錢，米飲下，食前。徐氏家傳方。

血崩不止 夏枯草爲末，每服方寸匕，米飲調下。聖惠方。

產後血運 心氣欲絕者。夏枯草搗絞汁服一盞，大妙。徐氏家傳方。

撲傷金瘡 夏枯草口嚼爛罯上即愈。衛生易簡方。

汗斑白點 夏枯草煎濃汁，日日洗之。乾坤生意。

瘰癧馬刀 不問已潰未潰，或日久成漏，用夏枯草六兩，水二鍾，煎七分，食遠溫服。虛甚者，則煎汁熬膏服，并塗患處，兼以十全大補湯加香附、貝母、遠志尤善。此物生血，乃治瘰癧之聖藥也。其草易得，其功甚多。薛己外科經驗方。

劉寄奴草 唐本草

釋名　金寄奴大明　烏藤菜綱目〔時珍曰〕按李延壽南史云：宋高祖劉裕小字寄奴。微時伐荻新洲，遇一大蛇，射之。明日往，聞杵臼聲，尋之，見童子數人皆青衣，於榛林中搗藥。問其故，答曰：我主爲劉寄奴所射，今合藥傅之。裕曰：神何不殺之？曰：寄奴王者，不可殺也。裕叱之，童子皆散，乃收藥而反。每遇金瘡傅之即愈。人因稱此草爲劉寄奴草。鄭樵通志云：江南人因漢時謂劉爲卯金刀，乃呼劉爲金。是以又有金寄奴之名。江東人謂之烏藤菜云。

集解〔恭曰〕劉寄奴草生江南。莖似艾蒿，長三四尺，葉似山蘭草而尖長，一莖直上有穗，葉互生。其子似稗而細。〔保昇曰〕今出越州，蒿之類也。高四五尺，葉似菊，其花白色，其實黃白色，作穗。夏月收苗，乾之。〔頌曰〕今河中府、孟州、漢中、滁州亦有之。春生苗，莖似艾蒿，上有四棱，高二三尺以來。葉青似柳，四月開碎小黃白花，形如瓦松。七月結實似黍而細，根淡紫色似萵苣。六月、七月采苗及花子，通用。〔時珍曰〕劉寄奴一莖直上。葉似蒼朮，尖長糙澀，面深背淡。九月莖端分開數枝，一枝攢簇十朵。小花白瓣黃蕊，如小菊花狀。花罷有白絮，如苦蕒花之絮。其子細長，亦如苦蕒子。所云實如黍稗者，似與此不同，其葉亦非蒿類。

子苗同。

脩治〔斅曰〕凡采得，去莖葉，只用實。以布拭去殼，令淨，拌酒蒸，從巳至申，暴乾用。〔時珍曰〕莖、葉、花、子皆可用。

氣味　苦，溫，無毒。

主治　破血下脹。多服令人下痢。蘇恭　下血止痛，治產後餘疾，止金瘡血，極效。別錄　心腹痛，下氣，水脹血氣，通婦人經脈癥結，止霍亂水瀉。大明　小兒尿血，新者研末服。時珍

附方　舊一，新七。

大小便血　劉寄奴爲末，茶調空心服二錢，即止。集簡方

折傷瘀血　在腹內者。劉寄奴、骨碎補、延胡索各一兩，水二升，煎七合，入酒及童子小便各一合，頓溫服之。千金方

血氣脹滿　劉寄奴穗實爲末，每服三錢，酒煎服。不可過多，令人吐利。此破血之仙藥也。衛生易簡方

霍亂成痢　劉寄奴草煎汁飲。聖濟總錄

湯火傷灼　劉寄奴搗末，先以糯米漿雞翎掃上，後乃摻末。並不痛，亦無痕，大驗之方。凡湯火傷，先以鹽末摻之，護肉不壞，後乃摻藥爲妙。本事方

風入瘡口　腫痛。劉寄奴爲末，摻之即止。聖惠方

小兒夜啼　劉寄奴半兩，地龍炒一分，甘草一寸，水煎，灌少許。聖濟總錄

赤白下痢　陰陽交帶，不問赤白。劉寄奴、烏梅、白薑等分，水煎服。赤加梅，白加薑。艾元英如宜方

曲節草宋圖經

釋名　六月淩音令。圖經　六月霜綱目　綠豆青圖經　蛇藍〔時珍曰〕此草性寒，故有凌霜、綠豆之名。

集解〔頌曰〕曲節草生均州。四月生苗，莖方色青有節，葉似劉寄奴而青軟。七月、八月著花似薄荷。結子無用。五月、六月采莖葉，陰乾。

莖葉

氣味　甘，平，無毒。

主治　發背瘡，消癰腫，拔毒。同甘草作末，米汁調服。蘇頌

麗春草宋圖經

釋名　仙女蒿圖經　定參草〔頌曰〕麗春草生檀嵎山川谷，檀嵎山在高密界。河南淮陽郡、潁川及譙郡、汝南郡等並呼爲龍羊草。河北近山、鄴郡、汲郡並名叢蘭艾；上黨紫團山亦有。

名定參草，又名仙女蒿。今所在有之，甚療瘡黃，人莫能知。時珍曰：此草有殊功，而不著其形狀。今瞿粟亦名麗春草，九仙子亦名仙女嬌，與此同名，恐非一物也。當俟博訪。

花及根【**氣味**】**甘，微溫，無毒。**【**主治**】**瘡黃黃疸。**蘇頌

【**發明**】頌曰：唐天寶中，潁川郡楊正進方，名醫皆用有效。其方云：麗春草療因時患傷熱，變成瘡黃，遍身壯熱，小便黃赤，眼如金色，面又青黑，心頭氣痛，遶心如刺，頭旋欲倒，兼脇下有瘕氣及黃疸等，經用有驗。其藥春三月采花，陰乾一升，搗散。每平明空腹取三方寸匕，和生麻油一盞，頓服，日一服。隔五日再進，以知為度。其根療黃疸，搗汁一盞，空腹頓服，須臾即利三兩行，其疾立已。一劑不能全愈，隔七日更一劑，永瘥。忌酒麪豬魚蒜粉酪等。

旋覆花 本經下品

【**釋名**】**金沸草**本經 **金錢花**綱目 **滴滴金**綱目 **盜庚**爾雅 **夏菊**綱目 **戴椹**別錄。宗奭曰：花緣繁茂，圓而覆下，故曰旋覆。時珍曰：諸名皆因花狀而命也。爾雅云：蕧，盜庚也。蓋庚者金也，謂其夏開黃花，盜竊金氣也。酉陽雜俎云：金錢花一名毘尸沙，自梁武帝時始進入中國。

【**集解**】別錄曰：旋覆生平澤川谷。五月采花，日乾，二十日成。弘景曰：出近道下溼地，似菊花而大。別有旋葍根，出河南，北國亦有，形似芎藭，惟合旋葍膏用之，餘無所用，非此旋覆花根也。保昇曰：葉似水蘇，黃花如菊，六月至九月采花。頌曰：今所在皆有。二月以後生苗，多近水旁，大似紅藍而無刺，長一二尺以來，葉似柳，莖細。六月開花如菊花，小銅錢大，深黃色。上黨田野人呼為金錢花，七八月采花。今近道人家園圃所蒔金錢花，花葉並同，極易繁盛，恐即旋覆也。宗奭曰：旋覆葉如大菊，又如艾蒿。秋開花，大如梧桐子，花淡黃色，其香過於菊。別有旋花，乃鼓子花，非此花也，見本條。時珍曰：花狀如金錢菊。水澤邊生者，花小瓣單；人家栽者，花大蕊簇，蓋壤瘠使然。其根細白。俗傳露水滴下即生，故易繁，蓋亦不然。

花【**修治**】斅曰：采得花，去蕊并殼皮及蒂子，蒸之，從巳至午，曬乾用。

【**氣味**】**鹹，溫，有小毒。**別錄曰：甘，微溫，冷利。權曰：甘，無毒。大明曰：無毒。宗奭曰：苦、甘、辛。

【**主治**】**結氣脇下滿，驚悸，除水，去五臟間寒熱，補中下氣。**本經 **消胸上痰結，唾如膠漆，心脇痰水，膀胱留飲，風氣溼痹，皮間死肉，目中眵䁾，利大腸，通血脈，益色澤。**別錄 **主水腫，逐大腹，開胃，止嘔逆不下食。**甄權 **行痰水，去頭目風。**宗奭 **消堅軟痞，治噫氣。**好古

【**發明**】頌曰：張仲景治傷寒汗下後，心下痞堅，噫氣不除，有七物旋覆代赭湯；雜治婦人，有三物旋覆湯。胡洽居士治痰飲在兩脇脹滿，有旋覆花丸，用之尤多。成無己曰：鞕則氣堅，旋覆之鹹，以軟痞堅也。震亨曰：寇宗奭言其行痰水去頭目風，亦走散之藥。病人涉虛者，不宜多服，冷利大腸，宜戒之。時珍曰：旋覆乃手太陰肺、手陽明大腸藥也。所治諸病，其功只在行水下氣通血脈爾。李衛公言嗅其花能損目。唐慎微本草誤以旋花根方收附此下，今改正之。

【**附方**】舊一，新三。

中風壅滯　旋覆花，洗淨焙研，煉蜜丸梧子大。夜臥以茶湯下五丸至七丸、十丸。經驗方。

半產漏下　虛寒相搏，其脈弦芤。旋覆花湯：用旋覆花三兩，葱十四莖，新絳少許，水三升，煮一升，頓服。金匱要略。

月蝕耳瘡　旋覆花燒研，羊脂和塗之。集

簡方。小兒眉癬：小兒眉毛眼睫，因癬退不生。用野油花即旋覆花、赤箭即天麻苗、防風等分，爲末。洗淨，以油調塗之。總微論

葉【主治】傅金瘡，止血。大明 治疔瘡腫毒。時珍

根【主治】風溼。別錄 急續斷筋。取根洗淨，擣傅創上，日一二易，瘥止。外臺方

青葙 本經下品

【釋名】草蒿本經 萋蒿本經 崑崙草唐本 野雞冠綱目 雞冠莧綱目 子名草決明本經。時珍曰：青葙名義未詳。胡麻葉亦名青蘘，此草又多生于胡麻地中，與之同名，豈以其相似而然耶？青蒿亦名草蒿，其功相似，而名亦相同，何哉？其子明目，與決明子同功，故有草決明之名。其花、葉似雞冠，嫩苗似莧，故謂之雞冠莧。鄭樵通志言俗名牛尾蒿者，誤矣。

【集解】別錄曰：青葙生平谷道旁。三月采莖葉，陰乾。五月、六月采子。弘景曰：處處有之。似麥栅花，其子甚細。別有草蒿，或作草藁，主療殊相類，形名又相似，可疑，而實兩種也。恭曰：此草苗高尺餘，葉細軟，花紫白色，實作角，子黑而扁光，似莧實而大，生下溼地，四月、五月采。荊襄人名爲崑崙草。頌曰：今江淮州郡近道亦有之。二月生青苗，長三四尺，葉闊似柳而軟，莖似蒿，青紅色。六月、七月內生花，上紅下白。子黑光而扁，似莨菪。根亦似蒿根而白，直下獨莖生根。六月、八月采子。時珍曰：青葙生田野間，嫩苗似莧可食，長則高三四尺，苗、葉、花、實與雞冠花一樣無別。但雞冠花穗或有大而扁或團者，此則梢間出花穗，尖長四五寸，狀如兔尾，水紅色，亦有黃白色者。子在穗中，與雞冠子及莧子一樣難辨。蘇恭言其結角，誤矣。蕭炳言黃花者名陶朱術，與陳藏器所說不同。又有天靈草，亦此類也。並附於下。

【附錄】**桃朱術** 炳曰：青葙一種花黃者，名陶朱術，苗相似。藏器曰：桃朱術生園中，細如芹，花紫，子作角，以鏡向旁敲之，則子自發。五月五日乃收子，帶之令婦人爲夫所愛。

鴈來紅 時珍曰：莖葉穗子並與雞冠同。其葉九月鮮紅，望之如花，故名。吳人呼爲老少年。一種六月葉紅者，名十樣錦。

天靈草 時珍曰：按土宿眞君本草云：狀如雞冠花，葉亦如之，折之有液如乳，生江湖荊南陂池間。五月取汁，可制雄、硫，煑雌、煉砂。

思蓂子 斅曰：思蓂子、鼠細子二件，眞似青葙子，只是味不同。思蓂子味甜，煎之有涎。

莖葉【修治】斅曰：凡用先燒鐵杵臼，乃擣用之。

【氣味】苦，微寒，無毒。

【主治】邪氣，皮膚中熱，風瘙身癢，殺三蟲。本經 惡瘡疥蝨，痔蝕，下部䘌瘡。別錄 擣汁服，大療溫癘。蘇恭 止金瘡血。大明

子【氣味】苦，微寒，無毒。權曰：苦平。

【主治】脣口青。本經 治五臟邪氣，益腦髓，鎮肝，明耳目，堅筋骨，去風寒溼痹。大明 治肝臟熱毒衝眼，赤障青盲翳腫，惡瘡疥瘡。甄權

【發明】炳曰：理眼有青葙子丸。宗奭曰：青葙子經中不言治眼，惟藥性論、日華子始言治肝明目。今人多用治眼，殊與經意不相當。時珍曰：青葙子治眼，與決明子、莧實同功。本經雖不言治眼，而云一名草決明，主脣口青，則其明目之功可知矣。目者肝之竅，脣口青者足厥陰經之證。古方除熱亦多用之。青葙子之爲厥陰藥，又可知矣。況用之治目，往往有驗，尤可徵。據魏略云：初平中有青牛先生，常服青葙子丸，年百餘歲，如五六十者。

附方舊一

鼻衄不止眩冒欲死。青葙子汁三合。灌入鼻中。貞元廣利方

雞冠宋嘉祐

釋名時珍曰以花狀命名。

集解時珍曰雞冠處處有之。三月生苗。入夏高者五六尺。矬者纔數寸。其葉青柔。頗似白莧菜而窄。梢有赤脈。其莖赤色。或圓或扁。有筋起。六七月梢間開花。有紅白黃三色。其穗圓長而尖者。儼如青葙之穗。扁卷而平者。儼如雄雞之冠。花大有圍一二尺者。層層卷出可愛。子在穗中。黑細光滑。與莧實一樣。其穗如秕麥狀。花最耐久。霜後始焦。

苗氣味甘涼無毒主治瘡痔及血病。時珍

子氣味甘涼無毒主治止腸風瀉血。赤白痢。藏器崩中帶下。入藥炒用。大明

花氣味同上主治痔漏下血。赤白下痢。崩中赤白帶下。分赤白用。時珍

附方新十

吐血不止白雞冠花。醋浸煮七次。為末。每服二錢。熱酒下。經驗方

結陰便血雞冠花。椿根白皮等分。為末。煉蜜丸梧子大。每服三十丸。黃芪湯下。日二服。聖濟總錄

糞後下血白雞冠花并子。炒煎服。聖惠方

五痔肛腫久不愈。變成瘻瘡。用雞冠花。鳳眼草各一兩。水二盌。煎湯頻洗。衛生寶鑑

下血脫肛白雞冠花。防風等分。為末。糊丸梧子大。空心米飲每服七十丸。一方白雞冠花炒。棕櫚灰。羌活一兩。為末。每服二錢。米飲下。永類方

經水不止紅雞冠花一味。曬乾為末。每服二錢。空心酒調下。忌魚腥豬肉。孫氏集效方

產後血痛白雞冠花酒煎服之。李樓奇方

婦人白帶白雞冠花曬乾為末。每旦空心酒服三錢。赤帶用紅者。孫氏集效方

白帶沙淋白雞冠花。苦壺蘆等分。燒存性。空心火酒服之。摘玄

赤白下痢雞冠花煎酒服。赤用紅。白用白。集簡方

紅藍花宋開寶

釋名紅花開寶黃藍頌曰。其花紅色。葉頗似藍。故有藍名。

集解志曰。紅藍花即紅花也。生梁漢及西域。博物志云。張騫得種於西域。今魏地亦種之。頌曰。今處處有之。人家場圃所種。冬月布子于熟地。至春生苗。夏乃有花。花下作梂彙多刺。花出梂上。圃人乘露采之。采已復出。至盡而罷。梂中結實。白顆如小豆大。其花暴乾。以染真紅。又作胭脂。時珍曰。紅花二月八月十二月皆可以下種。雨後布子。如種麻法。初生嫩葉。苗亦可食。其葉如小薊葉。至五月開花。如大薊花而紅色。侵晨采花搗熟。以水淘。布袋絞去黃汁。又搗。以酸粟米泔清又淘。又絞袋去汁。以青蒿覆一宿。曬乾。或捏成薄餅。陰乾收之。入藥搓碎用。其子五月收采。淘淨搗碎。煎汁入醋拌蔬食。極肥美。又可為車脂及燭。

花氣味辛溫無毒元素曰。入心養血。謂其苦溫。陰中之陽。故入心。佐當歸。生新血。好古曰。辛而甘苦溫。肝經血分藥也。入酒良。

主治產後血運口噤。腹內惡血不盡絞痛。胎死腹中。並酒煮服。亦主蠱毒。開寶多用破留血。少用養血。震亨活血潤燥。止痛散腫。通經。時珍

發明時珍曰。血生於心包。藏於肝。屬於衝任。紅花汁與之同類。故能行男子血脈。通女子經水。

多則行血，少則養血。按養痾漫筆云：新昌徐氏婦病產運已死，但胸膈微熱，有名醫陸氏曰：血悶也。得紅花數十斤，乃可活。遂亟購得，以大鍋煮湯，盛三桶於窗格之下，舁婦寢其上熏之，湯冷再加。有頃指動，半日乃蘇。按此亦得唐許允宗以黃芪湯熏柳太后風病之法也。

附方 舊五，新三。

六十二種風 張仲景治六十二種風，兼腹內血氣痛。用紅花一大兩，分爲四分，以酒一大升，煎鍾半，頓服之。不止再服。圖經本草

一切腫疾 紅花熟搗取汁服，不過三服便瘥。外臺秘要

喉痹壅塞 不通者。紅藍花搗絞取汁一小升服之，以瘥爲度。如冬月無生花，以乾者浸濕絞汁煎服，極驗。廣利方

熱病胎死 紅花酒煮汁，飲二三盞。熊氏補遺

胎衣不下 方同上。楊氏產乳

產後血運 心悶氣絕。紅花一兩爲末，分作二服，酒二盞，煎一盞，連服。如口噤，斡開灌之，或入小便尤妙。子母錄

聤耳出水 紅藍花三錢半，枯礬五錢，爲末，以綿杖繳淨吹之。無花則用枝葉。一方去礬。聖惠方

噎膈拒食 端午采頭次紅花，無灰酒拌，焙乾；血竭瓜子樣者，等分爲末。無灰酒一盞，隔湯頓熱，徐嚥。初服二分，次日四分，三日五分。楊起簡便方

子 主治 天行瘡痘，水吞數顆。開寶 功與花同。蘇頌

附方 舊二，新一。

血氣刺痛 紅藍子一升，搗碎，以無灰酒一大升拌子，曝乾，重搗篩，蜜丸梧子大。空心酒下四十丸。張仲景方

瘡疽不出 紅花子、紫草茸各半兩，蟬蛻二錢半。水酒鍾半，煎減半，量大小加減服。龐安常傷寒論

女子中風 血熱煩渴。以紅藍子五合，熬搗。旦日取半大匙，以水一升，煎取七合，去滓，細細嚥之。貞元廣利方

苗 主治 生搗，塗遊腫。開寶

番紅花 綱目

釋名 **洎夫藍** 綱目 **撒法郎**

集解 時珍曰：番紅花出西番回回地面及天方國，即彼地紅藍花也。元時以入食饌用。按張華博物志言：張騫得紅藍花種于西域，則此即一種，或方域地氣稍有異耳。

氣味 甘，平，無毒。主治 心憂鬱積，氣悶不散，活血。久服令人心喜。又治驚悸。時珍

附方 新一。

傷寒發狂 驚怖恍惚。用撒法郎二分，水一盞，浸一宿，服之。天方國人所傳。王璽醫林集要

燕脂 綱目

釋名 **䞓赦** 時珍曰：按伏侯中華古今注云：燕脂起自紂，以紅藍花汁凝作之。調脂飾女面，產於燕地，故名燕脂。或作䞓赦。匈奴人名妻爲閼氏，音同燕脂，謂其顏色可愛如燕脂也。俗作臙肢、胭支者，並謬也。

集解 時珍曰：燕脂有四種：一種以紅藍花汁染胡粉而成，乃蘇鶚演義所謂燕脂葉似薊，花似蒲，出西方，中國謂之紅藍，以染粉爲婦人面色者也。一種以山燕脂花汁染粉而成，乃段公路北戶錄所謂端州山間有花叢生，葉類藍，正月開花似蓼，土人采含苞者爲燕脂粉，亦可染帛，如紅藍者也。一種以山榴花汁作成者，鄭虔胡本草中載之。一種以紫鑛染綿而成者，謂之胡燕脂，李珣南海藥譜載之。今南人多用紫鑛燕脂，俗呼紫梗是也。大抵皆可入血病藥用。又落葵子亦可取汁和粉，助面，亦謂之胡燕脂，見菜部。

【氣味】甘，平，無毒。【主治】小兒聤耳，浸汁滴之。開寶　活血，解痘毒。時珍

【附方】新五。**乳頭裂破** 燕脂、蛤粉爲末，傳之。危氏得效方　**嬰孩鵝口** 白厚如紙。用坏子燕脂，以乳汁調塗之，一宿效。男用女乳，女用男乳。集簡方　**漏瘡腫痛** 猪膽七箇，綿燕脂十箇，洗水和勻，搽七次即可。救急方　**防痘入目** 燕脂嚼汁點之。集簡方　**痘瘡倒陷** 乾燕脂三錢，胡桃燒存性一箇，研末，用胡荽煎酒服一錢，再服取效。救急方

大薊小薊 別錄中品

【釋名】虎薊弘景　馬薊范汪　貓薊弘景　刺薊日華　山牛蒡日華　雞項草圖經　千鍼草圖經　野紅花綱目

弘景曰：大薊是虎薊，小薊是貓薊，葉並多刺，相似。田野甚多，方藥少用。時珍曰：薊猶髻也，其花如髻也。曰虎曰貓，因其苗狀狰獰也。曰馬者，大也。牛蒡，因其根似牛蒡根也。雞項，因其莖似雞之項也。千鍼、紅花，皆其花狀也。鄭樵通志謂爾雅之蘩曰狗毒者，即此。未知是否。藏器曰：薊門以多薊得名，當以北方者爲勝也。

【集解】別錄曰：大小薊五月采。恭曰：大小薊葉雖相似，功力有殊。大薊生山谷，根療癰腫；小薊生平澤，不能消腫，而俱能破血。頌曰：小薊處處有之，俗名青刺薊。二月生苗，二三寸時，併根作菜，茹食甚美。四月高尺餘，多刺，心中出花，頭如紅藍花而青紫色，北人呼爲千鍼草。四月采苗，九月采根，並陰乾用。大薊苗根與此相似，但肥大爾。宗奭曰：大小薊皆相似，花如髻。但大薊高三四尺，葉皺；小薊高一尺許，葉不皺，以此爲異。作菜雖有微芒，不害人。

大薊根 葉同【氣味】甘，溫，無毒。弘景曰：有毒。權曰：苦，平。大明曰：葉涼。

【主治】女子赤白沃，安胎，止吐血鼻衄，令人肥健。別錄　擣根絞汁服半升，主崩中血下立瘥。甄權　葉：治腸癰，腹臟瘀血，作運撲損，生研，酒并小便任服。又惡瘡疥癬，同鹽研署之。大明

小薊根 苗同【氣味】甘，溫，無毒。大明曰：涼。

【主治】養精保血。別錄　破宿血，生新血，暴下血血崩，金瘡出血，嘔血等，絞取汁溫服。作煎和糖，合金瘡，及蜘蛛蛇蠍毒，服之亦佳。藏器　治熱毒風，并胸膈煩悶，開胃下食，退熱，補虛損。○苗：去煩熱，生研汁服。並大明　作菜食，除風熱。夏月熱煩不止，擣汁半升服，立瘥。孟詵

【發明】大明曰：小薊力微，只可退熱，不似大薊能健養下氣也。恭曰：大小薊皆能破血，但大薊兼療癰腫，而小薊專主血，不能消腫也。

【附方】舊五，新九。**心熱吐血** 口乾。用刺薊葉及根，擣絞取汁，每頓服二小盞。聖惠方　**舌硬出血** 不止。刺薊擣汁，和酒服。乾者爲末，冷水服。普濟方　**九竅出血** 方同上。簡要濟衆　**卒瀉鮮血** 小薊葉擣汁，溫服一升。梅師方　**崩中下血** 大小薊根一升，酒一斗，漬五宿，任飲。亦可酒煎服，或生擣汁溫服。○又方：小薊莖葉洗切，研汁一盞，入生地黄汁一盞，白朮半兩，煎減半，溫服。千金方　**墮胎下血** 小薊根葉、益母草五兩，水二大

盌，煮汁一盌，再煎至一盞，分二服，一日服盡。聖濟總錄

金瘡出血不止。小薊苗擣爛塗之。孟詵食療本草

小便熱淋馬薊根擣汁服。聖惠方

鼻塞不通小薊一把，水二升，煮取一升，分服。外臺秘要方

小兒浸淫瘡痛不可忍，發寒熱者。刺薊葉新水調，傅瘡上，乾即易之。簡要濟眾方

癬瘡作癢刺薊葉擣汁服之。千金方

婦人陰癢小薊煮湯，日洗三次。廣濟方

諸瘻不合虎薊根、貓薊根、酸棗根、枳根、杜衡各一把，斑蝥三分炒，為末，蜜丸棗大，日一服。并以小丸納瘡中。肘後方

疔瘡惡腫千鍼草四兩，乳香一兩，明礬五錢，為末，酒服二錢，出汗為度。普濟方

續斷 本經上品

【釋名】**屬折**本經 **接骨**別錄 **龍豆**別錄 **南草**時珍曰：續斷、屬折、接骨，皆以功命名也。

【集解】別錄曰：續斷生常山山谷，七月、八月采，陰乾。普曰：出梁州，七月七日采。弘景曰：按桐君藥錄云：續斷生蔓延，葉細莖如荏，大根本，黃白有汁，七月、八月采根。今皆用莖葉節節斷、皮黃皺、狀如雞腳者，又呼為桑上寄生。時人又有接骨樹，高丈餘許，葉似蒴藋，皮主金瘡。廣州又有續斷藤，一名諾藤，斷其莖，以器承取汁飲，療虛損絕傷，用沐頭長髮，折枝插地即生，恐皆非真。李當之云是虎薊，與此大乖，但虎薊亦療血。恭曰：所在山谷皆有。今俗用者，葉似苧而莖方，根如大薊，黃白色。陶說非也。頌曰：今陝西、河中、興元、舒越、晉絳諸州亦有之。三月以後生苗，幹四棱，似苧麻，葉兩兩相對而生。四月開花，紅白色，似益母花。根如大薊，赤黃色。謹按范汪方云：續斷即是馬薊，與小薊葉相似，但大於小薊爾。葉似旁翁菜而小厚，兩邊有刺，刺人。其花紫色，與今越州所圖者相類。而市之貨者，亦有數種，少能辨其粗良。醫人但以節節斷、皮黃皺者為真。斅曰：凡使勿用草茅根，緣真相似，若誤服令人筋軟。時珍曰：續斷之說不一。桐君言是蔓生，葉似荏。李當之、范汪並言是虎薊。日華子言是大薊，一名山牛蒡。蘇恭、蘇頌皆言葉似苧麻，根似大薊，而名醫別錄復出大、小薊條，頗難依據。但自漢以來，皆以大薊為續斷，相承久矣。究其實，則二蘇所云，似與桐君相符，當以為正。今人所用，以川中來色赤而瘦，折之有煙塵起者為良焉。鄭樵通志謂范汪所說者乃南續斷，不知何據。蓋以別川續斷耳。

根【修治】斅曰：凡采得根，橫切剉之，又去向裏硬筋，以酒浸一伏時，焙乾，入藥用。

【氣味】**苦，微溫，無毒。**別錄曰：辛。普曰：神農、雷公、黃帝、李當之：苦，無毒。扁鵲：辛，無毒。之才曰：地黃為之使，惡雷丸。

【主治】**傷寒，補不足，金瘡癰瘍折跌，續筋骨，婦人乳難。久服益氣力。**本經 **婦人崩中漏血，金瘡血內漏，止痛生肌肉，及踠傷惡血腰痛，關節緩急。**別錄 **去諸溫毒，通宣血脈。**甄權 **助氣，補五勞七傷，破癥結瘀血，消腫毒，腸風痔瘻，乳癰瘰癧，婦人產前後一切病，胎漏，子宮冷，面黃虛腫，縮小便，止泄精尿血。**大明

【發明】時珍曰：宋張叔潛秘書，知劍州時，其閣下病血痢。一醫用平胃散一兩，入川續斷末二錢半，每服二錢，水煎服即愈。紹興壬子，會稽時行痢疾。叔潛之子以方傳人，往往有驗。小兒痢服之效。

【附方】舊二，新二。

小便淋瀝生續斷擣絞汁服，即馬薊根也。初虞氏古今錄驗

妊

娠胎動 兩三月墮。預宜服此。川續斷酒浸，杜仲薑汁炒去絲，各二兩，爲末，棗肉煑爛杵和丸梧子大。每服三十丸，米飲下。**產後諸疾** 血運心悶，煩熱厭厭，氣欲絕，心頭硬，作寒作熱。續斷皮一握，水三升，煎二升，分三服。如人行一里再服。無所忌。此藥救產後垂死。子母秘錄。**打撲傷損** 閃肭骨節。用接骨草葉搗爛罯之，立效。衛生易簡方

苦芙 音襖。○別錄下品

【釋名】**鉤芙** 爾雅 **苦板** 時珍曰：凡物穉曰芙。此物嫩時可食，故以名之。

【集解】宏景曰：苦芙處處有之。傖人取莖生食之。保昇曰：所在下溼地有之。莖圓無刺，可生噉。子若貓薊。五月五日采苗，暴乾。恭曰：今人以爲漏盧，非也。時珍曰：爾雅鉤芙即此苦芙也。芙大如拇指，中空，莖頭有薹似薊，初生可食。許慎說文言江南人食之下氣。今浙東人清明節采其嫩苗食之，云一年不生瘡癬。亦搗汁和米爲食，其色清，久留不敗。造化指南云：苦芙大者名苦藉，葉如地黃，味苦，初生有白毛，入夏抽莖，有毛，開白花甚繁，結細實。其無花實者名地膽草，汁苦如膽也。處處溼地有之，入爐火家用。

苗【氣味】**苦，微寒，無毒。**【主治】**面目通身漆瘡，燒灰傅之。亦可生食。**別錄 **燒灰療金瘡，極驗。**宏景 **治丹毒。**大明 **煎湯洗痔，甚驗。**汪穎 **下氣解熱。**時珍

漏盧 本經上品

【釋名】**野蘭** 本經 **莢蒿** 蘇恭 **鬼油麻** 日華 時珍曰：屋之西北黑處謂之漏。凡物黑色謂之盧。此草秋後即黑，異於眾草，故有漏盧之稱。唐韻作蘆。其莢如麻，故俗呼爲鬼油麻云。

【集解】別錄曰：漏盧生喬山山谷。八月采根，陰乾。宏景曰：喬山應是黃帝所葬處，乃在上郡。及出近道。市人取苗用之。俗中取根名鹿驪根，苦酒摩以療瘡疥。恭曰：此藥俗名莢蒿，莖葉似白蒿，花黃，生莢，長似細麻之莢，大如筯許，有四五瓣，七八月後皆黑，異于眾草，蒿之類也。常用其莖葉及子，未見用根。其鹿驪，山南謂之木藜蘆，有毒，非漏盧也。今人以馬薊似苦芙者爲漏盧，亦非也。志曰：別本言漏盧莖大如筯，高四五尺，子房似油麻房而小。江東人取其苗用，勝於根。江甯及上黨者佳。陶云鹿驪，蘇云木黎蘆，皆非也。漏盧自別。藏器曰：南人用苗，北土用根，乃樹生，如茱萸樹，高二三尺，有毒，殺蠱。山人以洗瘡疥。保昇曰：葉似角蒿。今曹、兗州下溼處最多。六月七月采莖，日乾，黑於眾草。大明曰：花苗並可用，形并氣味似乾牛蒡，頭上有白花子。頌曰：今汴東州郡及秦、海州皆有之。舊說莖葉似白蒿，花黃白，莢莖若筯大，房類油麻而小。今諸郡所圖上，惟單州者差相類。沂州者花葉頗似牡丹。秦州者花似單葉寒菊，紫色，五七枝同一幹。海州者花紫碧，如單葉蓮花，花蕚下及根旁有白茸裹之，根如蔓菁而細，又類葱本，黑色，淮甸人呼爲老翁花。三州所生花雖別，而葉頗相類，但秦、海州者葉更作鉅齒狀。一物而殊類如此，醫家何所適從？當依舊說，以單州出者爲勝。又本草飛廉一名漏盧，云與苦芙相類，其根生則肉白皮黑，乾則黑如玄參。七八月采花，陰乾用。所說與秦州、海州所圖漏盧花葉及根頗相近，然彼人但名漏盧，不曰飛廉也。斆曰：一種真似漏盧，只是味苦酸，誤服令人吐不止。時珍曰：按沈存中筆談云：今方家所用漏盧乃飛廉也。飛廉一名漏盧，苗似苦芙，根如牛蒡綿頭者是也。采時用根。今閩中所謂漏盧，莖如油麻，高六七尺，秋深枯黑如漆，采時用苗，乃真漏盧也。餘見飛廉下。

根苗【修治】斆曰：凡采得漏盧，細剉，以生甘草相對拌蒸之，從巳至申，揀出，曬乾用。

【氣味】鹹寒無毒。【別錄曰】大寒。【藏器曰】有毒。【杲曰】無毒。足陽明本經藥也。【之才曰】連翹爲之使。

【主治】皮膚熱毒。惡瘡疽痔。濕痹。下乳汁。久服輕身益氣。耳目聰明。不老延年。本經 止遺溺。熱氣瘡癢如麻豆。可作浴湯。別錄 通小腸。泄精尿血。腸風。風赤眼。小兒壯熱。撲損。續筋骨。乳癰。瘰癧。金瘡。止血排膿。補血長肉。通經脈。大明

【發明】【弘景曰】此藥久服甚益人。而服食方罕見用之。近道出者。惟療瘻疥耳。市人皆取苗用。【時珍曰】漏盧下乳汁。消熱毒。排膿止血。生肌殺蟲。故東垣以爲手足陽明藥。而古方治癰疽發背。以漏盧湯爲首稱也。龐安常傷寒論治癰疽。及預解時行痘疹熱。用漏盧葉。云無則以山梔子代之。亦取其寒能解熱。蓋不知其能入陽明之故也。

【附方】舊二。新六。

腹中蚘蟲 漏盧爲末。以餅臛和方寸匕。服之。外臺秘要

小兒無辜 疳病肚脹。或時泄痢。冷熱不調。以漏盧一兩。杵爲末。每服一錢。以豬肝一兩。入鹽少許。同煮熟。空心頓食之。聖惠方

冷勞泄痢 漏盧一兩。艾葉炒四兩。爲末。米醋三升。入藥末一半。同熬成膏。入後末和丸梧子大。每溫水下三十丸。聖濟總錄

產後帶下 方同上

乳汁不下 乃氣脈壅塞也。又治經絡凝滯。乳內脹痛。邪畜成癰。服之自然內消。漏盧二兩半。蛇退十條炙焦。瓜蔞十箇燒存性。爲末。每服二錢。溫酒調下。良久以熱羹湯投之。以通爲度。和劑方

歷節風痛 筋脈拘攣。古聖散。用漏盧麩炒半兩。地龍去土炒半兩。爲末。生薑二兩取汁。入蜜三兩。同煎三五沸。入好酒五合。盛之。每以二盃調水一琖。溫服。聖濟總錄

一切癰疽 發背。初發二日。但有熱證。便宜服漏盧湯。退毒下膿。乃是宣熱拔毒之劑。熱退即住服。漏盧用有白茸者。連翹。生黃芪。沉香各一兩。生粉草半兩。大黃微炒一兩。爲細末。每服二錢。薑棗湯調下。李迅癰疽集驗方

白禿頭瘡 五月收漏盧草。燒灰。豬膏和塗之。聖濟總錄

飛廉 本經上品

【釋名】漏盧 別錄 木禾 別錄 飛雉 同上 飛輕 同 伏兔 同 伏豬 同 天薺 同。【時珍曰】飛廉神禽之名也。其狀鹿身豹文。雀頭蛇尾。有角。能致風氣。此草附莖有皮如箭羽。復療風邪。故有飛廉、飛雉、飛輕諸名。

【集解】【別錄曰】飛廉生河內川澤。正月采根。七月八月采花。陰乾。【弘景曰】處處有之。極似苦芺。惟葉多刻缺。葉下附莖。輕有皮起似箭羽。其花紫色。俗方殆無用。而道家服其枝莖。可得長生。又入神枕方。今既別有漏盧。則此漏盧乃別名爾。【恭曰】此有兩種。一種生平澤中。是陶氏所說者。一種生山岡上者。葉頗相似。而無刻缺。且多毛。其莖赤無羽。其根直下。更無旁枝。生則肉白皮黑。中有黑脈。日乾則黑如玄參。用莖葉及根。療疳蝕殺蟲。與平澤者俱有驗。今俗以馬薊似苦芺者爲漏盧。並非是也。【保昇曰】葉似苦芺。莖似軟羽。花紫色。子毛白。所在平澤皆有。五月六月采。日乾。【敩曰】凡使勿用赤脂蔓。與飛廉形狀相似。只赤脂蔓見酒則色便如血。以此可表識之。【頌曰】今秦州所圖漏盧。花似單葉寒菊。紫色。五七枝同一幹。海州所圖漏盧。花紫碧色。如單葉蓮花。花蕚下及根旁有白茸裹之。根黑色。如蔓菁而細。又類葱本。與陶蘇所說飛廉相近。然彼但謂之漏盧。今醫家罕有用飛廉者。不能的識。【時珍曰】飛廉亦蒿類也。蘇頌圖經疑海州所圖之漏盧是飛廉。沈存中筆談亦言飛廉根如牛

蒡而綿頭。古方漏盧散下云。用有白茸者。則是有白茸者乃飛廉無疑矣。今考二物氣味功用俱不相遠。似可通用。豈或一類有數種。而古今名稱各處不同乎。

根及花【修治】斅曰。凡用根。先刮去粗皮。杵細。以苦酒拌一夜。漉出。日乾。細杵用。

【氣味】苦平無毒。權曰。苦鹹有毒。之才曰。得烏頭良。惡麻黃。

【主治】骨節熱。脛重酸疼。久服令人身輕。本經 頭眩頂重。皮間邪風。如蜂螫針刺。魚子細起。熱瘡癰疽痔。溼痹。止風邪欬嗽。下乳汁。久服益氣。明目不老。可煮可乾用。別錄 主留血。療疳蝕。殺蟲。蘇恭 小兒疳痢。爲散。水漿服。大效。蕭炳 治頭風旋運。時珍

【發明】時珍曰。葛洪抱朴子書言。飛廉單服可輕身延年。又言服飛廉煎。可遠涉疾行。力數倍於常。本經別錄所列亦是良藥。而後人不知用。何哉。

【附方】舊一 疳䘌蝕口及下部。用飛廉蒿燒灰。搗篩。以兩錢匕著痛處。其痛則忍之。若不痛。非疳也。下部蟲如馬尾大。相纏出無數。十日瘥。二十日平復。千金翼方

苧麻 別錄下品

【釋名】時珍曰。苧麻作紵。可以績紵。故謂之紵。凡麻絲之細者爲絟。粗者爲紵。陶宏景云。苧即今績苧麻是也。麻字從广從𣏟。音派。象屋下𣏟麻之形。广音掩。

【集解】頌曰。苧麻舊不著所出州土。今閩蜀江浙多有之。剝其皮可以績布。苗高七八尺。葉如楮葉而無叉。面青背白。有短毛。夏秋閒着細穗青花。其根黃白而輕虛。二月八月采。按陸機草木疏云。苧一科數十莖。宿根在土中。至春自生。不須栽種。荊揚閒歲三刈。諸園種之歲再刈。便剝取其皮。以竹刮其表。厚處自脫。得裏如筋者煮之。用緝布。今江浙閩中尚復如此。宗奭曰。苧如蕁麻。花如白楊而長。成穗。每一朵凡數十穗。青白色。時珍曰。苧。家苧也。又有山苧。野苧也。有紫苧。葉面紫。白苧。葉面青。其背皆白。可刮洗煮食救荒。味甘美。其子茶褐色。九月收之。二月可種。宿根亦自生。

根【氣味】甘寒無毒。權曰。甘平。大明曰。甘滑冷無毒。

【主治】安胎。貼熱丹毒。別錄 治心膈熱。漏胎下血。產前後心煩。天行熱疾。大渴大狂。服金石藥人心熱。罯毒箭蛇蟲咬。大明 漚苧汁。止消渴。別錄

【發明】震亨曰。苧根大能補陰而行滯血。方藥或惡其賤。似未曾用也。藏器曰。苧性破血。將苧麻與產婦枕之。止血運。產後腹痛。以苧安腹上。即止也。又蠶咬人毒入肉。取苧汁飲之。今人以苧近蠶種。則蠶不生。是矣。

【附方】舊四。新七。痰哮欬嗽。苧根煅存性。爲末。生豆腐蘸三五錢。食即效。未全。可以肥豬肉二三片蘸食。甚妙。醫學正傳 小便不通。聖惠方。用麻根蛤粉半兩。爲末。每服二錢。空心新汲水下。○摘玄方。用苧根洗研。攤絹上。貼少腹連陰際。須臾即通。小便血淋。苧根煎湯頻服。大妙。亦治諸淋。聖惠方 五種淋疾。苧麻根兩莖。打碎。以水一盌半。煎半盌。頓服即通。大妙。斗門方 妊娠胎動。忽下黃汁如膠。或如小豆汁。腹痛不可忍者。苧根去黑皮切二升。銀一塊。水九升。煮四升。每服以水一升。入酒半升。煎一升。分作二服。一方不用銀。梅師方 肛門腫痛。生苧根搗爛。坐之良。瀕湖集簡方 脫肛不收。苧根搗爛。煎湯

黑，洗之。聖惠方。

癰疽發背 初起未成者。苧根熟搗傅上，日夜數易。腫消則瘥。圖經本草。

五色丹毒 苧根煮濃汁，日三浴之。外臺秘要。

雞魚骨哽 談野翁試驗方：用苧麻根搗汁，以匙挑灌之，立效。○醫方大成：用野苧麻根搗碎，丸如龍眼大，魚骨魚湯下，雞骨雞湯下。

葉

【氣味】同根。【主治】金瘡傷折血出，瘀血。時珍

【發明】時珍曰：苧麻葉甚散血，五月五日收取，和石灰搗作團，曬乾收。時遇有金瘡折損者，研末傅之，即時血止，且易痂也。按李仲南永類方云：凡諸傷瘀血不散者，五六月收野苧葉、蘇葉，擂爛，傅金瘡上。如瘀血在腹內，順流水絞汁服即通，血皆化水。以生豬血試之，可驗也。秋冬用乾葉亦可。

【附方】新三。

驟然水瀉 日夜不止，欲死，不拘男婦。用五月五日采麻葉，陰乾為末。每服二錢，冷水調下。勿喫熱物，令人悶倒。只喫冷物。小兒半錢。楊子建護命方。

冷痢白凍 方同上。

蛇虺咬傷 青麻嫩頭搗汁，和酒等分，服三盞。以渣傅之，毒從竅中出。以渣棄水中，即不發。看傷處有竅是雄蛇，無竅是雌蛇。以鍼挑破傷處成竅，傅藥。摘玄方。

苘麻 苘音頃 唐本草

【釋名】白麻。時珍曰：苘一作䔛，又作檾。種必連頃，故謂之䔛也。

【集解】恭曰：苘即䔛麻也。今人取皮作布及索者。實似大麻子，九月、十月采，陰乾。頌曰：處處有之。北人種以績布及打繩索。苗高四五尺或六七尺，葉似苧而薄，花黃，實殼如蜀葵，其中子黑色。時珍曰：苘麻今之白麻也。多生卑溼處，人亦種之。葉大似桐葉，團而有尖。六七月開黃花。結實如半磨形，有齒，嫩青老黑。中子扁黑，狀如黃葵子。其莖輕虛潔白。北人取皮作麻。以莖蘸硫黃作焠燈，引火甚速。其嫩子，小兒亦食之。

實

【氣味】苦，平，無毒。【主治】赤白冷熱痢，炒研為末，每蜜湯服一錢。癰腫無頭者，吞一枚。蘇恭。生眼翳瘀肉，起倒睫拳毛。時珍。

根

【主治】亦治痢。古方用之。蘇頌。

【附方】新二。

一切眼疾 苘麻子一升，為末。以豶豬肝批片，蘸末炙熟，再蘸再炙，末盡乃為末。每服一字，陳米飲下，日三服。聖濟總錄。

目生翳膜 久不愈者。用檾實，以柳木作磑，磨去殼，馬尾篩取黃肉去焦殼。每十兩可得四兩。非此法不能去殼也。用豬肝薄切，滚藥慢炙熟，為末，醋和丸梧子大。每服三十丸，白湯下。一方：以檾實內袋中蒸熟，暴為末，蜜丸，溫水下。聖濟總錄。

大青 別錄中品

【釋名】時珍曰：其莖葉皆深青，故名。

【集解】別錄曰：大青三四月采莖，陰乾。宏景曰：今出東境及邊道。紫莖長尺許，莖葉皆用。頌曰：今江東州郡及荊南、眉、蜀、濠諸州皆有之。春生青紫莖，似石竹苗葉，花紅紫色，似馬蓼，亦似芫花，根黃。三月、四月采莖葉，陰乾用。時珍曰：處處有之。高二三尺，莖圓。葉長三四寸，面青背淡，對節而生。八月開小花，紅色成簇。結青實大如椒顆，九月色赤。

莖葉

【氣味】苦，大寒，無毒。權曰：甘。時珍曰：甘、微鹹，不苦。

【主治】時氣頭痛，大熱口瘡。別錄。除時行熱毒，甚良。宏景。治溫疫寒熱。甄權。治熱毒風，心煩悶，渴疾口乾，小兒身熱疾風疹，及金石藥毒。塗罯腫毒。大明。主熱毒痢，

黃疸。喉痹。丹毒。時珍

【發明】頌曰：古方治傷寒黃汗、黃疸等，有大青湯。又治傷寒頭身強、腰脊痛，葛根湯內亦用大青。大抵時疾多用之。時珍曰：大青氣寒，味微苦鹹，能解心胃熱毒，不特治傷寒也。朱肱活人書治傷寒發赤斑煩痛，有犀角大青湯、大青四物湯。故李象先指掌賦云：陽毒則狂斑煩亂，以大青、升麻，可回困篤。

【附方】新五。

喉風喉痹：大青葉搗汁灌之，取效止。衛生易簡方

小兒口瘡：大青十八銖，黃連十二銖，水三升，煮一升服。一日二服，以瘥爲度。千金方

熱病下痢困篤者：大青湯：用大青四兩，甘草、赤石脂三兩，膠二兩，豉八合，水一斗，煮三升，分三服，不過二劑瘥。肘後方

熱病發斑赤色煩痛：大青四物湯：用大青一兩，阿膠、甘草各二錢半，豉二合，分三服。每用水一盞半，煎一盞，入膠烊化服。○又犀角大青湯：用大青七錢半，犀角二錢半，梔子十枚，豉二撮，分二服。每服水一盞半，煎八分，溫服。南陽活人書

肚皮青黑：小兒卒然肚皮青黑，乃血氣失養，風寒乘之，危惡之候也。大青爲末，納口中，以酒送下。保幼大全方

小青 宋圖經

【集解】頌曰：小青生福州，三月生花。彼土人當月采葉用之。

葉【氣味】溫，無毒。【主治】生擣，傅癰腫瘡癤，甚效。蘇頌。治血痢腹痛，研汁服，解蛇毒。時珍

【附方】新二。

蛇虺螫傷：衛生易簡方：用小青一握，細研，入香白芷半兩，酒調服。手挼患處，候黃水出爲效。○摘玄方：用小青、大青、牛膝葉同搗汁，和酒服，以渣傅之。

中暑發昏：小青葉井水浸去泥，控乾，入沙糖擂汁，急灌之。壽域方

胡蘆巴 宋嘉祐

【釋名】苦豆。

【集解】禹錫曰：胡蘆巴出廣州并黔州。春生苗，夏結子，子作細莢，至秋采。今人多用。嶺南者或云是番蘿蔔子，未審的否。頌曰：今出廣州。或云種出海南諸番，蓋其國蘆菔子也。船客將種蒔於嶺外亦生，然不及番中來者眞好。今醫家治元臟虛冷爲要藥，而唐已前方不見用，本草不著，蓋是近出。

【脩治】時珍曰：凡入藥，淘淨，以酒浸一宿，曬乾，蒸熟或炒過用。

【氣味】苦，大溫，無毒。杲曰：純陽。【主治】元臟虛冷氣。得附子、硫黃，治腎虛冷，腹脇脹滿，面色青黑。得蘹香子、桃仁，治膀胱氣，甚效。嘉祐。治冷氣疝瘕，寒溼腳氣，益右腎，暖丹田。時珍

【發明】宗奭曰：膀胱氣，用此合桃仁麩炒等分，爲末，半爲散，半以酒糊和丸梧子大。每服五七十丸，空心鹽酒下。其散以熱米飲下，與丸子相間，空心服。日各一二服。時珍曰：胡蘆巴，右腎命門藥也。元陽不足，冷氣潛伏，不能歸元者，宜之。宋惠民和劑局方有胡蘆巴丸，治大人小兒小腸奔豚偏墜，及小腹有形如卵，上下走痛，不可忍者。用胡蘆巴八錢，茴香六錢，巴戟去心、川烏頭炮去皮各二錢，楝實去核四錢，吳茱萸五錢，並炒爲末，酒糊丸梧子大。每服十五丸，小兒五丸，鹽酒下。太醫薛已云：一人病寒疝，陰囊腫痛，服五苓諸藥不效，與此而平也。又張子和儒門事親云：有人病目不覩，思食苦豆，即胡蘆巴，頻頻不缺。不周歲而目中微痛，如蟲行入眥，漸明而愈。按此亦因其益命門之功，所

謂益火之原，以消陰翳是也。

【附方】新六。

小腸氣痛 胡蘆巴炒研末，每服二錢，茴香酒下。直指方

腎臟虛冷 腹脇脹滿。胡蘆巴炒二兩，熟附子、硫黃各七錢五分，爲末，酒煮麴糊丸梧桐子大。每鹽湯下三四十丸。聖濟總錄

冷氣疝瘕 胡蘆巴酒浸曬乾，蕎麥炒研麪，各四兩，小茴香一兩，爲末，酒糊丸梧子大。每服五十丸，空心鹽湯或鹽酒下。服至兩月，大便出白膿，則除根。方廣心法附餘

陰㿉腫痛 偏墜，或小腸疝氣，下元虛冷，久不愈者，沉香內消丸主之。沉香、木香各半兩，胡蘆巴酒浸炒，小茴香炒，各二兩，爲末，酒糊丸梧子大。每服五七十丸，鹽酒下。

氣攻頭痛 胡蘆巴炒，三稜酒浸焙，各半兩，乾薑炮二錢半，爲末，薑湯或溫酒每服二錢。濟生方

寒溼腳氣 腿膝疼痛，行步無力。胡蘆巴酒浸一宿焙，破故紙炒香，各四兩，爲末。以木瓜切頂去瓤，安藥在內，令滿，用頂合住，簽定，爛蒸，搗丸梧子大。每服七十丸，空心溫酒下。楊氏家藏方

蠡實 本經中品

【釋名】荔實別錄 馬藺子唐本 馬楝子圖經 馬薤禮記注 馬帚爾雅 鐵掃帚救荒 劇草本經 旱蒲禮記 豕首本經 三堅【宏景曰】方藥不用，俗無識者。惟天名精亦名豕首。【恭曰】此即馬藺子也。月令：仲冬荔挺出。鄭玄注云：荔，馬薤也。通俗文云：一名馬藺。本草謂之荔實。【頌曰】馬藺子，北人訛爲馬楝子。廣雅云：馬薤，荔也。高誘云：荔挺出。荔草挺出也。講禮者不識，呼爲荔挺，又作馬莧，並誤矣。馬莧亦名豚耳，即馬齒也。【時珍曰】爾雅云：荓音瓶，馬帚也。此即荔草，謂其可爲馬刷，故名。今河南北人呼爲鐵掃帚是矣。

【集解】【別錄曰】蠡實生河東川谷，五月采實，陰乾。【頌曰】今陝西諸郡及鼎、澧州亦有之，近汴尤多。葉似薤而長厚，三月開紫碧花，五月結實作角子，如麻大而赤色，有稜，根細長，通黃色，人取以爲刷。三月開花，五月采實，並陰乾用。許慎說文云：荔似蒲而小，根可爲刷。高誘云：河北平澤率生之。江東頗多，種於階庭，但呼爲旱蒲，不知即馬薤也。【時珍曰】蠡草生荒野中，就地叢生，一本二三十莖，苗高三四尺，葉中抽莖，開花結實。

【正誤】【宗奭曰】蠡實，陶隱居言方藥不用，俗無識者。本草諸家所注不相應。若果是馬藺，則日華子本草不當更言可爲蔬菜。蓋馬藺葉出土已硬，又無味，馬牛皆不食，豈堪人食？今不敢以蠡實爲馬藺，更俟博識。【時珍曰】別錄蠡實亦名荔實，則蠡乃荔字之訛也。張揖廣雅云：荔又名馬藺，其說已明。又按周憲王救荒本草言其嫩苗味苦，煠熟換水浸去苦味，油鹽調食，則馬藺亦可作菜矣。寇氏但據陶說疑之，欠考矣。陶氏不識之藥多矣，今正其誤。

實

【修治】【時珍曰】凡入藥炒過用，治疝則以醋拌炒之。

【氣味】甘，平，無毒。【保昇曰】寒。【頌曰】山人服之，云大溫，甚有奇效。

【主治】皮膚寒熱，胃中熱氣，風寒溼痹，堅筋骨，令人嗜食。久服輕身。本經 止心煩滿，利大小便，長肌膚肥大。別錄 療金瘡血內流，癰腫，有效。蘇恭 婦人血氣煩悶，產後血運，并經脈不止，崩中帶下，消一切瘡癤，止鼻衄吐血，通小腸，消酒毒，治黃病，殺蕈毒，傅蛇蟲咬。大明 治小腹疝痛，腹內冷積，水痢諸病。時珍

【附方】舊二，新六。

諸冷極病 醫所不治者。馬藺子九升，洗淨，空腹服一合，酒下，日三服。

千金方。**寒疝諸疾**寒疝不能食。及腹內一切諸疾。消食肥肌。馬藺子一升。每日取一把。以麪拌煮吞之。服盡愈。姚僧坦集驗方。**喉痺腫痛**衛生易簡方。用蠡實一合。升麻五分。水一升。煎三合。入少蜜攪勻。細呷。大驗。○聖惠方。用馬藺子二升。升麻一兩。爲末。蜜丸。水服一錢。○又方。馬藺子八錢。牛蒡子六錢。爲末。空心溫水服方寸匕。**水痢百病**張文仲備急方。用馬藺子。以六月六日麪熬。各等分。爲末。空心米飲服方寸匕。如無六月六日麪。常麪亦可。牛骨灰亦可。○又方。馬藺子。乾薑。黃連各等分。爲散。熟湯服二方寸匕。入腹即斷也。冷熱皆治。常用神效。不得輕之。忌豬肉冷水。**腸風下血**有疙瘩瘡破者不治。馬藺子一斤。研破酒浸。夏三冬七日。曬乾。何首烏半斤。雄黃。雌黃各四兩。爲末。以浸藥酒打糊丸梧子大。每服三十丸。溫酒下。日三服。見效。普濟方

花實及根葉〔**主治**〕**去白蟲**。本經 **療喉痺。多服令人溏洩**。別錄 **主癰疽惡瘡**。時珍

〔**發明**〕頌曰。蠡草花實皆入藥。列仙傳云。寇先生宋人。好種荔。食其葩實。是矣。時珍曰。按葉水東日記云。北方田野人患胸腹飽脹者。取馬楝花擂涼水服。即泄數行而愈。按此則多服令人泄之說有驗。而蠡實之爲馬藺。更無疑矣。

〔**附方**〕舊三新六

睡死不寤蠡實根一握。杵爛。以水絞汁。稍稍灌之。外臺秘要 **喉痺口噤**馬藺花二兩。蔓荊子一兩。爲末。溫水服一錢。 **喉痺腫痛**喘息欲死者。外臺秘要。用馬藺根葉二兩。水一升半。煮一盞。細飲之。立瘥。○聖惠方。用根搗汁三合。蜜一合。慢火熬成。徐徐點之。日五七度。一方單汁飲之。口噤者灌下。無生者。以刷煎汁。 **沙石熱淋**馬藺花七枚燒。故筆頭二七枚燒。粟米一合炒。爲末。每服二錢。酒下。日二服。名通神散。 **小便不通**馬藺花炒。茴香炒。葶藶炒。爲末。每酒服一錢。十便良方 **一切癰疽**發背惡瘡。用鐵掃帚同松毛。牛膝。以水煎服。乾坤生意 **面上瘢靨**取鐵掃帚地上自落葉并子。煎湯頻洗。數次自消。壽域神方 **面皰鼻皶**馬藺子花。杵傅之佳。肘後方

〔**附錄**〕**必似勒**拾遺藏器曰。辛溫無毒。主冷氣胸閉不消。心腹脹滿。生崑崙。狀似馬藺子。

惡實 別錄中品

〔**釋名**〕**鼠黏**別錄 **牛蒡**別錄 **大力子**綱目 **蒡翁菜**綱目 **便牽牛**綱目 **蝙蝠刺**時珍曰。其實狀惡而多刺鉤。故名。其根葉皆可食。人呼爲牛菜。術人隱之。呼爲大力也。俚人謂之便牽牛。河南人呼爲夜叉頭。頌曰。實殼多刺。鼠過之則綴惹不可脫。故謂之鼠黏子。亦如羊負來之比。

〔**集解**〕別錄曰。惡實生魯山平澤。恭曰。魯山在鄧州東北。此草葉大如芋。子殼似栗狀。實細長如茺蔚子。頌曰。惡實即牛蒡子也。處處有之。葉大如芋葉而長。實似蒲萄核而褐色。外殼似栗梂而小如指頭。多刺。根有極大者。作菜茹益人。秋後采子入藥。時珍曰。牛蒡古人種子。以肥壤栽之。剪苗汋淘爲蔬。取根煮。曝爲脯。云甚益人。今人亦罕食之。三月生苗。起莖高者三四尺。四月開花成叢。淡紫色。結實如楓梂而小。萼上細刺百十攢簇之。一梂有子數十顆。其根大者如臂。長者近尺。其色灰黲。七月采子。十月采根。

子〔**修治**〕斅曰。凡用揀淨。以酒拌蒸。待有白霜重出。以布拭去。焙乾。擣粉用。

〔**氣味**〕**辛平無毒**藏器曰。苦。元素曰。辛溫。陽中之陰。升也。杲曰。辛平。陽也。降也。

【主治】明目補中，除風傷。別錄 風毒腫，諸瘻。藏器 研末浸酒，每日服三二盞，除諸風，去丹石毒，利腰膝。又食前熟挼三枚吞之，散諸結節筋骨煩熱毒。甄權 吞一枚，出癰疽頭。蘇恭 炒研煎飲，通利小便。孟詵 潤肺散氣，利咽膈，去皮膚風，通十二經。元素 消斑疹毒。時珍

【發明】杲曰：鼠黏子其用有四：治風濕癮疹，咽喉風熱，散諸腫瘡瘍之毒，利凝滯腰膝之氣，是也。

【附方】舊五，新十一。

風水身腫 欲裂。鼠黏子二兩，炒研爲末。每溫水服二錢，日三服。聖惠方

風熱浮腫 咽喉閉塞。牛蒡子一合，半生半熟，爲末。熱酒服一寸匕。經驗方

痰厥頭痛 牛蒡子炒、旋覆花等分，爲末。臘茶清服一錢，日二服。聖惠方

頭痛連睛 鼠黏子、石膏等分，爲末。茶清調服。醫方摘要

咽膈不利 疏風壅，涎唾多。牛蒡子微炒、荊芥穗一兩，炙甘草半兩，爲末。食後湯服二錢，當緩緩取效。寇氏本草衍義

懸癰喉痛 風熱上搏也。惡實炒、甘草生等分。水煎含嚥。名啟關散。普濟方

喉痹腫痛 牛蒡子六分，馬藺子六分，爲散。每空心溫水服方寸匕，日再服。仍以牛蒡子三兩，鹽二兩，研勻，炒熱包熨喉外。廣濟方

咽喉痘疹 牛蒡子二錢，桔梗一錢半，粉甘草節七分，水煎服。痘疹要訣

風熱癮疹 牛蒡子炒、浮萍等分，以薄荷湯服二錢，日二服。初虞世古今錄驗

風齲牙痛 鼠黏子炒，煎水含，冷吐之。延年方

小兒痘瘡 時出不快，壯熱狂躁，咽膈壅塞，大便祕澀。小兒咽喉腫不利。若大便利者，勿服。牛蒡子炒一錢二分，荊芥穗二分，甘草節四分，水一盞，同煎至七分，溫服。已出亦可服。名必勝散。和劑局方

婦人吹乳 鼠黏一錢，麝香少許，溫酒細吞下。

便癰腫痛 鼠黏子二錢，炒研末，入蜜一匙，朴消一匙，空心溫酒服。袖珍方

蛇蠍蠱毒 大力子煮汁服。衛生易簡方

水蠱腹大 惡實微炒一兩，爲末，麪糊丸梧子大。每米飲下十丸。張文仲方

歷節腫痛 風熱攻手指，赤腫麻木，甚則攻肩背兩膝，遇暑熱則大便祕。牛蒡子三兩，新豆豉炒、羌活各一兩，爲末。每服二錢，白湯下。本事方

根莖

【氣味】苦，寒，無毒。權曰：甘，平。藏器曰：根須蒸熟暴乾用，不爾令人欲吐。

【主治】傷寒寒熱汗出，中風面腫，消渴熱中，逐水。久服輕身耐老。別錄 根：主牙齒痛，勞瘧，諸風腳緩弱，風毒癰疽，欬嗽傷肺，肺壅疝瘕，冷氣積血。蘇恭 根浸酒服，去風及惡瘡。和葉搗碎，傅杖瘡金瘡，永不畏風。藏器 主面目煩悶，四肢不健，通十二經脈，洗五臟惡氣。可常作菜食，令人身輕。甄權 切根豆大，拌麪作飯食，消脹壅。莖葉煮汁作浴湯，去皮間習習如蟲行。又入鹽花生搗，搨一切腫毒。孟詵

【發明】頌曰：根作脯食甚良。莖葉宜煮汁釀酒服。冬月采根，蒸暴入藥。劉禹錫傳信方：療暴中風，用緊細牛蒡根，取時避風，以竹刀或荊刀刮去土，生布拭了，搗絞取汁一大升，和好蜜四大合，溫分兩服，得汗出便瘥。此方得之岳鄂鄭中丞。鄭因食熱肉一頓，便中暴風。外甥盧氏爲潁陽令，有此方。服，當時便瘥。

【附方】舊五，新十六。

時氣餘熱 不退，煩躁發渴，四肢無力，不能飲食。用牛蒡根搗汁

服一小盞。效。聖惠方

天行時疾生牛蒡根搗汁五合，空腹分爲二服。服訖，取桑葉一把，炙黃，以水一升，煮取五合，頓服。取汗，無葉用枝。孫眞人食忌

熱攻心煩恍惚，以牛蒡根搗汁一升，食後分爲二服。食醫心鏡

傷寒搐搦汗後覆蓋不密，致腰背手足搐搦者。牛蒡根散主之。牛蒡根十條，麻黃、牛膝、天南星各六錢，剉，於盆內研細，好酒一升同研，以新布絞取汁。以炭火半秤燒一地坑令赤，掃淨，傾藥汁入坑內，再燒令黑色，取出，於乳鉢內細研。每服一錢，溫酒下，日三服。○朱肱活人書

一切風疾十年、二十年者。牛蒡根一升，生地黃、枸杞子、牛膝各三升，用袋盛藥，浸無灰酒三升內，每任意飲之。外臺秘要方

老人中風口目瞤動，煩悶不安。牛蒡根切一升，去皮曬乾，杵爲麪，白米四合淘淨，和作餺飥，豉汁中煮，加葱椒五味，空心食之。恆服極效。壽親養老書

老人風溼久痺，筋攣骨痛。服此壯腎，潤皮毛，益氣力。牛蒡根一升切，生地黃一升切，大豆二升炒，以絹袋盛，浸一斗酒中，五六日，任性空心溫服二三盞，日二服。集驗方

頭面忽腫熱毒風氣內攻，或連手足赤腫，觸着痛者。牛蒡子根一名蝙蝠刺，洗淨研爛，酒煎成膏，絹攤貼腫處，仍以熱酒服一二匙，腫消痛減。斗門方

頭風掣痛不可禁者，摩膏主之。取牛蒡莖葉，搗取濃汁二升，無灰酒一升，鹽花一匙頭，糠火煎稠成膏，以摩痛處，風毒自散。摩時須極力令熱乃效。冬月用根。篋中方

頭風白屑牛蒡葉搗汁，熬稠塗之，至明，皂莢水洗去。聖惠方

喉中熱腫鼠黏根一升，水五升，煎一升，分三服。延年方

小兒咽腫牛蒡根搗汁，細嚥之。普濟方

熱毒牙痛熱毒風攻頭面，齒齦腫痛不可忍。牛蒡根一斤搗汁，入鹽花一錢，銀器中熬成膏。每用塗齒齦上，重者不過三度瘥。聖惠方

項下癭疾鼠黏子根一升，水三升，煮取一升半，分三服。或爲末，蜜丸常服之。救急方

耳卒腫痛牛蒡根切，絞汁二升，銀鍋內熬膏塗之。聖濟總錄

小便不通臍腹急痛。牛蒡葉汁、生地黃汁二合，和勻，入蜜二合。每服一合，入水半盞，煎三五沸，調滑石末一錢服。聖濟總錄

癤子腫毒鼠黏子葉貼之。千金方

石瘻出膿堅實寒熱。鼠黏子葉爲末，和雞子白封之。外臺秘要

諸瘡腫毒牛蒡根三莖，洗煮爛搗汁，入米煮粥，食一盌，甚良。普濟方

積年惡瘡反花瘡、漏瘡不瘥者。牛蒡根搗，和臘月豬脂，日日封之。千金方

月水不通結成癥塊，腹肋脹大欲死。牛蒡根二斤，剉，蒸三遍，以生絹袋盛之，以酒二斗浸五日，每食前溫服一盞。普濟方

枲耳本經中品

【釋名】**胡枲**本經　**常思**宏景　**蒼耳**爾雅　**卷耳**詩經　**爵耳**詩疏　**豬耳**綱目　**耳璫**詩疏　**地葵**本經　**葹**音施　**羊負來**宏景　**道人頭**圖經　**進賢**記事珠　**喝起草**綱目　**野茄**綱目　**縑絲草**〔頌曰〕詩人謂之卷耳，爾雅謂之蒼耳，廣雅謂之葈耳，皆以實得名也。陸機詩疏云：其實正如婦人耳璫，今或謂之耳璫草。鄭康成謂是白胡枲，幽州人呼爲爵耳。博物志云：洛中有人驅羊入蜀，胡枲子多刺，黏綴羊毛，遂至中國，故名羊負來。俗呼爲道人頭。〔宏景曰〕傖人皆食之，謂之常思菜，以葉覆麥作黃衣者，方用甚稀。〔時珍曰〕其葉形如枲麻，又如茄，故有枲耳及野茄諸名。其味滑如葵，故名地葵，與地膚同名。詩人思夫賦卷耳之章，故名常思菜。張揖廣雅作常枲，亦通。

【集解】〔別錄曰〕枲耳生安陸川谷及六安田野，實熟時采。〔頌曰〕今處處有之。陸氏詩疏云：其葉青白似胡荽，白華細莖，蔓生，可煮爲茹，滑而少味。四月中生子，正如婦人耳璫。郭璞云：形如鼠耳，叢生

如盤。今之所有皆類此，但不作蔓生。時珍曰：按周憲王救荒本草云：蒼耳葉青白，類黏糊菜葉。秋間結實，比桑椹短小而多刺。嫩苗煠熟，水浸淘拌食，可救飢。其子炒去皮，研為麪，可作燒餅食，亦可熬油點燈。

實 **脩治**　大明曰：入藥炒熟，搗去刺用，或酒拌蒸過用。

氣味　甘，溫，有小毒。別錄曰：苦。權曰：甘，無毒。恭曰：忌豬肉、馬肉、米泔，害人。

主治　風頭寒痛，風溼周痺，四肢拘攣痛，惡肉死肌，膝痛。久服益氣。藏器。治肝熱，明目。甄權。治一切風氣，填髓暖腰腳，治瘰癧瘡疥及瘙癢。大明。炒香浸酒服，去風補益。時珍。

附方　舊三，新四。**久瘧不瘥**：蒼耳子或根莖亦可，焙研末，酒糊丸梧子大。每酒服三十丸，日二服。生者搗汁服亦可。朱氏集驗方。**大腹水腫**，小便不利：蒼耳子灰、葶藶末等分。每服二錢，水下，日二服。千金方。**風溼攣痺**，一切風氣：蒼耳子三兩，炒為末，以水一升半，煎取七合，去滓嚥之。食醫心鏡。**牙齒痛腫**：蒼耳子五升，水一斗，煮取五升，熱含之，冷即吐去，吐後復食，不過一劑瘥。莖葉亦可，或入鹽少許。孫真人千金翼。**鼻淵流涕**：蒼耳子即縑絲草子，炒研為末，每白湯點服一二錢。證治要訣。**眼目昏暗**：枲耳實一升，為末，白米半升作粥，日食之。普濟方。**嗜酒不已**：氈中蒼耳子七枚，燒灰投酒中飲之，即不嗜。陳藏器本草。

莖葉 **脩治**　斅曰：凡采得，去心，取黃精，以竹刀細切拌之，蒸，從巳至亥時出，去黃精，陰乾用。

氣味　苦，辛，微寒，有小毒。恭曰：忌豬肉、馬肉、米泔，伏硇砂。

主治　溪毒。別錄。中風傷寒頭痛。孟詵。大風癲癇，頭風溼痺，毒在骨髓，腰膝風毒。夏月采曝為末，水服一二匕；冬月酒服。或為丸，每服二三十丸，日三服，滿百日，病出如瘑疥，或汁出，或斑駮甲錯皮起，皮落則肌如凝脂。令人省睡，除諸毒螫，殺蟲疳溼䘌。久服益耳目，聰明輕身強志。蘇恭。挼葉安舌下，出涎，去目黃好睡。燒灰和臘豬脂，封疔腫出根。煮酒服，主狂犬咬毒。藏器。

發明　時珍曰：蒼耳藥久服去風熱有效，最忌豬肉及風邪，犯之則遍身發出赤丹也。按蘇沈良方云：枲耳根苗葉實，皆洗濯陰乾，燒灰湯淋，取濃汁，泥連兩竈煉之。灰汁耗，即旋取傍釜中熱灰湯益之。一日夜不絕火，乃旋得霜，乾瑩，瓶收之。每日早晚酒服二錢，補煖去風駐顏，尤治皮膚風，令人膚革清淨。每澡沐入少許尤佳。宜州學昌從諫服此十餘年，至七八十，紅潤輕健，皆此藥力也。斗門方云：婦人血風攻腦，頭旋悶絕，忽死倒地，不知人事者，用喝起草嫩心陰乾為末，以酒服一大錢，其功甚效。此物善通頂門連腦，蓋即蒼耳也。

附方　舊十二，新十六。**萬應膏**：治一切癰疽發背，無頭惡瘡，腫毒疔癤，一切風癢，臁瘡杖瘡，牙疼喉痺。五月五日采蒼耳根葉數擔，洗淨曬萎，細剉，以大鍋五口，入水煮爛，以篩濾去粗滓，布絹再濾。復入淨鍋，武火煎滾，文火煎稠，攪成膏，以新罐貯封。每以敷貼即愈。牙疼即敷牙上，喉痺敷舌上或噙化二三次即效每日用酒服一匙極有效集簡方 **一切風毒** 并殺三蟲腸痔能進食若病胃脹滿心悶發熱即宜服之五月五日午時附地刈取枲耳葉洗暴搗下篩每服方寸匕酒或漿水下日二夜三若覺吐逆則以蜜丸服準計方寸匕數也風輕者日二服若身體作粟或麻豆出此爲風毒出也可以鈹刺潰去黄汁乃止七月七九月九亦可采用 **一切風氣** 蒼耳嫩葉一石切和麥蘖五升作塊於蒿艾中署二十日成麴取米一斗炊作飯看冷暖入麴三升釀之封二七日成熟每空心暖服神驗封此酒可兩重布不得令密密則溢出忌馬肉豬肉孟詵食療本草 **諸風頭運** 蒼耳葉曬乾爲末每服一錢酒調下日三服若吐則以蜜丸梧子大每服二十丸十日全好矣楊氏經驗方 **血風腦運** 方見發明下 **毒攻手足** 腫痛欲斷蒼耳搗汁漬之并以滓傅之立效春用心冬用子千金翼 **卒中水毒** 初覺頭目微痛惡寒骨節强急日醒暮劇手足逆冷三日則蟲蝕下部六七日膿潰蝕至五臟殺人也搗常思草絞汁服一二升并以綿染導其下部肘後方 **毒蛇溪毒** 沙蝨射工等所傷口噤眼黑手足强直毒攻腹內成塊逡巡不救蒼耳嫩苗一握取汁和酒溫灌之以滓厚傅傷處勝金方 **疫病不染** 五月五日午時多采蒼耳嫩葉陰乾收之臨時爲末冷水服二錢或水煎舉家皆服能辟邪惡千金方 **風瘙癮疹** 身癢不止用蒼耳莖葉子等分爲末每服二錢豆淋酒調下聖惠方 **面上黑斑** 蒼耳葉焙爲末食後米飲調服一錢一月愈摘玄方 **赤白汗斑** 蒼耳嫩葉尖和青鹽擂爛五六月閒擦之五七次效摘玄方 **大風癘疾** 袖珍方用嫩蒼耳荷葉等分爲末每服二錢溫酒下日二服○乾坤生意用蒼耳葉爲末以大楓子油和丸梧子大每服三四十丸以茶湯下日二服○又方五月五日或六月六日五更帶露采蒼耳草搗取汁熬作錠子取半斤鱧魚一尾剖開不去肚腸入藥一錠線縫以酒二盌慢火煮熟令喫不過三五箇魚即愈也忌鹽一百日 **卒得惡瘡** 蒼耳桃皮作屑納瘡中 **反花惡瘡** 有肉如飯粒破之血出隨生反出用蒼耳葉搗汁服三合并塗之日二上聖濟總錄 **一切疔腫** 誌曰危困者用蒼耳根葉搗和小兒尿絞汁冷服一升日三服拔根甚驗○養生方用蒼耳根苗燒灰和醋淀塗之乾再上不十次即拔根出○邵眞人方蒼耳根三兩半烏梅肉五箇連鬚葱三根酒二鍾煎一鍾熱服取汗 **齒風動痛** 蒼耳一握以漿水煮入鹽含漱外臺秘要 **纏喉風病** 蒼耳根一把老薑一塊研汁入酒服聖濟總錄 **赤目生瘡** 作痛道人頭末二兩乳香一錢每用一錢燒烟嗃鼻聖濟總錄 **鼻衄不止** 蒼耳莖葉搗汁一小盞服聖惠方 **五痔下血** 五月五日采蒼耳莖葉爲末水服方寸匕甚效千金翼 **赤白下痢** 蒼耳草不拘多少洗淨用水煮爛去滓入蜜用武火熬成膏每服一二匙白湯下醫方摘玄 **産後諸痢** 蒼耳葉搗絞汁溫服半中盞日三四服聖惠方 **誤吞銅錢** 蒼耳頭一把以水一升浸水中十餘度飲水愈肘後方 **花蜘蛛毒** 咬人與毒蛇無異用野縑絲即道人頭搗汁一盞服仍以渣傅之摘玄方

花【主治】白癩頑癢時珍

天名精 本經上品

【校正】時珍曰據蘇沈二說併入唐本鶴蝨開寶地菘別錄有名未用埊松

【釋名】**天蔓菁**別錄 **天門精**別錄 **地菘**唐本 **埊松**別錄埊與地同 **玉門精**別錄 **麥句薑**本經 **蟾蜍蘭**別錄 **蝦蟇藍**本經 **蚵蚾草**綱目

豕首本經 彘顱別錄 活鹿草異苑 劉㦤草㦤音胡革反 皺面草綱目 母豬芥綱目 實名鶴蝨 根名杜牛膝恭曰天名精即活鹿草也別錄一名天蔓菁南人名為地菘葉與蔓菁菘菜相類故有此名其味甘辛故有薑稱狀如藍而蝦蟇好居其下故名蝦蟇藍香氣似蘭故又名蟾蜍蘭時珍曰天名精乃天蔓菁之訛也其氣如豕彘故有豕首彘顱之名昔人謂之活鹿草俗人因其氣臊訛為狐貍臊者是也爾雅云菿蕺豕首也郭璞注云江東呼為豨首可以爩蠶蛹食藏器曰郭璞注爾雅蘧麥云即麥句薑者非也陶公注鈞樟條云有一草似狼牙氣辛臭名為地菘人呼為劉㦤草主金瘡按異苑云宋元嘉中青州劉㦤射一麞剖五臟以此草塞之蹶然而起㦤怪而拔草便倒如此三度㦤因密錄此草種之主折傷愈多人因以名之既有活鹿之名雅與麞字相合陶蘇俱說是地菘定非二物

正誤 宏景曰天名精即今之豨薟亦名豨首夏月杵汁服之除熱病味至苦而云甘或非是也恭曰豨首苦而臭名精辛而香全不相類也禹錫曰蘇恭云天名精南人名地菘陳藏器本草解紛亦言天名精為地菘開寶本草不當重出地菘條例宜刊削時珍曰按沈括筆談云世人既不識天名精又妄認地菘為火杴本草又出鶴蝨一條都成紛亂不知地菘即天名精其葉似菘又似蔓菁故有二名鶴蝨即其實也又別錄有名未用埊菘即此地菘亦係誤出今並正之合而為一

集解 別錄曰天名精生平原川澤五月采保昇曰地菘也小品方名天蔓菁又名天蕪精葉似山南菘菜夏秋抽條頗似薄荷花紫白色味辛而香志曰地菘所在皆有生人家及路旁陰處高二三寸葉似菘葉而小又曰鶴蝨出波斯者為勝今上黨亦有力勢薄於波斯者恭曰鶴蝨生西戎子似蓬蒿子而細合莖葉用之頌曰天名精江湖閩皆有之狀如韓保昇所說又曰鶴蝨江淮衡湘皆有之春生苗葉皺似紫蘇大而尖長不光莖高二尺許七月生黃白花似菊八月結實子極尖細乾即黃黑色南人呼其葉為火杴按火杴即豨薟雖花實相類而別是一物不可雜用時珍曰天名精嫩苗綠色似皺葉菘芥微有狐氣淘淨煠之亦可食長則起莖開小黃花如小野菊花結實如同蒿子亦相似最黏人衣狐氣尤甚炒熟則香故諸家皆云辛而香亦巴人食負蠜南人食山柰之意爾其根白色如短牛膝此物最賤而唐本草言鶴蝨出西戎宋本草言出波斯者何哉蓋當時人不知用之惟西戎波斯始知入藥且土產所宜故爾亦苜蓿云出西域而不知中國飼馬者即是也詳見豨薟下

葉根同 氣味 甘寒無毒 別錄曰埊菘辛無毒時珍曰微辛甘有小毒生汁吐人之才曰垣衣地黃為之使

主治 瘀血血瘕欲死下血止血利小便久服輕身耐老本經 除小蟲去痹除胸中結熱止煩渴逐水大吐下別錄 破血生肌止鼻衄殺三蟲除諸毒腫疔瘡瘻痔金瘡內射身癢癮疹不止者揩之立已唐本 地菘主金瘡止血解惡蟲蛇螫毒挼以傅之開寶 吐痰止瘧治牙痛口緊喉痹時珍 埊松主眩痹別錄有名未用

發明 時珍曰天名精併根苗而言也地菘埊松皆言其苗葉也鶴蝨言其子也其功大抵只是吐痰止血殺蟲解毒故擂汁服之能止痰瘧漱之止牙疼挼之傅蛇咬亦治豬瘟病也按孫天仁集效方云凡男婦乳蛾喉嚨腫痛及小兒急慢驚風牙關緊急不省人事者以鶴蝨草一名皺面草一

名母豬芥。一名杜牛膝。取根洗淨，搗爛入好酒絞汁灌之。良久即甦。仍以渣傅項下，或醋調搽亦妙。朱端章集驗方云：余被檄任淮西幕府時，牙疼大作。一刀鑷人以草藥一捻，湯泡少時，以手蘸湯挹痛處即定。因求其方，用之治人多效，乃皺面地菘草也。俗人訛為地葱。沈存中筆談專辯地菘，其子名鶴蝨，正此物也。錢季誠方用鶴蝨一枚，擢置齒中。高監方以鶴蝨煎米醋漱口，或用防風、鶴蝨煎水噙漱，仍研草塞痛處，皆有效也。

【附方】舊二，新九。

男女吐血 皺面草即地菘，曬乾為末。每服一二錢，以茅花泡湯調服，日二次。衛生易簡。

咽喉腫塞 傷寒蘊要治痰涎壅滯，喉腫水不可下者。地菘一名鶴蝨草，連根葉搗汁，鵝翎掃入，去痰最妙。○聖濟總錄用杜牛膝、鼓搥草同搗汁灌之。不得下者，灌鼻得吐為妙。○又方：杜牛膝春夏用莖，秋冬用根，一把，青礬半兩，同研，點患處，令吐膿血痰沫，即愈。

纏喉風腫 蚵蚾草即皺面草，細研，以生蜜和丸彈子大。每噙一二丸即愈。乾者為末，蜜丸亦可。名救生丸。經效濟世方。

諸骨哽咽 地菘、馬鞭草各一握，去根，白梅肉一箇，白礬一錢，搗作彈丸，綿裹含嚥，其骨自軟而下也。普濟方。

風毒瘰癧 赤腫。地菘搗傅，乾即易之。聖惠方。

疔瘡腫毒 鶴虱草葉、浮酒糟同搗傅之，立效。孫氏集效方。

發背初起 地菘杵汁一升，日再服，瘥乃止。傷寒類要。

惡瘡腫毒 地菘搗汁，日服三四次。外臺秘要。

惡蛇咬傷 地菘搗傅之。易簡方。

鶴蝨 唐本草

【氣味】苦、辛，有小毒。〔大明曰〕涼，無毒。

【主治】蚘蟯蟲。為散，以肥肉臛汁服方寸匕，亦入丸散用。唐本。蟲心痛，以淡醋和半匕服，立瘥。開寶。殺五臟蟲，止瘧，傅惡瘡。大明。

【發明】〔頌曰〕鶴蝨，殺蟲方中為最要藥。初虞世古今錄驗方：療蚘咬心痛，取鶴蝨十兩，搗篩，蜜丸梧子大。以蜜湯空腹吞四五十丸，忌酒肉。韋雲患心痛十年不瘥，於雜方內合服之便愈。李絳兵部手集方：治小兒蚘蟲嚙心腹痛，亦單用鶴蝨研末，以肥豬肉汁下之。五歲一服二分，蟲出即止也。

【附方】新一。

大腸蟲出 不斷，斷之復生，行坐不得。鶴蝨末水調半兩服，自愈。怪疾奇方。

豨薟 音喜杴。○唐本

【校正】併入唐本豬膏母。

【釋名】希仙綱目　火杴草唐本　豬膏母唐本　虎膏唐本　狗膏唐本　黏糊菜救荒〔時珍曰〕韻書：楚人呼豬為豨，呼草之氣味辛毒為薟。此草氣臭如豬而味薟螫，故謂之豨薟。豬膏、虎膏、狗膏，皆因其氣以及治虎狗傷也。火杴當作虎薟，俗音訛爾。近人復訛豨薟為希仙矣。救荒本草言其嫩苗煠熟，浸去苦味，油鹽調食，故俗謂之黏糊菜。

【集解】〔恭曰〕豨薟，田野皆識之。一名火杴。葉似酸漿而狹長，花黃白色。三月、四月采苗葉，暴乾。又曰：豬膏母生平澤下溼地，所在皆有。一名虎膏，一名狗膏。葉似蒼耳，莖圓有毛。〔頌曰〕豨薟處處有之。春生苗，葉似芥葉而狹長，文粗。莖高二三尺。秋初有花如菊。結實頗似鶴蝨。夏采葉，暴乾用。〔藏器曰〕豬膏草葉似荏，有毛。〔保昇曰〕豬膏葉似蒼耳，兩枝相對，莖葉俱有毛，黃白色。五月、六月采苗，日乾。〔時珍曰〕按蘇恭唐本草謂豨薟似酸漿，豬膏母似蒼耳，列為二種。而成納進豨薟丸表，言此藥與本草所述相異，多生沃壤，高三尺許，節葉相對。張詠豨薟丸表，言此草金稜銀線，素莖紫荄，對節而生，蜀號火杴，莖葉頗同蒼耳。又按沈括筆談云：世人妄認地菘為火杴，有單服火杴法者，乃是地菘，不當用火杴。火杴乃本草名豬膏母者，後人不識，重複出條也。按此數說各異，而今人風痹多用豨薟丸將何適從耶時珍常聚諸草諦視則猪膏草素莖有直棱兼有斑點葉似蒼耳而微長似地菘而稍薄對節而生莖葉皆有細毛肥壤一株分枝數十八九月開小花深黄色中有長子如同蒿子外萼有細刺黏人地菘則青莖圓而無棱無斑無毛葉皺似菘芥亦不對節觀此則似與成張二氏所說相合今河南陳州采豨薟充方物其狀亦是猪膏草則沈氏謂豨薟即猪膏母者其說無疑矣蘇恭所謂似酸漿者乃龍葵非豨薟蓋誤認爾但沈氏言世間單服火杴乃是地菘不當用猪膏母似與成張之說相反今按豨薟猪膏母條並無治風之說惟本經地菘條有去痹除熱久服輕身耐老之語則治風似當用地菘然成張進御之方必無虛謬之理或者二草皆有治風之功乎而今服猪膏母之豨薟者復往往有效其地菘不見有服之者則豨薟之爲猪膏尤不必疑矣

豨薟【氣味】苦寒有小毒又曰猪膏母辛苦平無毒藏器曰有小毒蘇恭曰猪膏無毒誤矣

【主治】豨薟治熱䘌煩滿不能食生擣汁三合服多則令人吐又曰猪膏母主金瘡止痛斷血生肉除諸惡瘡消浮腫擣封之湯漬散傅並良蘇恭主久瘧痰㾫擣汁服取吐擣傅虎傷狗咬蜘蛛咬蠶咬蠼螋溺瘡藏器治肝腎風氣四肢麻痹骨痛膝弱風溼諸瘡時珍

【發明】頌曰蜀人單服豨薟法五月五日六月六日九月九日采葉去根莖花實淨洗暴乾入甑中層層灑酒與蜜蒸之又暴如此九過則氣味極香美熬擣篩末蜜丸服之云甚益元氣治肝腎風氣四肢麻痹骨間冷腰膝無力者亦能行大腸氣諸州所說皆云性寒有小毒與唐本同惟文州及高郵州云性熱無毒服之補益安五臟生毛髮兼主風溼瘡肌肉頑痹婦人久冷尤宜用須去粗莖留枝葉花實蒸暴兩說不同豈單用葉則寒而有毒并枝花實則熱而無毒乎抑土地所産不同而然歟時珍曰生擣汁服則令人吐故云有小毒九蒸九暴則補人去痹故云無毒生則性寒熟則性溫云熱者非也慎微曰按江陵府節度使成訥進豨薟丸方表略云臣有弟訢年二十一中風伏枕五年百醫不差有道人鍾針因覩此患曰可餌豨薟丸必愈其草多生沃壤高三尺許節葉相對當夏五月以來收之每去地五寸翦刈以溫水洗去泥土摘葉及枝頭凡九蒸九暴不必太燥但以取蒸爲度仍熬擣爲末煉蜜丸如梧子大空心溫酒或米飲下二三十丸服至二千丸所患愈加不得憂慮是藥攻之力服至四千丸必得復至五千丸當復健壯臣依法脩合令訢服之果如其言服後須臾飯三五匙壓之五月五日采者佳奉勑宣付醫院詳錄又知益州張詠進豨薟丸表略云切以餐石飲水可作充腸之饌餌松含柏亦成救病之功是以療飢者不在於羞珍愈病者何煩於異術倘獲濟時之藥輒陳鄙物之形不恥管窺輒干天聽臣因換龍興觀掘得一碑內說脩養氣術并藥方二件依方差人訪問采覓其草頗有異金棱銀線素莖紫荄對節而生蜀號火杴莖葉頗同蒼耳不費登高歷險每常求少獲多急采非難廣收甚易倘勤久服旋見神功誰知至賤之中乃有殊常之效臣自服至百服眼目清明即至千服髭鬢烏黑筋力輕健效驗多端臣本州有都押衙羅守一曾因中風墜馬失音不語臣與十服其病立痊又和尚智嚴年七十忽患偏風口眼喎斜時時吐涎臣與十服亦便得痊今合一百劑差職貢史元奏進

【附方】新五

風寒泄瀉火杴丸治風氣行於腸胃泄瀉火杴草爲末醋糊丸梧子大每

服三十丸，白湯下。聖濟總錄 **癰疽腫毒** 一切惡瘡。豨薟草端午采者一兩，乳香一兩，白礬燒半兩，爲末。每服二錢，熱酒調下。毒重者連進三服，得汗妙。乾坤秘韞 **發背疔瘡** 豨薟草、五葉草即五爪龍、野紅花即小薊、大蒜等分。擂爛，入熱酒一盌，絞汁服，得汗立效。乾坤生意 **疔瘡腫毒** 端午采豨薟草，日乾爲末。每服半兩，熱酒調下。汗出即愈，極有效驗。集簡方 **反胃吐食** 火杴草焙爲末，蜜丸梧子大。每沸湯下五十丸。百一選方

【附錄】**類鼻** 別錄有名未用【曰】味酸，溫，無毒。主痿痹。生田中高地。葉如天名精。葉根五月采。【時珍曰】此似豬膏草也。古今名謂或不同，故附於此。**羊屎柴**【時珍曰】按乾坤生意云：一名牛屎柴。生山野中。葉類鶴虱。四月開白花。其葉主癰疽發背，搗傅之。冬月用根。可以毒魚。

箬 綱目

【釋名】**篛** 與箬同 **遼葉**【時珍曰】箬若竹而弱，故名。其生疎遼，故又謂之遼。

【集解】【時珍曰】箬生南方平澤。其根與莖皆似小竹，其節籜與葉皆似蘆荻，而葉之面青背淡，柔而韌，新舊相代，四時常青。南人取葉作笠，及裹茶鹽，包米糉，女人以襯鞵底。

葉【氣味】甘，寒，無毒。【主治】男女吐血、衄血、嘔血、咯血、下血。並燒存性，溫湯服一錢匕。又通小便，利肺氣、喉痹，消癰腫。時珍

【附方】新十二。**一切眼疾** 籠篛燒灰，淋汁洗之，久之自效。經驗方 **咽喉閉痛** 遼葉、燈心草燒灰等分，吹之，甚妙。集簡方 **耳忽作痛** 或紅腫內脹。將經霜青箬露在外、將朽者燒存性，爲末。傅入耳中，其疼即止。楊起簡便方 **肺壅鼻衄** 箬葉燒灰、白麪三錢，研勻，井華水服二錢。聖濟總錄 **經血不止** 箬葉灰、蠶紙灰等分，爲末。每服二錢，米飲下。聖濟總錄 **腸風便血** 茶簍內箬葉，燒存性。每服三匙，空心糯米湯下，或入麝香少許。王璆百一選方 **男婦血淋** 亦治五淋。多年煮酒瓶頭箬葉，三五年至十年者尤佳。每用七箇，燒存性，入麝香少許，陳米飲下，日三服。有人患此，二服愈。福建煮過夏月酒多有之。百一選 **尿白如注** 小腹氣痛。茶籠內箬葉燒存性，入麝香少許，米飲下。經驗方 **小便澀滯** 不通。乾箬葉一兩，燒灰，滑石半兩，爲末。每米飲服三錢。普濟方 **男婦轉脬** 方同上。**吹嬭乳癰** 五月五日糉箬燒灰，酒服二錢，即散，累效。濟急仙方 **痘疹倒靨** 箬葉灰一錢，麝香少許，酒服。張德恭痘疹便覽方

蘆 別錄下品

【校正】併入拾遺江中采出蘆。

【釋名】**葦** 音偉 **葭** 音加 **花名蓬蕽** 唐本 **筍名虇** 音拳【時珍曰】按毛萇詩疏云：葦之初生曰葭，未秀曰蘆，長成曰葦。葦者，偉大也。蘆者，色盧黑也。葭者，嘉美也。

【集解】【恭曰】蘆根生下溼地。莖葉似竹，花若荻花，名蓬蕽。二月、八月采根，日乾用。【頌曰】今在處有之，生下溼陂澤中。其狀都似竹，而葉抱莖生，無枝。花白作穗若茅花。根亦若竹根，而節疎。其根取水底味甘辛者。其露出及浮水中者，並不堪用。按郭璞注爾雅云：葭即蘆也，葦即蘆之成者。菼、薍似葦而小，中實。江東呼爲烏蓲，音丘。或謂之藡，即荻也，至秋堅成，即謂之萑，音桓。蒹似萑而細長，高數尺。江東謂之蒹。其花皆名芀，音調。其萌皆名虇，堪食如竹筍。若然，則蘆葦通爲一物也。所謂蒹乃今作簾者是也。所謂菼者，今以當薪者是也。而人罕能別蒹、菼與蘆葦也。又北人以葦與蘆爲二物。水旁下溼所生者，皆名葦。其細不及指大，人家池圃所植者，皆名蘆。其幹差大，深碧色者，亦難得。然則蘆

葦皆可通用矣。【時珍曰】蘆有數種。其長丈許中空皮薄色白者，葭也，蘆也，葦也。短小於葦而中空皮厚色青蒼者，菼也，薍也，荻也，萑也。其最短小而中實者，蒹也，薕也。皆以初生已成得名。其身皆如竹，其葉皆長如箬葉。其根入藥，性味皆同。其未解葉者，古謂之紫蘀。【斅曰】蘆根須要逆水生，并黄泡肥厚者，去鬚節并赤黄皮用。

根【氣味】甘寒無毒。【主治】消渴客熱，止小便利。別錄 療反胃嘔逆不下食，胃中熱，傷寒内熱，彌良。蘇恭 解大熱，開胃，治噎噦不止。甄權 寒熱時疾，煩悶瀉痢大渴，孕婦心熱。大明

笋【氣味】小苦冷無毒。【甯原曰】忌巴豆。【主治】膈間客熱，止渴，利小便，解河豚及諸魚蟹毒。甯原 解諸肉毒。時珍

【發明】【時珍曰】按雷公炮炙論序云：益食加觴，須煎蘆朴。注云：用逆水蘆根并厚朴二味，等分，煎湯服。蓋蘆根甘能益胃，寒能降火故也。

【附方】舊六，新六。骨蒸肺痿不能食者，蘇遊蘆根飲主之。蘆根、麥門冬、地骨皮、生薑各十兩，橘皮、茯苓各五兩，水二斗，煮八升，去滓，分五服，取汗乃瘥。外臺秘要 勞復食復欲死，並以蘆根煮濃汁飲。肘後方 嘔噦不止厥逆者：蘆根三斤切，水煮濃汁，頻飲二升。必效。若以童子小便煮服，不過三升愈。肘後方 五噎吐逆心膈氣滯，煩悶不下食：蘆根五兩剉，以水三大盞，煮取二盞，去滓溫服。金匱玉函方 反胃上氣：蘆根、茅根各二兩，水四升，煮二升，分服。千金方 霍亂煩悶：蘆根三錢，麥門冬一錢，水煎服。千金方 霍亂脹痛：蘆根一升，生薑一升，橘皮五兩，水八升，煎三升，分服。太平聖惠方 食狗肉毒：心下堅，或腹脹口乾，忽發熱妄語。蘆根煮汁服。梅師方 中馬肉毒 方同上。聖惠 鯸鮧魚毒 方同上。千金 食蟹中毒 方同上。千金 中藥箭毒 方同上。千金

莖葉【氣味】甘寒無毒。【主治】霍亂嘔逆，肺癰煩熱，癰疽。燒灰淋汁，煎膏，蝕惡肉，去黑子。時珍 蘀 治金瘡，生肉滅瘢。徐之才 ○江中采出蘆，令夫婦和同，用之有法。藏器

【發明】【時珍曰】古方煎藥多用勞水及陳蘆火，取其水不強，火不盛也。蘆中空虛，故能入心肺，治上焦虛熱。

【附方】新六。霍亂煩渴腹脹：蘆葉一握，水煎服。○又方：蘆葉五錢，糯米二錢半，竹茹一錢，水煎，入薑汁、蜜各半合，煎兩沸，時時呷之。聖惠方 吐血不止：蘆荻外皮燒灰，勿令白，爲末，入蚌粉少許，研勻，麥門冬湯服一二錢。三服可救一人。聖惠方 肺癰欬嗽煩滿微熱，心胸甲錯：葦莖湯：用葦莖切二升，水二斗，煮汁五升，入桃仁五十枚，薏苡仁、瓜瓣各半升，煮取二升，服。當吐出膿血而愈。張仲景金匱玉函方 發背潰爛：陳蘆葉爲末，以葱椒湯洗淨，傅之，神效。乾坤秘韞 癰疽惡肉：白炭灰、白荻灰等分，煎膏塗之，蝕盡惡肉，以生肉膏貼之。亦去黑子。此藥只可留十日，久則不效。葛洪肘後方 小兒禿瘡：以鹽湯洗淨，蒲葦灰傅之。聖濟總錄

蓬蕽【氣味】甘，寒，無毒。【主治】霍亂，水煮濃汁服，大驗。蘇恭　煮汁服，解中魚蟹毒。蘇頌　燒灰吹鼻，止衄血，亦入崩中藥。時珍

【附方】新二　乾霍亂病：心腹脹痛。蘆蓬茸一把，水煮濃汁，頓服一升。小品方　諸般血病：水蘆花、紅花、槐花、白雞冠花、茅花等分，水二鍾，煎一鍾服。萬表積善堂方

甘蕉 別錄下品

【釋名】芭蕉衍義　天苴史記注　芭苴【時珍曰】按陸佃埤雅云：蕉不落葉，一葉舒則一葉焦，故謂之蕉。俗謂乾物爲巴，巴亦蕉意也。稽聖賦云：竹布實而根苦，蕉舒花而株槁。芭苴乃蕉之音轉也。蜀人謂之天苴。曹叔雅異物志云：芭蕉結實，其皮赤如火，其肉甜如蜜，四五枚可飽人。而滋味常在牙齒間，故名甘蕉。

【集解】【弘景曰】甘蕉本出廣州。今江東並有，根葉無異，惟子不堪食耳。【恭曰】甘蕉出嶺南者，子大味甘；北間者，但有花無實。【頌曰】今二廣、閩中、川蜀皆有，而閩廣者實極甘美可噉，他處雖多而作花者亦少。近時中州種之甚盛，皆芭蕉也。其類亦多，有子者名甘蕉，卷心中抽幹作花。初生大蕚，似倒垂菡萏，有十數層，層皆作瓣，漸大則花出瓣中，極繁盛。紅者如火炬，謂之紅蕉；白者如蠟色，謂之水蕉。其花大類象牙，故謂之牙蕉。其實亦有青黄之別，品類亦多，最甘美，曝乾可寄遠，北土得之以爲珍果。其莖解散如絲，閩人以灰湯練治，紡績爲布，謂之蕉葛。【宗奭曰】芭蕉三年已上即有花，自心中抽出，一莖止一花，全如蓮花，瓣亦相似，但色微黄緑，中心無蕊，悉是花葉也。花頭常下垂，每一朵自中夏開，直至中秋後方盡。凡三葉開則三葉脫落也。【時珍曰】按萬震南州異物志云：甘蕉即芭蕉，乃草類也。望之如樹株，大者一圍餘，葉長丈許，廣尺餘至二尺。其莖虛軟如芋，皆重皮相裹。根如芋魁，青色，大者如車轂。花著莖末，大如酒盃，形色如蓮花。子各爲房，實隨花長，每花一闔，各有六子，先後相次，子不俱生，花不俱落也。蕉子凡三種，未熟時皆苦澀，熟時皆甜而脆，味如蒲萄，可以療飢。一種子大如拇指，長六七寸，銳似羊角，兩兩相抱者，名羊角蕉，剝其皮黄白色，味最甘美。一種子大如雞卵，有類牛乳者，名牛乳蕉，味微減。一種子長四五寸，形正方者，味最弱也。並可蜜藏爲果。又顧玠海槎錄云：海南芭蕉常年開花結實，有二種。板蕉大而味淡，佛手蕉小而味甜，通呼爲蕉子。不似江南者花而不實。又范成大虞衡志云：南中芭蕉有數種，極大者凌冬不凋，中抽一條，長數尺，節節有花，花褪葉根有實，去皮取肉，軟爛如緑柿，味極甘冷，四季恒實。土人以飼小兒，云去客熱，謂之蕉子，又名牛蕉子。以梅汁漬，曝壓扁，味甘酸有微霜，名芭蕉乾。一種雞蕉子，小於牛蕉，亦四季實。一種牙蕉子，小於雞蕉，尤香嫩甘美，惟秋初結子。一種紅蕉，葉瘦，類蘆箬，花色正紅，如榴花，日拆一兩葉，其中有一點鮮緑可愛，春開至秋盡猶芳，俗名美人蕉。一種膽瓶蕉，根出土時肥飽，狀如膽瓶也。又費信星槎勝覽云：南番阿魯諸國無米穀，惟種芭蕉、椰子，取實代糧也。

【氣味】甘，大寒，無毒。【恭曰】性冷，不益人。多食動冷氣。【主治】生食，止渴潤肺。蒸熟曬裂，舂取仁食，通血脈，填骨髓。孟詵　生食，破血，合金瘡，解酒毒。乾者，解肌熱煩渴。吳瑞　除小兒客熱，壓丹石毒。時珍

根【氣味】甘，大寒，無毒。【恭曰】寒。【頌曰】甘蕉、芭蕉性相同也。【主治】癰腫結熱。別錄　擣爛傅腫，去熱毒。擣汁服，治產後血脹悶。

蘇恭 主黃疸。孟詵 治天行熱狂，煩悶消渴，患癰毒，并金石發動，躁熱口乾，並絞汁服之。又治頭風遊風。大明

【附方】舊四，新六。發背欲死 芭蕉根擣爛塗之。肘後方 一切腫毒 方同上 赤遊風瘮 方同上 風熱頭痛 方同上 風蟲牙痛 芭蕉自然汁一盌，煎熱含漱。普濟方 天行熱狂 芭蕉根擣汁飲之。日華子本草 消渴飲水 骨節煩熱。用生芭蕉根擣汁，時飲一二合。聖惠方 血淋澀痛 芭蕉根、旱蓮草各等分，水煎服，日二。聖惠方 產後血脹 擣芭蕉根絞汁，溫服二三合。瘡口不合 芭蕉根取汁抹之。良直指方

蕉油 以竹筒插入皮中，取出，瓶盛之。【氣味】甘，冷，無毒。【主治】頭風熱，止煩渴及湯火傷。梳頭止女人髮落，令長而黑。大明 暗風癇病，涎作暈悶欲倒者，飲之取吐，有奇效。蘇頌

【附方】新一。小兒截驚 以芭蕉汁、薄荷汁煎勻，塗頭頂，留顖門；塗四肢，留手足心，勿塗，甚效。鄧筆峰雜興

葉【主治】腫毒初發，研末，和生薑汁塗之。時珍。聖惠方

【附方】新一。岐毒初起 芭蕉葉熨斗內燒存性，入輕粉，麻油調塗，一日三上，或消或破，皆無痕也。仁齋直指方

花【主治】心痺痛，燒存性，研，鹽湯點服二錢。日華

蘘荷 別錄中品

【校正】自菜部移入此，併入有名未用蘘草為一。

【釋名】覆葅 別錄 蘘草 別錄 猼苴 音博 葍苴 說文 嘉草〔宏景曰〕本草白蘘荷，而今人呼赤者為蘘荷，白者為覆苴。蓋食以赤者為勝，入藥以白者為良，葉同一種爾。〔時珍曰〕覆苴，許氏說文作葍苴，司馬相如上林賦作猼且，與芭蕉音相近。離騷大招云：醢豚若狗膾苴蓴。王逸注云：苴蓴音博，蘘荷也。見本草。而今之本草無之，則脫漏亦多矣。

【集解】〔別錄曰〕蘘草生淮南山谷。〔頌曰〕蘘荷，荊襄江湖間多種之，北地亦有。春初生，葉似甘蕉，根似薑芽而肥，其葉冬枯，根堪為葅。其性好陰，在木下生者尤美。潘岳閑居賦云：蘘荷依陰，時藿向陽。是也。宗懍荊楚歲時記云：仲冬以鹽藏蘘荷，用備冬儲，又以防蠱。史游急就篇云：蘘荷冬日藏，其來遠矣。然有赤白二種：白者入藥，赤者堪噉，及作梅果多用之。〔宗奭曰〕蘘荷八九月間醃貯，以備冬月作蔬果。治病止用白者。〔時珍曰〕蘇頌圖經言荊襄江湖多種，今訪之無復識者。惟楊慎丹鉛錄云：急就章註：蘘荷即今甘露。考之本草，形性相同，甘露即芭蕉也。崔豹古今註云：蘘荷似芭蕉而白色，其子花生根中，花未敗時可食，久則消爛矣。根似薑，宜陰翳地，依陰而生。又按王旻山居錄云：蘘荷宜樹陰下。二月種之，一種永生，不須鋤耘，但加糞耳。八月初踏其苗令死，則根滋茂。九月初取其傍生根為葅，亦可醬藏。十月中以糠覆其根下，則過冬不凍死也。

【脩治】〔斅曰〕凡使勿用革牛草，真相似，其革牛草腥澀。凡使白蘘荷，以銅刀刮去粗皮一重，細切，入砂盆中研如膏，取自然汁鍊作煎，新器攤冷，如乾膠狀，刮取用之。

根【氣味】辛，溫，有小毒。〔思邈曰〕辛，微溫，濇，無毒。【主治】中蠱及瘧。擣汁服。別錄 溪毒，沙蝨，蛇毒。宏景 諸惡瘡。根心：主稻麥芒入目中不出，以汁注目即出。蘇恭 赤眼澀痛，擣汁

點之。時珍

蘘草 氣味 苦甘寒無毒。大明曰平 主治 溫瘧寒熱。酸嘶邪氣。辟不祥。別錄

發明 宏景曰中蠱者服蘘荷汁。并臥其葉。即呼蠱主姓名。多食損藥力。又不利脚。人家種之亦云辟蛇。頌曰按干寶搜神記云。外姊夫蔣士先得疾下血。言中蠱。其家密以蘘荷置於席下。忽大笑曰。蠱我者張小小也。乃收小小。小小亡走。自此解蠱藥多用之。往往驗也。周禮庶氏以嘉草除蠱毒。宗懍謂嘉草即蘘荷是也。陳藏器云。蘘荷茜根爲主蠱之最。謂此。時珍曰別錄菜部蘘荷謂根也。草部蘘草。謂葉也。其主治亦頗相近。今併爲一云。

附方 舊八新一 **卒中蠱毒** 下血如雞肝。晝夜不絕。臟腑敗壞待死者。以蘘荷葉密置病人席下。勿令知之。必自呼蠱主姓名也。梅師方 **喉中似物** 吞吐不出。腹脹羸瘦。取白蘘荷根擣汁服。蠱立出也。梅師方 **喉舌瘡爛** 酒漬蘘荷根半日。含漱其汁。瘥乃止。外臺秘要方 **吐血痔血** 向東蘘荷根一把。擣汁三升服之。肘後方 **婦人腰痛** 方同上 **月信澀滯** 蘘荷根細切。水煎取二升。空心入酒和服。經驗方 **風冷失聲** 咽喉不利。蘘荷根二兩。擣絞汁。入酒一大盞。和勻。細細服。取瘥。肘後方 **傷寒時氣** 溫病初得。頭痛壯熱。脈盛者。用生蘘荷根葉合擣。絞汁服三四升。肘後方 **雜物入目** 白蘘荷根取心。擣。絞取汁。滴入目中。立出。普濟方

麻黃 本經中品

釋名 **龍沙** 本經 **卑相** 別錄 **卑鹽** 別錄 時珍曰諸名殊不可解。或云其味麻。其色黃。未審然否。張揖廣雅云。龍沙。麻黃也。狗骨。麻黃根也。不知何以分別如此。

集解 別錄曰麻黃生晉地及河東。立秋采莖。陰乾令青。宏景曰今出青州彭城滎陽中牟者爲勝。色青而多沫。蜀中亦有。不好。恭曰鄭州鹿臺及閬中沙苑河旁沙洲上最多。同州沙苑亦多。其青徐者亦不復用。禹錫曰段成式酉陽雜俎云。麻黃莖頭開花。花小而黃。叢生。子如覆盆子。可食。頌曰今近汴京多有之。以滎陽中牟者爲勝。春生苗。至夏五月則長及一尺以來。梢上有黃花。結實如百合瓣而小。又似皂莢子。味甜。微有麻黃氣。外皮紅。裏仁子黑。根紫赤色。俗說有雌雄二種。雌者於三月四月內開花。六月結子。雄者無花。不結子。至立秋後收莖陰乾。時珍曰其根皮色黃赤。長者近尺。

附錄 **雲花子** 時珍曰按葛洪肘後方治馬疥。有雲花草。云狀如麻黃而中堅實也。

莖 修治 宏景曰用之折去節根。水煮十餘沸。以竹片掠去上沫。沫令人煩。根節能止汗故也。

氣味 苦溫無毒。別錄曰微溫。普曰神農雷公苦無毒。扁鵲酸。李當之平。權曰甘平。元素曰性溫。味苦而甘辛。氣味俱薄。輕清而浮。陽也。升也。手太陰之藥。入足太陽經。兼走手少陰陽明。時珍曰麻黃微苦而辛。性熱而輕揚。僧繼洪云。中牟有麻黃之地。冬不積雪。爲泄內陽也。故過用則洩眞氣。觀此則性熱可知矣。服麻黃自汗不止者。以冷水浸頭髮。仍用撲法即止。凡服麻黃藥。須避風一日。不爾病復作也。凡用須佐以黃芩。則無赤眼之患。之才曰厚朴白薇爲之使。惡辛夷石韋。

主治 中風傷寒頭痛。溫瘧。發表出汗。去邪熱氣。止欬逆上氣。除寒熱。破癥堅積聚。本經 五臟邪氣緩急。風脅痛。字乳餘疾。止好唾。通腠理。解肌。洩邪惡氣。消赤黑斑毒。不可多服。令人虛。別錄 治身上毒風𤸷

痹。皮肉不仁。主壯熱溫疫。山嵐瘴氣。甄權 通九竅。調血脈。開毛孔皮膚。大明 去營中寒邪。泄衛中風熱。元素 散赤目腫痛。水腫風腫。產後血滯。時珍

【發明】宏景曰麻黃療傷寒解肌第一藥。頌曰張仲景治傷寒。有麻黃湯。及葛根湯。大小青龍湯。皆用麻黃。治肺痿上氣。有射干麻黃湯。厚朴麻黃湯。皆大方也。杲曰輕可去實。麻黃葛根之屬是也。六淫有餘之邪。客於陽分皮毛之間。腠理閉拒。營衛氣血不行。故謂之實。二藥輕清成象。故可去之。麻黃微苦。其形中空。陰中之陽。入足太陽寒水之經。其經循背下行。本寒而又受外寒。故宜發汗去皮毛氣分寒邪。以泄表實。若過發則汗多亡陽。或飲食勞倦。及雜病自汗表虛之證。用之則脫人元氣。不可不禁。好古曰麻黃治衛實之藥。桂枝治衛虛之藥。二物雖爲太陽證藥。其實營衛藥也。心主營爲血。肺主衛爲氣。故麻黃爲手太陰肺之劑。桂枝爲手少陰心之劑。傷寒傷風而欬嗽。用麻黃桂枝。即湯液之源也。時珍曰麻黃乃肺經專藥。故治肺病多用之。張仲景治傷寒。無汗用麻黃。有汗用桂枝。歷代明醫解釋。皆隨文傅會。未有究其精微者。時珍常繹思之。似有一得。與昔人所解不同云。津液爲汗。汗即血也。在營則爲血。在衛則爲汗。夫寒傷營。營血內濇。不能外通於衛。衛氣閉固。津液不行。故無汗發熱而憎寒。夫風傷衛。衛氣外泄。不能內護於營。營氣虛弱。津液不固。故有汗發熱而惡風。然風寒之邪。皆由皮毛而入。皮毛者。肺之合也。肺主衛氣。包羅一身。天之象也。是證雖屬乎太陽。而肺實受邪氣。其證時兼面赤怫鬱。欬嗽有痰。喘而胸滿諸證者。非肺病乎。蓋皮毛外閉。則邪熱內攻。而肺氣膹鬱。故用麻黃甘草同桂枝。引出營分之邪。達之肌表。佐以杏仁泄肺而利氣。汗後無大熱而喘者。加以石膏。朱肱活人書。夏至後加石膏知母。皆是泄肺火之藥。是則麻黃湯雖太陽發汗重劑。實爲發散肺經火鬱之藥也。腠理不密。則津液外泄。而肺氣自虛。虛則補其母。故用桂枝同甘草外散風邪以救表。內伐肝木以防脾。佐以芍藥泄木而固脾。泄東所以補西也。使以薑棗行脾之津液。而和營衛也。汗後微喘者。加厚朴杏仁。以利肺氣也。汗後脈沉遲者。加人參以益肺氣也。朱肱加黃芩爲陽旦湯。以瀉肺熱也。皆是脾肺之藥。是則桂枝雖太陽解肌輕劑。實爲理脾救肺之藥也。此千古未發之秘旨。愚因表而出之。又少陰病發熱脈沉。有麻黃附子細辛湯。麻黃附子甘草湯。少陰與太陽爲表裏。乃趙嗣眞所謂熟附配麻黃。補中有發也。一錦衣夏月飲酒達旦。病水泄。數日不止。水穀直出。服分利消導升提諸藥則反劇。時珍診之。脈浮而緩。大腸下弩。復發痔血。此因內食生冷茶水過雜。抑遏陽氣在下。木盛土衰。素問所謂久風成飧泄也。法當升之揚之。遂以小續命湯投之。一服而愈。昔仲景治傷寒六七日。大下後。脈沉遲。手足厥逆。咽喉不利。唾膿血。泄利不止者。用麻黃湯平其肝肺。兼升發之。即斯理也。神而明之。此類是也。

【附方】舊五。新七。

天行熱病 初起一二日者。麻黃一大兩去節。以水四升。煮去沫。取二升。去滓。著米一匙及豉。爲稀粥。先以湯浴後。乃食粥。厚覆取汗。即愈。孟詵必效方

傷寒雪煎 麻黃十斤。去節。杏仁四升。去皮。熬。大黃一斤十二兩。先以雪水五石四斗。漬麻黃於東向竈釜中。三宿後。納大黃攪勻。桑薪煮至三石。去滓。納杏仁同煮至六七斗。絞去滓。置銅器中。更以雪水三斗。合煎令得二斗四升。藥成。丸如彈子大。有病者以沸白湯五合。研一丸服之。立汗出。不愈。再服一丸。封藥勿令泄氣。千金方

傷寒黃疸 表熱者。麻黃醇酒湯主之。麻黃一把。去節綿裹。美酒五升。煮取半升。頓服取小汗。春月用水煮。千金方

裏水黃腫 張仲景云。一身面目黃腫。其脈沉。小便不利。甘草麻黃湯主之。麻黃四兩。水五升。煮去沫。入甘草二兩。煮取三升。每服一

升。重覆汗出。不汗再服。愼風寒。又千金云：有患氣急久不瘥，變成水病，從腰以上腫者，宜以此發汗。

水腫脈沉 屬少陰。其脈浮者爲氣。虛脹者爲氣。皆非水也。麻黃附子湯汗之。麻黃三兩，水七升，煮去沫，入甘草二兩，附子炮一枚，煮取二升半。每服八分，日三服，取汗。張仲景金匱要略

風痺冷痛 麻黃去根五兩，桂心二兩，爲末，酒二升，慢火熬如餳。每服一匙，熱酒調下，至汗出爲度。避風。聖惠方

小兒慢脾 風因吐泄後而成。麻黃長五寸十箇，去節，白朮指面大二塊，全蠍二箇，生薄荷葉包煨，爲末。二歲以下一字，三歲以上半錢，薄荷湯下。聖惠方

尸咽痛痺 語聲不出。麻黃以青布裹，燒烟筒中熏之。聖惠方

產後腹痛 及血下不盡。麻黃去節，爲末，酒服方寸匕，一日二三服，血下盡卽止。子母秘錄

心下悸病 半夏麻黃丸：用半夏、麻黃等分，末之，煉蜜丸小豆大。每飲服三丸，日三服。金匱要略

痘瘡倒靨 寇宗奭曰：鄭州麻黃去節半兩，以蜜一匙同炒良久，以水半升煎數沸，去沫，再煎去三分之一，去滓，乘熱服之，避風，其瘡復出也。一法：用無灰酒煎，其效更速。仙源縣筆工李用之子，病斑瘡風寒倒靨已困，用此一服便出，如神。

中風諸病 麻黃一秤去根，以王相日乙卯日，取東流水三石三斗，以淨鐺盛五七斗，先煮五沸，掠去沫，逐旋添水，盡至三五斗，漉去麻黃，澄定，漉去滓，取清再熬至一斗，再澄再濾，取汁再熬，至升半爲度，密封收之，一二年不妨。每服一二匙，熱湯化下取汗。熬時要勤攪，勿令着底，恐焦了。仍忌雞犬陰人見之。此劉守眞秘方也。宣明方

根節

氣味 甘，平，無毒。

主治 止汗，夏月雜粉撲之。宏景

發明 權曰：麻黃根節止汗，以故竹扇杵末同撲之。又牡蠣粉、粟粉并麻黃根等分，爲末，生絹袋盛貯。盜汗出，卽撲，手摩之。時珍曰：麻黃發汗之氣駛不能禦，而根節止汗效如影響，物理之妙，不可測度如此。自汗有風溼、傷風、風溫、氣虛、血虛、脾虛、陰虛、胃熱、痰飲、中暑、亡陽、柔痓諸證，皆可隨證加而用之。當歸六黃湯加麻黃根，治盜汗尤捷。蓋其性能行周身肌表，故能引諸藥外至衛分而固腠理也。本草但知撲之之法，而不知服餌之功尤良也。

附方 新八。

盜汗陰汗 麻黃根、牡蠣粉，爲末，撲之。

盜汗不止 麻黃根、椒目等分，爲末。每服一錢，無灰酒下。外以麻黃根、故蒲扇爲末，撲之。奇效良方

小兒盜汗 麻黃根三分，故蒲扇灰一分，爲末，以乳服三分，日三服。仍以乾薑三分同爲末，三分撲之。古今錄驗

諸虛自汗 夜臥卽甚，久則枯瘦。黃芪、麻黃根各一兩，牡蠣米泔浸洗煅過，爲散。每服五錢，水二盞，小麥百粒，煎服。和劑局方

虛汗無度 麻黃根、黃芪等分，爲末，飛麪糊作丸梧子大。每用浮麥湯下百丸，以止爲度。談埜翁試驗方

產後虛汗 黃芪、當歸各一兩，麻黃根一兩。每服一兩，煎湯下。

陰囊溼瘡 腎有勞熱。麻黃根、石硫黃各一兩，米粉一合，爲末，傅之。千金方

內外障翳 麻黃根一兩，當歸身一錢，同炒黑色，入麝香少許，爲末，嗃鼻，頻用。此南京相國寺東黑孩兒方也。普濟

木賊 宋嘉祐

釋名 時珍曰：此草有節，面糙澀。治木骨者，用之磋擦則光淨，猶云木之賊也。

集解 禹錫曰：木賊出秦、隴、華、成諸郡近水地。苗長尺許，叢生。每根一幹，無花葉，寸寸有節，色青，凌冬不凋。四月采之。頌曰：所在近水地有之，采無時，今用甚多。時珍曰：叢叢直上，長者二三尺，狀似鳧茈苗及粽心草，而中空有節，又似麻黃莖而稍粗，無枝葉。

莖

氣味 甘、微苦，無毒。時珍曰：溫。

主治 目疾，退翳膜，消積

塊，益肝膽，療腸風，止痢，及婦人月水不斷，崩中赤白。嘉祐 解肌，止淚止血，去風溼，疝痛，大腸脫肛。時珍

【發明】禹錫曰：木賊得牛角䚡、麝香，治休息久痢；得禹餘糧、當歸、芎藭，治崩中赤白；得槐蛾、桑耳，治腸風下血；得槐子、根實，治痔疾出血。震亨曰：木賊去節烘過，發汗至易。本草不曾言及。時珍曰：木賊氣溫，味微甘苦，中空而輕，陽中之陰，升也，浮也。與麻黃同形同性，故亦能發汗解肌，升散火鬱風溼，治眼目諸血疾也。

【附方】舊三，新九。

目昏多淚：木賊去節，蒼朮泔浸，各一兩，為末。每服二錢，茶調下。或蜜丸亦可。

急喉痺塞：木賊以牛糞火燒存性，每冷水服一錢，血出即安也。聖惠方

舌硬出血：木賊煎水漱之，即止。聖惠方

血痢不止：木賊五錢，水煎溫服，一日一服。聖惠方

瀉血不止：方同上，日二服。廣利方

腸痔下血：多年不止。用木賊、枳殼各二兩，乾薑一兩，大黃二錢半，並於銚內炒黑存性，為末。每粟米飲服二錢，甚效也。蘇頌圖經本草

大腸脫肛：木賊燒存性，為末摻之，按入即止。一加龍骨。三因方

婦人血崩：血氣痛不可忍，遠年近日不瘥者，雷氏木賊散主之。木賊一兩，香附子一兩，朴消半兩，為末。每服三錢，色黑者，酒一盞煎；紅赤者，水一盞煎，和滓服，日二服。臍下痛者，加乳香、沒藥、當歸各一錢，同煎。忌生冷、硬物、豬魚油膩、酒麪。醫壘元戎

月水不斷：木賊炒三錢，水一盞，煎七分，溫服，日一服。聖惠方

胎動不安：木賊去節、川芎等分，為末。每服三錢，水一盞，入金銀一錢，煎服。聖濟總錄

小腸疝氣：木賊細剉，微炒為末，沸湯點服二錢，緩服取效。一方用熱酒下。寇氏本草衍義

誤吞銅錢：木賊為末，雞子白調服一錢。聖惠方

【附錄】問荊 藏器曰：味苦，平，無毒。主結氣瘤痛，上氣氣急。煮汁服之。生伊洛洲渚間，苗如木賊，節節相接。一名接續草。

石龍芻 本經上品

【釋名】龍鬚本經 龍脩山海經 龍華別錄 龍珠本經 懸莞別錄 草續斷本經 縉雲草綱目 方賓別錄 西王母簪 時珍曰：刈草包束曰芻。此草生水石之處，可以刈束養馬，故謂之龍芻。述異記：周穆王東海島中養八駿處，有草名龍芻，是矣。故古語云：一束龍芻，化為龍駒。亦孟子芻豢之義。龍鬚、王母簪，因形也。縉雲，縣名，屬今處州，仙都山產此草，因以名之。崔豹古今注云：世言黃帝乘龍上天，羣臣攀龍鬚墜地生草，名曰龍鬚者，謬也。江東以草織席，名西王母席，亦豈西王母騎虎而墮其鬚乎。

【集解】別錄曰：石龍芻生梁州山谷溼地，五七月采莖，暴乾。以九節多珠者良。宏景曰：莖青細相連，實赤。今出近道水石處，似東陽龍鬚以作席者，但多節爾。藏器曰：今出汾州、沁州、石州，亦處處有之。保昇曰：叢生，莖如綖，所在有之，俗名龍鬚草，可為席。八月、九月采根，暴乾。時珍曰：龍鬚叢生，狀如粽心草及鳧茈，苗直上，夏月莖端開小穗花，結細實，並無枝葉。今吳人多栽蒔織席，他處自生者不多也。本經明言龍芻一名龍鬚，而陶宏景言龍芻似龍鬚但多節，似以為二物者，非矣。

莖【氣味】苦，微寒，無毒。別錄曰：微溫。

【主治】心腹邪氣，小便不利淋閉，風溼鬼疰惡毒。久服補虛羸，輕身，耳目聰明，延年。本經 補內虛不足，痞滿，身無潤澤，出汗，除莖中熱痛，療蚘蟲腫不消食。別錄

敗席【主治】淋及小便卒不通，彌敗有垢者方尺煮汁服之。藏器

龍常草 別錄有名未用

【釋名】粽心草 時珍曰：俚俗五月采，繫角黍之心，呼爲粽心草是也。

【集解】別錄曰：生河水旁，狀如龍芻，冬夏生。時珍曰：按爾雅云：薕，鼠莞也。鄭樵解爲龍芻。郭璞云：纖細似龍鬚，可爲席，蜀中出者好。恐即此龍常也。蓋是龍鬚之小者爾，故其功用亦相近云。

莖【氣味】鹹，溫，無毒。【主治】輕身益陰氣，療痹寒溼。別錄

燈心草 宋開寶

【釋名】虎鬚草 綱目 碧玉草 綱目

【集解】志曰：燈心草生江南澤地，叢生，莖圓細而長直，人將爲席。宗奭曰：陝西亦有之。蒸熟待乾，折取中心白穰燃燈者，是謂熟草。又有不蒸者，但生乾剝取爲生草。入藥宜用生草。時珍曰：此即龍鬚之類，但龍鬚緊小而瓤實，此草稍粗而瓤虛白。吳人栽蒔之，取瓤爲燈炷，以草織席及蓑。他處野生者不多。外丹家以之伏硫、砂。雷公炮炙論序云：硇遇赤鬚，永留金鼎。注云：赤鬚亦呼虎鬚草，煮硇能住火。不知即此虎鬚否也。

莖及根【脩治】時珍曰：燈心難研，以粳米粉漿染過，曬乾研末，入水澄之，浮者是燈心也。曬乾用。

【氣味】甘，寒，無毒。元素曰：辛、甘，陽也。吳綬曰：淡，平。【主治】五淋，生煮服之。敗席煮服更良。開寶 瀉肺，治陰竅澀不利，行水除水腫癃閉。元素 治急喉痹，燒灰吹之甚捷。燒灰塗乳上，飼小兒，止夜啼。震亨 降心火，止血通氣，散腫止渴。燒灰入輕粉、麝香，治陰疳。時珍

【附方】舊一，新九。**破傷出血**：燈心草嚼爛傅之，立止。勝金方 **衄血不止**：燈心一兩，爲末，入丹砂一錢，米飲每服二錢。聖濟總錄 **喉風痹塞**：瑞竹堂方：用燈心一握，陰陽瓦燒存性，又炒鹽一匙，每吹一捻，數次立愈。○一方：用燈心灰二錢，蓬砂末一錢，吹之。○一方：燈心、箬葉燒灰等分，吹之。○惠濟方：用燈心草、紅花燒灰，酒服一錢，即消。**痘瘡煩喘**，小便不利者：燈心一把，鱉甲二兩，水一升半，煎六合，分二服。龐安常傷寒論 **夜不合眼**，難睡：燈草煎湯代茶飲，即得睡。集簡方 **通利水道**：白飛霞自制天一丸：用燈心十斤，米粉漿染，曬乾研末，入水澄去粉，取浮者曬乾，二兩五錢；赤白茯苓去皮，共五兩；滑石水飛，五兩；豬苓二兩；澤瀉三兩；人參一斤，切片熬膏，和藥丸如龍眼大，硃砂爲衣。每用一丸，任病換引。大段小兒生理向上，本天一生水之妙，諸病以水道通利爲捷徑也。韓氏醫通 **溼熱黃疸**：燈草根四兩，酒、水各半，入瓶內煮半日，露一夜，溫服。集玄方

燈花燼 見火部

本草綱目草部第十五卷終

本草綱目草部目録第十六卷

草之五　隰草類下七十三種

右附方舊一百七十一新二百九十一

本草綱目草部第十六卷

草之五 隰草類下七十三種

地黃（本經上品）

【釋名】苄（音戶）芑（音起）地髓（本經）【大明曰】生者以水浸驗之浮者名天黃半浮半沉者名人黃沉者名地黃入藥沉者爲佳半沉者次之浮者不堪【時珍曰】爾雅云苄地黃郭璞云江東呼爲苄羅願云苄以沉下者爲貴故字從下

【集解】【別錄曰】地黃生咸陽川澤黃土地者佳二月八月采根陰乾【弘景曰】咸陽即長安也生渭城者乃有子實實如小麥今以彭城乾地黃最好次歷陽近用江寧板橋者爲勝作乾者有法搗汁和蒸殊用工意而此云陰乾恐以蒸作爲失乎人亦以牛膝萎蕤作之人不能別【頌曰】今處處有之以同州者爲上二月生葉布地便出似車前葉上有皺文而不光高者及尺餘低者三四寸其花似油麻花而紅紫色亦有黃花者其實作房如連翹中子甚細而沙褐色根如人手指通黃色粗細長短不常種之甚易根入土即生一說古稱種地黃宜黃土今不然大宜肥壤虛地則根大而多汁其法以葦席圍編如車輪徑丈餘以壤土實葦席中爲壇壇上又以葦席實土爲一級比下壇徑減一尺如此數級如浮屠乃以地黃根節多者寸斷之蒔壇上層層令滿逐日水灌令茂盛至春秋分時自上層層取之根皆長大而不斷折不被斷傷故也得根暴乾出同州者光潤甘美【宗奭曰】地黃葉如甘露子花如脂麻花但有細斑點北人謂之牛嬭子花莖有微細短白毛【時珍曰】今人惟以懷慶地黃爲上亦各處隨時興廢不同爾地黃初生塌地葉如山白菜而毛濇葉面深青色又似小芥葉而頗厚不叉丫葉中攛莖上有細毛莖梢開小筒子花紅黃色結實如小麥粒根長三四寸細如手指皮赤黃色如羊蹄根及胡蘿蔔根曝乾乃黑生食作土氣俗呼其苗爲婆婆嬭古人種子今惟種根王旻山居錄云地黃嫩苗摘其旁葉作菜甚益人本草以二月八月采根殊未窮物性八月殘葉猶在葉中精氣未盡歸根二月新苗已生根中精氣已滋於葉不如正月九月采者殊好又與蒸曝相宜禮記云羊苄豕薇則自古已食之矣【嘉謨曰】江浙壤地種者受南方陽氣質雖光潤而力微懷慶府產者稟北方純陰皮有疙瘩而力大

乾地黃

【脩治】【藏器曰】乾地黃本經不言生乾及蒸乾方家所用二物各別蒸乾即溫補生乾即平宣當依此法用【時珍曰】本經所謂乾地黃者即生地黃之乾者也其法取地黃一百斤擇肥者六十斤洗淨曬令微皺以揀下者洗淨木臼中搗絞汁盡投酒更搗取汁拌前地黃日中曬乾或火焙乾用

【氣味】甘寒無毒【別錄曰】苦【權曰】甘平【好古曰】甘苦寒氣薄味厚沉而降陰也入手足少陰厥陰及手太陽之經酒浸上行外行日乾者平火乾者溫功用相同【元素曰】生地黃大寒胃弱者斟酌用之恐損胃氣【之才曰】得清酒麥門冬良惡貝母畏蕪荑【權曰】忌葱蒜蘿蔔諸血令人營衛澀鬚髮白【斅曰】忌銅鐵器令人腎消并髮白男損營女損衛【時珍曰】薑汁浸則不泥膈酒制則不妨胃鮮用則寒乾用則涼

【主治】傷中逐血痹填骨髓長肌肉作湯除寒熱積聚除痹療折跌絕筋久服輕身不老生者尤良（本經）主男子五勞七傷女子傷中胞漏下血破惡血溺血利大小腸去胃中宿食飽力斷絕補五臟內傷不足通血脈益氣力利耳目（別錄）助心膽

氣。強筋骨長志。安魂定魄。治驚悸勞劣。心肺損。吐血鼻衄。婦人崩中血運。大明 產後腹痛。久服變白延年。甄權 涼血生血。補腎水眞陰。除皮膚燥。去諸溼熱。元素 主心病掌中熱痛。脾氣痿蹷嗜臥。足下熱而痛。好古 治齒痛唾血。

生地黃

【主治】大寒。治婦人崩中血不止。及產後血上薄心悶絶。傷身胎動下血。胎不落。墮墜踠折。瘀血留血。鼻衄吐血。皆搗飲之。別錄 解諸熱。通月水。利水道。搗貼心腹。能消瘀血。甄權

【發明】好古曰：生地黃入手少陰。又爲手太陽之劑。故錢仲陽瀉丙火與木通同用以導赤也。諸經之血熱與他藥相隨。亦能治之。溺血便血皆同。權曰：病人虛而多熱者。宜加用之。戴原禮曰：陰微陽盛。相火熾強。來乘陰位。日漸煎熬。爲虛火之證者。宜地黃之屬。以滋陰退陽。○宗奭曰：本經只言乾生二種。不言熟者。如血虛勞熱。產後虛熱。老人中虛燥熱者。若與生乾。當慮太寒。故後世改用蒸曝熟者。生熟之功殊別。不可不詳。時珍曰：本經所謂乾地黃者。乃陰乾日乾火乾者。故又云生者尤良。別錄復云生地黃者。乃新掘鮮者。故其性大寒。其熟地黃乃後人復蒸曬者。諸家本草皆指乾地黃爲熟地黃。雖主治證同。而涼血補血之功稍異。故今別出熟地黃一條於下。

熟地黃

【修治】頌曰：作熟地黃法。取肥地黃三二十斤。淨洗。別以揀下瘦短者三二十斤。搗絞取汁。投石器中。浸漉令浹。甑上浸三四過。時時浸濾轉蒸訖。又暴使汁盡。其地黃當光黑如漆。味甘如飴。須甆器收之。以其脂柔喜潤也。斅曰：采生地黃去皮。甆鍋上柳木甑蒸之。攤令氣歇。拌酒再蒸。又出令乾。勿犯銅鐵器。令人腎消并髮白。男損營。女損衛也。時珍曰：近時造法。揀取沉水肥大者。以好酒入縮砂仁末在內。拌勻。柳木甑於瓦鍋內蒸令氣透。晾乾。再以砂仁酒拌蒸晾。如此九蒸九晾乃止。蓋地黃性泥。得砂仁之香而竄。合和五臟沖和之氣。歸宿丹田故也。今市中惟以酒煮熟售者。不可用。

【氣味】甘、微苦，微溫，無毒。元素曰：甘微苦寒。假酒力蒸則微溫而大補。味厚氣薄。陰中之陽。沉也。入手足少陰厥陰之經。治外治上。須酒制。忌蘿蔔葱蒜諸血。得牡丹皮當歸。和血生血涼血。滋陰補髓。

【主治】填骨髓。長肌肉。生精血。補五臟內傷不足。通血脈。利耳目。黑鬚髮。男子五勞七傷。女子傷中胞漏。經候不調。胎產百病。時珍 補血氣。滋腎水。益眞陰。去臍腹急痛。病後脛股酸痛。元素 坐而欲起。目𥆨𥆨無所見。好古

【發明】元素曰：地黃生則大寒而涼血。血熱者須用之。熟則微溫而補腎。血衰者須用之。又臍下痛屬腎經。非熟地黃不能除。乃通腎之藥也。好古曰：生地黃治心熱。手足心熱。入手足少陰厥陰。能益腎水。涼心血。其脈洪實者宜之。若脈虛者。則宜熟地黃。假火力蒸九數。故能補腎中元氣。仲景六味丸以之爲諸藥之首。天一所生之源也。湯液四物湯治藏血之臟。以之爲君者。癸乙同歸一治也。時珍曰：按王碩易簡方云：男子多陰虛。宜用熟地黃。女子多血熱。宜用生地黃。又云：生地黃能生精血。天門冬引入所生之處。熟地黃能補精血。用麥門冬引入所補之處。虞摶醫學正傳云：生地黃生血。而胃氣弱者服之。恐妨食。熟地黃補血。而痰飲多者服之。恐泥膈。或云：生地黃酒炒則不妨胃。熟

地黄薑汁炒則不泥膈。此皆得用地黄之精微者也。頌曰：崔元亮海上方，治一切心痛，無問新久，以生地黄一味，隨人所食多少，搗絞取汁，溲麪作餺飥，或冷淘食，良久當利出蟲，長一尺許，頭似壁宮，後不復患矣。昔有人患此病二年，深以爲恨，臨終戒其家人，吾死後當剖去病本。從其言，果得蟲，置於竹節中，每所食皆飼之，因食地黄餺飥亦與之，隨即壞爛，由此得方。劉禹錫傳信方亦紀其事云：貞元十年，通事舍人崔抗女患心痛垂絶，遂作地黄冷淘食，便吐一物，可方寸匕，狀如蝦蟇，無足目，似有口，遂愈。冷淘勿著鹽。

附方 舊十三，新五十一。

服食法 地黄根淨洗，搗絞汁，煎令稠，入白蜜更煎，令可丸，丸如梧子大。每晨溫酒送下三十丸，日三服。亦可以青州棗和丸。或別以乾地黄末入膏，丸服亦可。百日面如桃花，三年身輕不老。抱朴子云：楚文子服地黄八年，夜視有光。

地黄煎 補虛除熱，治吐血唾血，取乳石，去癰癤等疾。生地黄不拘多少，三搗三壓，取汁令盡，以瓦器盛之，密蓋勿泄氣，湯上煮減半，絞去滓，再煎如餳，丸彈子大。每溫酒服一丸，日二服。千金

地髓煎 生地黄十斤，洗淨，搗壓取汁，鹿角膠一斤半，生薑半斤，絞取汁，蜜二升，酒四升。文武火煮地黄汁數沸，即以酒研紫蘇子四兩，取汁入煎一二十沸，下膠，膠化，下薑汁、蜜再煎，候稠，瓦器盛之。每空心酒化一匕服，大補益。同上

地黄粥 大能利血生精。地黄切二合，與米同入罐中煮之，候熟，以酥二合，蜜乙合，同炒香入內，再煮熟食。○臞仙神隱

地黄酒 見穀部酒下。

瓊玉膏 常服開心益智，髮白返黑，齒落更生，辟穀延年。治癰疽勞瘵，欬嗽唾血等病，乃鐵甕城申先生方也。生地黄汁十六斤取汁，人參末一斤半，白茯苓末三斤，白沙蜜十斤，濾淨拌勻，入瓶內，箬封，安砂鍋中，桑柴火煮三日夜，再換蠟紙重封，浸井底一夜，取起，再煮一伏時。每以白湯或酒點服一匙。丹溪云：好色虛人，欬嗽唾血者，服之甚捷。國朝太醫院進御服食，議加天門冬、麥門冬、枸杞子末各一斤，賜名益壽永眞。臞仙方加琥珀、沉香半兩。

明目補腎 生芐、熟芐各二兩，川椒紅一兩，爲末，蜜丸梧桐子大。每空心鹽湯下三十丸。普濟方

固齒烏鬚 一治齒痛，二生津液，三變白鬚，其功極妙。地黄五斤，柳木甑內，以土蓋上，蒸熟曬乾，如此三次，擣爲小餅。每噙嚥一枚。御藥院方

男女虛損 或大病後，或積勞後，四體沉滯，骨肉痠痛，呼吸少氣，或小腹拘急，腰背强痛，咽乾脣燥，或飲食無味，多臥少起，久者積年，輕者百日，漸至瘦削。用生地黄二斤，麪一斤，搗爛，炒乾爲末。每空心酒服方寸匕，日三服。忌如法。肘後方

虛勞困乏 地黄一石，取汁，酒三斗，攪勻煎收。日服。必效方

病後虛汗 口乾心躁。熟地黄五兩，水三盞，煎一盞半，分三服，一日盡。聖惠方

骨蒸勞熱 張文仲方：用生地黄一斤，搗三度，絞盡，分再服。若利即減之，以涼爲度。外臺秘要

婦人發熱 欲成勞病，肌瘦食減，經候不調。地髓煎：用乾地黄一斤，爲末，煉蜜丸梧子大。每酒服五十丸。保慶集

婦人勞熱 心忪。地黄煎：用生乾地黄、熟乾地黄等分，爲末，生薑自然汁入水相和，打糊丸梧子大。每服三十丸，用地黄湯下，或酒醋茶湯下亦可。日二服。覺臟腑虛冷，則晨服八味丸。地黄性冷壞脾，陰虛則發熱，地黄補陰血故也。婦人良方

欬嗽唾血 勞瘦骨蒸，日晚寒熱。生地黄汁三合，煮白粥，臨熟入地黄汁攪勻，空心食之。食醫心鏡

吐血欬嗽 熟地黄末，酒服一錢，日三。聖惠方

吐血不止 生地黄汁一升二合，白膠香二兩，以磁器盛，入甑蒸，令膠消，服之。梅師

肺損吐血 或舌上有孔出血。生地黄八兩，取汁，童便五合，同煎熱，入鹿角膠炒

研一兩，分三服。**心熱吐衄**脈洪數者。生苄汁半升，熬至一合，入大黃末一兩，待成膏，丸梧子大。每熟水下五丸，至十丸。並聖惠方。**鼻出衄血**乾地黃、龍薄荷等分，為末，冷水調下。孫兆秘寶方。**吐血便血**地黃汁六合，銅器煎沸，入牛皮膠一兩，待化，入薑汁半盃，分三服。便止，或微轉一行不妨。聖惠方。**腸風下血**生地黃、熟地黃並酒浸，五味子等分，為末，以煉蜜丸梧子大。每酒下七十丸。百一選方。**初生便血**小兒初生七八日，大小便血出，乃熱傳心肺，不可服涼藥，只以生地黃汁五七匙，酒半匙，蜜半匙，和服之。全幼心鑑。**小便尿血**吐血及耳鼻出血。生地黃汁半升，生薑汁半合，蜜一合，和服。聖惠方。**小便血淋**生地黃汁、車前葉汁各三合，和煎服。聖惠方。**小兒蠱痢**生苄汁一升二合，分三四服，立效。子母秘錄。**月水不止**生地黃汁每服一盞，酒一盞，煎服，日二次。千金方。

月經不調久而無子，乃衝任伏熱也。熟地黃半斤，當歸二兩，黃連一兩，並酒浸一夜，焙研為末，煉蜜丸梧子大。每服七十丸，米飲溫酒任下。禹講師方。**妊娠漏胎**下血不止。百一方用生地黃汁一升，漬酒四合，煮三五沸服之。不止又服。○崔氏方用生地黃為末，酒服方寸匕，日一夜一。○經心錄加乾薑為末。○保命集二黃丸：用生地黃、熟地黃等分，為末。每服半兩，白朮枳殼煎湯空心調下，日二服。**妊娠胎痛**妊婦衝任脈虛，惟宜抑陽助陰。內補丸：用熟地黃二兩，當歸一兩，微炒為末，梧子大。每溫酒下三十丸。許學士本事方。**妊娠胎動**生地黃搗汁，煎沸，入雞子白一枚，攪服。聖惠方。**產後血痛**有塊，并經脈行後腹痛不調。黑神散：用熟地黃一斤，陳生薑半斤，同炒乾為末。每服二錢，溫酒調下。婦人良方。**產後惡血**不止。乾地黃搗末，每食前熱酒服一錢，連進三服。瑞竹堂方。**產後中風**脇不得轉。交加散：用生地黃五兩研汁，生薑五兩取汁，交互相浸一夜，次日各炒黃，浸汁乾，乃焙為末。每酒服一方寸匕。濟生方。**產後煩悶**乃血氣上沖。生地黃汁、清酒各一升，相和煎沸，分三服。集驗方。**產後百病**地黃酒：用地黃汁漬麴二升，淨秫米二斗，令發，如常釀之。至熟，封七日，取清，常服令相接。忌生冷、鮮蒜、雞、猪肉、一切毒物。未產先一月釀成。夏月不可造。千金翼方。**胞衣不出**生地黃汁一升，苦酒三合，相和煖服。必效方。**寒疝絞痛**來去。用烏雞一隻，治如常法。生地黃七斤，剉細，甑中同蒸，下以銅器承取汁。清旦服，至日晡令盡。其間當下諸寒澼，訖，作白粥食之。久疝者作三劑。肘後方。**小兒陰腫**以葱椒湯煖處洗之，唾調地黃末傅之。外腎熱者，雞子清調，或加牡蠣少許。危氏方。**小兒熱病**壯熱煩渴頭痛。生地黃汁三合，蜜半合，和勻，時時與服。普濟方。**熱暍昏沉**地黃汁一盞服之。**熱瘴昏迷**煩悶，飲水不止，至危者，一服見效。生地黃根、生薄荷葉等分，擂爛，取自然汁，入麝香少許，井華水調下。覺心下頓涼，勿再服。普濟方。**溫毒發斑**黑膏：治溫毒發斑嘔逆。生地黃二兩六錢二字半，好豆豉一兩六錢二字半，以猪膏十兩合之，露一夜，煎減三分之一，絞去滓，入雄黃、麝香如豆大，攪勻，分作三服。毒從皮中出則愈。忌蕪荑。千金方。**血熱生癬**地黃汁頻服之。千金方。**疔腫乳癰**地黃搗敷之，熱即易。性涼消腫，無不效。梅師方。**癰癤惡肉**地黃三斤，水一斗，煮取三升，去滓煎稠，塗紙上貼之，日三易。鬼遺方。**一切癰疽**及打撲傷損，未破疼痛者。以生地黃杵如泥，攤在上，摻木香末於中，又攤地黃泥一重貼之，不過三五度即內消也。王袞博濟方。**打撲損傷**骨碎及筋傷爛，用生地黃熬膏裹之，以竹簡編夾急縛，勿令轉動。一日一夕，可十易之，則瘥。○類說云：許元公過橋墮馬，右臂臼脫，左右急挼入臼中，昏迷不知痛苦。急召田錄事視之。曰。尚可救。乃以藥封腫處。中夜方甦。達旦痛止。痛處已白。日日換貼其瘀腫。移至肩背。乃以藥下去黑血三升而愈。即上方也。出肘後方中。○損傷打撲瘀血在腹者。用生地黃汁三升。酒一升半。煮二升半。分三服。出千金方。

物傷睛突 輕者瞼胞腫痛。重者目睛突出。但目系未斷者。即納入。急搗生地黃綿裹傅之。仍以避風膏藥護其四邊。聖濟總錄。

睡起目赤 腫起良久如常者。血熱也。臥則血歸於肝。故熱則目赤。腫良久血散。故如常也。用生地黃汁浸粳米半升。曬乾。三浸三曬。每夜以米煮粥食一盞。數日即愈。有人病此。用之得效。醫餘。

眼暴赤痛 水洗生地黃、黑豆各二兩。搗膏。臥時以鹽湯洗目。閉目以藥厚罨目上。至曉。水潤取下。聖濟總錄。

蓐內赤目 生地黃薄切。溫水浸貼。小品方。

牙疳宣露 膿血口氣。生地黃一斤。鹽二合。末。自搗和團。以麪包煨令烟斷。去麪入麝一分。研勻。日夜貼之。聖濟方。

牙齒挺長 出一分者。常咋生地黃。甚妙。張文仲備急方。

牙動欲脫 生地黃綿裹咂之。令汁漬根。并嚥之。日五六次。千金方。

食蟹齦腫 肉弩出者。生地黃汁一盌。牙皁角數條。火炙。蘸盡地黃汁。爲末傅之。永類方。

耳中常鳴 生地黃截。塞耳中。日數易之。或煨熟。尤妙。肘後方。

鬚髮黃赤 生地黃一斤。生薑半斤。各洗。研自然汁。留滓。用不蛀皁角十條。去皮弦。蘸汁。炙至汁盡爲度。同滓入罐內泥固。煅存性。爲末。用鐵器盛。末三錢湯調。停二日。臨臥刷染鬚髮上。即黑。本事方。

竹木入肉 生地黃嚼爛罨之。救急方。

毒箭入肉 煎生地黃汁作丸服。至百日。箭出。千金方。

猘犬咬傷 地黃搗汁。飯餅塗之。百度愈。百一方。

葉【主治】惡瘡似癩十年者。搗爛日塗。鹽湯先洗。千金。時珍曰。按抱朴子云。韓子治用地黃苗喂五十歲老馬。生三駒。又一百三十歲乃死也。張鷟朝野僉載云。雉被鷹傷。銜地黃葉點之。虎中藥箭。食清泥解之。鳥獸猶知解毒。何況人乎。

實【主治】四月採。陰乾。搗末。水服方寸匕。日三服。功與地黃等。蘇頌。○宏景曰。出渭城者有子。淮南七精丸用之。

花【主治】爲末服食。功同地黃。蘇頌。腎虛腰脊痛。爲末酒服方寸匕。日三。時珍。

【附方】新一

內障青盲 風赤生瞖及墜眼日久。瞳損失明。地黃花曬、黑豆花曬、槐花曬各一兩。爲末。猪肝一具。同以水二斗。煮至上有凝脂。掠盡瓶收。每點少許。三四次。聖惠方。

【附錄】**胡面莽** 拾遺 【藏器】曰。味甘溫無毒。主去痃癖及冷氣。止腹痛。煮服。生嶺南。葉如地黃。

牛膝 本經上品

【釋名】**牛莖** 廣雅 **百倍** 本經 **山莧菜** 救荒 **對節菜** 【宏景】曰。其莖有節。似牛膝。故以爲名。【時珍】曰。本經又名百倍。隱語也。言其滋補之功。如牛之多力也。其葉似莧。其節對生。故俗有山莧、對節之稱。

【集解】【別錄】曰。牛膝生河內川谷及臨朐。二月、八月、十月採根。陰乾。【普】曰。葉如夏藍。莖本赤。【宏景】曰。今出近道蔡州者。最長大柔潤。其莖有節。莖紫節大者爲雄。青細者爲雌。以雄爲勝。【大明】曰。懷州者長白。蘇州者色紫。【頌】曰。今江淮、閩粵、關中亦有之。然不及懷慶者爲眞。春生苗。莖高二三尺。青紫色。有節如鶴膝及牛膝頭。葉尖圓如匙。兩兩相對。於節上生花作穗。秋結實甚細。以根極長大至三尺而柔潤者爲佳。莖葉亦可單用。【時珍】曰。牛膝處處有之。謂之土牛膝。不堪服食。惟北土及川中人家栽蒔者爲良。秋間收子，至春種之。其苗方莖暴節，葉皆對生，頗似莧葉而長且尖艄。秋月開花，作穗結子，狀如小鼠負蟲，有濇毛，皆貼莖倒生。九月末取根，水中浸兩宿，挼去皮，裹紮暴乾，雖白直可貴，而挼去白汁入藥，不如留皮者力大也。嫩苗可作菜茹。

根

【脩治】【斅曰】凡使去頭蘆，以黄精自然汁浸一宿，漉出，剉，焙乾用。【時珍曰】今惟以酒浸入藥，欲下行則生用，滋補則焙用，或酒拌蒸過用。

【氣味】苦、酸，平，無毒。【普曰】神農：甘。雷公：酸，無毒。【李當之】温。【之才曰】惡螢火、龜甲、陸英，畏白前，忌牛肉。

【主治】寒溼痿痹，四肢拘攣，膝痛不可屈伸，逐血氣，傷熱火爛，墮胎。久服輕身耐老。本經　療傷中少氣，男子陰消，老人失溺，補中續絶，益精利陰氣，填骨髓，止髮白，除腦中痛及腰脊痛，婦人月水不通，血結。別錄　治陰痿，補腎，助十二經脈，逐惡血。甄權　治腰膝軟怯冷弱，破癥結，排膿止痛，産後心腹痛并血運，落死胎。大明　强筋，補肝臟風虚。好古　同蓯蓉浸酒服，益腎。竹木刺入肉，嚼爛罨之，即出。宗奭　治久瘧寒熱，五淋尿血，莖中痛，下痢，喉痹口瘡齒痛，癰腫惡瘡傷折。時珍

【發明】【權曰】病人虚羸者，加而用之。【震亨曰】牛膝能引諸藥下行，筋骨痛風在下者，宜加用之。凡用土牛膝，春夏用葉，秋冬用根，惟葉汁效尤速。【時珍曰】牛膝乃足厥陰、少陰之藥。所主之病，大抵得酒則能補肝腎，生用則能去惡血，二者而已。其治腰膝骨痛，足痿陰消，失溺久瘧，傷中少氣諸病，非取其補肝腎之功歟？其癥瘕心腹諸痛，癰腫惡瘡，金瘡折傷，喉齒淋痛，尿血經候，胎産諸病，非取其去惡血之功歟？按陳日華經驗方云：方夷吾所編集要方，予刻之臨汀。後在鄂渚，得九江守王南强書云：老人久苦淋疾，百藥不效。偶見臨汀集要方中用牛膝者，服之而愈。又葉朝議親人患血淋，流下小便在盆内凝如蒟蒻，久而有變如鼠形，但無足爾。百治不效。一村醫用牛膝根煎濃汁，日飲五服，名地髓湯。雖未即愈，而血色漸淡，久乃復舊。後十年病又作，服之又瘥。因檢本草，見肘後方治小便不利，莖中痛欲死，用牛膝并葉，以酒煮服之。今再拈出，表其神功。又按楊士瀛直指方云：小便淋痛，或尿血，或沙石脹痛，用川牛膝一兩，水二盞，煎一盞，温服。一婦患此十年，服之得效。土牛膝亦可，或入麝香、乳香尤良。

【附方】舊十三，新八。

勞瘧積久　不止者。長牛膝一握，生切，以水六升，煮二升，分三服。清早一服，未發前一服，臨發時一服。外臺秘要。

消渴不止　下元虚損。牛膝五兩爲末，生地黄汁五升浸之，日曝夜浸，汁盡爲度，蜜丸梧子大。每空心温酒下三十丸。久服壯筋骨，駐顔色，黑髮，津液自生。經驗方。

卒暴癥疾　腹中有如石刺，晝夜啼呼。牛膝二斤，以酒一斗漬之，密封，于灰火中温令味出。每服五合至一升，隨量飲。肘後方。

痢下腸蠱　凡痢下應先白後赤，若先赤後白爲腸蠱。牛膝二兩，搗碎，以酒一升漬經一宿。每服一兩盃，日三服。肘後方。

婦人血塊　土牛膝根洗切，焙搗爲末，酒煎温服，極效。福州人單用之。圖經本草。

女人血病　萬病丸：治女人月經淋閉，月信不來，遶臍寒疝痛，及産後血氣不調，腹中結瘕癥不散諸病。牛膝酒浸一宿，焙乾，漆炒令烟盡，各一兩，爲末，生地黄汁一升，入石器内，慢火熬至可丸，丸如梧子大。

每服三丸。空心米飲下。拔萃方

婦人陰痛　牛膝五兩。酒三升。煮取一升半。去滓。分三服。千金方

生胎欲去　牛膝一握。搗。以無灰酒一盞。煎七分。空心服。仍以獨根土牛膝塗麝香。插入牝戶中。婦人良方

胞衣不下　牛膝八兩。葵子一合。水九升。煎三升。分三服。延年方

產後尿血　川牛膝水煎。頻服。熊氏補遺

喉痺乳蛾　新鮮牛膝根一握。艾葉七片。搗和人乳。取汁灌入鼻內。須臾痰涎從口鼻出。卽愈。無艾亦可。○一方牛膝搗汁和陳酢灌之。

口舌瘡爛　牛膝浸酒含漱。亦可煎飲。肘後方

牙齒疼痛　牛膝研末含漱。亦可燒灰。千金方

折傷閃肭　土牛膝搗罨之。衛生易簡方

金瘡作痛　生牛膝搗敷。立止。梅師方

卒得惡瘡　人不識者。牛膝根搗傅之。千金方

癰癤已潰　用牛膝根畧刮去皮。插入瘡口中。留半寸在外。以嫩橘葉及地錦草各一握。搗其上。牛膝能去惡血。二草温涼止痛。隨乾隨換。有十全之功也。陳日華經驗方

風瘙癮疹及痦瘰　牛膝末。酒服方寸匕。日三服。千金方

骨疽癩病　方同上

【莖葉】【氣味】缺

【主治】寒濕痿痺。老瘧淋閟。諸瘡。功同根。春夏宜用之。時珍

【附方】舊三　新一

氣溼痺痛　腰膝痛。用牛膝葉一斤。切。以米三合。於豉汁中煮粥。和鹽醬。空腹食之。聖惠方

老瘧不斷　牛膝莖葉一把。切。以酒三升漬服。令微有酒氣。不卽斷。更作。不過三劑止。肘後方

溪毒寒熱　東間有溪毒中人。似射工但無物。初病惡寒發熱煩懊。骨節强痛。不急治。生蟲食臟殺人。用雄牛膝莖紫色節大者一把。以酒水各一盃同搗。絞汁温飲。日三服。肘後方

眼生珠管　牛膝并葉搗汁。日點三四次。聖惠方

紫菀　本經中品

【釋名】青菀　別錄　紫蒨　別錄　返魂草　綱目　夜牽牛　時珍曰。其根色紫而柔宛。故名。許慎說文作茈菀。斗門方謂之返魂草。

【集解】別錄曰。紫菀生漢中房陵山谷及眞定邯鄲。二月三月採根。陰乾。宏景曰。近道處處有之。其生布地。花紫色。本有白毛。根甚柔細。有白者名白菀。不復用。大明曰。形似重臺。根作節。紫色潤軟者佳。頌曰。今耀成泗壽台孟興國諸州皆有之。三月內布地生苗。其葉二四相連。五月六月內開黃白紫花。結黑子。餘如陶說。恭曰。白菀卽女菀也。療體與紫菀相同。無紫菀時亦用之。穎曰。紫菀連根葉採之。醋浸。入少鹽收藏。作菜辛香。號名仙菜。鹽不宜多。則腐也。時珍曰。按陳自明云。紫菀以牢山所出根如北細辛者爲良。沂兗以東皆有之。今人多以車前旋復根赤土染過僞之。紫菀肺病要藥。肺本自亡津液。又服走津液藥。爲害滋甚。不可不慎。

根【修治】斅曰。凡使先去鬚。有白如練色者。號白羊鬚草。自然不同。去頭及土。用東流水洗淨。以蜜浸一宿。至明。於火上焙乾用。一兩用蜜二分。

【氣味】苦溫無毒。別錄曰。辛。權曰。苦平。之才曰。款冬爲之使。惡天雄瞿麥藁本雷丸遠志。畏茵蔯。

【主治】欬逆上氣。胸中寒熱結氣。去蠱毒痿蹷。安五臟。本經　療欬唾膿血。止喘悸。五勞體虛。補不足。小兒驚癇。別錄　治尸疰。補虛下氣。勞氣虛熱。百邪鬼魅。甄權　調中。消痰止渴。潤肌膚。添骨髓。大明　益肺氣。生息賁。好古

【附方】舊三新四

肺傷欬嗽。紫菀五錢。水一盞。煎七分。溫服。日三次。衛生易簡方

久嗽不瘥。紫菀、款冬花各一兩。百部半兩。擣羅爲末。每服三錢。薑三片。烏梅一箇。煎湯調下。日二。甚佳。圖經本草

小兒欬嗽。聲不出者。紫菀末、杏仁等分。入蜜同研。丸芡子大。每服一丸。五味子湯化下。全幼心鑑

吐血欬嗽。吐血後欬者。紫菀、五味炒爲末。蜜丸芡子大。每含化一丸。指南方

產後下血。紫菀末。水服五撮。聖惠方

纏喉風痹。不通欲死者。用返魂草根一莖。洗淨納入喉中。待取惡涎出卽瘥。神效。更以馬牙消津嚥之。卽絕根本。一名紫菀。南人呼爲夜牽牛。斗門方

婦人小便。卒不得出者。紫菀爲末。井華水服三撮。卽通。小便血者。服五撮立止。千金方

女菀 本經中品

【釋名】白菀別錄　織女菀別錄　女復廣雅　茆音柳　【時珍曰】其根似女體柔婉。故名。

【集解】【別錄曰】女菀生漢中山谷或山陽。正月、二月采。陰乾。【宏景曰】比來醫方無復用之。復有白菀似紫菀。恐非此也。【恭曰】白菀卽女菀。有名未用重出一條。故陶說疑之。功與紫菀相似。【宗奭曰】女菀卽白菀。非二物也。唐修本草刪去白菀。甚合宜。【時珍曰】白菀。卽紫菀之色白者也。雷斅言紫菀白如練色者。名羊鬚草。恐卽此物也。

根【氣味】辛。溫。無毒。【之才曰】畏鹵鹹。

【主治】風寒洗洗。霍亂洩痢。腸鳴上下無常處。驚癇。寒熱百疾。本經　療肺傷欬逆出汗。久寒在膀胱。支滿。飲酒夜食發病。別錄

【發明】【時珍曰】按葛洪肘後方載治人面黑令白方。用眞女菀三分。鉛丹一分。爲末。醋漿服一刀圭。日三服。十日大便黑。十八日面如漆。二十一日全白便止。過此太白矣。年三十後不可服。忌五辛。孫思邈千金方用酒服。男十日。女二十日。黑色皆從大便出也。又名醫錄云。宋興國時有女任氏色美。聘進士王公輔。不遂意。鬱久面色漸黑。母家求醫。一道人用女眞散。酒下二錢。一日二服。數日而貌微白。一月如故。懇求其方。則用黃丹、女菀二物等分爾。據此。則葛氏之方。已試有驗者矣。然則紫菀治手太陰血分。白菀手太陰氣分藥也。肺熱則面紫黑。肺淸則面白。三十歲以後則肺氣漸減。不可復泄。故云不可服之也。

麥門冬 本經上品

【釋名】虋冬音門　秦名烏韭。齊名愛韭。楚名馬韭。越名羊韭別錄　禹韭吳普　禹餘糧別錄　忍冬吳普　忍凌吳普　不死草吳普　階前草　【宏景曰】根似穬麥。故謂之麥門冬。【時珍曰】麥鬚曰虋。此草根似麥而有鬚。其葉如韭。凌冬不凋。故謂之麥虋冬。及有諸韭、忍冬諸名。俗作門冬。便于字也。可以服食斷穀。故又有餘糧、不死之稱。吳普本草一名僕壘。一名隨脂。

【集解】【別錄曰】麥門冬葉如韭。冬夏長生。生函谷川谷及隄坂肥土石間久廢處。二月、八月、十月采根。陰乾。【普曰】生山谷肥地。叢生。葉如韭。青黃。采無時。【宏景曰】函谷卽秦關。處處有之。冬月作實如青珠。以四月采根。肥大者爲好。【藏器曰】出江寧者小潤。出新安者大白。其苗大者如鹿葱。小者如韭。葉大小有三四種。功用相似。其子圓碧。【頌曰】所在有之。葉青似莎草。長及尺餘。四季不凋。根黃白色。有鬚在根。如連珠形。四月開淡紅花。如紅蓼花。實碧而圓如珠。江南出者葉大。或云吳地者尤勝。【時

珍曰：古人惟用野生者。後世所用多是種蒔而成。其法。四月初採根。於黑壤肥沙地栽之。每年六月九月十一月三次上糞及芸灌。夏至前一日取根。洗曬收之。其子亦可種。但成遲爾。浙中來者甚良。其葉似韭而多縱文且堅韌爲異。

【修治】宏景曰：凡用取肥大者。湯浸。抽去心。不爾令人煩。大抵一斤須減去四五兩也。時珍曰：凡入湯液。以滚水潤濕。少頃抽去心。或以瓦焙軟。乘熱去心。若入丸散。須瓦焙熱。即於風中吹冷。如此三四次。即易燥。且不損藥力。或以湯浸搗膏和藥。亦可。滋補藥。則以酒浸擂之。

【氣味】甘。平。無毒。別錄曰：微寒。普曰：神農、岐伯：甘。平。黄帝、桐君、雷斅：甘。無毒。李當之：甘。小温。杲曰：甘、微苦。微寒。陽中微陰。降也。入手太陰經氣分。之才曰：地黄、車前爲之使。惡款冬、苦瓠、苦芙。畏苦參、青蘘、木耳。伏石鍾乳。

【主治】心腹結氣。傷中傷飽。胃絡脉絶。羸瘦短氣。久服輕身不老不饑。本經　療身重目黄。心下支滿。虚勞客熱。口乾燥渴。止嘔吐。愈痿蹷。强陰益精。消穀調中。保神。定肺氣。安五臟。令人肥健。美顔色。有子。別錄　去心熱。止煩熱。寒熱體勞。下痰飲。藏器　治五勞七傷。安魂定魄。止嗽。定肺痿吐膿。時疾熱狂頭痛。大明　治熱毒大水。面目肢節浮腫。下水。主泄精。甄權　治肺中伏火。補心氣不足。主血妄行。及經水枯。乳汁不下。元素　久服輕身明目。和車前、地黄丸服。去溼痹。變白。夜視有光。藏器　斷穀爲要藥。宏景

【發明】宗奭曰：麥門冬治肺熱之功爲多。其味苦。但專泄而不專收。寒多人禁服。治心肺虚熱及虚勞。與地黄、阿膠、麻仁。同爲潤經益血、復脉通心之劑。與五味子、枸杞子。同爲生脉之劑。元素曰：麥門冬治肺中伏火、脉氣欲絶者。加五味子、人參三味。爲生脉散。補肺中元氣不足。杲曰：六七月閒溼熱方旺。人病骨乏無力。身重氣短。頭旋眼黑。甚則痿軟。故孫真人以生脉散補其天元真氣。脉者。人之元氣也。人參之甘寒。瀉熱火而益元氣。麥門冬之苦寒。滋燥金而清水源。五味子之酸温。瀉丙火而補庚金。兼益五臟之氣也。時珍曰：按趙繼宗儒醫精要云。麥門冬以地黄爲使。服之令人頭不白。補髓。通腎氣。定喘促。令人肌體滑澤。除身上一切惡氣不潔之疾。蓋有君而有使也。若有君無使。是獨行無功矣。此方惟火盛氣壯之人服之相宜。若氣弱胃寒者。必不可餌也。

【附方】舊三，新九。

麥門冬煎　補中益心。悦顔色。安神益氣。令人肥健。其力甚駃。取新麥門冬根去心。搗熟絞汁。和白蜜。銀器中重湯煮。攪不停手。候如飴乃成。温酒日日化服之。圖經本草

消渴飲水　用上元板橋麥門冬鮮肥者二大兩。宣州黄連九節者二大兩。去兩頭尖三五節。小刀子調理去皮毛了。吹去塵。更以生布摩拭秤之。搗末。以肥大苦瓠汁浸麥門冬。經宿然後去心。即於臼中擣爛。納黄連末和丸。並手丸如梧子大。食後飲下五十丸。日再。但服兩日。其渴必定。若重者。即初服一百五十丸。二日服一百二十丸。三日一百丸。四日八十丸。五日五十丸。合藥要天氣晴明之夜。方浸藥。須淨處。禁婦人雞犬見之。如覺可時。只服二十五丸。服訖覺虚。即取白羊頭一枚治淨。以水三大斗煮爛。取汁一斗以來。細細飲之。勿食肉。勿入鹽。不過三劑平復也。崔元亮海上集驗方

勞氣欲絶　麥門冬一兩。甘草炙二兩。秔米半合。棗二枚。竹葉十五片。水二升。煎一升。分三服。南陽活人書

虚勞客熱　麥門冬煎湯頻飲。本草衍義

吐血

衄血諸方不效者。麥門冬去心一斤，搗取自然汁，入蜜二合，分作二服，即止。活人心統

衄血不止麥門冬去心、生地黃各五錢，水煎服，立止。保命集

齒縫出血麥門冬煎湯漱之。蘭室寶鑑

咽喉生瘡脾肺虛熱上攻也。麥門冬一兩，黃連半兩，爲末，煉蜜丸梧子大。每服二十丸，麥門冬湯下。普濟方

乳汁不下麥門冬去心，焙爲末。每用三錢，酒磨犀角約一錢許，溫熱調下，不過二服便下。熊氏補遺

下痢口渴引飲無度。麥門冬去心三兩，烏梅肉二十箇，細剉，以水一升，煮取七合，細細呷之，必效。

金石藥發麥門冬六兩，人參四兩，甘草炙二兩，爲末，蜜丸梧子大。每服五十丸，飲下，日再服。本草圖經

男女血虛麥門冬三斤，取汁熬成膏；生地黃三斤，取汁熬成膏。等分，一處濾過，入蜜四之一，再熬成，瓶收。每日白湯點服。忌鐵器。醫方摘要

萱草宋嘉祐

【釋名】忘憂說文　療愁綱目　丹棘古今注　鹿蔥嘉祐　鹿劍土宿　妓女吳普　宜男【時珍曰】萱本作諼。諼，忘也。詩云：焉得諼草，言樹之背。謂憂思不能自遣，故欲樹此草，玩味以忘憂也。吳人謂之療愁。董子云：欲忘人之憂，則贈之丹棘，一名忘憂故也。其苗烹食，氣味如蔥，而鹿食九種解毒之草，萱乃其一，故又名鹿蔥。周處風土記云：懷妊婦人佩其花，則生男，故名宜男。李九華延壽書云：嫩苗爲蔬，食之動風，令人昏然如醉，因名忘憂。此亦一說也。嵇康養生論：神農經言中藥養性，故合歡蠲忿，萱草忘憂。亦謂食之也。鄭樵通志乃言萱草一名合歡者，誤矣。合歡見木部。

【集解】【頌曰】萱草處處田野有之，俗名鹿蔥。五月採花，八月採根。今人多採其嫩苗及花跗作葅食。【時珍曰】萱宜下溼地，冬月叢生。葉如蒲、蒜輩而柔弱，新舊相代，四時青翠。五月抽莖開花，六出四垂，朝開暮蔫，至秋深乃盡，其花有紅、黃、紫三色。結實三角，內有子大如梧子，黑而光澤。其根與麥門冬相似，最易繁衍。南方草木狀言，廣中一種水蔥，狀如鹿蔥，其花或紫或黃，蓋亦此類也。或言鹿蔥花有斑文，與萱花不同時者，謬也。肥土所生，則花厚色深，有斑文，起重臺，開有數月；瘠土所生，則花薄而色淡，開亦不久。嵇含宜男花序亦云：荊楚之土號爲鹿蔥，可以薦葅。尤可憑據。今東人採其花跗乾而貨之，名爲黃花菜。

苗花【氣味】甘，涼，無毒。【主治】煮食，治小便赤澀，身體煩熱，除酒疸。大明　消食，利溼熱。時珍　作葅，利胸膈，安五臟，令人好歡樂，無憂，輕身明目。蘇頌

根【主治】沙淋，下水氣。酒疸黃色遍身者，擣汁服。藏器　大熱衄血，研汁一大盞，和生薑汁半盞，細呷之。宗奭　吹乳、乳癰腫痛，擂酒服，以滓封之。時珍

【發明】震亨曰：萱屬水，性下走陰分。一名宜男，寧無微意存焉。

【附方】新四。

通身水腫鹿蔥根葉，曬乾爲末。每服二錢，入席下塵半錢，食前米飲服。聖惠方

小便不通萱草根煎水頻飲。杏林摘要

大便後血萱草根和生薑，油炒，酒衝服。聖濟總錄

食丹藥毒萱草根研汁服之。事林廣記

搥胡根拾遺

【集解】【藏器曰】生江南川谷蔭地。苗如萱草，其根似麥門冬。凡用抽去心。

【氣味】甘寒無毒。【主治】潤五臟。止消渴。除煩去熱。明目。功如麥門冬。藏器

淡竹葉 綱目

【釋名】根名碎骨子。時珍曰：竹葉象形。碎骨言其下胎也。

【集解】時珍曰：處處原野有之。春生苗，高數寸。細莖綠葉。儼如竹。米落地所生細竹之莖葉。其根一窠數十鬚。鬚上結子。與麥門冬一樣。但堅硬爾。隨時採之。八九月抽苗。結小長穗。俚人採其根苗。搗汁和米作酒麴。甚芳烈。

【氣味】甘寒無毒。【主治】葉：去煩熱。利小便。清心。根：能墮胎催生。時珍

鴨跖草 跖音隻。宋嘉祐補

【釋名】雞舌草 拾遺 碧竹子 同上 竹雞草 綱目 竹葉菜 同上 淡竹葉 同上 耳環草 同上 碧蟬花 同上 藍姑草。藏器曰：鴨跖生江東、淮南平地。葉如竹。高一二尺。花深碧。好爲色。有角如鳥嘴。時珍曰：竹葉菜處處平地有之。三四月出苗。紫莖竹葉。嫩時可食。四五月開花。如蛾形。兩葉如翅。碧色可愛。結角尖曲如鳥喙。實在角中。大如小豆。豆中有細子。灰黑而皺。狀如蠶屎。巧匠採其花。取汁作畫色及彩羊皮燈。青碧如黛也。

苗【氣味】苦大寒無毒。【主治】寒熱瘴瘧。痰飲疔腫。肉癥澀滯。小兒丹毒。發熱狂癇。大腹痞滿。身面氣腫。熱痢。蛇犬咬。癰疽等毒。藏器 和赤小豆煮食。下水氣溼痺。利小便。大明 消喉痺。時珍

【附方】新四。

小便不通：竹雞草一兩。車前草一兩。搗汁入蜜少許。空心服之。集簡方

下痢赤白：藍姑草。即淡竹葉菜。煎湯日服之。活幼全書

喉痺腫痛：鴨跖草汁點之。袖珍方

五痔腫痛：耳環草。一名碧蟬兒花。挼軟納患處。即效。危亦林得效方

葵 本經上品

校正 自菜部移入此。

【釋名】露葵 綱目 滑菜。時珍曰：按爾雅翼云：葵者揆也。葵葉傾日。不使照其根。乃智以揆之也。古人採葵必待露解。故曰露葵。今人呼爲滑菜。言其性也。古者葵爲五菜之主。今不復食之。故移入此。

【集解】別錄曰：冬葵子生少室山。宏景曰：以秋種葵。覆養經冬。至春作子者。謂之冬葵。入藥性至滑利。春葵子亦滑。不堪藥用。故是常葵耳。術家取葵子微炒。熚炸。音畢乍。散着溼地。遍踏之。朝種暮生。遠不過宿。恭曰：此即常食之葵也。有數種。皆不入藥用。頌曰：葵處處有之。苗葉作菜茹。更甘美。冬葵子古方入藥最多。葵有蜀葵、錦葵、黃葵、終葵、菟葵。皆有功用。時珍曰：葵菜古人種爲常食。今之種者頗鮮。有紫莖、白莖二種。以白莖爲勝。大葉小花。花紫黃色。其最小者名鴨腳葵。其實大如指頂。皮薄而扁。實內子輕虛如榆莢仁。四五月種者可留子。六七月種者爲秋葵。八九月種者爲冬葵。經年收採。正月復種者爲春葵。然宿根至春亦生。按王禎農書云：葵。陽草也。其菜易生。郊野甚多。不拘肥瘠地皆有之。爲百菜之主。備四時之饌。本豐而耐旱。味甘而無毒。可防荒儉。可以菹腊。其枯枿可以榜簇。根子又能療疾。咸無遺棄。誠蔬茹之要品。民生之資益者也。而今人不復食之。亦無種者。

苗【氣味】甘寒滑無毒。爲百菜主。其心傷人。別錄 宏景曰：葵

葉尤冷利，不可多食。頌曰：作菜茹甚甘美，但性滑利，不益人。詵曰：其性雖冷，若熱食之，令人熱悶動風氣。四月食之，發宿疾。天行病後食之，令人失明。霜葵生食，動五種留飲，吐水。凡服百藥，忌食其心，心有毒也。黃背紫莖者勿食之。不可合鯉魚、黍米鮓食，害人。時珍曰：凡被狂犬咬者，永不可食，食之即發。食葵須用蒜，無蒜勿食之。又伏硫黃。【主治】脾之菜也。宜脾，利胃氣，滑大腸。思邈 宜導積滯。妊婦食之，胎滑易生。蘇頌 煮汁服，利小腸。治時行黃病。乾葉為末及燒灰服，治金瘡出血。甄權 除客熱，治惡瘡，散膿血，女人帶下，小兒熱毒下痢，丹毒，並宜食之。汪穎 服丹石人宜食。孟詵 潤燥利竅，功與子同。同上

【發明】張從正曰：凡久病大便澀滯者，宜食葵菜，自然通利，乃滑以養竅也。時珍曰：按唐王燾外臺秘要云：天行斑瘡，須臾通身，皆戴白漿，此惡毒氣也。高宗永徽四年，此瘡自西域東流於海內。但煮葵菜葉以蒜齏啖之，則止。又聖惠方亦云：小兒發斑，用生葵菜葉絞汁，少少與服，散惡毒氣。按此即今痘瘡也。今之治者，惟恐其大小二便頻數，洩其元氣，痘不起發。葵菜滑竅，能利二便，似不相宜，而昔人賴之，豈古今運氣不同，故治法亦隨時變易歟。

【附方】舊四，新三。

天行斑瘡 方見上。

肉錐怪疾 有人手足忽長倒生肉刺，如錐，痛不可忍者。但食葵菜即愈。夏子益奇疾方

諸瘻不合 先以泔清溫洗，拭淨，取葵菜微火烘暖貼之。不過二三百葉，引膿盡，即肉生也。忌諸魚、蒜、房事。必效方

湯火傷瘡 葵菜為末傅之。食物本草

蛇蠍螫傷 葵菜擣汁服之。千金方

誤吞銅錢 葵菜擣汁冷飲。普濟方

丹石發動 口乾欬嗽者。每食後飲冬月葵齏汁一盞，便臥少時。食療本草

根【氣味】甘，寒，無毒。【主治】惡瘡，療淋，利小便，解蜀椒毒。別錄 小兒吞錢不出，煮汁飲之，神妙。甄權 治疳瘡出黃汁。孟詵 利竅滑胎，止消渴，散惡毒氣。時珍

【附方】舊五，新七。

二便不通 脹急者。生冬葵根二斤，擣汁三合，生薑四兩，取汁一合，和勻，分二服。連用即通也。

消渴引飲 小便不利。葵根五兩，水三大盞，煮汁，平旦服，日一服。並聖惠方

消中尿多 日夜尿七八升。冬葵根五斤，水五斗，煮三斗。每日平旦服二升。外臺秘要

漏胎下血 血盡子死。葵根莖燒灰，酒服方寸匕，日三。千金方

瘭疽惡毒 肉中忽生一黶子，大如豆粟，或如梅李，或赤或黑，或白或青，其黶有核，核有深根，應心，能爛筋骨，毒入藏腑，即殺人。但飲葵根汁，可折其熱毒。姚僧坦集驗方

妬乳乳癰 葵莖及子為末，酒服方寸匕，日二。昝殷產寶

身面疳瘡 出黃汁者。葵根燒灰，和豬脂塗之。食療本草

小兒蓐瘡 葵根燒末傅之。外臺

小兒緊唇 葵根燒灰，酥調塗之。聖惠方

口吻生瘡 用經年葵根燒灰傅之。外臺秘要

蛇虺螫傷 葵根擣塗之。古今錄驗

解防葵毒 葵根擣汁飲之。千金方

冬葵子 【別錄曰】十二月採之。【機曰】子乃春生，不應十二月可採也。

【氣味】甘，寒，滑，無毒。黃芩為之使。【主治】五臟六腑寒熱羸瘦，五癃，利小便。久服堅骨，長肌肉，輕身延年。本經 療

婦人乳內閉，腫痛。別錄 出癰疽頭。孟詵 下丹石毒。宏景 通大便，消水氣，滑胎，治痢。時珍

【發明】時珍曰：葵氣味俱薄，淡滑爲陽，故能利竅通乳，消腫滑胎也。其根葉與子功用相同。按陳自明婦人良方云：乳婦氣脈壅塞，乳汁不行，及經絡凝滯，嬭房脹痛，留蓄作癰毒者：用葵菜子炒香、縮砂仁等分，爲末，熱酒服二錢。此藥滋氣脈，通營衛，行津液，極驗。乃上蔡張不愚方也。

【附方】舊八，新一十二。

大便不通十日至一月者。肘後方：冬葵子三升，水四升，煮取一升服，不瘥更服。○聖惠用葵子末，人乳汁等分，和服，立通。

關格脹滿大小便不通，欲死者。肘後方用葵子二升，水四升，煮取一升，納豬脂一雞子，頓服。○千金用葵子爲末，豬脂和丸梧子大，每服五十丸，效止。

小便血淋葵子一升，水三升，煮汁，日三服。千金方

妊娠患淋冬葵子一升，水三升，煮二升，分服。千金方

妊娠下血方同上。

產後淋瀝不通。用葵子一合，朴消八分，水二升，煎八合，下消服之。集驗方

妊娠水腫身重，小便不利，灑淅惡寒，起即頭眩：用葵子、茯苓各三兩，爲末，飲服方寸匕，日三服，小便利則愈。若轉胞者，加髮灰，神效。金匱要畧

生產困悶冬葵子一合，擣破，水二升，煮汁半升，頓服，少時便產。昔有人如此服之，登廁，立撲兒于廁中也。

倒生口噤冬葵子炒黃，爲末，酒服二錢匕，效。昝殷產寶

乳汁不通方見發明。

胎死腹中葵子爲末，酒服方寸匕。若口噤不開者，灌之，藥下即甦。千金方

胞衣不下冬葵子一合，牛膝一兩，水二升，煎一升服。○千金方

血痢產痢冬葵子爲末，每服二錢，入臘茶一錢，沸湯調服，日三。聖惠方

痎瘧邪熱冬葵子陰乾，爲末，酒服二錢。午日取花挼手，亦去瘧。聖惠方

癰腫無頭孟詵曰：三日後，取葵子二百粒，水吞之，當日即開也。○經驗方云：只吞一粒即破。如吞兩粒，則有兩頭也。

便毒初起冬葵子末，酒服二錢。儒門事親

面上皰瘡冬葵子、柏子仁、茯苓、瓜瓣各一兩，爲末，食後酒服方寸匕，日三服。陶隱居方

解蜀椒毒冬葵子煮汁飲之。千金方

傷寒勞復葵子二升，粱米一升，煮粥食，出汗立安。聖惠

蜀葵 宋嘉祐

【校正】自菜部移入此。併入有名未用別錄吳葵華。

【釋名】戎葵爾雅 吳葵藏器曰：爾雅云：菺音堅，戎葵也。郭璞註云：今蜀葵也。葉似葵，花如木槿花。戎、蜀其所自來，因以名之。時珍曰：羅願爾雅翼：吳葵作胡葵，云胡、戎也。夏小正云：四月小滿後五日，吳葵華。別錄吳葵即此也。而唐人不知，退入有名未用，嘉祐本草重於菜部出蜀葵條，蓋未讀爾雅註及千金方吳葵一名蜀葵之文故也。今併爲一。

【集解】頌曰：蜀葵似葵，花如木槿花，有五色。小花者名錦葵，功用更强。時珍曰：蜀葵處處人家植之。春初種子，冬月宿根亦自生苗，嫩時亦可茹食。葉似葵菜而大，亦似絲瓜葉，有岐叉。過小滿後長莖，高五六尺。花似木槿而大，有深紅、淺紅、紫、黑、白色，單葉、千葉之異。昔人謂其疎莖密葉、翠蕚豔花、金粉檀心者，頗善狀之。惟紅、白二色入藥。其實大如指頭，皮薄而扁，內仁如馬兜鈴仁及蕪荑仁，輕虛易種。其稭剝皮，可緝布作繩。一種小者名錦葵，即荊葵也。爾雅謂之荍，音喬。其花大如五銖錢，粉紅色，有紫縷文。掌禹錫補注本草，謂此即戎葵，非矣。然功用亦相似。

苗

【氣味】甘，微寒，滑，無毒。思邈曰：不可久食，鈍人志性。若被狗齧者食之，永不瘥也。李廷飛曰：合豬肉食，人無顏色。

【主治】除客熱，利腸胃。思邈 煮食，治丹石發熱，大人小

兒熱毒下痢。藏器作蔬食。滑竅，治淋。潤燥易產。時珍搗爛塗火瘡。燒研傅金瘡。大明

根莖【主治】客熱。利小便。散膿血惡汁。藏器

【發明】宗奭曰：蜀葵四時紅色，單葉者根陰乾，治帶下，排膿血惡物，極驗也。

【附方】新七。小便淋痛：葵花根洗剉，水煎五七沸，服之如神。衛生寶鑑。小便血淋：葵花根二錢，車前子一錢，水煮，日服之。簡便單方。小便尿血：葵莖，無灰酒服方寸匕，日三。千金。腸胃生癰：懷忠丹：治內癰有敗血，腥穢殊甚，臍腹冷痛，用此排膿下血。單葉紅蜀葵根、白芷各一兩，白枯礬、白芍藥各五錢，為末，黃蠟溶化，和丸梧子大。每空心米飲下二十丸，待膿血出盡，服十宣散補之。坦仙皆效方。諸瘡腫痛不可忍者：葵花根去黑皮，搗爛，入井華水調稠貼之。普濟方。小兒吻瘡經年欲腐：葵根燒研傅之。聖惠方。小兒口瘡：赤葵莖炙乾為末，蜜和含之。聖惠方。

吳葵華別錄【氣味】鹹，寒，無毒。禹錫曰：蜀葵華甘，冷，無毒。【主治】理心氣不足。別錄 小兒風瘮，痎瘧。嘉祐 治帶下，目中溜火，和血潤燥，通竅，利大小腸。時珍

【發明】張元素曰：蜀葵花，陰中之陽也。赤者治赤帶，白者治白帶；赤者治血燥，白者治氣燥，皆取其寒滑潤利之功也。又紫葵花入染髭髮方中用。

【附方】舊二，新五。二便關格：脹悶欲死，二三日則殺人。蜀葵花一兩搗爛，麝香半錢，水一大盞，煎服。根亦可用。痎瘧邪熱：蜀葵花白者陰乾為末，服之。午日取花挼手，亦能去瘧。蘇頌圖經本草 婦人帶下：臍腹冷痛，面色痿黃，日漸虛困。用葵花一兩，陰乾為末，每空心溫酒服二錢匕。赤帶用赤葵，白帶用白葵。聖惠方。橫生倒產：葵花為末，酒服方寸匕。千金方。酒齄赤鼻：蜀葵花研末，臘豬脂和勻，夜傅旦洗。仁存方。誤吞鍼錢：葵花煮汁服之。普濟方。蜂蠍螫傷：五月五日午時收蜀葵花、石榴花、艾心等分，陰乾為末，水調塗之。肘後方

子【氣味】甘，冷，無毒。【主治】淋澀，通小腸，催生落胎，療水腫，治一切瘡疥，并瘢疵赤靨。大明

【發明】時珍曰：按楊士瀛直指方云：蜀葵子炒，入宣毒藥中最驗。又催生方：用子二錢，滑石三錢，為末，順流水服五錢，即下。

【附方】舊一，新二。大小便閉不通者：用白花胡葵子為末，煮濃汁服之。千金方。石淋破血：五月五日，收葵子炒研，食前溫酒下一錢，當下石出。聖惠方。癰腫無頭：蜀葵子為末，水調傅之。經驗後方

菟葵 唐本草

【釋名】天葵圖經 莃音希 雷丸草外丹本草

【集解】恭曰：菟葵苗如石龍芮，而葉光澤，花白似梅，其莖紫黑，煮啖極滑，所在下澤田間皆有，人多識之。六月七月采莖葉，曝乾入藥。禹錫曰：郭璞注爾雅云：菟葵似葵而小，葉狀如藜，有毛，汋之可食而滑。宗奭曰：菟葵綠葉如黃蜀葵，其花似拒霜甚雅，其形至小，如初開單葉蜀葵，有檀心，色如牡丹姚黃。其葉則蜀葵也。唐劉夢得所謂菟葵燕麥動搖春風者是也。時珍曰：按鄭樵通志云：菟葵天

葵也。狀如葵菜，葉大如錢而厚，面青背微紫，生於崖石。凡丹石之類，得此而後能神。所以雷公炮炙論云：如要形堅，豈忘紫背。謂其能堅鉛也。此說得於天台一僧。又按南宮從岣嶁神書云：紫背天葵出蜀中，靈草也。生於水際。取自然汁煮汞，則堅。亦能煮諸石拒火也。又按初虞世古今錄驗云：五月五日齋戒，看桑下有莧菜者。至五日午時至桑下呪曰：繫黎乎俱當蘇婆訶。呪畢，乃以手摩桑陰一遍，口齧莧菜及五葉草嚼熟，以唾塗手，熟揩令遍。再齋七日，不得洗手。後有蛇蟲蠍蠆咬傷者，以此手摩之即愈也。時珍竊謂古有呪由一科，此亦其類，但不知必用莧菜取何義也。若謂其相制，則治毒蟲之草亦多矣。

苗【氣味】甘，寒，無毒。【主治】下諸石五淋，止虎蛇毒諸瘡，擣汁飲之，塗瘡能解毒止痛。唐本

黃蜀葵 宋嘉祐

【校正】自菜部移入此。

【釋名】時珍曰：黃蜀葵別是一種，宜入草部。而嘉祐本草定入菜部，爲其與蜀葵同名，而氣味主治亦同故也。今移於此。

【集解】禹錫曰：黃蜀葵花近道處處有之。春生苗，葉頗似蜀葵，而葉尖狹多刻缺，夏末開花，淺黃色，六七月採，陰乾之。宗奭曰：黃蜀葵與蜀葵別種，非是蜀葵中黃者也。葉心下有紫檀色，摘下剔散，日乾之，不爾即浥爛也。時珍曰：黃葵二月下種，或宿子在土自生，至夏始長，葉大如蓖麻葉，深綠色，開岐丫，有五尖如人爪形，旁有小尖。六月開花，大如盌，鵞黃色，紫心六瓣而側，旦開午收暮落，人亦呼爲側金盞花。隨即結角，大如拇指，長二寸許，本大末尖，六稜有毛，老則黑色。其稜自綻，內有六房，如芝麻房。其子纍纍在房內，狀如苘麻子，色黑。其莖長者六七尺，剝皮可作繩索。

花【氣味】甘，寒，滑，無毒。【主治】小便淋及催生。治諸惡瘡膿水久不瘥者，作末傅之即愈。爲瘡家要藥。嘉祐　消癰腫，浸油塗湯火傷。

【附方】新八。沙石淋痛：黃蜀葵花一兩，炒爲末。每米飲服一錢。名獨聖散。普濟方　難產催生：如聖散，治胎臟乾澀難產，劇者并進三服，良久腹中氣寬，胎滑即下也。用黃葵花焙研末，熟湯調服二錢。無花，用子半合研末，酒淘去滓，服之。產寶鑑　胎死不下：即上方用紅花酒下。癰疽腫毒：黃蜀葵花，用鹽摻，收甆器中密封，經年不壞，每用傅之，自平自潰。無花，用根葉亦可。小兒口瘡：黃葵花燒末傅之。肘後方　小兒木舌：黃蜀葵花爲末一錢，黃丹五分，傅之。直指方　湯火灼傷：用瓶盛麻油，以筯就樹夾取黃葵花，收入瓶內，勿犯人手，密封收之。遇有傷者，以油塗之，甚妙。經驗方　小兒禿瘡：黃蜀葵花、大黃、黃芩等分，爲末。米泔淨洗，香油調搽。普濟方

子及根【氣味】甘，寒，滑，無毒。【主治】癰腫，利小便，五淋水腫，產難，通乳汁。時珍

【發明】頌曰：冬葵、黃葵、蜀葵，形狀雖各不同，而性俱寒滑，故所主療不甚相遠。時珍曰：黃葵子古方少用，今爲催生及利小便要藥，或用，或入湯散，皆宜，蓋其性滑，與冬葵子同功故也。花、子與根性功相同，可以互用。無花用子，無子用根。

【附方】舊二，新二。臨產催生：宗奭曰：臨產時，以四十九粒研爛，溫水服之，良久即產。經驗方用子焙研三錢，井華水服。無子用根煎汁服。便癰初起：淮人用黃蜀葵子十七粒

皁角半挺，爲末，以石灰同醋調塗之。永類鈐方

癰腫不破：黃葵子研酒服，一粒則一頭，神效。衛生易簡方

打撲傷損：黃葵子研，酒服二錢。海上方

龍葵 唐本草

校正：併入圖經老鴉眼睛草。

【釋名】苦葵圖經 **苦菜**唐本 **天茄子**圖經 **水茄**綱目 **天泡草**綱目 **老鴉酸漿草**綱目 **老鴉眼睛草**圖經 【時珍曰】龍葵，言其性滑如葵也。苦以菜味名，茄以葉形名，天泡、老鴉眼睛皆以子形名也。與酸漿相類，故加老鴉以別之。五爪龍亦名老鴉眼睛草，敗醬、苦苣並名苦菜，名同物異也。

【集解】弘景【曰】益州有苦菜，乃是苦藏。【恭曰】苦藏即龍葵也。俗亦名苦菜，非荼也。龍葵所在有之，關河間謂之苦菜，葉圓花白，子若牛李子，生青熟黑。但堪煮食，不任生啖。【頌曰】龍葵近處亦稀，惟北方有之。人謂之苦葵。葉圓似排風而無毛，花白色，子亦似排風子，生青熟黑。其赤者名赤珠，亦可入藥。又曰：老鴉眼睛草，生江湖間，葉如茄子葉，故名天茄子。或云即漆姑草也。漆姑即蜀羊泉，已見本經草部。人亦不能決識之。【時珍曰】龍葵、龍珠，一類二種也，皆處處有之。四月生苗，嫩時可食，柔滑。漸高二三尺，莖大如筯，似燈籠草而無毛。葉似茄葉而小。五月以後，開小白花，五出黃蕊。結子正圓，大如五味子，上有小蒂，數顆同綴，其味酸。中有細子，亦如茄子之子。但生青熟黑者爲龍葵，生青熟赤者爲龍珠，功用亦相彷彿，不甚遼遠。蘇頌圖經菜部既註龍葵，復於外類重出老鴉眼睛草，蓋不知其即一物也。又謂老鴉眼睛是蜀羊泉，誤矣。蜀羊泉葉似菊，開紫花，子類枸杞。註見草部本條。楊慎丹鉛錄謂龍葵即吳葵，反指本草爲誤，引素問、千金四月吳葵華爲證，蓋不知千金方言吳葵即蜀葵，已自明白矣。今並正之。

苗

【氣味】苦，微甘，滑，寒，無毒。**【主治】**食之解勞少睡，去虛熱腫。唐本。治風，補益男子元氣，婦人敗血。蘇頌。消熱散血，壓丹石毒宜食之。時珍。

【附方】舊一。

去熱少睡：龍葵菜同米煮作羹粥食之。食醫心鏡

莖葉根

【氣味】同苗。**【主治】**擣爛和土，傅疔腫火丹瘡，良。孟詵。療癰疽腫毒，跌撲傷損，消腫散血。時珍。根與木通、胡荽煎湯服，通利小便。蘇頌。

【附方】舊四，新八。

通利小便：方見上。

從高墜下：欲死者。取老鴉眼睛草莖葉，擣汁服，以渣傅患處。唐瑤經驗方

火焰丹毒：老鴉眼睛草葉入醋細研傅之，能消赤腫。蘇頌圖經本草

癰腫無毒：龍葵莖葉擣傅。經驗方

發背癰疽成瘡者。蘇頌圖經云：用龍葵一兩爲末，麝香一分，研勻，塗之甚善。○袖珍方云：一切發背癰疽惡瘡，用蝦蟆一箇，同老鴉眼睛草莖葉擣爛，傅之即散，神效。

諸瘡惡腫：老鴉眼睛草擂酒服，以渣傅之。普濟方

疔腫毒瘡：黑色焮腫者，乃服丹石毒也；赤色者，肉麪毒也。用龍葵根一握洗切，乳香末、黃連三兩，杏仁六十枚，和擣作餅，厚如三錢，依瘡大小傅之，覺癢即換去。癢不可忍，切勿搔動。候炊久，瘡中似石榴子戢戢然，乃去藥。時以甘草湯溫洗，洗後以蠟貼之。終身不得食羊血。如無龍葵，以蔓菁根代之。聖濟總錄

天泡溼瘡：龍葵苗葉擣傅之。

吐血不止：天茄子苗半兩，人參二錢半，爲末。每服二錢，新汲水下。聖濟總錄

辟除蚤蝨：天茄葉鋪於席下，次日盡死。

多年惡瘡：天茄葉貼之，或爲末貼。救急良方

產後腸

出。不收。老鵶酸漿草一把。水煎。先熏後洗。收乃止。救急方

子七月採之【主治】疔腫。唐本　明目輕身甚良。甄權　治風。益男子元氣。婦人敗血。蘇頌

龍珠 拾遺

【釋名】赤珠。頌曰。龍葵子赤者名赤珠。象形也。

【集解】甄權曰。龍葵赤珠者名龍珠。挼去汁可食。能變白令黑。藏器曰。龍珠生道旁。子圓似龍葵。但熟時正赤耳。時珍曰。龍珠龍葵。雖以子之黑赤分別。其實一物二色。強分爲二也。

苗【氣味】苦寒無毒【主治】能變白髮。令人不睡。主諸熱毒。石氣發動。調中解煩。藏器

【發明】權曰。龍珠服之。變白令黑。耐老。若能生食得苦者。不食他菜。十日後即有靈異也。不與葱茄同噉。根亦入藥用。

子【氣味】同菜【主治】疔腫。藏器

酸漿 本經中品

【校正】菜部苦耽草部酸醬燈籠草俱併爲一

【釋名】醋漿本經　苦蔵音針　苦耽嘉祐　燈籠草唐本　皮弁草食療　天泡草綱目　王母珠嘉祐　洛神珠同上　小者名苦蘵。藏器曰。爾雅云。蘵。寒漿也。郭璞注云。即今酸漿。江東人呼爲苦蔵。小者爲苦蘵。亦呼爲小苦耽。崔豹古今注云。蘵。一名蘵子。實形如皮弁。其子圓如珠。時珍曰。酸漿。以子之味名也。苦蔵苦耽。以苗之味名也。燈籠皮弁。以角之形名也。王母洛神珠。以子之形名也。按楊慎卮言云。本草燈籠草苦耽酸漿皆一物也。脩本草者非一時一人。故重複耳。燕京野果名紅姑孃。外垂絳囊。中含赤子如珠。酸甘可食。盈盈遶砌。與翠草同芳。亦自可愛。蓋姑孃乃瓜囊之訛。古者瓜姑同音。孃囊之音亦相近耳。此說得之。故今以本經酸漿。唐本草燈籠草。宋嘉祐本草苦耽。俱併爲一焉。

【集解】別錄曰。酸漿生荊楚川澤及人家田園中。五月採。陰乾。弘景曰。酸漿處處多有。苗似水茄而小。葉亦可食。子作房。房中有子如梅李大。皆黃赤色。小兒食之。保昇曰。酸漿即苦蔵也。根如菹芹。白色絕苦。禹錫曰。苦耽生故墟垣塹間。高二三尺。子作角。如撮口袋。中有子如珠。熟則赤色。關中人謂之洛神珠。一名王母珠。一名皮弁草。一種小者名苦蘵。爾雅謂之黃蒢。恭曰。燈籠草所在有之。枝榦高三四尺。有紅花狀若燈籠。內有紅子可愛。根莖花實並入藥用。宗奭曰。酸漿即苦耽也。嘉祐重出苦耽條。天下有之。苗如天茄子。開小白花。結青殼。熟則深紅。殼中子大如櫻。亦紅色。櫻中復有細子。如落蘇之子。食之有青草氣也。時珍曰。龍葵酸漿一類二種也。酸漿苦蘵一種二物也。但大者爲酸漿。小者爲苦蘵。以此爲別。敗醬亦名苦蘵。與此不同。其龍葵酸漿苗葉一樣。但龍葵莖光無毛。五月入秋開小白花。五出黃蕊。結子無殼。纍纍數顆同枝。子有蒂蓋。生青熟紫黑。其酸漿同時開小花黃白色。紫心白蕊。其花如盃狀。無瓣。但有五尖。結一鈴殼。凡五稜。一枝一顆。下懸如燈籠之狀。殼中一子。狀如龍葵子。生青熟赤。以此分別。便自明白。按庚辛玉冊云。燈籠草四方皆有。惟川陝者最大。葉似龍葵。嫩時可食。四五月開花結實。有四葉盛之如燈籠。河北呼爲酸漿。據此及楊慎之說。則燈籠酸漿之爲一物。尤可證矣。唐慎微以三葉酸草附於酸漿之後。蓋不知其名同物異也。其草見草之九。酢漿下。

苗葉莖根【氣味】苦寒無毒。禹錫曰。有小毒。恭曰。苦大寒無毒。時珍曰。方士

取汁煮丹砂，伏白礬，煮三黃，煉消硫。【主治】酸漿：治熱煩滿，定志益氣，利水道。本經 擣汁服，治黃病多效。宏景 燈籠草：治上氣欬嗽風熱，明目，根莖花實並宜。唐本 苦耽苗子：治傳尸伏連，鬼氣疰忤邪氣，腹內熱結，目黃不下食，大小便澀，骨熱欬嗽，多睡勞乏，嘔逆痰壅，痃癖痞滿，小兒無辜癧子，寒熱大腹，殺蟲落胎，去蠱毒，並煮汁飲，亦生擣汁服。研膏，傅小兒閃癖。嘉祐

【發明】震亨曰：燈籠草苦能除溼熱，輕能治上焦，故主熱欬咽痛。此草治熱痰欬嗽，佛耳草治寒痰欬嗽也。與片芩清金丸同用，更效。時珍曰：酸漿利溼除熱，除熱故清肺治咳，利溼故能化痰治疸。一人病虛乏咳嗽有痰，愚以此加入湯中用之，有效。

【附方】三新

熱欬咽痛：燈籠草為末，白湯服，名清心丸。仍以醋調傅喉外。丹溪纂要

喉瘡作痛：燈籠草炒焦研末，酒調呷之。醫學正傳

灸瘡不發：酸漿葉貼之。

子

【氣味】酸，平，無毒。別錄曰：寒。

【主治】熱煩，定志益氣，利水道。產難吞之立產。別錄 食之除熱，治黃病，尤益小兒。蘇頌 治骨蒸勞熱，尸疰疳瘦，痰癖熱結，與苗莖同功。嘉祐

【附方】二新

酸漿實丸：治三焦腸胃伏熱，婦人胎熱難產。用酸漿實五兩，莧實三兩，馬蘭子炒、大鹽、榆白皮炒二兩，柴胡、黃芩、栝樓根、䕡茹各一兩，為末，煉蜜丸梧子大。每服三十丸，木香湯下。聖濟總錄

天泡溼瘡：天泡草鈴兒生擣敷之，亦可為末，油調敷。鄧才雜興方

蜀羊泉 本經中品

【釋名】羊泉別錄 羊飴別錄 漆姑草。時珍曰：諸名莫解。能治漆瘡，故曰漆姑。

【集解】別錄曰：蜀羊泉生蜀郡山谷。宏景曰：方不復用，人無識者。恭曰：此草俗名漆姑，葉似菊花，紫色，子類枸杞子，根如遠志，無心有糝。所在平澤有之，生陰溼地，三月四月采苗葉，陰乾。藏器曰：陶註杉材云，漆姑葉細細，多生石邊，能療漆瘡。蘇云漆姑是羊泉。按羊泉乃大草，漆姑草如鼠跡大，生堦墀閒陰處，氣辛烈，挼傅漆瘡，亦主溪毒，乃同名也。頌曰：或言老鴉眼睛草即漆姑草，漆姑乃蜀羊泉，人不能決識。時珍曰：漆姑有二種。蘇恭所說是羊泉，陶、陳所說是小草，蘇頌所說老鴉眼睛草乃龍葵也。又黃蜂作窠，銜漆姑草汁為蔕，即此草也。

【氣味】苦，微寒，無毒。

【主治】禿瘡惡瘡熱氣，疥瘙痂癬蟲。本經 療齲齒，女子陰中內傷，皮閒實積。別錄 主小兒驚，生毛髮，擣塗漆瘡。蘇恭 蚯蚓氣呵者，擣爛入黃丹盦之。時珍。出摘玄方

【附方】一新

黃疸疾：漆草一把，擣汁和酒服，不過三五次即愈。摘玄方

鹿蹄草 綱目

【釋名】小秦王草綱目 秦王試劍草。時珍曰：鹿蹄象葉形，能合金瘡，故名試劍草。又山慈姑亦名鹿蹄，與此不同。

【集解】時珍曰：按軒轅述寶藏論云：鹿蹄多生江廣平陸及寺院荒處，淮北絕少，川陝亦有。苗似

堇菜。而葉頗大。背紫色。春生紫花。結青實。如天茄子。可制雌黃丹砂。

【氣味】缺【主治】金瘡出血。搗塗卽止。又塗一切蛇蟲犬咬傷。時珍

敗醬本經中品

【釋名】苦菜綱目　苦蘵綱目　澤敗別錄　鹿腸本經　鹿首別錄　馬草別錄。宏景曰：根作陳敗豆醬氣。故以爲名。時珍曰：南人採嫩者。暴蒸作菜食。味微苦而有陳醬氣。故又名苦菜。與苦蕒龍葵同名。亦名苦蘵。與酸醬同名。苗形則不同也。

【集解】別錄曰：敗醬生江夏川谷。八月採根。暴乾。宏景曰：出近道。葉似豨薟。根形如柴胡。恭曰：此藥不出近道。多生岡嶺間。葉似水莨及薇蘅。叢生。花黃根紫。作陳醬色。其葉殊不似豨薟也。頌曰：江東亦有之。狀如蘇恭所說。時珍曰：處處原野有之。俗名苦菜。野人食之。江東人每採收儲焉。春初生苗。深冬始凋。初時葉布地生。似松菜葉而狹長。有鋸齒。綠色。面深背淺。夏秋莖高二三尺。而柔弱。數寸一節。節間生葉。四散如繖。顛頂開白花成簇。如芹花蛇牀子花狀。結小實成簇。其根白紫。頗似柴胡。吳普言其根似桔梗。陳自明言其根似蛇莓根者。皆不然。

根同苗【修治】斅曰：凡收得便粗杵。入甘草葉相拌對蒸。從巳至未。去甘草葉。焙乾用。

【氣味】苦平無毒。別錄曰：鹹微寒。權曰：辛苦微寒。大明曰：酸。時珍曰：微苦帶甘。

【主治】暴熱火瘡。赤氣疥瘙疽痔。馬鞍熱氣。本經　除癰腫浮腫結熱。風痹不足。產後疾痛。別錄　治毒風𤸷痹。破多年凝血。能化膿爲水。產後諸病。止腹痛。餘疹煩渴。甄權　治血氣心腹痛。破癥結。催生落胞。血運鼻衄吐血。赤白帶下。赤眼障膜胬肉。聤耳。瘡癤疥癬。丹毒。排膿補瘻。大明

【發明】時珍曰：敗醬乃手足陽明厥陰藥也。善排膿破血。故仲景治癰。及古方婦人科。皆用之。乃易得之物。而後人不知用。蓋未遇識者耳。

【附方】舊二新三。腹癰有膿：薏苡仁十分。附子二分。敗醬五分。搗爲末。每以方寸匕。水二升。煎一升。頓服。小便當下。卽愈。張仲景金匱玉函。產後惡露七八日不止：敗醬、當歸各六分。續斷、芍藥各八分。芎藭、竹茹各四分。生地黃炒十二分。水二升。煮取八合。空心服。外臺秘要。產後腰痛：乃血氣流入腰腿。痛不可轉者。敗醬、當歸各八分。芎藭、芍藥、桂心各六分。水二升。煮八合。分二服。忌葱。廣濟方。產後腹痛如錐刺者：敗醬草五兩。水四升。煮二升。每服二合。日三服。良。衛生易簡方。蠼螋尿瘡遶腰者：敗醬煎汁塗之。良。楊氏產乳。

迎春花綱目

【集解】時珍曰：處處人家栽插之。叢生。高者二三尺。方莖厚葉。葉如初生小椒葉而無齒。面青背淡。對節生小枝。一枝三葉。正月初開小花。狀如瑞香。花黃色。不結實。

葉【氣味】苦澀平無毒【主治】腫毒惡瘡。陰乾研末。酒服二三錢。出汗便瘥。衛生易簡方

款冬花本經中品

【釋名】款冬郭璞 顆凍爾雅 氏冬別錄 鑽凍衍義 菟奚爾雅 橐吾本經 虎鬚本經 時珍曰。按述征記云。洛水至歲末凝厲時。款冬生于草冰之中。則顆凍之名以此而得。後人訛爲款冬。卽款凍爾。款者至也。至冬而花也。宗奭曰。百草中。惟此不顧冰雪。最先春也。故世謂之鑽凍。雖在冰雪之下。至時亦生芽。春時人採以代蔬。入藥須微見花者良。如已芬芳。則都無氣力。今人多使如筯頭者。恐未有花也。

【集解】別錄曰。款冬生常山山谷及上黨水旁。十一月採花陰乾。宏景曰。第一出河北。其形如宿蓴未舒者佳。其腹裏有絲。次出高麗百濟。其花乃似大菊花。次亦出蜀北部宕昌。而並不如。其冬月在冰下生。十二月正月旦取之。恭曰。今出雍州南山溪水。及華州山谷澗間。葉似葵而大。叢生。花出根下。頌曰。今關中亦有之。根紫色。葉似萆薢。十二月開花。黃青紫萼。去土一二寸。初出如菊花萼。通直而肥實無子。則陶氏所謂出高麗百濟者。近此類也。又有紅花者。葉如荷而斗直。大者容一升。小者容數合。俗呼爲蜂斗葉。又名冰斗葉。則蘇氏所謂大如葵而叢生者是也。傅咸款冬賦序云。予曾逐禽登於北山。于時仲冬之月。冰凌盈谷。積雪被厓。顧見款冬煒然。始敷華豔。是也。

【脩治】斅曰。凡採得。須去向裏裹花蕊殼。并向裏實如栗零殼者。并枝葉。以甘草水浸一宿。却取款冬葉相拌裛一夜。曬乾。去葉用。

【氣味】辛。溫。無毒。別錄曰。甘。好古曰。純陽。入手太陰經。之才曰。杏仁爲之使。得紫菀良。惡皂莢、消石、玄參。畏貝母、辛夷、麻黃、黃芪、黃芩、連翹、青葙。

【主治】欬逆上氣善喘。喉痹。諸驚癇寒熱邪氣。本經 消渴。喘息呼吸。別錄 療肺氣心促急。熱勞欬連連不絕。涕唾稠黏。肺痿肺癰。吐膿血。甄權 潤心肺。益五臟。除煩消痰。洗肝明目。及中風等疾。大明

【發明】頌曰。本經主欬逆。古方用爲溫肺治嗽之最。崔知悌療久欬熏法。每旦取款冬花如雞子許。少蜜拌花使潤。納一升鐵鐺中。又用一瓦盌鑽一孔。孔內安一小筆管。以麪泥縫。勿令漏氣。鐺下着炭火。少時烟從筒出。以口含吸。嚥之。如胸中少悶。須舉頭。卽將指頭按住筒口。勿使漏。至烟盡乃止。如是五日一爲之。待至六日。飽食羊肉餺飥一頓。永瘥。宗奭曰。有人病嗽多日。或教然款冬花三兩。於無風處以筆管吸其烟。滿口則嚥之。數日果效。

【附方】新二

痰嗽帶血 款冬花、百合蒸焙等分。爲末。蜜丸龍眼大。每臥時嚼一丸。薑湯下。濟生方

口中疳瘡 款冬花、黃連等分。爲細末。用唾津調成餅子。先以蛇牀子煎湯漱口。乃以餅子傅之。少更確佳。其瘡立消也。楊誠經驗方

鼠麴草 日華

【校正】併入有名未用鼠耳及東垣藥類法象佛耳草。

【釋名】米麴綱目 鼠耳別錄 佛耳草法象 無心草別錄 香茅拾遺 黃蒿會編 茸母 時珍曰。麴言其花黃如麴色。又可和米粉食也。鼠耳言其葉形如鼠耳。又有白毛蒙茸似之。故北人呼爲茸母。佛耳則鼠耳之訛也。今淮人呼爲毛耳朵。則香茅之茅。似當作毛。按段成式雜俎云。蚍蜉酒草。鼠耳也。一名無心草。豈蚍蜉食此。故有是名耶。

【集解】別錄曰。鼠耳一名無心。生田中下地。厚葉肥莖。藏器曰。鼠麴草生平崗熟地。高尺餘。葉有白毛。黃花。荊楚歲時記云。三月三日。取鼠麴汁。蜜和爲粉。謂之龍舌粄。以壓時氣。粄音板。米餅也。山南人呼爲香茅。取花雜櫸皮染褐。至破猶鮮。江西人呼爲鼠耳草也。汪機曰。佛耳草。徽人謂之黃蒿。

二三月苗長尺許葉似馬齒莧而細有微白毛花黃土人採莖葉和米粉擣作粑果食時珍曰日華本草鼠麴即別錄鼠耳也唐宋諸家不知乃退鼠耳入有名未用中李杲藥類法象用佛耳草亦不知其即鼠耳也原野間甚多二月生苗莖葉柔軟葉長寸許白茸如鼠耳之毛開小黃花成穗結細子楚人呼爲米麴北人呼爲茸母故邵桂子甕天語云北方寒食採茸母草和粉食宋徽宗詩茸母初生認禁煙者是也

【氣味】甘平無毒別錄曰鼠耳酸無毒杲曰佛耳草酸性熱款冬花爲之使宜少食之過則損目

【主治】鼠耳主痹寒寒熱止欬別錄　鼠麴調中益氣止洩除痰壓時氣去熱嗽雜米粉作糗食甜美日華　佛耳治寒嗽及痰除肺中寒大升肺氣李杲

【發明】震亨曰治寒痰嗽宜用佛耳草熱痰嗽宜用燈籠草時珍曰別錄云治寒熱止欬東垣云用治寒嗽言其標也日華云治熱嗽言其本也大抵寒嗽多是火鬱於內而寒覆於外也按陳氏經驗方云三奇散治一切欬嗽不問久近晝夜無時用佛耳草五十文款冬花二百文熟地黃二兩焙研末每用二錢於爐中燒之以筒吸烟嚥下有涎吐去予家一獲久病此醫治不效偶在沅州得一婢用此法兩服而愈也

決明 本經上品

【釋名】時珍曰此馬蹄決明也以明目之功而名又有草決明石決明皆同功者草決明即青葙子陶氏所謂萋蒿是也

【集解】別錄曰決明子生龍門川澤十月十日採陰乾百日宏景曰龍門在長安北今處處有之葉如茳芒子形似馬蹄呼爲馬蹄決明用之當擣碎又別有草決明是萋蒿子在下品中頌曰今處處人家園圃所蒔夏初生苗高三四尺許根帶紫色葉似苜蓿而大七月開黃花結角其子如青綠豆而銳十月採之按爾雅薢茩芵茪郭璞釋云藥草決明也葉黃銳赤華實如山茱萸或曰陵也關西謂之薢茩音皆苟其說與此種頗不類又有一種馬蹄決明葉如豇豆子形似馬蹄宗奭曰決明苗高四五尺春亦爲蔬秋深結角其子生角中如羊腎今湖南北人家所種甚多或在村野成段蜀本圖經言葉似苜蓿而闊大者甚爲允當時珍曰決明有二種一種馬蹄決明莖高三四尺葉大於苜蓿而本小末奓晝開夜合兩兩相帖秋開淡黃花五出結角如初生細豇豆長五六寸角中子數十粒參差相連狀如馬蹄青綠色入眼目藥最良一種茳芒決明救荒本草所謂山扁豆是也苗莖似馬蹄決明但葉之本小末尖正似槐葉夜亦不合秋開深黃花五出結角大如小指長二寸許角中子成數列狀如黃葵子而扁其色褐味甘滑二種苗葉皆可作酒麴俗呼爲獨占缸但茳芒嫩苗及花與角子皆可瀹茹及點茶食而馬蹄決明苗角皆韌苦不可食也蘇頌言薢茩即決明殊不類恐別一物也

子

【氣味】鹹平無毒別錄曰苦甘微寒之才曰蓍實爲之使惡大麻子

【主治】青盲目淫膚赤白膜眼赤淚出久服益精光輕身本經　療唇口青別錄　助肝氣益精以水調末塗腫毒熁太陽穴治頭痛又貼胸心止鼻衄作枕治頭風明目甚於黑豆日華　治肝熱風眼赤淚每旦取一匙挼淨空心吞之百日後夜見物光甄權　益腎解蛇毒震亨

葉作菜食，利五臟，明目，甚良。甄權

【發明】【時珍曰】相感志言：圃中種决明，蛇不敢入。丹溪朱氏言决明解蛇毒，本於此也。王旻山居録言：春月種决明，葉生采食，其花陰乾亦可食。切忌泡茶，多食無不患風。按馬蹄決明苗角皆韌而苦，不宜於食。縱食之，有利五臟明目之功，何遂至于患風耶？又鐂鎮霏雪録言：人家不可種决明，生子多跛。此迂儒誤聽之説也，不可信。

【附方】舊一，新七。**積年失明**：决明子二升，爲末，每食後粥飲服方寸匕。外臺秘要

青盲雀目：决明一升，地膚子五兩，爲末，米飲丸梧子大，每米飲下二三十丸。普濟方

補肝明目：决明子一升，蔓菁子二升，以酒五升煮，暴乾爲末，每飲服二錢，温水下，日二服。聖惠方

目赤腫痛：决明子炒研，茶調，傅兩太陽穴，乾則易之，一夜即愈。醫方摘玄

頭風熱痛：方同上。

鼻衄不止：方見主治。

癬瘡延蔓：决明子一兩，爲末，入水銀輕粉少許，研不見星，擦破上藥。立瘥。此東坡家藏方也。奇效良方

發背初起：草决明生用一升，搗，生甘草一兩，水三升，煮一升，分二服。大抵血滯則生瘡，肝主藏血，决明和肝氣，不損元氣也。許學士本事方

【附録】**茳芒**拾遺 【藏器曰】陶云：决明葉如茳芒。按茳芒生道旁，葉小於决明，性平無毒。火炙作飲極香，除痰止渴，令人不睡，調中。隋稠禪師採作五色飲以進煬帝者，是也。又有茳芏，字從土，音吐，一名江蘺子，乃草似莞，生海邊，可爲席者，與决明葉不相類。【時珍曰】茳芒亦決明之一種，故俗猶稱獨占缸。説見前集解下。

合明草拾遺 【藏器曰】味甘，寒，無毒。主暴熱淋，小便赤濇，小兒瘈病，明目，下水，止血痢，搗絞汁服。生下溼地。葉如四出花，向夜葉即合。

地膚本經上品

【釋名】**地葵**本經 **地麥**別録 **落帚**日華 **獨帚**圖經 **王蔧**爾雅 **王帚**郭璞 **掃帚**弘景 **益明**藥性 **涎衣草**唐本 **白地草**綱目 **鴨舌草**圖經 **千心妓女**土宿本草 【時珍曰】地膚、地麥，因其子形似也。地葵，因其苗味似也。鴨舌，因其形似也。妓女，因其枝繁而頭多也。益明，因其子功能明目也。子落則老，莖可爲帚，故有帚、蔧諸名。

【集解】【別録曰】地膚子生荆州平澤及田野。八月、十月採實，陰乾。【弘景曰】今田野間亦多，皆取莖苗爲掃帚。其子微細，入補藥丸散用，仙經不甚用。【恭曰】田野人名爲地麥草，北人名涎衣草。葉細莖赤，出熟田中。苗極弱，不能勝舉。今云堪爲掃帚，恐未之識也。【大明曰】地膚即落帚子也。子色青，似一眠起蠶沙之狀。【頌曰】今蜀川、關中近地皆有之。初生薄地，五六十根，形如蒿，莖赤葉青，大似荆芥。三月開黄白花，結子青白色，八月、九月采實。神仙七精散云：地膚子，星之精也。或曰其苗即獨帚也，一名鴨舌草。陶弘景所謂莖苗可爲掃帚者，蘇恭言其苗弱不勝舉，二説不同，而今醫家皆以爲獨帚。密州圖上者，云根作叢生，每窠有二三十莖，莖有赤有黄，七月開黄花，其實地膚也。至八月而䔰幹成，可採。此正與獨帚相合。恐西北出者短弱，故蘇説云耳。【時珍曰】地膚嫩苗可作蔬茹，一科數十枝，攢簇團團直上，性最柔弱，故將老時可爲帚，耐用。蘇恭云不可帚，止言其嫩苗而已。其子最繁。爾雅云：葥，王蔧。郭璞注云：王帚也。似藜，可以爲掃帚，江東呼爲落帚。此説得之。

子

【氣味】**苦，寒，無毒。**【時珍曰】甘，寒。

【主治】**膀胱熱，利小便，補中益精氣。久服耳目聰明，輕身耐老。**本經 **去皮膚中熱氣，使人潤澤，散惡瘡疝瘕，強陰。**別録 **治陰卵㿗疾。**

去熱風。可作湯沐浴。與陽起石同服。主丈夫陰痿不起。補氣益力。甄權 治客熱丹腫。日華

〔發明〕藏器曰：眾病皆起于虛。虛而多熱者。加地膚子、甘草。

〔附方〕舊三，新七。

風熱赤目 地膚子焙一升，生地黄半斤，取汁和作餅，曬乾研末。每服三錢。空心酒服。聖惠方

目痛眯目 凡目痛及眯目中傷有熱瞑者。取地膚子白汁。頻注目中。王燾外臺秘要

雷頭風腫 不省人事。落帚子同生薑研爛。熱沖酒服。取汁即愈。聖濟總錄

脅下疼痛 地膚子為末。酒服方寸匕。壽域神方

疝氣危急 地膚子即落帚子。炒香研末。每服一錢。酒下。簡便方

狐疝陰㿗 超越舉重。卒得陰㿗。及小兒狐疝。傷損生㿗。並用地膚子五錢。白朮二錢半。桂心五分。為末。飲或酒服三錢。忌生蔥、桃、李。必效方

久疹腰痛 積年有時發動。六月、七月取地膚子。乾末。酒服方寸匕。日五六服。肘後方

血痢不止 地膚子五兩。地榆、黄芩各一兩。為末。每服方寸匕。溫水調下。聖惠方

妊娠患淋 熱痛酸楚。手足煩疼。地膚子十二兩。水四升。煎二升半。分服。子母秘錄

肢體疣目 地膚子、白礬等分。煎湯頻洗。壽域神方

苗葉 〔氣味〕苦，寒，無毒。時珍曰：甘、苦。燒灰煎霜。制砒石、粉霜、水銀、硫黄、雄黄、硇砂。

〔主治〕搗汁服。主赤白痢。燒灰亦善。煎水洗目。去熱暗。雀盲澀痛。別錄 主大腸泄瀉。和氣。澀腸胃。解惡瘡毒。蘇頌 煎水日服。治手足煩疼。利小便諸淋。時珍

〔發明〕時珍曰：按虞摶醫學正傳云：摶兄年七十。秋間患淋。二十餘日。百藥不效。後得一方。取地膚草搗自然汁。服之遂通。至賤之物。有回生之功如此。時珍按：聖惠方治小便不通。用地麥草一大把。水煎服。古方亦常用之。此物能益陰氣。通小腸。無陰則陽無以化。亦東垣治小便不通。用黄蘗、知母滋腎之意。

〔附方〕新一。

物傷睛陷 弩肉突出。地膚洗去土二兩。搗絞汁。每點少許。冬月以乾者煮濃汁。聖惠方

瞿麥

音劬。本經中品

〔釋名〕蘧麥爾雅 巨句麥本經 大菊爾雅 大蘭別錄 石竹日華 南天竺草綱目 〔宏景曰〕子頗似麥。故名瞿麥。〔時珍曰〕按陸佃解韓詩外傳云：生于兩旁謂之瞿。此麥之穗旁生故也。爾雅作蘧。有渠、衢二音。日華本草云：一名燕麥。一名杜姥草者。誤矣。燕麥即雀麥。雀、瞿二字相近。傳寫之訛爾。

〔集解〕別錄曰：瞿麥生太山山谷。立秋采。陰乾。〔宏景曰〕今出近道。一莖生細葉。花紅紫赤色可愛。合子葉刈取之。子頗似麥子。有兩種。一種微大。花邊有叉椏。未知何者是也。今市人皆用小者。復一種葉莖相似而有毛。花晚而甚赤。按經云采實。其中子細燥熱。便脫盡矣。〔頌曰〕今處處有之。苗高一尺以來。葉尖小青色。根紫黑色。形如細蔓菁。花紅紫赤色。亦似映山紅。二月至五月開。七月結實作穗。子頗似麥。河陽河中府出者。苗可用。淮甸出者根細。村民取作刷帚。爾雅謂之大菊。廣雅謂之茈萎是也。〔時珍曰〕石竹葉似地膚葉而尖小。又似初生小竹葉而細窄。其莖纖細有節。高尺餘。梢間開花。田野生者。花大如錢。紅紫色。人家栽者。花稍小而嫵媚。有細白粉紅紫赤斑爛數色。俗呼為洛陽花。結實如燕麥。內有小黑子。其嫩苗煠熟水淘過。可食。

穗【脩治】（斅曰）凡使只用蕊殻，不用莖葉。若一時同使，即空心令人氣噎，小便不禁也。用時以篁竹瀝浸一伏時，漉，曬。

【氣味】苦，寒，無毒。（別錄曰）辛。（權曰）甘。（之才曰）蘘草、牡丹皮爲之使。惡螵蛸。伏丹砂。

【主治】關格諸癃結，小便不通，出刺，決癰腫，明目去翳，破胎墮子，下閉血。本經 養腎氣，逐膀胱邪逆，止霍亂，長毛髮。別錄 主五淋，月經不通，破血塊，排膿。大明

葉【主治】痔瘻并瀉血，作湯粥食。又治小兒蛔蟲，及丹石藥發，并眼目腫痛及腫毒，擣傅。治浸淫瘡并婦人陰瘡。大明

【發明】（杲曰）瞿麥利小便爲君主之用。（頌曰）古今方通心經、利小腸爲最要。（宗奭曰）八正散用瞿麥，今人爲至要藥。若心經雖有熱，而小腸虛者服之，則心熱未退，而小腸別作病矣。蓋小腸與心爲傳送，故用此入小腸。本草並不治心熱。若心無大熱，止治其心，或制之不盡，當求其屬以衰之可也。（時珍曰）近古方家治產難，有石竹花湯；治九孔出血，有南天竺飲，皆取其破血利竅也。

【附方】舊六，新五。

小便石淋 宜破血。瞿麥子擣爲末，酒服方寸匕，日三服，三日當下石。外臺秘要

小便不利 有水氣，栝樓瞿麥丸主之。瞿麥二錢半，栝樓根二兩，大附子一箇，茯苓、山芋各三兩，爲末，蜜和丸梧子大。一服三丸，日三。未知，益至七八丸，以小便利、腹中溫爲知也。張仲景金匱方

下焦結熱 小便淋閟，或有血出，或大小便出血。瞿麥穗一兩，甘草炙七錢五分，山梔子仁炒半兩，爲末。每服七錢，連鬚葱頭七箇，燈心五十莖，生薑五片，水二盌，煎至七分，時時溫服。名立效散。千金方

子死腹中 或產經數日不下。以瞿麥煮濃汁服之。千金方

九竅出血 服藥不止者。南天竺草即瞿麥，拇指大一把，山梔子仁三十箇，生薑一塊，甘草炙半兩，燈草一小把，大棗五枚，水煎服。聖濟總錄

目赤腫痛 浸淫等瘡。瞿麥炒黃爲末，以鵝涎調塗眥頭即開。或擣汁塗之。聖惠方

眯目生翳 其物不出者，生膚翳者。瞿麥、乾薑炮爲末，井華水調服二錢，日二服。聖惠方

魚臍疔瘡 瞿麥燒灰，和油傅之，甚佳。崔氏方

咽喉骨哽 瞿麥爲末，水服方寸匕，日二。外臺秘要

竹木入肉 瞿麥爲末，水服方寸匕，或煮汁，日飲三次。梅師方

箭刀在肉 及咽喉胸膈諸隱處不出。酒服瞿麥末方寸匕，日三服。千金方

王不留行（別錄上品）

【釋名】禁宮花（日華）翦金花（日華）金盞銀臺（時珍曰）此物性走而不住，雖有王命不能留其行，故名。吳普本草作一名不留行，蓋誤也。

【集解】（別錄曰）王不留行生太山山谷，二月、八月採。（宏景曰）今處處有之。葉似酸漿，子似菘子。人言是蓼子，不爾。多入癰瘻方用。（保昇曰）所在有之。葉似菘藍。其花紅白色，子殼似酸漿，其中實圓黑似菘子，大如黍粟。三月收苗，五月收子。根、苗、花、子俱並通用。（頌曰）今江浙及並河近處皆有之。苗莖俱青，高七八寸已來。根黃色如薺根。葉尖如小匙頭，亦有似槐葉者。四月開花，黃紫，葉隨莖而生，如菘子狀，又似猪藍花。五月採苗莖，曬乾用。俗謂之翦金草。河北生者，葉圓花紅，與此小別。（時珍曰）多生麥地中。苗高者一二尺。三四月開小花，如鐸鈴狀，紅白色。結實如燈籠草子，殼有五稜，殼內包一實，大如豆。實內細子，大如菘子，生白熟黑，正圓如細珠可愛。陶氏言葉似酸漿，蘇氏言花如菘子狀者，

皆欠詳審。以子爲花葉狀也。燈籠草即酸漿也。苗子皆入藥。

【苗子】【脩治】【斅曰】凡採得拌濕蒸之。從巳至未。以漿水浸一宿。焙乾用。

【氣味】苦平無毒。【普曰】神農：苦平。岐伯、雷公：甘。【元素曰】甘苦平。陽中之陰。

【主治】金瘡止血。逐痛出刺。除風痺內塞。止心煩鼻衄。癰疽惡瘡瘻乳。婦人難產。久服輕身耐老增壽。別錄　治風毒。通血脈。甄權　遊風風疹。婦人血經不勻。發背。日華　下乳汁。元素　利小便。出竹木刺。時珍

【發明】【元素曰】王不留行。下乳引導用之。取其利血脈也。【時珍曰】王不留行能走血分。乃陽明衝任之藥。俗有穿山甲、王不留。婦人服了乳長流之語。可見其性行而不住也。按王執中資生經云：一婦人患淋臥久。諸藥不效。其夫夜告予。予按既效方治諸淋。用翦金花十餘葉煎湯。遂令服之。明早來云。病減八分矣。再服而愈。翦金花一名禁宮花。一名金盞銀臺。一名王不留行是也。【頌曰】張仲景治金瘡有王不留行散。貞元廣利方治諸風痙有王不留行湯。皆最效。

【附方】舊一，新八。

鼻衄不止　翦金花連莖葉。陰乾。濃煎汁溫服。立效。指南方

糞後下血　王不留行末。水服一錢。聖濟總錄

金瘡亡血　王不留行散：治身被刀斧傷。亡血。用王不留行十分。八月八日採之。蒴藋細葉十分。七月七日採之。桑東南根白皮十分。三月三日採之。川椒三分。甘草十分。黃芩、乾薑、芍藥、厚朴各二分。以前三味燒存性。後六味爲散。合之。每大瘡飲服方寸匕。小瘡但粉之。產後亦可服。張仲景金匱要略

婦人乳少　因氣鬱者。涌泉散：王不留行、穿山甲炮、龍骨、瞿麥穗、麥門冬等分。爲末。每服一錢。熱酒調下。後食豬蹄羹。仍以木梳梳乳。一日三次。衛生寶鑑方

頭風白屑　王不留行、香白芷等分。爲末。乾摻。一夜篦去。聖惠

癰疽諸瘡　王不留行湯：治癰疽妬乳。月蝕白禿。及面上久瘡。去蟲止痛。用王不留行、東南桃枝、東引茱萸根皮各五兩。蛇牀子、牡荊子、苦竹葉、蒺藜子各三升。大麻子一升。以水二斗半。煮取一斗。頻頻洗之。千金方

誤吞鐵石　骨刺不下。危急者。王不留行、黃蘗等分。爲末。湯浸蒸餅。丸彈子大。青黛爲衣。線穿掛風處。用一丸。冷水化灌之。百一選方

竹木鍼刺　在肉中不出。疼痛。以王不留行爲末。熟水方寸匕。兼以根傅。即出。梅師方

疔腫初起　王不留行子爲末。蟾酥丸黍米大。每服一丸。酒下。汗出即愈。集簡方

翦春羅　綱目

【釋名】翦紅羅

【集解】【時珍曰】翦春羅二月生苗。高尺餘。柔莖綠葉。葉對生。抱莖。入夏開花。深紅色。花大如錢。凡六出。周迴如翦成。可愛。結實大如豆。內有細子。人家多種之爲玩。又有翦紅紗花。莖高三尺。葉旋覆。夏秋開花。狀如石竹花而稍大。四圍如翦。鮮紅可愛。結穗亦如石竹。穗中有細子。方書不見用者。計其功。亦應利小便。主癰腫也。

【氣味】甘寒無毒。【主治】火帶瘡遶腰生者。採花或葉搗爛。蜜調塗之。爲末亦可。時珍。出證治要訣

金盞草　救荒

【校正】併入宋圖經杏葉草。

【釋名】杏葉草圖經　長春花【時珍曰】金盞。其花形也。長春。言耐久也。

【集解】【頌曰】杏葉草。一名金盞草。生常州。蔓延籬下。葉葉相對。秋後有子如雞頭實。其中變生一

小蟲脫而能行。中夏採花。周憲王曰：金盞兒花，苗高四五寸，葉似初生萵苣葉，厚而狹，抱莖而生。莖柔脆。莖頭開花，大如指頭，金黃色，狀如盞子，四時不絕。其葉味酸，爍熟水浸過，油鹽拌食。時珍曰：夏月結實在萼內，宛如尺蠖蟲數枚蜷屈之狀，故蘇氏言其化蟲，實非蟲也。

氣味酸，寒，無毒。**主治**腸痔下血久不止。蘇頌

葶藶 本經下品

釋名丁藶別錄 蕇蒿音典 大室本經 大適本經 狗薺別錄 時珍曰：名義不可強解。

集解別錄曰：葶藶生藁城平澤及田野。立夏後採實，陰乾。弘景曰：出彭城者最勝，今近道亦有。母即公薺也。子細黃至苦，用之當熬。頌曰：今汴東、陝西、河北州郡皆有之，曹州者尤佳。初春生苗葉，高六七寸，似薺。根白色，枝莖俱青。三月開花，微黃。結角，子扁小如黍粒，微長，黃色。月令孟夏之月靡草死。許慎、鄭玄注皆云：靡草，薺、葶藶之屬是也。一說：葶藶單莖向上，葉端出角，粗且短。又有一種狗芥草，葉近根下作奇，生角細長。取時必須分別此二種也。斅曰：凡使勿用赤鬚子，真相似，只是味微甘苦耳。葶藶子之苦入頂也。時珍曰：按爾雅云：蕇，葶藶也。郭璞注云：實、葉皆似芥，一名狗薺。然則狗薺即是葶藶矣。蓋葶藶有甜、苦二種，狗薺味微甘，即甜葶藶也。或云甜葶藶是菥蓂子，攷其功用，亦似不然。

子

修治斅曰：凡使葶藶，以糯米相合，置於竈上，微焙，待米熟，去米，搗用。

氣味辛，寒，無毒。別錄曰：苦，大寒。得酒良。權曰：酸，有小毒。入藥炒用。杲曰：沉也，陰中陽也。張仲景曰：葶藶傅頭瘡，藥氣入腦，殺人。之才曰：榆皮爲之使，得酒良，惡白殭蠶、石龍芮。時珍曰：宜大棗。

主治癥瘕積聚結氣，飲食寒熱，破堅逐邪，通利水道。本經 下膀胱水，伏留熱氣，皮間邪水上出，面目浮腫，身暴中風熱痱癢，利小腹。久服令人虛。別錄 療肺壅上氣欬嗽，止喘促，除胸中痰飲。甄權 通月經。時珍

發明杲曰：葶藶大降氣，與辛酸同用，以導腫氣。本草十劑云：泄可去閉，葶藶、大黃之屬。此二味皆大苦寒，一泄血閉，一泄氣閉。蓋葶藶之苦寒，氣味俱厚，不減大黃，又性過於諸藥，以泄陽分肺中之閉，亦能泄大便，爲體輕象陽故也。宗奭曰：葶藶有甜、苦二種，其形則一也。經既言味辛苦，即甜者不復更入藥也。大槩治體皆以行水走泄爲用，故曰久服令人虛，蓋取苦泄之義。藥性論不當言味酸。震亨曰：葶藶屬火性急，善逐水。病人稍涉虛者，宜遠之，且殺人甚捷，何必久服而後虛也。好古曰：苦、甜二味，主治不同。仲景瀉肺湯用苦，餘方或有用甜者，或有不言甜苦者。大抵苦則下泄，甜則少緩，量病人虛實用之，不可不審。本草雖云治同，而甜苦之味安得不異？時珍曰：甘苦二種，正如牽牛黑白二色，急、緩不同；又如葫蘆甘苦二味，良、毒亦異。大抵甜者下泄之性緩，雖泄肺而不傷胃；苦者下泄之性急，既泄肺而易傷胃，故以大棗輔之。然肺中水氣𦢊滿急者，非此不能除。但水去則止，不可過劑爾。既不久服，何至殺人？淮南子云：大戟去水，葶藶愈脹，用之不節，乃反成病。亦在用之有節。

附方舊十四 新六

陽水暴腫面赤煩渴，喘急，小便濇，其效如神。甜葶藶一兩半，炒研末，漢防己末二兩，以綠頭鴨血及頭，合搗萬杵，丸梧子大。甚者空腹白湯下十丸，輕者五丸，日三四服。五日止，小便利爲驗。一加豬苓末二兩。外臺秘要 **通身腫滿**苦葶藶炒四兩，爲末，棗肉和丸梧子大。每服十五丸，桑白皮湯下，日三服。此方人不甚信，試之自驗。**水腫尿濇**

梅師方：用甜葶藶二兩，炒爲末，以大棗二十枚，水一大升，煎一升，去棗，入葶藶末，煎至可丸如梧子大。每飲服六十丸，漸加，以微利爲度。○崔氏方：用葶藶三兩，絹包飯上蒸熟，搗萬杵，丸梧子大，不須蜜和。每服五丸，漸加至七丸，以微利爲佳，不可多服，令人不堪。若氣發，服之得利，氣下即止。水氣無比。蕭驸馬水腫，服此得瘥。○外科精義：治男婦大小頭面手足腫，用苦葶藶炒研，棗肉和丸小豆大。每服十丸，煎麻子湯下，日三服。五七日小便多，則消腫也。忌鹹酸生冷。**大腹水腫** 肘後方：用苦葶藶二升，炒爲末，割鴠雄雞血及頭，合搗丸梧子大，每小豆湯下十丸，日三服。○又方：葶藶二升，春酒五升，漬一夜，稍服一合，小便當利。○又方：葶藶一兩，杏仁二十枚，並熬黃色，搗，分十服，小便去，當瘥。**腹脹積聚** 葶藶子一升，熬，以酒五升浸七日，日服三合。千金方 **肺溼痰喘** 甜葶藶炒爲末，棗肉丸服。摘玄方 **痰飲欬嗽** 含膏丸：用曹州葶藶子一兩，紙襯炒令黑，知母一兩，貝母一兩，爲末，棗肉半兩，砂糖一兩半，和丸彈丸大。每以新綿裹一丸，含之嚥津，甚者不過三丸。篋中方 **欬嗽上氣** 不得臥，或遍體氣腫，或單面腫，鼓足腫，並主之。葶藶子三升，微火熬研，以絹袋盛，浸清酒五升中，冬七日，夏三日。初服如桃許大，日三夜一，冬月日二夜二。量其氣力，取微利下爲度。如患急者，不待日滿，亦可絞服。崔知悌方 **肺壅喘急** 不得臥，葶藶大棗瀉肺湯主之。葶藶炒黃，搗末，蜜丸彈子大。每用大棗二十枚，水三升，煎取二升，乃入葶藶一丸，更煎取一升，頓服。亦主支飲不得息。仲景金匱玉函方 **月水不通** 葶藶一升，爲末，蜜丸彈子大，綿裹納陰中二寸，一宿易之，有汗出止。千金方 **卒發顛狂** 葶藶一升，搗三千杵，取白犬血和丸麻子大，酒服一丸，三服取瘥。肘後 **頭風疼痛** 葶藶子爲末，以酒淋汁沐頭，三四度即愈。肘後方 **疳蟲蝕齒** 葶藶、雄黃等分，爲末，臘月豬脂和成，以綿裹槐枝蘸點。金匱要畧 **白禿頭瘡** 葶藶末塗之。聖惠方 **瘰癧已潰** 葶藶二合，豉一升，搗作餅子，如錢大，厚二分，安瘡孔上，艾作炷灸之，令溫熱，不可破肉，數易之而灸。但不可灸初起之瘡，恐葶藶氣入腦傷人也。永類方 **馬汗毒氣** 入腹：葶藶子一兩，炒研，水一升浸湯服，取下惡血。續十全方

車前 本經上品

〔釋名〕**當道** 本經 **芣苢** 音浮以 **馬舄** 音昔 **牛遺** 並別錄 **牛舌** 詩疏 **車輪菜** 救荒 **地衣** 綱目 **蝦蟇衣** 別錄〔詩珍曰〕按爾雅云：芣苢，馬舄。馬舄，車前。陸機詩疏云：此草好生道邊及牛馬跡中，故有車前、當道、馬舄、牛遺之名。舄，足履也。幽州人謂之牛舌。蝦蟇喜藏伏于下，故江東稱爲蝦蟇衣。又韓詩外傳言：直曰車前，瞿曰芣苢。恐亦強說也。瞿乃生于兩旁者。

〔集解〕別錄曰：車前生眞定平澤丘陵阪道中。五月五日採，陰乾。〔宏景曰〕人家及路邊甚多。韓詩言芣苢是木，似李，食其實宜子孫者，謬矣。〔恭曰〕今出開州者勝。〔頌曰〕今江湖、淮甸、近汴、北地處處有之。春初生苗，葉布地如匙面，累年者長及尺餘。中抽數莖，作長穗如鼠尾。花甚細密，青色微赤。結實如葶藶，赤黑色。今人五月抽苗，七月八月採實。人家園圃或種之，蜀中尤尚。北人取根日乾，作紫菀賣之，甚誤所用。陸機言嫩苗作茹大滑，今人不復噉之。〔時珍曰〕王旻山居錄有種車前剪苗食法，則昔人常以爲蔬矣。今野人猶採食之。

子

〔脩治〕〔時珍曰〕凡用須以水淘洗去泥沙，曬乾。入湯液，炒過用；入丸散，則以酒浸一夜，蒸熟研爛，作餅曬乾，焙研。

【氣味】甘寒無毒〔別錄曰鹹權曰甘平大明曰常山爲之使〕

【主治】氣癃止痛。利水道小便。除溼痹。久服輕身耐老。本經　男子傷中。女子淋瀝不欲食。養肺强陰益精。令人有子。明目。療赤痛。別錄　去風毒。肝中風熱。毒風衝眼赤痛障翳。腦痛淚出。壓丹石毒。去心胸煩熱。甄權　養肝蕭炳　治婦人難產陸機　導小腸熱。止暑溼瀉痢。時珍

【發明】宏景曰車前子性冷利。仙經亦服餌之。云令人身輕。能跳越岸谷。不老長生也。頌曰車前子入藥最多。駐景丸用車前菟絲二物。蜜丸食下服。古今以爲奇方也。好古曰車前子能利小便而不走氣。與茯苓同功。時珍曰按神仙服食經云。車前一名地衣。雷之精也。服之形化。八月采之。今車前五月子已老。而云七八月者。地氣有不同爾。唐張籍詩云。開州午月車前子。作藥人皆道有神。慚愧文君憐病眼。三千里外寄閑人。觀此亦以五月采開州者爲良。又可見其治目之功。大抵入服食。須佐他藥。如六味地黃丸之用澤瀉可也。若單用則泄太過。恐非久服之物。歐陽公常得暴下病。國醫不能治。夫人買市人藥一帖。進之而愈。力叩其方。則車前子一味。爲末。米飲服二錢匕。云此藥利水道而不動氣。水道利則清濁分。而穀臟自止矣。

【附方】舊七新五

小便血淋作痛。車前子曬乾爲末。每服二錢。車前葉煎湯下。普濟方

石淋作痛車前子二升。以絹袋盛。水八升。煮取三升。服之。須臾石下。肘後方

老人淋病身體熱甚。車前子五合。綿裹煮汁。入青粱米四合。煮粥食。常服明目。壽親養老書

孕婦熱淋取車前子五兩。葵根切一升。以水五升。煎取一升半。分三服。以利爲度。梅師方

滑胎易產車前子爲末。酒服方寸匕。不飲酒者水調服。詩云。采采芣苡。能令婦人樂有子也。陸機注云。治婦人產難故也。婦人良方

橫產不出車前子末。酒服二錢。子母秘錄

陰冷悶疼漸入囊內。腫滿殺人。車前子末。飲服方寸匕。日二服。千金方

癮疹入腹體腫舌强。車前子末粉之。良。千金方

陰下癢痛車前子煮汁頻洗。外臺秘要

久患內障車前子乾地黃麥門冬等分。爲末。蜜丸如梧子大。服之。累試有效。聖惠方

補虛明目駐景丸。治肝腎俱虛。眼昏黑花。或生障翳。迎風有淚。久服補肝腎。增目力。車前子熟地黃酒蒸焙三兩。菟絲子酒浸五兩。爲末。煉蜜丸梧子大。每溫酒下三十丸。日二服。和劑局方

風熱目暗濇痛。車前子宣州黃連各一兩。爲末。食後溫酒服一錢。日二服。聖惠方

草及根

【修治】斅曰凡使須一窠有九葉。內有蕊。莖可長一尺二寸者。和蕊葉根。去土了。稱一鎰者力全。使葉勿使蕊莖。剉細。於新瓦上攤乾用。

【氣味】甘寒無毒〔土宿真君曰可伏硫黃結草砂伏五礬粉霜〕

【主治】金瘡。止血衄鼻。瘀血血瘕。下血。小便赤。止煩下氣。除小蟲。別錄　主陰癀之才　葉主泄精病。治尿血。能補五臟。明目。利小便。通五淋。甄權

【發明】宏景曰其葉搗汁服。療泄精甚驗。宗奭曰陶說大誤矣。此藥甘滑。利小便。泄精氣。有人作菜頻食。小便不禁。幾爲所誤也。

【附方】舊四新七

小便不通車前草一斤。水三升。煎取一升半。分三服。一方。入冬瓜汁。

一方。入桑葉汁。百一方。**初生尿澀**不通。車前搗汁。入蜜少許。灌之。全幼心鑑。**小便尿血**車前搗汁五合。空心服。外臺秘要。**鼻衄不止**生車前葉搗汁飲之甚善。圖經本草。**金瘡血出**車前葉搗傅之。千金方。**熱痢不止**車前葉搗汁入蜜一合。煎溫服。聖惠方。**產後血滲**入大小腸。車前草汁一升。入蜜一合。和煎一沸。分二服。崔氏方。**溼氣腰痛**蝦蟇草連根七科。蔥白連鬚七科。棗七枚。煮酒一瓶。常服。終身不發。簡便方。**喉痹乳蛾**蝦蟇衣、鳳尾草擂爛。入霜梅肉。煮酒各少許。再研絞汁。以鵝翎刷患處。隨手吐痰。即消也。趙溍養疴漫筆。**目赤作痛**車前草自然汁。調朴消末。臥時塗眼胞上。次早洗去。○小兒目痛。車前草汁。和竹瀝點之。聖濟總錄。**目中微翳**車前葉、枸杞葉等分。手中揉汁出。以桑葉兩重裹之。懸陰處一夜。破桑葉取點。不過三五度。十便良方。

狗舌草 唐本草

【集解】【恭曰】狗舌生渠塹溼地。取生葉似車前而無文理。抽莖開花。黃白色。四月五月採莖。暴乾。

【氣味】**苦寒有小毒**【主治】**蠱疥瘙瘡。殺小蟲。為末和塗之即瘥**。蘇恭

馬鞭草 別錄下品

校正 併入圖經龍牙草

【釋名】**龍牙草**之才 **鳳頸草**【恭曰】穗類鞭鞘。故名馬鞭。【藏器曰】此說未近。乃其節生紫花如馬鞭節耳。【時珍曰】龍牙、鳳頸。皆因穗取名。蘇頌圖經外類重出龍牙。今併為一。又今方士謬立諸草為各色龍牙之名。甚為淆亂。不足憑信。

【集解】【宏景曰】村墟陌甚多。莖似細辛。花紫色。微似蓬蒿也。【恭曰】葉似狼牙及茺蔚。抽三四穗。紫花。似車前。穗類鞭鞘。都不似蓬蒿也。【保昇曰】花白色。七月八月採苗葉。日乾用。【頌曰】今衡山、廬山、江淮州郡皆有之。苗類益母而莖圓。高二三尺。又曰。龍牙草生施州。高二尺以來。春夏有苗葉。至秋冬而枯。採根洗淨用。【時珍曰】馬鞭下地甚多。春月生苗。方莖。葉似益母。對生。夏秋開細紫花。作穗如車前穗。其子如蓬蒿子而細。根白而小。陶言花似蓬蒿。韓言花色白。蘇言莖圓。皆誤矣。

苗葉【氣味】**苦微寒無毒**【保昇】【大明曰】辛涼無毒。【權曰】苦有毒。伏丹砂、硫黃。

【主治】**下部䘌瘡**。別錄 **癥瘕血瘕。久瘧。破血殺蟲。擣爛煎取汁。熬如飴。每空心酒服一匕**。藏器 **治婦人血氣肚脹。月候不勻。通月經**。大明 **治金瘡。行血活血**。震亨 **擣塗癰腫及蠼螋尿瘡。男子陰腫**。時珍

【附方】舊五新十 **瘧痰寒熱**馬鞭草搗汁五合。酒二合。分二服。千金方。**鼓脹煩渴**身乾黑瘦。馬鞭草細剉。曝乾。勿見火。以酒或水同煮。至味出。去滓溫服。以六月中旬雷鳴時採者有效。衞生易簡方。**大腹水腫**馬鞭草、鼠尾草各十斤。水一石。煮取五斗。去滓再煎令稠。以粉和丸大豆大。每服二三丸。加至四五丸。神效。肘後方。**男子陰腫**大如升。核痛。人所不能治者。馬鞭草搗塗之。集驗方。**婦人疝痛**名小腸氣。馬鞭草一兩。酒煎滾服。以湯浴身。取汗甚妙。纂要奇方。**婦人經閉**結成瘕塊。肋脹大欲死者。馬鞭草根苗五斤。剉細。水五斗。煎至一斗。去滓。熬成膏。每服半匙。熱酒化下。日二服。聖惠方。**酒積下血**馬鞭草灰四錢。白芷灰一錢。蒸餅丸梧子大。每米飲下五十丸。摘玄方。**魚肉癥瘕**凡食魚鱠及生肉。在胸膈不化。成癥瘕。馬鞭草搗汁。飲一升。即消。千金方。**馬喉痹風**躁腫

連頰。吐血數者。馬鞭草一握。勿見風。**乳癰腫痛**馬鞭草一握。酒一碗。生薑一塊。擂汁服。渣傅之。衛生易簡方 **白癩風瘡**馬鞭草爲末。每服一錢。食前荆芥薄荷湯下。日三。太平聖惠方 **人疥馬疥**馬鞭草不犯鐵器。搗自然汁半盞。飲盡。十日內愈。神效。董炳集驗方 **赤白下痢**龍牙草五錢。陳茶一撮。水煎服。神效。醫方摘要 **發背癰毒**痛不可忍。龍牙草搗汁飲之。以滓傅患處。集簡方 **楊梅惡瘡**馬鞭草煎湯。先熏後洗。氣到便爽。痛腫隨減。陳嘉謨本草蒙筌

根〔**氣味**〕**辛濇溫無毒**〔**主治**〕**赤白下痢初起。焙搗羅末。每米飲服一錢匕。無所忌。**蘇頌

蛇含 本經下品

校正 併入圖經紫背龍牙

〔**釋名**〕**蛇銜**本經 **威蛇**大明 **小龍牙**綱目 **紫背龍牙**〔恭曰〕陶氏本草作蛇合。合乃含字之誤也。含銜義同。見古本草。〔時珍曰〕按劉敬叔異苑云。有田父見一蛇被傷。一蛇銜一草著瘡上。經日傷蛇乃去。田父因取草治蛇瘡皆驗。遂名曰蛇銜草也。其葉似龍牙而小。背紫色。故俗名小龍牙。又名紫背龍牙。蘇頌圖經重出紫背龍牙。今併爲一。

〔**集解**〕〔別錄曰〕蛇含生益州山谷。八月采。陰乾。〔弘景曰〕處處有之。有兩種。並生石上。亦生黃土地。當用細葉有黃花者。〔頌曰〕出興州。今近處亦有。生土石上。或下溼地。蜀中人家亦種之。辟蛇。一莖五葉或七葉。有兩種。八月采根。陰乾。日華子云。莖葉俱用。五月采之。又曰紫背龍牙生蜀中。春夏生葉。采無時。〔時珍曰〕此二種。細葉者名蛇銜。大葉者名龍銜。龍銜亦入瘡膏用。〔斅曰〕蛇銜只用葉曬乾。勿犯火。根莖不用。勿誤用有蘗尖葉者。號竟命草。其味酸濇。誤服令人吐血不止。速服知時子解。

〔**氣味**〕**苦微寒無毒**〔權曰〕有毒。〔頌曰〕紫背龍牙辛苦無毒。〔**主治**〕**驚癇寒熱邪氣。除熱。金瘡疽痔。鼠瘻瘡頭瘍。**本經 **療心腹邪氣。腹痛溼痹。養胎。利小兒。**別錄 **治小兒寒熱丹癮。**甄權 **止血協風毒。癰腫赤眼。汁傅蛇虺蜂毒。**大明 **紫背龍牙。解一切蛇毒。治咽喉中痛。含嚥之便效。**蘇頌

〔**發明**〕〔藏器曰〕蛇含治蛇咬。今以草納蛇口中。縱傷人亦不能有毒也。種之。亦令無蛇。〔頌曰〕古今治丹毒瘡腫方通用之。古今錄驗治赤癮。用蛇銜草。搗極爛傅之即瘥。赤癮由冷溼搏於肌中。甚即爲熱。乃成赤癮。天熱則劇。冷則減是也。〔時珍曰〕按葛洪抱朴子云。蛇銜膏連已斷之指。今攷葛洪肘後方載蛇銜膏云。治癰腫瘀血。產後積血。耳目諸病。牛領馬鞍瘡。用蛇銜。大黃。附子。芍藥。大戟。細辛。獨活。黃芩。當歸。莽草。蜀椒各一兩。薤白十四枚。右爲末。以苦酒淹一宿。以豬膏二斤。七星火上煎沸。成膏收之。每溫酒服一彈丸。日再服。病在外。摩之。傅之。在耳。綿裹塞之。在目。點之。若入龍銜藤一兩。則名龍銜膏也。所謂連斷指者。不知即此膏否。

〔**附方**〕舊三 新一

產後瀉痢小龍牙根一握。濃煎服之。甚效。即蛇含是也。斗門方

金瘡出血蛇含草搗傅之。肘後方

身面惡癬紫背草入生礬研。傅二三次斷根。直指方

蜈蚣蠍傷蛇銜挼傅之。古今錄驗

女青 本經下品

〔**釋名**〕**雀瓢**本經

〔**集解**〕〔別錄曰〕女青。蛇銜根也。生朱厓。八月采。陰乾。〔弘景曰〕若是蛇銜根。不應獨生朱厓。俗用者

是草葉別是一物。未詳孰是。衛云帶此一兩則疫癘不犯。彌宜識眞者。又云。今市人用一種根形狀如續斷。莖葉至苦。乃云是女青根。出荊州。恭曰：此草即雀瓢也。生平澤。葉似蘿摩。兩相對。子似瓢形大如棗許。故名雀瓢。根似白薇。莖葉並臭。其蛇銜都非其類。又別錄云：葉嫩時似蘿摩。圓端大莖。實黑。莖葉汁黃白。亦與前說相似。若是蛇銜根。何得苗生益州。根在朱厓。相去萬里餘也。蘿摩葉似女青。故亦名雀瓢。藏器曰：蘿摩是白環藤。雀瓢是女青。二物相似。不能分別。終非一物也。機曰：蘿摩以子言。女青以根言。蛇銜以苗言。三者氣味功用大有不同。諸註因其同名雀瓢。而疑爲一物。又因其各出州郡。而復疑爲二物。本草明言女青是蛇銜根。豈可以根苗異地而致疑。如靡蕪芎藭所產不同。亦將分爲二物乎。如赤箭徐長卿同名鬼督郵。亦將合爲一物耶。時珍曰：女青有二。一是藤生。乃蘇恭所說似蘿摩者。一種草生。則蛇銜根也。蛇銜有大小二種。葉細者蛇銜。用苗莖葉。大者爲龍銜。用根。故王燾外臺秘要龍銜膏。用龍銜根煎膏治癰腫金瘡者。即此女青也。陳藏器言女青蘿摩不能分別。張揖廣雅言女青是葛類。皆指藤生女青。非此女青也。別錄明說女青是蛇銜根。一言可據。諸家止因其生朱厓致疑。非矣。方土各有相傳不同爾。況又不知有兩女青乎。又羅浮山記云：山有男青似女青。此則不知是草生藤生者也。

根【氣味】**辛平有毒。**權曰：苦無毒。蛇銜爲使。【主治】**蠱毒。逐邪惡氣。殺鬼溫瘧。辟不祥。**本經

【附方】舊二新一。**人卒暴死**：搗女青屑一錢。安咽中。以水或酒送下。立活也。南岳魏夫人內傳。**吐利卒死**：及大人小兒。卒腹皮青黑赤。不能喘息。即急用女青末納口中。酒送下。子母秘錄。**辟禳瘟疫**：正月上寅日。搗女青末。三角絳囊盛。繫帳中。大吉。肘後方。

鼠尾草 別錄下品

【釋名】**葝**音勍。**山陵翹**吳普。**烏草**拾遺。**水青**拾遺。時珍曰：鼠尾以穗形命名。爾雅云。葝鼠尾也。可以染皁。故名烏草。又曰水青。蘇頌圖經謂鼠尾一名陵粗者。乃陵翹之誤也。

【集解】別錄曰：鼠尾生平澤中。四月採葉。七月採花。陰乾。宏景曰：田野甚多。人採作滋染皁。保昇曰：所在下溼地有之。惟黔中人採爲藥。葉如蒿。莖端夏生四五穗。穗若車前花。有赤白種。藏器曰：紫花莖葉俱可染皁用。

花葉【氣味】**苦微寒無毒。**藏器曰：平。【主治】**鼠瘻寒熱。下痢膿血不止。白花者主白下。赤花者主赤下。**蘇頌。**主瘧疾水蠱。**時珍

【發明】宏景曰：古方療痢多用之。當濃煮令可丸服之。或煎如飴服。今人亦用作飲。或末服。亦得。日三服。

【附方】舊一新三。**大腹水蠱**：方見馬鞭草下。**久痢休息**：時止時作。鼠尾草花搗末。飲服一錢。聖惠方。**下血連年**：鼠尾草、地榆二兩。水二升。煮一升。頓服。二十年者不過再服。亦可爲末飲服之。千金方。**反花惡瘡**：內生惡肉如飯粒。破之血出。隨生反出于外。鼠尾草根切。同豬脂搗傅。聖濟總錄。

狼把草 宋開寶

校正：併入拾遺郎耶草。

【釋名】**郎耶草**。時珍曰：此即陳藏器本草郎耶草也。閩人呼爺爲郎罷。則郎把當作郎罷乃通。又方士言此草即鼠尾草。功用亦近之。但無的據耳。

【集解】藏器曰。狼把草生山道旁。與秋穗子並可染皂。又曰。郎耶草生山澤間。高三四尺。葉似鴈齒。如鬼針苗。鬼針即鬼釵也。其葉有椏。如釵腳狀。禹錫曰。狼把草出近道。古方未見用者。惟陳藏器言之而不詳。文宗黃帝御書記其主療血痢。甚爲精至。謹用書于本草圖經外類篇首。

【氣味】苦平無毒。【主治】黑人髮。令人不老。又云。郎耶草主赤白久痢。小兒大腹痞滿。丹毒寒熱。取根莖煮汁服。藏器 狼把草主丈夫血痢。不療婦人。根治積年疳痢。取草二斤。搗絞取汁一小升。納白麪半雞子許。和勻。空腹頓服。極重者不過三服。或收苗陰乾。擣末。蜜水半盞服一方寸匕。圖經 可染鬚髮。治積年癬。天陰即癢。搔出黃水者。擣末摻之。時珍

狗尾草 綱目

【釋名】莠音酉 光明草綱目 阿羅漢草 時珍曰。莠草秀而不實。故字從秀。穗形象狗尾。故俗名狗尾。其莖治目痛。故方士稱爲光明草。阿羅漢草。

【集解】時珍曰。原野垣牆多生之。苗葉似粟而小。其穗亦似粟。黃白色而無實。採莖筒盛。以治目病。惡莠之亂苗。即此也。

莖【主治】疣目。貫髮穿之。即乾滅也。凡赤眼拳毛倒睫者。翻轉目瞼。以一二莖蘸水戛去惡血。甚良。時珍

鱧腸 唐本草

【釋名】蓮子草唐本 旱蓮草圖經 金陵草圖經 墨煙草綱目 墨頭草綱目 墨菜綱目 猢孫頭必用 豬牙草 時珍曰。鱧。烏魚也。其腸亦烏。此草柔莖。斷之有墨汁出。故名。俗呼墨菜是也。細實頗如蓮房狀。故得蓮名。

【集解】恭曰。鱧腸生下濕地。所在坑渠間多有。苗似旋覆。二月八月採。陰乾。頌曰。處處有之。南方尤多。此有二種。一種葉似柳而光澤。莖似馬齒莧。高一二尺。開花細而白。其實若小蓮房。蘇恭謂似旋覆者是也。一種苗梗枯瘦。頗似蓮花而黃色。實亦作房而圓。南人謂之連翹者。二種折其苗皆有汁出。須臾而黑。俗謂之旱蓮子。亦謂之金陵草。時珍曰。旱蓮有二種。一種苗似旋覆而花白細者。是鱧腸。一種花黃紫而結房如蓮房者。乃是小蓮翹也。爐火家亦用之。見連翹條。

草【氣味】甘酸平無毒。【主治】血痢。鍼灸瘡發洪血不可止者。傅之立已。汁塗眉髮。生速而繁。唐本 烏髭髮。益腎陰。時珍 止血排膿。通小腸。傅一切瘡并蠶瘑。大明 膏點鼻中。添腦。蕭炳

【附方】舊一 新九 金陵煎。益髭髮。變白爲黑。金陵草一秤。六月以後收採。揀青嫩無泥土者。不用洗。摘去黃葉。爛擣。新布絞取汁。以紗絹濾過。入通油器缽盛之。日中煎五日。又取生薑一斤絞汁。白蜜一斤。合和。日中煎。以柳木篦攪勿停手。待如稀餳。藥乃成矣。每日及午後各服一匙。以溫酒一盞化下。如欲作丸。日中再煎。令可丸。大如梧子。每服三十丸。及時多合爲佳。其效甚速。孫眞人千金月令方 烏鬚固齒。攝生妙用方。七月取旱蓮草連根一斤。用無灰酒洗淨。青鹽四兩。淹三宿。同汁入油鍋中。炒存性。研末。日用擦牙。連津嚥之。又法。旱蓮取汁。同鹽煉乾。研末擦牙。

○壽親養老書。旱蓮散。烏髭固牙。溫尉云。納合相公用此方。年七十鬚髮不白。懇求始得。後遇張經始傳分兩也。旱蓮草一兩半。麻姑餅三兩。升麻。青鹽各三兩半。訶子連核二十個。皂角三挺。晚蠶沙二兩。爲末。薄醋麪糊丸彈子大。曬乾。入泥瓶中。火煨令烟出。存性。取出研末。日用揩牙。

偏正頭痛鱧腸草汁滴鼻中。聖濟總錄。

一切眼疾翳膜遮障。涼腦。治頭痛。能生髮。五月五日平旦合之。蓮子草一握。藍葉一握。油一斤。同浸。密封四十九日。每臥時。以鐵匙點藥摩頂上。四十九遍。久久甚佳。聖濟總錄。

繫臂截瘧旱蓮草搥爛。男左女右。置寸口上。以古文錢壓定。帛繫住。良久起小泡。謂之天灸。其瘧即止。甚效。王執中資生經。

小便溺血金陵草一名墨頭草。車前草各等分。杵取自然汁。每空心服三盃。愈乃止。醫學正傳。

腸風臟毒下血不止。旱蓮草子。瓦上焙。研末。每服二錢。米飲下。家藏經驗方。

痔漏瘡發旱蓮草一把。連根鬚洗淨。用石臼擂如泥。以極熱酒一盞衝入。取汁飲之。滓傅患處。重者不過三服即安。太僕少卿王鳴鳳患此。策杖方能移步。服之得瘥。累治有驗。劉松石保壽堂方。

疔瘡惡腫五月五日收旱蓮草。陰乾。仍露一夜收。遇疾時嚼一葉貼上。外以消毒膏護之。二三日疔脫。聖濟總錄。

風牙疼痛猢猻頭草。入鹽少許。于掌心揉擦即止。集玄方。

連翹 本經下品

校正併入有名未用本經翹根。

〔**釋名**〕**連** 爾雅 **異翹** 爾雅 **旱蓮子** 藥性 **蘭華** 吳普 **三廉** 別錄 **根名連軺** 仲景 **折根** 別錄

〔恭曰〕其實似蓮作房。翹出衆草。故名。〔宗奭曰〕連翹亦不翹出衆草。太山山谷間甚多。其子拆之。片片相比如翹。應以此得名耳。〔時珍曰〕按爾雅云。連。異翹。則是本名連。又名異翹。人因合稱爲連翹矣。連軺亦作連苕。即本經下品翹根是也。唐蘇恭脩本草退入有名未用中。今併爲一。旱蓮乃小翹。人以爲鱧腸者。故同名。

〔**集解**〕〔別錄曰〕連翹生太山山谷。八月採。陰乾。〔宏景曰〕處處有之。今用莖連花實。〔恭曰〕此物有兩種。大翹。小翹。大翹生下溼地。葉狹長如水蘇。花黃可愛。著子似椿實之未開者。作房翹出衆草。其小翹生岡原之上。葉花實皆似大翹而小細。山南人並用之。今長安惟用大翹子。不用莖花也。〔頌曰〕今近汴京及河中。江寧。潤。淄。澤。兗。鼎。岳。利諸州。南康軍皆有之。有大小二種。大翹生下溼地或山岡上。青葉狹長。如榆葉。水蘇輩。莖赤色。高三四尺。獨莖。稍間開花黃色。秋結實似蓮。內作房瓣。根黃如蒿根。八月採房。其小翹生岡原之上。花葉實皆似大翹而細。南方生者。葉狹而小。莖短。纔高一二尺。花亦黃。實房黃黑。內含黑子如粟粒。亦名旱蓮。南人用花葉。今南方醫家說云。連翹有兩種。一種似椿實之未開者。殼小堅而外完。無跗萼。剖之則中解。氣甚芳馥。其實纔乾。振之皆落。不著莖也。一種乃如菡萏。殼柔。外有跗萼抱之。而無解脈。亦無香氣。乾之雖久。著莖不脫。此甚相異也。此種江南下澤間極多。如椿實者。乃自蜀中來。入用勝似江南者。據本草則亦以蜀中者爲勝。然未見其莖葉也。

〔**氣味**〕苦。平。無毒。〔元素曰〕性涼味苦。氣味俱薄。輕清而浮。升也。陽也。手搓用之。〔好古曰〕陰中陽也。入手足少陽手陽明經。又入手少陰經。〔時珍曰〕微苦辛。

〔**主治**〕寒熱鼠瘻瘰癧。癰腫惡瘡。癭瘤。結熱蠱毒。本經。去白蟲。別錄。通利五淋。小便不通。除心家客熱。甄權。通小腸。排膿。治瘡癤。止痛。通月經。大明。散諸經血結氣聚。消腫。李杲。瀉心火。除脾胃溼熱。治中部血證。以爲使。震亨。治耳聾渾渾焞焞。好古。

莖葉【主治】心肺積熱。時珍

【發明】〔元素曰〕連翹之用有三：瀉心經客熱，一也；去上焦諸熱，二也；爲瘡家聖藥，三也。〔杲曰〕十二經瘡藥中不可無此，乃結者散之之義。〔好古曰〕手足少陽之藥，治瘡瘍瘤癭結核有神，與柴胡同功，但分氣血之異爾。與鼠黏子同用治瘡瘍，別有神功。〔時珍曰〕連翹狀似人心，兩片合成，其中有仁甚香，乃少陰心經、厥陰包絡氣分主藥也。諸痛癢瘡瘍皆屬心火，故爲十二經瘡家聖藥，而兼治手足少陽手陽明三經氣分之熱也。

【附方】舊一，新二。

瘰癧結核 連翹、脂麻等分，爲末，時時食之。簡便方。

項邊馬刀 屬少陽經。用連翹二斤，瞿麥一斤，大黃三兩，甘草半兩。每用一兩，以水一盌半，煎七分，食後熱服。十餘日後，灸臨泣穴二七壯，六十日決效。張潔古活法機要。

痔瘡腫痛 連翹煎湯熏洗，後以刀上飛過綠礬入麝香貼之。集驗方。

翹根【氣味】甘，寒，平，有小毒。〔普曰〕神農、雷公：甘，有毒。李當之：苦。〔好古曰〕苦，寒。

【主治】下熱氣，益陰精，令人面悅好，明目。久服輕身耐老。本經。以作蒸飲酒病人。別錄。治傷寒瘀熱欲發黃。時珍

【發明】〔本經曰〕翹根生嵩高平澤，二月、八月採。〔弘景曰〕方藥不用，人無識者。〔好古曰〕此即連翹根也。能下熱氣，故張仲景治傷寒瘀熱在裏，麻黃連軺赤小豆湯用之。注云：即連翹根也。

【附方】新一。

癰疽腫毒 連翹草及根各一升，水一斗六升，煮汁三升服，取汁。外臺秘要。

陸英 本經下品

【釋名】見下文。

【集解】〔別錄曰〕陸英生熊耳川谷及冤句，立秋採。〔恭曰〕此即蒴藋也。古方無蒴藋，惟言陸英。後人不識，浪出蒴藋條。此葉似芹及接骨花，三物亦同一類。故芹名水英，此名陸英，接骨名木英，此三英也，花葉並相似。〔志曰〕蘇恭以陸英、蒴藋爲一物。今詳陸英味苦寒無毒，蒴藋味酸溫有毒，既此不同，難謂一種，蓋其類爾。〔宗奭曰〕蒴藋與陸英性味及出產皆不同，治療又別，自是二物，斷無疑矣。〔頌曰〕本草陸英生熊耳川谷及冤句，蒴藋不載所出州土，但云生田野，所在有之。春抽苗，莖有節，節間生枝，葉大似水芹。春夏採葉，秋冬採根莖。陶、蘇皆以爲一物。馬志以性味不同，疑非一種，亦不能細別。但爾雅木謂之華，草謂之榮，不榮而實謂之秀，榮而不實謂之英。此物既有英名，當是其花。故本經云：立秋採，正是其花時也。〔時珍曰〕陶、蘇本草、甄權藥性論，皆言陸英即蒴藋，必有所據。馬志、寇宗奭雖破其說，而無的據。仍當是一物，分根莖花葉用，如蘇頌所云也。

【氣味】苦，寒，無毒。〔權曰〕陸英一名蒴藋，味苦辛，有小毒。

【主治】骨間諸痹，四肢拘攣疼酸，膝寒痛，陰痿，短氣不足，脚腫。本經。能將風毒，脚氣上衝，心煩悶絕，水氣虛腫，風瘙皮肌惡癢，煎湯入少酒浴之，妙。甄權

蒴藋 音朔弔。別錄下品

【釋名】堇草別錄 芨別錄 接骨草

【集解】〔別錄曰〕蒴藋生田野，春夏採葉，秋冬採莖根。〔弘景曰〕田野墟村甚多。〔恭曰〕此陸英也，剩出此條。爾雅云：芨，堇草。郭璞注云：烏頭苗也。檢三堇別名亦無此者。別錄言此一名堇草，不知所出處。

宗奭曰：蒴藋花白，子初青如綠豆大，每朵如蓋面大。又平生有一二百子。十月方熟紅。時珍曰：每枝五葉。說見陸英下。

【氣味】酸，温，有毒。大明曰：苦，凉，無毒。

【主治】風瘙癮疹，身癢濕痹。可作浴湯。別錄　浴瘑癩風痹。大明

【附方】舊十二，新七。

手足偏風：蒴藋葉，火燎，厚鋪牀上。趁熱眠於上，冷復易之。冬月取根，舂碎，熬熱用。外臺秘要　風濕冷痹：方同中。寒濕腰痛：方同上。腳氣脛腫：骨疼。蒴藋根研碎，和酒醋共三分，根下合，蒸熟，封裹腫上。一二日即消。亦治不仁。千金方　渾身水腫：坐臥不得。取蒴藋根去皮，搗汁一合，和酒一合，煖服。當微吐利。梅師方　頭風作痛：蒴藋根二升，酒二升，煮服。汗出止。千金方　頭風旋運：起倒無定。蒴藋、獨活、白石膏各一兩，枳實炒七錢半。每服三錢，酒一盞，煎六分服。聖惠方　產後血運：心悶煩熱。用接骨草，即蒴藋，破如算子一握，水一升，煎半升，分二服。或小便出血者，服之亦瘥。衛生易簡方　產後惡露：不除。續骨木二十兩，剉，水一斗，煮三升，分三服，即下。千金方　瘧疾不止：蒴藋一大握，炙令赤色，以水濃煎一盞，欲發前服。斗門方　卒暴癥塊：堅如石，作痛欲死。取蒴藋根一小束，洗淨細擘，以酒二升，漬三宿，温服五合至一升，日三服。若欲連用，於熱灰中温出藥味，服之。此方無毒。已愈十六人矣，神驗。藥盡再作之。古今錄驗　鼈瘕堅硬：腫起如盆，眠臥不得。蒴藋根白皮一握，搗汁和水服。千金方　下部閉塞：蒴藋根一把，搗汁水和，絞去滓，强人每服一升。外臺秘要　一切風疹：蒴藋煮湯，和少酒塗之，無不瘥。梅師方　小兒赤遊：上下遊行，至心即死。蒴藋煎汁洗之。子母秘錄　五色丹毒：蒴藋葉搗傅之。千金方　癰腫惡肉：不消者。蒴藋灰、石灰各淋取汁，合煎如膏。傅之，能蝕惡肉，亦去痣疵。此藥過十日即不中用也。千金方　手足疣目：蒴藋子挼爛塗目上。聖惠方　熊羆傷人：蒴藋一大把，以水一升漬，須臾，取汁飲，以滓封之。張文仲備急方

水英

宋圖經

【釋名】魚津草。頌曰：唐天寶單方圖言：此草原生永陽池澤及河海邊。臨汝人呼為牛葒草，河北信都人名水節，河内連内黄呼為水棘，劍南遂寧等郡名龍移草，淮南諸郡名海荏，嶺南亦有土地，尤宜。莖葉肥大，名海精木，亦名魚津草。時珍曰：此草不著形狀氣味，無以考證。芹菜亦名水英，不知是此否也。

【氣味】缺

【主治】骨風。蘇頌

【發明】頌曰：蜀人採其花合面藥。凡丈夫婦人無故兩腳腫滿，連膝脛中痛，屈伸急强者，名骨風。其疾不宜針灸及服藥，惟每日取此草五斤，以水一石，煮三斗，及熱浸并淋膝上，日夜三四度不絕。五日即瘥。數用神驗。其藥春取苗，夏採葉及花，冬用根。腫甚者，加生椒末三升，水二斗。用畢即摩粉避風，忌油膩、生菜、豬、魚等物。

藍

本經上品

【釋名】時珍曰：按陸佃埤雅云：月令仲夏令民無刈藍以染。鄭玄言恐傷長養之氣也。然則刈藍先王有禁，制字從監，以此故也。

【集解】別錄曰：藍實生河内平澤。其莖葉可以染青。宏景曰：此即今染襟碧所用者，以尖葉者為

勝。【恭曰】藍有三種。一種葉圍徑二寸許。厚三四分者。堪染青。出嶺南。太常名爲木藍子。陶氏所説乃是菘藍。其汁抨爲澱甚青者。本經所用乃是蓼藍實也。其苗似蓼。而味不辛。爲澱惟作碧色爾。【頌曰】藍處處有之。人家蔬圃作畦種。至三月四月生苗。高三二尺許。葉似水蓼。花紅白色。實亦若蓼子而大。黑色。五月六月采實。但可染碧。不堪作澱。此名蓼藍。即醫方所用者也。別有木藍。出嶺南。不入藥。有菘藍。可爲澱。亦名馬藍。爾雅所謂葴。馬藍是也。又揚州一種馬藍。四時俱有。葉類苦蕒菜。土人連根採服。治敗血。江甯一種吳藍。二月內生。如蒿。葉青花白。亦解熱毒。此二種雖不類。而俱有藍名。且古方多用吳藍。或恐是此。故并附之。【宗奭曰】藍實即大藍實也。謂之蓼藍者。非是。乃爾雅所謂馬藍者。解諸藥毒。不可闕也。實與葉兩用。註不解實。只解葉。爲未盡。【時珍曰】藍凡五種。各有主治。惟藍實專取蓼藍者。蓼藍葉如蓼。五六月開花。成穗細小。淺紅色。子亦如蓼。歲可三刈。故先王禁之。菘藍葉如白菘。馬藍葉如苦蕒。即郭璞所謂大葉冬藍。俗中所謂板藍者。二藍花子並如蓼藍。吳藍長莖如蒿而花白。吳人種之。木藍長莖如決明。高者三四尺。分枝布葉。葉如槐葉。七月開淡紅花。結角長寸許。纍纍如小豆角。其子亦如馬蹄決明子而微小。迥與諸藍不同。而作澱則一也。別有甘藍可食。見本條。蘇恭以馬藍爲木藍。蘇頌以菘藍爲馬藍。宗奭以藍實爲大葉藍之實。皆非矣。今並開列于下。

藍實【氣味】苦。寒。無毒。權曰：甘。【主治】解諸毒。殺蠱蚑疰鬼螫毒。久服頭不白。輕身。本經。○鬾音其。小兒鬼也。填骨髓。明耳目。利五臟。調六腑。通關節。治經絡中結氣。使人健少睡。益心力。甄權。療毒腫。蘇頌。

藍葉汁 此蓼藍也。【氣味】苦。甘。寒。無毒。【主治】殺百藥毒。解狼毒射罔毒。別錄。【宏景曰】解毒不得生藍汁。以青緤布漬汁亦善。汁塗五心。止煩悶。療蜂螫毒。宏景。斑蝥芫青樗雞毒。朱砂砒石毒。時珍。

馬藍【主治】婦人敗血。連根焙擣下節。酒服一錢匕。蘇恭。

吳藍【氣味】苦。甘。冷。無毒。【主治】寒熱頭痛。赤眼。天行熱狂。疔瘡。遊風熱毒。腫毒風疹。除煩止渴。殺疳。解毒藥毒箭。金瘡血悶。毒刺蟲蛇傷。鼻衄吐血。排膿。産後血運。小兒壯熱。解金石藥毒狼毒射罔毒。大明。

【發明】【震亨曰】藍屬水。能使敗血分歸經絡。【時珍曰】諸藍形雖不同。而性味不遠。故能解毒除熱。惟木藍葉力似少劣。藍子則專用蓼藍者也。至于用澱與青布。則是刈藍浸水入石灰澄成者。性味不能不少異。不可與藍汁一槩論也。有人病嘔吐。服玉壺諸丸不效。用藍汁入口即定。蓋亦取其殺蟲降火爾。如此之類。不可不知。【頌曰】藍汁治蟲豸傷。劉禹錫傳信方著其法云。取大藍汁一盌。入雄黃麝香二物少許。以點咬處。仍細服其汁。神異之極也。張薦員外住劍南。張延賞判官忽被斑蜘蛛咬頭上。一宿。咬處有二道赤色。細如箸。繞項上。從胸前下至心。經兩宿。頭面腫痛。大如數升盌。肚漸腫。幾至不救。張公出錢五百千。并薦家財又數百千。募能療者。忽一人應召。云可治。張公甚不信之。欲驗其方。其人云。不諳方。但療人性命爾。遂取大藍汁一盌。以蜘蛛投之。至汁而死。又取藍汁加麝香雄黃。更以一蛛投入。隨化爲水。張公因甚異之。遂令點于咬處。兩日悉平。作小瘡而愈。

〔附方〕舊十一，新六。

小兒赤痢 搗青藍汁二升，分四服。子母秘錄。

小兒中蠱 下血欲死。搗青藍汁，頻服之。聖惠方。

陰陽易病 傷寒初愈，交合陰陽，必病拘急，手足拳，小腹急熱，頭不能舉，名陰陽易，當汗之。滿四日難治。藍一把，雄鼠屎三十枚，水煎服，取汗。聖惠方。

驚癇發熱 乾藍、凝水石等分，爲末，水調傅頭上。聖惠方。

上氣欬嗽 呷呀息氣，喉中作聲，唾黏。以藍葉水浸搗汁一升，空腹頻服。須臾以杏仁研汁，煮粥食之。一兩日將息，依前法更服，吐痰盡方瘥。梅師方。

飛血赤目 熱痛。乾藍葉切二升，車前草半兩，淡竹葉切三握，水四升，煎二升，去滓溫洗。冷即再煖，以瘥爲度。聖濟總錄。

腹中鼈癥 藍葉一升，搗，以水三升，絞汁服一升，日二次。千金方。

應聲蟲病 腹中有物作聲，隨人語言，名應聲蟲病。用板藍汁一盞，分五服效。夏子益奇疾方。

卒中水毒 搗藍青汁，傅頭身令匝。肘後方。

服藥過劑 煩悶，及中毒煩悶欲死。搗藍汁服數升。肘後方。

卒自縊死 以藍汁灌之。千金方。

毒箭傷人 藍青搗飲并傅之。如無藍，以青布漬汁飲。肘後方。

唇邊生瘡 連年不瘥。以八月藍葉一斤，搗汁洗之，不過三度瘥。千金方。

齒䘌腫痛 紫藍燒灰傅之，日五度。聖惠方。

白頭禿瘡 糞藍煎汁頻洗。聖濟錄。

天泡熱瘡 藍葉搗傅之，良。集簡方。

瘡疹不快 板藍根一兩，甘草一分，爲末。每服半錢或一錢，取雄雞冠血三二點，同溫酒少許調下。錢氏小兒方。

藍澱 綱目

〔釋名〕時珍曰：澱，石殿也，其滓澄殿在下也。亦作淀，俗作靛。南人掘地作坑，以藍浸水一宿，入石灰攪至千下，澄去水，則青黑色。亦可乾收，用染青碧。其攪起浮沫，掠出陰乾，謂之靛花，即青黛，見下。

〔氣味〕辛、苦，寒，無毒。〔主治〕解諸毒，傅熱瘡，小兒禿瘡熱腫。藏器。止血殺蟲，治噎膈。時珍。

〔發明〕時珍曰：澱乃藍與石灰作成，其氣味與藍稍有不同，而其止血拔毒殺蟲之功，似勝於藍。按廣五行記云：唐永徽中，絳州一僧病噎，不下食數年。臨終命其徒曰：吾死後，可開吾胸喉，視有何物苦我如此。及死，其徒依命開視，胸中得一物，形似魚而有兩頭，遍體悉似肉鱗。安鉢中，跳躍不已。戲投諸味，雖不見食，皆化爲水。又投諸毒物，亦皆銷化。一僧方作藍澱，因以少澱投之，即怖懼奔走，須臾化成水。世傳澱水能治噎疾，蓋本於此。今方士或以染缸水飲人治噎膈，皆取其殺蟲也。

〔附方〕新四。

時行熱毒 心神煩躁。用藍澱一匙，新汲水一盞服。聖惠方。

小兒熱丹 藍澱傅之。秘錄方。

口鼻急疳 數日欲死。以藍澱傅之，令遍，日十度，夜四度。千金方。

誤吞水蛭 青靛調水飲，即瀉出。普濟方。

青黛 宋開寶

〔釋名〕靛花綱目、青蛤粉。時珍曰：黛，眉色也。劉熙釋名云：滅去眉毛，以此代之，故謂之黛。

〔集解〕志曰：青黛從波斯國來。今以太原并廬陵、南康等處，染澱甕上沫紫碧色者用之，與青黛同功。時珍曰：波斯青黛，亦是外國藍靛花，既不可得，則中國靛花亦可用。或不得已，用青布浸汁代之。貨者復以乾澱充之，然有石灰，入服餌藥中當詳之。

〔氣味〕鹹，寒，無毒。權曰：甘，平。〔主治〕解諸藥毒，小兒諸熱，驚癇發熱，天行頭痛寒熱，並水研服之。亦磨傅熱瘡惡腫。金瘡下血。蛇犬等毒。開寶　解小兒疳熱。殺蟲。甄權　小兒丹熱。和水服之。同雞子白、大黃末。傅瘡癰。蛇虺螫毒。藏器　瀉肝。散五臟鬱火。解熱。消食積。震亨　去熱煩。吐血咯血。斑瘡陰瘡。殺惡蟲。時珍

【發明】宗奭曰：青黛乃藍爲之者。有一婦人患臍下腹上。下連二陰。遍生濕瘡。狀如馬瓜瘡。他處並無。癢而痛。大小便澀。出黃汁。食亦減。身面微腫。醫作惡瘡治。用鰻鱺魚、松脂、黃丹之藥塗之。熱痛甚。問其人嗜酒食。喜魚蟹發風等物。急令洗其膏藥。以馬齒莧四兩。杵爛。入青黛一兩。再研勻塗之。即時熱減。痛癢皆去。仍以八正散日三服之。分客熱。藥乾即上。如此二日減三分之一。五日減三分之二。二十日愈。此蓋中下焦蓄風熱毒氣也。若不出。當作腸癰內痔。仍須禁酒色發風物。然不能禁。後果患內痔。

【附方】舊六　新七

心口熱痛　薑汁調青黛一錢服之。醫學正傳

內熱吐血　青黛二錢。新汲水下。聖惠方

肺熱咯血　青餅子：用青黛一兩。杏仁以牡蠣粉炒過一兩。研勻。黃蠟化和。作三十餅子。每服一餅。以乾柿半箇夾定。溼紙裹煨香。嚼食。粥飲送下。日三服。華佗中藏經

小兒驚癇　青黛量大小水研服之。生生編

小兒夜啼　方同上

小兒疳痢　宮氣方歌云：孩兒雜病變成疳。不問強羸女與男。煩熱毛焦鼻口燥。皮膚枯槁四肢癱。腹中時時更下痢。青黃赤白一般般。眼澀面黃鼻孔赤。穀道開張不可看。此方便是青黛散。孩兒百病服之安。

耳疳出汁　青黛、黃蘗末乾搽。談埜翁方

爛弦風眼　青黛、黃連泡湯日日洗。明目方

產後發狂　四物湯加青黛水煎服。摘玄

傷寒赤斑　青黛二錢。水研服。活人書

豌豆瘡毒　未成膿者。波斯青黛一棗許。水研服。梅師方

瘰癧未穿　靛花、馬齒莧同搗。日日塗傅。取效。簡便方

諸毒蟲傷　青黛、雄黃等分。研末。新汲水服二錢。古今錄驗

【附錄】雀翹　別錄有名未用曰：味鹹。益氣明目。生藍中。葉細黃。莖赤有刺。四月實。銳黃中黑。五月採。陰乾。一名去母。一名更生。

甘藍

拾遺

【校正】自菜部移入此

【釋名】藍菜　千金

【集解】藏器曰：此是西土藍也。葉闊可食。時珍曰：此亦大葉冬藍之類也。按胡洽居士云：河東隴西羌胡多種食之。漢地少有。其葉長大而厚。煮食甘美。經冬不死。春亦有苗。其花黃。生角結子。其功與藍相似也。

【氣味】甘平無毒。【主治】久食大益腎。填髓腦。利五臟六腑。利關節。通經絡中結氣。心下結伏氣。明耳目。健人少睡。益心力。壯筋骨。作葅經宿色黃和鹽食。治黃毒。藏器

子【主治】人多睡。思邈

蓼

本經中品

【校正】自菜部移入此

【釋名】時珍曰：蓼類皆高揚。故字從翏。音料。高飛貌。

【集解】別錄曰：蓼實生雷澤川澤。弘景曰：此類多人所食。有三種：一是青蓼。人家常用。其葉有圓

有尖，以鬮者爲勝。所用卽此也。一是紫蓼，相似而紫色。一是香蓼，相似而香，並不甚辛，好食。〔保昇曰〕蓼類甚多，有青蓼、香蓼、水蓼、馬蓼、紫蓼、赤蓼、木蓼七種。紫、赤二蓼，葉小狹而厚；青、香二蓼，葉亦相似而俱薄；馬、水二蓼，葉俱闊大，上有黑點；木蓼一名天蓼，蔓生，葉似柘葉。六蓼花皆紅白，子皆大如胡麻，赤黑而尖扁；惟木蓼花黄白，子皮青滑。諸蓼並冬死，惟香蓼宿根重生，可爲生菜。〔頌曰〕木蓼亦有大小二種，皆蔓生。陶氏以青蓼入藥，餘亦無用。三茅君傳有作白蓼醬方。藥譜無白蓼，疑卽青蓼也。〔宗奭曰〕蓼實卽草部下品水蓼之子也。彼言水蓼，是用莖；此言蓼實，是用子也。春初以壺盧盛水浸溼，高挂火上，日夜使暖，遂生紅芽，取爲蔬，以備五辛盤。〔時珍曰〕韓保昇所説甚明。古人種蓼爲蔬，收子入藥。故禮記烹雞豚魚鼈，皆實蓼于其腹中，而和羹膾亦須切蓼也。後世飲食不用，人亦不復栽。惟造酒麴者用其汁耳。今但以平澤所生香蓼、青蓼、紫蓼爲良。

實〔**氣味**〕**辛，温，無毒。**〔權曰〕多食吐水，壅氣損陽。

〔**主治**〕**明目温中，耐風寒，下水氣，面浮腫，癰瘍。**本經　**歸鼻，除腎氣，去癧瘍，止霍亂，治小兒頭瘡。**甄權

〔**附方**〕舊一，新三。

傷寒勞復　因交後卵腫，或縮入腹痛。蓼子一把，水挼汁，飲一升。肘後方

霍亂煩渴　蓼子一兩，香豉二兩，每服二錢，水煎服。聖惠

小兒頭瘡　蓼子爲末，蜜和雞子白同塗之，蟲出不作痕。藥性論

蝸牛咬毒　毒行遍身者，蓼子煎水浸之，立愈。不可近陰，令弱也。陳藏器本草

苗葉〔**氣味**〕**辛，温，無毒。**〔思邈曰〕黄帝云：食蓼過多，有毒，發心痛。和生魚食，令人脱氣，陰核痛求死。二月食蓼，傷人腎。扁鵲云：久食令人寒熱，損髓減氣少精。婦人月事來時食蓼、蒜，變爲淋。與大麥麪相宜。

〔**主治**〕**歸舌，除大小腸邪氣，利中益志。**別錄　**乾之釀酒，主風冷，大良。**宏景　**作生菜食，能入腰脚。煮湯捋脚，治霍亂轉筋。煮汁日飲，治痃癖。擣爛，傅狐尿瘡。**藏器　**脚暴軟，赤蓼燒灰淋汁浸之，以桑葉蒸署，立愈。**大明　**殺蟲伏硇。**時珍

〔**附方**〕舊四，新三。

蓼汁酒　治胃脘冷，不能飲食，耳目不聰明，四肢有氣，冬卧足冷。八月三日取蓼日乾，如五升大，六十把，水六石，煮取一石，去滓，拌米飯，如造酒法，待熟，日飲之。十日後，目明氣壯也。千金方

肝虛轉筋　吐瀉。赤蓼莖葉切三合，水一盞，酒三合，煎至四合，分二服。聖惠方

霍亂轉筋　蓼葉一升，水三升，煮取汁二升，入香豉一升，更煮一升半，分三服。藥性論

夏月渴死　濃煮蓼汁一盞服。外臺

小兒冷痢　蓼葉擣汁服。千金

血氣攻心　痛不可忍。蓼根洗剉，浸酒飲。斗門

惡犬咬傷　蓼葉擣泥傅。肘後

水蓼　唐本草

〔**釋名**〕**虞蓼**爾雅　**澤蓼**〔志曰〕生于淺水澤中，故名水蓼。〔時珍曰〕按爾雅云：薔，虞蓼也。山夾水曰虞。

〔**集解**〕〔恭曰〕水蓼生下溼水旁。葉似馬蓼，大于家蓼。莖赤色，水挼食之，勝于蓼子。〔宗奭曰〕水蓼大槩與水葒相似，但枝低耳。今造酒取葉，以水浸汁和麪作麴，亦取其辛耳。〔時珍曰〕此乃水際所生之蓼，葉長五六寸，比水葒葉稍狹，比家蓼葉稍大，而功用彷彿。故寇氏謂蓼實卽水蓼之子者，以此故。

莖葉【氣味】辛，無毒。大明曰：冷。【主治】蛇傷，搗傅之。絞汁服之，止蛇毒入腹心悶。又治腳氣腫痛成瘡，水煮汁漬搨之。唐本

馬蓼 綱目

【釋名】大蓼綱目　墨記草時珍曰：凡物大者，皆以馬名之，俗呼大蓼是也。高四五尺，有大小二種。但每葉中間有黑跡，如墨點記，故方士呼爲墨記草。

【集解】宏景曰：馬蓼生下溼地，莖斑，葉大有黑點。亦有兩三種，其最大者名蘢鼓，即水葒也。

莖葉【氣味】辛，溫，無毒。時珍曰：伏丹砂、雌黃。【主治】去腸中蛭蟲，輕身。本經

葒草 別錄中品

【校正】併入有名未用別錄天蓼。

【釋名】鴻藹音纈　龍古一作鼓　遊龍詩經　石龍別錄　天蓼別錄　大蓼時珍曰：此蓼甚大而花亦繁紅，故曰葒，曰鴻。亦大也。別錄有名未用草部中有天蓼，云一名石龍，生水中。陳藏器解云：天蓼即水葒，一名遊龍，一名大蓼。據此則二條乃一指其實，一指莖葉而言也。今併爲一。

【集解】別錄曰：葒生水旁，如馬蓼而大，五月採實。宏景曰：今生下溼地甚多，極似馬蓼而甚長大。詩稱隰有遊龍，郭璞云即龍古也。頌曰：葒即水葒也。似蓼而葉大，赤白色，高丈餘。爾雅云：葒，蘢古。其大者蘬，音詭。陸機云：遊龍一名馬蓼。然馬蓼自是一種也。時珍曰：其莖粗如拇指，有毛。其葉大如商陸葉。色淺紅成穗。秋深子成，扁如酸棗仁而小，其色赤黑而肉白，不甚辛，炊煼可食。

實【氣味】鹹，微寒，無毒。【主治】消渴去熱，明目益氣。別錄

【附方】舊一，新一。瘰癧：水葒子不以多少，一半微炒，一半生用，同研末。食後好酒調服二錢，日三服。已破者亦治。久則效，效則止。寇宗奭本草衍義。癖痞腹脹及堅硬如盃盌者：用水葒花子一升，另研獨顆蒜三十箇去皮，新狗腦一箇，皮消四兩，石臼搗爛，攤在患處上，用油紙以長帛束之。酉時貼之，次日辰時取之。未效，再貼二三次。倘有膿潰，勿怪。仍看虛實，日逐間服錢氏白餅子、紫霜丸、塌氣丸、消積丸，利之磨之。服至半月，甚者一月，無不瘥矣。以喘滿者爲實，不喘者爲虛。藺氏經驗方。

花【主治】散血，消積，止痛。時珍

【附方】新三。胃脘血氣作痛：水葒花一大撮，水二鍾，煎一鍾服。百戶毛菊庄屢驗方也。心氣疞痛：水葒花爲末，熱酒服二錢。又法：男用酒水各半煎服，女用醋水各半煎服。一婦年三十病此，一服立效。董炳避水集驗方。腹中痞積：水葒花或子一盌，以水三盌，用桑柴文武火煎成膏，量痞大小攤貼，仍以酒調膏服。忌腥葷油膩之物。劉松石保壽堂方。

天蓼別錄　時珍曰：此指莖葉也。【氣味】辛，有毒。【主治】惡瘡，去痹氣。別錄

根莖　除惡瘡腫，水氣腳氣，煮濃汁漬之。蘇頌

【附方】新一。生肌肉：水葒花根煎湯淋洗，仍以其葉曬乾研末，撒瘡上，每日一次。談埜翁試驗方。

毛蓼 拾遺

【集解】藏器曰：毛蓼生山足，似馬蓼，葉上有毛，冬根不死。時珍曰：此即蓼之生于山麓者，非澤隰

之參也。

莖葉　【氣味】辛溫有毒。【主治】癰腫疽瘻瘰癧。杵碎納瘡中。引膿血。生肌。亦作湯洗。兼濯足。治腳氣。藏器

海根 拾遺

【集解】藏器曰：生會稽海畔山谷。莖赤。葉似馬蓼。根似菝葜而小。胡人蒸而用之也。

根　【氣味】苦小溫無毒。【主治】霍亂中惡心腹痛。鬼氣疰忤飛尸。喉痹蠱毒。癰疽惡腫。赤白遊瘮。蛇咬犬毒。酒及水磨服。并傅之。藏器

火炭母草 宋圖經

【集解】頌曰：生恩州原野中。莖赤而柔。似細蓼。葉端尖。近梗形方。夏有白花。秋實如椒。青黑色。味甘可食。

葉　【氣味】酸平有毒。【主治】去皮膚風熱。流注骨節。癰腫疼痛。不拘時采。於坩器中搗爛。以鹽酒炒。傅腫痛處。經宿一易之。蘇頌

三白草 唐本草

【釋名】宏景曰：葉上有三白點。俗因以名。又見下。

【集解】恭曰：三白草生池澤畔。高尺許。葉似水葒。亦似蕺。又似菝葜。葉上有三黑點。非白也。古人秘之。隱黑為白爾。根如芹根。黃白色而粗大。藏器曰：此草初生無白。入夏葉端半白如粉。農人候之蒔田。三葉白則草便秀。故謂之三白。若云三黑點。蘇未識矣。其葉如薯蕷。亦不似水葒。保昇曰：今出襄州。二月八月采根用。時珍曰：三白草生田澤畔。八月生苗。高二三尺。莖如蓼。葉如商陸及青葙。四月其顛三葉面上三次變作白色。餘葉仍青不變。俗云：一葉白。食小麥。二葉白。食梅杏。三葉白。食黍子。五月開花成穗。如蓼花狀。而色白微香。結細實。根長白虛軟。有節鬚。狀如泥菖蒲根。造化指南云：五月采花及根。可制雄黃。蘇恭言似水葒有三黑點者。乃馬蓼。非三白也。藏器所說雖是。但葉亦不似薯蕷。

【氣味】甘辛寒有小毒。【主治】水腫腳氣。利大小便。消痰破癖。除積聚。消疔腫。唐本　搗絞汁服。令人吐逆。除瘧及胸膈熱痰。小兒痞滿。藏器　根療腳氣風毒脛腫。擣酒服亦甚有驗。又煎湯洗癬瘡。時珍

蠶繭草 拾遺

【集解】藏器曰：生溼地。如蓼大。莖赤花白。東土亦有之。

【氣味】辛平無毒。【主治】諸蟲如蠶類咬人。恐毒入腹。煮服之。亦擣傅諸瘡。藏器

蛇繭草 拾遺

【集解】藏器曰：生平地。葉似苦杖而小。節赤。高一二尺。種之辟蛇。又一種草。莖圓似苧。亦傅蛇毒。慎微曰：按百一方云：關東有草狀如苧。莖方節赤。挼傅蛇毒如摘御然。名蛇繭草。又有鼠繭草。即後莽草。

〔氣味〕缺。〔主治〕蛇虺毒蟲等螫。取根葉搗傅咬處，當下黃水。藏器

虎杖 別錄中品

〔釋名〕苦杖拾遺 大蟲杖藥性 斑杖日華 酸杖。〔時珍曰〕杖言其莖，虎言其斑也。或云一名杜牛膝者，非也。一種斑杖似蒻頭者，與此同名異物。

〔集解〕〔弘景曰〕田野甚多，狀如大馬蓼，莖斑而葉圓。〔保昇曰〕所在有之。生下濕地，作樹高丈餘，其莖赤根黃。二月、三月採根，日乾。〔頌曰〕今出汾州、越州、滁州，處處有之。三月生苗，莖如竹笋狀，上有赤斑點，初生便分枝丫。葉似小杏葉。七月開花，九月結實。南中出者，無花。根皮黑色，破開即黃，似柳根。亦有高丈餘者。爾雅云：蒤，虎杖。郭璞注云：似紅草而粗大，有細刺，可以染赤。是也。〔宗奭曰〕此草藥也，蜀本言作木高丈餘者，非矣。大率皆似寒菊，然花葉莖蕊差大為異，仍莖葉有淡黑斑。六七月旋旋開花，至九月中方已。花片四出，其色如桃花，差大而外微深。陝西山麓水次甚多。〔斆曰〕凡使勿誤用天藍及斑袖根，二味根形味皆相似也。〔機曰〕諸註或云似紅，似杏，似寒菊，各不相侔，豈所產有不同耶？〔時珍曰〕其莖似紅蓼，其葉圓似杏，其枝黃似柳，其花狀似菊，色似桃花。合而觀之，未嘗不同也。

根〔修治〕〔斆曰〕採得細剉，卻用葉包一夜，曬乾用。

〔氣味〕微溫。〔權曰〕甘，平，無毒。〔宗奭曰〕味微苦。今天下暑月多煎根汁為飲。不得甘草，則不堪飲。本文不言味。藥性論云：甘。是甘草之味，非虎杖味也。〔主治〕通利月水，破留血癥結。別錄 漬酒服，主暴瘕。弘景 風在骨節間及血瘀，煮作酒服之。藏器 治大熱煩躁，止渴，利小便，壓一切熱毒。甄權 治產後血運，惡血不下，心腹脹滿，排膿，主瘡癤，撲損瘀血，破風毒結氣。大明 燒灰，貼諸惡瘡。焙研，煉蜜為丸，陳米飲服，治腸痔下血。蘇頌 研末酒服，治產後瘀血血痛，及墜撲昏悶有效。時珍

〔發明〕〔權曰〕暑月以根和甘草同煎為飲，色如琥珀，可愛，甚甘美。瓶置井中，令冷澈如冰，時人呼為冷飲子，啜之且尊於茗，極解暑毒。其汁染米作糜糕益美。搗末浸酒常服，破女子經脈不通。有孕人勿服。〔時珍曰〕孫真人千金方：治女人月經不通，腹內積聚，虛脹雷鳴，四肢沉重，亦治丈夫積聚，有虎杖煎：取高地虎杖根，剉二斛，水二石五斗，煮取一斗半，去滓，入醇酒五升，煎如餳。每服一合，以知為度。又許學士本事方：治男婦諸般淋疾。用苦杖根洗淨，剉一合，以水五合，煎一盞，去滓，入乳香、麝香少許服之。鄞縣尉耿夢得內人患沙石淋，已十三年，每溺痛楚不可忍，溺器中小便下沙石，剝剝有聲。百方不效，偶得此方服之，一夕而愈。乃予目擊者。

〔附方〕舊三，新三。**小便五淋** 苦杖為末，每服二錢，用飯飲下。集驗方 **月水不利** 虎杖三兩，凌霄花、沒藥一兩，為末，熱酒每服一錢。○又方：治月經不通，腹大如甕，氣短欲死。虎杖一斤去頭暴乾切，土瓜根汁、牛膝汁二斗，水一斛，浸虎杖一宿，煎取二斗，入二汁，同煎如餳。每酒服一合，日再夜一，宿血當下。聖惠方 **時疫流毒** 攻手足腫痛欲斷。用虎杖根剉，煮汁漬之。肘後方 **腹中暴癥** 硬如石，痛刺不治，百日內死。取虎杖根，勿令影臨水上，可得石餘，洗乾搗末，稌米五升炊飯，納入攪之，好酒五斗漬之，封。候藥消飯浮，可飲一升半，勿食鮭魚及鹽。但取一斗乾者，薄酒浸飲，從少起，日三服，亦佳。癥當下也。此方治癥，大勝諸藥也。外臺秘要 **氣**

弃怪病人忽遍身皮底混混如波浪聲。癢不可忍。抓之血出。不能解。謂之氣奔。以苦杖人參青鹽細辛各一兩。作一服。水煎。細飲盡便愈。夏子益奇疾方　消渴引飲虎杖燒過。海浮石烏賊魚骨丹砂等分爲末。渴時以麥門冬湯服二錢。日三次。忌酒色魚麪鮓醬生冷。衛生家寶方

蕕草（拾遺）

〔校正〕併入有名未用別錄馬唐。

〔釋名〕馬唐（別錄）馬飯（別錄）羊麻（別錄）羊粟（別錄）蔓于（爾雅）軒于

〔藏器曰〕馬食之如餹如飯。故名馬唐馬飯。〔時珍曰〕羊亦食之。故曰羊麻羊粟。其氣蕕臭。故謂之蕕。蕕者猶也。朽木臭也。此草莖頗似蕙而臭。故左傳云。一薰一蕕。十年尚猶有臭。是也。孫升談圃以爲香蕕者誤矣。即別錄馬唐也。今併爲一。

〔集解〕〔別錄曰〕馬唐生下溼地。莖有節生根。五月採。〔藏器曰〕生南方廢稻田中。節節有根。著土如結縷草。堪飼馬。又曰蕕生水田中。狀如結縷草而葉長。馬食之。

〔氣味〕甘寒無毒〔藏器曰〕大寒。

〔主治〕馬唐調中。明耳目。別錄　煎取汁。明目潤肺。又曰。蕕。消水氣溼痺。腳氣頑痺虛腫。小腹急。小便赤澀。並合赤小豆煮食。勿與鹽。絞汁服。止消渴。搗葉傅毒腫。藏器

萹蓄（音褊畜。本經下品）

〔釋名〕扁竹（宏景）扁辨（吳普）扁蔓（吳普）粉節草（綱目）道生草（時珍）

〔時珍曰〕許慎說文作扁筑。與竹同音。節間有粉。多生道旁。故方士呼爲粉節草道生草。

〔集解〕〔別錄曰〕萹蓄生東萊山谷。五月採陰乾。〔宏景曰〕處處有之。布地而生。花節間白。葉細綠。人呼爲扁竹。〔頌曰〕春中布地生道旁。苗似瞿麥。葉細綠如竹。赤莖如釵股。節間花出甚細。微青黃色。根如蒿根。四五月採苗陰乾。蜀圖經云。二月日乾。郭璞注爾雅云。似小藜。赤莖節。好生道旁。可食殺蟲。是也。或云。爾雅王芻即此也。〔時珍曰〕其葉似落帚葉而不尖。弱莖引蔓。促節。三月開細紅花。如蓼藍花。結細子。爐火家燒灰煉霜用。一種水扁筑。名薄。音督。出說文。

〔氣味〕苦平無毒〔權曰〕甘濇。

〔主治〕浸淫疥瘙疽痔。殺三蟲。本經　療女子陰蝕。別錄　煮汁飲小兒。療蚘蟲有驗。甄權　治霍亂黃疸。利小便。小兒鬾病。時珍

〔附方〕舊六　新三

熱淋濇痛扁竹煎湯頻飲。生生編

熱黃疸疾扁竹搗汁。頓服一升。多年者。日再服之。藥性論

霍亂吐利扁竹入豉汁中。下五味。煮羹食。食醫心鏡

丹石衝眼服丹石人毒發。衝眼腫痛。扁竹根一握。洗。搗汁服之。食療本草

蚘咬心痛食療。治小兒蚘咬心痛。面青。口中沫出。臨死者。取扁竹十斤。剉。以水一石。煎至一斗。去滓。煎如餳。隔宿勿食。空心服一升。蟲即下也。仍常煮汁作飯食。○海上歌云。心頭急痛不能當。我有仙人海上方。萹蓄醋煎通口嚥。管教時刻便安康。

蟲食下部蟲狀如蝸牛。食下部作癢。取扁竹一把。水二升。煮熟。五歲兒。空腹服三五合。楊氏產乳

痔發腫痛扁竹搗汁。服一升。一二服未瘥。再服。亦取汁和麪作餺飥。煮食。日三次。藥性論

惡瘡痂癢作痛。扁竹搗封。痂落即瘥。肘後方

藎草（音燼。本經下品）

〔釋名〕黃草（吳普）菉竹（唐本）菉蓐（唐本）莨草（綱目）盭草（音戾）王芻

爾雅鵝脚莎。［時珍曰］此草綠色，可染黃，故曰黃、曰綠也。莀盩乃北人呼綠字音轉也。古者貢草入染人，故謂之王芻，而進忠者謂之藎臣也。詩云：終朝采綠，不盈一掬。許慎說文云：莀草可以染黃。漢書云：諸侯盩綬。晉灼注云：盩草出琅琊，似艾，可染，因以名綬，皆謂此草也。［禹錫曰］爾雅菉王芻，孫炎注云：即菉蓐草也。今呼為鵝脚莎。詩云：菉竹猗猗，是也。

【集解】［別錄曰］藎草生青衣川谷，九月、十月采，可以染作金色。［普曰］生太山山谷。［恭曰］青衣縣名，在益州西。今處處平澤溪澗側皆有。葉似竹而細薄，莖亦圓小。荊襄人煮以染黃色，極鮮好。俗名菉蓐草。

【氣味】苦平無毒。［權曰］神農、雷公：苦。［之才曰］畏鼠負。

【主治】久欬上氣喘逆，久寒驚悸，痂疥白禿瘍氣，殺皮膚小蟲。本經　治身熱邪氣，小兒身熱。吳普　洗一切惡瘡，有效。大明

蒺蔾本經上品

【釋名】茨爾雅　旁通本經　屈人本經　止行本經　休羽本經　升推［弘景曰］多生道上及牆上。葉布地，子有刺，狀如菱而小。長安最饒。人行多著木履。今軍家乃鑄鐵作之，以布敵路，名鐵蒺蔾。易云：據于蒺蔾，言其凶傷。詩云：牆有茨，不可掃也。以刺梗穢。方用甚稀。［時珍曰］蒺，疾也；蔾，利也；茨，刺也。其刺傷人，甚疾而利也。屈人、止行，皆因其傷人也。

【集解】［別錄曰］蒺蔾子生馮翊平澤或道旁。七月、八月采實，暴乾。［頌曰］冬月亦采之，黃白色。郭璞注爾雅云：布地蔓生，細葉，子有三角，刺人，是也。又一種白蒺蔾，今生同州沙苑，牧馬草地最多，而近道亦有之。綠葉細蔓，綿布沙上。七月開花黃紫色，如豌豆花而小。九月結實作莢子，便可采。其實味甘而微腥，褐綠色，與蠶種子相類而差大。又與馬薸子酷相類，但馬薸子微大，不堪入藥，須細辨之。［宗奭曰］蒺蔾有二等：一等杜蒺蔾，即今之道旁布地而生者，開小黃花，結芒刺。一種白蒺蔾，出同州沙苑牧馬處。子如羊內腎，大如黍粒，補腎藥。今人多用。風家惟用刺蒺蔾也。［時珍曰］蒺蔾葉如初生皁莢葉，整齊可愛。刺蒺蔾狀如赤根菜子及細菱，三角四刺，實有仁。其白蒺蔾結莢長寸許，內子大如脂麻，狀如羊腎而帶綠色，今人謂之沙苑蒺蔾。以此分別。

子

【脩治】［斅曰］凡使揀淨蒸之，從午至酉，日乾，木臼舂令刺盡，用酒拌再蒸，從午至酉，日乾用。［大明曰］入藥不計丸散，並炒去刺用。

【氣味】苦溫無毒。［別錄曰］辛微溫。［權曰］甘有小毒。［志曰］其性宣通，久服不冷而無壅熱，當以性溫為是。［之才曰］烏頭為之使。

【主治】惡血，破癥瘕積聚，喉痹乳難。久服長肌肉，明目輕身。本經　身體風癢，頭痛，欬逆傷肺肺痿，止煩下氣。小兒頭瘡，癰腫陰㿉，可作摩粉。別錄　治諸風癧瘍，療吐膿，去燥熱。甄權　治奔豚腎氣，肺氣胸膈滿，催生墮胎，益精，療水藏冷，小便多，止遺瀝泄精溺血腫痛。大明　痔漏陰汗，婦人發乳帶下。蘇頌　治風秘，及蚘蟲心腹痛。時珍

白蒺蔾【氣味】甘溫無毒。【主治】補腎，治腰痛泄精，虛損勞乏。時珍

【發明】［頌曰］古方皆用有刺者，治風明目最良。神仙方亦有單服蒺蔾法，云不問黑白，但取堅實

者。春去刺用。〔時珍曰〕古方補腎治風，皆用刺蒺藜。後世補腎多用沙苑蒺藜，或以熬膏和藥，恐其功亦不甚相遠也。刺蒺藜炒黃去刺，磨麪作餅，或蒸食，可以救荒。

〔附方〕舊九，新八。**服食法**：蒺藜子一碩，七八月熟時收取，日乾，舂去刺，杵爲末。每服二錢，新汲水調下，日三服，勿令中絕，斷穀長生。服之一年以後，冬不寒，夏不熱。二年，老者復少，髮白復黑，齒落更生。服之三年，身輕長生。神仙秘旨。**腰脊引痛**：蒺藜子擣末，蜜和丸胡豆大。酒服二丸，日三服。外臺秘要。**通身浮腫**：杜蒺藜日日煎湯洗之。聖惠方。**卒中五尸**：蒺藜子擣末，蜜丸胡豆大。每服二丸，日二服。肘後方。**大便風秘**：蒺藜子炒一兩，猪牙皂莢去皮酥炙五錢，爲末。每服一錢，鹽茶湯下。普濟方。**月經不通**：杜蒺藜、當歸等分，爲末。米飲每服三錢。儒門事親。**催生下衣**：難產，胎在腹中，并包衣不下，及胎死者。蒺藜子、貝母各四兩，爲末。米湯服三錢。少頃不下，再服。梅師方。**蚘蟲心痛**：吐清水。七月七日採蒺藜子，陰乾，方寸匕，日三服。外臺秘要。**萬病積聚**：七八月收蒺藜子，水煮熟，曝乾，蜜丸梧子大。每酒服七丸，以知爲度。其汁煎如飴服之。**三十年失明**：補肝散：用蒺藜子七月七日收，陰乾擣散。食後水服方寸匕，日二。外臺秘要。**牙齒動搖**：疼痛及打動者。土蒺藜去角生研五錢，淡漿水半盌，蘸水入鹽溫漱，甚效。或以根燒灰，貼牙即牢固也。御藥院方。**牙齒出血**：不止，動搖。白蒺藜末，旦旦擦之。道藏經。**打動牙疼**：蒺藜子或根爲末，日日揩之。瑞竹堂方。**鼻塞出水**：多年不聞香臭。蒺藜二握，當道車碾過，以水一大盞，煮取半盞。仰臥，先滿口含飯，以汁一合灌鼻中。不通再灌，嚏出一兩箇息肉，似赤蛹蟲，即愈。聖惠方。**面上瘢痕**：蒺藜子、山梔子各一合，爲末，醋和，夜塗旦洗。救急方。**白癜風疾**：白蒺藜子六兩，生擣爲末。每湯服二錢，日二服。一月絕根。服至半月，白處見紅點，神效。孫眞人食忌。**一切疔腫**：蒺藜子一升，熬擣，以醋和封頭上，拔根。外臺秘要。

花〔主治〕陰乾爲末，每溫酒服二三錢，治白癜風。宗奭

苗〔主治〕煮湯，洗疥癬風瘡作癢。時珍

〔附方〕舊二，新一。**鼻流清涕**：蒺藜苗二握，黃連二兩，水五升，煎一升，少少灌鼻中取嚏，不過再服。聖惠方。**諸瘡腫毒**：蒺藜蔓洗，三寸截之，以水五升，煮取二升，去滓，納銅器中，又煮取一升，納小器中，煮如飴狀，以塗腫處。千金方。**蠼螋尿瘡**：遶身匝即死。以蒺藜葉擣傅之。無葉用子。備急方。

穀精草 宋開寶

〔釋名〕**戴星草**開寶　**文星草**綱目　**流星草**〔時珍曰〕穀田餘氣所生，故曰穀精。〔志曰〕白花似星，故有戴星諸名。

〔集解〕〔頌曰〕處處有之。春生於穀田中，葉、莖俱青，根、花並白色。二月、三月採花用。花白小圓似星。可餧馬令肥，主蟲顙毛焦病。又有一種，莖梗長有節，根微赤，出秦隴間。〔時珍曰〕此草收穀後，荒田中生之，江湖南北多有。一科叢生，葉似嫩穀秧，抽細莖，高四五寸。莖頭有小白花，點點如亂星。九月採花，陰乾。云二三月採者，誤也。

花〔氣味〕辛，溫，無毒。〔藏器曰〕甘，平。〔大明曰〕可結水銀成砂子。〔主治〕**喉痺，齒風痛，諸瘡疥**。開寶　**頭風痛，目盲翳膜，痘後生翳，止血**。時珍

【發明】時珍曰：穀精體輕性浮，能上行陽明分野。凡治目中諸病，加而用之，甚良。明目退翳之功，似在菊花之上也。

【附方】舊一，新七。

腦痛眉痛 穀精草二錢，地龍三錢，乳香一錢，爲末。每用半錢，燒煙筒中，隨左右熏鼻。聖濟錄

偏正頭痛 集驗方：用穀精草一兩，爲末，以白麪糊調，攤紙花上，貼痛處，乾換。○聖濟方：用穀精草末、銅綠各一錢，消石半分，隨左右嗃鼻。

鼻衄不止 穀精草爲末，熟麪湯服二錢。聖惠方

目中翳膜 穀精草、防風等分，爲末，米飲服之，甚驗。明目方

痘後目翳 隱澀淚出，久而不退。用穀精草爲末，以柹或猪肝片蘸食。一方：加蛤粉等分，同入猪肝內煮熟，日食之。又方：見夜明沙。邵眞人濟急方

小兒雀盲 至晚忽不見物。用羯羊肝一具，不用水洗，竹刀剖開，入穀精草一撮，瓦罐煮熟，日食之，屢效。忌鐵器。如不肯食，炙熟，擣作丸綠豆大，每服三十丸，茶下。衛生家寶方

小兒中暑 吐泄煩渴。穀精草燒存性，用器覆之，放冷，爲末。每冷米飲服半錢。保幼大全

海金沙 宋嘉祐

【釋名】**竹園荾** 時珍曰：其色黃如細沙也。謂之海者，神異之也。俗名竹園荾，象葉形也。

【集解】禹錫曰：出黔中郡，湖南亦有。生作小株，高一二尺。七月收其全科，於日中暴之，小乾，以紙襯承，以杖擊之，有細沙落紙上，且暴且擊，以盡爲度。時珍曰：江浙、湖湘、川陝皆有之，生山林下。莖細如線，引于竹木上，高尺許。其葉細如園荾葉而甚薄，背面皆青，上多皺文。皺處有沙子，狀如蒲黃粉，黃赤色。不開花，細根堅强。其沙及草皆可入藥。方士采其草取汁，煮砂、縮汞。

【氣味】**甘，寒，無毒。**【主治】**通利小腸。得卮子、馬牙消、蓬沙，療傷寒熱狂。或丸或散。**嘉祐 **治濕熱腫滿，小便熱淋、膏淋、血淋、石淋、莖痛，解熱毒氣。**時珍

【發明】時珍曰：海金沙，小腸、膀胱血分藥也。熱在二經血分者宜之。

【附方】舊一，新五。

熱淋急痛 海金沙草陰乾爲末，煎生甘草湯調服二錢。此陳總領方也。一加滑石。夷堅志

小便不通 臍下滿悶。海金沙一兩，臘面茶半兩，擣碎。每服三錢，生薑甘草煎湯下，日二服。亦可末服。圖經本草

膏淋如油 海金沙、滑石各一兩，甘草稍二錢半，爲末。每服二錢，麥門冬煎湯服，日二次。仁存方

血淋痛澀 但利水道，則清濁自分。海金沙末，新汲水或砂餹水服一錢。普濟方

脾濕腫滿 腹脹如鼓，喘不得臥。海金沙散：用海金沙三錢，白朮四兩，甘草半兩，黑牽牛頭末一兩半，爲末。每服一錢，煎倒流水調下，得利爲妙。東垣蘭室秘藏

痘瘡變黑 歸腎。用竹園荾草煎酒，傅其身，卽發起。直指方

地楊梅 拾遺

【集解】藏器曰：生江東溼地。苗如莎草，四五月有子，似楊梅也。

【氣味】**辛，平，無毒。**【主治】**赤白痢。取莖子煎湯服。**藏器

水楊梅 綱目

【釋名】**地椒**

【集解】時珍曰：生水邊。條葉甚多，生子如楊梅狀。庚辛玉冊云：地椒一名水楊梅，多生近道陰溼處，荒田野中亦有之。叢生，苗葉似菊。莖端開黃花，實類椒而不赤。實可結伏三黃、白礬，制丹砂、粉霜。

【氣味】**辛，溫，無毒。**【主治】**疔瘡腫毒。**時珍

地蜈蚣草（綱目）

【集解】時珍曰：生村落塍野間，左蔓延右，右蔓延左。其葉密而對生，如蜈蚣形，其穗亦長，俗呼過路蜈蚣。其延上樹者，呼飛天蜈蚣。根苗皆可用。

【氣味】苦，寒，無毒。【主治】解諸毒及大便不通，搗汁。療癰腫，搗塗，并末服，能消毒排膿。蜈蚣傷者，入鹽少許搗塗，或末傅之。時珍

【附方】新一。一切癰疽：及腸癰、奶癰，赤腫未破，或已破而膿血不散，發熱疼痛能食者。並宜排膿托裏散：用地蜈蚣、赤芍藥、當歸、甘草等分，爲末。每服二錢，温酒下。和劑局方

半邊蓮（綱目）

【集解】時珍曰：半邊蓮，小草也。生陰溼塍塹邊。就地細梗引蔓，節節而生細葉。秋開小花，淡紅紫色，止有半邊，如蓮花狀，故名。又呼急解索。

【氣味】辛，平，無毒。【主治】蛇虺傷，搗汁飲，以滓圍塗之。又治寒齁氣喘，及瘧疾寒熱，同雄黄各二錢，搗泥，盌內覆之，待色青，以飯丸梧子大。每服九丸，空心鹽湯下。時珍。壽域方

紫花地丁（綱目）

【釋名】箭頭草（綱目）、獨行虎（綱目）、羊角子（秘韞）、米布袋。

【集解】時珍曰：處處有之。其葉似柳而微細，夏開紫花結角。平地生者起莖，溝壑邊生者起蔓。普濟方云：鄉村籬落生者，夏秋開小白花，如鈴兒倒垂，葉微似木香花之葉。此與紫花者相戾，恐別一種也。

【氣味】苦、辛，寒，無毒。【主治】一切癰疽發背，疔腫瘰癧，無名腫毒惡瘡。時珍

【附方】新八。黄疸內熱：地丁末，酒服三錢。乾坤秘韞　稻芒黏咽：不得出者。箭頭草嚼嚥下。同上方　癰疽惡瘡：紫花地丁連根，同蒼耳葉等分，搗爛，酒一鍾，攪汁服。楊誠經驗方　癰疽發背：無名諸腫，貼之如神。紫花地丁草，三伏時收，以白麪和成，鹽醋浸一夜貼之。昔有一尼發背，夢得此方，數日而痊。孫天仁集效方　一切惡瘡：紫花地丁根日乾，以罐盛，燒烟對瘡熏之，出黄水，取盡愈。衛生易簡方　瘰癧疔瘡：發背諸腫。紫花地丁根去粗皮，同白蒺藜爲末，油和塗，神效。乾坤秘韞　疔瘡腫毒：千金方用紫花地丁草，搗汁服，雖極者亦效。楊氏方用紫花地丁草、葱頭、生蜜共搗貼之。若瘤瘡，加新黑牛屎。喉痹腫痛：箭頭草葉入醬少許，研膏，點入取吐。普濟方

鬼鍼草（拾遺）

【集解】藏器曰：生池畔，方莖，葉有椏，子作釵脚，著人衣如針。北人謂之鬼針，南人謂之鬼釵。

【氣味】苦，平，無毒。【主治】蜘蛛蛇咬，杵汁服，并傅。藏器　塗蠍蠆傷。時珍

【附方】新一。割甲傷肉：不愈。鬼鍼草苗、鼠黏子根搗汁，和臘豬脂塗。千金

獨用將軍（唐本草）

集解恭曰生林野中。節節穿葉心生苗。其葉似楠。不時采根葉用。

氣味辛無毒主治毒腫乳癰解毒破惡血。蘇恭

附方新一 下痢噤口獨將軍草根有珠如豆者。取珠擣汁三匙。以白酒半盃和服。簡便方

附錄 留軍待恭曰生劍州山谷。葉似楠而細長。采無時。味辛温無毒。主肢節風痛折傷瘀血五緩攣痛。

見腫消宋圖經

集解頌曰生筠州。春生苗葉。莖紫色。高一二尺。葉似桑而光。面青紫赤色。采無時。

氣味酸濇有微毒主治消癰腫及狗咬擣葉貼之。蘇頌

附方新一 一切腫毒及傷寒遺毒。發于耳之前後。及項下腫硬。用見腫消草、生白及、生白歛、土大黃、生大薊根、野苧麻根擣成餅。入芒消一錢。和貼留頭。乾即易之。若加金線重樓及山慈姑尤妙。傷寒蘊要

攀倒甑圖經

釋名頌曰生宜州郊野。莖葉如薄荷。一名斑杖。一名接骨。時珍曰斑杖名同虎杖。接骨名同蒴藋。不知是一類否。

氣味苦寒無毒主治解利風熱。煩渴狂躁。擣汁服。甚效。蘇頌

水甘草綱目

集解頌曰生筠州。多在水旁。春生苗。莖青。葉如柳。無花。土人十月八月採。單用。不入眾藥。

氣味甘寒無毒主治小兒風熱丹毒。同甘草煎飲。蘇頌

本草綱目草部第十六卷終

本草綱目草部目錄第十七卷

草之六　毒草類四十七種

右附方舊一百三十四新四百九十五

本草綱目草部第十七卷上

草之六 毒草類四十七種

大黃 本經下品

【釋名】黃良本經 將軍當之 火參吳普 膚如吳普〔宏景曰〕大黃，其色也。將軍之號。當取其駿快也。〔杲曰〕推陳致新。如戡定禍亂。以致太平。所以有將軍之號。

【集解】〔別錄曰〕大黃生河西山谷及隴西。二月八月采根。火乾。〔普曰〕生蜀郡北部或隴西。二月卷生黃赤。其葉四四相當。莖高三尺許。三月花黃。五月實黑。八月采根。根有黃汁。切片陰乾。〔宏景曰〕今采益州北部汶山及西山者。雖非河西隴西。好者猶作紫地錦色。味甚苦澀。色至濃黑。西川陰乾者勝。北部日乾。亦有火乾者。皮小焦不如。而耐蛀堪久。此藥至勁利。粗者便不中服。〔恭曰〕葉子莖並似羊蹄。但莖高六七尺而脆。味酸堪生啖。葉粗長而厚。根細者亦似宿羊蹄。大者乃如盌。長二尺。其性溼潤而易蛀壞。火乾乃佳。作時燒石使熱。橫寸截著石上而煿之。一日微燥。以繩穿眼乾。今出宕州涼州西羌蜀地者皆佳。幽并以北者漸細。氣力不及蜀中者。陶言蜀地不及隴西。誤矣。〔藏器曰〕凡用當分別之。若取和厚深沈能攻病者。可用蜀中似牛舌片緊硬者。若取瀉泄駿快。推陳去熱者。當取河西錦文者。〔頌曰〕今蜀川河東陝西州郡皆有之。以蜀川錦文者佳。其次秦隴來者。謂之土番大黃。正月內生青葉。似蓖麻。大者如扇。根如芋。大者如盌。長一二尺。其細根如牛蒡。小者亦如芋。四月開黃花。亦有青紅似蕎麥花者。莖青紫色。形如竹。二八月采根。去黑皮。切作橫片。火乾。蜀大黃乃作緊片如牛舌形。謂之牛舌大黃。二者功用相等。江淮出者曰土大黃。二月開花。結細實。〔時珍曰〕宋祁益州方物圖言蜀大山中多有之。赤莖大葉。根巨若盌。藥市以大者為枕。紫地錦文也。今人以莊浪出者為最。莊浪即古涇原隴西地。與別錄相合。

【正誤】〔頌曰〕鼎州出一種羊蹄大黃。治疥瘙甚效。初生苗葉。累年長大。即葉似商陸而狹尖。四月內抽條出穗。五七莖相合。花葉同色。結實如蕎麥而輕小。五月熟即黃色。呼為金蕎麥。三月采苗。五月采實。陰乾。九月采根。破之亦有錦文。亦呼為土大黃。〔時珍曰〕蘇說即老羊蹄根也。因其似大黃。故謂之羊蹄大黃。實非一類。又一種酸模。乃山大黃也。狀似羊蹄。而生山上。所謂土大黃或指此。非羊蹄也。俱見本條。

【根】【脩治】〔雷曰〕凡使細切。以文如水旋斑緊重者。剉片蒸之。從巳至未。曬乾。又酒臘水蒸之。從未至亥。如此凡七次。曬乾。卻酒淡蜜水再蒸一伏時。其大黃必如烏膏樣。乃曬乾用。〔藏器曰〕凡用有蒸有生有熟。不得一槩用之。〔承曰〕大黃采時。皆以火石煿乾貨賣。更無生者。用之亦不須更多炮炙蒸煮。

【氣味】苦寒無毒〔別錄曰〕大寒。〔普曰〕神農雷公苦有毒。扁鵲苦無毒。李當之大寒。〔元素曰〕味苦氣寒。氣味俱厚。沉而降。陰也。用之須酒浸煨熟者。寒因熱用。酒浸入太陽經。酒洗入陽明經。餘經不用酒。〔杲曰〕大黃苦峻下走。用之于下必生用。若邪氣在上。非酒不至。必用酒浸引上至高之分。驅熱而下。如物在高巔。必射以取之也。若用生者。則遺至高之邪熱。是以愈後或目赤。或喉痺。或頭腫。或膈上熱疾生也。〔時珍曰〕凡病在氣分。及胃寒血虛。并妊娠產後。並勿輕用。其性苦寒。能傷元氣耗陰血故也。〔之才曰〕黃芩為之使。無所畏。〔權曰〕忌冷水。惡乾漆。

【主治】下瘀血血閉。寒熱。破癥瘕積聚。留飲宿食。蕩滌腸胃。推陳致新。通利水穀。調中化食。安和五臟。本經 平胃下氣。除痰實，腸胃結熱，心腹脹滿，女子寒血閉脹，小腹痛，諸老血留結。別錄 通女子經候，利水腫，利大小腸，貼熱腫毒，小兒寒熱時疾，煩熱蝕膿。甄權 通宣一切氣，調血脈，利關節，泄壅滯水氣，溫瘴熱瘧。大明 瀉諸實熱不通，除下焦溼熱，消宿食，瀉心下痞滿。元素 下痢赤白，裏急腹痛，小便淋瀝，實熱燥結，潮熱譫語，黄疸，諸火瘡。時珍

【發明】之才曰：得芍藥、黄芩、牡蠣、細辛、茯苓，療驚恚怒，心下悸氣；得消石、紫石英、桃仁，療女子血閉。宗奭曰：張仲景治心氣不足，吐血衄血，瀉心湯，用大黄、黄芩、黄連。或曰：心氣既不足，而不用補心湯，更用瀉心何也？答曰：若心氣獨不足，則當不吐衄也。此乃邪熱因不足而客之，故令吐衄，以苦泄其熱，以苦補其心，蓋一舉而兩得之。有是證者，用之無不效。惟在量其虛實而已。震亨曰：大黄苦寒善泄，仲景用之瀉心湯者，正因少陰經不足，本經之陽亢甚無輔，以致陰血妄行飛越，故用大黄瀉去亢甚之火，使之平和，則血歸經而自安。夫心之陰氣不足，非一日矣，肺與肝俱各受火而病作，故黄芩救肺，黄連救肝。肺者陰之主，肝者心之母、血之合也。肝肺之火既退，則陰血復其舊矣。寇氏不明說而云邪熱客之，何以明仲景之意而開悟後人也？時珍曰：大黄乃足太陰、手足陽明、手足厥陰五經血分之藥。凡病在五經血分者，宜用之。若在氣分用之，是謂誅伐無過矣。瀉心湯治心氣不足吐血衄血者，乃真心之氣不足，而手厥陰心包絡、足厥陰肝、足太陰脾、足陽明胃之邪火有餘也。雖曰瀉心，實瀉四經血中之伏火也。又仲景治心下痞滿、按之軟者，用大黄黄連瀉心湯主之。此亦瀉脾胃之溼熱，非瀉心也。病發于陰而反下之，則作痞滿，乃寒傷營血，邪氣乘虛結于上焦。胃之上脘在于心，故曰瀉心，實瀉脾也。素問云：太陰所至爲痞滿。又云：濁氣在上，則生䐜脹，是矣。病發於陽而反下之，則成結胸，乃熱邪陷入血分，亦在上脘分野。仲景大陷胸湯丸皆用大黄，亦瀉脾胃血分之邪，而降其濁氣也。若結胸在氣分，則只用小陷胸湯；痞滿在氣分，則用半夏瀉心湯矣。成無己註釋傷寒論，亦不知分別此義。成無己曰：熱淫所勝，以苦泄之。大黄之苦，以蕩滌瘀熱，下燥結而泄胃强。頌曰：本草稱大黄推陳致新，其效最神，故古方下積滯多用之。張仲景治傷寒用處尤多。古人用毒藥攻病，必隨人之虛實寒熱而處置，非一切輕用也。梁武帝因發熱欲服大黄，姚僧坦曰：大黄乃是快藥，至尊年高，不可輕用。帝弗從，幾至委頓。梁元帝常有心腹疾，諸醫咸謂宜用平藥，可漸宣通。僧坦曰：脈洪而實，此有宿妨，非用大黄無瘥理。帝從之，遂愈。以此言之，今醫用一毒藥而攻衆病，其偶中，便謂此方神奇；其差誤，則不言用藥之失，可不戒哉。

【附方】舊十四，新三十七。

吐血衄血 治心氣不足，吐血衄血者，瀉心湯主之。大黄二兩，黄連、黄芩各一兩，水三升，煮一升，熱服取利。張仲景金匱玉函。

吐血刺痛 川大黄一兩，爲散，每服一錢，以生地黄汁一合，水半盞，煎三五沸，無時服。簡要濟衆方。

傷寒痞滿 病發於陰而反下之，心下滿而不痛，按之濡，此爲痞也。大黄黄連瀉心湯主之。大黄二兩，黄連一兩，以麻沸湯二升漬之，須臾絞汁，分作二次溫服。仲景傷寒論。

熱病譫狂 川大黄五兩，剉，炒微赤，爲散，用臘雪水五升，煎如膏，每服半匙，冷水下。聖惠方。

傷寒發黄 方同上○。氣壯者，大黄一兩，水二升，漬一宿，平旦煎汁一升，入芒消一兩，緩服，須臾當利下。傷寒類要。

腰脚風氣 作痛，大黄二兩，切如棊子，和少酥炒乾，勿令焦，擣篩。每用二錢，空心以水三大合，入

薑三片煎十餘沸取湯調服當下冷膿惡物卽痛止崔元亮海上方**一切壅滯**經驗方治風熱積壅化痰涎治痞悶消食化氣導血用大黃四兩牽牛子半炒半生四兩爲末煉蜜丸如梧子大每服十丸白湯下並不損人如要微利加一二十丸○衛生寶鑑用皁莢熬膏和丸名墜痰丸又名全眞丸金宣宗服之有驗賜名保安丸**痰爲百病**滾痰丸治痰百病惟水瀉胎前產後不可服用大黃酒浸蒸熟切曬八兩生黃芩八兩沉香半兩青礞石二兩以焰消二兩同入砂罐固濟煅紅研末二兩右各取末以水和丸梧子大常服一二十丸小病五六十丸緩病七八十丸急病一百二十丸溫水吞下卽臥勿動候藥逐上焦痰滯次日先下糟粕次下痰涎未下再服王隱君歲合四十餘斤愈疾數萬也養生主論**男女諸病**無極丸治婦人經血不通赤白帶下崩漏不止腸風下血五淋產後積血癥瘕腹痛男子五勞七傷小兒骨蒸潮熱等證其效甚速

宜六癸日合之用錦紋大黃一斤分作四分一分用童尿一盌食鹽二錢浸一日切曬一分用醋酒一盌浸一日切曬再以巴豆仁三十五粒同炒豆黃去豆不用一分用紅花四兩泡水一盌浸一日切曬一分用當歸四兩入淡醋一盌同浸一日去歸切曬爲末煉蜜丸梧子大每服五十丸空心溫酒下取下惡物爲驗未下再服此武當高士孫碧雲方也醫林集要**心腹諸疾**三物備急丸治心腹諸疾卒暴百病用大黃巴豆乾薑各一兩擣篩蜜和擣一千杵丸小豆大每服三丸凡中客忤心腹脹滿痛如錐刀氣急口噤停尸卒死者以暖水或酒服之或灌之未知更服三丸腹中鳴轉當吐下便愈若口已噤者折齒灌之入喉卽瘥此乃仲景方司空裴秀改爲散用不及丸也圖經本草**腹中痞塊**大黃十兩爲散醋三升蜜兩匙和煎丸梧子大每服三十丸生薑湯下吐利爲度外臺祕要**腹脇積塊**風化石灰末半斤瓦器炒極熱稍冷入大黃末一兩

炒熱入桂心末半兩略炒下米醋攪成膏攤布貼之○又方大黃二兩朴消一兩爲末以大蒜同搗膏和貼之或加阿魏一兩尤妙丹溪心法**久患積聚**二便不利上搶心腹脹滿害食大黃白芍各二兩爲末水丸梧子大每湯下四十丸日三以知爲度千金方**脾癖疳積**不拘大人小兒錦紋大黃三兩爲末醋一盞沙鍋內文武火熬成膏傾瓦上日曬夜露三日再研用舶上硫黃一兩形如琥珀者官粉一兩同研勻十歲以下小兒半錢大人一錢半米飲下忌一切生冷魚肉只食白粥半月如一服不愈半月之後再服若不忌口不如勿服聖濟總錄**小兒無辜**閃癖瘰癧或頭乾黃聳或作痢作瘥諸狀多者大黃煎主之大黃九兩錦紋新實者若微朽卽不中用削去皮搗篩爲散以好米醋三升和置瓦盌中於大鐺內浮湯上炭火慢煮候至成膏可丸乃貯器中三歲兒一服七丸梧子大日再服以下出靑赤膿爲度若不下或下少稍稍加丸若

下多又須減之病重者七入劑方盡根大人亦可用之此藥惟下宿膿不令兒利也須禁食毒物乳母亦禁之一加木香一兩半崔知悌方**小兒諸熱**大黃煨熟黃芩各一兩爲末煉蜜丸麻子大每服五丸至十丸蜜湯下加黃連名三黃丸錢氏小兒方**骨蒸積熱**漸漸黃瘦大黃四分以童子小便五六合煎取四合去滓空腹分爲二服如人行五里再服廣利方**赤白濁淋**好大黃爲末每服六分以雞子一個破頂入藥攪勻蒸熟空心食之不過三服愈簡便方**相火祕結**大黃末一兩牽牛頭末半兩每服二錢有厥冷者酒服無厥冷五心煩蜜湯服劉河間保命集**諸痢初起**大黃煨熟當歸各二三錢壯人各一兩水煎服取利或加檳榔集簡方**熱痢裏急**大黃一兩浸酒半日煎服取利集簡方**忽喘悶絕**不能語言涎流吐逆牙齒動搖氣出轉大絕而復蘇名傷寒併熱霍亂大黃人參各半兩

水二盞，煎一盞，熱服，可安。危氏得效方。**食已即吐**胸中有火也。大黃一兩，甘草二錢半，水一升，煮半升，溫服。仲景金匱玉函方。**婦人血癖**作痛。大黃一兩，酒二升，煮十沸，頓服。千金翼。**產後血塊**大黃末一兩，頭醋半升，熬膏，丸梧子大，每服五丸，溫醋化下，良久當下。千金方。**乾血氣痛**錦紋大黃酒浸曬乾四兩，爲末，好醋一升，熬成膏，丸芡子大，臥時酒化一丸服，大便利一二行，紅漏自下，乃調經仙藥也。或加香附。董氏集驗方。**婦人嫁痛**小戶腫痛也。大黃一兩，酒一升，煮一沸，頓服。千金方。**男子偏墜**作痛。大黃末和醋塗之，乾則易。梅師方。**溼熱眩運**不可當者。酒炒大黃爲末，茶清服二錢，急則治其標也。丹溪纂要。**小兒腦熱**常欲閉目。大黃一分，水三合，浸一夜。一歲兒服半合，餘者塗頂上，乾即再上。姚和衆至寶方。**暴赤目痛**四物湯加大黃，酒煎服之。傳信適用方。**胃火牙痛**口含冰水一口，以紙撚醮大黃末，隨左右嗃鼻，立止。儒門事親。**風熱牙痛**紫金散：治風熱積壅，一切牙痛，去口氣，大有奇效。好大黃瓶內燒存性，爲末，早晚揩牙，漱去。都下一家專貨此藥，兩宮常以數千贖之，其門如市也。千金家藏方。**風蟲牙痛**齦常出血，漸至崩落，口臭，極效。大黃米泔浸軟，生地黃各旋切一片，合定貼上，一夜即愈，未愈再貼。忌說話，恐引入風。本事方。○**口瘡糜爛**大黃、枯礬等分，爲末，擦之吐涎。聖惠方。**鼻中生瘡**生大黃、杏仁搗勻，豬脂和塗。○又方：生大黃、黃連各一錢，麝香少許，爲末，生油調搽。聖惠方。**仙茅毒發**舌脹出口。方見仙茅下。**傷損瘀血**三因方雞鳴散：治從高墜下，木石壓傷，及一切傷損，瘀凝積痛不可忍，並以此藥推陳致新。大黃酒蒸一兩，杏仁去皮三七粒，細研，酒一盞，煎六分，雞鳴時服，至晚取下瘀血即愈。○和濟方治跌壓瘀血在內脹滿，大黃、當歸等分，炒研，每服四錢，溫酒服，取下惡物，愈。**打撲傷痕**瘀血滾注，或作潮熱者。大黃末，薑汁調塗，一夜黑者紫，二夜紫者白也。瀕湖集簡方。**杖瘡腫痛**大黃末，醋調塗之。童尿亦可調。醫方摘玄。**金瘡煩痛**大便不利。大黃、黃芩等分，爲末，蜜丸，先食水下十丸，日三服。千金方。**凍瘡破爛**大黃末，水調塗之。衛生寶鑑。**湯火傷灼**莊浪大黃生研，蜜調塗之，不惟止痛，又且滅瘢。此乃金山寺神人所傳方。洪邁夷堅志。**灸瘡飛蝶**因艾灸訖，火痂便退，瘡內鮮肉片飛如蝶形而去，痛不可忍，是火毒也。大黃、朴消各半兩，爲末，水服，取利即愈。張杲醫說。**蠼螋咬瘡**大黃末塗之。醫說。**火丹赤腫**遍身者。大黃磨水，頻刷之。急救方。**腫毒初起**大黃、五倍子、黃蘗等分，爲末，新汲水調塗，日四五次。簡便方。**癰腫焮熱**作痛。大黃末，醋調塗之，燥即易，不過數易即退，甚驗神方也。肘後方。**乳癰腫毒**金黃散：用川大黃、粉草各一兩，爲末，好酒熬成膏，收之，以絹攤貼瘡上，仰臥，仍先以溫酒服一大匙，明日取下惡物。婦人經驗方。**大風癩瘡**大黃煨一兩，皁莢刺一兩，爲末，每服方寸匕，空心溫酒下，取出惡毒物如魚腦狀，未下再服，即取下如亂髮之蟲。取盡，乃服雄黃花蛇。藥名通天再造散。十便良方。

葉【氣味】**酸，寒，無毒。**【主治】**置薦下，辟蝨蟲。**相感志

商陸本經下品

【釋名】**蓫薚**音逐湯**當陸**開寶**章柳**圖經**白昌**開寶**馬尾**廣雅**夜呼**本經【時珍曰】此物能逐蕩水氣，故曰蓫薚，訛爲商陸，又訛爲當陸，北音訛爲章柳。或云枝枝相值，葉葉相當，故曰當陸。或云多當陸路而生也。

〔集解〕〔別錄曰〕商陸生咸陽山谷。如人形者有神。〔恭曰〕此有赤白二種，白者入藥用，赤者見鬼神，甚有毒。〔保昇曰〕所在有之。葉大如牛舌而厚脆。赤花者根赤，白花者根白。二月、八月采根，日乾。〔頌曰〕俗名章柳根。多生於人家園圃中。春生苗，高三四尺。青葉如牛舌而長。莖青赤，至柔脆。夏秋開紅紫花，作朵。根如蘿蔔而長。八九月采之。爾雅謂之蓫薚，廣雅謂之馬尾，易經謂之莧陸。〔斅曰〕一種赤昌，苗葉絶相類，不可服之。有傷筋骨消腎之毒。惟花白年多者，仙人采之作脯，可下酒也。〔時珍曰〕商陸昔人亦種之。爲蔬，取白根及紫色者擘破作畦栽之，亦可種子。根苗莖並可洗蒸食，或用灰汁煮過亦良。服丹砂、乳石人食之尤利。其赤與黄色者有毒，不可食。按 周憲王救荒本草云：章柳幹粗似雞冠花幹，微有線楞，色微紫赤，極易生植。

根〔脩治〕〔斅曰〕取花白者根，銅刀刮去皮，薄切，以東流水浸兩宿，漉出，架甑蒸，以黑豆葉一重，商陸一重，如此蒸之，從午至亥，取出去豆葉，暴乾剉用。無豆葉，以豆代之。

〔氣味〕辛，平，有毒。〔別錄曰〕酸。〔權曰〕甘，有大毒。忌犬肉。〔大明曰〕白者苦冷，得大蒜良。赤者有毒，能伏硇砂、砒石、雌黄，拔錫。〔恭曰〕赤者但可貼腫，服之傷人，痢血不已，殺人，令人見鬼神。〔張仲景曰〕商陸以水服，殺人。〔杲曰〕商陸有毒，陽中之陰。其味酸辛，其形類人。其用療水，其效如神。

〔主治〕**水腫，疝瘕痹，熨除癰腫，殺鬼精物。**本經 **療胸中邪氣，水腫痿痹，腹滿洪直，疏五臟，散水氣。**別錄 **瀉十種水病。喉痺不通，薄切醋炒，塗喉外，良。**甄權 **通大小腸，瀉蠱毒，墮胎，熁腫毒，傅惡瘡。**大明

〔發明〕〔宏景曰〕方家不甚用，惟療水腫，切生根，雜鯉魚煮作湯服。道家乃散用之，及煎釀服，皆能去尸蟲，見鬼神。其實子亦入神藥。花名葛花，尤良。〔頌曰〕古方術家多用之，亦可單服。五月五日采根，竹筐盛，掛屋東北角陰乾百日，擣篩，井華水調服，云神仙所秘法也。〔時珍曰〕商陸苦寒，沉也，降也，陰也。其性下行，專於行水，與大戟、甘遂，蓋異性而同功。胃氣虛弱者不可用。方家治腫滿，小便不利者，以赤根擣爛，入麝香三分，貼于臍心，以帛束之，得小便利，即腫消。又治濕水，以指畫肉上，隨散不成文者，用白商陸、香附子炒乾，出火毒，以酒浸一夜，日乾爲末。每服三錢，米飲下，或以大蒜同商陸煮汁服亦可。其莖葉作蔬食，亦治腫疾。〔嘉謨曰〕古讚云：其味酸辛，其形類人。療水貼腫，其效如神。斯言盡之矣。

〔附方〕舊九，新六。

濕氣腳軟 章柳根切小豆大，煮熟，更以綠豆同煮爲飯，每日食之，以瘥爲度，最效。斗門方。

水氣腫滿 外臺秘要用白商陸根去皮，切如豆大，一大盞，以水二升，煮一升，更以糯米一大盞，同煮成粥。每日空心服之，取微利，不得雜食。〇千金散用白商陸六兩，取汁半合，和酒半升，看人與服，當利下水，取效。〇梅師方用白商陸一升，羊肉六兩，水一斗，煮取六升，去滓，和葱、豉作臛食之。

腹中暴癥 有物如石，痛刺啼呼，不治，百日死。多取商陸根擣汁或蒸之，以布藉腹上，安藥，勿覆，冷即易，晝夜勿息。孫真人千金方。

痃癖如石 在脅下堅硬。生商陸根汁一升，杏仁一兩浸去皮，擣如泥，以商陸汁絞杏泥，火煎如餳。每服棗許，空腹熱酒服，以利下惡物爲度。聖惠方。

產後腹大 堅滿，喘不能臥。白聖散：用章柳根三兩，大戟一兩半，甘遂炒一兩，爲末。每服二三錢，熱湯調下，大便宜利爲度。此乃主水聖藥也。潔古保命集。

五尸注痛 腹痛脹急，不得喘息，上攻心胸，旁攻兩脅，痛或礧塊涌起。用商陸根熬，以囊盛，更互熨之，取效。肘後方。

小兒痘毒 小兒將痘發熱，失表，忽作腹痛及膨脹，弩氣，乾霍亂，

由毒氣與胃氣相搏，欲出不得出也。以商陸根和葱白搗傅臍上，斑止疸出，方免無虞。摘玄方

耳卒熱腫：生商陸削尖納入，日再易。聖濟錄 喉卒攻痛：商陸切根，炙熱，隔布熨之，冷即易，立愈。圖經本草 瘰癧喉痹攻痛：生商陸根搗作餅，置癧上，以艾炷于上灸三四壯良。外臺秘要 ○一切毒腫：商陸根和鹽少許，搗傅，日再易之。孫眞人千金方 石癰如石：堅硬不作膿者。生商陸根搗擦之，燥即易，取軟為度。亦治濕漏諸癧。張文仲方 瘡傷水毒：商陸根搗，炙，布裹熨之，冷即易之。千金方

葛花【主治】人心昏塞，多忘喜卧。取花陰乾百日，搗末，日暮水服方寸匕，乃卧思念所欲事，即於眠中醒悟也。蘇頌

狼毒 本經下品

【釋名】時珍曰：觀其名，知其毒矣。

【集解】別錄曰：狼毒生秦亭山谷及奉高。二月、八月采根，陰乾。陳而沉水者良。宏景曰：宕昌亦出之。乃言止有數畝地生，蝮蛇食其根，故為難得。亦用太山者。今用出漢中及建平。云與防葵同根，但置水中沉者是狼毒，浮者是防葵。俗用亦稀，為療腹內要藥耳。恭曰：今出秦州、成州，秦亭原在二州之界。秦隴寒地，元無蝮蛇，此物與防葵都不同類，生處又別。太山、漢中亦不聞有。陶說謬矣。志曰：狼毒葉似商陸及大黃，莖葉上有毛，根皮黃，肉白。以實重者為良，輕者為力劣。秦亭在隴西，奉高是太山下縣。陶云沉者是狼毒，浮者是防葵。此不足為信。假使防葵秋冬采者堅實，得水皆沉；狼毒春夏采者輕虛，得水皆浮。且二物全別，不可比類。此與麻黃、橘皮、半夏、枳實、吳茱萸為六陳也。保昇曰：根似玄參，惟虛浮者為劣也。頌曰：今陝西州郡及遼、石州亦有之，狀如馬志所說。時珍曰：狼毒出秦晉地。今人往往以草蕳茹為之，誤矣。見蕳茹下也。

根【氣味】辛，平，有大毒。大明曰：苦辛，有毒。之才曰：大豆為之使。宜醋炒。惡麥句薑。畏占斯、密陀僧也。【主治】欬逆上氣，破積聚飲食，寒熱水氣，惡瘡鼠瘻疽蝕，鬼精蠱毒，殺飛鳥走獸。本經 除胸下積癖。別錄 治痰飲癥瘕，亦殺鼠。大明 合野葛納耳中，治聾。抱朴子

【附方】舊四，新六。心腹連痛作脹：用狼毒二兩，附子半兩，搗篩，蜜丸梧子大。一日服一丸，二日二丸，三日三丸止；又從一丸起，至三丸止，以瘥為度。肘後方 九種心痛：一蟲，二蛀，三風，四悸，五食，六飲，七冷，八熱，九氣也。又治連年積冷，流注心胸，及落馬墮車，瘀血中惡等證。九痛丸：用狼毒炙香，吳茱萸湯泡，巴豆去心炒取霜，乾薑炮，人參各一兩，附子炮去皮三兩，為末，煉蜜丸梧子大。每空腹溫酒下一丸。和劑局方 腹中冷痛：水穀陰結，心下停痰，兩脅痞滿，按之鳴轉，逆害飲食。用狼毒三兩，附子一兩，旋覆花三兩，搗末，蜜丸梧子大。每服三丸，食前白湯下，日三服。肘後方 ○陰疝欲死：丸縮入腹，急痛欲死。狼毒四兩，防風二兩，附子三兩，搗末，蜜丸梧子大。每服三丸，日夜三度，白湯下。肘後方 兩脅氣結：方同腹中冷痛方。一切蟲病：用狼毒杵末，每服一錢，用餳一皁子大，沙糖少許，以水化開，卧時空腹服之，次早即下蟲也。集效方 ○乾溼蟲疥：狼毒不拘多少，搗爛，以豬油、馬油調搽患處。方睡勿以被蒙頭，恐藥氣傷面。此維揚潘氏所傳方。藺氏經驗方 積年疥癩：狼毒一兩，一半生研，

一半，炒研。輕粉三合，水銀三錢，以茶末少許，於瓦器內以津液擦化爲末。同以清油浸藥，高一寸，三日。待藥沉油清，遇夜不見燈火，蘸油塗瘡上。仍以口鼻於藥盞上吸氣，取效。永類方

積年乾癬生痂，搔之黄水出，每逢陰雨即癢。用狼毒末塗之。聖惠方

惡疾風瘡狼毒、秦艽等分，爲末。每服方寸匕，温酒下，日一二服。千金方

防葵 本經上品

釋名 **房苑** 別錄 **梨蓋** 本經 **利茹** 吳普。又名爵離、方蓋、農果。恭曰：莖葉似葵花子。根香。味似防風。故名防葵。

集解 別錄曰：防葵生臨淄川谷及嵩高、太山、少室。三月三日采根，暴乾。普曰：莖葉如葵，上黑黄。二月生根，根大如桔梗根，中紅白。六月花白，七月、八月實白。三月采根。恭曰：此物亦稀有，襄陽、望楚、山東及興州西方有之。興州者乃勝，南者爲隣蜀地也。頌曰：今惟出襄陽地，他郡不聞也。其葉似葵，每莖三葉，一本十數莖，中發一幹，其端開花，如葱花、景天輩而色白。六月開花即結實。根似防風，香味亦如之。依時采者乃沉水，今乃用枯朽狼毒當之，極爲謬矣。時珍曰：唐時隴西成州貢之。蘇頌所說詳明可據。

正誤 弘景曰：防葵今用建平者，本與狼毒同根，猶如三建。其形亦相似，但置水中不沉爾，而狼毒陳久者，亦不能沉矣。斅曰：凡使防葵，勿誤用狼毒，緣眞相似，而驗之有異，效又不能，切須審之，恐誤人疾。其防葵在蔡州沙土中生，采得二十日便生蚛，用之惟輕爲妙。恭曰：狼毒與防葵都不同類，生處亦別。藏器曰：二物一是上品，善惡不同，形質又別。陶氏以浮沉爲別，後人因而用之，將以防葵破堅積爲下品之物，與狼毒同功。今古因循，遂無甄別，殊爲謬誤。

根 **修治** 斅曰：凡使須揀去蚛末，用甘草湯浸一宿，漉出暴乾，用黄精自然汁一二升拌了，土器中炒，至汁盡用。

氣味 辛，寒，無毒。別錄曰：甘、苦。普曰：神農：辛，寒。桐君、扁鵲：無毒。岐伯、雷公、黄帝：辛、苦，無毒。權曰：有小毒。

主治 疝瘕腸洩，膀胱熱結，溺不下，欬逆溼瘖，癲癇驚邪狂走。久服堅骨髓，益氣輕身。本經 療五臟虚氣，小腹支滿臚脹，口乾，除腎邪，強志。中火者不可服，令人恍惚見鬼。別錄 久服主邪氣驚狂。蘇恭 主痃癖氣塊，膀胱宿水，血氣瘤大如盌者，悉能消散。治鬼瘧，百邪鬼魅精怪，通氣。甄權

發明 時珍曰：防葵乃神農上品藥，黄帝、岐伯、桐君、雷公、扁鵲、吳普皆言其無毒。獨別錄言中火者服之，令人恍惚見鬼。陳延之小品方云：防葵多服，令人迷惑恍惚如狂。按難經云：重陽者狂，脫陽者見鬼。是豈上品養性所宜乎？是豈寒而無毒者乎？不然，則本經及蘇恭所列者，是防葵功用；而別錄所列者，乃似防葵之狼毒功用，非防葵也。狼毒之亂防葵，其來亦遠矣，不可不辨。古方治蛇瘕、鼈瘕大方中，多用防葵，皆是狼毒也。

附方 舊一，新二。

腫滿洪大 防葵研末，温酒服一刀圭，至二三服。身瞤及小不仁爲效。○肘後方

癲狂邪疾 方同上。

傷寒動氣 傷寒汗下後，臍左有動氣。防葵散：用防葵一兩，木香、黄芩、柴胡各半兩，每服半兩，水一盞半，煎八分，温服。雲岐子保命集

狼牙 本經下品

【釋名】牙子本經　狼齒別錄　狼子別錄　犬牙吳普　抱牙吳普　支蘭李當之〔弘景曰〕其牙似獸之齒牙，故有諸名。

【集解】〔別錄曰〕狼牙生淮南川谷及寃句。八月采根，暴乾。中濕腐爛生衣者殺人。〔普曰〕葉青，根黃赤。六七月華，八月實黑。正月、八月采根。〔保昇曰〕所在有之。苗似蛇莓而厚大，深綠色。根黑，若獸之牙。三月、八月采根，日乾。〔頌曰〕今江東、汴東州郡多有之。〔時珍曰〕范子計然云：出建康及三輔，色白者善。

根【氣味】苦，寒，有毒。〔別錄曰〕酸。〔普曰〕神農、黃帝：苦，有毒。桐君：辛。岐伯、雷公、扁鵲：苦，無毒。〔之才曰〕蕪荑爲之使，惡地榆、棗肌。【主治】邪氣熱氣，疥瘙惡瘍瘡痔。去白蟲。本經　治浮風瘙癢，煎汁洗惡瘡。甄權　殺腹臟一切蟲，止赤白痢，煎服。大明

【附方】舊六，新四。金瘡出血：狼牙草莖葉熟搗，貼之。肘後方　小便溺血：金粟狼牙草焙乾，入蚌粉炒、槐花、百藥煎等分爲末。每服三錢，米泔空心調服。亦治酒病。衛生易簡方　寸白諸蟲：狼牙五兩搗末，蜜丸麻子大。隔宿不食，明旦以漿水下一合，服盡即瘥。外臺秘要　蟲瘡瘙癢：六月以前采狼牙葉，以後用根，生㕮咀，以木葉裹之，煻火炮熟，於瘡上熨之，冷即止。楊炎南行方　小兒陰瘡：狼牙草濃煮汁，洗之。千金方　婦人陰癢：狼牙二兩，蛇牀子三兩，煎水熱洗。外臺秘要　婦人陰蝕，瘡爛者。狼牙湯：用狼牙三兩，水四升，煎取半升，以筯纏綿浸湯瀝洗，日四五遍。張仲景金匱玉函　聤耳出汁：狼牙研末，綿裹，日塞之。聖惠方　毒蛇傷螫：獨莖狼子根或葉，搗爛，臘猪脂和塗，立瘥。崔氏方　射工中人有瘡：狼牙，冬取根，夏取葉，搗汁飲四五合，并傅之。千金方

䕡茹本經下品

【釋名】離婁別錄　掘據音結居　白者名草䕡茹〔時珍曰〕䕡茹本作蘆藘，其根牽引之貌。掘據當作拮据。詩云：予手拮据。手口共作之狀也。

【集解】〔別錄曰〕䕡茹生代郡川谷。五月采根，陰乾。黑頭者良。〔普曰〕草高四五尺，葉圓黃，四四相當。四月華，五月實黑。根黃，有汁亦黃色。三月采苗，四月五月采根。〔弘景曰〕今第一出高麗，色黃，初斷時汁出凝黑如漆，故云漆頭。次出近道，名草䕡茹，色白，皆燒鐵爍頭令黑，以當漆頭，非眞也。〔頌曰〕今河陽、淄齊州亦有之。二月生苗，葉似大戟而花黃色，根如蘿蔔，皮赤黃，肉白。初斷時汁出凝黑如漆。三月開淺紅花，亦淡黃色，不著子。陶隱居謂出高麗者此近之。又有一種草䕡茹，色白。古方兩用之。故姚僧坦治癰疽生惡肉，有白䕡茹散，傅之看肉盡便停止，但傅諸膏藥。若不生肉，又傅黃芪散。惡肉仍不盡者，可以漆頭赤皮䕡茹爲散半錢，和白䕡茹散三錢，和傅之。觀此，則赤白皆可用也。〔時珍曰〕范子計然云：䕡茹出武都，黃色者善。草䕡茹出建康，白色。今亦處處有之。生山原中。春初生苗，高二三尺，根長大如蘿蔔、蔓菁狀，或有岐出者。皮黃赤，肉白色，破之有黃漿汁。莖葉如大戟，而葉長微闊，不甚尖，折之有白汁。抱莖有短葉相對，團而出尖。葉中出莖，莖中分二三小枝。二三月開細紫花，結實如豆大，一顆三粒相合，生青熟黑，中有白仁如續隨子之狀。今人往往皆呼其根爲狼毒，誤矣。狼毒葉似商陸、大黃輩，根無漿汁。

根【氣味】辛，寒，有小毒。〔別錄曰〕酸。〔普曰〕神農：辛。岐伯：酸、鹹，有毒。李當之：大寒。〔之才曰〕甘草爲之使，惡麥門冬。【主治】蝕惡肉敗瘡死肌，殺疥蟲，排膿惡血，除大風熱氣，善忘不寐。本經　去熱痹，破癥瘕，除

瘜肉。別錄

【發明】宗奭曰：治馬疥尤善，服食方用至少。時珍曰：素問治婦人血枯痛，用烏鰂骨、藘茹二物丸服，方見烏鰂魚下。王冰言藘茹取其散惡血。又齊書云：郡王子隆年二十，身體過充，徐嗣伯合藘茹丸服之自消。則藘茹亦可服食，但要斟酌爾。孟詵必效方治甲疽生于腳趾邊腫爛，用藺茹三兩，黃芪二兩，苦酒浸一宿，以猪脂五合，合煎取膏三合，日三塗之，即消。又聖惠方治頭風旋眩，鴟頭丸中亦用之。

【附方】舊二，新二。

緩疽腫痛：藺茹一兩，爲散。溫水服二錢匕。聖惠方。

傷寒咽痛，毒攻作腫：眞藺茹爪甲大，納口嚼汁，嚥之。當微覺爲佳。張文仲備急方。

中焦熱痞，善忘不禁：藺茹三分，甘草炙二兩，消石爲末。每服一錢，雞鳴時溫酒下。以知爲度。聖惠方。

疥瘡瘙癢：藺茹末入輕粉、香油調傅之。多能鄙事。

大戟 本經下品

【釋名】邛鉅爾雅 下馬仙綱目 時珍曰：其根辛苦，戟人咽喉，故名。今俚人呼爲下馬仙，言利人甚速也。郭璞注爾雅云：蕎，邛鉅，即大戟也。

【集解】別錄曰：大戟生常山。十二月采根，陰乾。保昇曰：苗似甘遂而高大，葉有白汁，花黃。根似細苦參，皮黃肉黃白。五月采苗，二月、八月采根用。頌曰：近道多有之。春生紅芽，漸長叢高一尺已來。葉似初生楊柳小團。三月、四月開黃紫花，團圓似杏花，又似蕪荑。根似細苦參，秋冬采根陰乾。淮甸出者莖圓，高三四尺，葉黃，莖至心亦如百合苗。江南生者葉似芍藥。時珍曰：大戟生平澤甚多。直莖高二三尺，中空，折之有白漿。葉長狹如柳葉而不團，其梢葉密攢而上。杭州紫大戟爲上，江南土大戟次之。北方綿大戟色白，其根皮柔韌如綿，甚峻利，能傷人。弱者服之，或至吐血，不可不知。

根

【脩治】斅曰：凡使勿用附生者，誤服令人洩氣不禁，即煎薺苨湯解之。采得後，于槐砧上細剉，與海芋葉拌蒸，從巳至申，去芋葉，曬乾用。時珍曰：凡采得以漿水煮軟，去骨，曬乾用。海芋葉麻而有毒，恐不可用也。

【氣味】苦，寒，有小毒。別錄曰：甘，大寒。權曰：苦辛，有大毒。元素曰：苦甘辛，陰中微陽。瀉肺，損眞氣。時珍曰：得棗即不損脾。之才曰：反甘草。用菖蒲解之。恭曰：畏菖蒲、蘆葦、鼠屎。大明曰：赤小豆爲之使，惡薯蕷。

【主治】蠱毒，十二水，腹滿急痛積聚，中風皮膚疼痛，吐逆。本經 頸腋癰腫，頭痛，發汗，利大小便。別錄 瀉毒藥，泄天行黃病溫瘧，破癥結。大明 下惡血癖塊，腹內雷鳴，通月水，墮胎孕。甄權 治隱瘮風及風毒腳腫，並煮水，日日熱淋，取愈。蘇頌

【發明】成無己曰：大戟、甘遂之苦以泄水者，腎所主也。好古曰：大戟與甘遂同爲泄水之藥，溼勝者，苦燥除之也。時珍曰：痰涎之爲物，隨氣升降，無處不到。入于心，則迷竅而成癲癇，妄言妄見；入于肺，則塞竅而成欬唾稠粘，喘急背冷；入于肝，則留伏蓄聚而成脇痛乾嘔，寒熱往來；入于經絡，則麻痹疼痛；入于筋骨，則頸項胸背腰脇手足牽引隱痛。陳無擇三因方並以控涎丹主之，殊有奇效。此乃治痰之本。痰之本，水也，溼也。得氣與火，則凝滯而爲痰、爲飲、爲涎、爲涕、爲癖。大戟能泄臟腑之水溼，甘遂能行經隧之水溼，白芥子能散皮裏膜外之痰氣，惟善用者能收奇功也。又錢仲陽謂腎爲眞水，有補無瀉，而復云痘瘡變黑歸腎一證，用百祥膏下之以瀉腎。非瀉腎也，瀉其腑，則臟自不實。

愚按百祥惟用大戟一味大戟能行水故曰瀉其腑則臟自不實腑者膀胱也竊謂百祥非獨瀉腑正實則瀉其子也腎邪實而瀉其肝也大戟味苦濇浸水色青綠肝膽之藥也故百祥膏又治嗽而能吐青綠水夫青綠者少陽風木之色也仲景亦云心下痞滿引脇下痛乾嘔短氣者十棗湯主之其中亦有大戟夫乾嘔脇痛非肝膽之病乎則百祥之瀉肝膽也明矣肝乃東方宜瀉不宜補況瀉青瀉黄皆瀉其子同一瀉也何獨腎只瀉腑乎潔古老人治變黑歸腎證用宣風散代百祥膏亦是瀉子之意蓋毒勝火熾則水益涸風挾火勢則土受虧故津血內竭不能化膿而成青黑乾陷之證瀉其風火之毒所以救腎扶脾也或云脾虛腎旺故瀉腎扶脾者非也腎之眞水不可瀉瀉其陷伏之邪毒爾

附方 新十一

百祥膏 治嗽而吐青綠水又治痘瘡歸腎紫黑乾陷不發寒者宜下之不黑者愼勿下紅芽大戟不拘多少陰乾漿水煮極軟去骨日乾復納原汁盡焙爲末水丸粟米大每服一二十丸研赤脂麻湯下○潔古活法機要

棗變百祥丸治痘瘡變黑大便閉結用大戟一兩棗三枚水一盌同煮暴乾去大戟以棗肉焙丸服從少至多以利爲度

控涎丹 治痰涎留在胸膈上下變爲諸病或頸項胸背腰脇手足胯髀隱痛不可忍筋骨牽引釣痛走易及皮膚麻痺似乎癱瘓不可誤作風氣風毒及瘡疽施治又治頭痛不可舉或睡中流涎或欬唾喘息或痰迷心竅並宜此藥數服痰涎自失諸疾尋愈紫大戟白甘遂白芥子微炒各一兩爲末薑汁打麪糊丸梧子大每服七丸或二十丸以津液嚥下若取利則服五六十丸三因方

水腫喘急 小便濇及水蠱大戟炒二兩乾薑炮半兩爲散每服三錢薑湯下大小便利爲度聖濟總錄

水病腫滿 不問年月淺深大戟當歸橘皮各一兩切以水二升煮取七合頓服利下水二三斗勿怪至重者不過再服便瘥禁毒食一年永不復作此方出張尚客李絳兵部手集

水氣腫脹 大戟一兩廣木香半兩爲末五更酒服一錢半取下碧水後以粥補之忌鹹物○簡便方用大戟燒存性研末每空心酒服一錢匕

水腫腹大 如鼓或遍身浮腫用棗一斗入鍋內以水浸過用大戟根苗蓋之瓦盆合定煮熟取棗無時食之棗盡決愈○又大戟散用大戟白牽牛木香等分爲末每服一錢以豬腰子一對批開摻末在內濕紙煨熟空心食之左則塌左右則塌右張潔古活法機要

牙齒搖痛 大戟咬於痛處良生生編

中風發熱 大戟苦參四兩白酢漿一斗煮熟洗之寒乃止千金方

澤漆 本經下品

釋名 漆莖本經 **貓兒眼睛草**綱目 **綠葉綠花草**綱目 **五鳳草** 宏景曰是大戟苗生時摘葉有白汁故名澤漆亦嚙人○餘見下

集解 別錄曰澤漆大戟苗也生太山川澤三月三日七月七日采莖葉陰乾 大明曰此即大戟花也川澤中有莖梗小花黃色葉似嫩菜五月采之 頌曰今冀州鼎州明州及近道皆有之 時珍曰別錄陶氏皆言澤漆是大戟苗日華子又言是大戟花其苗可食然大戟苗泄人不可爲菜今攷土宿本草及寶藏論諸書並云澤漆是貓兒眼睛草一名綠葉綠花草一名五鳳草江湖原澤平陸多有之春生苗一科分枝成叢柔莖如馬齒莧綠葉如苜蓿葉葉圓而黃綠頗似貓睛故名貓兒眼莖頭凡五葉中分中抽小莖五枝每枝開細花青綠色復有小葉承之齊整如一故又名五鳳草綠葉綠花草擠莖有白汁黏人其根白色有硬骨或以此爲大戟苗者誤也五月采汁煮雄黃伏鍾乳結草砂據此則澤漆是貓兒眼睛草非大戟苗也今方家用治水蠱腳氣有效尤與神農本文相合自

漢人集別錄，誤以爲大戟苗。故諸家襲之爾。用者宜審視。

莖葉【氣味】苦，微寒，無毒。〔別錄〕曰：辛。〔大明〕曰：冷，有小毒。〔之才〕曰：小豆爲之使，惡薯蕷。

【主治】皮膚熱，大腹水氣，四肢面目浮腫，丈夫陰氣不足。本經 利大小腸，明目輕身。別錄 主蠱毒。蘇恭 止瘧疾，消痰退熱。大明

【發明】時珍曰：澤漆利水，功類大戟，故人見其莖有白汁，遂誤以爲大戟。然大戟根苗皆有毒洩人，而澤漆根硬不可用，苗亦無毒，可作菜食，而利丈夫陰氣，盛不相伴也。

【附方】舊二，新六。

肺欬上氣，脈沉者，澤漆湯主之。澤漆三斤，以東流水五斗，煮取一斗五升，去滓。入半夏半升，紫參、白前、生薑各五兩，甘草、黃芩、人參、桂心各三兩，煎取五升。每服五合，日三服。張仲景金匱要略方

心下伏瘕，大如盃，不得食者。澤漆四兩，大黃、葶藶熬三兩，擣篩，蜜丸梧子大。每服二丸，日三服。葛洪肘後方

十種水氣。澤漆十斤，夏月取嫩莖葉，入水一斗，研汁約二斗，於銀鍋內慢火熬如稀餳，入瓶內收。每日空心溫酒調下一匙，以愈爲度。聖惠方

水氣蠱病。生鮮貓眼睛草曬乾爲末，棗肉丸彈子大。每服二丸，白湯化下，日二服，覺腹中暖，小便利爲度。乾坤秘韞

腳氣赤腫，行步腳痛。貓兒眼睛草、鷺鷥藤、蜂窠等分。每服一兩，水五碗，煎三碗，薰洗之。衛生易簡方

牙齒疼痛。貓兒眼睛草一搦，研爛，湯泡取汁，含漱吐涎。衛生易簡方

男婦瘰癧。貓兒眼睛草一二綑，井水二桶，五月五日午時，鍋內熬至一桶，去滓澄清，再熬至一碗，瓶收。每以椒、葱、槐枝煎湯洗瘡淨，乃搽此膏，數次愈。便民圖纂方

癬瘡有蟲。貓兒眼睛草曬乾爲末，香油調搽之。衛生易簡方

甘遂 本經下品

【釋名】甘藁別錄 陵藁吳普 陵澤別錄 甘澤吳普 重澤別錄 苦澤吳普 白澤吳普 主田別錄 鬼醜吳普 〔時珍曰〕諸名義多未詳。

【集解】〔別錄曰〕甘遂生中山川谷。二月采根，陰乾。〔普曰〕八月采。〔宏景曰〕中山在代郡。第一本出太山、江東。比來用京口者，大不相似。赤皮者勝，白皮者都下亦有，名草甘遂，殊惡，蓋贋僞者也。〔恭曰〕甘遂苗似澤漆，其根皮赤肉白，作連珠，實重者良。草甘遂乃是蚤休，療體全別。苗亦不同，俗名重臺，葉似鬼臼、蓖麻，根皮白色。〔大明曰〕西京者上，汴、滄、吳者次之。形似和皮甘草節。〔頌曰〕今陝西、江東亦有之。苗似澤漆，莖短小而葉有汁，根皮赤肉白，作連珠，大如指頭。

【脩治】〔斅曰〕凡采得去莖，於槐砧上細剉，用生甘草湯、薺苨自然汁二味，攪浸三日，其水如黑汁，乃漉出，用東流水淘六七次，令水清爲度。漉出，于土器中熬脆用之。〔時珍曰〕今人多以麪煨熟用，以去其毒。

【氣味】苦，寒，有毒。〔別錄曰〕甘，大寒。〔普曰〕神農、桐君：苦，有毒。岐伯、雷公：甘，有毒。〔元素曰〕純陽也。〔之才曰〕瓜蒂爲之使，惡遠志，反甘草。

【主治】大腹疝瘕，腹滿，面目浮腫，留飲宿食，破癥堅積聚，利水穀道。本經 下五水，散膀胱留熱，皮中痞，熱氣腫滿。別錄 能瀉十二種水疾，去痰水。甄權 瀉腎經及隧道水溼，腳氣，陰囊腫墜，痰迷癲癇，噎膈痞塞。時珍

【發明】〔宗奭曰〕此藥專于行水，攻決爲用。〔元素曰〕味苦氣寒。苦性泄，寒勝熱，直達水氣所結之處。

乃泄水之聖藥。水結胸中。非此不能除。故仲景大陷胸湯用之。但有毒不可輕用。【時珍曰】腎主水。凝則爲痰飲。溢則爲腫脹。甘遂能泄腎經溼氣。治痰之本也。不可過服。但中病則止可也。張仲景治心下留飲。與甘草同用。取其相反而立功也。劉河間保命集云。凡水腫服藥未全消者。以甘遂末塗腹。遶臍令滿。內服甘草水。其腫便去。又王璆百一選方云。脚氣上攻。結成腫核。及一切腫毒。用甘遂末。水調傅腫處。卽濃煎甘草汁服。其腫卽散。二物相反。而感應如此。清流韓詠病脚疾用此。一服病去七八。再服而愈也。

附方 舊三。新十九。

水腫腹滿 甘遂炒二錢二分。黑牽牛一兩半。爲末。水煎。時時呷之。普濟方。

膜外水氣 甘遂末。大麥麪各半兩。水和作餅。燒熟食之。取利。聖濟總錄。

身面洪腫 甘遂二錢。生研爲末。以豶猪腎一枚。分爲七臠。入末在內。溼紙包煨。令熟食之。日一服。至四五服。當覺腹鳴。小便利。是其效也。肘後方。

腎水流注 腿膝攣急。四肢腫痛。卽上方加木香四錢。每用二錢。煨熟。溫酒嚼下。當利黃水。爲驗。御藥院方傳。

正水脹急 大小便不利欲死。甘遂五錢。半生半炒。胭脂坏子十文。研勻。每以一錢。白麪四兩。水和作碁子大。水煮令浮。淡食之。大小便利後。用平胃散加熟附子。每以二錢煎服。普濟方。

小兒疳水 珠子甘遂炒。青橘皮等分。爲末。三歲用一錢。以麥芽湯下。以利爲度。忌酸鹹三五日。名水寶散。總微論。

水蠱喘脹 甘遂大戟各一兩。慢火炙研。每服一字。水半盞。煎三五沸服。不過十服。聖濟錄。

水腫喘急 大小便不通。十棗丸。用甘遂大戟芫花等分。爲末。以棗肉和丸梧子大。每服四十丸。侵晨熱湯下。利去黃水爲度。否則午再服。三因方。

妊娠腫滿 氣急少腹滿。大小便不利。已服猪苓散不瘥者。用太山赤皮甘遂二兩。搗篩。白蜜和丸梧子大。每服五十丸。得微下。仍服猪苓散。不下再服之。猪苓散見猪苓下。小品方。

心下留飲 堅滿脈伏。其人欲自利。反快。甘遂半夏湯。用甘遂大者三枚。半夏十二個。以水一升。煮半升。去滓。入芍藥五枚。甘草一節。水二升。煮半升。去滓。以蜜半升。同煎八合。頓服取利。○張仲景金匱玉函。

脚氣腫痛 腎臟風氣。攻注下部瘡癢。甘遂半兩。木鼈子仁四個。爲末。猪腰子一個。去皮膜。切片。用藥四錢摻在內。溼紙包煨熟。空心食之。米飲下。服後便伸兩足。大便行後。吃白粥二三日爲妙。本事方。

二便不通 甘遂末。以生麪糊調傅臍中及丹田內。仍艾三壯。飲甘草湯。以通爲度。又太山赤皮甘遂末一兩。煉蜜和勻。分作四服。日一服取利。聖惠方。

小便轉脬 甘遂末一錢。猪苓湯調下。立通。筆峰雜興方。

疝氣偏腫 甘遂茴香等分。爲末。酒服二錢。儒門事親。

婦人血結 婦人少腹滿如敦狀。小便微難而不渴。此爲水與血俱結在血室。大黃二兩。甘遂阿膠各一兩。水一升半。煮半升。頓服。其血當下。張仲景方。

膈氣哽噎 甘遂麪煨五錢。南木香一錢。爲末。壯者一錢。弱者五分。水酒調下。怪病奇方。

痞證發熱 盜汗。胸背疼痛。甘遂麪包。漿水煮十沸。去麪。以細糠火炒黃爲末。大人三錢。小兒一錢。冷蜜水臥時服。忌油膩魚肉。普濟方。

消渴引飲 甘遂麩炒半兩。黃連一兩。爲末。蒸餅丸綠豆大。每薄荷湯下二丸。忌甘草。楊氏家藏方。

癲癇心風 遂心丹。治風痰迷心。癲癇。及婦人心風血邪。用甘遂二錢。爲末。以猪心取三管血和藥。入猪心內縛定。紙裹煨熟。取末。入辰砂末一錢。分作四丸。每服一丸。將心煎湯調下。大便下惡物爲效。不下再服。濟生方。

馬脾風病 小兒風熱喘促。悶亂不安。謂之馬脾風。甘遂麪包煮一錢半。辰砂水飛二錢半。輕粉一角。爲末。每服一字。漿水少許。滴油一小點。抄藥在上。沉下去漿。灌之。名無價散。全幼心鑑。

麻木疼痛 萬靈膏。用甘遂二兩。

蓖麻子仁四兩，樟腦一兩，搗作餅貼之。內飲甘草湯。摘元方 **耳卒聾閉** 甘遂半寸，綿裹插入兩耳內，口中嚼少甘草，耳卒自然通也。永類方

續隨子 宋開寶

【釋名】**千金子** 開寶 **千兩金** 日華 **菩薩豆** 日華 **拒冬** 開寶 **聯步** 頌曰：葉中出葉，數數相續而生，故名。冬月始長，故又名拒冬。

【集解】志曰：續隨子生蜀郡，處處亦有之。苗如大戟。頌曰：今南中多有，北土產少。苗如大戟，初生一莖，莖端生葉，葉中復出莖。花亦類大戟，自葉中抽一榦而生。實青有殼。人家園亭中多種以為飾。秋種冬長，春秀夏實。時珍曰：莖中亦有白汁，可結水銀。

【修治】時珍曰：凡用去殼，取色白者，以紙包，壓去油，取霜用。

【氣味】辛，溫，有毒。【主治】**婦人血結月閉，瘀血癥瘕痃癖，除蠱毒鬼疰，心腹痛，冷氣脹滿，利大小腸，下惡滯物。** 開寶 **積聚痰飲，不下食，嘔逆及腹內諸疾。研碎酒服，不過三顆，當下惡物。** 蜀本 **宣一切宿滯，治肺氣水氣，日服十粒。瀉多，以酸漿水或薄醋粥吃，即止。又塗疥癬瘡。** 大明

【發明】頌曰：續隨下水最速，然有毒損人，不可過多。時珍曰：續隨與大戟、澤漆、甘遂莖葉相似，主療亦相似，其功皆長于利水。惟在用之得法，亦皆要藥也。

【附方】舊二，新四。**小便不通** 臍腹脹痛不可忍，諸藥不效者，不過再服。用續隨子去皮一兩，鉛丹半兩，同少蜜搗作團，瓶盛埋陰處，臘月至春末取出，研，蜜丸梧子大。每服二三十丸，木通湯下，化破尤妙。病急亦可旋合。聖濟錄 **水氣腫脹** 聯步一兩，去殼研，壓去油，重研，分作七服。每治一人用一服。丈夫生餅子酒下，婦人荊芥湯下。五更服之，當下利，至曉自止。後以厚朴湯補之。頻吃益善。忌鹽、醋一百日，乃不復作。聯步即續隨子也。斗門方 **陽水腫脹** 續隨子炒去油二兩，大黃一兩，為末，酒水丸綠豆大。每白湯下五十丸，以去陳莝。摘元方 **涎積癥塊** 續隨子三十枚，膩粉二錢，青黛炒一錢，研勻，糯米飯丸芡子大。每服一丸，打破，以大棗一枚，燒熟去皮核，同嚼，冷茶送下。半夜後取下積聚惡物為效。聖濟錄 **蛇咬腫悶** 欲死。用重臺六分，續隨子仁七粒，搗篩為散。酒服方寸匕，兼唾和少許，塗咬處立效。崔元亮海上方 **黑子疣贅** 續隨子熟時塗之，自落。普濟方

葉及莖中白汁 【主治】**剝人面皮，去䵟黵。** 開寶 **傅白癜癧瘍。** 大明 **搗葉，傅蠍螫立止。** 時珍

莨菪 音浪蕩。本經下品

【釋名】**天仙子** 圖經 **橫唐** 本經 **行唐** 時珍曰：莨菪一作藺蕩。其子服之，令人狂狼放宕，故名。

【集解】別錄曰：莨菪子生海濱川谷及雍州。五月采子。宏景曰：今處處有之。子形頗似五味核而極小。保昇曰：所在皆有之。葉似菘藍，莖葉皆有細毛。花白色。子殼作罌狀，結實扁細，若粟米大，青黃色。六月、七月采子，日乾。頌曰：處處有之。苗莖高二三尺。葉似地黃、王不留行、紅藍等，而闊如三指。四月開花，紫色。莖莢有白毛。五月結實，有殼作罌子狀，如小石榴。房中子至細，青白色，如粟米粒。斅曰

凡使勿用蒼蓂子。其形相似。只是微赤。服之無效。時人多以雜之。【時珍曰】張仲景金匱要略言。菜中有水莨菪。葉圓而光。有毒。誤食令人狂亂。狀如中風。或吐血。以甘草汁解之。

子

【修治】【斅曰】修事莨菪子十兩。以頭醋一鎰。煮乾為度。卻用黃牛乳汁浸一宿。至明日乳汁黑。即是真者。曬乾搗篩用。

【氣味】苦。寒。無毒。【別錄曰】甘。【權曰】苦辛。微熱。有大毒。【藏器曰】性溫不寒。【大明曰】溫。有毒。服之熱發。畏綠豆、蟹、甘草、升麻、犀角。並解之。【斅曰】有大毒。誤服之。衝人心。大煩悶。眼生暹火。【頌曰】本經言性寒。後人多云大熱。而史記淳于意傳云。淄川王美人懷子不乳。飲以莨蕩藥一撮。以酒飲。旋乳。且不乳豈熱藥所治。又古方主卒顛狂亦多單用莨菪。豈果性寒耶。

【主治】齒痛出蟲。肉痹拘急。久服輕身。使人健行。走及奔馬。强志。益力。通神見鬼。多食令人狂走。本經　療癲狂風癇。顛倒拘攣。別錄　安心定志。聰明耳目。除邪逐風。變白。主痃癖。取子洗曬。隔日空腹。水下一指撚。亦可小便浸令泣盡。暴乾。如上服。勿令子破。破則令人發狂。藏器　炒焦研末。治下部脫肛。止冷痢。主蛀牙痛。咬之蟲出。甄權　燒熏蟲牙。及洗陰汗。大明

【發明】【宏景曰】入療癲狂方用。然不可過劑。久服自無嫌。通神健行。足為大益。而仙經不見用。【權曰】以石灰清煮一伏時。掬出。去芽暴乾。以附子、乾薑、陳橘皮、桂心、厚朴為丸服。去一切冷氣。積年氣痢。甚溫暖也。不可生服。傷人見鬼。拾鍼狂亂。【時珍曰】莨菪之功。未見如所說。而其毒有甚焉。煮一二日而芽方生。其為物可知矣。莨菪、雲實、防葵、赤商陸皆能令人狂惑見鬼者。昔人未有發其義者。蓋此類皆有毒。能使痰迷心竅。蔽其神明。以亂其視聽故耳。唐安祿山誘奚契丹。飲以莨菪酒。醉而坑之。又嘉靖四十三年二月。陝西遊僧武如香。挾妖術至昌黎縣民張柱家。見其妻美。設飯間。呼其全家同坐。將紅散入飯內食之。少頃舉家昏迷。任其奸污。復將魘法吹入柱耳中。柱發狂惑。見舉家皆是妖鬼。盡行殺死。凡一十六人。並無血迹。官司執柱囚之。十餘日柱吐痰二盌許。問其故。乃知所殺者皆其父母兄嫂妻子姊姪也。柱與如香皆論死。世宗肅皇帝命榜示天下。觀此妖藥。亦是莨菪之流爾。方其痰迷之時。視人皆鬼矣。解之之法。可不知乎。

【附方】舊二。新二十。

卒發顛狂　莨菪三升為末。以酒一升漬數日。絞去滓。煎令可丸。如小豆三丸。日三服。當覺面急。頭中如有蟲行。額及手足有赤色處。如此並是瘥候也。未知再服。取盡神良。陳延之小品方

風痹厥痛　天仙子三錢。炒。大草烏頭、甘草半兩。五靈脂一兩。為末。糊丸梧子大。以螺青為衣。每服十丸。男子菖蒲酒下。女子芫花湯下。聖濟錄

久嗽不止　有膿血。莨菪子五錢。淘去浮者。煮令芽出。炒研。真酥一雞子大。大棗七枚。同煎令酥盡。取棗日食三枚。○又方。莨菪子三撮。吞之。日五六度。光祿李丞服之神驗。孟詵必效方

年久呷嗽　至三十年者。莨菪子、木香、熏黃等分。為末。以羊脂塗青紙上。撒末于上。卷作筒。燒烟熏吸之。崔行功纂要方

水腫蠱脹　方見獸部麢羊下。

積冷痃癖　不思飲食。羸困者。莨菪子三分。水淘去浮者。大棗四十九個。水三升。煮乾。只取棗去皮核。每空心食一個。米飲下。覺熱即止。聖濟錄

水瀉日久　青州乾棗十個。去核。入莨菪子塡滿紮定。燒存性。每粟米飲服一錢。聖惠方

冷疳痢下　莨菪子為末。臘豬脂和丸。綿裹棗許。導下部。內。痢出更納新者。

不過三度瘥。孟詵必效方。○**赤白下痢**腹痛，腸滑後重。大黃煨半兩，莨菪子炒黑一撮，爲末。每服一錢，米飲下。普濟方。**久痢不止**變種種痢，兼脫肛。莨菪丸：用莨菪子一升，淘去浮者，煮令芽出，曬乾，炒黃黑色，青州棗一升，去皮核，釅醋二升，同煮，搗膏，丸梧子大。每服二十丸，食前米飲下。聖惠方。**腸風下血**莨菪煎：用莨菪實一升，暴乾，搗篩，生薑半斤，取汁，銀鍋中更以無灰酒二升，投之，上火煎如稠餳，即旋投酒中。度用酒可及五升，即止。慢火煎令可丸，大如梧子。每旦酒飲通下三丸，增至五七丸止。若丸時黏手，則以菟絲粉襯隔之。火候忌緊，藥焦則失力也。初服微熱，勿怪。疾甚者，服過三日，當下利。疾去，利亦止。絕有效。篋中方。**脫肛不收**莨菪子炒研，傅之。聖惠方。**風牙蟲牙**瑞竹堂方：用天仙子一撮，入小口瓶內燒烟，竹筒引烟，入蟲孔內熏之，即死，永不發。○普濟方：用莨菪子入瓶內，以熱湯淋下，口含瓶口，令氣熏之。冷更作，盡三合乃止。有涎津可去，甚效。○備急方：用莨菪子數納孔中，以蠟封之，亦效。**牙齒宣落**風痛。莨菪子末，綿裹咬之。有汁勿嚥。必效方。**風毒咽腫**嚥水不下，及瘰癧咽腫。水服莨菪子末兩錢匕，神驗。○外臺秘要。**乳癰堅硬**新莨菪子半匙，清水一盞，服之。不得嚼破。○外臺秘要。**石癰堅硬**不作膿者。莨菪子爲末，醋和，傅瘡頭，根即拔出。千金方。**惡瘡似癩**十年不愈者。莨菪子燒研傅之。千金方。**打撲折傷**羊脂調莨菪子末傅之。千金方。**惡犬咬傷**莨菪子七枚，吞之，日三服。千金方。

根【氣味】苦，寒，有毒。【主治】邪瘧，疥癬，殺蟲。時珍

【附方】新六。**瘧疾不止**莨菪根燒灰，水服一合。量人強弱用。千金方。**惡癬有蟲**莨菪根搗爛，蜜和傅之。千金翼。**趾閒肉刺**○莨菪根搗汁塗之。雷公炮炙論序云：腳生肉刺，裩繫菪根。謂繫于裩帶上也。**狂犬咬人**莨菪根和鹽搗傅，日三上。外臺秘要。**惡刺傷人**莨菪根水煮汁浸之，冷即易。神方也。千金方。**箭頭不出**萬聖神應丹：端午前一日不語，尋見莨菪科，根本枝葉花實全好者，道云：先生你卻在這裏。道罷，用柴灰自東南起圍了，以木椑子掘取根下周迴土，次日日未出時，依前不語，用钁頭取出，洗淨，勿令雞犬婦人見。于淨室中以石臼搗如泥，丸彈子大，黃丹爲衣，以紙袋封，懸高處陰乾。遇有箭頭不出者，先以象牙末貼瘡口，後用緋帛袋盛此藥，放臍中，綿兜肚繫了，當便出也。張子和儒門事親方。

雲實本經上品

【釋名】**貟實**別錄　**雲英**別錄　**天豆**吳普　**馬豆**圖經　**羊石子**圖經　**苗名草雲母**唐本　**臭草**圖經　**粘刺**綱目　【時珍曰】貟亦音雲，其義未詳。豆以子形名。羊石當作羊矢，其子肖之故也。

【集解】【別錄曰】雲實生河閒川谷。十月采，暴乾。【普曰】莖高四五尺，大葉中空，葉如麻，兩兩相值。六月花，八月、九月實，十月采。【宏景曰】處處有之。子細如葶藶子而小黑，其實亦類莨菪。燒之致鬼，未見其法術。【恭曰】雲實大如黍及大麻子等，黃黑似豆，故名天豆。叢生澤旁，高五六尺，葉如細槐，亦如苜蓿，枝閒微刺。俗謂苗爲草雲母。陶云似葶藶者，非也。【保昇曰】所在平澤有之。葉似細槐，花黃白色。其莢如大豆，其實青黃色，大若麻子。五月、六月采實。【頌曰】葉如槐而狹長，枝上有刺。苗名臭草，又名羊石子草。實名馬豆。三月、四月采苗，十月采實，過時即枯落也。【時珍曰】此草山原甚多，俗名粘刺。赤莖中空，有刺，高者如蔓。其葉如槐。三月開黃花，纍然滿枝。莢長三寸許，狀如肥皂莢。內有子五六粒，正如鵲豆，兩頭微尖，有黃黑斑紋，厚殼白仁，咬之極堅，重有腥氣。

實 修治 斆曰：凡采得，粗搗，相對拌渾，顆檪實，蒸一日，揀出暴乾。

氣味 辛，温，無毒。別錄曰：苦。普曰：神農：辛；小温；黄帝：鹹；雷公：苦。主治 泄痢腸澼，殺蟲蠱毒，去邪惡結氣，止痛，除寒熱。本經 消渴。別錄 治瘧多用。蘇頌 主下蠱膿血。時珍

附方 新一。蠱下不止：雲實、女萎各一兩，桂半兩，川烏頭二兩，爲末，蜜丸梧子大。每服五丸，水下，日三服。肘後方

花 主治 見鬼精。多食令人狂走。久服輕身通神明。本經 殺精物，下水，燒之致鬼。別錄

發明 時珍曰：雲實花既能令人見鬼發狂，豈有久服輕身之理？此古書之訛也。

根 主治 骨哽及咽喉痛。研汁嚥之。時珍

蓖麻 蓖音卑。唐本草

釋名 頌曰：葉似大麻子，形宛如牛蜱，故名。時珍曰：蓖亦作螕。螕，牛虱也。其子有麻點，故名蓖麻。

集解 恭曰：此人間所種者，葉似大麻葉而甚大，結子如牛蜱。今胡中來者，莖赤，高丈餘，子大如皁莢核，用之亦良。保昇曰：今在處有之。夏生苗，葉似葎草而大厚，莖赤有節，如甘蔗，高丈餘。秋生細花，隨便結實，殼上有刺，狀類巴豆，青黄斑褐。夏采莖葉，秋采實，冬采根，日乾用。時珍曰：其莖有赤有白，中空。其葉大如瓠葉，每葉凡五尖。夏秋間椏裏抽出花穗，纍纍黄色。每枝結實數十顆，上有刺，攢簇如蝟毛而軟。凡三四子合成一顆，枯時劈開，狀如巴豆，殼內有子大如豆。殼有斑點，狀如牛螕。再去斑殼，中有仁，嬌白如續隨子仁，有油可作印色及油紙。子無刺者良，子有刺者毒。

子 修治 斆曰：凡使勿用黑天赤利子，緣在地蔞上是顆，兩頭尖，有毒。其蓖麻子，節節有黄黑斑。凡使，以鹽湯煮半日，去皮取子研用。時珍曰：取蓖麻油法：用蓖麻仁五升，搗爛，以水一斗煮之，有沫撇起，待沫盡乃止。去水，以沫煎至點燈不炸、滴水不散爲度。

氣味 甘、辛，平，有小毒。時珍曰：凡服蓖麻者，一生不得食炒豆，犯之必脹死。其油能伏丹砂、粉霜。主治 水癥。以水研二十枚服之，吐惡沫，加至三十枚，三日一服，瘥則止。又主風虛寒熱，身體瘡癢浮腫，尸疰惡氣，榨取油塗之。唐本 研傅瘡痍疥癩。塗手足心，催生。大明 治瘰癧。取子炒熟去皮，每卧時嚼服二三枚，漸加至十數枚，有效。宗奭 主偏風不遂，口眼喎斜，失音口噤，頭風耳聾，舌脹喉痺，齁喘，脚氣毒腫，丹瘤湯火傷，鍼刺入肉，女人胎衣不下，子腸挺出，開通關竅經絡，能止諸痛，消腫追膿拔毒。時珍

發明 震亨曰：蓖麻屬陰，其性善收，能追膿取毒，亦外科要藥。能出有形之滯物，故取胎產胞衣、剩骨膿血者用之。時珍曰：蓖麻仁甘辛有毒熱，氣味頗近巴豆，亦能利人，故下水氣。其性善走，能開通諸竅經絡，故能治偏風失音，口噤，口目喎斜，頭風七竅諸病，不止于出有形之物而已。蓋鵜鶘油能引藥氣入內，蓖麻油能拔病氣出外，故諸膏多用之。一人病偏風，手足不舉。時珍用此油同羊脂、麝香、鯪鯉甲等藥，煎作摩膏，日摩數次，一月餘漸復。兼服搜風化痰養血之劑，三月而愈。一人病手

臂一塊腫痛，亦用此蓖麻搗膏貼之，一夜而愈。一人病氣鬱偏頭痛，用此同乳香、食鹽搗熁太陽穴，一夜痛止。一婦產後子腸不收，搗仁貼其丹田，一夜而上。此藥外用累奏奇勛，但內服不可輕率爾。或言搗膏以筯點于鵞馬六畜舌根下，即不能食。或點肛內，即下血死，其毒可知矣。

附方舊九，新二十九。

半身不遂失音不語。取蓖麻子油一升，酒一斗，銅鍋盛油，著酒一中，一日，煮之令熟。細細服之。外臺秘要

口目喎斜蓖麻子仁搗膏，左貼右，右貼左，即正。○婦人良方用蓖麻子仁七七粒，研作餅，右喎安在左手心，左喎安在右手心，卻以銅盂盛熱水坐藥上，冷即換，五六次即正也。○一方用蓖麻子仁七七粒，巴豆十九粒，麝香五分，作餅如上用。

風氣頭痛不可忍者。乳香、蓖麻仁等分，搗餅隨左右貼太陽穴，解髮出氣甚驗。○德生堂方用蓖麻油紙剪花，貼太陽亦效。○又方蓖麻仁半兩，棗肉十五枚，搗塗紙上，捲筒插入鼻中，下清涕即止。

八種頭風蓖麻子、剛子各四十九粒，去殼，雀腦芎一大塊，搗如泥，糊丸彈子大，線穿掛風處陰乾。用時先將好末茶調成膏子，塗盞內，後將灰火燒前藥烟起，以盞覆之，待烟盡，以百沸葱湯點盞內茶藥服之，後以綿被裹頭臥，汗出避風。袖珍方

鼻窒不通蓖麻子仁三七粒，大棗去皮一枚，搗勻綿裹塞之，一日一易，三十日聞香臭也。聖濟錄

天柱骨倒小兒疳疾及諸病後，天柱骨倒，乃體虛所致，宜生筋散貼之。木鼈子六個去殼，蓖麻子六十粒去殼，研勻，先包頭擦頂上令熱，以津調藥貼之。鄭氏小兒方

五種風癇不問年月遠近。用蓖麻子仁二兩，黃連一兩，石膏水一盌，文武火煮之，乾即添水，三日兩夜取出黃連，只用蓖麻風乾，勿令見日，以竹刀每個切作四段，每服二十段，食後荊芥湯下，日二服。終身忌食豆，犯之必腹脹死。衛生寶鑑

舌上出血蓖麻子油紙撚燒烟熏鼻中，自止。摘元方

舌脹塞口蓖麻仁四十粒，去殼研油，塗紙上，作撚燒烟熏之。未退再熏，以愈為度。有人舌腫出口外，一村人用此法而愈。經驗良方

急喉痹塞牙關緊急不通，用此即破。以蓖麻子仁研爛，紙卷作筒，燒烟熏吸即通。或只取油作撚尤妙。名聖烟筒。

咽中瘡腫杜任方用蓖麻子仁一枚，朴消一錢，同研，新汲水服之，連進二三服效。○三因方用蓖麻仁、荊芥穗等分，為末，蜜丸，綿包噙嚥之。

水氣脹滿蓖麻子仁研，水解得三合，清旦一頓服盡，日中當下青黃水也。或云壯人止可服五粒。外臺秘要

腳氣作痛蓖麻子七粒，去殼研爛，同蘇合香丸貼足心，痛即止也。外臺秘要

小便不通蓖麻仁三粒，研細，入紙撚內，插入莖中即通。摘元方

齁喘咳嗽蓖麻子去殼炒熟，揀甜者食之，須多服見效，終身不可食炒豆。衛生易簡方

催生下胞崔元亮海上集驗方取蓖麻子七粒，去殼研膏，塗腳心。若胎及衣下，便速洗去，不爾則子腸出，即以此膏塗頂，則腸自入也。○肘後方云：產難，取蓖麻子十四枚，每手各把七枚，須臾立下也。

子宮脫下蓖麻子仁、枯礬等分，為末，安紙上托入，仍以蓖麻子仁十四枚，研膏塗頂心即入。○摘元

盤腸生產塗頂方同上。

催生下胎不拘生胎死胎。蓖麻二個，巴豆一個，麝香一分，研貼臍中，并足心。○又下生胎，一月一粒，溫酒吞下。集簡方

一切毒腫痛不可忍。蓖麻子仁搗傅，即止也。肘後方

癘風鼻塌手指攣曲，節間痛不可忍，漸至斷落。用蓖麻子一兩去皮，黃連一兩剉豆大，以小瓶子入水一升，同浸，春夏二日，秋冬五日後，取蓖麻子一枚，劈破，面東以浸藥水吞之，漸加至四五枚，微利不妨，瓶中水盡更添，兩月後喫大蒜、猪肉試之，如不發是效也，若發動再服，直候不發乃止。杜任方

小兒丹瘤蓖麻子五個，去皮研，入麪一匙，水調塗之，甚效。修真秘旨

瘰癧結核蓖麻子炒去皮，每睡時服

二三枚。取效。一生不可喫炒豆。阮氏經驗方

瘰癧惡瘡及軟癤。用白膠香一兩。瓦器溶化。去滓。以蓖麻子六十四個。去殼研膏。溶膠投之。攪勻。入油半匙頭。至點水中試軟硬。添減膠油得所。以緋帛量瘡大小攤貼。一膏可治三五癤也。儒門事親

肺風面瘡起白屑。或微有赤瘡。用蓖麻子仁四十九粒。白果。膠棗各三粒。瓦松三錢。肥皁一個。搗爲丸。洗面用之良。吳旻扶壽方

面上雀斑蓖麻子仁。密陀僧。硫黄各一錢。爲末。用羊髓和勻。夜夜傅之。摘元方

髮黃不黑蓖麻子仁。香油煎焦。去滓。三日後頻刷之。摘元方

耳卒聾閉蓖麻子一百個。去殼。與大棗十五枚。搗爛。入乳小兒乳汁。和丸作鋌。每以綿裹一枚。塞之。覺耳中熱爲度。一日一易。二十日瘥。千金方

湯火灼傷蓖麻子仁。蛤粉等分。研膏。湯傷以油調。火灼以水調。塗之。古今錄驗

鍼刺入肉蓖麻子去殼一個。先以帛襯傷處。傅之。頻看。若見刺出。卽拔去。恐藥緊弩出好肉。或加白梅肉同研。尤好。衛生易簡方

竹木骨哽蓖麻子仁一兩。凝水石二兩。研勻。每以一捻置舌根噙嚥。自然不見。○又方。蓖麻油。紅麴等分。研細。沙糖丸皁子大。綿裹含嚥。痰出大良。

雞魚骨哽蓖麻子仁研爛。入百藥煎研。丸彈子大。井花水化下半丸。卽下。

惡犬咬傷蓖麻子五十粒。去殼。以井花水研膏。先以鹽水洗。吹痛處。乃貼此膏。袖珍方

葉【氣味】有毒。【主治】腳氣風腫不仁。蒸搗裹之。日二三易卽消。又油塗炙熱。熨顖上。止鼻衄。大驗。蘇恭　治痰喘欬嗽。時珍

【附方】新一

齁喘痰嗽儒門事親方。用九尖蓖麻葉三錢。入飛過白礬二錢。以豬肉四兩薄批。摻藥在內。荷葉裹之。文武火煨熟。細嚼。以白湯送下。名九仙散。○普濟方。治欬嗽涎喘。不問年深日近。用經霜蓖麻葉。經霜桑葉。御米殼蜜炒各一兩。爲末。蜜丸彈子大。每服一丸。白湯化下。日一服。名無憂丸。

【附錄】**博落迴**拾遺【藏器曰】有大毒。主惡瘡癭根。瘤贅瘜肉。白癜風。蠱毒精魅。溪毒瘡瘻。和百丈青。雞桑灰等分。爲末傅之。蠱毒精魅當別有法。生江南山谷。莖葉如蓖麻。莖中空。吹之作聲。如博落迴。折之有黄汁。藥人立死。不可輕用入口。

常山本經下品　蜀漆同上

【釋名】**恒山**吳普　**互草**本經　**雞屎草**日華　**鴨屎草**日華【時珍曰】恒亦常也。恒山乃北岳名。在今定州。常山乃郡名。亦今眞定。豈此藥始產於此得名歟。蜀漆乃常山苗。功用相同。今併爲一。

【集解】【別錄曰】常山生益州川谷及漢中。二月八月采根。陰乾。又曰。蜀漆生江林山川谷及蜀漢中。常山苗也。五月采葉。陰乾。【宏景曰】常山出宜都建平。細實黄者。呼爲雞骨常山。用之最勝。蜀漆是常山苗。而所出又異者。江林山卽益州江陽山名。故是同處爾。彼人采得。縈結作丸。得時燥者佳。【恭曰】常山生山谷間。莖圓有節。高者不過三四尺。葉似茗而狹長。兩兩相當。二月生白花。青萼。五月結實青圓。三子爲房。其草暴燥色青白。堪用。若陰乾便黑爛鬱壞矣。【保昇曰】今出金州房州梁州中江縣。樹高三四尺。根似荊根。黄色而破。五六月采葉。名蜀漆也。【李含光曰】蜀漆是常山莖。八月九月采之。【頌曰】今汴西淮浙湖南州郡亦有之。並如上說。而海州出者。葉似楸葉。八月有花。紅白色。子碧色。似山楝子而小。今天台山出一種草。名土常山。苗葉極甘。人用爲飲。甘味如蜜。又名蜜香草。性涼益

人非此常山也。

【脩治】斅曰采時連根苗收。如用莖葉。臨時去根。以甘草細剉。同水拌溼蒸之。臨時去甘草。取蜀漆細剉。又拌甘草水勻。再蒸日乾用。其常山。凡用以酒浸一宿。漉出日乾。熬搗用。時珍曰近時有酒浸蒸熟或瓦炒熟者。亦不甚吐人。又有醋制者。吐人。

常山【氣味】苦寒有毒別錄曰辛微寒。普曰神農岐伯苦。桐君辛有毒。李當之大寒。權曰苦有小毒。炳曰得甘草吐瘧。之才曰畏玉札。大明曰忌葱菜及菘菜。伏砒石。【主治】傷寒寒熱。熱發溫瘧鬼毒。胸中痰結吐逆。本經 療鬼蠱往來水脹。洒洒惡寒。鼠瘻。別錄 治諸瘧。吐痰涎。治項下瘤癭。甄權

蜀漆【氣味】辛平有毒別錄曰微溫權曰苦有小毒元素曰辛純陽炳曰桔梗爲之使之才曰栝樓爲之使。惡貫衆。【主治】瘧及欬逆寒熱。腹中癥堅痞。積聚邪氣。蠱毒鬼疰。本經 療胸中邪結氣。吐去之。別錄 治鬼瘧多時。溫瘧寒熱。下肥氣。甄權 破血。洗去腥。與苦酸同用。導膽邪。元素

【發明】斅曰蜀漆春夏用莖葉。秋冬用根。老人久病切忌服之。頌曰常山蜀漆爲治瘧之最要。不可多進。令人吐逆。震亨曰常山性暴悍。善驅逐。能傷眞氣。病人稍近虛怯。不可用也。外臺乃用三兩作一服。殊昧雷公老人久病切忌之戒。時珍曰常山蜀漆有劫痰截瘧之功。須在發散表邪及提出陽分之後。用之得宜。神效立見。用失其法。眞氣必傷。夫瘧有六經瘧五臟瘧。痰溼食積瘴疫鬼邪諸瘧。須分陰陽虛實。不可一槩論也。常山蜀漆生用則上行必吐。酒蒸炒熟用則氣稍緩。少用亦不致吐也。得甘草則吐。得大黃則利。得烏梅鯪鯉甲則入肝。得小麥竹葉則入心。得秫米麻黃則入肺。得龍骨附子則入腎。得草果檳榔則入脾。蓋無痰不作瘧。二物之功。亦在驅逐痰水而已。楊士瀛直指方云。常山治瘧。人皆薄之。瘧家多蓄痰涎黃水。或停潴心下。或結澼脇間。乃生寒熱。法當吐痰逐水。常山豈容不用。水在上焦。則常山能吐之。水在脇下。則常山能破其澼而下其水。但須行血藥品佐助之。必收十全之功。其有純熱發瘧或蘊熱內實之證。投以常山。大便點滴而下。似泄不泄者。須用北大黃爲佐。泄利數行。然後獲愈也。又待制李燾云。嶺南瘴氣寒熱所感。邪氣多在營衛皮肉之閒。欲去皮膚毛孔中瘴氣根本。非常山不可。但性吐人。惟以七寶散冷服之。即不吐。且驗也。

【附方】舊三新二十五。

截瘧諸湯外臺秘要用常山三兩。槳水三升。浸一宿。煎取一升。欲發前頓服。取吐。○肘後方用常山一兩。秫米一百粒。水六升。煮三升。分三服。先夜未發臨發時服盡。○養生主論王隱者驅瘧湯云。予用此四十年。奇效不能盡述。切勿加減。萬一無吐者。常山酒煮曬乾。知母貝母草果各一錢半。水一鍾半。煎半熟。五更熱服。渣以酒浸。發前服。

截瘧諸酒肘後方用常山一兩。酒一升。漬二三日。分作三服。平旦一服。少頃再服。臨發又服。或加甘草煮服之。○宋俠經心錄醋醞湯。治閒日瘧。支太醫云乃桂廣州方。甚驗。恆山一錢二分。大黃二錢半。炙甘草一錢二分。水一盞半。煎減半。曰醇。發日五更溫服。再以水一盞。煎減半。曰醨。未發時溫服。○虞摶醫學正傳治久瘧不止。常山一錢半。檳榔一錢。丁香五分。烏梅一個。酒一盞。浸一宿。五更飲之。一服便止。永不再發。如神。

截瘧諸丸千金方恆山丸。治數年不瘥者。兩劑瘥。一月以來者。一劑瘥。恆山三兩。研末。雞子白和丸梧子大。瓦器煮熟。殺腥氣。則取曬乾收之。每服二十丸。竹葉湯下。五

更一服，天明一服，發前一服。或吐或否即止。○肘後丹砂丸：恒山搗末三兩，眞丹一兩研，白蜜和杵百下，丸梧子大。先發時三丸，少頃再服三丸，臨時服三丸，酒下，無不斷者。○曾世榮活幼心書黄丹丸：治大小久瘧。恒山二兩，黄丹半兩，烏梅連核瓦焙一兩，爲末，糯米粉糊丸梧子大。每服三五十丸，涼酒下。隔一夜一服，平旦一服，午後方食。○葛洪肘後方：用恒山三兩，知母一兩，甘草半兩，搗末，蜜丸梧子大。先發時服十丸，次服七丸，後服五六丸，以瘥爲度。○和劑局方瞻仰丸：治一切瘧。常山四兩炒存性，草果二兩炒存性，爲末，薄糊丸梧子大。每臥時冷酒服五十丸，五更再服。忌鵝羊熱物。○又勝金丸：治一切瘧，胸膈停痰，發不愈者。常山八兩，酒浸蒸焙，檳榔二兩生研，末，糊丸梧子大，如上法服。○集簡方二聖丸：治諸瘧，不拘遠近大小。雞骨恒山、雞心檳榔各一兩，生研，鯪鯉甲煨焦一兩半，爲末，糯粉糊丸菉豆大，黄丹爲衣。每服三五十丸，如上法服。

厥陰肝瘧 寒多熱少，喘息如死狀，或少腹滿，小便如膿，不問久近，不吐不泄，如神。恒山一兩，醋浸一夜，瓦器煮乾，每用二錢，水一盞，煎半盞，五更冷服。趙眞人濟急方。

太陰肺瘧 痰聚胸中，病至令人心寒，寒甚乃熱，熱閒善驚，如有所見。恒山三錢，甘草半錢，秫米三十五粒，水二鍾，煎一鍾，發日早分三次服。千金方。

少陰腎瘧 淒淒然寒，手足寒，腰脊痛，大便難，目昫昫然。恒山二錢半，豉半兩，烏梅一錢，竹葉一錢半，葱白三根，水一升半，煎一升，發前分三服。千金方。

牝瘧獨寒 不熱者。蜀漆散：用蜀漆、雲母煅三日夜、龍骨各二錢，爲末。每服半錢，臨發日旦一服，發前一服，酢漿水調下。溫瘧又加蜀漆一錢。張仲景金匱要略。○

牡瘧獨熱 不冷者。蜀漆一錢半，甘草一錢，麻黄二錢，牡蠣粉二錢，水二鍾，先煎麻黄、蜀漆，去沫，入藥再煎至一鍾，未發前溫服，得吐則止。王燾外臺秘要。

溫瘧熱多 恒山一錢，小麥三錢，淡竹葉二錢，水煎，五更服，甚良。藥性論。

三十年瘧 肘後方：治三十年老瘧及積年久瘧。常山、黄連各一兩，酒三升，漬一宿，以瓦釜煮取一升半。發日早服五合，發時再服。熱當吐，冷當利，無不瘥者。○張文仲備急方：用恒山一兩半，龍骨五錢，附子炮二錢半，大黄一兩，爲末，雞子黄和丸梧子大。未發時五丸，將發時五丸，白湯下。支太醫云：此方神驗，無不斷者。

瘴瘧寒熱 劉長春經驗方：常山一寸，草果一枚，熱酒一盌，浸一夜，五更望東服之，蓋臥，酒醒即愈。○談埜翁試驗方：用常山、檳榔、甘草各二錢，黑豆一百粒，水煎服之。乃彭司寇所傳。○葛稚川肘後方：用常山、黄連、香豉各一兩，附子炮七錢，搗末，蜜丸梧子大。空腹飲服四丸，欲發時三丸，至午後乃食。

妊娠瘧疾 酒蒸常山、石膏煆各一錢，烏梅炒五分，甘草四分，水一盞，酒一盞，浸一夜，平旦溫服。姚僧坦集驗方。

百日兒瘧 水鑑仙人歌曰：瘧是邪風寒熱攻，直須術治免成空。常山刻作人形狀，釘在孩兒生氣宮。如金生人，金生在巳，即釘巳上；木生人，釘亥上；火生人，釘寅上；水土生人，釘申上也。

小兒驚忤 暴驚卒死中惡。用蜀漆炒二錢，左顧牡蠣一錢二分，漿水煎服，當吐痰而愈。名千金湯。阮氏。

胸中痰飲 恒山、甘草各一兩，水五升，煮取一升，去滓，入蜜二合，溫服七合，取吐。不吐更服。千金方。

附錄

杜莖山 圖經【頌曰】葉味苦寒。主溫瘴寒熱，作止不定，煩渴頭痛心躁。杵爛，新酒浸，絞汁服，吐出惡涎甚效。生宜用。莖高四五尺，葉似苦蕒菜，秋有花，冬作實，如枸杞子，大而白。

土紅山 【頌曰】葉甘，微寒，無毒。主骨節疼痛，勞熱瘴瘧。生南恩州山野中，大者高七八尺，葉似枇杷而小，無毛，秋生白花如粟粒，不實。福州生者作細藤，似芙蓉葉，其葉上青下白，根如葛頭。土人取根米泔浸一宿，以清水再浸一宿，炒黄爲末。每服一錢，水一盞，生薑一片，同煎服。亦治勞瘴甚效。【時珍曰】杜莖山即土恒山，土紅山又杜莖山之類，故並附之。

藜蘆本經下品

【釋名】山葱別錄 葱苒同上 葱菼音毯 葱葵普 豐蘆普 憨葱綱目 鹿葱。時珍曰：黑色曰黎。其蘆有黑皮裹之，故名。根際似葱。俗名葱管藜蘆是矣。北人謂之憨葱。南人謂之鹿葱。

【集解】別錄曰：藜蘆生太山山谷。三月采根。陰乾。普曰：大葉，小根相連。弘景曰：近道處處有之。根下極似葱而多毛。用之止剔取根，微炙之。保昇曰：所在山谷皆有。葉似鬱金、秦艽、蘘荷等。根若龍膽。莖下多毛。夏生冬凋。八月采根。頌曰：今陝西山南東西州郡皆有之。遼州、均州、解州者尤佳。三月生苗。葉似初出椶心。又似車前。莖似葱白。青紫色。高五六寸。上有黑皮裹莖。似椶皮。有花肉紅色。根似馬腸根。長四五寸許。黄白色。二月三月采根。陰乾。此有二種。一種水藜蘆。莖葉大同。只是生在近水溪澗石上。根鬚百餘莖。不中藥用。今用者。名葱白藜蘆。根鬚甚少。只是三二十莖。生高山者爲佳。均州土俗亦呼爲鹿葱。范子計然云。出河東。黄白者善。

根

【修治】雷曰：凡采得去頭。用糯米泔汁煮之。從巳至未。曬乾用。

【氣味】辛，寒，有毒。別錄曰：苦，微寒。普曰：神農、雷公：辛，有毒。岐伯：鹹，有毒。李當之：大寒，大毒。扁鵲：苦，有毒。之才曰：黄連爲之使。反細辛、芍藥、人參、沙參、紫參、丹參、苦參。惡大黄。時珍曰：畏葱白。服之吐不止。飲葱湯即止。

【主治】蠱毒欬逆。洩痢腸澼。頭瘍疥瘙惡瘡。殺諸蟲毒。去死肌。本經 療噦逆。喉痺不通。鼻中瘜肉。馬刀爛瘡。不入湯用。別錄 主上氣。去積年膿血泄痢。權 吐上膈風涎。暗風癇病。小兒齁䶎痰疾。頌 末。治馬疥癬。宗奭

【發明】頌曰：藜蘆服錢匕一字則惡吐人。又用通頂令人嚏。而別本云治噦逆。甚效。未詳。時珍曰：噦逆用吐藥。亦反胃用吐法去痰積之義。吐藥不一：常山吐瘧痰，瓜丁吐熱痰，烏附尖吐溼痰，萊菔子吐氣痰，藜蘆則吐風痰者也。按張子和儒門事親云：一婦病風癇。自六七年得驚風後，每一二年一作，至五七年五七作，三十歲至四十歲則日作，或甚至一日十餘作，遂昏癡健忘，求死而已。值歲大饑，采百草食。於野中見草若葱狀，采歸蒸熟飽食。至五更，忽覺心中不安，吐涎如膠，連日不止，約一二斗，汗出如洗，甚昏困。三日後遂輕健，病去食進，百脈皆和。以所食葱訪人，乃憨葱苗也，即本草藜蘆是矣。圖經言能吐風病，此亦偶得吐法耳。我朝荆和王妃劉氏，年七十，病中風，不省人事，牙關緊閉，群醫束手。先考太醫吏目月池翁診視，藥不能入，自午至子，不獲已，打去一齒，濃煎藜蘆湯灌之。少頃噫氣一聲，遂吐痰而甦，調理而安。藥弗瞑眩，厥疾弗瘳，誠然。

【附方】舊六，新十三。

諸風痰飲 藜蘆十分，鬱金一分，爲末。每以一字，温漿水一盞和服，探吐。經驗方

中風不省 牙關緊急者。藜蘆一兩去苗頭，濃煎防風湯浴過，焙乾切，炒微褐色，爲末。每服半錢，小兒減半，温水調灌，以吐風涎爲效，未吐再服。簡要濟衆

中風不語 喉中如曳鋸，口中涎沫。取藜蘆一分，天南星一個去浮皮，於臍上剜一坑，納入陳醋二橡斗，四面火逼黄色，研爲末，生麪丸小豆大。每服三丸，温酒下。經驗方

諸風頭痛 和州藜蘆一莖，日乾研末，入麝香少許，吹鼻。又方：通頂散：藜蘆半兩，黄連三分，嚏鼻。聖惠

久瘧痰多 不食，欲吐不吐。藜蘆末半錢，温虀水調下，探吐。保命集

痰瘧積瘧 藜蘆、皂莢

炙各一兩巴豆二十五枚熬黃研末蜜丸小豆大每空心服一丸未發時一丸臨發時又服一丸勿用飲食肘後**黃疸腫疾**藜蘆灰中炮爲末水服半錢匕小吐不過數服效**胸中結聚**如駭駭不去者巴豆半兩去皮心炒搗如泥藜蘆炙研一兩蜜和搗丸麻子大每吞一二丸肘後○**身面黑痣**藜蘆灰五兩水一大碗淋汁銅器重湯煮成黑膏以鍼微刺破點之不過三次效聖惠**鼻中瘜肉**藜蘆三分雄黃一分爲末蜜和點之每日三上自消勿點兩畔聖濟方○**牙齒蟲痛**藜蘆末內入孔中勿吞汁神效千金翼**白禿蟲瘡**藜蘆末猪脂調塗之肘後方**頭生蟣虱**藜蘆末摻之直指**頭風白屑**癢甚藜蘆末沐頭摻之緊包二日夜避風效本事方**反花惡瘡**惡肉反出如米藜蘆末猪脂和傅日三五上聖濟錄**疥癬蟲瘡**藜蘆末生油和塗**羊疽瘡癢**藜蘆二分附子八分爲末傅之蟲自出也陶隱居方**誤吞水蛭**藜蘆炒爲末水服一錢必吐出德生堂方

附錄山慈石別錄有名未用曰苦平無毒主女子帶下生山之陽正月生葉如藜蘆莖有衣一名蒫茈**參果根**又曰苦有毒主鼠瘻生百餘根根有衣裹莖三月三日采根一名百連一名烏蓼一名鼠莖一名鹿蒲**馬腸根**宋圖經頌曰苦辛寒有毒主蠱除風葉療瘡疥生秦州葉似桑三月采葉五月六月采根

木藜蘆 拾遺

釋名黃藜蘆綱目**鹿驪**

集解藏器曰陶宏景注漏蘆云一名鹿驪山南人用苗北人用根按鹿驪乃木藜蘆非漏蘆也乃樹生如茱萸樹高二尺有毒時珍曰鹿驪俚人呼爲黃藜蘆小樹也葉如櫻桃葉狹而長多皺文四月開細黃花五月結小長子如小豆大

氣味苦辛溫有毒**主治**疥癬殺蟲藏器

附子 本經下品

釋名其母名曰烏頭時珍曰初種爲烏頭象烏之頭也附烏頭而生者爲附子如子附母也烏頭如芋魁附子如芋子蓋一物也別有草烏頭白附子故俗呼此爲黑附子用烏頭以別之諸家不分烏頭有川草兩種皆混雜註解今悉正之

集解別錄曰附子生犍爲山谷及廣漢冬月采爲附子春月采爲烏頭宏景曰烏頭與附子同根附子八月采八角者良烏頭四月采春時莖初生有腦頭如烏鳥之頭故謂之烏頭有兩岐其蒂狀如牛角者名烏喙取汁煎爲射罔天雄似附子細而長乃至三四寸側子即附子邊角之大者是同根而本經附子出犍爲天雄出少室烏頭出朗陵分生三處當各有所宜也今則無別矣恭曰天雄附子烏頭並以蜀道綿州龍州者佳俱以八月采造餘處雖有造得者力弱都不相似江南來者全不堪用大明曰天雄大而長少角刺而實附子大而短有角平穩而實烏喙似天雄烏頭次于附子側子小於烏頭連聚生者名爲虎掌並是天雄一裔子母之類氣力乃有殊等即宿根與嫩者爾斆曰烏頭少有莖苗身長而烏黑少有旁尖烏喙皮上蒼色有尖頭大者孕八九個周圍底陷黑如烏鐵天雄身全矮無尖周匝四面有附子孕十一個皮蒼色側子只是附子旁有小顆如棗核者木鼈子是喙附烏雄側中毗患者不入藥用保昇曰正者爲烏頭兩岐者爲烏喙細長三四寸者爲天雄根旁如芋散生者爲附子旁連生者爲側子五物同出而異名苗高二尺許葉似石龍芮及艾

宗奭曰五者皆一物但依大小長短以象而名之頌曰五者今並出蜀土都是一種所產其種出之于龍州冬至前先將陸田耕五七遍以豬糞糞之然後布種逐月耘耔至次年八月後方成其苗高三四尺莖作四棱葉如艾其花紫碧色作穗其實細小如桑椹狀黑色本只種附子一物至成熟後乃有四物以長二三寸者爲天雄割削附子旁尖角爲側子附子之絕小者亦名爲側子元種者爲烏頭其餘大小者皆爲附子以八角者爲上綿州彰明縣多種之惟赤水一鄉者最佳然收采時月與本草不同謹按本草冬采爲附子春采爲烏頭博物志言附子烏頭天雄一物也春秋冬夏采之各異而廣志云奚毒附子也一歲爲側子二年爲烏喙三年爲附子四年爲烏頭五年爲天雄今一年種之便有此五物豈今人爲種蒔之法用力倍至故爾繁盛乎時珍曰烏頭有兩種出彰明者即附子之母今人謂之川烏頭是也春末生子故曰春采爲烏頭冬則生子已成故曰冬采爲附子其天雄烏喙側子皆是生子多者因象命名若生子少及獨頭者即無此數物也其產江左山南等處者乃本經所列烏頭今人謂之草烏頭者是也故曰其汁煎爲射罔陶弘景不知烏頭有二以附子之烏頭註射罔之烏頭遂致諸家疑貳而雷斆之說尤不近理宋人楊天惠著附子記甚悉今撮其要讀之可不辯而明矣其說云綿州乃故廣漢地領縣八惟彰明出附子彰明領鄉二十惟赤水廉水昌明會昌四鄉產附子而赤水爲多每歲以上田熟耕作壟取種於龍安龍州齊歸木門青堆小坪諸處十一月播種春月生苗其莖類野艾而澤其葉類地麻而厚其花紫瓣黃蕤長苞而圓七月采者謂之早水拳縮而小蓋未長成也九月采者乃佳其品凡七本同而末異其初種之小者爲烏頭附烏頭而旁生者爲附子又左右附而偶生者爲鬲子附而長者爲天雄附而尖者爲天錐附而上出者爲側子附而散生者爲漏籃子皆脈絡連貫如子附母而附子以貴故專附名也凡種一而子六七以上則皆小種一而子二三則稍大種一而子特生則特大附子之形以蹲坐正節角少者爲上有節多鼠乳者次之形不正而傷缺風皺者爲下本草言附子八角者爲良其角爲側子之說甚謬矣附子之色以花白者爲上鐵色者次之青綠者爲下天雄烏頭天錐皆以豐實盈握者爲勝漏籃側子則園人以乞役夫不足數也謹按此記所載漏籃即雷斆所謂木鼈子大明所謂虎掌者也其鬲子即烏喙也天錐即天雄之類醫方亦無此名功用當相同爾

【修治】保昇曰附子烏頭天雄側子烏喙采得以生熟湯浸半日勿令滅氣出以白灰裛之數易使乾又法以米粥及糟麴等淹之並不及前法頌曰五物收時一處造釀其法先於六月內造大小麥麴未采前半月用大麥煮成粥以麴造醋候熟去糟其醋不用太酸酸則以水解之將附子去根鬚於新甕內淹七日日攪一遍撈出以疏篩攤之令生白衣乃向慢風日中曬之百十日以透乾爲度若猛日則皺而皮不附肉時珍曰按附子記云此物最多不能常熟或種美而苗不茂或苗秀而根不充或已釀而腐或已曝而攣若有神物陰爲之者故園人常禱於神目爲藥妖其釀法用醋醅安密室中淹覆彌月乃發出眼乾方出釀時其大有如拳者已定輒不盈握故及一兩者極難得土人云但得半兩以上者皆良蜀人餌者少惟秦陝閩浙人宜之然秦人纔市其下者閩浙纔得其中者其上品則皆貴人得之矣○宏景曰凡用附子烏頭天雄皆熱灰微炮令拆勿過焦惟薑附湯生用之俗方每用附子須甘草人參生薑相配者正制其毒故也斆曰凡使烏頭宜文武火中炮令皺拆擘破用若用附子須底平有八角如鐵色一個重一兩者即是氣全勿用雜木火只以柳木灰火中炮令皺拆以刀刮去上孕子并去底尖擘破於屋下平地上掘一土坑安之一宿取出焙乾用若陰制者生去皮尖底薄切以東流水并黑豆浸五日夜漉出日中曝用震亨曰凡烏附天雄須用童

子小便浸透煮過。以殺其毒。并助下行之力。入鹽少許尤好。或以小便浸二七日。揀去壞者。以竹刀每個切作四片。并水淘淨。逐日換水。再浸七日。曬乾用。【時珍曰】附子生用則發散。熟用則峻補。生用者。須如陰制之法。去皮臍入藥。熟用者。以水浸過。炮令發坼。去皮臍。乘熱切片再炒。令内外俱黄。去火毒入藥。又法。每一個用甘草二錢。鹽水、薑汁、童尿各半盞。同煮熟。出火毒一夜用之。則毒去也。

【氣味】辛。温。有大毒。【别録曰】甘。大熱。【普曰】神農。辛。岐伯、雷公。甘。有毒。李當之。苦。大温。有大毒。【元素曰】大辛大熱。氣厚味薄。可升可降。陽中之陰。浮中沉。無所不至。爲諸經引用之藥。【好古曰】入手少陽三焦命門之劑。其性走而不守。非若乾薑止而不行。【趙嗣眞曰】熟附配麻黄。發中有補。仲景麻黄附子細辛湯、麻黄附子甘草湯是也。生附配乾薑。補中有發。仲景乾薑附子湯、通脈四逆湯是也。【戴原禮曰】附子無乾薑不熱。得甘草則性緩。得桂則補命門。【李燾曰】附子得生薑則能發散。以熱攻熱。又導虚熱下行。以除冷病。【之才曰】地膽爲之使。惡蜈蚣。畏防風、黑豆、甘草、人參、黄耆。【時珍曰】畏緑豆、烏韭、童溲、犀角。忌豉汁、稷米。得蜀椒、食鹽。下達命門。

【主治】風寒欬逆邪氣。寒溼踒躄。拘攣膝痛。不能行步。破癥堅積聚血瘕。金瘡。本經　腰脊風寒。脚氣冷弱。心腹冷痛。霍亂轉筋。下痢赤白。温中强陰。堅肌骨。又墮胎。爲百藥長。别録　温暖脾胃。除脾溼腎寒。補下焦之陽虚。元素　除臟腑沉寒。三陽厥逆。溼淫腹痛。胃寒蚘動。治經閉。補虚散壅。李杲　督脈爲病。脊强而厥。好古　治三陰傷寒。陰毒寒疝。中寒中風。痰厥氣厥。柔痓癲癇。小兒慢驚。風溼麻痹。腫滿脚氣。頭風腎厥頭痛。暴瀉脱陽。久痢脾泄。寒瘧瘴氣。久病嘔噦。反胃噎膈。癰疽不斂。久漏冷瘡。合葱涕。塞耳治聾。時珍

烏頭　即附子母

【主治】諸風。風痹血痹。半身不遂。除寒冷。温養臟腑。去心下堅痞。感寒腹痛。元素　除寒溼。行經。散風邪。破諸積冷毒。李杲　補命門不足。肝風虚。好古　助陽退陰。功同附子而稍緩。時珍

【發明】【宗奭曰】補虚寒須用附子。風家即多用天雄。大略如此。其烏頭、烏喙、附子。則量其材而用之。【時珍曰】按王氏究原方云。附子性重滯。温脾逐寒。川烏頭性輕疏。温脾去風。若是寒疾即用附子。風疾即用川烏頭。一云。凡人中風。不可先用風藥及烏附。若先用氣藥。後用烏附乃宜也。又凡用烏附藥。並宜冷服者。熱因寒用也。蓋陰寒在下。虚陽上浮。治之以寒。則陰氣益甚而病增。治之以熱。則拒格而不納。熱藥冷飲。下咽之後。冷體既消。熱性便發。而病氣隨愈。不違其情。而致大益。此反治之妙也。昔張仲景治寒疝内結。用蜜煎烏頭。近效方治喉痹。用蜜炙附子。含之嚥汁。朱丹溪治疝氣。用烏頭巵子。並熱因寒用也。李東垣治馮翰林姪陰盛格陽傷寒。面赤目赤。煩渴引飲。脈來七八至。但按之則散。用薑附湯加人參。投半斤服之。得汗而愈。此則神聖之妙也。【吴綬曰】附子乃陰證要藥。凡傷寒傳變三陰。及中寒夾陰。雖身大熱而脈沉者。必用之。或厥冷腹痛。脈沉細。甚則脣青囊縮者。急須用之。有退陰回陽之力。起死回生之功。近世陰證傷寒。往往疑似。不敢用附子。直待陰極陽竭而用之。已遲矣。且夾陰傷寒。内外皆陰。陽氣頓衰。必須急用人參。健脈以益其原。佐以附子。温經散寒。

捨此不用，尚何以救之。〔劉完素曰〕俗方治麻痺多用烏附，其氣暴能衝開道路，故氣愈麻，及藥氣盡而正氣行，則麻病愈矣。〔張元素曰〕附子以白朮爲佐，乃除寒濕之聖藥。濕藥宜少加之引經。又益火之原，以消陰翳，則便溺有節，烏附是也。〔虞摶曰〕附子稟雄壯之質，有斬關奪將之氣，能引補氣藥行十二經，以追復散失之元陽；引補血藥入血分，以滋養不足之眞陰；引發散藥開腠理，以驅逐在表之風寒；引溫煖藥達下焦，以袪除在裏之冷濕。〔震亨曰〕氣虛熱甚者，宜少用附子，以行參耆。肥人多濕，亦宜少加烏附行經。仲景八味丸用爲少陰嚮導，後世因以附子爲補藥，誤矣。附子走而不守，取其健悍走下之性，以行地黃之滯，可致遠爾。烏頭、天雄皆氣壯形偉，可爲下部藥之佐。無人表其害人之禍，相習用爲治風之藥及補藥，殺人多矣。〔王履曰〕仲景八味丸兼陰火不足者設。錢仲陽六味地黃丸爲陰虛者設。附子乃補陽之藥，非爲行滯也。〔好古曰〕烏附非身涼而四肢厥者不可僭用。服附子以補火，必妨涸水。○〔時珍曰〕烏附毒藥，非危病不用。而補藥中少加引導，其功甚捷。有人纔服錢匕，即發燥不堪；而昔人補劑用爲常藥，豈古今運氣不同耶？荆府都昌王，體瘦而冷，無他病，日以附子煎湯飲，兼嚼硫黃，如此數歲。蘄州衛張百戶，平生服鹿茸、附子藥，至八十餘，康健倍常。宋張杲醫說載：趙知府耽酒色，每日煎乾薑熟附湯吞硫黃金液丹百粒，乃能健啖，否則倦弱不支，壽至九十。他人服一粒即爲害。若此數人，皆其臟腑稟賦之偏，服之有益無害，不可以常理槩論也。又瑣碎錄言：滑臺風土極寒，民啖附子如啖芋栗。此則地氣使然爾。

附方 舊二十六，新八十七。

少陰傷寒 初得二三日，脈微細，但欲寐，小便色白者，麻黃附子甘草湯微發其汗。麻黃去節二兩，甘草炙二兩，附子炮去皮一枚，水七升，先煮麻黃去沫，納二味，煮取三升，分作三服，取微汗。張仲景傷寒論。

少陰發熱 少陰病始得，反發熱脈沈者，麻黃附子細辛湯發其汗。麻黃去節二兩，附子炮去皮一枚，細辛二兩，水一斗，先煮麻黃去沫，乃納二味，同煮三升，分三服。同上。

少陰下利 少陰病下利清穀，裏寒外熱，手足厥逆，脈微欲絕，身反不惡寒，其人面赤色，或腹痛，或乾嘔，或咽痛，或利止脈不出者，通脈四逆湯，用大附子一個，去皮生破八片，甘草炙二兩，乾薑三兩，水三升，煮一升，分溫再服，其脈即出者愈。面赤加葱九莖，腹痛加芍藥二兩，嘔加生薑二兩，咽痛加桔梗一兩，利止脈不出，加人參二兩。同上。

陰病惡寒 傷寒已發汗不解，反惡寒者，虛也。芍藥甘草附子湯補之。芍藥三兩，甘草炙三兩，附子炮去皮一枚，水五升，煮取一升五合，分服。同上。

傷寒發躁 傷寒下後，又發其汗，晝日煩躁不得眠，夜不安靜，不嘔不渴，無表證，脈沈微，身無大熱者，乾薑附子湯溫之。乾薑一兩，生附子一枚，去皮破作八片，水三升，煮取一升，頓服。傷寒論。

陰盛格陽 傷寒陰盛格陽，其人必躁熱而不飲水，脈沈手足厥逆者，是此證也。霹靂散，用大附子一枚，燒存性，爲末，蜜水調服，逼散寒氣，然後熱氣上行而汗出乃愈。孫兆口訣。

熱病吐下 及下利，身冷脈微，發躁不止者，附子炮一枚，去皮臍，分作八片，入鹽一錢，水一升，煎半升，溫服立效。經驗良方。

陰毒傷寒 孫兆口訣云：房後受寒，少腹疼痛，頭疼腰重，手足厥逆，脈息沈細，或作呃逆，並宜退陰散。用川烏頭、乾薑等分，切，炒，放冷爲散。每服一錢，水一盞，鹽一撮，煎取半盞，溫服得汗解。○本事方。玉女散，治陰毒心腹痛厥逆，惡候，川烏頭去皮臍，冷水浸七日，切，曬，紙裹收之。遇有患者，取爲末一錢，入鹽八分，水一盞，煎八分服。壓下陰毒，如豬血相似，再進一服。○濟生回陽散，治陰毒傷寒，面青，四肢厥逆，腹痛身冷，一切冷氣。大附子三枚，炮裂去皮臍，爲末。每服三錢，薑汁半盞，冷酒半盞，調服。良久臍下如火煖爲度。○續傳信方，治陰毒傷寒，煩躁迷悶急者，用半兩重附子一個，生破作四片，生薑一大塊，

作三片糯米一撮以水一升煎六合溫服煖臥或汗出或不出候心定則以水解散之類解之不得與冷水如渴更煎滓服屢用多效

中風痰厥 昏不知人口眼喎斜並體虛之人患瘧疾寒多者五生飲用生川烏頭生附子並去皮臍各半兩生南星一兩生木香二錢五分每服五錢生薑十片水二盞煎一盞溫服和劑局方

中風氣厥 痰壅昏不知人六脈沉伏生附子去皮生南星去皮生木香半兩每服四錢薑九片水二盞煎七分溫服之濟生方

中風偏廢 羌活湯用生附子一個去皮臍羌活烏藥各一兩每服四錢生薑三片水一盞煎七分服王氏簡易方

半身不遂 遂令癖疰用附子一兩以無灰酒一升浸二七日隔日飲一合延年秘錄

風病癱緩 手足嚲曳口眼喎斜語音蹇澀步履不正宜神驗烏龍丹主之川烏頭去皮臍五靈脂各五兩為末入龍腦麝香五分滴水為丸如彈子大每服一丸先以生薑汁研化暖酒調服一日二服至五七丸便覺手攣移得步十丸可以梳頭也梅師方

風寒溼痹 麻木不仁或手足不遂生川烏頭末每以香白米煮粥一盌入末四錢慢熬得所下薑汁一匙蜜三大匙空腹啜之或入薏苡末二錢左傳云風淫末病謂四末也脾主四肢風淫客肝則侵脾而四肢病也此湯極有力予每授人良驗許學士本事方

體虛有風 外受寒溼身如在空中生附子生天南星各二錢生薑十片水一盞半慢火煎服予會病此醫傳張子發授此方二服愈本事方

口眼喎斜 生烏頭青礬各等分為末每用一字嚏入鼻內取涕吐涎立效無比名通關散篋中秘寶方

口卒噤瘖 卒忤停尸並用附子末吹入喉中瘥千金翼

產後中風 身如角弓反張口噤不語川烏頭五兩剉塊黑大豆半升同炒半黑以酒三升傾鍋內急攪以絹濾取酒微溫服一小盞取汗若口不開搦開灌之未效加烏雞糞一合炒納酒中服以瘥為度小品

諸風血風 烏荊丸治諸風縱緩言語蹇濇偏身麻痛皮膚瘙癢及婦人血風頭痛目眩腸風臟毒下血不止者服之尤效有痛風攣搐頤頷不收者服六七服即瘥也川烏頭炮去皮臍一兩荊芥穗二兩為末醋麪糊丸梧子大溫酒或熟水每服二十丸和劑方

婦人血風 虛冷月候不勻或手腳心煩熱或頭面浮腫頑麻用川烏頭一斤清油四兩鹽四兩鐺內同熬令裂如桑椹色為度去皮臍五靈脂四兩為末搗勻蒸餅丸如梧子大空心溫酒鹽湯下二十丸亦治丈夫風疾梅師方

諸風癇疾 生川烏頭去皮二錢半五靈脂半兩為末豬心血丸梧子大每薑湯服一丸

小兒慢驚 搐搦涎壅厥逆川烏頭生去皮臍一兩全蠍十個去尾分作三服水一盞薑七片煎服湯氏嬰孩寶鑑

小兒項軟 乃肝腎虛風邪襲入用附子去皮臍天南星各二錢為末薑汁調攤貼天柱骨內服瀉青丸全幼心鑑

小兒顖陷 綿烏頭附子並生去皮臍二錢雄黃八分為末蔥根搗和作餅貼陷處全幼心鑑

麻痹疼痛 仙桃丸治手足麻痹或癱瘓疼痛腰膝痹痛或打撲傷損閃肭痛不可忍生川烏不去皮五靈脂各四兩威靈仙五兩洗焙為末酒糊丸梧子大每服七丸至十丸鹽湯下忌茶此藥常服其效如神普濟方

風痹肢痛 營衛不行川烏頭炮去皮以大豆同炒至汗出為度去豆焙乾全蠍半錢焙為末釅醋熬稠丸綠豆大每溫酒下七丸日一服聖惠方

腰腳冷痹 疼痛有風川烏頭三個生去皮臍為散醋調塗帛上貼之須臾痛止聖惠方

大風諸痹 痰澼脹滿大附子半兩者二枚炮拆酒漬之春冬五日夏秋三日每服一合以瘥為度聖惠方

腳氣腿腫 久不瘥者黑附子一個生去皮臍為散生薑汁調如膏塗之藥乾再塗腫消為度簡要濟眾

十脂疼痛 麻木不仁生附子去皮臍木香各等分生薑五片水煎溫服王氏

簡易方

搜風順氣烏附丸用川烏頭二十個香附子半斤薑汁淹一宿炒焙爲末酒糊丸梧子大每溫酒下十丸肌體肥壯有風疾者宜常服之澹寮方

頭風頭痛外臺秘要用臘月烏頭一升炒令黃末之以絹袋盛浸三斗酒中逐日溫服○孫兆口訣用附子炮石膏煅等分爲末入腦麝少許每服半錢茶酒任下○脩真秘旨用附子一枚生去皮臍綠豆一合同入銚子內煮豆熟爲度去附子食綠豆立瘥每個可煮五次後爲末服之

風毒頭痛聖惠方治風毒攻注頭目痛不可忍大附子一枚炮去皮爲末以生薑一兩大黑豆一合炒熟同酒一盞煎七分調附末一錢溫服○又方治二三十年頭風不愈者用大川烏頭生去皮四兩天南星炮一兩爲末每服二錢細茶三錢薄荷七葉鹽梅一個水一盞煎七分臨臥溫服○朱氏集驗方治頭痛連睛者生烏頭一錢白芷四錢爲末茶服一字仍以末一㗜鼻有人用之得效

風寒頭痛十便良方治風寒客于頭中清涕項筋急硬胸中寒痰嘔吐清水用大附子或大川烏頭二枚去皮蒸過川芎藭生薑各一兩焙研以茶湯調服一錢或剉片每用五錢水煎服隔三四日一服或加防風一兩○三因方必效散治風寒流注偏正頭痛年久不愈最有神效用大附子一個生切四片以薑汁一盞浸炙再浸再炙汁盡乃止高良薑等分爲末每服一錢臘茶清調下忌熱物少時

頭風摩散沐頭中風多汗惡風當先風一日則痛甚用大附子一個炮食鹽等分爲末以方寸匕摩顖上令藥力行或以油調稀亦可一日三上張仲景方

年久頭痛川烏頭天南星等分爲末葱汁調塗太陽穴經驗

頭風斧劈難忍川烏頭末燒烟熏碗內溫茶泡服之集簡方

痰厥頭痛如破厥氣上衝痰塞胸膈炮附子三分釜墨四錢冷水調服方寸匕當吐卽愈忌豬肉冷水

腎厥頭痛指南方用大附子一個炮熟去皮生薑半兩水一升半煎分三服○經驗良方韭根丸治元陽虛頭痛如破眼睛如錐刺大川烏頭去皮微炮全蠍以糯米炒過去米等分爲末韭根汁丸綠豆大每薄荷茶下十五丸一日一服

氣虛頭痛氣虛上壅偏正頭痛不可忍者大附子一枚去皮臍研末葱汁麵糊丸綠豆大每服十丸茶清下○僧繼洪澹寮方蠍附丸元氣虛頭痛惟此方最合造化之妙附子助陽扶虛鍾乳補陽鎮墜全蠍取其鑽透葱涎取其通氣湯使用椒以達下鹽以引用使虛氣下歸對證用之無不作效大附子一枚剜心入全蠍去毒三枚在內以餘附末同鍾乳粉二錢半白麵少許水和作劑包附煨熟去皮研末葱涎和丸梧子大每椒鹽湯下五十丸

腎氣上攻頭項不能轉移椒附丸用大熟附子一枚爲末每用二錢以椒二十粒用白麪塡滿椒口水一盞半薑七片煎七分去椒入鹽空心點服椒氣下達以引逆氣歸經也本事方

鼻淵腦泄生附子末葱涎和如泥盦涌泉穴普濟

耳鳴不止無晝夜者烏頭燒作灰菖蒲等分爲末綿裹塞之日再用取效楊氏產乳

耳卒聾閉附子醋浸削尖插之或更於上灸二七壯本草拾遺

聹耳膿血生附子爲末葱涕和灌耳中肘後

喉痹腫塞附子去皮炮令拆以蜜塗上灸之令蜜入含之勿嚥汁已成者卽膿出未成者卽消出本草拾遺

久患口瘡生附子爲末醋麪調貼足心男左女右日再換之經驗

風蟲牙痛普濟方用附子一兩燒灰枯礬一分爲末揩之○又方川烏頭川附子生研麪糊丸小豆大每綿包一丸咬之○削繁方用炮附子末納孔中乃止

眼暴赤腫磣痛不得開淚出不止削附子赤皮末如蠶砂大着背中以定爲度張文仲備急方

一切冷氣去風痰定遍身疼痛益元氣強力固精益髓令人少病川烏頭一斤用五升大甕鉢子盛以童子小便浸七日逐日添令溢出揀去壞者不用餘以竹刀切作四片新汲水淘

七丸，乃浸之。日日換水，日足，取焙爲末，酒煮麪糊丸綠豆大。每服十丸，空心鹽湯下，少粥飯壓之。經驗方。**升降諸氣**暖則宣流。熟附子一大個，分作二服。水二盞，煎一盞，入沉香汁，温服。和劑局方。**中寒昏困**薑附湯治體虛中寒，昏不知人，及臍腹冷痛，霍亂轉筋，一切虛寒之病。生附子一兩，去皮臍，乾薑炮一兩，每服三錢，水二鍾，煎一鍾，温服。和劑局方。**心腹冷痛**冷熱氣不和。山梔子、川烏頭等分，生研爲末，酒糊丸梧子大。每服十五丸，生薑湯下。小腸氣痛，加炒茴香，葱酒下二十丸。王氏博濟方。**心痛疝氣**溼熱因寒鬱而發，用梔子降溼熱，烏頭破寒鬱，烏頭爲梔子所引，其性急速，不留胃中也。川烏頭、山梔子各一錢，爲末，順流水入薑汁一匙，調下。丹溪纂要。**寒厥心痛**及小腸膀胱痛不可止者。神砂一粒丹：用熟附子去皮、鬱金、橘紅各一兩，爲末，醋麪糊丸如酸棗大，朱砂爲衣。每服一丸，男子酒下，女人醋湯下。宣明方。**寒疝腹痛**遶臍，手足厥冷，自汗出，脈弦而緊，用大烏頭煎主之。大烏頭五枚，去臍，水三升，煮取一升，去滓，納蜜二升，煎令水氣盡。強人服七合，弱人服五合。不瘥，明日更服。張仲景金匱玉函方。**寒疝身痛**腹痛，手足逆冷不仁，或身痛不能眠，用烏頭桂枝湯主之。烏頭一味，以蜜二斤，煎減半，入桂枝湯五合解之，得一升。初服二合，不知再服，又不知加至五合。其知者如醉狀，得吐爲中病也。金匱玉函。**寒疝引脇**脇心腹皆痛，諸藥不效者。大烏頭五枚，去角，四破，以白蜜一斤，煎令透，取焙爲末，別以熟蜜和丸梧子大。每服二十丸，冷鹽湯下。永除。崔氏方。**寒疝滑泄**腹痛腸鳴，自汗厥逆。熟附子去皮臍、延胡索炒各一兩，生木香半兩，每服四錢，水二盞，薑七片，煎七分，温服。濟生方。**小腸諸疝**倉卒散治寒疝腹痛，小腸氣，膀胱氣，脾腎諸痛，攣急難忍，汗出厥逆。大附子炒去皮臍一枚，山梔子炒焦四兩，每用二錢，水一盞，酒半盞，

煎七分，入鹽一捻，温服。宣明方。治陰疝小腹腫痛，加蒺藜子等分。○虛者加桂枝等分，薑糊爲丸，酒服五十丸。**虛寒腰痛**鹿茸去毛酥炙微黃，附子炮去皮臍各二兩，鹽花三分，爲末，棗肉和丸梧子大。每服三十丸，空心温酒下。○夷堅志云：時康祖大夫病心胷一漏，數竅流汁，已二十年。又苦腰痛，行則傴僂，形神憔悴，醫不能治。通判韓子温爲檢聖惠方，得此方，令服，旬餘腰痛減，久服遂瘥，心漏亦瘥，精力倍常，步履輕捷。此方本治腰，而效乃如此。**元臟傷冷**經驗方：用附子炮去皮臍，爲末。以水二盞，入藥二錢，鹽、葱、薑、棗同煎，取一盞，空心服。去積冷，暖下元，肥腸益氣，酒食無礙。○梅師方二虎丸：補元臟，進飲食，壯筋骨。用烏頭、附子各四兩，釅醋浸三宿，切作片子，掘一小坑，炭火燒赤，以醋三升同藥傾入坑內，用盆合之，一宿取出，去砂土，入青鹽四兩，同炒赤黃色，爲末，醋打麪糊丸如梧子大。空心冷酒下十五丸，婦人亦宜。**胃冷有痰**脾弱嘔吐。生附子、半夏各二錢，薑十片，水二盞，煎七分，空心温服。一方：並炮熟，加木香五分。奇效良方。**久冷反胃**經驗方：用大附子一個，生薑一兩，剉細同煮，研如麪糊，每米飲化服一錢。○衛生家寶方：用薑汁打糊，和附子末爲丸，大黃爲衣。每温水服十丸。○斗門方：用長大附子一個，坐于磚上，四面著火漸逼，以生薑自然汁淬之，依前再逼再淬，約薑汁盡半碗乃止。研末，每服一錢，粟米飲下，不過三服瘥。或以豬腰子切片，炙熟，蘸食。○方便集用大附子一個，切下頭子，剜一竅，安丁香四十九個在內，仍合定，線紮，入砂銚內，以薑汁浸過，文火熬乾，爲末。每挑少許，置掌心舐喫，日十數次。忌毒物、生冷。**脾寒瘧疾**濟生方云：五臟氣虛，陰陽相勝，發爲痎瘧，寒多熱少，或但寒不熱，宜七棗湯主之。用附子一枚，炮七次，鹽湯浸七次，去皮臍，分作二服，水一碗，生薑七片，棗七枚，煎七分，露一宿，發日空心温服，未久再進一服。王璆百一選方云：寒痰宜附子，風痰宜烏頭，若用烏頭則寒多者

火炮七次，熱多者湯泡七次，去皮焙乾，如上法用。烏頭性熱，炮多則熱散也。○又果附湯：用熟附子去皮、草果仁各二錢半，水一盞，薑七片，棗一枚，煎七分，發日早溫服。○肘後方：臨發時，以醋和附子塗于背上。**寒熱瘧疾**附子一枚重五錢者，麪煨，人參、丹砂各一錢，爲末，煉蜜丸梧子大。每服二十丸，未發前連進三服。中病則吐，或身體麻木。未中病，來日再服。龐安常傷寒論**瘴瘧寒熱**冷瘴寒熱往來，頭痛身疼，嘔痰，或汗多引飲，或自利煩躁，宜薑附湯主之。大附子一枚，四破。每以一片，水一盞，生薑十片，煎七分，溫服。李待制云：此方極妙。章傑云：嶺南以啞瘴爲危急，不過一二日而死。醫謂極熱感寒也，用生附子一味治之，多愈。得非以熱攻熱，而發散寒邪乎？真起死回生之藥也。嶺南衛生方**小便虛閉**兩尺脈沉微，用利小水藥不效者，乃虛寒也。附子一個，炮去皮臍，鹽水浸良久，澤瀉一兩。每服四錢，水一盞半，燈心七莖，煎服即愈。普濟方**腫疾喘滿**大人小兒男女腫因積得，既取積而腫再作，小便不利。若再用利藥性寒，而小便愈不通矣。醫者到此多束手。蓋中焦下焦氣不升降，爲寒痞隔，故水凝而不通。惟服沉附湯，則小便自通，喘滿自愈。用生附子一個，去皮臍，切片，生薑十片，入沉香一錢，磨水同煎，食前冷飲。附子雖三五十枚亦無害。小兒每服三錢，水煎服。朱氏集驗方**脾虛濕腫**大附子五枚，去皮四破，以赤小豆半升，藏附子于中，慢火煮熟，去豆，焙研末，以薏苡仁粉打糊丸梧子大。每服十丸，蘿蔔湯下。朱氏集驗方**陰水腫滿**烏頭一升，桑白皮五升，水五升，煮一升，去滓，銅器盛之，重湯煎至可丸。丸小豆大。每服三五丸，取小便利爲佳。忌油膩、酒麪、魚肉。○又方：大附子童便浸三日夜，逐日換尿，以布擦去皮，搗如泥，酒糊和丸小豆大。每服三十丸，煎流氣飲送下。普濟方**大腸冷秘**附子一枚，炮去皮，取中心如棗大，爲末二錢，蜜水空心服之。聖濟總錄**老人虛泄不禁**熟附子一兩，赤石脂一兩，爲末，醋糊丸梧子大。米飲下五十丸。楊氏家藏方**冷氣洞泄**生川烏頭一兩，木香半兩，爲末，醋糊丸梧子大。每陳皮湯下二十丸。本事方**臟寒脾泄**及老人中氣不足，久泄不止：肉豆蔻二兩，煨熟，大附子去皮臍一兩五錢，爲末，粥丸梧子大。每服八十丸，蓮肉煎湯下。○十便良方：治脾胃虛冷，大腸滑泄，米穀不化，乏力。用大附子十兩，連皮同大棗二斤，於石器內以水煮一日，常令水過兩指。取出，每個切作三片，再同煮半日，削去皮，切焙爲末，別以棗肉和丸梧子大。每空心米飲服三四十丸。**小兒吐泄**注下，小便少。白龍丸：用熟附子五錢，白石脂煅、龍骨煅各二錢半，爲末，醋麪糊丸黍米大。每米飲量兒大小服。全幼心鑑**霍亂吐泄**不止：附子重七錢者，炮去皮臍，爲末。每服四錢，水二盞，鹽半錢，煎一盞，溫服立止。孫兆秘寶方**水泄久痢**川烏頭二枚，一生用，一以黑豆半合同煮熟，研丸綠豆大。每服五丸，黃連湯下。普濟方**久痢赤白**獨聖丸：用川烏頭一個，灰火燒烟盡，取出地上，盞蓋良久，研末，酒化蠟丸如大麻子大。每服三丸，赤痢，黃連、甘草、黑豆煎湯放冷吞下；白痢，甘草、黑豆煎湯冷吞；如瀉及肚痛，以水吞下。並空心服之。忌熱物。經驗良方**久痢休息**熟附子半兩，研末，雞子白二枚，搗和丸梧子大。傾入沸湯，煮數沸，漉出，作兩服，米飲下。聖濟總錄**下痢欬逆**脈沉，陰寒者，退陰散主之。陳自明云：一人病此不止，服此兩服而愈。方見前陰毒傷寒下。**下血虛寒**日久腸冷者。熟附子去皮、枯白礬一兩，爲末。每服三錢，米飲下。○又方：熟附子一枚去皮，生薑三錢半，水煎服。或加黑豆一百粒。並聖惠方**陽虛吐血**生地黃一斤，搗汁，入酒少許，以熟附子一兩半，去皮臍，切片，入汁內，石器煮成膏，取附片焙乾，入山藥三兩，研末，以膏和搗丸梧子大。每空心米飲下三十丸。昔葛察判妻苦此疾，百藥皆試，得此而愈，屢發屢效。

余居士選奇方。**溲數白濁**熟附子爲末。每服二錢。薑三片。水一盞。煎六分。溫服。普濟方。

虛火背熱虛火上行。背內熱如火炙者。附子末。津調塗涌泉穴。摘元方。

經水不調血臟冷痛。此方平易捷徑。熟附子去皮。當歸等分。每服三錢。水煎服。普濟方。

斷產下胎生附子爲末。醇酒和塗右足心。胎下去之。小品方。

折腕損傷卓氏膏。用大附子四枚。生切。以豬脂一斤。三年苦醋同漬三宿。取脂煎三上三下。日摩傳之。深師方。

癰疽腫毒川烏頭炒。黃蘗炒各一兩。爲末。唾調塗之。留頭。乾則以米泔潤之。同上。

癰疽久漏瘡口冷。膿水不絕。內無惡肉。大附子以水浸透。切作大片。厚三分。安瘡口上。以艾灸之。隔數日一灸。灸至五七次。仍服內托藥。自然肌肉長滿。研末作餅子。亦可。薛己外科心法。

癰疽弩肉如眼。不斂。諸藥不治。此法極妙。附子削如碁子大。以唾黏貼上。用艾火灸之。附子焦。復唾溼再灸。令熱氣徹內。即瘥。千金方。

癰疽肉突烏頭五枚。濃醋三升。漬三日。洗之。日夜三四度。古今錄驗。

疔瘡腫痛醋和附子末塗之。乾再上。千金翼。

久生疥癬川烏頭生切。以水煎洗。甚驗。聖惠。

手足凍裂附子去皮。爲末。以水麪調塗之。良。談埜翁試驗方。

足釘怪疾兩足心凸腫。上生黑豆瘡。硬如釘。脛骨生碎孔。髓流出。身發寒顫。惟思飲酒。此是肝腎冷熱相吞。用炮川烏頭末傅之。內服韭子湯。效。夏氏奇疾方。

烏頭附子尖

【主治】爲末。茶服半錢。吐風痰癲癇。時珍。

【發明】時珍曰。烏附用尖。亦取其銳氣直達病所爾。無他義也。保幼大全云。小兒慢脾驚風。四肢厥逆。用附子尖一個。硫黃棗大一個。蠍梢七個。爲末。薑汁麪糊丸黃米大。每服十丸。米飲下。亦治久瀉尫羸。凡用烏附。不可執爲性熱。審其手足冷者。輕則用湯。甚則用丸。重則用膏。候手足暖。陽氣回。即爲佳也。按此方乃和劑局方碧霞丹變法也。非眞慢脾風不可輒用。故初虞世有金虎碧霞之戒。

【附方】舊一。新七。

風厥癲癇凡中風痰厥。癲癇驚風。痰涎上壅。牙關緊急。上視搐搦。並宜碧霞丹主之。烏頭尖。附子尖。蠍梢各七十個。石綠研九度。飛過十兩。爲末。麪糊丸芡子大。每用一丸。薄荷汁半盞化下。更服溫酒半合。須臾吐出痰涎爲妙。小兒驚癇。加白殭蠶等分。和劑局方。

臍風撮口生川烏尖三個。金足蜈蚣半條。酒浸炙。麝香少許。爲末。以少許吹鼻得嚏。乃以薄荷湯灌一字。永類方。

木舌腫脹川烏尖。巴豆研細。醋調塗刷。集簡方。

牙痛難忍附子尖。天雄尖。蠍梢各七個。生研爲末。點之。永類方。

奔豚疝氣作痛。或陰囊腫痛。去鈴丸。用生川烏尖七個。巴豆七枚。去皮油。爲末。糕糊丸梧子大。朱砂。麝香爲衣。每服二丸。空心冷酒或冷鹽湯下。三兩日一服。不可多。澹寮方。

割甲成瘡連年不愈。川烏頭尖。黃蘗等分。爲末。洗了貼之。以愈爲度。古今錄驗。

老幼口瘡烏頭尖一個。天南星一個。研末。薑汁和塗足心。男左女右。不過二三次。即愈。

本草綱目草部第十七卷上終

本草綱目草部第十七卷下

草之六

天雄（本經下品）

【釋名】白幕（本經）【時珍曰】天雄乃種附子而生出或變出，其形長而不生子，故曰天雄。其長而尖者，謂之天錐，象形也。

【集解】【別錄曰】天雄生少室山谷。二月采根陰乾。【宏景曰】今采用八月中旬。天雄似附子，細而長，乃至三四寸許。此與烏頭、附子三種，本出建平，故謂之三建。今宜都佷山者最好，謂爲西建。錢塘間者謂爲東建，氣力小弱，不相似，故曰西水猶勝東白也。其用灰殺之，時有水強者，不佳。【恭曰】天雄、附子、烏頭，並以蜀道綿州、龍州出者佳，餘處縱有力弱不相似。陶以三物俱出建平，故名之者，非也。烏頭苗名堇，音靳。爾雅云：芨，堇草是也。今訛堇爲建，遂以建平釋之矣。【承曰】天雄諸說悉備，但始種而不生附子、側子，經年獨長大者是也。蜀人種之，尤忌生此，以爲不利，如養蠶而成白殭之意。【時珍曰】天雄有二種：一種是蜀人種附子而生出長者，或種附子而盡變成長者，即如種芋形狀不一之類。一種是他處草烏頭之類，自生成者。故別錄註烏喙云：長三寸已上者爲天雄是也。入藥須用蜀產曾經釀制者。或云須重一兩半有象眼者乃佳。餘見附子下。

【脩治】【斅曰】宜炮皴去皮尖底用，或陰制如附子法，亦得。【大明曰】凡丸散炮去皮用；飲藥即和皮生使，甚佳。【時珍曰】熟用一法：每十兩以酒浸七日，掘土坑，用炭半秤煅赤，去火，以醋二升沃之，候乾，乘熱入天雄在內，小盆合一夜，取出，去臍用之。

【氣味】辛，溫，有大毒。【別錄曰】甘，大溫。【權曰】大熱。宜乾薑制之。○【之才曰】遠志爲之使。惡腐婢。忌豉汁。

【主治】大風，寒濕痹，歷節痛，拘攣緩急，破積聚，邪氣，金瘡，強筋骨，輕身健行。（本經）療頭面風去來疼痛，心腹結聚，關節重，不能行步，除骨間痛，長陰氣，強志，令人武勇，力作不倦。（別錄）【禹錫曰】按淮南子云：天雄雄雞志氣益。注云：取天雄一枚，納雄雞腸中，搗食之，令人勇。治風痰冷痹，軟脚毒風，能止氣喘促急，殺禽蟲毒。（甄權）治一切風，一切氣，助陽道，暖水臟，補腰膝，益精，明目，通九竅，利皮膚，調血脈，四肢不遂，下胸膈水，破痃癖癰結，排膿止痛，續骨，消瘀血，背脊傴僂，霍亂轉筋，發汗，止陰汗。炮食治喉痹。（大明）

【發明】【宗奭曰】補虛寒須用附子，風家多用天雄，亦取其大者，以其尖角多熱性，不肯就下，故取其敷散也。【元素曰】非天雄不能補上焦之陽虛。【震亨曰】天雄、烏頭氣壯形偉，可爲下部之佐。【時珍曰】烏附、天雄皆是補下焦命門陽虛之藥，補下所以益上也。若是上焦陽虛，即屬心脾之分，當用參芪，不當用天雄也。且烏附、天雄之尖，皆是向下生者，其氣下行，其臍乃向上生苗之處。寇宗奭言其不肯就下，張元素言其補上焦陽虛，皆是誤認尖爲上爾。惟朱震亨以爲下部之佐者，得之而未發出此義。雷斅炮炙論序云：咳逆數數，酒服熟雄。謂以天雄炮研，酒服一錢也。

【附方】新三。

三建湯　治元陽素虛，寒邪外攻，手足厥冷，大小便滑數，小便白渾，六脈沉微，除涸冷，扶元氣，及傷寒陰毒。用烏頭、附子、天雄并炮裂去皮臍，等分，㕮咀。每服四錢，水二盞，薑十五片，煎八分，溫服。肘後方

男子失精　天雄三兩（炮），白朮八兩，桂枝六兩，龍骨三兩，爲散。每酒服半錢。張仲景金匱要略

大風惡癩　三月、四月采天雄、烏頭苗及根，去土勿洗，搗汁，漬細粒黑豆，摩去皮不落者，一夜取出，曬乾又浸，如此七次。初吞三枚，漸加至六七枚。禁房室、豬肉、雞蒜。犯之即死。

側子（別錄下品）

【釋名】**萴子**（時珍曰：生于附子之側，故名。許慎說文作萴子。）

【集解】宏景曰：此附子邊角之大者，削取之。昔時不用，比來醫家以療腳氣多驗。恭曰：側子、附子皆是烏頭下旁出者。以小者爲側子，大者爲附子。今以附子角爲側子，理必不然。若當陽以下江左、山南嵩高齊魯間，附子時復有角如大豆許。夔州以上劍南所出者，附子之角但如黍粟，豈可充用。比來都下皆用細附子有效，未嘗取角也。保昇曰：今附子邊果有角如大棗核及檳榔以來者，形狀自是一類，且不小。乃烏頭旁出附子，附子旁出側子，甚明。時珍曰：側子乃附子旁黏連小者爾。故吳普、陶宏景皆指爲附子角之大者。其又小于側子者，即漏籃子矣。故楊氏附子記言側子、漏籃，園人皆不重之，以乞役夫。

【脩治】同附子。

【氣味】**辛，大熱，有大毒。**（普曰：神農、岐伯：有大毒。八月采。畏惡與附子同。）

【主治】**癰腫風痺，歷節，腰腳疼冷，寒熱鼠瘻，又墮胎。**別錄　**療腳氣冷風溼痺，大風筋骨攣急。**甄權　**冷酒調服，治遍身風瘮神妙。**雷斅

【發明】機曰：烏頭乃原生之腦，得母之氣，守而不移，居乎中者也。側子散生旁側，體無定在，其氣輕揚，宜其發散四肢，充達皮毛，爲治風之藥。天雄長而尖，其氣親上，宜其補上焦之陽虛。木鼈子則餘氣所結，其形摧殘，宜其不入湯服，令人喪目也。時珍曰：唐元希聲侍郎治癱瘓風，有側子湯，見外臺秘要。藥多不錄。

漏籃子（綱目）

【釋名】**木鼈子**（炮炙論）　**虎掌**（日華）（時珍曰：此乃附子之瑣細未成者，小而漏籃，故名。南星之最小者名虎掌，此物類之，故亦同名。大明會典載：四川成都府歲貢天雄二十對，附子五十對，烏頭五十對，漏籃二十觔。不知何用。）

【氣味】**苦、辛，有毒。**（斅曰：服之令人喪目。）

【主治】**惡痢冷漏瘡，惡瘡癘風。**時珍

【發明】時珍曰：按楊士瀛直指方云：凡漏瘡年久者，復其元陽，當用漏籃子輩加減用之。如不當用而輕用之，又恐熱氣乘虛變移，結核而爲害尤甚也。又按類編云：一人兩足生瘡，臭潰難近。夜宿五夫人祠下，夢神授方：用漏籃子一枚，生研爲末，入膩粉少許，井水調塗。依法治之，果愈。蓋此物不堪服餌，止宜入瘡科也。

【附方】新一。

一切惡痢　雜下及休息痢。百歲丸：用漏籃子一箇，大者，阿膠、木香、黃連、罌粟殼各半兩，俱炒焦存性，入乳香少許，爲末，糊丸梧子大。每一歲一丸，米飲下。羅天益衛生寶鑑

烏頭（本經下品）

【校正】併入拾遺獨白草。

【釋名】烏喙本經。即兩頭尖。草烏頭綱目土附子日華奚毒本經耿子吳普毒公吳普又名帝秋金鴉綱目苗名莨音艮芨音及堇音近獨白草拾遺鴛鴦菊綱目汁煎名射罔【普曰】烏頭形如烏之頭也。有兩岐相合如烏之喙者。名曰烏喙也。【恭曰】烏喙即烏頭異名也。此有三岐者。然兩岐者少。若烏頭兩岐名烏喙。則天雄附子之兩岐者。復何以名之。【時珍曰】此即烏頭之野生于他處者。俗謂之草烏頭。亦曰竹節烏頭。出江北者曰淮烏頭。日華子所謂土附子者是也。烏喙即偶生兩岐者。今俗呼為兩頭尖。因形而名。其實乃一物也。附子天雄之偶生兩岐者。亦謂之烏喙。功亦同于天雄。非此烏頭也。蘇恭不知此義。故反疑之。草烏頭取汁。曬為毒藥。射禽獸。故有射罔之稱。後魏書言遼東塞外秋收烏頭為毒藥。射禽獸。陳藏器所引續漢五行志言西國生獨白草。煎為藥。敷箭射人即死者。皆此烏頭。非川烏頭也。菊譜云。鴛鴦菊。即烏喙苗也。

【集解】【別錄曰】烏頭烏喙生朗陵山谷。正月二月采。陰乾。長三寸已上者為天雄。【普曰】正月始生。葉厚。莖方中空。葉四四相當。與蒿相似。【宏景曰】今采用四月。亦以八月采。搗笮莖汁。日煎為射罔。獵人以傅箭。射禽獸。十步即倒。中人亦死。宜速解之。【大明曰】土附子生去皮。搗濾汁澄清。旋添曬乾取膏。名為射罔。以作毒箭。【時珍曰】處處有之。根苗花實並與川烏頭相同。但此係野生。又無釀造之法。其根外黑內白。皺而枯燥為異爾。然毒則甚焉。段成式酉陽雜俎言雀芋狀如雀頭。置乾地反濕。濕地反乾。飛鳥觸之墮。走獸遇之僵。似亦草烏之類。而毒更甚也。又言建寧郡烏勾山有牧靡草。鳥鵲誤食烏喙中毒。必急食此草以解之。牧靡不知何藥也。

【修治】【時珍曰】草烏頭或生用。或炮用。或以烏大豆同煮熟。去其毒用。

烏頭【氣味】辛。溫。有大毒。【別錄曰】甘。大熱。大毒。【普曰】神農雷公桐君黃帝甘。有毒。【權曰】苦辛。大熱。有大毒。【大明曰】味薟辛。熱。有毒。【之才曰】莽草遠志為之使。反半夏栝樓貝母白蘞白芨。惡藜蘆。【時珍曰】伏丹砂砒石。忌豉汁。畏飴糖黑豆冷水。能解其毒。【主治】中風惡風。洗洗出汗。除寒濕痺。欬逆上氣。破積聚寒熱。其汁煎之。名射罔。殺禽獸。本經 消胸上痰冷。食不下。心腹冷疾。臍間痛。不可俛仰。目中痛。不可久視。又墮胎。別錄 主惡風憎寒。冷痰包心。腸腹㽲痛。痃癖氣塊。齒痛。益陽事。強志。甄權 治頭風喉痺。癰腫疔毒。時珍

烏喙。一名兩頭尖。【氣味】辛。微溫。有大毒。【普曰】神農雷公桐君黃帝有毒。【權曰】苦辛。大熱。畏惡同烏頭。【主治】風濕。丈夫腎濕陰寒、囊。寒熱歷節。掣引腰痛。不能行步。癰腫膿結。又墮胎。別錄 男子腎氣衰弱。陰汗。瘰癧歲月不消。甄權 主大風頑痺。時珍

射罔【氣味】苦。有大毒。【之才曰】溫。【大明曰】人中射罔毒。以甘草藍汁小豆葉浮萍冷水薺苨。皆可一味禦之。【主治】尸疰癥堅。及頭中風痺。別錄 瘻瘡瘡根。結核瘰癧毒腫。及蛇咬。先取塗肉四畔。漸漸近瘡。習習逐病至骨。瘡有熱膿及黃水。塗之。若無膿水。有生血。及新傷破。即不可塗。立殺人。藏器

發明 時珍曰：草烏頭、射罔，乃至毒之藥。非若川烏頭、附子人所栽種，加以釀制，殺其毒性之比。自非風頑急疾，不可輕投。甄權藥性論言其益陽事，治男子腎氣衰弱者，未可遽然也。此類止能搜風勝濕，開頑痰，治頑瘡，以毒攻毒而已，豈有川烏頭、附子補右腎命門之功哉？吾蘄郝知府自負知醫，因病風癬，服草烏頭、木鱉子藥過多，甫入腹而麻痹，遂至不救，可不慎乎。〔權〕曰：烏喙形如烏嘴，其氣鋒鋭，宜其通經絡，利關節，尋蹊達徑，而直抵病所。煎為射罔，能殺禽獸，非氣之鋒鋭捷利，能如是乎？〔楊〕清叟曰：凡風寒濕痹，骨內冷痛，及損傷入骨，年久發痛，或一切陰疽腫毒，並宜草烏頭、南星等分，少加肉桂，為末，薑汁熱酒調塗。未破者能內消，久潰者能去黑爛。二藥性味辛烈，能破惡塊，逐寒熱，遇冷即消，遇熱即潰。

附方 舊四，新四十八。

陰毒傷寒 生草烏頭為末，以葱頭蘸藥納穀道中。名提盆散。王海藏陰證畧例。

二便不通 即上方，名霹靂箭。

中風癱瘓 手足顫掉，言語蹇濇。左經丸：用草烏頭炮去皮四兩，川烏頭炮去皮二兩，乳香、沒藥各一兩，為末。生烏豆一升，以斑蝥三七箇，去頭翅，同煮，豆熟去蝥，取豆焙乾為末，和勻，以醋麪糊丸梧子大。每服三十丸，温酒下。簡易方。

癱瘓頑風 骨節疼痛，下元虛冷，諸風痔漏下血，一切風瘡。草烏頭、川烏頭、兩頭尖各三錢，硫黃、麝香、丁香各一錢，木鱉子五箇，為末，以熟蘄艾揉軟，合成一處，用草紙包裹，燒熏痛處。名雷丸。孫天仁集效方。

諸風不遂 宋氏集驗方：用生草烏頭、晚蠶沙等分，為末，取生地龍搗和，入少醋糊丸梧子大。每服四五丸，白湯下，甚妙。勿多服，恐麻人。名鄂渚小金丹。○經驗濟世方：用草烏頭四兩，去皮，大豆半升，鹽一兩，同以沙瓶煮三伏時，去豆，將烏頭入木臼搗三百杵，作餅焙乾，為末，酒糊丸梧子大。每空心鹽湯下十丸。名至寶丹。

一切頑風 神應丹：用生草烏頭、生天麻各洗等分，擂爛絞汁，傾盆中。砌一小坑，其下燒火，將盆放坑上。每日用竹片攪一次，夜則露之。曬至成膏，作成小鋌子。每一鋌分作三服，用葱、薑自然汁和好酒熱服。乾坤秘韞。

一切風證 不問頭風痛風，黃鴉吊腳風痹。生淮烏頭一斤，生川烏頭一枚，生附子一枚，並為末。葱三斤，薑一斤，擂如泥，和作餅子。以草鋪盤內，加楮葉於上，安餅於葉上，又鋪草葉蓋之，待出汗黃一日夜，乃曬之，舂為末，以生薑取汁煮麪糊和丸梧子大。初服三十丸，日二服，服後身痹汗出即愈。避風。乾坤秘韞。

破傷風病 壽域方：用草烏頭為末，每以一二分，温酒服之，出汗。○儒門事親方：用草烏尖、白芷並生研末，每服半錢，冷酒一盞，入葱白一根，同煎服。少頃以葱白熱粥投之，汗出即愈。

年久麻痹 或歷節走氣，疼痛不仁，不拘男女。神授散：用草烏頭半斤，去皮為末，以袋一箇，盛豆腐半袋，入烏末在內，再將豆腐塡滿壓乾，入鍋中煮一夜，其藥即堅如石，取出曬乾為末。每服五分，冷風濕氣，以生薑湯下；麻木不仁，以葱白湯下之。活人心統。

風濕痹木 黑神丸：草烏頭連皮生研，五靈脂等分，為末，六月六日滴水丸彈子大。四十歲以下分六服，病甚一丸作二服，薄荷湯化下，覺微麻為度。本事方。

風濕走痛 黑弩箭丸：用兩頭尖、五靈脂各一兩，乳香、沒藥、當歸三錢，為末，醋糊丸梧子大。每服十丸至三十丸，臨卧温酒下。忌油膩濕麪。孕婦勿服。瑞竹堂方。

腰腳冷痛 烏頭三箇，去皮臍，研末，醋調貼，須臾痛止。十便良方。

膝風作痛 草烏、細辛、防風等分，為末，摻靴襪中，及安護膝內，能除風濕，健步。扶壽方。

遠行腳腫 草烏、細辛、防風等分，為末，摻鞋底內。如草鞋，以水微濕摻之。用之可行千里，甚妙。經驗。

腳氣攣痛 或膀胱有核。生草烏頭、大黃、木鼈子作末，薑汁煎茶調貼之。○又法：草烏一味為末，以薑汁或酒糟同搗貼之。永類方。

濕滯足腫 早輕晚重。用草烏頭

一兩。以生薑一兩，同研交感一宿；蒼朮一兩，以葱白一兩，同研交感一宿。各焙乾，爲末，酒糊丸梧子大。每服五十丸，酒下。艾元英如宜方

除風去溼 治脾胃虛弱，久積冷氣，飲食減少。用草烏頭一斤，蒼朮二斤，以去白陳皮半斤，生甘草四兩，黑豆三升，水一石同煮乾，只揀烏、朮，曬焙爲末，酒糊丸梧子大，焙乾收之。每空心温酒下二三十丸。覺麻即漸減之。名烏朮丸。集簡方

偏正頭風 草烏頭四兩，川芎藭四兩，蒼朮半斤，生薑四兩，連鬚生葱一把，擣爛，同入瓷瓶封固，埋土中，春五、夏三、秋五、冬七日，取出曬乾，揀去葱、薑，爲末，醋麪糊和丸梧子大。每服九丸，臨臥温酒下，立效。戴古渝經驗方

久患頭風 草烏頭尖生用一分，赤小豆三十五粒，麝香一字，爲末。每服半錢，薄荷湯冷服。更隨左右嗃鼻。指南方

風痰頭痛 體虛傷風，停聚痰飲，上厥頭痛，或偏或正。草烏頭炮去皮尖半兩，川烏頭生去皮尖一兩，藿香、乳香三皂子大，爲末。每服二錢，薄荷、薑湯下，食後服。陳言三因方

女人頭痛 血風證。草烏頭、梔子等分，爲末，自然葱汁，隨左右調塗太陽及額上，勿過眼。避風。濟生方

腦洩臭穢 草烏去皮半兩，蒼朮一兩，川芎二兩，並生研末，麪糊丸綠豆大。每服十丸，茶下。忌一切熱物。聖濟總錄

耳鳴耳癢 如流水及風聲，不治成聾。用生烏頭掘得，乘溼削如棗核大，塞之。日易二次，不三日愈。千金方

喉痺口噤 不開欲死。草烏頭、皂莢等分，爲末，入麝香少許，擦牙并嗃鼻內，牙關自開也。○濟生方用草烏尖、石膽等分，爲末。每用一錢，醋煮皂莢汁，調稀掃入腫上，流涎數次，其毒即破也。

虛壅口瘡 滿口連舌者。草烏一箇，南星一箇，生薑一大塊，爲末。睡時以醋調塗手心、足心。或以草烏頭、吳茱萸等分，爲末，蜜調塗足心。本事方

疳蝕口鼻 穿透者。草烏頭燒灰，入麝香等分，爲末貼之。

風蟲牙痛 草烏炒黑一兩，細辛一錢，爲末揩之，吐出涎。○一方草烏、食鹽同炒黑，摻之。海上方

寒氣心痛 三十年者。射罔、食茱萸等分，爲末，蜜丸麻子大。每酒下二丸，日三服。劉國英所秘之方。范汪東陽方

寒瘧積瘧 巴豆一枚，去心皮，射罔去皮，如巴豆大，大棗去皮一枚，擣成丸梧子大。清旦先發時，每服一丸，白湯下。肘後方

脾寒厥瘧 先寒後熱，名寒瘧；但寒不熱，面色黑者，名厥瘧；寒多熱少，面黃腹痛，名脾瘧。三者並宜服此。貢秇老用之二十年，累試有效。不蛀草烏頭削去皮，沸湯泡二七度，以盞蓋良久，切焙研，稀糊丸梧子大。每服三十丸，薑十片，棗三枚，葱三根，煎湯清早服，以棗壓之。如人行十里許，再一服。絶勿飲湯，便不發也。蘇東坡良方

腹中癥結 害妨飲食，羸瘦。射罔二兩，椒三百粒，擣末，雞蛋白和丸麻子大。每服一丸，漸至三丸，以愈爲度。肘後方

水泄寒痢 大草烏一兩，以一半生研，一半燒灰，醋糊和丸綠豆大。每服七丸，井華水下。忌生冷魚肉。十便良方

泄痢注下 三神丸：治清濁不分，泄瀉注下，或赤或白，腹臍刺痛，裏急後重。用草烏頭三箇，去皮尖，以一箇火炮，一箇醋煮，一箇燒灰，爲末，醋糊丸綠豆大。每服二十丸，水瀉流水下，赤痢甘草湯下，白痢薑湯下。忌魚腥生冷。和劑局方

結陰下血 腹痛。草烏頭蛤粉炒，去皮臍切，一兩，茴香炒三兩。每用三錢，水一盞，入鹽少許，煎八分，去滓，露一夜，五更冷服。聖濟錄

老人遺尿 不知出者。草烏頭一兩，童便浸七日，去皮，同鹽炒爲末，酒糊丸綠豆大。每服二十丸，鹽湯下。普濟

內痔不出 草烏爲末，津調點肛門內，痔即反出，乃用枯痔藥點之。外科集驗方

疔毒初起 草烏頭七箇，川烏頭三箇，杏仁九箇，飛羅麪一兩，爲末。無根水調搽，留口，以紙蓋之，乾則以水潤之。唐瑤經驗方

疔毒惡腫 生烏頭切片，醋熬成膏，攤貼，次日根出。○又方：兩頭尖一兩，巴豆四箇，擣貼，疔自拔出。普濟方

疔瘡發背 草烏頭去皮爲末，用

葱白連鬚和搗，丸豌豆大，以雄黄爲末，每服一丸。先將葱一根細嚼，以熱酒送下。或有惡心嘔三四口，用冷水一口止之。即臥，以被厚蓋，汗出爲度。亦治頭風。乾坤秘韞

惡毒諸瘡及發背疔瘡便毒等證。二烏膏：用草烏頭、川烏頭，于瓦上以井華水磨汁塗之。如有口，即塗四邊。乾再上。亦可單用草烏磨醋塗之。永類方

大風癬瘡遍身黑色，肌體麻木，痹痛不常。草烏頭一斤，刮洗去皮極淨，攤乾，以清油四兩，鹽四兩，同入銚內炒，令深黄色，傾出剩油，只留鹽并藥再炒，令黑烟出爲度。取一枚擘破，心內如米一點白者始好，白多再炒。乘熱杵羅爲末，醋麪糊丸梧子大。每服三十丸，空心温酒下。草烏性毒難制，五七日間，以黑豆煮粥食，解其毒。繼洪澹寮方

遍身生瘡陰囊兩腳尤甚者。草烏一兩，鹽一兩，化水浸一夜，炒赤爲末，豬腰子一箇，去膜煨熟，竹刀切，搗醋糊丸綠豆大。每服三十丸，空心鹽湯下。澹寮方

一切諸瘡未破者。草烏頭爲末，入輕粉少許，臘豬油和搽。普濟方

瘰癧初作未破，作寒熱。草烏頭半兩，木鱉子二箇，以米醋磨細，入搗爛葱頭、蚯蚓糞少許，調勻傅上，以紙條貼，令通氣孔，妙。醫林正宗

馬汗入瘡腫痛急，療之遲則毒深。以生烏頭末傅瘡口，良久有黄水出，即愈。靈苑方

蛇蠍螫人射罔傅之，頻易。血出愈。梅師方

中沙蝨毒射罔傅之，佳。千金

白附子

別錄下品

【釋名】見後發明下。

【集解】別錄曰：白附子生蜀郡，三月采。弘景曰：此物久絕，無復真者。恭曰：本出高麗，今出涼州以西，蜀郡不復有。生砂磧下溼地，獨莖似鼠尾草，細葉周匝，生於穗間。根形似天雄。珣曰：徐表南州異物記云：生東海新羅國及遼東。苗與附子相似。時珍曰：根正如草烏頭之小者，長寸許，乾者皺文有節。

【氣味】辛、甘，大温，有小毒。保昇曰：甘、辛，温。大明曰：無毒。珣曰：小毒。入藥炮用。杲曰：純陽。引藥勢上行。

【主治】心痛血痹，面上百病，行藥勢。別錄　中風失音，一切冷風氣，面皯瘢疵。大明　諸風冷氣，足弱無力，疥癬風瘡，陰下溼癢，頭面痕，入面脂用。李珣　補肝風虛。好古　風痰。震亨

【發明】時珍曰：白附子乃陽明經藥，因與附子相似，故得此名，實非附子類也。按楚國先賢傳云：孔休傷頰有瘢，王莽賜玉屑、白附子香，與之消瘢。

【附方】新十二。

中風口喎半身不遂。牽正散：用白附子、白殭蠶、全蠍並等分，生研爲末。每服二錢，熱酒調下。楊氏家藏方

小兒暑風暑毒入心，痰塞心孔，昏迷搐搦，此乃危急之證，非此丸生料瞑眩之劑不能伐之。三生丸：用白附子、天南星、半夏並去皮等分，生研，豬膽汁和丸黍米大。量兒大小，以薄荷湯下。令兒側臥，嘔出痰水即甦。全幼心鑑

風痰眩運頭痛氣鬱，胸膈不利。白附子炮去皮臍半斤，石膏煅紅半斤，硃砂二兩二錢半，龍腦一錢，爲末，粟米飯丸小豆大。每服三十丸，食後茶酒任下。御藥院方

偏正頭風白附子、白芷、豬牙皂角去皮等分，爲末。食後茶清服，仰臥少頃。普濟本事方

痰厥頭痛白附子、天南星、半夏等分，生研爲末，生薑自然汁浸蒸餅丸綠豆大。每服四十丸，食後薑湯下。濟生方

赤白汗斑白附子、硫黄等分，爲末，薑汁調稀，茄蒂蘸擦，日數次。簡便方

面上皯䵳白附子爲末，臥時漿水洗面，以白蜜和塗紙上，貼之，久久自落。衞生易簡方

耳出膿水白附子炮、羌活一兩，爲末，豬羊腎各一箇，每箇入末半錢，溼紙包煨熟，五更食，温酒下。聖濟錄

喉痹

腫痛白附子末枯礬等分研末塗舌上有涎吐出。聖惠方 **偏墜疝氣**白附子一箇爲末津調塡臍上以艾灸三壯或五壯即愈。楊起簡便方 **小兒吐逆**不定虛風喘急白附子藿香等分爲末每米飲下半錢。保幼大全方 **慢脾驚風**白附子半兩天南星半兩黑附子一錢並炮去皮爲末每服二錢生薑五片水煎服亦治大人風虛止吐化痰宣和閒眞州李博士用治吳內翰女孫甚效康州陳侍郎病風虛極昏吳內翰令服三四服即愈。楊氏家藏

虎掌本經下品 天南星宋開寶

【釋名】**虎膏**綱目 **鬼蒟蒻**日華【恭曰】其根四畔有圓牙看如虎掌故有此名。【頌曰】天南星即本草虎掌也。小者名由跋。古方多用虎掌不言天南星。南星近出唐人中風痰毒方中用之乃後人採用別立此名爾。【時珍曰】虎掌因葉形似之非根也。南星因根圓白形如老人星狀故名南星即虎掌也。蘇恭說甚明白。宋開寶不當重出南星條今併入。

【集解】【別錄曰】虎掌生漢中山谷及寃句。二月八月采陰乾。【宏景曰】近道亦有形似半夏但大而四邊有子如虎掌。今用多破作三四片。方藥不甚用也。【恭曰】此是由跋宿根。其苗一莖莖頭一葉枝丫扶莖。根大者如拳小者如雞卵都似扁柿。四畔有圓牙看如虎掌。由跋是新根大如半夏二三倍四畔無子牙。陶說似半夏乃由跋也。【保昇曰】莖頭有八九葉花生莖間。【藏器曰】天南星生安東山谷葉如荷獨莖用根。【頌曰】虎掌今河北州郡有之。初生根如豆大漸長大似半夏而扁。年久者根圓及寸大者如雞卵。周匝生圓芽三四枚或五六枚。三四月生苗高尺餘。獨莖上有葉如爪五六出分布尖而圓。一窠生七八莖時出一莖作穗直上如鼠尾。中生一葉如匙裹莖作房旁開一口上下尖。中有花微青褐色。結實如麻子大熟即白色自落布地一子生一窠。九月苗殘取根。今冀州人菜圃中種之呼爲天南星。又曰天南星處處平澤有之。二月生苗似荷梗其莖高一尺以來。葉如蒟蒻兩枝相抱。五月開花似蛇頭黃色。七月結子作穗似石榴子紅色。二月八月采根似芋而圓扁與蒟蒻相類人多誤采了不可辨。但蒟蒻莖斑花紫南星根小柔膩肌細炮之易裂爲可辨爾。南星即本經虎掌也。大者四邊皆有子牙采時削去之。江州一種草葉大如掌面青背紫四畔有牙如虎掌生三四葉爲一本冬青不結花實。治心疼寒熱積氣亦與虎掌同名故附見之。【時珍曰】大者爲虎掌南星小者爲由跋乃一種也。今俗言大者爲鬼白小者爲南星殊爲謬誤。

【修治】【頌曰】九月采虎掌根去皮臍入器中湯浸五七日日換三四遍洗去涎暴乾用或再火炮裂用。【時珍曰】凡天南星須用一兩以上者佳。治風痰有生用者須用溫湯洗淨仍以白礬湯或入皁角汁浸三日夜日日換水暴乾用。若熟用者須與黃土地掘一小坑深五六寸以炭火燒赤以好酒沃之安南星於內瓦盆覆定灰泥固濟一夜取出用。急用即以濕紙包於煻灰火中炮裂也。一法治風熱痰以酒浸一宿桑柴火蒸之常灑酒入甑內令氣猛一伏時取出竹刀切開味不麻舌爲熟未熟再蒸至不麻乃止。脾虛多痰則以生薑渣和黃泥包南星煨熟去泥焙用。造南星麴法以薑汁礬湯和南星末作小餅子安籃內楮葉包蓋待上黃衣乃取曬收之。造膽星法以南星生研末臘月取黃牯牛膽汁和劑納入膽中繫懸風處乾之年久者彌佳。

【氣味】**苦溫有大毒**【別錄曰】微寒。【普曰】虎掌神農雷公苦有毒。岐伯桐君辛有毒。【大明曰】辛烈平。【杲曰】苦辛有毒陰中之陽可升可降乃肺經之本藥。【震亨曰】欲其下行以黃蘗引之。【之才曰】蜀漆爲之使惡莽草。【大明曰】畏附子乾薑生薑。【時珍曰】得防風則不麻得牛膽則不燥得火炮則不毒。生能伏雄黃丹砂焰消。

【主治】**心痛寒熱結氣積聚伏梁傷**

筋痿拘緩。利水道。本經除陰下溼。風眩。別錄主疝瘕腸痛。傷寒時疾。强陰。甄權天南星主中風麻痹。除痰下氣。利胷膈。攻堅積。消癰腫。散血墮胎。開寶金瘡折傷瘀血。擣傅之。藏器蛇蟲咬。疥癬惡瘡。大明去上焦痰及眩運。元素主破傷風。口噤身强。李杲補肝風虛。治痰功同半夏。好古治驚癎。口眼喎斜。喉痹。口舌瘡糜。結核。解顱。時珍

【發明】時珍曰。虎掌。天南星。乃手足太陰脾肺之藥。味辛而麻。故能治風散血。氣溫而燥。故能勝溼除涎。性緊而毒。故能攻積拔腫而治口喎舌糜。楊士瀛直指方。云諸風口噤。宜用南星。更以人參石菖蒲佐之。

【附方】舊十。新二十九。

中風口噤　目瞑無門下藥者。開關散。用天南星爲末。入白龍腦等分。五月五日午時合之。每用中指點末。揩齒三二十遍。揩大牙左右。其口自開。又名破棺散。經驗方

諸風口噤　天南星炮剉。大人三錢。小兒三字。生薑五片。蘇葉一錢。水煎減半。入雄豬膽汁少許。溫服。仁齋直指方

小兒口噤　牙關不開。天南星一枚。煨熟。紙裹斜包。翦一小孔。透氣于口中。牙關自開也。○一方。用生南星同薑汁擦之。自開。

小兒驚風　墜涎散。用天南星一兩重一箇。換酒浸七伏時。取出安新瓦上。週迴炭火炙裂。合溼地出火毒。爲末。入硃砂一分。每服半錢。荊芥湯調下。每日空心一服。午時一服。經驗方

吐瀉慢驚　天王散。治小兒吐瀉。或誤服冷藥。脾虛生風痰慢驚。天南星一箇重八九錢者。去臍。黃土坑深三寸。炭火五斤。煅赤。入好酒半盞。安南星在內。仍架炭三條在上。候發裂取剉。再炒熟爲末。用五錢。天麻煨熟研末一錢。麝香一字。和勻。三歲小兒用半錢。以生薑防風煎湯調下。亦治久嗽惡心。錢乙小兒方

風癇痰迷　墜痰丸。用天南星九蒸九曬。爲末。薑汁麪糊丸梧子大。每服二十丸。人參湯下。石菖蒲麥虋冬湯亦可。衛生寶鑑

小兒癇瘖　癇後瘖不能言。以天南星溼紙包煨。爲末。雄豬膽汁調服二字。全幼心鑑。○

治癇利痰　天南星煨香一兩。硃砂一錢。爲末。豬心血丸梧子大。每防風湯化下。一丸普濟方

口眼喎斜　天南星生研末。自然薑汁調之。左貼右。右貼左。仁存方

角弓反張　南星半夏等分。爲末。薑汁竹瀝灌下一錢。仍灸印堂。摘玄方

破傷中風　胡氏奪命散。又名玉眞散。治打撲金刃傷。及破傷風傷溼。發病强直如癇狀者。天南星防風等分。爲末。水調敷瘡。出水爲妙。仍以溫酒調服一錢。已死心尙溫者。熱童便調灌二錢。

鬭毆內傷墜壓者。酒和童便連灌三服。卽甦。亦可煎服。三因方

破傷風瘡　生南星末。水調塗瘡四圍。水出有效。普濟方

婦人頭風　攻目作痛。天南星一箇。掘地坑燒赤。安藥於中。以醋一盞沃之。蓋定勿令透氣。候冷研末。每服一字。以酒調下。重者半錢。千金方

風痰頭痛　不可忍。天南星一兩。荊芥葉一兩。爲末。薑汁糊丸梧子大。每食後薑湯下二十丸。○又上清丸。用天南星。茴香等分。生研末。鹽醋煮麪糊丸如上法服。並出經效濟世方

風痰頭運　目眩吐逆。煩懣。飲食不下。玉壺丸。用生南星。生半夏各一兩。天麻一兩。白麪一兩。爲末。水丸梧子大。每服三十丸。以水先煎沸。入藥煮五七沸。漉出放溫。以薑湯吞之。惠民和劑局方

腦風流涕　邪風入腦。鼻內結硬。遂流髓涕。大白南星切片。沸湯泡二次。焙乾。每用二錢。棗七箇。甘草五分。同煎服。三四服。其硬物自出。腦氣流轉。髓涕自收。以大蒜。蓽茇末作餠。隔紗貼顖前。熨斗熨之。或以

香附、華茇末，頻吹鼻中。直指方 **小兒風痰** 熱毒壅滯，涼心壓驚。抱龍丸：用牛膽南星一兩，入金錢薄荷十片，丹砂一錢半，龍腦、麝香各一字，研末，煉蜜丸芡子大。每服一丸，竹葉湯化下。全幼心鑑 **壯人風痰** 及中風、中氣初起。星香飲：用南星四錢，木香一錢，水二盞，生薑十四片，煎六分，溫服。王碩易簡方 **痰迷心竅** 壽星丸：治心膽被驚，神不守舍，或痰迷心竅，恍惚健忘，妄言妄見。天南星一斤，先掘土坑一尺，以炭火三十斤燒赤，入酒五升，滲乾，乃安南星在內，盆覆定，以灰塞之，勿令走氣。次日取出為末，琥珀一兩，朱砂二兩，為末，生薑汁打麪糊丸梧子大。每服三十丸至五十丸，煎人參石菖蒲湯下，一日三服。和劑局方 **風痰注痛** 方見羊躑躅下。**痰溼臂痛** 右邊者。天南星、蒼朮等分，生薑三片，水煎服之。摘玄方 **風痰欬嗽** 大天南星一枚，炮裂研末。每服一錢，水一盞，薑三片，煎五分，溫服，每日早、午、晚各一服。

十全博濟 **氣痰欬嗽** 玉粉丸：南星麴、半夏麴、陳橘皮各一兩，為末，自然薑汁打糊丸如梧子大。每服四十丸，薑湯下。寒痰，去橘皮，加官桂。東垣蘭室秘藏 **清氣化痰** 三仙丸：治中脘氣滯，痰涎煩悶，頭目不清。生南星去皮、半夏各五錢，並湯泡七次，為末，自然薑汁和作餅，鋪竹篩內，以楮葉包覆，待生黃成麴，曬乾。每用二兩，入香附末一兩，糊丸梧子大。每服四十丸，食後薑湯下。王璆百一選方 **溫中散滯** 消導飲食。天南星炮、高良薑炮各一兩，砂仁二錢半，為末，薑汁糊丸梧子大。每五十丸，薑湯下。和劑方 **酒積酒毒** 服此即解。天南星丸：用正端天南星一斤，土坑燒赤，沃酒一斗入坑，放南星，盆覆，泥固濟一夜，取出，酒和水洗淨，切片，焙乾為末，入硃砂末一兩，薑汁麪糊丸梧子大。每服五十丸，薑湯下。蔡丞相、呂丞相嘗用有驗。楊氏家藏方 **吐泄不止** 四肢厥逆，虛風不省人事，服此則陽回，名回陽散。天南星為末，每服三錢，京棗三枚，水二鍾，煎八分，溫服。未省再服。又方：醋調南星末，貼足心。普濟方 ○**腸風瀉血** 諸藥不效。天南星石灰炒焦黃色，為末，酒糊丸梧子大。每酒下二十丸。普濟方 **吐血不止** 天南星一兩，剉如豆大，以爐灰汁浸一宿，洗焙研末。每服一錢，以自然銅磨酒調下。勝金方 **初生貼顖** 頭熱鼻塞者。天南星炮為末，水調貼顖上，炙手熨之。危氏得效方 **小兒解顱** 顖開不合，鼻塞不通。天南星炮去皮為末，淡醋調緋帛上，貼顖門，炙手頻熨之，立效。錢乙小兒直訣 **解頤脫臼** 不能收上。用南星末，薑汁調塗兩頰，一夜即上。醫說 **小兒口瘡** 白屑如鵞口，不須服藥。以生天南星去皮臍，研末，醋調塗足心，男左女右。閻孝忠集效方 **走馬疳蝕** 透骨穿腮。生南星一箇，當心剜空，入雄黃一塊，麪裹燒，候雄黃作汁，以盞子合定，出火毒，去麪為末，入麝香少許，拂瘡數日，甚效。經驗方 **風蟲牙痛** 南星末塞孔，以霜梅罯住，去涎。摘玄方 **喉風喉痹** 天南星一箇，剜心，入白殭蠶七枚，紙包煨熟，研末，薑汁調服一錢。甚者灌之，吐涎愈。名如聖散。博濟方 **痰瘤結核** 南星膏：治人皮肌頭面上生瘤及結核，大者如拳，小者如栗，或軟或硬，不疼不癢，宜用此藥，不可輒用鍼灸。生天南星大者一枚，研爛，滴好醋五七點。如無生者，以乾者為末，醋調。先用鍼刺令氣透，乃貼之。覺癢則頻貼取效。嚴子禮濟生方 **身面疣子** 醋調南星末塗之。簡易方

由跋 本經下品

〔釋名〕

〔集解〕 恭曰：由跋是虎掌新根，大于半夏一二倍，四畔未有子牙，其宿根即虎掌也。藏器曰：由跋生林下，苗高一尺，似蒟蒻，根如雞卵。保昇曰：春抽一莖，莖端有八九葉，根圓扁而肉白。時珍曰：此即

天南星之小者。其氣未足。不堪服食。故醫方罕用。惟重八九錢至一兩餘者。氣足乃佳。正如附子之側子。不如附子之義也。

【正誤】宏景曰由跋本出始興。今人亦種之。狀如烏翣而布地。花紫色。根似附子。苦酒磨塗腫。亦效。恭曰陶氏所說。乃鳶尾根。卽鳶頭也。又言虎掌似半夏。是以鳶尾爲由跋。以由跋爲半夏。非惟不識半夏。亦不識鳶尾與由跋也。今南人猶以由跋爲半夏。時珍曰陳延之小品方。亦以東海鳶頭爲由跋。則其訛誤久矣。

【氣味】辛苦温有毒【主治】毒腫結熱本經

蒟蒻宋開寶

【釋名】蒻頭開寶 鬼芋圖經 鬼頭

【集解】志曰蒻頭出吳蜀。葉似由跋半夏。根大如盌。生陰地。雨滴葉下生子。又有斑杖。苗相似。至秋有花直出。生赤子。根如蒻頭。毒猛不堪食。虎杖亦名斑杖。與此不同。頌曰江南吳中出白蒟蒻。亦曰鬼芋。生平澤極多。人采以爲天南星。了不可辨。市中所收往往是此。但南星肌細膩。而蒟蒻莖斑花紫。南星莖無斑。花黃。爲異爾。時珍曰蒟蒻出蜀中。施州亦有之。呼爲鬼頭。閩中人亦種之。宜樹陰下掘坑積糞。春時生苗。至五月移之。長一二尺。與南星苗相似。但多斑點。宿根亦自生苗。其滴露之說。蓋不然。經二年者。根大如盌及芋魁。其外理白。味亦麻人。秋後采根。須淨擦。或搗或片段。以釅灰汁煮十餘沸。以水淘洗。換水更煮五六遍。卽成凍子。切片。以苦酒五味淹食。不以灰汁則不成也。切作細絲。沸湯汋過。五味調食。狀如水母絲。馬志言其苗似半夏。楊慎丹鉛錄言蒟醬卽此者。皆誤也。王禎農書云。救荒之法。山有粉葛蒟蒻橡栗之利。則此物亦有益于民者也。其斑杖卽天南星之類。有斑者。

根

【氣味】辛寒有毒李廷飛曰性冷。甚不益人。冷氣人少食之。生則戟人喉出血。

【主治】癰腫風毒。摩傅腫上。搗碎。以灰汁煮成餅。五味調食。主消渴。開寶

【發明】機曰按三元延壽書云。有人患瘵。百物不忌。見鄰家脩蒟蒻。求食之美。遂多食而瘵愈。又有病腮癰者數人。多食之。亦皆愈。

【附錄】**菩薩草**宋圖經 頌曰生江浙州郡。凌冬不凋。秋冬有花直出。赤子如蒻頭。冬月采根用。味苦無毒。主中諸毒。食毒酒。研服之。又諸蟲傷。搗汁飲。并傅之。婦人妊娠欬嗽。搗篩。蜜丸服。效。

半夏本經下品

【釋名】守田本經 水玉本經 地文別錄 和姑本經 時珍曰禮記月令。五月半夏生。蓋當夏之半也。故名。守田會意。水玉因形。

【集解】別錄曰半夏生槐里川谷。五月八月采根。暴乾。普曰生微邱或生野中。二月始生葉。三三相偶。白花圓上。宏景曰槐里屬扶風。今第一出青州。吳中亦有。以肉白者爲佳。不厭陳久。恭曰所在皆有。生平澤中者。名羊眼半夏。圓白爲勝。然江南者大乃徑寸。南人特重之。頃來互用。功狀殊異。其苗似是由跋。誤以爲半夏也。頌曰在處有之。以齊州者爲佳。二月生苗一莖。莖端三葉。淺綠色。頗似竹葉。而生江南者似芍藥葉。根下相重。上大下小。皮黃肉白。五月八月采根。以灰裹二日。湯洗暴乾。蜀圖經云。五月采則虛小。八月采乃實大。其平澤生者甚小。名羊眼半夏。由跋絕類半夏。而苗不同。斅曰白傍䓅子眞似半夏。只是咬着微酸。不入藥用。

【脩治】〔弘景曰〕凡用以湯洗十許過，令滑盡。不爾有毒，戟人咽喉。方中有半夏必須用生薑者，以制其毒故也。〔斅曰〕脩事半夏四兩，用白芥子末二兩，釅醋六兩，攪濁，將半夏投中，洗三遍用之。若洗涎不盡，令人氣逆，肝氣怒滿。〔時珍曰〕今治半夏，惟洗去皮垢，以湯泡浸七日，逐日換湯，泡乾，切片，薑汁拌焙入藥。或研為末，以薑汁入湯浸澄三日，瀝去涎水，曬乾用，謂之半夏粉。或研末以薑汁和作餅子，曬乾用，謂之半夏餅。或研末以薑汁、白礬湯和作餅，楮葉包置籃中，待生黃衣，曬乾用，謂之半夏麴。白飛霞醫通云：痰分之病，半夏為主，造而為麴尤佳。治濕痰以薑汁、白礬湯和之，治風痰以薑汁及皁莢煮汁和之，治火痰以薑汁、竹瀝或荊瀝和之，治寒痰以薑汁、礬湯入白芥子末和之，此皆造麴妙法也。

【氣味】辛，平，有毒。〔別錄曰〕生微寒，熟溫。生令人吐，熟令人下。湯洗盡滑用。〔元素曰〕味辛、苦，性溫，氣味俱薄，沉而降，陰中陽也。〔好古曰〕辛厚苦輕，陽中陰也。入足陽明、太陰、少陰三經。〔之才曰〕射干為之使。惡皁莢。畏雄黃、生薑、乾薑、秦皮、龜甲。反烏頭。〔權曰〕柴胡為之使。忌羊血、海藻、飴糖。〔元素曰〕熱痰佐以黃芩，風痰佐以南星，寒痰佐以乾薑，痰痞佐以陳皮、白朮。多用則瀉脾胃。諸血證及口渴者禁用，為其燥津液也。孕婦忌之，用生薑則無害。

【主治】傷寒寒熱，心下堅，胸脹欬逆，頭眩，咽喉腫痛，腸鳴，下氣止汗。本經　消心腹胸膈痰熱滿結，欬嗽上氣，心下急痛堅痞，時氣嘔逆，消癰腫，療痿黃，悅澤面目，墮胎。別錄　消痰下肺氣，開胃健脾，止嘔吐，去胸中痰滿。生者：摩癰腫，除瘤癭氣。甄權　治吐食反胃，霍亂轉筋，腸腹冷，痰瘧。大明　治寒痰及形寒飲冷傷肺而欬，消胸中痞，膈上痰，除胸寒，和胃氣，燥脾濕，治痰厥頭痛，消腫散結。元素　治眉稜骨痛。震亨　補肝風虛。好古　除腹脹，目不得瞑。白濁夢遺帶下。時珍

【發明】〔權曰〕半夏使也。虛而有痰氣，宜加用之。〔頌曰〕胃冷嘔噦，方藥之最要。〔成無己曰〕辛者散也，潤也。半夏之辛，以散逆氣結氣，除煩嘔，發音聲，行水氣，而潤腎燥。〔好古曰〕經云：腎主五液，化為五濕，自入為唾，入肝為泣，入心為汗，入脾為痰，入肺為涕。有痰曰嗽，無痰曰欬。痰者，因欬而動，脾之濕也。半夏能泄痰之標，不能泄痰之本。泄本者，泄腎也。欬無形，痰有形；無形則潤，有形則燥，所以為流濕潤燥也。俗以半夏為肺藥，非也。止嘔吐為足陽明，除痰為足太陰。柴胡為之使，故今柴胡湯中用之，雖為止嘔，亦助柴胡、黃芩主往來寒熱，是又為足少陽陽明也。〔宗奭曰〕今人惟知半夏去痰，不言益脾。蓋能分水故也。脾惡濕，濕則濡困，困則不能治水。經云：水勝則瀉。一男子夜數如廁，或教以生薑一兩，半夏、大棗各三十枚，水一升，瓷瓶中慢火燒為熟水，時呷之，便已也。〔趙繼宗曰〕丹溪言二陳湯治一身之痰，世醫執之，凡有痰者皆用。夫二陳內有半夏，其性燥烈，若風痰、寒痰、濕痰、食痰則相宜，至于勞痰、失血諸痰，用之反能燥血液而加病，不可不知。〔機曰〕俗以半夏性燥有毒，多以貝母代之。貝母乃太陰肺經之藥，半夏乃太陰脾經、陽明胃經之藥，何可代也？夫欬嗽吐痰，虛勞吐血，或痰中見血，諸鬱，咽痛喉痹，肺癰肺痿，癰疽，婦人乳難，此皆貝母為向導，半夏乃禁用之藥。若涎者脾之液，美味膏粱炙煿，皆能生脾胃濕熱，故涎化為痰，久則痰火上攻，令人昏憒口噤，偏廢僵仆，蹇濇不語，生死旦夕，自非半夏、南星，曷可治乎？若以貝母代之，則翹首待斃矣。〔時珍曰〕脾無留濕不生痰，故脾

爲生痰之源，肺爲貯痰之器。半夏能主痰飲及腹脹者，爲其體滑而味辛性溫也。涎滑能潤，辛溫能散亦能潤，故行濕而通大便，利竅而泄小便。所謂辛走氣，能化液，辛以潤之是矣。潔古張氏云：半夏南星治其痰，而欬嗽自愈。丹溪朱氏云：二陳湯能使大便潤而小便長。聊攝成氏云：半夏辛而散，行水氣而潤腎燥。又和劑局方用半硫丸治老人虛秘，皆取其滑潤也。世俗皆以南星、半夏爲性燥，誤矣。濕去則土燥，痰涎不生，非二物之性燥也。古方治咽痛喉痹，吐血下血，多用二物，非禁劑也。二物亦能散血，故破傷打撲皆主之。惟陰虛勞損，則非濕熱之邪，而用利竅行濕之藥，是乃重竭其津液，醫之罪也，豈藥之咎哉？甲乙經用治夜不眠，是果性燥者乎？岐伯云：衛氣行于陽，陽氣滿，不得入于陰，陰氣虛，故目不得瞑。治法：飲以半夏湯一劑，陰陽既通，其臥立至。方用流水千里者八升，揚之萬遍，取清五升煮之，炊以葦薪，大沸，入秫米一升，半夏五合，煮一升半，飲汁一盃，日三，以知爲度。病新發者，覆盃則臥，汗出則已。久者三飲而已。

附方 舊十五，新十三。

法制半夏 清痰化飲，壯脾順氣。用大半夏湯洗七次，焙乾，再洗，如此七轉，以濃米泔浸一日夜。每一兩用白礬一兩半，溫水化，浸五日，焙乾。以鉛白霜一錢，溫水化，又浸七日，以漿水慢火內煮沸，焙乾收之。每嚼一二粒，薑湯送化下。御藥院方。

紅半夏法 消風熱，清痰涎，降氣利咽。大半夏湯浸焙制如上法。每一兩入龍腦五分，朱砂爲衣染之。先鋪燈草一重，約一指厚，排半夏于上，再以燈草蓋一指厚。以炒豆焙之，候乾取出。每嚼一兩粒，溫水送下。御藥院方。○

化痰鎮心 祛風利膈。辰砂半夏丸：用半夏一斤，湯泡七次，爲末篩過，以水浸三日，生絹濾去滓，澄清去水，曬乾。一兩入辰砂一錢，薑汁打糊丸梧子大。每薑湯下七十丸。此周府方也。袖珍方。

化痰利氣 三仙丸方，見虎掌下。

消痰開胃 去胸膈壅滯。斗門方：用半夏湯泡，焙乾爲末，自然薑汁和作餅，濕紙裹煨香。以熟水二盞，同餅二錢，入鹽五分，煎一盞，服之。大壓痰毒，及酒食傷，極驗。○經驗用半夏、天南星各二兩，爲末，水五升，入罈內浸一宿，去清水，焙乾重研。每服二錢，水二盞，薑三片，煎服。

中焦痰涎 利咽清頭目，進飲食。半夏泡七次，四兩，枯礬一兩，爲末，薑汁打糊，或煮棗肉和丸梧子大。每薑湯下十五丸。寒痰加丁香五錢，熱痰加寒水石煅四兩。名玉液丸。和劑局方。

老人風痰 大腑熱不識人，及肺熱痰實不利。半夏泡七次，焙，消石各半兩，爲末，入白麪搗勻，水和丸綠豆大。每薑湯下五十丸。普濟

膈壅風痰 半夏半兩，酸漿浸一宿，溫湯洗五十遍，去惡氣，曬乾爲末，漿水搜作餅，曬乾再研爲末。每五兩入生龍腦一錢，以漿水濃腳和丸雞頭子大，紗袋盛，避風處陰乾。每服一丸，好茶或薄荷湯嚼下。御藥院方。

搜風化痰 定志安神，利頭目。辰砂化痰丸：用半夏麴三兩，天南星泡一兩，辰砂、枯礬各半兩，爲末，薑汁打糊丸梧子大。每服三十丸，食後薑湯送下。和劑局方。

痰厥中風 省風湯：用半夏湯泡八兩，甘草炙二兩，防風四兩。每服半兩，薑二十片，水二盞，煎服。奇效方。

風痰頭運 嘔逆目眩，面色青黃，脈弦者。水煮金花丸：用生半夏、生天南星、寒水石煅各一兩，天麻半兩，雄黃二錢，小麥麪三兩，爲末，水和成餅，水煮浮起，漉出，搗丸梧子大。每服五十丸，薑湯下，極效。亦治風痰欬嗽，二便不通，風痰頭痛。潔古活法機要方。

風痰濕痛 青壺丸：半夏一斤，天南星半兩，各湯泡，曬乾爲末，薑汁和作餅，焙乾，入神麴半兩，白朮末二兩，枳實末二兩，薑汁麪糊丸梧子大。每服五十丸，薑湯下。葉氏方。

風痰喘逆 兀兀欲吐，眩運欲倒。半夏一兩，雄黃三錢，爲末，薑汁浸蒸餅丸梧子大。每服三十丸，薑湯下。已吐者加檳榔。活法機要。

風痰喘逆 千緡湯：用半夏湯洗七箇，甘草炙，皂莢炒，各一寸，薑二片，水一盞，煎七分，溫服。和

劑局方 **上焦熱痰** 欬嗽。制過半夏一兩，片黃芩末二錢，薑汁打糊丸綠豆大。每服七十丸，淡薑湯食後服。此周憲王親制方也。袖珍方 **肺熱痰嗽** 制半夏、栝樓仁各一兩，爲末，薑汁打糊丸梧子大。每服二三十丸，白湯下。或以栝樓瓤煮熟丸。濟生方 **熱痰欬嗽** 煩熱面赤，口燥心痛，脈洪數者。小黃丸：用半夏、天南星各一兩，黃芩一兩半，爲末，薑汁浸蒸餅丸梧子大。每服五七十丸，食後薑湯下。潔古活法機要 **小兒痰熱** 欬嗽驚悸。半夏、南星等分，爲末，牛膽汁和入膽內，懸風處待乾，蒸餅丸綠豆大。每服三五丸，薑湯下。摘元方 **溼痰欬嗽** 面黃體重，嗜臥驚，兼食不消，脈緩者。白朮丸：用半夏、南星各一兩，白朮一兩半，爲末，薄糊丸梧子大。每服五七十丸，薑湯下。活法機要 **氣痰欬嗽** 面白氣促，洒淅惡寒，愁憂不樂，脈濇者。玉粉丸：用半夏、南星各一兩，官桂半兩，爲末，糊丸梧子大。每服五十丸，薑湯下。活法機要 **小結胸痛** 正在心下，按之則痛，脈浮滑者。小陷胸湯主之。半夏半斤，黃連一兩，栝樓實大者一箇。水六升，先煮栝樓至三升，去滓，內二味，煮取二升，分三服。仲景傷寒論 **溼痰心痛** 喘急者。半夏油炒爲末，粥糊丸綠豆大。每服二十丸，薑湯下。丹溪心法 **急傷寒病** 半夏四錢，生薑七片，酒一盞，煎服。胡洽居士百病方 **結痰不出** 語音不清，年久者亦宜。玉粉丸：半夏半兩，桂心一字，草烏頭一字，爲末，薑汁浸蒸餅丸芡子大。每服一丸，夜臥含嚥。活法機要 **停痰冷飲** 嘔逆。橘皮半夏湯：用半夏水煮熟，陳橘皮各一兩。每服四錢，生薑七片，水二盞，煎一盞，溫服。和劑局方 **停痰留飲** 胸膈滿悶，氣短惡心，飲食不下，或吐痰水。茯苓半夏湯：用半夏泡五兩，茯苓三兩。每服四錢，薑七片，水二鍾半，煎七分，甚捷徑。和劑局方 **支飲作嘔** 嘔家本渴，不渴者，心下有支飲也。或似喘不喘，似嘔不嘔，似噦不噦，心下憒憒，並宜

小半夏湯：用半夏泡七次，一升，生薑半升，水七升，煮一升五合，分服。張仲景金匱要略 **噦逆欲死** 半夏生薑湯主之，即上方也。**痘瘡噦氣** 方同上。**嘔噦眩悸** 穀不得下。半夏加茯苓湯：半夏一升，生薑半斤，茯苓五兩，切。以水七升，煎一升半，分溫服之。金匱要畧 **目不得眠** 見發明下。**心下悸忪** 半夏麻黃丸：半夏、麻黃等分，爲末，蜜丸小豆大。每服三十丸，日三。金匱要畧 **傷寒乾噦** 半夏熟洗，研末，生薑湯服一錢匕。梅師方 **嘔逆厥逆** 內有寒痰。半夏一升洗滑，焙研，小麥麪一升，水和作彈丸，水煮熟。初吞四五枚，日三服。稍增至十五枚，旋煮旋吞。覺病減，再作。忌羊肉、餳糖。此乃許仁則方也。外臺秘要 **嘔吐反胃** 大半夏湯：半夏三升，人參三兩，白蜜一升，水一斗二升和，揭之一百二十遍，煮取三升半，溫服一升，日再服。亦治膈間支飲。金匱要略 **胃寒噦逆** 停痰留飲，藿香半夏湯：用半夏湯泡炒黃二兩，藿香葉一兩，丁香半兩。每服四錢，水一盞，薑七片，煎服。和劑局方 **小兒吐瀉** 脾胃虛寒。齊州半夏泡七次，陳粟米各一錢半，薑十片，水琖半，煎八分，溫服。錢乙小兒 **小兒痰吐** 或風壅所致，或欬嗽發熱，飲食即吐。半夏泡七次半兩，丁香一錢，以半夏末水和包丁香，用麪重包，煨熟，去麪，爲末，生薑自然汁和丸麻子大。每服二三十丸，陳皮湯下。活幼口議 **妊娠嘔吐** 半夏二兩，人參、乾薑各一兩，爲末，薑汁麪糊丸梧子大。每飲服十丸，日三服。仲景金匱要畧 **霍亂腹脹** 半夏、桂等分，爲末。水服方寸匕。肘後方 **小兒腹脹** 半夏末少許，酒和丸粟米大。每服二丸，薑湯下。不瘥，加之。或以火炮研末，薑汁調貼臍，亦佳。子母秘錄 **黃疸喘滿** 小便自利，不可除熱。半夏、生薑各半斤，水七升，煮一升五合，分再服。有人氣結而死，心下暖，以此少許入口，遂活。張仲景方 **伏暑引飲** 脾胃不利。消暑丸：用

半夏醋煮一斤。茯苓半斤。生甘草半斤。爲末。薑汁麪糊丸梧子大。每服五十丸。熱湯下。和劑局方

老人虛秘冷秘及痃癖冷氣。半硫丸。半夏泡炒。生硫黄等分。爲末。自然薑汁煮糊丸如梧子大。每空心温酒下五十丸。和劑局方

失血喘急吐血下血。崩中帶下。喘急痰嘔。中滿宿瘀。用半夏搥扁。以薑汁和麪包煨黄。研末。米糊丸梧子大。每服三十丸。白湯下。直指方

白濁夢遺半夏一兩。洗十次。切破。以木猪苓二兩。同炒黄。出火毒。去猪苓。入煅過牡蠣一兩。以山藥糊丸梧子大。每服三十丸。茯苓湯送下。腎氣閉而一身精氣無所管攝。妄行而遺者。宜用此方。葢半夏有利性。猪苓導水。使腎氣通也。與下元虛憊者不同。許學士本事方

八般頭風三次見效。半夏末。入百草霜少許。作紙撚燒烟。就鼻內嗃之。口中含水。有涎吐去。再含。衛生寶鑑

少陰咽痛生瘡。不能言語。聲不出者。苦酒湯主之。半夏七枚。打碎。雞子一枚。頭開一竅。去黄。納苦酒令小滿。入半夏在內。以鐶子坐于炭火上。煎三沸。去滓。置盃中。時時嚥之。極驗。未瘥更作。○仲景傷寒論

喉痺腫塞生半夏末嗃鼻內。涎出效。集簡方

骨哽在咽半夏白芷等分。爲末。水服方寸匕。當嘔出。忌羊肉。外臺秘要

重舌木舌脹大塞口。半夏煎醋含漱之。○又方。半夏二十枚。水煮過。再泡片時。乘熱以酒一升浸之。密封良久。熱漱冷吐之。

小兒顖陷乃冷也。水調半夏末塗足心。

面上黑氣半夏焙研。米醋調敷。不可見風。不計遍數。從早至晚。如此三日。皁角湯洗下。面瑩如玉也。摘元方

癩風眉落生半夏羊屎燒焦等分。爲末。自然薑汁日調塗。聖濟錄

盤腸生產產時子腸先出。產後不收者。名盤腸產。以半夏末頻嗃鼻中。則上也。婦人良方

產後運絕半夏末。冷水和丸大豆大。納鼻中。即愈。此扁鵲法也。肘後方

小兒驚風生半夏一錢。皁角半錢。爲末。吹少許入鼻。名嚔驚散。即甦。直指方

卒死不寤半夏末吹鼻中。即活。南岳夫人紫靈魏元君方也。

五絕急病一曰自縊。二曰牆壓。三曰溺水。四曰魘魅。五曰產乳。並以半夏末。納大豆一丸入鼻中。心温者。一日可活也。

癰疽發背及乳瘡。半夏末。雞子白調塗之。肘後方

吹嬭腫痛半夏一箇。煨研。酒服。立愈。一方。以末隨左右嗃鼻。效。劉長春經驗方

打撲瘀痕水調半夏末塗之。一宿即沒也。永類鈐方

遠行足趼方同上。集簡方

金刃不出入骨脈中者。半夏白蘞等分。爲末。酒服方寸匕。日三服。至二十日自出。李筌太白經

飛蟲入耳生半夏末。麻油調塗耳門外。本事方

蠍蠆螫人半夏末。水調塗之。立止。錢相公篋中方

蠍瘻五孔相通者。半夏末。水調塗之。日二。聖惠方

咽喉骨哽半夏白芷等分。爲末。水服方寸匕。當嘔出。忌羊肉。外臺秘要

莖涎【主治】**煉取塗髮眉。墮落者即生。**雷斆

蚤休 本經下品

【釋名】**蚩休**別錄 **螫休**日華 **紫河車**圖經 **重臺**唐本 **重樓金線**唐本 **三層草**綱目 **七葉一枝花**蒙筌 **草甘遂**唐本 **白甘遂**【時珍曰】蟲蛇之毒。得此治之即休。故有蚤休螫休諸名。重臺三層。因其葉狀也。金線重樓。因其花狀也。甘遂因其根狀也。紫河車因其功用也。

【集解】別錄曰。蚤休生山陽川谷及冤句。恭曰。今謂重樓金線者是也。一名重臺。南人名草甘遂。一莖六七葉。似王孫鬼臼蓖麻輩。葉有二三層。根如肥大菖蒲。細肌脆白。保昇曰。葉似鬼臼牡蒙。年久者二三重。根如紫參。皮黄肉白。五月采根。曬乾。大明曰。根如尺二蜈蚣。又如肥紫菖蒲。頌曰。即紫

河車也。今河中、河陽、華、鳳、文州及江淮間亦有之。葉似王孫、鬼臼等，作二三層。六月開黃紫花，蕊赤黃色，上有金絲垂下。秋結紅子。根似肥薑，皮赤肉白。四月、五月采之。【宗奭曰】蚤休無旁枝，止一莖挺生，高尺餘，巔有四五葉。葉有歧，似虎杖。中心又起莖，亦如是生葉。惟根入藥用。【時珍曰】重樓金線處處有之。生于深山陰溼之地。一莖獨上，莖當葉心。葉綠色似芍藥，凡二三層，每一層七葉。莖頭夏月開花，一花七瓣，有金絲蕊，長三四寸。王屋山產者至五七層。根如鬼臼、蒼朮狀，外紫中白，有黏、糯二種。外丹家采制三黃、砂、汞。入藥洗切焙用。俗諺云：七葉一枝花，深山是我家。癰疽如遇著，一似手拈拏。是也。

根

【氣味】苦，微寒，有毒。【大明曰】冷，無毒。伏雄黃、丹砂、蓬砂及鹽。

【主治】驚癇，搖頭弄舌，熱氣在腹中。本經 癲疾，癰瘡陰蝕，下三蟲，去蛇毒。別錄 生食一升，利水。唐本 治胎風手足搐，能吐泄瘰癧。大明 去瘧疾寒熱。時珍

【發明】【恭曰】摩醋，傅癰腫蛇毒，甚有效。【時珍曰】紫河車，足厥陰經藥也。凡本經驚癇、瘧疾、瘰癧、癰腫者宜之。而道家有服食法，不知果有益否也。

【附方】新五。

服食法 紫河車根以竹刀刮去皮，切作骰子大塊，麪裹入瓷瓶中，水煮候浮，漉出，凝冷入新布袋中，懸風處待乾。每服三丸，五更初面東念咒，井水下。連進三服，即能休根。若要飲食，先以黑豆煎湯飲之，次以藥丸煮稀粥，漸漸食之。咒曰：天朗氣清金雞鳴，吾今服藥欲長生。吾今不飢復不渴，賴得神仙草有靈。

小兒胎風 手足搐搦。用蚤休即紫河車為末，每服半錢，冷水下。○衛生易簡方。

慢驚發搐 帶有陽證者。白甘遂末即蚤休一錢，栝樓根末二錢，同于慢火上炒焦黃，研勻。每服一字，煎麝香薄荷湯調下。錢乙小兒方。

中鼠莽毒 金線重樓根磨水服，即愈。集簡方。

咽喉穀賊 腫痛。用重臺赤色者、川大黃炒、木鼈子仁、馬牙消各半兩，半夏泡一分，為末，蜜丸芡子大，含之。聖惠方

鬼臼 本經下品

【校正】併入圖經瑤田草。

【釋名】九臼本經 天臼別錄 鬼藥綱目 解毒別錄 爵犀本經 馬目毒公本經 害母草圖經 羞天花綱目 朮律草綱目 瑤田草綱目 獨腳蓮土宿本草 獨荷草土宿 山荷葉綱目 旱荷綱目 八角盤綱目 唐婆鏡綱目

【宏景曰】鬼臼根如射干，白而味甘，九臼相連，有毛者良，故名。【時珍曰】此物有毒，而臼如馬眼，故名馬目毒公。殺蠱解毒，故有犀名。其葉如鏡、如盤、如荷，而新苗生則舊苗死，故有鏡、盤、荷、蓮、害母諸名。蘇東坡詩集云：瑤田草，俗號唐婆鏡，即本草鬼臼也。歲生一臼，如黃精根而堅瘦，可以辟穀。宋祁劍南方物贊云：羞天花，蜀地處處有之。依莖綴花，蔽葉自隱，俗名羞天，予改為羞寒花，即本草鬼臼也。贊云：冒寒而茂，莖脩葉廣，附莖作花，葉蔽其上，以其自蔽，若有羞狀。○別有羞天草與此不同，即海芋也。

【集解】【別錄曰】鬼臼生九真山谷及冤句，二月、八月采根。【宏景曰】鬼臼生山谷中，八月采，陰乾。似射干、朮輩，又似鉤吻。有兩種：出錢塘近道者，味甘，上有叢毛，最勝；出會稽、吳興者，大而味苦，無叢毛，力劣。今馬目毒公狀如黃精根，其臼處似馬眼而柔潤。今方家多用鬼臼而少用毒公，不知此那復乖越如此。【恭曰】鬼臼生深山巖石之陰。葉如蓖麻、重樓輩。生一莖，莖端一葉，亦有兩歧者。年長一莖，莖枯則為一臼。假令生來二十年，則有二十臼，豈推九臼耶？根肉皮鬚並似射干。今俗用多是射干。

而江南別送一物。非眞者。今荆州當陽縣、峽州遠安縣、襄州荆山縣山中並貢之。亦極難得。〔頌〕曰：今江寧府、滁州、舒、商、齊、杭、襄、峽州、荆門軍亦有之。並如蘇恭所說。花生莖間。赤色。三月開。後結實。又一說。鬼臼生深山陰地。葉六出或五出。如鴈掌。莖端一葉如繖。旦時東向。及暮則西傾。蓋隨日出沒也。花紅紫如荔枝。正在葉下。常爲葉所蔽。未常見日。一年生一莖。既枯則一生一臼。及八九年則八九臼矣。然一年一臼生而一臼腐。蓋陳新相易也。故俗名害母草。如芋魁、烏頭輩亦然。新苗生則舊苗死。前年之臼腐矣。而本草注謂全似射干。今射干體狀雖相似。然臼形淺薄。與鬼臼大異。鬼臼如八九個南星側比相疊。而色理正如射干。用者當使人求苗采之。市中不復有也。〔時珍〕曰：鬼臼根如天南星相疊之狀。故市人通謂小者爲南星。大者爲鬼臼。殊爲謬誤。按黃山谷集云：唐婆鏡葉底開花。俗名羞天花。即鬼臼也。歲生一臼。滿十二歲則可爲藥。今方家乃以鬼燈檠爲鬼臼。誤矣。又鄭樵通志云：鬼臼葉如小荷。形如鳥掌。年長一莖。莖枯則根爲一臼。亦名八角盤。以其葉似之也。據此二說。則似是今人所謂獨脚蓮者也。又名山荷葉、獨荷草、旱荷葉、八角鏡。南方處處深山陰密處有之。北方惟龍門山、王屋山有之。一莖獨上。莖生葉心而中空。一莖七葉。圓如初生小荷葉。面青背紫。揉其葉作瓜李香。開花在葉下。亦有無花者。其根全似蒼朮、紫河車。丹爐家采根制三黃、砂、汞。或云其葉八角者更靈。或云其根與紫河車一樣。但以白色者爲河車。赤色者爲鬼臼。恐亦不然。而庚辛玉冊謂蚤休陽草。旱荷陰草。亦有分別。陶宏景以馬目毒公與鬼臼爲二物。殊不知正是一物。而有二種也。又唐獨孤滔丹房鑑源云：朮律草有二種。一根皆似南星。赤莖直上。莖端生葉。一種葉凡七瓣。一種葉作數層。葉似蓖麻。面青背紫。而有細毛。葉下附莖開一花。狀如鈴鐸倒垂。青白色。黃蕊中空。結黃子。風吹不動。無風自搖。可制砂汞。按此即鬼臼之二種也。其說形狀甚明。

根【**氣味**】**辛，溫，有毒。**〔別錄〕曰：微溫。〔宏景〕曰：甘，溫，有毒。〔權〕曰：苦。〔之才〕曰：畏垣衣。

【**主治**】**殺蠱毒鬼疰精物。辟惡氣不祥。逐邪。解百毒。**本經 **殺大毒。療欬嗽喉結。風邪煩惑。失魄妄見。去目中膚翳。不入湯。**別錄 **主尸疰殗殜。勞疾傳尸瘦疾。**甄權 **下死胎。治邪瘧癰疽。蛇毒射工毒。**時珍

【**發明**】〔頌〕曰：古方治五尸鬼疰百毒惡氣多用之。又曰：今福州人三月采璚田草根葉。焙乾搗末。蜜丸服。治風疾。

【**附方**】新三。

子死腹中　胞破不生。此方累效。救人歲萬數也。鬼臼不拘多少。黃色者。去毛爲細末。不用篩羅。只撚之如粉爲度。每服一錢。無灰酒一盞。同煎八分。通口服。立生如神。名一字神散。婦人良方

射工中人　寒熱發瘡。鬼臼葉一把。苦酒漬。搗取汁。服一升。日二次。千金方

黑黃急病　黑黃。面黑黃。身如土色。不妨食。脈沈。若青脈入口者死。宜烙口中黑脈、耳會、玉泉、章門、心俞。用生鬼臼搗汁一小盞服。乾者爲末。水服。三十六黃方

射干 本經下品

【**釋名**】**烏扇**本經 **烏翣**別錄 **烏吹**別錄 **烏蒲**本經 **鳳翼**拾遺 **鬼扇**土宿 **扁竹**綱目 **仙人掌**土宿 **紫金牛**土宿 **野萱花**綱目 **草薑**別錄 **黃遠**吳普

〔宏景〕曰：射干方書多音夜。〔頌〕曰：射干之形。莖梗疏長。正如射之長竿之狀。得名由此爾。而陶氏以夜音爲疑。蓋古字音多通呼。若漢官僕射。主射事。而亦音夜。非有別義也。〔時珍〕曰：其葉叢生。橫鋪一面。如烏翅及扇之狀。故有烏扇、烏翣、鳳翼、鬼扇、仙人掌諸名。俗呼扁竹。謂其葉扁生。而

根如竹也。根葉又如蠻薑。故曰草薑。○翣音所甲切。扇也。

【集解】別錄曰：射干生南陽山谷田野。三月三日采根。陰乾。宏景曰：此是烏翣根。黄色。庭臺多種之。人言其葉是鳶尾。而復有鳶頭。此若相似爾。恐非。烏翣也。又別有射干。相似。而花白莖長。似射人之執竿者。故阮公詩云。射干臨層城。此不入藥用。恭曰：鳶尾葉都似射干。而花紫碧色。不抽高莖。根似高良薑。而肉白。名鳶頭。保昇曰：射干高二三尺。花黄實黑。根多鬚。皮黄黑。肉黄赤。所在皆有。二月、八月采根。去皮日乾。藏器曰：射干、鳶尾二物相似。人多不分。射干即人間所種爲花卉。名鳳翼者。葉如鳥翅。秋生紅花。赤點。鳶尾亦人間所種。苗低下於射干。狀如鳶尾。夏生紫碧花者是也。大明曰：射干根潤。形似高良薑。大小。赤黄色。淡硬。五、六、七、八月采。頌曰：今在處有之。人家種之。春生苗。高一二尺。葉大類蠻薑。而狹長橫張。疏如翅羽狀。故名烏翣。葉中抽莖。似萱草莖而強硬。六月開花。黄紅色。瓣上有細文。秋結實作房。中子黑色。一說射干多生山崖之間。其莖雖細小。亦類木。故荀子云：西方有木。名曰射干。莖長四寸。生於高山之上。是也。陶宏景所說花白者。自是射干之類。震亨曰：根爲射干。葉爲烏翣。紫花者是。紅花者非。機曰：按諸注則射干非一種。有花白者。花黄者。花紫者。花紅者。丹溪獨取紫花者。必曾試有驗也。時珍曰：射干即今扁竹也。今人所種。多是紫花者。呼爲紫蝴蝶。其花三四月開。六出。大如萱花。結房大如拇指。頗似泡桐子。一房四隔。一隔十餘子。子大如楜椒。而色紫。極硬。咬之不破。七月始枯。陶宏景謂射干、鳶尾是一種。蘇恭、陳藏器謂紫碧花者是鳶尾。紅花者是射干。韓保昇謂黄花者是射干。蘇頌謂花紅黄者是射干。白花者亦其類。朱震亨謂紫花者是射干。紅花者非。各執一說。何以憑依。謹按張揖廣雅云：鳶尾。射干也。易通卦驗云：冬至射干生。土宿眞君本草云：射干即扁竹。葉扁生。如側手掌形。莖亦如之。青綠色。一種紫花。一種黄花。一種碧花。多生江南湖廣川浙平陸間。八月取汁。煮雄黄。伏雌黄。制丹砂。能拒火。據此則鳶尾、射干本是一類。但花色不同。正如牡丹、芍藥、菊花之類。其色各異。皆是同屬也。大抵入藥功不相遠。藏器曰：射干之名有三。佛經射干貂𤢻。此是惡獸。似青黄狗。食人。能緣木。阮公云：射干臨層城者。是樹。殊有高大者。本草射干是草。即今人所種者也。

根

【脩治】斅曰：凡采根。先以米泔水浸一宿。漉出。然後以篁竹葉煮之。從午至亥。日乾用。

【氣味】苦，平，有毒。別錄曰：微溫。久服令人虛。保昇曰：微寒。權曰：有小毒。元素曰：苦，陽中陰也。時珍曰：寒。多服瀉人。

【主治】欬逆上氣。喉痹咽痛。不得消息。散結氣。腹中邪逆。食飲大熱。本經。**療老血在心脾間。欬唾。言語氣臭。散胸中熱氣。**別錄。**苦酒摩塗毒痛。**宏景。**治疰氣。消瘀血。通女人月閉。**甄權。**消痰。破癥結。胸膈滿。腹脹。氣喘。痃癖。開胃下食。鎮肝明目。**大明。**治肺氣喉痹爲佳。**宗奭。**去胃中癰瘡。**元素。**利積痰疝毒。消結核。**震亨。**降實火。利大腸。治瘧母。**時珍。

【發明】震亨曰：射干屬金。有木與火。行太陰、厥陰之積痰。使結核自消甚捷。又治便毒。此足厥陰濕氣。因疲勞而發。取射干三寸。與生薑同煎。食前服。利三兩行。甚效。時珍曰：射干能降火。故古方治喉痹咽痛爲要藥。孫眞人千金方。治喉痹有烏翣膏。張仲景金匱玉函方。治欬而上氣。喉中作水雞聲。有射干麻黄湯。又治瘧母鼈甲煎丸。亦用烏扇燒過。皆取其降厥陰相火也。火降則血散腫消。而痰結自解。癥瘕自除矣。

附方舊二新八。

咽喉腫痛：射干花根、山豆根，陰乾爲末，吹之如神。袖珍方

傷寒咽閉腫痛。用生射干、豬脂各四兩，合煎令焦，去滓，每噙棗許取瘥。龐安常傷寒論

喉痹不通漿水不入。外臺秘要：用射干一片，含嚥汁良。○醫方大成：用扁竹新根擂汁嚥之，大腑動即解。或醋研汁噙，引涎出亦妙。○便民方：用紫蝴蝶根一錢，黃芩、生甘草、桔梗各五分，爲末，水調頓服，立愈。名奪命散。

二便不通諸藥不效。紫花扁竹根，生水邊者佳，研汁一盞服，即通。○普濟

水蠱腹大動搖水聲，皮膚黑。用鬼扇根搗汁，服一盃，水即下。肘後方

陰疝腫刺發時腫痛如刺。用生射干搗汁與服取利。亦可丸服。肘後方

乳癰初腫扁竹根如殭蠶者，同萱草根爲末，蜜調傅之，神效。永類方

中射工毒生瘡者。烏翣、升麻各二兩，水三升，煎二升，溫服，以滓傅瘡上。姚僧坦集驗方

鳶尾本經下品

釋名 烏園本經 根名鳶頭 時珍曰：並以形命名。烏園當作烏鳶。

集解 別錄曰：烏鳶生九嶷山谷，五月采。弘景曰：方家言是射干苗，而主療亦異，當別是一種。方用鳶頭，當是其根，療體相似，而本草不題。恭曰：此草所在有之，人家亦種。葉似射干而闊短，不抽長莖，花紫碧色，根似高良薑，皮黃肉白，嚼之戟入咽喉，與射干全別。射干花紅，抽莖長，根黃有臼。保昇曰：草名鳶尾，根名鳶頭，亦謂之鳶根。葉似射干，布地生。黑根似高良薑而節大，數個相連。九月、十月采根，日乾。時珍曰：此即射干之苗，非別一種也。肥地者莖長根粗，瘠地者莖短根瘦。其花自有數色。諸家皆是強分。陳延之小品方言東海鳶頭即由跋者，亦訛也。東海出之故耳。

氣味 苦，平，有毒。恭曰：有小毒。

主治 蠱毒邪氣，鬼疰諸毒，破癥瘕積聚，去水，下三蟲。本經 殺鬼魅，療頭眩。別錄

附方舊一新一。

飛尸遊蠱着喉中，氣欲絶者。鳶尾根削去皮，納喉中，摩病處，令血出爲佳。陳藏器本草拾遺

鬼魅邪氣四物鳶頭散：東海鳶頭、黃牙即金牙、莨菪子、防葵爲末，酒服方寸匕。欲令病人見鬼，增防葵一分；欲令知鬼，又增一分，立驗。不可多服。陳延之小品方

玉簪綱目

釋名 白鶴仙 時珍曰：並以花象命名。

集解 時珍曰：玉簪處處人家栽爲花草。二月生苗成叢，高尺許，柔莖如白菘。其葉大如掌，團而有尖，葉上紋如車前葉，青白色，頗嬌瑩。六七月抽莖，莖上有細葉，中出花朵十數枚，長二三寸，本小末大。未開時，正如白玉搔頭簪形，又如羊肚蘑菇之狀。開時微綻四出，中吐黃蕊，頗香，不結子。其根連生，如鬼臼、射干、生薑輩，有鬚毛。舊莖死則根有一臼，新根生則舊根腐。亦有紫花者，葉微狹，皆鬼臼、射干之屬。

根

氣味 甘、辛，寒，有毒。

主治 搗汁服，解一切毒，下骨哽，塗癰腫。時珍

附方新五。

乳癰初起內消花，即玉簪花，取根擂酒服，以渣傅之。海上方

婦人斷產白鶴仙根、白鳳仙子各一錢半，紫葳二錢半，辰砂二錢，搗末，蜜和丸梧子大。產內三十日，以酒半盞服之。不可着牙齒，能損牙齒也。摘玄方

解斑蝥毒玉簪根擂水服之，即解。趙真人濟急方

下魚骨哽玉簪花根、山裏紅果根，同搗自然汁，以竹筒灌入咽中，其骨自下。不可着牙齒。○臞仙乾坤生意

刮骨取牙玉簪根乾者一錢，白砒三分，白硇七分，蓬

砂二分，威靈仙三分，草烏頭一分半，爲末。以少許點疼處，即自落也。余居士選奇方

葉 **氣味** 同根。**主治** 蛇虺螫傷，擣汁和酒服，以渣傅之。中心留孔洩氣。時珍

鳳仙 綱目

釋名 急性子 救荒 旱珍珠 綱目 金鳳花 綱目 小桃紅 救荒 夾竹桃 救荒 海莂 音納 染指甲草 救荒 菊婢 時珍曰：其花頭翅尾足俱翹翹然如鳳狀，故以名之。女人采其花及葉包染指甲。其實狀如小桃，老則迸裂，故有指甲、急性、小桃諸名。宋光宗李后諱鳳，宮中呼爲好女兒花。張宛丘呼爲菊婢。韋居呼爲羽客。

集解 時珍曰：鳳仙人家多種之，極易生。二月下子，五月可再種。苗高二三尺，莖有紅白二色，其大如指，中空而脆。葉長而尖，似桃柳葉而有鋸齒。椏間開花，或黃或白，或紅或紫，或碧或雜色，亦自變易，狀如飛禽。自夏初至秋盡，開謝相續。結實纍然，大如櫻桃，其形微長，色如毛桃，生青熟黃，犯之即自裂，皮卷如拳。苞中有子，似蘿蔔子而小，褐色。人采其肥莖汋䏶，以充萵筍。嫩華酒浸一宿，亦可食。但此草不生蟲蠹，蜂蝶亦不近，恐亦不能無毒也。

子 **氣味** 微苦，溫，有小毒。**主治** 産難，積塊噎膈，下骨哽，透骨通竅。時珍

發明 時珍曰：鳳仙子其性急速，故能透骨軟堅。庖人烹魚肉硬者，投數粒即易軟爛，是其驗也。緣其透骨，最能損齒，與玉簪根同。凡服者不可着齒也。多用亦戟人咽。

附方 新五。

産難催生 鳳仙子二錢，研末，水服，勿近牙。外以蓖麻子隨年數擣塗足心。○集簡方

噎食不下 鳳仙花子酒浸三宿，曬乾爲末，酒丸綠豆大。每服八粒，溫酒下。不可多用。即急性子也。摘玄方

咽中骨哽 欲死者。白鳳仙子研水一大呷，以竹筒灌入咽，其物即軟。不可近牙。或爲末吹之。普濟方

牙齒欲取 金鳳花子研末，入砒少許，點疼牙根，取之。摘玄方

小兒痞積 急性子、水紅花子、大黃各一兩，俱生研末。每味取五錢，外用皮消一兩拌勻。將白鵓鴿一個，或白鴨亦可，去毛屎，剖腹，勿犯水，以布拭淨，將末裝入內，用綿紮定，沙鍋內入水三盌，重重紙封，以小火煮乾，將鴿鴨翻調焙黃色，冷定，早辰食之。日西時疾軟，三日大便下血，病去矣。忌冷物百日。孫天仁集效方

花 **氣味** 甘滑，溫，無毒。**主治** 蛇傷，擂酒服即解。又治腰脇引痛不可忍者，研餅曬乾爲末，空心每酒服三錢，活血消積。時珍

附方 新一。

風溼臥牀不起 用金鳳花、柏子仁、朴消、木瓜煎湯洗浴，每日二三次。內服獨活寄生湯。吳旻扶壽精方

根葉 **氣味** 苦、甘、辛，有小毒。**主治** 雞魚骨哽，誤吞銅鐵，杖撲腫痛，散血通經，軟堅透骨。時珍

附方 新三。

咽喉物哽 金鳳花根嚼爛噙嚥，骨自下，雞骨尤效。即以溫水漱口，免損齒也。亦治誤吞銅鐵。危氏得效方

打杖腫痛 鳳仙花葉擣如泥，塗腫破處，乾則又上，一夜血散即愈。冬月收取乾者研末，水和塗之。葉廷器通變要法

馬患諸病 白鳳仙花連根葉熬膏，遇馬有病，抹其眼四角上，即汗出而愈。衛生易簡方

坐拏草宋圖經

〔集解〕頌曰：生江西及滁州。六月開紫花結實。采其苗入藥。甚易得。後因人用有效。今頗貴重。時珍曰：按一統志云：出吉安永豐縣。

〔氣味〕辛，熱，有毒。〔主治〕風痹。壯筋骨。兼治打撲傷損。蘇頌

〔發明〕頌曰：神醫普救方。治風藥中已有用者。時珍曰：危氏得效方。麻藥煮酒方中用之。聖濟錄治膈上虛熱。咽喉噎塞。小便赤濇。神困多睡。有坐拏丸。用坐拏草、大黃、赤芍藥、木香、升麻、麥虋冬、黃芪、木通、酸棗仁、薏苡仁、枳殼等分。爲末。蜜丸梧子大。每服二十丸。麥虋冬湯下。

〔附錄〕**押不蘆** 時珍曰：按周密癸辛雜志云：漢北回回地方有草名押不蘆。土人以少許磨酒飲。即通身麻痹而死。加以刀斧亦不知。至三日。則以少藥投之即活。御藥院中亦儲之。貪官污吏罪甚者。則服百日丹。皆用此也。昔華佗能刳腸滌胃。豈不有此等藥耶。

曼陀羅花綱目

〔釋名〕**風茄兒**綱目 **山茄子** 時珍曰：法華經言佛說法時。天雨曼陀羅花。又道家北斗有陀羅星使者。手執此花。故後人因以名花。曼陀羅。梵言雜色也。茄乃因葉形爾。姚伯聲花品呼爲惡客。

〔集解〕時珍曰：曼陀羅生北土。人家亦栽之。春生夏長。獨莖直上。高四五尺。生不旁引。綠莖碧葉。葉如茄葉。八月開白花。凡六瓣。狀如牽牛花而大。攢花中坼。駢葉外包。而朝開夜合。結實圓而有丁拐。中有小子。八月采花。九月采實。

花子〔氣味〕辛，温，有毒。〔主治〕諸風及寒溼腳氣。煎湯洗之。又主驚癇及脫肛。并入麻藥。時珍

〔發明〕時珍曰：相傳此花笑采釀酒飲。令人笑。舞采釀酒飲。令人舞。予嘗試之。飲須半酣。更令一人或笑或舞引之。乃驗也。八月采此花。七月采火麻子花。陰乾。等分爲末。熱酒調服三錢。少頃昏昏如醉。割瘡灸火。宜先服此。則不覺苦也。

〔附方〕新三。

面上生瘡 曼陀羅花。曬乾研末。少許貼之。衛生易簡方

小兒慢驚 曼陀羅花七朵。重一字。天麻二錢半。全蠍炒十枚。天南星炮、丹砂、乳香各二錢半。爲末。每服半錢。薄荷湯調下。御藥院方

大腸脫肛 曼陀羅子連殼一對。橡斗十六個。同剉。水煎三五沸。入朴消少許洗之。儒門事親

羊躑躅本經下品

〔釋名〕**黃躑躅**綱目 **黃杜鵑**蒙筌 **羊不食草**拾遺 **鬧羊花**綱目 **驚羊花**綱目 **老虎花**綱目 **玉枝**別錄 宏景曰：羊食其葉。躑躅而死。故名。鬧當作惱。惱惱，亂也。

〔集解〕別錄曰：羊躑躅生太行山川谷及淮南山。三月采花。陰乾。宏景曰：近道諸山皆有之。花黃似鹿葱。不可近眼。恭曰：花亦不似鹿葱。正似旋花色黃者也。保昇曰：小樹高二尺。葉似桃葉。花黃似瓜花。三月四月采花。日乾。頌曰：所在有之。春生苗似鹿葱。葉似紅花。莖高三四尺。夏開花似淩霄花、山石榴、旋葍輩。正黃色。羊食之則死。今嶺南蜀道山谷遍生。皆深紅色如錦繡然。或云此種不入藥。時珍曰：韓保昇所說似桃葉者最的。其花五出。蕊瓣皆黃。氣味皆惡。蘇頌所謂深紅色者。即山石榴名紅

躑躅者。無毒。與此別類。張揖廣雅謂躑躅一名決光者。誤矣。決光。決明也。按唐李紳文集言駱谷多山枇杷。毒能殺人。其花明豔。與杜鵑花相似。樵者識之。其說似羊躑躅。未知是否。要亦其類耳。

花【氣味】**辛。溫。有大毒。**（權曰）惡諸石及麪。不入湯使。伏丹砂、硇砂、雌黃。畏巵子。

【主治】**賊風在皮膚中淫淫痛。溫瘧惡毒諸痹。**本經 **邪氣鬼疰蠱毒。**別錄

【發明】（頌曰）古之大方多用躑躅。如胡洽治時行赤散。及治五嗽四滿丸之類。并治風諸酒方皆雜用之。又治百病風溼等。魯王酒中亦用躑躅花。今醫方捋腳湯中多用之。南方治蠱毒下血。有躑躅花散。云甚勝。（時珍曰）此物有大毒。曾有人以其根入酒飲。遂至於斃也。和劑局方治中風癱瘓伏虎丹中亦用之。不多服耳。

【附方】新四。

風痰注痛　躑躅花、天南星。並生時同擣作餅。甑上蒸四五遍。以稀葛囊盛之。臨時取焙為末。蒸餅丸梧子大。每服三丸。溫酒下。腰腳骨痛。空心服。手臂痛。食後服。大良。續傳信方。**痛風走注**　黃躑躅根一把。糯米一盞。黑豆半盞。酒、水各一盌。徐徐服。大吐大泄。一服便能動也。○醫學集成。**風溼痹痛**　手足身體收攝不遂。肢節疼痛。言語蹇澀。躑躅花酒拌蒸一炊久。曬乾為末。每以牛乳一合。酒二合。調服五分。聖惠方。**風蟲牙痛**　躑躅一錢。草烏頭二錢半。為末。化臘丸豆大。綿包一丸。咬之。追涎。海上仙方。

【附錄】**山躑躅**（時珍曰）處處山谷有之。高者四五尺。低者一二尺。春生苗葉。淺綠色。枝少而花繁。一枝數萼。二月始開花如羊躑躅。而蒂如石榴花。有紅者、紫者、五出者、千葉者。小兒食其花。味酸無毒。一名紅躑躅。一名山石榴。一名映山紅。一名杜鵑花。其黃色者。即有毒羊躑躅也。

羊不喫草拾遺（藏器曰）生蜀川山谷。葉細長。在諸草中。羊不喫者。是也。味苦辛。溫。無毒。主一切風血。補益。攻諸病。煮之。亦浸酒服。（時珍曰）此草似羊躑躅。而云無毒。蓋別有此也。

芫花 本經下品

【校正】自木部移入此。

【釋名】**杜芫**別錄 **赤芫**吳普 **去水**本經 **毒魚**別錄 **頭痛花**綱目 **兒草**吳普 **敗華**吳普 **根名黃大戟**吳普 **蜀桑**別錄（時珍曰）芫或作杬。其義未詳。去水言其功。毒魚言其性。大戟言其似也。俗人因其氣惡。呼為頭痛花。山海經云。首山其草多芫。是也。

【集解】（別錄曰）芫花生淮源川谷。三月三日采花。陰乾。（普曰）芫根生邯鄲。二月生葉。青色。加厚則黑。華有紫、赤、白者。三月實落盡。葉乃生。三月采花。五月采葉。八月九月采根。陰乾。（保昇曰）近道處處有之。苗高二三尺。葉似白前及柳葉。根皮黃似桑根。正月二月花發。紫碧色。葉未生時收采日乾。葉生花落。即不堪用也。（頌曰）在處有之。宿根舊枝莖紫。長一二尺。根入土深三五寸。白色。似榆根。春生苗葉。小而尖。似楊柳枝葉。二月開紫花。頗似紫荊而作穗。又似藤花而細。今絳州出者花黃。謂之黃芫花。（時珍曰）顧野王玉篇云。芫木出豫章。煎汁藏果及卵不壞。洪邁容齋隨筆云。今饒州處處有之。莖幹不純是木。小人爭鬬者。取葉挼擦皮膚。輒作赤腫如被傷。以誣人。至和鹽擦卵。則又染其外若赭色也。

【修治】（宏景曰）用當微熬。不可近眼。（時珍曰）芫花留數年陳久者良。用時以好醋煮十數沸。去醋。以水浸一宿。曬乾用。則毒滅也。或以醋炒者次之。

【氣味】根同。**辛。溫。有小毒。**（別錄曰）苦。微溫。（普曰）神農、黃帝、雷公。苦。有毒。扁鵲、岐伯。苦。

李當之：有大毒。多服令人洩。之才曰：決明爲之使，反甘草。

【主治】欬逆上氣，喉鳴喘，咽腫短氣，蠱毒鬼瘧，疝瘕癰腫，殺蟲魚。本經　消胸中痰水，喜唾，水腫，五水在五臟皮膚及腰痛，下寒毒肉毒。根：療疥瘡，可用毒魚。別錄　治心腹脹滿，去水氣寒痰，涕唾如膠，通利血脈，治惡瘡風痹溼，一切毒風，四肢攣急，不能行步。甄權　療欬嗽瘴瘧。大明　治水飲痰澼，脇下痛。時珍

【發明】時珍曰：張仲景治傷寒太陽證，表不解，心下有水氣，乾嘔發熱而欬，或喘或利者，小青龍湯主之。若表已解，有時頭痛出汗，惡寒，心下有水氣，乾嘔痛引兩脇，或喘或欬者，十棗湯主之。蓋小青龍治未發散表邪，使水氣自毛竅而出，乃內經所謂開鬼門法也。十棗湯驅逐裏邪，使水氣自大小便而洩，乃內經所謂潔淨府、去陳莝法也。夫飲有五，皆由內啜水漿，外受溼氣，鬱蓄而爲留飲。流于肺則爲支飲，令人喘欬寒熱，吐沫背寒；流于肝則爲懸飲，令人欬唾，痛引缺盆兩脇；流于心下則爲伏飲，令人胸滿嘔吐，寒熱眩運；流于腸胃則爲痰飲，令人腹鳴吐水，胸脇支滿，或作泄瀉，忽肥忽瘦；流于經絡則爲溢飲，令人沉重注痛，或作水氣胕腫。芫花、大戟、甘遂之性，逐水洩溼，能直達水飲窠囊隱僻之處。但可徐徐用之，取效甚捷。不可過劑，洩人眞元也。陳言三因方以十棗湯藥爲末，用棗肉和丸，以治水氣喘急浮腫之證，蓋善變通者也。楊士瀛直指方云：破癖須用芫花，行水後便養胃可也。好古曰：水者，肺腎脾三經所主，有五臟六腑十二經之部分。上而頭，中而四肢，下而腰腳，外而皮毛，中而肌肉，內而筋骨。脈有尺寸之殊，浮沈之別，不可輕瀉。當知病在何經何臟，方可用之。若誤投之，則害深矣。芫花與甘草相反，而胡洽居士方治痰癖飲癖，以甘遂、大戟、芫花、大黃、甘草同用。蓋欲其大吐以泄溼，因相反而相激也。

【正誤】慎微曰：三國志云：魏初平中有青牛先生，常服芫花，年百餘歲，常如五六十人。時珍曰：芫花乃下品毒物，豈堪久服。此方外迂怪之言，不足信也。

【附方】舊五，新一十九。

卒得欬嗽　芫花一升，水三升，煮汁一升，以棗十四枚，煮汁乾。日食五枚，必愈。肘後。

卒嗽有痰　芫花一兩（炒），水一升，煮四沸，去渣，白糖入半斤。每服棗許。勿食酸鹹物。張文仲備急方。

喘嗽失音　暴傷寒冷，喘嗽失音：取芫花連根一虎口，切，暴乾，令病人以薦自裹，舂令灰飛揚，入其七孔中，當眼淚出，口鼻皆辣，待芫根盡乃止。病即愈。古今錄驗。

乾嘔脇痛　傷寒有時頭痛，心下痞滿，痛引兩脇，乾嘔短氣，汗出不惡寒者，表解裏未和也。十棗湯主之。芫花（熬）、甘遂、大戟各等分，爲散，以大棗十枚，水一升半，煮取八合，去渣納藥。強人服一錢，羸人半錢，平旦服之。當下利病除。如不除，明旦更服。仲景傷寒論。

水腫支飲　及澼飲：用十棗湯加大黃、甘草，五物各一兩，大棗十枚，同煮，如法服。一方加芒硝一兩。胡洽百病方。

天行煩亂　凝雪湯：治天行毒病七八日，熱積胸中，煩亂欲死。用芫花一斤，水三升，煮取一升半，漬故布薄胸上。不過再三薄，熱則除。當溫四肢，護厥逆也。千金方。

久瘧結癖　在腹脇堅痛者：芫花（炒）二兩，硃砂五錢，爲末，蜜丸梧子大。每服十丸，棗湯下。直指

水蠱脹滿　芫花、枳殼等分，以醋煮芫花至爛，乃下枳殼煮爛，搗丸梧子大。每服三十丸，白湯下。普濟方。

酒疸尿黃　發黃，心懊痛，足脛滿：芫花、椒目等分，燒末。水服半錢，日二服。肘後

背腿閒痛　一點痛，不可忍者：芫花根末，米醋調傅之。如不住，以帛束之。婦人產後有此，尤宜。袖珍

諸般氣痛芫花醋煮半兩，延胡索炒一兩半，爲末。每服一錢。男子元臟痛，葱酒下；瘧疾，烏梅湯下；婦人血氣痛，當歸酒下；諸氣痛，香附湯下；小腸氣痛，茴香湯下。仁存　鬼胎癥瘕經候不通。芫花根三兩，剉，炒黃爲末。每服一錢，桃仁煎湯調下。當利惡物而愈。聖惠方　催生去胎芫花根剝皮，以綿裹，點麝香，套入陰穴三寸，即下。攝生妙用方　產後惡物不下。芫花、當歸等分，炒爲末。調一錢服。保命集　心痛有蟲芫花一兩，醋炒；雄黃一錢。爲末。每服一字，溫醋湯下。乾坤生意　牙痛難忍諸藥不效，芫花末擦之，令熱，痛定，以溫水漱之。永類方　白秃頭瘡芫花末，豬脂和傅之。集效方　癰腫初起芫花末，和膠塗之。千金　癰癤已潰芫花根皮搓作撚，插入，則不生合，令膿易竭也。集簡方　痔瘡乳核芫根一握，洗淨，入木臼搗爛，入少水絞汁，於石器中慢火煎成膏，將絲線於膏內度過，以線繫痔，當微痛。候痔乾落，以紙撚蘸膏納竅內，去根，當永除根也。一方只搗汁浸線一夜用。不得使水。經驗　瘰癧初起氣壯人，用芫根擂水一盞服，大吐利，即平。黃州陳大用所傳。瀕湖集簡方　便毒初起芫根擂水服，以渣傅之，得下即消。黃州熊珍所傳。瀕湖集簡方　贅瘤焦法甘草煎膏，筆粧瘤之四圍，上三次。乃用芫花、大戟、甘遂等分，爲末，醋調，別以筆粧其中，勿近甘草。次日縮小，又以甘草膏粧小暈三次，如前，仍上此藥，自然焦縮。危氏得效方　一切菌毒因蛇蟲毒氣熏蒸所致。用芫花生研，新汲水服一錢，以利爲度。危氏得效方

蕘花

音饒。○本經下品

〔釋名〕時珍曰：蕘者，饒也。其花繁饒也。

〔集解〕別錄曰：蕘花生咸陽川谷及河南中牟，六月采花，陰乾。弘景曰：中牟者，時從河上來，形似芫花而極細，白色。恭曰：苗似胡荽，莖無刺，花細黃色，四月五月收，與芫花全不相似也。保昇曰：所在有之，以雍州者爲好。生岡原上，苗高二尺許。宗奭曰：今京洛閒甚多。時珍曰：按蘇頌圖經言絳州所出芫花黃色，謂之黃芫花。其圖小株，花成簇生，恐即此蕘花也。生時色黃，乾則如白，故陶氏言細白也。或言無蕘花，以桃花代之，取其利耳。

〔氣味〕苦，寒，有毒。別錄曰：辛，微寒，有毒。〔主治〕傷寒溫瘧，下十二水，破積聚大堅癥瘕，蕩滌腸中留癖飲食寒熱邪氣，利水道。本經　療痰飲欬嗽。別錄　治欬逆上氣，喉中腫滿，疰氣蠱毒，痃癖氣塊。甄權

〔發明〕宗奭曰：張仲景傷寒論以蕘花治利者，取其行水也。水去則利止，其意如此。今用之當斟酌，不可過使與不及也。須有是證，乃用之。好古曰：仲景小青龍湯云：若微利，去麻黃，加蕘花如雞子大，熬令赤色用之。蓋利水也。時珍曰：蕘花蓋亦芫花之類，氣味主治大略相近。

醉魚草

綱目

〔釋名〕鬧魚花綱目　魚尾草綱目　樚木

〔集解〕時珍曰：醉魚草南方處處有之，多在塹岸邊作小株生，高者三四尺。根狀如枸杞，莖似黃荆，有微稜，外有薄黃皮，枝易繁衍，葉似水楊，對節而生，經冬不凋。七八月開花成穗，紅紫色，儼如芫花一樣，結細子。漁人采花及葉以毒魚，盡圉圉而死，呼爲醉魚兒草。池沼邊不可種之。此花色狀氣味並如芫花，毒魚亦同，但花開不同時爲異爾。按中山經云：熊耳山有草焉，其狀如蘇而赤華，名曰

葶藶可以毒魚。其此草之類與。

花葉【氣味】辛，苦，温，有小毒。【主治】痰飲成癖，遇寒便發。取花研末，和米粉作粿，炙熟食之，即效。又治誤食石斑魚子中毒，吐不止，及諸魚骨鯁者，搗汁和冷水少許嚥之，吐即止，骨即化也。久瘧成癖者，以花填鯽魚腹中，溼紙裹煨熟，空心食之，仍以花和海粉搗貼，便消。時珍

莽草本經下品 【校正】自木部移入此。

【釋名】**菵草**音罔 **芒草**山海經 **鼠莽** 宏景曰：莽本作菵字。俗訛呼爾。時珍曰：此物有毒，食之令人迷罔，故名。山人以毒鼠，謂之鼠莽。

【正誤】別錄曰：一名葞，一名春草。禹錫曰：按爾雅云：葞，春草。孫炎注云：藥草也。俗呼爲菵草。郭璞注云：一名芒草。所見異也。時珍曰：葞音尾，白薇也。薇、葞字音相近爾。別錄白薇下云一名春草，而此又以爲菵草，蓋因孫炎之誤也。今正之。

【集解】別錄曰：莽草生上谷山谷及冤句。五月采葉，陰乾。宏景曰：今東間處處皆有，葉青辛烈者良。又用搗以和陳粟米粉，納水中，魚吞即死浮出，人取食之無妨。頌曰：今南中州郡及蜀川皆有之。木若石南而葉稀，無花實。五月、七月采葉，陰乾。一說藤生繞木石間。既謂之草，乃蔓生者是也。宗奭曰：莽草諸家皆謂之草，而本草居木部，今世所有皆木葉，如石南葉，枝梗乾則皺，揉之其臭如椒。斅曰：凡用葉，勿用尖及攣生者。時珍曰：范子計然云：莽草出三輔，青色者善。

葉【修治】斅曰：凡使取葉細剉，以生甘草、水蓼二味同盛，入生稀絹袋中，甑中蒸一日，去二件，曬乾用。

【氣味】辛，温，有毒。普曰：神農：辛。雷公、桐君：苦，有毒。時珍曰：莽草制雌黄、雄黄而有毒，誤食害人，惟紫河車磨水服，及黑豆煮汁服，可解。豆汁澆其根即爛，性相制也。

【主治】風毒癰腫，乳癰疝瘕，除結氣疥瘙，殺蟲魚。本經 療喉痺不通，乳難，頭風癢，可用沐，勿令入眼。別錄 治風疽，疝氣腫墜，凝血，治瘰癧，除溼風，不入湯服。主頭瘡白秃殺蟲。與白蘞、赤小豆爲末，雞子白調如糊，傅毒腫，乾更易上。甄權 治皮膚麻痺，煎濃湯淋。風蟲牙痛。大明

【發明】頌曰：古方治風毒痺厥諸酒，皆用菵草。今醫家取葉煎湯，熱含少頃吐之，治牙齒風蟲及喉痺甚效。宗奭曰：濃煎湯淋渫皮膚麻痺。周禮翦氏掌除蠹物，以莽草熏之則死。時珍曰：古方治小兒傷寒，有莽草湯。又瑣碎錄云：思村王氏之子，生七日而兩腎縮入。二醫云：此受寒氣而然也。以硫黄、茱萸、大蒜研塗其腹，以菵草、蛇牀子燒烟，熏其下部而愈也。

【附方】舊四，新五。

賊風腫痺 風入五臟恍惚，宜莽草膏主之。莽草一斤，烏頭、附子、躑躅各二兩，切，以水和醋一升，漬一宿。豬脂一斤，煎三上三下，絞去滓。向火以手摩病上三百度，應手即瘥。若耳鼻疾，可以綿裹塞之。疥癬雜瘡，並宜摩之。肘後

小兒風癇 掣瘲戴眼，極者日數十發。又治大人賊風。莽草、雷丸各一雞子黄大，化豬脂一斤，煎七沸，去滓，摩痛處，勿近目及陰。日凡三四次。外臺秘要

頭風久痛 莽草煎湯沐之，勿令入目。聖惠方

風蟲牙痛

肘後方。用莽草煎湯熱漱冷吐。○一加山椒皮。○一加獨活。○一加郁李仁。○一加芫花。○一加川椒、細辛各等分。煎湯熱漱冷吐。○聖惠用莽草半兩。皂角三挺。去皮子。漢椒七粒。爲末。棗肉丸芥子大。每以一丸塞孔中。吐涎取效。**瘰癧結核** 菵草一兩。爲末。雞子白調塗帛上。貼之。日二易。取效止。○聖惠方。**癰瘡未潰** 方同上。得痛爲良。**乳腫不消** 莽草、小豆等分。爲末。苦酒和傳之。衛生易簡。**狗咬昏悶** 浸椒水。調莽草末傳之。便民圖纂。

茵芋 本經下品

【釋名】**莞草** 別錄 **卑共** 別錄。時珍曰：茵芋本作因預。未詳其義。莞草與莆莞名同。

【集解】別錄曰：茵蕷生太山川谷。三月三日采葉，陰乾。宏景曰：好者出彭城。今近道亦有。莖葉狀似莽草而細軟。連細莖采之。方用甚稀。惟合療風酒。大明曰：出自海鹽。形似石南。樹生。葉厚。五六七月采。頌曰：今雍州、絳州、華州、杭州亦有之。春生苗，高三四尺。莖赤。葉似石榴而短厚，又似石南葉。四月開細白花。五月結實。三月、四月、七月采莖葉，日乾。

莖葉【氣味】**苦，温，有毒。** 別錄曰：微温，有毒。權曰：苦、辛，有小毒。

【主治】**五臟邪氣，心腹寒熱，羸瘦如瘧狀，發作有時，諸關節風溼痹痛。** 本經。**療久風溼走四肢，腳弱。** 別錄。**治男子女人軟腳毒風，拘急攣痛。** 甄權。**一切冷風，筋骨怯弱羸顫。入藥炙用。** 大明。

【發明】時珍曰：千金、外臺諸古方，治風癇有茵蕷丸，治風痹有茵蕷酒，治婦人產後中風有茵蕷膏。風溼諸方多用之。茵蕷、石南、莽草皆古人治風妙品，而近世罕知，亦醫家疎缺也。

【附方】舊一，新二。**茵蕷酒** 治賊風，手足枯痹拘攣。用茵蕷、附子、天雄、烏頭、秦艽、女萎、防風、防己、石南葉、躑躅花、細辛、桂心各一兩。十二味切，以絹袋盛，清酒一斗漬之。冬七日，夏三日，春秋五日。藥成。每服一合，日二服。以微痹爲度。方出胡洽居士百病方。圖經本草。**茵芋丸** 治風氣積滯成腳氣，發則痛者。茵芋葉炒、薏苡仁各半兩，郁李仁一兩，牽牛子三兩，生研末半兩。右爲末。煉蜜丸如梧子大。每服二十丸，五更薑棗湯下。取利。未利再服，取快。本事方。**產後中風** 茵芋五兩，木防己半斤，苦酒九升，漬一宿，猪脂四斤，煎三上三下，膏成。每服熱摩千遍。千金方。

石龍芮 本經中品

【校正】併入菜部水堇。

【釋名】**地椹** 本經 **天豆** 別錄 **石能** 別錄 **魯果能** 別錄 **水堇** 吳普。音謹，又音芹 **苦堇** 爾雅 **堇葵** 郭璞 **胡椒菜** 救荒 **彭根** 別錄。宏景曰：生于石上。其葉芮芮短小。故名。恭曰：實如桑椹。故名地椹。禹錫曰：爾雅云：齧，苦堇也。郭璞云：即堇葵也。本草言味甘，而此云苦者，古人語倒，猶甘草謂之大苦也。時珍曰：芮芮，細皃。其椹之子細芮，故名。地椹以下皆子名也。水堇以下皆苗名也。苗作蔬食，味辛而滑，故有椒葵之名。唐本草菜部水堇係重出，今依吳普本草合併爲一。

【集解】別錄曰：石龍芮生太山川澤石邊。五月五日采子，二月八月采皮，陰乾。宏景曰：今出近道。子形粗，似蛇牀子而扁。非眞好者。人言是菑菜子也。東山石上所生者，其葉芮芮短小，其子狀如葶藶，黃色而味小辛，此乃是眞也。恭曰：今用者俗名水堇。苗似附子，實如桑椹，生下溼地，五月熟，葉子皆味辛。山南者粒大如葵子。關中河北者細如葶藶，氣力劣於山南者。陶以細者爲眞，未爲通論。又曰：堇菜野生，非人所種。葉似蕺，花紫色。藏器曰：爾雅云：芨，堇草。注云：烏頭苗也。蘇恭注天雄亦云石龍芮葉似堇草，故名水堇。據此則堇草是烏頭苗，水堇定是石龍芮，更非別草也。頌曰：今惟出兗州。一叢數莖，莖青紫色，每莖三葉，其葉短小多刻缺，子如葶藶而色黄。蘇恭所說，乃水堇，非石龍芮也。兗州所生者，正與本草及陶氏說合，爲得其眞。宗奭曰：石龍芮有兩種：水中生者葉光而子圓，陸地生者葉毛而子銳。入藥須水生者。陸生者又謂之天灸，而補不足，莖冷失精。時珍曰：蘇恭言水堇即石龍芮，蘇頌非之，非矣。按漢吳普本草石龍芮一名水堇，其說甚明。唐本草菜部所出水堇，言其苗也；本經石龍芮，言其子也。寇宗奭所言陸生者，乃是毛茛，有大毒，不可食。水堇即俗稱胡椒菜者，處處有之，多生近水下溼地。高者尺許，其根如薺。三月生苗，叢生。圓莖分枝，一枝三葉。葉青而光滑，有三尖，多細缺。江淮人三四月采苗，瀹過，曬蒸黑色爲蔬。四五月開細黄花，結小實，大如豆，狀如初生桑椹，青綠色，搓散則子甚細，如葶藶子，即石龍芮也。宜半老時采之。范子計然云：石龍芮出三輔，色黄者善。

子（根皮同）【氣味】苦，平，無毒。普曰：神農：苦，平。岐伯：酸。扁鵲：大寒。雷公：鹹，無毒。之才曰：大戟爲之使。畏茱萸、蛇蛻皮。【主治】風寒溼痹，心腹邪氣，利關節，止煩滿。久服輕身明目不老。（本經）平腎胃氣，補陰氣不足，失精莖冷。令人皮膚光澤有子。（別錄）逐諸風，除心熱燥。（大明）

【發明】時珍曰：石龍芮乃平補之藥，古方多用之。其功與枸杞、覆盆子相埒，而世人不知用，何哉。

水堇【氣味】甘，寒，無毒。時珍曰：微辛苦濇。【主治】搗汁，洗馬毒瘡，并服之。又塗蛇蠍毒及癰腫。（唐本）久食除心下煩熱，主寒熱鼠瘻，瘰癧生瘡，結核聚氣，下瘀血，止霍亂。又生搗汁半升服，能殺鬼毒，即吐出。（孟詵）

【發明】詵曰：堇葉止霍亂，與香茙同功。香茙即香薷也。

【附方】舊二，新一。結核氣：堇菜日乾爲末，油煎成膏摩之，日三五度便瘥。（孟詵食療）蛇咬傷瘡：生堇杵汁塗之。（萬畢術）血疝初起：胡椒菜葉挼按揉之。（集簡方）

毛茛（音艮。○拾遺）【校正】併入拾遺毛建草。

【釋名】毛建草（拾遺）水茛（綱目）毛堇（音芹）天灸（衍義）自灸（綱目）猴蒜。時珍曰：茛乃草烏頭之苗，此草形狀及毒皆似之，故名。肘後方謂之水茛，又名毛建，亦茛字音訛也。俗名毛堇，似水堇而有毛也。山人截瘧，采葉挼貼寸口，一夜作泡如火燎，故呼爲天灸、自灸。

【集解】藏器曰：陶注鉤吻云：或是毛茛。蘇恭云：毛茛是有毛石龍芮也，有毒，與鉤吻無干。葛洪百一方云：菜中有水茛，葉圓而光，生水旁，有毒，蟹多食之。人誤食之，狂亂如中風狀，或吐血，以甘草汁解之。又曰：毛建草生江東地，田野澤畔。葉如芥而大，上有毛。花黄色，子如蒺藜。時珍曰：毛建、毛茛即今毛堇也。下溼處即多。春生苗，高者尺餘，一枝三葉，葉有三尖及細缺，與石龍芮莖葉一樣，但有細毛爲別。四五月開小黄花，五出，甚光艷。結實狀如欲綻青桑椹，如有尖鮹，與石龍芮子不同。人以爲鵞不食草者，大誤也。方士取汁煮砂伏硫。沈存中筆談所謂石龍芮有兩種：水生者葉光而末圓，陸生者葉毛而末銳，此即葉毛者，宜辨之。

【附錄】海薑　陰命　藏器曰：陶注鉤吻云：海薑生海中，赤色，狀如石龍芮，有大毒。又曰：陰命生海中，赤色，着木懸其子，有大毒。今無的識者。

葉及子。【氣味】辛，溫，有毒。【主治】惡瘡癰腫疼痛未潰，
搗葉傅之。不得入瘡，令肉爛。又患瘧人，以一握微
碎，縛於臂上，男左女右，勿令近肉，即便成瘡。和薑
搗塗腹，破冷氣。藏器

牛扁 本經下品

【釋名】扁特唐本　扁毒唐本

【集解】別錄曰：牛扁生桂陽川谷。弘景曰：今人不復
識此。恭曰：此藥似菫草、石龍芮輩，根如秦艽
而細，生平澤下地。田野人名爲牛扁，療牛蝨甚效。
太常名扁特，或名扁毒。保昇曰：今出甯州，葉似石
龍芮、附子等。二月、八月采根，日乾。頌曰：今潞州一
種便特，六月有花，八月結實。采其根苗，搗末油調，
殺蟣蝨，主療大都相似，疑即
扁特也，但聲近而字訛耳。

【氣味】苦，微寒，無毒。【主治】身皮瘡熱氣，可作浴湯。殺
牛蝨小蟲，又療牛病。本經

【附錄】蝨建草 拾遺 藏器曰：苦，無毒。主蟣蝨，挼汁沐
頭，蝨盡死。人有誤吞蝨成病者，搗汁
服一小合。亦主諸蟲瘡。生山足溼地，發葉似山丹
微赤，高一二尺。又有水竹葉，生水中，葉如竹葉而
短小，可生食，
亦去蟣蝨。

蕁麻 宋圖經

蕁音尋。

【釋名】毛藙 時珍曰：蕁字本作藙。杜
子美有除藙草詩，是也。

【集解】頌曰：蕁麻生江甯府山野中。時珍曰：川黔諸
處甚多。其莖有刺，高二三尺。葉似花桑，或青
或紫，背紫者入藥。上有毛芒可畏，觸人如蜂蠆螫
蠚，以人溺濯之即解。有花無實，冒冬不凋。挼投水
中，能毒魚。

【氣味】辛、苦，寒，有大毒。吐利人不止。【主治】蛇毒，搗塗
之。蘇頌　風瘮初起，以此點之，一夜皆失。時珍

格注草 唐本草

【集解】恭曰：出齊魯山澤閒。葉似蕨，根紫色，若紫草
根，一株有二十許。二月、八月采根，五月、六月
采苗，日乾用。

【氣味】辛、苦，溫，有大毒。【主治】蠱疰諸毒疼痛等。唐本

海芋 綱目

【釋名】觀音蓮綱目　羞天草玉冊　天荷綱目　隔河仙見下

【集解】時珍曰：海芋生蜀中，今亦處處有之。春生苗，
高四五尺。大葉如芋葉而有幹。夏秋閒抽莖
開花，如一瓣蓮花，碧色。花中有蕊，長作穗，如觀音
像在圓光之狀，故俗呼爲觀音蓮。方士號爲隔河
仙，云可變金。其根似芋魁，大者如升盌，長六七寸，
蓋野芋之類也。庚辛玉冊云：羞天草，陰草也。生江
廣深谷澗邊。其葉極大，可以禦雨。葉背紫色，花如
蓮花。根葉皆有大毒，可煅粉霜、硃砂。小者名野芋。
宋祁海芋贊云：木幹芋葉，擁
腫盤戾。農經弗載，可以治癘。

【氣味】辛，有大毒。【主治】瘧瘴毒腫風癩。伏硇砂。時珍

【附錄】透山根 時珍曰：按岣嶁神書云：透山根生蜀
中山谷。草類蘼蕪，可以點鐵成金。昔
有人采藥，誤斫此草，刀忽黃軟成金也。又庚辛玉
冊云：透山根出武都。取汁點鐵，立成黃金。有大毒

人誤食之。化爲紫水。又有金英草。亦生蜀中。狀如馬齒莧。而色紅。揩鐵成金。亦有大毒。入口殺人。須臾爲紫水也。又何遠春渚紀聞云。劉均父吏部罷官歸成都。有水銀一篋。過峽篋漏。急取渡旁叢草塞之。久而開視。盡成黃金矣。宋初有軍士在澤州澤中割馬草歸。鎌皆成金。以草燃釜。亦成黃金。又臨安僧法堅言。有客過於潛山中。見一蛇腹脹。齧一草以腹磨之而消。念此草必能消脹。取置篋中。夜宿旅館。聞鄰房有人病腹脹呻吟。以釜煎藥一盃與服。頃之不復聞聲。念已安矣。至旦視之。其人血肉俱化爲水。獨骸骨在牀爾。視其釜。則通體成金矣。觀何氏所載。即是透山根。乃金英草之類。如此毒草不可不知。故備載之耳。

鉤吻 本經下品

【釋名】野葛本經　毒根吳普　胡蔓草圖經　斷腸草綱目　黃藤綱目　火把花【宏景曰】言其入口則鉤人喉吻也。或言吻當作挽字。牽挽人腸而絕之也。【時珍曰】此草雖名野葛。非葛根之野者也。或作冶葛。王充論衡云。冶。地名也。在東南。其說甚通。廣人謂之胡蔓草。亦曰斷腸草。入人畜腹內。即黏腸上。半日則黑爛。又名爛腸草。滇人謂之火把花。因其花紅而性熱如火也。岳州謂之黃藤。

【集解】【別錄曰】鉤吻生傅高山谷及會稽東野。折之青烟出者名固活。二月八月采。【普曰】秦鉤吻一名除辛。生南越山及寒石山。或益州。葉如葛。赤莖。大如箭而方。根黃色。正月采之。【普曰】野葛生桂州以南。村墟閭巷間皆有。彼人通名鉤吻。亦謂苗爲鉤吻。根名野葛。蔓生。其葉如柿。其根新采者皮白骨黃。宿根似地骨。嫩根如漢防己。皮節斷者良。正與白花藤相類。不深別者。頗亦惑之。新者折之無塵氣。經年以後則有塵起。從骨之細孔中出。今折枸杞根亦然。本草言折之青烟起者名固活。爲良。亦不達之言也。人誤食其葉者致死。而羊食其苗大肥。物有相伏如此。博物志云。鉤吻蔓生。葉似鳧葵是也。【時珍曰】嵇含南方草木狀云。野葛蔓生。葉如羅勒。光而厚。一名胡蔓草。人以雜生蔬中毒人。半日輒死。段成式酉陽雜俎云。胡蔓草生邕州容州之間。叢生。花扁如巵子而稍大。不成朵。色黃白。其葉稍黑。又按嶺南衛生方云。胡蔓草葉如茶。其花黃而小。一葉入口。百竅潰血。人無復生也。時珍又訪之南人云。鉤吻即胡蔓草。今人謂之斷腸草是也。蔓生。葉圓而光。春夏嫩苗毒甚。秋冬枯老稍緩。五六月開花似櫸柳花。數十朵作穗。生嶺南者花黃。生滇南者花紅。呼爲火把花。此數說皆與吳普蘇恭說相合。陶宏景等別生分辨。並正于下。

【正誤】【宏景曰】五符經亦言鉤吻是野葛。覈事而言。似是兩物。野葛是根。狀如牡丹。所生處亦有毒。飛鳥不得集。今人用合膏服之無嫌。鉤吻別是一物。葉似黃精而莖紫。當心抽花。黃色。初生極類黃精。故人采多惑之。遂致死生之反。或云鉤吻是毛茛。參錯不同。未詳云何。【斅曰】凡使黃精勿用鉤吻。真似黃精。只是葉有毛鉤子二個。黃精葉似竹葉。又曰。凡使鉤吻。勿用地精。莖苗相同。鉤吻治人身上惡毒瘡。其地精殺人也。【恭曰】鉤吻蔓生。葉如柿。陶言飛鳥不集者。妄也。黃精直生。葉似柳及龍膽草。殊非比類。毛茛乃有毛石龍芮。與鉤吻何干。【頌曰】江南人說黃精莖苗稍類鉤吻。但鉤吻葉頭極大而根細。與蘇恭所說不同。恐南北之產異也。【禹錫曰】陶說鉤吻似黃精者。當是。蘇說似柿葉者。別是一物也。又言苗名鉤吻。根名野葛者。亦非通論。【時珍曰】神農本草鉤吻一名野葛。一句已明。草木狀又名胡蔓草。顯是藤生。吳普蘇恭所說正合本文。陶氏以藤生爲野葛。又指小草爲鉤吻。復疑是毛茛。乃祖雷斅之說。諸家遂無定見。不辨其蔓生小草。相去遠也。然陶雷所說亦是一種有毒小草。但不得指爲鉤吻爾。昔天姥對黃帝言。黃精益壽。鉤吻殺人。乃是以二草善惡比對而言。陶氏不審。疑是相似。遂有此說也。餘見黃精下。

【氣味】辛溫大有毒〔普曰〕神農辛。雷公有毒殺人。〔時珍曰〕其性大熱。本草毒藥止云有大毒。此獨變文曰大有毒。可見其毒之異常也。〔之才曰〕半夏爲之使。惡黃芩。

【主治】金瘡乳痓。中惡風。欬逆上氣。水腫。殺鬼疰蠱毒。本經 破癥積。除腳膝痹痛。四肢拘攣。惡瘡疥蟲。殺鳥獸。擣汁入膏中。不入湯飲。別錄 主喉痹咽塞。聲音變。吳普

【發明】〔藏器曰〕鉤吻食葉。飲冷水即死。冷水發其毒也。彼土毒死人懸尸樹上。汁滴地上生菌子。收之名菌藥。烈於野葛也。蕹菜擣汁。解野葛毒。取汁滴野葛苗。即萎死。南人先食蕹菜。後食野葛。二物相伏。自然無苦。魏武帝噉野葛至尺。先食此菜也。〔時珍曰〕按李石續博物志云。胡蔓草出二廣。廣人負債急。每食此草而死。以誣人。以急水吞即死急。慢水吞死稍緩。或取毒蛇殺之。覆以此草。澆水生菌。爲毒藥害人。葛洪肘後方云。凡中野葛毒口不可開者。取大竹筒洞節。以頭拄其兩脇及臍中。灌冷水入筒中。數易水。須臾口開。乃可下藥解之。惟多飲甘草汁。人屎汁。白鴨或白鵝斷頭瀝血入口中。或羊血灌之。嶺南衛生方云。即時取雞卵抱未成雛者。研爛和麻油灌之。吐出毒物乃生。稍遲即死也。

本草綱目草部第十七卷下終

本草綱目草部目錄第十八卷

草之七　蔓草類七十三種　附十九種

菟絲子本經 難火蘭附　五味子本經　蓬虆本經

覆盆子別錄　懸鉤子拾遺　蛇莓別錄

使君子開寶　木鼈子開寶　番木鼈綱目

馬兜鈴開寶 即土青木香　榼藤子開寶 合子草附　預知子開寶

牽牛子別錄　旋花本經 太乙金鎖 即鼓子花

紫葳本經 即凌霄花 骨路支附 原落附後諸藤末　營實牆蘼本經

月季花綱目　栝樓本經 即天花粉　王瓜本經 即土瓜

葛本經 鐵葛附　黃環本經 即狼跋子

天虋冬本經　百部別錄 白并附　何首烏開寶

（卷下）萆薢別錄　菝葜別錄　土茯苓綱目

白蘞本經　女萎李當之　赭魁本經

鵝抱圖經　伏雞子根拾遺 仰盆 人肝藤附

千金藤開寶 陳思岌附　九仙子綱目

山豆根開寶　黃藥子開寶

解毒子唐本 即苦藥子 奴會子海藥 藥實根附

白藥子唐本 衝洞根 陳甘白藥 突厥白附 會州白藥

威靈仙開寶　茜草本經 血藤附　䕡草日華

防己本經　通草本經　通脫木法象 天壽根附

釣藤別錄 倒挂藤附　黃藤綱目　白菟藿本經

白花藤唐本　白英本經 即鬼目 排風子

蘿藦唐本　赤地利唐本　紫葛唐本

烏蘞莓唐本 即五葉藤　葎草唐本　羊桃本經

絡石本經　木蓮拾遺 地錦附　扶芳藤拾遺

常春藤拾遺　千歲虆別錄　忍冬別錄 即金銀花

甘藤嘉祐 甜藤 甘露藤附　含水藤海藥 鼠藤附

天仙藤圖經　紫金藤圖經　南藤開寶 烈節附

清風藤圖經　百棱藤圖經　省藤拾遺

紫藤開寶　落鴈木海藥 延苺 折傷木 每始王木附 風

千里及拾遺 即千里光　藤黃拾遺

右附方舊一百三十七新三百二十八

附錄諸藤一十九種新增一種

本草綱目草部第十八卷上

草之七 蔓草類七十三種 附一十九種

菟絲子 本經上品

〔釋名〕菟縷 別錄 菟蘽 別錄 菟蘆 本經 菟丘 廣雅 赤網 別錄 玉女 爾雅 唐蒙 爾雅 火燄草 綱目 野狐絲 綱目 金線草 〔禹錫曰〕按呂氏春秋云。或謂菟絲無根也。其根不屬地。茯苓是也。抱朴子云。菟絲之草。下有伏菟之根。無此菟。則絲不得生于上。然實不屬也。伏菟抽則菟絲死。又云。菟絲初生之根。其形似兔。掘取割其血以和丹服。立能變化。則菟絲之名因此也。〇〔宏景曰〕舊言下有茯苓。上有菟絲。不必爾也。〔頌曰〕抱朴所說今未見。豈別一類乎。孫炎釋爾雅云。唐也。蒙也。女蘿也。菟絲也。一物四名。而本草唐蒙爲一名。詩云。蔦與女蘿。毛萇云。女蘿。菟絲也。而本草菟絲無女蘿之名。惟松蘿一名女蘿。豈二物皆是寄生同名而本草脫漏乎。〔震亨曰〕菟絲未嘗與茯苓共類。女蘿附松而生。不相關涉。皆承訛而言也。〔時珍曰〕毛詩注女蘿卽菟絲。吳普本草菟絲一名松蘿。陸佃言在木爲女蘿。在草爲菟絲。二物殊別。皆由爾雅釋詩誤以爲一物故也。張揖廣雅云。菟丘。菟絲也。女蘿。松蘿也。陸機詩疏言菟絲蔓草上。黃赤如金。松蘿蔓松上。生枝正青。無雜蔓者。皆得之。詳見木部松蘿下。又菟絲茯苓說見茯苓下。

〔集解〕〔別錄曰〕菟絲子生朝鮮川澤田野。蔓延草木之上。九月采實。暴乾。色黃而細者爲赤網。色淺而大者爲菟蘽。功用並同。〔宏景曰〕田野墟落中甚多。皆浮生藍紵麻蒿上。其實仙經俗方並以爲補藥。須酒浸一宿用。宜丸不宜煮。〔大明曰〕苗莖似黃絲。無根株。多附田中。草被纏死。或生一葉開花結子不分明。子如碎黍米粒。八月九月以前采之。〔頌曰〕今近道亦有之。以冤句者爲勝。夏生苗。初如細絲。遍地不能自起。得他草梗則纏繞而生。其根漸絕於地而寄空中。或云無根。假氣而生。信然。〔時珍曰〕按甯獻王庚辛玉册云。火燄草卽菟絲子。陽草也。多生荒園古道。其子入地。初生有根。及長延草物。其根自斷。無葉有花。白色微紅。香亦襲人。結實如粃豆而細。色黃。生于梗上尤佳。惟懷孟林中多有之。入藥更良。

子〔修治〕〔斅曰〕凡使勿用天碧草子。眞相似。只是味酸濇并黏也。菟絲采得。去殼了。用苦酒浸二日。漉出。以黃精自然汁相對浸一宿。至明用微火煎至乾。入臼中。燒熱鐵杵。一去三千餘杵。成粉用之。〔時珍曰〕凡用以溫水淘去沙泥。酒浸一宿。曝乾搗之。不盡者。再浸曝搗。須臾悉細。又法。酒浸四五日。蒸曝四五次。研作餅。焙乾再研末。或云。曝乾時入紙條數枚同搗。卽刻成粉。且省力也。

〔氣味〕辛甘平無毒。〔之才曰〕得酒良。薯蕷松脂爲之使。惡雚菌。

〔主治〕續絕傷。補不足。益氣力。肥健人。本經 養肌強陰。堅筋骨。主莖中寒。精自出。溺有餘瀝。口苦燥渴。寒血爲積。久服明目輕身延年。別錄 治男女虛冷。添精益髓。去腰疼膝冷。消渴熱中。久服去面䵟。悅顏色。甄權 補五勞七傷。治鬼交泄精。尿血。潤心肺。大明 補肝臟風虛。好古

〔發明〕〔斅曰〕菟絲子稟中和凝正陽之氣。一莖從樹感枝而成。從中春上陽結實。故偏補人衛氣。助人筋脈。〔頌曰〕抱朴子仙方單服法。取實一斗。酒一斗浸。曝乾再浸又曝。令酒盡乃止。搗篩。每酒服二錢。日二服。此藥治腰膝去風。兼能明目。久服令人光澤。老變爲少。十日外。飲啖如湯沃雪也。

〔附方〕舊六。新五。

消渴不止 菟絲子煎汁。任意飲之。以止爲度。事林廣記

陽氣

虛損 簡便方。用菟絲子熟地黃等分。爲末。酒糊丸梧子大。每服五十丸。氣虛人參湯下。氣逆沈香湯下。○經驗方。用菟絲子酒浸十日。水淘。杜仲焙研蜜炙一兩。以薯蕷末酒煑糊丸梧子大。每空心酒下五十丸。

白濁遺精 茯菟丸。治思慮太過。心腎虛損。眞陽不固。漸有遺瀝。小便白濁。夢寐頻泄。菟絲子五兩。白茯苓三兩。石蓮肉二兩。爲末。酒糊丸梧子大。每服三五十丸。空心鹽湯下。和劑局方。

小便淋瀝 菟絲子煑汁飲。范汪方。

小便赤濁 心腎不足。精少血燥。口乾煩熱。頭運怔忡。菟絲子。麥虋冬等分。爲末。蜜丸梧子大。鹽湯每下七十丸。

腰膝疼痛 或頑麻無力。菟絲子洗一兩。牛膝二兩。同入銀器內酒浸一寸五分。暴爲末。將原酒煑糊丸梧子大。每空心酒服三二十丸。經驗方。

肝傷目暗 菟絲子三兩。酒浸三日。暴乾爲末。雞子白和丸梧子大。空心溫酒下二十丸。聖惠方。

身面卒腫 洪大。用菟絲子一升。酒五升。漬二三宿。每飲一升。日三服。不消再造。肘後方。

婦人橫生 菟絲子末。酒服二錢。一加車前子等分。聖惠方。

眉鍊癬瘡 菟絲子炒研。油調傅之。山居四要。

穀道赤痛 菟絲子熬黃黑。爲末。雞子白和塗之。肘後方。

痔如蟲咬 方同上。

苗 〔氣味〕**甘平無毒**。玉冊云。汁伏三黃。硫。汞。結草砂。〔主治〕**研汁塗面。去面皯**。本經。**挼碎煎湯浴小兒。療熱痱**。宏景。

〔附方〕舊二。新一。

面瘡粉刺 菟絲子苗絞汁塗之。不過三上。肘後方。

小兒頭瘡 菟絲苗煑湯頻洗之。子母秘錄。

目中赤痛 野狐絲草搗汁點之。聖惠方。

〔附錄〕**難火蘭** 拾遺。藏器曰。味酸溫無毒。主冷氣風痹。開胃下食。去腹脹。久服明目。生巴中胡國。狀似菟絲子而微長。

五味子 本經上品

〔釋名〕**荎藸** 爾雅。音池除。**玄及** 別錄 **會及** 恭曰。五味皮肉甘酸。核中辛苦。都有鹹味。此則五味具也。本經但云味酸。當以木爲五行之先也。

〔集解〕別錄曰。五味子生齊山山谷及代郡。八月采實陰乾。宏景曰。今第一出高麗。多肉而酸甜。次出青州冀州。味過酸。其核並似豬腎。又有建平者。少肉。核形不相似。味苦。亦良。此藥多膏潤。烈日暴之。乃可擣篩。恭曰。蔓生木上。其葉似杏而大。子作房如落葵。大如蘡子。出蒲州及藍田山中。今河中府歲貢之。保昇曰。蔓生。莖赤色。花黃白。子生青熟紫。亦具五色。味甘者佳。頌曰。今河東陝西州郡尤多。杭越間亦有之。春初生苗。引赤蔓於高木。其長六七尺。葉尖圓似杏葉。三四月開黃白花。類蓮花狀。七月成實。叢生莖端。如豌豆許大。生青熟紅紫。入藥蒸曝。不去子。今有數種。大抵相近。雷數言小顆皮皺泡者。有白色鹽霜一重。其味酸鹹苦辛甘皆全者爲眞也。時珍曰。五味今有南北之分。南產者色紅。北產者色黑。入滋補藥必用北產者乃良。亦可取根種之。當年就旺。若二月種子。次年乃旺。須以架引之。

〔修治〕斅曰。凡用以銅刀劈作兩片。用蜜浸蒸。從巳至申。卻以漿浸一宿。焙乾用。時珍曰。入補藥熟用。入嗽藥生用。

〔氣味〕**酸溫無毒**。好古曰。味酸微苦鹹。味厚氣輕。陰中微陽。入手太陰血分。足少陰氣分。時珍曰。酸鹹入肝而補腎。辛苦入心而補肺。甘入中宮益脾胃。之才曰。蓯蓉爲之使。惡萎蕤。勝烏頭。

〔主治〕**益氣。欬逆上氣。勞傷羸瘦。補不足。強陰。益男子精**。本經。**養五臟。除熱。生陰中肌**。別錄。**治中下氣。止**

嘔逆。補虛勞。令人體悅澤。甄權　明目。暖水臟。壯筋骨。治風消食。反胃霍亂轉筋。痃癖奔豚冷氣。消水腫心腹氣脹。止渴除煩熱。解酒毒。大明　生津止渴。治瀉痢。補元氣不足。收耗散之氣。瞳子散大。李杲　治喘欬燥嗽。壯水鎮陽。好古

【發明】成無已曰：肺欲收，急食酸以收之。以酸補之。芍藥、五味之酸，以收逆氣而安肺。杲曰：收肺氣，補氣不足，升也。酸以收逆氣。肺寒氣逆，則宜此與乾薑同治之。又五味子收肺氣，乃火熱必用之藥，故治嗽以之爲君。但有外邪者不可驟用，恐閉其邪氣，必先發散而後用之乃良。有痰者以半夏爲佐，喘者阿膠爲佐，但分兩少不同耳。宗奭曰：今華州以西至秦多産之。方紅熟時，彼人采得，蒸爛，研濾汁，熬成稀膏，量酸甘入蜜，煉勻，待冷收器中。肺虛寒人，作湯時時飲之。作果可以寄遠。本經言其性溫，今食之多致虛熱，小兒益甚。藥性論謂其除熱氣，日華子謂其暖水臟，除煩熱，後學至此多惑。今既用治肺虛寒，則更不取其除熱之說。震亨曰：五味大能收肺氣，宜其有補腎之功。收肺氣非除熱乎？補腎非暖水臟乎？乃火熱嗽必用之藥。寇氏所謂食之多致虛熱者，蓋收補之驟也，何惑之有？又黃昏嗽乃火氣浮入肺中，不宜用涼藥，宜五味、五倍子斂而降之。思邈曰：五六月宜常服五味子湯，以益肺金之氣，在上則滋源，在下則補腎。其法以五味子一大合，木臼搗細，甆瓶中，以百沸湯投之，入少蜜，封置火邊，良久湯成，任飲。元素曰：孫眞人千金月令言：五月常服五味，以補五臟之氣。遇夏月季夏之間，困乏無力，無氣以動，與黃芪、麥冬、人參，少加黃蘗，煎湯服之，使人精神頓加，兩足筋力涌出也。蓋五味子之酸，輔人參，能瀉丙火而補庚金，收斂耗散之氣。好古曰：張仲景八味丸用此補腎，亦兼述類象形也。機曰：五味治喘嗽，須分南北。生津止渴，潤肺補腎，勞嗽，宜用北者；風寒在肺，宜用南者。○愼微曰：抱朴子云：五味者，五行之精，其子有五味。淮南公羨門子服之十六年，而色如玉女，入水不霑，入火不灼。

【附方】新一十一。

久嗽肺脹　五味二兩，粟殼白餳炒過半兩，爲末，白餳丸彈子大。每服一丸，水煎服。○衞生家寶方。

久嗽不止　丹溪一方：用五味子五錢，甘草一錢半，五倍子、風化消各二錢，爲末，乾噙。○攝生方：用五味子一兩，眞茶四錢，曬研爲末，以甘草五錢煎膏，丸綠豆大。每服三十丸，沸湯下，數日即愈也。

痰嗽并喘　五味子、白礬等分，爲末。每服三錢，以生豬肺炙熟，蘸末細嚼，白湯下。漢陽庫兵黃六病此，百藥不效，於岳陽遇一道人傳此，兩服，病遂不發。普濟方。

陽事不起　新五味子一斤，爲末，酒服方寸匕，日三服。忌豬魚蒜醋。盡一劑即得力，百日以上可御十女。四時勿絕，藥功能知。千金方。

腎虛遺精　北五味子一斤，洗淨，水浸，挼去核，再以水洗核，取盡餘味，通置砂鍋中，布濾過，入好冬蜜二斤，炭火慢熬成膏，瓶收五日，出火性。每空心服一二茶匙，百滚湯下。劉松石保壽堂方。

腎虛白濁　及兩腰並背脊穿痛。五味子一兩，炒赤爲末，醋糊丸梧子大。每醋湯下三十丸。經驗良方。

五更腎泄　凡人每至五更即溏泄一二次，經年不止者，名曰腎泄。蓋陰盛而然。脾惡濕，濕則濡而困，困則不能治水。水性下流，則腎水不足。用五味子以強腎水，養五臟；吳茱萸以除脾濕，則泄自止矣。五味去核三兩，茱萸湯泡七次五錢，同炒香爲末。每日陳米飲服二錢。許叔微本事方。

女人陰冷　五味子四兩，爲末，以口中玉泉和丸兔矢大，頻納陰中，取效。近效方。

爛弦風眼　五味子、蔓荊子煎湯頻洗之。談野翁種子方。

赤遊風丹　漸漸腫大。五味子焙研，熱酒頓服一

錢自消神效。保幼大全

蓬蘽音累。○本經上品

〔**校正**〕自果部移入此。

〔**釋名**〕**覆盆**別錄 **陵蘽**別錄 **陰蘽**別錄 **寒莓**會編 **割田藨**音苞。時珍曰：蓬蘽與覆盆同類，故別錄謂一名覆盆。此種生于丘陵之間，藤葉繁衍，蓬蓬纍纍，異於覆盆，故曰蓬蘽、陵蘽，即藤也。其實八月始熟，俚人名割田藨。

〔**集解**〕別錄曰：蓬蘽生荊山平澤及冤句。弘景曰：蓬蘽是根名，方家不用，乃昌容所服以易顏者也。覆盆是實名，李當之云是人所食莓子，以津汁爲味，其核微細。今藥中用覆盆小異，未詳孰是。恭曰：覆盆、蓬蘽乃一物異名，本謂實，非根也。李云莓子者，近之矣。然生處不同，沃地則子大而甘，瘠地則子細而酸。此乃子有酸味，根無酸味。陶以根酸子甘，列入果部，重出二條，殊爲孟浪。志曰：蓬蘽乃覆盆之苗莖，覆盆乃蓬蘽之子也。按切韻，莓音茂，其子覆盆也。蘽者，藤也。則蓬蘽明是藤蔓矣。陶言蓬蘽是根，蘇言是子，一物異名，皆非矣。頌曰：蓬蘽是覆盆苗，處處有之，秦、吳尤多。苗短不過尺，莖葉皆有刺，花白，子赤黃，如半彈丸大，而下有蒂承之，如柿蒂，小兒多食之。五月采實，其苗葉采無時。江南謂之莓，然其地所生差晚，三月始有苗，八九月花開，十月實，用則同。士良曰：今觀采取之家，說蓬蘽似蘡莓子，紅色而大，其味酸甘，葉似野薔薇，有刺；覆盆子小，其苗各別。諸家本草不識，故皆說蓬蘽是覆盆子之根。大明曰：莓子是蓬蘽子也，樹莓是覆盆子也。宗奭曰：蓬蘽非覆盆也，別是一種，雖枯敗而枝梗不散，今人不見用此。藏器曰：其類有三種，惟四月熟，狀如覆盆而味甘美者，爲是覆盆子，餘不堪入藥。機曰：蓬蘽，徽人謂之寒莓，沿塹作叢，蔓生，莖小，葉密多刺，其實四五十顆作一朵，一朵大如蓋面，霜後始紅。蘇恭圖經以此註覆盆，誤矣。江南覆盆亦四五月熟，何當差晚耶？覆盆莖粗葉疏，結實大而疏散，不似寒莓莖細葉密結實小而成朵，一則夏熟，一則秋熟，豈得同哉？時珍曰：此類凡五種，予嘗親采，以爾雅所列者校之，始得其的。諸家所說，皆未可信也。一種藤蔓繁衍，莖有側刺，逐節生葉，葉大如掌，狀類小葵，葉面青，背白，厚而有毛，六七月開小白花，就蒂結實，三四十顆成簇，生則青黃，熟則紫黯，微有黑毛，狀如熟椹而扁，冬月苗葉不凋者，俗名割田藨，即本草所謂蓬蘽也。一種蔓小於蓬蘽，亦有鉤刺，一枝五葉，葉小而面背皆青，光薄而無毛，開白花，四五月實成，子亦小於蓬蘽而疏稀，生則青黃，熟則烏赤，冬月苗凋者，俗名插田藨，即本草所謂覆盆子，爾雅所謂莖，缺盆也。此二者俱可入藥。一種蔓小於蓬蘽，一枝三葉，葉面青，背淡白而微有毛，開小白花，四月實熟，其色紅如櫻桃者，俗名薅田藨，即爾雅所謂藨者也。故郭璞註云：藨即莓也，子似覆盆而大，赤色，酢甜可食。此種不入藥用。一種樹生者，樹高四五尺，葉似櫻桃葉而狹長，四月開小白花，結實與覆盆子一樣，但色紅爲異，俗亦名藨，即爾雅所謂山莓，陳藏器本草所謂懸鉤子者也，詳見本條。一種就地生蔓，長數寸，開黃花，結實如覆盆而鮮紅，不可食者，本草所謂蛇莓也，見本條。如此辨析，則蓬蘽、覆盆自定矣。李當之、陳士良、陳藏器、寇宗奭、汪機五說近是而欠明悉；陶弘景以蓬蘽爲根，覆盆爲子；馬志、蘇頌以蓬蘽爲苗，覆盆爲子；蘇恭以爲一物；大明以樹生者爲覆盆，皆臆說，不可據。

〔**氣味**〕**酸，平，無毒。**別錄曰：鹹。士良曰：甘酸微熱。

〔**主治**〕**安五臟，益精氣，長陰令人堅，強志倍力，有子。久服輕身不老。**本經 **療暴中風，身熱大驚。**別錄 **益顏色，長髮，耐寒濕。**恭

〔**發明**〕見覆盆子下。

〔**附方**〕新一。**長髮不落**：蓬蘽子榨油，日塗之。聖惠方

苗葉同覆盆

覆盆子 別錄上品

【校正】自果部移入此

【釋名】堇音奎 爾雅 蒛葐爾雅 西國草圖經 畢楞伽圖經 大麥莓音插田藨音苞 烏藨子綱目【當之曰】子似覆盆之形，故名之。【宗奭曰】益腎臟，縮小便，服之當覆其溺器，如此取名也。【時珍曰】五月子熟，其色烏赤，故俗名烏藨、大麥莓、插田藨，亦曰栽秧藨。甄權本草一名馬瘻，一名陸荊，殊無義意。

【集解】【別錄曰】五月采。【藏器曰】佛說蘇密那花點燈，正言此花也。此花有三種，以四月熟，狀如覆盆，味甘美者爲是，餘不堪入藥。今人取茅莓當覆盆，誤矣。【宗奭曰】處處有之，秦州、永興、華州尤多。長條，四五月紅熟。山中人及時采來賣，其味酸甘，外如荔枝，大如櫻桃，軟紅可愛，失時則就枝生蛆，食之多熱。收時五六分熟便可采，烈日曝乾。今人取汁作煎爲果。采時著水則不堪煎。【時珍曰】蓬藟子以八九月熟，故謂之割田藨。覆盆以四五月熟，故謂之插田藨，正與別錄五月采相合。二藨熟時色皆烏赤，故能補腎。其四五月熟而色紅者，乃䔃田藨也，不入藥用。陳氏所謂以茅莓當覆盆者，蓋指此也。

【正誤】【詵曰】覆盆江東名懸鉤子，大小形狀氣味功力同。北土無懸鉤，南地無覆盆，是土地有前後生，非兩種物也。【時珍曰】南土覆盆極多，懸鉤是樹生，覆盆是藤生，子狀雖同，而覆盆色烏赤，懸鉤色紅赤，功亦不同，今正之。

【修治】【詵曰】覆盆子五月采之，烈日曬乾，不爾易爛。雷曰凡使用東流水淘去黃葉并皮蒂，取子以酒拌蒸一宿，以東流水淘兩遍，又曬乾方用。【時珍曰】采得搗作薄餅，曬乾密貯。臨時以酒拌蒸，尤妙。

【氣味】甘，平，無毒。【權曰】甘、辛，微熱。

【主治】益氣輕身，令髮不白。別錄 補虛續絕，強陰健陽，悅澤肌膚，安和五臟，溫中益力，療勞損風虛，補肝明目。並宜搗篩，每旦水服三錢。馬志 男子腎精虛竭，陰痿能令堅長。女子食之有子。權 食之令人好顏色。榨汁塗髮不白。藏器 益腎臟，縮小便，取汁同少蜜煎爲稀膏，點服，治肺氣虛寒。宗奭

【發明】【時珍曰】覆盆、蓬藟，功用大抵相近，雖是二物，其實一類而二種也。一早熟，一晚熟，兼用無妨，其補益與桑椹同功。若樹莓則不可混采者也。

【附方】新一

陽事不起 覆盆子，酒浸焙研爲末。每旦酒服三錢。集簡方

葉【氣味】微酸、鹹，平，無毒。【主治】挼絞取汁，滴目中，去膚赤，出蟲如絲線。藏器 明目止淚，收溼氣。時珍

【發明】【頌曰】按崔元亮海上集驗方：治目暗不見物，冷淚浸淫不止，及青盲、天行目暗等疾。取西國草，一名畢楞伽，一名覆盆子，日曝乾，搗極細，以薄綿裹之，用飲男乳汁浸，如人行八九里久，用點目中。卽仰臥，不過三四日，視物如少年。禁酒、麪、油物。【時珍曰】按洪邁夷堅志云：潭州趙太尉母病爛弦疳眼二十年。有老嫗云：此中有蟲，吾當除之。入山取草蔓葉，咀嚼，留汁入筒中，還以皁紗蒙眼，滴汁漬下弦。轉盼間蟲從紗上出，數日下弦乾，復如法滴上弦，又得蟲數十而愈。後以治人多驗，乃覆

盆子葉也。蓋治眼妙品。

〔附方〕二新 牙疼點眼 用覆盆子嫩葉搗汁。點目眥三四次。有蟲隨眵淚出成塊也。無新葉。乾者煎濃汁亦可。卽大麥莓也。摘玄方 臁瘡潰爛 覆盆葉爲末用酸漿水洗後摻之。日一次。以愈爲度。直指方

根〔主治〕痘後目瞖。取根洗擣澄粉日乾。蜜和少許。點於瞖丁上。日二三次。自散。百日內治之。久卽難療。時珍。○活幼口議。

懸鉤子 拾遺

〔校正〕自果部移入此

〔釋名〕沿鉤子日用 葥爾雅音箭 山莓爾雅 木莓郭璞 樹莓日華〔藏器〕曰莖上有刺如懸鉤。故名。

〔集解〕〔藏器〕曰生江淮林澤間。莖上有刺。其子如梅子酸美。人多食之。〔機〕曰樹莓枝梗柔軟有刺。頗類金櫻。四五月結實如覆盆子。采之擘蒂而中實。味酸。覆盆則蒂脫而中虛。味甘爲異。〔時珍〕曰懸鉤樹生。高四五尺。其莖白色。有倒刺。其葉有細齒。青色無毛。背後淡青。頗似櫻桃葉而狹長。又似地棠花葉。四月開小白花。結實色紅。今人亦通呼爲藨子。爾雅云。葥山莓也。郭璞注云。今之木莓也。實似藨莓而大。可食。孟詵大明並以此爲覆盆。誤矣。

〔氣味〕酸平無毒

〔主治〕醒酒止渴。除痰。去酒毒。藏器 搗汁服解射工沙蝨毒。時珍

葉〔主治〕燒研水服。主喉中塞。藏器

根皮〔氣味〕苦平無毒〔主治〕子死腹中不下。破血。婦人赤帶下。久患赤白痢膿血。腹痛。殺蟲毒。卒下血。並濃煮汁飲之。藏器

〔附方〕二新 血崩不止 木莓根四兩。酒一盞。煎七分。空心溫服。臞仙乾坤生意 崩中痢下 治婦人崩中及下痢。日夜數十起欲死者。以此入腹卽活。懸鉤根。薔薇根。柹根。菝葜各一斛。剉入釜中。水淹上四五寸。煮減三之一。去滓取汁。煎至可丸。丸梧子大。每溫酒服十丸。日三服。千金翼

蛇莓 別錄下品

〔釋名〕蛇藨音苞 地莓會編 蠶莓〔機〕曰近地而生。故曰地莓。〔瑞〕曰蠶老時熟紅于地。其中空者爲蠶莓。中實極紅者爲蛇殘莓。人不啖之。恐有蛇殘也。

〔集解〕〔宏景〕曰蛇莓園野多有之。子赤色極似莓子。而不堪啖。亦無以此爲藥者。〔保昇〕曰所在有之。生下溼地。莖頭三葉。花黃子赤。儼若覆盆子。根似敗醬。四月五月采子。二月八月采根。〔宗奭〕曰田野道旁處處有之。附地生葉如覆盆子。但光潔而小。微有皺紋。花黃比蒺藜花差大。春末夏初結紅子如荔枝色。〔機〕曰蛇莓莖長不盈尺。莖端惟結實一顆。小而光潔。誤食脹人。非若覆盆苗長大而結實數顆。微有黑毛也。〔時珍〕曰此物就地引細蔓。節節生根。每枝三葉。葉有齒刻。四五月開小黃花。五出。結實鮮紅。狀似覆盆而面與蒂則不同也。其根甚細。本草用汁。當是取其莖葉并根也。仇遠稗史訛作蛇繆草。言有五葉七葉者。又言俗傳食之能殺人。亦不然。止發冷涎耳。

汁〔氣味〕甘、酸，大寒，有毒。〔主治〕胸腹大熱不止。別錄　傷寒大熱，及溪毒、射工毒，甚良。宏景　通月經，熁瘡腫，傅蛇傷。大明　主孩子口噤，以汁灌之。孟詵　傅湯火傷，痛即止。時珍

〔附方〕舊二，新一。口中生瘡　天行熱甚者。蛇莓自然汁半升，稍稍嚥之。傷寒類要　傷寒下䘌　生瘡。以蛇莓汁服二合，日三服。仍水漬烏梅令濃，入崖蜜飲之。肘后方　水中毒病　蛇莓根擣末服之，并導下部。亦可飲汁一二升。夏月欲入水，先以少末投中流，更無所畏。又辟射工，家中以器貯水浴身，亦宜投少許。肘后

使君子 宋開寶

〔釋名〕留求子　志曰：俗傳潘州郭使君療小兒多是獨用此物，後醫家因號爲使君子也。時珍曰：按嵇含南方草木狀謂之留求子，療嬰孺之疾。則自魏晉已用，但名異耳。

〔集解〕志曰：生交廣等州。形如巵子，稜瓣深而兩頭尖，似訶梨勒而輕。頌曰：今嶺南州郡皆有之。生山野中及水岸。其莖作藤，如手指大。其葉如兩指頭，長二寸。三月生花，淡紅色，久乃深紅，有五瓣。七八月結子如拇指大，長一寸許，大類巵子而有五稜。其殼青黑色，內有仁白色。七月采之。宗奭曰：其仁味如椰子，醫家亦兼用殼。時珍曰：原出海南交阯。今閩之紹武、蜀之眉州皆栽種之，亦易生。其藤如葛，繞樹而上。葉青如五加葉。五月開花，一簇一二十葩，紅色輕盈如海棠。其實長寸許，五瓣合成，有稜。先時半黃，老則紫黑。其中仁長如榧仁，色味如栗。久則油黑，不可用。

〔氣味〕甘，溫，無毒。〔主治〕小兒五疳，小便白濁，殺蟲，療瀉痢。開寶　健脾胃，除虛熱，治小兒百病瘡癬。時珍

〔發明〕時珍曰：凡殺蟲藥多是苦辛，惟使君子、榧子甘而殺蟲，亦異也。凡大人小兒有蟲病，但每月上旬侵晨空腹食使君子仁數枚，或以殼煎湯嚥下，次日蟲皆死而出也。或云七生七煨食亦良。忌飲熱茶，犯之即瀉。此物味甘氣溫，既能殺蟲，又益脾胃，所以能斂虛熱而止瀉痢，爲小兒諸病要藥。俗醫乃謂殺蟲至盡，無以消食，鄙俚之言也。樹有蠹，屋有蟻，國有盜，福耶禍耶？脩養者先去三尸，可類推矣。

〔附方〕新六。小兒脾疳　使君子、蘆薈等分，爲末。米飲每服一錢。儒門事親　小兒痞塊　腹大，肌瘦而黃，漸成疳疾。使君子仁三錢，木鼈子仁五錢，爲末，水丸龍眼大。每以一丸用雞子一個破頂，入藥在內，飯上蒸熟，空心服之。楊起簡便單方　小兒蛔痛　口流涎末。使君子仁爲末，米飲五更調服一錢。全幼心鑑　小兒虛腫　頭面陰囊俱浮。用使君子一兩，去殼，蜜五錢炙盡，爲末。每食後米湯服一錢。簡便方　頭皻面瘡　使君子仁，以香油少許，浸三五個。臨臥時細嚼，香油送下。久久自愈。普濟方　蟲牙疼痛　使君子煎湯頻漱。集簡方

木鼈子 宋開寶

〔校正〕自木部移入此。

〔釋名〕木蟹　志曰：其核似鼈、蟹狀，故以爲名。

〔集解〕志曰：出朗州及南中。七八月采實。頌曰：今湖廣諸州及杭越全岳州皆有之。春生苗作藤。生葉有五椏，狀如山藥，青色面光。四月生黃花。六月結實，似栝樓而極大，生青熟紅黃色，肉上有軟刺。每一實有核三四十枚，其狀扁而如鼈。八九月采之。嶺南人取嫩實及苗葉作茹蒸食。宗奭曰：木

鼈子蔓，歲一枯，但根不死，春旋生苗。葉如蒲萄。其子一頭尖者爲雄。凡植時須雌雄相合，麻纏定。及其生也，則去雄者，方結實。〔時珍曰〕木鼈核形扁礧砢，大如圍碁子。其仁青綠色，入藥去油者。

仁〔**氣味**〕**甘，溫，無毒。**〔時珍曰〕苦、微甘，有小毒。〔**主治**〕**折傷，消結腫惡瘡，生肌，止腰痛，除粉刺䵟䵳，婦人乳癰，肛門腫痛。**開寶 **醋磨，消腫毒。**大明 **治疳積痞塊，利大腸瀉痢，痔瘤瘰癧。**時珍

〔**發明**〕〔機曰〕按劉績《霏雪錄》云：木鼈子有毒，不可食。昔薊門有人生二子，恣食成痞。其父得一方，以木鼈子煮豬肉食之。其幼子當夜、長子明日死。友人馬文誠方書亦載此方，因著此爲戒。〔時珍曰〕南人取其苗及嫩實食之無恙，則其毒未應至此。或者與豬肉不相得，或犯他物而然，不可盡咎木鼈也。

〔**附方**〕舊一，新十九。

酒疸脾黃　木鼈子磨醋，服一二盞，見利效。劉長春濟急方

腳氣腫痛　木鼈子仁，每個作兩邊，麩炒過，切碎再炒，去油盡爲度。每兩入厚桂半兩，爲末。熱酒服二錢，令醉，得汗愈。夢祕授方也。永類方

溼瘡腳腫　行履難者。木鼈子四兩去皮，甘遂半兩，爲末。以豬腰子一個，去膜切片，用藥四錢在中，溼紙包煨熟，空心米飲送下。服後便伸兩腳。如大便行者，只吃白粥二三日爲妙。楊拱醫方摘要

陰疝偏墜　痛甚者。木鼈子一個，磨醋，調黃蘗、芙蓉末傅之，即愈。壽域神方

久瘧有母　木鼈子、穿山甲炮等分，爲末。每服三錢，空心溫酒下。醫方摘要

腹中痞塊　木鼈子仁五兩，用獖豬腰子二付，批開入在內，簽定，煨熟，同搗爛，入黃連三錢末，蒸餅和丸綠豆大。每白湯下三十丸。醫方集成

小兒疳疾　木鼈子仁、使君子仁等分，搗泥，米飲丸芥子大。每服五分，米飲下，一日二服。孫天仁集效方

疳病目矇　不見物。用木鼈子仁二錢，胡黃連一錢，爲末，米糊丸龍眼大。入雞子內蒸熟，連雞子食之，爲妙。同上

倒睫拳毛　因風入脾經，致使風癢不住，手擦日久，赤爛拳毛入內。將木鼈子仁搥爛，以絲帛包作條，左患塞右鼻，右患塞左鼻，其毛自分上下。次服蟬蛻藥爲妙。孫天仁集效方

肺虛久嗽　木鼈子、款冬花各一兩，爲末。每用三錢，焚之吸烟，良久吐涎，以茶潤喉。如此五六次，後服補肺藥。一方：用木鼈子一個，雄黃一錢。聖濟錄

小兒鹹齁　大木鼈子三四個，磨水飲，以雪糕壓下，即吐出痰。重者三服效。摘玄方

水瀉不止　木鼈子五個，母丁香五個，麝香一分，研末，米湯調作膏，納臍中貼之，外以膏藥護住。吳旻扶壽精方

痢疾禁口　木鼈仁六個，研泥，分作二分。用麪燒餅一個，切作兩半，只用半餅作一竅，納藥在內，乘熱覆在病人臍上。一時再換半個熱餅。其痢即止，遂思飲食。邵眞人經驗方

腸風瀉血　木鼈子以桑柴燒存性，候冷爲末。每服一錢，煨葱白酒空心服之。名烏金散。普濟方

肛門痔痛　孫用秘寶方：用木鼈仁三枚，砂盆擂如泥，入百沸湯一盌，乘熱先熏後洗，日用三次，仍塗少許。○瀕湖集簡方：用木鼈仁帶潤者，雌雄各五個，乳細作七丸，盌覆溼處，勿令乾。每以一丸，唾化開，貼痔上，其痛即止，一夜一丸自消也。江夏鐵佛寺蔡和尚病此，痛不可忍，有人傳此而愈。用治數人，皆有效。

瘰癧經年　木鼈仁二個，去油研，以雞子白和，入瓶內，安甑中蒸熟。食後食之。每日一服，半月效。

小兒丹瘤　木鼈子仁研如泥，醋調傅之，一日三五上效。外科精義

耳卒熱腫　木鼈子仁一兩，赤小豆、大黃各半兩，爲末。每以少許，生油調塗之。聖惠方

風牙腫痛　木鼈子仁磨醋搽之。普濟方

番木鼈綱目

【釋名】**馬錢子**綱目 **苦實把豆**綱目 **火失刻把都**時珍曰：狀似馬之連錢，故名馬錢。

【集解】時珍曰：番木鼈生回回國，今西土邛州諸處皆有之。蔓生，夏開黃花。七八月結實如栝樓，生青熟赤，亦如木鼈。其核小於木鼈而色白。彼人言治一百二十種病，每證各有湯引。或云以豆腐制過用之良。或云能毒狗至死。

仁【氣味】**苦，寒，無毒。**【主治】**傷寒熱病，咽喉痹痛，消痞塊。並含之嚥汁，或磨水噙嚥。**時珍

【附方】新四。**喉痹作痛：**番木鼈、青木香、山豆根等分，為末吹之。楊拱醫方摘要。**纏喉風腫：**番木鼈仁一個，木香三分，同磨水，調熊膽三分，膽礬五分，以雞毛掃患處取效。唐瑤經驗方。**癍瘡入目：**苦實把豆兒即馬錢子半箇，輕粉、水花銀硃各五分，片腦、麝香、枯礬少許，為末。左目吹右耳，右目吹左耳，日二次。田日華飛鴻集。**病欲去胎：**苦實把豆兒研膏，納入牝戶三四寸。集簡方。

馬兜鈴宋開寶

【校正】併入唐本草獨行根。

【釋名】**都淋藤**後附 **獨行根**唐本 **土青木香**唐本 **雲南根**綱目 **三百兩銀藥**宗奭曰：蔓生附木而上，葉脫時其實尚垂，狀如馬項之鈴，故得名也。時珍曰：其根吐利人，微有香氣，故有獨行、木香之名。嶺南人用治蠱，隱其名為三百兩銀藥。肘后方作都淋，蓋誤傳也。

【集解】志曰：獨行根生古堤城旁，所在平澤叢林中皆有之。山南名為土青木香，一名兜鈴根。蔓生，葉似蘿藦而圓且澀，花青白色。其子大如桃李而長，十月以後枯，則頭開四系若囊，其中實薄扁似榆莢。其根扁而長尺許，作葛根氣，亦似漢防己。二月、八月采根。頌曰：馬兜鈴今關中、河東、河北、江淮、夔、浙州郡皆有之。春生苗，作蔓繞樹而生，葉如山蕷葉而厚大，背白。六月開黃紫花，頗類枸杞花。七月結實如大棗，狀似鈴，作四五瓣。其根名雲南根，微似木香，大如小指，赤黃色。七八月采實，暴乾。

實【脩治】斅曰：凡采得實，去葉及蔓，以生絹袋盛，於東屋角畔待乾，劈開，去革膜，取淨子焙用。

【氣味】**苦，寒，無毒。**權曰：平。時珍曰：微苦、辛。杲曰：味厚氣薄，陰中微陽，入手太陰經。

【主治】**肺熱欬嗽，痰結喘促，血痔瘻瘡。**開寶 **肺氣上急，坐息不得，欬逆連連不止。**甄權 **清肺氣，補肺，去肺中濕熱。**元素

【發明】時珍曰：馬兜鈴體輕而虛，熟則懸而四開，有肺之象，故能入肺。氣寒味苦微辛，寒能清肺熱，苦辛能降肺氣。錢乙補肺阿膠散用之，非取其補肺，乃取其清熱降氣也。邪去則肺安矣。其中所用阿膠、糯米，則正補肺之藥也。湯劑中用多亦作吐，故崔氏方用以吐蠱。其不能補肺，又可推矣。

【附方】舊三，新二。**水腫腹大喘急：**馬兜鈴煎湯，日服之。千金方。**肺氣喘急：**馬兜鈴二兩，去殼及膜，酥半兩，入盌內拌勻，慢火炒乾，甘草炙一兩，為末。每服一錢，水一盞，煎六分，溫呷或噙之。簡要濟眾。**一切心痛：**不拘大小男女。大馬兜鈴一個，燈上燒存性，為末，溫酒服，立效。摘玄方。**解蛇蠱毒：**飲食中得之，咽中如有物，嚥不下，吐不出，心下熱悶。兜鈴一兩，煎水服，即吐出。崔行功纂要方。**痔瘻腫痛：**以馬兜鈴於瓶中燒煙，熏病處，良。

日華本草

獨行根【氣味】辛、苦，冷，有毒。大明曰：無毒。志曰：有毒。不可多服，吐利不止。【主治】鬼疰積聚，諸毒熱腫，蛇毒。水磨爲泥封之，日三四次，立瘥。水煮一二兩，取汁服，吐蠱毒。又擣末水調，塗疔腫，大效。唐本。治血氣。大明。利大腸，治頭風瘙癢禿瘡。時珍。○出精義。

【附方】舊一，新四。五種蠱毒：肘後方云：席辨刺史言：嶺南俚人多於食中毒，人漸不能食，胸背漸脹，先寒似瘴。用都淋藤十兩，水一斗，酒二升，煮三升，分三服。毒逐小便出。十日慎食毒物。不瘥更服。土人呼爲三百兩銀藥。○又支太醫云：兜鈴根一兩爲末，水煎頓服，當吐蠱出，未盡再服。或爲末，水調服，亦驗。中草蠱毒：此術在西良之西及嶺南。人中此毒，入咽欲死者，用兜鈴苗一兩爲末，溫水調服一錢，卽消化蠱出，神效。聖惠方。腸風漏血：馬兜鈴藤、穀精草、荊三稜、川烏頭炒過，三味各等分，煎水先熏後洗之。普濟方。疔腫復發：馬兜鈴根擣爛，用蜘蛛網裹傅，少時根出。肘後方。惡蛇所傷：青木香半兩，煎湯飲之。袖珍方。

榼藤子 宋開寶

【校正】自木部移入此。

【釋名】象豆開寶 榼子日華 合子拾遺。時珍曰：其子象榼形，故名之。

【集解】藏器曰：按廣州記云：榼藤子生廣南山林間，作藤著樹，如通草藤。其實三年方熟，角如弓袋，子若雞卵，其外紫黑色。其殼用貯丹藥，經年不壞。取其中仁入藥，炙用。時珍曰：子紫黑色，微光，大一二寸，圓而扁。人多剔去肉作藥瓢，垂子腰間也。

仁【氣味】濇、甘，平，無毒。【主治】五痔蠱毒，飛尸喉痹。以仁爲粉，微熬，水服一二匕。亦和大豆澡面，去䵟䵳。藏器。治小兒脫肛，血痢瀉血，並燒灰服。或以一枚割瓤熬研，空腹熱酒服二錢，不過三服必效。開寶。解諸藥毒。時珍。○草木狀。

【附方】舊三，新一。喉痹腫痛：榼藤子燒研，酒服一錢。聖惠方。五痔下血：榼藤子燒存性，米飲服二錢，有功。寇氏衍義。腸風下血：華陀中藏經用榼藤子二個，不用蚛皁莢子四十九個，燒存性，爲末，每服二錢，溫酒下。少頃再飲酒一盞，趁口服，極效。○聖惠方：用榼藤子三枚厚重者，溼紙七重包，煨熟去殼，取肉爲末，每服一錢，食前黃芪湯下，日一服。

【附錄】合子草 拾遺。藏器曰：子及葉有小毒。主蠱毒及蛇咬，擣傅瘡上。蔓生岸傍，葉尖花白，子中有兩片，如合子。

預知子 宋開寶

【釋名】聖知子日華 聖先子日華 盍合子日華 仙沼子日華。志曰：相傳取子二枚綴衣領上，遇有蠱毒，則聞其有聲，當預知之，故有諸名。時珍曰：仙沼疑是仙棗之訛。

【集解】志曰：預知子有皮殼，其實如皁莢子。頌曰：舊不著所出州土，今惟蜀、黔、壁諸州皆有之。作蔓生，依大木上。葉綠，有三角，面深背淺。七月、八月有實作房，生青熟深紅色。每房有子五七枚，如皁莢子，斑褐色，光潤如飛蛾。今蜀人極貴重之，云亦難得。采無時。其根冬月采之，陰乾。治蠱，其功勝于子也。山民目爲聖無憂。

子仁【氣味】苦寒無毒。〔大明曰〕溫。仁者可甞。斅【主治】殺蟲療蠱。治諸毒，去皮研服，有效。開寶　治一切風，補五勞七傷。其功不可備述。治痃癖氣塊，消宿食，止煩悶，利小便，催生，中惡失音，髮落，天行溫疾，塗一切蛇蟲蠶咬。治一切病，每日吞二七粒，不過三十粒，永瘥。大明

【附方】新三

預知子丸　治心氣不足，精神恍惚，語言錯妄，忪悸煩鬱，憂愁慘戚，喜怒多恐，健忘少睡，夜多異夢，寤即驚魘，或發狂眩，暴不知人，並宜服此。預知子去皮、白茯苓、枸杞子、石菖蒲、茯神、柏子仁、人參、地骨皮、遠志、山藥、黃精蒸熟、朱砂水飛等分，爲末，煉蜜丸芡子大。每嚼一丸，人參湯下。和劑局方

耳卒聾閉　八九月取石榴開一孔，留蓋，入米醋滿中，蓋定，麪裹，煻火中煨熟取出，入少仙沼子、黑李子末，取水滴耳中，腦痛勿驚。如此二夜，又點一耳。聖惠方

風有蟲　眉落聲變。預知子膏：用預知子、雄黃各二兩，爲末，以乳香三兩，同水一斗，銀鍋煮至五升，入二末，熬成膏，瓶盛之。每服一匙，溫酒調下。有蟲如毛，隨大便而出。聖惠方

根【氣味】苦冷無毒。【主治】解蠱毒。石臼搗篩，每用三錢，溫水服，立已。蘇頌

牽牛子 別錄下品

【釋名】黑丑綱目　草金鈴炮炙論　盆甑草綱目　狗耳草救荒

〔宏景曰〕此藥始出田野，人牽牛謝藥，故以名之。〔時珍曰〕近人隱其名，爲黑丑，白者爲白丑，蓋以丑屬牛也。金鈴象子形，盆甑、狗耳象葉形。段成式酉陽雜俎云：盆甑草蔓如薯蕷，結實後斷之，狀如盆甑是矣。

【集解】〔宏景曰〕牽牛作藤生，花狀如藊豆，黃色。子作小房，實黑色，形如梂子核。〔恭曰〕此花似旋花，作碧色，不黃，亦不似藊豆。〔頌曰〕處處有之。二月種子，三月生苗，作藤蔓繞籬牆，高者或二三丈。其葉青，有三尖角。七月生花，微紅帶碧色，似鼓子花而大。八月結實，外有白皮裹作毬。每毬內有子四五枚，大如蕎麥，有三棱，有黑白二種，九月後收之。〔宗奭曰〕花朵如鼓子花，但碧色，日出開，日西萎。其核如木猴梨子而色黑，謂子似蕎麥，非也。〔時珍曰〕牽牛有黑白二種：黑者處處野生尤多。其蔓有白毛，斷之有白汁。葉有三尖，如楓葉。花不作瓣，如旋花而大。其實有蒂裹之，生青枯白。其核與棠梂子核一樣，但色深黑爾。白者人多種之。其蔓微紅，無毛，有柔刺，斷之有濃汁。葉團有斜尖，並如山藥莖葉。其花小于黑牽牛花，淺碧帶紅色。其實蒂長寸許，生青枯白。其核白色，稍粗。人亦采嫩實蜜煎爲果食，呼爲天茄，因其蒂似茄也。

子【修治】〔斅曰〕凡采得子，晒乾，水淘去浮者，再晒，拌酒蒸，從巳至未，晒乾收之。臨用舂去黑皮。〔時珍曰〕今多只碾取頭末，去皮麩不用，亦有半生半熟用者。

【氣味】苦寒有毒。〔權曰〕甘，有小毒。〔詵曰〕多食稍冷。〔杲曰〕辛熱雄烈，泄人元氣。〔大明曰〕味莶，得青木香、乾薑良。

【主治】下氣，療腳滿水腫，除風毒，利小便。別錄　治痃癖氣塊，利大小便，除虛腫，落胎。甄權　取腰痛下冷膿，瀉蠱毒藥，并一切氣壅滯。大明　和山茱萸服，去水病。孟詵　除氣分溼熱，三焦壅結。李杲　逐痰消飲，通大腸氣祕風祕，殺蟲，達命門。時珍

發明 宗奭曰牽牛丸服治大腸風祕壅結不可久服亦行脾腎氣故也好古曰牽牛以氣藥引則入氣以大黃引則入血利大腸下水積色白者瀉氣分濕熱上攻喘滿破血中之氣震亨曰牽牛屬火善走黑者屬水白者屬金若非病形與證俱實不脹滿不大便祕者不可輕用驅逐致虛先哲深戒杲曰牽牛非神農藥也名醫續注云味苦寒能除濕氣利小便治下注腳氣此說氣味主治俱誤矣何也凡用牽牛少則動大便多則泄下如水乃瀉氣之藥其味辛辣久嚼猛烈雄壯所謂苦寒安在哉夫濕者水之別稱有形者也若肺先受濕濕氣不得施化致大小便不通則宜用之蓋牽牛感南方熱火之化所生火能平金而泄肺濕去則氣得周流所謂五臟有邪更相平也今不問有濕無濕但傷食或有熱證俱用牽牛尅化之藥豈不誤哉況牽牛止能泄氣中之濕熱不能除血中之濕熱濕從下受之下焦主血血中之濕宜苦寒之味反以辛藥泄之傷人元氣且牽牛辛烈比之諸辛藥泄氣尤甚其傷人必矣經云辛泄氣辛走氣辛泄肺氣病者無多食辛況飲食失節勞役所傷是胃氣不行心火乘之腸胃受火邪名曰熱中脾胃主血當血中泄火以黃苓之苦寒泄火當歸身之辛溫和血生地黃之苦寒涼血益血少加紅花之辛溫以泄血絡桃仁之辛溫除燥潤腸仍不可專用須于補中益氣泄陰火之藥內加而用之何則上焦元氣已自虛弱若反用牽牛大辛熱氣味俱陽之藥以泄水泄元氣利其小便竭其津液是謂重虛重則必死輕則夭人故張文懿云牽牛不可耽嗜脫人元氣見人有酒食病痞者多服牽牛丸散取快一時藥過仍痞隨服隨效效後復痞以致久服脫人元氣猶不知悔也張仲景治七種濕熱小便不利無一藥犯牽牛者仲景豈不知牽牛能泄濕利小便乎為濕病之根在下焦是血分中氣病不可用辛辣之藥泄上焦太陰之氣是血病瀉氣使氣血俱損也經云毋盛盛毋虛虛毋絕人生命此之謂也用者戒之白牽牛亦同時珍曰牽牛自宋以後北人常用取快及劉守眞張子和出又倡為通用下藥李明之目擊其事故著此說極力闢之然東漢時此藥未入本草故仲景不知假使知之必有用法不應捐棄況仲景未用之藥亦多矣執此而論蓋矯枉過正矣牽牛治水氣在脾喘滿腫脹下焦鬱遏腰背脹腫及大腸風祕氣祕卓有殊功但病在血分及脾胃虛弱而痞滿者則不可取快一時及常服暗傷元氣也一宗室夫人年幾六十平生苦腸結病旬日一行甚于生產服養血潤燥藥則泥膈不快服消黃通利藥則若罔知如此三十餘年矣時珍診其人體肥膏粱而多憂鬱日吐酸痰盌許乃寬又多火病此乃三焦之氣壅滯有升無降津液皆化為痰飲不能下滋腸腑非血燥比也潤劑留滯消黃徒入血分不能通氣俱為痰阻故無效也乃用牽牛末皂莢膏丸與服即便通利自是但覺腸結一服就順亦不妨食且復精爽蓋牽牛能走氣分通三焦氣順則痰逐飲消上下通快矣外甥柳喬素多酒色病下極脹痛二便不通不能坐臥立哭呻吟者七晝夜醫用通利藥不效遣人叩予予思此乃濕熱之邪在精道壅脹隧路病在二陰之間故前阻小便後阻大便病不在大腸膀胱也乃用楝實茴香穿山甲諸藥入牽牛加倍水煎服一服而減三服而平牽牛能達右腎命門走精隧人所不知惟東垣李明之知之故明之治下焦陽虛天眞丹用牽牛以鹽水炒黑入佐沈香杜仲破故紙官桂諸藥深得補瀉兼施之妙方見醫學發明又東垣治脾濕太過通身浮腫喘不得臥腹如鼓海金沙散亦以牽牛為君則東垣未盡棄牽牛不用但貴施之得道耳

附方 舊八新三十

搜風通滯 風氣所攻臟腑積滯用牽牛子以童尿浸一宿長流水上洗半日生絹袋盛掛風處令乾每日鹽湯下三十粒極能搜風亦消虛腫久服令人體清瘦斗門方

三焦壅塞 胸膈不快頭昏目眩涕唾痰涎精神不爽利膈丸用牽牛子四兩半

生半炒，不蛀皂莢酥炙二兩，爲末，生薑自然汁煮糊丸梧子大，每服二十丸，荊芥湯下。王袞博濟方

一切積氣宿食不消。黑牽牛頭爲末四兩，用蘿蔔剜空，安末蓋定，紙封蒸熟，取出，入白豆蔻末一錢，搗丸梧子大，每服一二十丸，白湯下。名順氣丸。普濟方

男婦五積五般積氣成聚。用黑牽牛一斤，生搗末八兩，餘滓以新瓦炒香，再搗取四兩，煉蜜丸梧子大。至重者三十五丸，陳橘皮、生薑煎湯，臥時服，半夜未動，再服三十丸，當下積聚之物。尋常行氣，每服十丸，甚妙。博濟方

胸膈食積牽牛末一兩，巴豆霜三個，研末，水丸梧子大，每服二三十丸，食後隨所傷湯下。儒門事親

氣築奔衝不可忍。牛郎丸：用黑牽牛半兩炒，檳榔二錢半，爲末，每服一錢，紫蘇湯下。普濟方

追蟲取積方同上，用酒下，亦消水腫。

腎氣作痛黑白牽牛等分，炒爲末，每服三錢，用豬腰子切縫，入茴香百粒，川椒五十粒，摻牽牛末入內，紮定，紙包煨熟，空心食之，酒下，取出惡物效。楊仁齋直指方

傷寒結胸心腹硬痛。用牽牛頭末一錢，白糖化湯調下。鄭氏家傳方

大便不通簡要方：用牽牛子半生半熟，爲末，每服二錢，薑湯下。未通，再以茶服。○一方加大黃等分。○一方加生檳榔等分。

大腸風秘結澀。牽牛子微炒，搗頭末一兩，桃仁去皮尖，麩炒半兩，爲末，熟蜜丸梧子大，每湯服三十丸。寇氏衍義

水蠱脹滿白牽牛、黑牽牛各取頭末二錢，大麥麪四兩，和作燒餅，臥時烙熟食之，以茶下。降氣爲驗。河閒宣明方

諸水飲病張子和云：病水之人，如長川泛溢，非盂杓可取，必以神禹決水之法治之，故名禹功散。用黑牽牛頭末四兩，茴香一兩炒，爲末，每服一二錢，以生薑自然汁調下，當轉下氣也。儒門事親

陰水陽水黑牽牛頭末三兩，大黃末三兩，陳米飯鍋糕一兩，爲末，糊丸梧子大，每服五十丸，薑湯下，欲利服百丸。醫方捷徑

水腫尿濇牽牛末，每服方寸匕，以小便利爲度。千金方

溼氣中滿足脛微腫，小便不利，氣急欬嗽。黑牽牛末一兩，厚朴制半兩，爲末，每服二錢，薑湯下。或臨時水丸，每棗湯下三十丸。普濟方

水氣浮腫氣促，坐臥不得。用牽牛子二兩，微炒搗末，以烏牛尿浸一宿，平旦入蔥白一握，煎十餘沸，空心分二服，水從小便中出。聖惠方

脾溼腫滿方見海金沙下。

風毒腳氣按之沒指者。牽牛子搗末，蜜丸小豆大，每服五丸，生薑湯下，取小便利乃止。亦可吞之。其子黑色，正如梂子核。肘後方

小兒腫病大小便不利。黑牽牛、白牽牛各二兩，炒取頭末，井華水和丸綠豆大，每服二十丸，蘿蔔子煎湯下。聖濟總錄

小兒腹脹水氣流腫，膀胱實熱，小便赤濇。牽牛生研一錢，青皮湯空心下。一加木香減半，丸服。鄭氏小兒方

疳氣浮腫常服自消。黑牽牛、白牽牛各半生半炒，取末，陳皮、青皮等分，爲末，糊丸綠豆大，每服三歲兒服二十丸，米湯下。鄭氏小兒方

疳氣耳聾疳氣攻腎，耳聾陰腫。牽牛末一錢，豬腰子半個，去膜薄切，摻入內，加少鹽，溼紙包煨，空心服。鄭氏方

小兒雀目牽牛子末，每以一錢用羊肝一片，同麪作角子二個，炙熟食，米飲下。普濟方

風熱赤眼白牽牛末，以蔥白煮研丸綠豆大，每服五丸，蔥湯下，服訖睡半時。衛生家寶方

面上風刺黑牽牛酒浸三宿，爲末，先以薑汁擦面，後用藥塗之。摘玄方

面上粉刺痦子如米粉。黑牽牛末對入面脂藥中，日日洗之。聖惠方

面上雀斑黑牽牛末，雞子清調，夜傅日洗。摘玄方

馬脾風病小兒急驚，肺脹喘滿，胸高氣急，脅縮鼻張，悶亂欬嗽，煩渴，痰潮聲嗄，俗名馬脾風，不急治，死在旦夕。白牽牛半生半炒，黑牽牛半生半炒，大黃煨，檳榔，各取末一錢，每用五分，蜜湯調下。痰盛加輕粉一字。名牛黃奪命散。全幼心鑑

小兒夜啼黑牽牛末一錢，水調，傅臍上，即止。生生編

臨月滑胎 牽牛子一兩，赤土少許，研末。覺胎轉痛時，白榆皮煎湯下一錢。王衮博濟方

小便血淋 牽牛子二兩，半生半炒，爲末。每服二錢，薑湯下。良久，熱茶服之。經驗良方

腸風瀉血 牽牛五兩，牙皂三兩，水浸三日，去皂，以酒一升煮乾，焙研末，蜜丸梧子大。每服七丸，空心酒下，日三服。下出黃物不妨。病減後日服五丸，米飲下。本事方

痔漏有蟲 黑白牽牛各一兩，炒爲末，以豬肉四兩切碎炒熟，蘸末食盡，以白米飯三匙壓之，取下白蟲爲效。○又方：白牽牛頭末四兩，沒藥一錢，爲細末。欲服藥時，先日勿夜飲，次早空心將豬肉四兩炙切片，蘸末細細嚼食，取下膿血爲效。量人加減用。忌酒色油膩三日。儒門事親

漏瘡水溢 乃腎虛也。牽牛末二錢半，入切開豬腎中，竹葉包定煨熟，空心食，溫酒送下。借腎入腎，一縱一橫，兩得其便，惡水既泄，不復淋澀。直指方

一切癰疽 發背，無名腫毒，年少氣壯者，用黑白牽牛各一合，布包搥碎，以好醋一盌，熬至八分，露一宿，次日五更溫服，以大便出膿血爲妙。名濟世散。張三丰仙方

溼熱頭痛 黑牽牛七粒，砂仁一粒，研末，井華水調汁，仰灌鼻中，待涎出即愈。聖濟總錄

氣滯腰痛 牽牛不拘多少，以新瓦燒赤，安于上，自然一半生一半熟，不得撥動，取末一兩，入硫黃末二錢半，同研勻，分作三分，每分用白麪三匙，水和捍開，切作棊子，五更初以水一盞煮熟，連湯溫下，痛即已。未住，隔日再作。子常有此疾，每發一服，痛即止。許學士本事方

旋花 本經上品

〔釋名〕**旋葍**蘇恭 **筋根**本經 **續筋根**圖經 **鼓子花**圖經 **㹠腸草**圖經 **美草**別錄 **天劍草**綱目 **纏枝牡丹** 〔恭曰〕旋花即平澤旋葍也。其根似筋，故一名筋根。〔炳曰〕旋葍當作葍旋，音福鏇，用根入藥。別有旋覆，音璇伏，用花入藥。今云旋葍，誤矣。〔頌曰〕別錄言其根主續筋，故南人呼爲續筋根。一名㹠腸草，象形也。〔宗奭曰〕世俗謂之鼓子花，言其花形肖也。〔時珍曰〕其花不作瓣狀，如軍中所吹鼓子，故有旋花、鼓子之名。一種千葉者，色似粉紅牡丹，俗呼爲纏枝牡丹。

〔集解〕〔別錄曰〕旋花生豫州平澤，五月采，陰乾。〔保昇曰〕此旋葍花也。所在川澤皆有。蔓生，葉似薯蕷而狹長，花紅色，根無毛節，蒸熟堪啖，味甘美，名筋根。二八月采根，日乾。〔宗奭曰〕今河北、汴西、關陝田野中甚多，最難鋤艾，治之又生。四五月開花，其根寸截，置土灌溉，涉旬苗生，韓保昇說是矣。〔時珍曰〕旋花田野塍塹皆生，逐節延蔓，葉如波菜葉而小。至秋開花，如白牽牛花，粉紅色，亦有千葉者。其根白色，大如筋，不結子。○〔頌曰〕黔南施州出一種旋花，粗莖大葉，無花，不作蔓，恐別是一物也。

〔正誤〕〔別錄曰〕花一名金沸。〔宏景曰〕旋花東人呼爲山薑，南人呼爲美草。根似杜若，亦似高良薑。腹中冷痛，煮服甚效。作丸散服，辟穀止飢。近有人從江南還，用此術與人斷穀，皆得半百日不飢不瘦，但志淺嗜深，不能久服爾。其葉似薑，花赤色，味辛，狀如豆蔻。此旋花即其花也。今山東甚多。又註旋覆花曰：別有旋葍根，出河南，來北國亦有，形似芎藭，惟合旋葍膏用之，餘無所入。○〔恭曰〕旋花乃旋覆花也。陶說乃山薑爾。山薑味辛，都非此類。又因旋覆花名金沸，遂作此花別名，皆誤矣。又云從北國來者根似芎藭，與高良薑全無彷彿，亦誤也。

〔氣味〕**花：甘。根：辛，溫，無毒。**〔時珍曰〕花根莖葉並甘滑微苦。能制雄黃。

〔主治〕**面皯黑色，媚好益氣。根：主腹中寒熱邪氣。**本經 **利小便。久服不飢輕身。續筋骨，合金瘡。**別錄 **搗汁服，主丹毒熱。**藏器 **補勞損，益精氣。**時珍

【發明】時珍曰：凡藤蔓之屬，象人之筋，所以多治筋病。旋花根細如筋，可啖，故別錄言其久服不飢。時珍自京師還，見北土車夫每載之，云暮歸煎湯飲，可補損傷，則益氣續筋之說，尤可徵矣。

【附方】舊一，新一。**被斫斷筋**：旋葍根搗汁瀝瘡中，仍以滓傳之，日三易，半月即斷筋便續。此方出蘇景中療奴有效者。王燾外臺祕要。**秘精益髓**：太乙金鎖丹：用五色龍骨五兩，覆盆子五兩，蓮花蕊四兩未開者陰乾，鼓子花三兩五月五日采之，雞頭子仁一百顆，並為末。以金櫻子二百枚，去皮木，搗爛，水七升，煎濃汁一升，去滓，和藥杵二千下，丸梧子大。每空心溫鹽酒下三十丸。服之至百日，永不泄。如要泄，以冷水調車前末半合服之。忌葵菜。薩謙齋瑞竹堂方。

紫葳 本經中品

【校正】自木部移入此。

【釋名】**凌霄**蘇恭 **陵苕**本經 **陵時**郭璞 **女葳**甄權 **茇華**本經 **武威**吳普 **瞿陵**吳普 **鬼目**吳氏。時珍曰：俗謂赤豔曰紫葳葳，此花赤豔，故名。附木而上，高數丈，故曰凌霄。

【正誤】宏景曰：是瞿麥根。方用至少。博物志云：郝晦行太行山北，得紫葳華。必當奇異。今瞿麥處處有之，不應乃在太行山。且瞿麥藥體性既乖，生處亦不相關。恭曰：紫葳、瞿麥皆本經藥。爾雅云：苕，一名陵苕。郭璞注云：一名陵時，又名凌霄。此為眞也。頌曰：孔穎達詩疏亦云：苕一名陵時。今本草無陵時之名，惟鼠尾草有之。豈所傳不同，抑陶蘇之誤耶？時珍曰：按吳氏本草，紫葳一名瞿陵，陶宏景誤作瞿麥字爾。鼠尾止名陵翹，無陵時。蘇頌亦誤矣，並正之。

【集解】別錄曰：紫葳生西海川谷及山陽。恭曰：此凌霄花也。連莖葉用。詩云：有苕之華，云其黃矣。爾雅云：陵苕，黃華蔈，白華茇。山中亦有白花者。頌曰：今處處皆有，多生山中，人家園圃亦或栽之。初作蔓生，依大木，久延至巔。其花黃赤，夏中乃盛。今醫家多采花乾之，入女科藥用。時珍曰：凌霄野生，蔓纔數尺，得木而上，即高數丈，年久者藤大如杯。春初生枝，一枝數葉，尖長有齒，深青色。自夏至秋開花，一枝十餘朵，大如牽牛花，而頭開五瓣，赭黃色，有細點，秋深更赤。八月結莢如豆莢，長三寸許。其子輕薄如榆仁、馬兜鈴仁。其根長亦如兜鈴根狀。秋後采之，陰乾。

花 根同。

【氣味】**酸，微寒，無毒。**普曰：神農、雷公、岐伯：辛。扁鵲：苦、鹹。黃帝：甘，無毒。權曰：畏鹵鹹。時珍曰：花不可近鼻聞，傷腦。花上露入目，令人昏矇。

【主治】**婦人產乳餘疾，崩中，癥瘕血閉，寒熱羸瘦，養胎。**本經 **產後奔血不定，淋瀝，主熱風風癇，大小便不利，腸中結實。**甄權 **酒齇熱毒風刺風，婦人血膈，遊風，崩中帶下。**大明

莖葉

【氣味】**苦，平，無毒。**

【主治】**痿躄，益氣。**別錄 **熱風身癢，遊風風疹，瘀血帶下。花及根功同。**大明 **治喉痹熱痛，涼血生肌。**時珍

【發明】時珍曰：凌霄花及根，甘酸而寒，莖葉帶苦，手足厥陰經藥也。行血分，能去血中伏火。故主產乳崩漏諸疾，及血熱生風之證也。

【附方】舊一，新十一。**婦人血崩**：凌霄花為末。每酒服二錢，後服四物湯。丹溪纂要。**糞後下血**：凌霄花浸酒頻飲之。普濟方。**消渴飲水**：凌霄花一兩，搗碎，水一盞半，煎一盞，分二服。聖濟總錄。**嬰兒不乳**：百日內小兒無故口青不飲乳，用凌霄花、大藍葉、芒消、大黃等分，為末，以羊髓和丸梧子大。每研一丸，以乳送下，便可喫乳。熱者可服，寒者勿服。昔

有人休官後雲遊湖湘，脩合此方，救危甚多。普濟方。**久近風癇**：凌霄花或根葉爲末。每服三錢，溫酒下。服畢，解髮不住手梳，口噙冷水，溫則吐去，再噙再梳，至二十口乃止。如此四十九日絕根。百無所忌。○方賢奇效方。**通身風癢**：凌霄花爲末。酒服一錢。醫學正傳。**大風癘疾**：潔古家珍用凌霄花五錢，地龍焙、殭蠶炒、全蠍炒各七個，爲末。每服二錢，溫酒下。先以藥湯浴過，服此出臭汗爲效。○儒門事親加蟬蛻五品，各九個，作一服。**鼻上酒皶**：王璆百一選方用凌霄花、山梔子等分，爲末。每茶服二錢，日二服。數日除根。臨川曾子仁用之有效。○楊氏家藏方用凌霄花半兩，硫黃一兩，胡桃四個，膩粉一錢，研膏，生絹包揩。**走皮趨瘡**：滿頰滿項，浸淫濕爛，延及兩耳，癢而出水，發歇不定，田野名悲羊瘡。用凌霄花并葉煎湯，日日洗之。楊仁齋直指方。**婦人陰瘡**：紫葳爲末，用鯉魚腦或膽調搽。摘玄方。**耳卒聾閉**：凌霄葉杵取自然汁滴之。斗門方。**女經不行**：凌霄花爲末。每服二錢，食前溫酒下。徐氏胎産方。

營實牆蘼音眉。○本經上品

〔**釋名**〕**薔薇**別錄 **山棘**別錄 **牛棘**本經 **牛勒**別錄 **刺花**綱目。時珍曰：此草蔓柔靡，依牆援而生，故名牆蘼。其莖多棘刺勒人，牛喜食之，故有山刺、牛勒諸名。其子成簇而生，如營星然，故謂之營實。

〔**集解**〕別錄曰：營實生零陵川谷及蜀郡。八月、九月采，陰乾。宏景曰：營實卽薔薇子也。以白花者爲良。莖葉可煮作飲。其根亦可煮釀酒。保昇曰：所在有之。蔓生，莖間多刺。其花有百葉、八出、六出，或赤或白。子若杜棠子。時珍曰：薔薇野生林塹間。春抽嫩蕻，小兒掐去皮刺食之。既長則成叢似蔓，而莖硬多刺。小葉尖薄有細齒。四五月開花，四出，黃心，有白色、粉紅二者。結子成簇，生青熟紅。其核有白毛，如金櫻子核，八月采之。根采無時。人家栽玩者，莖粗葉大，延長數丈，花亦厚大，有白、黃、紅、紫數色。花最大者名佛見笑，小者名木香，皆香豔可人。不入藥用。南番有薔薇露，云是此花之露水，香馥異常。

營實〔**氣味**〕**酸，溫，無毒。**別錄曰：微寒。〔**主治**〕**癰疽惡瘡結肉，跌筋敗瘡，熱氣陰蝕不瘳，利關節。**本經。**久服輕身益氣。**別錄。**治上焦有熱，好瞑。**時珍。

〔**附方**〕新一。**眼熱昏暗**：營實、枸杞子、地膚子各二兩，爲末。每服三錢，溫酒下。聖惠方。

根〔**氣味**〕**苦，濇，冷，無毒。**〔**主治**〕**止洩痢腹痛，五臟客熱，除邪逆氣，疽癩諸惡瘡，金瘡傷撻，生肉復肌。**別錄。**治熱毒風，除邪氣，止赤白痢，腸風瀉血，通結血，治牙齒痛，小兒疳蟲肚痛，癰疽疥癬。**大明。**頭瘡白禿。**甄權。**除風熱溼熱，縮小便，止消渴。**時珍。

〔**發明**〕時珍曰：營實、薔薇根，能入陽明經，除風熱溼熱，生肌殺蟲，故癰疽瘡癬古方常用，而洩痢消渴，遺尿好瞑，亦皆陽明病也。

〔**附方**〕舊七，新五。**消渴尿多**：薔薇根一把，水煎，日服之。千金方。**小便失禁**：薔薇根煮汁飲，或爲末酒服。野生白花者更良。聖惠方。**少小尿牀**：薔薇根五錢，煎酒夜飲。外臺祕要。**小兒疳痢**：頻數。用生薔薇根洗切，煎濃汁細飲，以愈爲度。千金方。**口**

咽痛癢語聲不出薔薇根皮射干一兩甘草炙半兩每服二錢水煎服之普濟方口舌糜爛薔薇根避風打去土煮濃汁溫含冷吐冬用根皮夏用枝葉口瘡日久延及胸中生瘡三年已上不瘥者皆效千金方小兒月蝕薔薇根四兩地榆二錢爲末先以鹽湯洗過傳之全幼心鑑癰腫節毒潰爛疼痛用薔薇皮更炙熨之千金方筋骨毒痛因患楊梅瘡服輕粉毒藥成者野薔薇根白皮洗三斤水酒十斤煮一炷香每日任飲以愈爲度○鄧筆峯雜興方用刺薔薇根三錢五加皮木瓜當歸茯苓各二錢以酒二盞煎一盞日服一次金瘡腫痛薔薇根燒灰每白湯服方寸匕一日三服抱朴子箭刺入肉膿囊不出以薔薇根末摻之服鼠撲十日即穿皮出也外臺秘要骨哽不出薔薇根末水服方寸匕日三同上

葉【主治】下疳瘡焙研洗傳之黃花者更良攝生方

月季花綱目

【釋名】月月紅見下勝春瘦客鬭雪紅

【集解】時珍曰處處人家多栽插之亦薔薇類也青莖長蔓硬刺葉小於薔薇而花深紅千葉厚瓣逐月開放不結子也

【氣味】甘溫無毒【主治】活血消腫傅毒時珍

【附方】新一瘰癧未破用月季花頭二錢沉香五錢芫花炒三錢碎剉入大鯽魚腹中就以魚腸封固酒水各一盞煮熟食之即愈魚須安糞水內遊死者方效此是家傳方活人多矣談埜翁試驗方

栝樓本經中品【校正】併入圖經天花粉

【釋名】果臝音裸瓜蔞綱目天瓜別錄黃瓜別錄地樓本經澤姑別錄根名白藥圖經天花粉圖經瑞雪時珍曰臝與蓏同許慎云木上曰果地下曰蓏此物蔓生附木故得兼名詩云果臝之實亦施于宇是矣栝樓即果臝二字音轉也亦作蓏蔞後人又轉爲瓜蔞愈轉愈失其眞矣古者瓜姑同音故有澤姑之名齊人謂之天瓜象形也雷斆炮炙論以圓者爲栝長者爲樓亦出牽強但分雌雄可也其根作粉潔白如雪故謂之天花粉蘇頌圖經重出天花粉謬矣今削之

【集解】別錄曰栝樓生弘農川谷及山陰地根入土深者良生鹵地者有毒二月八月采根曝乾三十日成宏景曰出近道藤生狀如土瓜而葉有叉入土六七尺大二三圍者服食亦用之實入摩膏用恭曰出陝州者白實最佳頌曰所在有之三四月生苗引藤蔓葉如甜瓜葉而窄作叉有細毛七月開花似壺盧花淺黃色結實在花下大如拳生青至九月熟赤黃色其形有正圓者有銳而長者功用皆同根亦名白藥皮黃肉白時珍曰其根直下生年久者長數尺秋後掘者結實有粉夏月掘者有筋無粉不堪用其實圓長青時如瓜黃時如熟柿山家小兒亦食之內有扁子大如絲瓜子殼色褐仁色綠多脂作青氣炒乾搗爛水熬取油可點燈

實【修治】斆曰凡使皮子莖根其效各別其栝圓黃皮厚蒂小樓則形長赤皮蒂粗陰人服樓陽人服栝並去殼皮革膜及油用根亦取大二三圍者去皮搗爛以水澄粉用時珍曰栝樓古方全用後世乃分子瓤各用

【氣味】苦寒無毒時珍曰味甘不苦【主治】胸痺悅澤人面別錄

潤肺燥，降火，治欬嗽，滌痰結，利咽喉，止消渴，利大腸，消癰腫瘡毒。時珍 子炒用，補虛勞口乾，潤心肺，治吐血，腸風瀉血，赤白痢，手面皺。大明

【發明】震亨曰：栝樓實治胸痹者，以其性味甘潤。甘能補肺，潤能降氣。胸中有痰者，乃肺受火逼，失其降下之令。今得甘緩潤下之助，則痰自降，宜其爲治嗽之要藥也。且又能洗滌胸膈中垢膩鬱熱，爲治消渴之神藥也。時珍曰：張仲景治胸痹痛引心背，欬唾喘息，及結胸滿痛，皆用栝樓實。乃取其甘寒不犯胃氣，能降上焦之火，使痰氣下降也。成無已不知此意，乃云苦寒以瀉熱。蓋不嘗其味原不苦，而隨文傅會爾。

【附方】舊十二，新八。

痰欬不止：瓜蔞仁一兩，文蛤七分，爲末，以薑汁澄濃腳，丸彈子大，噙之。摘玄方。○乾欬無痰：熟瓜蔞搗爛絞汁，入蜜等分，加白礬一錢，熬膏，頻含嚥汁。楊起簡便方。欬嗽有痰：熟瓜蔞十個，明礬二兩，搗和餅，陰乾，研末，糊丸梧子大。每薑湯下五七十丸。醫方摘要。痰喘氣急：蓏瓤二個，明礬一棗大，同燒存性，研末，以熟蘿蔔蘸食。藥盡病除。普濟方。熱欬不止：用濃茶湯一鍾，蜜一鍾，大熟瓜蔞一個，去皮，將瓤入茶蜜湯洗去子，以盌盛于飯上蒸，至飯熟取出。時時挑三四匙嚥之。摘玄方。肺熱痰欬，胸膈塞滿：用瓜蔞仁、半夏湯泡七次焙研各一兩，薑汁打麪糊丸梧子大。每服五十丸，食後薑湯下。嚴用和濟生方。肺痿欬血不止：用栝樓五十個，連瓤瓦焙，烏梅肉五十個，焙，杏仁去皮尖，炒，二十一個，爲末。每用一捻，以豬肺一片切薄，摻末入內，炙熟，冷嚼嚥之。日二服。聖濟錄。酒痰欬嗽：用此救肺。瓜蔞仁、青黛等分，研末，薑汁蜜丸芡子大。每噙一丸。丹溪心法。

飲酒發熱：即上方研膏，日食數匙。一男子年二十，病此，服之而愈。摘玄方。飲酒痰澼，兩脇脹滿，時復嘔吐，腹中如水聲：栝樓實去殼焙一兩，神麴炒半兩，爲末。每服二錢，葱白湯下。聖惠方。小兒痰喘，欬嗽，膈熱，久不瘥：瓜蔞實一枚，去子，爲末，以寒食麪和作餅子，炙黃再研末。每服一錢，溫水化下，日三服，效乃止。劉河間宣明方。婦人夜熱，痰嗽，月經不調，形瘦者：用瓜蔞仁一兩，青黛、香附童尿浸曬一兩五錢，爲末，蜜調，噙化之。丹溪心法。胸痹痰嗽，胸痛徹背，心腹痞滿，氣不得通，及治痰嗽：大瓜蔞去瓤，取子炒熟，和殼研末，麪糊丸梧子大。每米飲下二三十丸，日二服。杜壬方。胸中痹痛，身背喘息欬唾，短氣，寸脈沈遲，關上緊數：用大栝樓實一枚切，薤白半斤，以白酒七斤，煮二升，分再服。加半夏四兩更善。仲景金匱方。清痰利膈，治欬嗽：用肥大栝樓洗取子，切焙，半夏四十九個，湯洗十次，搥焙，等分，爲末，用洗栝樓水并瓤同熬成膏，和丸梧子大。每薑湯下三五十丸。良。楊文蔚方。中風喎斜：用瓜蔞絞汁，和大麥麪作餅，炙熟熨之。正便止，勿令太過。聖惠方。熱病頭痛，發熱進退：用大栝樓一枚，取瓤細剉，置甆盌中，用熱湯一盞沐之，蓋定，良久，去滓服。聖惠方。時疾發黃，狂悶煩熱，不識人者：大瓜蔞實黃者一枚，以新汲水九合，浸淘取汁，入蜜半合，朴消八分，盡，分再服，便瘥。蘇頌圖經本草。小兒黃疸，眼黃脾熱：用青瓜蔞焙研，每服一錢，水半盞，煎七分，臥時服。五更瀉下黃物，立可。名逐黃散。普濟方。酒黃疸疾：方同上。小便不通，腹脹：用瓜蔞焙研，每服二錢，熱酒下，頻服，以通爲度。紹興劉駐云：魏明州病此，御醫用此方治之，得效。聖惠方。消渴煩亂：黃栝樓一個，酒一盞洗去皮子，取瓤，煎成膏，入白礬末一兩，爲丸梧子大。每米飲下十丸。聖惠方。燥渴腸祕：九月、十月熟蓏瓤實，取瓤

拌乾葛粉銀石器中慢火炒熟爲末食後夜臥各以沸湯點服二錢寇宗奭衍義

吐血不止栝樓泥固煅存性研三錢糯米飲服日再服聖惠錄

腸風下血栝樓一個燒灰赤小豆半兩爲末每空心酒服一錢普濟方

久痢五色大熱瓜蔞一個煅存性出火毒爲末作一服溫酒服之胡大卿一僕患痢半年杭州一道人傳此而愈本事方

大腸脫肛生栝樓搗汁溫服之以猪肉汁洗手挼之令暖自入葛洪肘後方

小兒脫肛唇白齒焦久則兩頰光眉赤唇焦啼哭黃瓜蔞一個入白礬五錢在內固濟煅存性爲末糊丸梧子大每米飲下二十丸摘玄方

牙齒疼痛瓜蔞皮露蜂房燒灰擦牙以烏柏根荊柴根蔥根煎湯嗽之危氏得效方

咽喉腫痛語聲不出經進方用栝樓皮白殭蠶炒甘草炒各二錢半爲末每服三錢半薑湯下或以綿裹半錢含嚥一日二服名發聲散御藥院方

堅齒烏鬚大栝樓一個開頂入青鹽二兩杏仁去皮尖三七粒原頂合紮定蚯蚓泥和鹽固濟炭火煅存性研末每日指牙三次令熱百日有驗如先有白鬚拔去以藥投之即生黑者其治口齒之功未易具陳普濟方

面黑令白栝樓瓤三兩杏仁一兩豬胰一具同研如膏每夜塗之令人光潤冬月不皺聖濟錄

胞衣不下栝樓實一個取子細研以酒與童子小便各半盞煎七分溫服無實用根亦可陳良甫婦人良方

乳汁不下瓜蔞子淘洗控乾炒香瓦上翕令白色酒服一錢匕合面臥一夜流出姚僧坦集驗方

乳癰初發大熟栝樓一枚熟搗以白酒一斗煮取四升去滓溫服一升日三服子母祕錄

諸癰發背初起微赤栝樓搗末井花水服方寸匕梅師方

便毒初發黃瓜蔞一個黃連五錢水煎連服效李仲南永類方

風瘡疥癩生栝樓一二個打碎酒浸一日夜熱飲臞仙乾坤祕韞

熱遊丹腫栝樓子仁末二大兩釅醋調塗楊氏產乳集驗方

楊梅瘡痘小如指頂遍身者先服敗毒散後用此解皮膚風熱不過十服愈用栝樓皮爲末每服三錢燒酒下日三服集簡方

根【修治】**天花粉**周憲王曰秋冬采根去皮寸切水浸逐日換水四五日取出搗泥以絹衣濾汁澄粉曬乾用

【氣味】**苦寒無毒**時珍曰甘微苦酸微寒之才曰枸杞爲之使惡乾薑畏牛膝乾漆反烏頭

【主治】**消渴身熱煩滿大熱補虛安中續絕傷**本經**除腸胃中痼熱八疸身面黃唇乾口燥短氣止小便利通月水**別錄**治熱狂時疾通小腸消腫毒乳癰發背痔瘻瘡癤排膿生肌長肉消撲損瘀血**大明

【發明】恭曰用根作粉潔白美好食之大宜虛熱人杲曰栝樓根純陰解煩渴行津液心中枯涸者非此不能除與辛酸同用導腫氣成無己曰津液不足則爲渴栝樓根味苦微寒潤枯燥而通行津液是爲渴所宜也時珍曰栝樓根味甘微苦酸其莖葉味酸酸能生津感召之理故能止渴潤枯微苦降火甘不傷胃昔人只言其苦寒似未深察

【附方】舊十二新十二

消渴飲水千金方作粉法取大栝樓根去皮寸切水浸五日逐日易水取出搗研濾過澄粉曬乾每服方寸匕水化下日三服亦可入粥及乳酪中食之○肘後方用栝樓根薄切炙取五兩水五升煮四升隨意飲之○外臺祕要用生栝樓根三十斤以水一石煮取一斗半去滓以牛脂五合煎至水盡用煖酒先食服如雞子大日三服最妙○聖惠方用栝樓根

黃連三兩，爲末，蜜丸梧子大。每服三十丸，日二服。又玉壺丸：用栝樓根、人參等分，爲末，蜜丸梧子大。每服三十丸，麥門冬湯下。**傷寒煩渴**思飲。栝樓根三兩，水五升，煮一升，分二服。先以淡竹瀝一斗，水二升，煮好銀二兩半。冷飲汁，然後服此。外臺祕要。**百合病渴**栝樓根、牡蠣熬等分，爲散，飲服方寸匕。永類方。**黑疸危疾**瓜蔞根一斤，搗汁六合，頓服，隨有黃水從小便出。如不出，再服。楊起簡便方。**小兒發黃**皮肉面目皆黃，用生栝樓根搗取汁二合，蜜二大匙，和勻，暖服，日一服。廣利方。**小兒熱病**壯熱頭痛，用栝樓根末，乳汁調服半錢。聖惠方。**虛熱欬嗽**天花粉一兩，人參三錢，爲末。每服一錢，米湯下。集簡方。**偏疝痛極**劫之立住。用綿袋包暖陰囊，取天花粉五錢，以醋酒一盞浸之，自卯至午，微煎滾，露一夜，次早低凳坐定，兩手按膝，飲下即愈。未上再一服。本草蒙筌。**小兒囊腫**天花粉一

兩，炙甘草一錢半，水煎，入酒服。全幼心鑑。**耳卒烘烘**栝樓根削尖，以臘豬脂煎三沸，取塞耳，三日即愈。肘後方。**耳聾未久**栝樓根三十斤，細切，以水煮汁，如常釀酒。久服甚良。肘後方。**產後吹乳**腫硬疼痛，輕則爲妬乳，重則爲乳癰。用栝樓根末一兩，乳香一錢，爲末。溫酒每服二錢。李仲南永類方。**乳汁不下**栝樓根燒存性，研末，飲服方寸匕，或以五錢，酒水煎服。楊氏產乳。**癰腫初起**孟詵食療：用栝樓根苦酒熬燥，搗篩，以苦酒和，塗紙上，貼之。○楊文蔚方：用栝樓根、赤小豆等分，爲末，醋調塗之。**天泡溼瘡**天花粉、滑石等分，爲末，水調搽之。普濟方。**楊梅天泡**天花粉、川芎藭各四兩，槐花一兩，爲末，米糊丸梧子大。每空心淡薑湯下七八十丸。簡便方。**折傷腫痛**栝樓根搗塗，重布裹之，熱除痛即止。葛洪肘後方。**箭鏃不出**栝樓根搗傅之，日三易，自出。崔元亮海上方。**鍼

刺入肉**方同上。**痘後目障**天花粉、蛇蛻洗焙等分，爲末。羊子肝批開，入藥在內，米泔汁煮熟，切食。次女病此，服之旬餘而愈。周密齊東野語。

莖葉〔氣味〕酸，寒，無毒。〔主治〕中熱傷暑。別錄

王瓜本經中品

〔釋名〕**土瓜**本經　**鉤𦿆**郭璞　**老鴉瓜**圖經　**馬瓟瓜**瓟音雹　**赤雹子**衍義　**野甜瓜**綱目　**師姑草**土宿　**公公鬚**〔頌〕曰：月令：四月王瓜生，即此也。均房間人呼爲老鴉瓜，亦曰菟瓜。按爾雅云：黃菟瓜。郭璞注云：似土瓜。而土瓜自謂之藈姑，又名鉤𦿆，則菟瓜別是一物也。又曰：芴，菲。亦謂之土瓜。別是一物，非此土瓜也。異類同名甚多，不可不辨。〔時珍〕曰：土瓜其根作土氣，其實似瓜也。或云根味如瓜，故名土瓜。王字不知何義。瓜似雹子，熟則色赤，鴉喜食之，故俗名赤雹、老鴉瓜。一葉之下一鬚，故俚人呼爲公公鬚。與地黃苗名婆婆嬭，可爲屬對。

〔集解〕〔別錄〕曰：生魯地平澤田野及人家垣牆間。三月采根陰乾。〔宏景〕曰：今土瓜生籬院間，子熟時赤如彈子。其根不入大方，止單行小方。爾雅鄭玄注：月令四月王瓜生，以爲菝葜，殊謬矣。〔恭〕曰：四月生苗延蔓，葉似栝樓葉，但無叉缺，有毛刺。五月開黃花。花下結子如彈丸，生青熟赤，根似葛而細多糝，謂之土瓜根。北間者其實纍纍相連，大如棗，皮黃肉白。苗葉相似，根狀不同。若療黃疸破血，南者大勝也。〔宗奭〕曰：王瓜其殼徑寸，長二寸許，上微圓下尖長。七八月熟，紅赤色。殼中子如螳螂頭者，今人又謂之赤雹子。其根即土瓜根也，于細根上又生淡黃根，三五相連，如大指許。根與子兩用。〔時珍〕曰：王瓜三月生苗，其蔓多鬚，嫩時可茹。其葉圓如馬蹄而有尖，面青背淡，澀而不光。六七月開五出小黃花成簇，結子纍纍，熟時有紅黃二色，皮亦粗澀。根不似葛，但如栝樓根之小者，澄粉甚白膩，須

深掘二三尺乃得正根。江西人栽之沃土，取根作蔬食，味如山藥。

根【氣味】苦寒無毒。權曰：平。藏器曰：有小毒。能吐下人。取汁制雄汞。【主治】消渴內痹，瘀血月閉，寒熱酸疼，益氣愈聾。本經 療諸邪氣熱結，鼠瘻，散癰腫留血，婦人帶下不通，下乳汁，止小便數不禁，逐四肢骨節中水，治馬骨刺人瘡。別錄 天行熱疾，酒黃病，壯熱心煩悶，熱勞，排膿消撲損瘀血，破癥癖，落胎。大明 主蠱毒，小兒閃癖，痞滿痰瘧，并取根及葉搗汁，少少服，當吐下。藏器 利大小便，治面黑面瘡。時珍

【附方】舊五，新七。小兒發黃 土瓜根生搗汁三合與服，不過三次。蘇頌圖經 黃疸變黑 醫所不能治，用土瓜根汁，平旦溫服一小升，午刻黃水當從小便出，不出再服。小便如泔 乃腎虛也。王瓜散：用王瓜根一兩，白石脂二兩，菟絲子酒浸二兩，桂心一兩，牡蠣粉一兩，為末。每服二錢，大麥粥飲下。衛生寶鑑 小便不通 土瓜根搗汁，入少水解之，筒吹入下部。肘後方 ○大便不通 上方吹入肛門內。二便不通，前後吹之取通。肘後方 乳汁不下 土瓜根為末，酒服一錢，一日二服。楊氏產乳方 經水不利 帶下，少腹滿，或經一月再見者，土瓜根散主之：土瓜根、芍藥、桂枝、䗪蟲各三兩，為末。酒服方寸匕，日三服。仲景金匱方 婦人陰癩 方同上。一切漏疾 土瓜根搗傅之，燥則易。千金方 中諸蠱毒 土瓜根大如指，長三寸，切，以酒半升漬一宿，服，當吐下。外臺祕要 面

上痱瘡 土瓜根搗末，漿水和勻，入夜別以漿水洗面塗藥，旦復洗之。百日光彩射人，夫妻不相識也。曾用有效。肘後方 耳聾灸法 溼土瓜根削半寸塞耳內，以艾灸七壯，每旬一灸，愈乃止。聖濟總錄

子【氣味】酸苦平無毒。【主治】生用潤心肺，治黃病。炒用治肺痿吐血，腸風瀉血，赤白痢。大明 主蠱毒。甄權 反胃吐食。時珍

【附方】新八。消渴飲水 雹瓜去皮，每食後嚼二三兩，五七度瘥。聖惠方 傳尸勞瘵 赤雹兒，俗名王瓜，焙為末。每酒服一錢。十藥神書 反胃吐食 馬雹兒燈上燒存性一錢，入好棗肉平胃散末二錢，酒服，食即可下。即野甜瓜，北方多有之。丹溪纂要 痰熱頭風 懸栝樓一個，赤雹兒七個，焙，大力子即牛蒡子焙四兩，為末。每食後茶或酒服三錢。忌動風發熱之物。筋骨痛攣 馬雹兒子炒開口，為末，酒服一錢，日二服。集簡方 赤目痛濇 不可忍。小圓瓜瓤，籬上大如彈丸，紅色皮上有刺者，九月十月采，日乾，槐花炒，赤芍藥等分。為末，每服二錢，臨臥溫酒下。衛生家寶方 瘀血作痛 赤雹兒燒存性，研末，無灰酒空心服二錢。集簡方 大腸下血 王瓜一兩燒存性，地黃二兩，黃連半兩，為末，蜜丸梧子大，米飲下三十丸。指南方

葛

本經中品

【校正】併入開寶葛粉

【釋名】雞齊 本經 鹿藿 別錄 黃斤 別錄 【時珍曰】葛從曷，諧聲也。鹿食九草，此其一種，故曰鹿藿。黃斤未詳。

【集解】別錄曰：葛根生汶山山谷。五月采根，曝乾。弘景曰：即今之葛根。人皆蒸食之。當取入土深大者，破而日乾之。南康、廬陵間最勝，多肉而少筋，甘美，但爲藥不及耳。恭曰：葛雖除毒，其根入土五六寸已上者，名葛脰。脰者頸也。服之令人吐，以有微毒也。本經葛穀，即是其實也。頌曰：今處處有之，江浙猶多。春生苗，引藤蔓，長一二丈，紫色。葉頗似楸葉而小，色青。七月著花，粉紫色，似豌豆花，不結實。根形大如手臂，紫黑色。五月五日午時采根曝乾，以入土深者爲佳。今人多作粉食。宗奭曰：澧鼎之間，冬月取生葛，擣爛入水中，揉出粉，澄成垜，入沸湯中，良久，色如膠，其體甚韌，以蜜拌食，撩入生薑少許尤妙。又切入茶中待賓，雖甘而無益。又將生葛根煮熟，作果實賣。吉州、南安亦然。時珍曰：葛有野生，有家種。其蔓延長，取治可作絺綌。其根外紫內白，長者七八尺。其葉有三尖，如楓葉而長，面青背淡。其花成穗，纍纍相綴，紅紫色。其莢如小黃豆莢，亦有毛。其子綠色，扁扁如鹽梅子核，生嚼腥氣。八九月采之。本經所謂葛穀是也。唐蘇恭亦言葛穀是實，而宋蘇頌謂葛花不結實，誤矣。其花曬乾亦可煠食。

葛根【氣味】**甘、辛，平，無毒。**別錄曰：生根汁大寒。好古曰：氣平味甘，升也，陽也。陽明經行經的藥也。

【主治】**消渴，身大熱，嘔吐，諸痺，起陰氣，解諸毒。**本經 **療傷寒中風頭痛，解肌發表出汗，開腠理，療金瘡，止脇風痛。**別錄 **治天行上氣嘔逆，開胃下食，解酒毒。**甄權 **治胸膈煩熱發狂，止血痢，通小腸，排膿破血。傅蛇蟲齧，罯毒箭傷。**大明 **殺野葛、巴豆百藥毒。**之才 **生者墮胎。蒸食，消酒毒，可斷穀不饑。作粉猶妙。**藏器 **作粉止渴，利大小便，解酒，去煩熱，壓丹石，傅小兒熱瘡。擣汁飲，治小兒熱痞。**開寶 **猘狗傷，擣汁飲，并末傅之。**蘇恭 **散鬱火。**時珍

【發明】弘景曰：生葛擣汁飲，解溫病發熱。五月五日中時取根爲屑，療金瘡斷血爲要藥，亦療瘧及瘡，至良。頌曰：張仲景治傷寒有葛根湯，以其主大熱，解肌，發腠理故也。元素曰：升陽生津，脾虛作渴者，非此不除。勿多用，恐傷胃氣。張仲景治太陽陽明合病，桂枝湯內加麻黃、葛根，又有葛根黃芩黃連解肌湯，是用此以斷太陽入陽明之路，非即太陽藥也。頭顱痛如破，乃陽明中風，可用葛根葱白湯，爲陽明仙藥。若太陽初病，未入陽明而頭痛者，不可便服升麻、葛根發之，是反引邪氣入陽明，爲引賊破家也。震亨曰：凡斑痘已見紅點，不可用葛根升麻湯，恐表虛反增斑爛也。杲曰：乾葛其氣輕浮，鼓舞胃氣上行，生津液，又解肌熱，治脾胃虛弱泄瀉聖藥也。徐用誠曰：葛根氣味俱薄，輕而上行，浮而微降，陽中陰也。其用有四：止渴一也，解酒二也，發散表邪三也，發瘡疹難出四也。時珍曰：本草十劑云：輕可去實，麻黃、葛根之屬。蓋麻黃乃太陽經藥，兼入肺經，肺主皮毛；葛根乃陽明經藥，兼入脾經，脾主肌肉。所以二味藥皆輕揚發散，而所入迥然不同也。

【附方】舊十五，新八。

數種傷寒　庸人不能分別，今取一藥兼治。天行時氣，初覺頭痛，內熱脈洪者。葛根四兩，水二升，入豉一升，煮取半升服。生薑汁尤佳。傷寒類要。

時氣頭痛　壯熱。生葛根洗淨，擣汁一大盞，豉一合，煎六分，去滓分服。汗出即瘥，未汗再服。若心熱，加梔子仁十枚。聖惠方。

傷寒頭痛　二三日發熱者。葛根五兩，香豉一升，以童子小便八升，煎

取二升，分三服。食葱粥取汗。梅師方

妊娠熱病：葛根汁二升，分三服。傷寒類要

預防熱病：急黃賊風。葛粉二升，生地黃一升，香豉半升，爲散。每食後米飲服方寸匕，日三服，有病五服。龐安常傷寒論

辟瘴不染：生葛搗汁一小盞服，去熱毒氣也。聖惠方

煩躁熱渴：葛粉四兩，先以水浸粟米半升，一夜漉出，拌勻，煮熟，以糜飲和食。食醫心鏡

小兒熱渴：久不止。葛根半兩，水煎服。聖惠方

乾嘔不息：葛根搗汁，服一升，瘥。肘後方

小兒嘔吐：壯熱食癇。葛粉二錢，水二合，調勻，傾入錫鑼中，重湯盪熟，以糜飲和食。昝殷食醫心鏡

心熱吐血：不止。生葛搗汁半升，頓服立瘥。廣利方

衄血不止：生葛搗汁服，三服卽止。聖惠方

熱毒下血：因食熱物發者。生葛根二斤，搗汁一升，入藕一升，和服。梅師方

傷筋出血：葛根搗汁飲，乾者煎服，仍熬屑傅之。外臺祕要

臂腰疼痛：生葛根嚼之嚥汁，取效乃止。肘後方

金創中風：痙強欲死。生葛根四大兩，以水三升，煮取一升，去滓，分服。口噤者灌之。若乾者，搗末，調三指撮。仍以此及竹瀝多服，取效。貞元廣利方

服藥過劑：苦煩。生葛汁飲之，乾者煎汁服。肘後方

酒醉不醒：生葛汁飲二升，便愈。千金方

諸藥中毒：發狂煩悶，吐下欲死。葛根煮汁服。肘後方

解中鴆毒：氣欲絕者。葛粉三合，水三盞調服。口噤者灌之。聖惠方

虎傷人瘡：生葛煮濃汁洗之，仍搗末，水服方寸匕，日夜五六服。梅師方

葛穀

【氣味】甘，平，無毒。【主治】下痢十歲已上。本經　**解酒毒**。時珍

葛花

【氣味】同穀。【主治】**消酒**。別錄　【弘景曰】同小豆花乾末，酒服，飲酒不醉也。**腸風下血**。時珍

葉

【主治】**金瘡止血，挼傅之**。別錄

蔓

【主治】**卒喉痺，燒研，水服方寸匕**。蘇恭　**消癰腫**。時珍

【附方】新三。

婦人吹乳：藤蔓燒灰，酒服二錢，三服效。衛生易簡方

癧子初起：葛蔓燒灰，水調傅之，卽消。千金方

小兒口噤：病在咽中，如麻豆許，令兒吐沫，不能乳食。葛蔓燒灰一字，和乳汁點之，卽瘥。聖惠方

【附錄】**鐵葛**　拾遺。【藏器曰】根味甘，溫，無毒。主一切風，血氣羸弱，令人壯健。久服治風緩偏風。生山南峽中。葉似枸杞。根如葛，黑色。

黃環　本經下品　**狼跋子**　別錄下品

【釋名】**凌泉**本經　**大就**本經　**就葛**唐本　**生芻**吳普　**根韭**吳普　**實名狼跋子**別錄　**度穀**唐本。【時珍曰】此物葉黃而圓，故名黃環。如蘿藦呼白環之義。亦是葛類，故名就葛。跋乃狼足名，其莢似之，故曰狼跋子。

【集解】【別錄曰】黃環生蜀郡山谷。三月采根，陰乾。【普曰】蜀黃環一名生芻。二月生苗，正赤，高二尺。葉黃圓端大，經日葉有汁，黃白。五月實圓，三月采根。根黃色，從理如車輻解。【弘景曰】似防己，亦作車輻理解。蜀都賦云：青珠黃環者，卽此。或云是大戟花，定非矣。用甚稀，市人尟有識者。又曰：狼跋子出交廣，形扁扁，制搗以雜木投水中，魚無大小皆浮出而死。【恭曰】黃環惟襄陽大有，餘處雖有亦稀。巴西人謂之就葛。今園庭亦種之，作藤生，大者莖徑六七寸。根亦葛類。陶云似防己者，近之。取葛根誤食之，吐利不止，土漿解之。此眞黃環也。今太常收劍南來者，乃雞屎葛根，非黃環也。其花紫色，其子名狼

跋子。角生似皂莢。交廣送入太常者，正是黃環子也。花實與葛同時。時珍曰：吳普所說甚詳，而唐宋本草不收，何也？范子計然云：黃環出魏郡，以黃色者爲善。

黃環 根也 【氣味】苦，平，無毒。普曰：神農、黃帝：有毒。桐君、扁鵲：苦。權曰：大寒，有小毒。之才曰：鳶尾爲之使。惡茯苓、防己、乾薑。【主治】蠱毒鬼疰鬼魅，邪氣在臟中，除欬逆寒熱。本經 治上氣急及百邪。甄權 治痰嗽。消水腫，利小便。時珍

【附方】新一 **水腫** 黃環根曬乾。每服五錢，水煎服，小便利爲效。儒門事親

狼跋子 【氣味】苦，寒，有小毒。【主治】惡瘡蝸疥，殺蟲魚。別錄 苦酒磨，塗瘡疥效。宏景

天虋冬 本經上品

【釋名】虋冬 音門 顛勒 本經 顛棘 爾雅 天棘 綱目 萬歲藤 禹錫曰：按爾雅云：蘠蘼，虋冬。注云：門冬也。一名滿冬。抱朴子云：一名顛棘，或名地虋冬，或名筵虋冬。在東岳名淫羊藿，在中岳名天虋冬，在西岳名菅松，在北岳名無不愈，在南岳名百部，在京陸山阜名顛棘，在越人名浣草。雖處處有之，其名不同，其實一也。別有百部草，其根有百許如一，而苗小異，其苗似菝葜，惟可治欬，不中服食，須分別之。時珍曰：草之茂者爲虋，俗作門。此草蔓茂而功同麥虋冬，故曰天虋冬。或曰天棘。爾雅云：髦，顛棘也。因其細葉如髦有細棘也。顛、天音相近也。按救荒本草云：俗名萬歲藤，又名婆蘿樹。其形與治肺之功頗同百部，故亦名百部也。蘠蘼乃營實苗，而爾雅指爲虋冬，蓋古書錯簡也。

【集解】別錄曰：天虋冬生奉高山谷。二月、三月、七月、八月采根，曝乾。宏景曰：奉高，泰山下縣名也。今處處有之，以高地大根味甘者爲好。桐君藥錄云：蔓生，葉有刺，五月花白，十月實黑，根數十枚。張華博物志云：天虋冬莖間有逆刺，若葉滑者名絺體，一名顛棘，接根入湯，可以浣縑素，白如絨紵類也。今越人名爲浣草，勝於用灰。此非虋冬，乃相似爾。按此說與桐君之說相亂。今人所采皆是有刺者，本名顛勒，亦粗相似，用此浣衣則淨，不復更有虋冬，恐虋冬自一種，或即是浣草耶？又有百部，根亦相類，但苗異爾。恭曰：此有二種：一種苗有刺而澀，一種無刺而滑，皆是虋冬。俗云顛棘、浣草者，形貌諸之，雖作數名，終是一物。二根浣垢俱淨，虋冬、浣草互名也。諸音命目之也。頌曰：處處有之。春生藤蔓，大如釵股，高至丈餘，葉如茴香，極尖細而疏滑，有逆刺，亦有澀而無刺者，其葉如絲杉而細散，皆名天虋冬。夏生細白花，亦有黃色及紫色者。秋結黑子，在其根枝旁。入伏後無花，暗結子。其根白或黃紫色，大如手指，圓實而長二三寸，大者爲勝，一科一二十枚，同撮頗與百部根相類。洛中出者大葉粗幹，殊不相類。嶺南者無花，餘無他異。禹錫曰：抱朴子言：生高地，根短味甜氣香者爲上；生水側下地者，葉似細蘊而微黃，根長而味多苦，氣臭者次之。若以服食，令人下氣，爲益又遲也。入山便可蒸煮啖之，斷穀。或爲散，仍取汁作酒服散，猶佳。時珍曰：生苗時亦可以沃地栽種，子亦堪種，但晚成。

根 【脩治】宏景曰：虋冬采得蒸，剝去皮食之，甚甘美，止飢。雖曝乾，猶脂潤難搗，必須曝於日中或火烘之。今人呼苗爲棘，煮作飲宜人，而終非真棘刺也。頌曰：二三七八月采根，蒸，剝去皮，四破去心，曝乾用。斅曰：采得去皮心，用柳木甑及柳木柴蒸一伏時，灑酒令遍，更添火蒸，作小架去地二尺，攤于上，曝乾用。

【氣味】苦，平，無毒。別錄曰：甘，大寒。好古曰：氣寒，味微苦而辛，氣薄味厚，陽中之陰，入手

太陰足少陰經氣分之藥。之才曰：垣衣、地黄、貝母爲之使。畏曾青。損之曰：服天虋冬，禁食鯉魚。誤食中毒者，浮萍汁解之。搗汁制雄黄、硇砂。

【主治】諸暴風溼偏痹，强骨髓，殺三蟲，去伏尸。久服輕身益氣，延年不饑。本經 保定肺氣，去寒熱，養肌膚，利小便，冷而能補。別錄 肺氣欬逆，喘息促急，肺痿生癰吐膿，除熱，通腎氣，止消渴，去熱中風，治溼疥，宜久服。煮食之，令人肌體滑澤白淨，除身上一切惡氣不潔之疾。甄權 鎮心，潤五臟，補五勞七傷，吐血，治嗽消痰，去風熱煩悶。大明 主心病，嗌乾心痛，渴而欲飲，痿蹷嗜臥，足下熱而痛。好古 潤燥滋陰，清金降火。時珍 陽事不起，宜常服之。思邈

【發明】權曰：天虋冬冷而能補。患人五虛而熱者，宜加用之。和地黄爲使，服之耐老頭不白。宗奭曰：治肺熱之功爲多。其味苦，專泄而不專收，寒多人禁服之。元素曰：苦以泄滯血，甘以助元氣，及治血妄行，此天虋冬之功也。保定肺氣，治血熱侵肺，上氣喘促，宜加人參、黄芪爲主，用之神效。嘉謨曰：天、麥虋冬並入手太陰，祛煩解渴，止欬消痰。而麥虋冬兼行手少陰，清心降火，使肺不犯邪，故止欬立效。天虋冬行足少陰，滋腎助元，全其母氣，故清痰殊功。蓋腎主津液，燥則凝而爲痰，得潤劑則化，所謂治痰之本也。好古曰：手太陰、足少陰經營衛枯涸，宜以溼劑潤之。天虋冬、人參、五味、枸杞子同爲生脈之劑，此上焦獨取寸口之意。趙繼宗曰：五藥雖爲生脈之劑，然生地黄、貝母爲天虋冬之使，地黄、車前爲麥虋冬之使，茯苓爲人參之使，若有君無使，是獨行無功也。故張三丰與胡濙尚書長生不老方，用天虋冬三斤，地黄一斤，乃有君而有使也。禹錫曰：抱朴子言：入山便可以天虋冬蒸煮啖之，取足以斷穀。若有力可餌之，或作散，酒服，或搗汁作液膏服。至百日丁壯兼倍，駃于朮及黄精也。二百日强筋髓，駐顏色。與煉成松脂同蜜丸服尤善。杜子微服之，御八十妾，一百四十歲，日行三百里。慎微曰：列仙傳云：赤松子服天虋冬，齒落更生，細髮復出。太原甘始服天虋冬，在人間三百餘年。聖化經云：以天虋冬、茯苓等分爲末，日服方寸匕，則不畏寒，大寒時單衣汗出也。時珍曰：天虋冬清金降火，益水之上源，故能下通腎氣，入滋補方合羣藥用之有效。若脾胃虛寒人，單餌既久，必病腸滑，反成痼疾。此物性寒而潤，能利大腸故也。

【附方】舊三，新十四。

服食法 孫真人枕中記云：八九月采天虋冬根，曝乾爲末。每服方寸匕，日三服。無問山中人間，久服補中益氣，治虛勞絕傷，年老衰損，偏枯不隨，風溼不仁，冷痹，惡瘡，癰疽癩疾，鼻柱敗爛者，服之皮脫蟲出。釀酒服，去癥瘕積聚，風痰癲狂，三蟲伏尸，除溼痹，輕身益氣，令人不饑，百日還年耐老。釀酒初熟微酸，久停則香美，諸酒不及也。忌鯉魚。○臞仙神隱云：用乾天虋冬十斤，杏仁一斤，搗末，蜜漬。每服方寸匕，名仙人糧。

辟穀不饑 天虋冬二斤，熟地黄一斤，爲末，煉蜜丸彈子大。每溫酒化三丸，日三服。居山遠行，辟穀良。服至十日，身輕目明；二十日，百病愈，顏色如花；三十日，髮白更黑，齒落重生；五十日，行及奔馬；百日，延年。○又法：天虋冬搗汁，微火煎取五斗，入白蜜一斗，胡麻炒末二升，合煎至可丸，即止火。下大豆黄末，和作餅，徑三寸，厚半寸，一服一餅，一日三服，百日已上有益。○又法：天虋冬末一升，松脂末一升，蠟蜜一升，和煎丸如梧子大。每日早午晚各服三十丸。

天虋冬酒 補五臟，調六腑，令人無病。天虋冬三十斤，去心搗碎，以水二石，煮汁一石，糯米一斗，細麴十斤，如常炊釀，酒熟，日飲三盃。

天虋冬膏 去積聚風

痰，補肺。療欬嗽失血，潤五臟，殺三蟲伏尸，除瘟疫，輕身益氣，令人不飢。以天虋冬流水泡過，去皮心，搗爛取汁，砂鍋文武炭火煮，勿令大沸。以十斤爲率，熬至三斤，卻入蜜四兩，熬至滴水不散。瓶盛埋土中一七，去火毒。每日早晚白湯調服一匙。若動大便，以酒服之。醫方摘要

肺痿欬嗽 吐涎沫，心中溫溫，咽燥而不渴。生天虋冬搗汁一斗，酒一斗，飴一升，紫菀四合，銅器煎至可丸。每服杏仁大一丸，日三服。肘後方

陰虛火動 有痰不堪用燥劑者。天虋冬一斤，水浸洗去心，取肉十二兩，石臼搗爛；五味子水洗去核，取肉四兩，曬乾不見火。共搗丸梧子大。每服二十丸，茶下，日三服。○簡便方

滋陰養血 溫補下元。三才丸：用天虋冬去心，生地黃二兩，二味用柳甑箅以酒灑之，九蒸九曬，待乾秤之；人參一兩，爲末，蒸棗肉搗和丸梧子大。每服三十丸，食前溫酒下，日三服。潔古活法機要

虛勞體痛 天虋冬末，酒服方寸匕，日三。忌鯉魚。千金方

肺勞風熱 止渴去熱。天虋冬去皮心，煮食；或曬乾爲末，蜜丸服，尤佳。亦可洗面。孟詵食療

婦人骨蒸 煩熱寢汗，口乾引飲，氣喘。天虋冬十兩，麥虋冬八兩，並去心，爲末，以生地黃三斤取汁熬膏，和丸梧子大。每服五十丸，以逍遙散去甘草煎湯下。活法機要

風顛發作 則吐，耳如蟬鳴，引脇牽痛。天虋冬去心皮，曝搗爲末，酒服方寸匕，日三服。久服良。外臺祕要

小腸偏墜 天虋冬三錢，烏藥五錢，以水煎服。吳球活人心統

面黑令白 天虋冬曝乾，同蜜搗作丸，日用洗面。聖濟總錄

口瘡連年 不愈者。天虋冬、麥虋冬並去心、玄參等分，爲末，煉蜜丸彈子大。每噙一丸。乃僧居寮所傳方也。齊德之外科精義

諸般癰腫 新掘天虋冬三五兩，洗淨，沙盆擂細，以好酒濾汁，頓服。未效，再服必愈。此祖傳經驗方也。虞摶醫學正傳

百部 別錄中品

【釋名】**婆婦草** 日華 **野天虋冬** 綱目。時珍曰：其根多者百十連屬，如部伍然，故以名之。

【集解】宏景曰：山野處處有之。其根數十相連，似天虋冬而苦強，但苗異爾。博物志云：九眞一種草似百部，但長大爾。懸火上令乾，夜取四五寸切短含，嚥汁，主暴欬甚良，名爲嗽藥。疑此即百部也，其土肥潤，是以長大也。藏器曰：天虋冬根有十餘莖，圓短實潤，味甘。百部多者五六十莖，長尖內虛，味苦不同，苗蔓亦別。今人以虋冬當百部，說不明也。頌曰：今江湖淮陜齊魯州郡皆有之。春生苗，作藤蔓，葉大而尖長，頗似竹葉，面青色而光。根下一撮十五六枚，黃白色。二三八月采，曝乾用。時珍曰：百部亦有細葉如茴香者，其莖青，肥嫩時亦可煮食。其根長者近尺，新時亦肥實，但乾則虛瘦無脂潤爾。生時擘開去心曝之。鄭樵通志言葉如薯蕷者，謬矣。

根

【脩治】斅曰：凡采得，以竹刀劈去心皮，花作數十條，懸簷下風乾，卻用酒浸一宿，漉出，焙乾剉用。或一窠八十三條者，號曰地仙苗。若脩事餌之，可千歲也。

【氣味】**甘，微溫，無毒。** 權曰：甘，無毒。大明曰：苦，無毒。恭曰：微寒，有小毒。時珍曰：苦、微甘，無毒。

【主治】**欬嗽上氣。火炙酒漬飲之。** 別錄 **治肺熱，潤肺。** 甄權 **治傳尸骨蒸勞，治疳，殺蛔蟲、寸白、蟯蟲，及一切樹木蛀蟲，燼之即死。殺蝨及蠅蠓。** 大明 宏景曰：作湯洗牛犬，去蝨。**火炙酒浸空腹飲，治疥癬，去蟲蠶咬毒。** 藏器

【發明】時珍曰：百部亦天虋冬之類，故皆治肺病，殺蟲。但百部氣溫而不寒，寒嗽宜之；天虋冬性

寒而不熱，熱嗽宜之，此爲異耳。

【附方】舊五新五

暴欬嗽 張文仲方用百部根漬酒每溫服一升日三服○葛洪方用百部生薑各搗汁等分煎服二合○續十全方用百部藤根搗自然汁和蜜等分沸湯煎膏噙嚥○普濟方治卒欬不止用百部根懸火上炙乾每含嚥汁勿令人知

小兒寒嗽 百部丸用百部炒麻黃去節各七錢半爲末杏仁去皮尖炒仍以水畧煮三五沸研泥入熟蜜和丸皂子大每服二三丸溫水下○錢乙小兒方

三十年嗽 百部根二十斤搗取汁煎如飴服方寸匕日三服深師加蜜二斤外臺加飴一斤千金方

遍身黃腫 掘新鮮百條根洗搗罨臍上以糯米飯半升拌水酒半合揉軟蓋在藥上以帛包住待一二日後口內作酒氣則水從小便中出腫自消也百條根一名野天虋冬一名百嬭狀如葱頭其苗葉柔細一根下有百餘個數楊氏經驗方

誤吞銅錢 百部根四兩酒一升漬一宿溫服一升日再服外臺祕要

百蟲入耳 百部炒研生油調一字于耳門上聖濟總錄

熏衣去蝨 百部秦艽爲末入竹籠燒烟熏之自落亦可煮湯洗之經驗方

【附錄】**白并** 別錄曰味苦無毒主肺欬上氣行五臟令百病不起一名王富一名箭簳生山陵葉如小竹根黃白三月四月采根曝乾時珍曰此物氣味主治俱近百部故附之

何首烏 宋開寶

【釋名】**交藤** 本傳 **夜合** 本傳 **地精** 本傳 **陳知白** 開寶 **馬肝石** 綱目 **桃柳藤** 日華 **九眞藤** 綱目 **赤葛** 斗門 **瘡帚** 綱目 **紅內消** 〔大明曰〕其藥本草無名因何首烏見藤夜交何即采食有功因以采人爲名爾〔時珍曰〕漢武時有馬肝石能治人髮故後人隱此名亦曰馬肝石赤者能消腫毒外科呼爲瘡帚紅內消斗門方云取根若獲九數者服之乃仙故名九眞藤

【集解】頌曰何首烏本出順州南河縣今在處有之嶺外江南諸州皆有以西洛嵩山及河南柏城縣者爲勝春生苗蔓延竹木牆壁間莖紫色葉葉相對如薯蕷而不光澤夏秋開黃白花如葛勒花結子有棱似蕎麥而細小纔如粟大秋冬取根大者如拳各有五棱瓣似小甜瓜有赤白二種赤者雄白者雌一云春采根秋采花九蒸九曝乃可服此藥本名交藤因何首烏服而得名也唐元和七年僧文象遇茅山老人遂傳此事李翺乃著何首烏傳云何首烏者順州南河縣人祖名能嗣父名延秀能嗣本名田兒生而閹弱年五十八無妻子常慕道術隨師在山一日醉臥山野忽見有藤二株相去三尺餘苗蔓相交久而方解解了又交田兒驚訝其異至旦遂掘其根歸問諸人無識者後有山老忽來示之答曰子既無嗣其藤乃異此恐是神仙之藥何不服之遂杵爲末空心酒服一錢七日而思人道數月似強健因此常服又加至二錢經年舊疾皆痊髮烏容少十年之內即生數男乃改名能嗣又與其子延秀服皆壽百六十歲延秀生首烏首烏服藥亦生數子年百三十歲髮猶黑有李安期者與首烏鄉里親善竊得方服其壽亦長遂敘其事傳之云何首烏味甘性溫無毒茯苓爲使治五痔腰膝之病冷氣心痛積年勞瘦痰癖風虛敗劣長筋力益精髓壯氣駐顏黑髮延年婦人惡血痿黃產後諸疾赤白帶下毒氣入腹久痢不止其功不可具述一名野苗二名交藤三名夜合四名地精五名何首烏本出處州江南諸道皆有苗如木藁葉有光澤形如桃柳其背偏皆單生不相對有雌雄雄者苗色黃白雌者黃赤根遠不過三尺夜則苗蔓相交或隱化不見春末夏中秋初三時候晴明日兼雌雄采之乘潤以布帛拭去泥土勿損皮烈日曝乾密器貯之每月再曝

用時去皮爲末，酒下最良。遇有疾，卽用茯苓湯下爲使。凡服用偶日，二、四、六、八日服訖，以衣覆汗出，導引。尤忌猪肉血、羊血、無鱗魚，觸藥無力。其根形大如拳連珠，其有形如鳥獸山岳之狀者，珍也。掘得去皮生喫，得味甘甜，可休糧。讚曰：神效助道，著在仙書。雌雄相交，夜合晝疏。服之去穀，日居月諸。返老還少，變安病軀。有緣者遇，最爾自如。○明州刺史李遠附錄云：何首烏以出南河縣及嶺南恩州、韶州、潮州、賀州、廣州、潘州、四會縣者爲上，邕州、桂州、康州、春州、高州、勤州、循州、晉興縣出者次之，眞仙草也。五十年者如拳大，號山奴，服之一年，髮髭青黑；一百年者如盌大，號山哥，服之一年，顏色紅悅；一百五十年者如盆大，號山伯，服之一年，齒落更生；二百年者如斗栲栳大，號山翁，服之一年，顏如童子，行及奔馬；三百年者如三斗栲栳大，號山精，純陽之體，久服成地仙也。【時珍曰】凡諸名山深山產者，卽大而佳也。

根

【脩治】【志曰】春夏秋采其根，雌雄共用。乘溼以布拭去土，曝乾，臨時以苦竹刀切，米泔浸經宿，曝乾，木杵臼搗之。忌鐵器。【愼微曰】方用新采者，去皮，銅刀切薄片，入甑內，以瓷鍋蒸之，旋以熱水從上淋下，勿令滿溢，直候無氣息，乃取出曝乾用。【時珍曰】近時治法：用何首烏赤白各一斤，竹刀刮去粗皮，米泔浸一夜，切片。用黑豆三斗，每次用三升三合三勺，以水泡過，砂鍋內鋪豆一層，首烏一層，重重鋪盡，蒸之。豆熟取出，去豆，將何首烏曬乾，再以豆蒸。如此九蒸九曬，乃用。

【氣味】苦、濇，微溫，無毒。【時珍曰】茯苓爲之使。忌諸血、無鱗魚、蘿蔔、蒜、葱、鐵器，同于地黃。能伏硃砂。

【主治】瘰癧，消癰腫，療頭面風瘡，治五痔，止心痛，益血氣，黑髭髮，悅顏色。久服長筋骨，益精髓，延年不老。亦治婦人產後及帶下諸疾。開寶　久服令人有子，治腹臟一切宿疾，冷氣腸風。大明　瀉肝風。好古

【發明】【時珍曰】何首烏，足厥陰、少陰藥也。白者入氣分，赤者入血分。腎主閉藏，肝主疏泄。此物氣溫，味苦濇。苦補腎，溫補肝，能收斂精氣。所以能養血益肝，固精益腎，健筋骨，烏髭髮，爲滋補良藥。不寒不燥，功在地黃、天門冬諸藥之上。氣血太和，則風虛、癰腫、瘰癧諸疾可知矣。此藥流傳雖久，服者尚寡。嘉靖初，邵應節眞人以七寶美髯丹方上進。世宗肅皇帝服餌有效，連生皇嗣。於是何首烏之方，天下大行矣。宋懷州知州李治，與一武臣同官。怪其年七十餘而輕健，面如渥丹，能飲食。叩其術，則服何首烏丸也。乃傳其方。後治得病，盛暑中半體無汗，已二年，竊自憂之。造丸服至年餘，汗遂浹體。其活血治風之功，大有補益。其方用赤白何首烏各半斤，米泔浸三夜，竹刀刮去皮，切焙，石臼爲末，煉蜜丸梧子大。每空心溫酒下五十丸。亦可末服。

【附方】舊四，新十二。

七寶美髯丹　烏鬚髮，壯筋骨，固精氣，續嗣延年。用赤白何首烏各一斤，米泔水浸三四日，瓷片刮去皮，用淘淨黑豆二升，以砂鍋木甑，鋪豆及首烏，重重鋪蓋蒸之。豆熟取出，去豆暴乾，換豆再蒸，如此九次，暴乾爲末。赤白茯苓各一斤，去皮研末，以水淘去筋膜及浮者，取沈者捻塊，以人乳十盌浸勻，曬乾研末。牛膝八兩，去苗，酒浸一日，同何首烏第七次蒸之，至第九次止，曬乾。當歸八兩，酒浸曬。枸杞子八兩，酒浸曬。菟絲子八兩，酒浸生芽，研爛曬。補骨脂四兩，以黑脂麻炒香。並忌鐵器，石臼爲末，煉蜜和丸彈子大，一百五十丸。每日三丸，淸晨溫酒下，午時薑湯下，臥時鹽湯下。其餘並丸梧子大，每日空心酒服一百丸。久服極驗。忌見前。積善堂方

服食滋補　和劑局方何首烏丸：專壯筋骨，長精髓，補血氣。久服黑鬚髮，堅陽道，令人多子，輕身延年。月計不足，歲計有餘。用何首烏三斤，銅刀切片，乾者以米泔水浸軟切之；牛膝去苗一斤，切。以

黑豆一斗淘淨。用木甑鋪豆一層鋪藥一層重重鋪盡。瓦鍋蒸至豆熟。取出去豆曝乾。換豆又蒸。如此三次。爲末。蒸棗肉和丸梧子大。每服三五十丸。空心溫酒下。忌見前。○鄭巖山中丞方只用赤白何首烏各半斤。去粗皮。陰乾。石臼杵末。每旦無灰酒服一錢。○積善堂方用赤白何首烏各半。極大者。八月采。以竹刀削去皮。切片。用米泔水浸一宿。曬乾。以壯婦男兒乳汁拌曬三度。候乾。木臼舂爲末。以蜜雲棗肉和杵爲丸如梧子大。每服二十丸。每十日加十丸。至百丸止。空心溫酒鹽湯任下。一方不用人乳。○筆峯雜興方用何首烏雌雄各半斤。分作四分。一分用當歸汁浸。一分生地黃汁浸。一分旱蓮汁浸。一分人乳浸。三日取出。各曝乾。瓦焙。石臼爲末。蒸棗肉和丸梧子大。每服四十丸。空心百沸湯下。禁忌見前。

骨軟風疾腰膝疼。行步不得。遍身瘙癢。用何首烏大而有花紋者。同牛膝各一斤。以好酒一升浸七宿。曝乾。木臼杵末。棗肉和丸梧子大。每一服三五十丸。空心酒下。經驗方

寬筋治損何首烏十斤。生黑豆半斤。同煎熟。皁莢一斤燒存性。牽牛十兩炒取頭末。薄荷十兩。木香牛膝各五兩。川烏頭炮二兩。爲末。酒糊丸梧子大。每服三十丸。茶湯下。永類方

皮裹作痛不知何處。用何首烏末。薑汁調成膏塗之。以帛裹住。火炙鞋底熨之。經驗方

自汗不止何首烏末。津調封臍中。集簡方

腸風臟毒下血不止。何首烏二兩爲末。食前米飲服二錢。聖惠方

小兒龜背龜尿調紅內消。貼背上骨節。久久自安。

破傷血出何首烏末傅之卽上。神效。筆峯雜興方

瘰癧結核或破或不破。下至胸前者。皆治之。用九眞藤。一名赤葛。即何首烏。其葉如杏。其根如雞卵。亦類癧子。取根洗淨。日日生嚼。并取葉搗塗之。數服卽止。其藥久服延年黑髮。用之神效。斗門方

癰疽毒瘡紅內消不限多少。瓶中文武火熬煎。臨熱入好無灰酒相等。再煎數沸。時時飲之。其滓焙研爲末。酒煮麪糊丸梧子大。空心溫酒下三十丸。疾退宜常服之。即赤何首烏也。建昌產者良。陳自明外科精義

大風癘疾何首烏大而有花文者一斤。米泔浸一七。九蒸九曬。胡麻四兩。九蒸九曬。爲末。每酒服二錢。日二。聖惠方

疥癬滿身不可治者。何首烏艾葉等分。水煎濃湯洗浴。甚能解痛生肌肉。王袞博濟方

莖葉〔主治〕**風瘡疥癬作癢。煎湯洗浴。甚效。**時珍

本草綱目草部卷十八上終

本草綱目草部第十八卷下

草之七 蔓草類

萆薢 別錄中品

【釋名】赤節 別錄 百枝 吳普 竹木 炮炙論 白菝葜 時珍曰：萆薢名義未詳。日華本草言時人呼爲白菝葜，象形也。赤節、百枝與狗脊同名。

【集解】別錄曰：萆薢生真定山谷。二月、八月采根，曝乾。弘景曰：今處處有之。根似菝葜而小異，根大，不甚有角節，色小淺。恭曰：此有二種：莖有刺者根白實；無刺者根虛軟，軟者爲勝。蔓生，葉似薯蕷。頌曰：今河、陝、汴東、荊、蜀諸郡皆有之。作蔓生，苗葉俱青，葉作三叉，似山薯，又似綠豆葉。花有黃、紅、白數種，亦有無花結白子者。根黃白色，多節，三指許大。春秋采根，曝乾。今成德軍所產者，根亦如山薯而體硬，其苗引蔓，葉似蕎麥，子三稜，不拘時月采根，利刀切片，曝乾用。時珍曰：萆薢蔓生，葉似菝葜而大如盌，其根長硬，大者如商陸而堅。今人皆以土茯苓爲萆薢，誤矣。莖葉根苗皆不同。吳普本草又以萆薢爲狗脊，亦誤矣。詳狗脊下。宋史以懷慶萆薢充貢。

根【氣味】苦，平，無毒。別錄曰：甘。之才曰：薏苡爲之使。畏葵根、大黃、柴胡、前胡、牡蠣。

【主治】腰脊痛强，骨節風寒濕周痺，惡瘡不瘳，熱氣。本經 傷中恚怒，陰痿失溺，老人五緩，關節老血。別錄 冷氣㾓痺，腰脚癱緩不遂，手足驚掣，男子臂腰痛，久冷，腎間有膀胱宿水。甄權 頭旋癇疾，補水臟，堅筋骨，益精明目，中風失音。大明 補肝虛。好古 治白濁，莖中痛，痔瘻壞瘡。時珍

【發明】時珍曰：萆薢，足陽明、厥陰經藥也。厥陰主筋屬風，陽明主肉屬濕。萆薢之功，長于去風濕，所以能治緩弱㾓痺、遺濁、惡瘡諸病之屬風濕者。萆薢、菝葜、土茯苓三物，形雖不同，而主治之功不相遠，豈亦一類數種乎？雷斅炮炙論序云：囊皺漩多，夜煎竹木。竹木，萆薢也。漩多白濁，皆是濕氣下流。萆薢能除陽明之濕而固下焦，故能去濁分清。楊倓家藏方治真元不足，下焦虛寒，小便頻數，白濁如膏，有萆薢分清飲，正此意也。又楊子建萬全護命方云：凡人小便頻數不計度數，便時莖內痛不可忍者，此疾必先大腑祕熱不通，水液只就小腸，大腑愈加乾竭，甚則渾身熱，心躁思凉水，如此即重證也。此疾本因貪酒色，積有餘毒腐物瘀血之類，隨虛水入于小腸，故便時作痛也。不飲酒者，必平生過食辛熱葷膩之物，又因色傷而然。此乃小便頻數而痛，與淋證澀而痛者不同也。宜用此萆薢一兩，水浸少時，以鹽半兩同炒，去鹽爲末。每服二錢，水一盞，煎八分，和滓服之，使水道轉入大腸。仍以葱湯頻洗穀道，令氣得通，則小便數及痛自減也。

【附方】舊二，新三。

腰脚痺軟 行履不穩者。萆薢二十四分，杜仲八分，擣篩。每旦溫酒服三錢匕。禁牛肉。唐德宗貞元廣利方

小便頻數 川萆薢一斤，爲末，酒糊丸梧子大。每鹽酒下七十丸。集玄方

白濁頻數 漩面如油，澄下如膏，乃真元不足，下焦虛寒。萆薢分清飲：用萆薢、石菖蒲、益智仁、烏藥等分。每服四錢，水一盞，入鹽一捻，煎七分，食前溫服，日一服，效乃止。

腸風痔漏 如聖散：用萆薢、貫衆去土等分，爲末。每服三錢，溫酒空心服之。孫尚藥傳家祕寶方

頭痛發汗 萆薢、旋覆花、虎頭骨酥炙等分，爲散。欲發時，以溫酒服二錢，暖臥取汗，立瘥。聖濟錄

拔葜

上蒲八切下棄八切 別錄中品

【釋名】菝菰 同葜 金剛根 日華 鐵菱角 綱目 王瓜草 日華 時珍曰菝菰猶敓結也敓結短也此草莖蔓強堅短小故名菝菰而江浙人謂之菝葜根亦曰金剛根楚人謂之鐵菱角皆狀其堅而有尖刺也鄭樵通志云其葉頗近王瓜故名王瓜草

【集解】別錄曰生山野二月八月采根曝乾 弘景曰此有三種大略根苗並相類菝葜莖紫而短小多刺小減萆薢而色深人用作飲 恭曰陶云三種乃狗脊菝葜萆薢相類非也萆薢有刺者葉粗相類根不相類萆薢細長而白色菝葜根作塊結黃赤色殊非狗脊之流 頌曰今近道及江浙州郡多有之苗莖成蔓長二三尺有刺其葉如冬青烏藥葉而差大秋生黃花結黑子如櫻桃大其根作塊人呼金剛根 時珍曰菝葜山野中甚多其莖似蔓而堅強植生有刺其葉團大狀如馬蹄光澤似柹葉不類冬青秋開黃花結紅子其根甚硬有硬鬚如刺其葉煎飲酸濇野人采其根葉入染家用名鐵菱角吳普本草以菝葜為狗脊非矣詳見狗脊下

根【氣味】甘酸平溫無毒【主治】腰背寒痛風痹益血氣止小便利 別錄 治時疾瘟瘴 大明 補肝經風虛 好古 治消渴血崩下利 時珍

葉 治風腫止痛撲損惡瘡和鹽少許擣塗傅佳 日華子

【發明】時珍曰菝葜足厥陰少陰藥氣溫味酸性濇而收與萆薢彷彿孫真人元旦所飲辟邪屠蘇酒中亦用之 頌曰取根浸赤汁煮粉食辟瘴

【附方】新五

小便滑數 金剛根為末每服三錢溫酒下睡時○儒門事親方

沙石淋疾 重者取去根本用菝葜二兩為末每米飲服二錢後以地椒煎湯浴腰腹須臾即通也 聖濟錄

消渴不止 菝毅即菝葜㕮咀半兩水三盞烏梅一箇煎一盞溫服 普濟方

下痢赤白 金剛根臘茶等分為末白梅肉擣丸芡子大每服五七丸小兒三丸白痢甘草湯下赤痢烏梅湯下 衞生易簡方

風毒脚弱 痹滿上氣田舍貧家用此最良菝葜洗剉一斛以水三斛煮取九斗漬麴去滓取一斛漬飯如常釀酒任意日飲之 肘後方

土茯苓

綱目

【校正】併入拾遺禹餘糧

【釋名】土萆薢 綱目 刺豬苓 圖經 山豬糞 綱目 草禹餘糧 拾遺 仙遺糧 綱目 冷飯團 綱目 硬飯 綱目 山地栗 綱目 時珍曰按陶弘景注石部禹餘糧云南中平澤有一種藤生葉如菝葜根作塊有節似菝葜而色赤味如薯蕷亦名禹餘糧言昔禹行山乏食采此充糧而棄其餘故有此名觀陶氏此說即今土茯苓也故今尚有仙遺糧冷飯團之名亦其遺意陳藏器本草草禹餘糧蘇頌圖經豬苓下刺豬苓皆此物也今皆併之茯苓豬苓山地栗皆象形也俗又名過岡龍謬稱也

【集解】藏器曰草禹餘糧生海畔山谷根如盞連綴半在土上皮如茯苓肉赤味濇人取以當穀食不飢 頌曰施州一種刺豬苓蔓生春夏采根削皮焙乾彼土人用傅瘡毒殊效 時珍曰土茯苓楚蜀山箐中甚多蔓生如蓴莖有細點其葉不對狀頗類大竹葉而質厚滑如瑞香葉而長五六寸其根狀如菝葜而圓其大若雞鴨子連綴而生遠者離尺許近或數寸其肉軟可生啖有赤白二種入藥用白者良按中山經云鼓鐙之山有草焉名曰榮草其葉如柳其本如雞卵食之已風恐即此也昔人不知用此近時弘治正德間因楊梅瘡盛行率用輕粉藥取效毒留筋骨潰爛終身至人用此遂為要藥諸醫無從考證往往指為萆薢及菝葜然其根苗迥然不同宜參考之但其功用亦頗相

近，蓋亦萆薢、菝葜之類也。

根

【氣味】甘淡，平，無毒。時珍曰：忌茶茗。

【主治】食之當穀不飢，調中止洩，健行不睡。藏器 健脾胃，強筋骨，去風溼，利關節，止泄瀉，治拘攣骨痛，惡瘡癰腫。解汞粉、銀朱毒。時珍

【發明】機曰：近有好淫之人，多病楊梅毒瘡，藥用輕粉，愈而復發，久則肢體拘攣，變爲癰漏，延綿歲月，竟致廢篤。惟剉土萆薢三兩，或加皂莢、牽牛各一錢，水六盌，煎三盌，分三服，不數劑，多瘥。蓋此疾始由毒氣干於陽明而發，加以輕粉燥烈，久而水衰，肝挾相火來凌脾土。土屬溼，主肌肉，溼熱鬱蓄于肌腠，故發爲癰腫，甚則拘攣，內經所謂溼氣害人皮肉筋骨是也。土萆薢甘淡而平，能去脾溼，溼去則營衛從而筋脈柔，肌肉實而拘攣癰漏愈矣。初病服之不效者，火盛而溼未鬱也。此藥長于去溼，不能去熱，病久則熱衰氣耗而溼鬱爲多故也。時珍曰：楊梅瘡古方不載，亦無病者。近時起于嶺表，傳及四方。蓋嶺表風土卑炎，嵐瘴熏蒸，飲啖辛熱，男女淫猥。溼熱之邪積畜既深，發爲毒瘡，遂致互相傳染，自南而北，遍及海宇，然皆淫邪之人病之。其類有數種，治之則一也。其證多屬厥陰、陽明二經，而兼乎他經。邪之所在，則先發出。如兼少陰、太陰則發于咽喉；兼太陽、少陽則發于頭耳之類。蓋相火寄于厥陰，肌肉屬于陽明故也。醫用輕粉、銀朱劫劑，五七日即愈。蓋水銀性走而不守，加以鹽、礬升爲輕粉、銀朱，其性燥烈，善逐痰涎。涎乃脾之液，此物入胃，氣歸陽明，故涎被劫，隨火上升，從喉頰齒縫而出，故瘡即乾痿而愈。若服之過劑，及用不得法，則毒氣竄入經絡筋骨之間，莫之能出。痰涎既去，血液耗涸，筋失所養，營衛不從，變爲筋骨攣痛，發爲癰毒疳漏。久則生蟲爲癬，手足皴裂，遂成廢痼。惟土茯苓氣平味甘而淡，爲陽明本藥，能健脾胃，去風溼。脾胃健則營衛從，風溼去則筋骨利，故諸證多愈。此亦得古人未言之妙也。今醫家有搜風解毒湯，治楊梅瘡，不犯輕粉。病深者月餘，淺者半月即愈。服輕粉藥筋骨攣痛、癱瘓不能動履者，服之亦效。其方用土茯苓一兩，薏苡仁、金銀花、防風、木瓜、木通、白鮮皮各五分，皂莢子四分，氣虛加人參七分，血虛加當歸七分，水二大盌，煎飲，一日三服。惟忌飲茶及牛、羊、雞、鵞、魚、肉、燒酒、法麪、房勞。蓋祕方也。

【附方】新六。

楊梅毒瘡 鄧筆峯雜興方：用冷飯團四兩，皂角子七箇，水煎代茶飲。淺者二七，深者四七，見效。○一方：冷飯團一兩，五加皮、皂角子、苦參各三錢，金銀花一錢，用好酒煎，日一服。

小兒楊梅 瘡起于口內，延及遍身。以土萆薢末，乳汁調服，月餘自愈。外科發揮。

骨攣癰漏 薛己外科發揮云：服輕粉致傷脾胃氣血，筋骨疼痛，久而潰爛成癰，連年累月，至于終身成廢疾者。土萆薢一兩，有熱加芩、連，氣虛加四君子湯，血虛加四物湯，水煎代茶。月餘即安。○朱氏集驗方：用過山龍四兩，即硬飯，加四物湯一兩，皂角子七箇，川椒四十九粒，燈心七根，水煎日飲。

瘰癧潰爛 冷飯團切片或爲末，水煎服，或入粥內食之。須多食爲妙。江西所出色白者良。忌鐵器、發物。陸氏積德堂方。

白蘞 本經下品

【釋名】白草本經 白根別錄 兔核別錄 貓兒卵綱目 崑崙別錄 宗奭曰：白蘞服餌方少用，惟斂瘡方多用之，故名白蘞。時珍曰：兔核、貓兒卵，皆象形也。崑崙，言其皮黑也。

【集解】別錄曰：白蘞生衡山山谷。二月、八月采根，曝乾。弘景曰：近道處處有之。作藤生，根如白芷，破片竹穿，日乾。恭曰：根似天虋冬，一株下有十許。根皮赤黑，肉白，如芍藥，不似白芷。蔓生，枝端有五

葉。所在有之。（頌曰）今江淮及荆襄懷孟商齊諸州皆有之。二月生苗，多在林中作蔓，赤莖，葉如小桑。五月開花，七月結實。根如雞鴨卵而長，三五枚同一窠，皮黑肉白。一種赤蘞，花實功用皆同，但表裏俱赤爾。

根（氣味）苦，平，無毒。（別錄曰）甘，微寒。（權曰）有毒。（之才曰）代赭爲之使。反烏頭。（主治）癰腫疽瘡，散結氣，止痛除熱，目中赤，小兒驚癎，温瘧，女子陰中腫痛，帶下赤白。本經　殺火毒。別錄　治發背瘰癧，面上皰瘡，腸風痔漏，血痢，刀箭瘡，撲損，生肌止痛。大明　解狼毒毒。時珍

（發明）（弘景曰）生取根搗傅癰腫有效。（頌曰）今醫治風及金瘡面藥方多用之。往往與白芨相須而用。

（附方）舊三。新十。發背初起　水調白蘞末，塗之。肘後方　疔瘡初起　方同上。聖惠方　一切癰腫　（權曰）白蘞、赤小豆、莔草爲末，雞子白調塗之。○陶隱居方用白蘞二分，藜蘆一分，爲末，酒和貼之，日三上。面上酒皶　白蘞、白石脂、杏仁各半兩，爲末，雞子淸調塗，旦洗。御藥院方　面生粉刺　白蘞二分，杏仁半分，雞屎白一分，爲末，蜜和雜水拭面。肘後方　凍耳成瘡　白蘞、黃蘗等分，爲末，生油調搽。談埜翁方　湯火灼傷　白蘞末傅之。○外臺方　諸物哽咽　白蘞、白芷等分，爲末，水服二錢。聖惠方　鐵刺諸哽及竹木哽在咽中　白蘞、半夏泡等分，爲末，酒服半錢，日二服。聖惠方　刺在肉中　方同上。胎孕不下　白蘞、生半夏等分，爲末，滴水丸梧子大，每榆皮湯下五十丸。保命集　風痹筋急　腫痛，屈轉易常處。白蘞二分，熟附子一分，爲末，每酒服半刀圭，日二服，以身中熱行爲候，十日便覺。忌豬肉、冷水。千金方　諸瘡不斂　白蘞、赤蘞、黃蘗各三錢，炒研，輕粉一錢，用葱白漿水洗淨，傅之。瑞竹堂方

女萎

李當之本草

（集解）（恭曰）女萎葉似白蘞，蔓生，花白子細。荆襄之閒名爲女萎，亦名蔓楚。用苗不用根，與萎蕤全別。今太常謬以爲白頭翁者是也。（時珍曰）諸家誤以女萎解葳蕤，正誤見葳蕤下。

（脩治）（斅曰）凡采得陰乾，去頭并白蕊，於槐砧上剉，拌豆淋酒蒸之，從巳至未出，曬乾。

（氣味）辛，温，無毒。（主治）止下痢，消食。當之　風寒洒洒，霍亂洩痢，腸鳴遊氣上下無常，驚癎寒熱百病，出汗。唐本

（附方）新三。久痢脫肛　女萎切一升，燒熏之。楊氏產乳方　蠹下不止　女萎、雲實各一兩，用烏頭二兩，桂心五錢，爲末，蜜丸梧子大，每服五丸，水下，一日三服。肘後方　身體癧瘍　斑駁。女萎膏：用魯國女萎、白芷各一分，附子一枚，雞舌香、木香各二分，爲末，臘豬脂七合，和煎，入麝香一錢，以浮石磨破，日擦之。古今錄驗

豬魁

本經下品

（釋名）（時珍曰）其根如魁，有汁如豬，故名。魁乃酒器名。

（集解）（別錄曰）生山谷中，二月采。（弘景曰）狀如小芋，肉白皮黃，近道亦有。（恭曰）豬魁大者如斗，小者如升。蔓生草木上，葉似杜衡。陶所說乃土卵也。土卵不堪藥用，梁漢人蒸食之，名黃獨，非豬魁也。（保昇曰）苗蔓延生，葉似蘿藦，根若菝葜，皮紫黑，肉黃赤。大者輪囷如升，小者如拳。所在有之。（時珍曰）

赭魁閩人用之染青緇中。云易上色。沈括筆談云：本草所論赭魁，皆未詳審。今南中極多。膚黑肌赤，似何首烏。切破中有赤理如檳榔。有汁赤如赭。彼人以染皮製靴。閩人謂之餘糧。本草石部禹餘糧，陶氏所引乃此物也。謹按沈氏所說赭魁甚明。但謂是禹餘糧者，非矣。禹餘糧乃今之土茯苓，可食，故得糧名。赭魁不可食，豈得稱糧耶。土卵即土芋也。見菜部。

根〔氣味〕甘，平，無毒。恭曰：有小毒。〔主治〕心腹積聚，除三蟲。本經

鵞抱 宋圖經

〔集解〕頌曰：生宜州山林下。附石而生，作蔓似大豆。其根形似萊菔，大者如三升器，小者如拳。二月八月采根，切片陰乾用。

〔氣味〕苦，寒，無毒。〔主治〕風熱上壅，咽喉腫痛，及解蠻箭藥毒，擣末酒服有效。亦消風熱結毒，酒摩塗之，立愈。蘇頌

伏雞子根 拾遺

〔釋名〕承露仙

〔集解〕藏器曰：生四明天台山。蔓延生，葉圓薄似錢，根似烏形者良。〔氣味〕苦，寒，無毒。

〔主治〕解百藥毒，諸熱煩悶，急黃，天行黃疸，瘧瘴，中惡寒熱頭痛，疽瘡，馬黃牛瘡，水磨服之。新者尤佳。亦傅癰腫。與陳家白藥同功。藏器

〔附錄〕**仰盆** 拾遺 〔藏器曰〕味辛，温，有小毒。水磨服少許，治蠱飛尸喉痹。亦磨傅皮膚惡腫。生東陽山谷。苗似承露仙，根圓如仰盆狀，大如雞卵。

人肝藤 拾遺 〔藏器曰〕主解諸腫毒，遊風手腳軟痹，並生研服之，塗之。生嶺南山石間，引蔓而生，葉有三椏，花紫色。與伏雞子同名承露仙，而伏雞子葉圓。〔時珍曰〕以根三兩，磨汁或煎濃汁服，並解蠱毒。

千金藤 宋開寶

〔校正〕自木部移入此。

〔集解〕藏器曰：千金藤有數種，南北名模不同，大略主療相似，或是皆近千金藤也。生北地，根大如指，色似漆。生南土者，黃赤如細辛。舒廬閒有一種藤，似木蓼。又有烏虎藤，遶樹生，冬青，亦名千金藤。江西林閒有一草生，葉頭有瘦子，似鶴膝，葉如柳，亦名千金藤。又一種似荷葉，只大如錢許，亦呼為千金藤。又一名古藤，主痢及小兒大腹。千金者，以貴為名，豈俱一物，亦狀異而名同耶。若取的稱，未知孰是。又云：嶺南有陳思岌，亦名千金藤。

〔氣味〕缺。

〔主治〕一切血毒諸氣，霍亂中惡，天行虛勞瘧瘴，痰嗽不利，癰腫大毒，藥石發，癲癇，悉主之。藏器

〔附錄〕**陳思岌** 拾遺 〔藏器曰〕出嶺南山野。蔓生，如小豆。根及葉辛香。一名石黃香，一名千金藤。其根味辛，平，無毒。解諸藥毒，熱毒，丹毒，癰腫，天行壯熱，喉痹，蠱毒，並煮汁服之。亦磨塗瘡腫。〔珣曰〕味苦，平。浸酒服，治風，補益，輕身。

九仙子 綱目

〔釋名〕仙女嬌

〔集解〕時珍曰：九仙子出均州太和山。一根連綴九枚，大者如雞子，小者如半夏，白色。二月生苗，蔓高六七尺，莖細而光，葉如烏桕葉而短，扁不圓。每葉椏生子枝，或一或二，裊裊下垂。六七月開碎

青黃色花。隨即結實。碎子叢簇。如穀精草子狀。九月采根。【氣味】苦涼無毒。【主治】咽痛喉痹。散血。以新汲水或醋磨汁含嚥。甚良。時珍

山豆根宋開寶

【釋名】解毒綱目　黃結綱目　中藥。頌曰。其蔓如大豆。因以爲名。

【集解】頌曰。山豆根生劍南及宜州、果州山谷。今廣西亦有。以忠州、萬州者爲佳。苗蔓如豆。葉青。經冬不凋。八月采根。廣南者如小槐。高尺餘。石鼠食其根。故嶺南人捕鼠取腸胃曝乾。解毒攻熱效。

【氣味】甘寒無毒。時珍曰。按沈括筆談云。山豆根味極苦。本草言味甘。大誤矣。

【主治】解諸藥毒。止痛。消瘡腫毒。發熱欬嗽。治人及馬急黃。殺小蟲。開寶　含之嚥汁。解咽喉腫毒。極妙。蘇頌　研末湯服五分。治腹脹喘滿。酒服三錢。治女人血氣腹脹。又下寸白諸蟲。丸服。止下痢。磨汁服。止卒患熱厥心腹痛。五種痔痛。研汁塗諸熱腫禿瘡。蛇狗蜘蛛傷。時珍

【附方】舊十。新三。**解中蠱毒**密取山豆根和水研。服少許。未定再服。已禁聲者亦愈。**五般急黃**山豆根末。水服二錢。若帶蠱氣。以酒下。**霍亂吐痢**山豆根末。橘皮湯下三錢。**赤白下痢**山豆根末。蜜丸梧子大。每服二十丸。空腹白湯下。三服自止。已上並備急方。**水蠱腹大**有聲而皮色黑者。山豆根末。酒服二錢。聖惠方。**卒患腹痛**山豆根水研半盞服。入口即定。**頭風熱痛**山豆根末油調塗兩太陽。**頭上白屑**山豆根末浸油日塗之。**牙齦腫痛**山豆根一片含于痛所。已上並備急方。**喉中發癰**山豆根磨醋噙之。追涎即愈。勢重不能言者。頻以雞翎掃入喉中。引涎出。就能言語。永類方。**麩豆諸瘡**煩熱甚者。水研山豆根汁。服少許。經驗方。**疥癬蟲瘡**山豆根末。臘豬脂調塗。備急方。**喉風急證**牙關緊閉。水穀不下。山豆根、白藥等分。水煎噙之。嚥下二三口即愈。楊清叟外科

黃藥子宋開寶

【校正】自木部移入此。

【釋名】木藥子綱目　大苦綱目　赤藥圖經　紅藥子。時珍曰。按沈括筆談云。本草甘草注引郭璞注爾雅云。蘦。大苦者。云即甘草也。蔓生。葉似薄荷而色青黃。莖赤有節。節有枝相當。此乃黃藥也。其味極苦。故曰大苦。非甘草也。

【集解】頌曰。黃藥原出嶺南。今夔、陝州郡及明、越、秦、隴山中亦有之。以忠州、萬州者爲勝。藤生。高三四尺。根及莖似小桑。十月采根。秦州出者謂之紅藥子。施州謂之赤藥。葉似蕎麥。枝梗赤色。七月開白花。其根濕時紅赤色。曝乾即黃。本經有藥實根。云生蜀郡山谷。蘇恭云。即藥子也。用其核仁。疑此即黃藥之實。但言葉似杏。其花紅白色。子肉味酸。此爲不同。時珍曰。黃藥子今處處人栽之。其莖高二三尺。柔而有節。似藤實非藤也。葉大如拳。長三寸許。亦不似桑。其根長者尺許。大者圍二三寸。外褐內黃。亦有黃赤色者。肉色頗似羊蹄根。人皆擣其根入染藍缸中。云易變色也。唐蘇恭言藥實根即藥子。宋蘇頌遂以爲黃藥之實。然今黃藥冬枯春生。開碎花無實。蘇恭所謂藥子。亦不專指黃藥。則蘇頌所以言。亦未可憑信也。

根【氣味】苦平無毒。大明曰。涼。治馬心肺熱疾。【主治】諸惡腫瘡瘻

喉痹。蛇犬咬毒。研水服之。亦含亦塗。開寶 涼血降火。消瘿解毒。時珍

【發明】頌曰：孫思邈千金月令方：療忽生瘿疾一二年者，以萬州黃藥子半斤，須緊重者爲上。如輕虛，即是他州者，力慢，須用加一倍。取無灰酒一斗，投藥入中，固濟瓶口，以糠火燒一伏時，待酒冷方開。時時飲一盃，不令絕酒氣。經三五日後，常把鏡自照，覺消即停飲，不爾便令人項細也。劉禹錫傳信方亦著其效，云得之邕州從事張岧。岧目擊有效。復試其驗，如神。其方並同，惟小有異處，是燒酒候香出外，瓶頭有津出即止，不待一宿，火不可過猛耳。

【附方】舊三，新三。

項下瘿氣　黃藥子一斤，洗剉，酒一斗浸之。每日早晚常服一盞。忌一切毒物，及戒怒。仍以線逐日度之，乃知其效也。斗門方

吐血不止　藥子一兩，水煎服。聖惠方

咯血吐血　百一選方用蒲黃、黃藥子等分，爲末，掌中舐之。○王袞博濟方用黃藥子、漢防己各一兩，爲末。每服一錢，小麥湯食後調服，一日二服。

鼻衄不止　黃藥子爲末。每服二錢，煎淡膠湯下。良久，以新水調麪一匙頭服之。兵部手集方。只以新汲水磨汁一盌，頓服。簡要濟衆方

產後血運　惡物沖心，四肢冰冷，唇青腹脹，昏迷。紅藥子一兩，頭紅花一錢，水二盞，婦人油釵二隻，同煎一盞服。大小便俱利，血自下也。禹講師經驗方

天泡水瘡　黃藥子末搽之。集簡方

解毒子 唐本草

【釋名】地不容唐本　苦藥子圖經

【集解】恭曰：地不容生川西山谷。采無時。鄉人呼爲解毒子也。頌曰：出戎州。蔓生，葉青如杏葉而大厚硬，凌冬不凋。無花實。根黃白色，外皮微粗褐，纍纍相連，如藥實而圓大。采無時。又開州、興元府出苦藥子，大抵與黃藥相類，春采根曝乾，亦入馬藥用。時珍曰：四川志云：苦藥子出忠州，性寒，解一切毒。川蜀諸處皆有，即解毒子也。或云卭州苦藥子即黃藥子。方言稱呼不同耳，理亦近之。

根【氣味】苦，大寒，無毒。【主治】解蠱毒，止煩熱，辟瘴癘。利喉閉及痰毒。唐本　治五臟邪氣，清肺壓熱。蘇頌　消痰降火，利咽喉，退目赤。時珍

【附方】新二。

咽喉腫痛　水漿不下。苦藥、山豆根、甘草、消石各一分，射干、柑皮、升麻各半兩，爲末，蜜丸噙之。聖惠方

眉棱骨痛　熱毒攻眼，頭痛眉痛，壯熱不止。解毒子、木香、川大黃各三分，爲末，漿水調膏，攤貼，乾即易之。普濟方

【附錄】奴會子　海藥　珣曰：味辛平，無毒。主小兒無辜冷疳，虛渴脫肛，骨立瘦損，脾胃不磨。劉五娘方用爲煎服。生西國諸戎。大小如苦藥子。○海藥實根　本經曰：味辛溫，無毒。主邪氣諸痹疼酸，續絕傷，補骨髓。一名連木。別錄曰：生蜀郡山谷。采無時。恭曰：此藥子也。當今盛用。胡名那疏。出通州、渝州。其子味辛平，無毒。主破血止痢消腫，除蠱疰蛇毒。樹生，葉似杏，花紅白色，子肉味酸。止用其仁。本經誤載根字。時珍曰：此藥子雖似黃藥、苦藥子，而稍有不同。二藥子不結子。此則樹之子也。葛洪肘後方云：婆羅門名那疏樹子。中國人名藥子。去皮取中仁，細研服，治諸病也。

白藥子 唐本草

【集解】恭曰：白藥子出原州。三月生苗，葉似苦苣。四月抽赤莖，長似壺盧蔓。六月開白花。八月結子，亦名瓜蔞。九月葉落枝折。采根洗切，日乾。根皮黃色，名白藥子。頌曰：今夔、施、合州、江西、嶺南亦有

之。江西出者，葉似烏柏子，如綠豆。至六月變成赤色。治馬熱方用之。

根【氣味】辛，溫，無毒。權曰：苦，冷。【主治】金瘡生肌。唐本。消腫毒，喉痹，消痰止嗽，治渴并吐血。大明。治喉中熱塞不通，咽中常痛腫。甄權。解野葛、生金、巴豆藥毒，刀斧折傷，乾末傅之，能止血痛。馬志。散血降火，消痰解毒。時珍。

【附方】舊四，新八。**天行熱病**：白藥為末，漿水一盞，冷調二錢服，仰臥少頃，心悶或腹鳴，疞痛，當吐利數行。如不止，喫冷粥一盌止之。聖濟錄。**心痛解熱**：白藥根、野豬尾二味，洗去粗皮，焙乾，等分，搗篩，酒服一錢，甚效。黔人用之。蘇頌圖經。**風痰上壅**，咽喉不利：白藥三兩，黑牽牛半兩，同炒香，去牽牛一半，為末，防風末三兩，和勻。每茶服一錢。聖惠方。**喉中熱寒**，腫痛，散血消痰：白藥、朴消等分，為末，吹之，日四五次。直指方。**咽喉腫痛**：白藥末一兩，龍腦一分，蜜和丸芡子大。每含嚥一丸。聖惠方。**吐血不止**：白藥燒存性，糯米飲服三錢。聖惠方。**衄血不止**：紅棗、白藥各燒存性，等分為末，糯米飲服。或煎湯洗鼻，頻頻縮藥令入。經驗良方。**胎熱不安**：鐵罩散：用白藥子一兩，白芷半兩，為末。每服二錢，紫蘇湯下。心煩熱，入砂糖少許。聖惠方。**一切疳眼**，赤爛生瞖：白藥子一兩，甘草半兩，為末，猪肝一具，批開摻末，五錢煮熟食之。直指方。**小兒疳瀉**，吐利：方同上。**諸骨哽咽**：白藥煎米醋細嚥。在上即吐出，在下即下出。普濟方。**癰腫不散**：生白藥根搗貼，乾則易之。無生者，研末水和貼。圖經。

【附錄】**陳家白藥**　拾遺藏器曰：味苦，寒，無毒。主解諸藥毒，水研服之，入腹與毒相攻，必吐出，未盡更服。亦去心胸煩熱，天行瘟瘴。出蒼梧陳家，故有陳家之號。明山有之。蔓及根並似土瓜，葉如錢，根似防己，緊小者良。人亦采食之。與婆羅門白藥及赤藥功用並相似。時珍曰：按劉恂嶺表錄云：陳家白藥善解毒，諸藥皆不及之，救人甚多。封州、康州有種之者，廣府每歲充土貢。按此藥當時充貢，今無復有，或有之，古今名謂不同耳。**甘家白藥**　拾遺藏器曰：味苦，大寒，有小毒。解諸藥毒，水研服，即吐出，未盡再吐。與陳家白藥功相似。二物性冷，與霍亂下利人相反。出龔州以南，生陰處。葉似車前，根如半夏，其汁飲之如蜜，因此而名。嶺南多毒物，亦多解毒物，豈天資之乎。**會州白藥**　拾遺藏器曰：主金瘡，生膚止血，碎末傅之。出會州。葉如白蘞。**衝洞根**　拾遺藏器曰：味苦，平，無毒。主熱毒，蛇犬蟲癰瘡等毒。出嶺南恩州。取根陰乾，功用同陳家白藥，而苗蔓不相似。珣曰：苗蔓如土瓜，根亦相似。味辛，溫。主一切毒氣及蛇傷，取根磨水服之，諸毒悉皆吐出也。**突厥白**　宋開寶藏器曰：味苦。主金瘡，生血止血，補腰續筋。出突厥國。色白如灰，乃云石灰諸藥合成者。志曰：今所用者，出潞州。其根黃白色，狀似茯苓而虛軟。苗高三四尺。春夏葉如薄荷，花似牽牛而紫，上有白棱。二月、八月采根，曝乾。

威靈仙

宋開寶

【釋名】時珍曰：威，言其性猛也；靈仙，言其功神也。

【集解】志曰：出商州上洛山及華山并平澤，不聞水聲者良。生先于眾草，方莖，數葉相對。冬月丙丁戊己日采根用。恭曰：九月末至十二月采根，陰乾。餘月並不堪采。頌曰：今陝西及河東、河北、汴東、江湖州郡皆有之。初生作蔓，莖如釵股。七月內生花，六出，淺紫或碧白色，作穗似莆臺子，亦有似菊花頭者。實青色。根稠密多鬚，似穀，每年朽敗。九月采根。時珍曰：其根每年旁引，年深轉茂，一根叢鬚數百條，長者二尺許。初時黃黑色，乾則深黑，俗稱鐵脚威靈仙以此。別有數種，根鬚一樣，但色或黃或白，皆不可用。

根〔氣味〕苦，溫，無毒。〔元素曰〕味甘，純陽，入太陽經。〔杲曰〕可升可降，陰中陽也。〔時珍曰〕味微辛、鹹，不苦。忌茗、麪湯。〔主治〕諸風，宣通五臟，去腹內冷滯，心膈痰水，久積癥瘕，痃癖氣塊，膀胱宿膿惡水，腰膝冷疼，療折傷。久服無有溫疫瘧。〔開寶〕推新舊積滯，消胸中痰唾，散皮膚大腸風邪。〔李杲〕

〔發明〕〔頌曰〕唐貞元中，嵩陽子周君巢作威靈仙傳云：威靈仙去衆風，通十二經脉，朝服暮效。疏宣五臟冷膿宿水變病，微利不瀉。人服此，四肢輕健，手足微煖，並得清涼。先時，商州有人病手足不遂，不履地者數十年。良醫殫技，莫能療。所親置之道旁，以求救者。遇一新羅僧見之，告曰：此疾一藥可活，但不知此土有否。因爲之入山求索，果得，乃威靈仙也。使服之，數日能步履。其後山人鄧思齊知之，遂傳其事。此藥治丈夫婦人中風不語，手足不遂，口眼喎斜，言語蹇滯，筋骨節風，遶臍風，胎風頭風，暗風心風，風狂大風，皮膚風癢，白癜風，熱毒風瘡，頭旋目眩，手足頑痹，腰膝疼痛，久立不得，曾經損墜，腰痛，腎臟風壅，傷寒瘴氣，憎寒壯熱，頭痛流涕，黃疸黑疸，頭面浮腫，腹內宿滯，心頭痰水，膀胱宿膿，口中涎水，冷熱氣壅，肚腹脹滿，好喫茶滓，心痛，注氣膈氣，冷氣攻衝，脾肺諸氣，痰熱欬嗽氣急，坐臥不安，氣衝眼赤，攻耳成膿，陰汗盜汗，大小腸秘，服此立通。氣痢痔疾，瘰癧疥癬，婦人月水不來，動經多日，氣血衝心，産後秘塞，孩子無辜，並皆治之。其法：采得根，陰乾月餘，搗末，溫酒調一錢匕，空腹服之。如人本性殺藥，可加及六錢，利過兩行則減之，病除乃停服。其性甚善，不觸諸藥，但惡茶及麪湯。以甘草、巵子代飲可也。又以一味洗焙爲末，以好酒和令微溼，入在竹筒內，緊塞，九蒸九曝。如乾，添酒洒之，以白蜜和丸梧子大。每服二十至三十丸，溫酒下。崔元亮海上集驗方著其詳如此。〔恭曰〕腰腎脚膝積聚，腸內諸冷病，積年不瘥者，服之無不立效。〔宗奭曰〕其性快，多服疏人五臟眞氣。〔震亨曰〕威靈仙屬木，治痛風之要藥也，在上下者皆宜服之，尤效。其性好走，亦可橫行，故崔元亮言其去衆風，通十二經脉，朝服暮效。凡采得聞流水聲者，知其性好走也。須不聞水聲者乃佳。〔時珍曰〕威靈仙氣溫，味微辛鹹。辛泄氣，鹹泄水，故風溼痰飲之病，氣壯者服之有捷效。其性大抵疏利，久服恐損眞氣，氣弱者亦不可服之。

〔附方〕舊四，新一十六。

腳氣入腹，脹悶喘急。用威靈仙末，每服二錢，酒下。痛減一分，則藥亦減一分。〔簡便方〕

腰腳諸痛。〔千金方〕用威靈仙末，空心溫酒服一錢，逐日以微利爲度。〇〔經驗方〕用威靈仙一斤，洗乾，好酒浸七日，爲末，麪糊丸梧子大。以浸藥酒每服二十丸。

腎臟風壅，腰膝沉重。威靈仙末，蜜丸梧子大。溫酒服八十丸，平明微利惡物如青膿膠，即是風毒積滯。如未利，再服一百丸。取下後，食粥補之。一月仍常服溫補藥。孫兆方名放杖丸。集驗

筋骨毒痛，因患楊梅瘡，服輕粉毒藥，年久不愈者。威靈仙三斤，水酒十瓶，封煮一炷香，出火毒，逐日飲之，以愈爲度。〔集簡方〕

破傷風病。威靈仙半兩，獨頭蒜一箇，香油一錢，同搗爛，熱酒衝服，汗出即愈。〔衛生易簡方〕

手足麻痺，時發疼痛，或打撲傷損，痛不可忍，或癱瘓等證。威靈仙炒五兩，生川烏頭、五靈脂各四兩，爲末，醋糊丸梧子大。每服七丸，用鹽湯下。忌茶。〔普濟方〕

男婦氣痛，不拘久近。威靈仙五兩，生韭根二錢半，烏藥五分，好酒一盞，雞子一個，灰火煨一宿，五更視雞子殼軟爲度，去滓溫服，以乾物壓之，側睡向塊邊。渣再煎，次日服。覺塊刺

痛是其驗也。摘玄方。**噎塞膈氣**　威靈仙一把，醋、蜜各半盌，煎五分服之，吐出宿痰愈。唐瑤經驗方。**停痰宿飲**　喘咳嘔逆，全不入食。威靈仙焙，半夏薑汁浸焙，爲末，用皂角水熬膏，丸綠豆大。每服七丸至十丸，薑湯下，一日三服，一月爲驗。忌茶、麪。**腹中痞積**　威靈仙、楮桃兒各一兩，爲末。每温酒服三錢。名化鐵丸。普濟。**大腸冷積**　威靈仙末，蜜丸梧子大。一更時生薑湯下十丸至二十丸。經驗良方。**腸風瀉血**　久者。威靈仙、雞冠花各二兩，米醋二升，煮乾，炒爲末，以雞子白和作小餅，炙乾再研。每服二錢，陳米飲下，日二服。聖濟。**痔瘡腫痛**　威靈仙三兩，水一斗，煎湯，先熏後洗，冷再温之。外科精義。**諸骨哽咽**　威靈仙一兩二錢，砂仁一兩，沙糖一盞，水二鍾，煎一鍾，温服。○乾坤生意用威靈仙米醋浸二日，曬研末，醋糊丸梧子大。每服二三丸，半茶半湯下。如欲吐，以銅青末半匙，入油一二點，茶服，探吐。○聖濟錄治雞鵝骨哽，赤莖威靈仙五錢，井華水煎服，即軟如綿吞下也，甚效。**飛絲纏陰**　腫痛欲斷，以威靈仙搗汁浸洗。一人病此得效。李樓怪證方。**痘瘡黑陷**　鐵腳威靈仙炒研一錢，腦子一分，温水調服，取下瘡痂爲效。意同百祥丸。儒門事親。

茜草　本經上品

【校正】併入有名未用別錄苗根。

【釋名】**蒨**　音茜。**茅蒐**　音搜。**茹藘**　音如閭。**地血**　別錄。**染緋草**　蜀本。**血見愁**　土宿。**風車草**　土宿。**過山龍**　補遺。**牛蔓**　時珍曰：按陸佃云：許氏說文言蒐乃人血所化，則草鬼爲蒐以此也。陶隱居本草言東方有而少，不如西方多，則西草爲茜又以此也。陸機云：齊人謂之茜，徐人謂之牛蔓。又草之盛者爲蒨，牽別爲茹，連覆爲藘，則蒨、茹藘之名又取此義也。人血所化之說，恐亦俗傳耳。土宿眞君本草云：四補草，其根茜草也。一名西天王草，一名四岳近陽草，一名鐵塔草，風車兒草。【藏器曰】有名未用苗根，即茜根也。茜、苗二字相似，傳寫之誤爾。宜併之。

【集解】別錄曰：茜根生喬山山谷。二月、三月采根曝乾。又曰：苗根生山陰谷中，蔓草木上，莖有刺，實如椒。【弘景曰】此即今染絳茜草也。東間諸處乃有而少，不如西多。詩云茹藘在阪者是也。【保昇曰】染緋草，葉似棗葉，頭尖下闊，莖葉俱濇，四五葉對生節間，蔓延草木上，根紫赤色，所在皆有。八月采。【頌曰】今圃人亦作畦種蒔。故史記云：千畝巵茜，其人與千戶侯等，言其利厚也。【時珍曰】茜草十二月生苗，蔓延數尺，方莖中空有筋，外有細刺，數寸一節，每節五葉，葉如烏藥葉而糙澀，面青背綠。七八月開花，結實如小椒大，中有細子。

根

【脩治】【斅曰】凡使，用銅刀於槐砧上剉，日乾，勿犯鉛鐵器。勿用赤柳草根，眞相似，只是味酸澀。誤服令人患內障眼，速服甘草水止之，即毒氣散。

【氣味】**苦，寒，無毒。**【權曰】甘。【大明曰】酸。入藥炒用。【震亨曰】熱。【元素曰】微酸鹹，温。陰中之陰。【別錄曰】苗根：鹹，平，無毒。【之才曰】畏鼠姑。汁，制雄黃。

【主治】**寒溼風痹，黃疸，補中。**本經。**止血，內崩下血，膀胱不足，踒跌，蠱毒。久服益精氣，輕身。可以染絳。又苗根：主痹及熱中傷跌折。**別錄。**治六極傷心肺，吐血瀉血。**甄權。**止鼻洪，尿血，產後血運，月經不止，帶下，撲損瘀血，泄精，痔瘻瘡癤，排膿。酒煎服。**大明。**通經脈，治骨節風痛，活血行血。**時珍。

【發明】【藏器曰】茜草主蠱毒，煮汁服。周禮：庶民掌除蠱毒，以嘉草攻之。嘉草者，蘘荷與茜也。主蠱爲最。震亨曰：俗人治痛風，用草藥取速效，如石絲爲君，過山龍等佐之。皆性熱而燥，不能養陰，卻能燥濕病之淺者。濕痰得燥而開，瘀血得熱而行，故亦暫效。若病深而血少者，則愈劫愈虛而病愈深矣。時珍曰：茜根赤色而氣溫，味微酸而帶鹹。色赤入營，氣溫行滯，味酸入肝而鹹走血，手足厥陰血分之藥也，專于行血活血。俗方用治女子經水不通，以一兩煎酒服之，一日即通，甚效。名醫別錄言其久服益精氣，輕身，日華子言其泄精，殊不相合，恐未可憑。

附方 舊三，新八。

吐血不定 茜根一兩，搗末。每服二錢，水煎冷服。亦可水和二錢服。周應簡要濟衆方

吐血燥渴 及解毒。用茜根、雄黑豆去皮、甘草炙等分，爲末，井水丸彈子大。每溫水化服一丸。聖濟錄

鼻血不止 茜根、艾葉各一兩，烏梅肉二錢半，爲末，煉蜜丸梧子大。每烏梅湯下五十丸。本事方

五旬行經 婦人五十後經水不止者，作敗血論。用茜根一名過山龍一兩，阿膠、側柏葉、炙黃芩各五錢，生地黃一兩，小兒胎髮一枚燒灰，分作六帖。每帖水一盞半，煎七分，入髮灰服之。唐瑤經驗方

女子經閉 方見前發明。

心痹心煩 內熱。茜根煑汁服。傷寒類要

解中蠱毒 吐下血如豬肝。茜草根、蘘荷葉各三分，水四升，煑二升，服即愈。自當呼蠱主姓名也。陳延之小品方

黑髭烏髮 茜草一斤，生地黃三斤，取汁。以水五大盌，煎茜絞汁，將滓再煎三度。以汁同地黃汁，微火煎如膏，以瓶盛之。每日空心溫酒服半匙，一月髭髮如漆也。忌蘿蔔、五辛。聖濟錄

螻蛄漏瘡 茜根燒灰、千年石灰等分，爲末，油調傅之。儒門事親方

脫肛不收 茜根、石榴皮各一握，酒一盞，煎七分，溫服。聖惠方

預解瘡疹 時行瘡疹正發，服此則可無患。茜根煎汁，入少酒飲之。奇效良方

附錄

血藤 宋圖經。頌曰：生信州。葉如蔞蕳葉，根如大拇指，其色黃。彼人五月采用，攻血治氣塊。時珍曰：按虞摶云：血藤即過山龍，理亦相近，未知的否，姑附之。

翦草

日華

集解 藏器曰：翦草生山澤間，葉如茗而細，江東用之。頌曰：生潤州。二月三月采，曝乾用。時珍曰：按許叔微本事方言：翦草狀如茜草，又如細辛。婺、合二州皆有之，惟婺州者可用。其說殊詳，今遍詢訪無識者，或云即茜草也，未有的據。

根

氣味 苦，涼，無毒。頌曰：平。

主治 諸惡瘡疥癬風瘙瘻蝕，有蟲，浸酒服。大明 主一切失血。時珍

發明 元素曰：上部血須用翦草、牡丹皮、天虋冬、麥虋冬。時珍曰：許學士本事方云：翦草治勞瘵吐血損肺及血妄行，名曰神傳膏。其法每用一斤，淨洗曬爲末，入生蜜二斤，和爲膏，以器盛之，不得犯鐵器，一日一蒸，九蒸九曝乃止。病人五更起，面東坐，不得語言，以匙抄藥四匙食之，良久以稀粟米飲壓之。藥只冷服，米飲亦勿大熱，或吐或否不妨。如久病肺損咯血，只一服愈；尋常嗽血妄行，每服一匙可也。有一貴婦病瘵，得此方，九日藥成。前一夕，病者夢人戒令翌日勿亂服藥。次日將服藥，屋上土墜器中，不可用。再合成，將服，爲籍覆器，又不得食。再合未就而夫人卒矣。此藥之異有如此。若小小血妄行，只一啜而愈也。此藥絕妙若此，而世失傳，惜哉。

附方 新二。

風蟲牙痛 翦草、細辛、藁本等分，煎水熱漱，少頃自止。中藏經

風瘡瘙癢 滑肌散：治風邪客于肌中，渾身瘙癢，致生瘡疥，及脾肺風毒攻衝，生瘡乾溼，日久不瘥。用翦草七兩不見火，輕粉一錢，爲末，摻之。乾者麻油調摻。和劑局方

防己 本經中品

【釋名】解離本經 石解 時珍曰：按東垣李杲云：防己如險健之人，幸災樂禍，能首爲亂階，若善用之，亦可禦敵。其名或取此義。解離，因其紋解也。

【集解】別錄曰：防己生漢中川谷，二月、八月采根，陰乾。當之曰：其莖如葛蔓延，其根外白内黄，如桔梗，内有黑紋如車輻解者良。弘景曰：今出宜都、建平，大而青白色，虛軟者好，黑點木強者不佳。服食亦須之。頌曰：今黔中亦有之，但漢中出者，破之文作車輻解，黄實而香，莖梗甚嫩，苗葉小類牽牛。折其莖，一頭吹之，氣從中貫，如木通然。他處者青白虛軟，又有腥氣，皮皺，上有丁足子，名木防己。蘇恭言：木防己不任用，而古方張仲景治傷寒有增減木防己湯及防己地黄湯、五物防己湯、黄芪六物等湯。孫思邈治遺尿小便澀，亦有三物木防己湯。藏器曰：如陶所說，漢、木二防己，即是根苗爲名。

【修治】斅曰：凡使勿用木條，色黄、腥、皮皺、上有丁足子，不堪用。惟要心有花文、黄色者，細剉，以車前草根相對蒸半日，曬乾取用。時珍曰：今人多去皮剉，酒洗曬乾用。

【氣味】辛，平，無毒。別錄曰：苦，溫。普曰：神農：辛。黄帝、岐伯、桐君：苦，無毒。李當之：大寒。權曰：苦，有小毒。元素曰：大苦辛寒，陰也，泄也。之才曰：殷孽爲之使，殺雄黄毒，惡細辛，畏萆薢、女菀、鹵鹹，伏消石。

【主治】風寒溫瘧，熱氣諸癇，除邪，利大小便。本經 療水腫風腫，去膀胱熱，傷寒熱邪氣，中風手脚攣急，通腠理，利九竅，止洩，散癰腫惡結，諸瘑疥癬蟲瘡。別錄 治溼風，口面喎斜，手足拘痛，散留痰，肺氣喘嗽。甄權 治中下溼熱腫，洩脚氣，行十二經。元素 木防己：主治男子肢節中風，毒風不語，散結氣擁腫，溫瘧風水腫，去膀胱熱。甄權

【發明】弘景曰：防己是療風水要藥。藏器曰：治風用木防己，治水用漢防己。元素曰：去下焦溼腫及痛，并泄膀胱火邪，必用漢防己、草龍膽爲君，黄蘗、知母、甘草佐之。防己乃太陽本經藥也。杲曰：本草十劑云：通可去滯，通草、防己之屬是也。夫防己大苦寒，能瀉血中溼熱，通其滯塞，亦能瀉大便，補陰瀉陽，助秋冬、瀉春夏之藥也。比之於人，則險而健者也，幸災樂禍，能首爲亂階，然而善用之，亦可敵凶突險。此瞑眩之藥也，故聖人存而不用。大抵聞其臭則可惡，下咽則令人身心煩亂，飲食減少。至于十二經有溼熱壅塞不通，及下注脚氣，除膀胱積熱而庇其基本，非此藥不可，眞行經之仙藥，無可代之者。若夫飲食勞倦，陰虛生内熱，元氣穀食已虧，以防己泄大便，則重亡其血，此不可用一也。如人大渴引飲，是熱在上焦肺經氣分，宜滲泄，而防己乃下焦血分藥，此不可用二也。外傷風寒，邪傳肺經氣分，溼熱而小便黄赤，乃至不通，此上焦氣病，禁用血分藥，此不可用三也。大抵上焦溼熱者皆不可用。下焦溼熱流入十二經，致二陰不通者，然後審而用之。

【附方】舊三，新九。

皮水胕腫　按之沒指，不惡風，水氣在皮膚中，四肢聶聶動者，防己茯苓湯主之。防己、黄芪、桂枝各三兩，茯苓六兩，甘草三兩，每服一兩，水一升，煎半升服，日二服。張仲景方。

風水惡風　汗出身重，脈浮，防己黄芪湯主之。防己一兩，黄芪二兩二錢半，白朮七錢半，炙甘草半兩，剉散。每服五錢，生薑四片，棗一枚，水一盞半，煎八分，溫服。良久再服。腹痛加芍藥。仲景方。

風溼相摶　關節沈痛，微腫惡風。方同上。

小便淋澀　三物木防己湯：用木防己、防風、葵子各二兩，吹咀，水五升，煑二升半，分三服。千金方。

膈閒支飲　其人

喘滿。心下痞堅。面黧黑。其脈沉緊。得之數十日。醫吐下之不愈。木防己湯主之。虛者即愈。實者三日復與之。不愈。去石膏。加三錢芒消主之。用木防己三兩。人參四兩。桂枝二兩。石膏雞子大二枚。以水六升。煮二升。分服。張仲景方。**傷寒喘急**防己。人參等分。爲末。桑白湯服二錢。不拘老小。**肺痿喘嗽**漢防己末二錢。漿水一盞。煎七分。細呷。儒門事親。**肺痿咯血**多痰者。漢防己。葶藶等分。爲末。糯米飲每服一錢。古今錄驗。**鼻衄不止**生防己末。新汲水服二錢。仍以少許嗒之。聖惠方。**霍亂吐利**防己。白芷等分。爲末。新汲水服二錢。聖惠方。**目睛暴痛**防己酒浸三次。爲末。每一服二錢。溫酒下。摘玄方。**解雄黃毒**防己煎汁服之。

實【主治】**脫肛。焙研。煎飲代茶。**肘後。

通草本經中品

【釋名】**木通**士良 **附支**本經 **丁翁**吳普 **萬年藤**甄權 **子名燕覆**

時珍曰。有細細孔。兩頭皆通。故名通草。即今所謂木通也。今之通草。乃古之通脫木也。宋本草混注爲一名。實相亂。今分出。

【集解】別錄曰。通草生石城山谷及山陽。正月二月采枝。陰乾。弘景曰。今出近道。遶樹藤生。汁白。莖有細孔。兩頭皆通。含一頭吹之。則氣出彼頭者良。或云即葍藤莖也。恭曰。此物大者徑三寸。每節有二三枝。枝頭有五葉。子長三四寸。核黑瓤白。食之甘美。南人謂爲燕覆子。或名烏覆子。七八月采之。藏器曰。江東人呼爲畜葍子。江西人呼爲拏子。如算袋。瓤黃子黑。食之去皮。蘇云色白者。乃猴葍也。頌曰。今澤潞。漢中。江淮。湖南州郡亦有之。藤生。蔓大如指。其莖幹大者徑三寸。一枝五葉。頗類石韋。又似芍藥。二葉相對。夏秋開紫花。亦有白花者。結實如小木瓜。食之甘美。即陳士良本草所謂桴棪子也。其枝今人謂之木通。而俗間所謂通草。乃通脫木也。古方所用通草。皆今之木通。其通脫木稀有用者。或以木通爲蒲萄苗者。非矣。按張氏燕吳行紀載揚州甘泉東院兩廊前有通草。其形如椿。少葉。子垂梢際。如苦楝。與今所說不同。或別一物也。時珍曰。今之木通。有紫。白二色。紫者皮厚味辛。白者皮薄味淡。本經言味辛。別錄言味甘。是二者皆能通利也。

【氣味】**辛。平。無毒。**別錄曰。甘。權曰。微寒。普曰。神農。黃帝。辛。雷公。苦。杲曰。味甘而淡。氣平味薄。降也。陽中陰也。

【主治】**除脾胃寒熱。通利九竅血脈關節。令人不忘。去惡蟲。**本經 **療脾疸。常欲眠。心煩。噦出音聲。治耳聾。散癰腫諸結不消。及金瘡惡瘡。鼠瘻。踒折。齆鼻息肉。墮胎。去三蟲。**別錄 **治五淋。利小便。開關格。治人多睡。主水腫浮大。**甄權 **利諸經脈寒熱不通之氣。**孟詵 **理風熱。小便數急疼。小腹虛滿。宜煎湯并葱飲有效。**士良 **安心除煩。止渴退熱。明耳目。治鼻塞。通小腸。下水。破積聚血塊。排膿。治瘡癤。止痛。催生下胞。女人血閉。月候不勻。天行時疾。頭痛目眩。羸劣。乳結。及下乳。**大明 **利大小便。令人心寬。下氣。**藏器 **主諸瘻瘡。喉痹咽痛。濃煎含嚥。**珣 **通經利竅。導小腸火。**杲

〔發明〕杲曰：本草十劑，通可去滯，通草、防己之屬是也。夫防己大苦寒，能瀉血中濕熱之滯，又通大便。通草甘淡，能助西方秋氣下降，利小便，專瀉氣滯也。肺受熱邪，津液氣化之原絶，則寒水斷流；膀胱受濕熱，癃閉約縮，小便不通，宜此治之。其症胸中煩熱，口燥舌乾，咽乾，大渴引飲，小便淋瀝，或閉塞不通，脛痠腳熱，並宜通草主之。凡氣味與之同者，茯苓、澤瀉、燈草、豬苓、琥珀、瞿麥、車前子之類，皆可以滲濕利小便，泄其滯氣也。又曰：木通下行，泄小腸火，利小便，與琥珀同功，無他藥可比。時珍曰：木通手厥陰心包絡、手足太陽小腸膀胱之藥也。故上能通心清肺，治頭痛，利九竅；下能泄濕熱，利小便，通大腸，治遍身拘痛。本經及別錄皆不言及利小便治淋之功，甄權、日華子輩始發揚之。蓋其能泄丙丁之火，則肺不受邪，能通水道，水源既清，則津液自化，而諸經之濕與熱，皆由小便泄去。故古方導赤散用之，亦瀉南補北、扶西抑東之意。楊仁齋直指方言：人遍身胸腹隱熱，疼痛拘急，足冷，皆是伏熱傷血。血屬于心，宜木通以通心竅，則經絡流行也。

〔附方〕舊二，新一。

心熱尿赤，面赤唇乾，咬牙口渴。導赤散：用木通、生地黃、炙甘草等分，入水、竹葉七片，水煎服。錢氏方。

婦人血氣：木通濃煎三五盞飲之，即通。孟詵本草。

金瘡踒折：通草煮汁，釀酒日飲。鼠瘻不消：方同上。

根〔主治〕項下癭瘤。甄權。

子〔氣味〕甘，寒，無毒。詵曰：平。南人多食之，北人不知其功。〔主治〕厚腸胃，令人能食，下三焦惡氣，續五臟斷絶氣，使語聲足，氣通十二經脈。和核食之。孟詵。除三焦客熱，胃口熱閉，胃不下食。士良。止渴，利小便。時珍。

通脫木法象

〔釋名〕通草綱目　活莌音奪　離南頌曰：爾雅：離南，活莌，即通草也。山海經名寇脫。又名倚商。杲曰：陰竅濇而不利，水腫閉而不行，用之立通，因有通草之名，與木通同功。嘉謨曰：白瓤中藏，脫木得之，故名通脫。

〔集解〕藏器曰：通脫木生山側，葉似蓖麻，其莖空心，中有白瓤，輕白可愛，女人取以飾物，俗名通草。頌曰：郭璞言：生江南，高丈許，大葉似荷而肥，莖中瓤正白。今園圃亦有種蒔者，或作蜜煎充果食之，甘美。時珍曰：蔓生山中，莖大者圍數寸。

〔氣味〕甘，淡，寒，無毒。杲曰：甘平，降也，陽中陰也。〔主治〕利陰竅，治五淋，除水腫癃閉，瀉肺。李杲。解諸毒蟲痛。蘇頌。明目退熱，下乳催生。汪機。

〔發明〕杲曰：通草瀉肺利小便，甘平以緩陰血也。與燈草同功，宜生用之。時珍曰：通草色白而氣寒，味淡而體輕，故入太陰肺經，引熱下降而利小便；入陽明胃經，通氣上達而下乳汁。其氣寒，降也；其味淡，升也。

〔附方〕新一。洗頭風痛：新通草瓦上燒存性，研末二錢，熱酒下。牙關緊者，斡口灌之。王璆百一選方。

花上粉〔主治〕諸蟲瘻惡瘡痔疾，納之。藏器。療瘰癧及胸中伏氣攻胃咽。蘇頌。

〔附錄〕天壽根圖經。頌曰：出台州。每歲土貢。其性涼，治胸膈煩熱，土人常用有效。

釣藤別錄下品【校正】自木部移入此

【釋名】弘景曰。出建平。亦作弔藤。療小兒。不入餘方。時珍曰。其刺曲如釣鉤。故名。或作弔。從簡耳。

【集解】恭曰。釣藤出梁州。葉細長。其莖間有刺。若釣鉤。頌曰。今秦中興元府有之。三月采。宗奭曰。湖南湖北江南江西山中皆有之。藤長八九尺或一二丈。大如拇指。其中空。小人用致酒甕中。盗取酒。以氣吸之。涓涓不斷。時珍曰。狀如蒲萄藤而有鉤。紫色。古方多用皮。後世多用鉤。取其力鋭爾。

【氣味】甘。微寒。無毒。保昇曰。苦。權曰。甘平。時珍曰。初微甘。後微苦。平。

【主治】小兒寒熱。十二驚癇。別錄小兒驚啼。瘛瘲熱壅。客忤胎風。甄權大人頭旋目眩。平肝風。除心熱。小兒內釣腹痛。發斑疹。時珍

【發明】時珍曰。釣藤。手足厥陰藥也。足厥陰主風。手厥陰主火。驚癇眩運。皆肝風相火之病。釣藤通心包于肝木。風靜火息。則諸證自除。或云。入數寸于小麥中蒸熟。喂馬易肥。

【附方】新三小兒驚熱。釣藤一兩。消石半兩。甘草炙一分。爲散。每服半錢。温水服。日三。聖濟錄名延齡散。卒得癇疾。釣藤。甘草炙各二錢。水五合。煎二合。每服棗許。日五夜三度。聖惠方○斑疹不快。釣藤鉤子。紫草茸等分。爲末。每服一字。或半錢。温酒服。錢氏方

【附錄】倒掛藤拾遺。藏器曰。味苦。無毒。主一切老血及產後諸疾。結痛。血上欲死。煮汁服之。生深山。有逆刺如懸鉤。倒掛于樹。葉尖而長。

黃藤綱目

【集解】時珍曰。黃藤生嶺南。狀若防己。俚人常服此藤。縱飲食有毒。亦自然不發。席辨刺史云。甚有效。

【氣味】甘。苦。平。無毒。【主治】飲食中毒。利小便。煮汁頻服即解。時珍

白兔藿本經上品

【釋名】白葛普

【集解】別錄曰。生交州山谷。弘景曰。此藥解毒。莫之與敵。而人不復用。不聞識者。恭曰。荊襄山谷今有之。蔓生。山南人謂之白葛。苗似蘿藦。葉圓厚。莖有白毛。與眾草異。用藿療毒有效。而交廣又有白花藤。亦解毒。用根不用苗。保昇曰。蔓生。葉圓若蓴。今襄州北汝州南岡上有。五月六月采苗。日乾。

【氣味】苦。平。無毒。【主治】蛇虺蜂蠆猘狗菜肉蠱毒。鬼疰風疰。諸大毒不可入口者。皆消除之。又去血。可末著痛上。立清。毒入腹者。煮汁飲即解。本經風邪熱極。煮汁飲。搗傅諸毒。妙。李珣

白花藤唐本草

【集解】恭曰。生嶺南交州廣州平澤。苗似野葛。葉似女貞。莖葉俱無毛而白花。其根似葛而骨柔。皮厚肉白。大療毒。用根不用苗。保昇曰。蔓生。白花。葉有細毛。根似牡丹。骨柔皮白而厚。凌冬不凋。斅曰。凡使勿用菜花藤。真相似。只是味酸濇。白花藤味甘。采得去根細剉。陰乾用。

【氣味】苦。寒。無毒。【主治】解諸藥菜肉中毒。漬酒。主虛

勞風熱。唐本

【發明】時珍曰：蘇言用根，雷言用苗，都可用爾。按葛洪肘後方云：席辨刺史在嶺南日久，言俚人皆因飲食入毒，多不即覺，漸不能食，或心中漸脹，先寒似瘴，急含白銀一宿，變色者即是也。銀青是藍藥，銀黃赤是菌藥。菌音混，草名也。但取白花藤四兩，出嶲州者爲上，不得取近野葛生者，洗切，同乾藍實四兩，水七升，煮取半，空腹頓服，少悶勿怪，其毒即解。

白英本經上品

【校正】併入別錄鬼目

【釋名】**縠菜**別錄 **白草**同上 **白幕**拾遺 **排風**同上 **子名鬼目**。時珍曰：白英謂其花色，縠菜象其葉文，排風言其功用，鬼目象其子形。別錄有名未用，復出鬼目，雖苗子不同，實一物也，故併之。

【集解】別錄曰：白英生益州山谷，春采葉，夏采莖，秋采花，冬采根。又曰：鬼目一名來甘，實赤如五味，十月采。弘景曰：鬼目，俗人呼爲白草子是矣。又曰白英方藥不復用。此有斛菜，花，益州乃有苦菜，土人專食之，充健無病，疑或是此。恭曰：白英，鬼目草也。蔓生，葉似王瓜，小長而五椏，實圓若龍葵子，生青熟紫黑。東人謂之白草。陶云白草似識之，而不力辨。藏器曰：白英，鬼目菜也。蔓生，三月延長。爾雅名苻，郭璞云似葛，葉有毛，子赤色如耳璫珠，若云子黑誤矣。江東夏月取其莖葉，煮粥食，極解熱毒。時珍曰：此俗名排風子是也。正月生苗，白色，可食。秋開小白花，子如龍葵子，熟時紫赤色。吳志云：孫皓時有鬼目菜，緣棗樹，長丈餘，葉廣四寸，厚三分，人皆異之，即此物也。又羊蹄草一名鬼目，嶺南有木果亦名鬼目，葉似楮，子大如鴨子，七八月熟，黃色，味酸可食，皆與此同名異物也。

根苗【氣味】**甘寒無毒**。

【主治】**寒熱八疸，消渴，補中益氣。久服輕身延年。**本經

葉作羹飲，甚療勞。弘景 **煩熱，風疹丹毒，瘴瘧寒熱，小兒結熱，煮汁飲之。**藏器

鬼目子也【氣味】**酸，平，無毒。**【主治】**明目。**別錄

【附方】新一。**目赤頭旋**，眼花面腫，風熱上攻：用排風子焙，甘草炙，菊花焙，各一兩，爲末。每服二錢，臥時溫水下。聖濟錄

蘿藦唐本草

【校正】併入拾遺斫合子

【釋名】**雚**音貫 **芄蘭**詩疏 **白環藤**拾遺 **實名雀瓢**陸機 **斫合子**拾遺 **羊婆嬭**綱目 **婆婆鍼線包**藏器曰：漢高帝用子傅軍士金瘡，故名斫合子。時珍曰：白環即芄字之訛也。其實嫩時有漿，裂時如瓢，故有雀瓢、羊婆嬭之稱。其中一子有一條白絨，長二寸許，故俗呼婆婆鍼線包，又名婆婆鍼袋兒也。

【集解】弘景曰：蘿藦作藤生，摘之有白乳汁，人家多種之。葉厚而大，可生啖，亦蒸煮食之。諺云：去家千里，勿食蘿藦、枸杞。言其補益精氣，強盛陰道，與枸杞葉同也。恭曰：按陸機詩疏云：蘿藦一名芄蘭，幽州謂之雀瓢。然雀瓢是女青別名也。蘿藦葉似女青，故亦名雀瓢。女青葉似蘿藦，兩葉相對，子似瓢形，大如棗許，故名雀瓢，根似白薇，莖葉並臭。生平澤。別錄云：葉嫩時似蘿藦，圓端大莖，實黑。藏器曰：蘿藦，東人呼爲白環藤，生籬落間，折之有白汁。一名雀瓢。其女青終非白環，二物相似，不能分別。又曰：斫合子作藤生，蔓延籬落間，至秋霜合子如柳絮，一名雞腸，一名薰桑。時珍曰：斫合子即蘿藦子也。三月生苗，蔓延籬垣，極易繁衍。其根白軟。其葉長而後大前尖。根與莖葉，斷之皆有白乳如

構汁。六七月開小長花，如鈴狀，紫白色。結實長二三寸，大如馬兜鈴，一頭尖。其殼青軟，中有白絨及子。霜後枯裂則子飛。其子輕薄，亦如兜鈴子。商人取其絨作坐褥代綿，云甚輕暖。詩云：芄蘭之支，童子佩觿。芄蘭之葉，童子佩韘。觿音畦，解結角錐也。此物實尖，垂于支間似之。韘音涉，張弓指彄也。此葉後彎似之。故以比興也。一種莖葉及花皆似蘿摩，但氣臭根紫，結子圓大如豆，生青熟赤爲異。此則蘇恭所謂女青似蘿摩，陳藏器所謂二物相似者也。蘇恭言其根似白薇，子似瓢形，則誤矣。當從陳說。此乃藤生女青，與蛇銜根之女青名同物異，宜互攷之。

子 葉同

【氣味】甘，辛，溫，無毒。時珍曰：甘微辛。

【主治】虛勞，補益精氣，強陰道。葉煮食，功同子。唐本

擣子，傅金瘡，生膚止血。擣葉，傅腫毒。藏器

取汁，傅丹毒赤腫及蛇蟲毒，即消。蜘蛛傷，頻治不愈者，擣封二三度，能爛絲毒，即化作膿也。時珍

【附方】新二。

補益虛損 極益房勞。用蘿藦四兩，枸杞根皮、五味子、柏子仁、酸棗仁、乾地黃各三兩，爲末。每服方寸匕，酒下，日三服。千金方

損傷血出 痛不可忍。用籬上婆婆鍼袋兒，擂水服，渣罨瘡口，立效。袖珍

赤地利 唐本草

【校正】併入拾遺五毒草。

【釋名】赤薜荔綱目 五毒草拾遺 五蕺拾遺 蛇罔拾遺 山蕎麥圖經 時珍曰：並未詳。

【集解】恭曰：所在山谷有之。蔓生，葉似蘿摩，根皮赤黑，肉黃赤。二月、八月采根，日乾。頌曰：所在皆有。今惟華山有之。春夏生苗，作蔓繞草木上。莖赤，葉青，似蕎麥葉。七月開白花，亦如蕎麥。結子青色。根若菝葜，皮紫赤，肉黃赤。八月采根，曬乾收。藏器曰：五毒草生江東平地，花葉並如蕎麥，根緊硬似狗脊，亦名蛇罔，名同物異。時珍曰：五毒草即赤地利，今併爲一。

根

【修治】斅曰：凡采得細剉，用藍葉并根同入生絹袋盛之，蒸一伏時，去藍，曬用。

【氣味】苦，平，無毒。藏器曰：酸。平。伏丹砂。

【主治】赤白冷熱諸痢，斷血破血，帶下赤白，生肌肉。唐本

主癰疽惡瘡毒腫，赤白游瘮，蟲蠶蛇犬咬，並醋摩傅之。亦擣莖葉傅之。恐毒入腹，煮汁飲。藏器

【發明】時珍曰：唐張文仲備急方，治青赤黃白等痢，鹿茸丸方中用之，則其功長于涼血解毒可知矣。

【附方】舊二。

小兒熱瘡 身面皆有，如火燒者。赤地利末，粉之。

火瘡滅瘢 赤地利末，油調塗。聖惠

紫葛 唐本草

【集解】恭曰：生山谷中。苗似蒲萄，長丈許。根紫色，大者徑二三寸。保昇曰：所在皆有，今出雍州。葉似蘡薁，其根皮肉俱紫色。三、八月采根皮，日乾。大明曰：紫葛有二種，此是藤生者。頌曰：今惟江寧府及台州生之。春生冬枯。似蒲萄而紫色。

根皮

【氣味】甘，苦，寒，無毒。大明曰：苦，滑，冷。燒灰制消石。

【主治】癰腫惡瘡，擣末醋和封之。蘇恭

主癱緩攣急，并熱毒風，通

小腸。大明 生肌散血。時珍

【附方】舊二。**產後煩渴** 血氣上衝也。紫葛二兩，水二升，煎一升，去滓，呷之。**金瘡傷損** 生肌破血。用紫葛二兩，順流水三盞，煎一盞半，分三服。酒煎亦妙。並經驗方

烏蘞莓 唐本草

【釋名】**五葉莓** 弘景 **蘢草** 同 **拔** 爾雅 **蘢葛** 同 **赤葛** 綱目 **五爪龍** 同 **赤潑藤** 時珍曰：五葉如白蘞，故曰烏蘞，俗名五爪龍。江東呼龍尾，亦曰虎葛。曰龍，曰葛，並取蔓形。赤潑與赤葛及拔音相近。

【集解】弘景曰：五葉莓生籬援間，作藤。擣根傅癰癤有效。恭曰：蔓生平澤。葉似白蘞。四月、五月采之。保昇曰：莖端五葉，開花青白色，所在有之。夏采苗用。時珍曰：塍塹間甚多。其藤柔而有棱，一枝一鬚，凡五葉。葉長而光，有疏齒，面青背淡。七八月結苞成簇，青白色。花大如粟，黃色四出。結實大如龍葵子，生青熟紫，內有細子。其根白色，大者如指，長一二尺，擣之多涎滑。傅滋醫學集成謂即紫葛，楊起簡便方謂即老鴉眼睛草，斗門方謂即何首烏，並誤矣。

【氣味】酸，苦，寒，無毒。

【主治】**癰癤瘡腫蟲咬，擣根傅之。**弘景 **風毒熱腫遊丹，擣傅并飲汁。**蘇恭 **涼血解毒，利小便。根擂酒服，消癤腫，神效。**時珍

【附方】新五。**小便尿血** 五葉藤陰乾為末，每服二錢，白湯下。衛生易簡方 **喉痹腫痛** 五爪龍草、車前草、馬蘭菊各一握，擣汁，徐嚥。祖傳方也。醫學正傳 **項下熱腫** 俗名蝦蟇瘟。五葉藤擣傅之。丹溪纂要 **一切腫毒** 發背乳癰，便毒惡瘡，初起者，並用五葉藤或根一握，生薑一塊，擣爛，入好酒一盞，絞汁熱服，取汗，以渣傅之，即散。一用大蒜代薑，亦可。壽域神方 **跌撲損傷** 五爪龍擣汁，和童尿、熱酒服之，取汗。簡便方

葎草 唐本草

【校正】併入有名未用勒草。

【釋名】**勒草** 別錄 **葛勒蔓** 蜀圖經 **來莓草** 別本 時珍曰：此草莖有細刺，善勒人膚，故名勒草。訛為葎草，又訛為來莓，皆方音也。別錄勒草即此，今併為一。

【集解】恭曰：葎草生故墟道旁。葉似蓖麻而小且薄，蔓生，有細刺。亦名葛葎蔓。古方亦時用之。保昇曰：野處多有之。葉似大麻，花黃白色，子若大麻子。俗名葛勒蔓。夏采莖葉，曝乾用。別錄曰：勒草生山谷，如栝樓。時珍曰：二月生苗，莖有細刺。葉對節生，一葉五尖，微似蓖麻而有細齒。八九月開細紫花成簇。結子狀如黃麻子。

【氣味】甘，苦，寒，無毒。

【主治】**勒草：主瘀血，止精益盛氣。**別錄 **葎草：主五淋，利小便，止水痢，除瘧虛熱渴。煑汁或生擣汁服。**蘇恭 **生汁一合服，治傷寒汗後虛熱。**宗奭 **療膏淋，久痢，疥癩。**蘇頌 **潤三焦，消五穀，益五臟，除九蟲，辟溫疫，傅蛇蠍傷。**時珍

【附方】舊三，新六。**小便石淋** 葛葎掘出根，挽斷，以盃于坎中承取汁，服一升，石當出。不出更服。范汪方 **小便膏淋** 葎草擣生汁三升，酢二合，合和頓服，當尿下白汁。同上 **尿血淋瀝** 同上 **產婦汗血** 污衣赤色。方同上 **久痢成疳** 葛勒蔓末，以管

吹入肛門中。不過數次如神。**新久瘧疾**用葛葎草一握一名勒蔓去兩頭秋冬用乾者恒山末等分。以淡漿水二大盞浸藥星月下露一宿。五更煎一盞。分二服。以吐痰愈。**遍體癩瘡**葎草一擔。以水二石。煮取一石。漬之。不過三作愈。並韋宙獨行方**烏癩風瘡**葛葎草三秤。切洗。益母草一秤。切。以水二石五斗。煮取一石五斗。去滓入甕中。浸浴一時方出。坐密室中。又暖湯浴一時。乃出。暖臥取汗。勿令見風。明日又浴。如浴時瘙癢不可忍。切勿搔動。少頃漸定。後隔三日一作。以愈為度。聖濟錄

羊桃本經下品

〔釋名〕鬼桃本經**羊腸**同**萇楚**爾雅**銚芅**音姚弋或作御弋**細子**並未詳

〔集解〕別錄曰。羊桃生山林川谷及田野。二月采。陰乾。〔弘景曰〕山野多有。甚似家桃。又非山桃。花甚赤。子小細而苦。不堪食。詩云隰有萇楚。即此。方藥不復用。〔保昇曰〕生平澤中。處處有之。苗長而弱。不能為樹。葉花皆似桃。子細如棗核。今人呼為細子。其根似牡丹。郭璞云。羊桃葉似桃。其花白色。子如小麥。亦似桃形。陸璣詩疏云。葉長而狹。花紫赤色。其枝莖弱。過一尺引蔓于草上。今人以為汲灌。重而善沒。不如楊柳也。近下根刀切其皮。著熱灰中脫之。可韜筆管也。〔時珍曰〕羊桃莖大如指。似樹而弱如蔓。春長嫩條柔軟。葉大如掌。上綠下白。有毛。狀似苎麻而團。其條浸水有涎滑。

莖根〔氣味〕苦寒有毒〔藏器曰〕甘無毒。**〔主治〕熛熱。身暴赤色。除小兒熱。風水積聚。惡瘍。**本經**去五臟五水。大腹。利小便。益氣。可作浴湯。**別錄**煮汁洗風癢及諸瘡腫。極效。**蘇恭**根浸酒服。治風熱羸老。**藏器

〔附方〕舊一新三**傷寒變䘌**四肢煩疼。不食多睡。羊桃十斤。擣熟。浸熱湯三斗。日正午時。入坐一炊久。不過三次愈。千金**傷寒毒攻**手足腫痛。羊桃煮汁。入少鹽漬之。肘後**水氣鼓脹**大小便濇。羊桃根桑白皮木通大戟炒各半斤。剉。水一斗。煮五升。熬如稀餳。每空心茶服一匙。二便利。食粥補之。聖惠方**蜘蛛咬毒**羊桃葉擣傅之。立愈。備急方

絡石本經上品

〔釋名〕石鯪吳普作鯪石**石龍藤**別錄**懸石**同**耐冬**蘇恭**雲花**吳普**雲英**吳普**雲丹**吳普**石血**蘇恭**雲珠**別錄又名畧石領石明石石磋〔恭曰〕俗名耐冬。以其包絡石木而生。故名絡石。山南人謂之石血。療產後血結。大良也。

〔集解〕別錄曰。絡石生太山川谷。或石山之陰。或高山巖石上。或生人間。五月采。〔弘景曰〕不識此藥。方法無用者。或云是石類。既生人間。則非石。猶如石斛繫石為名耳。〔恭曰〕此物生陰溼處。冬夏常青。實黑而圓。其莖蔓延。遶樹石側。若在石間者。葉細厚而圓短。遶樹生者。葉大而薄。人家亦種之。為飾。〔保昇曰〕所在有之。生木石間。凌冬不凋。葉似細橘葉。莖節著處。即生根鬚。包絡石旁。花白子黑。六月七月采莖葉。日乾。〔藏器曰〕在石者良。在木者隨木性有功。與薜荔相似。更有石血地錦等十餘種藤。並是其類。大略皆主風血。暖腰腳。變白不老。蘇恭言石血即絡石。殊誤矣。絡石葉圓正青。石血葉尖。一頭赤色。〔時珍曰〕絡石貼石而生。其蔓折之有白汁。其葉小于指頭。厚實木強。面青背淡。濇而不光。有尖葉圓葉二種。功用相同。蓋一物也。蘇恭所說不誤。但欠詳耳。

莖葉〔脩治〕〔雷曰〕凡采得。用粗布揩去毛子。以熟甘草水浸一伏時。切。曬用。

【氣味】苦溫無毒。別錄曰：微寒。普曰：神農苦小溫，雷公苦平無毒，扁鵲、桐君甘無毒。當之曰：大寒。藥中君也。采無時。時珍曰：味甘微酸不苦。之才曰：杜仲、牡丹爲之使，惡鐵落，畏貝母、菖蒲，殺殷孽毒。

【主治】風熱死肌癰傷。口乾舌焦。癰腫不消。喉舌腫閉。水漿不下。本經 大驚入腹。除邪氣。養腎。主腰髖痛。堅筋骨。利關節。久服輕身明目。潤澤好顏色。不老延年。通神。別錄 主一切風。變白宜老。藏器 蝮蛇瘡毒。心悶。服汁并洗之。刀斧傷瘡。傅之立瘥。蘇恭

【發明】時珍曰：絡石性質耐久，氣味平和。神農列之上品，李當之稱爲藥中之君。其功主筋骨關節風熱癰腫，變白耐老。即醫家鮮知用者，豈以其近賤而忽之耶？服之當浸酒耳。仁存堂方云：小便白濁，緣心腎不濟，或由酒色，遂至已甚，謂之上淫。蓋有虛熱而腎不足，故土邪干水。史載之言：夏則土燥水濁，冬則土堅水清，即此理也。醫者往往峻補，其疾反甚。惟服博金散，則水火既濟，源潔而流清矣。用絡石、人參、茯苓各二兩，龍骨煅一兩，爲末。每服二錢，空心米飲下，日二服。

【附方】舊二，新二。

小便白濁　方同上。

喉痺腫塞　喘息不通，須臾欲絕，神驗。方用絡石草一兩，水一升，煎一大盞，細細呷之，少頃即通。外臺秘要

癰疽焮痛　止痛靈寶散：用鬼繫腰，生竹籬陰濕石岸間，絡石而生者好，絡木者無用。其藤柔細，兩葉相對，形生三角。用莖葉一兩，洗曬，勿見火，皂莢刺一兩，新瓦炒黃，甘草節半兩，大栝樓一箇，取仁炒香，乳香、沒藥各三錢。每服二錢，水一盞，酒半盞，慢火煎至一盞，溫服。外科精要

木蓮 拾遺

【釋名】薜荔拾遺 木饅頭綱目 鬼饅頭。時珍曰：木蓮、饅頭，象其實形也。薜荔音壁利，未詳。山海經作草荔。

【集解】藏器曰：薜荔夤緣樹木，三五十年漸大，枝葉繁茂。葉長二三寸，厚若石韋。生子似蓮房，打破有白汁，停久如漆。中有細子，一年一熟。子亦入藥，采無時。頌曰：薜荔、絡石極相類，莖葉粗大如藤狀。木蓮更大于絡石，其實若蓮房。時珍曰：木蓮延樹木垣牆而生，四時不凋，厚葉堅強，大于絡石。不花而實，實大如盃，微似蓮蓬而稍長，正如無花果之生者。六七月實內空而紅。八月後則滿腹細子，大如稗子，一子一鬚。其味微濇，其殼虛輕，烏鳥童兒皆食之。

葉

【氣味】酸平無毒。

【主治】背癰。乾末服之。下利即愈。蘇頌 主風血。暖腰腳。變白不衰。藏器 治血淋痛濇。藤葉一握，甘草炙一分，日煎服之。時珍

【發明】慎微曰：圖經言薜荔治背瘡。近見宜興縣一老舉人，年七十餘，患發背。村中無醫藥，急取薜荔葉爛研絞汁，和蜜飲數升，以滓傅之，後用他藥傅貼，遂愈。其功實在薜荔，乃知圖經之言不妄。

藤汁

【主治】白癜風。癧瘍風。惡瘡疥癬。塗之。大明

木蓮

【氣味】甘平濇無毒。時珍曰：嶺南人言食之發瘴。

【主治】壯陽道。尤勝。蘇頌 固精消腫。散毒止血。下乳。治久痢腸痔。心痛陰㿗。時珍

附方 新八 驚悸遺精 木饅頭炒、白牽牛等分，爲末，每服二錢，用米飲調下。乾坤秘韞

陰㿉囊腫 木蓮卽木饅頭，燒研，酒服二錢。○又方：木饅頭子、小茴香等分，爲末，每空心酒服二錢，取效。集簡

酒痢腸風 黑散子：治風入臟，或食毒積熱，大便鮮血，疼痛肛出，或久患酒痢。木饅頭燒存性、椶櫚皮燒存性、烏梅去核、粉草炙等分，爲末，每服二錢，水一盞煎服。惠民和劑局方

腸風下血 大便更澀。木饅頭燒、枳殼炒等分，爲末，每服二錢，槐花酒下。楊倓家藏方

大腸脫下 木饅頭連皮子切炒、茯苓、豬苓等分，爲末，每服二錢，米飲下。亦治夢遺，名鎖陽丹。普濟方

一切癰疽 初起，不問發於何處，用木蓮四十九箇，揩去毛，研細，酒解開，溫服。功與忍冬草相上下。陳自明外科精要

乳汁不通 木蓮二個，豬前蹄一箇，爛煑食之，并飲汁盡，一日卽通。無子婦人食之，亦有乳也。集簡方

附錄 地錦 拾遺 藏器曰：味甘，溫，無毒。主破老血，產後血結，婦人瘦損，不能飲食，腹中有塊，淋瀝不盡，赤白帶下，天行心悶，並煎服之，亦浸酒。生淮南林下，葉如鴨掌，藤蔓着地，節處有根，亦緣樹石，冬月不死。山人產後用之。一名地噤。時珍曰：別有地錦草，與此不同，見草之六。

扶芳藤 拾遺

釋名 滂藤

集解 藏器曰：生吳郡。藤苗小時如絡石，蔓延樹木。山人取楓樹上者用，亦如桑上寄生之意。忌采冢墓間者。隋朝稠禪師作青飲進煬帝止渴者，卽此。

莖葉 氣味 苦，小溫，無毒。主治 一切血，一切氣，一切冷，大主風血腰腳，去百病。久服延年，變白不老。剉細，浸酒飲。藏器

常春藤 拾遺

釋名 土鼓藤 拾遺 龍鱗薜荔 日華 藏器曰：小兒取其藤於地打作鼓聲，故名土鼓。李邕改爲常春藤。

集解 藏器曰：生林薄間，作蔓繞草木上。其葉頭尖。結子正圓，熟時如珠，碧色。

氣味 莖葉苦，子甘，溫，無毒。主治 風血羸老，腹內諸冷血閉，强腰腳，變白。煑服、浸酒皆宜。藏器 凡一切癰疽腫毒初起，取莖葉一握，研汁和酒溫服，利下惡物，去其根本。時珍。○外科精要。

附方 新二 疔瘡黑凹 用髮繩劄住，將尖葉薜荔搗汁，和蜜一盞服之。外以葱蜜搗傅四圍。聖惠方

衄血不止 龍鱗薜荔研水飲之。聖濟錄

千歲虆 別錄上品

校正 併入有名未用別錄虆根。

釋名 虆蕪 別錄 苣瓜 拾遺 藏器曰：此藤冬只凋葉，大者盤薄，故曰千歲虆。

集解 別錄曰：千歲虆生太山山谷。弘景曰：藤生如蒲萄，葉似鬼桃，蔓延木上，汁白。今俗人方藥都不識用。仙經數處須之。藏器曰：蔓似葛，葉下白，其子赤，條中有白汁。陸機草木疏云：一名苣瓜，連蔓而生，蔓白，子赤可食，酢而不美。幽州人謂之推虆。毛詩云：葛虆。注云：似葛之草。蘇恭謂爲蘡薁，深是妄言。頌曰：處處有之。藤生蔓延木上，葉如蒲萄而小。四月摘其莖，汁白而味甘。五月開花，七月結實。八月采子，青黑微赤。冬惟凋葉。春夏間取汁用。陶、陳二氏所說得之。宗奭曰：唐開元末，訪隱民姜

撫年幾百歲，召至集賢院，言服常春藤使白髮還黑，長生可致。藤生太湖、終南。帝遣使多取，以賜老臣，詔天下使自求之。擢撫銀青光祿大夫，號冲和先生。又言終南山有旱藕，餌之延年，狀類葛粉。帝取之作湯餅，賜大臣。右驍騎將軍甘守誠云：常春藤乃千歲蘽也，旱藕乃牡蒙也，方家久不用，故撫易名以神之。民以酒漬藤飲之，多暴死，乃止。撫內慙，乃請求藥牢山，遂逃去。今書此以備世疑。時珍曰：按千歲蘽原無常春之名，惟陳藏器本草土鼓藤下言李邕名為常春藤，浸酒服，嬴老變白。則撫所用乃土鼓藤也。其葉與千歲蘽不同，或藤名同耳。

【正誤】見果部蘡薁下。

【氣味】甘，平，無毒。【主治】補五臟，益氣，續筋骨，長肌肉，去諸痹。久服輕身不飢，耐老，通神明。別錄

蘽根【主治】緩筋，令不痛。別錄

忍冬 別錄上品

【釋名】金銀藤綱目 鴛鴦藤綱目 鷺鷥藤綱目 老翁鬚綱目 左纏藤綱目 金釵股綱目 通靈草土宿 蜜桶藤弘景曰：處處有之。藤生凌冬不凋，故名忍冬。時珍曰：其花長瓣垂鬚，黃白相半，而藤左纏，故有金銀、鴛鴦以下諸名。金釵股，貴其功也。土宿真君云：蜜桶藤，陰草也。取汁能伏硫制汞，故有通靈之稱。

【集解】別錄曰：忍冬十二月采，陰乾。恭曰：藤生，繞覆草木上。莖苗紫赤色，宿蔓有薄皮膜之，其嫩蔓有毛。葉似胡豆，亦上下有毛。花白蘂紫。今人或以絡石當之，非矣。時珍曰：忍冬在處有之。附樹延蔓，莖微紫色，對節生葉。葉似薜荔而青，有澀毛。三四月開花，長寸許，一蒂兩花二瓣，一大一小，如半邊狀，長蘂。花初開者，蘂瓣俱色白；經二三日，則色變黃。新舊相參，黃白相映，故呼金銀花，氣甚芬芳。四月采花，陰乾；藤葉不拘時采，陰乾。

【氣味】甘，溫，無毒。權曰：辛。藏器曰：小寒。云溫者，非也。【主治】寒熱身腫。久服輕身長年益壽。別錄 治腹脹滿，能止氣下澼。甄權 熱毒血痢水痢，濃煎服。藏器 治飛尸遁尸，風尸沈尸，尸注鬼擊，一切風溼氣，及諸腫毒，癰疽疥癬，楊梅諸惡瘡，散熱解毒。時珍

【發明】弘景曰：忍冬煮汁釀酒飲，補虛療風。此既長年益壽，可常采服，而仙經少用。凡易得之草，人多不肯為之，更求難得者，貴遠賤近，庸人之情也。時珍曰：忍冬莖葉及花，功用皆同。昔人稱其治風除脹，解痢逐尸為要藥，而後世不復知用；後世稱其消腫散毒治瘡為要藥，而昔人並未言及。乃知古今之理，萬變不同，未可一轍論也。按陳自明外科精要云：忍冬酒治癰疽發背，初發便當服此，其效甚奇，勝于紅內消。洪內翰邁、沈內翰括諸方所載甚詳。如瘍醫丹陽僧、江西僧鑒清、金陵王琪、王尉子駿、海州劉秀才純臣等所載療癰疽發背經效奇方，皆是此物。故張相公云：誰知至賤之中，乃有殊常之效，正此類也。

【附方】舊一，新十七。

忍冬酒 治癰疽發背，不問發在何處，發眉發頤，或頭或項，或背或腰，或脇或乳，或手足，皆有奇效。鄉落之間，僻陋之所，貧乏之中，藥材難得，但虛心服之，俟其疽破，仍以神異膏貼之，其效甚妙。用忍冬藤生取一把，以葉入砂盆研爛，入生餅子酒少許，稀稀調得所，塗于四圍，中留一口洩氣。其藤只用五兩，木槌槌損，不可犯鐵，大甘草節生用一兩，同入沙瓶內，以水二

盌。文武火慢煎至一盌。入無灰好酒一大盌。再煎十數沸。去滓分爲三服。一日一夜喫盡。病勢重者。一日二劑。服至大小腸通利。則藥力到。沈內翰云。如一無生者。只用乾者。然力終不及生者效速。陳自明外科精要

忍冬圓 治消渴愈後。預防發癰疽。先宜服此。用忍冬草根莖花葉皆可。不拘多少。入瓶內。以無灰好酒浸。以糠火煨一宿。取出曬乾。入甘草少許。碾爲細末。以浸藥酒打麪糊丸梧子大。每服五十丸至百丸。湯酒任下。此藥不特治癰疽。大能止渴。外科精要

五痔諸瘻 上方同。

一切腫毒 不問已潰未潰。或初起發熱。用金銀花俗名甜藤。采花連莖葉自然汁半盌。煎八分服之。以滓傅上。敗毒托裏。散氣和血。其功獨勝。萬表積善堂方

疔瘡便毒 上方同。

喉痹乳蛾 上方同。

敷腫拔毒 金銀藤大者燒存性。葉焙乾爲末。各三錢。大黃焙爲末四錢。凡腫毒初發。以水酒調搽四圍。留心洩氣。楊誠經驗方

癰疽托裏 治癰疽發背。腸癰嬭癰。無名腫毒。焮痛實熱。狀類傷寒。不問老幼虛實服之。未成者內消。已成者即潰。忍冬葉、黃芪各五兩。當歸一兩。甘草八錢。爲細末。每服二錢。酒一盞半。煎一盞。隨病上下服。日再服。以渣傅之。和劑局方

惡瘡不愈 左纏藤一把擣爛。入雄黃五分。水二升。瓦罐煎之。以紙封七重。穿一孔。待氣出。以瘡對孔薰之三時久。大出黃水後。用生肌藥取效。選奇方

輕粉毒癰 上方同。

瘡久成漏 忍冬草浸酒。日日常飲之。戴原禮要訣

熱毒血痢 忍冬藤濃煎飲。聖惠方

五種尸注 飛尸者。遊走皮膚。洞穿臟腑。每發刺痛。變動不常也。遁尸者。附骨入肉。攻鑿血脈。每發不可見死尸。聞哀哭便作也。風尸者。淫躍四末。不知痛之所在。每發恍惚。得風雪便作也。沈尸者。纏結臟腑。沖引心脇。每發絞切。遇寒冷便作也。尸注者。舉身沈重。精神錯雜。常覺昏廢。每節氣至則大作也。並是身中尸鬼。引接外邪。宜用忍冬莖葉剉數斛。煮取濃汁煎稠。每服雞子大許。溫酒化下。一日二三服。肘後方

鬼擊身青 作痛。用金銀花一兩。水煎飲之。李樓怪病奇方

脚氣作痛 筋骨引痛。鷺鷥藤即金銀花爲末。每服二錢。熱酒調下。衛生易簡方

中野菌毒 急采鴛鴦藤啖之。即今忍冬草也。洪邁夷堅志

口舌生瘡 赤梗蜜桶藤、高脚地銅盤、馬蹄香等分。以酒擣汁。雞毛刷上。取涎出即愈。普濟方

忍冬膏 治諸般腫痛。金刃傷瘡。惡瘡。用金銀藤四兩。吸鐵石三錢。香油一斤。熬枯去滓。入黃丹八兩。待熬至滴水不散。如常攤用。乾坤祕韞

甘藤 宋嘉祐

【校正】自木部移入此。

【釋名】甜藤 嘉祐 感藤 時珍曰。甘感音相近也。又有甜藤、甘露藤。皆此類。並附之。忍冬一名甜藤。與此不同。

【集解】藏器曰。生江南山谷。其藤大如雞卵。狀如木防己。斫斷吹之。氣出一頭。其汁甘美如蜜。

汁【氣味】甘平無毒【主治】調中益氣。通血氣。解諸熱。止渴。藏器 除煩悶。利五臟。治腎鈎氣。其葉研傅蛇蟲咬。大明 解熱痢及膝腫。時珍

【附錄】**甘露藤** 嘉祐 藏器曰。生嶺南。藤蔓如筋。人服之得肥。一名肥藤。味甘溫無毒。主風血氣諸病。久服調中溫補。令人肥健。好顏色。大明曰。止消渴。調潤五臟。除腹內諸冷。

甜藤 拾遺 藏器曰。生江南山林下。蔓如葛。味甘寒無毒。主熱煩。解毒。調中氣。令人肥健。擣汁和米粉。作糗餌食。甜美。止洩。又治剝馬血毒入肉。及狂犬牛馬熱黃。傳蛇咬瘡。又有小葉尖長。氣辛臭者。擣傅小兒腹。除痞滿閃癖。

含水藤（海藥）【校正】（自木部移入此。併入拾遺大瓠藤）

【釋名】大瓠藤

【集解】珣曰：按劉欣期交州記云：含水藤生嶺南及北海邊山谷，狀若葛，葉似枸杞，多在路旁，行人乏水處便喫此藤，故以爲名。藏器曰：安南朱厓儋耳無水處，皆種大瓠藤，取汁用之。藤狀如瓠，斷之水出，飲之淸美。時珍曰：顧微廣州記云：水藤去地一丈，斷之更生，根至地，水不絕。山行口渴，斷取汁飲之。陳氏所謂大瓠藤，蓋即此物也。

藤中水【氣味】甘，平，無毒。（藏器曰：寒）【主治】解煩渴，心燥，瘴癘，丹石發動，亦宜服之。（李珣）止渴，潤五臟，去溼痹，天行時氣，利小便。其葉搗傅中水爛瘡，皮皸。（藏器）治人體有損痛，沐髮令長。（時珍○廣州記）

【附錄】鼠藤（拾遺）珣曰：顧微廣州記云：鼠愛食此藤，故名。其咬處，人取爲藥。藏器曰：生南海海畔山谷，作藤繞樹，莖葉滑淨，似枸杞，花白，有節，心虛，苗頭有毛，彼人食之如甘蔗，味甘，溫，無毒。主丈夫五勞七傷，陰痿，益陽道，小便數白，腰腳痛冷，除風氣，壯筋骨，補衰老，好顏色，濃煑服之，取微汗。亦浸酒服。性溫，稍令人悶，無苦也。

天仙藤（宋圖經）

【集解】頌曰：生江淮及浙東山中。春生苗，蔓作藤，葉似葛葉，圓而小，有白毛，四時不凋。根有鬚。夏月采取根苗。南人多用之。

【氣味】苦，溫，無毒。【主治】解風勞。同麻黃，治傷寒發汗。同大黃，墮胎氣。（蘇頌）流氣活血，治心腹痛。（時珍）

【附方】（新六）

疝氣作痛：天仙藤一兩，好酒一盌，煑至半盌，服之神效。孫天仁集效方。

痰注臂痛：天仙藤、白朮、羌活、白芷梢各三錢，片子薑黃六錢，半夏製五錢。每服五錢，薑五片，水煎服。仍間服千金五套丸。楊仁齋直指方。

妊娠水腫：始自兩足，漸至喘悶，似水。足趾出水，謂之子氣，乃婦人素有風氣，或衝任有血風，不可作水妄投湯藥。宜天仙藤散主之。天仙藤洗微炒、香附子炒、陳皮、甘草、烏藥等分，爲末。每服三錢，水一大盞，薑三片，木瓜三片，紫蘇三葉，煎至七分，空心服，一日三服。小便利，氣脈通，腫漸消，不須多服。此乃淮南名醫陳景初祕方也。得于李伯時家。陳自明婦人良方。

產後腹痛：兒枕痛。天仙藤五兩，炒焦爲末。每服炒生薑汁、童子小便和細酒調服。經驗婦人方。

一切血氣：腹痛。郎上方，用溫酒調服。

肺熱鼻皶：桐油入黃連末，用天仙藤燒熱油，傅之。摘玄方。

紫金藤（宋圖經）

【釋名】山甘草

【集解】頌曰：生福州山中。春初單生葉，青色。至冬凋落。其藤似枯條，采皮曬乾。

【氣味】缺。【主治】丈夫腎氣。（蘇頌）消損傷瘀血，搗傅惡瘡腫毒。（時珍）

【附方】（新二）

紫金藤丸：補腎臟，暖丹田，興陽道，減小便，塡精髓，駐顏色，潤肌肉，治元氣虛，面目黧黑，口乾舌澀，夢想虛驚，耳鳴目淚，腰胯沈重，百節痠疼，項筋緊急，背髀勞倦，陰汗盜汗，及婦人子宮久冷，月水不調，或多或少，赤白帶下，並宜服之。用紫金藤、巴戟天去心三兩，吳茱萸、高良

蘬肉桂、青鹽各二兩，爲末，酒糊丸梧子大。每温酒下二十丸，日三服。和劑方

死胎不下 紫金藤、葵根各七錢，土牛膝三兩，土當歸四錢，肉桂二錢，麝香三分，爲末，米糊丸梧子大，硃砂爲衣。每服五十丸，乳香湯下。極驗。葛靜觀方

南藤 宋開寶

【校正】自木部移入此，併入有名未用別錄丁公寄、圖經石南藤。

【釋名】石南藤圖經 丁公藤開寶 丁公寄別錄 丁父別錄 風藤

志曰：生依南樹，故號南藤。藏器曰：丁公寄即丁公藤也。始因丁公用有效，因以得名。

【集解】別錄曰：丁公寄生石間，蔓延木上，葉細，大枝赤莖，其大如磧黃，有汁，七月七日采。頌曰：南藤即丁公藤也。生南山山谷，今泉州、榮州有之。生依南木，莖如馬鞭，有節，紫褐色，葉如杏葉而尖，采無時。又曰：天台石南藤，四時不凋，土人采葉治腰痛。時珍曰：今江南、湖南諸大山有之。細藤圓腻，紫綠色，一節一葉，葉深綠色，似杏葉而微短厚。其莖貼樹處，有小紫瘤疣，中有小孔。四時不凋，莖葉皆臭而極辛。白花蛇食其葉。

【氣味】辛，温，無毒。別錄曰：甘。

【主治】金瘡痛，延年。別錄 主風血，補衰老，起陽，强腰脚，除痺，變白，逐冷氣，排風邪。煑汁服，冬月浸酒服。藏器 煑汁服，治上氣欬嗽。時珍

【發明】志曰：按南史云：解叔謙，雁門人。母有疾，夜禱，聞空中語云：得丁公藤治之即瘥。訪醫及本草皆無此藥。至宜都山中，見一翁伐木，云是丁公藤療風。乃拜泣求翁，并示以漬酒法。受畢，失翁所在。母服之遂愈也。時珍曰：近俗醫治諸風，以南藤和諸藥熬膏，市之，號南藤膏。白花蛇喜食其葉，故治諸風猶捷。

【附錄】烈節 宋圖經 頌曰：生榮州，多在林箐中。春生蔓苗，莖葉俱似丁公藤而纖細，無花實。九月采莖，曬乾。味辛，温，無毒。主肢節風冷，筋脈急痛。作湯浴之佳。時珍曰：楊倓家藏經驗方有烈節酒，治歷節風痛。用烈節、松節、牛膝、熟地黃、當歸各一兩，爲粗末，絹袋盛之，以無灰酒二百盞浸三日。每用一盞，入生酒一盞，温服。表弟武東叔年二十餘，患此痛不可忍，涪城馬東之以此治之而安。

清風藤 宋圖經

【釋名】青藤綱目 尋風藤綱目

【集解】頌曰：生台州天台山中。其苗蔓延木上，四時常青。土人采莖用。

【氣味】缺

【主治】風疾。蘇頌 治風溼流注，歷節鶴膝，麻痺瘙癢，損傷瘡腫，入酒藥中用。時珍

【附方】新二

風溼痹痛 青藤根三兩，防己一兩，㕮咀，入酒一瓶，煑飲。普濟方

一切諸風 青藤膏：用青藤出太平荻港上者，二三月采之，不拘多少，入釜内，微火熬七日夜成膏，收入甆器内。用時先備梳三五把，量人虚實，以酒服一茶匙畢，將患人身上拍一掌，其後遍身發癢不可當，急以梳梳之。要癢止，即飲冷水一口便解。風病皆愈也。避風數日良。集簡方

百棱藤 宋圖經

【釋名】百靈藤綱目

【集解】頌曰：生台州山中。春生苗，蔓延木上，無花葉。冬采皮入藥。土人用。

【氣味】缺

【主治】盜汗。蘇頌 治一切風痛風瘡。以五斤剉，水三斗，煑汁五升，熬膏。每酒服一匙，日三服。時珍

【附方】二新。**頭風腦痛** 百靈藤十斤。水一石。煎汁三斗。入糯米三斗。作飯。候冷。拌神麹炒末九兩。同入甕中。如常釀酒。經三五日。更炊糯米冷投之。待熟。澄清。每溫飲一小盞。服後渾身汗出爲效。聖惠方。○**一切風痹** 不拘久近。百靈藤五斤。水三斗。煎一斗。濾汁再煎至三升。入牛膝附子仙靈脾赤箭何首烏乳香鹿角膠各二兩。爲末。同煎。別入白蜜五合。熬如餳狀。瓷瓶收之。每服一匙。溫酒下。一日二服。忌毒物滑物。聖惠方。**大風瘡疾** 百靈藤四兩。水一斗。煮三升。去滓。入粳米四合。煮粥。於密室中浴畢。乃食暖臥取汗。汗後皮膚起如麩片。每隔日一作。五六十日後漸愈。毛髮即生。聖惠方。

省藤 拾遺

【校正】自木部移入此。

【釋名】**赤藤** 綱目 **紅藤** 綱目

【集解】藏器曰。生南地深山。皮赤。大如指。堪縛物。片片自解也。

【氣味】**苦平無毒**【主治】**蚘蟲。煮汁服之。齒痛。打碎含之。煮粥飼狗。去瘑。**藏器 **治諸風。通五淋。殺蟲。**時珍

【發明】時珍曰。赤藤善殺蟲。利小便。洪邁夷堅志云。趙子山苦寸白蟲病。醫令戒酒。而素性耽之。一日寓居邵武天王寺。夜半醉歸。口渴甚。見廡間甕水。映月瑩然。即連酌飲之。其甘如飴。迨曉蟲出盈席。心腹頓寬。宿疾遂愈。皆驚異之。視所飲水。乃寺僕織草履浸紅藤根水也。

【附方】一新。**五淋澀痛** 赤藤即做草鞋者。白茯苓。苧麻根等分。爲末。百沸湯下。每服一錢。如神。○竊原方。

紫藤 宋開寶

【集解】藏器曰。藤皮著樹。從心重重有皮。四月生紫花可愛。長安人亦種飾庭也。江東呼爲招豆藤。其子作角。角中仁熬香著酒中。令酒不敗。敗酒中用之亦正。其花挼碎。拭酒醋白腐壞。

【氣味】**甘微溫有小毒**【主治】**作煎如糖服。下水癊病。**藏器

落雁木 海藥

【校正】自木部移入此。

【釋名】珣曰。藤蘿高丈餘。雁過皆綴其中。或云雁銜至代州雁門而生。以此爲名。

【集解】珣曰。按徐表南州記云。落雁木生南海山野中。蔓生。四邊如刀削。代州雁門亦有之。蜀中雅州亦有。頌曰。雅州出者。苗作蔓纏繞大木。苗葉形色大都似茶。無花實。彼人四月采苗。入藥用。

莖葉【氣味】**甘平溫無毒**【主治】**風痛傷折。腳氣腫腹滿虛脹。以粉木皮同煮汁洗之。立效。又婦人陰瘡浮泡。以椿木皮同煮汁洗之。**李珣 **產後血氣痛。并折傷內損諸疾。煮汁服。**蘇頌

【附錄】**折傷木** 唐本草。恭曰。生資州山谷。藤繞樹木上。葉似莽草葉而光厚。八月九月采莖。日乾。味甘鹹平無毒。主傷折。筋骨疼痛。散血補血。產後血悶。止痛。酒水各半。煮濃汁飲。**每始王木** 唐本草。恭曰。生資州。藤繞樹木上。葉似蘿藦葉。二月八月采莖。陰乾。味苦平無毒。主傷折跌筋骨。生肌破血止痛。以酒水各半。煮濃汁飲之。**風延莓** 拾遺。藏器曰。生南海山野中。他處無有也。蔓繞草木上。細葉。蜀都賦云。風連延蔓於蘭皋。是也。味苦寒無毒。主小兒發熱發強。驚癇寒熱。熱淋。利小便。解煩明目。並煮服之。珣曰。主三消五淋。下痰。小兒赤白毒痢。蛇毒瘴溪毒。一切瘡

腫並宜煎服。

千里及（拾遺）【校正】併入圖經千里光。

【集解】藏器曰：千里及藤生道旁籬落間，葉細而厚。宣湖間有之。頌曰：千里急生天台山中。春生苗，秋有花。土人采花葉入服藥。又筠州有千里光，生淺山及路旁。葉似菊而長，背有毛，枝幹圓而青。春生苗，秋有黃花，不結實。采莖葉入眼藥，名黃花演。蓋一物也。

【氣味】苦，平，有小毒。頌曰：苦、甘，寒，無毒。

【主治】天下疫氣結黃，瘴瘧蠱毒，煮汁服，取吐下。亦搗傅蛇犬咬。藏器。同甘草煮汁飲，退熱明目，不入眾藥。蘇頌。同小青煎服，治赤痢腹痛。時珍。

【附方】新一。

爛弦風眼：千里光草，以筍殼葉包煨熟，捻汁滴入目中。經驗良方。

藤黃（海藥）【校正】自木部移入此。

【釋名】樹名海藤。珣曰：按郭義恭廣志云：出岳鄂等州諸山崖，樹名海藤。花有蕊，散落石上，彼人收之，謂之沙黃。就樹采者輕妙，謂之臘黃。今人訛為銅黃，銅、藤音謬也。此與石淚采之無異。畫家及丹竈家時用之。時珍曰：今畫家所用藤黃，皆經煎煉成者，舐之麻人。按周達觀真臘記云：國有畫黃，乃樹脂，番人以刀斫樹枝滴下，次年收之。似與郭氏說微不同，不知即一物否也。

【氣味】酸，澀，有毒。【主治】蚛牙蛀齒，點之便落。李珣。

【附錄】諸藤一十九種（增一種）

地龍藤（拾遺）藏器曰：生天目山。繞樹蟠屈如龍，故名。吳中亦有，而小異。味苦，無毒。主風血羸老，腹內腰腳諸冷，食不調，不作肌膚，浸酒服之。

龍手藤 藏器曰：出安荔浦石上向陽者。葉如龍手，采無時。味甘，溫，無毒。主偏風口喎，手足癱緩，補虛益陽，去冷氣風痹。以醋酒浸，近火令溫，空心服之，取微汗。

牛領藤 藏器曰：生嶺南高山，形褊如牛領。取之陰乾。味甘，溫，無毒。主腹內冷，腰膝痛弱，小便白數，陽道乏，煮汁或浸酒服。

牛嬭藤 藏器曰：生深山大如樹，牛好食之。其中有粉，味甘，溫，無毒。主救荒，令人不饑。其根食之，令人髮落。

鬼膊藤 藏器曰：生江南林澗邊。葉如梨葉，子如樝子。藤味苦，溫，無毒。浸酒服，去風血。同葉搗傅癰腫。

斑珠藤 藏器曰：生山谷中，不凋，子如珠而斑。冬月取之。味甘，溫，無毒。浸酒服，主風血羸瘦，婦人諸疾。

息王藤 藏器曰：生嶺南山谷，冬月不凋。味苦，溫，無毒。主產後腹痛，血露不盡，濃煮汁服。

萬一藤 藏器曰：生嶺南，蔓如小豆，一名萬吉。主蛇咬，杵末水和傅之。

曼遊藤 藏器曰：生無為天門山谷。狀如寄生，着大樹，葉如柳。春花色紫。蜀人謂之沈藕藤。味甘，溫，無毒。久服長生延年，去久嗽，治癬。

百丈青 藏器曰：生江南林澤。藤蔓緊硬，葉如薯蕷對生。味苦，平，無毒。解諸毒物，天行瘴瘧疫毒，並煮汁服，亦生搗汁服。其根令人下痢。

溫藤 藏器曰：生江南山谷，着樹不凋。莖葉味甘，溫，無毒。浸酒服，主風血積冷。

藍藤 藏器曰：生新羅國，根如細辛，味辛，溫，無毒。主冷氣欬嗽，煮汁服。

瓜藤 宋圖經 頌曰：生施州，四時有葉無花。采皮無時。味甘，涼，無毒。主諸熱毒惡瘡，同刺豬苓洗去粗皮，焙乾等分，搗羅，用甘草水調貼之。

金稜藤 頌曰：生施州。四時有葉無花，采無時。味辛，溫，無毒。主筋骨疼痛，與續筋根、馬接腳同洗去粗皮，焙乾等分為末，酒服二錢，無所忌。

含春藤 頌曰：生台州。其苗延木，冬夏常青。采葉治諸風有效。

獨用藤 頌曰：生施州。四時有葉無花，葉上有倒刺。采皮無時。味苦、辛，熱，無毒。主心氣痛，和小蒜頭葉焙等分，研末，酒服一錢。

祁婆

藤〔頌曰〕生天台山中，蔓延木上，四時常有。土人采葉治諸風有效。

野豬尾〔頌曰〕生施州。藤纏大木，四時有葉無花。味苦濇，涼，無毒。主心氣痛，解熱毒。同百藥頭等分，焙研爲末，每酒服二錢。

石合草〔頌曰〕生施州。藤纏木上，四時有葉無花。土人采葉。味甘，涼，無毒。主一切惡瘡，斂瘡口，焙研，溫水調貼。

骨路支拾遺〔藏器曰〕味辛，平，無毒。主上氣浮腫，水氣嘔逆，婦人崩中餘血，癥瘕，殺三蟲。生崑崙國。苗似凌霄藤，根如青木香。安南亦有之，名飛藤。○此條原附錄紫葳之後，鈔書遺落，附于此也。

萬一藤生嶺南。藤蔓如小豆，亦名萬吉。主治蛇咬，杵篩爲末，水和如泥，傅瘡上。

本草綱目草部第十八卷下終

本草綱目草部目錄第十九卷

草之八　水草類二十三種

右附方舊四十九新六十九

本草綱目草部第十九卷

草之八 水草類二十三種

澤瀉 本經上品

【釋名】水瀉本經 鵠瀉本經 及瀉別錄 蕍音俞 芒芋音俞 禹孫 時珍曰去水曰瀉如澤水之瀉也禹能治水故曰禹孫餘未詳

【集解】別錄曰澤瀉生汝南池澤五月采葉八月采根九月采實陰乾 弘景曰汝南郡屬豫州今近道亦有不堪用惟用漢中南鄭青州代州者形大而長尾間必有兩歧為好此物易朽蠹常須密藏之叢生淺水中葉狹而長 恭曰今汝南不復采惟以涇州華州者為善 頌曰今山東河陝江淮亦有之漢中者為佳春生苗多在淺水中葉似牛舌獨莖而長秋時開白花作叢似穀精草秋末采根暴乾

【修治】斅曰不計多少細剉酒浸一宿取出暴乾任用

根

【氣味】甘寒無毒 別錄曰鹹 權曰苦 元素曰甘平沉而降陰也 杲曰甘鹹寒降陰也 好古曰陰中微陽入足太陽少陰經 扁鵲曰多服病人眼 之才曰畏海蛤文蛤

【主治】風寒溼痹乳難養五臟益氣力肥健消水久服耳目聰明不饑延年輕身面生光能行水上本經 補虛損五臟痞滿起陰氣止泄精消渴淋瀝逐膀胱三焦停水別錄 主腎虛精自出治五淋宣通水道甄權 主頭旋耳虛鳴筋骨攣縮通小腸止尿血主難產補女人血海令人有子大明 入腎經去舊水養新水利小便消腫脹滲泄止渴元素 去脬中留垢心下水痞李杲 滲溼熱行痰飲止嘔吐瀉痢疝痛腳氣時珍

【發明】頌曰素問治酒風身熱汗出用澤瀉朮深師方治支飲亦用澤瀉朮但煮法小別耳張仲景治雜病心下有支飲苦冒有澤瀉湯治傷寒有大小澤瀉湯五苓散輩皆用澤瀉行利停水為最要藥 元素曰澤瀉乃除溼之聖藥入腎經治小便淋瀝去陰間汗無此疾服之令人目盲 宗奭曰澤瀉之功長於行水張仲景治水蓄渴煩小便不利或吐或瀉五苓散主之方用澤瀉故知其長於行水本草引扁鵲云多服病人眼誠為行去其水也凡服澤瀉散人未有不小便多者小便既多腎氣焉得復實今人止泄精多不敢用之仲景八味丸用之者亦不過引接桂附等歸就腎經別無他意 好古曰本經云久服明目扁鵲云多服昏目何也易老云去脬中留垢以其味鹹能瀉伏水故也瀉伏水去留垢故明目小便利腎氣虛故昏目 王履曰寇宗奭之說王好古韙之竊謂八味丸以地黃為君餘藥佐之非止補血兼補氣也所謂陽旺則能生陰血也地黃山茱萸茯苓牡丹皮皆腎經之藥附子官桂乃右腎命門之藥皆不待澤瀉之接引而后至也則八味丸之用此藥蓋取其瀉腎邪養五臟益氣力起陰氣補虛損五勞之功而已雖能瀉腎從于諸補藥群眾之中則亦不能瀉矣 時珍曰澤瀉氣平味甘而淡淡能滲泄氣味俱薄所以利水而泄下脾胃有溼熱則頭重而目昏耳鳴澤瀉滲去其溼則熱亦隨去而土氣得令清氣上行天氣明爽故澤瀉有養五臟益氣力治頭旋聰明耳目之功若久服則降令太過清氣不升真陰潛耗安得不目昏耶仲景地黃丸用茯苓澤瀉者乃取其瀉膀胱之邪氣非引接也古人用補藥必兼瀉邪邪去則補藥得力一闢一闔此乃玄妙后世

不知此理，專一于補，所以久服必至偏勝之害也。

〔正誤〕〔弘景曰〕仙經服食斷穀皆用之。亦云身輕能步行水上。〔頌曰〕仙方亦單服澤瀉一物，擣篩取末，水調，日分服六兩，百日體輕而健行。〔時珍曰〕神農書列澤瀉于上品，復云久服輕身，面生光，能行水上。典術云：澤瀉久服，令人身輕，日行五百里，走水上。一名澤芝。陶、蘇皆以爲信然，愚竊疑之。澤瀉行水瀉腎，久服且不可，又安有此神功耶？其謬可知。

〔附方〕舊一，新五。

酒風汗出　方見麋銜下。

水溼腫脹　白朮、澤瀉各一兩，爲末，或爲丸，每服三錢，茯苓湯下。保命集。

冒暑霍亂　小便不利，頭運引飲。三白散：用澤瀉、白朮、白茯苓各三錢，水一盞，薑五片，燈心十莖，煎八分，溫服。

支飲苦冒　仲景澤瀉湯：用澤瀉五兩，白朮二兩，水二升，煮一升，分二服。深師方：先以水二升，煮二物，取一升，又以水一升，煮澤瀉，取五合，二汁分再服。病甚欲眩者，服之必瘥。

腎臟風瘡　澤瀉、皂莢水煮爛，焙研，煉蜜丸如梧子大，空心溫酒下十五丸至二十丸。經驗方。

瘧後怪症　口鼻中氣出，盤旋不散，凝如黑蓋色，過十日漸至肩，與肉相連，堅勝金石，無由飲食，煎澤瀉湯，日飲三盞，連服五日愈。夏子益奇疾方。

葉〔氣味〕鹹，平，無毒。〔主治〕大風，乳汁不出，產難，強陰氣，久服輕身。別錄。壯水臟，通血脈。大明。

實〔氣味〕甘，平，無毒。〔主治〕風痹消渴，益腎氣，強陰，補不足，除邪溼，久服面生光，令人無子。別錄。

〔發明〕〔時珍曰〕別錄言澤瀉葉及實強陰氣，久服令人無子，而日華子言澤瀉催生，補女人血海，令人有子，似有不同。既云強陰，何以令人無子？既能催生，何以令人有子？蓋澤瀉同補藥能逐下焦溼熱邪垢，邪氣既去，陰強海淨，謂之有子可也；若久服則腎氣大洩，血海反寒，謂之無子可也。所以讀書不可執一。

〔附錄〕酸惡　別錄有名未用。曰：主惡瘡，去白蟲。生水旁，狀如澤瀉。

蔛草　唐本草

〔釋名〕蔛菜　恭　蔛榮

〔集解〕〔恭曰〕蔛菜所在有之，生水旁，葉似澤瀉而小，花青白色，亦堪蒸啖，江南人用蒸魚食甚美。五六月采莖，暴乾用。

〔氣味〕甘，寒，無毒。〔主治〕暴熱喘息，小兒丹腫。恭。

羊蹄　本經下品

〔釋名〕蓄　經　禿菜　弘景　敗毒菜　綱目　牛舌菜　同　羊蹄大黃　庚辛玉冊　鬼目　本經　東方宿　同　連蟲陸　同　水黃芹　俗　子名金蕎麥。〔弘景曰〕今人呼爲禿菜，即蓄字音訛也。〔時珍曰〕羊蹄以根名，牛舌以葉形名，禿菜以治禿瘡名也。詩小雅云：言采其蓫。陸機注云：蓫即蓄字，今之羊蹄也。幽州人謂之蓫，根似長蘆菔而莖赤，亦可瀹爲茹，滑美。鄭樵通志指蓫爲爾雅之菲及蕢者，誤矣。金蕎麥以相似名。

〔集解〕〔別錄曰〕羊蹄生陳留川澤。〔保昇曰〕所在有之，生下溼地。春生苗，高者三四尺，葉狹長，頗似萵苣而色深。莖節間紫赤。開青白花，成穗，結子三稜，夏中即枯。根似牛蒡而堅實。〔宗奭曰〕葉如菜中菠稜，但無歧而色差青白，葉厚，花與子亦相似。葉可潔擦鍮石。子名金蕎麥，燒煉家用以制鉛汞。〔時珍曰。近水及溼地極多。葉長尺餘。似牛舌之形。不似菠薐。入夏起薹。開花結子。花葉一色。夏至即枯。秋深即生。凌冬不死。根長近尺。赤黃色。如大黃胡蘿蔔形。

根氣味 苦寒無毒。恭曰。辛苦有小毒。時珍曰。能制三黃砒石丹砂水銀。

主治 頭禿疥瘙。除熱。女子陰蝕。本經 浸淫疽痔。殺蟲。別錄 療蠱毒。恭 治癬。殺一切蟲。醋磨貼腫毒。大明 擣汁二三匙。入水半盞煎之。空腹溫服。治產後風秘。殊驗。宗奭

發明 震亨曰。羊蹄根屬水。走血分。頌曰。新采者。磨醋塗癬速效。亦煎作丸服。采根不限多少。擣絞汁一大升。白蜜半升。同熬如稠餳。更用防風末六兩。搜和令可丸。丸如梧子大。用栝樓甘草煎酒下。三二十丸。日二三服。

附方 舊六。新七。

大便卒結 羊蹄根一兩。水一大盞。煎六分。溫服。聖惠方

腸風下血 敗毒菜根洗切。用連皮老薑各半盞。同炒赤。以無灰酒淬之。盌蓋少頃。去滓。任意飲。永類方

喉痹不語 羊蹄獨根者。勿見風日及婦人雞犬。以三年醋研如泥。生布拭喉外令赤。塗之。千金方

面上紫塊 如錢大。或滿面俱有。野大黃四兩取汁。穿山甲十片燒存性。川椒末五錢。生薑四兩。取汁和研。生絹包擦。如乾。入醋潤溼。數次如初。累效。陸氏積德堂方

癧瘍風駁 羊蹄草根。于生鐵上磨好醋。旋旋刮塗。硫黃少許。更妙。日日用之。聖惠

汗斑癜風 羊蹄根二兩。獨科掃帚頭一兩。枯礬五錢。輕粉一錢。生薑半兩。同杵如泥。以湯澡浴。用手抓患處起粗皮。以布包藥。著力擦之。暖臥取汗。即愈也。乃鹽山劉氏方。比用硫黃者更妙。藺氏經驗方

頭風白屑 羊蹄草根杵。同羊膽汁塗之。永除。聖惠方

頭上白禿 獨根羊蹄。勿見婦女雞犬風日。以陳醋研如泥。生布擦赤。傅之。日一次。肘後方

癬久不瘥 簡要濟眾方。用羊蹄根杵絞汁。入輕粉少許。和如膏。塗之。三五次即愈。○永類方。治癬經年者。敗毒菜根獨生者。即羊蹄根。擣三錢。入川百藥煎二錢。白梅肉擂勻。以井華水一盞。濾汁澄清。天明空心服之。不宜食熱物。其滓抓破擦之。三次即愈。○千金方。治細癬。用羊蹄根五升。桑柴火煮四五沸。取汁洗之。仍以羊蹄汁和礬末塗之。

漏瘤溼癬 浸淫日廣。癢不可忍。愈後復發。出黃水。羊蹄根擣。和大醋。洗淨塗上。一時以冷水洗之。日一次。

疥瘡有蟲 羊蹄根擣。和豬脂。入鹽少許。日塗之。外臺秘要

葉氣味 甘滑寒無毒

主治 小兒疳蟲。殺胡夷魚鮭魚檀胡魚毒。作菜多食。滑大腸。大明 時珍曰。胡夷鮭魚。皆河豚名。檀胡未詳。作菜止癢。不宜多食。令人下氣。詵 連根爛蒸一盌食。治腸痔瀉血甚效。時珍

附方 舊一

懸癰舌腫 咽生瘜肉。羊蹄草煮汁。熱含。冷即吐之。聖惠

實氣味 苦濇平無毒 **主治** 赤白雜痢。恭 婦人血氣。時珍

酸模 日華

釋名 山羊蹄 綱目 山大黃 拾遺 蕵蕪 爾雅 酸母 綱目 蓨 同 當

藥。時珍曰：蘋蕪乃酸模之音轉。酸模又酸母之轉，皆以味而名。與三葉酸母草同名。掌禹錫以蓨蕪爲蔓菁菜，誤矣。

集解 弘景曰：一種極似羊蹄而味酸，呼爲酸模，亦療疥也。大明曰：所在有之，生山岡上。狀似羊蹄葉而小黃，莖葉俱細，節間生子，若茺蔚子。藏器曰：即是山大黃，一名當藥。其葉酸美，人亦采食其英。爾雅須蘋蕪，郭璞注云：似羊蹄而稍細，味酸可食。一名蓨也。時珍曰：平地亦有。根葉花形並同羊蹄，但葉小味酸爲異。其根赤黃色。連根葉取汁煉霜，可制雄汞。

氣味 酸，寒，無毒。時珍曰：葉酸，根微苦。

主治 暴熱腹脹，生擣汁服，當下利。殺皮膚小蟲。藏器 治疥。弘景 療痢乃佳。保昇 去汗斑，同紫萍擣擦，數日即沒。時珍

附方 新一

瘰疽毒瘡 肉中忽生黯子如粟豆，大者如梅李，或赤或黑，或青或白，其中有核，核有深根，應心。腫泡紫黑色，能爛筋骨，毒入臟腑殺人。宜灸黯上百壯，以酸模葉薄其四面，防其長也。內服葵根汁，其毒自愈。千金方

附錄 牛舌實 別錄有名未用曰：味鹹，溫，無毒。主輕身益氣。生水中澤旁，大葉長尺，五月采實。一名豕首。器曰：今東土人呼田水中大葉如牛耳者，爲牛耳菜。時珍曰：今人呼羊蹄爲牛舌菜，恐羊蹄是根，此是其實否？則是羊蹄之生水中者也。

麢舌 別錄曰：味辛，微溫，無毒。主霍亂腹痛，吐逆心煩。生水中，五月采之。弘景曰：生小小水中。今人五月五日采乾，以治霍亂甚良。

龍舌草 綱目

集解 時珍曰：龍舌生南方池澤湖泊中。葉如大葉菘菜及芣苢狀。根生水底，抽莖出水，開白花。根似胡蘿蔔根而香。杵汁能耎鵝鴨卵。方家用煮丹砂，煅白礬，制三黃。

氣味 甘、鹹，寒，無毒。

主治 癰疽，湯火灼傷，擣塗之。時珍

附方 新一

乳癰腫毒 龍舌草、忍冬藤研爛，蜜和傅之。多能鄙事

菖蒲 本經上品

釋名 昌陽 別錄 堯韭 普 水劍草 時珍曰：菖蒲，乃蒲類之昌盛者，故曰菖蒲。又呂氏春秋云：冬至後五十七日，菖始生。菖者百草之先生者，於是始耕。則菖蒲、昌陽又取此義也。典術云：堯時天降精，于庭爲韭，感百陰之氣爲菖蒲，故曰堯韭。方士隱爲水劍，因葉形也。

集解 別錄曰：菖蒲生上洛池澤及蜀郡嚴道。一寸九節者良。露根不可用。五月、十二月采根，陰乾。弘景曰：上洛郡屬梁州，嚴道縣在蜀郡，今乃處處有。生石磧上，概節爲好。在下溼地，大根者名昌陽，不堪服食。眞菖蒲葉有脊，一如劍刃，四月、五月亦作小釐花也。東間溪澤又有名溪蓀者，根形氣色極似石上菖蒲，而葉正如蒲，無脊。俗人多呼此爲石上菖蒲者，謬矣。此止主欬逆，斷蚤虱，不入服食用。詩詠多云蘭蓀，正謂此也。大明曰：菖蒲，石澗所生堅小，一寸九節者上。出宣州。二月、八月采。頌曰：處處有之，而池州、戎州者佳。春生青葉，長一二尺許，其葉中心有脊，狀如劍，無花實。今以五月五日收之。其根盤屈有節，狀如馬鞭大。一根旁引三四根，旁根節尤密，亦有一寸十二節者。采之初虛軟，曝乾方堅實。折之中心色微赤，嚼之辛香少滓。人多植於乾燥砂石土中，臘月移之尤易活。黔蜀蠻人常將隨行，以治卒患心痛。其生蠻谷中者尤佳。人家移種者亦堪用，但乾後辛香堅實不及蠻人持來者。此皆醫方所用石菖蒲也。又有水菖蒲，生溪澗水澤中，不堪入藥。今藥肆所貨，多以二種

相雜尤難辨也〔承曰〕今陽羨山中生水石間者其葉逆水而生根鬚絡石畧無少泥土根葉極緊細一寸不啻九節入藥極佳二浙人家以瓦石器種之旦暮易水則茂水濁及有泥滓則萎近方多用石菖蒲必此類也其池澤所生肥大節疏粗慢恐不可入藥唯可作果盤氣味不烈而和淡爾〔時珍曰〕菖蒲凡五種生於池澤蒲葉肥根高二三尺者泥菖蒲白菖也生於溪澗蒲葉瘦根高二三尺者水菖蒲溪蓀也生於水石之間葉有劍脊瘦根密節高尺餘者石菖蒲也人家以砂栽之一年至春翦洗愈翦愈細高四五寸葉如韭根如匙柄粗者亦石菖蒲也甚則根長二三分葉長寸許謂之錢蒲是矣服食入藥須用二種石菖蒲餘皆不堪此草新舊相代四時常青羅浮山記言山中菖蒲一寸二十節抱朴子言服食以一寸九節紫花者尤善蘇頌言無花實然今菖蒲二三月間抽莖開細黃花成穗而昔人言菖蒲難得見花非無花也應劭風俗通云菖蒲放花人得食之長年是矣

根〔**修治**〕〔斅曰〕凡使勿用泥菖夏菖二件如竹根鞭形黑氣穢味腥惟石上生者根條嫩黃緊硬節稠一寸九節者是真也采得以銅刀刮去黃黑硬節皮一重以嫩桑枝條相拌蒸熟暴乾剉用〔時珍曰〕服食須如上法制若常用但去毛微炒耳

〔**氣味**〕**辛溫無毒**〔權曰〕苦辛平〔之才曰〕秦皮秦艽爲之使惡地膽麻黃〔大明曰〕忌飴餹羊肉勿犯鐵器令人吐逆

〔**主治**〕**風寒溼痹欬逆上氣開心孔補五臟通九竅明耳目出音聲主耳聾癰瘡溫腸胃止小便利久服輕身不忘不迷惑延年益心智高志不老**本經 **四肢溼痹不得屈伸小兒溫瘧身積熱不解可作浴湯**別錄 **治耳鳴頭風淚下鬼氣殺諸蟲惡瘡疥瘙**甄權 **除風下氣丈夫水臟女人血海冷敗多忘除煩悶止心腹痛霍亂轉筋及耳痛者作末炒乘熱裹署甚驗**大明 **心積伏梁**好古 **治中惡卒死客忤癲癇下血崩中安胎漏散癰腫擣汁服解巴豆大戟毒**時珍

〔**發明**〕〔頌曰〕古方有單服菖蒲法蜀人治心腹冷氣搯痛者取一二寸搥碎同吳茱萸煎湯飲之亦將隨行卒患心痛嚼一二寸熱湯或酒送下亦效〔時珍曰〕國初周顛仙對太祖高皇帝常嚼菖蒲飲水問其故云服之無腹痛之疾高皇御製碑中載之菖蒲氣溫味辛乃手少陰足厥陰之藥心氣不足者用之虛則補其母也肝苦急以辛補之是矣道藏經有菖蒲傳一卷其語粗陋今畧節其要云菖蒲者水草之精英神仙之靈藥也其法采緊小似魚鱗者一斤以水及米泔浸各一宿刮去皮切暴乾擣篩以糯米粥和勻更入熟蜜搜和丸如梧子大稀葛袋盛置當風處令乾每旦酒飲任下二十丸臨卧更服三十丸服至一月消食二月痰除服至五年骨髓充顏色澤白髮黑落齒更生其藥以五德配五行葉青花赤節白心黃根黑能治一切諸風手足頑痺癱緩不遂五勞七傷填血補腦堅骨髓長精神潤五臟裨六腑開胃口和血脉益口齒明耳目澤皮膚去寒熱除三尸九蟲天行時疾瘴疫瘦病瀉痢痔漏婦人帶下産後血運並以酒服河内葉敬母中風服之一年而百病愈寇天師服之得道至今廟前猶生菖蒲鄭魚曾原等皆以服此得道也又按葛洪抱朴子云韓眾服菖蒲十三年身上生毛冬袒不寒日記萬言商丘子不娶惟食菖蒲根不饑不老不知所終神仙傳云咸陽王典食菖蒲得長生安期生采一寸九節菖蒲服仙去又按臞仙神隱書云石菖蒲置一盆於

几上，夜間觀書，則收烟無害目之患。或置星露之下，至旦取葉尖露水洗目，大能明目，視久則白晝見星。端午日以酒服，尤妙。蘇東坡云：凡草生石上，必須微土以附其根。惟石菖蒲濯去泥土，漬以清水，置盆中，可數十年不枯。節葉堅瘦，根鬚連絡，蒼然於几案間，久更可喜。其延年終身之功，既非昌陽所可比；至于忍寒淡泊，不待泥土而生，又豈昌陽所能彷彿哉。楊士瀛曰：下痢噤口，雖是脾虛，亦熱氣閉隔心胸所致。俗用木香失之温，用山藥失之閉。惟參苓白朮散加石菖蒲，粳米飲調下。或用參苓、石蓮肉，少入菖蒲服。胸次一開，自然思食。

〔附方〕舊九新一十八

服食法 甲子日取菖蒲一寸九節者，陰乾百日，為末。每酒服方寸匕，日三服。久服耳目聰明，益智不忘。千金方

健忘益智 七月七日取菖蒲為末，酒服方寸匕，飲酒不醉。好事者服而驗之。久服聰明。忌鐵器。千金方

三十六風 有不治者，服之悉效。菖蒲薄切日乾三斤，盛以絹袋，玄水一斛，即清酒也，懸浸之，密封一百日，視之如菜綠色。以一斗熟黍米納中，封十四日，取出日飲。夏禹神仙經

癲癇風疾 九節菖蒲不聞雞犬聲者，去毛，木臼擣末。以黑豮猪心一箇批開，砂罐煑湯，調服三錢，日一服。醫學正傳

尸厥魘死 尸厥之病，卒死脈猶動，聽其耳目中如微語聲，股間暖者是也。魘死之病，臥忽不寤。勿以火照，但痛齧其踵及足拇趾甲際，唾其面即甦。仍以菖蒲末吹鼻中，桂末納舌下，并以菖蒲根汁灌之。肘後方

卒中客忤 菖蒲根搗汁含之，立止。肘後方

除一切惡 端午日切菖蒲漬酒飲之，或加雄黃少許。洞天保生錄

喉痺腫痛 菖蒲根嚼汁，燒鐵秤錘淬酒一盃飲之。聖濟總錄

霍亂脹痛 生菖蒲剉四兩，水和搗汁，分温四服。聖惠方

諸積鼓脹 食積、氣積、血積之類。石菖蒲八兩剉，斑蝥四兩去翅足，同炒黃，去斑蝥不用，以布袋盛拽去蝥末，為末，醋糊丸梧子大。每服三五十丸，温白湯下。治腫脹尤妙。或入香附末二錢。奇效方

肺損吐血 九節菖蒲末、白麪等分。每服三錢，新汲水下，一日一服。聖濟錄

解一切毒 石菖蒲、白礬等分，為末，新汲水下。事林廣記

赤白帶下 石菖蒲、破故紙等分，炒為末。每服二錢，更以菖蒲浸酒調服，日一。婦人良方

胎動半產 卒動不安，或腰痛胎轉搶心，下血不止，或日月未足而欲產，並以菖蒲根搗汁一二升服之。千金

產後崩中 下血不止。菖蒲一兩半，酒二盞，煎取一盞，去滓，分三服，食前温服。千金方

耳卒聾閉 菖蒲根一寸，巴豆一粒去心，同搗作七丸。綿裹一丸塞耳，日一換。一方不用巴豆，用蓖麻仁。肘後方

病後耳聾 生菖蒲汁滴之。聖惠方

蚤蝨入耳 菖蒲末炒熱，袋盛枕之即愈。聖濟錄

諸般赤眼 攣睛雲翳。菖蒲擂自然汁，文武火熬作膏，日點之效。聖濟錄

眼瞼挑鍼 獨生菖蒲根同鹽研傅。壽域聖方

飛絲入目 石菖蒲搥碎，左目塞右鼻，右目塞左鼻，百發百中。危氏得效方

頭瘡不瘥 菖蒲末油調傅之，日三夜二次。法天生意

癰疽發背 生菖蒲搗貼之。瘡乾者，為末，水調塗之。孫用和秘寶方

露岐便毒 生菖蒲根搗傅之，妙。證治要訣

熱毒濕瘡 〔宗奭曰〕有人遍身生瘡，痛而不癢，手足尤甚，黏着衣被，曉夕不得睡。有人教以菖蒲三斗，日乾為末，布薦上臥之，仍以衣被覆之。既不黏衣，又復得睡，不五七日，其瘡如失。後以治人，應手神驗。本草衍義

風癬有蟲 菖蒲末五斤，酒漬，釜中蒸之，使味出。先絕酒一日，每服一升或半升。千金方

陰汗濕癢 石菖蒲、蛇牀子等分，為末。日搽二三次。濟急仙方

葉

〔主治〕洗疥、大風瘡。時珍

白菖 別錄有名未用

【釋名】水菖蒲（別錄）水宿（別錄）莖蒲（別錄）昌陽（拾遺）溪蓀（拾遺）蘭蓀（弘景）【時珍曰】此即今池澤所生菖蒲，葉無劍脊，根肥白而節疏慢，故謂之白菖。古人以根為葅食，謂之昌本，亦曰昌歜，文王好食之。其生溪澗者，名溪蓀。

【集解】別錄曰：白菖十月采。【藏器曰】即今之溪蓀也。一名昌陽，生水畔，人亦呼為菖蒲，與石上菖蒲都別，根大而臭，色正白。【頌曰】水菖蒲生溪澗水澤中甚多，失水則枯，葉似石菖，但中心無脊，其根乾後輕虛多滓，不堪入藥。【時珍曰】此有二種：一種根大而肥白節疏者，白菖也，俗謂之泥菖蒲；一種根瘦而赤節稍密者，溪蓀也，俗謂之石菖蒲。葉俱無劍脊。溪蓀氣味勝似白菖，並可殺蟲，不堪服食。

【氣味】甘，無毒。【別錄曰】甘辛溫。汁制雄黃、雌黃、砒石。

【主治】食諸蟲（別錄）。主風溼欬逆，去蟲，斷蚤蝨（弘景）。研末油調，塗疥瘙（蘇頌）。

香蒲（本經上品）　蒲黃（本經上品）

【釋名】甘蒲（蘇恭）醮石（吳普）花上黃粉名蒲黃。【恭曰】香蒲即甘蒲，可作薦者。春初生，取白為葅，亦堪蒸食。山南人謂之香蒲，以菖蒲為臭蒲也。蒲黃即此蒲之花也。

【集解】別錄曰：香蒲生南海池澤，蒲黃生河東池澤，四月采之。【頌曰】香蒲，蒲黃苗也。處處有之，以秦州者為良。春初生嫩葉，出水時紅白色茸茸然。取其中心入地白蒻，大如匕柄者，生啖之，甘脆。又以醋浸，如食筍，大美。周禮謂之蒲葅，今人罕有食之者。至夏抽梗於叢葉中，花抱梗端，如武士棒杵，故俚俗謂之蒲槌，亦曰蒲萼花。其蒲黃即花中蕊屑也，細若金粉，當欲開時便取之。市廛以蜜搜作果食貨賣。【時珍曰】蒲叢生水際，似莞而褊，有脊而柔。二三月苗，采其嫩根，瀹過作鮓，一宿可食。亦可煠食、蒸食及曬乾磨粉作餅食。詩云：其蔌伊何，惟筍及蒲。是矣。八九月收葉以為席，亦可作扇，軟滑而溫。

【正誤】【弘景曰】香蒲方藥不復用，人無采者。南海人亦不復識。江南貢菁茅，一名香茅，以供宗廟縮酒。或云是薰草，又云是燕麥，此蒲亦相類耳。○【恭曰】陶氏所引菁茅，乃三脊茅也。香茅、燕麥、薰草，野俗皆識，都非香蒲類也。

蒲蒻　一名蒲筍（食物）蒲兒根（野菜譜）

【氣味】甘，平，無毒。【時珍曰】寒。

【主治】五臟心下邪氣，口中爛臭，堅齒明目聰耳。久服輕身耐老（本經）。去熱燥，利小便（甯原）。生啖，止消渴（汪穎）。補中益氣，和血脈（正要）。擣汁服，治妊婦勞熱煩躁，胎動下血（時珍。出產乳）。○

【附方】舊二。妬乳乳癰：蒲黃草根擣封之，并煎汁飲及食之。（昝殷產寶）熱毒下痢：蒲根二兩，粟米二合，水煎服，日二次。（聖濟總錄）

蒲黃（本經上品）

【修治】【斅曰】凡使勿用松黃并黃蒿，其二件全似，只是味跙及吐人。真蒲黃須隔三重紙焙令色黃，蒸半日，卻再焙乾用之妙。【大明曰】破血消腫者生用之，補血止血者須炒用。

【氣味】甘，平，無毒。

【主治】心腹膀胱寒熱，利小便，止血，消瘀血。久服輕身，益氣力，延年神仙（本經）。治痢血，鼻衄吐血，尿血瀉血，利水道，通經絡，止女子崩中（甄權）。婦人帶下，月候不勻，血氣心腹痛，妊婦下血墜胎，血運血癥，兒枕急痛，顛撲血悶，排膿，瘡癤遊風腫

毒。下乳汁。止洩精。大明 涼血活血。止心腹諸痛。時珍

【發明】弘景曰：蒲黄即蒲釐花上黄粉也。甚療血。仙經亦用之。宗奭曰：汴人初得，羅去滓，以水調爲膏，擘爲塊。人多食之，以解心臟虚熱，小兒尤嗜之。過月則燥，色味皆淡，須蜜水和。不可多食，令人自利，極能虚人。時珍曰：蒲黄，手足厥陰血分藥也。故能治血治痛。生則能行，熟則能止。與五靈脂同用，能治一切心腹諸痛，詳見禽部寒號蟲下。按許叔微本事方云：有士人妻舌忽脹滿口，不能出聲。一老叟教以蒲黄頻摻，比曉乃愈。又芝隱方云：宋度宗欲賞花，一夜忽舌腫滿口。蔡御醫用蒲黄、乾薑末等分，乾搽而愈。據此二說，則蒲黄之涼血活血可證矣。蓋舌乃心之外候，而手厥陰相火乃心之臣，使得乾薑，是陰陽相濟也。

【附方】舊十四，新十一。

舌脹滿口 方見上。

重舌生瘡 蒲黄末傅之。不過三上瘥。千金方

肺熱衄血 蒲黄、青黛各一錢，新汲水服之。或去青黛，入油髮灰等分，生地黄汁調下。簡便單方

吐血唾血 蒲黄末二兩，每日温酒或冷水服三錢妙。簡要濟衆方

老幼吐血 蒲黄末，每服半錢，生地黄汁調下，量人加減。或入髮灰等分。聖濟總錄

小便出血 方同上。

小便轉胞 以布包蒲黄裹腰腎，令頭致地，數次取通。肘後方

金瘡出血 悶絶。蒲黄半兩，熱酒灌下。危氏方

瘀血内漏 蒲黄末二兩，每服方寸匕，水調下，服盡止。肘後方

腸痔出血 蒲黄末方寸匕，水服之，日三服。肘後方

小兒嬭痔 蒲黄空心温酒服方寸匕，日三。塞上方

脱肛不收 蒲黄和猪脂傅，日三五度。子母秘錄

胎動欲産 日月未足者。蒲黄二錢，井華水服。集效方

産婦催生 蒲黄、地龍洗焙、陳橘皮等分，爲末，另收。臨時各炒一錢，新汲水調服，立産。此常親用，甚妙。慎微方

胞衣不下 蒲黄二錢，井水服之。集驗方

産後下血 羸瘦迨死。蒲黄二兩，水二升，煎八合，頓服。産寶方

産後血瘀 蒲黄三兩，水三升，煎一升，頓服。梅師方

兒枕血瘕 蒲黄三錢，米飲服。産寶

産後煩悶 蒲黄方寸匕，東流水服，極良。産寶

墜傷撲損 瘀血在内，煩悶者。蒲黄末空心温酒服三錢。塞上方

關節疼痛 蒲黄八兩，熟附子一兩，爲末。每服一錢，涼水下，日一。肘後方

陰下溼癢 蒲黄末，傅三四度，瘥。千金方

聤耳出膿 蒲黄末摻之。聖惠

口耳大衄 蒲黄、阿膠炙各半兩。每用二錢，水一盞，生地黄汁一合，煎至六分，温服。急以帛繫兩乳，止乃已。聖惠方

耳中出血 蒲黄炒黑研末，摻入。簡便方

滓 蒲黄中篩出赤滓，名曰蒲萼也。

【主治】炒用，澀腸，止瀉血、血痢。妙。大明

菰

別錄下品

【釋名】茭草說文 蔣草 時珍曰：按許氏說文：菰本作苽，從瓜諧聲也。有米謂之彫菰，已見穀部菰米下。江南人呼菰爲茭，以其根交結也。蔣義未詳。

【集解】保昇曰：菰根生水中，葉如蔗荻，久則根盤而厚。夏月生菌堪啖，名菰菜。三年者中心生白臺如藕狀，似小兒臂而白軟，中有黑脈，堪啖者名菰首也。藏器曰：菰首小者，擘之内有黑灰如墨者，名烏鬱，人亦食之。晉張翰思吴中蓴、菰，即此也。頌曰：菰根江湖陂澤中皆有之，生水中，葉如蒲葦輩，刈以秣馬甚肥。春末生白茅如筍，即菰菜也，又謂之茭白，生熟皆可啖，甜美。其中心如小兒臂者，名菰手。作菰首者，非矣。爾雅云：出隧，蘧蔬。註云：生菰草中，狀似土菌，江東人啖之，甜滑，即此也。故南方

人至今謂菌爲菰。亦緣此義。其根亦如蘆根。冷利更甚。二浙下澤處。菰草最多。其根相結而生。久則并土浮於水上。彼人謂之菰葑。刈去其葉。便可耕蒔。又名葑田。其苗有莖梗者。謂之菰蔣草。至秋結實。乃彫胡米也。歲饑。人以當糧。【宗奭曰】菰乃蒲類。河朔邊人止以飼馬作薦。八月開花如葦。結青子。合粟爲粥食。甚濟饑。杜甫所謂波漂菰米沉雲黑者。是也。

菰筍　一名茭筍日用　茭白圖經　菰菜同

【氣味】甘冷滑無毒。詵曰：滑中。不可多食。頌曰：菰之種類皆極冷。不可過食。甚不益人。惟服金石人相宜耳。【主治】利五臟邪氣。酒皶面赤。白癩癧瘍。目赤。熱毒風氣。卒心痛。可鹽醋煮食之。孟詵　去煩熱。止渴。除目黃。利大小便。止熱痢。雜鯽魚爲羹食。開胃口。解酒毒。壓丹石毒發。藏器

菰手　一名菰菜日用　茭白通志　茭粑俗名　蘧蔬音氍毹

【氣味】甘冷滑無毒。大明曰：微毒。詵曰：性滑。發冷氣。令人下焦寒。傷陽道。禁蜜食。發痼疾。服巴豆人不可食。【主治】心胸中浮熱風氣。滋人齒。孟詵　煮食。止渴。及小兒水痢。藏器

菰根【氣味】甘大寒無毒。頌曰：菰根亦如蘆根。冷利更甚。【主治】腸胃痼熱。消渴。止小便利。擣汁飲之。別錄　燒灰和雞子白。塗火燒瘡。藏器

【附方】舊二　小兒風瘡久不愈者。用菰蔣節燒研。傅之。子母秘錄　毒蛇傷嚙之。菰蔣草根燒灰。傅之。外臺秘要

葉【主治】利五臟。大明

菰米　見穀部

苦草綱目

【集解】時珍曰：生湖澤中。長二三尺。狀如茅蒲之類。

【氣味】【主治】婦人白帶。煎湯服。又主好嗜乾茶不已。面黃無力。爲末。和炒脂麻不時乾嚼之。時珍

水萍本經中品

【集解】別錄曰：水萍生雷澤池澤。三月采。暴乾。弘景曰：此是水中大萍。非今浮萍子。藥對云：五月有花。白色。即非今溝渠所生者。楚王渡江所得。乃斯實也。藏器曰：水萍有三種。大者曰蘋。葉圓。闊寸許。小萍子是溝渠間者。本經云水萍。應是小者。頌曰：爾雅云：萍。蓱。其大者蘋。蘇恭言有三種。大者曰蘋。中者曰荇。小者即水上浮萍。今醫家鮮用大蘋。惟用浮萍。時珍曰：本草所用水萍。乃小浮萍。非大蘋也。陶蘇俱以大蘋註之。誤矣。萍之與蘋。音雖相近。字卻不同。形亦迥別。今釐正之。互見蘋下。浮萍處處池澤止水中甚多。季春始生。或云楊花所化。一葉經宿即生數葉。葉下有微鬚。即其根也。一種背面皆綠者。一種面青背紫赤若血者。謂之紫萍。入藥爲良。七月采之。淮南萬畢術云：老血化爲紫萍。恐自有此種。不盡然也。小雅呦呦鹿鳴。食野之苹者。乃蒿屬。陸佃指爲萍。誤矣。

【修治】時珍曰：紫背浮萍。七月采之。揀淨。以竹篩攤曬。下置水一盆映之。即易乾也。

【氣味】辛寒無毒。別錄曰：酸。【主治】暴熱身癢。下水氣。勝酒。

長鬚髮。止消渴。久服輕身。本經 下氣。以沐浴生毛髮。別錄 治熱毒風熱熱狂。熁腫毒湯火傷風瘮。大明 擣汁服。主水腫。利小便。爲末。酒服方寸匕。治人中毒。爲膏傅面䵟。藏器 主風溼麻痹。脚氣。打撲傷損。目赤瞖膜。口舌生瘡。吐血衄血。癜風丹毒。時珍

【發明】震亨曰：浮萍發汗。勝於麻黄。頌曰：俗醫用治時行熱病。亦甚發汗。甚有功。其方用浮萍一兩。四月十五日采之。麻黄去根節。桂心。附子炮裂去臍皮各半兩。四物擣細篩。每服一錢。以水一中盞。生薑半分。煎至六分。和滓熱服。汗出乃瘥。又治惡疾癘瘡遍身者。濃煮汁浴半日。多效。此方甚奇古也。時珍曰：浮萍其性輕浮。入肺經。達皮膚。所以能發揚邪汗也。世傳宋時東京開河。掘得石碑。梵書大篆一詩。無能曉者。眞人林靈素逐字辨譯。乃是治中風方。名去風丹也。詩云：天生靈草無根幹。不在山間不在岸。始因飛絮逐東風。汎梗青青飄水面。神仙一味去沉疴。采時須在七月半。選甚癱風與大風。些小微風都不算。豆淋酒化服三丸。鐵鏷頭上也出汗。其法以紫色浮萍曬乾爲細末。煉蜜和丸彈子大。每服一粒。以豆淋酒化下。治左癱右瘓。三十六種風。偏正頭風。口眼喎斜。大風癩風。一切無名風及脚氣。并打撲傷折。及胎孕有傷。服過百粒。卽爲全人。此方後人易名紫萍一粒丹。

【附方】舊七。新十八。

夾驚傷寒 紫背浮萍一錢。犀角屑半錢。釣藤鈎三七箇。爲末。每服半錢。蜜水調下。連進三服。出汗爲度。聖濟錄

消渴飲水 日至一石者。浮萍擣汁服之。○又方：用乾浮萍。栝樓根等分。爲末。人乳汁和丸梧子大。空腹飲服二十丸。三年者。數日愈。千金方

小便不利 膀胱水氣流滯。浮萍日乾爲末。飲服方寸匕。日二服。千金翼

水氣洪腫 小便不利。浮萍日乾爲末。每服方寸匕。白湯下。日二服。聖惠方

霍亂心煩 蘆根炙一兩半。水萍焙。人參。枇杷葉炙各一兩。每服五錢。入薤白四寸。水煎溫服。聖惠方

吐血不止 紫背浮萍焙半兩。黄芪炙二錢半。爲末。每服一錢。薑蜜水調下。聖濟總錄

鼻衄不止 浮萍末。吹之。聖惠方

中水毒病 手足指冷至膝肘。卽是。以浮萍日乾爲末。飲服方寸匕。良。姚僧坦集驗方

大腸脫肛 水聖散：用紫浮萍爲末。乾貼之。危氏得效方

身上虛癢 浮萍末一錢。以黄芩一錢同四物湯煎湯調下。丹溪纂要

風熱癮瘮 浮萍蒸過焙乾。牛蒡子酒煑曬乾炒。各一兩。爲末。每薄荷湯服一二錢。日二次。古今錄驗

風熱丹毒 浮萍擣汁。遍塗之。子母秘錄

汗斑癜風 端午日收紫背浮萍曬乾。每以四兩煎水浴。并以萍擦之。或入漢防己二錢亦可。袖珍方

少年面皰 外臺 用浮萍日挼盦之。并飲汁少許。○普濟方 用紫背萍四兩。防己一兩。煎濃汁洗之。仍以萍於斑䵟上熱擦。日三五次。物雖微末。其功甚大。不可小看。普濟方

粉滓面䵟 溝渠小萍爲末。日傅之。聖惠方

大風癘疾 浮萍草三月采。淘三五次。窨三五日。焙爲末。不得見日。每服三錢。食前溫酒下。常持觀音聖號。忌豬魚雞蒜。○又方：七月七日取紫背浮萍日乾爲末。半升。入好消風散五兩。每服五錢。水煎頻飲。仍以煎湯洗浴之。十便良方

癍瘡入目 浮萍陰乾爲末。以生羊子肝半箇。同水半盞煑熟。擣爛絞汁。調末服。甚者不過一服。已傷者十服見效。危氏得效方

弩肉攀睛 青萍少許。研爛。入片腦少許。貼眼上效。危氏得效方

毒腫初起 水中萍子草。擣傅之。肘後方

發背初起 腫焮赤熱。浮萍擣和雞子清貼之。聖惠方

楊梅瘡癬 水萍煎汁。浸洗半日。數日一作。集簡方

燒烟去蚊 五月取浮

萍陰乾用之。孫眞人方

蘋　吳普本草

【釋名】芣菜（拾遺）四葉菜（卮言）田字草（時珍曰：蘋本作薲。左傳蘋蘩蘊藻之菜。可薦於鬼神。可羞於王公。則薲有賓之之義。故字從賓。其草四葉相合。中折十字。故俗呼爲四葉菜、田字草、破銅錢。皆象形也。諸家本草皆以蘋註水萍。蓋由蘋、萍二字音相近也。按韻書蘋在眞韻。蒲眞切。萍在庚韻。蒲經切。切脚不同。爲物亦異。今依吳普本草別出於此。）

【集解】普曰：水萍一名水廉。生池澤水上。葉圓小。一莖一葉。根入水底。五月白花。三月采。日乾之。弘景曰：水中大萍。五月有花白色。非溝渠所生之萍。乃楚王渡江所得。即斯實也。恭曰：萍有三種。大者曰蘋。中者曰荇。葉皆相似而圓。其小者即水上浮萍也。藏器曰：蘋葉圓。闊寸許。葉下有一點如水上沫。一名芣菜。曝乾可入藥用。小萍是溝渠間者。禹錫按：爾雅云：萍。蓱也。其大者曰蘋。又詩云：于以采蘋。于澗之濱。陸機注云：其粗大者謂之蘋。小者爲萍。季春始生。可糝蒸爲茹。又可以苦酒淹之按酒。今醫家少用此蘋。惟用小萍耳。時珍曰：蘋乃四葉菜也。葉浮水面。根連水底。其莖細於蓴莕。其葉大如指頂。面青背紫。有細紋。頗似馬蹄決明之葉。四葉合成。中折十字。夏秋開小白花。故稱白蘋。其葉攢簇如萍。故爾雅謂大者爲蘋也。呂氏春秋云：菜之美者。有崑崙之蘋。即此。韓詩外傳謂浮者爲薸。沉者爲蘋。臞仙謂白花者爲蘋。黃花者爲莕。即金蓮也。蘇恭謂大者爲蘋。小者爲莕。楊愼卮言謂四葉菜爲莕。陶弘景謂楚王所得者爲蘋。皆無一定之言。蓋未深加體審。惟據紙上猜度而已。時珍一一采視。頗得其眞云：其葉徑一二寸。有一缺而形圓如馬蹄者。蓴也。似蓴而稍尖長者。莕也。其花並有黃白二色。葉徑四五寸如小荷葉而黃花。結實如小角黍者。萍蓬草也。楚王所得萍實。乃此萍之結實也。四葉合成一葉。如田字形者。蘋也。如此分別。自然明白。又項氏言白蘋生水中。青蘋生陸地。按今之田字草。有水陸二種。陸生者多在稻田沮洳之處。其葉四片合一。與白蘋一樣。但莖生地上。高三四寸。不可食。方士取以煅硫結砂煑汞。謂之水田翁。項氏所謂青蘋。蓋即此也。或以青蘋爲水草。誤矣。

【氣味】甘。寒。滑。無毒。【主治】暴熱。下水氣。利小便。（吳普）擣塗熱瘡。擣汁飲。治蛇傷毒入腹內。曝乾。栝樓等分爲末。人乳和丸服。止消渴。（藏器）食之已勞。（山海經）

萍蓬草　拾遺

【釋名】水粟（綱目）水栗子（時珍曰：陳藏器拾遺萍蓬草。即今水粟也。其子如粟如蓬子也。俗人呼水粟包。又云水粟子。言其根味也。或作水笠。）

【集解】藏器曰：萍蓬草生南方池澤。葉大如荇。花亦黃。未開時狀如筭袋。其根如藕。饑年可以當穀。時珍曰：水粟三月出水。莖大如指。葉似荇葉而大。徑四五寸。初生如荷葉。六七月開黃花。結實狀如角黍。長二寸許。內有細子一包。如罌粟。澤農采之。洗擦去皮。蒸曝舂取米。作粥飯食之。其根大如栗。亦如雞頭子根。儉年人亦食之。作藕香。味如栗子。昔楚王渡江得萍實。大如斗。赤如日。食之甜如蜜者。蓋此類也。若水萍安得有實耶。三四月采莖葉。取汁煑硫黃。能拒火。又段公路北戶錄有睡蓮。亦此類也。其葉如荇而大。其花布葉數重。當夏晝開花。夜縮入水。晝復出也。

子【氣味】甘。澀。平。無毒。【主治】助脾厚腸。令人不饑。（時珍）

根【氣味】甘。寒。無毒。【主治】煑食。補虛益氣力。久食不

飢，厚腸胃。藏器

莕菜 唐本草

【釋名】鳬葵唐本 水葵馬融傳 水鏡草土宿本草 靨子菜野菜譜 金蓮子 接余 時珍曰：按爾雅云：莕，接余也。其葉苻。則鳬葵當作苻葵，古文通用耳。或云：鳬喜食之，故稱鳬葵，亦通。其性滑如葵，其葉頗似荇，故曰葵，曰莕。詩經作荇，俗呼荇絲菜。池人謂之靨子菜。江東謂之金蓮子。許氏說文謂之䕡，音戀。楚詞謂之屏風，云：紫莖屏風文綠波。是矣。

【集解】恭曰：鳬葵即莕菜也。生水中。頌曰：處處池澤有之。葉似蓴而莖澀，根甚長，花黃色。郭璞註爾雅云：叢生水中，葉圓在莖端，長短隨水深淺。江東人食之。陸機詩疏云：荇莖白，而葉紫赤色，正圓，徑寸餘，浮在水上。根在水底，大如釵股，上青下白。可以按酒。用苦酒浸其白莖，肥美。今人不食，醫方亦鮮用之。時珍曰：莕與蓴，一類二種也。並根連水底，葉浮水上。其葉似馬蹄而圓者，蓴也；葉似蓴而微尖長者，莕也。夏月俱開黃花，亦有白花者。結實大如棠梨，中有細子。按獻盌王庚辛玉冊云：鳬葵黃花者是莕菜，白花者是白蘋，即水鏡草。一種泡子名水鼈。雖有數種，其用一也。其莖葉根花並可伏硫煮砂制礬。此以花色分別蘋、莕，似亦未穩。詳見蘋下。

【正誤】恭曰：鳬葵南人名豬蓴，堪食。有名未用條中載也。志曰：鳬葵即莕菜，葉似蓴，根極長，江南人多食之。今云是豬蓴，誤矣。今以春夏細長肥滑者爲絲蓴，至冬粗短者爲豬蓴，亦呼爲龜蓴，與鳬葵殊不相似也。而有名未用類，即無鳬葵豬蓴之名，蓋後人刪去也。時珍曰：楊慎卮言以四葉菜爲莕者，亦非也。四葉菜乃蘋也。

【氣味】甘，冷，無毒。【主治】消渴，去熱淋，利小便。唐本 搗汁服，療寒熱。開寶 搗傅諸腫毒，火丹遊腫。時珍

【附方】新四。

一切癰疽及瘡癤：用莕絲菜或根、馬蹄草莖或子，即蓴也，各取半碗，同苎麻根五寸，去皮，以石器搗爛，傅毒四圍。春夏秋日換四五次，冬換二三次。換時以薺水洗之，甚效。保生餘錄

穀道生瘡：荇葉搗爛，綿裹納之下部，日三次。范汪方

毒蛇螫傷：牙入肉中，痛不可堪者。勿令人知，私以荇葉覆其上穿，以物包之，一時折牙自出也。肘後方

點眼去瞖：莕絲菜根一錢半，搗爛，即葉如馬蹄開黃花者，川楝子十五箇，膽礬七分，石決明五錢，皂莢一兩，海螵蛸二錢，各爲末，同菜根以水一鍾，煎二宿，去滓。一日點數次，七日見效也。孫氏集效方

蓴 別錄下品

【釋名】茆卯柳二音 水葵詩疏 露葵綱目 馬蹄草 時珍曰：蓴字本作蒓，從純。純乃絲名，其莖似之故也。齊民要術云：蒓性純而易生。種以淺深爲候，水深則莖肥而葉少，水淺則莖瘦而葉多。其性逐水而滑，故謂之蒓菜，并得葵名。顏之推家訓云：蔡朗父諱蒓，改蒓爲露葵。北人不知，以綠葵爲之。詩云：薄采其茆。即蒓也。或諱其名，謂之錦帶。

【集解】保昇曰：蓴葉似鳬葵，浮在水上。采莖堪啖。花黃白色，子紫色。三月至八月，莖細如釵股，黃赤色，短長隨水深淺，名爲絲蓴，味甜體軟。九月至十月漸粗硬。十一月萌在泥中，粗短，名瑰蓴，味苦體澀。人惟取汁作羹，猶勝雜菜。時珍曰：蓴生南方湖澤中，惟吳越人善食之。葉如荇菜而差圓，形似馬蹄。其莖紫色，大如筯，柔滑可羹。夏月開黃花，結實青紫色，大如棠梨，中有細子。春夏嫩莖未葉者

名稚蓴。稚者小也。葉稍舒長者名絲蓴。其莖如絲也。至秋老則名葵蓴。或作豬蓴。言可飼豬也。又訛爲瑰蓴、龜蓴焉。餘見鳧葵下。

【氣味】甘，寒，無毒。〔藏器曰〕蓴雖水草而性熱擁。〔詵曰〕蓴雖冷補，熱食及多食亦擁氣不下。甚損人胃及齒，令人顏色惡，損毛髮。和醋食令人骨痿。〔李廷飛曰〕多食性滑發痔。七月有蟲着上，食之令人霍亂。

【主治】消渴熱痺。別錄　和鯽魚作羹食，下氣止嘔。多食壓丹石。補大小腸虛氣，不宜過多。孟詵　治熱疸，厚腸胃，安下焦，逐水，解百藥毒并蠱氣。大明

【發明】〔弘景曰〕蓴性冷而補，下氣。雜鱧魚作羹食，亦逐水。而性滑，服食家不可多用。〔恭曰〕蓴久食大宜人。合鮒魚作羹食，主胃弱不下食者，至效。又宜老人，應入上品。故張翰臨秋風思吳中之鱸蓴羹也。〔藏器曰〕蓴體滑。常食發氣，令關節急，嗜睡。腳氣論中，令人食之。此誤極深也。溫病後脾弱不能磨化，食者多死。予所居近湖，湖中有蓴、藕。年中疫甚，饑人取蓴食之，雖病瘥者亦死。至秋大旱，人多血痢。湖中水竭，掘藕食之，闔境無他。蓴藕之功，於斯見矣。

【附方】新三。

一切癰疽　馬蹄草即蓴菜，春夏用莖，冬月用子。就於根側尋取，搗爛傅之。未成即消，已成即毒散。用菜亦可。保生餘錄

頭上惡瘡　以黃泥包豆豉煨熟，取出爲末，以蓴菜汁調傅之。保幼大全

數種疔瘡　馬蹄草又名缺盆草、大青葉、臭紫草各等分。擂爛，以酒一碗浸之，去滓溫服，三服立愈。經驗良方

水藻 綱目

【釋名】〔時珍曰〕藻乃水草之有文者，潔淨如澡浴，故謂之藻。

【集解】〔頌曰〕藻生水中，處處有之。周南詩云：于以采藻，于沼于沚，于彼行潦。是也。陸機註云：藻生水底，有二種。葉如雞蘇，莖如筯，長四五尺，一種葉如蓬蒿，莖如釵股，謂之聚藻。二藻皆可食。熟挼去腥氣，米麪糝蒸爲茹，甚滑美。荊揚人飢荒以當穀食。〔藏器曰〕馬藻生水中，如馬齒相連。〔時珍曰〕藻有二種。水中甚多。水藻葉長二三寸，兩兩對生，即馬藻也。聚藻葉細如絲及魚鰓狀，節節連生，即水蘊也。俗名鰓草，又名牛尾蘊是矣。爾雅云：莙，牛藻也。郭璞注云：細葉蓬茸，如絲可愛，一節長數寸，長者二三十節，即蘊也。二藻皆可食。入藥以馬藻爲勝。左傳云蘋蘩蘊藻之菜，即此。

【氣味】甘，大寒，滑，無毒。

【主治】去暴熱熱痢，止渴。擣汁服之。小兒赤白遊瘮，火焱熱瘡，擣爛封之。藏器

【發明】〔思邈曰〕凡天下極冷，無過藻菜。但有患熱毒腫并丹毒者，取渠中藻菜切擣傅之，厚三分。乾即易，其效無比。

海藻 本經中品

【釋名】蕁〔音單。出爾雅。別錄作藫。〕落首〔本經〕海蘿〔爾雅註〕

【集解】〔別錄曰〕海藻生東海池澤。七月七日采，暴乾。〔弘景曰〕生海島上，黑色如亂髮而大少許，葉大都似藻葉。〔藏器曰〕此有二種：馬尾藻生淺水中，如短馬尾細，黑色，用之當浸去鹹味。大葉藻生深海中新羅國，葉如水藻而大。海人以繩繫腰，沒水取之。五月以後有大魚傷人，不可取也。爾雅云：綸似綸，組似組，東海有之。正爲二藻也。〔頌曰〕此即水藻生于海中者，今登萊諸州有之。陶隱居引爾雅綸組註昆布，謂昆布似組，青苔紫菜似綸，而陳藏器以綸組爲二藻，陶說似近之。〔時珍曰〕海藻近海諸地采取，亦作海菜，乃立名目，貨之四方云。

【修治】斅曰：凡使須用生烏豆并紫背天葵三件同蒸，伏時，日乾用。時珍曰：近人但洗淨鹹味，焙乾用。

【氣味】苦、鹹，寒，無毒。權曰：鹹，有小毒。之才曰：反甘草。時珍曰：按東垣李氏治瘰癧馬刀，散腫潰堅湯，海藻、甘草兩用之。蓋以堅積之病，非平和之藥所能取捷，必令反奪，以成其功也。

【主治】癭瘤結氣，散頸下硬核痛，癰腫癥瘕堅氣，腹中上下雷鳴，下十二水腫。本經。療皮間積聚暴㿗，瘤氣結熱，利小便。別錄。辟百邪鬼魅，治氣急心下滿，疝氣下墜，疼痛卵腫，去腹中幽幽作聲。甄權。治奔豚氣腳氣，水氣浮腫，宿食不消，五膈痰壅。李珣。

【發明】元素曰：海藻氣味俱厚，純陰，沉也。治癭瘤馬刀諸瘡，堅而不潰者。經云：鹹能軟堅。營氣不從，外爲浮腫。隨各引經藥治之，腫無不消。成無己曰：鹹味涌泄。故海藻之鹹，以泄水氣也。詵曰：海藻起男子陰，消男子㿗疾，宜常食之。南方人多食，北方人效之，倍生諸疾，更不宜矣。時珍曰：海藻鹹能潤下，寒能洩熱引水，故能消癭瘤、結核、陰㿗之堅聚，而除浮腫、腳氣、留飲、痰氣之溼熱，使邪氣自小便出也。

【附方】舊二，新二。

海藻酒 治癭氣。用海藻一斤，絹袋盛之，以清酒二升浸之，春夏二日，秋冬三日。每服兩合，日三。酒盡再作。其滓曝乾爲末，每服方寸匕，日三服。不過兩劑即瘥。范汪方。

癭氣初起 海藻一兩，黃連二兩，爲末。時時舐嚥。先斷一切厚味。丹溪方。

項下瘰癧 如梅李狀。宜連服前方海藻酒消之。肘後方。

蛇盤瘰癧 頭項交接者。海藻菜以蕎麪炒過，白殭蠶炒等分，爲末，以白梅泡湯和丸梧子大。每服六十丸，米飲下，必泄出毒氣。危氏得效方。

海蘊

溫、縕、醞三音。○拾遺

【校正】自草部移入此。

【釋名】時珍曰：縕，亂絲也。其葉似之，故名。

【氣味】鹹，寒，無毒。【主治】癭瘤結氣在喉間，下水。藏器。主水癊。蘇頌。

海帶

宋嘉祐

【集解】禹錫曰：海帶出東海水中石上，似海藻而粗，柔韌而長。今登州人乾之以束器物。醫家用以下水，勝於海藻、昆布。

【氣味】鹹，寒，無毒。【主治】催生，治婦人病，及療風下水。嘉祐。治水病癭瘤，功同海藻。時珍。

昆布

別錄中品

【釋名】綸布。時珍曰：按吳普本草，綸布一名昆布，則爾雅所謂綸似綸，東海有之者，即昆布也。綸音關，青絲綬也。訛而爲昆耳。陶弘景以綸爲青苔、紫菜輩，謂組爲昆布。陳藏器又謂綸、組是二種藻。不同如此。

【集解】別錄曰：昆布生東海。弘景曰：今惟出高麗。繩把索之如卷麻，作黃黑色，柔韌可食。爾雅云：綸似綸，組似組，東海有之。今青苔、紫菜皆似綸，而昆布亦似組，恐即是也。藏器曰：昆布生南海，葉如手，大似薄葦，紫赤色。其細葉者，海藻也。珣曰：其草順流而生。出新羅者葉細，黃黑色。胡人搓之爲索，陰乾。從舶上來中國。【時珍曰】昆布生登萊者。搓如繩索之狀。出閩浙者。大葉似菜。蓋海中諸菜性味相近。主療一致。雖稍有不同。亦無大異也。

【修治】【斅曰】凡使昆布。每一斤。用甑箅大小十箇。同剉細。以東流水煮之。從巳至亥。待鹹味去。乃曬焙用。

【氣味】鹹寒滑無毒。【普曰】酸鹹寒無毒。【權曰】溫有小毒。

【主治】十二種水腫。癭瘤聚結氣。瘻瘡。別錄　破積聚。思邈　治陰癀腫。含之嚥汁。藏器　利水道。去面腫。治惡瘡鼠瘻。甄權

【發明】【杲曰】鹹能軟堅。故癭堅如石者。非此不除。與海藻同功。【詵曰】昆布下氣。久服瘦人。無此疾者不可食。海島之人愛食之。爲無好菜。只食此物。服久相習。病亦不生。遂傳說其功於北人。北人食之。皆生病。是水土不宜耳。凡是海中菜。皆損人。不可多食。

【附方】舊四　**昆布臛**　治膀胱結氣。急宜下氣。用高麗昆布一斤。白米泔浸一宿。洗去鹹味。以水一斛。煮熟劈細。入葱白一握。寸斷之。更煮極爛。乃下鹽酢糝薑橘椒末調和食之。仍宜食粱米粳米飯。極能下氣。無所忌。海藻亦可依此法作之。廣濟方　**癭氣結核**　癳癳腫硬。以昆布一兩。洗去鹹。曬乾爲散。每以一錢綿裹。好醋中浸過。含之嚥汁。味盡再易之。聖惠方　**項下五癭**　方同上。**項下卒腫**　其囊漸大。欲成癭者。昆布海藻等分。爲末。蜜丸杏核大。時時含之嚥汁。外臺

越王餘算　海藥

【釋名】【集解】【珣曰】越王餘算。生南海水中。如竹算子。長尺許。劉敬叔異苑云。昔晉安越王渡南海。將黑角白骨作算籌。其有餘者。棄於水中。而生此。故葉白者似骨。黑者似角。遂名之。相傳可食。

【附錄】**沙箸**　【時珍曰】按劉恂嶺表錄有沙箸。似是餘算之類。今附於此。云。海岸沙中生沙箸。春吐苗。其心若骨。白而且勁。可爲酒籌。凡欲采者。須輕步向前拔之。不然聞行聲遽縮入沙中。不可得也。

【氣味】鹹溫無毒。【主治】水腫浮氣結聚宿滯不消。腹中虛鳴。竝煮服之。李珣

石帆　日華

【集解】【弘景曰】石帆狀如柏。水松狀如松。【藏器曰】石帆生海底。高尺餘。根如漆色。至梢上漸軟。作交羅紋。【大明曰】石帆紫色。梗大者如筯。見風漸硬。色如漆。人以飾作珊瑚裝。【頌曰】左思吳都賦。草則石帆水松。劉淵林註云。石帆生海嶼石上。草類也。無葉。高尺許。其花離樓相貫連。若死則浮水中。人於海邊得之。稀有見其生者。

【氣味】甘鹹平無毒。【主治】石淋。弘景　煮汁服。主婦人血結月閉。藏器

水松　綱目

【集解】【弘景曰】水松狀如松。【頌曰】出南海及交阯。生海水中。

【氣味】甘鹹寒無毒。【主治】溪毒。弘景　水腫。催生。藏器

本草綱目草部第十九卷終

本草綱目草部目錄第二十卷

草之九　石草類一十九種

石斛本經　骨碎補開寶　石韋本經

金星草嘉祐　石長生本經 紅茂草附

石莧圖經 石垂附　景天本經　佛甲草圖經

虎耳草綱目　石胡荽四聲　螺靨草拾遺 即鏡面草

酢漿草唐本 酸草 三葉附　地錦嘉祐 即血見愁○金瘡小草附

離鬲草拾遺　仙人草拾遺

仙人掌草圖經　崖椶圖經 野蘭根　半天回 雞翁藤附

紫背金盤圖經　白龍鬚綱目

右附方舊十新四十七

本草綱目草部第二十卷

草之九 石草類一十九種

石斛 本經上品

〔釋名〕石蓫 別錄 金釵 綱目 禁生 本經 林蘭 同 杜蘭 別錄 〔時珍曰〕石斛名義未詳其莖狀如金釵之股故古有金釵石斛之稱今蜀人栽之呼爲金釵花盛弘之荆州記云耒陽龍石山多石斛精好如金釵是矣林蘭杜蘭與木部木蘭同名恐誤

〔集解〕〔別錄曰〕石斛生六安山谷水旁石上七月八月采莖陰乾〔弘景曰〕今用石斛出始興生石上細實以桑灰沃之色如金形如蚱蜢髀者佳近道亦有次于宣城者其生櫟木上者名木斛其莖至虛長大而色淺不入丸散惟可爲酒漬煑之用俗方最以補虛療脚膝〔恭曰〕今荆襄及漢中江左又有二種一種似大麥累累相連頭生一葉而性冷名麥斛一種莖大如雀髀名雀髀斛其他斛如竹而節間生葉也作乾石斛法以酒洗蒸暴成不用灰湯或言生者漬酒勝于乾者〔頌曰〕今荆州光州壽州廬州江州温州台州亦有之以廣南者爲佳多在山谷中五月生苗莖似小竹節節間出碎葉七月開花十月結實其根細長黃色惟生石上者爲勝〔宗奭曰〕石斛細若小草長三四寸柔韌折之如肉而實今人多以木斛混之亦不能明木斛中虛如木長尺餘但色深黃光澤耳〔時珍曰〕石斛叢生石上其根糾結甚繁乾則白軟其莖葉生皆青色乾則黃色開紅花節上自生根鬚人亦折下以砂石栽之或以物盛挂屋下頻澆以水經年不死俗稱爲千年潤石斛短而中實木斛長而中虛甚易分別處處有之以蜀中者爲勝

〔修治〕〔斆曰〕凡使去根頭用酒浸一宿暴乾以酥拌蒸之從巳至酉徐徐焙乾用入補藥乃效

〔氣味〕甘平無毒〔普曰〕神農甘平扁鵲酸李當之寒〔時珍曰〕甘淡微鹹〔之才曰〕陸英爲之使惡凝水石巴豆畏雷丸殭蠶

〔主治〕傷中除痺下氣補五臟虛勞羸瘦强陰益精久服厚腸胃 本經 補內絕不足平胃氣長肌肉逐皮膚邪熱疿氣脚膝疼冷痺弱定志除驚輕身延年 別錄 益氣除熱治男子腰脚軟弱健陽逐皮肌風痺骨中久冷補腎益力 甄權 壯筋骨煖水臟益智清氣 日華 治發熱自汗癰疽排膿內塞 時珍

〔發明〕〔斆曰〕石斛鎖涎澀丈夫元氣酒浸酥蒸服滿一鎰永不骨痛也〔宗奭曰〕石斛治胃中虛熱有功〔時珍曰〕石斛氣平味甘淡微鹹陰中之陽降也乃足太陰脾足少陰右腎之藥深師云囊濕精少小便餘瀝者宜加之一法每以二錢入生薑一片水煎代茶飲甚清肺補脾也

〔附方〕新二

睫毛倒入 川石斛川芎藭等分爲末口內含水隨左右㗜鼻日二次 袖珍方

飛蟲入耳 石斛數條去根如筒子一邊紝入耳中四畔以蠟封閉用火燒石斛盡則止薰右耳則蟲從左出未出更作 聖濟

骨碎補 宋開寶

〔釋名〕猴薑 拾遺 胡猻薑 志 石毛薑 日華 石菴䕡〔藏器曰〕骨碎補本名猴薑開元皇帝以其主傷折補骨碎故命此名或作骨碎布訛矣江西人呼爲胡猻薑象形也〔時珍曰〕菴䕡主折傷破血此物功同故有菴䕡之名

【集解】志曰：骨碎補生江南。根寄樹石上，有毛。葉如庵䕡。藏器曰：嶺南虔、吉州亦有之。葉似石韋而一根，餘葉生于木。大明曰：是樹上寄生草，根似薑而細長。頌曰：今淮、浙、陝西、夔路州郡皆有之。生木或石上，多在背陰處，引根成條，上有黃赤毛及短葉附之。又抽大葉成枝。葉面青綠色，有青黃點；背青白色，有赤紫點。春生葉，至冬乾黃。無花實。根入藥。宗奭曰：此苗不似薑，亦不似庵䕡。每一大葉兩旁，小葉叉牙，兩兩相對，葉長有尖瓣也。時珍曰：其根扁長，略似薑形。其葉有椏缺，頗似貫衆葉。謂葉如庵䕡者，殊謬。如石韋者，亦差。

【根】【修治】斅曰：凡采得，用銅刀刮去黃赤毛，細切，蜜拌潤，甑蒸一日，曬乾用。急用只焙乾，不蒸亦得也。

【氣味】苦，溫，無毒。大明曰：平。

【主治】破血止血，補傷折。開寶。主骨中毒氣，風血疼痛，五勞六極，足手不收，上熱下冷。甄權。惡疾，蝕爛肉，殺蟲。大明。研末，豬腎夾煨，空心食，治耳鳴，及腎虛久泄，牙疼。時珍。

【發明】頌曰：骨碎補入婦人血氣藥。蜀人治閃折筋骨傷損，取根擣篩，煑黃米粥和裹傷處有效。時珍曰：骨碎補足少陰藥也，故能入骨，治牙，及久泄痢。昔有魏刺史子久泄，諸醫不效，垂殆。予用此藥末入豬腎中煨熟與食，頓住。蓋腎主大小便，久泄屬腎虛，不可專從脾胃也。雷公炮炙論用此方治耳鳴，耳亦腎之竅也。案戴原禮證治要訣云：痢後下虛，不善調養，或遠行，或房勞，或外感，致兩足痿軟，或痛或痹，遂成痢風。宜用獨活寄生湯加虎骨四斤丸，仍以骨碎補三分之一，同研取汁，酒解服之。外用杜牛膝、杉木節、萆薢、白芷、南星煎湯，頻頻薰洗。此亦從腎虛骨痿而治也。

【附方】舊二，新三。

虛氣攻牙，齒痛血出，或癢痛。骨碎補二兩，銅刀細剉，瓦鍋慢火炒黑，為末，如常揩齒，良久吐之，嚥下亦可。劉松石云：此法出靈苑方，不獨治牙痛，極能堅骨固牙，益精髓，去骨中毒氣疼痛。牙動將落者，數擦，立住，再不復動。經用有神。

風蟲牙痛：骨碎補、乳香等分，為末，糊丸，塞孔中。名金針丸。聖濟總錄。

耳鳴耳閉：骨碎補削作細條，火炮，乘熱塞之。蘇氏圖經。

病後髮落：胡猻薑、野薔薇嫩枝煎汁，刷之。

腸風失血：胡猻薑燒存性五錢，酒或米飲服。仁存方。

石韋 本經中品

【釋名】石韀音蔗。石皮別錄。石蘭。弘景曰：蔓延石上，生葉如皮，故名石韋。時珍曰：柔皮曰韋，韀亦皮也。

【集解】別錄曰：石韋生華陰山谷石上，不聞水聲及人聲者良。二月采葉，陰乾。弘景曰：處處有之。出建平者，葉長大而厚。恭曰：此物叢生石旁陰處，亦不作蔓。其生古瓦屋上者名瓦韋，療淋亦好。頌曰：今晉、絳、滁、海、福州、江寧皆有之。叢生石上，葉如柳，背有毛而斑點，如皮。福州別有一種石皮，三月有花，采葉作浴湯，治風。時珍曰：多生陰崖險罅處。其葉長者近尺，闊寸餘，柔韌如皮，背有黃毛。亦有金星者，名金星草，葉凌冬不凋。又一種如杏葉者，亦生石上，其性相同。

【修治】別錄曰：凡用去黃毛，射人肺，令人欬，不可療。大明曰：入藥去梗，須微炙用。一法以羊脂炒乾用。

【氣味】苦，平，無毒。別錄曰：甘。權曰：微寒。之才曰：滑石、杏仁、射干為之使，得菖蒲良，制丹砂、礬石。

主治勞熱邪氣。五癃閉不通。利小便水道。本經 止煩下氣。通膀胱滿。補五勞。安五臟。去惡風。益精氣。別錄 治淋瀝遺溺。日華 炒末。冷酒調服。治發背。頌 主崩漏金瘡。清肺氣。時珍

附方 新五 小便淋痛：石韋、滑石等分。為末。每飲服刀圭。最快。聖濟 小便轉脬：石韋去毛。車前子各二錢半。水二盞。煎一盞。食前服。指迷方 崩中漏下：石韋為末。每服三錢。溫酒服。甚效。便前有血：石皮為末。茄子枝煎湯下二錢。普濟方 氣熱欬嗽：石韋、檳榔等分。為末。薑湯服二錢。聖濟錄

金星草 宋嘉祐

釋名 金釧草 圖經 鳳尾草 綱目 七星草 時珍曰：即石韋之有金星者。圖經重出七星草。併入。

集解 禹錫曰：金星草。西南州郡多有之。以戎州者為上。喜生背陰石上淨處。及竹箐中少日色處。或生大木下。及背陰古瓦屋上。初出深綠色。葉長一二尺。至深冬背生黃星點子。兩兩相對。色如金。因得金星之名。無花實。凌冬不凋。其根盤屈如竹根而細。折之有筋。如豬馬鬃。五月和根采之。風乾用。頌曰：七星草生江州山谷石上。葉如柳而長。作蔓延。長二三尺。其葉堅硬。背上有黃點如七星。采無時。

氣味 苦寒無毒。頌曰：微酸。崔昉曰：制三黃砂汞礬石。

主治 發背癰瘡結核。解硫黃丹石毒。連根半斤。酒五升。銀器煎服。先服石藥悉下。亦可作末。冷水服方寸匕。塗瘡腫。殊效。根浸油塗頭。大生毛髮。嘉祐 烏髭髮。頌 解熱。通五淋。涼血。時珍

發明 頌曰：但是瘡毒。皆可服之。然性至冷。服後下利。須補治乃平復。老年不可輒服。宗奭曰：丹石毒發于背。及一切癰腫。以其根葉二錢半。酒一大盞。煎服。取下黑汁。不惟下所服石藥。兼毒去瘡愈也。如不飲酒。則為末。以新汲水服。以知為度。時珍曰：此藥大抵治金石發毒者。若憂鬱氣血凝滯而發毒者。非所宜也。

附方 舊一。新二。五毒發背：金星草和根淨洗。慢火焙乾。每四兩入生甘草一錢。擣末。分作四服。每服用酒一升。煎二三沸。更以溫酒三二升相和。入餅器內封固。時時飲之。忌生冷油肥毒物。經驗方 熱毒下血：金星草、陳乾薑各三兩。為末。每服一錢。新汲水下。本事方 腳膝爛瘡：金星草背上星。刮下。傅之即乾。集簡方

石長生 本經下品

釋名 丹草 本經 丹沙草 時珍曰：四時不凋。故曰長生。

集解 別錄曰：石長生生咸陽山谷。弘景曰：俗中時有采者。方藥不復用。近道亦有。是細細草葉。花紫色。南中多生石巖下。葉似蕨而細。如龍鬚。黑如光漆。高尺餘。不與餘草雜也。恭曰：苗高尺許。五六月采莖葉用。今市人用骴筋草為之。葉似青葙。莖細勁紫色。今太常用者是也。時珍曰：宋祁益部方物記：長生草生山陰蕨地。修莖茸葉。色似檜而澤。經冬不凋。

氣味 鹹。微寒。有毒。普曰：神農：苦。雷公：辛。桐君：甘。權曰：酸。有小毒。

主治 寒

熱惡瘡大熱辟鬼氣不祥。本經 下三蟲。別錄 治疥癬。逐諸風。治百邪魅。權

【附錄】紅茂草 圖經 頌曰味苦。大涼無毒。主癰疽瘡腫。焙研爲末。冷水調貼。一名地沒藥。一名長生草。生施州。四季枝葉繁。故有長生之名。春采根葉。時珍曰案夷辛玉册云通泉草一名長生草。多生古道丘壟荒蕪之地。葉似地丁。中心抽一莖。開黃白花如雪。又似麥飯。摘下經年不槁。根入地至泉。故名通泉。俗呼禿瘡花。此草有長生之名。不知與石長生及紅茂草亦一類否。故並附之。

石莧 宋圖經

【集解】頌曰生筠州。多附河岸沙石上。春生苗。莖青。高一尺以來。葉如水柳而短。八九月土人采之。

【氣味】辛苦有小毒【主治】同甘草煎服。主齁鮯。又吐風涎。頌

【附錄】石垂 頌曰生福州山中。三月花。四月采子。生擣爲末。丸服。治蠱毒。

景天 本經上品

【釋名】慎火 本經 戒火 同 救火 別錄 據火 同 護火 綱目 辟火 同 火母 別錄。弘景曰衆藥之名。景天爲麗。人皆盆盛養于屋上。云可辟火。故曰慎火。方用亦希。

【集解】別錄曰景天生太山川谷。四月四日七月七日采。陰乾。頌曰今南北皆有之。人家種于中庭。或盆置屋上。春生苗。葉似馬齒莧而大。作層而上。莖極脆弱。夏中開紅紫碎花。秋後枯死。亦有宿根者。苗葉花並可用。宗奭曰極易種。折枝置土中。澆溉旬日便生也。時珍曰景天人多栽于石山上。二月生苗。脆莖。微帶赤黃色。高一二尺。折之有汁。葉淡綠色。光澤柔厚。狀似長匙頭及胡豆葉而不尖。夏開小白花。結實如連翹而小。中有黑子如粟粒。其葉味微甘苦。煠熟水淘可食。

【正誤】弘景曰廣州城外有一樹。大三四圍。名慎火樹。志曰嶺表人言。並無此說。蓋錄書者篡入謬言。非陶氏語也。

【氣味】苦平無毒 別錄曰酸。大明曰寒。有小毒。可煅硃砂。

【主治】大熱火瘡。身熱煩。邪惡氣。本經 諸蠱毒痂疕。寒熱風痺。諸不足。別錄 療金瘡止血。煎水浴小兒。去煩熱驚氣。弘景 風疹惡癢。小兒丹毒及發熱。權 熱狂赤眼。頭痛寒熱遊風。女人帶下。日華

花【主治】女人漏下赤白。輕身明目。本經

【附方】舊五。新二。驚風煩熱 慎火草煎水浴之。普濟方 小兒中風 汗出中風。一日頭項腰熱。二日手足不屈。用慎火草乾者半兩。麻黃丹參白朮二錢半。爲末。每服半錢。漿水調服。三四歲服一錢。聖濟錄 嬰孺風疹 在皮膚不出及瘡毒。取慎火苗葉五大兩。和鹽三大兩。同研絞汁。以手摩塗。日再上之。圖經 熱毒丹瘡 千金用慎火草擣汁拭之。日夜拭一二十偏。一方入苦酒擣泥塗之。○楊氏產乳治烟火丹毒。從兩股兩脇起。赤如火。景天草眞珠末一兩。擣如泥。塗之。乾則易。漆瘡作癢 挼慎火草塗之。外臺 眼生花瞖 澀痛難開。景天擣汁。日點三五次。聖惠 產後陰脫 慎火草一斤。陰乾。酒五升。

煑汁一升，分四服。子母秘錄

佛甲草 宋圖經

【集解】頌曰：佛甲草生筠州，多附石向陽而生。似馬齒莧而細小且長，有花黄色，不結實，四季皆有。時珍曰：二月生苗成叢，高四五寸，脆莖細葉，柔澤如馬齒莧，尖長而小，夏開黄花，經霜則枯。人多栽于石山瓦牆上，呼爲佛指甲。救荒本草言高一二尺，葉甚大者，乃景天，非此也。

【氣味】甘，寒，微毒。【主治】湯火灼瘡，研貼之。頌

虎耳草 綱目

【釋名】石荷葉 見下

【集解】時珍曰：虎耳生陰溼處，人亦栽于石山上。莖高五六寸，有細毛，一莖一葉，如荷蓋狀。人呼爲石荷葉。葉大如錢，狀似初生小葵葉，及虎之耳形。夏開小花，淡紅色。

【氣味】微苦，辛，寒，有小毒。獨孤滔曰：汁煑砂子。

【主治】瘟疫，擂酒服。生用吐利人，熟用則止吐利。又治聤耳，擣汁滴之。痔瘡腫痛者，陰乾，燒烟桶中熏之。時珍

石胡荽 四聲本草

【校正】自菜部移入此。

【釋名】天胡荽 綱目　野園荽 同　鵝不食草 食性　雞腸草 詳見下名

【集解】時珍曰：石胡荽生石縫及陰溼處，小草也。高二三寸，冬月生苗，細莖小葉，形狀宛如嫩胡荽。其氣辛熏不堪食，鵝亦不食之。夏開細花，黄色，結細子。極易繁衍，僻地則鋪滿也。案孫思邈千金方云：一種小草，生近水渠中溼處，狀類胡荽，名天胡荽，亦名雞腸草，即此草也。與繁縷之雞腸名同物異。

【氣味】辛，寒，無毒。時珍曰：辛、温。汁制砒石、雄黄。

【主治】通鼻氣，利九竅，吐風痰。炳　去目翳，挼塞鼻中，翳膜自落。藏器　療痔病。詵　解毒，明目，散目赤腫雲翳，耳聾頭痛腦酸，治痰瘧齁𪖼，鼻窒不通，塞鼻瘜自落，又散瘡腫。時珍

【發明】時珍曰：鵝不食草，氣温而升，味辛而散，陽也。能通于天。頭與肺皆天也。故能上達頭腦，而治頂痛目病，通鼻氣而落瘜肉；內達肺經，而治齁𪖼痰瘧，散瘡腫。其除翳之功，尤顯神妙。人謂陳藏器本草，惟務廣博，鄙俚之言也。若此藥之類，表出殊功，可謂務博已乎？案倪惟德原機啟微集云：治目翳搐鼻碧雲散，用鵝不食草解毒爲君，青黛去熱爲佐，川芎之辛破留除邪爲使，升透之藥也。大抵如開鍋蓋法，常欲邪毒不閉，令有出路。然力小而銳，宜常搐以聚其力。凡目中諸病，皆可用之。生挼更神。玉璽集要詩云：赤眼之餘翳忽生，草中鵝不食爲名。塞于鼻內頻頻換，三日之間復舊明。

【附方】新七。

寒痰齁喘：野園荽研汁，和酒服，即住。集簡方

搐鼻去翳：碧雲散，治目赤腫脹，羞明昏暗，隱澀疼痛，眵泪風癢，鼻塞頭痛腦酸，外翳扳睛諸病。鵝不食草曬乾二錢，青黛、川芎各一錢，爲細末。噙水一口，每以米許搐入鼻內，泪出爲度。一方去青黛。倪氏啟微集

貼目取翳：鵝不食草擣汁熬膏一兩，爐甘石火煅童便淬三次三錢，上等瓷器末一錢半，

（熊膽二錢，硇砂少許，爲極細末，和作膏，貼在瞖上。一夜取下，用黃連、黃蘗煎湯洗淨，看如有再貼。孫天仁集效方）塞鼻治瞖（詩見發明）牙疼嗇鼻（鵞不食草緜裹懷乾，爲末，含水一口，隨左右嗇之。亦可挼塞。聖濟）一切腫毒（野園荽一把，穿山甲燒存性七分，當歸尾三錢，擂爛，入酒一盌，絞汁服，以渣傅之。集簡方）溼毒臁瘡（磚縫中生出野園荽，夏月采取，曬收爲末。每以五錢，汞粉五分，桐油調作隔紙膏，周圍縫定，以茶洗淨，縛上膏藥，黃水出，五六日愈。此吳竹卿方也。簡便方）脾寒瘧疾（石胡荽一把，杵汁半盌，入酒半盌，和服，甚效。集簡方）痔瘡腫痛（石胡荽擣貼之。同上）

螺厴草（拾遺）

【釋名】鏡面草（時珍曰：皆象形也。）

【集解】（藏器曰：蔓生石上。葉狀似螺厴，微帶赤色而光，如鏡背，有少毛，小草也。）

【氣味】辛。【主治】癰腫風疹，脚氣腫，擣爛傅之。亦煑湯洗腫處。（藏器）治小便出血，吐血，衄血，齲齒痛。（時珍）

【發明】（時珍曰：案陳日華經驗方云：年二十六，忽病小便后出鮮血數點而不疼，如是一月，飲酒則甚。市醫張康以草藥汁一器，入少蜜水，進兩服而愈。求其方，乃鏡面草也。）

【附方】（新七）吐血衄血（鏡面草水洗，擂酒服。朱氏集驗方）牙齒蟲痛（乾坤生意用鏡面草不拘多少，以水缸下泥同擣成膏，入香油二三點，研勻，貼于痛處腮上。○楊氏家藏方用鏡面草半握，入麻油二點，鹽半捻，挼碎。左疼塞右耳，右疼塞左耳，以薄泥餅貼耳門，閉其氣。仍仄臥，泥耳一二時，去泥取草放水中，看有蟲浮出。久者黑，次者褐，新者白。須于午前用之。徐克安一乳婢苦此，不能食，用之，出數蟲而安。）小兒頭瘡（鏡面草日乾爲末，和輕粉、麻油傅之，立效。楊氏家藏方）手指腫毒（又指惡瘡，消毒止痛。鏡面草擣爛傅之。壽域神方）蛇纏惡瘡（鏡面草入鹽杵爛傅之，妙。）解鼠莽毒（鏡面草自然汁、清油各一盃，和服，即下毒三五次，以肉粥補之，不可遲。張杲醫說）

酢漿草（唐本草）

【校正】（併入圖經赤孫施）

【釋名】酸漿（圖經）三葉酸（綱目）三角酸（綱目）酸母（綱目）醋母（蘇恭）酸箕（李當之）鳩酸（蘇恭）雀兒酸（綱目）雀林草（綱目）小酸茅（蘇恭）赤孫施（圖經。時珍曰：此小草三葉酸也，其味如醋。與燈籠草之酸漿名同物異。唐慎微本草以此草之方收入彼下，誤矣。閩人鄭樵通志言福人謂之孫施，則蘇頌圖經赤孫施生福州，葉如浮萍者，即此也。孫施亦酸箕之訛耳。今併爲一。）

【集解】（恭曰：酢漿生道旁陰溼處，叢生，莖頭有三葉，葉如細萍。四月五月采，陰乾。保昇曰：葉似水萍，兩葉并大葉同枝，黃花黑實。頌曰：南中下溼地及人家園圃中多有之，北地亦或有生者。初生嫩時，小兒喜食之。南人用揩鍮石器，令白如銀。時珍曰：苗高一二寸，叢生布地，極易繁衍。一枝三葉，一葉兩片，至晚自合帖，整整如一。四月開小黃花，結小角，長一二分，內有細子。冬亦不凋。方士采制砂汞硇礬砒石。）

【氣味】酸，寒，無毒。【主治】殺諸小蟲。惡瘡癧瘻，擣傅之。食之解熱渴。（唐本）主小便諸淋，赤白帶下。同地錢、地龍，治沙石淋。煎湯洗痔痛脫肛，甚效。擣塗湯火蛇

蠍傷。時珍　赤孫施治婦人血結。用一搦洗，煖酒服之。蘇頌

【附方】舊一，新七。

小便血淋　酸草搗汁，煎五苓散服之。俗名醋啾啾是也。王璆百一選方

諸淋赤痛　三葉酸漿草洗，研取自然汁一合，酒一合和勻，空心溫服，立通。沈存中靈苑方

二便不通　酸草一大把，車前草一握，搗汁，入砂糖一錢，調服一盞。不通再服。摘玄方

赤白帶下　三葉酸草陰乾爲末，空心溫酒服三錢匕。千金方

痔瘡出血　雀林草一大握，水二升，煮一升服，日三次，見效。外臺秘要

癖瘡作癢　雀兒草卽酸母草，擦之，數次愈。永類方

蛇虺螫傷　酸草搗傅。崔氏方

牙齒腫痛　酸漿草一把，洗淨，川椒四十九粒，去目，同搗爛，絹片裹定，如筯大，切成豆粒大。每以一塊塞痛處，卽止。節齋醫論

【附錄】酸草　別錄有名未用。曰：主輕身延年。生名山醴泉上陰厓。莖有五葉，青澤。根赤黃，可以消玉。一名醜草。弘景曰：李當之云：是今酸箕草，布地生者。處處有之。然恐非也。

三葉　別錄有名未用。曰：味辛，主寒熱，蛇蜂螫人。生田中，莖小黑白，高三尺，根黑。三月采，陰乾。一名三石，一名當田，一名赴魚。

地錦　宋嘉祐

【校正】併入有名未用別錄地朕。

【釋名】地朕吳普　地噤拾遺　夜光吳普　承夜吳普　草血竭綱目　血見愁綱目　血風草綱目　馬螘草綱目　雀兒臥單綱目　醬瓣草玉冊　猢猻頭草　別錄曰：地朕三月采之。藏器曰：地朕一名地錦，一名地噤，蔓延着地，葉光淨，露下有光。時珍曰：赤莖布地，故曰地錦。專治血病，故俗稱爲血竭、血見愁。馬螘、雀兒喜聚之，故有馬螘、雀單之名。醬瓣、猢猻頭，象花葉形也。

【集解】禹錫曰：地錦草生近道田野，出滁州者尤佳。莖葉細弱，蔓延于地，莖赤，葉青紫色，夏中葉盛，六月開紅花，結細實。取苗子用之。絡石註有地錦，是藤蔓之類，與此同名異物。時珍曰：田野寺院及階砌間皆有之小草也。就地而生，赤莖，黃花，黑實，狀如蒺藜之朵，斷莖有汁。方士秋月采，煮雌雄、丹砂、硫黃。

【氣味】辛，平，無毒。別錄曰：地朕苦，平，無毒。

【主治】地朕：主心氣，女子陰疝血結。別錄　地錦：通流血脈，亦可治氣。嘉祐　主癰腫惡瘡，金刃撲損出血，血痢下血，崩中。能散血止血，利小便。時珍

【附方】舊一，新十一。

臟毒赤白　地錦草洗，暴乾爲末，米飲服一錢，立止。經驗方

血痢不止　地錦草曬研，每服二錢，空心米飲下。乾坤生意

大腸瀉血　血見愁少許，薑汁和擣，米飲服之。戴原禮證治要訣

婦人血崩　草血竭嫩者蒸熟，以油、鹽、薑淹食之，飲酒一二盃送下。或陰乾爲末，薑酒調服一二錢，一服卽止。生于磚縫井砌間，少在地上也。危亦林得效方

小便血淋　血風草，井水擂服，三度卽愈。劉長春經驗方

金瘡出血不止　血見愁草研爛塗之。危氏得效方

惡瘡見血　方同上。

瘡瘍刺骨　草血竭擣罨之，自出。本草權度

癰腫背瘡　血見愁一兩，酸漿草半兩，焙，當歸二錢半，焙，乳香、沒藥各一錢二分半，爲末。每服七錢，熱酒調下。如有生者，擂酒熱服，以渣傅之，亦效。血

見愁惟雄瘡用之。雌瘡不用。楊清叟外科方 **風瘡疥癬** 血見愁草同滿江紅草。搗末傅之。乾坤秘韞 **趾間雞眼** 割破出血。以血見愁草搗傅之妙。乾坤秘韞 **脾勞黃疸** 如聖丸用草血竭羊蹄草桔梗蒼朮各一兩。甘草五錢。爲末。先以陳醋二盌入鍋下。皁礬四兩。煎熬良久。下藥末。再入白麪不拘多少。和成一塊。丸如小豆大。每服三五十丸。空腹醋湯下。一日二服。數日面色復舊也。乾坤秘韞

〔附錄〕金瘡小草 拾遺。藏器曰。味甘平無毒。主金瘡止血長肌。斷鼻中衄血。取葉挼傅。亦煮汁服。斷血瘀及卒下血。又預和石灰杵爲丸。日乾。臨時刮傅之。生江南村落田野間下溼地。高一二寸許。如薺而葉短。春夏間有淺紫花。長一粳米許。

離鬲草 拾遺

〔集解〕 藏器曰。生人家堦庭溼處。高二三寸。苗葉似幕歷。江東有之。北地無也。

〔氣味〕 辛寒有小毒。**〔主治〕** 瘰癧丹毒。小兒無辜寒熱。大腹痞滿。痰飲膈上熱。生研汁服一合。當吐出宿物。去痞爲上。藏器

仙人草 拾遺

〔集解〕 藏器曰。生堦庭間。高二三寸。葉細有雁齒。似離鬲草。北地不生。

〔氣味〕 缺 **〔主治〕** 小兒酢瘡頭。小而硬者。煮湯浴。并擣傅。丹毒入腹者必危。可飲冷藥。及用此洗之。又挼汁滴目。明目去瞖。藏器

仙人掌草 宋圖經

〔集解〕 頌曰。生合州筠州。多于石上貼壁而生。如人掌形。故以名之。葉細而長。春生。至冬猶有。四時采之。

〔氣味〕 苦濇寒無毒。**〔主治〕** 腸痔瀉血。與甘草浸酒服。蘇頌。焙末油調。摻小兒白禿瘡。時珍

崖椶 宋圖經

〔集解〕 頌曰。生施州石崖上。苗高一尺以來。其狀如椶。四季有葉無花。土人采根去粗皮。入藥。

〔氣味〕 甘辛溫無毒。**〔主治〕** 婦人血氣。并五勞七傷。以根同半天回、雞翁藤、野蘭根四味。洗焙爲末。每服二錢。溫酒下。丈夫無所忌。婦人忌雞魚溼麪。蘇頌

〔附錄〕雞翁藤 頌曰。生施州。蔓延大木上。有葉無花。味辛性溫無毒。采無時。**半天回** 頌曰。生施州。春生苗。高二尺以來。赤斑色。至冬苗枯。土人夏月采根。味苦濇。性溫無毒。**野蘭根** 頌曰。生施州。叢生。高二尺以來。四時有葉無花。其根味微苦。性溫無毒。采無時。方並見上。

紫背金盤 宋圖經

〔集解〕 頌曰。生施州。苗高一尺以來。葉背紫。無花。土人采根用。時珍曰。湖湘水石處皆有之。名金盤藤。似醋筒草而葉小。背微紫。軟莖引蔓。似黃絲。搓之即斷。無汁可見。方士用以制汞。他處少有。○醋筒草。葉似木芙蓉而偏。莖空而脆。味酸。開白花。廣人以鹽醋淹食之。

〔氣味〕 辛濇熱無毒。**〔主治〕** 婦人血氣痛。洗焙研末。酒

服半錢。孕婦勿服。能消胎氣。忌雞、魚、羊血、淫麪。蘇頌

白龍鬚 綱目

【集解】時珍曰：劉松石保壽堂方云：白龍鬚生近水旁有石處，寄生捜風樹節，乃樹之餘精也。細如椶絲，直起無枝葉，最難得真者。一種蔓纏草生于白線樹根，細絲相類，但有枝莖稍粗爲異，誤用不效。愚案所云二樹名皆隱語，無從攷證。

【氣味】缺。平，無毒。主治男子婦人風溼，腰腿疼痛，左癱右瘓，口目喎斜，及產後氣血流散，脛骨痛，頭目昏暗，腰腿痛不可忍。並宜之。惟虛勞癱痿不可服。研末，每服一錢，氣弱者七分，無灰酒下，密室隨左右貼牀臥，待汗出自乾，勿多蓋被，三日勿下牀見風。一方：得疾淺者，用末三錢，瓷缾煑酒一壺，每日先服桔梗湯少頃，飲酒二盞，早一服，晚一服。保壽堂方

【發明】時珍曰：保壽方云：成化十二年，盧玄真道士，六十七歲，六月偶得癱瘓，十服白花蛇丸，牙齒盡落，三年扶病入山，得此方，服百日復舊，壽至百歲乃卒。凡男婦風溼腰腿痛，先服小續命湯及滲溼湯后，乃服此。凡女人產後腰腿腫痛，先服四物湯二服，次日服此。若癱瘓年久，痰老氣微者，服前藥出汗，三日之後，則日日服龍鬚末一分，好酒下，隔一日服二分，又隔一日服三分，又隔一日服四分，又隔一日服五分，又隔一日，復從一分起，如前法，周而復始，至月餘，其病漸愈，謂之升陽降氣，調髓蒸骨，追風逐邪，排血安神。忌房事、魚、鵞、雞、羊、韭、蒜、蝦、蟹及寒冷動風之物，又不可過飲酒及麪食，只宜米粥蔬菜。

【附方】新一。

諸風癱瘓筋骨不收：用白龍鬚根皮一兩，鬧羊花即老虎花七分，好燒酒三斤，封固，煑一炷香，埋土中一夜。能飲者三盃，不能飲者一盃，臥時服。服至三五盃見效。但知痛者可治。坦仙皆效方

本草綱目草部第二十卷終

本草綱目草部目錄第二十一卷

草之十　苔類一十六種

陟釐別錄　乾苔食療　井中苔別錄

船底苔食療　石蕊拾遺　地衣日華 卽仰天皮

垣衣別錄　屋遊別錄　昨葉何草唐本 卽瓦松○紫衣附

烏韭本經 百藥草附　土馬騣嘉祐

卷柏本經 地柏 含生草附　玉柏別錄　石松拾遺

桑花日華 艾納附　馬勃別錄

右附方舊三新三十三

草之十一　雜草九種有名未用一百五十三種

雜草　拾遺四種嘉祐二種綱目三種

百草　百草花　井口邊草

樹孔中草　產死婦人冢上草

燕蓐草　雞窠草　豬窠草

牛齝草

神農本經　屈草　別羈

名醫別錄　離婁草　神護草

黃護草　雀醫草

木甘草　益決草　九熟草

兌草　異草　灌草

茈草　莘草　英草華

封華　𣛭華　節華

讓實　羊實　桑莖實

可聚實　滿陰實　馬顛

馬逢　兔棗　鹿良

鷄涅　犀洛　雀梅

燕齒　土齒　金莖

白背　青雌　白辛

赤舉　赤涅　赤赫

黃秫　黃辯　紫給

紫藍　糞藍　巴朱

柴紫　文石　路石

曠石　敗石　石劇

石芸　竹付　祕惡

盧精　唐夷　知杖

河煎　區余　王明

師系　并苦　索千

良達　弋共　船虹

姑活　白女腸　白扇根

黃白支　父陛根　疥拍腹

五母麻　五色符　救赦人者

常吏之生　載　慶

腂

芥

本草拾遺　鴆鳥漿　七仙草缺

兔肝草　吉祥草　雞脚草

土落草　斷罐草　千金鑡

筋子根　倚待草　藥王草

無風獨搖草　盧藥

海藥本草　宜南草

開寶本草　陀得花

圖經外類　建水草　百藥祖

催風使　刺虎

石逍遙　黃寮郎　黃花了

百兩金　地茄子　田母草

田麻　芥心草　苦芥子

布里草　茆質汗　胡堇草

本草綱目

本草綱目草部第二十一卷

草之十 苔類一十六種

陟釐 別錄中品

【釋名】側梨 恭 水苔 開寶 石髮 同 石衣 廣雅 水衣 說文 水綿 綱目 藫 音覃。恭曰：藥對云。河中側梨。側梨、陟釐聲相近也。王子年拾遺記。晉武帝賜張華側理紙。乃水苔爲之。後人訛陟釐爲側理耳。此乃水中粗苔作紙。青綠色。名苔紙。青牆。范東陽方云。水中石上生者。如毛。綠色。石髮之名以此。時珍曰：郭璞曰。藫。水草也。一名石髮。江東食之。案石髮有二。生水中者爲陟釐。生陸地者爲烏韭。

【集解】別錄曰：陟釐生江南池澤。弘景曰：此即南人用作紙者。惟合斷下藥用之。志曰：此即石髮也。色類苔而粗澀爲異。水苔性冷。浮水中。陟釐性溫。生水中石上。宗奭曰：陟釐今人乾之。治爲苔脯。堪啗。青苔亦可作脯食。皆利人。汴京市中甚多。頌曰：石髮乾之作菜。以齏臛啗之尤美。苔之類有井中苔、垣衣、昔邪、屋遊。大抵主療畧同。陸龜蒙苔賦云。高有瓦苔。卑有澤葵。散巖竇者曰石髮。補空田者曰垣衣。在屋曰昔邪。在藥曰陟釐是矣。澤葵。鳬葵也。雖異類而皆感瓦石之氣而生。故推類而云耳。時珍曰：陟釐有水中石上生者。蒙茸如髮。有水污無石而自生者。纏牽如絲綿之狀。俗名水綿。其性味皆同。述異記言。苔錢謂之澤葵。與鳬葵同名異物。蘇氏指爲鳬葵者。誤矣。苔賦所述。猶未詳盡。蓋苔衣之類有五。在水曰陟釐。在石曰石濡。在瓦曰屋遊。在牆曰垣衣。在地曰地衣。其蒙翠而長數寸者亦有五。在石曰烏韭。在屋曰瓦松。在牆曰土馬騣。在山曰卷柏。在水曰藫也。

【氣味】甘，大溫，無毒。

【主治】心腹大寒。溫中消穀。強胃氣。止洩痢。別錄 搗汁服。治天行病心悶。日華 作脯食。止渴疾。禁食鹽。宗奭 搗塗丹毒赤遊。時珍

乾苔 食療

【集解】藏器曰：乾苔。海族之流也。時珍曰：此海苔也。彼人乾之爲脯。海水鹹。故與陟釐不同。張華博物志云。石髮生海中者。長尺餘。大小如韭葉。以肉雜蒸食極美。張勃吳錄云。紅蘺生海水中。正青。似亂髮。乃海苔之類也。蘇恭以此爲水苔者。不同。水苔不甚鹹。

【氣味】鹹，寒，無毒。大明曰：溫。弘景曰：柔苔寒。乾苔熱。詵曰：苔脯食多。發瘡疥。令人痿黃少血色。瑞曰：有咳嗽人不可食。

【主治】癭瘤結氣。弘景 治痔殺蟲。及霍亂嘔吐不止。煮汁服。孟詵 心腹煩悶者。冷水研如泥。飲之即止。藏器 下一切丹石諸藥毒。納木孔中。殺蠹。日華 消茶積。瑞 燒末吹鼻。止衄血。湯浸搗。傅手背腫痛。時珍

【發明】時珍曰：洪氏夷堅志云。河南一寺僧盡患癭疾。有洛陽僧共寮。每食取苔脯同餐。經數月僧項贅皆消。乃知海物皆能除是疾也。

井中苔及萍藍 別錄中品

【集解】弘景曰：廢井中多生苔萍。及磚土間多生雜草菜藍。既解毒。在井中者尤佳。非別一物也。

【氣味】甘，大寒，無毒。【主治】漆瘡熱瘡水腫。井中藍。殺

野葛、巴豆諸毒。別錄 療湯火傷灼瘡。弘景

船底苔 食療

〔氣味〕甘，冷，無毒。

〔主治〕鼻洪吐血淋疾，同炙甘草、豉汁，濃煎湯呷之。孟詵 解天行熱病，伏熱頭目不清，神志昏塞，及諸大毒。以五兩和酥餅末一兩半，麪糊丸梧子大。每溫酒下五十丸。時珍

〔發明〕時珍曰：案方賢奇效方云：水之精氣，漬船板木中，累見風日，久則變爲青色。蓋因太陽曬之中，感陰陽之氣，故服之能分陰陽，去邪熱，調臟腑。物之氣味所宜也。

〔附方〕舊二。小便五淋：船底苔一團，雞子大，水煮飲。陳藏器 乳石發動，小便淋瀝，心神悶亂：船底青苔半雞子大，煎汁溫服，日三四次。聖惠方

石蕊 拾遺

〔校正〕併入有名未用別錄石濡。

〔釋名〕石濡別錄 石芥同 雲茶綱目 蒙頂茶。時珍曰：其狀如花蕊，其味如茶，故名。石芥乃茶字之譌。

〔集解〕藏器曰：石蕊生太山石上，如花蕊，爲丸散服之。今時無復有此也。王隱晉書：唐褒入林慮山食木實，餌石蕊，遂得長年，即此也。又曰：石濡生石之陰，如屋遊、垣衣之類，得雨即展，故名石濡。早春青翠，端開四葉，山人名石芥。時珍曰：別錄石濡具其功用，不言形狀。陳藏器言是屋遊之類，復出石蕊一條，功同石濡，蓋不知其即一物也。此物惟諸高山石上者爲良，今人謂之蒙頂茶，生兗州蒙山石上，乃煙霧熏染，日久結成，蓋苔衣類也。彼人春初刮取，曝乾饋人，謂之雲茶。其狀白色輕薄如花蕊，其氣香如蕈，其味甘濇如茗。不可煎飲，止宜咀嚼及浸湯啜，清涼有味。唐褒入山餌此，以代茗而已。長年之道，未必盡緣此物也。

〔氣味〕甘，溫，無毒。時珍曰：甘濇涼。

〔主治〕石濡：明目益精氣，令人不飢渴，輕身延年。別錄 石蕊：主長年不飢。藏器 生津潤咽，解熱化痰。時珍

地衣草 日華

〔校正〕併入拾遺土部仰天皮。

〔釋名〕仰天皮拾遺 掬天皮綱目

〔集解〕大明曰：此乃陰溼地被日曬起苔蘚也。藏器曰：即溼地上苔衣，如草狀者耳。

〔氣味〕苦，冷，微毒。藏器曰：平，無毒。

〔主治〕卒心痛中惡，以人垢膩爲丸，服七粒。又主馬反花瘡，生油調傅。大明 明目。藏器 研末，新汲水服之，治中暑。時珍

〔附方〕新三。身面丹腫：如蛇狀者，以雨滴階上苔痕水花，塗蛇頭上，即愈。危氏得效方 雀目夜昏：七月七日、九月九日取地衣草，陰乾爲末，酒服方寸匕，日三服，一月愈。崔知悌方 陰上粟瘡：取停水溼處乾卷皮爲末，傅之，神效。外臺秘要

垣衣 別錄中品

〔釋名〕垣嬴別錄 天韭別錄 鼠韭別錄 昔邪別錄

〔集解〕別錄曰：垣衣生古垣牆陰或屋上，三月三日采，陰乾。恭曰：此即古牆北陰青苔衣也。其生

石上者名昔邪。一名烏韭。生屋上者名屋遊。形並相似。爲療畧同。江南少濇。故陶弘景云方不復用。俗中少見也。時珍曰此乃磚牆城垣上苔衣也。生屋瓦上者。卽爲屋遊。

【氣味】酸。冷。無毒。【主治】黃疸心煩。欬逆血氣。暴熱在腸胃。暴風口噤。金瘡內塞。酒漬服之。久服補中益氣。長肌肉。好顏色。別錄 擣汁服。止衄血。燒灰油和。傅湯火傷。時珍

屋遊 別錄下品

【釋名】瓦衣綱目 瓦苔嘉祐 瓦蘚綱目 博邪

【集解】別錄曰屋遊生屋上陰處。八月九月采。弘景曰此古瓦屋上苔衣也。剝取用之。時珍曰其長數寸者。卽爲瓦松也。

【氣味】甘。寒。無毒。【主治】浮熱在皮膚。往來寒熱。利小腸膀胱氣。別錄 止消渴。之才 小兒癇熱。時氣煩悶。開寶 煎水入鹽漱口。治熱毒牙齦宣露。研末新汲水調服二錢。止鼻衄。時珍

【發明】時珍曰別錄主治之證。與本經烏韭相同。蓋一類。性氣不甚遼遠也。

【附方】新一 犬咬 舊屋瓦上刮下青苔屑。按之卽止。經驗方

昨葉何草 唐本草

【釋名】瓦松唐本 瓦花綱目 向天草綱目 赤者名鐵腳婆羅門草綱目 天王鐵塔草 時珍曰其名殊不可解。頌曰瓦松如松子作層。故名。

【集解】恭曰昨葉何草生上黨屋上。如蓬。初生高尺餘。遠望如松栽。志曰處處有之。生年久瓦屋上。六月七月采苗。日乾。

【氣味】酸。平。無毒 時珍曰按庚辛玉冊云。向天草卽瓦松。陰草也。生屋瓦上。及深山石縫中。莖如漆圓銳。葉背有白毛。有大毒。燒灰淋汁沐髮。髮卽落。誤入目。令人瞽。擣汁能結草砂。伏雌雄砂朮白礬。其說與本草無毒及生眉髮之說相反。不可不知。

【主治】口中乾痛。水穀血痢。止血。唐本 生眉髮膏爲要藥。馬志 行女子經絡。蘇頌 大腸下血。燒灰。水服一錢。又塗諸瘡不斂。時珍

【附方】舊一 新九

小便沙淋 瓦松卽屋上無根草。煎濃湯乘熱熏洗小腹。約兩時卽通。經驗良方

通經破血 舊屋陰處瓦花活者五兩熬膏。當歸鬚乾漆一兩燒煙盡。當門子二錢。爲末。棗肉和丸梧子大。每服七十丸。紅花湯下。摘玄方

染烏髭髮 乾瓦松一斤半。生麻油二斤。同煎令焦。爲末。另以生麻油浸塗。甚妙。聖濟錄

頭風白屑 瓦松暴乾。燒灰淋汁熱洗。不過六七次。聖惠方

牙齦腫痛 瓦花白礬等分。水煎漱之。立效。摘玄方

唇裂生瘡 瓦花生薑入鹽少許。搗塗。摘玄方

湯火灼傷 瓦松生柏葉同搗傳。乾者爲末。醫方摘要

灸瘡不斂 瓦松陰乾爲末。先以槐枝葱白湯洗。後摻之。立效。濟生秘覽

惡瘡不斂 方同上

風狗咬傷 瓦松雄黃研貼。卽不發。生生編

【附錄】紫衣 拾遺 藏器曰味苦。無毒。主黃疸暴熱。目黃沈重。下水臃。亦止熱痢。煑服之。作灰

淋汁。沐頭長髮。此古木鏁花也。石瓦皆有之。堪染褐。

烏韭 本經下品

校正 移入有名未用別錄鬼麗。

釋名 **石髮** 唐本 **石衣** 日華 **石苔** 唐本 **石花** 綱目 **石馬騣** 綱目 **鬼麗** 與麗同。弘景曰：垣衣亦名烏韭，而為療異，非此種類也。時珍曰：別錄主療之證，與垣衣相同，則其為一類，通名烏韭，亦無害也。但石髮與陟釐同名，則有水陸之性，稍有不同耳。

集解 別錄曰：烏韭生山谷石上。又曰：鬼麗生石上，挼之日乾為末。恭曰：石苔也。又名石髮，生巖石之陰不見日處，與卷柏相類。藏器曰：生大石及木間陰處，青翠茸茸者，似苔而非苔也。大明曰：此即石衣也，長者可四五寸。

氣味 甘寒無毒。大明曰：冷，有毒。垣衣為之使。

主治 **皮膚往來寒熱，利小腸膀胱氣。** 本經 **療黃疸金瘡內塞，補中益氣。** 別錄 **燒灰沐頭，長髮令黑。** 大明

附方 新三 **腰腳風冷** 石花浸酒飲之。聖惠方 **婦人血崩** 石花細茶焙為末。舊漆碟燒存性，各一匙，以盌盛酒，放鍋內煮一滾，乃入藥末，露一宿，侵晨連藥再煮一滾，溫服。董炳避水方 **湯火傷灼** 石花焙研傅之。海上方

附錄 **百蕊草** 宋圖經 頌曰：生河中府、秦州、劍州。根黃白色，形如瓦松，莖葉俱青，有如松葉。無花。三月生苗，四月長及五六寸許。四時采根，曬用。下乳汁，順血脈，調氣甚佳。時珍曰：烏韭是瓦松之生于石上者，百蕊草是瓦松之生于地下者也。

土馬騣 宋嘉祐

集解 禹錫曰：所在背陰古牆垣上有之，歲多雨則茂盛。或以為垣衣，非也。垣衣生垣牆之側，此生垣牆之上，比垣衣更長，故謂之馬騣，苔之類也。時珍曰：垣衣乃磚牆上苔衣，此乃土牆上烏韭也。

氣味 甘酸寒無毒。

主治 **骨熱煩敗，熱毒壅衄鼻。** 嘉祐 **沐髮令長黑，通大小便。** 時珍

附方 新五 **九竅出血** 牆頭苔挼塞之。海上方 **鼻衄不止** 寸金散：用牆上土馬騣二錢半，石州黃藥子五錢，為末。新水服二錢，再服立止。衛生寶鑑 **二便不通** 土馬騣水淘淨，瓦㸃過，切。每服二錢，水一盞煎服。普濟 **耳上溼瘡** 土馬騣、井中苔等分，為末，燈盞內油和塗之。聖濟錄 **少年髮白** 土馬騣、石馬騣、五倍子、半夏各一兩，生薑二兩，胡桃一箇，膽礬半兩，為末，搗作一塊。每以絹袋盛一彈子，用熱酒入少許，浸汁洗髮。一月神效。聖濟錄

卷柏 本經上品

釋名 **萬歲** 別錄 **長生不死草** 綱目 **豹足** 吳普 **求股** 別錄 **交時** 別錄 時珍曰：卷柏、豹足，象形也。萬歲、長生，言其耐久也。

集解 別錄曰：卷柏生常山山谷石間。五月、七月采，陰乾。弘景曰：今出近道。叢生石土上，細葉似柏，屈藏如雞足，青黃色。用之，去下近沙石處。禹錫曰：出建康。范子計然曰：出三輔。頌曰：今關陝及沂、兖諸州亦有之。宿根紫色多鬚。春生苗，似柏葉而細，拳攣如雞足，高三五寸。無花、子，多生石上。

修治 時珍曰：凡用，以鹽水煮半日，再以井水煮半日，曬乾焙用。

氣味 辛平無毒。別錄曰：甘溫。普曰：神農：辛平。桐君、雷公：甘，微寒。

主治 **五臟**

邪氣。女子陰中寒熱痛。癥瘕血閉絕子。久服輕身和顏色。本經 止欬逆。治脫肛。散淋結。頭中風眩。痿蹷。强陰益精。令人好容顏。別錄 通月經。治尸疰鬼疰腹痛。百邪鬼魅啼泣。甄權 鎭心。除面皯頭風。暖水臟。生用破血。炙用止血。大明

【附方】新二 大腸下血 卷柏、側柏、棕櫚等分，燒存性爲末。每服三錢，酒下。亦可飯丸服。仁存方

遠年下血 卷柏、地榆焙等分。每用一兩，水一盌，煎數十沸，通口服。百一選方

【附錄】地柏 宋圖經 【頌曰】主臟毒下血。與黃芪等分爲末，米飲每服二錢。蜀人甚神此方。其草生蜀中山谷，河中府亦有之。根黃，狀如絲，莖細，上有黃點子。無花葉。三月生，長四五寸許。四月采，暴乾用。蜀中九月采，市多貨之。【時珍曰】此亦卷柏之生于地上者耳。

含生草 拾遺 【藏器曰】生鞦韆國。葉如卷柏而大。性平，無毒。主婦人難產，含之嚥汁，卽生。

玉柏 別錄有名未用

【釋名】玉遂 別錄 【藏器曰】舊作玉伯，乃傳寫之誤。

【集解】【別錄曰】生石上，如松，高五六寸。紫花，用莖葉。【時珍曰】此卽石松之小者也。人皆采置盆中，養數年不死，呼爲千年柏、萬年松。

【氣味】酸，溫，無毒。【主治】輕身益氣，止渴。別錄

石松 拾遺

【集解】【藏器曰】生天台山石上。似松，高一二尺。山人取根莖用。【時珍曰】此卽玉柏之長者也。名山皆有之。

【氣味】苦、辛，溫，無毒。【主治】久患風痹，腳膝疼冷，皮膚不仁，氣力衰弱。久服去風血風瘙，好顏色，變白不老。浸酒飲良。藏器

桑花 日華

【釋名】桑蘚 綱目 桑錢

【集解】【大明曰】生桑樹上白蘚，如地錢花樣。刀刮取炒用。不是桑椹花也。

【氣味】苦，暖，無毒。【主治】健脾澀腸，止鼻洪，吐血，腸風，崩中帶下。大明 治熱欬。時珍

【附方】新一 大便後血 桑樹上白蘚花，水煎服，或末服。亦止吐血。聖惠方

【附錄】艾蒳 【時珍曰】艾蒳生老松樹上綠苔衣也。一名松衣。和合諸香燒之，烟清而聚不散。別有艾蒳香，與此不同。又嶺南海島中檳榔木上，有苔如松之艾蒳，單爇極臭，用合泥香，則能發香，如甲香也。霏雪錄云：金華山中多樹衣，僧家以爲蔬，味極美。

馬勃 別錄下品

【釋名】馬疕 音批 馬㲃 㲃音譬 灰菰 綱目 牛屎菰

【集解】【別錄曰】馬勃生園中久腐處。【弘景曰】俗呼馬㲃勃是也。紫色虛軟，狀如狗肺，彈之粉出。【宗奭曰】生溼地及腐木上，夏秋采之。有大如斗者，小亦如升杓。韓退之所謂牛溲馬勃，俱收並畜者是。

【修治】【時珍曰】凡用以生布張開，將馬勃於上摩擦，下以盤承，取末用。

【氣味】辛，平，無毒。【主治】惡瘡馬疥。別錄。傅諸瘡甚良。弘景。去膜，以蜜拌揉，少以水調呷，治喉痹咽疼。宗奭。清肺，散血熱，解毒。時珍。

【發明】時珍曰：馬勃輕虛，上焦肺經藥也。故能清肺熱欬嗽，喉痹衄血，失音諸病。李東垣治大頭病，咽喉不利，普濟消毒飲亦用之。

【附方】新九。咽喉腫痛：嚥物不得。馬勃一分，蛇退皮一條，燒末。綿裹一錢，含嚥，立瘥。聖惠方。

走馬喉痹：馬屁勃即灰菰、焰消各一兩，為末。每吹一字，吐涎血即愈。經驗方。

聲失不出：馬䓣勃、馬牙消等分，研末，沙糖和丸芡子大，噙之。摘玄方。

久嗽不止：馬勃為末，蜜丸梧子大。每服二十丸，白湯下，即愈。普濟方。

魚骨哽咽：馬勃末，蜜丸彈子大。噙嚥。聖濟錄。

積熱吐血：馬屁勃為末，沙糖丸如彈子大。每服半丸，冷水化下。袖珍方。

妊娠吐衄不止：馬勃末，濃米飲服半錢。聖惠方。

斑瘡入眼：馬屁勃、蛇皮各五錢，皂角子十四箇，為末，入罐內，鹽泥固濟，燒存性，研。每溫酒服一錢。閻孝忠集效方。

臁瘡不斂：葱鹽湯洗淨拭乾，以馬屁勃末傅之，即愈。仇遠稗史。

草之十一 雜草九種，有名未用一百五十三種。

【時珍曰】諸草尾瑣，或無從考證，不可附屬；并本經及別錄有名未用諸草難遺者，通彙於此，以備考。

雜草

百草 拾遺。【藏器曰】五月五日采一百種草，陰乾燒灰，和石灰為團，煅研，傅金瘡止血，亦傅犬咬。又燒灰和井華水作團，煅白，以釅醋和作餅，腋下夾之，乾即易，當抽一身盡痛，悶瘡出即止，以小便洗之，不過三度愈。時珍曰：按千金方治洞注下痢，以五月五日百草灰吹入下部。又治瘰癧已破，五月五日采一切雜草，煮汁洗之。

百草花 拾遺。【藏器曰】主治百病，長生神仙，亦煮汁釀酒服。按異類云：鳳剛者，漁陽人，常采百花水漬，泥封埋百日，煎為丸。卒死者納口中即活也。剛服藥百餘歲，入地肺山。

井口邊草 拾遺。【藏器曰】小兒夜啼，私着席下，勿令母知。思邈曰：五月五日取井中倒生草，燒研水服，勿令知，即惡酒不飲，或飲亦不醉也。

樹孔中草 綱目。【時珍曰】主小兒腹痛夜啼，暗着戶上，即止。出聖惠方。

產死婦人冢上草 拾遺。【藏器曰】小兒醋瘡，取之勿回顧，作湯浴之，不過三度瘥。

燕蓐草 宋嘉祐。【藏器曰】即燕窠中草也。無毒。主眠中遺尿，燒黑研末，水進方寸匕。亦止噦啘。

【時珍曰】千金方治丈夫婦人無故尿血，用胡燕窠中草，燒末，酒服半錢匕。聖惠方消渴飲水，燕窠中草燒灰一兩，牡蠣煅二兩，白羊肺一具，切曬研末。每新汲水三錢。又一切瘡痕不滅，用燕蓐草燒灰，鷹屎白等分，人乳和塗，日三五次。又浸淫瘡出黃水，燒灰傅之。

雞窠草 宋嘉祐。【大明曰】小兒夜啼，安席下，勿令母知。【藏器曰】小兒白禿瘡，和白頭翁花燒灰，臘月豬脂和傅之，以醋泔洗淨。【時珍曰】千金方治產後遺尿，燒末酒服一錢。又不自秘方治天絲入目，燒灰淋汁洗之。

豬窠草【大明曰】小兒夜啼，密安席下，勿令母知。

牛齝草 見獸部牛下。

神農本經 名已下有名未用。

屈草〔本經〕曰味苦微寒無毒。主胸脇下痛。邪氣腸閒寒熱。陰痺。久服輕身益氣耐老。〔別錄〕曰生漢中川澤。五月采。

別羇〔本經〕曰味苦微溫無毒。主風寒溼痺身重。四肢疼酸。寒邪歷節痛。〔別錄〕曰一名別枝。生藍田川谷。二月八月采。〔弘景〕曰方家時有用處。今亦絕矣。

名醫別錄　七十八種

離樓草〔別錄〕曰味鹹平無毒。主益氣力。多子。輕身長年。生常山。七月八月采實。

神護草〔別錄〕曰生常山北。八月采。可使獨守。叱咄人。寇盜不敢入門。〔時珍〕曰物類志謂之護門草。一名靈草。彼人以置門上。人衣過草必叱之。王筠詩云。霜被守宮槐。風驚護門草。即此也。而不著其形狀。惜哉。

黃護草〔別錄〕曰無毒。主痺益氣。令人嗜食。生隴西。

雀醫草〔別錄〕曰味苦無毒。主輕身益氣。洗爛瘡療風水。一名白氣。春生。秋花白。冬實黑。

木甘草〔別錄〕曰主療癰腫盛熱。煑洗之。生木間。三月生。大葉如蛇狀。四四相值。但折枝種之便生。五月花白。實核赤。三月三日采之。

益決草〔別錄〕曰味辛溫無毒。主欬逆肺傷。生山陰。根如細辛。

九熟草〔別錄〕曰味甘溫無毒。主出汗。止洩療悶。一名烏粟。一名雀粟。生人家庭中。葉如棗。一歲九熟。七月采。

兌草〔別錄〕曰味酸平無毒。主輕身益氣長年。冬生蔓草木上。葉黃有毛。

異草〔別錄〕曰味甘無毒。主痿痺寒熱。去黑子。生籬木上。葉如葵。莖旁有角。汁白。

灌草〔別錄〕曰一名鼠肝。葉滑青白。主癰腫。

茈草〔別錄〕曰味辛無毒。主傷金瘡。○茈音起。

莘草〔別錄〕曰味甘無毒。主盛傷痺腫。生山澤。如蒲黃。葉如芥。

英草華〔別錄〕曰味辛平無毒。主痺氣。強陰。療女勞疸。解煩。堅筋骨。療頭風。可作沐藥。生蔓木上。一名鹿英。九月采。陰乾。

封華〔別錄〕曰味甘有毒。主疥瘡。養肌去惡肉。夏至日采。

㥏華音腆。〔別錄〕曰味甘無毒。主上氣。解煩。堅筋骨。

節華〔別錄〕曰味苦無毒。主傷中痿痺。溢腫。皮主脾中客熱氣。一名山節。一名達節。一名通漆。十月采。暴乾。

讓實〔別錄〕曰味酸。主喉痺。止洩痢。十月采。陰乾。

羊實〔別錄〕曰味苦寒。主頭禿惡瘡疥瘙痂癬。生蜀郡。

桑莖實〔別錄〕曰味酸溫無毒。主乳孕餘病。輕身益氣。一名草王。葉如荏。方莖大葉。生園中。十月采。

可聚實〔別錄〕曰味甘溫無毒。主輕身益氣。明目。一名長壽。生山野道中。穗如麥。葉如艾。五月采。

滿陰實〔別錄〕曰味酸平無毒。主益氣。除熱止渴。利小便。長年。生深山及園中。莖如芥。葉小。實如櫻桃。七月成。〔普〕曰蔓如瓜。

馬顛〔別錄〕曰味甘有毒。療浮腫。不可多食。

馬逢別錄曰味辛無毒。主癬蟲。

兔棗別錄曰味酸無毒。主輕身益氣。生丹陽陵地。高尺許。實如棗。

鹿良別錄曰味鹹臭。主小兒驚癇。賁豚瘛瘲。大人痓。五月采。

雞涅別錄曰味甘平無毒。主明目。中寒風諸不足。水腫邪氣。補中。止洩痢。療女子白沃。一名陰洛。生雞山。采無時。

犀洛別錄曰味甘無毒。主癃疾。一名星洛。一名泥洛。

雀梅別錄曰味酸寒有毒。主蝕惡瘡。一名千雀。生海水石谷間。弘景曰。葉與實俱如麥李。

燕齒別錄曰主小兒癇寒熱。五月五日采。

土齒別錄曰味甘平無毒。主輕身益氣長年。生山陵地中。狀如馬牙。

金莖別錄曰味苦平無毒。主金瘡內漏。一名葉金草。生澤中高處。

白背別錄曰味苦平無毒。主寒熱洗惡瘡疥。生山陵。根似紫葳。葉如燕盧。采無時。

青雌別錄曰味苦。主惡瘡禿敗瘡火氣。殺三蟲。一名蟲損。一名孟推。生方山山谷。

白辛別錄曰味辛有毒。主寒熱。一名脫尾。一名羊草。生楚山。三月采根。白而香。

赤舉別錄曰味甘無毒。主腹痛。一名羊飴。一名陵渴。生山陰。二月花銳蔓草上。五月實黑中有核。三月三日采葉陰乾。

赤涅別錄曰味甘無毒。主痓崩中。止血益氣。生蜀郡。出石陰地溼處。采無時。

赤赫別錄曰味苦寒有毒。主痂瘍惡敗瘡。除三蟲邪氣。生益州川谷。二月八月采。

黃秫別錄曰味苦無毒。主煩止汗。出生如桐根。

黃辯別錄曰味甘平無毒。主心腹疝瘕口瘡臍傷。一名經辯。

紫給別錄曰味鹹。主毒風頭洩注。一名野葵。生高陵下地。三月三日采根。根如烏頭。

紫藍別錄曰味鹹無毒。主食肉得毒。能消除之。

糞藍別錄曰味苦。主身癢瘡白禿漆瘡。洗之。生房陵。

巴朱別錄曰味苦無毒。主寒。止血帶下。生雒陽。

柴紫別錄曰味苦。主小腹痛。利小腹。破積聚。長肌肉。久服輕身長年。生冤句。二月七月采。

文石別錄曰味甘。主寒熱心煩。一名黍石。生東郡山澤中水下。五色。有汁潤澤。

路石別錄曰味甘酸無毒。主心腹。止汗生肌。潤痂。益氣耐寒。實骨髓。一名陵石。生草石上。天雨獨乾。日出獨濡。花黃莖赤黑。三歲一實。赤如麻子。五月十月采莖葉陰乾。

曠石別錄曰味甘平無毒。主益氣養神。除熱止渴。生江南如石草。

敗石別錄曰味苦無毒。主渴痹。

石劇別錄曰味甘無毒。止消渴。

石芸別錄曰味甘無毒。主目痛淋露寒熱溢血。一名螫烈。一名顧喙。三月五月采莖葉陰乾。

竹付別錄曰味甘無毒。止痛除血。

祕惡別錄曰味酸無毒。主療肝邪氣。一名杜逢。

盧精別錄曰味平。治蠱毒。生益州。

唐夷別錄曰味苦無毒。主療踒折。

知杖別錄曰味甘無毒。療疝。

河煎〔別錄〕曰：味酸。主結氣癰在喉頸者。生海中。八月九月采。

區余〔別錄〕曰：味苦無毒。主心腹熱癃。

王明〔別錄〕曰：味苦。主身熱邪氣。小兒身熱。以浴之。生山谷。一名王草。

師系〔別錄〕曰：味甘無毒。主癰腫惡瘡。煮洗之。一名臣堯。一名巨骨。一名鬼芭。生平澤。八月采。

弁苦〔別錄〕曰：主欬逆上氣。益肺氣。安五臟。一名蒧薰。一名玉荊。三月采。陰乾。○蒧音或。

索千〔別錄〕曰：味苦無毒。主易耳。一名馬耳。

良達〔別錄〕曰：主齒痛。止渴輕身。生山陰。莖蔓延。大如葵子。滑小。

戈共〔別錄〕曰：味苦寒無毒。主驚氣傷寒。腹痛羸瘦。皮中有邪氣。手足寒無色。生益州山谷。惡蜚蠊。

船虹〔別錄〕曰：味酸無毒。主下氣。止煩渴。可作浴湯。藥色黃。生蜀郡。立秋取。

姑活〔別錄〕曰：味甘溫無毒。主大風邪氣。溼痹寒痛。久服輕身。益氣耐老。一名冬葵子。生河東。〔弘景曰〕藥無用者。乃有固活丸。即是野葛之名。冬葵亦非菜之冬葵子也。恭曰：別本一名雞精。

白女腸〔別錄〕曰：味辛溫無毒。主泄痢腸澼。療心痛。破疝瘕。生深山谷。葉如藍。實赤。赤女腸同。

白扇根〔別錄〕曰：味苦寒無毒。主瘧。皮膚寒熱。出汗。令人變。

黃白支〔別錄〕曰：生山陵。三月四月采根。暴乾。

父陛根〔別錄〕曰：味辛有毒。以熨癰腫膚脹。一名膏魚。一名梓藻。

疥拍腹〔別錄〕曰：味辛溫無毒。主輕身療痹。五月采。陰乾。

五母麻〔別錄〕曰：味苦有毒。主痿痹不便。下痢。一名鹿麻。一名歸澤麻。一名天麻。一名若草。生田野。五月采。〔時珍曰〕茺蔚之白花者。亦名天麻草。

五色符〔別錄〕曰：味苦微溫。主欬逆。五臟邪氣。調中益氣。明目。殺蝨。青符。白符。赤符。黑符。黃符。各隨色補其臟。白符一名女木。生巴山谷。

救赦人者〔別錄〕曰：味甘有毒。主疝痹。通氣。諸不足。生人家宮室。五月十月采。暴乾。

常吏之生〔別錄〕曰：味苦平無毒。主明目。蜀本吏作更。實有刺。大如稻粱。

載〔別錄〕曰：味酸無毒。主諸惡氣。

慶〔別錄〕曰：味苦無毒。主咳嗽。

腂音戶瓦切。〔別錄〕曰：味甘無毒。主益氣延年。生山谷中。白順理。十月采。

芥〔別錄〕曰：味苦寒無毒。主消渴。止血。婦人疾。除痹。一名梨。葉如大青。

本草拾遺 一十二種

鴆鳥漿〔藏器〕曰：生江南林木下。高一二尺。葉陰紫色。冬不凋。有赤子如珠。味甘溫無毒。能解諸毒。故名。山人浸酒服。主風血羸老。〔頌曰〕鴆鳥漿生信州山野中。春生青葉。九月有花。如蓬蒿菜。花淡黃色。不結實。實療癰腫瘡毒。采無時。

吉祥草〔藏器〕曰：生西國。胡人將來也。味甘溫無毒。主明目強記。補心力。〔時珍曰〕今人種一種草。葉如漳蘭。四時青翠。夏開紫花成穗。易繁。亦名吉祥草。非此吉祥也。

雞腳草〔藏器〕曰：生澤畔。赤莖對葉。如百合苗。味苦平無毒。主赤白久痢成疳。

兔肝草〔藏器〕曰：初生細葉。軟似兔肝。一名雞肝。味甘平無毒。主金瘡。止血生肉。解丹石發熱。

斷罐草〔藏器〕曰：主丁瘡。合白牙菫菜、半夏、地骨皮、青苔、蜂窠、小兒髮、緋帛等分。五月五日燒厌，每湯服一錢，拔根也。

○茛音畜，羊蹄根也。

千金鑑〔藏器曰〕生江南，高二三尺。主蛇蠍蟲咬毒，搗傅瘡上，生肌止痛。

土落草〔藏器曰〕生嶺南山谷，葉細長。味甘，溫，無毒。主腹冷氣痛，痃癖，酒煎服，亦搗汁溫服。

倚待草〔藏器曰〕生桂州如安山谷，葉圓，高二三尺。八月采。味甘，溫，無毒。主血氣虛勞，腰膝疼弱，風緩羸瘦，無顏色，絶陽無子，婦人老血，浸酒服，逐病極速，故名倚待。

藥王草〔藏器曰〕苗莖青色，摘之有汁。味甘，平，無毒。解一切毒，止鼻衄吐血，祛煩躁。

筋子根〔藏器曰〕生四明山，苗高尺餘，葉圓厚光潤，冬不凋。根大如指，亦名根子。味苦，溫，無毒。主心腹痛，不問冷熱遠近，惡鬼氣注刺痛，霍亂蠱毒暴下血，酒飲磨服。〔頌曰〕根子生威州山中，味苦辛，溫。主心中結塊，久積氣攻臍下痛。

盧藥〔藏器曰〕生胡國，似乾茅，黃赤色。味鹹，溫，無毒。主折傷內損瘀血，生膚止痛，治五臟，除邪氣，補虛損，產後血病，水煮服之，亦搗傅傷處。〔時珍曰〕外臺秘要治墮馬內損，取盧藥末一兩，牛乳一錢，煎服。

無風獨搖草〔拾遺〕〔珣曰〕生大秦國及嶺南，五月五日采。諸山野亦往往有之。頭若彈子，尾若鳥尾，兩片開合，見人自動，故曰獨搖。性溫，平，無毒。主頭骨遊風，遍身癢，煮汁淋洗。〔藏器曰〕帶之令夫相愛。〔時珍曰〕羌活、天麻、鬼臼、薇銜四者，皆名無風獨搖草，而物不同也。段成式酉陽雜俎言：雅州出舞草，三葉如決明，一葉在莖端，兩葉居莖之半相對。人近之歌謳及抵掌，則葉動如舞。按此即虞美人草，亦無風獨搖之類也。又按山海經云：姑媱之山，帝女死焉，化爲䔄草，其葉相重，花黃，實如兔絲，服之媚人。郭璞注云：一名荒夫草。此說與陳藏器佩之相愛之語相似，豈即一物歟。

唐海藥本草一種

宜南草〔珣曰〕生廣南山谷。有莢長二尺許，內有薄片似紙，大小如蟬翼。主邪，中男女以緋絹袋盛，佩之臂上，辟惡止驚。此草生南方，故名。與萱草之宜男不同。

宋開寶本草一種

陀得花〔志曰〕味甘，平，無毒。主一切風血，浸酒服。生西國，胡人將來。胡人采此花以釀酒，呼爲三勒漿。

宋圖經外類二十種

建水草〔頌曰〕生福州，枝葉似桑，四時常有。土人取葉焙乾，研末，溫酒服，治走注風痛。

百藥祖〔頌曰〕生天台山中，冬夏常青。土人采葉，治風有效。

催風使〔頌曰〕生天台山中，冬夏常青。土人采葉，治風有效。〔時珍曰〕五加皮亦名催風使。

刺虎〔頌曰〕生睦州，凌冬不凋。采根葉枝入藥，味甘，主一切腫痛風疾，剉焙爲末，酒服一錢。〔時珍曰〕壽域方治丹瘤，用虎刺即壽星草，搗汁塗之。又伏牛花一名隔虎刺。

石逍遙〔頌曰〕生常州，冬夏常有，無花實。味苦，微寒，無毒。主癱瘓諸風，手足不遂，爲末，煉蜜丸梧子大，酒服二十丸，日二服，百日瘥。久服益氣輕身。初服時微有頭痛，無害。

黃寮郎〔頌曰〕生天台山中，冬夏常青。土人采根，治風有效。〔時珍曰〕按醫學正傳云：黃寮郎俗名倒摘刺，治喉痛，用根擂汁，入少酒滴之，即愈。又醫學集成云：牙痛者，取倒摘刺刀上燒之，取煙煤綿蘸塞痛處，即止。

黃花了〔頌曰〕生信州，春生青葉，三月開花，似辣菜花，黃色，秋中結實，采無時。治咽喉口齒病。

效。

百兩金【頌曰】生戎州、河中府、雲安軍。苗高二三尺，有榦如木，凌冬不凋。葉似荔枝，初生背面俱青，秋後背紫面青。初秋開花，青碧色。結實如豆大，生青熟赤。無時采根，去心用。味苦，性平，無毒。治壅熱咽喉腫痛，含一寸嚥汁。其河中出者，根赤如蔓菁，莖細，青色。四月開碎黃花，似星宿花。五月采根，長及一寸，曬乾用，治風涎。

地茄子【頌曰】生商州。三月開花結子，五六月采，陰乾。味微辛，溫，有小毒。主中風痰涎麻痹，下熱毒氣，破堅積，利膈，消癰腫瘡癤，散血墮胎。

田母草【頌曰】生臨江軍。無花實。三月采根。性涼。主煩熱及小兒風熱，尤效。

田麻【頌曰】生信州田野及溝澗旁。春夏生青葉，八月中生小莢，冬月采葉。治癰癤腫毒。

芥心草【頌曰】生淄州。引蔓白色，根黃色。四月采苗葉，搗末，治瘡疥甚效。

苦芥子【頌曰】生秦州。苗長一尺餘，莖青，葉如柳，開白花似榆莢。其子黑色，味苦，大寒，無毒。明目，治血風煩躁。

布里草【頌曰】生南恩州原野中。莖高三四尺，葉似李而大。至夏不花而實，食之瀉人。采根皮焙為末，味甘，寒，有小毒。治瘡疥，殺蟲。

茆質汗【頌曰】生信州。葉青花白。七月采根，治風腫行血，有效。

胡堇草【頌曰】生密州東武山田中。枝葉似小堇菜，花紫色，似翹軺花。一枝七葉，花出兩三莖。春采苗。味辛，滑，無毒。主五臟營衛肌肉皮中瘀血，止痛散血，搗汁塗金瘡。凡打撲損傷筋骨，惡癰腫，用同松枝、乳香、亂髮灰、花桑柴炭同搗丸彈子大，每酒服一丸，其痛立止。

小兒群【頌曰】生施州。叢高一尺以來，春夏生苗葉，無花，冬枯。其根味辛，性涼，無毒。同左纏草卽葵花根，焙乾等分為末，每酒服一錢，治淋疾，無忌。

獨腳仙【頌曰】生福州山林旁陰泉處，多有之。春生苗葉，圓，落下紫。腳長三四寸。秋冬葉落，夏連根葉采，焙為末。酒煎半錢服，治婦人血塊。

撮石合草【頌曰】生眉州平田中。莖高二尺以來，葉似穀葉。十二月萌芽，二月有花，不結實。其苗味甘，無毒，療金瘡。

露筋草【頌曰】生施州。株高三尺以來，春生苗，隨卽開花，結子碧綠色，四時不凋。其根味辛，澀，性涼，無毒。主蜘蛛、蜈蚣傷，焙研，以白礬水調貼之。

本草綱目三十九種

九龍草【時珍曰】生平澤，生紅子，狀如楊梅。其苗解諸毒，治咽喉痛，搗汁灌之。折傷骨筋者，搗罨患處。蛇虺傷者，搗汁入雄黃二錢服，其痛立止。又楊清叟外科云：喉風重舌，牙關緊閉者，取九龍草，一名金釵草，單枝上者為妙，只用根，不用皮，打碎綿裹筯上，擦牙關，卽開，乃插深喉中，取出痰涎，仍以火灸熱，帶鹽點之，卽愈。

荔枝草【時珍曰】衛生易簡方：治蛇咬犬傷及破傷風，取草一握，約三兩，以酒二盌，煎一盌服，取汗出效。

水銀草【時珍曰】衛生易簡方：治眼昏，每服三錢，入木賊少許，水一盞，煎八分服。

透骨草【時珍曰】治筋骨一切風濕，疼痛攣縮，寒濕腳氣。孫氏集效方：治癘風，遍身瘡癬，用透骨草、苦參、大黃、雄黃各五錢，研末，煎湯，于密室中席圍，先熏至汗出，如雨淋洗之。普濟方：用治反胃吐食透骨草獨科蒼耳生牡蠣各一錢薑三片水煎服。楊誠經驗方治一切腫毒初起，用透骨草、漏蘆、防風、地榆等分煎湯，綿蘸乘熱不住盪之，二三日即消。

蛇眼草（時珍曰）生古井及年久陰下處，形如淡竹葉，背後皆是紅圈，如蛇眼狀。唐瑤經驗方治蛇咬，搗爛傅患處。

鵞項草（時珍曰）臞仙壽域方治咽喉生瘡，取花同白芷、椒根皮研末，吹瘡口即效。

蛇魚草（時珍曰）戴原禮證治要訣云：治金瘡血出不止，搗傅之。

九里香草（時珍曰）傳滋醫學集成治肚癰，搗碎浸酒服。

白筵草（時珍曰）香草也，蟲最畏之。孫眞人千金方治諸蟲瘡疥癩，取根葉煎水，隔日一洗。

環腸草（時珍曰）張子和儒門事親方治蠱脹，蠱乾煎水日服，以小便利爲度。

劄耳草（時珍曰）王執中資生經治氣聾方中用之。

耳環草（時珍曰）危亦林得效方治五痔，挼軟納患處即效。一名碧蟬兒花。

銅鼓草（時珍曰）范成大虞衡志云：出廣西，其實如瓜，治瘍毒。

蠶繭草（時珍曰）摘玄方治腫脹，用半斤，同冬瓜皮半斤，紫蘇根葉半斤，生薑皮三兩，煎湯熏洗，暖臥取汗，洗三次，小便清長，自然脹退。

野芨草（時珍曰）摘玄方治痞滿，用五斤，以一半安烏盆內，置雞子十箇在草上，以草一半蓋之，米醋浸二宿，雞子殼軟，乃取于飯上蒸熟，頓食之，塊漸消也。經驗。

纖霞草（時珍曰）陳巽經驗方元臟虛冷，氣攻臍腹痛，用硇砂一兩，生烏頭去皮二兩，纖霞草二兩，爲末，以小沙罐固濟，慢火燒赤，以此草拌硇入內，不蓋口，頂火一秤煅之，爐冷取出，同烏頭末

蒸餅丸梧子大，每服三丸，醋湯下。

牛脂芀（時珍曰）經驗良方治七孔出血，爲粗末，每服一勺，瓦器煎服，以紗合頭項，并絷小指根。

鴨脚青（時珍曰）普濟方治疔瘡如連珠者，同薊蘇研爛，糖水拌刷之。

天仙蓮（時珍曰）衛生易簡方治惡毒瘡癤，搗葉傅之。

雙頭蓮（時珍曰）一名催生草。主婦人產難，左手把之即生。又主踵脹，利小便。衛生易簡方治大人小兒牙疳，搗爛貼之。

豬藍子（時珍曰）衛生易簡方治耳內有膿，名聤耳，用子爲末，筒吹入，不過二三次愈。

天芥菜（時珍曰）生平野，小葉如芥狀，味苦。一名雞痾黏。主蛇傷，同金沸草入鹽搗傅之。王璽醫林集要治腋下生腫毒，以鹽醋同搗傅之，散腫止痛，膿已成者亦安。亦治一切腫毒。

佛掌花（時珍曰）普濟方治疔瘡如櫻桃者，用根同生薑蜜研汁服之，外以天茄葉貼之。

郭公刺（時珍曰）一名光骨刺。取葉搗細，油調傅天泡瘡。虞摶醫學正傳治哮喘，取根剉，水煎服即止。

籩箕柴（時珍曰）生山中。王永輔惠濟方治癧瘡，取皮煎湯服，須臾癢不可忍，以手爬破，出毒氣即愈。

碎米柴（時珍曰）主癰疽發背，取藥入傅藥用。

羊屎柴（時珍曰）一名牛屎柴。生山野，葉類鶴蝨，四月開白花，亦有紅花者，結子如羊屎狀，名鐵草子。根可毒魚。夏用苗葉，冬用根。主癰疽發背，搗爛傅之，能合瘡口，散膿血。乾者爲末，漿水調傅。

又治下血如傾水，取生根一斤，生白酒二斗，煮一斗，空心隨量飲。

山枇杷柴（時珍曰：危亦林得效方治湯火傷，取皮焙研末，蜜調傅之。）

三角風（時珍曰：一名三角尖。取石上者尤良。主風溼流注，疼痛，及癰疽腫毒。）

葉下紅（時珍曰：主飛絲入目，腫痛，同鹽少許，絹包滴汁入目，仍以塞鼻，左塞右，右塞左。）

滿江紅（時珍曰：主癰疽，入膏用。）

隔山消（時珍曰：出太和山。白色。主腹脹積滯。孫天仁集效方，治氣膈噎食轉食，用隔山消二兩，雞肫皮一兩，牛膽南星、朱砂各一兩，急性子二錢，爲末，煉蜜丸小豆大，每服一錢，淡薑湯下。）

石見穿（時珍曰：主骨痛，大風癰腫。）

醉醒草（時珍曰：天寶遺事，玄宗于興慶池邊植之，叢生，葉紫而心殷。醉客摘草嗅之，立醒。）

墓頭回（時珍曰：董炳集驗方，治崩中，赤白帶下。用一把，酒、水各半盞，童尿半盞，新紅花一捻，煎七分，臥時溫服。日近者一服，久則三服愈。其效如神。一僧用此治蔡大尹內人，有效。）

羊茅（時珍曰：羊喜食之，故名。普濟方，治喉痺腫痛，搗汁嚥之。）

阿兒只（時珍曰：劉郁西域記云：出西域，狀如苦參。主打撲傷損，婦人損胎，用豆許嚥之，自消。又治魚鼠瘡。）

阿息兒（時珍曰：西域記云：出西域，狀如地骨皮。治婦人產後衣不下。又治金瘡膿不出，嚼爛塗之，即出。）

奴哥撒兒（時珍曰：西域記云：出西域，狀如桔梗。治金瘡及腸與筋斷者，嚼爛傅之，自續也。）

本草綱目草部卷之二十一終

本草綱目穀部目録第二十二卷

李時珍曰。太古民無粒食。茹毛飲血。神農氏出。始嘗草别穀。以教民耕藝。又嘗草别藥。以救民疾夭。軒轅氏出。教以烹飪。制爲方劑。而後民始得遂養生之道。周官有五穀六穀九穀之名。詩人有八穀百穀之詠。穀之類可謂繁矣。素問云。五穀爲養。麻麥稷黍豆以配肝心脾肺腎。職方氏辨九州之穀。地官辨土宜穜稑之種。以教稼穡樹藝。皆所以重民天也。五方之氣。九州之産。百穀各異其性。豈可終日食之而不知其氣味損益乎。於是集草實之可粒食者爲穀部。凡七十三種。分爲四類。曰麻麥稻。曰稷粟。曰菽豆。曰造釀。舊本米穀部三品共五十九種今併入九種移一種入菜部自草部移入一種

神農本草經七種 梁陶弘景註　名醫别録一十九種 陶弘景註

唐本草二種 唐蘇恭　藥性本草一種 唐甄權

本草拾遺十一種 唐陳藏器　海藥本草一種 唐李珣

食療本草三種 唐孟詵　開寶本草二種 宋馬志

嘉祐本草三種 宋掌禹錫　圖經本草二種 宋蘇頌

日用本草一種 元吳瑞　本草補遺一種 元朱震亨

救荒本草一種 明周憲王　食鑑本草一種 明甯原

食物本草三種 明汪穎　本草綱目一十五種 明李時珍

附註 魏李當之藥録　吳普本草　宋雷斅炮炙　齊徐之才藥對　唐楊損之删繁　蕭炳四聲　孫思邈千金　南唐陳士良食性　蜀韓保昇重註　宋寇宗奭衍義　金張元素珍珠囊　元李杲法象　王好古湯液　明王綸集要　汪機會編　陳嘉謨蒙筌

穀之一　麻麥稻類一十二種

胡麻 本經 即油麻　亞麻 圖經 即壁虱胡麻　大麻 本經 即麻蕡

小麥 别録　大麥 别録　穬麥 别録

雀麥 唐本 即燕麥　蕎麥 嘉祐　苦蕎麥 綱目

稻 别録 即糯米　粳 别録　秈 綱目

右附方舊七十三新一百六十六

本草綱目穀部第二十二卷

穀之一 麻麥稻類十二種

胡麻 上品 別錄

胡麻油爲一條。

【校正】今據沈存中、寇宗奭二說，併入本經青蘘，及嘉祐新立白油麻。

【釋名】巨勝本經 方莖吳普 狗蝨別錄 油麻食療 脂麻衍義。俗作芝麻，非。葉名青蘘音箱 莖名麻藍音皆，亦作稭。○〔時珍曰〕按沈存中筆談云：胡麻即今油麻，更無他說。古者中國止有大麻，其實爲蕡。漢使張騫始自大宛得油麻種來，故名胡麻，以別中國大麻也。寇宗奭衍義亦據此釋胡麻，故今併入油麻焉。巨勝即胡麻之角巨如方勝者，非二物也。方莖以莖名，狗蝨以形名，油麻、脂麻謂其多脂油也。按張揖廣雅，胡麻一名藤弘，弘亦巨也。別錄一名鴻藏者，乃藤弘之誤也。又杜寶拾遺記云：隋大業四年，改胡麻曰交麻。

【集解】〔別錄曰〕胡麻，又名巨勝，生上黨川澤，秋採之。青蘘，巨勝苗也，生中原川谷。〔弘景曰〕胡麻八穀之中，惟此爲良。純黑者名巨勝，巨者大也。本生大宛，故名胡麻。又以莖方者爲巨勝，圓者爲胡麻。〔恭曰〕其角作八棱者爲巨勝，四棱者爲胡麻。都以烏者爲良，白者爲劣。〔詵曰〕沃地種者八棱，山田種者四棱。土地有異，功力則同。〔斅曰〕巨勝有七棱，色赤味酸澀者乃真。其八棱者、兩頭尖者、色紫黑者，及烏油麻，並呼胡麻，誤矣。〔頌曰〕胡麻處處種之，稀復野生。苗梗如麻，而葉圓鋭光澤。嫩時可作蔬，道家多食之。本經謂胡麻一名巨勝。陶弘景以莖之方圓分別，蘇恭以角棱多少分別。仙方有服胡麻、巨勝二法，功用小別，是皆以爲二物矣。或云即今油麻，本生胡中，形體類麻，故名胡麻。八穀之中，最爲大勝，故名巨勝。乃一物二名。如此則是一物而有二種，如天雄、附子之類。故葛洪云：胡麻中有一葉兩尖者爲巨勝。別錄序例云：細麻即胡麻也，形扁扁爾。其莖方者名巨勝是也。今人所用胡麻之葉如荏而狹尖，莖高四五尺，黄花，生子成房，如胡麻角而小。嫩時可食，甚甘滑，利大腸。皮亦可作布，類大麻。色黄而脆，俗亦謂之黄麻。其實黑色，如韭子而粒細，味苦如膽，杵末略無膏油。其說各異，此乃服食家要藥，乃爾差誤，豈復得效也。〔宗奭曰〕胡麻諸說參差不一，止是今人脂麻，更無他義。以其種來自大宛，故名胡麻。今胡地所出者皆肥大，其紋鵲，其色紫黑，取油亦多。嘉祐本草白油麻與此乃一物，但以色言之，比胡地之麻差淡，不全白爾。今人通呼脂麻，故二條治療大同。如川大黄、上黨人參之類，特以其地所宜立名，豈可與他土者爲二物乎。〔時珍曰〕胡麻即脂麻也。有遲早二種，黑白赤三色，其莖皆方。秋開白花，亦有帶紫豔者。節節結角，長者寸許。有四棱、六棱者，房小而子少；七棱、八棱者，房大而子多。皆隨土地肥瘠而然。蘇恭以四棱爲胡麻，八棱爲巨勝，止謂其房勝巨大也。其莖高者三四尺。有一莖獨上者，角纏而子少；有一枝四散者，角繁而子多。皆因苗之稀稠而然也。其葉有本團而末鋭者，有本團而末分三丫如鴨掌形者，葛洪謂一葉兩尖爲巨勝者指此。蓋不知烏麻、白麻皆有二種葉也。按本經胡麻一名巨勝，吳普本草一名方莖，抱朴子及五符經並云巨勝一名胡麻，其說甚明。至陶弘景始分莖之方圓。雷斅又以赤麻爲巨勝，謂烏麻非胡麻。嘉祐本草復出白油麻，以別胡麻。並不知巨勝即胡麻中丫葉巨勝而子肥者，故承誤啓疑如此。惟孟詵謂四棱、八棱爲土地肥瘠。寇宗奭據沈存中之說，斷然以脂麻爲胡麻，足以證諸家之誤矣。又賈思勰齊民要術種收胡麻法，即今種收脂麻之法，則其爲一物尤爲可據。今市肆間因莖分方圓之說，遂以茺蔚子僞爲巨勝，以黄麻子及大藜子僞爲胡麻，誤而又誤矣。茺蔚子長一分許，有三棱。黄麻子黑如細韭子，味苦。大藜子狀如壁蝨及酸棗核仁，味辛甘，並無脂油。不可不辨。梁簡文帝勸醫文有云：世誤以灰滌菜子爲胡麻，則胡麻之訛，其來久矣。愼微曰：俗傳胡麻須夫婦同種則茂盛，故本事詩云：胡麻好種無人種，正是歸時又不歸。

胡麻【修治】弘景曰：服食胡麻取烏色者，當九蒸九暴，熬搗餌之，斷穀長生充飢。雖易得，而學者未能常服，況餘藥耶？蒸不熟，令人髮落。其性與茯苓相宜。俗方用之甚少，時以合湯丸爾。斆曰：凡修事，以水淘去浮者，曬乾，以酒拌蒸，從巳至亥，出攤曬乾，臼中舂去粗皮，留薄皮，以小豆對拌，同炒。豆熟，去豆用之。

【氣味】甘，平，無毒。士良曰：初食利大小腸，久食即否，去陳留新。○鑑源曰：巨勝可煮丹砂。

【主治】傷中虛羸，補五內，益氣力，長肌肉，填髓腦。久服輕身不老。本經。堅筋骨，明耳目，耐飢渴，延年。療金瘡止痛，及傷寒溫瘧大吐後，虛熱羸困。別錄。補中益氣，潤養五臟，補肺氣，止心驚，利大小腸，耐寒暑，逐風溼氣、遊風、頭風，治勞氣，產後羸困，催生落胞。細研塗髮令長。白蜜蒸餌，治百病。日華。炒食，不生風。病風人久食，則步履端正，語言不蹇。李廷飛。生嚼塗小兒頭瘡，煎湯浴惡瘡、婦人陰瘡，大效。蘇恭。

白油麻嘉祐【氣味】甘，大寒，無毒。宗奭曰：白脂麻，世用不可一日闕者，亦不至於大寒也。原曰：生者性寒而治疾，炒者性熱而發病，蒸者性溫而補人。○詵曰：久食抽人肌肉。其汁停久者，飲之發霍亂。

【主治】治虛勞，滑腸胃，行風氣，通血脈，去頭上浮風，潤肌肉。食後生啖一合，終身勿輟。又令乳母服之，孩子永不生病。客熱，可作飲汁服之。生嚼傅小兒頭上諸瘡，良。孟詵。仙方蒸以辟穀。蘇恭。

【發明】甄權曰：巨勝乃仙經所重，以白蜜等分合服，名靜神丸，治肺氣，潤五臟，其功甚多。亦能休糧，填人精髓，有益於男子。患人氣虛而吸吸者，加而用之。時珍曰：胡麻取油，以白者爲勝；服食以黑者爲良，胡地者尤妙。取其黑色入通於腎，而能潤燥也。赤者狀如老茄子，殼厚油少，但可食爾，不堪服食。唯錢乙治小兒痘瘡變黑歸腎，百祥丸用赤脂麻煎湯送下，蓋亦取其解毒耳。五符經有巨勝丸，云即胡麻，本生大宛，五穀之長也。服之不息，可以知萬物，通神明，與世常存。參同契亦云：巨勝可延年，還丹入口中。古以胡麻爲仙藥，而近世罕用，或者未必有此神驗，但久服有益而已耶？劉阮入天台，遇仙女，食胡麻飯。亦以胡麻同米作飯，爲仙家食品焉爾。又按蘇東坡與程正輔書云：凡痔疾，宜斷酒肉與鹽酪、醬菜、厚味及粳米飯，唯宜食淡麵一味。及以九蒸胡麻，即黑脂麻，同去皮茯苓，入少白蜜爲麪食之。日久氣力不衰，而百病自去，而痔漸退。此乃長生要訣，但易知而難行爾。據此說，則胡麻爲脂麻尤可憑矣。其用茯苓，本陶氏註胡麻之說也。近人以脂麻擂爛去滓，入綠豆粉作麻食，其性平潤，最益老人。

【附方】舊十五，新十六。

服食胡麻　抱朴子云：用上黨胡麻三斗，淘淨甑蒸，令氣遍，日乾，以水淘去沫再蒸，如此九度。以湯脫去皮，簸淨，炒香爲末，白蜜或棗膏丸彈子大。每溫酒化下一丸，日三服。忌毒魚、狗肉、生菜。服至百日，能除一切痼疾；一年身面光澤不飢；二年白髮返黑；三年齒落更生；四年水火不能害；五年行及奔馬，久服長生。若欲下之，飲葵菜汁。○孫眞人云：用胡麻三升，去黃褐者蒸三十遍，微炒香爲末，入白蜜三升，杵三百下，丸梧桐子大。每旦服五十丸。人過四十以上，久服明目洞視，腸柔如筋也。○仙方傳云：魯女生服胡麻餌朮，絶穀八十餘年，甚少壯，日行三百里，走及麞鹿。**服食巨勝** 治五臟虛損，益氣力，堅筋骨。用巨勝九蒸九暴，收貯。每服二合，湯浸布裹，挼去皮，再研，水濾汁煎飲，和粳米煮粥食之。○〔時珍曰〕古有服食胡麻、巨勝二法，方不出於一人，故有二法，其實一物也。**白髮返黑** 烏麻九蒸九曬，研末，棗膏丸服之。千金方 **腰脚疼痛** 新胡麻一升，熬香杵末。日服一小升，服至一斗永瘥。溫酒、蜜湯、薑汁皆可下。千金 **手脚酸痛** 微腫。用脂麻熬研五升，酒一升，浸一宿，隨意飲。外臺 **入水肢腫** 作痛。生胡麻搗傅之。千金 **偶感風寒** 脂麻炒焦，乘熱擂酒飲之，煖臥取微汗出良。**中暑毒死** 救生散：用新胡麻一升，微炒令黑，攤冷爲末，新汲水調服三錢。或丸彈子大，水下。經驗後方

嘔啘不止 白油麻一大合，清油半斤，煎取三合，去麻溫服。近效方 **牙齒痛腫** 胡麻五升，水一斗，煮汁五升，含漱吐之，不過二劑，神良。肘后 **熱淋莖痛** 烏麻子、蔓菁子各五合，炒黃，緋袋盛，以井華水三升浸之。每食前服一錢。聖惠方 **小兒下痢** 赤白。用油麻一合搗，和蜜湯服之。外臺 **解下胎毒** 小兒初生，嚼生脂麻，綿包，與兒咂之。其毒自下。**小兒急疳** 油麻嚼傅之。外臺 **小兒軟癤** 油麻炒焦，乘熱嚼爛傅之。譚氏小兒方 **頭面諸瘡** 脂麻生嚼傅之。普濟 **小兒瘰癧** 脂麻、連翹等分，爲末，頻頻食之。簡便方 **疔腫惡瘡** 胡麻燒灰、鍼砂等分，爲末，醋和傅之，日三。普濟方 **痔瘡風腫** 作痛。胡麻子煎湯洗之，即消。**坐板瘡疥** 生脂麻嚼傅之。筆峯雜興 **陰癢生瘡** 胡麻嚼爛傅之，良。肘后 **乳瘡腫痛** 用脂麻炒焦，研末，以燈窩油調塗即安。

婦人乳少 脂麻炒研，入鹽少許食之。唐氏 **湯火傷灼** 胡麻生研如泥，塗之。外臺 **蜘蛛咬瘡** 油麻研爛傅之。經驗後方 **諸蟲咬傷** 同上。**蚰蜒入耳** 胡麻炒研，作袋枕之。梅師 **穀賊尸咽** 喉中痛癢，此因誤吞穀芒槍刺，癢痛也。穀賊屬咽，尸咽屬喉，不可不分。用脂麻炒研，白湯調下。三因方 **癰瘡不合** 烏麻炒黑，搗傅之。千金 **小便尿血** 胡麻三升杵末，以東流水二升浸一宿，平旦絞汁，頓熱服。千金方

胡麻油 **即香油** 〔弘景曰〕生榨者良。若蒸炒者，止可供食及然燈耳，不入藥用。〔宗奭曰〕炒熟乘熱壓出油，謂之生油，但可點照，須再煎鍊，乃爲熟油，始可食，不中點照，亦一異也。如鐵自火中出而謂之生鐵，亦此義也。〔時珍曰〕入藥以烏麻油爲上，白麻油次之，須自笮乃良。若市肆者，不堪已經蒸炒，而又雜之以僞也。

〔氣味〕甘，微寒，無毒。〔主治〕利大腸，産婦胞衣不落。生油摩腫，生秃髮。別錄 去頭面遊風。孫思邈 主天行熱悶，腸內結熱。服一合，取利爲度。藏器 主瘖瘂，殺五黃，下三焦熱毒氣，通大小腸，治蚘心痛。傅一切惡瘡疥癬，殺一切蟲。取一合，和雞子兩顆，芒消一兩，攪服，少時即瀉下熱毒，甚良。孟詵 陳油：煎膏，生肌長肉止痛，消癰腫，補皮裂。日華 治癰疽熱病。蘇頌 解熱毒、食毒、蟲毒，殺諸蟲螻蟻。時珍

燈盞殘油〔主治〕能吐風痰食毒。塗癰腫熱毒。又治猘犬咬傷。以灌瘡口。甚良。時珍

〔發明〕〔藏器曰〕大寒。乃常食所用。而發冷疾。滑精髓。發臟腑渴困。脾臟令人體重損聲。〔士良曰〕有牙齒疾及脾胃疾人。切不可吃。治飲食物。須逐日熬熟用之。若經宿。即動氣也。〔劉完素曰〕油生于麻。麻溫而油寒。同質而異性也。〔震亨曰〕香油乃炒熟脂麻所出。食之美。且不致疾。若煎煉過。與火無異矣。〔時珍曰〕張華博物志言。積油滿百石。則自能生火。陳霆墨談言。衣絹有油。蒸熱則出火星。是油與火同性矣。用以煎煉食物。尤能動火生痰。陳氏謂之大寒。珍意不然。但生用之。有潤燥解毒止痛消腫之功。似乎寒耳。且香油能殺蟲。而病髮癥者嗜油。煉油能自焚。而氣盡則反冷。此又物之玄理也。

〔附方〕舊十。新二十六。

髮癥飲油 外臺云。病髮癥者。欲得飲油。用油一升。入香澤煎之。盛置病人頭邊。令氣入口鼻。勿與飲之。疲極眠睡。蟲當從口出。急以石灰粉手捉取抽盡。即是髮也。初出如不流水中濃菜形。○又云。治胸喉間覺有癥蟲上下。嘗聞葱豉食香。此乃髮癥蟲也。二日不食。開口而臥。以油煎葱豉令香。置口邊。蟲當出。以物引去之。必愈。

髮瘕腰痛 南史云。宋明帝宮人腰痛牽心。發則氣絕。徐文伯診曰。髮瘕也。以油灌之。吐物如髮。引之長三尺。頭已成蛇。能動搖。懸之滴盡。唯一髮爾。

吐解蠱毒 以清油多飲。取吐。嶺南方

解河豚毒 一時倉卒無藥。急以清麻油多灌。取吐出毒物。即愈。衛生易簡方

解砒石毒 麻油一盞。灌之。衛生方

大風熱疾 近效方云。婆羅門僧療大風疾。并熱風手足不遂。壓丹石熱毒。用消石一兩。生烏麻油二大升。同納鐺中。以土墼蓋口。紙泥固濟。細火煎之。初煎氣腥。藥熟則香氣發。更以生脂麻油二大升和合。微煎之。以意斟量得所。即內不津器中。凡大風人。用紙屋子坐病人。外面燒火發汗。日服一大合。壯者日二服。三七日。頭面皰瘡皆滅也。圖經

傷寒發黃 生烏麻油一盞。水半盞。雞子白一枚。和攪服盡。外臺

小兒發熱 不拘風寒飲食時行痘疹。並宜用之。以葱涎入香油內。手指蘸油摩擦小兒五心頭面項背諸處。最能解毒涼肌。直指

預解痘毒 外臺云。時行暄暖。恐發痘瘡。用生麻油一小盞。水一盞。旋旋傾下油內。柳枝攪稠如蜜。每服二三蜆殼。大人二合。臥時服之。三五服。大便快利。瘡自不生矣。此扁鵲油劑法也。○直指用麻油童便各半盞。如上法服。

小兒初生 大小便不通。用眞香油一兩。皮消少許。同煎滾。冷定。徐徐灌入口中。嚥下即通。蔺氏經驗方

卒熱心痛 生麻油一合。服之良。肘后方

鼻衄不止 紙條蘸眞麻油入鼻取嚏。即愈。有人一夕衄血盈盆。用此而效。普濟方

胎死腹中 清油和蜜等分。入湯頓服。普濟方

漏胎難產 因血乾澀也。用清油半兩。好蜜一兩。同煎數十沸。溫服。胎滑即下。他藥無益。以此助血爲效。胎產須知

產腸不收 用油五斤。煉熟盆盛。令婦坐盆中。飯久。先用皂角炙去皮。研末。吹少許入鼻作嚏。立上。斗門

癰疽發背 初作即服此。使毒氣不內攻。以麻油一斤。銀器煎二十沸。和醇醋二盌。分五次。一日服盡。

腫毒初起 麻油煎葱黑色。趁熱通手旋塗。自消。百一選方

喉痹腫痛 生油一合。灌之。立愈。總錄

丹石毒發 發熱者。不得食熱物。不用火爲使。但著厚衣暖臥。取油一匙。含嚥。戒怒二七日也。○枕中記云。服丹石人。先宜以麻油一升。薤白三升。切。納油中。微火煎黑。去滓。合酒。每服三合。百日氣血充盛也。

身面瘡疥 方同上。

梅花禿癬 用清油一盌。以小竹子燒火入內煎沸。瀝豬膽汁一個。和勻。剃頭擦之。二三日即愈。勿令日曬。普濟方

赤禿髮落 香油水等分。以銀釵攪和。日日擦之。髮生乃止。普濟方

髮落不生。生胡麻油塗之。普濟方 令髮長黑。生麻油、桑葉煎過，去滓。沐髮，令長數尺。普濟 滴耳治聾。生油日滴三五次，候耳中塞出，即愈。總錄 蚰蜒入耳。劉禹錫傳信方：用胡麻油作煎餅，枕臥，須臾自出。李元淳尚書在河陽日，蚰蜒入耳，無計可爲。腦悶有聲，至以頭擊門柱。奏狀危困，因發御醫療之，不驗。忽有人獻此方，乃愈。圖經 蜘蛛咬毒。香油和鹽摻之。普濟方 冬月唇裂。香油頻頻抹之。相感志 身面白癜。以酒服生胡麻油一合，一日三服，至五斗。瘥。忌生冷、豬、雞、魚、蒜等百日。千金 小兒丹毒。生麻油塗之。千金 打撲傷腫。熟麻油和酒飲之，以火燒熱地臥之，覺即疼腫俱消。松陽民相毆，用此法，經官驗之，了無痕迹。趙葵行營雜錄 虎爪傷人。先吃清油一盌，仍以油淋洗瘡口。趙原陽濟急方 毒蜂螫傷。清油搽之，妙。同上 毒蛇螫傷。急飲好清油一二盞，解毒，然後用藥也。濟急良方

麻枯餅〔時珍曰〕此乃榨去油麻滓也。亦名麻籸。音辛。荒歲人亦食之，可以養魚肥田，亦周禮草人強堅用蕡之義。

【附方】二新 揩牙烏鬚。麻枯八兩，鹽花三兩，用生地黃十斤取汁，同入鐺中熬乾。以鐵蓋覆之，鹽泥泥之，煅赤，取研末。日用三次，揩畢，飲薑茶。先從眉起，一月皆黑也。養老書 疽瘡有蟲。生麻油滓貼之，綿裹，當有蟲出。千金方

青蘘音穰。○本經上品。○恭曰：自草部移附此。

【釋名】夢神、巨勝苗也。生中原山谷。別錄

【氣味】甘，寒，無毒。【主治】五臟邪氣，風寒濕痹。益氣，補腦髓，堅筋骨。久服耳目聰明，不飢不老增壽。本經 主傷暑熱。思邈 作湯沐頭，去風潤髮，滑皮膚，益血色。日華 治崩中血凝注者，生擣一升，熱湯絞汁半升服，立愈。甄權 祛風解毒潤腸。又治飛絲入咽喉者，嚼之即愈。時珍

【發明】宗奭曰：青蘘即油麻葉也。以湯浸良久，涎出，稠黄色，婦人用之梳髮。與日華作湯沐髮之說相符，則胡麻之爲脂麻無疑。弘景曰：胡麻葉甚肥滑，可沐頭，但不知云何服之。仙方並無用此，亦當陰乾爲丸散爾。時珍曰：按服食家有種青蘘作菜食法云：秋間取巨勝子種畦中，如生菜之法，候苗出采食，滑美不減於葵，則本草所著者，亦茹蔬之功，非入丸散也。

胡麻花〔思邈曰〕七月采最上標頭者，陰乾用之。〔藏器曰〕陰乾漬汁，搜麪食，至韌滑。

【主治】生禿髮。思邈 潤大腸。人身上生肉丁者，擦之即愈。時珍

【附方】一新 眉毛不生。烏麻花陰乾爲末，以烏麻油漬之，日塗。外臺祕要

麻稭【主治】燒灰，入點痣去惡肉方中用。時珍

【附方】二新 小兒鹽哮。脂麻稭瓦內燒存性，出火毒，研末，以淡豆腐蘸食之。摘玄方 聤耳出膿。白麻稭刮取一合，花胭脂一枚，爲末，綿裹塞耳中。聖濟總錄

亞麻宋圖經

【釋名】鵶麻圖經 壁虱胡麻綱目

【集解】頌曰亞麻子出兗州威勝軍苗葉俱青花白色八月上旬采其實用時珍曰今陝西人亦種之即壁虱胡麻也其實亦可榨油點燈氣惡不堪食其莖穗頗似茺蔚子不同

子【氣味】甘微溫無毒【主治】大風瘡癬蘇頌

大麻 本經上品

【釋名】火麻日用 黃麻俗名 漢麻雅 雄者名枲麻詩疏 牡麻同上 雌者名苴麻同上 茡麻音字 花名麻蕡本經 麻勃時珍曰麻從兩朩在广下象屋下派麻之形也朩音派广音儼餘見下註云漢麻者以別胡麻也

【集解】【正誤】本經曰麻蕡一名麻勃麻花上勃勃者七月七日采之良麻子九月采入土者損人生太山川谷弘景曰麻蕡即牡麻牡麻則無實今人作布及履用之恭曰蕡即麻實非花也爾雅云蕡枲實儀禮云苴麻之有蕡者註云有子之麻為苴皆謂子也陶以蕡為麻勃謂勃勃然如花者復重出麻子誤矣既以蕡為米穀上品花豈堪食乎藏器曰麻子早春種為春麻子小而有毒晚春種為秋麻子入藥佳壓油可以油物宗奭曰麻子海東毛羅島來者大如蓮實最勝其次出上郡北地者大如豆南地者子小頌曰麻子處處種之績其皮以為布者農家擇其子之有斑黑文者謂之雌麻種之則結子繁他子則不然也本經麻蕡麻子所主相同而麻花非所食之物蘇恭之論似當矣然本草朱字云麻蕡味辛麻子味甘又似二物疑本草與爾雅禮記稱謂有不同者又藥性論用麻花云味苦主諸風女經不利然則蕡也子也花也其三物乎時珍曰大麻即今火麻亦曰黃麻處處種之剝麻收子有雌有雄雄者為枲雌者為苴大科如油麻葉狹而長狀如益母草葉一枝七葉或九葉五六月開細黃花成穗隨即結實大如胡荽子可取油剝其皮作麻其稭白而有棱輕虛可為燭心齊民要術云麻子放勃時拔去雄者若未放勃先拔之則不成子也其子黑而重可搗治為燭即此也本經有麻蕡麻子二條謂蕡即麻勃謂麻子入土者殺人蘇恭謂蕡是麻子非花也蘇頌謂蕡子花為三物疑而不決謹按吳普本草云麻勃一名麻花味辛無毒麻藍一名麻蕡一名青葛味辛甘有毒麻葉有毒食之殺人麻子中仁無毒先藏地中者食之殺人據此說則麻勃是花麻蕡是實麻仁是實中仁也普三國時人去古未遠說甚分明神農本經以花為蕡以藏土入土殺人其文皆傳寫脫誤爾陶氏及唐宋諸家皆不考究而臆度疑似可謂疏矣今依吳氏改正於下

麻勃普曰一名麻花時珍曰觀齊民要術有放勃時拔去雄者之文則勃為花明矣

【氣味】辛溫無毒甄權曰苦微熱無毒○畏牡蠣入行血藥以䗪蟲為之使

【主治】一百二十種惡風黑色遍身苦癢逐諸風惡血治女人經候不通藥性治健忘及金瘡內漏時珍

【發明】弘景曰麻勃方藥少用術家合人參服之逆知未來事時珍曰按范汪方有治健忘方七月七日收麻勃一升人參二兩為末蒸令氣遍每臨臥服一刀圭能盡知四方之事此乃治健忘服之能記四方事也陶云逆知未來事過言矣又外臺言生疔腫人忌見麻勃見之即死者用胡麻針砂燭燼為末醋和傳之不知麻勃與疔何故相忌亦如人有見漆即生瘡者此理皆不可曉

【附方】舊一新二

瘰癧初起七月七日麻花五月五日艾葉等分作炷灸之百壯外臺秘要

金瘡內漏麻勃一兩蒲黃二兩為末酒服一錢匕日三夜一同上

風病麻木麻花四兩草烏一兩炒存性為末煉蜜調成膏每服三分白湯調下

麻蕡普曰一名麻藍一名青葛時珍曰此當是麻子連殼者故周禮朝事之籩供蕡月令食麻

與大麻可食，蕡可供。稍有分別。殼有毒而仁無毒也。

氣味 辛平，有毒。普曰：神農辛，雷公甘，岐伯有毒。○畏牡蠣、白薇。**主治** 五勞七傷。多服令人見鬼狂走。本經。○詵曰：要見鬼者，取生麻子、昌蒲、鬼臼等分，杵丸彈子大。每朝向日服一丸，滿百日即見鬼也。**利五臟，下血寒氣，破積止痹散膿。久服通神明輕身。**別錄

附方 舊一。**風顛百病** 麻子四升，水六升，猛火煮令芽生，去滓，煎取二升，空心服之。或發或不發，或多言語，勿怪之。但令人摩手足，頭定。進三劑愈。千金

麻仁修治 宗奭曰：麻仁極難去殼。取帛包置沸湯中，浸至冷出之，垂井中一夜，勿令着水。次日日中暴乾，就新瓦上挼去殼，簸揚取仁，粒粒皆完。張仲景麻仁丸，即此大麻子中仁也。

氣味 甘平，無毒。詵曰：微寒。○普曰：先藏地中者，食之殺人。○士良曰：多食損血脈，滑精氣，痿陽氣。婦人多食即發帶疾。○畏牡蠣、白薇、茯苓。**主治** 補中益氣。久服肥健，不老神仙。本經 治中風汗出，逐水氣，利小便，破積血，復血脈，乳婦產後餘疾，沐髮長潤。別錄 下氣，去風痹皮頑，令人心歡，炒香浸小便，絞汁服之。婦人倒產，吞二七枚即正。藏器 潤五臟，利大腸風熱結燥及熱淋。士良 補虛勞，逐一切風氣，長肌肉，益毛髮，通乳汁，止消渴，催生難產。日華 取汁煮粥，去五臟風，潤肺，治關節不通，髮落。孟詵 利女人經脈，調大腸下痢。塗諸瘡癩，殺蟲。取汁煮粥食，止嘔逆。時珍

發明 弘景曰：麻子中仁，合丸藥并釀酒，大善。但性滑利。○劉完素曰：麻，木穀也，而治風，同氣相求也。○好古曰：麻仁，手陽明、足太陰藥也。陽明病汗多、胃熱、便難，三者皆燥也。故用之以通潤也。○成無己曰：脾欲緩，急食甘以緩之。麻仁之甘，以緩脾潤燥。

附方 舊二十，新十八。**服食法** 麻子仁一升，白羊脂七兩，蜜蠟五兩，白蜜一合，和杵，蒸食之。不飢耐老。食療 **耐老益氣** 久服不飢。麻子仁二升，大豆一升，熬香為末，蜜丸。日二服。藥性論 **大麻仁酒** 治骨髓風毒，疼痛不可運動。用大麻仁水浸，用沉者一大升曝乾，於銀器中旋旋慢炒香熟，入木臼中搗至萬杵，待細如白粉即止，平分為十帖。每用一帖，取家釀無灰酒一大盌，同麻粉，用柳棍蘸入砂盆中擂之，濾去殼，煎至減半，空腹溫服一帖。輕者四五帖見效，甚者不出十帖，必失所苦，效不可言。箧中方 **麻子仁粥** 治風水腹大，腰臍重痛，不可轉動。用冬麻子半斤研碎，水濾取汁，入粳米二合，煮稀粥，下葱、椒、鹽豉，空心食。食醫心鏡 **老人風痹** 麻子煮粥，上法食之。**五淋澀痛** 麻子煮粥，如上法食之。同上 **大便不通** 麻子煮粥，如上法服之。肘后方 **麻子仁丸** 治脾約，大便祕而小便數。麻子仁二升，芍藥半斤，厚朴一尺，大黃、枳實各一斤，杏仁一升，熬研，煉蜜丸梧桐子大。每以漿水下十丸，日三服。不知再加。張仲景方 **產後祕塞** 許學士云：產後汗多則大便祕，難於用藥，惟麻子粥最穩。不惟產後可服，凡老人諸虛風秘，皆得力也。用大麻子仁、紫蘇子各二合，洗淨研細，再以水研，濾取汁一盞，分二次煮粥啜之。本事方 **產後瘀血** 不盡。麻子仁五升，酒一升漬一夜，明旦去滓，溫服一升。不瘥，再服一升。不吐不下。不得與男子通一月，將養如初。千金 **胎損腹**

痛冬麻子一升。杵碎熬香。水三升。煮汁分服。心鏡。妊娠心痛煩悶。麻子仁一合。研。水二盞。煎六分。去滓服。聖惠。月經不通或兩三月。或半年一年者。用麻子仁二升。桃仁二兩。研勻。熟酒一升。浸一夜。日服一升。普濟。嘔逆不止麻仁杵熬。水研取汁。著少鹽喫。立效。李諫議常用極妙。外臺。虛勞內熱下焦虛熱。骨節煩疼。肌肉急。小便不利。大便數。少氣吸吸。口燥熱淋。用大麻仁五合。研。水二升。煮減半。分服。四五劑瘥。外臺。補下治渴麻子仁一升。水三升。煮四五沸。去滓冷服半升。日二。藥性論。消渴飲水日至數斗。小便赤澀。用秋麻子仁一升。水三升。煮三四沸。飲汁。不過五升瘥。肘后方。乳石發渴大麻仁三合。水三升。煮二升。時時呷之。外臺。飲酒咽爛口舌生瘡。大麻仁一升。黃芩二兩。爲末。蜜丸含之。千金方。腳氣腫渴大麻仁熬香。水研取一升。再入水三升。煮一升。入赤小豆一升。煮熟。食豆飲汁。外臺秘要。腳氣腹痹大麻仁一升。研碎。酒三升。漬三宿。溫服。大良。外臺。血痢不止必效方。用麻子仁汁煮綠豆。空心食。極效。外臺。小兒痢下赤白。體弱大困者。麻子仁三合。炒香研細末。每服一錢。漿水服。立效。子母秘錄。截腸怪病大腸頭出寸餘。痛苦。乾則自落。又出。名爲截腸病。若腸盡。即不治。但初覺截時。用器盛脂麻油坐浸之。飲大麻子汁數升。即愈也。夏子益奇疾方。金瘡瘀血在腹中。用大麻仁三升。葱白十四枚。搗熟。水九升。煮一升半。頓服。血出不盡。更服。千金。腹中蟲病大麻子三升。東行茱萸根八升。漬水。平旦服二升。至夜蟲下。食療。小兒疳瘡嚼麻子傅之。日六七度。秘錄。小兒頭瘡麻子五升。研細。水絞汁。和蜜傅之。千金。白禿無髮麻子炒焦研末。豬脂和塗。髮生爲度。普濟方。髮落不生蕡麻子汁煮粥。頻食之。

聖濟總錄。聤耳出膿麻子一合。花胭脂一分。研勻。作梃子。綿裹塞之。聖惠方。大風癩疾大麻仁三升。淘曬。以酒一斗。浸一夜。研取白汁。濾入瓶中。重湯煮數沸。收之。每飲一小盞。兼服茄根散、乳香丸。取效。聖惠方。卒被毒箭麻仁數升。杵汁飲。肘后。解射罔毒大麻子汁飲之良。千金。辟禳溫疫麻子仁、赤小豆各二七枚。除夜着井中。飲水良。龍魚河圖。赤遊丹毒麻仁搗末。水和傅之。千金方。溼癬肥瘡大麻諸傅之。五日瘥。○千金方。瘭疽出汁生手足肩背。累纍如赤豆狀。剝淨。以大麻子炒研末摩之。○千金方。

油【主治】熬黑壓油。傅頭。治髮落不生。煎熟。時時啜之。治硫黃毒發身熱。時珍○出千金方。外臺秘要。

【附方】新一。尸咽痛癢麻子燒脂服之。總錄。

葉【氣味】辛。有毒。【主治】搗汁服五合。下蛔蟲。搗爛傅蠍毒。俱效。蘇恭。浸湯沐髮長潤。令白髮不生。〔甄權曰〕以葉一握。同子五升搗和。浸三日。去滓沐髮。

【發明】時珍曰。按郭文瘡科心要。烏金散。治癰疽疔腫。時毒惡瘡。方中用火麻頭。同麻黃諸藥發汗。則葉之有毒攻毒可知矣。普濟方用之截瘧。尤可推焉。

【附方】新二。治瘧不止火麻葉不問榮枯。鍋內文武火慢炒香。攝起。以紙蓋之。令出汗盡。爲末。臨發前用茶或酒下。移病人原睡處。其狀如醉。醒即愈。○又方。火麻葉如上法。爲末一兩。加縮砂、丁香、陳皮、朮各半兩。酒糊丸梧子大。每酒茶任下五七丸。能治諸瘧。壯元氣。普濟方。

黃麻【主治】破血，通小便。時珍

【附方】新二。熱淋脹痛：麻皮一兩，炙甘草三分，水二盞，煎一盞服，日二取效。聖惠方。跌撲折傷，疼痛：接骨方：黃麻燒灰、頭髮灰各一兩，乳香五錢，爲末。每服三錢，溫酒下，立效。王仲勉經驗方。

麻根【主治】搗汁或煮汁服，主瘀血石淋。陶弘景。治産難衣不出，破血壅脹，帶下崩中不止者，以水煮服之，效。蘇恭。治熱淋下血不止，取三九枚，洗淨，水五升，煮三升，分服，血止神驗。藥性。根及葉搗汁服，治撾打瘀血，心腹滿，氣短，及踠折骨痛不可忍者，皆效。無則以麻煮汁代之。蘇頌。○出韋宙獨行方。

漚麻汁【主治】止消渴，治瘀血。蘇恭。

小麥 別錄中品

【校正】併入拾遺麥苗爲一。

【釋名】來 時珍曰：來亦作秾。許氏說文云：天降瑞麥，一來二麰，象芒刺之形，天所來也。如足行來。故麥字從來從夂。夂音綏，足行也。詩云：貽我來牟。是矣。又云：來象其實，夂象其根。梵書名麥曰迦師錯。

【集解】頌曰：大小麥秋種冬長，春秀夏實，具四時中和之氣，故爲五穀之貴。地暖處亦可春種，至夏便收。然比秋種者，四氣不足，故有毒。時珍曰：北人種麥漫撒，南人種麥撮撒。北麥皮薄麪多，南麥反此。或云：收麥以蠶沙和之，辟蠹。或云：立秋前以蒼耳剉碎同曬收，亦不蛀。秋後則蟲已生矣。蓋麥性惡濕，故久雨水潦，即多不熟也。

小麥【氣味】甘，微寒，無毒。入少陰、太陽之經。甄權曰：平，有小毒。恭曰：小麥作湯不許皮坼，坼則性溫，不能消熱止煩也。藏器曰：小麥秋種夏熟，受四時氣足，兼有寒熱溫涼。故麥涼、麴溫、麩冷、麪熱，宜其然也。河渭之西，白麥麪亦涼，以其春種，闕二氣也。時珍曰：新麥性熱，陳麥平和。

【主治】除客熱，止煩渴咽燥，利小便，養肝氣，止漏血唾血。令女人易孕。別錄。養心氣，心病宜食之。思邈。煎湯飲，治暴淋。宗奭。熬末服，殺腸中蚘蟲。藥性。陳者煎湯飲，止虛汗。燒存性，油調，塗諸瘡湯火傷灼。時珍。

【發明】時珍曰：按素問云：麥屬火，心之穀也。鄭玄云：麥有孚甲，屬木。許慎云：麥屬金，金王而生，火王而死。三說各異。而別錄云：麥養肝氣，與鄭說合。孫思邈云：麥養心氣，與素問合。夷攷其功，除煩、止渴、收汗、利溲、止血，皆心之病也，當以素問爲準。蓋許以時，鄭以形，而素問以功性，故立論不同爾。【震】亨曰：饑年用小麥代穀，須曬燥，以少水潤，舂去皮，煮爲飯食，可免麪熱之患。

【附方】舊三，新四。消渴心煩：用小麥作飯及粥食。心鏡。老人五淋，身熱腹滿：小麥一升，通草二兩，水三升，煮一升，飲之即愈。奉親書。項下癭氣：用小麥一升，醋一升，漬之，曬乾爲末，以海藻洗研末三兩，和勻。每以酒服方寸匕，日三。小品。眉鍊頭瘡：用小麥燒存性，爲末，油調傅。儒門事親。白癜風癬：用小麥攤石上，燒鐵物壓出油，搽之，甚效。醫學正傳。湯火傷灼，未成瘡者：用小麥炒黑，研入膩粉，油調塗之。勿犯冷水，必致爛。袖珍方。金瘡腸出：用小麥五升，水九升，煮取四升，綿濾取汁，待極冷，令病人臥席上含汁噀之，腸漸入。噀其背，並勿令病人知。及多人見，傍人語，即腸不入也。乃擡席四角輕搖，使腸自入。十日中但畧食美物，慎勿驚動，即殺人。劉涓子鬼遺方。

浮麥 即水淘浮起者，焙用。

【氣味】甘，鹹，寒，無毒。

【主治】益氣除熱，止自汗盜汗，骨蒸虛熱，婦人勞熱。時珍

麥麩【主治】時疾熱瘡，湯火瘡爛，撲損傷折瘀血，醋炒署貼之。日華　和麩作餅，止泄痢，調中去熱健人。以醋拌蒸熱，袋盛，包熨人馬冷失腰腳傷折處，止痛散血。藏器　醋蒸，熨手足風溼痹痛，寒溼腳氣，互易至汗出。並良。末服，止虛汗。時珍

【發明】時珍曰：麩乃麥皮也。與浮麥同性，而止汗之功次於浮麥，蓋浮麥無肉也。凡人身體疼痛及瘡瘍腫爛沾漬，或小兒暑月出痘瘡，潰爛不能著席睡臥者，並用夾褥盛麩縫合藉臥，性涼而軟，誠妙法也。

【附方】新七。

虛汗盜汗 衛生寶鑑用浮小麥文武火炒，為末。每服二錢半，米飲下，日三服。或煎湯代茶飲。○一方以猪觜唇煮熟切片，蘸食亦良。

產後虛汗 小麥麩、牡蠣等分，為末。以猪肉汁調服二錢，日二服。胡氏婦人方。

走氣作痛 用釅醋拌麩皮炒熱，袋盛熨之。生生編。

滅諸瘢痕 春夏用大麥麩，秋冬用小麥麩，篩粉和酥傅之。總錄。

小兒眉瘡 小麥麩炒黑，研末，酒調傅之。

小便尿血 麪麩炒香，以肥猪肉蘸食之。○集玄方。

麪【氣味】甘，溫，有微毒。不能消熱止煩。別錄。○【大明曰】性壅熱，小動風氣，發丹石毒。【思邈曰】多食長宿澼，加客氣。○畏漢椒、蘿蔔。

【主治】補虛。久食實人膚體，厚腸胃，強氣力。藏器　養氣，補不足，助五臟。日華　水調服，治人中暑，馬病肺熱。宗奭　傅癰腫損傷，散血止痛。生食，利大腸。水調服，止鼻衄吐血。時珍

【發明】【詵曰】麪有熱毒者，多是陳黦之色。又為磨中石末在內故也。但杵食之即良。【藏器曰】麪性熱，惟第二磨者涼，為其近麩也。河渭以西白麥麪性涼，以其春種，闕二氣也。【頴曰】東南卑溼，春多雨水，麥已受溼氣，又不曾出汗，故食之作渴，動風氣，助溼發熱。西北高燥，春雨又少，麥不受溼，復入地窖出汗，北人禀厚少溼，故常食而不病也。【時珍曰】北麪性溫，食之不渴；南麪性熱，食之煩渴；西邊麪性涼，皆地氣使然也。吞漢椒，食蘿蔔，皆能解其毒。見蘿蔔條。醫方中往往用飛羅麪，取其無石末而性平易爾。陳麥麪水煮食之，無毒。以糟發脹者，能發病發瘡。惟作蒸餅和藥，取其易消也。按李廷飛延壽書云：北多霜雪，故麪無毒；南方雪少，故麪有毒。顧元慶簷曝偶談云：江南麥花夜發，故發病；江北麥花晝發，故宜人。又且魚稻宜江淮，羊麪宜江洛，亦五方有宜不宜也。麪性雖熱，而寒食日以紙袋盛懸風處，數十年亦不壞，則熱性皆去而無毒矣，入藥尤良。

【附方】舊七，新二十一。

熱渴心悶 溫水一盞，調麪一兩，飲之。聖濟總錄。

中暍卒死 井水和麪一大抄，服之。千金。

夜出盜汗 麥麪作彈丸，空心臥時煮食之，次早服妙香散一帖取效。

內損吐血 飛羅麪畧炒，以京墨汁或藕節汁，調服二錢。醫學集成。

大衄血出 口耳皆出者，用白麪入鹽少許，冷水調服三錢。○普濟方。

中蠱吐血 小麥麪二合，水調服，半日當下出。廣記。

嘔噦不止 醋和麪作彈丸二三十枚，以沸湯煮

熟漉出，投漿水中，待溫吞三兩枚。噦定即不用再吞。未定，至晚再吞。兵部手集**寒痢白色**：炒麪，每以方寸匕入粥中食之，能療日瀉百行，師不救者。外臺**泄痢不固**：白麪一斤，炒焦黃，每日空心溫水服一二匙。正要**諸瘧久瘧**：用三姓人家寒食麪各一合，五月五日午時，采青蒿擂自然汁，和丸綠豆大，臨發日早，無根水一丸。一方加炒黃丹少許。德生堂**頭皮虛腫**薄如蒸餅狀，如裹水。以口嚼麪傅之良。梅師方**咽喉腫痛**卒不下食。白麪和醋，塗喉外腫處。普濟方**婦人吹嬭**水調麪煮糊，欲熟，即投無灰酒一盞，攪勻熱飲，令人徐徐按之，藥行即瘳。聖惠方**乳癰不消**白麪半斤，炒黃，醋煮為糊，塗之即消。聖惠方**破傷風病**白麪、燒鹽各一撮，新水調塗之。普濟方**金瘡血出**不止，用生麪乾傅，五七日即愈。蘭氏經驗方**遠行腳趼**成泡者，水調生麪塗之，一夜即平。海上**折傷瘀損**白麪、巵子仁同搗，以水調，傅之即散。**火燎成瘡**炒麪，入巵子仁末，和油傅之。千金**瘡中惡肉**寒食麪二兩，巴豆五分，水和作餅，燒末摻之。仙傳外科**白禿頭瘡**白麪、豆豉和研，酢和傅之。普濟方**小兒口瘡**寒食麪五錢，消石七錢，水調半錢，塗足心，男左女右。普濟方**婦人斷產**白麪一升，酒一升，煮沸去渣，分三服。經水至時前日夜，次日早及天明服之。**陰冷悶痛**漸入腹腫滿，醋和麪熨之。千金方**一切漏瘡**鹽麪和團，燒研傅之。千金方**瘭疽出汁**生手足肩背，纍纍如赤豆。剝淨，以酒和麪傅之。千金方**一切疔腫**麪和臘豬脂封之良。梅師方**傷米食積**白麪一兩，白酒麴二丸，炒為末。每服二匙，白湯調下。如傷肉食，山樝湯下。簡便方

麥粉【氣味】甘，涼，無毒。【主治】補中，益氣脈，和五臟，調經絡。又炒一合，湯服，斷下痢。孟詵醋熬成膏，消一切癰腫、湯火傷。時珍

【發明】時珍曰：麥粉乃是麩麪洗筋澄出漿粉，今人漿衣多用之，古方鮮用。按萬表積善堂方云：烏龍膏治一切癰腫發背，無名腫毒，初發焮熱未破者，取效如神。用隔年小粉，愈久者愈佳，以鍋炒之。初炒如餳，久炒則乾，成黃黑色，冷定研末。陳米醋調成糊，熬如黑漆，瓷罐收之。用時攤紙上，剪孔貼之，即如冰冷，疼痛即止。少頃覺癢，乾亦不能動。久則腫毒自消，藥力亦盡而脫落，甚妙。此方蘇州杜水庵所傳，屢用有驗。藥易而功大，濟生者宜收藏之。

麪筋【氣味】甘，涼，無毒。【主治】解熱和中，勞熱人宜煮食之。時珍寬中益氣。寗原

【發明】時珍曰：麪筋，以麩與麪水中揉洗而成者。古人罕知，今為素食要物，煮食甚良。今人多以油炒，則性熱矣。宗奭曰：生嚼白麪成筋，可黏禽蟲。

麥麨即糗也。以麥蒸磨成屑。【氣味】甘，微寒，無毒。【主治】消渴止煩。蜀本

麥苗拾遺【氣味】辛，寒，無毒。【主治】消酒毒暴熱，酒疸目黃，並擣爛絞汁日飲之。又解蠱毒，煮汁濾服。藏器除煩悶，解時疾狂熱，退胸膈熱，利小腸。作虀食，甚益顏色。日華

麥奴藏器曰：麥穗將熟時，上有黑黴者也。【主治】熱煩，天行熱毒，解丹

石毒。藏器 治陽毒溫毒，熱極發狂，大渴，及溫瘧。時珍

【發明】時珍曰：朱肱南陽活人書，治陽毒溫毒熱極，發狂發斑，大渴倍常者，用黑奴丸，水化服一丸，汗出或微利即愈。其方用小麥奴、梁上塵、釜底煤、竈突墨，同黃芩、麻黃、消黃等分，爲末，蜜丸彈子大。蓋取火化者，從治之義也。麥乃心之穀，屬火，而奴則麥實將成，爲溼熱所蒸，上黑黴者，與釜煤、竈墨同一理也。其方出陳延之小品方，名麥奴丸，初虞世古今錄驗名高堂丸、水解丸，誠救急良藥也。

稈

【主治】燒灰，入去疣痣蝕惡肉膏中用。時珍

大麥 別錄中品

【釋名】牟麥 時珍曰：麥之苗粒皆大於來，故得大名。牟亦大也，通作麰。

【集解】弘景曰：今稞麥一名牟麥，似穬麥，惟皮薄爾。恭曰：大麥出關中，即青稞麥，形似小麥而大，皮厚，故謂大麥，不似穬麥也。頌曰：大麥今南北皆能種蒔。穬麥有二種：一種類小麥而大，一種類大麥而大。藏器曰：大、穬二麥，前後兩出。蓋穬麥是連皮者，大麥是麥米，但分有殼無殼也。蘇以青稞爲大麥，非矣。青稞似大麥，天生皮肉相離，秦隴巴西種之。今人將當大麥米糶之，不能分也。陳承曰：小麥，今人以磨麪日用者爲之。大麥，今人以粒皮似稻者爲之，作飯滑，飼馬良。穬麥，今人以似小麥而大，粒色青黃，作麪脆硬，食多脹人，汴洛河北之間又呼爲黃稞。關中一種青稞，比近道者粒微小，色微青，專以飼馬，未見入藥用。然大、穬二麥，其名差互。今之穬麥似小麥而大者，當謂之大麥；今之大麥不似小麥而穬肥者，當謂之穬麥。不可不審。時珍曰：大、穬二麥，註者不一。按吳普本草大麥一名穬麥，五穀之長也。王禎農書云：青稞有大、小二種，似大、小麥，而粒大皮薄，多麪無麩，西人種之，不過與大、小麥異名而已。郭義恭廣志云：大麥有黑穬麥，有碗麥，出涼州，似大麥；有赤麥，赤色而肥。據此則穬麥是大麥中一種皮厚而青色者也。大抵是一類異種，如粟粳之種近百，總是一類，但方土有不同爾。故二麥主治不甚相遠。大麥亦有黏者，名糯麥，可以釀酒。

【氣味】鹹，溫、微寒，無毒。爲五穀長，令人多熱。詵曰：暴食似腳弱，爲下氣故也。久服宜人。熟則有益，帶生則冷而損人。○石蜜爲之使。

【主治】消渴除熱，益氣調中。別錄 補虛劣，壯血脈，益顏色，實五臟，化穀食，止洩，不動風氣。久食令人肥白，滑肌膚。爲麪，勝於小麥，無燥熱。士良 麪：平胃止渴，消食療脹滿。蘇恭 久食頭髮不白。和鍼砂、沒石子等，染髮黑色。孟詵 寬胸下氣，涼血，消積進食。時珍

【發明】宗奭曰：大麥性平涼滑膩。有人患纏喉風，食不能下，用此麪作稀糊，令嚥以助胃氣而平。三伏中，朝廷作麨以賜臣下。震亨曰：大麥初熟，人多炒食。此物有火，能生熱病，人不知也。時珍曰：大麥作飯食，饗而有益；煮粥甚滑；磨麪作醬甚甘美。

【附方】舊四，新五。

食飽煩脹 但欲臥者。大麥麪熬微香，每白湯服方寸匕，佳。肘后方

膜外水氣 大麥麪、甘遂末各半兩，水和作餅，炙熟食，取利。總錄

小兒傷乳 腹脹煩悶欲睡。大麥麪生用，水調一錢服。白麪微炒亦可。保幼大全

蠼螋尿瘡 大麥嚼傅之，日三上。傷寒類要

腫毒已破 青大麥去鬚，炒，暴花爲末，傅之。成靨揭去又傅，數次即愈。

麥芒入目 大麥煮汁洗之，即出。孫眞人方

湯火傷灼 大麥炒黑，研末，細調搽之。

被傷腸出 以大麥粥汁洗腸推入，但飲米糜，百日乃可。千金

卒患

淋痛大麥三兩煎湯入薑汁蜂蜜代茶飲。聖惠方

麥糵見糵米下

苗【主治】諸黃，利小便，杵汁日日服。類要 冬月面目手足皸瘃，煮汁洗之。時珍

【附方】新一 小便不通陳大麥稭煎濃汁頻服。簡便方

大麥奴【主治】解熱疾，消藥毒。藏器

穬麥音礦○別錄中品

【釋名】時珍曰：穬之殼厚而粗礦也。

【集解】弘景曰：穬麥是馬所食者。服食家並食大穬二麥，令人輕健。炳曰：穬麥西川人種食之。山東、河北人正月種之，名春穬，形狀與大麥相似。時珍曰：穬麥有二種：一類小麥而大，一類大麥而大。頌曰：穬麥即大麥一種皮厚者。陳藏器謂即大麥之連殼者，非也。按別錄自有穬麥功用，其皮豈可食乎？詳大麥下。

【氣味】甘，微寒，無毒。弘景曰：此麥性熱，而云微寒，恐是作屑與合殼異也。恭曰：穬麥性寒，陶云性熱，非矣。江東少有，故也。大明曰：暴食似動冷氣，久即益人。【主治】輕身除熱。久服令人多力健行。作糵溫中消食。別錄 補中，不動風氣。作餅食良。蕭炳

【發明】時珍曰：別錄麥糵附見穬麥下，而大麥下無之，則作糵當以穬為良也。今人通用，不復分別矣。

雀麥唐本草

【校正】自草部移入此

【釋名】燕麥唐本 蘥音藥 杜姥草外臺 牛星草 時珍曰：此野麥也。燕雀所食，故名。日華本草謂此為瞿麥者，非矣。

【集解】恭曰：雀麥在處有之，生故墟野林下。苗葉似小麥而弱，其實似穬麥而細。宗奭曰：苗與麥同，但穗細長而疏。唐劉夢得所謂菟葵燕麥動搖春風者也。周憲王曰：燕麥穗極細，每穗又分小叉十數箇，子亦細小。春去皮，作麪蒸食，及作餅食，皆可救荒。

米【氣味】甘，平，無毒。【主治】充饑滑腸。時珍

苗【氣味】甘，平，無毒。【主治】女人產不出，煮汁飲之。蘇恭

【附方】舊三 胎死腹中 胞衣不下上搶心，用雀麥一把，水五升，煮二升，溫服。子母秘錄 齒䘌并蟲積年不瘥，從少至老者。用雀麥一名杜姥草，俗名牛星草。用苦瓠葉三十枚，洗淨。取草剪長二寸，以瓠葉作五包包之，廣一寸，厚五分，以三年酢漬之。至日中，以兩包火中炮令熱，納口中，熨齒外邊，冷更易之。取包置水中解視，即有蟲長三分，老者黃色，少者白色，多即二三十枚，少即一二十枚。此方甚妙。外臺秘要

蕎麥宋嘉祐

【釋名】荍麥音翹 烏麥吳瑞 花蕎 時珍曰：蕎麥之莖弱而翹然，易長易收，磨麪如麥，故曰蕎，曰荍，而與麥同名也。俗亦呼為甜蕎，以別苦蕎。楊慎丹鉛錄指烏麥為燕麥，蓋未讀日用本草也。

【集解】炳曰：蕎麥作飯，須蒸使氣餾，烈日暴令開口，舂取米仁作之。時珍曰：蕎麥南北皆有。立秋

前後下種，八九月收刈。性最畏霜。苗高一二尺，赤莖綠葉，如烏桕樹葉。開小白花，繁密粲粲然。結實纍纍如羊蹄。實有三稜，老則烏黑色。王禎農書云：北方多種。磨而爲麪，作煎餅，配蒜食。或作湯餅，謂之河漏，以供常食，滑細如粉，亞於麥麪。南方一種，但作粉餌食，乃農家居冬穀也。

【氣味】甘，平，寒，無毒。思邈曰：酸，微寒。食之難消，久食動風，令人頭眩。作麪和豬羊肉熱食，不過八九頓，即患熱風，鬚眉脫落，還生亦希。涇邠以北多此疾。又不可合黃魚食。

【主治】實腸胃，益氣力，續精神，能鍊五臟滓穢。孟詵　作飯食，壓丹石毒，甚良。蕭炳　以醋調粉，塗小兒丹毒赤腫熱瘡。吳瑞　降氣寬腸，磨積滯，消熱腫風痛，除白濁白帶，脾積洩瀉。以沙糖水調炒麪二錢服，治痢疾。炒焦，熱水衝服，治絞腸沙痛。時珍

【發明】穎曰：本草言蕎麥能鍊五臟滓穢。俗言一年沉積在腸胃者，食之亦消去也。時珍曰：蕎麥最降氣寬腸，故能鍊腸胃滓滯，而治濁帶洩痢腹痛上氣之疾。氣盛有溼熱者宜之。若脾胃虛寒人食之，則大脫元氣，而落鬚眉，非所宜矣。孟詵云：益氣力者，殆未然也。按楊起簡便方云：肚腹微微作痛，出即瀉，瀉亦不多，日夜數行者，用蕎麥麪一味作飯，連食三四次即愈。予壯年患此兩月，瘦怯尤甚，用消食化氣藥俱不效。一僧授此而愈，轉用皆效。此可徵其鍊積滯之功矣。普濟治小兒天弔及歷節風方中，亦用之。

【附方】新十六。

欬嗽上氣：蕎麥粉四兩，茶末二錢，生蜜二兩，水一盌，順手攪千下，飲之，良久下氣不止，即愈。儒門事親。

十水腫喘：生大戟一錢，蕎麥麪二錢，水和作餅，炙熟爲末，空心茶服，以大小便利爲度。聖惠。

男子白濁：魏元君濟生丹用蕎麥炒焦爲末，雞子白和丸梧子大。每服五十丸，鹽湯下，日三服。

赤白帶下：方同上。

禁口痢疾：蕎麥麪每服二錢，沙糖水調下。坦仙方。

癰疽發背，一切腫毒：蕎麥麪、硫黃各二兩，爲末，井華水和作餅，曬收。每用一餅，磨水傅之。痛則令不痛，不痛則令痛，即愈。直指。

瘡頭黑凹：蕎麥麪煮食之，即發起。直指。

痘瘡潰爛：用蕎麥粉頻頻傅之。痘疹方。

湯火傷灼：用蕎麥麪炒黃研末，水和傅之，如神。奇效方。

蛇盤瘰癧，圍接項上：用蕎麥炒，去殼，海藻、白殭蠶炒去絲，等分，爲末。白梅浸湯，取肉減半，和丸綠豆大。每服六七十丸，食後臨臥米飲下，日五服。其毒當從大便泄去。若與淡茶連服尤好。淡菜生於海藻上，亦治此也。忌豆腐、雞、羊、酒、麪。阮氏方。

積聚敗血：通仙散治男子敗積，女人敗血，不動眞氣。用蕎麥麪三錢，大黃二錢半，爲末。臥時酒調服之。多能鄙事。

頭風畏冷：李樓云：一人頭風，首裹重綿，三十年不愈。予以蕎麥粉二升，水調作二餅，更互合頭上，微汗即愈。怪證奇方。

頭風風眼：蕎麥作錢大餅，貼眼四角，以米大艾炷灸之，即效如神。

染髮令黑：蕎麥、鍼砂二錢，醋和，先以漿水洗淨塗之，荷葉包至一更，洗去。再以無食子、訶子皮、大麥麪二錢，醋和塗之，荷葉包至天明，洗去即黑。普濟。

絞腸沙痛：蕎麥麪一撮，炒黃，水烹服。簡便方。

小腸疝氣：蕎麥仁炒去尖，胡盧巴酒浸曬乾，各四兩，小茴香炒一兩，爲末，酒糊丸梧子大。每空心鹽酒下五十丸。兩月大便出白膿，去根。孫天仁集效方。

葉

【主治】作茹食，下氣，利耳目。多食即微洩。士良。○孫曰：生食動刺風，令人身癢。

稭【主治】燒灰淋汁取鹼熬乾，同石灰等分，蜜收。能爛癰疽，蝕惡肉，去黶痣，最良。穢作薦，辟壁虱。時珍。○日華曰：燒灰淋汁，洗六畜瘡，并驢馬躁蹄。

【附方】新二。

噎食：蕎麥稭燒灰淋汁，入鍋內煎取白霜一錢，入蓬砂一錢，研末，每酒服半錢。海上方。

壁虱蜈蚣：蕎麥稭作薦，并燒烟熏之。

苦蕎麥 綱目

【集解】時珍曰：苦蕎出南方，春社前後種之。莖青多枝，葉似蕎麥而尖，開花帶綠色，結實亦似蕎麥，稍尖而稜角不峭。其味苦惡，農家磨擣爲粉，蒸使氣餾，滴去黃汁，乃可作爲餻餌食之，色如豬肝。穀之下者，聊濟荒爾。

【氣味】甘、苦，溫，有小毒。時珍曰：多食傷胃，發風動氣，能發諸病，黃疾人尤當禁之。

【附方】新一。

明目枕：苦蕎皮、黑豆皮、綠豆皮、決明子、菊花，同作枕，至老明目。鄧才雜興。

稻 別錄下品

【釋名】稌音杜 糯亦作稬。○時珍曰：稻稌者，秔糯之通稱。物理論所謂稻者溉種之總稱是矣。本草則專指糯以爲稻也。稻從舀，音函，象人在臼上治稻之義。稌則方言稻音之轉爾。其性黏軟，故謂之糯。穎曰：糯米緩筋，令人多睡，其性懦也。

【集解】弘景曰：道家方藥有稻米、粳米俱用者，此則兩物也。稻米白如霜，江東無此，故通呼粳爲稻耳。不知色類復云何也。恭曰：稻者，穬穀之通名。爾雅云：稌，稻也。秔者不黏之稱，一曰秫。氾勝之云：三月種秔稻，四月種秫稻，即並稻也。陶謂爲二，蓋不可解也。志曰：此稻米即糯米也。其粒大小似秔米，細糠白如雪。今通呼秔糯二穀爲稻，所以惑之。按李含光音義引字書解粳字云：稻也；稻字云：稻屬也，不黏；稬字云：稻餅也。稬蓋糯也。禹錫曰：爾雅云：稌，稻。郭璞註云：別二名也。今沛國呼稌。周頌云：豐年多黍多稌。禮記云：牛宜稌。豳風云：十月穫稻。皆是一物也。說文云：秔，稻屬也。沛國謂稻爲糯。字林云：糯，黏稻也；秔，不黏稻也。然秔糯甚相類，以黏不黏爲異爾。當依說文以稻爲糯。顏師古刊謬正俗云：本草稻米即今之糯米也。或通呼粳糯爲稻。孔子云：食夫稻。周官有稻人，漢有稻田使者，並通指秔糯而言。所以後人混稱，不知稻即糯也。宗奭曰：稻米，今造酒糯稻也。其性溫，故可爲酒。酒爲陽，故多熱。西域天竺土溽熱，稻歲四熟，亦可驗矣。時珍曰：糯稻，南方水田多種之。其性黏，可以釀酒，可以爲粢，可以蒸糕，可以熬餳，可以炒食。其類亦多，其穀殼有紅、白二色，或有毛，或無毛。其米亦有赤、白二色，赤者酒多糟少。一種粒白如霜，長三四分者。齊民要術糯有九格、雉木、大黃、馬首、虎皮、火色等名是矣。古人釀酒多用秫，故諸說論糯稻往往費辯也。秫乃糯粟，見本條。

稻米【氣味】苦，溫，無毒。思邈曰：味甘。宗奭曰：性溫。頌曰：糯米性寒，作酒則熱，糟乃溫平，亦如大豆與豉醬之性不同也。詵曰：涼，發風動氣，使人多睡，不可多食。藏器曰：久食令人身軟，緩人筋也。小貓犬食之，亦腳屈不能行；馬食之足重。妊婦雜肉食之，令子不利。蕭炳曰：擁諸經絡氣，使四肢不收，發風昏昏。士良曰：久食發心悸，及癰疽瘡癤中痛。合酒食之，醉難醒。時珍曰：糯性黏滯難化，小兒病人最宜忌之。

【主治】作飯溫中，令人多熱，大便堅。別錄

能行營衛中血積，解芫青斑蝥毒。士良

益氣止泄。思邈

補中益氣。止霍亂後吐逆不止，以一合研水服之。大明

以駱駝脂作煎餅食，主痔疾。蕭炳

作糜一斗食，主

消渴。藏器 暖脾胃，止虛寒洩痢，縮小便，收自汗，發痘瘡。時珍

【發明】思邈曰：糯米味甘，脾之穀也，脾病宜食之。楊士瀛曰：痘疹用糯米，取其解毒，能釀而發之也。時珍曰：糯米性溫，釀酒則熱，熬餳尤甚，故脾肺虛寒者宜之。若素有痰熱風病，及脾病不能轉輸，食之最能發病成積。孟詵、蘇頌或言其性涼、性寒者，謬說也。別錄已謂其溫中堅大便，令人多熱，是豈寒涼者乎？今人冷洩者，炒食即止；老人小便數者，作粢糕或丸子，夜食亦止，其溫肺暖脾可驗矣。痘證用之，亦取此義。

【附方】舊五，新十六。

霍亂煩渴不止：糯米三合，水五升，蜜一合，研汁分服，或煮汁服。楊氏產乳 **消渴飲水**：方同上。 **三消渴病**：梅花湯：用糯穀炒出白花、桑根白皮等分，每用一兩，水二盌，煎汁飲之。三因方 **下痢禁口**：糯穀一升，炒出白花，去殼，用薑汁拌溼再炒，為末。每服一匙，湯下，三服即止。經驗良方 **久洩食減**：糯米一升，水浸一宿，瀝乾，慢炒熟，磨篩，入懷慶山藥一兩，每日清晨用半盞，入砂糖二匙，胡椒末少許，以極滾湯調食。其味極佳，大有滋補。久服令人精暖有子，秘方也。松篁經驗方 **鼻衄不止**，服藥不應：獨聖散：用糯米微炒黃，為末。每服二錢，新汲水調下，仍吹少許入鼻中。簡要濟眾方 **勞心吐血**：糯米半兩，蓮子心七枚，為末，酒服。孫仲盈云曾用多效。或以墨汁作丸服之。澹寮 **自汗不止**：糯米、小麥麩同炒，為末。每服三錢，米飲下。或煮豬肉點食。 **小便白濁**：白糯丸：治人夜小便腳停白濁，老人虛人多此證，令人卒死，大能耗人精液，主頭昏重。用糯米五升炒赤黑，白芷一兩，為末，糯粉糊丸梧子大，每服五十丸，木饅頭煎湯下。無此，用局方補腎湯下。若後生禀賦怯弱，房室太過，小便太多，水管蹇澀，小便如膏脂，入石菖蒲、牡蠣粉甚效。經驗良方 **女人白淫**：糙糯米、花椒等分，炒為末，醋糊丸梧子大，每服三四十丸，食前醋湯下。楊起簡便方 **胎動不安**，下黃水：用糯米一合，黃芪、芎藭各五錢，水一升，煎八合，分服。產寶 **小兒頭瘡**：糯米飯燒灰，入輕粉，清油調傅。普濟方 **纏蛇丹毒**：糯米粉和鹽，嚼塗之。濟急方 **打撲傷損**諸瘡：寒食日浸糯米，逐日易水，至小滿取出，日乾為末，用水調塗之。便民圖纂 **金瘡癰腫**及竹木簽刺等毒：用糯米三升，於端午前四十九日，以冷水浸之，一日兩換水，輕淘轉，勿令攪碎。至端午日取出陰乾，絹袋盛，掛通風處。每用旋取，炒黑為末，冷水調如膏藥，隨瘡大小，裹定瘡口，外以布包定，勿動，直候瘡瘥。○若金瘡犯生水作膿腫甚者，急裹一二食久，即不作膿腫也。若癰疽初發，纔覺焮腫，急貼之，一夜便消。靈苑方 **喉痺吮腮**：用前膏貼項下及腫處，一夜便消，乾即換之，當令溼為妙。 **竹木簽刺**：用前膏貼之，二夜刺出在藥內也。 **顛犬咬傷**：糯米一合，斑蝥七枚同炒，蝥黃去之；再入七枚，再炒黃去之；又入七枚，待米出烟，去蝥為末，油調傅之，小便利下佳。醫方大成 **荒年代糧**：稻米一斗，淘汰，百蒸百曝，搗末。日食一飧，以水調之。服至三十日止，可一年不食。肘后方 **虛勞不足**：糯米入豬肚內蒸乾，搗作丸子，日日服之。 **腰痛虛寒**：糯米二升，炒熟，袋盛，拴靠痛處。內以八角茴香研酒服。談埜翁試驗方

米泔

【氣味】甘，涼，無毒。

【主治】益氣，止煩渴霍亂，解毒。食鴨肉不消者，頓飲一盞，即消。時珍

【附方】舊一。

煩渴不止：糯米泔任意飲之，即定。研汁亦可。外臺

糯稻花【主治】陰乾，入揩牙、烏鬚方用。時珍

稻穰即稻稈【氣味】辛、甘，熱，無毒。【主治】黃病如金色，煮汁浸之；仍以穀芒炒黃爲末，酒服。藏器　燒灰，治墜撲傷損。蘇頌　燒灰浸水飲，止消渴。淋汁，浸腸痔。挼穰藉鞾鞋，暖足，去寒溼氣。時珍

【發明】頌曰：稻稈灰方，出劉禹錫傳信方云：湖南李從事墜馬撲傷損，用稻稈燒灰，以新熟酒連糟入鹽和，淋取汁，淋痛處，立瘥也。時珍曰：稻穰煮汁作紙，嫩心取以爲鞖，皆大爲民利。其紙不可貼瘡，能爛肉。按江湖紀聞云：有人壁蝨入耳，頭痛不可忍，百藥不效。用稻稈灰煎汁灌入，即死而出也。

【附方】舊一，新八。

消渴飲水：取稻穰中心燒灰，每以湯浸一合，澄清飲之。危氏

喉痹腫痛：稻草燒取墨烟，醋調吹鼻中，或灌入喉中，滚出痰，立愈。普濟

熱病餘毒，攻手足疼痛，欲脫：用稻穰灰煮汁漬之。肘后方

下血成痔：稻藁燒灰，淋汁，熱漬三五度，瘥。崔氏纂要

湯火傷瘡：用稻草灰，冷水淘七遍，帶溼攤上，乾即易。若瘡溼者，焙乾油傅，二三次可愈。衛生易簡方

惡蟲入耳：香油合稻稈灰汁，滴入之。聖濟總錄

噎食不下：赤稻細稍燒灰，滚湯一盌，隔絹淋汁三次，取汁入丁香一枚，白荳蔻半枚，米一盞，煮粥食，神效。摘玄妙方

小便白濁：糯稻草煎濃汁，露一夜，服之。同上

解砒石毒：稻草燒灰，淋汁，調青黛三錢服。○醫方摘要

穀穎 穀芒也。作穩，非。【主治】黃病，爲末酒服。又解蠱毒，煎汁飲。日華

糯糠【主治】齒黃，燒取白灰，旦旦擦之。時珍

粳 音庚。○別錄中品

【釋名】秔 與粳同。時珍曰：粳乃穀稻之總名也。有早、中、晚三收。諸本草獨以晚稻爲粳者，非矣。黏者爲糯，不黏者爲粳。糯者懦也；粳者硬也。但入解熱藥，以晚粳爲良爾。

【集解】宏景曰：粳米，即今人常食之米，但有白、赤、小、大異族四五種，猶同一類也。可作廩米。詵曰：淮泗之間最多。襄洛土粳米，亦堅實而香。南方多收火稻，最補益人。諸處雖多粳米，但充饑耳。時珍曰：粳有水、旱二稻。南方土下塗泥，多宜水稻。北方地平，惟澤土宜旱稻。西南夷亦有燒山地爲畬田種旱稻者，謂之火米。古者惟下種成畦，故祭祀謂稻爲嘉蔬，今人皆拔秧栽插矣。其種近百名，各不同，俱隨土地所宜也。其穀之光、芒、長、短、大、細，百不同也。其米之赤、白、紫、烏、堅、鬆、香、否，不同也。其性之溫、涼、寒、熱，亦因土產形色而異也。真臘有水稻，高丈許，隨水而長。南方有一歲再熟之稻。蘇頌之香粳，長白如玉，可充御貢。皆粳之稍異者也。

粳米【氣味】甘、苦，平，無毒。思邈曰：生者寒，燔者熱。時珍曰：北粳涼，南粳溫。赤粳熱，白粳涼，晚白粳寒。新粳熱，陳粳涼。凡人嗜生米，久成米瘕，治之以雞屎白。○穎曰：新米乍食動風氣。陳者下氣，病人尤宜。詵曰：常食乾粳飯，令人熱中，唇口乾。不可同馬肉食，發痼疾。不可和蒼耳食，令人卒心痛，急燒倉米灰，和蜜漿服之，不爾即死。

【主治】益氣，止煩，止渴，止洩。別錄　溫中，和胃氣，長肌肉。蜀本　補中，壯筋骨，益腸胃。日華　煮汁，主心痛，止渴，斷熱毒下痢。孟詵　合芡實作粥食，益精強志，聰耳明目。好古　通血脈，和五臟，好顏色。

時珍。出養生集要。常食乾粳飯。令人不噎。孫思邈

【發明】詵曰：粳米赤者粒大而香。水漬之有味益人。大抵新熟者動氣。經年者亦發病。惟江南人多收火稻。貯倉燒去毛。至春舂米食之。即不發病。宜人溫中益氣。補下元也。宗奭曰：粳以白晚米爲第一。早熟米不及也。平和五臟。補益血氣。其功莫逮。然稍生則復不益脾。過熟乃佳。穎曰：粳有早、中、晚三收。以晚白米爲第一。各處所產。種類甚多。氣味不能無少異。而亦不大相遠也。天生五穀。所以養人。得之則生。不得則死。惟此穀得天地中和之氣。同造化生育之功。故非他物可比。入藥之功在所畧爾。○好古曰：本草言粳米益脾胃。而張仲景白虎湯用之入肺。以味甘爲陽明之經。色白爲西方之象。而氣寒入手太陰也。少陰證桃花湯用之。以補正氣。竹葉石膏湯用之。以益不足。時珍曰：粳稻六七月收者爲早粳。止可充食。八九月收者爲遲粳。十月收者爲晚粳。北方氣寒。粳性多涼。八九月收者即可入藥。南方氣熱。粳性多溫。惟十月晚稻氣涼。乃可入藥。遲粳、晚粳得金氣多。故色白者入肺而解熱也。早粳得土氣多。故赤者益脾而白者益胃。若滇、嶺之粳。則性熱。惟彼土宜之耳。

【附方】舊二。新十。**霍亂吐瀉** 煩渴欲絕。用粳米二合。研粉。入水二盞。研汁。和淡竹瀝一合。頓服。普濟。**赤痢熱躁** 粳米半升。水研取汁。入油瓷瓶中。蠟紙封口。沉井底一夜。平旦服之。吳內翰家乳母病此。服之有效。普濟方。**自汗不止** 粳米粉絹包。頻頻撲之。**五種尸病** 粳米二升。水六升。煑一沸服。日三。肘后。**卒心氣痛** 粳米一升。水六升。煑六七沸。服。肘后方。**米瘕嗜米** 有人好啗米。久則成癥。不得米則吐出清水。得米即止。米不消化。久亦斃人。用白米五合。雞屎一升。同炒焦爲末。水一升。頓服。少時吐出癥。如研米汁或白沫淡水。乃愈也。○千金方。**小兒初生** 三日。應開腸胃助穀神者。碎米濃作汁飲。如乳酪。頻以豆許與兒飲之。二七日可與哺。慎不得與雜藥也。肘后方。**初生無皮** 色赤。但有紅筋。乃受胎未足也。用早白米粉撲之。肌膚自生。聖濟方。**小兒甜瘡** 生於面耳。令母頻嚼白米。臥時塗之。不過三五次即愈。**荒年辟穀** 粳米一升。酒三升漬之。暴乾。又漬。酒浸取出。稍食之。可辟三十日。足一斗三升。辟穀一年。肘后方。**胎動腹痛** 急下黃汁。用粳米五升。黃芪六兩。水七升。煎二升。分四服。聖惠。**赤根疔腫** 白粉熬黑。和蜜傅之。千金方。

淅二泔【釋名】**米瀋** 時珍曰：淅音錫。洗米也。瀋。汁也。泔。甘汁也。第二次者清而可用。故曰淅二泔。

【氣味】甘，寒，無毒。【主治】清熱。止煩渴。利小便。涼血。時珍

【發明】戴原禮曰：風熱赤眼。以淅二泔睡時冷調洗肝散、菊花散之類。服之。

【附方】新四。**吐血不止** 陳紅米泔水。溫服一鍾。日三次。普濟方。**鼻出衄血** 頻飲淅二泔。仍以真麻油或蘿蔔汁滴入之。證治要訣。**鼻上酒皻** 以淅二泔食後冷飲。外以硫黃入大菜頭內。煨碾塗之。證治要訣。**服藥過劑** 悶亂者。粳米瀋飲之。外臺。

炒米湯【主治】益胃除溼。不去火毒。令人作渴。時珍

糠穀奴 穀穗煤黑者。【主治】走馬喉痹。燒研。酒服方寸匕。立效。時珍。○出千金。

禾稈【主治】解砒毒。燒灰。新汲水淋汁。濾清。冷服一盌。毒當下出。時珍。○出衛生易簡方。

秈 音仙。綱目

【釋名】占稻（綱目）、早稻。時珍曰：秈亦粳屬之先熟而鮮明之者，故謂之秈。種自占城國，故謂之占。俗作黏者，非矣。

【集解】時珍曰：秈似粳而粒小。始自閩人得種於占城國。宋真宗遣使就閩取三萬斛，分給諸道爲種。故今各處皆有之。高仰處俱可種。其熟最早，六七月可收。品類亦多，有赤白二色，與粳大同小異。

秈米【氣味】甘，溫，無毒。【主治】溫中益氣，養胃和脾，除濕止洩。時珍

秆【主治】反胃，燒灰淋汁溫服，令吐。蓋胃中有蟲，能殺之也。普濟

本草綱目穀部第二十二卷終

本草綱目穀部目録第二十三卷

穀之二　稷粟類一十八種

稷別録　黍別録　蜀黍食物

玉蜀黍綱目　粱別録　粟別録

秫別録　䅟子救荒　稗綱目

狼尾草拾遺　東廧拾遺　菰米綱目

蓬草子拾遺　菵草子拾遺　䕷草子海藥

薏苡本經　罌子粟開寶 即御米　麗春花

阿芙蓉綱目

右附方舊二十七新五十五

本草綱目穀部第二十三卷

穀之二 稷粟類一十八種

稷 別錄上品

【釋名】穄音祭 粢音咨 【時珍曰】稷從禾從畟，畟音卽，諧聲也。又進力治稼也。詩云畟畟良耜是矣。種稷者必畟畟進力也。南人承北音，呼稷爲穄，謂其米可供祭也。禮記祭宗廟稷曰明粢。爾雅云：粢，稷也。羅願云：稷穄粢皆一物，語音之輕重耳。赤者名糜，白者名芑，黑者名秬。註見黍下。

【集解】【弘景曰】稷米人亦不識，書記多云黍與稷相似。又註黍米云：穄米與黍米相似，而粒殊大。食之不宜人，言發宿病。詩云黍稷稻粱，禾麻菽麥，此八穀也。俗猶莫能辨證，況芝英乎？【蘇恭曰】呂氏春秋云：飯之美者，有陽山之穄。高誘註云：關西謂之糜，音糜。冀州謂之𪎭，音牽去聲。廣雅云：𪎭，穄也。禮記云：稷曰明粢。爾雅云：粢，稷也。說文云：稷乃五穀長，田正也。此乃官名，非穀號也。先儒以稷爲粟類，或言粟之上者，皆說其義而不知其實也。按汜勝之種植書，有黍不言稷。本草有稷不載穄，穄卽稷也。楚人謂之稷，關中謂之糜，呼其米爲黃米。其苗與黍同類，故呼黍爲秈穄。陶言與黍相似者，得之矣。【藏器曰】稷穄一物也。塞北最多，如黍黑色。【詵曰】稷在八穀之中，最爲下苗，黍乃作酒，此乃作飯，用之殊塗。【頌曰】稷米出粟處皆能種之。今人不甚珍此，惟祠事用之。農家惟以備他穀之不熟，則爲糧耳。【宗奭曰】稷米今謂之穄米，先諸米熟，其香可愛，故取以供祭祀。然發故疾，只堪作飯，不黏，其味淡。【時珍曰】稷與黍，一類二種也。黏者爲黍，不黏者爲稷。稷可作飯，黍可釀酒。猶稻之有粳與糯也。陳藏器獨指黑黍爲稷，亦偏矣。黍稷之苗似粟而低小，有毛，結子成枝而殊散，其粒如粟而光滑。三月下種，五六月可收，亦有七八月收者。其色有赤、白、黃、黑數種，黑者禾稍高，今俗通呼爲黍子，不復呼稷矣。北邊地寒，種之有補。河西出者，顆粒尤硬。稷熟最早，作飯疎爽香美，爲五穀之長而屬土，故祀穀神者以稷配社。五穀不可遍祭，祭其長以該之也。上古以厲山氏之子爲稷主，至成湯始易以后稷，皆有功於農事者云。

【正誤】【吳瑞曰】稷苗似蘆，粒亦大，南人呼爲蘆穄。孫炎正義云：稷卽粟也。【時珍曰】稷黍之苗雖頗似粟而結子不同，粟穗叢聚攢簇，稷黍之粒疎散成枝。孫氏謂稷爲粟，誤矣。蘆穄卽蜀黍也，其莖苗高大如蘆，而今之祭祀者不知稷卽黍之不黏者，往往以蘆穄爲稷，故吳氏亦襲其誤也。今並正之。

稷米【氣味】甘，寒，無毒。【詵曰】多食發二十六種冷病氣。不與瓠子同食，發冷病。但飲黍穰汁卽瘥。又不可與附子同服。

【主治】益氣，補不足。別錄 治熱壓丹石毒發熱，解苦瓠毒。日華 作飯食，安中利胃宜脾。心鏡 涼血解暑。時珍

【發明】【時珍曰】按孫眞人云：稷，脾之穀也，脾病宜食之。汜勝之云：燒黍稷則瓠死，此物性相制也。稷米、黍穰能解苦瓠之毒，淮南萬畢術云：祠冢之黍，啖兒令不思母。此亦有所厭耶。

【附方】新四 補中益氣 羊肉一腳，熬湯，入河西稷米、葱、鹽，煮粥食之。飲膳正要 啘不止 粢米粉，井華水服之，良。 癰疽發背 粢米粉熬黑，以雞子白和塗練上，剪孔貼之，乾則易，神效。葛氏方 辟除瘟疫 令不相染，以穄米爲末，頓服之。肘后方

根【主治】心氣痛，產難。時珍

【附方】新二 心氣疼痛 高粱根煎湯溫服，甚效。 橫生難產 重陽日取高粱根名爪龍，陰乾，燒存性，研末，酒服二錢，卽下。

黍（別錄中品）

【校正】別錄中品丹黍米，今併爲一。

【釋名】赤黍曰虋（音門）曰穈（音糜）白黍曰芑（音起）黑黍曰秬（音距）一稃二米曰秠（音痞。並爾雅。）時珍曰：按許慎說文云：黍可爲酒，從禾入水爲意也。魏子才六書精蘊云：禾下從氽，象細粒散垂之形。氾勝之云：黍者，暑也。待暑而生，暑後乃成也。詩云：誕降嘉種，維秬維秠，維穈維芑。穈即虋音轉也。郭璞以虋、芑爲粱粟，以秠即黑黍之二米者。羅願以秠爲來牟，皆非矣。

【集解】弘景曰：黍，荊、郢州及江北皆種之。其苗如蘆而異於粟，粒亦大。今人多呼秫粟爲黍，非矣。北人作黍飯，方藥釀黍米酒，皆用秫黍也。別錄丹黍米，即赤黍米也，亦出北間，江東時有，而非土所宜，多入補藥用。又有黑黍名秬，釀酒供祭祀用。恭曰：黍有數種，其苗亦不似蘆，雖似粟而非粟也。頌曰：今汴、洛、河、陝間皆種之。爾雅云：虋，赤苗；芑，白苗；秬，黑黍，是也。李巡云：秠是黑黍中一稃有二米者。古之定律者，以上黨秬黍之中者累之，以生律度衡量。後人取此黍定之，終不能協律。或云，秬乃黍之中者，一稃二米，此黍得天地中和之氣而生，蓋不常有。有則一穗皆同二米，粒並均勻，無小大，故可定律。他黍則不然。地有肥瘠，歲有凶穰，故米有大小不常矣。今上黨民間或值豐歲，往往得二米者，但稀闊，故不以充貢爾。時珍曰：黍乃稷之黏者。亦有赤、白、黃、黑數種，其苗色亦然。郭義恭廣志有赤黍、白黍、黃黍、大黑黍、牛黍、燕頷、馬革、驢皮、稻尾諸名。俱以三月種者爲上時，五月即熟。四月種者爲中時，七月即熟。五月種者爲下時，八月乃熟。詩云：秬鬯一卣。則黍之爲酒尚也。白者亞於糯，赤者最黏，可蒸食，俱可作餳。古人以黍黏履，以黍雪桃，皆取其黏也。菰葉裹成糉食，謂之角黍。淮南萬畢術云：穫黍置溝，即生蠐螬。

【正誤】頌曰：黏者爲秫，可以釀酒，北人謂爲黃米，亦曰黃糯。不黏者爲黍，可食。如稻之有粳、糯也。時珍曰：此誤以黍爲稷，以秫爲黍也。蓋稷之黏者爲黍，粟之黏者爲秫，粳之黏者爲糯。別錄本文著黍、秫、糯、稻之性味功用甚明，而註者不諳，往往謬誤如此。今俗不知分別，通呼秫與黍爲黃米矣。

黍米（此通指諸黍米也。）

【氣味】甘，溫，無毒。久食令人多熱煩。別錄。○詵曰：性寒，有小毒。發故疾。久食昏五臟，令人好睡，緩人筋骨，絕血脈。小兒多食，令久不能行。小貓、犬食之，其腳跼屈。合葵菜食，成痼疾。合牛肉、白酒食，生寸白蟲。李廷飛曰：五種黍米，多食閉氣。

【主治】益氣，補中。別錄。燒灰和油，塗杖瘡，止痛，不作瘢。孟詵。嚼濃汁，塗小兒鵞口瘡，有效。時珍。

【發明】思邈曰：黍米，肺之穀也，肺病宜食之。主益氣。時珍曰：按羅願云：黍者，暑也。以其象火，爲南方之穀。蓋黍最黏滯，與糯米同性，其氣溫暖，故功能補肺，而多食作煩熱，緩筋骨也。孟氏謂其性寒，非矣。

【附方】舊二，新二。男子陰易：黍米二兩，煮薄粥，和酒飲，發汗即愈。聖濟總錄。心痛不瘥：四十年者。黍米淘汁，溫服隨意。經驗方。湯火灼傷：未成瘡者。黍米、女麴等分，各炒焦研末，雞子白調塗之。煮粥亦可。肘後方。閃肭脫臼：赤黑腫痛。用黍米粉、鐵漿粉各半斤，葱一斤，同炒存性，研末，以醋調服三次後，水調入少醋貼之。集成。

丹黍米　別錄中品。○即赤黍也。爾雅謂之虋。瑞曰：浙人呼爲紅蓮米，江南多白黍，間有紅者，呼爲赤蝦米。宗奭曰：丹黍皮赤，其米黃，惟可爲糜，不堪爲飯，黏著難解。原曰：穗熟色赤，故屬火。北人以之釀酒作糕。

【氣味】甘，微寒，無毒。〔思邈曰〕微溫。〔大明曰〕溫，有小毒。不可合蜜及葵同食。〔宗奭曰〕動風，性熱。多食難消。餘同黍米。【主治】欬逆上氣，霍亂，止洩利，除熱，止煩渴。別錄。下氣，止欬嗽，退熱。大明。治鼈瘕，以新熟者淘泔汁，生服一升，不過三二度愈。孟詵。

【附方】舊二，新二。男子陰易：用丹黍米三兩，煮薄酒和飲，令發汗即愈。傷寒類要。小兒鵞口：不乳者，丹黍米嚼汁塗之。子母秘錄。飲酒不醉：取赤黍漬以狐血，陰乾。飲酒時，取一丸置舌下含之，令人不醉。萬畢術方。令婦不妒：取薁，即赤黍也，同薏苡等分，為丸，常服之。同上。

穰莖并根【氣味】辛，熱，有小毒。〔詵曰〕醉臥黍穰，令人生厲。人家取其莖穗作提拂掃地。用以煮汁入藥，更佳。【主治】煮汁飲之，解苦瓠毒。浴身，去浮腫。和小豆煮汁服，下小便。孟詵。燒灰酒服方寸匕，治妊娠尿血。丹黍根莖煮汁服，利小便，止上喘。時珍。

【附方】舊一，新三。通身水腫：以黍莖掃帚煮湯浴之。腳氣衝心：黍穰一石，煮汁，入椒目一升，更煎十沸，漬腳三四度愈。外臺秘要。天行豌瘡：不拘人畜，用黍穰濃煮汁洗之。一莖者是穄穰，不可用。千金。瘡腫傷風：中水痛劇者，黍穰燒烟熏，令汗出愈。千金方。

蜀黍 食物

【釋名】蜀秫俗名　蘆穄食物　蘆粟並俗　木稷廣雅　荻粱同上　高粱。〔時珍曰〕蜀黍不甚經見，而今北方最多。按廣雅：荻粱，木稷也。蓋此亦黍稷之類，而高大如蘆荻者，故俗有諸名。種始自蜀，故謂之蜀黍。

【集解】〔頴曰〕蜀黍北地種之，以備缺糧，餘及牛馬。穀之最長者。南人呼為蘆穄。〔時珍曰〕蜀黍宜下地。春月布種，秋月收之。莖高丈許，狀似蘆荻而苗實。葉亦似蘆。穗大如帚。粒大如椒，紅黑色。米性堅實，黃赤色。有二種：黏者可和糯秫釀酒作餌；不黏者可以作糕煑粥。可以濟荒，可以養畜，稍可作篝。莖可織箔席，編籬供爨，最有利於民者。今人祭祀用以代稷者，誤矣。其穀殼浸水色紅，可以紅酒。博物志云：地種蜀黍，年久多蛇。

米【氣味】甘，澀，溫，無毒。【主治】溫中，澀腸胃，止霍亂。黏者與黍米功同。時珍。

根【主治】煮汁服，利小便，止喘滿。燒灰酒服，治產難有效。時珍。

【附方】新一。小便不通：止喘。紅秫散：用紅秫黍根二兩，扁蓄一兩半，燈心百莖。每服各半兩，流水煎服。張文叔方。

玉蜀黍 綱目

【釋名】玉高粱。

【集解】〔時珍曰〕玉蜀黍種出西土，種者亦罕。其苗葉俱似蜀黍而肥矮，亦似薏苡。苗高三四尺。六七月開花成穗，如秕麥狀。苗心別出一苞，如櫻魚形。苞上出白鬚垂垂。久則苞拆子出，顆顆攢簇。子亦大如櫻子。黃白色可煠炒食之。炒拆白花。如炒拆糯穀之狀。

米【氣味】甘平無毒【主治】調中開胃時珍

根葉【氣味】【主治】小便淋瀝沙石。痛不可忍。煎湯頻飲時珍

粱別錄中品

【校正】別錄中品有青粱米。黃粱米。白粱米。今併爲一。

【釋名】時珍曰粱者良也。穀之良者也。或云種出自粱州。或云粱米性涼。故得粱名。皆各執己見也。粱即粟也。考之周禮。九穀六穀之名。有粱無粟可知矣。自漢以後。始以大而毛長者爲粱。細而毛短者爲粟。今則通呼爲粟。而粱之名反隱矣。今世俗稱粟中之大穗長芒。粗粒而有紅毛白毛黃毛之品者。即粱也。黃白青赤。亦隨色命名耳。郭義恭廣志有解粱貝粱遼東赤粱之名。乃因地命名也。

【集解】弘景曰凡云粱米。皆是粟類。惟其牙頭色異爲分別耳。氾勝之云。粱是秫粟。則不爾也。黃粱出青冀州東間不見有。白粱處處有之。襄陽竹根者爲佳。青粱江東少有。又漢中一種枲粱。粒如粟而皮黑可食。釀酒甚消玉。恭曰粱雖粟類。細論則別。黃粱出蜀漢商浙間。穗大毛長。穀米俱粗於白粱而收子少。不耐水旱。食之香美。勝於諸粱。人號竹根黃。陶以竹根爲白粱。非矣。白粱穗大多毛且長。而穀粗扁長。不似粟圓也。米亦白而大。食之香美。亞於黃粱。青粱殼穗有毛而粒青。米亦微青而細於黃白粱。其粒似青稞而少粗。早熟而收薄。夏月食之。極爲清涼。但味短色惡。不如黃白粱。故人少種之。作餳清白。勝於餘米。頌曰粱者粟類也。粟雖粒細而功用則無別矣。今汴洛河陝間多種白粱。而青黃稀有。因其損地力而收穫少也。宗奭曰黃粱白粱。西洛農家多種。爲飯尤佳。餘用不甚相宜。

黃粱米別錄中品

【氣味】甘平無毒【主治】益氣。和中。止洩。別錄去客風頑痹。日華止霍亂下痢。利小便。除煩熱。時珍

【發明】宗奭曰青粱白粱。性皆微涼。獨黃粱性味甘平。豈非得土之中和氣多耶。頌曰諸粱比之他穀。最益脾胃。

【附方】舊四新一

霍亂煩躁黃粱米粉半升。水升半。和絞如白粉。頓服。外臺方

霍亂大渴不止。多飲則殺人。黃粱米五升。水一斗。煑清三升。稍稍飲之。肘後

小兒鼻乾無涕。腦熱也。用黃米粉。生礬末各一兩。每以一錢。水調貼顖上。日二次。普濟

小兒赤丹用土番黃米粉。和雞子白塗之。兵部手集

小兒生瘡滿身面如火燒。以黃粱米研粉。和蜜水調之。以瘥爲度。外臺

白粱米別錄中品

【氣味】甘微寒無毒【主治】除熱。益氣。別錄除胸膈中客熱。移五臟氣。緩筋骨。凡患胃虛并嘔吐食及水者。以米汁二合。薑汁一合。和服之佳。孟詵炊飯食之。和中。止煩渴。時珍

【附方】舊二

霍亂不止白粱米五合。水一升。和煑粥食。千金方

手足生疣取白粱米粉。鐵銚炒赤研末。以眾人唾和塗之。厚一寸。即消。肘後

青粱米別錄中品

【氣味】甘微寒無毒【主治】胃痹。熱中消渴。止洩痢。利小便。益氣補中。輕身長年。煑粥食之。別錄健脾。治洩精。大明

【發明】時珍曰：今粟中有大而青黑色者是也。其穀芒多米少，禀受金水之氣，其性最涼，而宜病人。詵曰：青粱米可辟穀。以純苦酒浸三日，百蒸百曬，藏之。遠行，日一餐之，可度十日；若重餐之，四百九十日不飢也。又方：以米一斗，赤石脂三斤，水漬置暖處，一二日，上青白衣，搗爲丸，如李大。日服三丸，亦不飢也。按靈寶五符經中，白鮮米九蒸九暴，作辟穀糧，而此用青粱米，未見出處。

【附方】新七。**補脾益胃**：羊肉湯入青粱米、葱，鹽煮粥食。正要。**脾虛泄痢**：青粱米半升，神麴一合，日日煮粥食，卽愈。養老書。**冷氣心痛**：桃仁二兩，去皮，水研絞汁，入青粱米四合，煮粥常食。養老書。**五淋澀痛**：青粱米四合，入醬水煮粥，下上蘇末三兩。每日空心食之。同上。**老人血淋**：車前五合，綿裹煮汁，入青粱米四合，煮粥飲汁，亦能明目，引熱下行。**乳石發渴**：青粱米煮汁飲之。外臺。**一切毒藥**及鴆毒，煩懣不止。用甘草三兩，水五升，煮取二升，去滓，入黍米粉一兩，白蜜三兩，煎如薄粥食之。外臺。

粟別錄中品

【釋名】**秈粟**。時珍曰：粟，古文作㮚，象穗在禾上之形。而春秋題辭云：粟乃金所立，米爲陽之精，故西字合米爲粟。此鑿說也。許慎云：粟之爲言續也。續於穀也。古者以粟爲黍、稷、粱、秫之總稱，而今之粟，在古但呼爲粱。後人乃專以粱之細者名粟。故唐孟詵本草言人不識粟，而近世皆不識粟也。大抵黏者爲秫，不黏者爲粟。故呼此爲秈粟，以別秫而配秈。北人謂之小米也。

【集解】弘景曰：粟，江南西間所種皆是。其粟細於粱，熟春令白，亦當白粱，呼爲白粱粟，或呼爲粢米。恭曰：粟類多種，而並細於諸粱。北土常食，與粱有別。粢乃穄米，陶註非矣。詵曰：粟顆粒小者是今人多不識之。其粢米粒粗大，隨色別之。南方多畬田種之，極易春。粒細香美，少虛怯，祇於灰中種之。又不鋤治故也。北田所種多鋤之，卽難春；不鋤卽草翳死，都由土地使然爾。時珍曰：粟卽粱也。穗大而毛長粒粗者爲粱；穗小而毛短粒細者爲粟。苗俱似茅。種類凡數十，有青、赤、黃、白、黑諸色，或因姓氏地名，或因形似時令，隨義賦名。故早則有趕麥黃、百日糧之類，中則有八月黃、老軍頭之類，晚則有鴈頭青、寒露粟之類。按賈思勰齊民要術云：粟之成熟有早晚，苗稈有高下，收實有息耗，質性有強弱，米味有美惡，山澤有異宜。順天時，量地利，則用力少而成功多。任性返道，勞而無穫。大抵早粟皮薄米實，晚粟皮厚米少。

粟米卽小米

【氣味】鹹，微寒，無毒。時珍曰：鹹淡。宗奭曰：生者難化；熟者滯氣，隔食，生蟲。藏器曰：胃冷者不宜多食。粟浸水至敗者，損人。瑞曰：與杏仁同食，令人吐瀉。鴈食粟，足重不能飛。

【主治】**養腎氣，去脾胃中熱，益氣。陳者苦寒，治胃熱消渴，利小便**。別錄。**止痢，壓丹石熱**。孟詵。**水煮服，治熱腹痛及鼻衄。爲粉，和水濾汁，解諸毒，治霍亂及轉筋入腹，又治卒得鬼打**。藏器。**解小麥毒，發熱**。士良。**治反胃熱痢。煮粥食，益丹田，補虛損，開腸胃**。時珍。生生編。

【發明】弘景曰：陳粟乃三五年者，尤解煩悶，服食家亦當食之。宗奭曰：粟米利小便，故能益脾胃。震亨曰：粟屬水與土，陳者最硬難化，得漿水乃化也。時珍曰：粟之味鹹淡，氣寒下滲，腎之穀也，腎病宜食之。虛熱消渴泄痢，皆腎病也。滲利小便，所以泄腎邪也。降胃火，故脾胃之病宜食之。

【附方】舊五，新四。**胃熱消渴**：以陳粟米炊飯，乾食之，良。醫方心鏡。**反胃吐食**：脾胃氣弱，食不消化，湯飲不下。用粟米半升杵粉，水丸梧子大。七枚煮熟，入少鹽，空心和汁吞。

下。或云：納醋中吞之。得下便已。心鏡

鼻衄不止：粟米粉，水煮服之。普濟

嬰孩初生：七日，助穀神以導達腸胃。研粟米煮粥如飴，每日哺少許。姚和眾方

孩子赤丹：嚼粟米傅之。兵部手集

小兒重舌：嚼粟米哺之。秘錄

雜物眯目不出：用生粟米七粒，嚼爛取汁，洗之即出。總錄

湯火灼傷：粟米炒焦投水，澄取汁，煎稠如糖，頻傅之。能止痛，滅瘢痕。一方：半生半炒，研末，酒調傅之。崔行功纂要

熊虎爪傷：嚼粟塗之。葛氏方

粟泔汁【主治】霍亂卒熱，心煩渴，飲數升立瘥。臭泔：止消渴，尤良。蘇恭　酸泔及澱：洗皮膚瘙疥，殺蟲。飲之，主五痔。和臭樗皮煎服，治小兒疳痢。藏器

【附方】新二。

眼熱赤腫：粟米泔澱極酸者、生地黃等分，研勻攤絹上，方圓二寸，貼目上熨之。乾即易。總錄

疳瘡月蝕：寒食泔澱傅之，良。千金

粟糖【主治】痔漏脫肛，和諸藥薰之。時珍

粟奴【主治】利小腸，除煩懣。時珍

【發明】時珍曰：粟奴，即粟苗成穗時生黑煤者。古方不用。聖惠治小腸結澀不通，心煩悶亂，有粟奴湯：用粟奴、苦竹鬚、小豆葉、炙甘草各一兩，燈心十寸，葱白五寸，銅錢七文，水煎分服，取效乃止。

粟廩米　見後陳廩米下。

粟糵米　見後糵米下。

粟糗　見後麨下。

秫

音术。別錄中品

【釋名】眾音終。爾雅　**糯秫**唐本　**糯粟**唐本　**黃糯**　時珍曰：秫字篆文，象其禾體柔弱之形，俗呼糯粟是矣。北人呼爲黃糯，亦曰黃米。釀酒劣於糯也。

【集解】恭曰：秫是稻秫也。今人呼粟糯爲秫。北土多以釀酒，而汁少於黍米。凡黍稷粟秫粳糯，三穀皆有秫糯也。禹錫曰：秫米似黍米而粒小，可作酒。宗奭曰：秫米初搗出淡黃白色，亦如糯，不堪作飯，最黏，故宜作酒。時珍曰：秫即粱米、粟米之黏者。有赤、白、黃三色，皆可釀酒、熬糖、作餈糕食之。蘇頌圖經謂秫爲黍之黏者，許慎說文謂秫爲稷之黏者，崔豹古今注謂秫爲稻之黏者，皆誤也。惟蘇恭以粟秫分秫糯，孫炎註爾雅謂秫爲黏粟者，得之。

秫米　即黃米

【氣味】甘，微寒，無毒。詵曰：性平。不可常食，擁五臟氣，動風，迷悶人。時珍曰：按養生集云：味酸性熱，黏滯易成黃積病，小兒不宜多食。

【主治】寒熱，利大腸，療漆瘡。別錄　治筋骨攣急，殺瘡疥毒熱。生搗，和雞子白，傅毒腫，良。孟詵　主犬咬、凍瘡，嚼傅之。日華　治肺瘧，及陽盛陰虛，夜不得眠，及食鵝鴨成癥，妊娠下黃汁。時珍

【發明】弘景曰：北人以此米作酒煮糖，肥軟易消。藥不正用，惟嚼以塗漆瘡及釀諸藥醪爾。時珍曰：秫者，肺之穀也，肺病宜食之。故能去寒熱，利大腸。大腸者，肺之合，而肺病多作皮寒熱也。千金治肺瘧方用之，取此義也。靈樞經岐伯治陽盛陰虛，夜不得眠，半夏湯中用之，取其益陰氣而利大腸也。大腸利則陽不盛矣。方見半夏條。又異苑云：宋元嘉中，有人食鴨成癥瘕，醫以秫米研粉調水

服之。須臾煩躁，吐出一鴨雛而瘥也。千金方治食鴨肉成病，胸滿面赤，不能食。以秫米湯一盞飲之。

【附方】舊三，新三。

赤痢不止：秫米一把，鯽魚鮓二臠，葱白一虎口，煮粥食之。普濟方

筋骨攣急：〔誠曰〕用秫米一石，麴三斗，地黄一斤，茵蔯蒿炙黄半斤，一依釀酒法服之。良。

肺瘧寒熱：痰聚胸中，病至令人心寒，寒甚乃熱，善驚，如有所見。恒山三錢，甘草半錢，秫米三十五粒，水煎，未發時，分作三次服。千金

妊娠下水：黄色如膠，或如小豆汁。秫米、黄芪各一兩，水七升，煎三升，分三服。梅師

浸淫惡瘡：有汁，多發於心，不早治，周身則殺人。熬秫米令黄黑，杵末傳之。肘后方

久泄胃弱：黄米炒爲粉，每用數匙，沙糖拌食。簡便

根【主治】**煮湯，洗風**。孟詵

穇子
彡、參二音。○救荒

【釋名】**龍爪粟、鴨爪稗**。〔時珍曰〕穇乃不黏之稱也，亦不實之貌也。龍爪、鴨爪，象其穗岐之形。

【集解】〔周憲王曰〕穇子生水田中及下溼地。葉似稻，但差短。稍頭結穗，彷彿稗子穗。其子如黍粒大，茶褐色。擣米煮粥、炊飯、磨麪皆宜。〔時珍曰〕穇子山東、河南亦五月種之。苗如茭黍，八九月抽莖，有三稜，如水中藨草之莖。開細花，簇簇結穗如粟穗，而分數岐，如鷹爪之狀。内有細子，如黍粒而細，赤色。其稃甚薄，其味粗澀。

【氣味】**甘，澀，無毒**。【主治】**補中益氣，厚腸胃，濟饑**。

稗
音敗。○綱目

【釋名】〔時珍曰〕稗乃禾之卑賤者也，故字從卑。

【集解】〔弘景曰〕稗子亦可食。又有烏禾，生野中如稗，荒年可代糧而殺蟲，煮以沃地，螻蚓皆死。〔藏器曰〕稗有二種，一種黄白色，一種紫黑色。紫黑者似芑，有毛，北人呼爲烏禾。〔時珍曰〕稗處處野生，最能亂苗。其莖葉穗粒並如黍稷。一斗可得米三升。故曰：五穀不熟，不如稊稗。稊苗似稗而穗如粟，有紫毛，即烏禾也。爾雅謂之苵，音迭。周憲王曰：稗有水稗、旱稗。水稗生田中。旱稗苗葉似穇子，色深綠，根下葉帶紫色。稍頭出扁穗，結子如黍粒，茶褐色，味微苦，性溫。以煮粥、炊飯、磨麪食之皆宜。

稗米【氣味】**辛、甘、苦，微寒，無毒**。〔穎曰〕辛脆。【主治】**作飯食，益氣宜脾，故曹彬有芳菰精稗之稱**。時珍

苗根【主治】**金瘡及傷損，血出不已。搗傅或研末摻之，即止，甚驗**。時珍

狼尾草
拾遺

【釋名】**稂**音郎**、董蓈**爾雅作童粱**、狼茅**爾雅**、孟**爾雅**、宿田翁**詩疏**、守田**詩疏。〔時珍曰〕狼尾，其穗象形也。秀而不成，嶷然在田，故有宿田、守田之稱。

【集解】〔藏器曰〕狼尾生澤地，似茅作穗。廣志云：子可作黍食。爾雅云：孟，狼尾，似茅，可以覆屋是也。〔時珍曰〕狼尾莖、葉、穗、粒並如粟，而穗色紫黄，有毛。荒年亦可采食。許慎說文云：禾粟之穗，生而不成者，謂之董蓈。其秀而不實者，名狗尾草。見草部。

【附錄】**蒯草**〔藏器曰〕蒯草苗似茅，可織席爲索。子亦堪食，如粳米。

米【氣味】**甘，平，無毒**。【主治】**作飯食之，令人不饑**。藏器

東廧
音牆。○拾遺

【釋名】沙蓬米（格物）登相子（保德州志）沙米（同上）登粟（遼史）

【集解】（藏器）曰東廧生河西苗似蓬子似葵九月十月熟可爲飯食河西人語曰貸我東廧償爾田粱廣志云東廧子粒似葵青黑色并涼間有之（時珍）曰相如賦東廧彫胡即此魏書云烏丸地宜東廧似穄可作白酒又廣志云粱不蔓生其子如葵子其米粉白如麪可作饘粥六月種九月收牛食之尤肥此穀似東廧者

子【氣味】甘平無毒【主治】益氣輕身久服不饑堅筋骨能步行（藏器）

菰米（綱目）

【釋名】茭米（文選）彫蓬（爾雅）彫苽（說文○唐韻作薚胡）彫胡（時珍曰）菰本作苽茭草也其中生菌如瓜形可食故謂之苽其米須霜彫時采之故謂之凋苽或訛爲彫胡枚乘七發謂之安胡爾雅蘠彫蓬薦黍蓬也孫炎註云彫蓬即茭米古人以爲五飯之一者鄭樵通志云彫蓬即米茭可作飯食故謂之蘠其黍蓬即茭之不結實者惟堪作薦故謂之薦楊慎卮言云蓬有水陸二種彫蓬乃水蓬彫苽是也黍蓬乃旱蓬青科是也青科結實如黍羌人食之今松州有焉珍按鄭楊二說不同然皆有理蓋蓬類非一種故也

【集解】（弘景）曰菰米一名彫胡可作餅食（藏器）曰彫胡是菰蔣草米古人所貴故內則云魚宜苽皆水物也曹子建七啟云芳菰精稗謂二草之實可以爲飯也（頌）曰菰生水中葉如蒲葦其苗如莖梗者謂之菰蔣草至秋結實乃彫胡米也古人以爲美饌今饑歲人猶采以當糧葛洪西京雜記云漢太液池邊皆是彫胡紫籜綠節蒲叢之類蓋菰之有米者長安人謂之彫胡菰之有首者謂之綠節葭蘆之未解葉者謂之紫籜也（宗奭）曰菰蔣花如葦結青子細若青麻黃長幾寸野人收之合粟爲粥食之甚濟饑也（時珍）曰彫胡九月抽莖開花如葦芀結實長寸許霜後采之大如茅鍼皮黑褐色其米甚白而滑膩作飯香脆杜甫詩波漂菰米沉雲黑者即此周禮供御乃六穀九穀之數管子書謂之鴈膳故收米入此其茭筍菰根別見菜部

【氣味】甘冷無毒【主治】止渴（藏器）解煩熱調腸胃（時珍）

蓬草子（拾遺）

【釋名】

【集解】（時珍）曰陳藏器本草載蓬草子不具形狀珍按蓬類不一有彫蓬即菰草也見菰米下有黍蓬即青科也又有黃蓬草飛蓬草不識陳氏所指果何蓬也以理推之非黃蓬即青科爾黃蓬草生湖澤中葉如菰蒲秋月結實成穗子細如彫胡米饑年人采食之須浸洗曝舂乃不苦澀青科西南夷人種之葉如茭黍秋月結實成穗有子如赤黍而細其稃甚薄曝舂炊食又粟類有七棱青科八棱青科麥類有青稞黃稞皆非此類乃物異名同也其飛蓬乃藜蒿之類末大本小風易拔之故號飛蓬子如灰藋菜子亦可濟荒又魏略云鮑出遇饑歲采蓬實日得數斗爲母作食西京雜記云宮中正月上辰出池邊盥濯食蓬餌以祓邪氣此皆不知所采乃何蓬也大抵三種蓬子亦不甚相遠

子【氣味】酸澀平無毒【主治】作飯食之益饑無異粳米（藏器）

菵草（音网○拾遺）

【釋名】皇（爾雅）守田（同上）守氣（同。時珍曰：皇、菵音相近也。）

【集解】藏器曰：菵草生水田中。苗似小麥而小。四月熟。可作飯。時珍曰：爾雅皇守田。郭璞云：一名守氣。生廢田中。似燕麥。子如彫胡。可食。

米【氣味】甘寒無毒。【主治】作飯。去熱。利腸胃。益氣力。久食不饑。（藏器）

蒒草（海藥）

【釋名】自然穀（海藥）禹餘糧

【集解】藏器曰：博物志云：東海洲上有草名曰蒒。有實。食之如大麥。七月熟。民斂穫至冬乃訖。呼為自然穀。亦曰禹餘糧。此非石之禹餘糧也。珣曰：蒒實如毬子。八月收之。彼民常食。中國未曾見也。

時珍曰：按方孝孺集有海米行。蓋亦蒒草之類也。其詩云：海邊有草名海米。大非蓬蒿小非薺。婦女攜籃晝作羣。采摘仍於海中洗。歸來滌釜燒松枝。煑米為飯充朝饑。莫辭苦澀咽不下。性命聊假須臾時。

子【氣味】甘平無毒。【主治】不饑。輕身。（藏器）補虛羸損乏。溫腸胃。止嘔逆。久食健人。（李珣）

薏苡仁（本經上品）

【校正】據千金方。自草部移入此。

【釋名】解蠡（音禮。本經）芑實（音起。別錄）贛米（音感。別錄。陶氏作幹珠。雷氏作䊗米）回回米（救荒本草）薏珠子（圖經）

時珍曰：薏苡名義未詳。其葉似蠡實葉而解散。又似芑黍之苗。故有解蠡、芑實之名。贛米乃其堅硬者。有贛強之意。苗名屋菼。救荒本草云：回回米又呼西番蜀秫。俗名草珠兒。

【集解】別錄曰：薏苡仁生真定平澤及田野。八月采實。采根無時。弘景曰：真定縣屬常山郡。近道處處多有。人家種之。出交阯者子最大。彼土呼為䊗珠。故馬援在交阯餌之。載還為種。人讒以為珍珠也。實重纍者為良。取仁用。志曰：今多用梁漢者。氣劣於真定。取青白色者良。取子於甑中蒸使氣餾。曝乾挼之。得仁矣。亦可磨取之。頌曰：薏苡所在有之。春生苗莖。高三四尺。葉如黍葉。開紅白花。作穗。五六月結實。青白色。形如珠子而稍長。故人呼為薏珠子。小兒多以線穿如貫珠為戲。九月十月采其實。斅曰：凡使勿用䊗米。顆大無味。時人呼為粳䊗是也。薏苡仁顆小色青味甘。咬着黏人齒也。時珍曰：薏苡人多種之。二三月宿根自生。葉如初生芭茅。五六月抽莖開花結實。有二種：一種黏牙者。尖而殼薄。即薏苡也。其米白色如糯米。可作粥飯及磨麪食。亦可同米釀酒。一種圓而殼厚堅硬者。即菩提子也。其米少。即粳䊗也。但可穿作念經數珠。故人亦呼為念珠云。其根並白色。大如匙柄。糺結而味甘也。

薏苡仁【脩治】斅曰：凡使每一兩。以糯米一兩同炒熟。去糯米用。亦有更以鹽湯煑過者。

【氣味】甘微寒無毒。（詵曰：平）

【主治】筋急拘攣。不可屈伸。久風濕痺。下氣。久服輕身益氣。（本經）除筋骨中邪氣不仁。利腸胃。消水腫。令人能食。（別錄）炊飯作麪食。主不饑。溫氣。煑飲。止消渴。殺蚘蟲。（藏器）治肺痿肺氣。積膿血。欬嗽涕唾。上氣。煎服。破毒腫。（甄權）去乾濕腳氣。大驗。（孟詵）健脾益胃。補肺清熱。去風勝濕。炊飯食。治

冷氣。煎飲，利小便熱淋。時珍

【發明】宗奭曰：薏苡仁，本經云微寒，主筋急拘攣。拘攣有兩等：素問註中，大筋受熱則縮而短，故攣急不伸，此是因熱而拘攣也，故可用薏苡；若素問言因寒則筋急者，不可更用此也。蓋受寒使人筋急，寒熱使人筋攣；若但受熱不曾受寒，亦使人筋緩；受溼則又引長無力也。此藥力勢和緩，凡用須加倍，即見效。震亨曰：寒則筋急，熱則筋縮。急因於堅强，縮因於短促。若受溼則弛，弛則引長。然寒與溼未嘗不挾熱，三者皆因於溼，然外溼非內溼啟之不能成病。故溼之爲病，因酒而魚肉繼之，甘滑、陳久、燒炙並辛香，皆致溼之因也。時珍曰：薏苡仁屬土，陽明藥也，故能健脾益胃。虛則補其母，故肺痿、肺癰用之。筋骨之病，以治陽明爲本，故拘攣筋急、風痺者用之。土能勝水除溼，故泄痢、水腫用之。按古方小續命湯註云：中風筋急拘攣，語遲脈弦者，加薏苡仁。亦扶脾抑肝之義。又後漢書云：馬援在交趾嘗餌薏苡實，云能輕身省慾，以勝瘴氣也。又張師正倦遊錄云：辛稼軒忽患疝疾，重墜大如盃。一道人教以薏珠用東壁黃土炒過，水煮爲膏服，數服即消。程沙隨病此，稼軒授之亦效。本草薏苡乃上品養心藥，故此有功。頌曰：薏苡仁，心肺之藥多用之。故范汪治肺癰，張仲景治風溼、胸痺，並有方法。濟生方治肺損咯血，以熟豬肺切，蘸薏苡仁末，空心食之。薏苡補肺，豬肺引經也。趙君猷言屢用有效。

【附方】舊五，新九。

薏苡仁飯　治冷氣。用薏苡仁舂熟，炊爲飯食。氣味欲如麥飯乃佳。或煮粥亦好。廣濟方

薏苡仁粥　治久風溼痺，補正氣，利腸胃，消水腫，除胸中邪氣，治筋脈拘攣。薏苡仁爲末，同粳米煮粥，日日食之，良。

風溼身疼　日晡劇者。張仲景麻黃杏仁薏苡仁湯主之。麻黃三兩，杏仁二十枚，甘草、薏苡仁各一兩，以水四升，煮取二升，分再服。金匱要畧

水腫喘急　用郁李仁二兩研，以水濾汁，煮薏苡仁飯，日二食之。獨行方

沙石熱淋　痛不可忍。用玉秫，即薏苡仁也，子、葉、根皆可用，水煎熱飲。夏月冷飲。以通爲度。楊氏經驗方

消渴飲水　薏苡仁煮粥飲，并煮粥食之。

周痺緩急　偏者。薏苡仁十五兩，大附子十枚炮，爲末。每服方寸匕，日三。○張仲景方

肺痿欬唾　膿血。薏苡仁十兩杵破，水三升，煎一升，酒少許，服之。梅師

肺癰欬唾　心胸甲錯者。以淳苦酒煮薏苡仁令濃，微溫頓服。肺有血，當吐出愈。范汪方

肺癰咯血　薏苡仁三合擣爛，水二大盞，煎一盞，入酒少許，分二服。濟生

喉卒癰腫　吞薏苡仁二枚，良。外臺

癰疽不潰　薏苡仁一枚，吞之。姚僧坦方

孕中有癰　薏苡仁煮汁，頻頻飲之。婦人良方補遺

牙齒䘌痛　薏苡仁、桔梗生研末，點服。不拘大人小兒。永類方

根

【氣味】甘，微寒，無毒。

【主治】下三蟲。本經　煮汁糜食，甚香，去蚘蟲，大效。弘景　煮服，墮胎。藏器　治卒心腹煩滿及胸脇痛者，剉煮濃汁，服三升乃定。蘇頌○出肘后方　擣汁和酒服，治黃疸有效。時珍

【附方】舊二，新二。

黃疸如金　薏苡根煎湯頻服。

蛔蟲心痛　薏苡根一斤切，水七升，煮三升，服之，蟲死盡出也。梅師

經水不通　薏苡根一兩，水煎服之。不過數服效。海上方

牙齒風痛　薏苡根四兩，水煮含漱，冷即易之。延年秘錄

葉

【主治】作飲氣香，益中空膈。蘇頌　暑月煎飲，暖胃益氣血。初生小兒浴之，無病。時珍○出瑣碎錄

罌子粟（宋開寶）

【釋名】米囊子（開寶）**御米**（同上）**象穀**（時珍曰。其實狀如罌子。其米如粟。乃象乎穀。而可以供御。故有諸名。）

【集解】（藏器曰。嵩陽子云。罌粟花有四葉。紅白色。上有淺紅暈子。其囊形如髇頭箭。中有細米。頌曰。處處有之。人多蒔以爲飾。花有紅白二種。微腥氣。其實形如瓶子。有米粒極細。圃人隔年糞地。九月布子。涉冬至春。始生苗。極繁茂。不爾則不生。生亦不茂。俟瓶焦黃。乃采之。宗奭曰。其花亦有千葉者。一罌凡數千萬粒。大小如葶藶子而色白。時珍曰。罌粟秋種冬生。嫩苗作蔬食甚佳。葉如白苣。三四月抽薹結青苞。花開則苞脫。花凡四瓣。大如仰盞。罌在花中。鬚蕊裹之。花開三日即謝。而罌在莖頭。長一二寸。大如馬兜鈴。上有蓋。下有蒂。宛然如酒罌。中有白米極細。可煮粥和飯食。水研濾漿。同綠豆粉作腐食尤佳。亦可取油。其殼入藥甚多。而本草不載。乃知古人不用之也。江東人呼千葉者爲麗春花。或謂是罌粟別種。蓋亦不然。其花變態。本自不常。有白者。紅者。紫者。粉紅者。杏黃者。半紅者。半紫者。半白者。豔麗可愛。故曰麗春。又曰賽牡丹。曰錦被花。詳見游默齋花譜。）

米

【氣味】甘平無毒。（宗奭曰。性寒。多食利二便。動膀胱氣。）

【主治】丹石發動。不下飲食。和竹瀝煮作粥食。極美。（開寶。寇曰。服石人研此水煮。加蜜作湯飲。甚宜。）**行風氣。逐邪熱。治反胃胸中痰滯。**（頌）**治瀉痢。潤燥。**（時珍）

【附方】（舊一。新一。）

反胃吐食　罌粟粥。用白罌粟米三合。人參末三大錢。生山芋五寸。細切研。三物以水二升三合。煮取六合。入生薑汁及鹽花少許。和勻分服。不計早晚。亦不妨別服湯丸。（圖經）

泄痢赤白　罌粟子炒。罌粟殼炙等分。爲末。煉蜜丸梧子大。每服三十丸。米飲下。（有人經驗百一選方）

殼

【脩治】（時珍曰。凡用以水洗潤。去蒂及筋膜。取外薄皮。陰乾細切。以米醋拌炒入藥。亦有蜜炒。蜜炙者。）

【氣味】酸澀微寒無毒。（時珍曰。得醋。烏梅。橘皮良。）

【主治】止瀉痢。固脫肛。治遺精久欬。斂肺澀腸。止心腹筋骨諸痛。（時珍）

【發明】（杲曰。收斂固氣。能入腎。故治骨病尤宜。震亨曰。今人虛勞欬嗽。多用粟殼止劫。及溼熱泄痢者。用之止澀。其治病之功雖急。殺人如劍。宜深戒之。又曰。治欬嗽多用粟殼。不必疑。但要先去病根。此乃收后藥也。治痢亦同。凡痢須先散邪行滯。豈可遽投粟殼龍骨之藥。以閉塞腸胃。邪氣得補而愈甚。所以變症作而淹延不已也。時珍曰。酸主收澀。故初病不可用之。泄瀉下痢既久。則氣散不固而腸滑肛脫。欬嗽諸病既久。則氣散不收而肺脹痛劇。故俱宜此澀之固之。收之斂之。按楊氏直指方云。粟殼治痢。人皆薄之。固矣。然下痢日久。腹中無積痛。當止澀者。豈容不澀。不有此劑。何以對治乎。但要有輔佐耳。又王碩易簡方云。粟殼治痢如神。但性緊澀。多令嘔逆。故人畏而不敢服。若用醋制。加以烏梅。則用得法矣。或同四君子藥。尤不致閉胃妨食而獲奇功也。）

【附方】（新八。）

熱痢便血　粟殼醋炙一兩。陳皮一兩。爲末。每服三錢。烏梅湯下。（普濟方）

久痢不止　罌粟殼醋炙爲末。蜜丸彈子大。每服一丸。水一盞。薑三片。煎八分。溫服。○又方。粟殼十兩。去膜。分作三分。一分醋炒。一分蜜炒。一分生用。並爲末。蜜丸芡子大。每服三十丸。米湯下。○集要百中散。用粟殼蜜炙。厚朴薑制各四兩。爲細末。每服一錢。米飲下。忌生冷。

小兒下

痢神仙救苦散治小兒赤白痢下日夜百行不止用罌粟殼半兩醋炒爲末再以銅器炒過檳榔半兩炒赤研末各收每用等分赤痢蜜湯服白痢沙糖湯下忌口味全幼心鑑

水泄不止罌粟殼一枚去蒂膜烏梅肉大棗肉各十枚水一盞煎七分溫服經驗

久嗽不止穀氣素壯人用之卽效粟殼去筋蜜炙爲末每服五分蜜湯下危氏方

久欬虛嗽賈同知百勞散治欬嗽多年自汗用罌粟殼二兩半去蒂膜醋炒取一兩烏梅半兩焙爲末每服二錢臥時白湯下宣明方

嫩苗【氣味】甘平無毒【主治】作蔬食除熱潤燥開胃厚腸時珍

阿芙蓉 綱目

【釋名】**阿片**時珍曰俗作鴉片名義未詳或云阿方音稱我也以其花色佀芙蓉而得此名

【集解】時珍曰阿芙蓉前代罕聞近方有用者云是罌粟花之津液也罌粟結青苞時午後以大針刺其外面青皮勿損裏面硬皮或三五處次早津出以竹刀刮收入瓷器陰乾用之故今市者猶有苞片在內王氏醫林集要言是天方國種紅罌粟花不令水淹頭七八月花謝後刺青皮取之者案此花五月實枯安得七八月後尚有青皮或方土不同乎

【氣味】**酸澀溫微毒**【主治】**瀉痢脫肛不止能澀丈夫精氣**時珍

【發明】時珍曰俗人房中術用之京師售一粒金丹云通治百病皆方伎家之術耳

【附方】新四**久痢**阿芙蓉小豆許空心溫水化下日一服忌蔥蒜漿水若渴飲蜜水解之

赤白痢下鴉片木香黃連白朮各一分研末飯丸小豆大壯者一分老幼半分空心米飲下忌醋一物生冷油膩茶酒麪無不止者口渴略飲米湯○一方罌粟花未開時外有兩片青葉包之花開即落收取爲末每米飲服一錢神效赤痢用紅花者白痢用白花者

一粒金丹眞阿芙蓉一分粳米飯搗作三丸每服一丸未效再進一丸不可多服忌醋令人腸斷風癱熱酒下口目喎邪羌活湯下百節痛獨活湯下正頭風羌活湯下偏頭風川芎湯下眩運防風湯下陰毒豆淋酒下瘧疾桃柳枝湯下痰喘葶藶湯下久嗽乾薑阿膠湯下勞嗽款冬花湯下吐泄藿香湯下赤痢黃連湯下白痢薑湯下噤口痢白朮湯下諸氣痛木香酒下熱痛巵子湯下臍下痛燈心湯下小腸氣川楝茴香湯下血氣痛乳香湯下脇痛熱酒下噎食生薑丁香湯下女人血崩五靈脂湯下小兒慢脾風砂仁湯下龔雲林醫鑑

本草綱目穀部第二十三卷終